Traité de réhabilitation psychosociale

Nicolas Franck

Professeur des universités-praticien hospitalier
Centre ressource de réhabilitation psychosociale et de remédiation cognitive
Centre hospitalier Le Vinatier et université Claude Bernard Lyon 1
Président de l'association francophone de remédiation cognitive

Elsevier Masson

ELSEVIER

Elsevier Masson SAS, 65, rue Camille-Desmoulins, 92442 Issy-les-Moulineaux cedex, France

Traité de réhabilitation psychosociale 2018, sous la direction de Nicolas Franck © 2018
ISBN : 978-2-294-75915-4
e-ISBN : 978-2-294-76002-0

Table des matières

Auteurs

Amal Abdel-Baki, Professeure titulaire, département de psychiatrie, université de Montréal

Isabelle Amado, Psychiatre, praticien hospitalier, service hospitalo-universitaire de santé mentale et thérapeutique – pôle 15, coresponsable du centre ressource et référent Île-de-France en remédiation cognitive et réhabilitation psychosociale (C3RP), centre hospitalier Sainte-Anne, centre de psychiatrie et neurosciences, université Paris Descartes, Paris

Sophie Arfeuillère, Chargée de mission, Psycom, Paris

Ingrid Arnaud, Infirmière, centre référent de réhabilitation psychosociale et de remédiation cognitive (C3R), centre hospitalier Alpes-Isère, Grenoble

Maïté Arthur, Déléguée régionale d'Argos 2001, membre du GEM Les Canoubiers, Marseille

Marie-Noëlle Babinet, Psychologue spécialisée en neuropsychologie, centre de référence maladies rares GénoPsy, centre hospitalier Le Vinatier, Bron

Nadine Bazin, Psychiatre, praticien hospitalier, chef du service hospitalo-universitaire de psychiatrie pour adultes et d'addictologie du centre hospitalier de Versailles

Tanja Bellier-Teichmann, Psychologue, docteure en psychologie, université de Lausanne

Corinne Bismuth, Infirmière, unité CRISALID, centre hospitalier interdépartemental de Clermont-de-l'Oise

Fabienne Blain-Pierre, Présidente, association PromesseS, Paris

Pascal Bloch, Psychiatre, praticien hospitalier, centre hospitalier de Niort

Alice Bogey, Interne des hôpitaux, département de médecine du travail, centre hospitalier Grenoble-Alpes

Julien Bonilla-Guerrero, Ergothérapeute, pôle de psychiatrie adulte, centre hospitalier de Jonzac

Charles Bonsack, Psychiatre, professeur associé, médecin chef, service de psychiatrie communautaire, département de psychiatrie du centre hospitalier universitaire vaudois (CHUV), Lausanne

Béatrice Borrel, Présidente de l'UNAFAM, Paris

Yann Boulon, Directeur de LIFT (Recherches et Formations), coordinateur du centre référent de réhabilitation psychosociale de Saint-Etienne

Emmanuelle Bourlier, Présidente de l'association Toutes voiles dehors, représentante des usagers, Toulouse

Marie-Cécile Bralet, Psychiatre, praticien hospitalier, unité CRISALID, centre hospitalier interdépartemental de Clermont-de-l'Oise, INSERM U1178/CESP, université Paris-Sud, UVSQ, Paris-Saclay, Villejuif, GDR 3557, groupe de recherche en psychiatrie, Paris

Armando Brana, Éducateur EHS et praticien formateur, responsable du personnel des ateliers, fondation HorizonSud, Marsens

Lindsay Brénugat-Herné, Psychologue spécialisée en neuropsychologie, service hospitalo-universitaire de santé mentale et thérapeutique – pôle 15, centre ressource et référent Île-de-France en remédiation cognitive et réhabilitation psychosociale (C3RP), centre hospitalier Sainte-Anne, Paris

Georges Brousse, Psychiatre, professeur des universités–praticien hospitalier, chef du service d'addictologie, centre hospitalier universitaire de Clermont-Ferrand

Éric Brunet, Psychiatre, praticien hospitalier, chercheur associé, Handiresp – EA4047, Université Versailles-Saint-Quentin-en-Yvelines, centre hospitalier de Versailles

Eva Bulzacka, Psychologue spécialisée en neuropsychologue, hôpital Albert-Chenevier, Créteil

Florian Cady, Psychologue spécialisé en neuropsychologie, centre référent de réhabilitation psychosociale de Limoges (C2RL), centre hospitalier Esquirol, Limoges

Jérémy Callot, Cadre de santé, centre départemental de réhabilitation psychosociale des Glières, La Roche-sur-Foron

Aude Caria, Directrice, Psycom, Paris

Caroline Cellard, Professeure agrégée, École de Psychologie, Université Laval, centre de recherche universitaire sur les jeunes et les familles, centre de recherche CERVO, Québec, Canada

Sophie Cervello, Psychiatre, chef de clinique assistante, centre ressource de réhabilitation psychosociale et de remédiation cognitive, centre hospitalier Le Vinatier, Bron et université Lyon 1, Lyon

Valérian Chambon, Chargé de recherche, Institut Jean-Nicod (CNRS), École normale supérieure, Paris

Philippe Charrier, Président de l'association Clubhouse France, Paris

Fabienne Chatelard, Directrice du foyer EPIS (Recherches et Formations), Responsable du pôle logement du groupement de coopération sociale et médico-sociale Réhacoor 42, Saint-Etienne

Philippe Conus, Psychiatre, professeur, médecin chef, service de psychiatrie générale, département de psychiatrie du centre hospitalier universitaire vaudois (CHUV), Lausanne

Marc Corbière, Professeur titulaire de psychologie du counseling, département d'éducation et pédagogie, université du Québec à Montréal (UQAM), centre de recherche de l'institut universitaire en santé mentale de Montréal

Charlotte Danset-Alexandre, Psychologue spécialisée en neuropsychologie, service hospitalo-universitaire de santé mentale et thérapeutique – pôle 15, centre ressource et référent Île-de-France en remédiation cognitive et réhabilitation psychosociale (C3RP), centre hospitalier Sainte-Anne, Paris

Patricia Deegan, Docteur en psychologie, consultante indépendante spécialisée dans le domaine du rétablissement, professeure-adjointe à l'École de médecine de Dartmouth et à l'Université de Boston

Gwenaelle Delourme, Ergothérapeute, hôpital Albert-Chenevier, Créteil

Maurice Dematteis, Neurologue, professeur des universités–praticien hospitalier, chef du service universitaire d'addictologie, centre hospitalier universitaire Grenoble Alpes, Grenoble

Caroline Demily, Psychiatre, maître de conférences des universités–praticien hospitalier, université de Lyon et centre hospitalier Le Vinatier, Bron, responsable du centre de référence maladies rares GénoPsy, Lyon

Jean-Marc Destaillats, Psychiatre, praticien hospitalier, pôle de psychiatrie adulte, centre hospitalier de Jonzac

Chloé Duboc, Psychologue spécialisée en neuropsychologie, centre référent lyonnais en réhabilitation et en remédiation cognitive (CL3R), centre hospitalier Le Vinatier, Bron

Julien Dubreucq, Psychiatre, praticien hospitalier, coordinateur du RéHPSy et du centre référent de réhabilitation psychosociale et de remédiation cognitive (C3R), centre hospitalier Alpes-Isère, Grenoble

Aurélie Dubrulle, Psychologue spécialisée en neuropsychologie, centre référent lyonnais en réhabilitation et en remédiation cognitive (CL3R), centre hospitalier Le Vinatier, Bron

Marie Dupuis, Infirmière, centre référent lyonnais en réhabilitation et en remédiation cognitive (CL3R), centre hospitalier Le Vinatier, Bron

Bernard Durand, Psychiatre des hôpitaux honoraire, ancien chef de service de psychopathologie de l'enfant et de l'adolescent au centre hospitalier interdépartemental de Créteil

Xavier Ensenlaz, Ergothérapeute, centre hospitalier universitaire Grenoble-Alpes, Grenoble

Mégane Faraldo, Psychologue spécialisée en neuropsychologie, centre référent de réhabilitation psychosociale et de remédiation cognitive (C3R), centre hospitalier Alpes-Isère, Grenoble

Sarah-Lise Farhat, Psychologue spécialisée en neuropsychologie, praticien hospitalier, unité CRISALID, centre hospitalier interdépartemnental de Clermont-de-l'Oise, groupe de recherche en psychiatrie, Paris

Émilie Favre, Neuropsychologue, centre de référence maladies rares GénoPsy, centre hospitalier Le Vinatier, Bron

Jérôme Favrod, Infirmier spécialiste clinique, professeur, Institut et Haute École de la Santé la Source, Haute École Spécialisée de Suisse occidentale, Lausanne

Nicolas Franck, Psychiatre, professeur des universités–praticien hospitalier, responsable du centre ressource de réhabilitation psychosociale et de remédiation cognitive, centre hospitalier Le Vinatier, Bron et université Lyon 1, président de l'association francophone de remédiation cognitive, Lyon

Guillaume François, Chargé de mission, centre collaborateur de l'OMS pour la recherche et la formation en santé mentale, EPSM Lille Métropole, Lille

Adeline Frankhauser, Psychiatre, assistante des hôpitaux, centre référent lyonnais en réhabilitation et en remédiation cognitive (CL3R), centre hospitalier Le Vinatier, Bron

Jennifer Fredericks, Doyenne de l'Academic Departments and Programs, Union College, Schenectady, New York

Laurent Frobert, Maître d'enseignement, Institut et Haute École de la Santé la Source, Haute École Spécialisée de Suisse occidentale, Lausanne

Delphine Fulachier, Infirmière, centre référent de réhabilitation psychosociale et de remédiation cognitive (C3R) et centre expert FondaMental Asperger adultes, centre hospitalier Alpes-Isère, Grenoble

Franck Gabayet, Psychologue spécialisé en neuropsychologie, centre référent de réhabilitation psychosociale et de remédiation cognitive (C3R), centre hospitalier Alpes-Isère, Grenoble

Baptiste Gaudelus, Infirmier, master en sciences cliniques infirmières, centre référent lyonnais en réhabilitation et en remédiation cognitive (CL3R), centre hospitalier Le Vinatier, Bron

Corinne Gautier, Infirmière, unité CRISALID, centre hospitalier interdépartementale de Clermont-de-l'Oise

Roger Gayton, Administrateur du groupement de coopération sociale et médico-sociale Réhacoor 42, Saint-Étienne

Jean-Yves Giordana, Psychiatre, centre hospitalier Sainte-Marie, Nice

Élisabeth Giraud Baro, Psychiatre, présidente du Comité français pour la réhabilitation psychosociale, clinique du Dauphiné, Seyssins

Julien Gobbo, Coordinateur territorial du RéHPSy, Grenoble

Guy Gozlan, Psychiatre, docteur en sciences des organisations, directeur du SAMSAH Prépsy, Paris

Tim Greacen, Docteur en psychologie, directeur du laboratoire de recherche de l'établissement public de santé Maison Blanche, Paris

Katya Gremaud, Pédagogue curative et responsable du suivi éducatif des appartements, fondation HorizonSud, Marsens

Isabelle Grivet, Ergothérapeute, centre hospitalier spécialisé de la Savoie, Chambéry

Cyrielle Guy, Psychomotricienne, centre référent de réhabilitation psychosociale et de remédiation cognitive (C3R), centre hospitalier Alpes-Isère, Grenoble

Ghina Harika Germaneau, Psychiatre, praticien hospitalier, centre hospitalier Laborit, Poitiers

Christophe Hochard, Infirmier, unité CRISALID, centre hospitalier interdépartemental de Clermont-de-l'Oise

Yann Hodé, Psychiatre, directeur médical, réseau santé mental, Jura bernois-Bienne-Seeland

Alban Ismailaj, Infirmier, SISP SA, Lausanne

Nematollah Jaafari, Psychiatre, professeur des universités–praticien hospitalier, chef de service, centre hospitalier Laborit, Poitiers

Éliane Jobert, Ergothérapeute, centre référent de réhabilitation psychosociale et de remédiation cognitive (C3R), centre hospitalier Alpes-Isère, Grenoble

Anne-Claire Josserand, Infirmière, centre référent lyonnais en réhabilitation et en remédiation cognitive (CL3R), centre hospitalier Le Vinatier, Bron

Emmanuelle Jouet, Chercheure en santé mentale et sciences de l'éducation, laboratoire de recherche de l'EPS Maison Blanche, Paris

Mariia Kaliuzhna, Docteur en neurosciences cognitives, chercheure post-doctorante, Macquarie University, Sidney

Yasser Khazaal, Psychiatre, chef de service adjoint agrégé, département de santé mentale et psychiatrie, hôpitaux universitaires de Genève, professeur assistant, département de psychiatrie, université de Genève

Rémy Klein, Psychiatre, parrain fondateur de Toutes voiles dehors, Limoux

Alexandra Koubichkine, Infirmière, centre référent lyonnais en réhabilitation et en remédiation cognitive (CL3R), centre hospitalier Le Vinatier, Bron

Mila Kirstie Kulsa, Master of art, Columbia University, Teachers College, Manhattan Psychiatric Center, New York

Stéphanie Lagasse, Patiente ressource et chef de projet, centre référent de réhabilitation psychosociale et de remédiation cognitive (C3R), centre hospitalier Alpes-Isère, Grenoble

Pablo Lama-Lama, Psychologue clinicien, service universitaire d'addictologie, centre hospitalier universitaire Grenoble Alpes, Grenoble

Thierry Lambert, Infirmier, unité CRISALID, centre hospitalier interdépartemental de Clermont-de-l'Oise

Christophe Lançon, Psychiatre, professeur des universités-praticien hospitalier, chef de service, hôpital Sainte-Marguerite, Assistance publique-Hôpitaux de Marseille

Corinne Launay, Psychiatre, praticien hospitalier, pôle 16 adulte, centre hospitalier Sainte-Anne, Paris

Laurent Lecardeur, Psychologue, équipe mobile de soins intensifs, service universitaire de psychiatrie, centre hospitalier universitaire, UMR 6301 Imagerie et stratégies thérapeutiques des schizophrénies, Caen

Patrick Le Cardinal, Psychiatre, praticien hospitalier, centre hospitalier spécialisé de la Savoie, Chambéry

Tania Lecomte, Professeure titulaire, département de psychologie, université de Montréal, chercheure à l'institut universitaire en santé mentale de Montréal, psychologue clinicienne

Denis Leguay, Psychiatre des hôpitaux, médecin coordonnateur du centre ressources handicap psychique des Pays de la Loire, Angers

Sylvain Leignier, Psychiatre, praticien hospitalier, centre référent de réhabilitation psychosociale et de remédiation cognitive (C3R) et centre expert FondaMental Asperger adultes, centre hospitalier Alpes-Isère, Grenoble

Jean-Pierre Lindenmayer, Psychiatre, professeur de psychiatrie à la New York University, directeur clinique au Manhattan Psychiatric Center, New York

Céline Loubières, Chargée de mission, Psycom, Paris

Thierry Lucas, Éducateur technique, centre référent de réhabilitation psychosociale et de remédiation cognitive (C3R), centre hospitalier Alpes-Isère, Grenoble

Mathilde Maillebuau, Psychologue clinicienne, service universitaire d'addictologie, centre hospitalier universitaire Grenoble Alpes, Grenoble

Brigitte Malangin, Infirmière, centre ressource et référent Île-de-France en remédiation cognitive et réhabilitation psychosociale (C3RP), centre hospitalier Sainte-Anne, Paris

Massimo Marsili, Psychiatre, chargé de projet, centre collaborateur de l'OMS pour la recherche et la formation en santé mentale, EPSM Lille Métropole, Lille

Brice Martin, Psychiatre, praticien hospitalier, centre référent lyonnais en réhabilitation et en remédiation cognitive (CL3R), centre hospitalier Le Vinatier, Bron

Juliette Martin, Psychiatre, praticien hospitalier, centre d'intervention précoce pour psychose, centre hospitalier la Chartreuse, Dijon

Catherine Massoubre, Psychiatre, professeur des universités–praticien hospitalier, chef du pôle de psychiatrie adulte et infanto-juvénile, centre hospitalier universitaire de Saint-Étienne

Philippe Maugiron, Médiateur de santé pair, président de l'association francophone des médiateurs de santé pairs, centre hospitalier Sainte-Anne, Paris

Alice Medalia, Professeur de psychologie médicale et directrice de la réhabilitation psychiatrique, Columbia University Medical Center, College of Physicians and Surgeons, directrice clinique des Cognitive Health Services, New York State Office of Mental Health, New York

Fanny Melis, Infirmière, centre référent de réhabilitation psychosociale et de remédiation cognitive (C3R), centre hospitalier Alpes-Isère, Grenoble

Sophie Meunier-Cussac, Psychiatre, praticien hospitalier, équipe mobile de soins intensifs, service universitaire de psychiatrie, centre hospitalier universitaire de Caen

Stéphane Morandi, Psychiatre, maître d'enseignement et de recherche, médecin associé, service de psychiatrie communautaire, département de psychiatrie du centre hospitalier universitaire vaudois (CHUV), Lausanne

Laurent Morin, Psychiatre, clinique de Vaugneray

Anne Ngakui, Ergothérapeute, référente de parcours Nord-Isère et Savoie, RéHPsy, Grenoble

Alexandra Nguyen, Maître d'enseignement, Institut et Haute École de la Santé la Source, Haute École Spécialisée de Suisse occidentale, Lausanne

Ali Oker, Docteur en psychologie cognitive, chercheur post-doctorant, Handiresp – EA4047, Université Versailles-Saint-Quentin-en-Yvelines

Sandrine Orens, Aide-soignante, unité CRISALID, centre hospitalier interdépartementale de Clermont-de-l'Oise

Bernard Pachoud, Psychiatre, professeur de psychopathologie, université Sorbonne-Paris-Cité (USPC), Paris

Christine Passerieux, Psychiatre, professeur des universités–praticien hospitalier, chef du pôle de psychiatrie du centre hospitalier de Versailles, directrice adjointe du laboratoire Handiresp - EA4047 de l'université de Versailles-Saint-Quentin-en-Yvelines

Jacques Pellet, Assistante de recherche, Institut et Haute École de la Santé la Source, Haute École Spécialisée de Suisse occidentale, Lausanne

Joanie Pellet, Assistante de recherche, Institut et Haute École de la Santé la Source, Haute École Spécialisée de Suisse occidentale, Lausanne

David Penn, Professeur de psychologie, université de Caroline du Nord, Chapel Hill

Lucie Pennel, Psychiatre, praticien hospitalier universitaire, responsable du centre de soins d'accompagnement et de prévention en addictologie du service universitaire d'addictologie, centre hospitalier universitaire Grenoble Alpes, Grenoble

Claire-Cécile Périer, Psychologue spécialisée en neuropsychologie, centre référent de réhabilitation psychosociale et de remédiation cognitive (C3R) et centre expert FondaMental Asperger adultes, centre hospitalier Alpes-Isère, Grenoble

François Petitjean, Psychiatre, praticien hospitalier, EPSM Barthélémy Durand, Sainte-Geneviève-des-Bois

Élodie Peyroux, Psychologue, docteur en neuropsychologie, centre référent lyonnais en réhabilitation et en remédiation cognitive (CL3R) et centre de référence maladies rares GénoPsy, centre hospitalier Le Vinatier, Bron

Inès de Pierrefeu, Psychologue clinicienne, laboratoire CRPMS, université Sorbonne-Paris-Cité, Paris

Pedro Planas, Psychiatre, Centre neuchâtelois de psychiatrie, Neuchâtel

Morgane Plane, Psychiatre, praticien hospitalier, pôle de psychiatrie adulte, centre hospitalier de Jonzac

Valentino Pomini, Psychologue, professeur ordinaire, institut de psychologie, faculté des sciences sociales et politiques, université de Lausanne

Malgorzata Pousthomis, Éducatrice spécialisée, centre référent lyonnais en réhabilitation et en remédiation cognitive (CL3R), centre hospitalier Le Vinatier, Bron

Antoinette Prouteau, Psychologue spécialisée en neuropsychologie, maître de conférences des universités, pôle de psychiatrie adulte du centre hospitalier de Jonzac, faculté de psychologie, laboratoire de psychologie EA 4139, université de Bordeaux

Clélia Quilès, Psychiatre, praticien hospitalier, docteur en sciences cognitives, responsable de l'unité d'électroconvulsivothérapie, psychiatre au centre référent de réhabilitation psychosociale Nouvelle-Aquitaine Sud, centre hospitalier Charles-Perrens, Bordeaux

Stéphane Raffard, Psychologue spécialisé en neuropsychologie, professeur des universités, laboratoire Epsylon, EA 4556, service universitaire de psychiatrie adulte, hôpital de la Colombière, Montpellier

Sandrine Rebelle, Psychologue spécialisée en neuropsychologie, du centre départemental de réhabilitation psychosociale des Glières, La Roche-sur-Foron

Clare Reeder, Docteur en psychologie, chargée de cours clinique, Institute of Psychiatry, Psychology and Neuroscience, King's College London, Londres

Jennifer Regnier, Coordinatrice et éducatrice thérapeutique au sein du programme ETAPE, service universitaire d'addictologie, centre hospitalier universitaire Grenoble Alpes, Grenoble

Charles-Édouard Rengade, Psychiatre, centre de psychothérapies Psyché, Neuchâtel

Katia Revil, Ergothérapeute, centre référent de réhabilitation psychosociale et de remédiation cognitive (C3R), centre hospitalier Alpes-Isère, Grenoble

Jean-François Ridders, Psychiatre, centre hospitalier GGZinGeest, Haarlem

Bérangère Rigaut, Infirmière, centre ressource et référent Île-de-France en remédiation cognitive et réhabilitation psychosociale (C3RP), centre hospitalier Sainte-Anne, Paris

Amandine Rivet, Ergothérapeute, centre référent de réhabilitation psychosociale et de remédiation cognitive (C3R), centre hospitalier Alpes-Isère, Grenoble

Alexandra R-Mercier, Coordinatrice de projet, doctorante en psychologie, École de psychologie, Université Laval, Centre de recherche universitaire sur les jeunes et les familles, Québec, Canada

Cécile Rochet, Psychologue clinicienne, centre référent lyonnais en réhabilitation et en remédiation cognitive (CL3R), centre hospitalier Le Vinatier, Bron

Jean-Luc Roelandt, Psychiatre, centre collaborateur de l'OMS pour la recherche et la formation en santé mentale, EPSM Lille Métropole, équipe ECEVE, INSERM UMR 1123, Lille

Céline Roussel, Psychiatre, praticien hospitalier, responsable de la structure interne de réhabilitation psychosociale du centre hospitalier Annecy Genevois et du centre départemental de réhabilitation psychosociale des Glières, La Roche-sur-Foron

Paul Roux, Psychiatre, praticien hospitalo-universitaire, service de psychiatrie pour adultes et d'addictologie du centre hospitalier de Versailles, centre expert bipolaire FondaMental, Laboratoire Handiresp - EA4047 de l'université de Versailles-Saint-Quentin-en-Yvelines

Caroline Salas-Toquero, Psychologue clinicienne, service universitaire d'addictologie, centre hospitalier universitaire Grenoble Alpes, Grenoble

Marianne Schoendorff, master en éducation thérapeutique, patiente experte, Lyon

Bérénice Staedel, Chargée de mission, programme médiateurs de santé-pairs, centre collaborateur de l'OMS pour la recherche et la formation en santé mentale, EPSM Lille Métropole, Lille

Élisabeth Thibaudeau, Doctorante en psychologie, université Laval, Québec

Aurélia Todd, Psychologue, hôpital de jour – unité de soins psychosociaux du pôle 16 adulte, centre ressource et référent Île-de-France en remédiation cognitive et réhabilitation psychosociale (C3RP), centre hospitalier Sainte-Anne, Paris

Floriane Todoroff, Chargée de communication, centre ressource de réhabilitation psychosociale et de remédiation cognitive, centre hospitalier Le Vinatier, Bron

Jean-Baptiste Van der Henst, Directeur de recherche, Institut des sciences cognitives, UMR 5304, CNRS et Université de Lyon

Marie Vanzetti, Ergothérapeute, centre référent lyonnais en réhabilitation et en remédiation cognitive (CL3R), centre hospitalier Le Vinatier, Bron

Hélène Verdoux, Psychiatre, professeur des universités–praticien hospitalier, chef du pôle UNIVA (universitaire de psychiatrie adulte), centre hospitalier Charles-Perrens, centre de recherche INSERM 1219 Bordeaux Population Health, Université de Bordeaux

Pascal Vianin, Psychologue, responsable de recherche, service de psychiatrie communautaire, département de psychiatrie, CHUV et Centre de neuroréhabilitation pour troubles psychiques (CNTP), Lausanne

Gilles Vidon, Psychiatre, praticien hospitalier, chef de service aux hôpitaux de Saint-Maurice, ancien membre du board de la World Association of Psychosocial Rehabilitation, ancien président du Comité français pour la réhabilitation psychosociale, Paris

Dominique Willard, Psychologue clinicienne, centre ressource et référent Île-de-France en remédiation cognitive et réhabilitation psychosociale (C3RP), centre hospitalier Sainte-Anne, Paris

Til Wykes, Professeur de psychologie clinique et de réadaptation, Institute of Psychiatry, Psychology and Neuroscience, King's College London, Londres

Nadia Younès, Psychiatre, maître de conférences des universités–praticien hospitalier, service de psychiatrie pour adultes, centre hospitalier de Versailles, EA 4047 Université Versailles-Saint-Quentin-en-Yvelines

Préface

C'est en France, en 1952, que Jean Delay et Pierre Deniker ont découvert le premier neuroleptique, la chlorpromazine (Largactil®), pour lequel ils se virent attribuer le prestigieux prix Lasker (équivalent du Nobel pour la médecine). Cette découverte allait entraîner la modification la plus importante de l'histoire de la psychiatrie : la diminution considérable du recours aux hospitalisations et notamment de leurs durées, ce qui aurait amené le célèbre hématologue Jean Bernard à dire « les fous, au Moyen Âge on les brûlait, à l'époque classique on les enfermait et aujourd'hui, au XXᵉ siècle, on les endort... »

Gageons qu'au XXIᵉ siècle, c'est l'avènement du mouvement de réhabilitation psychosociale (RPS) qui va introduire un nouveau paradigme en nous amenant à nous centrer moins sur la maladie que sur la personne malade qu'il faut aider à s'adapter à ses incapacités. C'est la présence, dans la communauté, de patients ne possédant pas les ressources personnelles ou les conditions objectives leur permettant de vivre et d'agir seuls, qui a amené tous les acteurs de la santé mentale et sociale à se repositionner pour permettre à ces patients de se maintenir et d'évoluer favorablement dans la cité. Ce que Benedetto Saraceno (ancien président de la World Association for psychosocial rehabilitation ou WAPR) résumait en distinguant leurs besoins selon trois pôles « maison, travail, relations sociales » et Daniel Gélinas autour de cinq besoins de base « manger, se vêtir, se loger, travailler et se divertir ».

Phillip Woods, le premier, a magistralement illustré les répercussions de la maladie chronique sur l'individu en distinguant clairement le niveau des déficiences (qui touchent les organes et les fonctions), le niveau des incapacités (qui empêchent gestes et actes de la vie quotidienne), du niveau des désavantages et des rôles sociaux (ce que nous nommons handicap social).

Si pendant longtemps, le monde médical a répugné à « passer la barrière » du sanitaire, il est clair aujourd'hui que la RPS relève fondamentalement, à la fois, du niveau des incapacités et de celui des désavantages sociaux : c'est-à-dire qu'elle allie les actions et les acteurs du monde de la réadaptation (champ sanitaire) et de celui de la réinsertion sociale (champ social).

L'arrivée de la RPS génère un changement majeur en s'intéressant davantage à la « partie saine » de la personnalité, en se préoccupant des capacités d'adaptation du patient, c'est-à-dire en se centrant moins sur la maladie elle-même que sur la personne malade qu'il faut aider à s'adapter à ses incapacités. Ceci est contemporain de la reconnaissance (ou de l'acceptation) récente du fait que la plupart des troubles psychiatriques vont de pair avec un handicap psychique persistant.

La RPS est donc avant tout pragmatique, s'intéressant au sujet et à ses potentialités mais aussi à son environnement : à ses besoins primaires et au cadre de vie qui autorisera qu'ils soient ou non satisfaits. Ceci explique que dès son origine le mouvement de RPS ait clairement énoncé que les professionnels de la santé mentale doivent s'allier avec les usagers, les familles, les aidants, les autres professionnels des champs sanitaires et sociaux, etc.

Mais aussi, clairement affichés au niveau international, les objectifs de la RPS visent également le niveau des dirigeants et des décideurs nationaux pour que soient mis en place, dans la société, des services de soins et des services coordonnés amenant à de véritables programmes de santé : par exemple, en France, les lois de 2002, 2005 et l'article 69 de la récente loi de 2016 sont survenues dans ce contexte.

La définition classiquement retenue pour la RPS est celle de l'école de Boston : « actions à développer pour optimiser les capacités persistantes d'un sujet malade et atténuer les difficultés résultant de conduites déficitaires ou anormales. Le but étant d'améliorer le fonctionnement de la personne de façon qu'elle puisse avoir du succès et de la satisfaction dans un milieu de son choix avec le moins d'intervention professionnelle possible » (William Anthony et Marianne Farkas). C'est dans les pays anglo-saxons que la RPS s'est d'abord développée. Le terme de *rehabilitation* vient de l'anglais : il a pour racines *to be able* (être capable) et *ability* (capacité) ; il en va de même avec les principaux concepts qui en découlent : *users, empowerment, recovery, stigmatization, burden* (usagers, pouvoir d'agir, rétablissement, stigmatisation, fardeau)…

En France, il s'agissait dans un premier temps de faire reconnaître puis d'installer l'organisation de la psychiatrie selon la politique de sectorisation psychiatrique où le maître mot demeure la *continuité des soins* assurée par une équipe pluridisciplinaire s'adressant à tous les usagers d'un territoire (« de la prévention à la cure et à la post-cure ») dans et hors de l'hôpital ; c'est d'ailleurs cette définition qui fait, en quelque sorte, de la RPS, la fille de la sectorisation… N'oublions pas Philippe Paumelle (éminent psychiatre, pionnier dans le premier secteur expérimental français) qui disait « qu'il ne suffit pas d'attendre sans rien faire un psychotique dans une salle d'attente mais qu'il faut aussi savoir aller à sa rencontre » (N.B. : en France, les soins psychiatriques sont gratuits et nous possédons le record mondial des visites à domicile ; dans la plupart des pays, les soins sont payants et les soignants ne se déplacent pas au domicile des malades). En le paraphrasant, nous pouvons énoncer qu'aujourd'hui, on ne peut pas se contenter de procurer des soins médicaux de qualité à une personne atteinte de troubles psychiatriques chroniques invalidants mais qu'il faut également s'assurer qu'elle évolue dans un environnement qu'elle a choisi et où elle se sent en sécurité, qu'elle peut être reçue près de son domicile pour des soins et un accueil à tout moment, même en urgence, qu'elle est inscrite dans un programme de réhabilitation qui lui convient et dont elle aura fait le choix et, enfin, qu'elle aura toujours à sa disposition des aidants.

Le *programme de réhabilitation* repose sur un *diagnostic de réhabilitation* – bien différent du diagnostic médical (qui repose habituellement sur la collecte de symptômes dans la perspective de constituer des ensembles syndromiques) –, il va s'appuyer sur les limitations fonctionnelles présentées et va se construire autour de quatre étapes :

1. établissement des objectifs à atteindre par le patient (éducationnels, sociaux, résidentiels, professionnels) ;
2. étude de sa disponibilité vis-à-vis des actions de réhabilitation (priorité laissée au patient) ;
3. évaluation des capacités persistantes ou à développer (autonomie, habiletés sociales, cognition) ;
4. enfin, recherche des ressources et des solutions permettant de surmonter les obstacles présentés (aidants familiaux, subventions, formations).

La rémission symptomatique dans les schizophrénies a donné lieu ces dernières années à un certain nombre de travaux qui l'ont définie en fonction de critères de cotation précis et qui, à chaque fois, ne tiennent pas compte de la persistance de symptômes résiduels, jugés peu gênants par ces chercheurs. En matière de RPS, on ne peut pas s'en contenter : même en période de stabilisation symptomatique, c'est la rémission des signes fonctionnels qui importe, sans laquelle la guérison serait insatisfaisante. C'est pourquoi d'ailleurs les soins de réhabilitation doivent débuter le plus précocement possible et accompagner tout au long les actions thérapeutiques. Par exemple encore, le concept du rétablissement trouve son origine dans le fait qu'une majorité de personnes atteintes de troubles psychiques graves progressent au-delà d'une simple stabilisation symptomatique d'où le concept d'*empowerment*, processus par lequel le sujet prend le contrôle sur sa propre vie, apprend à faire ses propres choix, devenant « expert de sa propre expérience » (d'où le recrutement dans certains services de « pairs aidants » ou de « médiateurs de santé pairs »).

Cet ouvrage, coordonné par le professeur Nicolas Franck, fait un inventaire quasi exhaustif des réflexions, des recherches et des pistes en cours dans nos contrées et sur lesquelles nous fondons tous des espoirs de réussite. Il est rédigé par des spécialistes et des cliniciens venant de tous les horizons et témoigne de la richesse et de la pluralité des travaux engagés.

Il va constituer *le* document de référence rassemblant une somme considérable de données et ouvrant des perspectives d'avenir optimistes : envisager les usagers sous un angle holistique et traiter les maladies et les incapacités qui les accompagnent.

Gilles Vidon

Abréviations

AAH	allocation pour adulte handicapé
A-CHESS	*alcohol comprehensive health enhancement support system* (système global de soutien et d'amélioration de la santé par rapport à l'alcool)
ACIS	*assessment of communication and interaction skills* (évaluation des compétences de communication et d'interaction)
ACT	*assertive community treatment* (suivi intensif dans la communauté)
AERES	auto-évaluation des ressources
AESP	Association pour l'enseignement de la sémiologie psychiatrique
AFMSP	Association francophone des médiateurs de santé-pairs
AFTOC	Association française de personnes souffrant de troubles obsessionnels compulsifs
AFRC	Association francophone de remédiation cognitive
AFTCC	Association française de thérapie comportementale et cognitive
AGAPSY	Fédération nationale des associations gestionnaires pour l'accompagnement des personnes handicapées psychiques
AGGIR	autonomie, gérontologie, groupes iso-ressources
AI	assurance-invalidité
ALHPI	Accompagner le handicap psychique en Isère
AME	Association pour le mieux-être de l'existence
AMPS	*assessment of motor and process skills* (évaluation des aptitudes motrices et opératoires)
AMRP	Association mondiale pour la réhabilitation psychosociale (voir WAPR)
ANAAP	Association neuchâteloise d'accueil et d'action psychiatrique
ANAP	Agence nationale d'appui à la performance des établissements de santé et médico-sociaux
ANFE	Association nationale française des ergothérapeutes
AOF	*assessment of occupational functioning* (évalution du fonctionnement occupationnel)
APA	allocation personnalisée pour l'autonomie
APA	American Psychiatric Association
APAJH	Association pour adultes et jeunes handicapés
App	application mobile
ARS	agence régionale de santé
ASMI/OMSR	Association de santé mentale de l'Isère–office médico-social de réadaptation
ASUD	autosupport des usagers de la drogue
AVEC	accompagner, valider, échanger et comprendre
AVQ	activités de la vie quotidienne
BABS	*Brown assessment of beliefs scale* (échelle d'évaluation des croyances de Brown)
BACE	*barriers to access to care evaluation scale* (échelle d'évaluation des obstacles aux soins)
BADS	*behavioural assessment of the dysexecutive syndrome* (évaluation comportementale du syndrome dysexécutif)
BAKES	*behaviors, attitudes and knowledge in employment specialists scale* (échelle des comportements, attitudes et savoir pour les conseillers en emploi)
BCIS	*Beck cognitive insight scale* (échelle d'*insight* cognitif de Beck)
BEARNI	*brief evaluation of alcohol-related neuropsychological impairments* (évaluation brève des troubles cognitifs dus à l'alcool)
BECS	batterie d'évaluation cognitive et sociale de l'enfant avec trouble du spectre de l'autisme
BECS	brève évaluation de la cognition en schizophrénie
BEP	bilan éducatif partagé
BVMT	*brief visuospatial memory test* (évaluation brève de la mémoire visuospatiale)
BVQ	bilan de vie quotidienne

C3R	Centre référent de réhabilitation psychosociale et de remédiation cognitive
C3RP	Centre ressource et référent Île-de-France en remédiation cognitive et réhabilitation psychosociale
C4C	*Caring for Carers*
CARS	*childhood autism rating scale* (échelle d'évaluation de l'autisme infantile)
CART	Centre d'adaptation et de redynamisation au travail
CASIG	*client's assessment of strengths, interests and goals* (évaluation des forces, intérêts et buts de l'usager)
CAT	*cognitive adaptation training*
CATIE	*clinical antipsychotic trials of intervention effectiveness* (essais cliniques sur l'efficacité des antipsychotiques)
CATTP	centre d'accueil thérapeutique à temps partiel
CI	Clubhouse International
CCI	commission de conciliation et d'indemnisation
CCOMS	Centre collaborateur de l'Organisation mondiale de la santé
CDAPH	commission des droits et de l'autonomie des personnes handicapées
CDBS	*conviction of delusional beliefs scale* (échelle de conviction délirante)
CDD	contrat à durée déterminée
CDHP	comité départemental des hospitalisations psychiatriques
CDI	contrat à durée indéterminée
CDPPSM	centre de preuves en psychiatrie et en santé mentale
CDU	commission des usagers
CESd	*center for epidemiologic studies depression scale* (échelle de dépression du centre d'études épidémiologiques)
CET	*cognitive enhancement therapy* (thérapie d'amélioration de la cognition)
CFI	*Camberwell family interview* (entretien familial de Camberwell)
CFRP	Comité français pour la réhabilitation psychosociale
CHAI	centre hospitalier Alpes-Isère
CI	conseiller d'insertion
CIDIH	classification internationale des déficiences, incapacités et handicaps
CIF	classification internationale du fonctionnement, du handicap et de la santé
CIM-10	classification internationale des maladies, 10e révision
CIOTS	Center for innovative OT solutions
CIRCuiTS	*computerized interactive remediation of cognition – a training for schizophrenia* (remédiation de la cognition informatisée interactive – un entraînement pour la schizophrénie)
CL3R	Centre référent lyonnais en réhabilitation psychosociale et en remédiation cognitive
CLAN	comité de liaison en alimentation et en nutrition
Clersé	Centre lillois d'études et de recherches sociologiques et économiques
CLIN	comité de lutte contre les infections nosocomiales
CLUD	comité de lutte contre la douleur
CMDE	cellule mixte départementale d'évaluation
CMHA	*community mental health act* (loi sur la santé mentale communautaire)
CMHC	*community mental health center* (centre communautaire de santé mentale)
CMHT	*community mental health team* (équipe communautaire de santé mentale)
CNP	Centre neuchâtelois de psychiatrie
CNSA	Caisse nationale de solidarité pour l'autonomie
CNRS	Centre national de la recherche scientifique
CNUP	Collège national universitaire de psychiatrie
CogSMART	*cognitive symptom management and rehabilitation therapy* (suivi des symptômes cognitifs et réhabilitation)
COST	*combined stories test* (test des histoires combinées)
CoTech	comité technique
CPP	comité de protection des personnes
CPT	*continuous performance test* (test de performance continue)
CQCIDIH	comité québécois sur la classification internationale des déficiences, incapacités et handicaps
CR2PR	*cognitive remediation to promote recovery* (remédiation cognitive pour favoriser le rétablissement)
CRDI	*consumer-run drop-in*
CReHPSy	centre ressource handicap psychique
CRISALID	centre intersectoriel de remédiation cognitive et de réhabilitation psycho-sociale

CRPA	cercle de réflexion et de proposition d'actions sur la psychiatrie
CRPD	convention on the rights of persons with disabilities (convention sur les droits des personnes avec handicaps)
CRPS	centre de réhabilitation psychosociale
CRR	centre ressource de réhabilitation psychosociale et de remédiation cognitive
CRSA	conférence régionale de la santé et de l'autonomie
CRT	*cognitive remediation therapy* (thérapie de remédiation cognitive)
CSAPA	centre de soins, d'accompagnement et de prévention en addictologie
CSS	*community support system* (système de soutien communautaire)
CTO	*compulsory treatment order*
CTRS	centre de traitement et de réadaptation sociale
CUNEA	Collège universitaire national des enseignants en addictologie
CVLT	*California verbal learning test*
CVS	conseil de la vie sociale
DALI	*disability adjusted life years* (années de vie avec invalidité)
DGOS	Direction générale de l'offre de soins
DGS	Direction générale de la santé
DIRECCTE	direction régionale des entreprises, de la concurrence, de la consommation, du travail et de l'emploi
DISC	*discrimination and stigma scale*
DS	déviations standard
DSBC	*dynamic social cognition battery* (batterie de cognition sociale dynamique)
DSM-IV-TR	*Diagnosis and Statistical Manual of Mental Disorders, 4th edition, revised texte* (texte révisé de la 4e édition du *Manuel diagnostique et statistique des troubles mentaux*)
DSM-5	*Diagnosis and Statistical Manual of Mental Disorders, 5th edition* (5e édition du *Manuel diagnostique et statistique des troubles mentaux*)
DUP	*duration of untreated psychosis* (durée de psychose non traitée)
EBM	*evidence-based medicine* (médecine fondée sur les preuves)
EAS	échelle de l'autonomie sociale
ECG	électrocardiogramme
ECT	électroconvulsivothérapie
EECFF	échelle d'évaluation du comportement lié aux fonctions frontales
EHP	échelle de handicap psychique
EHS	entraînement aux habiletés sociales
EHS travail	entraînement aux habiletés sociales pour le travail
EICB	échelle d'*insight* cognitif de Beck
ELADEB	échelle lausannoise d'auto-évaluation des difficultés et des besoins
EM	entretien motivationnel
EMA	*ecological momentary assessment* (évaluation momentanée écologique)
EMDR	*eye movement desensitization and reprocessing*
EMI	*ecological momentary intervention* (intervention momentanée écologique)
EMILIA	*empowerment of mental health service users through life-long learning, integration and action*
EMS	établissement médicosocial
EOL	*easy of learning*
ePHRs	*electronic patient health record* (registre électronique de santé du patient)
EPS	établissement public de santé
EPSM	établissement public de santé mentale
ERF	évaluation des répercussions fonctionnelles
ERF-CS	évaluation des répercussions fonctionnelles des troubles de la cognition sociale
ESAT	établissement et service d'aide par le travail
ESEHP	équipe spécialisée d'évaluation du handicap psychique
ESSORT	équipe de soutien à la scolarité et à l'insertion en milieu ordinaire de travail
ET	écart type
ETAPE	éducation thérapeutique addiction patient entourage
ETCQ	évaluation des troubles cognitifs au quotidien
ETP	éducation thérapeutique du patient
ETP	équivalent temps plein
EUFAMI	*European Federation of associations of families of people with mental illness* (fédération européenne des associations de familles de personnes ayant des troubles mentaux)
FACES	*family adaptability and cohesion evaluation scale* (échelle d'évaluation de l'adaptabilité et de la cohésion familiale)
FACT	*flexible assertive community treatment* (suivi intensif flexible dans la communauté)

FE	facteurs environnementaux
FEDT	*facial emotion discrimination task* (tâche de discrimination des émotions faciales)
FEIT	*facial emotion identificaion task* (tâche d'identification des émotions faciales)
FEP	*frontal/executive program* (programme frontal/exécutif)
FMSS	*five minute speach sample* (échantillon de 5 minutes d'échanges)
FNAP-PSY	Fédération nationale des associations d'ex-patients psy
FNAPSY	Fédération nationale des associations d'usagers en psychiatrie
FOK	*feeling of knowing* (sentiment de savoir)
ForPEPS	formation au programme Émotions positives pour la schizophrénie
FP	facteurs personnels
FROGS	*functional remission of general schizophrenia* (rémission fonctionnelle dans la schizophrénie)
GAD-7	*generalized anxiety disorder 7-item* (trouble anxieux généralisé 7 items)
GAF	*global assessment of functioning* (évaluation globale du fonctionnement)
GCSMS	groupement de coopération sociale et médicosociale
GEM	groupe d'entraide mutuelle
GEVA	guide d'évaluation des besoins de compensation des personnes handicapées
GIA	groupe information asile
GMAP	grille de mesure de l'activité et de la participation
HAM-D	*Hamilton depression rating scale* (échelle de dépression de Hamilton)
HAS	Haute Autorité de santé
HBM	*health belief model*
HUG	hôpitaux universitaires de Genève
HVN	*hearing voices network* (réseau des entendeurs de voix)
IC	intervalle de confiance
ICCD	International Center for clubhouse development (Centre international pour le développement du Clubhouse)
ICDE	impact des déficits cognitifs en emploi
IDDT	*integrated dual diagnosis treatment* (traitement intégré des doubles diagnostics)
IMC	indice de masse corporelle
IMEA	Institut de médecine et d'épidémiologie appliquée
IMS	*identity management strategies*
INDIGO	*international study of discrimination and stigma outcomes* (étude internationale sur les conséquences de la discrimination et de la stigmatisation)
INT	*integrated neurocognitive therapy* (thérapie neurocognitive intégrée)
IPQ	*insight in psychosis questionnaire* (questionnaire d'*insight* dans la psychose)
IPS	*individual placement and support* (insertion professionnelle et soutien individualisé)
IPS-I	*individual placement and support* intégré
IPSRT	*interpersonal and social rhythm therapy* (thérapie interpersonnelle et des rythmes sociaux)
IPT	*Integrierte Psychologische Therapieprogramm (integrated psychological therapy* ou thérapie psychologique intégrée)
IPT-15	*interpersonal perception task* (tâche de perception interpersonnelle)
IRESP	Institut de recherche en santé publique
IRS	inhibiteur de recapture de la sérotonine
IRSNa	inhibiteur de recapture de la sérotonine et de la noradrénaline
IS	*insight scale* (échelle d'*insight*)
ISMI	*internalized stigma of mental illness* (internalisation de la stigmatisation dans la maladie mentale)
ITAQ	*insight and treatment attitude questionnaire* (questionnaire sur l'*insight* et la perception du traitement)
IVIP	*Indiana vocational intervention program*
JOL	*judgment of learning*
LIS	lecture intentionnelle en situation
LMSS	loi de modernisation du système de santé
LSP-20	*life skills profile 20* (profil des compétences de vie)
MARS	*medication adherence rating scale* (échelle d'évaluation de l'adhésion au traitement médicamenteux)
MAS	*metacognitive assessment scale* (échelle d'évaluation de la métacognition)
MASC	*movie for the assessment of social cognition* (film pour l'évaluation de la cognition sociale)
MATRICS	*measurement and treatment research to improve cognition in schizophrenia* (recherche évaluative et thérapeutique

pour améliorer la cognition dans la schizophrénie)
MCCB — *MATRICS consensus cognitive battery* (batterie cognitive consensuelle de MATRICS)
MDA — maison départementale de l'autonomie
MDH-PPH — modèle de développement humain et processus de production du handicap
MDPH — maison départementale des personnes handicapées
MCQ — *metacognitive questionnaire* (questionnaire métacognitif)
MCT — *metacognitive training* (entraînement métacognitif)
MCT+ — *individualized metacognitive training* (entraînement métacognitif individualisé)
MERIT — *metacognitive reflection and insight therapy*
MIC-CR — *measure of insight into cognition-clinician rated*
MMS — *mini-mental state* (mini-test mental)
MMSE — *mini-mental state examination*
MoCA — *Montreal cognitive assessment* (évaluation cognitive de Montréal)
MODen — module équilibre et nutrition
MODif — module d'information aux familles
MODip — module d'information au patient
MOH — modèle de l'occupation humaine
MOHOST — *model of human occupation screening tool* (outil de dépistage du modèle de l'occupation humaine)
MOPROSOR — modèle préliminaire d'organisation des services orientés vers le rétablissement
MR — Mind Reading
MRIG — Mind Reading, the interactive guide to emotions (comprendre l'autre, un guide interactif des émotions)
MSCEIT — *Mayer-Salovey-Caruso emotional intelligence test* (test d'intelligence émotionelle de Mayer-Salovey-Caruso)
MSP — médiateur de santé-pair
MUSIC — M-*powerment usefulness succes interest caring* (pouvoir d'agir, sentiment d'utilité, réussite, intérêt et engagement)
NAMI — *national alliance on mental illness* (alliance nationale sur la maladie mentale)
NEAR — *neuropsychological educational approach to remediation* (approche neuropsychologique et éducative de la remédiation cognitive)
NET — *neurocognitive enhancement therapy* (thérapie d'amélioration de la neurocognition)
NICE — National Institute for Health and Care Excellence (institute national pour l'excellence de la santé et du soin)
NREPP — National Registry of evidence-based programs and practices (registre national des programmes et des pratiques fondés sur des preuves)
OBSOCO — Observatoire de la société et de la consommation
OCAIRS — *occupational circumtances assessment : interview and rating scale* (évaluation des circonstances occupationnelles : entretien et échelle d'évaluation)
OCDE — Organisation de coopération et de développement économiques
OCED — Organisation for economic co-operation and development (Organisation de coopération et de développement économiques)
ODPHI — office départemental des personnes handicapées de l'Isère
OMH — Office of mental health (office de santé mentale)
OMS — Organisation mondiale de la santé
ONIAM — Office national d'indemnisation des accidents médicaux
ONU — Organisation des Nations unies
OPHI-II — *occupational performance history interview – 2nd version*
OPTIM — *occupational therapy intervention process model* (modèle de procesus d'intervention ergothérapique)
OSA — *occupational self assessment* (autoévalution des compétences occupationnelles)
OT — *occupational therapy* (ergothérapie)
OTAP — *occupational therapy assessment package* (batterie d'évaluation ergothérapique)
PACT — *program of assertive community treatment* (programme de suivi intensif dans la communauté)
PACT — psychose, aider, comprendre, traiter
PANSS — *positive and negative syndrome scale* (échelle des syndromes positifs et négatifs)
PAVQ — profil des activités de la vie quotidienne
PCH — prestation de compensation du handicap
PCS — *perceived competence scale*
PDD — *perceived devaluation and discrimination scale* (échelle de dévalorisation et de discrimination perçues)
PDI-21 — *Peter's delusion inventory* (inventaire des idées délirantes de Peter)

PEH	*patients' experience of hospitalization* (vécu du patient quant à ses hospitalisations)
PEPS	programme Émotions positives pour la schizophrénie
PHQ-9	*patient health questionnaire-9* (questionnaire sur la santé du patient en 9 items)
PMM	*protection motivation model*
PONS	*profile of nonverbal sensitivity* (profil de sensibilité non verbale)
PORT	*patient outcome research team*
PromesseS	ProFamille et malades, éduquer, soutenir, surmonter ensemble les schizophrénies
PSE	*present state examination* (examen de l'état actuel)
PSI	plan de suivi individualisé
PSIOR	plan de services individualisés et orientés vers le rétablissement
PSP	*personal and social performance scale* (échelle de performance personnelle et sociale)
QCAE	*questionnaire of cognitive and affective empathy* (questionnaire d'empathie cognitive et affective)
QI	quotient intellectuel
Q-sort	tri de cartes
RACT	*resource group assertive community treatment* (suivi intensif groupal dans la communauté)
RC	remédiation cognitive
RC2S	remédiation de la cognition sociale dans la schizophrénie
RDR	réduction des risques
RECOS	remédiation cognitive pour la schizophrénie et les troubles associés
RéHPI	réseau handicap psychique de l'Isère
RéHPsy	réseau handicap psychique
RESSORT	réseau de soutien et d'orientation vers le travail
RH	ressources humaines
RMI	revenu minimum d'insertion
ROM	*routine outcome monitoring* (*monitoring* orienté vers les résultats)
RP	restriction de la participation à la vie sociale
RPS	réhabilitation psychosociale
RQTH	reconnaissance de la qualité de travailleur handicapé
RSA	revenu de solidarité active
RU	représentant des usagers
RUP	responsable d'unité de production
SAI	*schedule for the assessment of insight* (programme pour l'évaluation de l'*insight*)
SAIQ	*self-appraisal of illness questionnaire* (questionnaire sur la perception de sa propre maladie)
SAMSAH	service d'accompagnement médico-social pour adultes handicapés
SANS	*scale for the assessment of negative symptoms* (échelle d'évaluation des symptômes négatifs)
SAPS	*scale for the assessment of positive symptoms* (échelle d'évaluation des symptômes positifs)
SAVS	service d'accompagnement à la vie sociale
SBT	*scientific brain training*
SCD	*social communication disorder* (trouble de la communication sociale)
SCIT	*social cognition and interaction training* (entraînement de la cognition et des interactions sociales)
SCIT-A	*social cognition and interaction training for autism*
SCOPE	*social cognition psychometric evaluation* (évaluation psychométrique de la cognition sociale)
SCORE	*sytemic clinical outcome and routine evaluation* (évaluation de routine de l'impact clinique systémique)
SCP	Société canadienne de psychiatrie
SE	soutien à l'emploi
SERS	*self-esteem rating scale* (échelle d'évaluation de l'estime de soi)
SMART	spécifique, mesurable, atteignable, réaliste
S-QOL 18	*schizophrenia quality of life questionnaire short form* (forme courte du questionnaire de qualité de vie dans la schizophrénie)
SPC	service de psychiatrie communautaire
SSTICS	*subjective scale to investigate cognition in schizophrenia*
STAI-YA	*state-trait anxiety inventory* (inventaire de l'anxiété état-trait)
STORI	*stages of recovery instrument* (évaluation des stades de rétablissement)
SUMD	*scale for the assessment of unawareness of mental disorder* (échelle d'évaluation de l'absence de conscience des troubles mentaux)
TAD	tâche à domicile
TAQ	transfert au quotidien
TCC	thérapie cognitive et comportementale
TCC-SE	TCC-soutien à l'emploi
TDA/H	trouble de l'attention avec hyperactivité

TEA	test d'évaluation de l'attention
TEM	test des errances multiples
TIPP	traitement et intervention dans la phase précoce des troubles psychotiques
TMT	*trail making test*
TOC	trouble obsessionnel compulsif
ToM	*theory of mind* (théorie de l'esprit)
ToMRemed	remédiation de la théorie de l'esprit
TPS	troubles psychiques sévères
TREF	test de reconnaissance des émotions faciales
TS	théorie de la simulation
TSA	trouble du spectre de l'autisme
TSA-SDI	trouble du spectre de l'autisme sans déficience intellectuelle
TT	théorie de la théorie
TU	traitement usuel
UCSD	University of California San Diego
UN	United Nations (Nations unies)
UNAFAM	Union nationale de familles et amis de personnes malades et/ou handicapées psychiques
UPSA-2-VIM	*UCSD performance-based skills assessment – 2nd version – validation of intermediate measures*
URC-Eco	unité de recherche clinique en économie de la santé
VAD	visite à domicile
VAAP	validation des acquis personnels et professionnels
VIH	virus de l'immunodéficience humaine
VQ	*volitional questionnaire* (questionnaire volitionnel)
V-SIR	*Versailles-situational intention reading* (lecture de situations intentionnelles de Versailles)
WAF	*wohnen, arbeit, freizeit* (logement, travail et loisirs)
WAIS	*Wechsler adult intelligence scale*
WANA	We are not alone (nous ne sommes pas seuls)
WAPR	World Association for psychosocial rehabilitation (Association mondiale pour la réhabilitation psychosociale)
WBI	*work behavior inventory* (inventaire du comportement au travail)
WCST	*Wisconsin card sorting test* (test de classement de cartes du Wisconsin)
WEIS	*work environment impact scale* (échelle d'impact de l'environnement de travail)
WEMWBS	*Warwick-Edinburgh mental well-being scale* (échelle de bien-être mental de Warwick-Edinburgh)
WFSBP	World Federation of societies of biological psychiatry
WNUSP	World Network of users and survivors of psychiatry (Réseau mondial des usagers et survivants de la psychiatrie)
WPA	World Psychiatric Association (Association psychiatrique mondiale)
WRAP	*wellness recovery action plan* (plan d'action pour le rétablissement et le bien-être)
WRAP	World Association for psychological rehabilitation
WRI	*worker role interview* (entretien sur le rôle de travailleur)

Introduction
Où en est la réhabilitation psychosociale en France ?

Nicolas Franck

La réhabilitation psychosociale désigne des pratiques et une posture qui promeuvent les capacités à décider et à agir des personnes ayant des troubles mentaux sévères. Elle a pour enjeu de favoriser le rétablissement personnel et l'inclusion sociale de ces personnes, en tenant compte de la nature et de la complexité de leurs difficultés et de leurs besoins, en s'appuyant sur leurs capacités préservées et en respectant leurs choix. Alors que certaines de ces pratiques sont très spécialisées et ne concernent que certaines structures de soin spécifiques, la posture de réhabilitation doit se généraliser. Elle concerne tous les professionnels intervenant dans le domaine de la santé mentale, dont l'objectif principal doit être le soutien du rétablissement.

Cet ouvrage décrit les principes et les conditions de mise en œuvre de la réhabilitation psychosociale. Il s'attache plus à ses fondements et à ses modalités générales qu'à ses déclinaisons spécifiques, qui en fournissent toutefois des illustrations concrètes. Les témoignages d'usagers rétablis y occupent une place centrale, les apports théoriques leur venant en écho. Ses quatre premières parties apportent des notions transversales et organisationnelles. Les six parties suivantes décrivent les outils de l'évaluation, des soins et des accompagnements de réhabilitation psychosociale. La onzième partie est consacrée à la participation des usagers, la douzième au soutien et à l'implication des familles, la dernière traitant de la question de la déstigmatisation. Favoriser celle-ci est essentiel, dans la mesure où la stigmatisation et l'autostigmatisation, largement à l'œuvre, constituent un frein puissant au processus de rétablissement et à toutes les démarches de réhabilitation.

Dimensions du rétablissement

La finalité du dispositif de santé mentale est la recherche du rétablissement de ses usagers. Encore récemment, les structures sanitaires visaient au premier chef la recherche puis le maintien d'une rémission symptomatique, alors que les structures médico-sociales accompagnaient leurs usagers vers l'acquisition d'un minimum d'autonomie dans les domaines du logement, des loisirs et du travail.

Le secteur sanitaire et le secteur médico-social doivent travailler de concert afin de rendre à la personne son statut de sujet et sa place dans la société en tant que citoyen à part entière. La reprise du contrôle de sa propre trajectoire et l'accès à des responsabilités favorisent l'espoir, une place sociale plus valorisée et l'appropriation de son devenir. Si les déterminants du rétablissement dans les troubles mentaux sévères sont éminemment subjectifs, de nombreux travaux ont permis d'établir le rôle de certains facteurs favorables. Ils peuvent être regroupés en trois dimensions. Ainsi, le rétablissement personnel – qui ne peut être défini que par le sujet lui-même – est favorisé par le rétablissement clinique (qui reste crucial, étant donnée la souffrance que les symptômes peuvent entraîner), par le rétablissement social, mais aussi par le rétablissement fonctionnel (appropriation de ses capacités, de ses limitations, de ses troubles et de son traitement, favorisant la capacité à faire face de manière plus satisfaisante aux situations de la vie quotidienne). Le lien entre rétablissement fonctionnel et rétablissement personnel est étayé par les récits de certains usagers, qui ont rapporté s'être rétablis après avoir pris conscience de ce dont ils étaient alors capables ou incapables (*voir* chapitre 1, de Patricia Deegan).

Une approche centrée sur le rétablissement doit agir sur toutes ses dimensions, en prenant tout particulièrement en compte les aspects fonctionnels et subjectifs. Elle ne peut donc s'appuyer que sur un abord intégratif de la problématique de la personne, qui sera accompagnée dans la construction de son *plan de rétablissement*. De plus, elle favorise systématiquement l'autodétermination, qui constitue une préoccupation permanente pour tous les professionnels de la santé mentale. Le rapport entre professionnels et usagers et la place laissée à ces derniers dans la prise des décisions qui les concernent s'en trouvent considérablement modifiés. Leur responsabilisation s'assortit de la recherche d'une meilleure appropriation de leurs capacités, mais aussi de leurs troubles et des possibilités thérapeutiques qui leur sont offertes, leur ouvrant la possibilité de faire des choix éclairés et libres.

Troubles mentaux sévères et dispositifs de santé mentale

Les troubles mentaux sévères, dont la schizophrénie, touchent 3 à 4 % de la population (Perälä, Suvisaari, et al., 2007). Les conséquences économiques de ces troubles sont directes (coût du traitement) et indirectes (réduction de la capacité à travailler et recours aux aides sociales) (Ormel, Petukhova, et al., 2008), à l'origine d'un lourd fardeau pour les personnes concernées, pour leurs proches et pour toute la société. Les dispositifs répondant aux besoins des personnes ayant de tels troubles sont multiples.

L'organisation de la santé mentale repose sur un équilibre entre soins hospitaliers et soins ambulatoires (Thornicroft et Tansella, 2004). Les premiers ne sont indispensables que dans les rechutes psychiatriques sévères avec troubles du comportement, lorsqu'il existe un haut niveau de suicidalité ou d'hétéro-agressivité, dans les comorbidités entre affections psychiatriques et médicales générales, ainsi que chez les personnes âgées ayant une atteinte physique concomitante. Dans toute autre situation, aucun élément de preuve n'étaye l'intérêt de recourir à l'hospitalisation à temps complet plutôt qu'à des dispositifs ambulatoires capables de mettre en œuvre un suivi intensif à domicile ou une hospitalisation de jour intensive. S'il est indispensable de disposer de lits pour répondre aux situations aiguës listées ci-dessus, leur nombre doit être le plus faible possible afin de privilégier les prises en charge ambulatoires, plus favorables à l'inclusion sociale. En pratique, ce nombre tient compte des structures ambulatoires disponibles, ainsi que des ressources sociales et culturelles (Thornicroft et Tansella, 2004).

Une nation ayant un haut niveau de ressources devrait mettre à la disposition de sa population (Thornicroft et Tansella, 2004, 2013) : un dépistage et une évaluation des troubles psychiques par les équipes de soin primaire ; une formation desdites équipes par des spécialistes ; une prescription psychopharmacologique par ces équipes et par des psychiatres ; des consultations spécialisées pour les cas complexes (Fleury, Grenier, et al., 2016) ; des lits d'hospitalisation pour les situations ne pouvant être prises en charge en ambulatoire ; des structures de soins ambulatoires ; des équipes de santé mentale communautaire (destinées, d'une part, aux interventions précoces, et d'autre part, aux suivis intensifs dans la communauté) ; des structures spécialisées (pour les troubles du comportement alimentaires, les comorbidités, les troubles affectifs résistants, les adolescents) ; des alternatives à l'hospitalisation (prises en charge à domicile, équipes de résolution de crise) ; des structures résidentielles au long cours (avec surveillance permanente, avec surveillance non permanente et logements autonomes) ; et enfin des structures de réhabilitation psychosociale. Celles-ci doivent permettre l'évaluation et le renforcement des capacités propres, en particulier des capacités cognitives (Amado et Sederer, 2016 ; Morin et Franck, 2017), l'accompagnement vers l'emploi (travail protégé, travail supervisé, *job coaching* type Individual Placement and Support, coopératives, groupes de pairs et clubhouses) et les loisirs accompagnés.

Étant donné le coût de l'hospitalisation complète, qui absorbe généralement la majeure partie du budget de la santé mentale, celle-ci est la principale variable d'ajustement permettant de développer une offre ambulatoire (Knapp, Chisholm, et al., 1997). Une question connexe est celle de la nature des soins hospitaliers fournis aux patients qui en ont besoin, en s'efforçant d'éviter l'institutionnalisation et en faisant en sorte qu'ils soient acceptables pour eux en rattachant dans la mesure du possible les unités de psychiatrie à des hôpitaux généraux (Quirk et Lelliott, 2001). Selon ces principes, le Royaume-Uni a réduit ses lits de psychiatrie à moins 50 lits pour 100 000 habitants. La proportion de lits est du même ordre en Islande et en Suède. En Australie, elle n'est que de 40 lits pour 100 000 habitants, aux États-Unis de 30 et en Italie de 10 (OCDE, 2014). Une désinstitutionnalisation prudente associée à la mise en œuvre de soins communautaires n'entraîne, en moyenne, pas d'aggravation de l'état des patients qui ont été hospitalisés au long cours (Thornicroft et Tansella, 2013).

D'autres pistes d'amélioration, certes plus spéculatives, ont déjà fait l'objet d'expérimentations. Celles qui donnent une place active aux usagers du système de santé mentale méritent d'être citées, dans la mesure où elles peuvent ainsi favoriser l'*empowerment*. Parmi celles-ci, l'auto-admission en psychiatrie leur laisse la possibilité d'organiser par eux-mêmes des séjours hospitaliers. En Norvège, une étude ayant impliqué 28 participants a montré la capacité de ceux-ci à solliciter des séjours de courte durée et leur satisfaction (Olsø et al., 2016). L'Electronic Patient Health Records (ePHRs) permet aux usagers de saisir sur un registre électronique des données les concernant. Une étude sur 58 patients réalisée au Royaume-Uni a confirmé non seulement qu'ils étaient capables d'utiliser un tel support, mais également que leur bien-être s'en trouvait augmenté et qu'une meilleure autogestion de la maladie en découlait (Robotham, Mayhew, et al., 2015). Dans ses recommandations sur l'e-santé mentale, basées sur une revue systématique de littérature (Gaebel, Grossimlinghaus, et al., 2016), l'European Psychiatric Association indique que les interventions sur internet ou sur téléphone mobile sont faisables et acceptables pour les personnes ayant une schizophrénie et leurs proches, qu'elles réduisent les symptômes positifs, négatifs et dépressifs, le recours à l'hospitalisation et aux services d'urgence, ainsi que la suicidalité, mais aussi qu'elles améliorent l'adhésion au traitement, la présence aux rendez-vous médicaux, les interactions sociales et la qualité de vie. Les interventions psychoéducatives sur internet augmentent la connaissance de la maladie et favorisent les échanges concernant la qualité des soins et des traitements avec les cliniciens (Gaebel et al., 2016).

Organisation actuelle de la santé mentale en France

Le développement du secteur de psychiatrie, initié par la circulaire du 15 mars 1960 relative au programme d'organisation et d'équipement des départements en matière de lutte contre les maladies mentales, a offert à toute la population française la possibilité d'accéder à des soins ambulatoires de proximité. Au total, la psychiatrie française dispose encore de 58 000 lits, ainsi que d'un peu plus de 7 500 lits ou places en placement familial thérapeutique, centres de post-cure, appartements thérapeutiques, hospitalisations à domicile, centres de crise et structures d'accueil d'urgence (Laforcade, 2016). En 2013, 7,2 millions de personnes ont reçu des soins pour un trouble mental de longue durée, dont 380 000 pour des troubles psychotiques (Bousquet, 2016). Plus de 15 000 psychiatres exercent en France (22,9/100 000 habitants). En 2007, la prise en charge sanitaire des troubles mentaux atteignait 13,4 milliards d'euros, dont 63 % consacrés à l'hospitalisation (75 % des patients étant suivis en ambulatoire). En 2007 le coût de la psychiatrie a représenté 8,5 % du coût total de la santé en France. Au-delà du coût de la psychiatrie, la santé mentale a coûté 109,2 milliards d'euros en 2015, incluant 6,3 milliards d'euros pour le secteur social et médico-social, 24,4 milliards de pertes de productivité et 36,1 milliards de pertes de qualité de vie. En 2013, les affections psychiatriques de longue durée ont coûté un peu moins de 15 milliards d'euros, dont 10 milliards de soins hospitaliers, représentant les deux tiers des dépenses remboursées dans le champ de la santé mentale (Bousquet, 2016).

En France, l'organisation territoriale est centrée jusqu'à ce jour sur des secteurs d'environ 100 000 habitants ayant une offre de soin polyvalente. Selon le rapport Laforcade, cette territorialisation basée sur des périmètres réduits d'organisation a favorisé une vision très généraliste et standardisée des soins, pénalisant l'intégration d'interventions plus spécifiques (Laforcade, 2016). Les interventions de réhabilitation psychosociale ont en particulier été confondues avec les suivis conventionnels, ne leur permettant pas d'émerger en tant que ressources spécifiques.

Déploiement du dispositif de réhabilitation psychosociale et de remédiation cognitive

Des structures de réhabilitation, dont les modalités d'organisation favorisent spécifiquement la mise en évidence et le renforcement des capacités et la prévention du handicap, sont en cours de création sur le territoire français. Elles centrent leurs prises en charge sur la partie saine, grâce au recours à des techniques favorisant le pouvoir d'agir et les capacités de décision, dont la psychoéducation, l'entraînement de la cognition sociale et la remédiation cognitive. Leur approche est centrée sur la mobilisation des ressources cognitives préservées de la personne (Bon et Franck, 2018) pour compenser les manifestations ayant des conséquences invalidantes sur sa vie quotidienne (en particulier les altérations de la cognition, de l'insight et de la motivation). Une évaluation préalable de son fonctionnement permet de la placer d'emblée au centre du dispositif. En offrant aux personnes une meilleure appropriation de leur maladie, de leur traitement et de leurs capacités cognitives, ces outils de soin favorisent le rétablissement.

L'efficacité des structures de réhabilitation repose sur la conjugaison de plusieurs facteurs (Amado et Sederer, 2016; Franck, 2017) : une même approche des troubles et des possibilités de rétablissement par tous les partenaires, y compris les personnes concernées; un respect des décisions de ces dernières; une mise en œuvre des mesures de réhabilitation au moment opportun destinée à appuyer la réussite de leur programme de rétablissement; des thérapeutes spécifiquement formés et disponibles. L'établissement de cahiers des charges définissant la nature des évaluations et des soins fournis, ainsi que la population desservie, favorise l'accès à des soins de qualité. Des sensibilisations et des formations des équipes de santé mentale à la culture du rétablissement sont dispensées, entre autres, par les structures de réhabilitation psychosociale. Deux régions, Auvergne-Rhône-Alpes et Nouvelle-Aquitaine, ont déjà organisé un dispositif territorial de réhabilitation psychosociale reposant sur des centres référents et des centres de proximité, sous l'égide des agences régionales de santé. Chacun de ces centres réalise des évaluations et des soins de réhabilitation psychosociale, les centres référents ayant la responsabilité des vastes territoires de santé ssssur lesquels sont implantés des centres de proximité qu'ils accompagnent (Franck et Laforcade, 2018). Ils prennent également en charge les cas complexes, participent à l'innovation thérapeutique dans le domaine de la réhabilitation et collectent des données concernant leurs usagers afin de constituer une cohorte systématique. Des centres référents sont implantés à Bordeaux, Clermont-Ferrand, Grenoble, Limoges, Lyon et Saint-Étienne. Dans la région Auvergne-Rhône-Alpes, des dispositifs médico-sociaux de réhabilitation psychosociale dont le fonctionnement sera étroitement articulés avec celui des centres référents, vont être prochainement créés. L'action de l'ensemble de ces structures est coordonnée par le centre ressource de réhabilitation psychosociale et de remédiation cognitive, structure non soignante destinée à promouvoir les principes et les outils de la réhabilitation et l'approche centrée sur le rétablissement. Le centre ressource (financé à ce jour par l'ARS Auvergne-Rhône-Alpes et l'ARS Nouvelle-Aquitaine et soutenu par la DGS dans ses actions de communication) organise, en partenariat avec l'Association francophone de remédiation cognitive (AFRC), des manifestations scientifiques, des sensibilisations et des formations, dont des formations brèves aux principes de la réhabilitation psychosociale. Il accueille deux diplômes d'université de l'université Lyon 1 destinés à former des thérapeutes en remédiation cognitive et en psychoéducation. Il offre le support technique permettant le recueil et l'exploitation des données de la cohorte de réhabilitation. Il constitue enfin un répertoire des structures (www.remediation-cognitive.org) et des publications (www.centre-ressource-rehabilitation.org). D'autres régions ont émis le souhait de s'associer à ce dispositif en créant de nouveaux centres référents. Dès 2018, un financement national (DGOS) accompagnera leur déploiement. Le groupe de travail de l'ANAP consacré depuis 2017 à l'impact des soins de réhabilitation psychosociale dans le parcours des personnes contribue à mieux définir l'organisation des structures et des réseaux de réhabilitation.

La France est le seul pays ayant mis en place à ce jour un dispositif d'une telle ampleur intégrant réhabilitation psychosociale et remédiation cognitive. D'autres offres systématiques de remédiation cognitive ont été développées, dont le CR2PR (Cognitive Remediation to Promote Recovery) de l'Office of Mental Health (OMH) de l'État de New York (Medalia et Erlich, 2017), qui a permis l'implantation de trois programmes de remédiation cognitive dans seize structures ambulatoires rattachées à treize centres psychiatriques. Contrairement à la structuration française, qui intègre la remédiation cognitive dans un dispositif plus global, le CR2PR est spécifiquement dévolu à l'évaluation et à la prise en charge cognitive.

Modification de l'organisation de la santé mentale en France

Le niveau de spécialisation proposé au plus petit échelon (celui qui offre des soins psychiatriques de première ligne, c'est-à-dire le secteur de psychiatrie générale) ne permet pas la mise en œuvre de prises en charge spécialisées, dont les interventions de réhabilitation psychosociale (remédiation cognitive en particulier) qui nécessitent le recours à une palette de soins variée pour répondre à l'ensemble des besoins de la population. Celle-ci ne peut être proposée qu'à l'échelle de territoires plus vastes, de quelques centaines de milliers à quelques millions d'habitants.

La mise à la disposition de l'ensemble de la population de soins spécialisés implique une modernisation du système de santé mentale. Elle requiert la création de centres couvrant des territoires plus vastes. La juxtaposition de territoires resserrés et de territoires vastes permet de conserver les principes fondateurs que sont l'égalité d'accès, la proximité et la continuité.

La loi de modernisation du système de santé du 26 janvier 2016 va avoir trois conséquences principales sur l'organisation de la santé mentale en France : la construction de projets territoriaux, l'organisation des soins autour de la recherche du rétablissement ainsi que l'accroissement des prises en charge ambulatoires et la réduction des hospitalisations. Le décret n° 2017-1200 du 27 juillet 2017 préconise la lutte contre la stigmatisation des troubles psychiques et la promotion des capacités des personnes, ainsi que leur maintien ou leur engagement dans une vie active, sociale et citoyenne choisie. Cette promotion reposera sur l'intervention concertée de différents acteurs, à partir d'un diagnostic territorial partagé. L'accès à des évaluations régulières des capacités des personnes, ainsi qu'au renforcement de ces dernières par des mesures de réhabilitation psychosociale est souhaité.

Il est important que le secteur ambulatoire puisse également continuer à se développer progressivement en France. Cela passe par la modification des objectifs des structures existantes (hôpitaux de jour et CATTP en particulier), par le développement de dispositifs mobiles généralistes dont l'Assertive Community Treatment (ACT) et par la généralisation d'une offre ambulatoire spécialisée en réhabilitation psychosociale, selon ce qui a été évoqué plus haut. L'ACT, qui a montré son efficacité dans plusieurs pays (Drukker, Laan, et al., 2014 ; Hastrup et Aagaard, 2015), commence à être mis en place en France, à Saint-Étienne et à Versailles (dans sa variante hollandaise : Flexible Assertive Community Treatment – FACT). Il réduit le recours à l'hospitalisation (Marshall et Lockwood, 2011).

La question de la nature des soins à mettre en œuvre à la suite d'une hospitalisation afin d'engager au mieux les usagers dans leur prise en charge est à l'étude (Bonsack, Golay, et al., 2016). Il peut s'agir du *case management* de transition ou d'un relais rapide vers une structure spécialisée telle qu'une structure de réhabilitation, capable de montrer rapidement aux personnes leurs possibilités et de renforcer leurs capacités de décision et d'action.

Références

Amado, I., & Sederer, L. I. (2016). Implementing cognitive remediation programs in France : The "secret sauce". *Psychiatric Services, 67*, 707–709.

Bayle, A. L. J. (1826). *Traité des maladies du cerveau et de ses membranes*. Paris : Gabon.

Bon, L., & Franck, N. (2018). The impact of cognitive remediation on cerebral activity in schizophrenia : a systematic review. *Brain and Behavior*. e00908.

Bonsack, C., Golay, P., Gibellini, S., et al. (2016). Linking primary and secondary care after psychiatric hospitalization : Comparison between transitional case management setting and routine care for common mental disorders. *Frontiers in Psychiatry, 7*, 96.

Bousquet, F. (2016). Panorama des dépenses de psychiatrie en France. *Revue française des affaires sociales, 2*, 31–34.

Drukker, M., Laan, W., Dreef, F., et al. (2014). Can assertive community treatment remedy patients dropping out of treatment due to fragmented services? *Community Mental Health Journal, 50*, 454–459.

Esquirol, J. E. D. (1819). *Des établissements d'aliénés en France et des moyens d'améliorer le sort de ces infortunés*. Paris : Huzard.

Fleury, M. J., Grenier, G., & Bamvita, J. M. (2016). Severity of needs among individuals with severe mental disorders : Changes after a five-year follow-up. *The Journal of Nervous and Mental Disease, 204*, 132–141.

Franck, N. (2017). *Remédiation cognitive* (2e éd). Paris : Elsevier-Masson.

Franck, N., & Laforcade, M. (2018). Responding to the needs of the population suffering from severe mental disorders by a multifaceted territorial approach : Reorganization of the French mental health system. *Perspectives in Psychiatric care, 54, sous presse.*

Gaebel, W., Grossimlinghaus, I., Kerst, A., et al. (2016). European Psychiatric Association (EPA) guidance on the quality of Mental health interventions in the treatment of psychotic disorders. *European Archives of Psychiatry and Clinical Neuroscience, 266*, 125–137.

Hastrup, L. H., & Aagaard, J. (2015). Costs and outcome of assertive community treatment (ACT) in a rural area in Denmark : 4-year register-based follow-up. *Nordic Journal of Psychiatry, 69*, 110–117.

Knapp, M., Chisholm, D., Astin, J., et al. (1997). The cost consequences of changing the hospital-community balance : The mental health residential care study. *Psychological Medicine, 27*, 681–692.

Laforcade, M. (2016). *Rapport relatif à la santé mentale* http://social-sante.gouv.fr/IMG/pdf/dgos_rapport_laforcade_mission_sante_mentale_011016.pdf.

Marshall, M., & Lockwood, A. (2011). Assertive community treatment for people with severe mental disorders. *Cochrane Database of Systematic Reviews, 4*. CD001089.

Medalia, A., & Erlich, M. (2017). Why cognitive health matters. *AJPH Perspectives, 107*(1), 45–47.

Moock, J. (2014). Support from the Internet for individuals with mental disorders : Advantages and disadvantages of e-mental health service delivery. *Frontiers in Public Health, 2*, 65.

Morin, L., & Franck, N. (2017). Rehabilitation interventions to promote recovery in schizophrenia : A systematic review. *Frontiers in Psychiatry, 8*, 100.

OCDE. (2015). Psychiatric care beds. *OECD iLibray*. www.oecd-ilibrary.org/social-issues-migration-health/psychiatric-care-beds_psycarebed-table-en.

Olsø, T. M., Gudde, C. B., Moljord, I. E., Evensen, G. H., Antonsen, D.Ø., & Eriksen, L. (2016). More than just a bed : Mental health service users' experiences of self-referral admission. *International Journal of Mental Health Systems, 10*, 11.

Ormel, J., Petukhova, M., Chatterji, S., et al. (2008). Disability and treatment of specific mental and physical disorders across the world : Results from the WHO World Mental Health Surveys. *British Journal of Psychiatry, 192*, 368–375.

Perälä, J., Suvisaari, J., Saarni, S. I., et al. (2007). Lifetime prevalence of psychotic and bipolar I disorders in a general population. *Archives of General Psychiatry, 64*, 19–28.

Pinel, P. (1809). *Traité medico-philosophique sur l'aliénation mentale ou la manie*. Paris : Richard. Caille et Ravier.

Quirk, A., & Lelliott, P. (2001). What do we know about life on acute psychiatric wards in the UK? A review of the research evidence. *Social Science & Medicine, 53*, 1565–1574.

Robotham, D., Mayhew, M., Rose, D., & Wykes, T. (2015). Electronic personal health records for people with severe mental illness : A feasibility study. *BMC Psychiatry, 15*, 192.

Salisbury, T. T., Killaspy, H., & King, M. (2008). An international comparison of the deinstitutionalization of mental health care : Development and findings of the Mental Health Services Deinstitutionalisation Measure (MENDit). *BMC Psychiatry, 16*, 54.

Thornicroft, G., & Tansella, M. (2004). Components of a modern mental health service : A pragmatic balance of community and hospital care : Overview of systematic evidence. *The British Journal of Psychiatry, 185*, 283–290.

Thornicroft, G., & Tansella, M. (2013). The balanced care model for global mental health. *The British Journal of Psychiatry, 202*, 246–248.

Partie I

Historique et modèles théoriques

L'expérience vécue du rétablissement

CHAPITRE 1

Patricia E. Deegan

PLAN DU CHAPITRE

Introduction

L'application du modèle de la réhabilitation avec des adultes ayant des troubles psychiatriques est une évolution nouvelle et passionnante. Cette découverte nous permet d'envisager ces personnes d'une façon tout à fait nouvelle et vraiment enthousiasmante. Il est particulièrement important de noter que, dans la perspective de cette approche, il n'est plus nécessaire de séparer les personnes ayant des troubles psychiques des autres groupes de personnes ayant un handicap. Aujourd'hui, les frontières artificielles établies entre les groupes de personnes vivant avec une incapacité, quelle qu'elle soit, peuvent être abolies grâce à la reconnaissance des besoins fondamentaux et des aspirations que la plupart de ces personnes partagent : le besoin d'affronter le défi que constitue le handicap, de rétablir un sentiment de valeur et d'intégrité, d'avoir un but à atteindre tenant compte et dépassant les limites du handicap.

L'aspiration profonde de chacun d'entre nous est de vivre, de travailler et d'aimer au sein d'une communauté dans laquelle on peut prendre sa place de façon pleine et entière. Il est important de comprendre que les personnes en situation de handicap ne se « réhabilitent » pas dans le même sens que les voitures sont « révisées » ou que les télévisions sont « réparées ». Ces personnes ne sont pas des usagers passifs des services de réhabilitation. Au contraire, elles font l'expérience du rétablissement, il s'agit de la découverte d'une nouvelle image d'elles-mêmes et d'une nouvelle raison d'être. Cette distinction entre réhabilitation et rétablissement est importante.

La réhabilitation fait référence aux services et aux techniques qui sont mis en place pour les personnes ayant des incapacités afin qu'ils puissent apprendre à s'adapter à leur monde. Le rétablissement fait référence à l'expérience vécue, ou à la « vraie vie », des personnes qui acceptent et surmontent le défi de leur incapacité. Nous devrions dire que la réhabilitation fait référence « au pôle du monde » et que le rétablissement fait référence « au pôle de soi-même » du même phénomène.

Le processus de rétablissement est le fondement même sur lequel construisent les services de réhabilitation. Ceci est particulièrement évident par la simple observation que nous pouvons développer les services de réhabilitation les plus avancés et ne toujours pas arriver à aider ces personnes. Avoir de « bons services » n'est donc pas suffisant ; ceux qui sont engagés dans les programmes de réhabilitation doivent par exemple sortir de leur lit, se secouer malgré l'abrutissante fatigue due aux neuroleptiques, s'habiller, surmonter la peur du bus bondé de personnes paraissant parfois hostiles pour finalement arriver jusqu'au service. Ils doivent ensuite affronter la peur d'échouer dans leur programme, etc. Au final, les personnes ayant des troubles psychiatriques doivent participer activement et courageusement à leur propre projet de réhabilitation, sans quoi celui-ci échouera.

C'est au travers du processus de rétablissement que les personnes ayant des incapacités deviennent actives et courageuses et qu'elles investissent leur projet de réhabilitation. C'est là que nous découvrons que le *rétablissement* est un phénomène fondamental dont la réussite des projets de réhabilitation dépend. C'est pour cela qu'il est surprenant qu'il n'y ait pas plus d'écrits dans la littérature scientifique à ce sujet. Ce phénomène nous échappe-t-il justement parce qu'il est si fondamental ?

Peut-être en est-il ainsi parce que le processus de rétablissement ne peut pas être totalement décrit par un langage scientifique, psychiatrique ou psychologique traditionnel. Bien que le phénomène n'entre pas facilement dans les paradigmes scientifiques classiques, ceux d'entre nous qui ont été touchés par des situations de handicap savent que le rétablissement est bien réel parce que nous l'avons vraiment vécu personnellement.

L'expérience du rétablissement

Lors d'une conférence qui rassemblait des personnes ayant différents types de handicap, j'ai eu le plaisir de parler avec un homme tétraplégique. Nous avons pu partager nos histoires respectives de rétablissement. À l'adolescence, nous avions tous deux vécu un effondrement catastrophique de notre monde, de nos espoirs et de nos rêves. Il s'était brisé la nuque et était paralysé, et j'avais été diagnostiquée schizophrène. Nous nous sommes remémorés mutuellement l'impact des premiers jours ayant suivi la survenue de notre incapacité. C'était un athlète et il rêvait de devenir professionnel dans le monde du sport. J'étais une athlète au lycée et je m'étais inscrite à l'université pour devenir professeur d'éducation physique. Nous nous laissions bercer comme tous les jeunes de notre âge par un avenir prometteur, quand d'un seul coup, tout s'est écroulé autour de nous. Alors que nous n'étions que des adolescents, il nous a été dit que nous avions une maladie incurable et que nous serions désormais « malades » ou « handicapés » pour le restant de nos jours.

On nous a dit que si nous suivions les traitements et les thérapies recommandés, nous pourrions apprendre à « nous ajuster » et à « faire avec » jour après jour. Il est évident qu'à cet âge, nous n'avons pas cru un mot de ce que nous disaient nos médecins et nos travailleurs sociaux. En fait, nous étions profondément opposés et en colère contre ces sombres prophéties concernant nos vies. Il nous semblait que tout ceci était une erreur, un cauchemar ou juste une difficulté temporaire dans nos vies. Nous croyions simplement qu'au bout d'une semaine ou deux, les choses rentreraient dans l'ordre, car nous sentions que notre monde d'adolescent était toujours là, et qu'il nous attendait pour que nous puissions rapidement y revenir. Notre déni fut une étape importante dans notre rétablissement. Ce fut une réaction normale à une situation tragique. Ce fut notre façon de survivre durant ces terribles premiers mois[1].

Les semaines ont passé mais nous n'allions pas mieux. Il devint de plus en plus difficile de croire qu'un jour tout redeviendrait comme avant. Ce qui nous semblait au départ être juste un mauvais rêve s'était transformé en un cauchemar de plus en plus sombre duquel nous n'arrivions pas à nous réveiller. Nous nous sentions comme des navires flottant sur une mer noire, sans cap ni objectif. Nous nous éloignions de plus en plus des jeunes insouciants que nous avions été. Lui était allongé horizontalement en traction alors que ses amis étaient sélectionnés dans de prestigieuses universités pour jouer au football. Moi, je titubais, droguée, le corps raide, le long des couloirs d'un hôpital psychiatrique pendant que mes camarades de classe partaient pour leur première année d'université.

Le temps nous avait trahis. Le temps ne nous avait pas guéris. Nos passés nous avaient abandonnés et nous ne pouvions plus revenir en arrière. Notre avenir nous est apparu comme un lieu vide, désertique, dans lequel aucun rêve ne pouvait être planté et croître pour devenir un jour réalité. Pour ce qui est du présent, ce fut une assommante succession de jours et de nuits dépourvus de sens dans un monde dans lequel nous n'avions ni place ni utilité, et surtout aucune raison d'être.

L'ennui et la nostalgie étaient devenus notre seul refuge. (Knowles, 1986). Notre déni finit par céder au désespoir et à l'angoisse[2]. Nous avions abandonné. À ce stade, ce fut une solution pour nous. Cela atténua la douleur de notre désespoir parce que nous pouvions cesser de nous demander « Pourquoi ? » et « Comment vais-je continuer ? » (Harrison, 1984). Abandonner signifie que pendant quatorze ans, il est resté assis dans les hôpitaux de jour à regarder des feuilletons à la télévision

1 Le déni est la première étape du processus de rétablissement décrit par l'auteur.

2 Le désespoir et l'angoisse sont la deuxième étape du processus rétablissement décrit par l'auteur.

et à observer les autres vivre leur vie. Pendant des mois, je suis restée assise sur une chaise dans le salon de mes parents, fumant cigarette sur cigarette, attendant qu'il soit 20 heures pour pouvoir retourner au lit. Durant cette période, même les tâches les plus simples étaient devenues insurmontables. Je me souviens d'une fois où l'on m'a demandé de venir dans la cuisine pour aider à pétrir des pâtons de pain. Je me suis levée, je suis allée dans la cuisine, j'ai regardé les pâtons pendant ce qui m'a semblé une éternité. Puis, je suis retournée à ma chaise et j'ai pleuré. La tâche me paraissait irréalisable. Ce n'est que plus tard que j'ai compris pourquoi : quand on vit sans espoir (quand on a abandonné), la volonté de « faire » est également paralysée.

Tous ceux d'entre nous qui ont fait l'expérience d'une maladie grave et invalidante ont fait cette expérience d'angoisse et de désespoir. C'est comme vivre dans le noir, sans espoir, sans passé ni futur. On s'apitoie sur soi-même avec la haine de tout ce qui est bon et de ce que la vie nous donne. C'est une sorte de rage intérieure retournée contre soi-même. C'est une blessure sans bouche, une blessure si profonde qu'aucun cri ne peut sortir. L'angoisse est une mort d'où ne semble pouvoir surgir aucune résurrection. C'est l'inertie qui paralyse la volonté de faire et d'accomplir quoi que ce soit parce qu'il n'y a pas d'espoir. On est alors vraiment invalide, non pas à cause d'une maladie ou d'une lésion, mais à cause du désespoir. Cette partie du processus de rétablissement est une nuit noire dans laquelle même Dieu semble nous avoir abandonnés. Pour quelques-uns, cette nuit dure quelques instants, quelques jours ou quelques mois; pour d'autres, elle dure des années. Pour d'autres encore, le désespoir et les angoisses ne finiront jamais.

Ni l'homme paralysé ni moi-même ne pouvions nous souvenir d'un seul moment où la petite et fragile flamme de l'espoir et du courage a illuminé la noirceur de notre désespoir. Par contre, nous n'oublierons jamais que, même quand nous, nous avions renoncé, il y avait des gens qui nous aimaient et ne nous avaient pas abandonnés. Ils étaient incapables de nous changer et ne pouvaient pas nous aider à nous sentir mieux. Ils ne pouvaient pas escalader cette montagne à notre place, mais ils étaient prêts à souffrir avec nous. Ils ne nous ont pas accablés avec des projets optimistes pour notre avenir, mais ils ont continué à espérer en dépit des contrariétés. Leur amour pour nous était comme une invitation permanente qui nous appelait à être autre chose que notre apitoiement sur nous-mêmes et notre désespoir.

Puis le miracle s'est dessiné petit à petit; mon ami et moi commencions à entendre et à répondre à l'invitation de l'amour. Durant quatorze ans, mon ami est resté affalé devant la télévision, dans l'enfer de son désespoir et de ses angoisses... Pendant des mois, je suis restée assise à fumer des cigarettes jusqu'à m'effondrer dans un sommeil artificiel, sans rêves. Mais un jour, quelque chose a changé en nous. Une minuscule et fragile étincelle d'espoir[3] fit son apparition et promit qu'il y aurait quelque chose de plus que toute cette obscurité. Ceci est la troisième phase du rétablissement. C'est le mystère. C'est la grâce. C'est la naissance de l'espoir qui vient avec la possibilité d'être aimé. Tous les discours et les théories de la psychiatrie, de la psychologie, du travail social et de la science sont incapables d'expliquer ce phénomène d'espoir. Mais pour ceux d'entre nous qui se sont rétablis, nous savons que cette grâce est bien réelle. Nous l'avons vécue, c'est là notre secret partagé.

Il est important de comprendre que pour la plupart d'entre nous, le rétablissement n'est pas une expérience de conversion brutale et soudaine. L'espoir ne nous frappe pas comme un éclair qui nous catapulterait vers une nouvelle façon d'exister.

L'espoir est le tournant qui doit rapidement être suivi par une volonté d'agir[4]. Mon ami et moi, nous avons commencé par de petites choses; de petites victoires ainsi que de simples actes de courage. Il s'est rasé, il a essayé de lire un livre et il est allé parler avec un conseiller; j'ai reconduit ma voiture, j'ai refait les courses le mercredi, je me suis mise à reparler un petit moment avec une amie. Lui a demandé à pouvoir bénéficier des aides sociales, il a acheté une petite camionnette et a appris à conduire; j'ai pris mon traitement en main, j'ai trouvé un travail à temps partiel et j'ai commencé à gagner ma vie.

---

3 L'espoir est la troisième étape du processus de rétablissement décrit par l'auteur.

4 La volonté d'agir est la quatrième étape du processus de rétablissement décrit par l'auteur.

Il a fait des études et s'est formé à l'accompagnement des personnes handicapées; j'ai suivi aussi des études de psychologie en vue de travailler avec d'autres personnes. Jour après jour, malgré de nombreuses difficultés, nous avons reconstruit nos vies sur ce que j'appelle les trois pierres d'angle du rétablissement : l'espoir, la volonté d'agir et les actes responsables[5]. Nous avons appris à dire : « J'espère », « Je suis d'accord pour essayer », et « Je découvre ce que je suis capable de faire » (Knowles, 1986).

Ce que je viens de décrire est le processus du rétablissement, il est le fondement qui entraîne une utilisation efficace des services de réhabilitation. Le rétablissement n'a rien à voir avec un produit fini ou un résultat. Cela ne veut pas non plus dire que mon ami et moi-même étions « guéris ». En réalité, notre rétablissement fut caractérisé par une acceptation de plus en plus profonde de nos propres limites. Maintenant, nous découvrons que, plutôt que d'être l'occasion de désespoir, nos propres limitations sont le terreau dans lequel germe notre potentiel propre. Le paradoxe du rétablissement est le suivant : en acceptant ce que nous ne pouvons pas faire ou être, nous découvrons ce que nous pouvons être et ce que nous sommes capables de faire.

Se rétablir n'implique pas l'absence de douleur ou de lutte. Le rétablissement se caractérise plutôt par la transformation de l'angoisse en souffrance. Pris dans la nasse, mon ami et moi-même vivions sans espoir. Nous avons expérimenté l'angoisse comme une douleur inutile, qui tourne en rond, une douleur qui n'avait pas d'autre issue que toujours plus de douleur, une douleur qui ne menait nulle part. Cependant, quand nous avons repris espoir, notre angoisse fut transformée en une vraie souffrance. La vraie souffrance est associée à la paix intérieure. Concrètement, bien que nous ressentions encore une très grande douleur, nous avions concomitamment fait l'expérience de la paix, sachant que la douleur nous amenait vers l'avant et vers un autre avenir possible. Une biologiste qui avait un spina bifida résume l'esprit de la vraie souffrance au cours du rétablissement lorsqu'elle écrit : « La souffrance est paisible. Tu sais que la douleur pourrait te tuer, mais elle ne te détruira pas. D'une façon très risquée, tu es en sécurité » (Harrison, 1984).

5 Les actes responsables sont la cinquième étape du processus de rétablissement décrit par l'auteur.

Pour nombre d'entre nous, le rétablissement est un processus, une façon de vivre, une attitude, une façon d'appréhender les défis du quotidien. Ce n'est pas un processus parfaitement linéaire. Parfois, notre parcours est erratique et nous faillissons, nous régressons, puis nous nous rassemblons et nous recommençons[6]. Le rétablissement est une poussée, un combat et une résurrection. Le rétablissement permet de se lever sur des jambes déformées vers une nouvelle vie. Les professionnels que nous sommes aimeraient parfois, en quelque sorte, pouvoir maîtriser l'esprit du rétablissement afin de le transmettre à chacun des participants aux programmes de réhabilitation. Néanmoins, cela est totalement impossible. Nous n'avons pas la main sur la survenue du rétablissement dans un programme de réhabilitation. Les aspects essentiels du processus de rétablissement sont une question de « grâce » et ne peuvent pas être obtenus simplement par la volonté. Cependant, nous pouvons créer des environnements au sein desquels le processus de rétablissement peut être nourri comme une jeune pousse tendre et précieuse. Quelques-uns des principes pour créer un tel environnement dans les programmes de réhabilitation sont cités ci-dessous.

Recommandations pour des programmes de réhabilitation qui favorisent le processus de rétablissement

Les programmes doivent être souples et non linéaires

Comme nous l'avons vu, le rétablissement n'est pas un processus linéaire marqué par une succession de succès. Le processus de rétablissement est

6 Notre expérience du rétablissement ressemble à ce qu'écrit le poète Theodore Roethke (1948–1975), qui fut lui-même affecté par une grande détresse et étiqueté « malade mental » : « […] L'essence d'une croissance libère un grain de sable qui pousse au travers d'une coque moisie, sa corne pâle est flétrie. […] C'est une poussée, un combat, une résurrection de bâtonnet de bois sec […] qui luttent pour mettre pied à terre, quel saint fit tant d'efforts, pour se lever sur des membres fauchés vers une nouvelle vie […]. »

plus précisément une série de petits commencements et de pas minuscules. Pour se rétablir, les personnes ayant des troubles psychiatriques doivent être d'accord pour essayer et échouer, puis de nouveau essayer. Trop souvent, la façon dont les programmes de réhabilitation sont élaborés va à l'encontre des processus de rétablissement. Ces programmes ont des protocoles trop rigides avec une structure linéaire où une personne doit entrer « au point A », se déplacer au travers d'étapes consécutives afin d'arriver « au point B ».

Un échec survenant à un moment donné dans le parcours ramènera le participant à son point de départ. L'échec y est parfois défini de façon trop rigide : par exemple, si un participant échoue au cours d'un stage professionnel parce qu'il a manqué le travail pendant un certain nombre de jours, il sera exclu et devra recommencer le programme au début, quand il sera « prêt » à accepter les règles de celui-ci. Ces exemples montrent comment la structuration et la conception des programmes de réhabilitation peuvent agir contre le processus de rétablissement.

Ils peuvent, au contraire, faciliter le rétablissement s'ils permettent et prévoient une dynamique « approche/évitement », « essai/erreur » qui fait partie du processus de rétablissement. Ceci veut dire qu'ils doivent avoir des critères d'inclusion extrêmement flexibles et être facilement accessibles. La conception des outils devrait être non linéaire et comporter de multiples points et niveaux d'entrée différents. Le véritable défi serait de créer des programmes « sans échec ». Cela signifierait que les participants pourraient reprendre un programme là où ils ont arrêté, afin de retenter leur chance.

Les personnes en cours de rétablissement peuvent tirer le meilleur profit des services de réhabilitation dans un environnement « sans échec » où chacun est le bienvenu, reconnu et valorisé pour ce qu'il est.

Les programmes doivent considérer le parcours de rétablissement de chaque personne comme foncièrement unique

Il va sans dire que certains aspects fondamentaux des processus de rétablissement sont communs à toutes les personnes qui ont un handicap ou une invalidité (par exemple, l'expérience qu'ils ont de la transformation du désespoir en espoir, de la volonté d'agir et des actes responsables). Cependant, chaque personne est par essence unique, ce qui implique que chacun d'entre nous tracera son propre chemin de rétablissement en déterminant ce qui le facilite ou ce qui, au contraire, le freine.

Il est donc important de pouvoir offrir aux personnes en cours de rétablissement une large variété d'options dans les outils proposés. Ils pourraient avoir par exemple le choix entre des programmes de travail accompagné, des associations, des programmes d'emploi transitoire, des lieux d'échange entre usagers, des ateliers, des programmes de formation professionnelle, des programmes d'aide à la scolarisation ou à la reprise des études.

Le soutien mutuel assuré par les usagers dans les groupes d'entraide, les groupes et les réseaux d'autosupport, les groupes de défense des droits et de conseil judiciaire sont des ressources importantes qui devraient être systématiquement proposées. Bien sûr, tous ces moyens ne peuvent être conduits que par des personnes ayant elles-mêmes une expérience suffisante du rétablissement d'un trouble de santé mentale. De ce fait, un des défis majeurs qu'auront à relever ceux d'entre nous qui se rétablissent consiste à mettre en place ces outils, à créer des liens avec d'autres groupes de personnes concernés et à faire connaître les moyens disponibles.

De plus, si nous espérons vraiment offrir une large variété de programmes de réhabilitation aux personnes ayant des troubles psychiatriques, il est important d'examiner les valeurs sur lesquelles beaucoup de nos programmes reposent. Trop souvent, « les valeurs américaines traditionnelles » comme l'individualisme à tout crin, la compétition, la réussite personnelle, l'indépendance ou l'autonomie financières sont plaquées sur les personnes. Trop souvent, les programmes de réhabilitation ont tacitement adopté ces valeurs, et seulement celles-ci.

Nous devons nous poser la question suivante : tous les programmes de réhabilitation de notre région sont-ils bâtis selon un modèle compétitif dans lequel la réussite individuelle est beaucoup plus valorisée que la capacité à coopérer au sein d'un groupe ? Les programmes de réhabilitation par le logement doivent-ils préparer toutes les personnes à vivre de façon indépendante ?

Pour certaines personnes qui ont des troubles psychiatriques, les valeurs traditionnelles de compétition, de réussite individuelle, la recherche de « l'indépendance » et de « l'autonomie financière » sont oppressantes. Les programmes qui sont tacitement construits selon ces valeurs contribuent à l'échec pour bon nombre de personnes en cours de réhabilitation. Pour ces personnes, « la vie indépendante » se résume à la solitude entre quatre murs dans le coin d'un quelconque logement social. Pour ces personnes, « la réussite professionnelle individuelle » se résume à mettre en échec les programmes de réinsertion professionnelle les uns après les autres jusqu'à ce qu'elles commencent à se persuader qu'elles n'ont aucune valeur et qu'elles n'ont rien à partager avec les autres. Pour ces personnes, le choix d'un programme alternatif de réhabilitation et même d'un autre style de vie devrait être possible. Au lieu d'une réinsertion professionnelle compétitive basée sur la réussite individuelle, un travail de coopération, mettant en valeur la réussite du groupe, pourrait être mis en place. Le partage des responsabilités dans le travail peut permettre au groupe de travailleurs de compenser les défaillances individuelles. Les programmes de logement devraient inclure la possibilité de vivre en petite communauté, comme dans les communautés de l'Arche fondées par Jean Vanier (Dunne, 1986 ; Vanier et Wolfensberger, 1974). Lorsque ces choix sont disponibles et existent parallèlement aux programmes de réhabilitation basés sur des valeurs plus traditionnelles, alors nous pouvons être confiants, car nous offrons un réseau vraiment étendu de services dans lequel les personnes en cours de rétablissement peuvent choisir le parcours de réhabilitation qui leur convient.

Les programmes doivent reconnaître les cadeaux que les personnes avec des troubles ont à se transmettre les unes aux autres

Ce cadeau est leur espoir, leur force et l'expérience vécue du processus de rétablissement. Des personnes avec des incapacités peuvent ainsi devenir des modèles les unes pour les autres. Durant les nuits d'angoisse et de désespoir où les personnes vivent sans aucun espoir, la présence d'autres personnes en cours de rétablissement peut chasser ce désespoir par le simple exemple qu'elles donnent. Il devient très difficile de continuer à se convaincre qu'il n'y a pas d'espoir quand on est entouré par des personnes qui font de grands pas en avant dans leur rétablissement !

L'espoir est contagieux et c'est pourquoi il est si important d'embaucher des personnes directement concernées dans les programmes de réhabilitation. Le rétablissement est un phénomène très similaire pour toutes les personnes handicapées, de ce fait, il est très utile d'inclure des personnes ayant des troubles divers afin qu'elles puissent devenir des modèles les unes pour les autres. De plus, une personne n'a pas besoin d'être « totalement réhabilitée » afin de pouvoir être un modèle. Très souvent, une personne à peine plus rétablie peut être d'une aide plus importante que quelqu'un dont les réussites semblent trop impressionnantes et éloignées.

Finalement et, dirons-nous, presque fondamentalement, la posture des équipes est très importante dans la construction des programmes de réhabilitation. Un bon nombre d'équipes sont trop inexpérimentées pour accompagner des personnes en cours de rétablissement. Trop souvent, leurs attitudes expriment de façon implicite qu'il y a une frontière entre « le monde des anormaux » et « le monde des normaux ». L'objectif de l'équipe est ainsi d'arriver à aider les personnes dans « le monde anormal » à s'adapter au « monde normal ». Cette position engendre une dichotomie « eux/nous » dans lequel « eux » (les invalides) sont ceux qui doivent faire tout le travail de changement et d'évolution. Une telle attitude met l'équipe dans une position très confortable dans laquelle on peut maintenir l'illusion que ses membres ne sont pas vulnérables, qu'ils ne sont blessés en aucune manière et qu'ils n'ont pas besoin de vivre selon l'esprit du rétablissement. Effectivement, lorsque l'attitude « eux/nous » prévaut, « l'équipe » et « les patients » sont dans des mondes parfaitement séparés. Cela crée une atmosphère très oppressante pour les participants au programme qui se battent pour leur propre rétablissement.

Si nous voulons qu'un programme de réhabilitation soit un environnement dynamique qui soutienne et encourage le processus de rétablissement, alors les murs rigides qui séparent « le monde des invalides » et « le monde des normaux » doivent être détruits. Les membres des équipes doivent être soutenus afin qu'ils puissent reconnaître leurs propres limites et blessures. Peut-être ont-ils fait l'expérience de l'angoisse dans leur vie ou peut-être ont-ils connu un conflit ou des drames personnels ? Reconnaître et accepter notre propre état de vulnérabilité est la première étape vers la compréhension de l'expérience de ceux que souhaitons accompagner. En faisant cela, nous découvrons que nous partageons une humanité commune avec des personnes touchées par des troubles psychiatriques et nous reconnaissons que nous ne vivons pas dans « des mondes séparés ».

Un environnement de réhabilitation dynamique est caractérisé par un engagement actif des membres de l'équipe dans leur propre développement personnel et/ou leur rétablissement. Ils développent ainsi une profonde empathie avec ceux qu'ils accompagnent. Ils comprennent ainsi que, mystérieusement, le fait d'être « un être humain » implique inévitablement que chacun d'entre nous doit « se lever en boitillant » vers une vie nouvelle.

Commentaire

Ce texte est un article fondateur du mouvement du rétablissement. Il a été publié dans sa première édition dans le *Psychosocial Rehabiliation Journal*, aux États-Unis, en 1988. Il est ici traduit de l'américain avec la permission de l'auteur par Michael Bolton et ESPLOR (Équipe de soutien pour le logement orientée rétablissement, CHS de la Savoie, Chambéry). Patricia E. Deegan a elle-même vécu un processus de rétablissement après avoir été diagnostiquée « schizophrène » à l'adolescence. Elle est ensuite devenue, par son action militante, l'une des pionnières du mouvement du rétablissement dans le monde.

Références

Dunne, J. (1986). *Sens of Community in l'Arche in the Writing of Jean Vanier : Daybreak Monograph 20.* Richmond Hill : Ontario, Daybreak Publications.

Harrison, V. (1984). « A biologist's view of pain, suffering and marginal life ». In F. Dougherty (Ed.), *The Depraved, the Disabled and the Fullness of Life.* Michael Glazier : Delaware.

Knowles, R. T. (1986). *Human Development and Human Possibility : Erikson in the Light of Heidegger, Lanham.* University Press of America.

Roethke, T. (1948/1975). *The Lost Son and Other Poems, in The Collected Poems of Theodore Roethke.* New York : Anchor Press/Doubleday.

Vanier, J., & Wolfensberger, W. (1974). *Growing Together : Daybreak Monograph 2.* Richmond Hill : Ontario, Daybreak Publications.

Chapitre 2

Valeurs de la réhabilitation psychosociale

Laurent Morin, Nicolas Franck

PLAN DU CHAPITRE

Introduction

La constatation d'une contradiction entre les possibilités de rémission clinique des personnes concernées par les troubles mentaux sévères et leurs difficultés d'inclusion sociale et professionnelle a favorisé l'essor de la réhabilitation psychosociale durant les dernières décennies du XXe siècle. Il est difficile de dresser un panorama global de la réhabilitation pour plusieurs raisons. Tout d'abord, l'histoire des soins et de la réinsertion des personnes ayant des troubles mentaux est très différente d'un pays à l'autre. De plus, la réhabilitation est un courant protéiforme en termes d'orientation théorique et de techniques utilisées. Ce chapitre en dessine les contours.

Prémices de la réhabilitation psychosociale

Le traitement moral de la folie, qui s'est développé à partir de la fin du XVIIIe siècle, préfigure la réhabilitation psychiatrique. Attristés par le traitement inhumain généralisé des malades mentaux, Philippe Pinel en France, William Tuke en Angleterre et Dorothea Dix aux États-Unis ont fait évoluer le statut d'*aliéné* vers celui de *malade mental*, en développant des soins respectueux des malades et en ouvrant la voie à une possible curabilité de la folie. Au début du XIXe siècle, Jean-Étienne Dominique Esquirol et Dorothea Dix ont théorisé et dessiné les asiles qui se sont implantés par la suite en France et aux États-Unis. La fonction de ces institutions ne se limitait pas à la réclusion, mais comprenait également l'assistance et les soins dévolus aux aliénés. Malgré ces idées progressistes, les asiles étaient encore des lieux où régnaient l'ordre et la discipline. La logique asilaire visait par ailleurs à adapter les personnes à ces établissements et donc à offrir aux malades mentaux une insertion dans un milieu spécifiquement conçu pour eux. De fait, ces personnes y résidaient généralement de manière durable, restant ainsi isolées de la communauté (Vidon et al., 1995).

Au début du XXe siècle, le travail était fréquemment utilisé dans une optique de réadaptation. Considéré comme source de nombreux bénéfices tels que fatigue bienfaisante, distraction efficace des idées délirantes, tranquillité et tenue morale, il a peu à peu remplacé la contrainte. Le fait que cette approche n'ait pas théorisé le travail en tant que thérapeutique en vue d'une amélioration psychique voire d'une réhabilitation, mais qu'elle l'ait plutôt envisagé dans une perspective de normalisation des conduites permet difficilement de la considérer comme préfigurant de la réhabilitation psychosociale (Arveiller et al., 2017). En revanche, le rôle thérapeutique du travail et de l'insertion sociale a été central dans la conception des centres de traitement et de réadaptation sociale (CTRS), créés en France dans les années 1950. Ces structures pilotes, implantées à Fleury-les-Aubrais par Georges Daumézon, à Ville-Évrard par Paul

Sivadon et Hélène Chaigneau et à Villejuif par Louis Le Guillant, proposaient des prises en charge ambulatoires recourant à l'ergothérapie dans une optique rééducative pour favoriser la réadaptation socioprofessionnelle.

Développement de la réhabilitation psychosociale

Dans les années 1950, l'avènement des neuroleptiques a constitué une fantastique révolution en permettant d'une part, une diminution des symptômes psychotiques, et d'autre part, une réduction des rechutes. Cela a laissé entrevoir aux personnes malades leur possible réinsertion, jusqu'alors inconcevable. Un processus de désinstitutionnalisation s'est consécutivement engagé dès les années 1960. Des facteurs sociaux, humanitaires, scientifiques et économiques (Koenig et al., 2014) ont favorisé ce changement dont la mise en application s'est faite selon trois axes (Vidon et al., 1995) :

- la suppression des institutions traditionnelles et la sortie progressive de ceux qui étaient hospitalisés dans ces lieux ;
- le développement d'installations thérapeutiques au sein de la communauté ;
- l'éviction de l'hospitalisation pour les éventuels candidats à l'institutionnalisation.

Ce processus a été favorisé par les nombreuses critiques qui se sont élevées contre l'institution, issues en particulier du courant antipsychiatrique, très développé aux États-Unis, en Angleterre et en Italie. Il était alors question de *névrose institutionnelle* et d'*institution totalitaire*.

En 1963 aux États-Unis, le Community Mental Health Act a encouragé les financements publics et privés destinés à créer une gamme de services pour les malades mentaux, dont des centres communautaires de santé mentale. Cela a favorisé l'expansion des principes opérationnels clés de la réhabilitation que sont la participation des patients et des parents à l'auto-assistance, le *case management* et la sensibilisation du public aux problématiques de santé mentale. Malheureusement, des clivages entre institutions puis un ralentissement de cette politique par l'administration Reagan ont progressivement entraîné des conséquences désastreuses. Un grand nombre de personnes ayant des troubles mentaux sévères se sont alors retrouvées à la rue ou en prison, faute de ressources communautaires suffisantes.

En parallèle, un puissant mouvement des usagers s'est développé dans le but de combler ce vide institutionnel à partir de la fin des années 1960. Des non-professionnels et des patients se sont lancés dans la création de structures d'auto-assistance psychosociale dans les villes où ces personnes se rassemblaient en grand nombre. Le succès de la Fountain House, le clubhouse le plus actif de New York (Corrigan et al., 2009), a été à l'origine d'un réseau national de structures indépendantes orientées vers la réhabilitation psychosociale, dont le Thresholds à Chicago, le centre de réadaptation sociale de Fairfax en Virginie, le Center Club de Boston, la Fellowship House de Miami, la Hill House de Cleveland et la Portals House de Los Angeles. Dès leur création, ces centres ont mis l'accent sur les stratégies susceptibles d'aider les gens à faire face à l'environnement plutôt qu'à y succomber. Ils ont favorisé la santé plutôt que la réduction des symptômes. Le concept de club a érigé la valeur travail en tant qu'ingrédient central, en considérant que le travail est un besoin et une force d'intégration pour tout être humain. Le programme des clubs est varié (*voir* chapitre 24) et comprend la gestion des emplois de transition, l'aide au logement, des programmes d'éducation, des contacts avec des membres hospitalisés et des programmes de loisir (Corrigan et al., 2009). Ces centres psychosociaux ont grandement contribué au développement de la réhabilitation, grâce au mouvement des usagers/survivants de la psychiatrie. La constitution de groupes d'usagers puissants comme We Are Not Alone et Nothing About Us Without Us a fait pression sur les pouvoirs publics et a joué un rôle majeur dans les domaines scientifiques et législatifs pour faire reconnaître leurs droits (Koenig et al., 2014).

Le développement de la psychothérapie institutionnelle en France dans les années 1950 et 1960 a tenu les psychiatres français hors du courant de la réhabilitation, alors en plein essor dans le reste du monde. Pourtant, certains fondements communs auraient pu rapprocher ces deux mouvements, en particulier les constats précoces d'Hermann Simon sur les effets délétères de l'hôpital. Ce psychiatre allemand a été précurseur dans le domaine de l'ergothérapie et a inspiré les fondateurs de la psychothérapie institutionnelle française, dont François Tosquelles. Il a ébauché le concept de *partie saine* et a pointé très tôt le rôle négatif joué par l'absence totale de responsabilisation des malades et par l'influence d'une vie en autarcie dans une ambiance trop peu stimulante, tendue et réduisant les possibilités d'imitation aux seules autres personnes malades (Simon, 1933).

Nourrie des apports de la psychanalyse et de la sociologie, la psychothérapie institutionnelle a théorisé le rôle de l'institution psychiatrique et son pouvoir thérapeutique, constituant pendant une longue période l'idéologie dominante de la psychiatrie française. Dans sa conception, le travail a continué à occuper une place de choix. Il était considéré comme apte à humaniser les personnes à travers les occasions de rencontre qu'il fournit et la répétition de ce qui se jouera à l'extérieur (Arveiller et al., 2017).

Le principal apport de la psychothérapie institutionnelle est la naissance du secteur psychiatrique découlant de la circulaire du 15 mars 1960, dont la mise en application a débuté dans les années 1970. Son objectif était de mieux traiter les malades hospitalisés, de promouvoir la prévention et la postcure et d'amener les soins psychiatriques le plus près possible du lieu de vie des personnes concernées (Vidon et al., 1995). Le secteur a ainsi ouvert la voie à un système orienté vers la communauté en développant des structures extrahospitalières telles que les *dispensaires d'hygiène mentale*, les premiers hôpitaux de jour et les centres médico-psychologiques. Cependant, l'extrahospitalier s'est développé de manière très hétérogène sur le territoire français. La structuration est restée hospitalo-centrée et les institutions ne sont pas parvenues à s'adapter aux nouveaux besoins de la population. En effet, le secteur s'est organisé autour de la question du soin plutôt que celles de la réinsertion et de la réhabilitation. La création du secteur médico-social en 1975 a conforté le secteur dans cette orientation (Henckes, 2015). Ce dernier a consécutivement buté sur les obstacles de la chronicité, de l'hébergement et de l'insertion sociale. Il s'est progressivement cloisonné et éloigné de la nécessaire collaboration transversale avec les équipes sociales et les partenaires implantés dans la communauté. C'est ce constat d'échec qui a favorisé les principes et les concepts de la réhabilitation, qui ont diffusé en France depuis le monde anglo-saxon et progressivement fait l'objet d'un intérêt croissant.

La réhabilitation psychosociale s'est finalement structurée sous la forme d'un mouvement international riche d'un grand nombre de pratiques et de pensées. L'Association mondiale de réhabilitation psychosociale (World Association for Psychosocial Rehabilitation – WAPR) a été fondée à Vienne en 1986. Les programmes de réhabilitation se sont petit à petit enrichis des apports du comportementalisme, de l'entraînement aux habiletés sociales et des neurosciences. Depuis les années 2000, la littérature sur les techniques de réhabilitation est abondante et de nombreux travaux ont montré leur efficacité (Morin et Franck, 2017). Certaines valeurs et une philosophie spécifique confèrent à ces outils thérapeutiques leur appartenance au champ de la réhabilitation.

Définitions et valeurs clés de la réhabilitation

Selon Marianne Farkas, chercheuse et directrice du centre collaborateur pour la réhabilitation psychosociale de l'Organisation mondiale de la santé, la réhabilitation psychosociale « en raison d'une confusion persistante reste mal comprise ou peu mise en pratique » (Deleu, 2012). Plusieurs définitions de la réhabilitation psychosociale ont été proposées :

- pour Marianne Farkas, il s'agit de l'ensemble des interventions « visant à aider les personnes souffrant de maladies mentales graves ». La réhabilitation psychosociale peut donc se définir « par la somme des actions à développer pour optimiser les capacités persistantes d'un sujet et atténuer les difficultés résultant de ses conduites déficitaires ou anormales. Son but est d'améliorer le fonctionnement de la personne afin qu'elle puisse remporter des succès et éprouver des satisfactions dans un milieu de son choix et avec le moins d'interventions professionnelles possible » (Farkas, 2006) ;
- pour Robert Paul Liberman, précurseur du *social skills training* (traduit par *entraînement aux habiletés sociales* ou par *entraînement des*

compétences sociales), il s'agit de « l'ensemble des stratégies qui permettent aux patients psychiatriques de récupérer leur fonctionnement social et instrumental dans la plus large mesure possible en utilisant des procédés d'apprentissage et des mesures prothétiques » (Anthony et Liberman, 1986) ;

- pour Guy Deleu, la réhabilitation est :
  - une conception de la prise en charge et de la place de la personne avec une maladie mentale sévère dans notre société,
  - un ensemble constituant l'approche de la réadaptation psychiatrique qui intègre des pratiques diverses visant à remédier aux limitations fonctionnelles et aux désavantages sociaux liés à la maladie,
  - un service parmi d'autres dans un système de soutien communautaire qui s'articule notamment avec les institutions médico-sociales et les groupes d'entraide mutuelle.

La réhabilitation apparaît donc difficile à définir car il n'existe pas de théorie exclusive qui fonde son approche. Selon Benedetto Saraceno, elle est « un ensemble de pratiques en attente de théorie », mais aussi une pratique intégrative prenant en compte des caractéristiques aussi bien individuelles (cognitives, psychodynamiques) que sociétales (stigmatisation, soutien communautaire…) (Vidon et al., 1995). Ces deux dimensions essentielles définissent d'ailleurs la réhabilitation psychosociale, qui associe :

- un champ individuel, s'adressant à la personne et consistant à lui assurer un accès à des soins spécifiques afin d'optimiser ses ressources personnelles et d'entraîner ses habiletés cognitives et sociales ;
- un champ sociétal, consistant à œuvrer de manière collective au développement des soutiens communautaires et à la diminution de la stigmatisation des maladies mentales.

La réhabilitation psychosociale doit être différenciée du traitement psychiatrique, dont elle complète les interventions ; en effet, le but ou la finalité de la réhabilitation est l'amélioration du fonctionnement et l'augmentation des possibilités d'action des individus dans des environnements spécifiques. Les causes ou les diagnostics n'apparaissent que secondaires et ne permettent pas de prédire les résultats de la réhabilitation. Ce sont bien ces éléments qui différencient la réhabilitation des traitements usuels (psychopharmacologiques, psychothérapeutiques), ces derniers s'attachant plus à une diminution, voire à une disparition des manifestations de la maladie à travers une intervention basée sur la causalité. À l'origine, les soins de réhabilitation concernaient essentiellement les personnes longuement hospitalisées. Actuellement, on considère que toute personne touchée par un trouble psychique sévère entraînant potentiellement une incapacité d'une durée prolongée doit en bénéficier, c'est-à-dire tout individu touché par un trouble psychique sévère qui pourrait se trouver limité dans sa capacité à évoluer dans un milieu de son choix (Péneau et Franck, 2015).

Avant d'être basée sur un modèle spécifique d'intervention ou sur une conception particulière de la maladie mentale, la réhabilitation psychosociale repose d'abord et avant tout sur un ensemble de valeurs. Comme nous l'avons vu dans le bref historique précédent, la réhabilitation est imprégnée d'une philosophie singulière et d'un positionnement original vis-à-vis des personnes souffrant de troubles psychiques, philosophie dans laquelle l'usager est le maître d'œuvre des actions entreprises à son intention : il est placé au centre du dispositif, ses attentes et demandes fondant les interventions. Les valeurs de la réhabilitation reposent sur une éthique du plein exercice de leurs droits par les personnes souffrant de pathologie mentale : faire valoir ces droits, les défendre et proposer des espaces de mise en œuvre effective de ceux-ci au quotidien (Duprez, 2008). Les valeurs sont importantes car elles reflètent les convictions de fond de la réhabilitation et, ainsi, balisent le domaine. Anthony et ses collaborateurs ont défini huit valeurs de base dans la pratique de la réhabilitation (*voir* encadré 2.1), devant questionner sans cesse notre pratique (Anthony et al., 2004).

On voit bien, au regard de ces valeurs, qu'il s'agit de dépasser en partie le modèle médical traditionnel – maladie, diagnostic, réduction des symptômes par les médicaments – pour favoriser une approche globale et complémentaire de la personne centrée sur son autodétermination, ses capacités, l'apprentissage d'habiletés, la mobilisation de son environnement social.

ENCADRÉ 2.1

Valeurs clés de la réhabilitation

1. **Orientation vers la personne** : accent mis sur l'être humain dans son ensemble plutôt que sur sa maladie.
2. **Fonctionnement** : accent mis sur l'accomplissement des activités quotidiennes.
3. **Soutien** : assistance aussi longue que l'individu l'estime nécessaire et souhaitable.
4. **Spécificité environnementale** : accent mis sur le contexte de vie, de travail, de loisir, d'apprentissage de la personne.
5. **Implication** : inclusion des individus en tant que partenaires à part entière dans tous les domaines qui les concernent.
6. **Choix** : préférences de la personne favorisées tout au long du processus.
7. **Orientation vers les résultats** : priorité aux résultats pour la personne.
8. **Potentiel de développement** : amélioration de la réussite et de la satisfaction de la personne, indépendamment de ses difficultés actuelles

Adapté de Anthony.

Modèles de la réhabilitation

Dans le champ de la réhabilitation, plusieurs modèles ont atteint un statut paradigmatique. Ils guident la réflexion et les interventions thérapeutiques à mener. La perspective de la réhabilitation s'attache aux éléments impactant les capacités quotidiennes. Cette approche fonctionnelle se base sur trois modèles principaux. Tout d'abord, celui du retentissement fonctionnel, notamment de sa modélisation au sein de la littérature internationale, s'apparente à la notion française de handicap psychique. Ensuite, le modèle vulnérabilité-stress-compétences propose une représentation des troubles psychiques sévères et également de certains facteurs protecteurs sur lesquels il est possible d'agir. Enfin, le concept de rétablissement a permis l'introduction d'approches centrées sur la dimension subjective.

Modèle du handicap psychique : approche fonctionnelle

Au cours des dernières décennies, un consensus s'est développé au sujet de ce qui constitue un modèle conceptuel pour la réhabilitation. Ce modèle a été introduit par des spécialistes en médecine physique et réadaptation avant de s'étendre à la santé mentale (Anthony et Liberman, 1986). Ce modèle s'inspire de la Classification internationale du fonctionnement, du handicap et de la santé (CIF), qui distingue trois niveaux de complexité dans le handicap : les déficiences, qui renvoient au dysfonctionnement des structures anatomiques; les limitations d'activité, qui désignent les difficultés qu'une personne peut rencontrer pour mener différentes tâches de la vie quotidienne; et les restrictions de participation, qui désignent les problèmes qu'une personne peut rencontrer pour participer à une situation réelle. Tout comme les personnes ayant un handicap physique, celles qui ont un trouble psychiatrique présentent des limitations dans leur fonctionnement social et ont besoin d'un large éventail de services, souvent pendant une longue période de temps. La réhabilitation des troubles psychiatriques débute lorsque la pathologie et les altérations du stade aigu se stabilisent. Une personne atteinte de schizophrénie entre dans un processus de réhabilitation lorsque les symptômes psychotiques aigus et florissants reculent ou se stabilisent (Anthony et Liberman, 1986).

Cette notion de handicap dans les troubles psychiques sévères est envisagée par la littérature internationale depuis une vingtaine d'années à travers la notion de retentissement fonctionnel. Les recherches à son sujet ont permis d'identifier des facteurs clés (Morin et Franck, 2017). La neurocognition a été l'un des premiers décrits. Les études ont montré que les variables neurocognitives étaient significativement liées au handicap fonctionnel. Il est bien admis que les troubles neurocognitifs, notamment ceux touchant la mémoire verbale et le fonctionnement exécutif, sont parmi les meilleurs prédicteurs du retentissement fonctionnel (Fett et al., 2011; Green et al., 2000).

Les nombreuses recherches consacrées à l'étude de la cognition sociale (ensemble des processus cognitifs impliqués dans les interactions sociales) ont révélé qu'elle était également un prédicteur majeur du handicap psychique (Couture et al., 2011). Fett et al. (2011) ont montré à travers les résultats d'une méta-analyse que la cognition sociale, et en particulier la théorie de l'esprit, était plus fortement corrélée au fonctionnement dans la communauté que les fonctions neurocognitives. Il semblerait également que la cognition sociale puisse jouer le rôle de médiateur entre le fonctionnement neurocognitif et les répercussions fonctionnelles (Brekke et al., 2005). Le retentissement fonctionnel des troubles cognitifs pourrait en partie s'exprimer *via* les répercussions qu'ils ont sur la cognition sociale.

Certaines études se sont également intéressées au rôle joué par la symptomatologie résiduelle sur le retentissement fonctionnel, notamment dans le cadre de la schizophrénie. Il apparaît que les symptômes positifs (phénomènes hallucinatoires, idées délirantes, désorganisation de la pensée et du discours), bien qu'ils soient un bon indice de la sévérité des troubles, n'ont en général que peu d'impact et seraient très faiblement corrélés aux capacités de travail. En revanche, les symptômes négatifs, de par leurs effets invalidants (avolition, ralentissement, apragmatisme et athymhormie), sont plus fortement corrélés au retentissement fonctionnel (Ventura et al., 2009).

La cognition et les symptômes à eux seuls n'expliquent qu'une partie du retentissement fonctionnel (Koren et al., 2006). D'autres facteurs sont également impliqués dans la genèse du handicap. Ces facteurs dits *subjectifs* pourraient jouer un rôle médiateur entre troubles cognitifs et retentissement fonctionnel. Parmi ces facteurs figurent la métacognition et la motivation.

Les travaux les plus récents ont confirmé ces résultats et ont également fait référence à des variables supplémentaires plus liées à l'environnement du patient. Une étude (Galderisi et al., 2014) ayant impliqué neuf cent vingt et un patients atteints de schizophrénie a résumé les variables affectant le fonctionnement et les a regroupées en trois catégories : les variables liées à la maladie (cognition, symptômes et capacités fonctionnelles), les variables liées aux ressources personnelles (résilience, engagement envers les services) et les variables liées au contexte dans lequel vit la personne (stigmatisation et soutien social).

Modèle vulnérabilité-stress-compétences

La compréhension actuelle des troubles psychiatriques sévères peut s'appuyer sur le modèle vulnérabilité-stress afin de guider les interventions de réhabilitation. Le modèle vulnérabilité-stress-compétences des troubles psychiques explique l'apparition des symptômes ou d'un épisode comme une interaction complexe entre facteurs biologiques, environnementaux et facteurs comportementaux, et est donc tout à fait en adéquation avec la conceptualisation de la réhabilitation (Anthony et Liberman, 1986).

Il s'agit d'un modèle biopsychosocial de la maladie mentale. Il décrit le processus par lequel une vulnérabilité, de nature génétique, développementale ou autre, mise en interaction avec des facteurs de stress (événements de vie, degré important d'émotions exprimées…) déclenche une réponse symptomatique chez les personnes. Toutefois, chez les personnes disposant de divers facteurs de protection (compétences sociales, soutien familial ou communautaire, stratégies adaptatives, forte estime de soi, capacité de gestion du stress, traitement médicamenteux adapté), la rechute symptomatique peut être évitée et la vie sociale et communautaire peut ainsi être satisfaisante. Dans ce modèle, l'accent est mis sur les facteurs de protection, ce qui confère à l'individu un pouvoir sur ses symptômes et l'extrait d'une position de victime de sa maladie. En effet, les soins de réhabilitation vont s'attacher soit à limiter les stresseurs, soit à développer des facteurs de protection. En ce sens, le modèle vulnérabilité-stress-compétences est un modèle de choix dans la pratique de la réhabilitation ; en effet, il offre la possibilité à l'usager à la fois d'être acteur de son bien-être et de développer une maitrise dans la gestion de la maladie en contrôlant les facteurs de stress et en s'appuyant sur des ressources protectrices. Un autre élément important de ce modèle est la possibilité de normalisation des épisodes symptomatiques. La normalisation est un principe majeur de la réhabilitation qui offre le moins d'écart possible (et donc de stigmatisation) entre des personnes ayant un trouble psychique et les autres.

Cette série de travaux invite donc à plusieurs réflexions : d'abord la nécessité de réaliser un bilan complet et interdisciplinaire pour évaluer l'ensemble de ces variables ; mais aussi la nécessité de développer des outils de soin ayant comme cibles la cognition, les symptômes négatifs, et qui soutiennent les facteurs de protection.

Modèle du rétablissement : approche centrée sur la personne

Le fait d'envisager de se rétablir d'un trouble psychique sévère tel que la schizophrénie constitue « une notion récente qui a changé la vision de la pathologie schizophrénique au cours de la dernière décennie » (Lysaker et al., 2012). Différents travaux étayent cette observation :

- tout d'abord, la multiplication des études longitudinales sur le devenir à moyen et long termes des personnes ayant une schizophrénie est venue conforter l'idée d'une hétérogénéité dans l'évolution de ces patients (Ciompi, 1980; Davidson et al., 2008; Hegarty et al., 1994) ;
- de manière parallèle, comme nous l'avons évoqué plus haut, le mouvement des usagers, très actif aux États-Unis, s'est peu à peu structuré pour faire valoir l'idée qu'il est possible de « s'en sortir » pour les personnes ayant une schizophrénie. De nombreux récits autobiographiques de patients rétablis ont diffusé et ont ainsi permis de véhiculer le concept de rétablissement (Deegan, 1988).

La possibilité de se rétablir d'un trouble psychique sévère a émergé de ces deux mouvements. Nous n'étudierons pas en détail le concept de rétablissement, largement décrit dans d'autres chapitres de ce présent ouvrage, mais nous allons considérer l'influence que peut avoir ce modèle dans la pratique de réhabilitation. La question qui se pose est celle de la place de ce concept dans les lieux de soin. Car, comme le définit Anthony, le rétablissement est un processus fondamentalement personnel et singulier (Koenig, 2016).

Le modèle du rétablissement peut avoir des implications à différents niveaux du soin. Tout d'abord, le modèle du rétablissement met en lumière la nécessité d'un changement dans la relation entre le soignant et la personne qui a un trouble psychiatrique; elle invite ainsi à plus d'horizontalité, à une collaboration, une co-construction au service des objectifs de la personne. Le but du professionnel est donc de fournir à la personne les informations, réseaux et soutiens pour gérer son quotidien et l'aider à avoir accès aux ressources dont elle pense avoir besoin. Il invite également à une relation tournée vers le quotidien avec une importance « des aides concrètes », éloignant ainsi la psychiatrie d'une théorisation et d'une pratique axée uniquement sur des modèles psychologiques ou médicaux (Arveiller et al., 2017).

Ensuite le modèle du rétablissement a des implications sur l'offre de soins et de services. Il favorise le développement de structures où l'éclectisme théorique est de règle, afin que la personne puisse se saisir des soins dont elle se sent le plus proche. Il est également primordial de proposer des prises en charge qui favorisent ce processus. À cet effet, il faut développer les compétences de l'usager, lui offrir une position d'implication active dans le soin (*empowerment*) et lui permettre de se redéfinir à travers un travail de distinction entre ce qui fait partie de lui et ce qui relève de sa maladie, afin de limiter son assimilation à sa pathologie.

Le modèle du rétablissement questionne également la nécessité pour l'institution psychiatrique de s'ouvrir sur l'extérieur. En effet, l'un des déterminants essentiels du processus de rétablissement est la possibilité de sortir d'un rôle unique de malade psychiatrique. Ainsi, il faut pouvoir offrir la possibilité d'autres rôles à travers une ouverture, par exemple, sur le monde du travail et sur le monde associatif. D'où la nécessité de constituer des équipes pluridisciplinaires avec des professionnels en mesure de jouer un rôle d'interface entre l'institution psychiatrique et les espaces communautaires (Arveiller et al., 2017).

Ces différents modèles impliquent pour les soignants une rencontre multiple avec le patient : celle de *soignant*, qui enlève les symptômes de la maladie, celle de *rééducateur*, qui s'appuie sur les ressources de l'usager et développe ses compétences, et enfin celle de *facilitateur*, qui favorise une insertion dans le milieu qui a été choisi par l'usager.

Parcours de réhabilitation

Phases du processus de réhabilitation

Il existe un consensus assez net sur les différentes phases fondamentales du processus de réhabilitation dans la littérature (Anthony et al., 2004). Il semblerait que ce dernier puisse être décomposé en trois phases (*voir* figure 2.1).

La phase du diagnostic de réhabilitation, implique les aidants dans une première étape qui a pour but de juger du degré de disponibilité à la réhabilitation, et ainsi de déterminer la volonté immédiate de l'usager à participer à des activités de réhabilitation. Les individus ainsi prêts pour la réhabilitation sont

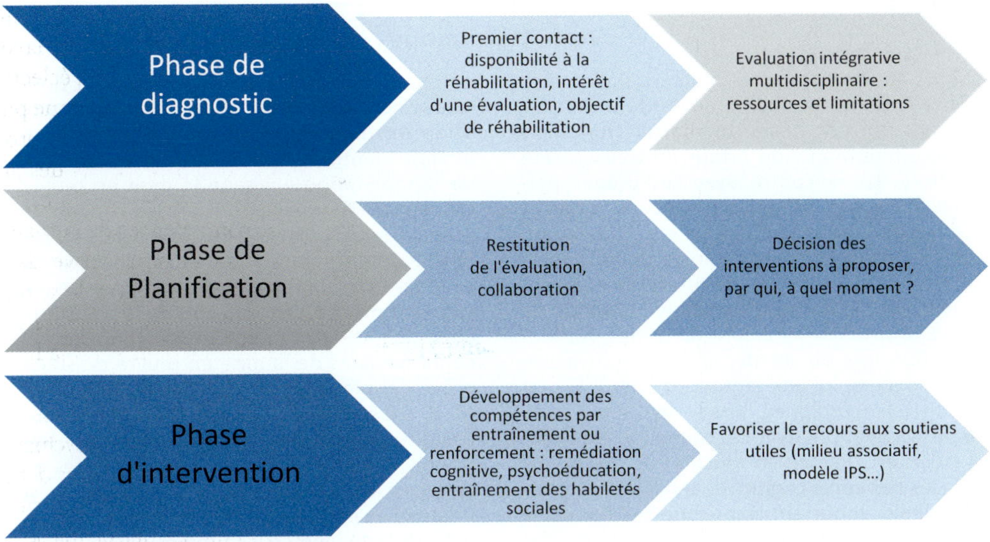

Figure 2.1 Phases de la réhabilitation.
Source : Laurent Morin, Nicolas Franck.

ENCADRÉ 2.2

Exemples d'objectifs de réhabilitation

- Jean souhaite fréquenter un clubhouse et s'intégrer avec les autres membres.
- Antoine souhaite travailler comme informaticien bénévole dans une association s'occupant d'écologie.
- Patrick souhaite intégrer un logement associatif.

accompagnés à définir un objectif global de réhabilitation. En termes d'environnement dans lequel il souhaite vivre, se former ou travailler.

Une évaluation fonctionnelle permet ensuite d'aider l'individu à identifier les habiletés (cognitive, de santé, d'autonomie…) essentielles et les soutiens nécessaires pour atteindre son objectif. Cette évaluation sera largement décrite au cours de cet ouvrage, mais elle est en général réalisée par une équipe pluridisciplinaire (médecin, psychologue, infirmier, chargé d'insertion, assistante sociale, ergothérapeute…). Son but est de mettre à jour les habiletés nécessaires à la satisfaction de l'usager au sein de l'environnement choisi. Par exemple, Patrick aura besoin comme habiletés essentielles de planifier des activités et de préparer ses repas. Cette évaluation fonctionnelle comprend également une évaluation des ressources (les personnes, activités…) qui lui seront nécessaires pour fonctionner au mieux au sein de l'environnement. Patrick aura besoin de moyens de transport à proximité, d'argent pour financer son logement, d'un éducateur peut-être pour l'aider à gérer son quotidien.

La phase de planification ne doit pas être confondue avec celle de l'évaluation ; elles constituent en effet deux étapes distinctes. En pratique, la planification est réalisée à l'occasion d'une restitution des résultats de l'évaluation et d'une discussion entre l'usager et les professionnels. Durant cette phase, les interventions adéquates et les intervenants qui s'en chargeront sont choisis en concertation. Ce plan de réhabilitation spécifie précisément la/les méthode(s) à déployer pour développer les habiletés et/ou les soutiens.

La mise en œuvre du plan de réhabilitation constitue la phase d'intervention. Cette phase a pour but d'augmenter les possibilités de la personne et d'optimiser son recours aux soutiens. Les méthodes de développement consistent soit à enseigner directement des compétences, soit à renforcer celles qui existent déjà. Ces deux modalités sont constamment couplées dans les techniques de réhabilitation (la psychoéducation, les interventions de remédiation cognitive, l'entraînement aux habiletés sociales…). Durant cette phase, il faut également coordonner les ressources disponibles et les modifier le cas échéant. Pour cela, il est essentiel d'être en lien direct avec les ressources de la communauté afin de pouvoir provoquer les changements nécessaires, d'où la nécessité déjà mentionnée d'une ouverture sur l'extérieur (Anthony et Liberman,

ENCADRÉ 2.3

Vignette clinique

M. B., 40 ans, est cadre commercial. Il a vécu deux épisodes de manie délirante à 36 et à 38 ans qui ont nécessité chacun trois mois d'hospitalisation. Son retour au travail a été difficile. La rencontre avec cet usager permet d'évaluer immédiatement un objectif de réhabilitation : il souhaite retrouver un emploi productif « avec moins de responsabilités ». Un risque de désinsertion et éventuellement d'engluement dans l'identité de malade psychiatrique sont identifiés. M. B. a identifié lors de ses dernières tentatives de reprise d'emploi une lenteur et une difficulté à suivre les consignes. Il ne se sent pas à l'aise dans les relations avec ses collègues. Une évaluation est réalisée en fonction de son objectif, les habiletés cognitives semblant être un préalable important, ainsi que les habiletés relationnelles. Le bilan met en évidence des troubles de la mémoire verbale assez marqués, les capacités relationnelles semblant préservées, alors qu'une perte d'estime de soi pourrait être responsable de son retrait. Un lieu de soin pour réaliser un bilan de compétences, puis l'organisation d'un suivi pour réaliser un stage protégé en milieu ordinaire selon un modèle s'inspirant d'IPS sont également identifiés comme ressources. Le plan de réhabilitation envisage la mise en œuvre d'une remédiation cognitive seule pendant le premier mois, puis de la coupler avec le bilan de compétence durant les deux mois suivants. La phase de stage pourrait comprendre un suivi rapproché par un chargé d'insertion, ainsi que par le thérapeute en remédiation cognitive. Lors de la mise en œuvre du stage prévu dans le cadre du plan de réhabilitation, M. B. est suivi par le chargé d'insertion pour des difficultés en lien avec son milieu professionnel et par son thérapeute pour celles en lien avec la nature même de son travail. Il est finalement embauché dans la foulée en tant qu'assistant commercial à temps partiel. M. B. déclarera finalement : « J'ai pu sortir rapidement de la psychiatrie et ça m'a aidé à retrouver confiance en moi, à redéfinir mon métier et ce que je souhaitais faire. »

1986). Les interventions thérapeutiques proposées durant cette phase – entraînement des habiletés sociales, interventions psychoéducatives, approches cognitives des symptômes psychotiques, remédiation cognitive et *case management*, en particulier – sont certes éclectiques, mais cela n'empêche pas leur efficacité d'avoir été mise en évidence à travers des études contrôlées (Morin et Franck, 2017). Les nombreux programmes qui mettent en application cette vision du processus de réhabilitation partagent certains principes communs : définition d'objectifs de réhabilitation, structure destinée à promouvoir ce processus et environnement en faveur de la réhabilitation (*voir* les chapitres 36 et 71).

Conclusion

La réhabilitation psychosociale s'est développée dans un contexte de prise de conscience des limites des modèles traditionnels en ce qui concerne l'intégration dans la communauté des personnes accompagnées. Les valeurs et les modèles de la réhabilitation les encouragent à développer de façon optimale leurs capacités dans un environnement favorisant l'apprentissage et les soutiens.

La réhabilitation peut être définie à la fois comme un mouvement venant des usagers qui prône l'accomplissement de chacun dans le milieu de son choix, mais aussi comme un panel d'outils spécifiques (remédiation cognitive, psychoéducation, etc.) destinés à renforcer ses possibilités, chaque outil ayant montré sa faisabilité et son efficacité. Le développement de la réhabilitation s'appuie maintenant sur le décret n° 2017-1200 du 27 juillet 2017 relatif au projet territorial de santé mentale. Ce décret stipule que le rétablissement et l'inclusion sociale sont visés et qu'ils doivent être favorisés par des « soins notamment de réhabilitation » (article R. 3224-6.-I). Ce texte représente une source majeure d'espoir pour les personnes ayant des troubles mentaux sévères et une importante victoire pour le mouvement de la réhabilitation psychosociale.

Références

Anthony, W. A., & Liberman, R. P. (1986). « The practice of Psychiatric Rehabilitation : Historical, conceptual and research base ». *Schizophr Bull*, *12*, 542–559.

Anthony, W. A., Cohen, M., Farkas, M. D., & Gagne, C. (2004). *La réhabilitation psychiatrique* (2nd ed.). Charleroi édition Socrate promarex.

Arveiller, J. P., Durand, B., & Martin, B. (2017). *Santé mentale et processus de rétablissement*. Nîmes : Champ social éditions.

Ciompi, L. (1980). « Catamnestic long-term study on the course of life and aging of schizophrenics ». *Schizophr Bull, 6*, 606–618.

Corrigan, P. W., Mueser, K. T., Bond, G. R., Drake, R. E., et al. (2009). *Principles and Practice of Psychiatric Rehabilitation : An Empirical Approach*. New York : Edition Guilford Press.

Couture, S. M., Granholm, E. L., & Fish, S. C. (2011). « A path model investigation of neurocognition, theory of mind, social competence, negative symptoms and real-world functioning in schizophrenia ». *Schizophr Res, 125*, 152–160.

Davidson, L., Schmutte, T., Dinzeo, T., & Andres-Hyman, R. (2008). « Remission and recovery in schizophrenia : Practitioner and patient perspectives ». *Schizophr Bull, 34*, 5–8.

Deegan, P. E. (1988). « Recovery : The lived experience of rehabilitation ». *Psychosocial Rehabilitation Journal, 11*, 11–19.

Deleu, G. M. (2012). *Où nous mène la Réhabilitation Psychiatrique*. Socrate Promarex : Charleroi.

Duprez, M. (2008). Réhabilitation psychosociale et psychothérapie institutionnelle. *L'information psychiatrique, 10*, 907–912.

Farkas, M. (2006). « Réadaptation psychiatrique : une approche et un processus ». *Santé mentale, 106*, 51–58.

Fett, A. K., Viechtbauer, W., Dominguez, M. G., Penn, D. L., van Os, J., & Krabbendam, L. (2011). « The relationship between neurocognition and social cognition with functional outcomes in schizophrenia : A meta-analysis ». *Neurosci Biobehav Rev, 35*, 573–588.

Galderisi, S., Rossi, A., Rocca, P., et al. (2014). « The influence of illness-related variables, personal resources, and context-related factors on real-life functioning of people with schizophrenia ». *World Psychiatry, 13*, 275–287.

Green, M. F., Kern, R. S., Braff, D. L., & Mintz, J. (2000). « Neurocognitive deficits and functional outcome in schizophrenia : Are we measuring the "right stuff" ? ». *Schizophr Bull, 26*, 119–136.

Hegarty, J. D., Baldessarini, R. J., Tohen, M., Waternaux, C., & Oepen, G. (1994). « One hundred years of schizophrenia : A meta-analysis of the outcome literature ». *American Journal of Psychiatry, 151*, 1409–1416.

Henckes, N. (2015). « La psychiatrie de secteur, quelle histoire, quel avenir ? ». *Esprit, 2*, 28–40.

Koenig, M. (2016). *Le Rétablissement dans la schizophrénie*. Paris : Puf.

Koren, D., Seidman, L. J., Goldsmith, M., & Harvey, P. D. (2006). « Real-world cognitive and metacognitive-dysfunction in schizophrenia : A new approach for measuring (and remediating) more "right stuff" ». *Schizophr Bull, 32*, 310–326.

Lysaker, P., Erickson, M., Buck, K., & Dimaggio, G. (2012). « Les rapports entre métacognition, cognition et fonctionnement dans la schizophrénie : données issues de l'étude de récits personnels ». *L'Information psychiatrique, 88*, 267–277.

Morin, L., & Franck, N. (2017). « Rehabilitation interventions to promote recovery from schizophrenia : A systematic review ». *Frontiers in Psychiatry, 8*, 100.

Péneau, E., & Franck, N. (2015). « Psychoéducation et remédiation cognitive, quelle place dans la réhabilitation ? ». *Soins psychiatr, 36*, 14–18.

Simon, H. (1933). « La psychothérapie à l'asile. L'hygiène mentale ». *Journal de psychologie appliquée, 1*, 16–28.

Ventura, J., Hellemann, G. S., Thames, A. D., et al. (2009). « Symptoms as mediators of the relationship between neurocognition and functional outcome in schizophrenia : A meta-analysis ». *Schizophr Res, 113*, 189–199.

Vidon, G., et al. (1995). *Réhabilitation psychosociale en psychiatrie*. Paris : Éditions Frison-Roche.

Fondements philosophiques du paradigme de rétablissement

Chapitre 3

Patrick Le Cardinal

PLAN DU CHAPITRE

> « Les vraies révolutions sont les changements de vision du monde et non pas des événements contingents, si terrifiants soient-ils. »
> Sven Ortoli (Ortoli et Pharabod, 1998)

Introduction

Dans l'histoire de l'humanité, les changements de vision du monde sont finalement peu nombreux, mais ils ont une postérité qui s'étale parfois sur plusieurs siècles, voire plusieurs millénaires.

Nous tenterons dans ce chapitre d'éclairer quelques-uns des fondements philosophiques du paradigme du terme anglophone *recovery*, traduit en français par *rétablissement*. À partir de figure d'hommes et de femmes qui ont été les précurseurs de cette approche, nous chercherons à esquisser quelques grands traits sur lesquels il repose.

Pour ce faire, nous nous intéresserons dans un premier temps à deux philosophes qui ont chacun à leur manière profondément marqué la théorie de la connaissance, le Français René Descartes, qui vécut au XVIIe siècle, et l'Écossais David Hume, qui vécut au XVIIIe siècle. Nous montrerons en quoi le caractère opposé de leurs pensées donne un éclairage sur les différences d'appréhension du monde dans les cultures latines et anglo-saxonnes et aide à mieux comprendre certaines tensions entre l'approche biomédicale, très cartésienne, et l'approche fondée sur le rétablissement, qui se rapproche beaucoup plus d'une approche empiriste.

Dans une deuxième partie, nous nous intéresserons à certains aspects de la postérité pratique de la philosophie empirique de Hume à travers les figures de Cullen, Pinel et Pussin, qui ont chacun à leur manière mis en place des applications pratiques de cette approche philosophique.

René Descartes et David Hume, deux siècles, deux cultures, deux pensées que tout oppose

La méthodologie de la preuve, Renée Descartes

René Descartes est né en 1596 à La Haye-en-Touraine, petit village de l'Indre-et-Loire situé entre Tours et Poitiers dans la vallée de la Creuse.

À la suite de ses voyages en Hollande et en Allemagne où de nombreuses recherches herméneutiques sont menées selon la très ancienne méthode aristotélicienne d'interprétation des textes poétiques, littéraires et religieux, le jeune Descartes se sent de plus en plus à l'étroit dans cette approche et voit monter en lui le désir profond de réformer le corps de la science, qu'il nomme ainsi : « Ôter le masque des sciences particulières pour élaborer une science universelle aux fondements nouveaux » (Baillet, 1691).

Un moment décisif va marquer la vie du jeune homme et constituer le déclencheur de la quête qui sera la vocation de sa vie. En 1619, l'année de ses 23 ans, le jeune Descartes fait trois songes en une seule nuit. Baillet, dans *La Vie de Monsieur Descartes* (Baillet, 1691), nous le rapporte en ces termes (qui constituent la seule trace qu'il nous reste de cet évènement) :

> « Il nous apprend que le dixième de novembre mille six cent dix-neuf, s'étant couché tout rempli de son enthousiasme, et tout occupé de la pensée d'avoir trouvé ce jour-là les fondements de la science admirable, il eut trois songes consécutifs en une seule nuit, qu'il s'imagina ne pouvoir être venus que d'en haut. »

Dans ce songe, le jeune homme est aux prises avec un vent violent qui le fait dévier sur sa gauche et l'empêche de mener sa route vers le collège Henri-le-Grand, où il a suivi la majorité de sa scolarité. Lorsqu'il veut rejoindre l'église pour faire une prière, le vent l'en empêche à nouveau. Un homme lui propose un melon semblant venir d'un autre pays.

Il semble que le philosophe soit malmené dans son premier songe par une force puissante qu'il nomme « mauvais génie », « fantôme » ou « tourbillon » qui le déstabilise jusqu'à manquer de lui faire perdre l'équilibre.

Le jeune homme aurait-il peur d'être rattrapé et annihilé dans sa quête de la vérité par un monde obscur où les dogmes sont légion, lui qui veut à tout prix faire advenir la clarté ?

Dans le deuxième songe, il entend un grand bruit, comme un coup de tonnerre, qui le réveille à nouveau. Il interprétera ce son brutal comme un avertissement prémonitoire.

Dans le troisième songe, l'atmosphère est beaucoup plus sereine. Apaisé, il consulte un grand dictionnaire ainsi qu'un recueil de poésie.

Descartes a vécu ces songes avec une telle intensité qu'il ne peut douter qu'il s'agit là de quelque chose qui vient d'en haut, de divin. Mais dans le même temps, il est pris d'un immense doute sur l'interprétation qu'il doit faire de cette expérience : a-t-il fait un rêve qui mènerait à une interprétation illusoire, ou bien s'agit-il d'une méditation authentique qui pourrait avoir valeur de vérité ? Ainsi, dans sa *Première méditation métaphysique*, il écrira : « Ne se pourrait-il pas que nos sens nous trompent tout le temps, comme dans le rêve et dans la folie ? [...] En interprétant mes songes, est-ce que je rêve ou est-ce que je médite ? » Interpréter ses songes est en tout cas bien ce qu'il fera, et ce bien avant l'avènement de la psychanalyse, dans *Les Olympiques,* journal qu'il prendra bien soin de garder intime.

Ce qui est certain, c'est qu'il fera de ce doute profond le principe premier de sa méthode. « De ne jamais recevoir aucune chose pour vraie [...] et de ne comprendre rien de plus en mes jugements que je n'eusse aucune occasion de le mettre en doute. »

Ainsi, selon Jean-Pierre Cavaillé (1992) , on peut distinguer le « Descartes des *Olympiques* », qui attribue une grande valeur à ses expériences sensibles et à leur signification, du « Descartes de la *Méthode* », texte qu'il écrira vingt ans plus tard et où il répudiera le symbolisme et les analogies pour ne plus s'attacher qu'aux seules idées claires et distinctes.

En atteste cet aveu d'obédience à la raison qui tourne le dos à toute autre voie de connaissance : « Soit que nous veillons soit que nous dormions nous ne devons jamais laisser persuader qu'à l'évidence de notre raison » (Baillet, 1691).

Les songes possiblement divins sont réduits à des rêves éveillés susceptible d'être soumis à l'analyse froide de la raison. Descartes relègue donc le monde du symbolique, du religieux, du divinatoire ou de l'initiatique à l'histoire, pour ouvrir une nouvelle ère où il placera le cogito au centre.

Quelques années plus tard, en 1633, survient la condamnation de Galilée par le Saint-Office du Vatican pour son ouvrage *Dialogue sur les deux grands systèmes du monde de Ptolémée et Copernic*. Il lui est reproché « d'avoir tenu et cru qu'une doctrine qui a été déclarée et définie contraire aux Saintes Écritures peut encore être tenue et défendue comme prouvable ». En effet, ses idées sont contraires à la vision géo-centriste aristotélicienne du monde sur laquelle repose la doctrine de l'Église catholique et romaine de l'époque. Galilée est contraint d'abjurer ses thèses sous la menace et placé en résidence surveillée par le pape Urbain VIII.

Descartes prend très au sérieux l'évènement et décide d'annuler la publication de son ouvrage *Traité du monde et de la lumière*, qui défendait également la thèse héliocentriste copernicienne et décide de se tourne tout entier vers l'élaboration de sa méthode apte à apporter des preuves tangibles d'hypothèses scientifiques en dépit des dogmes d'une époque donnée, si solidement ancrés dans les esprits ou protégés par des pouvoirs en place soient-ils. En 1637, il publie, comme une réponse à l'Église mais aussi comme un dénouement de ses songes, le *Discours de la Méthode,* dans lequel il dévoile sa théorie finalisée. Il écrira, dans *Les principes de la philosophie* :

> « Tout part donc pour moi de ma pensée : ma réalité la plus certaine et la plus immédiate consiste dans cette conscience de ma réalité pensante. »

Cet évènement constitue un changement de vision du monde après vingt siècles dominés par la pensée aristotélicienne. Ce changement fait entrer l'humanité dans ce qui sera appelé *a posteriori* le « monde moderne ».

Hume, la connaissance par l'expérience

Environ un siècle plus tard, se développe dans le monde anglo-saxon une pensée qui va, à la suite de Newton et de ses travaux dans le domaine de la physique, remettre en question les fondements de l'approche cartésienne. En effet, en découvrant la loi universelle de la gravitation, le mathématicien anglais postule que toute hypothèse doit découler de l'observation des phénomènes comme celui de la fameuse pomme tombant de son arbre. Ce principe, précurseur de la phénoménologie qui arrivera bien plus tard, s'oppose au deuxième principe de la méthode cartésienne dit « de disjonction » qui consiste à « diviser chacune des parties en autant de parcelles qu'il se pourrait et qu'il serait requis pour les mieux résoudre ». Il relèguera ainsi ses rivaux dans ce domaine, Descartes compris, à l'avant-Newton.

David Hume, grand inspirateur des Lumières, aura comme professeurs des disciples direct de Newton. Né à Édimbourg en 1711 dans une famille protestante de la petite noblesse des Borders, sa famille le destine à faire carrière dans le droit, comme son père. Mais en 1734, le jeune David traverse une période de crise d'exaltation qu'il évoque dans une lettre au Dr John Arbuthnot, pendant laquelle il est pris d'une insurmontable aversion pour toutes choses, hormis l'étude de la philosophie et le savoir en général. C'est à cette époque qu'il envisage d'appliquer le paradigme newtonien à la philosophie.

> « Je suis troublé par la faiblesse plutôt que par la dépression de mes esprits, et il me semble que la différence entre ma maladie et les vapeurs ordinaires est la même qu'entre les vapeurs et la folie [...] Jouissant désormais de temps et de loisir pour calmer mon imagination enflammée, je commençais à envisager sérieusement la manière dont je devais procéder dans mes investigations philosophiques. Je trouvais que la philosophie morale que nous ont transmise les anciens souffrait du même défaut que celui qui entachait leur philosophie naturelle : elle était en effet entièrement hypothétique, et fondée davantage sur l'invention que sur l'expérience. »

> « Conscient que toute ma philosophie ne saurait me rendre content dans ma situation présente, je me suis enfin réveillé et, encouragé par des exemples de guérison de cas plus grave de cette maladie aussi bien que par les assurances de mes médecins, je me suis mis à penser à quelque chose de plus efficace que ce que j'avais jusqu'alors essayé. Je m'aperçus que dans cette maladie deux choses se trouvaient très mauvaises : l'étude et le désœuvrement, tandis que deux autres, l'activité et le divertissement, sont très bonnes [...] Aucun des médecins que j'ai consultés n'a pu comprendre ma maladie, malgré leur compétence, car n'étant pas en dehors de leur spécialité, des hommes de grand savoir, ils ne sont pas familiers de ces mouvements de l'esprit. »

Il est étonnant de noter dans cette lettre que Hume souffrait probablement de ce que nous appellerions aujourd'hui un trouble bipolaire de l'humeur et que ne trouvant pas l'aide escomptée chez les médecins, il a cherché par lui-même des stratégies pour maintenir son propre rétablissement. Par la suite, refusant de devenir avocat, il se mit en route pour la France où il décida pour mener sa quête philosophique de rejoindre le fameux collège Henri-le-Grand de Descartes. Dans une démarche proprement empirique, il choisit de se fondre dans l'environnement culturel et intellectuel qui fut celui dans lequel son prédécesseur avait évolué afin de mieux comprendre sa façon de penser pour ensuite mettre en défaut chacun de ses arguments. Il resta trois ans dans cet établissement et y écrivit la majeure partie de sa théorie, qu'il publia en 1737 dans le fameux *Traité sur la nature humaine* (Hume, 1737), soit exactement un siècle après la publication du *Discours de la méthode*. Il n'a alors que 26 ans.

Dans cet ouvrage, le philosophe part de la question : « Comment l'esprit devient-il une nature humaine ? » Il postule que tout part et provient d'expériences particulières. Selon lui, les idées générales ne sont que des noms vides : « Je suis incapable de me faire une idée générale derrière un mot sans en faire une idée particulière, empirique. »

Pour Gilles Deleuze, chez Hume, le sujet voit le jour à l'intérieure de l'expérience. Il est donc en cela foncièrement un sujet pratique, fruit d'une genèse, et en aucune manière un sujet universel.

En cela on peut dire que Hume réhabilite le vécu expérientiel non seulement comme une source de connaissance mais aussi comme constitutif de toutes nos représentations humaines. Sa méthode empirique fonctionne par association d'idées et non par déduction.

Médecine pratique et rétablissement

Quelques années plus tard, un grand professeur de médecine écossais, William Cullen, lui-même philosophe, se passionna pour la pensée philosophique de Hume et l'invita à rejoindre la très influente Société philosophique d'Édimbourg en 1741. À la fin de sa vie, en 1772, Cullen mit par écrit sa démarche médicale novatrice dans *Institution de médecine pratique*. Il y critique ouvertement l'approche médico-mécanique du médecin hollandais Herman Boerhaave qui faisait figure de référence à cette époque et se propose de former un nouveau corps de doctrine qui s'inspire grandement de l'approche newtonienne des phénomènes, appliquée cette fois à la médecine.

> « Nos préceptes sur la Médecine Pratique se réduisent à tâcher de faire connaître, distinguer, prévenir ou guérir les maladies, telles qu'elles se présentent dans les cas particuliers. L'art de connaître et de distinguer les maladies ne peut s'acquérir que par une observation exacte et complète de leurs phénomènes dans l'ordre de leur coexistence et de leur succession [...] abstraction faite de tout raisonnement. »

Il est connu notamment pour avoir le premier distingué et nommé la démence, qu'il appelle *fatuity*, du délire, qu'il appelle *delusion*.

Un jeune médecin français s'intéressa à ce traité et en proposa une traduction, réalisée par ses soins en 1785. Dans la préface de ce traducteur on peut lire :

> « J'ai donc cru ne devoir ajouter au texte ni note ni commentaire, puisqu'il ne manque d'ailleurs rien à l'ouvrage ni du côté de la méthode et de la clarté. Il est temps que l'on se conforme la méthode que l'on suit, dans ce siècle éclairé à l'égard des autres sciences [...] L'ouvrage de Cullen est donc loin de n'offrir qu'une compilation, il présente plusieurs points de doctrine nouveaux et inspire toujours une noble liberté de penser et de ne s'en tenir qu'aux résultats de l'observation. »

Ce médecin-traducteur n'est autre que Philippe Pinel. Il est muté à l'hôpital Bicêtre à Paris en 1793 et met en pratique cette méthode en observant attentivement ce qui se passe dans cet hôpital. Notamment, il y fait rapidement une rencontre qui sera déterminante dans son parcours, celle de Jean-Baptiste Pussin, nommé gouverneur des fous huit ans plus tôt.

L'homme a été admis en 1771 dans le pavillon des incurables pour une adénopathie tuberculeuse. Là, il a côtoyé ceux qu'on appelait alors officiellement « les fous » et qui étaient enfermés dans les sous-sols, pieds et poings liés. Pussin a découvert peu à peu son environnement, a visité tous les recoins de l'établissement, et s'est pris d'affection pour ces laissés-pour-compte. Sa maladie est rapidement passée au second plan, il a établi des liens d'amitié avec ces malades. Rapidement, il est repéré pour son charisme et nommé chef de la division des garçons enfermés, à qui il enseigne la lecture et l'écriture. Il observe également toutes les manières de gouverner. Nommé Gouverneur de Saint-Prix à Bicêtre, il rencontre la surveillante de salle Marguerite Jubline qu'il épouse un an plus tard. Médiateurs essentiels de la relation, Pussin et Jubline associent, à l'administration des médicaments dont ils ont la charge, une humanité dont ces personnes ont été totalement dépourvues. Petit à petit, ces hommes et ces femmes se rétablissent. Certains viennent soutenir le couple dans leurs tâches et sont embauchés par Pussin à différents postes, en fonction de leurs compétences.

« Ils ont appris à compatir aux maux qu'ils ont connus, ils secondent mieux les efforts du médecin, leur exemple ranime la confiance des malades » : ce que Pinel observe en arrivant est donc une forme précoce de pair-aidance, précisément avec certains de ceux qu'ils avaient préalablement libérés de leurs chaînes, et ce, avant même l'arrivée du célèbre docteur.

Cette page de l'histoire est longuement relatée par Larry Davidson dans son ouvrage *The Roots of the Recovery Movement in Psychiatry*, paru en 2010, comme une des premières applications pratiques formalisées de ce qu'il appelle « les soins orientés vers le rétablissement »[7].

> « Nous pouvons nous étonner de voir que la reconnaissance de la valeur de l'embauche de personnes en rétablissement dans le personnel en tant qu'agent de soin, ce que nous appelons actuellement "peer support", peut être retrouvé à cet époque. Jean-Baptiste Pussin n'a pas été seulement le premier à retirer les chaînes des pensionnaires, il a été aussi le premier à embaucher des patients convalescents pour appliquer le "traitement moral" à d'autres patients de l'asile. »

Pourtant, cette avancée majeure s'arrêtera malheureusement aux murs de l'asile et l'embauche de patients rétablis se perdra petit à petit au profit d'une professionnalisation du personnel. La loi du 30 juin 1838, mise au point par Esquirol et Charmetton et titrée *La vérité sur les aliénés et leur traitement*, sera à l'origine du modèle asilaire français. Celui-ci se diffusera dans l'Occident dans le courant du XIXe siècle avec une construction massive d'établissements spécialisés pouvant accueillir jusqu'à six mille patients, comme l'asile Saint-Jean-de-Dieu à Montréal.

C'est encore quelques années plus tard, en 1865, que le médecin physiologiste Claude Bernard s'opposera farouchement à l'empirisme de Hume dans *Introduction à l'étude de la médecine expérimentale*, déclinant sa démarche hypothético-déductive, suivant les principes la méthode cartésienne. Selon l'auteur : « L'empirisme est un donjon étroit et abject d'où l'esprit emprisonné ne peut s'échapper que sur les ailes d'une hypothèse. »

Influence de l'approche empirique dans l'histoire du mouvement du rétablissement

C'est de l'autre côté de l'Atlantique, aux États-Unis, que le terme *recovery* apparaît dans le courant du XIXe siècle dans le cadre de petits groupes d'anciens buveurs qui se réunissent pour partager leur expérience et se soutenir dans leur démarche d'abstinence. Ces groupes d'origine protestante s'appellent les *recovery circles*.

Les membres de ces groupes se considèrent « en rétablissement » aussi longtemps qu'ils font des efforts pour maintenir leur abstinence et retrouver un sens positif à leur vie.

C'est à cette époque également que les premiers anciens usagers sont embauchés en tant qu'intervenants dans les services d'addictologie ; ils sont appelés *temperance missionaries*, *friendly visitors* ou encore, plus tard, *recovery mentors* ou *recovery support specialists* (White, 1998).

Ce mouvement prendra rapidement une dimension mondiale sous une forme associative à partir de 1930 avec le développement des Alcooliques anonymes.

Dans les années 1960, de nombreuses voix s'élèvent à la suite des travaux de philosophes comme Michel Foucault ou de sociologues comme Erving Goffman à travers le mouvement de l'antipsychiatrie qui dénonce les violences du système asilaire. Il est soutenu par des psychiatres comme

[7] *Recovery oriented care.*

Thomas Szasz, Giorgio Antonucci, Ronald D. Laing, Theodore Lidz, Silvano Arieti ou David Cooper. En 1978, Franco Basaglia obtient après une longue lutte politique la fermeture des hôpitaux psychiatriques en Italie, avec la loi 180.

Dans les années 1990, Patricia Deegan (*voir* chapitre 1), une militante des mouvements d'anciens usagers de la psychiatrie, reprend le concept de *recovery* qu'elle définit comme « une façon de vivre, une attitude et une façon de relever les défis de la vie de tous les jours. [...] c'est l'aspiration à vivre, à travailler, à aimer et ce dans une communauté dans laquelle il est possible de prendre sa place pleine et entière » (Deegan, 1988).

L'espoir est au centre de cette dynamique qui met volontairement l'accent non sur les symptômes mais sur la possibilité de retrouver un sens à sa vie, malgré les troubles. Les usagers ne veulent plus que l'on parle à leur place et le font savoir. Un important réseau de santé communautaire militant, géré par les usagers eux-mêmes, s'organise alors en clamant : « Rien à propos de nous sans nous. »

Les principes de base de la *recovery approach* seront repris par les mouvements de défense des droits des usagers. Aux États-Unis est créé le mouvement des Psychiatric Survivors dont le point commun est d'avoir vécu des expériences négatives dans le système de soin traditionnel.

Dans les années 1990, un important réseau d'entraide mutuelle s'organise dans de nombreux États américains. Une mise en place de systèmes plus proches des besoins des usagers et la reconnaissance de l'apport de l'entraide mutuelle sont revendiquées.

À la suite de plusieurs études montrant l'efficacité de cette approche intégrant l'expertise de pairs-aidants certifiés, de nombreux pays du Nord ont adopté ce modèle. À titre d'exemple, dans un rapport publié en décembre 2010 par un collège de psychiatres de deux trusts de santé mentale de Londres, on peut lire : « Nous avons passé les soixante dernières années en Angleterre à passer d'un modèle asilaire à un système de services communautaires, le Plan national pour la santé mentale des adultes (National Service Framework) s'est terminé en 2009. Cela signifie qu'il y a maintenant une opportunité de développer des services et des pratiques orientés vers le rétablissement. Nous croyons en effet que le rétablissement est probablement la plus importante nouvelle direction à prendre pour les services de santé mentale » (South London and Maudsley NHS Foundation Trust, South West London and St George's Mental Health NHS Trust, 2010).

L'émergence du concept de *recovery* en psychiatrie procède d'une vision du monde ou il ne peut exister de rétablissement préétabli de façon normative, mais uniquement des rétablissements particuliers qui s'inscrivent dans des histoires toutes singulières. Contrairement au mouvement antipsychiatrique, les tenants d'une approche orientée « rétablissement » ne sont pas que dans la critique mais cherchent à construire avec les services de santé mentale une voie de transformation du système, notamment en apportant une expertise complémentaire à celle des soignants.

Depuis, les années 2000, de nombreux pays ont cité le *recovery model* dans leurs orientations politiques en matière de santé mentale comme une voie d'évolution vers laquelle s'engager. On peut citer la Nouvelle-Zélande (Mental Health Commission, 1998), les États-Unis (Deparment of Health and Human Services, 2003), l'Australie (Australian Government, 2003), l'Irlande (Mental Health Commission, 2005), le Québec (Plan santé mentale, 2005), l'Écosse (Scotland Government, 2006), l'Angleterre (Mental Health Trusts, 2007).

En France, les Alcooliques anonymes se sont développés à partir des années 1960 et la première Fédération d'associations de la psychiatrie a vu le jour en 1992, mais c'est à partir des années 2000 que les personnes directement concernées ont été réellement impliquées dans la réflexion des lois les concernant, avec par exemple la loi de mars 2002 sur les droits des patients, ou la loi sur les GEM en 2005. Sont venues ensuite, dans les années 2010, des initiatives expérimentales associées à des programmes de recherche impliquant la formation ou l'embauche de pairs-aidants, comme les programmes EMILIA, Un chez-soi d'abord et Médiateurs de santé-pairs.

Sur le plan associatif, le Réseau sur l'entente de voix, REV France, qui a vu le jour en 2012 en France coordonne la mise en place de groupes d'entendeurs de voix qui sont actuellement au nombre d'une vingtaine sur le territoire.

Conclusion

Nous avons pu voir quelques-uns des fondements philosophiques qui se retrouvent dans les pratiques orientées vers le rétablissement, notamment la pensée empirique de Hume qui a trouvé une application pratique en France dans un contexte postrévolutionnaire.

Ces fondements philosophiques et historiques qui font partie de la naissance de la psychiatrie portent en eux des valeurs humanistes, enracinées dans le siècle des Lumières, dont Hume fut incontestablement l'une des grandes figures.

Le retour de la place du savoir expérientiel en santé mentale par différents biais – les groupes d'entraide mutuelle, les médiateurs de santé-pairs ou encore d'autres associations d'usagers comme les groupes d'entendeurs de voix – signe depuis quelques années une évolution importante dans l'histoire de la psychiatrie. Ce grand mouvement du rétablissement amène une remise en question de nos pratiques, en particulier si nous voulons appliquer la formule des pionniers de ce mouvement en affirmant : « plus rien à propos d'eux sans eux », ou encore en cherchant à permettre aux personnes de vivre dans un environnement le plus propice à leur rétablissement.

L'enjeu de notre temps ne serait-il pas, dès lors, de pouvoir concilier l'approche biomédicale avec l'approche du rétablissement dans une dialogique constructive et réciproque ? Différentes nouvelles formes de psychiatrie, intégrées dans la cité et orientées vers le rétablissement, sont effectivement en train de dessiner ici et là les contours de la psychiatrie de demain. Pris dans ce mouvement, nous pourrions nous demander si ce mouvement de reprise de pouvoir des usagers ne serait pas en train, par lui-même, de nous réveiller d'un certain sommeil dogmatique ?

Références

Baillet, A. (1691). *La Vie de Monsieur Descartes*. Paris : Hortemels.

Bernard, C. (1865). *Introduction à l'étude de la médecine expérimentale*. Paris : Garnier-Flammarion.

Bowlby, J. (1992). Continuité et discontinuité : vulnérabilité et résilience. *Devenir, 4*, 7–31.

Cavaillé, J. P. (1992). *Descartes, la fable du monde*. Paris : Vrin-EHESS.

Cyrulnik, B. (2001). *Les Vilains Petits Canards*. Paris : Odile Jacob.

Davidson, L., et al. (2009). Oil and water or oil and vinegar ? Evidence-based medicine meets recovery. *Community Ment Health J, 45*(5), 323–332.

Davidson, L., et al. (2010). *The Roots of the Recovery Movement in Psychiatry. Lessons Learned*. John Wiley and Sons.

Deegan, P. (1988). Recovery : The lived experience of rehabilitation. *Psychosocial Rehabilitation J, 11*, 11–19.

Delage, M. (2003). « Conséquence de la notion de résilience pour la pratique du soin psychiatrique », *Revue française de psychiatrie et de psychologie médicale. VII*(62).

Deleuze, G. (1953). *Empirisme et subjectivité, essaie sur la nature humaine selon Hume*. Paris : Puf.

Descartes, R. (1637). *Le Discours de la méthode pour bien conduire sa raison et chercher la vérité dans les sciences*. AT VI.

Desmons, P. (2001). *Résilience et résistance », 32e Réunion du Groupement d'étude et de prévention du suicide, « Résilience et facteur de santé*. Lille.

Hallyn, F. (1995). *Les Olympiques de Descartes, études de textes*. Droz : Genève.

Hume, D. (1737). *A Treatise of Human Nature : Being an Attempt to Introduce the Experimental Method of Reasoning into Moral Subject*. White Hart.

Kleisler, L. (1996). La résilience mise en Spirale. *Spirale*, 162–165.

Lecomte, J. (2002). Qu'est-ce que la résilience ? Question faussement simple. Réponse nécessairement complexe. *Pratiques psychologiques, 1*, 7–14.

Manciaux, M., Vanistendael, S., et al. (2001). « La résilience : état des lieux ». In M. Manciaux (Ed.), *La Résilience : résister et se construire* (pp. 13–20). Genève : Éditions Médecine et hygiène.

Ortoli, S., & Pharabod, J. P. (1998). Le Cantique des quantiques. *Le monde existe-t-il ?* Paris : La Découverte.

Parmentier, M. (1999). *Introduction à l'Essai sur l'entendement humain de Locke*. Paris : Puf.

Rutter, M. (1985). Resilience in the face of adversity. Protective factors and resistance to psychiatric disorder. *Br J Psychiatry, 147*, 598–611.

South London and Maudsley NHS Foundation Trust, South West London and St George's Mental Health NHS Trust, (2010). *Recovery is for All. Hope, Agency and Opportunity in Psychiatry. A Position Statement by consultant Psychiatrists*. Londres : SLAM/SWLSTG.

Tisseron, S. (2007). *La Résilience*. Paris : Puf, coll. « Que sais-je ? ».

Werner, E. E., & Smith, R. S. (1982). *Vulnerable but Invincible : A Longitudinal Study of Resilient Children and Youth*. New York : Mc GrawHill.

White, A. W. (1998). *Slaying the Dragon : The History of Addiction Treatment and Recovery in America*. Bloomington : Chestnut Health Systems.

Chapitre 4

Vie quotidienne, capacités fonctionnelles et rétablissement

Bernard Pachoud

PLAN DU CHAPITRE

Des déficits cognitifs aux limitations fonctionnelles puis à leurs conséquences sur la vie quotidienne : distinctions conceptuelles

Les pratiques de remédiation cognitive ont pour objectif d'améliorer les capacités fonctionnelles des personnes souffrant de troubles mentaux ou de troubles neurologiques, pour leur permettre d'accomplir les activités qui font la trame de leur existence, au premier rang desquelles les activités de la vie quotidienne. En ce sens, on peut considérer que la remédiation cognitive vise à l'amélioration du fonctionnement dans la vie quotidienne. Il convient alors de préciser ce qu'on entend par « activités de la vie quotidienne ». Nous verrons qu'on peut en retenir une acception étroite, liée à la capacité de prendre soin de soi et de vivre de façon autonome, ou une acception plus large, étendue à l'ensemble des activités habituelles du sujet, ce qui inclut ses activités professionnelles et les divers aspects de sa vie relationnelle ou sociale (*voir* « Caractérisation des activités de la vie quotidienne »).

On constate aujourd'hui en psychiatrie une tendance croissante à prêter attention, en plus de l'expression symptomatique de la maladie et de son évolution, à son retentissement fonctionnel et à son impact sur les activités de la personne et sa vie quotidienne. Corrélativement, les soins et les prises en charge ne visent plus seulement l'atténuation des symptômes et la prévention des rechutes, mais également la restauration des capacités fonctionnelles en tant qu'elles déterminent la qualité de vie et l'insertion sociale du sujet. D'où l'intérêt actuel porté au retentissement fonctionnel, à son impact sur la vie quotidienne et à ses conséquences sociales. Ce retentissement fonctionnel – des troubles psychiatriques – a fait l'objet d'un ensemble de recherches empiriques s'attachant à en apprécier l'intensité dans différents registres (vie professionnelle, qualité de vie, autonomie, vie relationnelle), mais aussi à en spécifier les déterminants (*voir* « Les liens entre les déficits cognitifs et le fonctionnement dans la vie quotidienne »). Si les déficits cognitifs qui accompagnent les pathologies mentales en font partie, ils ne sont pas les seuls, et il importe de connaître les autres facteurs qui conditionnent ce retentissement fonctionnel (*voir* « La pluralité des facteurs qui conditionnent le retentissement fonctionnel… »). Ces données aident à situer l'intérêt de la remédiation cognitive pour améliorer non seulement les performances cognitives élémentaires, mais également les capacités de fonctionnement dans la vie réelle, en particulier dans la vie quotidienne ; mais elles apportent aussi un éclairage sur ses limites, dès lors que d'autres facteurs que la cognition conditionnent les capacités de fonctionnement. Cela justifie l'idée d'intégrer la remédiation cognitive dans des programmes plus larges de réhabilitation psychosociale, coordonnant plusieurs types d'interventions : prises en charge psychopharmacologiques, psychothérapeutiques, programmes de remédiation cognitive intégrant la cognition sociale, soutien social, soutien spécifique à la réinsertion professionnelle… Il est d'ailleurs assez naturel que pour comprendre cette réalité pluridimensionnelle qu'est la vie réelle du sujet et lui apporter un soutien, on ait besoin d'une approche plurielle, pluridisciplinaire.

Caractérisation des activités de la vie quotidienne

La sphère des activités quotidiennes est difficile à circonscrire. Schématiquement, on trouve dans les travaux de recherche une distinction entre une acception étroite et une acception large des activités quotidiennes. La première se limite aux activités élémentaires qui conditionnent une forme minimale d'autonomie, permettant d'accomplir sans l'aide d'une tierce personne des tâches comme la toilette, l'habillage, la prise des repas, les déplacements limités au domicile. Cette acception restreinte vaut en neuropsychologie pour des personnes atteintes de déficits majeurs ou d'altérations démentielles, qui ne peuvent vivre seules. En psychopathologie, où les déficits fonctionnels sont moindres, le champ des activités de la vie quotidienne soutient un autre niveau d'autonomie, plus exigeant, comme la capacité à maintenir ses conditions d'existence et par conséquent à pouvoir vivre seul – dans un appartement individuel par exemple. Cela suppose la capacité de faire ses courses, de préparer son repas, de prendre soin de son logement, de gérer ses ressources financières, d'accomplir des démarches administratives courantes…

Enfin, dans une acception large, la sphère des activités de la vie quotidienne s'étend à l'ensemble des activités que la personne accomplit régulièrement, pour ainsi dire quotidiennement : elle inclut ses activités professionnelles, ses activités de loisir et sa vie relationnelle. C'est bien encore de l'autonomie de la personne qu'il est question, mais cette fois au sens fort de la capacité à subvenir par soi-même à l'ensemble de ses besoins, en gagnant sa vie et en prenant soin de son environnement relationnel.

Les différentes acceptions des actes de la vie quotidienne qui se réfèrent à ces champs d'étendues diverses sont associées à des orientations de recherche différentes.

Étudier l'impact de la maladie sur les activités de la vie quotidienne entendues au sens étroit, sur les possibilités de vie autonome de la personne, revient à apprécier l'aptitude à accomplir des actes tels que faire ses courses, préparer un repas, etc. Des procédures d'évaluation de la capacité à accomplir ces actes de la vie quotidienne ont été développées : certaines à partir de tâches *de laboratoire* simulant des situations de la vie quotidienne (Mausbach et al., 2009; Patterson et al., 2001), d'autres à travers l'observation et la mesure en situation des performances des sujets – dans l'activité effective de faire des commissions ou de préparer un repas, par exemple (Aubin et al., 2009). Des études se sont attachées à identifier les compétences cognitives particulières mises en jeu dans ces activités (Semkovska et al., 2004).

Élargir l'étude de l'impact de la maladie aux activités de la vie quotidienne entendues au sens large requiert d'apprécier le fonctionnement du sujet dans différents registres : les activités domestiques et l'autonomie, certes, mais aussi les activités professionnelles, les capacités relationnelles et sociales. Cela revient à apprécier l'ensemble du retentissement fonctionnel de la maladie.

La prise de conscience d'un écart entre l'évaluation du fonctionnement en situation expérimentale, à partir de tâches de laboratoire, et le fonctionnement des sujets dans la réalité est à l'origine des programmes de recherche qui se focalisent précisément sur le fonctionnement du sujet dans la vie réelle – nous traduisons ainsi l'expression anglo-saxonne *the real world functioning* – qu'il s'agit d'abord d'apprécier, puis dont il importe d'établir les déterminants (Bowie et al, 2010). Ces capacités de fonctionnement en situation sont étudiées en particulier dans le domaine professionnel (McGurk et Meltzer, 2000), et dans le champ des relations sociales. Les études se focalisent sur les déterminants des déficits de fonctionnement, et cherchent à mesurer l'impact de l'amélioration des fonctions cognitives résultant des programmes de remédiation sur ces fonctionnements en situation. Nous verrons qu'elles laissent la place à d'autres facteurs que les seuls déterminants cognitifs.

On peut enfin se demander si les difficultés sévères et durables que rencontrent certaines personnes à assumer leur vie quotidienne ne résulteraient pas non seulement de leur difficulté à accomplir certaines des tâches dites « de la vie quotidienne », mais aussi, de façon plus élémentaire ou plus fondamentale, d'une forme de défaillance de la capacité à se constituer un *monde familier et quotidien*. Nous reviendrons sur cette hypothèse à la fin du chapitre, en nous appuyant sur des analyses philosophiques contemporaines de la notion de quotidienneté.

Les liens entre les déficits cognitifs et le fonctionnement dans la vie quotidienne

Plusieurs études concernant la schizophrénie ont permis de confirmer l'existence d'un lien entre les déficits cognitifs et les difficultés fonctionnelles que rencontrent les personnes qui souffrent de cette pathologie (Green, Kern et Heaton, 2004). Les fonctions cognitives concernées sont la mémoire à long terme (épisodique verbale), les fonctions exécutives et la vigilance. Les domaines fonctionnels impactés par la maladie et ces déficits cognitifs, dans ces études, concernent principalement le fonctionnement social et relationnel (acquisition d'habiletés sociales, résolution de problèmes interpersonnels), le fonctionnement au travail et la capacité de vie autonome. Plus spécifiquement, l'étude des rapports entre chacune des fonctions cognitives citées et des domaines de fonctionnement définis a montré que les troubles de la mémoire épisodique verbale s'avèrent associés au fonctionnement social et au fonctionnement au travail. Les troubles de la vigilance et de l'attention sont également corrélés au fonctionnement social, ce qui est aussi le cas des fonctions exécutives, corrélées à l'intégration dans la communauté (Van der Linden et al., 2008).

Des travaux de synthèse à partir d'études longitudinales portant également sur les rapports entre les déficits cognitifs et le retentissement fonctionnel dans les domaines déjà cités (Green et al., 2004) montrent que les performances cognitives ont une valeur prédictive sur le statut fonctionnel mesuré ultérieurement, y compris après plusieurs années. Il est cependant rappelé que les déficits cognitifs ne sont pas le seul déterminant des capacités fonctionnelles, et qu'il faut également prendre en compte la motivation, le soutien social et les opportunités éducatives et professionnelles.

Le pouvoir explicatif des performances cognitives sur les capacités de fonctionnement, et donc indirectement sur les activités de la vie quotidienne, est établi, mais la *taille d'effet* est jugée modérée Velligan et al. (2000) montrent que les variables cognitives (mémoire verbale, fonctions exécutives, vigilance et mémoire visuelle) expliquent 16 à 30 % de la variance dans le statut fonctionnel. Ce qui laisse une part importante, dans le fonctionnement quotidien, à d'autres facteurs tels que la symptomatologie négative, le manque de conscience du trouble ou de soutien familial. Enfin, ces auteurs ne retrouvent pas de spécificité dans les rapports entre les fonctions cognitives considérées et les domaines de fonctionnement étudiés.

En résumé, à ce stade, le rôle fonctionnel des variables cognitives apparaît relativement modeste, et le manque de spécificité entre ces fonctions cognitives et les domaines de fonctionnement concrets étudiés est décevant, ce qui incite à poursuivre différemment ces recherches. Comme l'expliquent avec une grande clarté Levaux et Danion (2011), trois raisons au moins peuvent être avancées pour expliquer ce manque de spécificité.

En premier lieu, les tests utilisés dans ces études pour évaluer les fonctions cognitives sont de nature multi-déterminée. D'autre part, ces études ne se sont pas attachées à identifier les caractéristiques des tâches de la vie quotidienne, leurs contraintes propres et les processus cognitifs requis pour satisfaire ces contraintes. À titre d'exemple, un des traits propres aux activités de la vie quotidienne est leur caractère multitâche. C'est le cas pour une activité telle que la préparation d'un repas : en situation concrète, cette tâche déjà complexe est en réalité le plus souvent associée à d'autres : celles d'être attentif aux besoins de l'entourage, de faire face à une demande ou un incident imprévu, de garder à l'esprit les impératifs du planning de la journée, etc. L'accomplissement de ces tâches multiples requiert « de la capacité de mémoire prospective, de la capacité à désengager et engager l'attention “au bon moment”, ainsi que de la capacité à allouer de façon flexible les ressources attentionnelles vers les stimuli internes – les plans de réalisation de la tâche – et les stimuli externes » (Levaux et Danion, 2011).

La méthodologie de recherche qu'il semble donc souhaitable de promouvoir devrait prendre pour point de départ la réalité des tâches de la vie quotidienne et inférer les compétences cognitives requises pour les assurer, plutôt que partir d'évaluations cognitives standardisées. Cette stratégie est aussi celle qu'il faut privilégier lors de l'élaboration des programmes de remédiation cognitive individualisés.

Le second facteur susceptible d'expliquer le manque de spécificité des rapports entre les variables cognitives et les fonctionnements concrets tient à la relative faiblesse de leur corrélation. Il est aujourd'hui largement reconnu que les performances de fonctionnement dans la vie réelle des personnes souffrant de troubles mentaux sont conditionnées par une pluralité de facteurs, et qu'elles ne sont pas le reflet direct du degré de stabilisation de la maladie – la corrélation avec la symptomatologie est relativement faible, bien qu'avec des différences selon les pathologies (Bowie et al., 2010) –, ni celui des performances cognitives des patients – nous avons vu qu'elles n'expliquent que 15 à 30 % de la variance dans le statut fonctionnel. Outre la prise en compte des autres déterminants du statut fonctionnel (les soutiens externes ou, au contraire, des obstacles environnementaux tels que l'isolement, la pauvreté ou la stigmatisation, des troubles dépressifs associés…), certains auteurs ont fait l'hypothèse que l'impact des fonctions cognitives élémentaires sur les fonctionnements dans la vie réelle pourrait être modulé par des variables intermédiaires. Une des plus couramment retenues est la métacognition, en particulier à travers des mécanismes d'autorégulation et d'autocontrôle (Koren et al., 2006), ou encore dans ses liens avec les capacités narratives et la construction d'une représentation de soi (Lysaker et al., 2010). La motivation intrinsèque, c'est-à-dire liée à l'attractivité propre d'une activité, est considérée par d'autres comme le facteur de modulation du rôle fonctionnel de la cognition (Nakagami, Xie, Hoe et Brekke, 2008) ; motivation qui est elle-même multi-déterminée, par exemple par le sentiment d'efficacité personnelle (Corbière et al., 2004). Plusieurs travaux retiennent également comme facteurs de médiation entre la cognition et les capacités de fonctionnement certains processus de cognition sociale. Pour Green et al. (2004), cette fonction médiatrice pourrait être le potentiel d'apprentissage, soit l'estimation de ce que la personne est capable d'apprendre.

Enfin, la troisième raison qui pour Marie-Noëlle Levaux et Jean-Marie Danion permet de rendre compte du manque de spécificité, jusque-là observé, entre les variables cognitives élémentaires et les capacités de fonctionnement, « tient au fait que le statut fonctionnel est essentiellement mesuré à l'aide de questionnaires globaux incluant un grand nombre de variables telles que les relations familiales, la vie indépendante et le statut professionnel. Ces mesures globales ne permettent pas de distinguer les différents domaines fonctionnels (les activités de la vie quotidienne, le statut professionnel, les rôles sociaux), lesquels font sans aucun doute, pour une part au moins, appel à des compétences cognitives spécifiques » (Levaux et Danion, 2011). La solution que cette critique suggère est à nouveau de développer la recherche en partant des domaines de fonctionnement concrets, voire plus précisément encore des tâches typiques ou propres à ces domaines (par exemple, tâche des commissions ou de préparation d'un repas pour les activités de vie quotidienne autonome).

La pluralité des facteurs qui conditionnent le retentissement fonctionnel : le cas des déterminants du retour à l'emploi des personnes souffrant de schizophrénie

Nous avons déjà beaucoup insisté sur le fait que les performances cognitives élémentaires sont loin d'être le seul facteur jouant un rôle sur les capacités de fonctionnement, dans les différents domaines d'activité (vie autonome, travail, vie sociale). Pour illustrer la pluralité de ces facteurs, nous prendrons le cas de l'activité professionnelle, en nous référant à des travaux portant sur les facteurs prédictifs du retour à l'emploi des schizophrènes.

Outre les troubles cognitifs corrélés au retentissement fonctionnel en général (la mémoire épisodique verbale, les fonctions exécutives et la vigilance), ces études se sont intéressées au rôle de la symptomatologie résiduelle, qui peut être considérée comme un indicateur du mode de stabilisation clinique de la maladie. Il apparaît que les symptômes positifs (phénomènes hallucinatoires, idées délirantes, désorganisation de la pensée et du discours), bien qu'ils soient un bon indice de la sévérité des troubles, n'ont pas d'impact sur le retentissement fonctionnel en général (Bowie et al., 2010), et seraient en revanche corrélés, mais faiblement, aux capacités de travail (Bowie et al., 2010). En revanche, la symptomatologie négative, du fait de ses effets globalement invalidants (ralentissement, altération de la motivation et de la volonté, appauvrissement de l'activité), est en partie au moins corrélée au retentissement fonctionnel, notamment au travail (Bowie et al., 2010).

Ce qui reste alors à déterminer sont les autres facteurs qui jouent un rôle sur les possibilités de retour à l'emploi. Sans prétendre à l'exhaustivité, on peut évoquer, à partir de la bibliographie, les facteurs suivants :

- le niveau de formation scolaire et professionnelle antérieur à la maladie, ainsi que l'expérience acquise du monde du travail (McGurk et Meltzer, 2000). D'une façon globale, on peut considérer comme un facteur important le rapport qu'entretient le sujet au travail. Il dépend de la valeur et du sens accordés au travail (eux-mêmes influencés par des facteurs culturels et environnementaux), des succès ou échecs rencontrés au travail et, plus globalement, du sentiment d'efficacité au travail, enfin de la durée de l'interruption d'activité (Corbière, Mercier et Lesage, 2004), sachant que le taux de retour à l'emploi chute après six mois d'interruption ;
- les aptitudes sociales et relationnelles, requises pour s'intégrer au collectif de travail. Elles supposent des capacités spécifiques relevant de la cognition sociale, mais aussi des capacités cognitives non spécifiques, liées aux fonctions exécutives et à la mémoire. Elles sont un des paramètres clés de l'employabilité ;
- des facteurs motivationnels liés notamment au *sentiment d'efficacité personnelle* (en matière de recherche d'emploi, de capacité à surmonter les obstacles, de capacité à surmonter les problèmes de santé) (Corbière, 2008). Des enjeux de reconnaissance sociale (ou d'identité) et leurs corrélats – l'estime de soi et la confiance en soi – interfèrent de façon souvent importante dans le parcours d'insertion, mais avec des effets variables, tantôt comme un facteur de motivation, tantôt comme un facteur d'inhibition (par peur de l'échec), ou enfin par leur incidence sur les choix d'orientation ;
- enfin, des déterminants externes au sujet sont de plus en plus pris en compte, comme la disposition et l'aptitude de l'entreprise à accueillir une personne en situation de handicap psychique, ce qui peut constituer des ressources ou au contraire des obstacles à la réinsertion.

Concrètement, cela signifie que l'évaluation des possibilités de retour à l'emploi ne peut se limiter à une évaluation psychopathologique et cognitive. Contrairement à la croyance répandue que la sévérité du handicap est corrélée de façon linéaire à la sévérité de la maladie, l'expérience clinique comme les recherches empiriques montrent que le diagnostic n'est pas un facteur déterminant de la réinsertion. Ce ne sont en effet pas les personnes psychotiques, notamment celles avec une schizophrénie, pathologie réputée pourtant fortement invalidante, qui sont les plus difficiles à réinsérer professionnellement (d'autant que les progrès des traitements pharmacologiques ont modifié le pronostic fonctionnel de cette maladie). Les personnes ayant des pathologies réputées moins lourdes, mais qui retentissent sur leurs capacités relationnelles, sur leur faculté de prise en compte de l'autre et d'adaptation à la relation du fait de troubles anxieux ou névrotiques graves, notamment à forme obsessionnelle et compulsive, peuvent s'avérer très inadaptées au travail, en premier lieu pour ces raisons relationnelles qui les rendent inintégrables au collectif de travail, à quoi s'ajoutent des troubles de l'attention et de la concentration que génère l'angoisse. L'inadaptation au travail de ces personnes n'implique d'ailleurs pas nécessairement leur inadaptation sociale (elles sont souvent moins isolées que celles qui ont une schizophrénie par exemple, parvenant mieux à conserver un réseau relationnel, familial et social), ce qui illustre le fait que la notion de handicap est en réalité relative à un environnement ou à un contexte d'action (ces personnes peuvent être handicapées au travail sans l'être pour autant dans d'autres aspects de leur vie sociale ; ce qui peut être l'inverse pour une personne atteinte de schizophrénie).

Il est également couramment observable, en ESAT par exemple, que l'insertion au travail peut être moins problématique pour des psychotiques conservant une symptomatologie résiduelle (hallucinations et idées délirantes) que pour d'autres personnes mieux stabilisées au plan des symptômes mais ambivalentes à l'égard des contraintes du travail. C'est dire que l'évaluation des capacités de fonctionnement au travail est profondément différente de l'évaluation psychopathologique, même complétée par celle des compétences cognitives.

Qu'est-ce que la quotidienneté ? Contributions philosophiques contemporaines

Nous avons évoqué l'hypothèse que les difficultés profondes et durables que rencontrent certaines personnes, en particulier celles qui souffrent de schizophrénie, à fonctionner dans la vie quotidienne relèvent d'un dysfonctionnement plus radical que de simples difficultés à accomplir certains actes de la vie de tous les jours ; d'une défaillance qui pourrait aboutir à l'incapacité de se rapporter à un monde quotidien et familier, ou à le constituer.

Cette hypothèse est en fait assez classique. Elle a été avancée par des cliniciens inspirés par l'approche phénoménologique en psychiatrie, tels Binswanger (1960) ou Blankenburg (1971). Elle s'appuie sur l'observation, courante dans les phases aigues de la maladie, de la façon dont l'expérience délirante – littéralement – sort de l'ordinaire, fait rupture avec le quotidien, d'une manière telle que le retour à la normalité rassurante de la vie quotidienne n'est plus, pour un temps du moins, possible ; à la différence d'un bouleversement émotionnel qui pourtant fait aussi rupture dans la quotidienneté, mais qui n'empêche pas d'y faire retour, même s'il la transforme – on peut penser au deuil par exemple. Cette expérience psychotique qui barre l'accès à ce qui était, auparavant, le monde quotidien, familier, allant de soi, a été décrite également dans des formes chroniques, pauci-symptomatiques, de la schizophrénie. Wolfgang Blankenburg en particulier évoque le cas d'une patiente affectée durablement par un sentiment qu'elle décrit elle-même comme la perte de l'évidence naturelle – on a traduit ainsi la perte de la *Selbsverstandlichkeit*, c'est-à-dire littéralement la perte de « ce qui se comprend de soi-même », de « ce qui va de soi » (Blankenburg, 1971). Or cette familiarité, cet « aller de soi » constituent des caractéristiques du monde quotidien, ce qui autorise à concevoir le trouble mentionné comme la perte du monde quotidien, familier, ou plus précisément, dans une perspective phénoménologique, comme l'incapacité à constituer un tel monde.

Cela conduit à s'interroger sur ce concept-même de *vie quotidienne* ou de quotidienneté.

Il se trouve que ce thème, longtemps négligé, suscite un intérêt particulier dans le champ de la philosophie contemporaine, notamment parce que l'expérience de la quotidienneté est l'arrière-plan à partir duquel s'élaborent et se distinguent d'autres expériences plus spécifiques sur lesquelles portent la réflexion, la recherche et la théorisation. C'est ce qu'affirme Bruce Bégout, qui consacre une large part de ses recherches philosophiques au thème du quotidien (Bégout, 2005, p. 30) : « Le mépris de la vie quotidienne a longtemps caractérisé […] le ton général de la philosophie occidentale. Il a fallu attendre la première partie du XXe siècle pour voir apparaître chez certains philosophes […] une évaluation plus positive du quotidien. De manières différentes, mais convergentes, Husserl et Wittgenstein ont procédé dans leur œuvre à une réhabilitation philosophique de la doxa, que le premier assimile aux vérités antéprédicatives du monde de la vie et le second avec les jeux de langage de la parole ordinaire et les formes de vie qui les sous-tendent. Ils ont perçu ce paradoxe troublant de la raison moderne : la philosophie, absorbée dans ses raisonnements théoriques au point d'oublier les conditions extraphilosophiques de son activité (l'expérience antéprédicative, le langage ordinaire, la perception sensible, l'activité pratique, etc.), engendre des problèmes inextricables, crée ses propres non-sens. Si le discours philosophique ne veut pas paraître absurde, […] il doit retourner de toute urgence vers cette terre natale du quotidien et renouer avec ses évidences inférieures. »

Nous nous limiterons ici à esquisser quelques-unes des analyses philosophiques du quotidien, et à suggérer leur pertinence pour l'analyse des difficultés auxquelles se heurtent, dans leur vie quotidienne, les personnes atteintes de troubles mentaux sévères. C'est une orientation de recherche qui mériterait d'être approfondie, dans ses contributions philosophiques et sociologiques à la réflexion sur le quotidien. Il faudrait ajouter les contributions, majeures, de la littérature contemporaine (Joyce, Perec, Blanchot...), que nous n'évoquerons pas ici.

La perspective wittgensteinienne

Pour dire quelques mots de la perspective wittgensteinienne, la quotidienneté y renvoie d'abord à ce qui est négligé et dévalorisé : les petites choses, invisibles parce que trop familières, trop habituelles, trop proches. Dans cette approche, l'ordinaire se définit négativement comme ce à quoi on ne fait pas attention et qui pourtant importe. On s'aperçoit de cette importance lorsque cet ordinaire vient à faire défaut. On s'aperçoit de l'importance de ramasser les poubelles lors de la grève des éboueurs.

Cette négligence pour la dimension de l'ordinaire ou du quotidien pourrait bien résulter de la démarche d'investigation particulière qu'elle requiert. À l'encontre du mode de connaissance propre à la science et à la philosophie, qui impliquent de passer du concret à l'abstraction, du singulier au général, repérer l'ordinaire exige de rester attentif au détail, au concret, à la singularité. L'ordinaire serait ainsi ce qui, du fait même de cette négligence pour ce que nous avons en permanence sous les yeux, est devenu invisible. Michel Foucault incarne ce regain d'intérêt théorique pour l'ordinaire qui, dans cette perspective, est pour ainsi dire par définition méconnu (Foucault, 1978) : « Le rôle de la philosophie n'est pas de découvrir ce qui est caché, mais de rendre visible ce qui est invisible, c'est-à-dire de faire apparaître ce qui est si proche, si immédiat, si intimement lié à nous-mêmes, qu'à cause de cela nous ne le percevons pas. »

Selon cette approche, les difficultés que rencontrent dans la quotidienneté les personnes atteintes de troubles psychiatriques sévères pourraient servir de révélateur de ce qui était pris à tort comme allant de soi, comme insignifiant ou trivial, et pour cette raison non remarqué, et qui s'avère invalidant.

L'approche phénoménologique du quotidien

L'approche phénoménologique que nous allons ici privilégier trouve son origine dans les analyses husserliennes du « monde de la vie », cette expérience première du monde à partir de laquelle s'élabore la connaissance (Husserl, 1934–1937). Cet intérêt pour l'expérience de la quotidienneté a trouvé d'autres développements avec Martin Heidegger (1927), qui analyse la structure du mode d'exister humain à partir de l'expérience ordinaire ou quotidienne. Enfin, le thème de la quotidienneté a fait spécifiquement l'objet des recherches d'Alfred Schütz qui ont exercé une influence en sciences sociales (Schütz, 1987). C'est l'ensemble de ces travaux qui sont aujourd'hui repris et poursuivis par Bruce Bégout.

Pour aller à l'essentiel, la thèse phénoménologique est que « le monde quotidien » n'est pas un monde pré-donné, auquel il s'agirait d'avoir accès ou de s'adapter. C'est un monde construit, qui résulte d'une activité constituante permanente, implicite ou, pour reprendre le terme de Edmund Husserl, « passive » – au sens où elle ne résulte pas d'une activité délibérée. Cette constitution est à la fois subjective – au sens où elle se produit au sein de l'expérience de chacun –, et collective ou sociale – au sens où cette expérience d'un monde quotidien, familier, rassurant et prévisible, dans lequel se déploie notre vie, est en même temps l'expérience d'un monde partagé, d'un monde commun. Selon cette approche, le monde quotidien résulte d'une sociogenèse transcendantale, au sens où elle s'opère au sein de l'expérience de chacun. Il faudrait pouvoir détailler les ressources nécessaires et les processus sous-jacents à cette genèse de ce qui est à la fois le monde familier de la quotidienneté et un monde commun et partagé. Nous pouvons déjà noter à ce stade que les états délirants, par définition si l'on peut dire, relèvent d'une expérience hors du commun et non partageable, qui pourrait de ce fait être mise en lien avec les difficultés à constituer un quotidien.

Dans son ouvrage, Bruce Bégout se focalise sur ce qu'il qualifie de processus de quotidianisation, et qu'il caractérise en s'intéressant d'abord à sa fonction : la conversion d'un état d'incertitude, d'indétermination originelle, menaçant, en une quotidienneté rassurante; autrement dit l'aménagement d'un monde incertain en un milieu fréquentable. « L'homme est avant tout un être quotidien, en tant qu'il cherche à transformer discrètement son être au monde insécurisé, en une expérience régulière et familière » (Bégout, 2005). On peut voir là une sorte de condition de survie et de développement liée à notre finitude, celle de nos ressources cognitives notamment, puisque « livrées à l'horizon indéfini, nos forces s'épuisent, elles se volatilisent dans l'illimité » (Bégout, 2005).

C'est à peu près ce qu'expriment certains patients, dans des expériences psychotiques de déréalisation, comme Renée dans le *Journal d'une schizophrène* (Sechehaye, 1950), ou encore Anne, la patiente de Blankenburg (1971) qui, à défaut de pouvoir constituer un monde familier, allant de soi, stable et prédictible, s'épuise dans la tâche toujours à reprendre de se repérer dans un monde où dominent l'indétermination, l'imprédictibilité, l'étrangèreté. À la lumière de cet exemple, on peut faire l'hypothèse de la surcharge cognitive importante qu'impose cette défaillance.

S'il est vrai, comme le soutient Bruce Bégout, que « l'origine du quotidien se situe exclusivement dans le travail de domestication de l'inquiétude originelle de l'être au monde » (Bégout, 2005), alors on doit reconnaître un lien essentiel entre la psychose et la défaillance de la quotidianisation. Cet échec psychotique du « travail de domestication de l'inquiétude originelle » rendrait compte également de son échec à contenir l'angoisse devant l'indéterminé, l'indéfini. Ainsi compris, le défaut de quotidianisation apparaît comme l'essence-même de la maladie – le facteur qui conditionne à la fois son expression symptomatique, y compris le délire, et son retentissement fonctionnel – plutôt que comme une conséquence des difficultés à accomplir les tâches de la vie quotidienne.

C'est en quelque sorte également la thèse soutenue par Ludwig Binswanger, lorsqu'il rappelle que pour Husserl, « le monde réel ne réside que dans la présomption constamment prescrite que l'expérience continuera de se dérouler selon le même style constitutif », et qu'il soutient que cette présomption devient défaillante dans la schizophrénie (Binswanger, 1960). C'est ce caractère présomptif, c'est-à-dire jamais définitivement assuré, toujours susceptible d'être démenti et de devoir être complètement reconsidéré, qu'il faut pouvoir assumer dans l'expérience perceptive du monde physique ; mais également, et sans doute plus crucialement encore, dans l'expérience d'autrui et du monde social. Le monde quotidien est, pour ainsi dire par définition, le monde dans lequel cette présomption de stabilité est tenue pour acquise.

Dans cette perspective phénoménologique, on pourrait donc avancer l'hypothèse d'un trouble de la quotidianisation dans la schizophrénie, pour ainsi dire à deux niveaux : comme trouble primaire, ou comme retentissement secondaire sur la vie quotidienne. Le déficit primaire serait celui de cette sociogenèse *passive* d'un monde quotidien et familier, supposée assumer la fonction de domestication du monde étranger ; d'où l'envahissement par l'angoisse et l'expression symptomatique de la maladie. Secondairement, les difficultés à accomplir les actes de la vie quotidienne, qui contribuent à entretenir ce monde de la quotidienneté, renforceraient la défaillance initiale. Ce deuxième niveau relèverait d'une activité délibérée, comme mode d'appropriation – et ainsi de familiarisation – du monde ambiant, comme soins apportés à ses propres conditions d'existence.

Mode d'articulation des niveaux de constitution du monde quotidien

Cette question d'une pluralité de niveaux de constitution du monde quotidien est présente dans l'ouvrage de Bruce Bégout, dans la partie finale du texte où il discute, en s'en démarquant, les philosophies critiques de la quotidienneté d'Henri Lefebvre, de Guy Debord ou de Michel de Certeau. Les deux premiers (Lefebvre, 1958–1981 ; Debord, 1967) voient dans la quotidienneté l'expression-même de l'aliénation dans les normes sociales et la routine des habitudes ; ce qui génère l'ennui et la banalité et aboutit à une forme d'existence impersonnelle et inauthentique dont il ne serait possible de sortir, pour retrouver l'authenticité et la liberté, que dans l'exceptionnalité des moments festifs… Contre cette vision dévalorisée de la vie quotidienne, de Certeau (1990) met au contraire l'accent sur les incessants stratagèmes d'appropriation singularisante que mettent en œuvre les sujets pour restaurer leur initiative et retrouver une forme de maîtrise. Cela le conduit à identifier le quotidien avec « cette pratique subversive de l'individu, dans sa résistance minuscule et pluriforme à toutes les stratégies sociales de domination qui agissent sur lui ».

Ainsi, Michel de Certeau place le quotidien sous la triple figure de la résistance, de la ruse et de l'inventivité : « Résistance aux normes sociales par l'affirmation discrète de la valeur de la tradition et des croyances communes; ruse avec le conformisme grâce au détournement des forces coercitives et leur retournement subtil au profit de l'homme ordinaire; inventivité dans la création de gestes, de paroles, et de pratiques quotidiennes irréductibles à la discipline normative. » L'accent est donc mis sur les stratégies discrètes, rusées, de singularisation de l'homme ordinaire et d'appropriation de son activité en déjouant les contraintes sociales : « Cet art de jouer et de déjouer a pour but de fourbir les armes du faible contre la réalité de l'ordre établi. Derrière la soumission apparente de l'homme ordinaire à la rationalité instrumentale et formelle... se cache une subversion muette, dispersée, minimale et marginale mais réelle. »

La critique de Bruce Bégout consiste à mettre en doute que cette subversion de l'ordinaire saisisse complètement ce qui fait l'essence du quotidien. Il dénonce ce qu'il qualifie de surestimation romantique de l'activité créatrice dans la vie quotidienne, qui a pour effet de dévaloriser le quotidien dès qu'il n'est plus inventif, créateur, subversif.

Bégout attribue cette orientation des philosophies critiques de la quotidienneté au fait que, pour ces auteurs, l'authenticité humaine se joue dans l'action, ce qui les conduit à dévaloriser et à négliger ce qui relève de la passivité. Or comme ses analyses phénoménologiques le montrent, la constitution du monde quotidien relève pour un grande part d'une constitution passive, anonyme.

On peut retrouver dans ce débat les deux niveaux, ou moments, de constitution de la quotidienneté, d'un monde à la fois commun et propre parce que le sujet se l'est approprié. Bégout ne conteste d'ailleurs nullement le rôle de l'appropriation singularisante dans les pratiques quotidiennes, mais il souligne que cette description du monde quotidien proposée par Michel de Certeau demeure partielle car, « à cause de son ignorance des opérations passives de familiarisation, il situe tout le quotidien du côté de l'écart créatif et de l'altérité pure, et ne le considère que comme un organe de résistance face aux tentatives de normalisation sociale ».

Vision « partielle » donc, qu'il faut « compléter » en faisant droit à la constitution passive : « La vie quotidienne possède en elle-même une tension entre une tendance passive et une tendance active. [...] Le quotidien n'est pas cette somme de toutes les tactiques subversives et inventives de l'individu, mais le résultat d'un processus socio-transcendantal qui déborde tout stratagème. Nous nous situons là à un niveau qui précède toute volonté individuelle ».

Cette complémentarité entre une dimension passive, anonyme, collective/sociale de la constitution du monde quotidien, et, à un autre niveau, la dimension active, délibérée, singularisante – où se joue l'individuation du sujet – nous intéresse pour nos préoccupations psychopathologiques.

Il est vraisemblable, nous l'avons dit, que dans la psychose, la défaillance de constitution d'un monde quotidien se joue à ces deux niveaux, et possiblement de façon plus essentielle au niveau primordial, de la constitution passive. On peut alors s'interroger sur le rapport entre ces deux niveaux. Plutôt que d'envisager un rapport hiérarchique, où le second niveau présupposerait le premier, il nous semble plus fécond d'avancer l'hypothèse d'un rapport de circularité ou d'interaction entre eux.

S'il est vrai que les psychotiques ont un défaut de quotidianisation, cela ouvre au plan pratique des perspectives pour tenter de palier ce déficit ou de le compenser, voire de relancer le processus défaillant.

Les pratiques de remédiation cognitive, d'accompagnement et de soutien à la restauration de vie quotidienne interviennent au second niveau, celui de l'action plutôt que celui de la passivité, celui des stratégies, des modes d'appropriation... Leurs résultats nous font risquer l'hypothèse, qu'elles sont plus que des mesures palliatives, qu'un simple effort de compensation ou de suppléance d'un déficit. Faute de pouvoir relancer le processus de quotidianisation au niveau de sa genèse passive, penser une forme d'interaction ou de circularité entre ces deux niveaux, passif, et actif, nous permet-il d'imaginer que la relance d'une appropriation active pourrait favoriser le réenclenchement des processus de constitution passive.

Illustration de la sociogenèse d'un monde partagé dans les interactions de la vie quotidienne

Dans son ouvrage *La Mise en scène de la vie quotidienne*, Erving Goffman fonde son étude de la vie sociale sur l'analyse des interactions quotidiennes, notamment à travers les échanges verbaux (Goffman, 1973). Il s'intéresse en particulier à l'instauration de la situation d'interaction, qui est aussi le moment où « se joue » la définition de la situation, le moment où, comme le dit Schütz, « l'individu doit bondir sur la scène » (Schütz, 2003). Au moment donc où l'individu entre dans la relation, s'insère dans l'échange, il participe à la définition de la situation d'interaction, autrement dit à la constitution de cette scène de la vie sociale quotidienne, et de cette façon à la constitution d'un monde social partagé, au sens où le rôle qu'il est amené à jouer configure d'une façon nouvelle un ensemble cohérent de relations sociales.

Ce que Goffman appelle « la mise en scène de la vie quotidienne », dans nos interactions ordinaires incessantes, est donc un processus dynamique où se jouent, à chaque fois, cette construction collective, cette négociation et stabilisation d'une réalité sociale partagée.

Ce qui intéresse Goffman dans cette « mise en scène », ce n'est pas fondamentalement l'idée que la vie sociale est une scène de théâtre dans laquelle il s'agit d'occuper un rôle, idée fort classique; « c'est la structure des rencontres sociales – ces entités de la vie sociale qui s'engendrent chaque fois que des individus se trouvent en présence immédiate les uns des autres. Le facteur décisif dans cette structure est constitué par le maintien d'une définition unique de la situation, définition que l'on doit exprimer et dont on doit maintenir l'expression en dépit d'une foule de ruptures possibles » (Keck, 2004).

Ce qui l'intéresse, c'est ce processus commun de définition d'une situation à partir des rôles adoptés par les protagonistes de l'échange, ce qui suppose que soient reconnus et acceptés ces rôles. C'est précisément ce qui se joue dans chaque interaction, un monde commun est constitué, « négocié ». Mais cette constitution reste toujours fragile, susceptible d'être mise à mal (Goffman, 1973 [1], p. 21) : « Sachant que l'acteur projette une définition de la situation en présence de ses interlocuteurs, on peut s'attendre à ce que des événements se produisent dans le cours de l'interaction qui viennent contredire, discréditer ou jeter un doute sur cette projection. Lorsque ces ruptures se produisent, l'interaction elle-même peut prendre fin dans la confusion et la gêne... Finalement, tous les participants peuvent se sentir mal à l'aise, déconcertés, décontenancés, embarrassés, et tendent à éprouver cette sorte d'anomie qui se produit quand s'effondre ce système social en miniature que constitue l'interaction sociale en face à face. »

En pratique, Goffman montre que les interactants s'appuient sur un ensemble de rituels codés socialement, un idiome rituel, pour limiter les risques de ruptures, réguler la négociation et la reconnaissance des rôles. Rituels de ménagement des « faces », pour éviter à ces entités en elles-mêmes vides (les faces) d'apparaître dans leur nudité et leur absence de sens.

En faisant référence à Durkheim, Goffman distingue les rituels positifs, qui affirment et confirment la relation sociale qui unit l'offrant au récipiendaire, et les rituels négatifs, qui visent à réparer les offenses et les transgressions des normes. Dans les interactions verbales, les rituels positifs se retrouvent dans les « échanges confirmatifs » par lesquels les interactants s'accréditent mutuellement comme des partenaires légitimes et reconnus – jusque dans leur rôle – de l'échange. Les rituels négatifs correspondent aux « échanges réparateurs », qui visent à réparer l'offense ou le dommage causé lorsqu'une règle de civilité a été violée (Goffman, 1973 [2], p. 138–139) : « Dans notre société, presque toutes les sortes de transactions, y compris la plus brève des conversations, s'ouvrent et se terminent par du rituel, réparateur ou confirmatif. Commençons notre analyse par un incident dans la rue. Un passant marche sur le pied d'un autre; il dit : "Excusez-moi" sans s'arrêter; l'autre lui répond : "Pas de quoi", et chacun continue son chemin. »

Il y a donc l'offense, l'offenseur et la victime, ensuite il y a l'activité rituelle accomplie dans cette situation, ici les excuses et leur acceptation. « L'activité rituelle décrite permet aux participants de poursuivre leur chemin, sinon avec la satisfaction de voir l'incident clos, du moins avec le droit d'agir comme s'il était clos et l'équilibre rituel restauré. »

Il est enfin tout à fait intéressant que Goffman illustre l'importance de ces rituels comme conditions de possibilité de l'interaction, par conséquent d'une définition de la situation, et par conséquent encore de construction sociale d'un monde commun, en invoquant le cas de la folie : non seulement comme ce qui est susceptible de faire rupture dans cette construction d'un monde commun, mais comme ce qui révèle que, lorsque l'individu – en l'occurrence maniaque – refuse de jouer les rôles qu'on lui donne, cela ne le renvoie pas à une plus grande authenticité dans son rapport aux autres, mais cela révèle la vacuité d'une face qui s'est affranchie des rituels qui en conditionnent la reconnaissance (Goffman, 1973 [2], p. 360–361) : « Le maniaque est quelqu'un qui ne peut s'empêcher de pénétrer là où on ne veut pas de lui, là où on ne l'accepte qu'aux dépens de ce que nous appelons sa valeur et son statut. Il ne se contient pas dans les sphères et les territoires qui lui sont alloués. Il dépasse. Il ne reste pas à sa place [...] Le maniaque refuse d'être traité avec tact en échange de sa propre modération. Non content de ne pas rester à la place qu'il s'était allouée, il refuse, exprès, semble-t-il, de se livrer à l'activité rituelle qui permettrait de passer sur ce manquement. En réponse, ses autres sentent que son caractère et sa personnalité ont soudain changé, qu'il n'est plus lui-même. »

On a là une illustration de la façon dont l'activité rituelle, socialement codée, est une des conditions de la constitution, à chaque échange verbal, d'une situation sociale dont la compréhension est partagée, d'un monde social commun, sur lequel repose notamment notre vie quotidienne. En ce sens, quotidianiser, constituer ce monde quotidien et partagé, c'est accepter de recourir à ces ressources rituelles qui contribuent à cette sociogenèse passive (mais finalement peut-être pas si passive que cela) d'un monde social partagé, et à la stabilisation de celui-ci.

Pour revenir au rôle que joue la cognition dans la vie quotidienne, on retrouve dans cette analyse des processus de construction d'un monde partagé, qui est en même temps celui de nos interactions quotidiennes, la thèse d'une sociogenèse ou d'une co-construction de ce monde commun, qui suppose des aptitudes de cognition sociale. Cette dernière apparaît ainsi comme une condition de la constitution du monde partagé de notre vie quotidienne.

Prendre soin du monde dans lequel nous vivons qui est aussi un monde partagé : apport des théories du « care »

Cette nécessité d'avoir à constituer – en réalité à co-constituer intersubjectivement – ce qui est à la fois un monde quotidien et familier, et un monde partagé ou commun, peut être également envisagée à partir du soin que l'on porte à notre environnement de vie, environnement naturel (ou physique) aussi bien qu'environnement humain (ou social), comme le soulignent dans le domaine de la philosophie morale et politique « les théories du *care* » (Tronto, 1993) ou la philosophie du soin (Worms, 2012). Pour ces auteurs, c'est précisément du monde entendu comme cadre de notre existence que l'on doit fondamentalement prendre soin, pour soi-même comme pour ses proches. Il est frappant que la définition la plus souvent retenue du *care* (le *prendre soin*) soit justement celle qui s'attache à en élargir autant que possible la portée, pour ne pas le limiter à une réponse aux seuls besoins vitaux des personnes. C'est la définition retenue par Joan Tronto (1993) : « Au sens le plus général, le *care* est un type d'activité qui inclut tout ce que nous faisons pour maintenir et réparer notre monde de sorte que nous puissions y vivre aussi bien que possible. Le monde comprend nos corps, nous-mêmes et notre environnement, tout ce que nous cherchons à mettre en rapport dans un réseau complexe qui soutient la vie. »

Ce *prendre soin* du monde dans lequel nous vivons, entendu comme le cadre de notre existence et le lieu où se déploient nos vies humaines, est également thématisé par Frédéric Worms, dans son ouvrage *Soin et politique* (2012) : « Le soin n'est pas seulement une relation entre des individus, à l'intérieur d'une société politique donnée. Nous prenons soin des divers objets, des lieux où nous vivons, et aussi du monde commun, naturel et humain. Le soin est donc aussi soin du monde dans son ensemble, cosmique, aussi bien que politique en ce nouveau sens. C'est de l'intérieur même de chaque relation de soin que celle-ci s'ouvre sur cette nouvelle dimension. [...] Personne ne fait mieux comprendre la portée originaire de ce mouvement d'ouverture que D.W. Winnicott dans *Jeu et réalité* lorsque, après avoir décrit sa théorie des objets transitionnels, il en étend la portée au souci du monde et à « l'expérience culturelle ». »

Et après avoir cité Winnicott, qui rappelle l'importance de protéger la relation entre le bébé et son « *caregiver* » « afin que puisse advenir l'espace potentiel où, grâce à la confiance qu'il ressent, l'enfant peut jouer créativement » (Winnicott, 1971), F. Worms ajoute : « L'un des critères même de la relation initiale de soin entre les hommes est donc la manière dont, au-delà de l'opposition entre une réalité extérieure objective et une réalité intérieure coupée de cette extériorité, elle fait surgir un monde, que l'on peut explorer, où l'on peut agir, jouer et créer, dont il faut prendre soin, qui est ainsi à la fois un monde naturel et culturel, un lieu « où nous vivons », et un lieu où notre vie prend sens. Ce monde peut ne pas surgir ; avant d'être où pas l'objet d'un soin, il peut, plus radicalement encore, surgir ou pas de la relation de soin. »

Ce souci accordé au monde (matériel et social) dans lequel nous vivons, cette exigence d'en prendre soin contribuent de façon pratique et concrète à la constitution de ce « monde quotidien et partagé », lequel conditionne nos capacités d'agir créativement. Chacun porte la responsabilité de prendre soin de « son monde quotidien et familier », et se réapproprier ce souci, cette responsabilité, est un des facteurs importants du processus de rétablissement.

Remarque

Le contenu de ce chapitre reprend en grande partie le texte du même auteur, « Remédiation cognitive et vie quotidienne », paru dans *Remédiation cognitive* (2e éd., Paris, Elsevier-Masson, 2017).

Références

Amering, M., & Schmolke, M. (2009). *Recovery in Mental Health*. Oxford : Wiley-Blackwell.

Aubin, G., Stip, E., Gelinas, I., Rainville, C., & Chapparo, C. (2009). Daily activities, cognition and community functioning in persons with schizophrenia. *Schizophr Res, 107*, 313–318.

Bégout, B. (2005). *La Découverte du quotidien*. Paris : Allia.

Binswanger, L. (1960). *Manie et Mélancolie*. Paris : Puf. trad. franç. 1987.

Blankenburg, W. (1971). *La Perte de l'évidence naturelle : une contribution à la psychopathologie des schizophrénies paucisympatomatiques*. Paris : Puf. trad. franç. 1991.

Bowie, C. R., Depp, C., McGrath, J. A., Wolyniec, P., Mausbach, B. T., Thornquist, M. H., Pulver, A. E. (2010). Prediction of real-world functional disability in chronic mental disorders : A comparison of schizophrenia and bipolar disorder. *Am J Psychiatry, 167*(9), 1116–1124.

Certeau (de), M. (1990). *L'Invention du quotidien, vol. 1, Arts de faire; vol. 2, Habiter, cuisiner, éd.* établie et présentée par L. Giard Paris : Gallimard.

Corbière, M. (2008). Le point sur la situation professionnelle des personnes atteintes de schizophrénie et autres troubles mentaux graves. *Revue québécoise de psychologie, 29*(1), 95–110.

Corbière, M., Mercier, C., & Lesage, A. D. (2004). Perceptions of barriers to employment, coping efficacy, and career search efficacy in people with mental health problems. *Journal of Career Assessment, 12*, 460–478.

Debord, G. (1967). *La Société du spectacle*. Paris : Gallimard.

Foucault, M. (1978). *La philosophie analytique de la politique*. In *Dits et écrits (1954–1988), tome III : 1976–1979* (pp. 540–541). Paris : Gallimard.

Goffman, E. (1973). *La Mise en scène de la vie quotidienne, tome 1, La Présentation de soi*. Paris : Éditions de Minuit. trad. A. Accardo.

Goffman, E. (1973). *La Mise en scène de la vie quotidienne, tome 2, Les Relations en public*. Paris : Éditions de Minuit. trad. A. Kihm.

Green, M. F., Kern, R. S., & Heaton, R. K. (2004). Longitudinal studies of cognition and functional outcome in schizophrenia : Implications for MATRICS. *Schizophr Res, 72*, 41–51.

Greenwood, K. E., Landau, S., & Wykes, T. (2005). Negative symptoms and specific cognitive impairments as combined targets for improved functional outcome within cognitive remediation therapy. *Schizophr Bull, 31*, 910–921.

Harvey, K. E., Velligan, D. I., & Bellack, A. S. (2007). Performance-based measures of functional skills : Usefulness in clinical treatment studies. *Schizophr Bull, 33*, 1138–1148.

Heidegger, M. (1927). *Être et Temps*. trad. franç. 1986, F. Vezin Paris : Gallimard.

Hoffmann, H., & Kupper, Z. (1997). Relationships between social competence, psychopathology and work performance and their predictive value for vocational rehabilitation of schizophrenic outpatients. *Schizophrenia Research, 23*, 69–79.

Husserl, E. (1934–1937). *La Crise des sciences européennes et la phénoménologie transcendantale*. trad. franç. 2004 Paris : Gallimard.

Keck, F. (2004). *Erving Goffman et les rites de la vie quotidienne*. http://stl.recherche.univ-lille3.fr/seminaires/philosophie/macherey/macherey20042005/keckgoffmancadreprincipal.html.

Koren, D., Seidman, L., Goldsmith, M., & Harvey, P. D. (2006). Real-world cognitive -and metacognitive-dysfunction in schizophrenia : A new approach for measuring (and remediating) more "right stuff. *Schizophr Bull, 32*, 310–326.

Lefebvre, H. (1958–1981). *Critique de la vie quotidienne, vol. 1 ; vol. 2 ; vol. 3*. Paris : L'Arche.

Levaux, M. N., & Danion, J. M. (2011). Impact des déficits cognitifs dans les activités de la vie quotidienne des personnes souffrant de schizophrénie. *Annales médico-psychologiques, 169*(3), 171–174.

Lysaker, P. H., & Bell, M. (1995). Work rehabilitation and improvements in insight in schizophrenia. *J Nerv Ment Dis, 183*, 103–106.

Lysaker, P. H., Bryson, G. J., & Bell, M. D. (2002). Insight and work performance in schizophrenia. *J Nerv Ment Dis, 190*, 142–146.

Lysaker, P. H., Dimaggio, G., Carcione, A., Procacci, M., Buck, K. D., Davis, L. W., Nicolò, G. (2010). Metacognition and schizophrenia : The capacity for self-reflectivity as a predictor for prospective assessments of work performance over six months. *Schizophr Res, 122*(1–3), 124–130.

Lysaker, P. H., McCormick, B. P., Snethen, G., Buck, K. D., Hamm, J. A., Grant, M., Dimaggio, G. (2011). Metacognition and social function in schizophrenia : Associations of mastery with functional skills competence. *Schizophr Res, 131*(1–3), 214–218.

Lysaker, P. H., Shea, A. M., Buck, K. D., Dimaggio, G., Nicolò, G., Procacci, M., Rand, K. L. (2010). Metacognition as a mediator of the effects of impairments in neurocognition on social function in schizophrenia spectrum disorders. *Acta Psychiatr Scand, 122*(5), 405–413.

Matza, L. S., Buchanan, R., Purdon, S., Brewster-Jordan, J., Zhao, Y., & Revicki, D. A. (2006). Measuring changes in functional status among patients with schizophrenia : The link with cognitive impairment. *Schizophr Bull, 32*, 666–678.

Mausbach, B. T., Moore, R., Bowie, C. R., Cardenas, V., & Patterson, T. L. (2009). A review of instruments for measuring functional recovery in those diagnosed with psychosis. *Schizophr Bull, 35*, 307–318.

McGurk, S. R., & Meltzer, H. Y. (2000). The role of cognition in vocational functioning in schizophrenia. *Schizophrenia Research, 45*, 175–184.

McGurk, S. R., & Mueser, K. T. (2004). Cognitive functioning, symptoms, and work in supported employment : A review and heuristic model. *Schizophrenia Research, 70*, 147–173.

McGurk, S. R., Twamley, E. W., Sitzer, D. I., et al. (2007). A meta-analysis of cognitive remediation in schizophrenia. *Am J Psychiatry, 164*, 1791–1802.

McKibbin, C. L., Brekke, J. S., Sires, D., Jeste, D. V., & Patterson, T. L. (2004). Direct assessment of functional abilities : Relevance to persons with schizophrenia. *Schizophr Res, 72*, 53–67.

Nakagami, E., Xie, B., Hoe, M., & Brekke, J. S. (2008). Intrinsic motivation, neurocognition, and psychosocial functioning in schizophrenia : testing mediator and moderator effects. *Schizophr Res, 105*, 95–104.

Pachoud, B., Leplège, A., & Plagnol, A. (2009). La problématique de l'insertion professionnelle des personnes présentant un handicap psychique : les différentes dimensions à prendre en compte. In J. Delbecq & F. Weber (Eds.), *Handicap psychique et vie quotidienne, Revue française des affaires sociales*. Paris : La Documentation française.

Palmer, B. W., Heaton, R. K., Gladsjo, J. A., Evans, J. Patterson, T. L., Golshan, S., et al. (2002). Heterogeneity in functional status among older outpatients with schizophrenia : Employment history, living situation, and driving. *Schizophr Res, 55*, 205–215.

Patterson, T. L., Goldman, S., McKibbin, C. L., Hughs, T., & Jeste, D. V. (2001). UCSD Performance-Based Skills Assessment : Development of a new measure of everyday functioning for severely mentally ill adults. *Schizophr Bull, 27*, 235–245.

Penades, R., Boget, T., Catalan, R., Bernardo, M., Gasto, C., & Salamero, M. (2003). Cognitive mechanisms, psychosocial functioning, and neurocognitive rehabilitation in schizophrenia. *Schizophr Res, 63*, 219–227.

Schütz, A. (1987). *Le Chercheur et le quotidien*. Paris : Klincksieck.

Schütz, A. (2003). *L'Étranger : un essai de psychologie sociale*. Paris : Allia.

Sechehaye, M. (1950). *Journal d'une schizophrène. 2003*. Paris : Puf, rééd.

Tronto, J. (1993). Moral Boundaries. A Political Argument for an Ethic of Care. In *Un monde vulnérable. Pour une politique du care*. Paris : La Découverte. Londres/New York, Routledge ; trad. fr., 2009.

Van der Linden, M., Laroi, F., & Levaux, M. N. (2008). Schizophrénie, déficits cognitifs et vie quotidienne. In A. C. Juillerat Van der Linder, G. Aubin, D. Le Gall, & M. Van der Linden (Eds.), *Neuropsychologie de la vie quotidienne* (pp. 159–170). Marseille : Solal.

Velligan, D.I., Bow-Thomas, C.C., Mahurin, R.K., Miller, A.L., & Halgunseth, L.C. (2000). Do specific neurocognitive deficits predict specific domains of community function in schizophrenia ? *J Nerv Ment Dis* 190, 142–146.

Winnicott, D. W. (1971). *« L'espace potentiel », in Jeu et réalité*. Paris : Gallimard.

Worms, F. (2010). Le Moment du soin. In *À quoi tenons-nous ?*. Paris : Puf.

Worms, F. (2012). *Soin et politique*. Paris : Puf.

Wykes, T., Huddy, V., Cellard, C., McGurk, S., & Czobor, P. (2011). A meta-analysis of cognitive remediation for schizophrenia : Methodology and effect sizes. *The American Journal of Psychiatry, 168*, 472–485.

Modèles du handicap et stratégies d'intervention : vers la participation sociale et le rétablissement

Chapitre 5

Antoinette Prouteau, Julien Bonilla-Guerrero, Florian Cady, Jean-Marc Destaillats, Morgane Plane

PLAN DU CHAPITRE

Introduction : évolution des représentations de la maladie mentale et évolution des pratiques

Les pratiques en psychiatrie évoluent aujourd'hui de manière profonde dans le paysage international et français. Cette évolution fait suite aux changements des représentations sociales de la pathologie psychiatrique, en parallèle aux enrichissements des modèles scientifiques et aux mouvements de revendication des usagers. De nouveaux termes, jusqu'alors peu usités en France, deviennent centraux pour la redéfinition des pratiques : l'*empowerment*, le handicap psychique, le rétablissement. Ces nouveautés, qui ne sont pas un détail, refondent de manière profonde les cibles thérapeutiques en clinique quotidienne. Longtemps ciblé sur le contrôle des symptômes, le travail des professionnels s'est orienté vers la santé mentale en général, « un état complet de bien-être physique, mental et social, qui ne consiste pas seulement en une absence de maladie ou d'infirmité », selon l'Organisation mondiale de la santé (OMS). Plus récemment, les cibles thérapeutiques de la participation sociale et du rétablissement ont émergé. Davantage centrées sur la personne et son devenir que sur la maladie, elles impliquent ce que Bernard Pachoud nomme « une nouvelle hiérarchie des valeurs » (Pachoud, 2012). Par conséquent, elles posent de nouvelles questions sur l'organisation des pratiques au quotidien, en particulier pluri-professionnelles, en intégrant les personnes concernées comme les acteurs principaux de la démarche. C'est sur ces derniers points que porte le présent chapitre, centré sur des questions pratiques et organisationnelles : comment définit-on les objectifs de travail ? Qui fait quoi ? À quel moment ? Tout en conservant une perspective d'*evidence-based practice*, c'est-à-dire une pratique basée sur la preuve scientifique.

En partant des modèles actuels de l'OMS et du concept de rétablissement, nous proposons plusieurs pistes concrètes pour l'évaluation et l'intervention thérapeutique (ses objectifs, sa forme), en intégrant des données scientifiques récentes qui viennent en étayer la pertinence.

Modèle de la CIFSH : la notion de participation sociale

Les modèles de l'OMS prévalent depuis longtemps dans l'étude du handicap (pour une description détaillée, *voir* le travail doctoral de

Christian Belio, 2012). Le modèle a été tout d'abord médical, c'est-à-dire centré sur la maladie et ses conséquences fonctionnelles, s'appuyant sur la CIM, pour évoluer vers un modèle social, où le contexte environnemental (famille, société, politiques) joue un rôle décisif. La dernière version, dite Classification internationale du fonctionnement, du handicap et de la santé (OMS, 2001) est multifactorielle, pour ne pas dire systémique. En effet, elle prend en compte les interactions entre conséquences fonctionnelles d'une maladie, facteurs individuels et facteurs environnementaux dans différents contextes. C'est grâce aux modèles de l'OMS que la notion de handicap d'origine psychique est apparue, puis a été intégrée en 2005 dans la loi française dite pour l'égalité des droits et des chances.

La figure 5.1 schématise les différentes composantes du modèle de la CIF. Le processus de handicap comprend trois niveaux de complexité croissante. Le premier niveau, dit « des déficiences » (D), désigne des problèmes au niveau des structures anatomiques, dans lesquelles on peut inclure les troubles cognitifs et les symptômes. Les D ont pour conséquence de limiter la capacité de la personne à effectuer des tâches seule, ce qui constitue le deuxième niveau de complexité, les limitations d'activité (LA), comme par exemple les difficultés dans certaines tâches de la vie quotidienne. Ces LA ont à leur tour des conséquences au niveau social, dans ce que la personne fait réellement ou pas dans plusieurs domaines, ce qui constitue le troisième niveau de complexité, les restrictions de la participation à la vie sociale (RP). C'est à ce dernier niveau que l'on désigne les empêchements à remplir de manière satisfaisante les rôles sociaux auxquels une personne peut normalement prétendre : ceux de conjoint, d'ami, de parent, de professionnel, etc.

Chaque niveau de complexité a donc des conséquences sur le suivant, mais ces conséquences sont modulées par des facteurs dits « contextuels », qui facilitent ou font obstacle. Ces facteurs contextuels sont déclinés en facteurs personnels (FP) d'une part, qui désignent les ressources individuelles de la personne (par exemple psychologiques, en

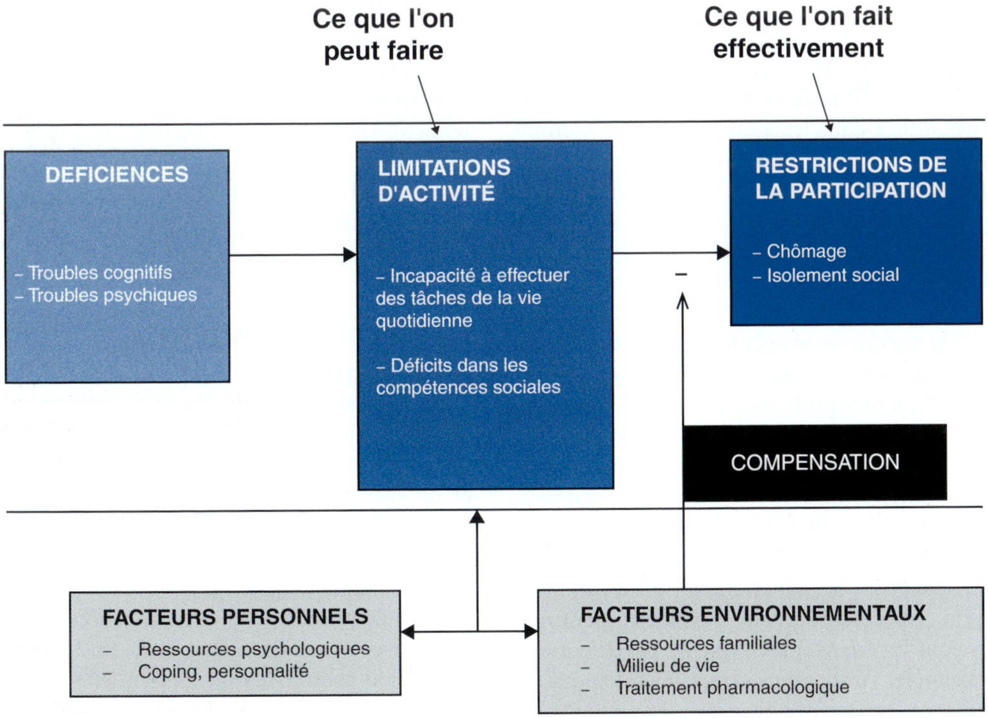

Figure 5.1 Modèle de la CIFSH adapté au handicap psychique.
Source : Antoinette Prouteau et ses collaborateurs.

termes de *coping*, de niveau de stress, d'anxiété ou de dépression) ; et les facteurs environnementaux (FE) d'autre part, qui désignent l'environnement humain, physique, politique de la personne (par exemple le traitement pharmacologique, la présence d'aidants familiaux, les compensations financières et les politiques publiques en matière de santé mentale). C'est ainsi que la compensation, d'origine environnementale (familiale, financière), va diminuer les effets des LA sur les RP. Par exemple, malgré une forte anxiété sociale et des troubles de l'orientation visuo-spatiale (déficience), rendant difficile tout déplacement à l'extérieur en autonomie (limitation d'activité), une personne en situation de handicap psychique pourra tout de même se rendre au cinéma (participation sociale) parce qu'un de ses parents l'y accompagne (facteur environnemental). Pour les mêmes déficiences, cette même personne pourra effectuer des démarches administratives complexes ou accéder à un logement autonome si un professionnel l'y aide.

Ce modèle a plusieurs conséquences au niveau pratique. D'abord, un des intérêts principaux du modèle de la CIF, et plus généralement de la notion de handicap, réside dans le fait que la cible d'intervention qui doit prévaloir est celle de la participation sociale. L'intervention des professionnels doit être avant tout guidée par l'inclusion des personnes dans les activités sociales comme familiales, amicales, amoureuses, mais aussi professionnelles ou de loisir, avec un plein accès aux droits qui leur sont dus, y compris en termes financiers et citoyens. Par suite, les niveaux des déficiences (symptômes, troubles cognitifs) et/ou des limitations d'activité sont secondaires et assujettis à la participation sociale. Un second intérêt majeur du modèle réside dans le fait qu'il situe l'intervention des professionnels dans le contexte général de la personne : les professionnels du soin et de l'accompagnement appartiennent aux facteurs environnementaux, dits *modulateurs*, susceptibles de faciliter la participation sociale en dépit de la présence de déficiences.

Les savoirs et expériences professionnels peuvent également servir à mieux identifier quels sont les freins à cette pleine participation. Par exemple, l'évaluation symptomatologique et l'évaluation neuropsychologique permettent une meilleure connaissance des déficiences (D), le bilan ergothérapique une appréhension plus précise des différentes limitations d'activités (LA). Le bilan psychologique apporte des informations cruciales sur les ressources psychologiques d'une personne (FP), l'évaluation des assistants sociaux sur les ressources financières et l'accès aux droits (FE). Toujours dans le domaine des FE, le contact avec les familles se révèle incontournable puisqu'il apporte des informations sur la vie quotidienne. Cependant, ces éléments n'ont de sens que si la participation sociale est considérée en premier lieu et constitue le point de départ des évaluations subséquentes, qui ne sont donc pas systématiques. La figure 5.2 situe les différentes évaluations professionnelles dans le modèle de la CIF. En revanche, la description des restrictions à la participation sociale, si elle est primordiale dans la définition des propositions de soins et d'accompagnement, se doit d'être multisource et d'inclure les usagers. Nous y reviendrons dans la troisième partie de ce chapitre (« Une proposition d'évaluation intégrée pour intervenir de manière adaptée »). Pour conclure, la CIF permet de situer les différents professionnels à des niveaux différents, et plaide en faveur de la nécessité des équipes multidisciplinaires et du travail de réseau.

En complément de la participation sociale et de la base claire proposée par le modèle de la CIF, le rétablissement constitue un autre principe, plus récemment considéré en France, vers lequel tendent les pratiques actuelles en psychiatrie. Il implique un certain nombre de changements dans la posture professionnelle, la démarche et les outils actuels.

De la réhabilitation au rétablissement

Le rétablissement émerge depuis peu comme une préoccupation centrale des professionnels du soin et de l'accompagnement. On peut considérer le rétablissement comme une évolution de la notion de handicap psychique, puisque « se rétablir d'une maladie mentale signifie pouvoir se dégager d'une identité de malade psychiatrique et recouvrer une vie active et sociale » (Pachoud, 2012). Dans sa dimension subjective ou expérientielle – nous ne développerons pas ici le rétablissement dit « objectif » puisqu'il est partiellement inclus dans la notion de participation sociale et le modèle de la CIF –,

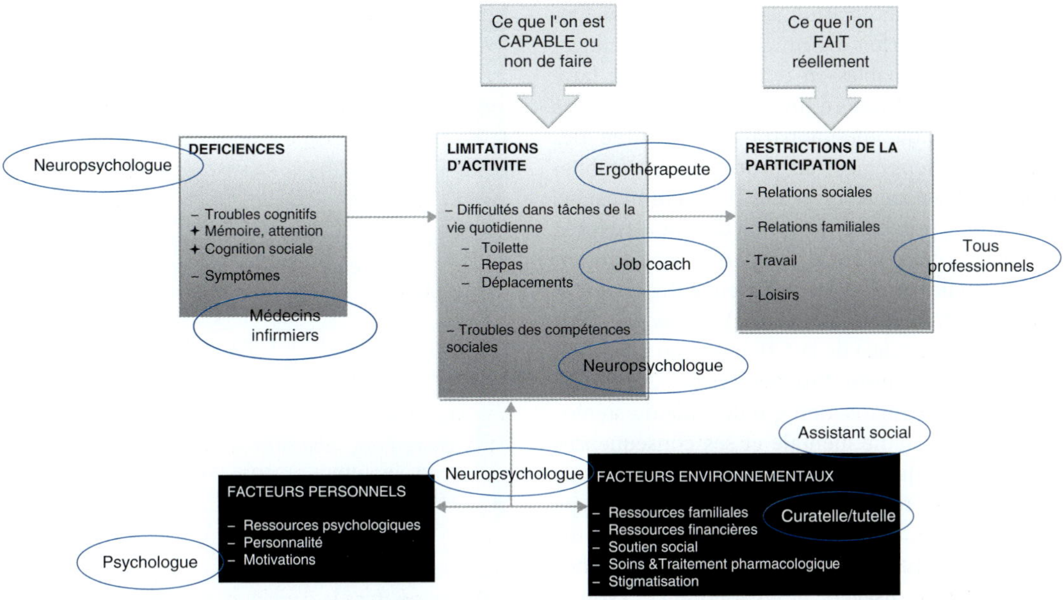

Figure 5.2 Évaluations professionnelles dans le cadre de la CIF appliqué au handicap psychique.
Source : Antoinette Prouteau et ses collaborateurs.

cette notion fait appel à des principes éthiques tels que l'auto-évaluation, l'autodétermination (choix de vie, moyens de les atteindre), la restauration de l'autonomie morale (penser par soi-même pour soi-même). Elle suppose de disposer de la capacité de penser ou d'agir, ou de se la réapproprier, mais ne fait pas de la maladie psychiatrique et des troubles dits de l'*insight* une difficulté majeure. Elle requiert plutôt des « conditions subjectives et intersubjectives – la restauration de l'espoir, la confiance de l'entourage, soignants ou proches, dans les potentialités de la personne » (Pachoud, 2012). Elle suppose donc un changement drastique de posture chez les professionnels, qui se mettent au service d'un usager et de son projet, susceptible d'évoluer. En aucun cas les professionnels ne choisissent le projet ou les cibles thérapeutiques de manière unilatérale, puisque « ni la médecine, ni la psychologie n'ont de légitimité à fixer les normes d'une vie accomplie » (Pachoud, 2012). La dimension intersubjective apparaît cruciale dans le processus de rétablissement. Notamment, le respect, l'encouragement et la confiance de l'entourage (professionnel tout autant que familial) caractérisent les pratiques orientées vers le rétablissement.

Sur le plan pratique, il apparaît nécessaire de se centrer non pas seulement sur les aspects négatifs du fonctionnement de la personne (héritage du modèle médical centré sur la maladie), mais bien sur ses ressources et potentialités. Cette dimension positive peut être incluse dans chacune des évaluations pratiquées par les professionnels au quotidien, qui doivent chercher les potentialités cognitives, psychiques et environnementales. Le rétablissement place également l'auto-évaluation et la co-construction/co-production au cœur de la démarche de définition des soins et des accompagnements. Les objectifs de l'accompagnement doivent donc être définis par l'usager lui-même, et les interventions professionnelles co-construites en concertation avec l'usager, et sa famille s'il le souhaite. Les professionnels se mettent ainsi explicitement à son service en proposant l'arsenal évaluatif et thérapeutique dont ils disposent à des moments choisis.

Dans cette même perspective, la littérature internationale récente offre des résultats intéressants sur les déterminants du rétablissement, qui permettent d'orienter les pratiques vers des dimensions de travail telles que l'espoir, la stigmatisation internalisée, la motivation, la métacognition. Ces dimensions, parfois nommées « facteurs subjectifs », sont évaluables en détail et peuvent faire l'objet de propositions d'interventions ponctuelles au moment où elles apparaissent comme des pierres d'achoppement au processus de rétablissement (Prouteau et Yvon, 2017). Ces dimensions subjectives, proches de la notion de rétablissement ou décrites comme en faisant partie, sont d'autant plus cruciales qu'elles interagissent entre elles (*e.g.* métacognition et stigmatisation) et avec les composantes du modèle de la CIF (*e.g.* stigmatisation et troubles cognitifs, Prouteau et al., 2017). Par exemple, la stigmatisation qui découle du stéréotype de la maladie mentale et ses conséquences sur les pratiques constituent un domaine de recherche très récent en psychiatrie. Le stéréotype de la maladie mentale, parmi les plus péjoratifs, est présent tant en population générale que chez les familles, les usagers, et les soignants (Yvon et Prouteau, 2017). L'encadré 5.1 propose un résumé des connaissances actuelles sur le stéréotype de la schizophrénie.

Les principes énoncés ci-dessus et le corpus de recherches qui s'y rattache permettent d'offrir de nouvelles perspectives concrètes pour l'organisation des pratiques professionnelles. Dans ce cadre, l'évaluation et sa nécessaire évolution constituent la première étape de la définition de la démarche d'accompagnement et de l'intervention thérapeutique.

ENCADRÉ 5.1

Stigmatisation et stéréotype de la maladie mentale

La stigmatisation des personnes souffrant de schizophrénie a pour origine l'existence d'un stéréotype associé à une catégorie sociale, par exemple la schizophrénie. Le stéréotype est constitué de croyances sur cette catégorie sociale, il génère des attentes en direction des personnes stigmatisées, et des comportements, comme la distance sociale et la discrimination. Ce stéréotype est accepté par la population générale (stigma public) et/ou intégré par les personnes stigmatisées (*self-stigma*).

Le stéréotype de la maladie mentale est clairement péjoratif et ne s'améliore pas avec le temps, même avec une meilleure connaissance des bases biologiques des pathologies (Angermeyer et Dietrich, 2006). Il contient des dimensions telles que : la dangerosité, la responsabilité (*i.e.* de la personne dans la survenue et le maintien de sa maladie), le faible pronostic, et enfin l'imprévisibilité et l'incompétence dans les rôles sociaux. Le stéréotype est présent en population générale, mais aussi de manière significative chez les familles et les professionnels de la santé mentale. Le stéréotype varie selon la maladie mentale : la schizophrénie – ou plus généralement la psychose – est fortement associée à la dangerosité, à l'imprévisibilité, au faible pronostic et au désir de distance sociale, alors que les troubles de l'humeur sont plus associés à la responsabilité.

Une proposition d'évaluation intégrée pour intervenir de manière adaptée

La question de « qui évalue quoi » se trouve souvent posée en pratique, tant certaines évaluations peuvent apparaître redondantes (*voir* figure 5.2) et leurs objectifs difficiles à concilier avec les principes récents décrits plus hauts. Nous ferons ici une proposition de démarche d'évaluation intégrée, qui part de la participation sociale, inclut l'usager et éventuellement sa famille, et permet de décider de manière co-construite des évaluations professionnelles subséquentes et des propositions d'interventions ciblées. En effet, si l'on veut prendre en compte la participation sociale et le rétablissement, les outils actuels s'avèrent le plus souvent insuffisants ou partiels, pour des raisons méthodologiques et théoriques (pour une description détaillée, *voir* Prouteau et al., 2014), et peu utiles à définir des priorités sur le plan des interventions professionnelles.

La grille de mesure de l'activité et de la participation (GMAP, Prouteau et al., 2012 ; Koleck et al., 2014) est un outil d'évaluation permettant de décrire, en référence à la CIF, les restrictions de participation rencontrées dans le handicap d'origine psychique ou cognitive. L'originalité de la GMAP réside essentiellement en deux points : elle prend en compte directement le point de vue du sujet concerné et elle inclut les facteurs environnementaux.

Dans sa forme définitive, la GMAP comporte vingt-quatre items regroupés en six catégories correspondant aux chapitres de la CIF (soins personnels, vie domestique, relations sociales, productivité économique et sociale, loisirs, vie communautaire et civique). La cotation est effectuée sur la base d'un entretien semi-structuré, destiné à recueillir le point de vue du sujet concerné sur les limitations d'activités (LA), sur les restrictions de la participation (RP) et la gêne qu'elles occasionnent, et enfin sur les facteurs environnementaux (FE : soutien social, attitudes, systèmes et politiques). Les cotations des LA et des RP se font par le professionnel, en concertation avec l'usager, selon trois niveaux de sévérité. La cotation de la gêne occasionnée par la RP (i.e. son importance relative dans le contexte spécifique de l'usager au quotidien), ainsi que celle des FE est entièrement faite par l'usager, selon des échelles de type likert. L'intérêt principal de la cotation de la *gêne* dans la démarche d'évaluation GMAP est sa contribution originale à faire émerger des objectifs personnels. Ces objectifs sont émis par le sujet et serviront de base à la co-construction des axes de travail. La figure 5.3 exemplifie la démarche d'entretien sur un item de la GMAP.

Les premiers résultats de l'étude GMAP sont encourageants (Koleck et al., 2014). Notamment, l'entretien semi-dirigé avec le sujet en situation de handicap permet de poser des questions originales, ainsi que d'investiguer des thèmes importants et souvent négligés, comme le détail des relations interpersonnelles, la sexualité ou le vote. Cette étude a également fait battre en retraite deux idées reçues à propos de l'évaluation du handicap d'origine psychique. La première idée reçue est que dans l'optique de décrire des situations de handicap psychique, l'on peut se contenter d'une évaluation rapide. En effet, si l'on veut prendre en considération les différents domaines dans lesquels le handicap peut s'exprimer et les facteurs environnementaux qui s'y rattachent, alors une investigation longue est absolument nécessaire. La deuxième idée reçue est que l'inclusion du point de vue des personnes concernées, non professionnelles, est difficile. Les études françaises récentes montrent au contraire que le sujet, ou les familles, fournissent des données importantes qui éclairent de manière détaillée les situations de handicap psychique au quotidien. Les évaluations dites *subjectives* ne constituent donc pas un écueil insurmontable. Elles apportent des informations cruciales, qui ne pourraient être recueillies auprès d'un autre informant, en particulier professionnel.

G-MAP : Formulaire d'entretien – V19 février 2014

A / SOINS PERSONNELS

Item 1 : Alimentation

S'alimenter est un acte de la vie de tous les jours qui nécessite des capacités fonctionnelles mais qui répond aussi à des règles d'hygiène et de savoir vivre. Êtes-vous d'accord avec cette proposition ?

1- Activité

Est-ce que vous pourriez faire un repas (par ex. si je restais avec vous) ? **Savez-vous faire la cuisine** ?

0 : saurait préparer un repas et s'alimenter seul

1 : saurait partiellement le faire seul OU ne saurait pas varier son alimentation OU ne saurait préparer que des plats très basiques, non équilibrés

2 : ne saurait pas le faire seul

2- Participation

Qui cuisine à la maison ? Avez-vous des difficultés pour vous nourrir ? Vous arrive-t-il de préparer vos repas, ou de cuisiner pour d'autres (amis, famille) ? Faites vous des plats équilibrés, diversifiés (donner des exemples) ?

0 : prépare, s'alimente seul et se nourrit de façon équilibrée

1 : se fait livrer, se fait porter des repas et s'alimente seul OU prépare seul mais doit être aidé pour manger OU ne mange pas équilibré, varié

2 : ne fait rien OU un tiers prépare les repas (ex: conjoint, parent, auxiliaire de vie,...)

Gêne : __

Figure 5.3 **Un exemple de la démarche d'entretien avec la GMAP.**

Source : Antoinette Prouteau et ses collaborateurs.

Le caractère d'outil de première intention dans la définition d'une démarche d'accompagnement constitue l'intérêt principal de la GMAP. La GMAP est ainsi présentée à l'usager comme une prise de contact sous forme de discussion, qui permettra de mieux le connaître, d'identifier de manière détaillée ses habitudes de vie et ses aspirations, et de respecter son point de vue en tant que personne et non en tant que malade. Pour chaque dimension abordée, des exemples sont donnés par l'usager qui expose son point de vue en détail et aborde la question de savoir si cette dimension peut constituer une priorité dans sa démarche de rétablissement et de participation sociale. Cet entretien, long, permet aux professionnels de bien comprendre comment l'usager fonctionne de manière individuelle, quel est son environnement, quelles sont ses aspirations – à court terme ou à moyen terme – et la manière dont il envisagerait un accompagnement. La présence de deux professionnels, de corps de métier différents et plus particulièrement impliqués dans le suivi de l'usager, est souhaitable car elle permet d'entendre les propos différemment. À la fin de l'entretien, qui peut être scindé en plusieurs séances, une synthèse est réalisée par le professionnel qui expose ce qu'il a compris de ce que l'usager a livré et demande d'éventuelles corrections. Cette synthèse peut être faite en présence de la famille selon le souhait de l'usager. À cette occasion, différentes cibles prioritaires potentielles sont envisagées, qui font l'objet d'une discussion entre l'usager et les professionnels. En fonction de ce qui aura été décidé (l'usager est le principal décideur), différentes interventions sont proposées, avec leurs intérêts pour l'objectif choisi.

Nous exposons ci-dessous un exemple particulièrement représentatif de l'intérêt de la GMAP comme outil de définition de l'intervention.

Vignette clinique : Pierre

Pierre aura bientôt 18 ans. Il est amené en consultation psychiatrique par sa mère, qui se dit inquiète quant à l'absence de projet de son fils, ses angoisses qui ne diminuent pas, son repli social, la distance qu'il opère avec sa propre famille (sa mère, ses frères et sœurs) et sa consommation régulière d'alcool. Pierre ne suit pas de traitement pharmacologique spécifique. Le psychiatre s'interroge sur ce qui peut être proposé à Pierre, qui semble réticent à un quelconque suivi par les professionnels du service. Pierre a en effet été suivi pendant de nombreuses années, d'abord en pédopsychiatrie puis en libéral par un psychologue. Le psychiatre adresse donc une demande à un des professionnels de l'équipe chargée du suivi des usagers en ambulatoire. C'est un ergothérapeute qui reçoit la demande d'orientation. Il propose à Pierre un rendez-vous pour lui proposer GMAP, en lui explicitant bien les objectifs de cet entretien qui nécessitera plusieurs séances : il s'agit de bien identifier sa demande et de ne pas construire sans lui un suivi professionnel ciblé sur une éventuelle maladie psychiatrique (dont l'ergothérapeute n'a d'ailleurs pas connaissance). Il s'agit avant tout de se mettre, en tant que professionnel, à sa disposition pour proposer une intervention adaptée à ses souhaits, et seulement s'il estime en avoir besoin. Enfin, il indique que l'entretien se déroulera en présence d'une collègue neuropsychologue, avec laquelle il travaille en binôme pour ces demandes.

Au premier rendez-vous, la démarche GMAP est exposée : ses objectifs, sa forme et la confidentialité des données, la nécessité de programmer plusieurs rendez-vous et de construire une confiance mutuelle puisque les questions vont concerner tous les domaines de sa vie. Au total, cinq rendez-vous d'une heure et demie seront programmés pour compléter la GMAP et effectuer la restitution.

D'abord réticent à s'exposer à nouveau à des professionnels par lesquels il se sent stigmatisé et dont il doute de la capacité à lui proposer une aide adaptée, Pierre s'ouvre petit à petit et livre des réponses franches et détaillées sur chacun des domaines interrogés. Il n'hésite pas à critiquer l'institution psychiatrique et la vision stigmatisante des soignants sur son cas – et celui de son père qui souffre de trouble bipolaire. Ce point nécessite pour nous, professionnels, d'être au moins en partie conscients de nos limites et de notre participation aux préjugés sur la maladie mentale. Nous lui rappelons à plusieurs reprises quels sont nos objectifs, et que ce n'est pas une éventuelle maladie qui nous intéresse (nous ne disposons pas d'information sur ce point à ce stade), mais bien son fonctionnement individuel –

avec ses forces et difficultés, ce à quoi il aspire pour l'avenir, et ce, en dehors de la demande individuelle de sa mère.

Au moment de la restitution, nous résumons l'évaluation GMAP et demandons à Pierre de nous corriger et de compléter. Il en ressort que ce n'est pas la quasi-absence de relations sociales – familiales, amicales et même sexuelles – qui gêne Pierre – celles-ci sont certes rares, mais satisfaisantes pour lui, quoique trop envahissantes à son goût – mais bien son autonomie. Sa priorité est de pouvoir vivre seul, pas forcément loin de sa mère et de ses frères et sœurs, mais en appartement individuel, en subvenant de manière la plus autonome possible à ses besoins, tout en pouvant définir son mode de vie par lui-même. En effet, Pierre a une activité intellectuelle intense, il aime étudier la philosophie par lui-même à partir d'internet et d'ouvrages choisis. Un objectif pour plus tard serait de reprendre des études, et peut-être d'écrire. L'entretien est clos sur la proposition de réfléchir entre nous à des propositions d'accompagnement adaptées, et de fixer un nouveau rendez-vous pour en parler avec lui, pour qu'il puisse choisir et définir avec nous la forme qui lui conviendrait. Nous lui proposons également de venir avec sa mère au prochain rendez-vous, afin qu'un résumé des entretiens puisse lui être restitué également, sous la forme qui conviendra à Pierre.

Le rendez-vous suivant se déroule donc en présence de Pierre et de sa mère. Après un bref résumé de l'évaluation, nous faisons la proposition d'accompagner Pierre dans son objectif principal, à savoir le logement autonome, en faisant intervenir pour cela l'ergothérapeute (pour l'évaluation et l'accompagnement de l'autonomie en vie quotidienne, les démarches de recherche d'appartement) et l'assistante sociale (pour les aspects financiers). Nous recueillons les inquiétudes de la mère de Pierre concernant l'exacerbation des angoisses si ce dernier est seul, et l'éventuelle consommation d'alcool qui peut en découler. Concernant ces points, nous proposons à Pierre, en parallèle, de voir régulièrement le psychiatre qui verra notamment avec lui si un traitement pharmacologique peut être utile. Nous proposons également à Pierre de penser à un bilan neuropsychologique s'il désire obtenir des informations sur les forces et éventuelles faiblesses de son fonctionnement cognitif, en vue de ses études. En cas de question ou de difficulté, un des professionnels pourra être contacté soit par Pierre, soit par sa mère. Il est convenu ensemble que Pierre sera toujours informé des contacts de sa mère avec nous, ce sur quoi ils sont d'accord. La communication avec Pierre sera facilitée par l'utilisation du courrier électronique, qui lui permet de s'exprimer plus aisément que par téléphone. Enfin, nous précisons qu'à l'issue de cette première étape centrée sur l'appartement autonome, un point sera fait avec les mêmes professionnels pour recueillir le point de vue de Pierre sur les aides proposées, sa satisfaction quant à ces dernières et les nouveaux objectifs qui pourraient émerger dans le temps.

Les difficultés rencontrées par les professionnels dans l'application de cette démarche ont essentiellement trait au changement de posture qu'elle entraîne, et à l'authenticité de ce changement. Il s'agit ici de ne pas décider pour lui de ce qui est problématique, mais de faire confiance à ses propos. Le changement qui s'opère est celui de la transformation de relations asymétriques, dans lesquelles le professionnel *sait* et le patient *écoute*, en des relations symétriques entre les différents acteurs, conçus comme complémentaires. Chez Pierre en l'occurrence, les relations sociales sont rares, peu satisfaisantes, et il pourrait apparaître comme un classique manque d'*insight* de ne pas les considérer comme une priorité de soin. De même, un logement autonome pourrait exposer Pierre à des angoisses supplémentaires et à une consommation accrue d'alcool. Pourtant, partir du principe que l'appartement autonome est la première priorité correspond à la démarche orientée vers le rétablissement, puisque c'est Pierre qui décide de la valeur de ses difficultés et aspirations. Il correspond aussi à une démarche centrée sur la participation sociale évaluée subjectivement et de manière détaillée : les deux principaux domaines de restriction à la participation sociale évalués à la GMAP sont les relations sociales et la vie domestique (l'autonomie), mais seule la dernière est jugée gênante. Les principaux obstacles environnementaux qui sont cités sont les aspects financiers et le soutien social (sa qualité).

Un autre intérêt de la démarche GMAP est la co-construction des propositions d'accompagnement, sous forme de discussion entre les aspirations de l'usager, les ressources personnelles et environnementales, et les connaissances pratiques des professionnels. Cette co-construction sert de base au développement d'une solide alliance thérapeutique, basée sur la confiance et le respect mutuels, qui sont des conditions centrales du processus de rétablissement (Hasson-Ohayon et al., 2017).

La suite du suivi témoigne de l'efficacité de GMAP comme outil de première intention dans la co-construction d'une démarche de soin et d'accompagnement. Pierre nous sollicitera un mois après la fin de passation GMAP afin de remplir un dossier MDPH avec une demande d'AAH, RQTH, SAMSAH, ESAT/ESAT Messidor. Ce contact se fera directement, ce qui est un changement pour lui, tout en expliquant comment sa mère était favorable à cette demande dès le lendemain du dernier entretien. Il décrira ce temps comme utile et nécessaire pour lui, pour «que cette démarche soit la mienne, pas celle de ma mère, ni des soignants».

Sa mère nous contactera deux ou trois fois en trois mois, à chaque fois à cause de son inquiétude quant à une augmentation épisodique de la consommation d'alcool de Pierre. Chaque fois, Pierre a été informé par e-mail de ces contacts, ce à quoi il répondra toujours par un e-mail, plutôt positif, tout en expliquant que c'était vrai et qu'il allait pouvoir en discuter avec elle. Il pourra aussi très bien décrire comment l'inquiétude de sa mère la fait fonctionner, et comment lui-même doit modifier son comportement pour la rassurer.

Il est en attente d'une expérimentation en logement autonome, qu'il devrait réaliser d'ici peu de temps. Il a de son côté commencé à engager de manière autonome des recherches de logement, tout en étant conscient qu'il est limité par les aspects financiers, mais cela lui donne une première perspective. Un prochain rendez-vous familial est programmé pour faire le point sur l'avancée des projets.

Conclusion

L'évolution des représentations de la maladie mentale dans les milieux de soin et d'accompagnement engage les professionnels à modifier leurs pratiques. Ces dernières se veulent aujourd'hui davantage tournées vers la participation sociale et le rétablissement, qui placent la personne et sa pleine inclusion dans la société au centre des préoccupations. Les modèles du handicap de l'OMS et la notion de rétablissement offrent des cadres pour penser ces changements, et des concepts opérationnalisables. Récemment, des outils français tels que la GMAP ont été développés pour permettre de matérialiser ces concepts dans la pratique pluridisciplinaire. La GMAP constitue ainsi un outil de première intention, permettant de définir les stratégies d'intervention sur une base de co-construction entre la personne, sa famille et les professionnels.

Références

Angermeyer, M. C., & Dietrich, S. (2006). Public beliefs and attitudes towards people with mental illness : A review of population studies. *Acta Psychiatr Scand, 113*(3), 163–179.

Belio, C. (2012). *Handicap, cognition et représentations, Thèse doctorale de Sciences cognitives, université de Bordeaux.*

Hasson-Ohayon, I., Kravetz, S., & Lysaker, P. H. (2017). The special challenges of psychotherapy with persons with psychosis : Intersubjective metacognitive model of agreement and shared meaning. *Clinical Psychology and Psychotherapy, 24*(2), 428–440.

Koleck, M., Prouteau, A., Belio, C., Saada, Y., Merceron, K., Dayre, E., Mazaux, J. M. (2014). Un nouvel outil pour mesurer la participation et l'environnement dans le handicap psychique ou cognitif : la G-MAP. *L'Information psychiatrique, 90*(3), 197–205.

OMS. (2001). *Classification internationale du fonctionnement, du handicap et de la santé (CIF).*

Pachoud, B. (2012). Se rétablir de troubles psychiatriques : un changement de regard sur le devenir des personnes. *L'Information psychiatrique, 88*(4), 257–266.

Prouteau, A., Koleck, M., Belio, C., Saada, Y., Merceron, K., Dayre, E., Mazaux, J. M. (2012). Mesurer la participation et l'environnement dans le handicap psychique ou cognitif : validation préliminaire de la G-MAP. *ALTER, European Review of Disability Research, 6*, 279–295.

Prouteau, A., Koleck, M., Belio, C., Dayre, E., Destaillats, J. M., Merceron, K., & Mazaux, J. M. (2014). Mesurer le handicap psychique, enjeux et méthodes. *L'Information psychiatrique, 90*(3), 191–195.

Prouteau, A., Roux, S., Destaillats, J. M., & Bergua, V. (2017). Profiles of relationships between subjective and objective cognition in schizophrenia : Associations with quality of life, stigmatization and mood factors. *JCEP, 16*(1), 64–76.

Prouteau, A., & Yvon, F. (2017). Facteurs subjectifs et remédiation cognitive dans la schizophrénie. In N. Franck (Ed.), *La Remédiation cognitive.* (2e éd). Paris : Masson.

Yvon, F., & Prouteau, A. (2017). Vers une compréhension de la stigmatisation : quel est le stéréotype associé à la schizophrénie ? *Santé mentale au Québec, 42*(2).

Modèles théoriques du rétablissement

Chapitre 6

Valentino Pomini, Charles Bonsack

PLAN DU CHAPITRE

La notion de rétablissement occupe aujourd'hui une place centrale dans le champ de la réhabilitation psychosociale francophone et internationale. Il suffit pour s'en convaincre de feuilleter les nombreux ouvrages publiés récemment dans cette discipline. Ces ouvrages ne manquent en général pas de citer le rétablissement en titre, comme pour bien marquer l'adhésion à ce qui pourrait apparaître comme une tendance incontournable de la psychiatrie moderne (Arveiller et al., 2017.). Tel un concept phare, le rétablissement bénéficie d'une réputation à l'égal d'autres notions qui ont connu leur heure de gloire et sont devenues des éléments incontestés d'une bonne pratique en santé mentale, comme la remédiation cognitive, l'usage des neuroleptiques atypiques, le *case management*, les pairs-aidants, etc. Le concept de rétablissement a orienté les praticiens vers de nouvelles voies de traitement et d'accompagnement des patients, emplies de promesses positives, et marquant une vraie rupture avec les pratiques psychiatriques courantes ou traditionnelles. Le concept n'en reste pas moins contesté et fait l'objet de débats entre spécialistes, dans la mesure où il recouvre plusieurs significations assez différentes les unes des autres, et parce que sa portée va bien au-delà de controverses scientifiques.

Le concept de rétablissement trouve son origine dans l'évolution de la politique de soins et de santé mentale pour les personnes chroniquement atteintes par des troubles mentaux. On pourrait en effet caractériser l'histoire de la réhabilitation par une série de mouvements d'espoir et de désillusions qui ont conduit les acteurs (patients, soignants, chercheurs, décideurs) à rechercher de nouvelles voies pour comprendre, traiter et dépasser les troubles mentaux sévères. Les professionnels se sont heurtés aux limites de la désinstitutionnalisation psychiatrique qui permettait la transition d'une psychiatrie asilaire vers une psychiatrie sociale. Peu se demandèrent si dépeupler les hôpitaux en faveur d'une prise en charge dans la communauté était réellement la meilleure alternative possible aux conditions déshumanisantes des asiles. L'approche sociale de la psychiatrie proposa le développement de nouvelles structures dites intermédiaires, partout dans la ville, mais encore clairement identifiées comme des tentacules de l'ancien hôpital psychiatrique. Ce progrès ne fut donc pas suffisant pour réussir le pari de la réinsertion sociale et professionnelle des patients. Le concept de rétablissement vint alors porter un nouvel espoir pour les patients et les professionnels, celui de dépasser d'une manière différente les limites inhérentes aux méthodes de traitement et d'accompagnement apparus avec la psychiatrie sociale.

Le succès du rétablissement tient sans doute moins aux propositions scientifiques qu'il permet de dégager qu'aux ouvertures dans la philosophie de soins et la politique de santé mentale qu'il dessine, avec une révolution copernicienne que les autres concepts auxquels il peut se confronter ne peuvent se targuer de proposer : la prise en main par les patients eux-mêmes de leur destinée psychiatrique, que ce soit en tant que collectif politiquement actif et influent, ou en tant qu'individu retrouvant la liberté de décider de son propre sort.

Quand bien même on puisse considérer aujourd'hui qu'il existe un réel mouvement du rétablissement en psychiatrie (Davidson et al., 2009), le concept lui-même n'en demeure pas moins une notion polysémique et d'usage polyvalent qui ne peut faire l'économie de porter avec elle les traces des débats idéologiques sur les maladies mentales, leur traitement et le suivi de ceux qui en sont affectés. Construit en opposition avec certains fondements de la psychiatrie, il a forcément cristallisé des positions qui pouvaient se montrer irréconciliables. Or il n'en est probablement rien, et une pratique de la psychiatrie fondée sur les preuves, militant pour la guérison des troubles, gardant au fond l'espoir d'une véritable réhabilitation des patients psychiatries chroniques, demeure tout à fait intégrable avec les nouvelles voies dessinées par la vision du rétablissement.

Les significations multiples du concept de rétablissement

On distingue généralement dans la littérature deux définitions du rétablissement que l'on oppose volontiers l'une à l'autre : le rétablissement clinique ou fonctionnel, le rétablissement personnel ou psychologique. Cette opposition apparaît souvent en miroir à une seconde différenciation où on désigne le rétablissement clinique en tant qu'état (obtenu suite ou grâce à des traitements adéquats), alors que le rétablissement personnel est considéré plutôt sous l'angle d'un processus ou d'un voyage existentiel (*recovery journey*; Slade, 2009).

En tous les cas, ces conceptions variées prennent toujours le même point de départ : la maladie, vécue comme une épreuve qui, à l'instar du deuil ou de l'accident (du traumatisme), brise une trajectoire de vie normale, plus ou moins attendue, dont il s'agira pour l'individu victime de se remettre. Ces différentes définitions traduisent les conceptions de la maladie mentale adoptées par les défenseurs d'une vision médicale, ceux d'une approche réhabilitative, ou enfin ceux d'un modèle centré sur l'*empowerment* (Andresen et al., 2011). Les premiers considèrent la maladie mentale comme le résultat de perturbations neurobiologiques (au sens large du terme) dont le traitement devrait conduire au retour à un état de santé équivalent à l'état prémorbide (avec plus ou moins de séquelles). Les tenants du modèle réhabilitatif conçoivent les maladies mentales chroniques comme l'expression de troubles aujourd'hui incurables conduisant à des déficits de fonctionnement et des conséquences psychosociales fâcheuses mais pas définitives. Proposer des traitements et des méthodes de réinsertion socio-professionnelle doit servir à compenser les dégâts causés par les troubles, dans la mesure où il reste utopique d'imaginer l'éradication de la maladie. Ceux, enfin, qui estiment que seul compte l'*empowerment*, pourraient aller jusqu'à réfuter l'origine neurobiologique (y compris génétique) des maladies mentales au profit d'un modèle où les troubles apparaissent lorsque les capacités de gérer des événements stressants ou des conditions de vie difficiles sont dépassées. L'écoute, une attitude optimiste et la confiance sont autant de leviers qui permettent de restituer aux personnes leur capacité à faire face aux problèmes existentiels.

Le rétablissement clinique ou fonctionnel

Le rétablissement clinique ou fonctionnel correspond au retour à un état de santé psychosociale, laquelle a été mise à mal par les troubles psychiques et leur cortège de conséquences négatives. Le rétablissement se définit ici comme une forme de rémission ou de guérison, dont l'indicateur principal, mais pas unique, demeure la disparition des symptômes. Liberman et Kopelowicz (2002) ont énoncé il y a une quinzaine d'années déjà une liste plus détaillée d'indicateurs psychosociaux opérationnels utilisables pour définir l'état de rétablissement (*voir* Tableau 6.1). Chacun des critères énoncés dans le tableau 6.1 peut être associé à des outils de mesure permettant de délivrer des scores normatifs qui viennent compléter des observations cliniques et des appréciations subjectives formulées par les professionnels, les patients ou les proches concernés.

Trois considérations viennent soutenir la définition du rétablissement clinique telle qu'elle est envisagée par Robert Liberman et d'autres auteurs majeurs de littérature scientifique dans le domaine de la réhabilitation psychosociale (Harvey et Bellack, 2009). Premièrement la rémission symptomatique, voire la guérison, n'est pas forcément synonyme d'un retour à un fonctionnement psychosocial satisfaisant ou d'un bien-être psychologique et social avéré. Le rétablissement doit donc se définir aussi en dehors des frontières de la psychopathologie et de la rémission/guérison des troubles. La

Tableau 6.1 Indicateurs du rétablissement clinique ou fonctionnel.

Dimensions du rétablissement	Indicateurs opérationnels
1. Symptomatologie	Rémission symptomatique se traduisant par des scores de 4 pts ou moins pour chacun des symptômes de la Brief Psychiatric Rating Scale (BPRS) pendant deux ans au moins
2. Emploi ou formation	Pendant deux années consécutives, emploi au moins à mi-temps en milieu économique compétitif ou suivi d'une formation à mi-temps au moins au sein d'une école ou d'un cursus
3. Indépendance et autonomie dans la vie quotidienne	Absence de contrôle, d'organisation ou de supervision des activités domestiques, administratives, de loisir ou de traitement médical ; vie autonome dans un logement personnel ou partagé
4. Activités sociales	Participation *a minima* hebdomadaire à des rencontres (y compris conversations téléphoniques), des manifestations sociales, repas ou autres loisirs impliquant des personnes en dehors du cercle familial
5. Contacts avec la famille	Relations avec les membres de sa famille jugées cordiales et appropriées, en fonction des conditions socio-économiques, culturelles et de la distance géographique (téléphones, visites occasionnelles, correspondance, etc.)
6. Loisirs et activités récréatives	Capacité à initier des activités récréatives dans des milieux normaux (non protégés ou réservés à des personnes souffrant de troubles mentaux) sans un soutien ou des rappels continus par les professionnels ou les proches
7. Résilience	Capacité à résoudre des problèmes ou de situations stressantes de la vie quotidienne*
8. Satisfaction	Satisfaction personnelle subjective dans sa vie*
9. Estime de soi et identité	Estime de soi positive, attentes d'efficacité personnelle adéquates par rapport aux compétences réelles ; sentiment d'identité personnelle claire*
10 Activités citoyennes et civiques	Citoyenneté usuelle se traduisant par une participation au moins égale à la population générale aux activités politiques (votations, élections), de voisinage, de défense des intérêts et droits personnels ou sociaux, ou relevant d'autres domaines de la vie civique

* Liberman et collaborateurs n'ont pas proposé d'instruments de mesure ni de définition opérationnelle clairs. Il n'en reste pas moins possible d'envisager l'utilisation normée d'outils mesurant les capacités de *coping* ou de gestion du stress, la satisfaction personnelle, l'estime de soi et le sens de l'identité personnelle.

définition du rétablissement doit marquer le dépassement d'une vision purement médicale.

En deuxième lieu, le parcours des personnes souffrant de troubles mentaux chroniques est souvent caractérisé par une forte dépendance aux services de santé ou à des systèmes de prise en charge grâce auxquels la satisfaction de certains besoins (lieu de vie, finances, occupation) est couverte. Cette dépendance n'est pas le signe d'une autonomie de la personne. Une telle autonomie se traduit par le fait que l'individu est en mesure de combler ses besoins personnels sans recourir à des professionnels qui l'encadrent. Au contraire, le rétablissement est atteint lorsque la personne présente un fonctionnement autonome à l'égal des autres individus adultes vivant dans nos sociétés.

Dans le même ordre d'idées, enfin, le rétablissement signe la possibilité de vivre une vie riche pleine, quand bien même l'on reste vulnérable face à certaines maladies et que l'on soit obligé de suivre un traitement indéfiniment. Le rétablissement signe une forme d'épanouissement et de bonheur. Ce bonheur doit être défini par de marqueurs objectifs, comme la santé physique et mentale, l'accès à une vie autonome et indépendante où travail et loisirs occupent une place de choix, une vie sociale et familiale plutôt apaisée, etc. On ne s'étonnera pas des éventuelles critiques que cette conception pourrait soulever auprès de certaines populations, car elle est culturellement déterminée et sans doute propre à une philosophie de vie plutôt occidentale, capitaliste et individualiste.

Le rétablissement personnel (psychologique)

Quoi qu'il en soit, c'est d'abord par le témoignage des patients psychiatriques eux-mêmes que cette vision clinique du rétablissement a pu être questionnée. En effet la lecture attentive des témoignages de rétablissement et l'analyse qualitative d'entretiens approfondis avec des personnes ayant traversé les épreuves de la maladie mentale sévère comme la schizophrénie ou le trouble bipolaire, a permis d'introduire des notions importantes et alternatives à celles explicitées par les modèles médicaux, réhabilitatifs ou centrés sur l'*empowerment* : on y parlait de survie, de transformation, d'aspiration, d'intégrité, d'amour, de rêve, de contribution, de révolte, de changement d'attitude, etc. (Deegan, 1988 ; Jacobson, 2001). Les définitions du rétablissement personnel proviennent ainsi pour l'essentiel de l'analyse des récits de vie de patients, récits considérés comme de précieuses sources d'information et de connaissance.

Un certain nombre de dimensions nouvelles sont venues par ce biais compléter les indicateurs cliniques et psychosociaux relevés précédemment. Mais en premier lieu, il convient de signaler que la définition du rétablissement personnel demeure difficilement comparable avec celle du rétablissement clinique par le fait déjà qu'il n'est plus tant question d'opérationnaliser de façon univoque un état que de comprendre un processus, unique, individuel, non linéaire, qui ne se laisse guère enfermer dans une perspective normative objectivante (Provencher, 2002). Il est donc difficile de repérer dans la littérature scientifique une définition synthétique et concise, voire opérationnelle, du rétablissement psychologique. Andresen et al., (2003) en ont cependant proposé une qui est souvent adoptée et citée dans la littérature. Elle considère le rétablissement comme la construction, fondée sur l'espoir et l'autodétermination, d'une vie pleine et significative et d'une identité positive. Au cours du processus de rétablissement la personne relève plusieurs défis : (a) celui de dépasser les handicaps associés à ses troubles ; (b) celui de restaurer l'acceptation de soi et de retrouver une intégrité personnelle à laquelle tenir ; (c) celui de s'attacher à un nouveau projet de vie qui a autant de valeur que celui dont il a fallu faire le deuil. Ce processus va se traduire par une aspiration à vivre, travailler, aimer au sein d'une communauté où la personne aura retrouvé une place qui lui convient, et où elle aura aussi le sentiment d'y apporter une contribution significative.

Cinq composantes majeures sont associées à cette définition de l'état du rétablissement : (1) l'espoir, (2) l'identité, (3) le sens de la vie, (4) l'*empowerment*, (5) la connexion avec les autres (Slade et al., 2012). L'espoir est un moteur central pour l'engagement dans les activités qui vont aider au rétablissement. Il est un facteur clé initial sans lequel il apparaît difficile de travailler au rétablissement. L'identité correspond à la définition de soi que la personne peut donner d'elle-même. Une des conséquences problématiques des troubles mentaux chroniques et des suivis psychiatriques est souvent de réduire l'identité au diagnostic (Deegan, 1988). Restaurer une identité plus complexe où les aspects positifs de la personne occupent une place centrale apparaît dès lors comme une tâche incontournable. Le sens de la vie fait référence à la fois à la signification qu'un patient attribue à sa maladie mentale (fatalité, échec, faute, hasard, etc.) et à la fois, plus globalement, à son existence ainsi qu'aux perspectives qui s'ouvrent ou qui se ferment du fait de la maladie. La maladie peut ainsi être vue comme un accident malheureux qui vient briser un avenir prometteur, comme la conséquence presque normale d'une existence déjà problématique dans l'enfance et marquée par divers drames ou par exemple comme une punition que la personne doit assumer. La notion d'*empowerment* peut recouvrir diverses significations. Elle se réfère surtout aux capacités d'un individu à avoir un pouvoir d'action, une influence sur son environnement, son entourage, la société, etc. Mais elle est aussi intimement reliée au fait que cette influence doit inciter la personne à prendre la responsabilité de son existence, laquelle passe en premier lieu par la responsabilité de son traitement. Enfin la connexion rappelle que l'individu est sans doute un être fondamentalement social : sans un entourage soutenant et présent, en qui on peut avoir confiance, sans des relations interpersonnelles enrichissantes, sans amour, le rétablissement est plus compliqué.

Ces cinq composantes apparaissent à la fois comme autant de facteurs sur lesquels on peut agir pour favoriser le processus de rétablissement (par exemple : promouvoir l'espoir, redonner du pouvoir d'action et de l'influence, stimuler des relations positives avec son entourage, etc.) que des indicateurs du niveau de rétablissement atteint par la personne. Une personne totalement rétablie se présentera ainsi comme quelqu'un : (a) qui a foi en l'avenir (espoir), (b) qui n'enferme pas son identité dans un diagnostic psychiatrique mais inclut, parmi d'autres éléments clés, sa vulnérabilité personnelle dans la définition qu'elle peut donner d'elle-même (identité), (c) qui donne du sens à sa vie, sait ce qu'elle veut en faire (signification existentielle), (d) prend la responsabilité de sa vie, est actrice de son traitement (plutôt que consommatrice ou victime), a de l'influence sur son environnement (*empowerment*), (e) s'inscrit dans une vie sociale où les échanges interpersonnels sont des expériences en général positives et adaptées à ses besoins et à ses capacités de gestion des conflits (connexion).

Vers une définition intégrative du rétablissement

Douglas Noordsy est peut-être un des premiers à avoir essayé avec quelques collaborateurs de formuler une définition opérationnelle du rétablissement psychologique (Noordsy et al., 2002) qui dépasse les limites inscrites dans la vision traditionnelle du rétablissement clinique. Il structure cette notion autour de trois composantes ou dimensions essentielles : (a) l'espoir, (b) la prise de responsabilité dans la gestion de la maladie et la poursuite du bien-être, (c) l'épanouissement personnel (traduction de l'expression *getting on with life*, qui peut se comprendre comme « vivre pleinement sa vie »).

Resnik et collaborateurs (2005), sur la base d'une analyse factorielle confirmatoire utilisant les données recueillies auprès d'un échantillon de mille soixante-seize patients inclus dans le projet PORT (Patients Outcome Research Team client survey) avec des instruments psychométriques variés et non spécifiquement orientés sur le rétablissement clinique ou psychologique, suggèrent une définition du rétablissement axée également sur trois dimensions : (a) l'espoir et l'optimisme (notamment par rapport à la restauration d'une bonne santé mentale ; (b) la satisfaction existentielle (sentiment de satisfaction vis-à-vis de sa famille, de son réseau social, de ses conditions de logement, de la communauté dans laquelle la personne vit, de la sécurité) ; (c) l'*empowerment* (sentiment de pouvoir agir ou d'être acteur, d'autonomie, d'influence sur les soins reçus ou le suivi psychosocial, de connaissance des troubles mentaux et des services socio-sanitaires pouvant apporter de l'aide).

Whitley et Drake (2010) ont également formulé une définition intégrative et opérationnalisable du rétablissement qui transcende les oppositions entre modèles. Selon eux, l'état de complet rétablissement pourrait être envisagé comme l'atteinte d'un niveau de satisfaction personnelle et de santé dans les différentes dimensions du fonctionnement de la personne (*voir* Tableau 6.2).

Cette définition du rétablissement, pourrait grosso modo correspondre à une définition plus générale et dynamique de la santé, telle qu'elle est envisagée par l'OMS depuis la fin des années 1980 déjà et explicitée au début des années 2000 pour la santé mentale. Elle présente l'avantage de ne pas être ciblée sur les personnes malades et de ne pas décrire la santé comme un état pratiquement inatteignable ou impossible à maintenir dans le temps. Au contraire, la santé est le reflet d'une dynamique faite d'équilibres et de ruptures qui montre que l'individu est capable, lorsque certaines fonctions deviennent déficientes, de restaurer un état physique et psychique satisfaisant ou de tendre vers un nouvel équilibre favorable pour lui.

Tableau 6.2 Dimensions envisagées pour une définition intégrée du rétablissement.

Dimensions du rétablissement	Indicateurs opérationnels (exemple)
1. Clinique	– Sévérité de la symptomatologie – Nombre d'hospitalisations psychiatriques ou durée de séjours, fréquence des interventions thérapeutiques en consultation ambulatoire
2. Existentielle	– Niveau d'espoir vis-à-vis du futur – Bien-être émotionnel, spirituel – Sentiment d'efficacité personnelle, d'autonomie – Sentiment *d'empowerment*
3. Fonctionnelle	– Accès et maintien d'un emploi dans l'économie compétitive; suivi d'une formation – Accès au logement indépendant satisfaisant
4. Physique	– Santé physique – Régulation du poids – Absence de consommations problématiques de substances ou d'aliments
5. Sociale	– Réseau et support sociaux – Diversité et fréquence des activités sociales – Intégration dans la communauté, sentiment d'appartenance à une communauté – Citoyenneté

Le rétablissement en tant que processus

Il y a deux manières d'envisager le rétablissement en tant que processus. En premier lieu, on peut s'intéresser à la trajectoire du rétablissement, en s'interrogeant notamment sur l'existence d'éventuelles étapes à franchir pour parvenir à une vie riche et pleine. On peut ensuite envisager les facteurs qui promeuvent ou à l'inverse entravent l'évolution de l'individu vers le rétablissement.

Les étapes franchies pour atteindre le rétablissement

La trajectoire du rétablissement a surtout été établie à partir des récits de vie. Il existe plusieurs modèles qui ont cherché à caractériser cette trajectoire. Dans un effort de synthèse, Retta Andresen propose un modèle en cinq étapes (Andresen et al., 2003) qui est aujourd'hui largement repris, et ce d'autant plus qu'il a fait l'objet d'un outil d'évaluation psychométrique (STORI) destiné à identifier en une dizaine de minutes l'étape dans laquelle se situe une patient (Andresen et al., 2006; pour la version française, *voir* le site https://socialsciences.uow.edu.au/iimh/stori/index.html). Cet outil a fait l'objet d'études de validation psychométrique qui ont produit des résultats satisfaisants, mais indiqué aussi qu'un modèle à trois étapes était peut-être empiriquement mieux ancré que le modèle initial à cinq étapes (Andresen et al., 2006).

Le nombre exact ou définitif d'étapes dans l'évolution vers le rétablissement a sans doute moins d'importance que la valeur heuristique et clinique de cette vision des choses. On aura reconnu les similarités des modèles du rétablissement avec ceux de la trajectoire du deuil ou de l'approche transthéorique du changement volontaire, largement adoptée aujourd'hui dans le domaine des addictions et utilisée avec succès dans le cadre de l'entretien motivationnel (Miller et Rollnick, 2013). L'apport de tels modèles consiste d'abord à orienter les propositions d'accompagnement et de thérapie de sorte qu'elles soient adaptées à ce que peut entendre et accepter une personne en fonction de l'étape de rétablissement (de deuil ou de motivation) dans laquelle elle se trouve.

ENCADRÉ 6.1

Les cinq étapes du rétablissement selon le modèle d'Andresen

Moratoire. Les attitudes de la personne traduisent une certaine confusion, un sentiment d'impuissance face à ce qui lui arrive et une perte d'espoir vis-à-vis du futur. Être malade, c'est être fou, fichu, sans avenir, victime du destin et complètement dépendant de la psychiatrie qui peut avoir la mainmise sur soi. En refusant cette option, l'individu peut se réfugier à l'inverse dans le déni, le retrait et l'évitement de tout ce qui peut rappeler de près ou de loin ses difficultés psychiques.

Conscience. L'individu présente les premiers signes d'un certain espoir qu'il peut aspirer à une vie meilleure. Il prend conscience que son identité n'a pas à être confondue avec le diagnostic psychiatrique, qu'il ne se réduit pas à la maladie. Tout n'est donc pas perdu, et surtout, l'amélioration peut venir du fait que la personne pense qu'elle peut prendre en main certaines choses pour modifier sa destinée.

Préparation. La prise de conscience qu'une autre vie est différente doit être suivie par la construction d'un projet qui pourra conduire vers une vie meilleure. Ce projet doit tenir des forces et faiblesses de la personne qui se met à réfléchir de façon plus constructive à ses valeurs, ses ressources, les pièges qu'elle peut rencontrer. Concrètement, la confiance renaît également par une meilleure compréhension des troubles, une connaissance des services d'aide à disposition qu'elle pourra solliciter durant son parcours, et l'amorce de thérapies qui visent l'apprentissage de techniques de *coping*, de résolution de problèmes, de régulation émotionnelle, etc.

Reconstruction. C'est la phase de travail. L'individu, grâce au suivi et aux thérapies, prend progressivement à son compte la responsabilité qui lui incombe dans la gestion de sa maladie et plus globalement le contrôle sur sa vie. Le suivi psychosocial, l'engagement dans les thérapies, les efforts de réinsertion professionnelle concourent ici à fonder en somme l'*homme nouveau* qui aura intégré dans son identité sa propre vulnérabilité tout en cultivant les autres aspects positifs qui le définissent également.

Croissance. Ce stade est décrit comme le stade de la résilience, c'est-à-dire la capacité à faire face aux nouvelles épreuves de la vie. La personne peut encore souffrir de symptômes psychiatriques, mais ceux-ci ne représentent plus des obstacles insurmontables qui bloquent l'accès au bonheur. L'individu sait comment gérer la maladie, éviter les rechutes. Il adopte une attitude positive, en ayant confiance en ses capacités, et peut donc envisager un futur sinon réjouissant du moins positif et sans trop d'inquiétudes. La nouvelle identité s'est installée : la maladie, dépassée ou non, a fait de l'individu une meilleure personne.

Les processus déployés pour réaliser le rétablissement

On ne connaît probablement pas tout à fait les processus psychosociaux à l'œuvre dans le rétablissement. Néanmoins, un rétablissement réussi est le résultat d'une conjonction favorable voire synergique de facteurs internes et externes qui ont concouru à un changement positif. Jacobson (2001) envisage ainsi que l'espoir, l'*empowerment*, le regain de contrôle, la redéfinition de son identité ainsi que la reconnexion sociale agissent comme autant de facteurs internes s'y ajoutent – en tant que facteurs externes – les effets positifs d'une culture orientée vers la santé, de la défense de l'égalité, de l'équité et des droits humains (déstigmatisation), ou encore de la disponibilité et de l'accessibilité de services de santé orientés vers le rétablissement. On pourrait en somme dire que les conditions favorables au rétablissement correspondent à tout ce qui peut être fait ou vécu qui vient de nourrir les composantes cliniques, fonctionnelles et psychologiques qui alimentent son processus.

En contraste, tout ce qui entrave cette trajectoire devient un obstacle au rétablissement. Ces obstacles peuvent être internes (symptomatologie, traits de personnalité, style de *coping*, valeurs, etc.) mais aussi externes (finances, environnement familial, rigidité des structures de soin, de formation ou d'emploi, conjoncture économique, lois, etc.). C'est probablement en mettant bien en évidence ces obstacles externes au rétablissement que ce concept devient organisateur des soins. Comprendre les obstacles, c'est ouvrir auprès des acteurs sanitaires et sociaux les pistes de réflexion nécessaires pour envisager de nouvelles pratiques plus en accord avec la démarche du rétablissement.

Conclusion

La valeur heuristique et politique du concept de rétablissement pour la pratique de la psychiatrie et de la réhabilitation psychosociale n'est plus à prouver aujourd'hui. On peut donc considérer que les premiers défenseurs du rétablissement sont parvenus à enclencher une réflexion critique sur les limites des modèles biomédicaux des troubles mentaux et à proposer surtout une alternative crédible, ce que le mouvement antipsychiatrique n'a pas réussi à faire. Si les oppositions entre rétablissement clinique et psychologique, entre rétablissement de la maladie et rétablissement dans la maladie, continuent à simplifier le discours à son sujet, le développement de modèles intégrés, qui doivent s'appuyer autant sur les connaissances acquises par les sciences médicales, psychologiques ou sociales que sur les témoignages des personnes affectées, paraît aujourd'hui indispensable pour que cette notion ne sombre pas dans une veine idéologique protectrice et peu constructive.

La définition multidimensionnelle du rétablissement telle que l'esquissent par exemple Whitley et Drake (2010) apparaît ici comme une voie particulièrement intéressante à explorer. Son intérêt est double. En premier lieu, elle pose les bases empiriquement fondées des indicateurs du rétablissement. Ensuite elle offre aux facteurs actifs du processus de rétablissement d'occuper une place plus claire dans une modélisation qui risque peut-être moins la tautologie que ce n'est le cas actuellement.

Les approximations des modèles par étapes demeurent d'un point vue scientifique encore largement insuffisantes. Utiliser une représentation générique plutôt linéaire (la succession des étapes du rétablissement) pour essayer de décrire des dynamiques individuelles non linéaires constitue une contradiction interne dans l'articulation entre définition du rétablissement personnel et description de son processus. L'erreur majeure serait d'en tirer des stratégies de suivi et de soins qui tendraient à réserver certaines interventions ou certains dispositifs à des personnes dont on considérerait qu'elles seraient à telle ou telle étape de leur rétablissement. La réalité est sans doute plus complexe et certainement pas biunivoque.

On peut à l'inverse envisager que la dynamique du rétablissement fonctionne davantage comme le propose le modèle processuel dual du deuil, dans lequel ce sont les oscillations entre états orientés sur le deuil et état orientés sur la restauration qui priment sur une succession préétablie d'étapes (Stroebe et Schut, 2010). Adopter un modèle multidimensionnel du rétablissement et proposer des études longitudinales basées par exemple sur la méthode d'échantillonnage de l'expérience pourrait figurer à l'agenda de la recherche future sur le rétablissement. Ce type de méthodologie permettrait dans doute de mieux capter la complexité des phénomènes tout en respectant la perspective individuelle, dont les approches narratives et constructivistes intimement présentes dans les modèles du rétablissement personnel ont montré l'intérêt.

L'usage du rétablissement en tant que concept organisateur des soins doit surtout être entendu comme la défense de certaines valeurs et convictions, dont la portée historique et politique n'est plus à prouver, tant l'impact sur les modalités de suivi et d'organisation des soins a été, est ou sera encore très importante pour le développement de l'accompagnement des personnes en souffrance psychique.

On peut ici s'interroger sur le futur de ce modèle, se demander s'il ne contient pas les ferments de sa propre disparition. En effet, on pourrait judicieusement penser que la philosophie du rétablissement n'aura plus de raison d'être et en même temps se sera complètement imposée le jour où l'on assistera à la refonte des conceptions biomédicales essentialistes de la psychiatrie, en faveur de modèles où la notion de maladie occupera une place moins prépondérante. Le jour où, dans le domaine de la santé, la maladie aura cédé son trône à des notions plus positives et à une compréhension plus générale des trajectoires de vie, les fondements foncièrement humanistes qui ont poussé les pères du rétablissement et ceux qui ont suivi leurs traces auront vraiment trouvé leur espace d'expression. Ce jour-là, on ne parlera peut-être plus de patients, ni même de réhabilitation psychosociale.

Références

Andresen, R., Caputi, P., & Oades, L. (2006). « Stages of recovery instrument : Development of a measure of recovery from serious mental illness ». *Australian & New Zealand Journal of Psychiatry, 40*(11–12), 972–980. https://doi.org/10.1080/j.1440-1614.2006.01921.x.

Andresen, R., Oades, L., & Caputi, P. (2003). « The experience of recovery from schizophrenia : Towards an empirically validated stage model ». *Australian & New Zealand Journal of Psychiatry, 37*(5), 586–594. https : //doi.org/10.1046/j.1440-1614.2003.01234.x.

Andresen, R., Oades, L. G., & Caputi, P. (2011). *Psychological Recovery. Beyond Mental Illness.* Chichester U K : Wiley-Blackwell.

Arveiller, J. P., Durand, B., & Martin, B. (Eds.), (2017). *Santé mentale et processus de rétablissement.* Nîmes : Champ social.

Davidson, L., Tondora, J., Lawless, M. S., O'Connell, M. J., & Rowe, M. (2009). *A Practical Guide to Recovery-Oriented Practice. Tools for Transforming Mental Health Care.* Oxford UK : Oxford University Press.

Deegan, P. E. (1988). « Recovery : The lived experience of rehabilitation ». *Psychosocial Rehabilitation Journal, 11*(4), 11–19. https://doi.org/10.1037/h0099565.

Harvey, P. D., & Bellack, A. S. (2009). « Toward a terminology for functional recovery in schizophrenia : Is functional remission a viable concept? ». *Schizophrenia Bulletin, 35*(2), 300–306. https://doi.org/10.1093/schbul/sbn171.

Jacobson, N. (2001). « Experiencing recovery : A dimensional analysis of recovery narratives ». *Psychiatric Rehabilitation Journal, 24*(3), 248–256. https://doi.org/10.1037/h0095087.

Liberman, R. P., & Kopelowicz, A. (2002). « Recovery from schizophrenia : A challenge for the 21st century ». *International Review of Psychiatry, 14*(4), 245–255. https://doi.org/10.1080/0954026021000016897.

Miller, W. R., & Rollnick, S. (2013). In D. Lécallier (Ed.), *L'Entretien motivationnel Aider la personne à engager le changement.* Paris : InterEditions.

Noordsy, D., Torrey, W., Mueser, K., Mead, S., O'Keefe, C., & Fox, L. (2002). « Recovery from severe mental illness : An intrapersonal and functional outcome definition ». *International Review of Psychiatry, 14*(4), 318–326. https://doi.org/10.1080/0954026021000016969.

Provencher, H. L. (2002). « L'expérience du rétablissement : perspectives théoriques ». *Santé mentale au Québec, 27*(1), 35. https://doi.org/10.7202/014538ar.

Resnick, S. G., Fontana, A., Lehman, A. F., & Rosenheck, R. A. (2005). « An empirical conceptualization of the recovery orientation ». *Schizophrenia Research, 75*(1), 119–128. https://doi.org/10.1016/j.schres.2004.05.009.

Rhodes, P., & De Jager, A. (2014). « Narrative studies of recovery : A critical resource for clinicians : Narrative studies of recovery ». *Clinical Psychologist, 18*(3), 99–107. https://doi.org/10.1111/cp.12021.

Slade, M. (2009). *Personal recovery and mental illness. A guide for mental health professionals.* Cambridge : Cambridge University Press.

Slade, M., Leamy, M., Bacon, F., Janosik, M., Le Boutillier, C., Williams, J. Bird, V. (2012). « International differences in understanding recovery : Systematic review ». *Epidemiology and Psychiatric Sciences, 21*(04), 353–364. https://doi.org/10.1017/S2045796012000133.

Stroebe, M., & Schut, H. (2010). « The dual process model of coping with bereavement : A decade on ». *OMEGA - Journal of Death and Dying, 61*(4), 273–289. https://doi.org/10.2190/OM.61.4.b.

Whitley, R., & Drake, R. E. (2010). « Recovery : A dimensional approach ». *Psychiatric Services, 61*(12), 1248–1250. https://doi.org/10.1176/ps.2010.61.12.1248.

Chapitre 7

Comment la réhabilitation psychosociale peut favoriser le rétablissement

Brice Martin, Nicolas Franck

PLAN DU CHAPITRE

Introduction

Si la réhabilitation psychosociale se caractérise par l'alliance de soins de réadaptation (c'est-à-dire de techniques qui s'appuient sur le potentiel d'apprentissage de la personne pour développer ses capacités à *faire face* aux symptômes handicapants de sa maladie) et d'un accompagnement vers la réinsertion, le rétablissement, lui, constitue un processus personnel par lequel une personne touchée par un trouble psychique sévère trouve les moyens de reconquérir un état de bien-être et un dégagement de l'identité de malade psychiatrique. Processus subjectif, personnel, de longue haleine, le processus de rétablissement s'appuie prioritairement sur une démarche personnelle qui repose entre autres sur la construction d'un savoir expérientiel que seule une personne touchée par un trouble psychique est en mesure d'acquérir.

Le fait que les structures de réhabilitation se réclament d'une approche *centrée rétablissement* questionne la manière dont la réhabilitation peut soutenir un processus avant tout personnel, qui appartient au sujet, sans, d'une part, le priver de la responsabilité de ce processus, et, d'autre part, perdre les repères qui fondent sa spécificité.

Nous proposons deux axes de réflexion qui, loin d'être exhaustifs, ébauchent quelques articulations possibles entre rétablissement et réhabilitation. Le premier consiste à intégrer des valeurs défendues par le courant du rétablissement au sein des structures de réhabilitation. Le second consiste à prendre en considération les données issues des travaux sur le rétablissement pour ajuster le contenu de certains soins de réadaptation.

Intégration de valeurs issues de la perspective du rétablissement dans les services de réhabilitation

La possibilité de se rétablir

Certains troubles psychiatriques, au premier rang desquels figurent les troubles schizophréniques, ont longtemps été considérés comme des processus progressifs qui évoluent inéluctablement vers un état déficitaire. Le corps soignant, réduit à l'impuissance, ne justifiait alors sa présence auprès de la personne condamnée à l'avance que par le fait d'« assister en spectateur impassible à l'évolution fatale de son mal » (Minkowski, 1927, p. 281). Cette représentation profondément pessimiste a été fortement remise en question ces dernières années par les études longitudinales centrées sur le devenir des personnes touchées par un trouble psychique sévère (Bleuler, 1978; Ciompi, 1980; Davidson et McGlashan, 1997; Lin et Kleinman, 1988; McGlashan, Carpenter et al., 1988) et les récits de personnes rétablies (Deegan, 1988; Spaniol et Koehler, 1994). Ces données sont venues largement pondérer ce qui se rapprochait d'une prédiction autoréalisatrice aux effets particulièrement délétères en indiquant l'existence d'un grand nombre (voire, dans certaines études, d'une majorité) d'évolutions favorables. Prendre acte de ces données constitue un enjeu loin d'être négligeable. Comme le soulignait déjà Eugène Minkowski en 1927, percevoir les personnes comme pouvant se rétablir, c'est tout simplement rendre possible cette éventualité, alimenter un sentiment d'espoir dont on connaît l'importance et, enfin, favoriser l'engagement thérapeutique des soignants. En effet, comme le souligne Minkowski en citant Repond, « si nous en voulons au scepticisme thérapeutique dans le traitement de la schizophrénie, c'est que cette attitude n'est nullement indifférente quant aux résultats du traitement. [...] Il est bien évident que le scepticisme thérapeutique d'un directeur d'établissement retentira nécessairement sur toute la maison, ses collaborateurs et le personnel infirmier surtout. Le *Spiritus loci*, pour parler comme Bleuler, en sera modifié et altéré et le retentissement immédiat sur les malades immanquable » (Minkowski, 1927, p. 282).

Non-réduction du sujet à son trouble : sémiologie des ressources et place du projet personnel

Une autre proposition issue des travaux sur le rétablissement consiste à ne pas réduire le sujet à son trouble. Les travaux centrés sur les récits de personnes rétablies (Davidson, 2003) insistent largement sur ce point qui s'écarte d'une vision purement structuraliste du psychisme humain. Il ne s'agit plus, en effet, d'« être schizophrène » mais de « souffrir d'une schizophrénie », objet externalisé placé face au sujet responsabilisé quant au fait d'y faire face, puis, dans un second temps, de réintégrer cet objet dans son identité de façon apaisée (Koenig, 2016). Comme le souligne Davidson en citant une personne interviewée, « parce que vous êtes un "bipolaire", ou un "fêlé" [...] alors c'est normal que vous en veniez à limiter vos relations sociales uniquement avec les personnes qui partagent ce destin tragique » (Davidson, 2003).

Cette invitation, celle d'une prise en compte du « semblable » (Bachy et al., 2017), c'est-à-dire d'une humanité commune (qui ne nie cependant pas la réalité d'une différence d'ordre psychopathologique) est importante car elle justifie d'identifier, aux côtés d'une sémiologie de la *différence* (souvent stigmatisante et dévalorisante), une sémiologie des ressources, dans la mesure où le sujet n'est pas que maladie. Elle justifie également la prise en considération de certains besoins qui nous concernent tous (insertion professionnelle, accès au logement et aux loisirs...).

Respect du principe d'autodétermination

Une autre valeur importante issue de la perspective du rétablissement concerne le respect du principe d'autodétermination de la personne (Pachoud, 2012). En venant pondérer l'instauration d'un rapport hiérarchique (dans lequel certains verront un jeu subtil de pouvoir) entre le système de soin et le patient, ce principe reprend le credo du mouvement américain des usagers de la psychiatrie, Nothing About Us Without Us, et souligne un enjeu d'ordre éthique : le respect du *pouvoir d'agir*. Ce principe se rapproche des propositions de la psychologie humaniste et notamment de l'approche de Carl Rogers.

Favoriser la complexité

Alain Topor (2001) a mené, en Suède, différents travaux sur les parcours de rétablissement. Un des résultats les plus importants de ses recherches réside dans l'observation que les personnes rétablies détiennent, par contraste avec celles semblant davantage en difficulté pour se rétablir, des « modèles complexes » de leurs troubles. Par « modèle complexe », il faut entendre une représentation du trouble qui conjugue différentes explications (psychologiques, médicales, familiales, spirituelles...).

Topor plaide par conséquent pour une psychiatrie ouverte et tolérante, capable d'intégrer de façon mesurée différents modèles dans ses institutions. Dans de telles structures, les personnes touchées par un trouble psychiatrique peuvent augmenter progressivement la complexité du modèle de leur trouble et éviter l'écueil contre-productif de se voir proposer « toujours plus de la même chose » (Watzlawick et al., 1981).

Prise en compte voire respect de stratégies adaptatives

Respecter certains processus adaptatifs parfois appréhendés comme une manifestation psychopathologique à traiter s'avère également une valeur défendue par certains travaux. Plutôt que de modifier certains comportements jugés pathologiques, il s'agira d'en comprendre le sens et, éventuellement, de respecter certains modes de vie, certaines formes d'existence, en dépit de leurs singularités parfois déroutantes. Il est possible d'évoquer, à titre d'exemple, le *retrait actif* ou *retrait positif* décrit au Canada par Corin et Lauzon (1992) dans le champ de la schizophrénie. Par *retrait actif*, il faut comprendre l'instauration progressive par le sujet d'un retrait par rapport au monde extérieur, à la fois intentionnel et partiel. Dans ce mode d'existence, la personne s'offre la possibilité de rester au contact du milieu mais *par la marge* (Corin et Lauzon parlent d'« être-avec » mais « à-distance »). Par ce type de stratégie (qui peut se traduire concrètement, par exemple, par la sur-fréquentation des lieux publics), la personne se ménage un espace suffisamment sécurisant, tant sur le plan personnel qu'interpersonnel. Ce type de résultat suggère plus largement « que l'adaptation à la schizophrénie, au moins dans des manières qui favorisent une place dans la communauté, implique un processus de distanciation volontaire de la communauté traditionnelle et de ses attentes sociales normatives » (Corin et Lauzon, 1992).

Modulation du contenu et de l'indication des dispositifs de réadaptation

Relation thérapeutique et rétablissement

Borg et Kristiansen (2004) ont souligné des caractéristiques propres aux professionnels qui favoriseraient le rétablissement. Parmi ces caractéristiques figurent :

- l'existence d'une relation *de personne à personne* plutôt que hiérarchique ;
- un souci du quotidien, et notamment une *disponibilité au quotidien* et la proposition d'*aides concrètes tournées vers le quotidien* ;
- la capacité du professionnel à *casser les règles*, à *surprendre* est également décrite de façon récurrente par les usagers, mettant en avant l'importance de la créativité de leurs thérapeutes.

Au total, ces auteurs interrogent sur la possibilité de dégager un *profil type* du *soignant orienté vers le rétablissement* (*recovery oriented professionnal*). Ses aspects les plus saillants résideraient dans sa capacité à prendre en considération les besoins de la personne et son aisance à accorder une valeur importante à des aspects qui dépassent le rôle professionnel. Ces travaux rejoignent ceux de Larry Davidson, menés à Yale. Certaines échelles qui visent à évaluer le niveau d'intégration des valeurs du rétablissement dans une équipe ou une institution sont disponibles et peuvent contribuer à cultiver ce type de relation. Par ailleurs, différents outils sont à la disposition du professionnel pour affiner son investigation des besoins de la personne (CASIG, ELADEB…), destinés notamment à ceux qui présentent le plus de difficultés à élaborer leurs besoins.

Favoriser le partage du savoir expérientiel

Patricia Deegan (2005) a mené différentes études dans le Massachussetts et décrit l'existence d'une *médecine personnelle* chez la majorité des personnes rétablies. Cette *médecine*, loin d'être anecdotique, a des effets sur les symptômes et la prévention des rechutes. Patricia Deegan a également décrit l'existence d'un équilibre entre *médecine personnelle* et médecine proposée par le système de soin psychiatrique chez les personnes rétablies. Ainsi, des aspects comme la médication restent acceptables pour les personnes si la médication n'entrave pas la possibilité du maintien des stratégies personnelles d'autoguérison (par exemple, si le traitement n'induit pas une sédation trop importante au point de limiter la possibilité d'une pratique sportive). Par l'expression *médecine personnelle* est désigné tout un ensemble de stratégies conditionnées par la créativité des personnes. S'il est évidemment impossible d'en faire un listing, on peut néanmoins dire qu'elles sont inscrites dans le quotidien de la personne et s'étendent de la pratique sportive à la résolution de problèmes de mathématiques, de l'écoute de la radio au fait de rester occupé, etc.

Parmi les applications de ces travaux, il pourrait s'avérer profitable de chercher à repérer régulièrement la *médecine personnelle* dont les personnes parlent en réalité peu aux soignants, en offrant, dans la mesure du possible, un soin sur mesure respectant au mieux cette médecine personnelle. Par ailleurs, offrir aux usagers de la psychiatrie la possibilité de mettre à profit leur savoir expérientiel (leur *médecine personnelle*) dans une logique d'entraide constitue un axe de prise en charge prometteur, justifiant par exemple l'intégration de patients experts dans la co-animation des groupes de psychoéducation et le développement de la pair-aidance (Davidson et al., 2006).

Penser l'insertion au-delà des espaces stigmatisés

Helen Rose Fuchs Ebaugh a décrit un phénomène régulièrement retrouvé dans les parcours de rétablissement : l'existence de séquences de *role exit* (*sortie de rôle*), dont l'aboutissement réside *in fine* dans une prise de distance avec le rôle de malade psychiatrique (Fuchs Ebaugh, 1988). Les séquences de *sortie de rôle* sont des moments clés d'ouverture vers d'autres rôles qui se présentent plus ou moins régulièrement au patient. Elles suivent en général différentes étapes (la croissance de l'incertitude – recherche d'alternatives –, le tournant – passage du rôle de patient à celui d'ex-patient/autre rôle). L'ensemble des travaux d'Helen Ebaugh pointe le rôle majeur joué par la famille dans ces transitions de rôles.

Un des enjeux de ce type de travaux trouve son application directe dans la capacité d'une institution psychiatrique à accompagner la personne en dehors de la psychiatrie (travail, bénévolat, loisirs, GEM, associations, etc.), dans des endroits qui fournissent autant de rôles venant atténuer celui de malade psychiatrique.

Situer les interventions de réhabilitation en fonction des stades du rétablissement

Andresen et al. (2003) décrivent le processus de rétablissement sous la forme d'une succession de cinq *stades* (moratoire, conscience, préparation reconstruction, croissance). Ces *stades* du rétablissement décrivent ainsi une succession, progressive, des positionnements subjectifs de la personne vis-à-vis de son trouble. Andresen et al. (2003) ont élaboré un instrument psychométrique qui vise à évaluer le stade de rétablissement au niveau duquel se situe la personne. Par conséquent, au-delà d'évaluer l'état clinique (perspective médicale) ou le handicap résiduel de la personne (perspective de la réhabilitation), ce type d'outil offre un troisième niveau d'analyse clinique, inspiré directement de la perspective du rétablissement. Une autre application de ces travaux consiste à positionner les différentes techniques de réhabilitation, non plus en fonction de la clinique classique mais en fonction des stades de rétablissement. C'est ce que propose par exemple Jérôme Favrod et Agnès Maire (Favrod et Maire, 2012).

Tableau 7.1 Interventions de réhabilitation en fonction des stades du rétablissement d'Andresen.

Stade (Andresen)	Interventions
Moratoire	– Engagement dans le soin – Normalisation des symptômes – Suivi intensif dans le milieu
Conscience	– Psychoéducation – TCC des symptômes psychotiques
Préparation	– TCC symptômes psychotiques – Remédiation cognitive – ECS
Reconstruction	– Soutien de l'emploi ou de la formation – Engagement dans denouvelles activités
Croissance	

D'après Favrod et Maire, 2012.

Conclusion

Intégrer les valeurs et données issues des travaux sur le rétablissement dans les services de réhabilitation et plus largement dans le soin psychiatrique consiste, globalement, à favoriser le *pouvoir d'agir* des usagers, à reconnaître et mobiliser les savoirs expérientiels des personnes et à relativiser la valeur de vérité des différents modèles de soin en psychiatrie pour privilégier l'éclectisme et la complexité dans l'accompagnement des personnes en situation de souffrance psychique. Ainsi, c'est probablement dans un rééquilibrage bienvenu des positions des uns et des autres en faveur d'attitudes plus mesurées (qu'elles touchent aux rôles ou aux expériences des uns et des autres, à la valeur des différents modèles...) que réside sans doute l'un des apports les plus féconds de l'approche du rétablissement à la psychiatrie contemporaine.

Références

Andresen, R., Oades, L., & Caputi, P. (2003). The experience of recovery from schizophrenia : Towards an empirically validated stage model. *The Australian and New Zealand Journal of Psychiatry, 37*(5), 586–594.

Bachy, C., Frankhauser, A., & Martin, B. (2017). Rencontre avec Marcel Sassolas : la psychiatrie et l'ouverture au semblable et au différent. *Perspectives Psy, 56*(3), 277–288.

Bleuler, M. (1978). *The Schizophrenic Disorders : Long-Term Patient and Family Studies.* New Haven : Yale University Press.

Borg, M., & Kristiansen, K. (2004). Recovery-oriented professionals : Helping relationships in mental health services. *Journal of Mental Health, 13*(5), 493–505.

Ciompi, L. (1980). The natural history of schizophrenia in the long term. *The British Journal of Psychiatry, 136*, 413–420.

Corin, E., & Lauzon, G. (1992). Positive withdrawal and the quest for meaning : The reconstruction of experience among schizophrenics. *Psychiatry, 55*(3), 266–278.

Davidson, L. (2003). *Living Outside Mental Illness : Qualitative Studies of Recovery in Schizophrenia, illustrated edition.* New York : New York University Press.

Davidson, L., Chinman, M., Sells, D., & Rowe, M. (2006). Peer support among adults with serious mental illness : A report from the field. *Schizophrenia Bulletin, 32*(3), 443–450.

Davidson, L., & McGlashan, T. H. (1997). The varied outcomes of schizophrenia. *Canadian Journal of Psychiatry, 42*(1), 34–43.

Deegan, P. (1988). Recovery : The lived experience of rehabilitation. *Psychosocial Rehabilitation Journal, 11*(4), 11–19.

Deegan, P. E. (2005). The importance of personal medicine : A qualitative study of resilience in people with psychiatric disabilities. *Scandinavian Journal of Public Health, 33*(66 suppl), 29–35.

Ebaugh, H. R. F. (1988). *Becoming an Ex* (2e éd). Chicago : University of Chicago Press.

Favrod, J., & Maire, A. (2012). *Se rétablir de la schizophrénie.* Paris : Elsevier Masson.

Koenig, M. (2016). *Le Rétablissement dans la schizophrénie.* Paris : Puf.

Lin, K. M., & Kleinman, A. M. (1988). Psychopathology and clinical course of schizophrenia : A cross-cultural perspective. *Schizophrenia Bulletin, 14*(4), 555–567.

McGlashan, T. H., Carpenter, W. T., Jr., & Bartko, J. J. (1988). Issues of design and methodology in long-term follow-up studies. *Schizophrenia Bulletin, 14*(4), 569–574.

Minkowski, E. (1927). *La Schizophrénie* (23e éd). Paris : Payot. 2002.

Pachoud, B. (2012). Se rétablir de troubles psychiatriques : un changement de regard sur le devenir des personnes. *L'Information psychiatrique, 88*(4), 257–266.

Spaniol, L., & Koehler, M. (1994). *The Experience of Recovery.* Boston : Center for Psychiatric Rehabilitation.

Topor, A. (2001). Managing the contradictions. Recovery from severe mental disorders. In *Stokholm Studies of Social Work, 18.* Sweden : Akademitryck AB, Edsbruk.

Watzlawick, P., Weakland, J. H., & Fisch, R. (1981). *Changements.* Paris : Seuil.

Stratégies d'apprentissage et soins de réadaptation

CHAPITRE **8**

Brice Martin

PLAN DU CHAPITRE

Introduction

Les soins de réadaptation s'appuient sur la préservation d'un potentiel évolutif chez la personne (Franck, 2012). En effet, les différentes techniques de réadaptation (remédiation cognitive, TCC, psychoéducation, thérapie avec la famille...) invitent la personne voire ses proches, placés en position active, à réaliser des apprentissages afin d'acquérir un rapport moins douloureux à leurs troubles. Les soins de réadaptation invitent donc tout thérapeute à nourrir une réflexion sur la façon d'accompagner et favoriser la réalisation de ces apprentissages.

Parmi les grandes figures qui ont travaillé sur les processus d'apprentissage figurent notamment Alberto Bandura et Gregory Bateson, au parcours cependant assez éloigné l'un de l'autre. Nous nous appuierons sur leurs conceptions pour aborder cette question. Par ailleurs, afin d'articuler théorie et pratique, nous reprendrons systématiquement deux exemples concrets : le premier, très général et simpliste, concerne l'apprentissage suivant : celui de ne pas poser les mains sur une plaque brûlante, face à laquelle une personne se retrouve naïvement pour la première fois (il peut s'agit par exemple d'un enfant). Le second sera une situation clinique, celle d'un groupe de psychoéducation composé de personnes qui interrompent régulièrement leur traitement psychotrope et rechutent fréquemment. Nous prendrons comme problème la difficulté à percevoir les effets du traitement. L'apprentissage à réaliser consistera à apprendre à percevoir les effets du traitement.

Apprentissage par délivrance d'information

> « Et en devenant plus concise, elle devint plus intéressante. »
>
> Sade sur Mme de Lafayette, cité par Camus, 1964, p. 136.

Définition

L'une des premières façons d'apprendre consiste à recevoir une information provenant de l'extérieur. C'est le cas, par exemple, lorsqu'un interlocuteur délivre des explications ou des données qui concernent le problème à résoudre. Ces données contiennent la solution au problème, c'est-à-dire l'apprentissage à réaliser, la compétence à développer. Ce type d'apprentissage nécessite une grande concision des propos, au risque de surcharger l'auditeur d'un excès d'informations difficilement assimilable.

Les plaques chaudes

Appliquée à la situation de l'apprentissage suivant – ne pas se brûler les mains sur des plaques chaudes – qu'un sujet rencontrerait pour la première fois, cette approche consiste tout simplement à donner une explication au sujet du type : « Ne mets pas ta main sur la plaque, tu risquerais de te brûler. »

Application clinique

En ce qui concerne l'enjeu de notre groupe de psychoéducation (apprendre à percevoir les effets du traitement), mobiliser cette modalité d'apprentissage pourra reposer simplement sur un exposé, réalisé par un professionnel, sur les risques de rechute liés à l'arrêt du traitement et les bénéfices connus du traitement, afin que les sujets perçoivent les effets connus du traitement psychotrope.

Intérêts et limites

L'intérêt de ce type d'approche réside dans sa facilité de mise en œuvre. Moyennant un minimum de préparation (voire en s'appuyant sur des supports disponibles), les thérapeutes disposent d'un cadre facile à mettre en place afin de permettre aux participants de naviguer dans ce type d'apprentissage.

Cependant, cette modalité d'apprentissage s'avère relativement peu efficace, pour Bateson comme pour Bandura. Dans l'échelle de Bateson (1977), il s'agit d'un apprentissage de niveau 0, c'est-à-dire ouvrant sur peu de changement. Les raisons en sont multiples : cette modalité prive le sujet d'une expérience sur laquelle construire sa connaissance; elle peut par ailleurs implicitement disqualifier les participants par la multiplication de conseils, en leur renvoyant leur incompétence à trouver d'eux-mêmes leurs solutions; enfin, il s'agit d'une modalité d'apprentissage très rationnelle, donc aisément réfutable par des participants peu désireux de changer leur comportement, dont l'attitude plus ou moins explicite pourrait se résumer à la belle formule de Saint-Exupéry (de) (1948, p. 297) : « Crois-tu que je m'en vais me déterminer pour des arguments ? J'en trouverai de meilleurs contre toi. »

Apprentissage par essai-erreur

> « Il ne faut jamais expliquer. Ils sont bien plus contents les autres quand ils trouvent tout seuls. »
>
> Giono, 1935, p. 22.

Définition

L'apprentissage par *essai-erreur* s'appuie sur un changement de réponse à un stimulus donné en fonction d'une expérience de réussite ou d'échec qui succède à la réponse donnée ou produite par le sujet. Le sujet est ici en action. Un conditionnement opérant se met progressivement en place qui se traduit par le renforcement contingent de la bonne réponse. La bonne réponse se définit par conséquent comme celle qui maximise la probabilité de l'apparition de l'agent de renforcement. Un lien entre l'expérience et le contexte se crée et il est possible de rectifier son comportement, ce qui suppose que le sujet est en mesure de saisir ses erreurs. Cet apprentissage rejoint l'intuition de Gaston Bachelard quand il estime qu'on ne peut connaître sans passer par l'erreur, autrement dit qu'il est nécessaire de se confronter à l'erreur pour pouvoir la dépasser. L'obstacle apparaît alors comme une étape de la connaissance, une sorte de passage obligé (Bachelard, 1938).

Les plaques chaudes

Appliquée à notre situation des plaques chaudes, cet apprentissage pourrait se traduire par l'invitation à faire, par soi-même, l'expérience des plaques chaudes, qui aboutira au constat suivant : « J'ai mis ma main sur le rond rouge de la plaque. Je me suis brûlé. Je ne recommencerai plus. »

Situation clinique

Appliqué à notre groupe de psychoéducation pour lequel l'apprentissage à réaliser consiste à percevoir les effets du traitement, mobiliser ce type d'apprentissage pourrait consister à inviter ou laisser les participant *jouer* avec leur traitement, se faire leur propre opinion, en éprouvant les effets de son arrêt, de sa reprise, etc. À l'issue de ces expériences, il se pourrait, par exemple, que certains participants du groupe élaborent des connaissances du type : « J'ai arrêté mon traitement à trois reprises… et à chaque fois, j'ai rechuté. Alors maintenant, je le prends régulièrement… Je me suis rendu compte de l'effet de son arrêt et de sa reprise. »

Intérêts et limites

L'avantage de ce type d'apprentissage réside dans son caractère potentiellement instructif, faisant sien l'adage que l'expérience précède la connaissance. C'est, pour Bateson (1977), un apprentissage plus puissant que la simple délivrance d'information (apprentissage de niveau 1).

Cependant, outre le fait qu'il peut ouvrir sur des problèmes éthiques (laisser voire encourager des personnes à arrêter leur traitement alors même que le thérapeute estime que cette attitude fait courir un risque important à la personne), ce type d'apprentissage peut parfois se traduire par une succession d'échecs, et, *in fine*, s'avérer contre-productif en diminuant le sentiment d'efficacité personnelle de la personne. Par ailleurs, pour Bandura (2002), ce type d'apprentissage ne résiste pas au *court-circuit* d'autres apprentissages, plus puissants, avec lesquels il peut souvent entrer en compétition, comme le *modeling social* que nous allons considérer.

Apprentissage par généralisation

Définition

Dans l'apprentissage par généralisation, l'expérience devient trans-contextuelle. La personne peut faire des liens entre ce qu'elle a vécu, le contexte dans lequel l'action s'est produite et la multiplicité des situations où elle peut vivre la même expérience. Il n'y a donc plus de notion d'erreur. La personne agit d'une façon donnée parce qu'elle fait le lien avec son expérience et s'avère consciente de ce lien, de son apprentissage. C'est un *méta-apprentissage*.

Les plaques chaudes

En ce qui concerne l'exemple des plaques chaudes, l'apprentissage par généralisation pourrait se traduire par l'élaboration d'un lien entre le contexte des plaques chaudes et une autre expérience au cours de laquelle la personne s'est brûlée, comme dans la situation suivante : « Lorsque j'ai mis mes mains près du feu, je me suis brûlé. Il va en être de même avec ces plaques qui dégagent de la chaleur si je pose mes mains dessus. »

Situation clinique

Mobiliser ce type d'apprentissage, par généralisation, dans le cadre de notre groupe de psychoéducation pourrait résider dans l'élaboration de liens avec d'autres pathologies, aux enjeux proches (hypertension artérielle, diabète), pour lesquelles l'arrêt du traitement obéit à des logiques proches.

Intérêts et limites

L'apprentissage par généralisation est un apprentissage assez puissant, ouvrant plus facilement sur le changement d'attitude que les précédents types d'apprentissage. Pour Bateson (1977), il s'agit d'un apprentissage de niveau 2, qui permet de dépasser la situation d'essai-erreur.

C'est cependant un apprentissage qu'il est parfois difficile d'utiliser au cours de séances groupales, selon le problème traité.

Modeling ou apprentissage vicariant

> « Car j'ai besoin de celui-là d'abord qui est fenêtre ouverte sur la mer et non miroir où je m'ennuie. »
>
> Saint-Exupéry, 1948, p. 195.

Définition

Le *modeling* ou *modeling social* constitue une modalité d'apprentissage dont l'identification est issue des travaux d'Alberto Bandura sur la violence, dans les années 1960. Ce dernier stipule que la pensée, les émotions et le comportement humains peuvent être profondément influencés par l'observation. Bandura démontre, dans la première partie de son œuvre, que le processus « trivial et risqué » de l'apprentissage par essais et erreurs est en réalité souvent rendu inutile par le *court-circuit* du modelage social des connaissances et des compétences montrées par des modèles variés (Carré, 2004). Pour Bandura, le modelage, ou apprentissage vicariant, se déroule tout simplement en observant le comportement d'autrui. On entend ainsi par modelage un travail d'observation active par lequel, en extrayant les règles sous-jacentes aux styles de comportement observés, les personnes construisent par elles-mêmes des modalités comportementales proches de celles qu'a manifestées le modèle et les dépassent en générant de nouvelles compétences et de nouveaux comportements, bien au-delà de ceux qui ont été observés. Le *modeling* se distingue ainsi d'un simple mimétisme et dépasse la simple imitation des réponses. Les sujets extraient en réalité les règles du comportement observé, qu'ils se réapproprient à leur façon en dépassant ce qui a été vu ou entendu. Le modelage institue par ailleurs des attentes et influence donc la motivation, alors même qu'il se produit en l'absence de tout renforcement externe.

Le *modeling* repose sur trois processus (Bandura, 2002) : l'observation (processus vicariant) et donc l'attention et la mémorisation; l'extraction des règles du comportement observé (processus symbolique); la mise en action du sujet et l'observation des conséquences de ses propres actions (processus autorégulateur).

Les plaques chaudes

Appliqué à notre situation des plaques chaudes, ce type d'apprentissage pourrait se traduire par le constat suivant que réaliserait un sujet, suite à une situation d'observation : « Tiens, il s'est brûlé la main en touchant les plaques... Il a l'air d'avoir souffert... d'avoir eu mal... Il ne se brûle plus en faisant comme ça... il a l'air beaucoup plus serein. Je vais faire un peu comme lui, en évitant de poser mes mains sur la plaque. »

Situation clinique

Appliqué à l'enjeu central de notre groupe de psychoéducation (apprendre à percevoir les effets du traitement psychotrope), travailler en mobilisant ce type d'apprentissage pourrait consister à s'appuyer sur des témoignages de personnes souffrant de troubles proches de ceux des participants, ayant acquis un certain savoir expérientiel sur les effets du traitement. Une autre modalité d'intervention, proche, pourrait résider dans l'inclusion d'un patient *modèle* (patient expert, pair-aidant) dans la co-animation du groupe en question, qui viendrait témoigner auprès des personnes du groupe de son expérience sur le sujet.

Sentiment d'efficacité personnelle et apprentissage

> « Si tu es modeste tu cèdes au vent comme la girouette, puisque l'autre a plus de poids que toi-même. »
>
> Saint-Exupéry, 1948, p. 170.

Définition

Pour Bandura (2002), le système de croyance du sujet relatif à son sentiment d'efficacité ou *sentiment d'efficacité personnelle* est au centre de la motivation et du bien-être (Carré, 2004). Le *sentiment d'efficacité personnelle* concerne les croyances des personnes sur leurs capacités à agir de façon à maîtriser les évènements qui affectent leurs existences. Si les personnes ne sont pas convaincues qu'elles peuvent obtenir les résultats qu'elles souhaitent grâce à leurs propres actions, elles auront peu de raisons d'agir ou de persévérer face à une difficulté. Selon Bandura, le vecteur le plus puissant des capacités autoréflexives qui régissent les actions, les affects et les motivations humaines est ce *sentiment d'efficacité personnelle*. C'est une dimension qui peut s'exprimer sur un plan individuel ou collectif. Pour Bandura, le *sentiment d'efficacité personnelle* repose sur :

- les expériences vécues (succès/échecs), donc préférentiellement sur des modalités d'apprentissage sans erreur;
- les attentes, l'évaluation de la difficulté du problème et de la quantité d'effort à développer;
- l'apprentissage vicariant, et plus particulièrement l'observation d'un partenaire de « compétence égale » en situation de réussite. Inversement, les difficultés vécues par des pairs affectent de façon négative le sentiment d'efficacité personnelle;
- la persuasion verbale, mais uniquement si elle est émise par une personne jugée crédible et suivie d'une mise en œuvre dans l'expérience réelle;
- l'état émotionnel ou physiologique du sujet. Par exemple, le sentiment de peur affecte négativement le sentiment d'efficacité personnelle, contrairement à l'état d'euphorie.

Les plaques chaudes

Appliqués à notre situation des plaques chaudes, les effets du *sentiment d'efficacité personnelle* pourraient se traduire de la façon suivante : « Francis, qui fait le CAP cuisine avec moi, que j'aime beaucoup et qui n'est ni plus bête, ni plus intelligent que moi, est arrivé à trouver comment ne pas se brûler en cuisinant des gambas flambées… C'est pourtant quelque chose qui me fait un peu peur. Mon chef, pour qui j'ai beaucoup de respect, m'a gentiment réprimandé lorsqu'il a vu que j'hésitais à me lancer dans le maniement des casseroles sur des plaques très chaudes… Finalement, ça s'est plutôt bien passé. J'ai même bien envie de recommencer. »

Situation clinique

Intégrer la question de l'efficacité personnelle à notre groupe de psychoéducation pourrait reposer sur différents aspects comme le fait d'inclure dans le groupe des personnes ressources, voire des pairs-aidants (afin d'induire des apprentissages vicariants porteurs). Par ailleurs, on ne travaillera sous la forme de prescriptions comportementales (persuasion verbale) qu'une fois la relation d'affiliation installée entre le thérapeute et le groupe. Enfin, on prescrira les comportements de changement les moins coûteux possibles, de façon à favoriser un apprentissage sans erreur.

Recadrage

> « Si tu veux comprendre les hommes, commence d'abord par ne jamais les écouter. Car le cloutier te parle de ses clous. L'astronome de ses étoiles. Et tous oublient la mer. »
>
> Saint-Exupéry, 1948, p. 270.

Définition

Le *recadrage* désigne « tout ce qui modifie pour un patient ou une famille son modèle de représentation de la réalité en termes de pensées, de comportements, d'affects » (Benoît, 1988). Dans les situations impliquant de changer de comportement, le non-changement peut ne pas être lié à la manière dont les personnes répondent au problème mais à la manière dont le problème lui-même est posé, c'est-à-dire à la façon de mettre en sens la situation. Ainsi, *recadrer*, c'est changer le *cadre* (de paradigme) à l'intérieur duquel les personnes cherchent des solutions. C'est réaliser cet apprentissage.

Les plaques chaudes

Appliqué à notre problème des plaques chaudes, tout un ensemble de solutions pourront être cherchées en sous entendant que le *problème* réside dans le fait de *poser potentiellement ses mains sur une plaque chaude* et donc l'apprentissage dans le fait *d'éviter de poser les mains sur une plaque chaude*. Cet apprentissage pourra se réaliser par délivrance d'information, essai-erreur, *modeling*, etc. L'ensemble des solutions, quelle que soit la modalité de l'apprentissage, touchera au fait d'éviter de toucher avec les mains ce qui est chaud.

Recadrer pourrait consister à poser le problème différemment, comme le fait d'être obligé *d'éviter de toucher ce qui est chaud*. L'apprentissage à réaliser pourrait alors résider dans le fait de *toucher ce qui est chaud sans se brûler*. Poser le problème de cette façon ouvre un éventail de nouvelles solutions (comme la découverte de plaques chauffantes qui ne brûlent pas, la confection de gants thermo-résistants…).

Situation clinique

Si on applique cela à notre groupe de psychoéducation, le thérapeute pourra être sensible à des enjeux qui traversent la prise ou l'arrêt du traitement et dépassent la perception de ses effets, comme celui, par exemple, des enjeux de loyauté. Le problème pourrait n'être plus seulement de percevoir les effets de la poursuite ou de l'arrêt des traitements, mais d'être confronté à un médecin qui a peur pour son patient et qui pense que l'arrêt de ses traitements va le mettre en difficulté. Pointant cette dimension, le thérapeute pourra questionner le groupe par un recadrage, par exemple de la façon suivante : « Ça ne doit pas être évident d'avoir à choisir entre le souci d'un médecin et vos doutes sur le traitement. Qu'est-ce qui est le plus compliqué : arrêter votre traitement et angoisser votre médecin au point qu'il vous fasse hospitaliser ou continuer et rassurer votre médecin sans savoir si vous avez réellement besoin de ces traitements ? »

Cette reformulation du problème peut s'avérer nécessaire si l'exploration de la précédente formulation et ses solutions n'aboutissent pas à un changement suffisant, car cette nouvelle formulation du problème va ouvrir sur la recherche de nouvelles solutions (comment rassurer son médecin, par exemple). Le thérapeute pourra également prolonger ce recadrage par une métaphore, sans que sa solution ne soit délivrée (ce qui constituera le travail des participants du groupe).

« C'est l'histoire de deux frères, Jean et Jacques. Ils s'aiment beaucoup, mais ont des goûts très différents... mais il y a tout de même quelque chose qu'ils aiment tous les deux, c'est aller nager, ensemble, à la piscine. Un jour, Jacques développe une étrange maladie : ses mains se percent de gros trous, qui laissent passer l'eau. Et, alors qu'ils se baignent tous les deux, Jacques manque de se noyer... Depuis, Jean exige que Jacques mette une bouée pour aller nager, ce que Jacques vit comme une humiliation. Ils continuent malgré tout à aller à la piscine, car c'est la seule activité qu'ils aiment tous les deux. La situation devient cependant de plus en plus intenable pour Jacques, qui menace d'enlever cette bouée qui l'humilie, ce qui menacerait en même temps la poursuite de ce moment important pour lui et son frère... Comment font-ils pour continuer à aller à la piscine ensemble de façon sereine ? »

Une autre façon de reposer le problème *officiel*, un autre recadrage, très éloigné du précédent, pourrait être, en fonction des ressentis du thérapeute face au groupe, de souligner que les personnes qui souffrent de troubles psychotiques peuvent avoir du mal à percevoir leurs émotions et sensations. Le problème n'est donc plus de percevoir les effets de la poursuite et de l'arrêt des traitements, mais d'accéder plus largement à leur ressenti. D'où le recadrage suivant qui ouvre sur un nouveau paradigme et de nouvelles recherches de solutions : « Qu'est-ce qui est le plus compliqué ? Prendre un traitement sans sentir ce que cela fait, au risque que ça ne serve à rien, ou ne pas le prendre, au risque de ne pas sentir si ça va moins bien ? Comment allez-vous faire pour améliorer la perception de vos émotions, de vos sensations ? »

Intérêts, limites

Le recadrage est un apprentissage très puissant, comme le soulignent tant Bateson que Bandura, car il multiplie les solutions : il y a autant de reformulations possibles du problème que le permet la créativité et la sensibilité du thérapeute, voire des participants s'ils sont mis à profit dans ce sens, et donc autant de nouveaux cadres pour trouver des solutions.

C'est cependant un apprentissage difficile à manier, auquel nous n'avons fait qu'allusion ici. Il ouvre sur le champ de la psychothérapie et mobilise tant les ressentis du thérapeute que ses capacités de créativité.

Conclusion

À travers ce tour d'horizon, succinct, des différentes modalités d'apprentissage, il paraît important d'intégrer cette question au maniement des soins de réadaptation qui, par définition, cherchent à mobiliser le potentiel d'apprentissage de la personne. Si nous avons fait référence essentiellement à Bateson et Bandura, bien d'autres références et travaux peuvent être repris pour nourrir la réflexion à ce sujet (Bachelard, Binet, Bourdieu, Montessori, Piaget, Rogers, Skinner, Vygotski, Winnicott).

Quoi qu'il en soit, ce rapide survol non exhaustif de différentes modalités d'apprentissage indique que les apprentissages les plus puissants (*modeling*, efficacité personnelle, recadrage) sont également ceux qui s'inscrivent dans une relation entre deux personnes. Ce point plaide donc pour lier la question des apprentissages à l'une des essences du métier de soignant, la relation thérapeutique, dans laquelle elle trouve, si ce n'est sa mécanique, son carburant.

Références

Bachelard, G. (1938). *La Formation de l'esprit scientifique*. Paris : Vrin.

Bandura, A. (2002). *L'Auto-efficacité*. De Boeck : Bruxelles.

Bateson, G. (1977). *Vers une écologie de l'esprit*. Paris : Seuil.

Benoît, J. C. (1988). *Changements systémiques en thérapie familiale*. Nogent-le-Rotrou : Éditions ESF.

Camus, A. (1964). *Carnet II, janvier 1942-mars 1951*. Paris : Gallimard.

Carré, P. (2004). *« Bandura : une psychologie pour le XXIe siècle ? », Savoirs (hors-série)* (pp. 9–50).

Franck, N. (2012). Introduction. In N. Franck (Ed.), *Remédiation cognitive*. Paris : Elsevier Masson.

Giono, J. (1935). *Que ma joie demeure*. Paris : Grasset.

Saint-Exupéry (de), A. (1948). *Citadelle*. Paris : Gallimard.

Concept de théorie de l'esprit

CHAPITRE 9

Nicolas Franck

PLAN DU CHAPITRE

Introduction

La théorie de l'esprit (Theory of mind en anglais, ou ToM) est un concept complexe, désignant la capacité d'une personne à appréhender les pensées de quelqu'un d'autre. Dans le contexte multidimensionnel de la cognition sociale, la ToM constitue l'une des aptitudes essentielles au développement d'interactions adéquates.

Les altérations de la ToM, par leur fréquence et leur impact fonctionnel majeur dans les troubles psychiques sévères, constituent une cible privilégiée pour les interventions de réhabilitation psychosociale à travers certains programmes d'entraînement de la cognition sociale.

Histoire du concept

Peu après avoir été décrite pour caractériser certaines aptitudes des grands primates (Premack et Woodruff, 1978), la notion de ToM a été introduite en psychiatrie par Baron-Cohen et al., (1985). Ces auteurs ont montré que les enfants avec autisme ont des difficultés pour résoudre une tâche de fausse croyance. Ils ont eu recours à l'épreuve élaborée par Wimmer et Perner (1983), qui consiste en une succession de dessins mettant en scène deux poupées nommées Sally et Anne. L'une des poupées cache une bille en l'absence de l'autre. L'enfant testé doit indiquer où cette dernière va chercher la bille à son retour. Pour être en mesure de réaliser la tâche, il faut avoir intégré que l'autre peut penser différemment de soi. Les résultats de cette première étude ont eu un retentissement majeur; ils ont généré un nouveau domaine de recherche et ont modifié en profondeur la conception de l'autisme.

L'hypothèse d'un déficit en ToM dans l'autisme a longtemps été dominante (Baron-Cohen et al., 1999). Une autre hypothèse propose que la ToM ne serait pas défaillante en elle-même, mais qu'elle ne serait pas utilisée par manque de motivation (Chevallier et al., 2012). Ainsi, les enfants avec autisme seraient capables d'appréhender les états mentaux d'autrui ou d'imaginer qu'autrui puisse avoir des états mentaux différents des leurs, mais ils ne seraient pas enclins à recourir à cette aptitude. Ce déficit motivationnel, plutôt que de l'ordre de la mentalisation, serait la conséquence d'une insensibilité aux récompenses sociales accompagnant les interactions. Les enfants avec autisme ne verraient pas l'intérêt de réguler leur comportement en fonction de ce que pensent les autres, ni même d'imaginer ce qu'ils pensent, alors que la représentation des états mentaux d'autrui est cruciale pour l'équilibre des interactions sociales et que la nature gratifiante des interactions incite habituellement à utiliser sa ToM pour optimiser les interactions et pour augmenter les récompenses qui en découlent (obtenir des compliments et améliorer sa réputation).

L'étude de la ToM dans la schizophrénie s'inscrit dans la continuité de ce qui a été développé dans l'autisme. À l'instar de l'autisme, elle est associée à des difficultés de compréhension des intentions d'autrui, quoique de moindre intensité. La clinique schizophrénique se caractérise par une incapacité à changer de perspective mentale, par des interactions inadaptées au contexte social et par une non-prise en compte des demandes et des besoins d'autrui (Achim et al, 2012). De manière générale, les troubles psychotiques sont associés à une perturbation de l'analyse des intentions d'autrui favorisant une altération des relations sociales (*voir* chapitre 10). Comprendre les mécanismes de cette perturbation constitue un enjeu très important dans la compréhension des troubles, avec la perspective de pouvoir développer de nouveaux outils d'entraînement de la cognition sociale.

Certains auteurs ont postulé que les symptômes cardinaux de la schizophrénie pourraient être générés par un déficit majeur des capacités de mentalisation. Dans cette perspective, Frith (1992) a notamment proposé que la métareprésentation contribue à la conscience de soi. Or, la conscience de ses propres buts, la conscience de ses propres intentions et la conscience des intentions d'autrui, impliquant la ToM, sont altérées dans la schizophrénie. D'autres auteurs ont établi un lien entre le déficit d'attribution d'intentions à autrui et la désorganisation schizophrénique (Hardy-Baylé et al., 2003). L'incapacité des patients à sélectionner l'intention d'autrui la plus vraisemblable par rapport au contexte dans lequel celui-ci agit ou s'exprime ne leur permettrait pas de construire un comportement approprié.

Composantes de la ToM

La ToM permet d'interpréter les désirs, les intentions et les croyances d'autrui, et ainsi de les distinguer des siens propres et des faits tangibles (Airenti, 2015). Elle permet de se représenter ce que pense, ressent ou veut autrui et de raisonner dessus. Cela implique un circuit relationnel, reposant sur une connaissance cognitive et/ou émotionnelle de soi-même et d'autrui, susceptible d'être actualisée au cours des interactions (Duval et al., 2011). La mentalisation, c'est-à-dire l'aptitude à se représenter ses propres états mentaux et ceux d'autrui, et la lecture intentionnelle, c'est-à-dire la capacité à inférer les intentions d'autrui, permettent de comprendre et de prévoir son comportement et donc d'interagir positivement avec lui. La ToM est une faculté métacognitive, c'est-à-dire la représentation d'une représentation. Elle implique en effet deux niveaux de représentations des états mentaux : de premier ordre – « Je crois qu'il va faire ceci » – et de second ordre – « Je crois qu'il croit que ceci va se produire ».

Les deux principales hypothèses explicitant la nature de la ToM sont la théorie de la théorie (TT) et la théorie de la simulation (TS). Leur dichotomie doit être rapprochée de l'actuelle conception bidimensionnelle de la ToM, qui met en perspective une ToM cognitive et une ToM affective.

Selon la TT, les états mentaux d'autrui sont déterminés en se basant sur l'expérience passée et sur les principes qu'on en a tirés. La connaissance de soi ne serait pas plus immédiate que celle d'autrui. Elle reposerait au contraire sur une construction (Gopnik, 1996). Ainsi, les états mentaux se comprendraient par rapport aux actes publiquement observables. Selon cette hypothèse inférentielle de la ToM, on comprendrait ce qu'on pense en s'écoutant penser (Sellars, 1975). Il n'y aurait qu'une différence de degré entre la connaissance de soi et celle d'autrui (Ryle, 1949). Nous appliquerions dans les deux cas des règles de compréhension du comportement. Le fait de posséder plus d'informations sur soi-même (étant en meilleure position pour les recueillir) n'entraînerait qu'une différence de degré et non de type de connaissance. Dans la continuité, la ToM cognitive se rapporte aux représentations construites au sujet des états mentaux d'autrui. Elle permet de comprendre, d'inférer ou de raisonner sur leurs pensées, leurs croyances ou encore leurs intentions, sans connotation émotionnelle.

Selon la TS, les états mentaux d'autrui seraient déterminés en se mettant à la place de l'autre ; ainsi, en adoptant sa perspective, on vit les choses comme si on était impliqué soi-même. La question de l'attribution d'états mentaux à soi-même (ToM en première personne) est négligée par la première hypothèse, au profit de la seule attribution d'états mentaux à autrui. On se connaîtrait ainsi par une forme d'introspection (Goldman, 1995). La connaissance immédiate de soi favoriserait la compréhension d'autrui. La similarité entre soi et autrui permettrait le processus de simulation. Il faut néanmoins tenir compte de la limite suivante : si deux personnes étaient exactement semblables, chacune serait incapable de comprendre l'autre en se mettant à sa place. La ToM affective permet de saisir les états émotionnels d'autrui.

ToM et symptômes psychotiques

Les liens entre le déficit en ToM et les manifestations psychotiques sont loin d'être élucidés. À ce jour, aucune relation de cause à effet n'a pu être établie entre eux, même si on peut aisément concevoir qu'une ToM défaillante, entraînant une mauvaise compréhension des états mentaux d'autrui, puisse favoriser la production de symptômes positifs – par l'interprétation délirante des états mentaux d'autrui – ou de symptômes négatifs – à travers un retrait social défensif. Plusieurs études ont mis en évidence une corrélation entre déficit en ToM et troubles du cours de la pensée, symptômes positifs ou symptômes négatifs (Ventura et al., 2015). Néanmoins d'autres travaux n'ont pas confirmé de telles associations.

Évaluation

Chez les adultes ayant des troubles mentaux sévères, en particulier une schizophrénie, la ToM a été étudiée à l'aide de protocoles expérimentaux très variés : compréhension d'allusions (Corcoran et al., 1995); compréhension des fausses croyances (de premier et de second ordre); histoires illustrées (Frith et Corcoran, 1996); dessins humoristiques (Corcoran et al., 1995); maximes gricéennes (Corcoran et Frith, 2003); inférences d'intentions à partir d'un discours implicite (Dziobek et al., 2006); vignettes illustrées (Sarfati et al., 1997); attribution d'états mentaux à des formes géométriques animées (Bourgou et al., 2016; Pouillès et al., 2007; Russell et al., 2006); impact d'informations sensorielles sur le processus de mentalisation (Chambon et al., 2011).

Allusions

La compréhension des allusions est étudiée avec des outils tels que la Hinting task (Corcoran et al., 1995). Celle-ci est composée de courtes histoires impliquant deux personnages. Le participant doit deviner, en se fondant sur des sous-entendus de situations non explicites, l'intention de l'un des personnages.

ENCADRÉ 9.1

Exemple

Alors que l'anniversaire de Rebecca approche, elle dit à son père : « J'aime les animaux, spécialement les chiens. » Afin de savoir ce que Rebecca souhaite, il faut pouvoir inférer son intention cachée, différente de ce qu'elle formule par des mots, en se fondant sur les informations contextuelles. En cas d'échec à inférer l'intention du personnage, une phrase d'aide est proposée. Dans l'histoire présentée ici, la remarque additionnelle est la suivante : Rebecca poursuit en disant : « Est-ce que l'animalerie sera ouverte le jour de mon anniversaire, papa ? »

Dans cette tâche, les patients ayant une symptomatologie schizophrénique marquée (positive ou négative) sont moins performants que les sujets sains, anxieux ou dépressifs ou en rémission (Corcoran et Frith, 2003).

Fausses croyances

Des tâches proches de celle de Sally et Anne ont été adaptées pour les adultes.

ENCADRÉ 9.2

Exemple

John n'a plus que cinq cigarettes dans son paquet, lorsqu'il le laisse sur la table et sort; pendant ce temps, Janet entre, prend une cigarette dans le paquet de John sans que celui-ci le sache et sort à son tour. Quand John reprend son paquet, combien croit-il qu'il y a de cigarettes à l'intérieur ?

Les patients désorganisés ou ayant un syndrome d'influence se sont montrés moins performants que les autres patients ayant une schizophrénie et que les témoins sains dans ce type de tâche (Frith et Corcoran, 1996).

Dessins humoristiques

La compréhension de dessins humoristiques implique qu'un sujet analyse une situation qu'il ne peut comprendre qu'en inférant l'état mental d'un personnage.

ENCADRÉ 9.3

Exemple

Un pêcheur qui tient un crabe de taille raisonnable s'étonne qu'un passant s'enfuie en courant. Il ne sait pas qu'un gros requin vient d'apparaître juste derrière lui et s'étonne qu'un si petit crabe produise un tel effet... Pour comprendre cette situation, il faut se mettre à la place du personnage qui n'est pas en mesure de voir le requin.

La compréhension de telles situations est comparée à celle de dessins humoristiques ne nécessitant pas d'inférer l'état mental d'autrui. Dans cette tâche, les patients paranoïdes et influencés comprennent moins bien les dessins avec inférence d'états mentaux que les autres patients (Corcoran et al., 1995).

Maximes gricéennes

Les échanges verbaux répondent aux principes suivants (Grice, 1975) :

- maxime de quantité 1 (en dire assez pour informer);
- maxime de quantité 2 (ne pas en dire trop);
- maxime de qualité (être véridique);
- maxime de relation (être pertinent);
- maxime de tact ou de politesse (choix d'un niveau approprié de politesse).

Une ToM efficiente est nécessaire à un mode de communication respectant ces principes. Les patients désorganisés sont très en difficulté dans l'ensemble de ces principes, les patients avec syndrome d'influence étant en difficulté avec la maxime de quantité (Corcoran et Frith, 2003).

Métaphore et ironie

La compréhension de la métaphore et de l'ironie (dans des tâches de compréhension d'histoire) requiert de comprendre que l'autre (le locuteur) dit quelque chose qu'il considère lui-même comme faux. La compréhension de la métaphore implique des représentations de premier ordre (« Mon avocat est un requin »). L'ironie implique des représentations de second ordre (« Mon avocat est vraiment sympa ! »). Certains patients souffrant de schizophrénie ne comprennent pas l'ironie, alors qu'ils saisissent le sens de la métaphore (dissociation entre processus de premier et de second ordre); pour d'autres, c'est l'inverse (Langdon et al., 2002).

Prédiction des intentions d'autrui à partir de séquences illustrées

La prédiction des intentions d'autrui a été étudiée à l'aide de séquences dont le sujet doit déterminer l'issue en choisissant la vignette appropriée parmi plusieurs.

ENCADRÉ 9.4

Exemple

Un personnage portant une canne à pêche s'arrête de marcher à l'approche d'une rivière et se met à creuser le sol. Cherche-t-il un ver (première vignette proposée), des fleurs (deuxième vignette proposée) ou plante-t-il un petit drapeau (troisième vignette proposée) ?

Les patients désorganisés présentent les performances les plus basses dans cette tâche (Sarfati et al., 1997). Toutefois, il faut tenir compte de l'impact non seulement d'un éventuel déficit en lecture intentionnelle, mais aussi d'une possible altération des processus de planification (Zalla, Verlut et al., 2004) et de contrôle cognitif (Barbalat et al., 2009; Chambon et al., 2008).

Perception de la causalité

La perception de la causalité est étudiée à travers l'interprétation de scènes dans lesquelles des figures géométriques se déplacent de trois manières : randomisée; dirigée vers un but; socialement complexe (c'est-à-dire mettant en jeu les capacités de ToM). Une difficulté d'attribution globale a été mise en évidence dans la schizophrénie (Pouillès et al., 2007). Moins d'explications sociales sont fournies par les patients confrontés à ce type d'animations (Langdon et al., 2017). Les patients ayant des symptômes négatifs, des troubles de la pensée et des symptômes paranoïdes ont de moins bonnes performances pour attribuer des intentions aux figures ayant des mouvements socialement complexes que les autres patients et que les sujets sains (Russell et al., 2006). Enfin, les patients ayant une schizophrénie sont en difficulté pour pondérer les informations élémentaires qui contribuent aux processus de mentalisation (Chambon et al., 2011).

Faux pas

Le test des faux pas (Baron-Cohen et al., 1999) est constituée de dix textes courts retraçant des situations dans lesquelles des personnages commettent des faux pas et de dix histoires contrôles.

> ENCADRÉ 9.5
>
> **Exemple**
>
> Pour recevoir son cousin Antoine qui vient lui rendre visite, Sabrina a préparé une tarte aux pommes. Après le dîner, Sabrina dit : « Je t'ai préparé une tarte, elle est dans la cuisine. » Antoine répond : « Miam, j'adore les tartes, sauf les tartes aux pommes bien sûr. »

À la suite de la lecture de l'histoire, six questions sont posées au patient permettant d'analyser sa capacité à détecter le faux pas, à le comprendre et à le justifier, une question permet également d'évaluer les capacités d'empathie du patient. Enfin, deux questions contrôles ont pour objectif de vérifier la compréhension générale de l'histoire.

Tests en français utilisés en pratique clinique courante

La Lecture intentionnelle en situation (LIS) (Bazin et al., 2009; *voir* les chapitres 50 et 63) et le Movie for the assessment of social cognition (MASC) (Dziobek et al., 2006) sont des tâches utilisant des extraits de films mettant en scène des situations sociales complexes dans un environnement écologique. Les patients doivent attribuer des intentions aux personnages qui interagissent dans ces extraits. Dans ces tâches, les patients ayant une schizophrénie ont des performances plus faibles que les personnes souffrant de dépression, ces dernières étant plus en difficulté que les personnes saines.

Le Test des histoires combinées (COST) comprend trente histoires écrites (que la personne testée doit lire à voix haute) issues de la Hinting task, de la tâche de fausse croyance, de la tâche des faux-pas et des histoires étranges. Son principal avantage est d'explorer la ToM de manière large à travers plusieurs types d'états mentaux (croyances, intentions et désirs), grâce à un grand nombre d'items. Ses propriétés psychométriques sont satisfaisantes, y compris la fidélité test-retest (Thibaudeau et al., 2018).

Conclusion

L'existence d'une anomalie de la ToM dans l'autisme et dans la schizophrénie est attestée par de nombreux travaux. Toutefois, ce déficit n'est spécifique ni de la schizophrénie, ni de l'autisme. Dans la schizophrénie, il est probablement aggravé au moment des épisodes aigus. De plus, la ToM ne repose pas sur un mécanisme unitaire, ce qui a pour conséquence une absence d'homogénéité des tests utilisés. Chacun d'entre eux teste un processus spécifique (intention de communication, intention motrice, intention sociale, croyance, etc.). De ce fait, alors que l'on pourrait avoir l'illusion d'évaluer un même objet, ces tests évaluent en réalité des niveaux distincts (Chambon et al., 2011). Une croyance est un état mental plus complexe qu'un désir, lui-même plus complexe qu'une intention motrice ou qu'un simple but. Les niveaux de complexité gagneraient donc à être mieux définis et à être testés séparément. Par ailleurs, un programme de remédiation cognitive ciblant la ToM sera plus efficace si ses cibles sont précises et distinctes les unes des autres et si les moyens de les atteindre sont clairement définis.

Recourir à la métacognition, c'est admettre l'idée que les autres formulent des intentions, des croyances et des désirs différents des siens propres. Selon McCabe et al., (2004), les résultats de nombreuses études (évoquées plus haut) abondent en faveur d'une altération de la métacognition et de la ToM dans la schizophrénie, alors que la clinique montre que les patients se rendent en réalité compte que nous n'avons pas les mêmes croyances qu'eux sur le monde (comme en témoigne le cas des patients voulant nous convaincre de leur délire ou ayant honte de son contenu – ceci n'est pas possible sans former de croyances complexes sur ce que croit autrui et sans accepter qu'il puisse avoir des croyances différentes des siennes propres). Il y a donc ainsi contradiction entre expérimentation, fonctionnement dans la communauté et clinique. Selon Chambon et al. (2011), les patients - avec symptômes productifs en général et avec délire en particulier - auraient un seuil de correction de croyance plus élevé que les sujets sains; ils ne tiendraient pas compte des indices de correction du contexte immédiat pour modifier leurs croyances. Les travaux sur le saut aux conclusions et les tâches de raisonnement probabiliste montrent que les patients délirants prennent des décisions sur la foi de moins d'informations extérieures que les sujets sains et qu'ils ne modifient pas, ou difficilement, leurs croyances lorsque ces croyances sont pourtant contredites par les faits (Moritz et al., 2007). De la même manière, ils prennent moins en compte l'avis d'un tiers qui permettrait de réviser une croyance (Kaliuzhna et al., 2012).

Malgré ces limites, le concept global de ToM possède un caractère heuristique, dans la mesure où il permet d'établir simplement un lien entre phénomènes psychologiques et processus de traitement de l'information. L'altération de la ToM contribue fortement à la désinsertion sociale des personnes avec schizophrénie. Son évaluation en période de stabilité clinique (*voir* chapitre 49) et sa prise en compte thérapeutique (*voir* chapitres 62, 63 et 66) sont ainsi vivement souhaitables.

Remerciements et commentaire

Merci à Élodie Peyroux et à Valérian Chambon pour leur relecture. Les exemples présentés dans ce chapitre et une partie de son contenu sont issus du chapitre « Métacognition et théorie de l'esprit » de la deuxième édition de l'ouvrage *Remédiation cognitive* (Elsevier-Masson, 2017).

Références

Achim, A., Ouellet, R., Roy, M. A., et al. (2012). Mentalizing in first-episode psychosis. *Psychiatry Research, 196*, 207–213.

Airenti, G. (2015). Theory of mind : a new perspective on the puzzle of belief ascription. *Frontiers in Psychology, 6*, 1184.

Barbalat, G., Chambon, V., Franck, N., et al. (2009). Organization of cognitive control within the lateral prefrontal cortex in schizophrenia. *Archives of General Psychiatry, 66*, 377–386.

Baron-Cohen, S., Leslie, A., & Frith, U. (1985). Does the autistic child have a "theory of mind" ? *Cognition, 21*, 37–46.

Baron-Cohen, S., O'Riordan, M., Stone, V., et al. (1999). Recognition of faux pas by normally developing children and children with Asperger syndrome or high-functioning autism. *Journal of Autism and Developmental Disorders, 29*, 407–418.

Bazin, N., Brunet-Gouet, E., Bourdet, C., et al. (2009). Quantitative assessment of attribution of intentions to others in schizophrenia using an ecological video-based task : A comparison with manic and depressed patients. *Psychiatry Research, 167*, 28–35.

Bourgou, S., Halayem, S., Amado, I., et al. (2016). Theory of mind in adolescents with early-onset schizophrenia : Correlations with clinical assessment and executive functions.», *Acta Neuropsychiatr, 28*, 232–238.

Chambon, V., Franck, N., Koechlin, E., et al. (2008). The architecture of cognitive control in schizophrenia. *Brain, 131*, 962–970.

Chambon, V., Pacherie, E., Barbalat, G., et al. (2011). Mentalizing under influence : Abnormal dependence on prior expectations in patients with schizophrenia. *Brain, 134*(Pt 12), 3728–3741.

Chevallier, C., Kohls, G., Troiani, V., et al. (2012). The social motivation theory of autism. *Trends in Cognitive Sciences, 16*(4), 231–239.

Corcoran, R., & Frith, C. D. (2003). Autobiographical memory and theory of mind : Evidence of a relationship in schizophrenia. *Psychological Medicine, 33*, 897–905.

Corcoran, R., Mercer, G., & Frith, C. D. (1995). Schizophrenia, symptomatology and social inference : Investigating "theory of mind" in people with schizophrenia. *Schizophrenia Research, 17*, 5–13.

Duval, C., Piolino, P., Bejanin, A., et al. (2011). Théorie de l'esprit : aspects conceptuels, évaluation et effets de l'âge. *Revue de Neuropsychologie, 3*, 41–51.

Dziobek, I., Fleck, S., Kalbe, E., et al. (2006). Introducing MASC : A movie for the assessment of social cognition. *Journal of Autism and Develpmental Disorders, 36*(5), 623–636.

Frith, C. D. (1992). *Cognitive Neuropsychology of Schizophrenia*. Hove : Lawrence Erlbaum Associate Publishers.

Frith, C. D., & Corcoran, R. (1996). Exploring "theory of mind" in people with schizophrenia. *Psychological Medicine, 26*, 521–530.

Goldman, A. I. (1995). Empathy, mind and morals. In M. Davis & T. Stone (Eds.), *Mental Simulation*. Oxford : Blackwell Publishers.

Gopnik, A. (1996). Theories and modules : Creation myths, developmental realities, and Neurath's boat. In P. Carruthers & P. K. Smith (Eds.), *Theories of Theories of Mind*. Cambridge : Cambridge University Press.

Grice, H. P. (1975). Logic and conversation. In P. Cole & J. Morgan (Eds.), *Syntax and Semantics*. New York : Academic Press.

Hardy-Baylé, M. C., Sarfati, Y., & Passerieux, C. (2003). The cognitive basis of disorganization symptomatology in schizophrenia and its clinical correlates : Toward a pathogenetic approach to disorganization. *Schizophrenia Bulletin, 29*, 459–471.

Kaliuzhna, M., Chambon, V., Franck, N., et al. (2012). Belief revision and delusions : How do patients with schizophrenia take advice? *PLoS ONE, 7*(4). e34771.

Langdon, R., Flynn, M., Connaughtonn, E., & Brüne, M. (2017). Impairment of spontaneous and deliberative mentalizing co-occur, yet dissociate, in schizophrenia. *British Journal of Clinical Psychology.*

McCabe, R., Leudar, I., & Antaki, C. (2004). Do people with schizophrenia display theory of mind deficit in clinical interactions? *Psychological Medicine, 34*, 401–412.

Moritz, S., Woodward, T. S., & Mabert, M. (2007). Under what circumstances do patients with schizophrenia jump to conclusion? A liberal acceptance account. *British Journal of Clinical Psychology, 46*, 127–137.

Pouillès, L., Tiberghien, G., Georgieff, N., & Franck, N. (2007). Perception de la causalité et théorie de l'esprit dans la schizophrénie. *Revue française de psychiatrie et de psychologie médicale, 11*, 9–17.

Premack, D., & Woodruff, G. (1978). Does the chimpanzee have a "theory of mind"? *Behavioral and Brain Sciences, 4*, 515–526.

Russell, T. A., Reynaud, E., Herba, C., et al. (2006). Do you see what I see? Interpretations of intentional movement in schizophrenia. *Schizophrenia Research, 81*(1), 101–111.

Ryle, G. (1949). *The Concept of Mind.* Chicago : Chicago University Press.

Sarfati, Y., Hardy-Baylé, M. C., Besche, C., & Widlöcher, D. (1997). Attribution of intentions to others in people with schizophrenia : A non-verbal exploration with comic strips. *Schizophrenia Research, 25*, 199–209.

Sellars, W. (1975). Autobiographical reflections. In H. N. Castañeda (Ed.), *Action, Knowledge, and Reality : Critical Studies in Honor of Wilfrid Sellar.* Indianapolis : The Bobbs-Merrill Company Inc.

Thibaudeau, E., Cellard, C., Legendre, M., et al. (2018). Reliability of two social cognition tests : The ombined Stories Test and the Social Knowledge Test. *Psychiatry Research.* 262, 63–69.

Ventura, J., Ered, A., Gretchen-Doorly, D., et al. (2015). Theory of mind in the early course of schizophrenia : Stability, symptom and neurocognitive correlates, and relationship with functioning. *Psychological Medicine, 45*, 2013–2043.

Wimmer, H., & Perner, J. (1983). Beliefs about beliefs : Representation and constraining function of wrong beliefs in young children's understanding of deception. *Cognition, 13*, 103–128.

Zalla, T., Verlut, I., Franck, N., et al. (2004). Perception of dynamic action in patients with schizophrenia. *Psychiatry Research, 128*, 39–51.

Chapitre **10**

Théorie de l'esprit et prédiction de l'action dans la schizophrénie

Valérian Chambon

PLAN DU CHAPITRE

Introduction

La notion de théorie de l'esprit désigne, au sens large, la capacité à expliquer, anticiper ou prédire le comportement d'autrui sur la base des états mentaux qu'on lui prête – croyances, désirs, intentions, etc. Cette capacité d'attribution intentionnelle apparaît aujourd'hui nécessaire, puisque lorsqu'elle est défaillante (comme cela pourrait être le cas dans la schizophrénie), la compréhension de la vie mentale d'autrui s'en trouve perturbée. Or, les mécanismes neurocognitifs qui sous-tendent cette capacité d'attribution mentale sont encore aujourd'hui mal connus, quand ils ne font pas l'objet de vives controverses (Van Overwalle et Baetens, 2009, pour revue). La raison en est que la plupart des études concernées négligent le caractère foncièrement composite des états mentaux représentés. La notion *d'intention*, en particulier, supporte des niveaux de complexité variable qui, au plan fonctionnel, ne sont pas strictement équivalents (Pacherie, 2000). Comprendre ou prédire une action observée peut en effet requérir la représentation d'intentions tantôt *motrices* (lecture du but immédiat), tantôt *privées* (représentation du but général de l'action), tantôt *sociales* (sous-jacentes aux actions dirigées vers autrui). En négligeant la diversité de ces *niveaux* intentionnels, les paradigmes expérimentaux actuels laissent souvent indéterminé le détail des mécanismes qui leur sont associés.

Or, la mise en évidence de tels mécanismes pourrait inviter à une relecture féconde de la cognition sociale humaine, et, dans le champ de la psychopathologie, pourrait contribuer à une meilleure compréhension des anomalies de la représentation de soi, de l'autre, et de la distinction entre soi et le monde, caractéristiques de certaines psychoses, au premier rang desquelles figure la schizophrénie. Un modèle influent de la schizophrénie suggère en effet qu'une partie des symptômes caractéristiques de cette maladie pourrait être expliquée par l'incapacité des patients à comprendre et se représenter les intentions d'autrui (Frith, 2005). Ce déficit en théorie de l'esprit (ToM) refléterait, en aval, une incapacité à pouvoir expliquer et prédire les comportements des autres sur la base de leurs intentions supposées.

Dans ce chapitre, nous procéderons tout d'abord à un état des lieux des modèles théoriques élaborés pour rendre compte de cette capacité robuste de *lecture intentionnelle*, puis nous évaluerons l'intérêt et la pertinence de ces modèles pour la compréhension de la clinique schizophrénique. Ces évaluations successives nous conduiront à examiner les insuffisances théoriques de la notion d'*intention*, centrale pour la compréhension des troubles explorés.

Mindreading : comprendre et prédire le comportement

Le champ d'investigation de la cognition sociale a pour objet d'étude les mécanismes cognitifs en jeu dans la compréhension mutuelle de soi et d'autrui. Au sens plus restreint du terme, la cognition sociale humaine embrasse tous les processus cognitifs pertinents pour la perception et la compréhension de nos semblables (Blakemore et Frith, 2004, pour revue). La capacité proprement humaine de pouvoir comprendre et prédire les comportements de nos congénères pourrait témoigner d'une aptitude plus fondamentale à se représenter ou *lire* l'esprit d'autrui (*mind reading*) : c'est en vertu d'états mentaux inobservables (*e.g.*, intentions) qu'Untel a les comportements qu'il manifeste, et c'est parce que je lui attribue de tels états mentaux qu'il m'est dès lors possible d'expliquer ou de prédire les comportements qu'il aura. La compréhension d'autrui dépendrait étroitement de cette aptitude robuste d'attribution et de représentation mentales, automatique, voire irrépressible, et sans doute d'apparition précoce (Baron-Cohen et al., 1985; Frith et Frith, 2007).

Nos états mentaux ne constituent pour autant pas une réalité indivise et homogène. Nos *intentions*, par exemple, supportent des niveaux de complexité distincts, qu'une théorie complète doit pouvoir appréhender afin d'instruire au mieux la pratique expérimentale. Dans un article princeps, Jacob et Jeannerod (2005) rappellent ainsi que nos représentations intentionnelles ne sauraient se réduire au seul champ des intentions motrices – champ auquel les neurosciences cognitives ont pu un temps les confiner. Ainsi, il faudrait en réalité distinguer au moins deux types supplémentaires d'intentions : l'intention privée (*prior intention*) et l'intention sociale (*social intention*). Cette distinction n'est pas nouvelle et puise dans une typologie des intentions esquissée par John Searle (1983), puis développée ou renouvelée ces vingt dernières années dans le champ de la philosophie de l'esprit et des neurosciences (*e.g.*, Pacherie, 2000). Cette distinction entre niveaux intentionnels est motivée, au plan conceptuel comme empirique, par l'observation que nos actions et nos buts peuvent être ordonnés hiérarchiquement selon leur niveau d'abstraction ou selon le temps requis pour les réaliser (Hamilton et Grafton, 2006; *voir* figure 10.1).

Ainsi :

1. **l'intention motrice**, ou *intention en action* (Searle, 1983), est une intention minimale, qui, combinée à d'autres intentions du même type, peut entrer dans la composition d'une intention privée, formulée en amont de l'action elle-même. Par exemple, je peux vouloir éteindre la lumière d'une pièce suffisamment ensoleillée (intention privée) et mettre en œuvre, pour ce faire, une série de séquences motrices destinées à satisfaire cette intention préalable. L'intention motrice, en ce cas, guide le mouvement de ma main en direction de l'interrupteur que je souhaite actionner, et, ce faisant, contribue à satisfaire mon intention *privée*, qui est d'éteindre la lumière;
2. mon **intention privée** correspond, à ce titre, à la représentation du but que je souhaite atteindre – par la mise en œuvre d'une série d'actions basiques, elles-mêmes guidées par des intentions motrices ou *intentions en action* élémentaires. Or, si l'activité de mes neurones-miroirs peut éclairer les intentions motrices de l'agent que j'observe agir (de type « presser un interrupteur »), elle est néanmoins incapable à elle seule de me renseigner sur son intention privée, dont le contenu, général et descriptif, n'est pas directement ancré dans la situation d'action (« éteindre » ou « allumer la lumière »);
3. enfin, toutes les actions humaines ne sont pas nécessairement dirigées vers des objets inanimés. Il importe donc d'opérer une seconde distinction entre des intentions non sociales (qui n'entrent pas dans la composition d'un rapport avec autrui) et des **intentions sociales**, qui sous-tendent les actions ayant pour objectif d'affecter, de quelque façon que ce soit, le comportement d'un congénère. Or un observateur peut-il se représenter les intentions sociales d'un agent en *simulant* les mouvements observés de cet agent ? L'expérience de pensée élaborée par Jacob et Jeannerod (2005) est à ce titre éloquente : Dr Jekyll et Mr Hyde sont un seul et même individu. Le premier est un brillant médecin, reconnu pour la qualité des appendicectomies qu'il effectue. Le second est un dangereux sadique, qui réalise la même opération sur des victimes non anesthésiées. L'un et l'autre réalisent les mêmes séquences d'actions, guidées par des buts similaires (prélever l'appendice à l'aide d'un scalpel); pour autant,

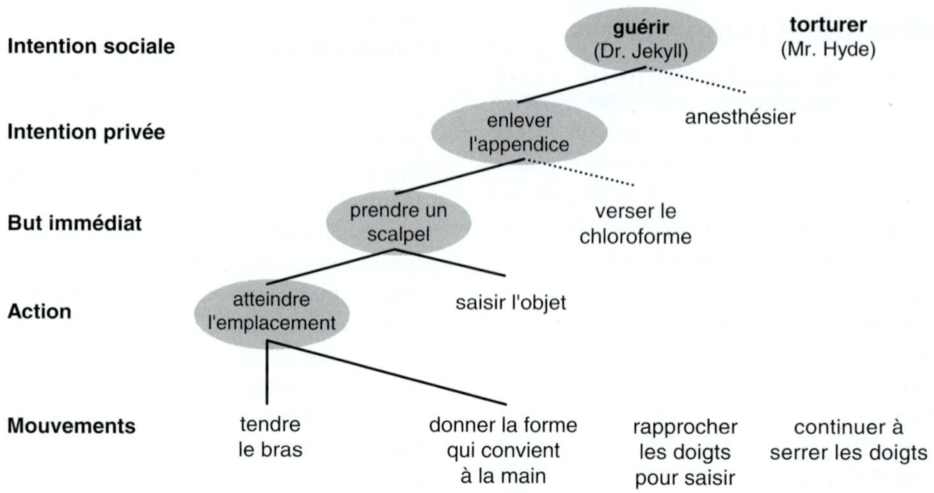

Figure 10.1 Organisation hiérarchique de l'action intentionnelle.
Une intention sociale peut impliquer plusieurs types d'intentions privées. Chaque intention privée peut à son tour être composée de plusieurs buts immédiats, dont la réalisation requiert la mise en œuvre d'une ou de plusieurs séquences d'actions basiques. Enfin, chaque action peut être composée de plusieurs mouvements distincts. Les buts intermédiaires désignés par les lignes en pointillés sont requis pour distinguer entre les intentions sociales « soigner » (Dr Jekyll) et « torturer » (Mr Hyde). *Source : Valérian Chambon, inspiré de Hamilton et Grafton (2006), avec des exemples empruntés à Jacob et Jeannerod (2005).*

leurs intentions sociales diffèrent : Dr Jekyll opère pour soigner tandis que Mr Hyde opère par simple plaisir sadique (Figure 10.1). Un observateur extérieur qui simulerait tantôt les actions du Dr Jekyll, tantôt celles (identiques) de Mr Hyde, serait néanmoins incapable de saisir ce qui différencie le comportement du médecin de celui du criminel, à savoir leurs intentions sociales respectives (opérer ou torturer).

Les capacités de représentation et d'attribution d'intentions dans la schizophrénie

La capacité de théorie de l'esprit joue un rôle essentiel dans nos interactions sociales : pour preuve, lorsqu'elle est défaillante, la possibilité d'interagir avec autrui s'en trouve fortement compromise, ou du moins perturbée (Frith et Frith, 2007). De fait, les processus de mentalisation ont fait l'objet d'une attention particulière dans le champ de la psychopathologie. Selon une théorie influente de la schizophrénie élaborée par Christopher Frith, l'ensemble des symptômes caractéristiques de cette maladie pourrait témoigner de l'incapacité des patients schizophrènes à comprendre, ou se représenter, leurs propres intentions et celles d'autrui (Frith, 2005).

L'intérêt majeur du modèle de Frith tient précisément en ce qu'il se propose de rendre compte de l'intégralité de la clinique, négative et positive, des symptômes schizophréniques dans les termes d'un défaut d'accès au plan métareprésentationnel – *i.e.* d'un défaut de représentation de ses propres intentions ou des intentions de l'autre :

1. les symptômes dits *négatifs* expriment une détérioration parfois critique du fonctionnement normal, incluant un retrait social, un émoussement affectif, une pauvreté caractérisée du langage et un déficit de comportement intentionnel. Selon Frith, ces signes comportementaux pourraient résulter d'un défaut de *représentation* de l'action volontaire. Ce déficit affecterait tout comportement exigeant un effort, aussi bien que la capacité d'introspection ou la capacité d'apprécier les états mentaux des autres. Les difficultés d'adaptation sociale des personnes avec schizophrénie, témoignant d'une perte d'intérêt pour la vie sociale en général, seraient imputables à ce déficit de lecture intentionnelle;
2. les symptômes dits *positifs* expriment un excès de fonctionnement normal, caractérisé par des aberrations du comportement, une activité

délirante incohérente et des hallucinations principalement verbales. Ces aberrations du comportement pourraient résulter d'un défaut de *contrôle* de l'action volontaire, corrélatif d'une altération plus fondamentale de l'intention d'agir. Les idées délirantes de contrôle (syndrome d'influence), les phénomènes d'invasion de la pensée, comme les hallucinations auditives en troisième personne pourraient en effet résulter d'un trouble du contrôle de ses propres intentions (Corcoran, 2001), tandis que les idées de persécution, le délire paranoïde et le délire de référence témoigneraient de l'incapacité à inférer correctement les états mentaux des autres sur la seule base du comportement observé (Frith, 2005).

Dans le modèle influent de Frith, ce défaut d'accès au plan métareprésentationnel donnerait naissance aux symptômes plutôt qu'il ne serait expliqué par eux. Incidemment, cette hypothèse permet la formulation de deux prédictions majeures :

1. les sujets en rémission ne devraient pas présenter de difficultés en théorie de l'esprit; en l'absence de symptômes, cette capacité de lecture intentionnelle devrait donc être intacte chez les patients examinés;
2. on devrait pouvoir mettre en évidence une corrélation robuste entre les symptômes des patients testés et les déficits particuliers qu'ils présentent dans le domaine de la métareprésentation. Ces déficits, non homogènes, peuvent affecter la capacité à se représenter les croyances ou les intentions d'une personne à propos du monde (représentations de premier ordre) ou les croyances d'une personne à propos des croyances ou des intentions d'une autre personne (représentations de second ordre, ou *métareprésentations*).

De nombreuses études ont été conduites afin d'évaluer la pertinence de ces prédictions. Or, les résultats obtenus sont pour le moins contradictoires : Drury et al. (1998) ont identifié des anomalies de la capacité d'attribution intentionnelle pendant la phase aiguë de la schizophrénie, ces anomalies disparaissant en période de rémission, tandis qu'une étude plus récente a retrouvé ces perturbations en dehors même de la période aiguë, chez des patients chroniques (Herold et al., 2002).

De même, aucune association différentielle entre des déficits particuliers en *théorie de l'esprit* et des symptômes spécifiques de la schizophrénie n'a pu être établie avec certitude : certaines études indiquent que les schizophrènes déficitaires et désorganisés sont moins performants dans les tâches impliquant la maîtrise de représentations de premier comme de second ordre (Corcoran, 2001), tandis que d'autres études plus récentes ne localisent de déficits que pour les représentations de premier ordre (Mazza et al., 2001) ou de second ordre seulement (Herold et al., 2002). Plus généralement, les corrélations mises en évidence entre troubles de la mentalisation et symptômes de la schizophrénie manquent de cohérence : sur le plan productif de la pathologie, plusieurs études corrèlent ce déficit tantôt avec la sévérité des troubles de la pensée formelle non déficitaire (Sarfati et al., 1999), tantôt avec le syndrome de désorganisation, tantôt avec le syndrome *distorsion de la réalité*, tandis que d'autres travaux révèlent une association significative avec le versant déficitaire de la maladie : pauvreté psychomotrice (Mazza et al., 2001), affects émoussés, repli social et/ou alogie (Pickup et Frith, 2001). En règle générale, les effets de la symptomatologie sur les performances de représentation et d'attribution intentionnelles sont vagues et peu robustes, quoiqu'il ressorte, au total, que les patients avec schizophrénie réussissent généralement moins bien que les contrôles sains ou psychiatriques les tâches nécessitant l'appréciation des états mentaux d'autrui (Sprong et al., 2007, pour revue).

Ces résultats incertains, souvent contradictoires, s'expliquent en partie par l'hétérogénéité des tâches employées – en termes de complexité et de matériel présenté (verbal, iconographique) – et, plus largement, par une absence de contrôle manifeste de la compétence évaluée. Ce sur quoi porte notre capacité de lecture intentionnelle, à savoir l'intention d'autrui, paraît en effet compris d'un seul bloc, alors que la notion d'intention supporte, nous l'avons vu, des niveaux de complexité variables. L'hétérogénéité des résultats mentionnés ci-dessus pourrait donc témoigner du fait que, croyant tester un même objet ou une même aptitude, les études en question évaluent en réalité cet objet à des niveaux de complexité distincts (*voir* Walter et al., 2009, pour une critique similaire). Or, le déficit en lecture intentionnelle rapporté dans la schizophrénie pourrait être sélectif et très localisé, d'où l'intérêt préalable d'évaluer à *quel(s) niveau(x)* de complexité intentionnelle (intentions motrice, privée ou sociale) ce ou ces déficits s'inscrivent, évaluation nécessairement graduelle et cohérente en cela avec une approche intégrative de la maladie.

La reconnaissance d'intentions : un cas particulier d'inférence probabiliste ?

Pour tester cette hypothèse, nous avons élaboré plusieurs protocoles expérimentaux destinés à tester, individuellement, chacun des niveaux de la typologie intentionnelle mentionnés ci-dessus. Pour rappel, cette typologie distingue deux grandes classes d'intentions : motrice et privée, à composante sociale (lorsque l'action est *à propos* d'autrui) ou non sociale (lorsque l'action est *à propos* d'un objet). Une fois définie la granularité de cette typologie, la question que nous avons adressée était double :

1. toutes ces intentions (motrice et privée, sociale ou non sociale) partagent-elles les mêmes mécanismes de reconnaissance? Peut-on les distinguer au regard du type d'information qui contribue à leur reconnaissance?
2. le déficit (apparent) des patients avec schizophrénie en matière de mentalisation est-il spécifique d'une intention particulière ou d'un mécanisme associé à l'un ou l'autre niveau de cette typologie?

Pour répondre à ces deux questions, nous avons formulé l'hypothèse de travail suivante : reconnaître une intention implique de traiter au moins deux types d'informations, i) des informations de nature *perceptive*, disponibles sur l'action en cours de réalisation, et ii) des informations *a priori*, relatives aux connaissances préalables que je possède sur l'action observée. Ces connaissances *a priori* sont naturellement susceptibles d'interagir avec ce que nous percevons de la scène d'action. En contexte d'incertitude perceptive par exemple, ces *a priori* favoriseront le poids de certaines prédictions, en augmentant la probabilité de certaines conclusions, au détriment d'autres. Lorsque l'exercice consiste à déterminer la cause la plus probable de l'action observée, cette interaction entre *a priori* et données perceptives peut se traduire par une augmentation de la probabilité de certaines causes – de certaines intentions – au détriment de leurs concurrentes. Nous ne discuterons pas la nature de ces connaissances *a priori*, qui a fait l'objet de vives controverses; seule nous intéresse ici la fonction que ces connaissances remplissent dans l'économie générale du système : en contexte d'incertitude (lorsque l'action est incomplète, bruitée ou ambiguë), ces connaissances *a priori* auront pour effet de favoriser, en l'augmentant, la probabilité que certaines hypothèses soient vraies, ou que certaines causes soient réelles. Lorsqu'il s'agit de reconnaître l'intention d'autrui, le rôle de ces *a priori* peut être crucial : l'intention est un état inobservable et le comportement est souvent tronqué, ou ambigu. Le succès de l'inférence dépendra donc étroitement de ce que l'on sait *a priori* des causes (des intentions) qui, en général, motivent l'exécution de ce comportement.

S'il est aujourd'hui admis que ces deux sources d'information, perceptive et *a priori*, interagissent au cours du processus de reconnaissance, il reste encore à déterminer la nature exacte de cette contribution. Nous avons formulé l'hypothèse que la nature de cette contribution dépendait en réalité du *type* d'intention présenté : informations *a priori* et informations perceptives devraient naturellement jouer un rôle distinct selon le niveau de la typologie étudié (intention motrice ou privée, sociale ou non sociale).

Protocoles expérimentaux : intention motrice, intention super-ordonnée, intentions sociales

Quatre protocoles expérimentaux ont été élaborés pour tester cette hypothèse. Chaque protocole présentait des séquences d'actions filmées, guidées par des intentions de nature motrice ou privée (sociale ou non sociale), que les participants devaient inférer. Dans chacune de ces expériences, nous avons donc fait varier : i) la vraisemblance des informations visuelles, disponibles sur la scène d'action observée (pour ce faire, nous manipulions la durée de séquences d'actions présentées aux sujets); ii) les connaissances *a priori* dont disposait le sujet sur les types d'intentions à reconnaître (pour ce faire, nous augmentions la probabilité de certaines intentions, au détriment d'autres).

Nous avons ensuite comparé les performances de participants (sujets contrôles et individus avec schizophrénie) entre ces conditions dites *biaisées*, où certaines intentions étaient plus probables que d'autres (*session biaisée*), et des conditions *contrôles* (*session non biaisée*) où toutes les intentions présentées avaient la même probabilité d'être réalisées. Nos prédictions étaient les suivantes : 1) dans les conditions où l'action est présentée avec une quantité d'informations visuelles peu élevée, les sujets devraient tabler davantage sur leurs connaissances *a priori* – c'est-à-dire avoir tendance à répondre préférentiellement en direction de l'intention qu'ils estiment la plus probable; 2) en revanche, lorsque l'action est présentée avec une quantité d'informations visuelles élevée, les sujets devraient être moins sensibles à ce biais et présenter une dépendance accrue aux informations perceptives.

Notre seconde prédiction concernait la *qualité* de l'interaction entre ces deux sources d'informations, dont nous avons estimé qu'elle devait dépendre du *type* d'intention testé :

1. pour la reconnaissance d'intentions **motrices** simples, les sujets devraient présenter une dépendance accrue aux informations perceptives. Cette prédiction est motivée par la nature *pragmatique* du contenu de l'intention motrice : il existe en effet une correspondance directe « entre l'*intention* de lever un verre et l'*acte* de lever ce verre ». En ce cas, *percevoir* l'acte lui-même devrait suffire à déterminer la nature de l'intention sous-jacente;
2. pour les intentions **privées** (sociale ou non sociale) en revanche, les sujets devraient présenter une dépendance accrue aux informations *a priori*. Le contenu de l'intention privée (« avoir l'intention d'éteindre la lumière ») est en effet général et descriptif, et il est en partie détaché de la situation d'action : l'information perceptive sur le mouvement exécuté (« presser l'interrupteur » par exemple) ne suffit donc pas à déterminer la nature de l'intention privée, car cette information sous-détermine l'ensemble des intentions privées congruentes avec ce mouvement (l'acte « presser l'interrupteur » est en effet compatible aussi bien avec l'intention privée « éteindre » ou « allumer » la lumière). De fait, la reconnaissance d'une intention de nature privée s'opère dans un contexte d'incertitude perceptive qui devrait encourager les participants à se « méfier » de ce qu'ils observent et à se fier davantage à leurs attentes *a priori*;
3. lorsque les intentions motrices ou privées présentent une composante **sociale** (elles sont *à propos* d'autrui), cette dépendance aux informations *a priori* devrait s'accroître. La structure de l'interaction sociale (collaborative ou compétitive) répond en effet à des attentes particulières, souvent irrépressibles (la réputation des agents engagés dans l'interaction, par exemple; Frith et Frith, 2007, pour revue). Nous estimons que le poids de ces attentes *a priori* devraient influencer massivement les prédictions du sujet, jusqu'à l'emporter sur la vraisemblance perceptive des séquences d'actions présentées;
4. chez les patients avec schizophrénie, enfin, nous nous attendions à ce que le déficit observé pour l'un ou l'autre niveau de la hiérarchie intentionnelle s'exprime sous la forme d'une interaction inappropriée entre informations *a priori* et vraisemblance perceptive. Cette interaction anormale pourrait traduire une confiance excessive accordée à une source d'information au détriment de l'autre. La nature de l'information privilégiée devrait en outre dépendre du profil symptomatologique du patient : le profil de mentalisation des patients *productifs* pourrait en effet se caractériser par une tendance à accorder un crédit excessif aux informations endogènes et autogénérées (Frith, 2005), tandis que les patients *négatifs* inclineraient à se concentrer sur les informations exogènes et directement observables plutôt que sur leurs propres expériences internes. Nous avons donc systématiquement évalué, pour chacun des patients testés, la sévérité des dimensions productive et négative *via* les échelles de cotation clinique standard, SANS et SAPS.

Mentaliser sous influence : le cas de la schizophrénie

Quatre groupes de trente sujets témoins et quatre groupes de vingt patients schizophrènes ont accepté de participer à l'étude, divisée en quatre expériences distinctes (*voir* figure 10.2). Dans la première expérience, les participants avaient pour instruction de reconnaître les *intentions motrices* (lever, tourner ou tirer) d'un acteur manipulant des cubes disposés devant lui (**A**). Dans la seconde expérience, il était cette fois demandé aux participants de reconnaître le *but général* d'une séquence de construction : la séquence consistait à nouveau en trois actions simples (lever, tirer ou tourner), successivement réalisées sur trois cubes identiques à ceux manipulés dans la première étude (**B**). La forme construite représentait ici *l'intention privée* de l'acteur, que les participants devaient inférer. Dans la mesure où toutes les intentions privées ne sont pas nécessairement le résultat d'une *séquence* d'actions articulées, nous avons choisi ici de renommer *l'intention* dite *privée* en intention *super-ordonnée, i.e.* une intention dont le contenu (« éteindre la lumière ») super-ordonne la séquence d'actions réalisées (« tendre le bras », « éteindre l'interrupteur », etc.).

La troisième (**C**) et la quatrième expérience (**D**) mettaient en scène deux acteurs, engagés dans un jeu de compétition/collaboration. Le jeu s'organisait autour d'un damier composé de cubes, que les acteurs pouvaient tourner ou déplacer latéralement, certaines configurations encourageant la collaboration, d'autres la compétition. La tâche des participants consistait à inférer le type de stratégie mise en œuvre par le second joueur, étant donné le type de stratégie préalablement adopté par le premier joueur. Dans cette condition à composante sociale, nous manipulions également des intentions *motrices* (tourner ou déplacer les cubes) et *super-ordonnées* (la forme construite sur le damier), modulées par les intentions préalables du joueur précédent (*i.e.* sa « réputation »).

Deux facteurs distincts étaient manipulés au sein des quatre expériences décrites ci-dessus : le niveau **d'information visuelle** des séquences d'actions d'une part (pour ce faire, nous faisions varier la durée des vidéos d'action présentées sur trois niveaux), et, d'autre part, la **probabilité** que certaines intentions soient réalisées, au détriment d'autres. Ainsi, dans la condition *intention motrice*, la probabilité que l'acteur réalise l'action « tourner », par exemple, était augmentée au détriment des deux autres actions possibles (« soulever », « tirer »). Dans la condition *intention super-ordonnée*, c'est la probabilité qu'une forme particulière (but général de la séquence) soit réalisée, au détriment des deux autres formes possibles, que l'on augmentait. Enfin, dans les deux

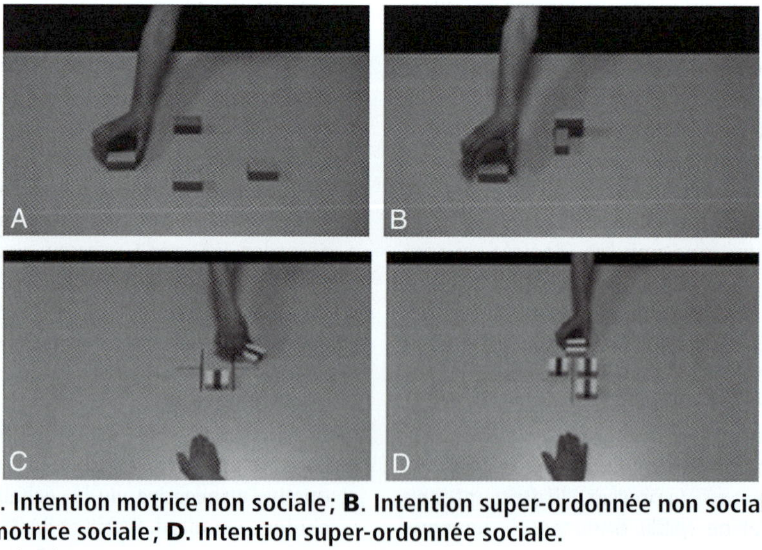

Figure 10.2 A. Intention motrice non sociale ; B. Intention super-ordonnée non sociale ; C. Intention motrice sociale ; D. Intention super-ordonnée sociale.
Source : Valérian Chambon.

conditions sociales (motrice et super-ordonnée), nous augmentions la probabilité que le second joueur adopte une stratégie *coup-pour-coup*, *i.e.* joue un coup *en miroir* de ce qu'a fait le premier joueur au tour précédent (*e.g.* coopère si le premier joueur a coopéré, fasse défaut si le premier joueur a fait défaut). Cette stratégie apparaissait au détriment des stratégies alternatives, de type *égoïste* (le joueur fait toujours défaut), *altruiste* (le joueur coopère toujours), ou *random* (le joueur n'a pas de stratégie particulière).

Pour chacune de ces quatre conditions intentionnelles, nous avons comparé entre elles les performances des participants pour la reconnaissance des intentions biaisées (probabilité élevée) *vs* non biaisées (probabilité basse), et cela pour les trois niveaux d'information visuelle manipulés durant la tâche (information visuelle élevée, modérée, ou basse).

Les résultats que nous avons obtenus chez les sujets sains sont conformes aux prédictions que nous avons initialement formulées (Chambon, 2009; Chambon et al., 2011; v. également Jacquet et al., 2012). Dans les quatre études, la quantité d'informations visuelles avait un effet significatif sur les performances des participants contrôles : lorsque la durée des séquences d'actions augmentait, l'intention sous-jacente était naturellement plus facile à identifier. Les participants étaient également sensibles à la structure probabiliste des séquences et tendaient à répondre préférentiellement en direction des intentions dont la probabilité d'apparition était, sur l'ensemble de la séquence, la plus élevée. Cette augmentation des performances en direction de l'intention *privilégiée* interagissait par ailleurs avec la quantité d'informations visuelles disponible : dans la condition *motrice* (lever, tirer ou tourner le cube), et lorsque les participants disposaient de peu d'informations visuelles sur l'action, ils tendaient à répondre préférentiellement en direction de leurs *a priori* – l'intention dont la probabilité était la plus élevée. Dans les conditions où l'intention à reconnaître était de nature *super-ordonnée*, ce phénomène de dépendance était amplifié et venait progressivement contaminer les niveaux intermédiaires d'information visuelle : les participants continuaient de se référer à leurs *a priori* (l'intention qu'ils estimaient *a priori* la plus probable) tout en négligeant les informations perceptives à leur disposition. Enfin, l'ajout d'une composante sociale témoignait d'une amplification de ce phénomène, avec une tendance marquée à répondre en direction des stratégies biaisées, même dans les conditions où l'information visuelle disponible était élevée et pouvait, à l'occasion, contredire les attentes préalables des participants.

Les patients que nous avons testés présentaient quant à eux des patterns de réponses relativement similaires à celles des participants contrôles (Chambon et al., 2011). En revanche, des profils de performance assez nets émergeaient lorsque l'on corrélait le type de réponse produite avec le profil symptomatologique des patients. En particulier, nous avons pu mettre en évidence que la sévérité de la symptomatologie productive était étroitement associée à une dépendance accrue aux informations *a priori*. Les patients souffrant d'hallucinations, de délires ou de troubles de la pensée formelle présentaient en effet une défiance significative à l'encontre des informations perceptives – exogènes –, et une confiance accrue à l'égard des leurs attentes préalables (*prior expectations*). À l'inverse, la sévérité de la symptomatologie négative se trouvait associée à une sensibilité accrue aux informations perceptives et à une absence de référence aux informations endogènes –*a priori*.

Enfin, ces profils de performance étaient également sensibles aux variations de complexité intentionnelle. Les patients *productifs* manifestaient en effet une dépendance prononcée à l'égard des informations *a priori* dans les conditions *super-ordonnées*, conditions dans lesquelles, nous l'avons vu, l'ambiguïté perceptive incite à répondre en direction des intentions dont la probabilité *a priori* est la plus élevée. Les patients déficitaires étaient, quant à eux, plus attentifs aux informations perceptives dans les conditions *sociales* et tendaient à se défier des informations *a priori* dont ils disposent quant au mode d'interaction privilégié par la séquence (*i.e.* le mode *coup pour coup*). Nous avons suggéré que l'hétérogénéité des performances rapportée par la littérature pouvait être redevable de ce pattern de dépendance spécifique, variable selon la dimension clinique du patient et accentué par les caractéristiques (sociale ou non sociale, motrice ou super-ordonnée) de l'intention ciblée (Chambon et al., 2011).

Au total, l'hypothèse selon laquelle un déficit en mentalisation doit être exploré au niveau de ses mécanismes les plus élémentaires est séduisante à plusieurs titres. Elle est parcimonieuse, d'une part, puisque les processus qu'elle incrimine ne sont pas spécifiques des troubles de la mentalisation et débordent même le champ des cognitions sociales ; or, la schizophrénie est bien loin d'être une pathologie réductible à un dysfonctionnement des processus de théorie de l'esprit. Ce défaut d'accès aux états mentaux d'autrui, s'il est avéré, s'inscrit en effet sur un arrière-plan de perturbations diffuses, en partie aspécifiques (pour une revue des perturbations cognitives recensées à ce jour dans la schizophrénie, voir Barbalat et al., 2009, Barbalat et al., 2011). L'hypothèse d'une interaction inappropriée entre vraisemblance perceptive et informations *a priori* a donc le mérite d'être assez élémentaire pour embrasser le fonds de ce déficit généralisé.

Cette hypothèse, d'autre part, est particulièrement cohérente avec les données de la littérature. Il a été montré à maintes reprises que les patients déficitaires accordaient un privilège excessif aux informations sensorielles – exogènes, c'est-à-dire prenant source dans l'espace extracorporel. Chez les patients alexithymiques en particulier, on relève une tendance marquée à se concentrer sur les événements extérieurs plutôt que sur les expériences intérieures (Taylor, 1994). Cette sensibilité excessive aux informations exogènes pourrait témoigner plus généralement du caractère stimulo-induit des comportements déficitaires ; elle expliquerait également la tendance au repli des patients souffrant de symptômes négatifs ainsi que l'ensemble des troubles de l'initiation volontaire fréquemment rapportés dans cette dimension particulière de la symptomatologie (Frith, 2005 ; *voir* Chambon et al., 2017, pour un résultat similaire chez les individus souffrant de troubles du spectre autistique). Le profil inverse, en revanche, pourrait prévaloir chez les patients dits *productifs*. Les patients souffrant de délires, en particulier, présentent une vulnérabilité particulière aux inférences arbitraires. Dans certaines tâches de raisonnement probabiliste, ces patients produisent significativement plus de conclusions hâtives (*jump-to-conclusion*) que des sujets témoins appariés en âge et en niveau d'éducation (Colbert et Peters, 2002). Il a été suggéré que cette tendance à conclure hâtivement, sur la foi de peu d'informations exogènes, traduisait une confiance excessive à l'égard des informations *a priori*, autogénérées, et sur la base desquelles le patient aurait tendance à faire porter tout le poids de sa décision. Le tableau clinique de la croyance délirante présente d'ailleurs le même type d'*asymétrie cartésienne* : les informations qui surviennent dans l'environnement local ne sont pas traitées avec le même degré de confiance que les informations endogènes, pour leur part soutenue avec un degré de conviction extrême (Kaliuzhna et al., 2012). Cette asymétrie expliquerait ainsi le caractère imperméable de la croyance délirante, dont le contenu n'est souvent pas ou peu révisé, en dépit des preuves empiriques qui le contredisent en permanence.

Références

Baker, C. L., Tenenbaum, J. B., & Saxe, R. R. (2006). Bayesian models of human action understanding. In Y. Weiss, B. Scholkopf, & J. Platt (Eds.), *Advances in Neural Information Processing Systems, vol. 18* (pp. 99–106) : MIT Press.

Barbalat, G., Chambon, V., Domenech, P., Ody, C., Koechlin, E., Franck, N., Farrer, C. (2011). Impaired hierarchical control within the lateral prefrontal cortex in schizophrenia. *Biological Psychiatry, 70*, 73–80.

Barbalat, G., Chambon, V., Franck, N., Koechlin, E., & Farrer, C. (2009). Organization of cognitive control within lateral prefrontal cortex in schizophrenia. *Archives of General Psychiatry, 66*, 1–10.

Baron-Cohen, S., et al. (1985). Does the autistic child have a "theory of mind" ? *Cognition, 21*, 37–46.

Blakemore, S. J., & Frith, U. (2004). How does the brain deal with the social world ? *Neuroreport, 15*, 119–128.

Chambon, V. (2009). Les mécanismes de reconnaissance intentionnelle chez le sujet sain et le patient schizophrène. In J. Rozenberg, C. Hervé, & N. Franck (Eds.), *Psychose, langage et action : approches neurocognitives*. Bruxelles : De Boeck.

Chambon, V., Domenech, P., Barbalat, G., Pacherie, E., Jacquet, P., & Farrer, C. (2012). Reply : The bayesian equation and psychosis [letter]. *Brain, 135*, e128.

Chambon, V., Farrer, C., Pacherie, E., Jacquet, P. O., Leboyer, M., & Zalla, T. (2017). Reduced sensitivity to social priors during action prediction in adults with autism spectrum disorders. *Cognition, 160*, 17–26.

Chambon, V., Pacherie, E., Barbalat, G., Jacquet, P., Franck, N., & Farrer, C. (2011). Mentalizing under influence : Abnormal dependence on prior expectations in patients with schizophrenia. *Brain, 134*, 3725–3738.

Colbert, S. M., & Peters, E. R. (2002). Need for closure and jumping-to-conclusions in delusion-prone individuals. *Journal of Nervous and Mental Disease, 190*, 27–31.

Corcoran, R. (2001). Theory of mind in schizophrenia. In P. Penn & P. Corrigan (Eds.), *Social Cognition in Schizophrenia* (pp. 149–174). Washington, DC : American Psychiatric Association.

Drury, V. M., et al. (1998). Theory of mind" skills during an acute episode of psychosis and following recovery. *Psychological Medicine, 28*, 1101–1112.

Frith, C. D. (2005). The self in action : Lessons from delusions of control. *Conscious Cognitive, 14*, 752–770.

Frith, C. D., & Frith, U. (2007). Social cognition in humans. *Current Biology, 17*, 724–732.

Hamilton, A. C., & Grafton, S. (2006). Goal representation in human anterior intraparietal sulcus. *The Journal of Neuroscience, 26*, 1133–1137.

Herold, R., et al. (2002). Theory of mind deficit in people with schizophrenia during remission. *Psychological Medicine, 32*, 1125–1129.

Jacob, P., & Jeannerod, M. (2005). The motor theory of social cognition : A critique. *Trends in Cognitive Sciences, 9*, 21–25.

Jacquet, P. O., Chambon, V., Borghi, A. M., & Tessari, A. (2012). Object affordances tune observers' prior expectations about tool-use behaviors. *PLoS One, 7*, e39629.

Kaliuzhna, M., Chambon, V., Franck, N., Testud, B., & Van der Henst, J. B. (2012). Belief revision and delusions : How do patients with schizophrenia take advice ? *PLoS ONE, 7*(4), e34771.

Mamassian, P., & Goutcher, R. (2001). Prior knowledge on the illumination position. *Cognition, 81*, B1–9.

Mazza, M., De Risio, A., Surian, L., Roncone, R., & Casacchia, M. (2001). Selective impairment of theory of mind in people with schizophrenia. *Schizophrenia Research, 47*, 299–308.

Pacherie, E. (2000). The content of intentions. *Mind & Language, 15*, 400–432.

Pickup, G. J., & Frith, C. D. (2001). Theory of mind impairments in schizophrenia : Symptomatology, severity and specificity. *Psychological Medicine, 31*, 207–220.

Sarfati, Y., Hardy-Bayle, M. C., Brunet, E., & Widlocher, D. (1999). Ivestigating theory of mind in schizophrenia : Influence of verbalization in disorganized and non-disorganized patients. *Schizophrenia Research, 25*, 183–190.

Searle, J. (1983). *Intentionality : An Essay in the Philosophy of Mind*. Cambridge : Cambridge University Press.

Sprong, M., Schothorst, P., Vost, E., Hox, J., & van Engeland, H. (2007). Theory of mind in schizophrenia : A meta-analysis. *British Journal of Psychiatry, 191*, 5–13.

Van Overwalle, F., & Baetens, K. (2009). Understanding others' actions and goals by mirror and mentalizing systems : A meta-analysis. *NeuroImage*, 48, 564–584.

Walter, H., Ciaramidaro, A., Adenzato, M., Vasic, N., Ardito, R. B., Erk, S. Bara, B. G. (2009). Dysfunction of the social brain in schizophrenia is modulated by intention type : An fMRI type. *SCAN, 4*, 166–176.

Raisonnement et situations quotidiennes

Chapitre 11

Mariia Kaliuzhna, Jean-Baptiste Van der Henst

PLAN DU CHAPITRE

> « Lorsque j'étais jeune, mon père m'amenait au professeur, son ami… nous mangions des huîtres… l'eau des huîtres se mêlait dans mon corps aux paroles de mon père et de mon oncle, et cela me faisait, par la coagulation du sang, des cordons de spirituel qui pouvaient ensuite être appliqués aux autres personnes… Ah ! Combien de personnes ont été revêtues de mon spirituel !… et quelle infamie lorsqu'elles prétendent me supplanter alors qu'elles ne sont que des pourritures… »
>
> Henri Faure, *Les Objets dans la folie*, tome 2, « Les appartenances du délirant », p. 112.

Le raisonnement s'entend souvent comme un processus de pensée qui consiste à dériver des informations à partir de nos propres perceptions, de nos pensées ou à partir d'énoncés qu'autrui nous communique (Johnson-Laird, 1999). Les patients atteints de schizophrénie montrent des formes de raisonnement qui diffèrent assurément de la population générale. Ils arrivent souvent à des conclusions insolites en choisissant des prémisses incongrues et peuvent même soutenir une conclusion sans utiliser aucune prémisse. La couleur du parapluie d'un voisin peut ainsi servir à faire l'inférence que des extraterrestres espionnent le patient. Il en résulte bien sûr de nombreuses difficultés dans la vie quotidienne. Les déficits qui affectent le raisonnement dans la schizophrénie relèvent d'une combinaison de facteurs qui peuvent être analysés selon des angles différents : les altérations sur le plan neurocognitif, les biais de raisonnement ou les symptômes comme le délire et les hallucinations. Dans ce chapitre, nous allons nous concentrer sur les déficits cognitifs.

Les idées délirantes – une manifestation clinique d'anomalies du raisonnement

Le délire est sans aucun doute une des manifestations les plus marquantes des altérations du raisonnement observées dans la schizophrénie. Le manuel du DSM-5 définit une idée délirante comme une fausse croyance fondée sur une inférence incorrecte, et entretenue avec un niveau de conviction très élevé malgré la présence d'éléments irréfutables qui la contredisent. Les croyances délirantes chez une personne ayant une schizophrénie concernent parfois des sujets ordinaires, qui peuvent relever de la jalousie (*e.g.* mon mari me trompe) ou de la simple paranoïa (*e.g.* mon voisin essaie de m'empoisonner), mais elles peuvent aussi avoir des contenus très étranges : le patient peut croire en la transmission des pensées, ou être convaincu que des forces extérieures lui dérobent ses idées, qu'elles en insèrent de nouvelles, ou qu'elles contrôlent ses actions (*e.g.* mon grand-père décédé me fait faire des choses) ; il peut aussi être enclin à des délires somatiques (*e.g.* je suis mort) ou mégalomaniaques (*e.g.* je suis Jésus-Christ).

Les croyances délirantes, notamment dans les phases aigues de la maladie, occupent presque tout l'espace mental du patient et sont extrêmement difficiles à repousser. Deux facteurs favorisent leur apparition. Il y a d'abord l'expérience insolite d'un changement dans l'environnement, perçu comme éminemment étrange et saillant par le patient. Ce changement requiert une explication et c'est précisément ce rôle que joue la croyance délirante. Un exemple célèbre (Maher, 1999) est celui d'un patient assis à un café en train de scruter une table. Il rapportera plus tard que pour des raisons qui lui échappaient, le fait d'être assis à cette table ce jour-là était un événement tout à fait singulier et très lourd de sens. Il en vint soudainement à réaliser que la fin du monde approchait. Cette idée surgit pour expliquer le sentiment d'étrangeté, et devint tellement marquante qu'elle ne nécessitait pas de preuves supplémentaires pour être acceptée comme vraie. Le second facteur, qui permet à la croyance délirante de s'enraciner et de se maintenir dans le temps, est une défaillance cognitive dans l'évaluation et la révision des croyances. Cela implique des déficits multiples dans la façon de collecter l'information, d'intégrer de nouvelles croyances et de tirer des conclusions.

De nombreuses études montrent que les patients ayant une schizophrénie, qu'ils soient ou non délirants, ont en moyenne un score de quotient intellectuel (QI) de 10 points inférieurs à celui de la population générale (Hedman et al., 2013). Une différence de QI est même présente avant le début de la maladie. Un QI plus faible pourrait donc être la traduction de capacités de raisonnement altérées chez le patient. Mais, comme nous allons le voir, les différences de QI sont loin de pouvoir expliquer toutes les difficultés de raisonnement. Dans de nombreux travaux empiriques qui comparent les processus cognitifs entre les patients et les témoins, les niveaux de QI entre les deux populations sont similaires.

Déficits dans les processus élémentaires

Les difficultés de raisonnement rencontrées dans la schizophrénie ne résultent pas seulement d'une altération des processus les plus complexes mais peuvent provenir de troubles dans des mécanismes de base comme l'attention, la mémorisation ou la flexibilité mentale, qui constituent des fonctions exécutives. Ainsi, de nombreuses études montrent que la mémoire de travail, est moins développée chez les patients que dans la population générale. Quelle que soit la modalité testée (verbale ou visuospatiale), ils éprouvent des difficultés à maintenir l'information en mémoire (Lee et Park, 2005), ce qui peut bien sûr altérer la manipulation d'informations nécessaires à toute forme de raisonnement. Par exemple, dans le test d'empan numérique, l'expérimentateur énonce une série de chiffres que le participant doit répéter dans le même ordre que celui présenté ou dans l'ordre inverse. Le test débute avec un seul nombre et augmente petit à petit, jusqu'à ce que le participant fasse deux erreurs de suite. Il ressort que les personnes avec schizophrénie ont un empan mnésique plus réduit que les témoins sains, dans l'ordre initial (6,22 *vs* 8,44) et plus encore dans l'ordre inverse (4,85 *vs* 7,63, Silver et al., 2003).

Pour évaluer la *flexibilité* des processus cognitifs, les neuropsychologues considèrent souvent l'aptitude au changement de tâche (*task switching*). Dans le test du Wisconsin (Wisconsin Card Sorting Test, WCST) les participants catégorisent des cartes selon une règle qui varie constamment. L'expérimentateur montre au participant une rangée de quatre cartes présentant des figures géométriques dont le nombre, la couleur ou la forme varient (*voir* figure 11.1). Le participant doit ensuite tirer d'autres cartes, une à une, et les associer à l'une des cartes de la rangée initiale, selon soit la forme, soit la couleur, soit le nombre de figures. Mais le participant ne connaît pas à l'avance la règle qui régit cette l'association ; il doit la découvrir par tâtonnements, grâce aux évaluations positives ou négatives que lui donne l'expérimentateur. À tout instant, la règle pourra changer, ce qui conduira, si le participant se conforme à la règle précédente, à une évaluation négative de l'expérimentateur. Les résultats empiriques font apparaître qu'après une évaluation négative, les patients schizophrènes montrent une tendance plus grande que les témoins à persévérer dans leurs associations initiales. Cela les conduit à explorer moins de catégories et à découvrir plus tardivement une règle nouvelle.

l'entourage restent généralement sans effet. Des travaux expérimentaux ont notamment mis en évidence un biais qui peut contribuer au maintien des croyances délirantes ; il s'agit du *biais d'opposition aux indices de réfutation* (*bias against disconfirmatory evidence*). Dans l'une des expériences qui illustrent ce biais, les participants découvrent progressivement les lignes d'un dessin. Au début, il est impossible de savoir ce qu'il représente, car seule une petite partie de celui-ci est visible. À chaque étape de découverte du dessin, les participants doivent évaluer les différentes entités qu'il pourrait représenter. Au fur et à mesure que le dessin apparaît, certaines hypothèses peuvent être écartées et d'autres se renforcer. Par exemple, au début, le dessin pourra être vu comme un poisson (à cause de la queue et des écailles qui recouvrent la partie visible du corps), mais à la fin, ce sera une sirène qui apparaîtra (avec la découverte d'un buste de femme). Si les patients avec schizophrénie donnent de plus en plus de poids à la réponse correcte, ils ne diminuent pas leur degré de croyance dans la réponse incorrecte (*e.g.* un poisson). Et certaines études ont observé que parfois, même les indices favorables à la nouvelle hypothèse ne conduisaient pas les patients à augmenter leur croyance dans celle-ci (Eifler et al., 2014). Ce biais est souvent associé à une plus faible capacité de la mémoire de travail (Eifler et al., 2014).

Un autre biais qui peut contribuer à la persévérance des croyances délirantes est le *biais de confirmation*, qui est également présent chez les personnes sans schizophrénie (Wason, 1960). Ce biais consiste à rechercher des informations en faveur d'une hypothèse sans considérer les éléments qui pourraient la réfuter. Dans une de leurs expériences, des chercheurs présentaient à des patients et des témoins le scénario d'un vol de sac-à-main dans une salle d'examen (Balzan et al., 2013). Quatre personnes sont présentes dans la salle au moment du vol et les premiers indices semblent désigner l'une d'entre elles comme le coupable. Les participants recevaient ensuite huit renseignements, dont la moitié semblait confirmer la culpabilité du suspect (*e.g.* il a soudainement disparu avant la disparition du sac) alors que l'autre moitié semblait le disculper (*e.g.* il ne disposait pas d'assez de temps pour voler le sac). Les patients avaient tendance à mieux se souvenir des informations en faveur de la culpabilité du suspect que celles qui plaidaient pour son innocence, et cela de façon plus marquée que chez les témoins.

Les biais cognitifs que nous venons de décrire peuvent contribuer à la rigidité des croyances des patients. Leur persistance à ne pas abandonner la première idée qui vient à l'esprit pourrait être la conséquence à la fois de leur incapacité à produire des alternatives et de leur résistance à la contradiction. Dans la vie quotidienne, cela peut les conduire à ne considérer qu'un seul médium informationnel (par exemple, les forums dédiés aux théories de complot sur la psychose) et à négliger les sources ayant des méthodologies d'accès à l'information plus rigoureuses (*e.g.* la médecine scientifique, les agences de presse). Il existe aux États-Unis une communauté appelée les *individus pris pour cible* (*targeted individuals*) qui regroupe des personnes persuadées d'être les victimes d'un complot visant à harceler des milliers d'Américains. Ils croient en l'existence d'une myriade de gangs de harceleurs (*gang stalkers*) dont l'objectif serait de ruiner la vie de leurs victimes et qui seraient équipés d'armes contrôlant la pensée. Le danger d'une telle communauté est qu'internet présente le *gang stalking* comme un fait, et que peu d'efforts sont entrepris pour le discréditer. Il en résulte qu'un grand nombre de personnes sont incitées à ne jamais consulter de médecin et à ne pas évoquer avec leurs proches les voix qu'ils peuvent entendre (Sheridan et James, 2015).

Une autre caractéristique cognitive qui peut conduire les patients à de nombreuses difficultés relationnelles tient à leur manière d'attribuer des causes aux événements. Le travail de Richard Bentall et de ses collègues a montré que les patients qui ont un délire de persécution tendent à attribuer l'origine d'événements négatifs à autrui plutôt qu'à eux-mêmes, aux circonstances, ou au hasard. Il existe, dans la population générale, un biais nommé le *biais d'autocomplaisance* (*self-serving bias*) qui consiste à considérer que les événements négatifs sont imputables à la négligence et aux incapacités d'autrui alors que les événements positifs le sont à la personne même. Ce biais, qui permet de maintenir l'estime de soi, prend une forme extrême chez les patients délirants et porte le nom de *biais de personnalisation*. Autrui n'est plus simplement négligent ou incompétent mais devient animé d'intentions malveillantes. Ce biais conduit parfois les patients à croire que les événements échappent à leur contrôle parce qu'ils seraient entièrement déterminés par autrui (Bentall et al., 2001 ; Kinderman, Bentall, 1997). Par exemple, le simple fait qu'un ami ne vienne pas à un rendez-vous pourrait conduire le patient à considérer que son ami ne l'aime pas, voire qu'il veuille lui nuire en le faisant attendre pour rien. Le patient occulte la possibilité que son ami puisse se trouver dans un embouteillage ou qu'il se soit trompé de jour, ou encore que lui, le patient, se soit trompé dans le lieu du rendez-vous. De la même manière, si le patient a terminé son hospitalisation et ne constate aucune amélioration de son état, il peut s'imaginer que le médecin et le personnel médical l'abandonnent, voire qu'ils complotent contre lui. Alors que si son état s'améliore, il en attribuera la cause aux efforts qu'il aura produits ou à sa capacité à affronter la difficulté. On comprend ainsi que le biais de personnalisation contribue au contenu négatif des délires paranoïaques. Ce biais tend également à réduire les sources d'information pour le patient. Les personnes en désaccord avec lui risquent d'être vues comme des ennemis ou des persécuteurs. Le patient pourra aussi éviter certaines discussions avec ses amis ou la famille par crainte de la contradiction et manque de confiance. Il faut cependant noter que le biais de personnalisation ne se manifeste pas lors du premier épisode psychotique, ce qui suggère qu'il n'a pas de rôle proprement causal dans l'apparition des idées délirantes. Le biais gagne en ampleur avec la durée de la maladie, et protège l'estime de soi du patient confronté à la psychose.

Processus de raisonnement complexes

La difficulté à produire des alternatives peut jouer un rôle plus large dans la vie quotidienne en altérant, un processus aussi général que le *raisonnement contrefactuel*. Il s'agit d'un type de raisonnement conditionnel qui consiste à envisager des alternatives à des évènements qui se sont déjà produits, alternatives qui sont donc contraire aux faits : « Si je n'avais pas fait ceci... », « Si Paul était arrivé à l'heure... ». Le raisonnement contrefactuel survient notamment lorsque les événements sont négatifs et qu'ils suscitent des regrets : « Si j'avais pris mon médicament, je ne me sentirais pas aussi mal. » La pensée contrefactuelle permet de réguler le comportement grâce à l'apprentissage des expériences passées. Elle contribue à la planification et à l'amélioration des prédictions. Le processus bénéfique de la pensée contrefactuelle peut s'envisager en trois étapes. Il y a d'abord une prise de conscience du problème causé par un comportement et la reconnaissance qu'une action *contre les faits* passés aurait été avantageuse (étape 1 : « J'aurais dû prendre mon médicament »). Ensuite, il y a l'intention de modifier son comportement dans le futur (étape 2 : « La prochaine fois, je prendrai mon médicament), et enfin l'implémentation effective du nouveau comportement (étape 3 : « Je prends mon médicament »). Les patients avec schizophrénie éprouvent des difficultés avec le raisonnement contrefactuel, notamment dans l'étape 1. Quand on leur demande de rappeler un épisode malencontreux de leur vie et de réfléchir à la manière dont cet épisode aurait pu être évité, ils produisent moins de raisonnement contrefactuel que les témoins (Contreras et al., 2016). Par exemple, dans les travaux de Contreras et al. (2016), 22,5 % des patients furent incapables de produire une seule pensée contrefactuelle alors qu'ils n'étaient que 5 % chez les témoins. Les patients semblent par contre avoir moins de difficultés avec les étapes 2 et 3 (Contreras et al., 2017).

Un autre mode de pensée déficitaire chez les patients avec schizophrénie est le *raisonnement analogique*, qui consiste à exploiter les similarités de l'environnement. Il est en général plus facile de résoudre des problèmes qui ressemblent à des situations déjà rencontrées. Dans une étude, Simpson and Done (2004) ont présenté à des patients avec schizophrénie délirante et non délirante, ainsi qu'à des témoins, le scénario suivant : un général souhaite attaquer une forteresse mais il ne peut pas envoyer toute son armée sur une seule route. Celle-ci doit se diviser et emprunter divers itinéraires. Les participants lisaient l'histoire et devaient se souvenir d'un élément essentiel (division, puis réunification de l'armée) pour passer à l'étape suivante. Dans un second scénario, les participants apprennent qu'un individu est atteint d'une tumeur et qu'une dose de 100 Gy de radiation est nécessaire pour en venir à bout. Mais pour préserver les tissus sains, il ne faut pas dépasser la limite de 20 Gy. Seuls deux patients délirants sur onze ont trouvé la solution (utiliser des rayons de 20 Gy à plusieurs reprises); chez les patients non délirants, ils furent quatre sur sept; chez les témoins, treize sur seize (Simpson et Done, 2004). Les difficultés dans le raisonnement analogique s'observent aussi dans la compréhension des énoncés métaphoriques et des proverbes. Par exemple, pour interpréter des métaphores du type « Quand le chat n'est pas là, les souris dansent », les patients choisissaient des explications telles que : « Les chats mangent les souris; donc les souris peuvent jouer seulement quand le chat a quitté la maison » (Brüne et Bodenstein, 2005). Pour Maher, le raisonnement schizophrénique pourrait s'appuyer sur des analogies incorrectes ayant comme source principale la croyance délirante dans la mesure où celle-ci est particulièrement saillante et porteuse de sens. Lorsque nous faisons des analogies, nous nous appuyons sur des domaines familiers, ce qui nous permet de mieux comprendre des domaines moins familiers (Gentner et Smith, 2012). Les croyances délirantes pourraient représenter cette familiarité et ainsi, à partir d'un mécanisme de production d'analogies défaillant, la croyance suivante pourrait survenir : « Diana est une princesse; mon prénom commence par un D; donc je suis une princesse » (Kemp et al., 1997).

Le raisonnement analogique des patients avec schizophrénie montre donc une influence du contenu de l'information qui sert de point de départ à l'analogie. L'influence du contenu est également présente dans le domaine du *raisonnement déductif*. Dans les tâches qui testent ce type de raisonnement, les participants doivent considérer que les prémisses qui leur sont proposées sont vraies même si elles ont un contenu complètement arbitraire. Ils doivent ensuite inférer des conclusions qui suivent logiquement de ces prémisses, ou éventuellement évaluer la validité logique des conclusions qui leur sont présentées. À un niveau général, ce type de raisonnement se trouve légèrement altéré chez les patients ou atteint le même niveau de performance que celui des témoins (Mirian et al., 2011); mais c'est surtout lorsque les prémisses ont un contenu émotionnel chargé que les patients montrent des performances moins élevées que les témoins.

Conclusion et perspectives

Au vu de toutes les difficultés cognitives qui affectent les patients, on ne s'étonnera pas qu'ils présentent des troubles de la pensée et qu'ils développent des idées délirantes. Les multiples difficultés dans la recherche d'information, dans l'évaluation des contre-arguments ou dans la production d'alternatives contribuent sans nul doute aux visions du monde très particulières qu'ils élaborent. Confrontés à une maladie aussi complexe, ils utilisent des stratégies de compensation pour s'adapter à leur environnement quotidien. Désormais, de plus en plus d'études se penchent sur le recours aux capacités cognitives laissées intactes par la maladie et sur les situations dans lesquelles les patients réussissent aussi bien que les témoins. Cette ligne de recherche est essentielle, car non seulement la réhabilitation requiert la prise de conscience des déficits, mais elle appelle aussi à une réflexion sur les ressources, qu'elles soient cognitives ou environnementales, sur lesquelles peut s'appuyer le patient pour améliorer sa condition.

Il faut souligner que la recherche sur le raisonnement des patients avec schizophrénie reste difficile car elle doit surmonter plusieurs écueils méthodologiques. Premièrement, les patients représentent une population particulière qui n'est pas toujours accessible aux investigations scientifiques. Cela conduit à des études qui comprennent de petits effectifs et il n'est pas rare qu'elles obtiennent des résultats contradictoires.

Un deuxième écueil réside dans la difficulté à comprendre le rôle des capacités cognitives de base, comme l'attention ou la mémoire, dans la performance des patients. Le raisonnement n'est pas un mécanisme uniforme et autonome; il s'appuie très largement sur ces capacités. Mais les études ne réalisent pas toujours de mesures neuropsychologiques de ces capacités, ce qui rend difficile d'isoler leur contribution dans les difficultés de raisonnement du patient.

Troisièmement, la symptomatologie des patients peut jouer un rôle dans leurs capacités de raisonnement. Les symptômes positifs (idées délirantes, hallucinations) n'affectent pas de la même manière les capacités mentales que les symptômes négatifs (anhédonie, apathie, retrait social). Par ailleurs, alors que le délire est une des manifestations les plus caractéristiques du raisonnement anormal, les études sur le raisonnement ne distinguent pas toujours les patients délirants des patients non délirants dans leurs expériences.

Enfin, une autre difficulté méthodologique tient à l'usage de populations non cliniques comme modèle de la schizophrénie. Dans certaines études, les auteurs considèrent parfois que les participants qui montrent des scores élevés dans l'inclination au délire subissent les mêmes biais cognitifs que les patients. L'intérêt d'utiliser de tels participants est qu'ils ne sont pas sous traitement et constituent des échantillons beaucoup plus larges. Mais des résultats obtenus avec ces participants sont parfois très différents de ceux obtenus avec les patients. Par exemple, Freeman et al., (2014) ont émis l'hypothèse que le style de raisonnement intuitif, plutôt qu'analytique, jouerait un rôle dans le développement du délire paranoïaque. Ils ont administré des questionnaires à des témoins et à des patients délirants pour déterminer le type de raisonnement privilégié par les individus (par exemple, des énoncés comme « Je fais confiance à mes premières impressions des gens » ou « Je fais confiance à mes pressentiments » pour le raisonnement intuitif, et des énoncés comme « J'utilise la logique pour résoudre les problèmes dans ma vie » ou « J'ai normalement des raisons claires et faciles à expliquer pour expliquer mes décisions » pour le raisonnement analytique). Ils ont montré que les individus sains qui présentent un style analytique de raisonnement ont aussi des scores peu élevés de paranoïa. Cependant, cette association n'était présente que chez les sujets sains – les auteurs n'ont pas pu la retrouver chez des patients présentant un délire de persécution (Freeman et al., 2014).

Références

Balzan, R., Delfabbro, P., Galletly, C., & Woodward, T. (2013). Confirmation biases across the psychosis continuum : The contribution of hypersalient evidence-hypothesis matches. *British Journal of Clinical Psychology, 52*(1), 53–69.

Basso, M. R., Nasrallah, H. A., Olson, S. C., & Bornstein, R. A. (1998). Neuropsychological correlates of negative, disorganized and psychotic symptoms in schizophrenia. *Schizophrenia Research, 31*(2), 99–111.

Bentall, R. P., Corcoran, R., Howard, R., Blackwood, N., & Kinderman, P. (2001). Persecutory delusions : A review and theoretical integration. *Clinical Psychology Review, 21*(8), 1143–1192.

Birkett, P., Sigmundsson, T., Sharma, T., Toulopoulou, T., Griffiths, T., Reveley, A., Murray, R. (2007). Reaction time and sustained attention in schizophrenia and its genetic predisposition. *Schizophrenia Research, 95*(1), 76–85.

Bohn, F., Veckenstedt, R., & Moritz, S. (2014). Individualized metacognitive therapy program for patients with psychosis (MCT+). Introduction of a novel approach for psychotic symptoms. *Behavioural and Cognitive Psychotherapy, 42*, 105–110.

Brüne, M., & Bodenstein, L. (2005). Proverb comprehension reconsidered — "theory of mind" and the pragmatic use of language in schizophrenia. *Schizophrenia Research, 75*(2), 233–239.

Contreras, F., Albacete, A., Castellví, P., Caño, A., Benejam, B., & Menchón, J. M. (2016). Counterfactual reasoning deficits in schizophrenia patients. *PLoS One, 11*(2). e0148440.

Contreras, F., Albacete, A., Tebé, C., Benejam, B., Caño, A., & Menchón, J. M. (2017). Patients with schizophrenia activate behavioural intentions facilitated by counterfactual reasoning. *PLoS One, 12*(6). e0178860.

Eifler, S., Rausch, F., Schirmbeck, F., Veckenstedt, R., Englisch, S., Meyer-Lindenberg, A., Zink, M. (2014). Neurocognitive capabilities modulate the integration of evidence in schizophrenia. *Psychiatry Research, 219*(1), 72–78.

Freeman, D., Garety, P. A., Fowler, D., Kuipers, E., Bebbington, P. E., & Dunn, G. (2004). Why do people with delusions fail to choose more realistic explanations for their experiences? An empirical investigation. *Journal of Consulting and Clinical Psychology, 72*(4), 671–680.

Freeman, D., Lister, R., & Evans, N. (2014). The use of intuitive and analytic reasoning styles by patients with persecutory delusions. *Journal of Behavior Therapy and Experimental Psychiatry, 45*(4), 454–458.

Garety, P., Hemsley, D., & Wessely, S. (1991). Reasoning in deluded schizophrenic and paranoid patients : Biases in performance on a probabilistic inference task. *The Journal of Nervous and Mental Disease, 179*(4), 194–201.

Garety, P., Waller, H., Emsley, R., Jolley, S., Kuipers, E., Bebbington, P., Freeman, D. (2014). Cognitive mechanisms of change in delusions : An experimental investigation targeting reasoning to effect change in paranoia. *Schizophrenia Bulletin, 41*(2), 400–410.

Gentner, D., & Smith, L. (2012). Analogical reasoning. *Encyclopedia of Human Behavior, 130*, 130.

Hedman, A. M., van Haren, N. E., van Baal, C. G., Kahn, R. S., & Pol, H. E. H. (2013). IQ change over time in schizophrenia and healthy individuals : A meta-analysis. *Schizophrenia Research, 146*(1), 201–208.

Huq, S., Garety, P., & Hemsley, D. (1988). Probabilistic judgements in deluded and non-deluded subjects. *The Quarterly Journal of Experimental Psychology, 40*(4), 801–812.

Johnson-Laird, P. N. (1999). Deductive reasoning. *Annual Review of Psychology, 50*(1), 109–135.

Kinderman, P., & Bentall, R. P. (1997). Causal attributions in paranoia and depression : internal, personnal, and situational attributions for negative events. *Journal of abnormal psychology, 114* (4), 599.

Kemp, R., Chua, S., McKenna, P., & David, A. (1997). Reasoning and delusions. *The British Journal of Psychiatry, 170*(5), 398–405.

Lee, J., & Park, S. (2005). Working memory impairments in schizophrenia : a meta-analysis. *Journal of Abnormal Psychology, 114*(4), 599.

Maher, B. A. (1999). Anomalous experience in everyday life : Its significance for psychopathology. *The Monist, 82*(4), 547–570.

Mirian, D., Heinrichs, R. W., & Vaz, S. M. (2011). Exploring logical reasoning abilities in schizophrenia patients. *Schizophrenia Research, 127*(1), 178–180.

Moritz, S., Veckenstedt, R., Bohn, F., Hottenrott, B., Scheu, F., Randjbar, S., Treszl, A. (2013). Complementary group Metacognitive Training (MCT) reduces delusional ideation in schizophrenia. *Schizophrenia Research, 151*(1), 61–69.

Sheridan, L. P., & James, D. V. (2015). Complaints of group-stalking ("gang-stalking") : An exploratory study of their nature and impact on complainants. *The Journal of Forensic Psychiatry & Psychology, 26*(5), 601–623.

Silver, H., Feldman, P., Bilker, W., & Gur, R. C. (2003). Working memory deficit as a core neuropsychological dysfunction in schizophrenia. *American Journal of Psychiatry, 160*(10), 1809–1816.

Simpson, J., & Done, D. J. (2004). Analogical reasoning in schizophrenic delusions. *European Psychiatry, 19*(6), 344–348.

Wason, P. C. (1960). On the failure to eliminate hypotheses in a conceptual task. *Quarterly Journal of Experimental Psychology, 12*(3), 129–140.

Métacognition

CHAPITRE **12**

Clélia Quilès

PLAN DU CHAPITRE

Définition et opérationnalisation du concept

La métacognition est définie selon Flavell (1976) comme la « connaissance que l'on a de ses propres processus cognitifs, de leurs produits, et de tout ce qui y touche. La métacognition se rapporte entre autres choses à la surveillance active, à la régulation et à l'orchestration de ces processus en fonction des objets cognitifs ou des données sur lesquels ils portent habituellement pour servir un but ou un objectif concret ». Cette définition comprend déjà deux aspects distincts du concept, permettant de mettre en évidence les deux utilisations du terme « métacognition » :

- d'une part, les connaissances métacognitives qui se déroulent indépendamment de la tâche cognitive, *off-line* (connaissances introspectives conscientes qu'un individu a de ses propres états et processus cognitifs) ;
- d'autre part, la conscience métacognitive qui se déroule pendant la tâche cognitive, *on-line* (capacités que cet individu a de délibérément contrôler et planifier ses propres processus cognitifs en vue de la réalisation d'un objectif déterminé).

Les connaissances métacognitives

Les connaissances métacognitives se divisent elles-mêmes en trois catégories (*voir* figure 12.1). La première catégorie concerne les connaissances relatives aux personnes (c'est-à-dire les propriétés de fonctionnement cognitif chez l'être humain et les variations entre les individus). La deuxième catégorie concerne les connaissances relatives aux tâches (c'est-à-dire en lien avec la difficulté que représente une tâche cognitive donnée pour un individu). Cette deuxième catégorie de connaissances relatives aux tâches peut elle-même être divisée en métaconnaissances sur la nature de l'information (selon la complexité de l'encodage de l'information), et en métaconnaissances sur la nature des exigences de la tâche (selon le niveau de complexité de travail cognitif de la tâche). Enfin, la troisième catégorie,

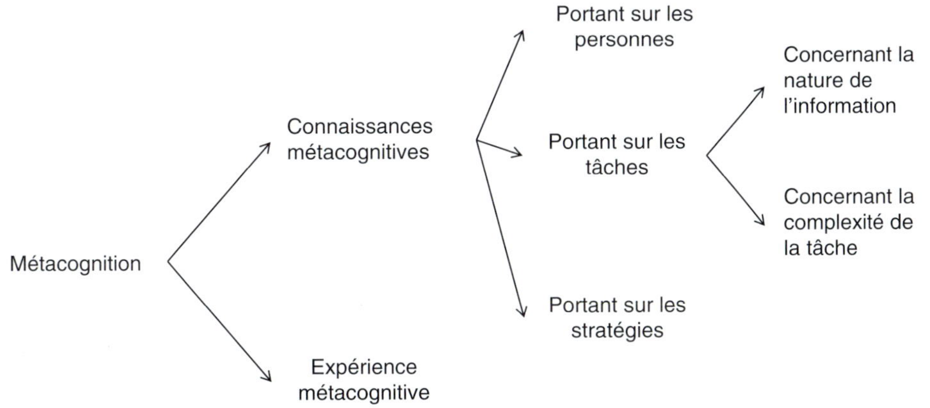

Figure 12.1 Différentes composantes du concept de métacognition.
Source : Clélia Quilès.

celle des connaissances métacognitives, porte sur les stratégies efficaces pour réaliser la tâche, permettant au préalable de choisir la stratégie la plus pertinente en termes d'efficacité et d'effort quant au but à réaliser. La métacognition permet ainsi aux activités cognitives d'être plus efficaces grâce à l'expérience et à l'élaboration de métaconnaissances (Flavell, 1976).

La conscience métacognitive

La conscience métacognitive a été modélisée dans les travaux portant sur la mémoire de Nelson et Narens (1994). Dans ce modèle, on retrouve deux niveaux interconnectés : le *méta-niveau*, correspondant au niveau métacognitif, et le *niveau objet*, correspondant au niveau cognitif (*voir* figure 12.2). Ces deux niveaux échangent des flux d'informations et diffèrent en termes de direction du flux d'informations : le *control*, ou régulation, permet au niveau métacognitif de modifier le niveau cognitif en initiant, poursuivant ou modifiant, ou terminant l'action. L'évaluation, ou *monitoring*, permet au niveau métacognitif de recevoir des informations du niveau cognitif, afin de l'adapter.

Si l'on reprend l'exemple de la métacognition portant sur la mémoire, ou métamémoire, l'individu serait capable d'estimer le contenu de sa mémoire (*monitoring*), et d'en tenir compte (*control*) pour optimiser sa performance dans une tâche de mémoire.

Autre distinction : les contenus et contenant de pensée

Une autre distinction peut être proposée dans l'utilisation du concept de métacognition. Le terme peut en effet être employé dans un sens cognitivo-comportemental. Dans cette acception, nous nous situons au niveau des connaissances métacognitives portant sur le contenu ou le processus de la pensée. L'objectif, en thérapie cognitivo-comportementale, serait d'aider le sujet à prendre conscience et à autoévaluer les pensées automatiques et croyances qu'il peut avoir sur ses compétences cognitives dans le but de diminuer la souffrance du sujet en lien avec celles-ci dans un premier temps, et d'aider les sujets à utiliser cette connaissance pour se guider dans la manière d'appréhender une situation dans un deuxième temps. Le terme *métacognition* peut aussi être

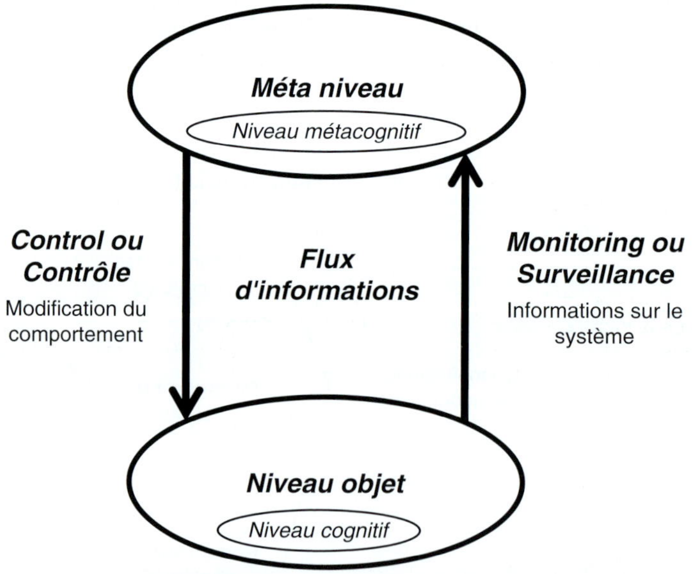

Figure 12.2 Schéma représentant les échanges d'informations entre les niveaux cognitif et métacognitif.
Deux niveaux : le niveau objet et le méta-niveau échangent des flux d'informations bidirectionnels. Le *monitoring*, ou surveillance métacognitive, donne des informations au méta-niveau, qui en retour régule (« *control* » métacognitif) le niveau objet. Source : Clélia Quilès, schéma adapté du modèle proposé par Nelson et Narens (1994).

employé dans un sens *neurocognitif.* Dans cette acception, issue des modèles neuropsychologiques, la métacognition peut à la fois être envisagée comme connaissance métacognitive portant sur des processus de pensée, mais aussi et surtout comme conscience métacognitive, *on-line*, pendant la tâche cognitive. L'objectif vise plutôt ici à tenter, grâce à des modèles scientifiquement valides, de comprendre le fonctionnement de la pensée et de la conscience, et à adapter des stratégies de remédiation cognitive.

Pour comprendre cette distinction, prenons l'exemple d'un sujet lisant un texte. Si le sujet se pose des questions sur le texte qu'il découvre, sur les informations qu'il traite, on décrira ces comportements comme des opérations mentales exercées sur un contenu, non sur d'autres opérations mentales (sens cognitif et comportemental). Si par ailleurs il se pose des questions sur ses performances de lecteur (« Ai-je lu assez rapidement ? Ai-je compris l'essentiel ? »), ses comportements seront décrits comme des opérations mentales portant sur des processus de pensée, donc d'autres opérations mentales (modèle neurocognitif).

Outils d'évaluation de la métacognition

Parallèlement à la distinction entre connaissances (*off-line*) et conscience (*on-line*) métacognitives, deux types de mesures de la métacognition peuvent être distingués : les mesures indépendantes de la tâche cognitive, effectuées à distance, et les mesures concourantes, ou *on-line*, effectuées pendant ou juste après une tâche cognitive (*voir* Tableau 12.1).

Des connaissances métacognitives

Parmi les mesures des connaissances métacognitives disponibles, rappelons que l'évaluation peut porter sur des processus ou contenants de pensées (au sens neuropsychologique), ou sur des contenus de pensée (au sens cognitivo-comportemental).

Au sens cognitivo-comportemental du terme

Il existe plusieurs outils de mesure des connaissances métacognitives au sens cognitivo-comportemental du terme, disponibles pour évaluer les sujets souffrant de schizophrénie.

Metacognitive Assessment Scale (MAS)

La MAS est un exemple de mesure indépendante de la tâche cognitive, basée sur une hétéro-évaluation de la métacognition (Semerari et al., 2003). Cette échelle explore la capacité des personnes à comprendre leurs propres phénomènes mentaux et ceux d'autrui, ainsi que l'utilisation qu'ils peuvent en faire. Trois dimensions métacognitives sont évaluées dans cette échelle. La première

Tableau 12.1 Tableau synthétique récapitulant les différents outils d'évaluation des connaissances et de la conscience métacognitive.

*Mesure Métacognition « **Off line** »* Indépendante de la tâche cognitive		*Mesure Métacognition « **On line** »* Au cours de la tâche cognitive
Définition cognitivo comportementale	Définition neuropsychologique	Définition neuropsychologique
Metacognitive Assessment Scale	*Subjective Scale to Investigate Cognition in Schizophrenia*	*Mesures de métamémoire* *Easy of learning, Judgement Of Learning, Feeling Of Knowing*
Metacognitive Questionnaire	*Echelle d'insight cognitif de Beck*	*Protocole Koriat & Goldsmith*

s'intitule « Comprendre son propre psychisme » (Understanding One's Own Mind) et se divise en quatre sections (« Identification ou capacité à distinguer, reconnaître et définir ses cognitions et émotions » ; « Variables relatives ou capacité à mettre en lien son comportement avec ses cognitions » ; « Différentiation ou capacité à reconnaître que la nature de ses représentations est subjective, différente de la réalité, et sans influence directe sur celle-ci » ; et enfin « Intégration ou capacité à élaborer une description cohérente de ses propres cognitions et leurs processus »). La deuxième dimension, « Comprendre le psychisme d'autrui » (Understanding Other's Minds), comprend les mêmes sections, adaptées aux représentations des cognitions d'autrui, auxquelles s'ajoute une section « Décentration ou capacité à reconnaître qu'il existe dans le monde d'autres individus ayant des motivations différentes ». La troisième dimension, « Maîtrise » (Mastery), explore les stratégies de régulation de ses cognitions et se divise en trois niveaux, de difficulté croissante.

Metacognitive Questionnaire (MCQ)

Le MCQ est un autoquestionnaire comportant soixante-cinq items que le sujet peut coter de 1 à 4 (Larøi et al., 2009). Il est possible de distinguer cinq sous-échelles dans ce questionnaire : la première porte sur les croyances positives concernant l'inquiétude (items en rapport avec la croyance que l'inquiétude peut aider à résoudre les problèmes), la seconde porte sur les croyances négatives concernant la perte de contrôle des pensées et le danger que cela peut entraîner, la troisième porte sur les croyances concernant l'efficacité de ses processus cognitifs, la quatrième porte sur les croyances négatives que peuvent provoquer les pensées en général (superstition, punition, responsabilité), et la cinquième porte sur la conscience de ses processus cognitifs, la surveillance et le *control* que le sujet possède sur ses pensées. Ce questionnaire est disponible et validé en version française.

L'Échelle d'insight cognitif de Beck ou EICB

L'EICB, initialement construite et validée en anglais, a été élaborée dans l'objectif de mesurer les capacités cognitives impliquées dans la conscience du trouble grâce à la capacité des sujets à critiquer et questionner leurs propres croyances (Beck et al., 2004). Il existe une traduction validée en français de cet autoquestionnaire. Celui-ci comprend quinze items, notés de 0 (pas du tout d'accord) à 3 (totalement d'accord) et répartis en deux sous-échelles : « Self-reflectivness » ou « Autoréflexivité », correspondant à la capacité du sujet à observer ses propres pensées, à en envisager la faillibilité et à émettre des hypothèses alternatives ; et « Self-certainty » ou « Autocertitude », caractérisant l'excès de confiance en la validité de ses propres pensées. Un score composite d'insight cognitif est obtenu en soustrayant le score Self-certainty au score Self-reflectivness.

Au sens neuropsychologique du terme

La Subjective Scale To Investigate Cognition in Schizophrenia ou SSTICS

La SSTICS est un autoquestionnaire élaboré afin de connaître les plaintes cognitives émanant du sujet souffrant lui-même (Stip et al., 2003). À la différence des questionnaires présentés précédemment, les items interrogent sur des processus de pensée (et non des contenus ou croyances), par exemple « Avez-vous des difficultés à vous souvenir d'informations qu'on vous donne immédiatement et que vous devez utiliser tout de suite ? ». Elle comporte vingt et un items sous forme de questions, auxquels le sujet doit répondre en quantifiant la fréquence de sa plainte sur une échelle de cinq graduations (de 0 : jamais, à 4 : très souvent). Elle possède de bonnes caractéristiques psychométriques, une sensibilité permettant de différencier les scores des témoins de ceux des sujets souffrant de schizophrénie. Il s'agit à l'heure actuelle de la seule échelle francophone destinée à explorer l'autoperception des altérations cognitives chez les sujets souffrant de troubles psychotiques.

De la conscience métacognitive

L'utilisation d'outil de mesure de la conscience métacognitive s'avère plus complexe. En effet, la conscience métacognitive doit être évaluée pendant la réalisation de la tâche cognitive, justifiant le développement de protocole de mesure et la modification des tests cognitifs existants. La plupart des outils expérimentés à l'heure actuelle portent sur la métamémoire, même si de récents travaux proposent une évaluation de la conscience métacognitive sur différentes fonctions cognitives.

Évaluation de la conscience métamnésique

Les jugements métamnésiques *on-line* peuvent avoir lieu aux différentes étapes de la mémorisation : soit au moment de l'encodage, soit au moment de la récupération d'informations. Ces jugements métamnésiques permettent de prédire avec une exactitude supérieure au hasard la performance effective à une tâche mnésique (*voir* figure 12.3).

Plusieurs types de jugements métamnésiques *on-line* ont été étudiés par Nelson et Narens (1994). Concernant la phase d'encodage, le sujet peut exprimer un jugement *on-line* nommé Easy Of Learning (ou EOL), qui consiste en une estimation du sujet avant la phase d'apprentissage de ses propres performances dans l'apprentissage de la nouvelle information. Le sujet peut aussi lors de l'encodage exprimer un jugement d'apprentissage qui reflète la qualité d'apprentissage (Judgment Of Learning, JOL) et sa conviction qu'il sera capable de se remémorer plus tard l'information apprise. Il est alors demandé au sujet d'évaluer, pendant ou juste après l'acquisition d'une information, sa performance à un test futur portant sur ces informations récemment apprises. Lors de la phase de récupération, on distingue les jugements de sentiment de savoir (Feeling Of Knowing, FOK) et de certitude (Confidence). Le jugement de sentiment de savoir a lieu juste avant et est antérieur à la récupération (jugement prospectif). Il se produit lorsque le sujet n'a pas la réponse momentanément à la question posée mais peut évaluer sa capacité à savoir ou à ne pas savoir la réponse dont il ou elle ne se rappelle pas sur le moment. Le jugement de certitude a lieu juste après et est rétrospectif à la récupération. Il correspond à la conviction plus ou moins grande d'avoir la bonne réponse.

À partir des jugements obtenus grâce au monitoring (EOL, JOL, FOK et Confidence), le sujet va contrôler son comportement. Par exemple, au moment de la phase d'apprentissage, le *control* métamnésique permet de conserver, modifier ou stopper les stratégies mises en place selon le niveau d'intégration de l'information. De la même manière, au moment du rappel, il s'agira d'initier, de maintenir ou de stopper les stratégies nécessaires à la recherche d'informations en mémoire. Le *control* peut être évalué par une validation de sa réponse, ou *wagering*, c'est-à-dire un pari sur la véracité de sa réponse.

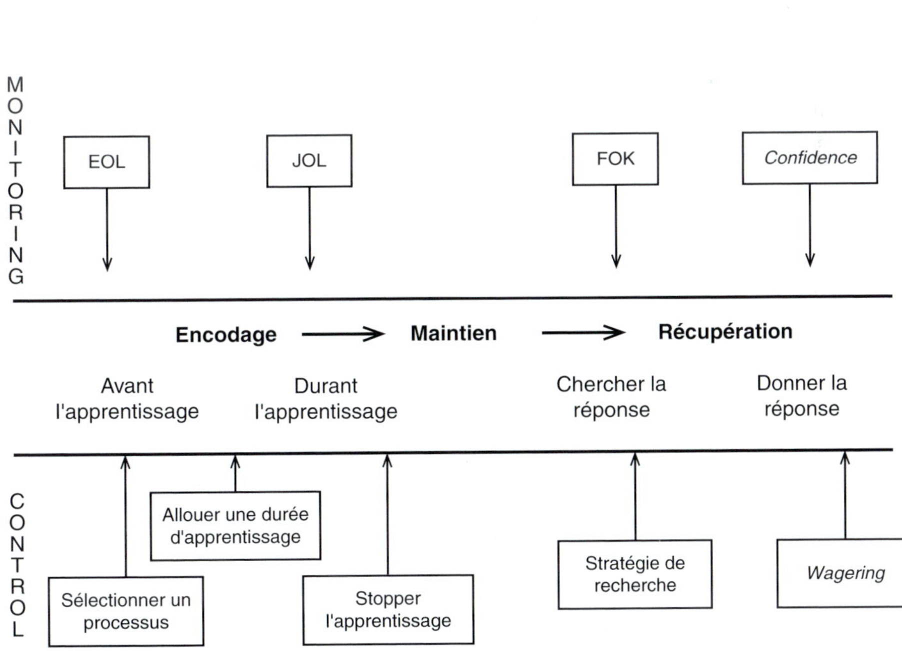

Figure 12.3 Schéma récapitulant les différentes possibilités d'évaluation de la métamémoire dans le temps.
Source : Clélia Quilès, inspiré de Nelson et Narens (1994).

Autres mesures de la conscience métacognitive

Dans leur article soulignant l'importance de la métacognition pour comprendre les altérations fonctionnelles des patients souffrant de schizophrénie, Koren et ses collaborateurs proposent de distinguer la performance cognitive de la performance métacognitive, en l'appliquant à un test évaluant les fonctions exécutives (Koren et al., 2006; Koriat et Goldsmith, 1996). Ils ont ainsi développé une version métacognitive du Wisconsin Card Sorting Test ou WCST. Dans sa version classique (non métacognitive), ce test évalue la flexibilité et l'inhibition, ou l'aptitude à adapter sa stratégie cognitive en fonction des modifications de l'environnement. Dans sa version métacognitive, deux questions sont ajoutées à l'issue du choix de chaque carte, à savoir : « Quel est votre degré de confiance dans cette réponse ? » pour mesurer le *monitoring* ou la surveillance métacognitive, et « Voulez-vous que cette réponse compte dans votre score total ? » pour mesurer le *control* métacognitif.

Plus récemment, un outil de mesure, inspiré du protocole de Koriat et Goldsmith (1996), a été évalué auprès d'une population témoin sur les fonctions exécutives, la cognition sociale (reconnaissance des émotions faciales), la mémoire de travail, la mémoire épisodique verbale. L'ajout de deux questions métacognitives à la suite de chaque carte du Modified Card Sorting Test, à la suite de chaque présentation de visage dans le Facial Test, à la suite de chaque séquence de chiffres dans Mémoire des chiffres dans l'ordre et inversé de la WAIS-III, et à la suite de chaque rappel dans le rappel libre rappel indicé 16, a permis d'évaluer respectivement le *monitoring* et le *control* métacognitif, en rapport avec la performance. La faisabilité de cet outil de mesure a pu être montrée. Une augmentation du temps de passation des tests est cependant observée, ainsi qu'un impact de l'ajout des questions métacognitives sur les performances cognitives, avec une amélioration de la mémoire de travail et une altération de la mémoire épisodique verbale (Quilès et al., 2014). Par ailleurs, aucune association n'a pu être mise en évidence entre les scores d'estime de soi, de symptomatologie anxieuse et dépressive, et les scores de conscience métacognitive, à l'exception du test de cognition sociale (le Facial Test), pour lequel une symptomatologie dépressive plus élevée était associée à de meilleurs scores métacognitifs (Quilès et al., 2014).

Altérations métacognitives dans la schizophrénie

La littérature concernant l'évaluation des altérations métacognitives dans la schizophrénie est de plus en plus fournie. De nouveau, il est essentiel de distinguer deux axes : les altérations des connaissances métacognitives, et les altérations de la conscience métacognitive.

Altérations des connaissances métacognitives

Au sens neuropsychologique

Les sujets souffrant de schizophrénie auraient une conscience globale de leurs difficultés cognitives, mais n'évalueraient pas avec précision leurs performances cognitives. Ainsi, une étude évaluant de manière concomitante les plaintes subjectives et les performances cognitives objectives a montré une absence de correspondance stricte entre les deux mesures (Prouteau et al., 2005). Par exemple, les plaintes mnésiques rapportées avec la SSTICS étaient corrélées aux altérations attentionnelles et exécutives objectives et n'étaient pas associées aux performances mnésiques objectives.

Au sens cognitivo-comportemental

Les études réalisées par l'équipe de Lysaker, utilisant la MAS, ont permis de mettre en évidence plusieurs associations entre les connaissances métacognitives au sens cognitivo-comportemental d'une part, et les altérations cognitives, les altérations du fonctionnement dans la communauté d'autre part.

Une corrélation positive significative entre la mémoire verbale et les trois scores de la MAS (Compréhension de son propre psychisme, Compréhension du psychisme d'autrui et Maîtrise) a ainsi pu être retrouvée. Le score MAS « Compréhension de son propre psychisme », était associé à de moins bonnes performances au travail évaluées grâce à la Work Behavior Inventory. Ce lien persistait après ajustement sur les performances exécutives. De même, le fonctionnement social a pu être relié aux difficultés métacognitives : des scores plus bas à l'échelle Quality of Life Scale, évaluant la capacité à créer des relations sociales, ainsi que leur fréquence étaient associés à de moins bons scores « Maîtrise » de la MAS, elle-même associée à de moins bonnes performances à une batterie de tests neuropsychologiques (Lysaker et al., 2005). Les compétences métacognitives constituent donc un facteur clé dans la traduction des performances cognitives en compétence dans la vie quotidienne (Prouteau et Verdoux, 2011).

Altérations de la conscience métacognitive

Le domaine de la conscience métacognitive et des concepts de *monitoring* et de *control* portant sur la mémoire (ou métamémoire) est à l'heure actuelle le domaine le plus étudié dans la schizophrénie (Quilès et al., 2013). Il est possible de retrouver des études portant sur le *monitoring* métacognitif, d'autres portant sur le *control* métacognitif et sa concordance avec le *monitoring* métacognitif (Danion et al., 2001).

Les différentes études évaluant le *monitoring* métamnésique à travers le niveau de confiance (Confidence) et le FOK que ce soit sur la mémoire sémantique ou la mémoire épisodique ne mettent pas en évidence de différence significative entre témoins et sujets souffrant de schizophrénie concernant le *monitoring* métamnésique (Bacon et Izaute, 2009; Bacon et al., 2007). Cependant, les auteurs soulignent dans les différentes études que parmi les sujets dont le sentiment de savoir ou FOK était faible, la proportion des sujets ayant des réponses correctes était significativement plus importante dans le groupe des sujets souffrant de schizophrénie. Il a par ailleurs été montré que les sujets avec schizophrénie avaient un niveau de confiance en leurs réponses plus important lorsque celles-ci étaient incorrectes (Moritz et Woodward, 2006). Ainsi, une altération de la conscience métacognitive chez les sujets avec schizophrénie a été mise en évidence, se traduisant par une augmentation de la confiance en ses réponses lorsqu'elles sont incorrectes et une diminution de la confiance dans les réponses correctes (Bacon et al., 2007; Moritz et Woodward, 2006).

Le *control* métacognitif n'est que rarement mentionné lorsqu'on évoque les altérations liées à la conscience métacognitive dans la schizophrénie. Il semblerait pourtant que les patients présentent des difficultés pour utiliser à bon escient les ressources cognitives dont ils disposent. Danion et al. (2001) ont utilisé un protocole similaire au modèle de Koriat et Goldsmith (1996). La décision de valider la réponse se montrait significativement moins en accord avec la confiance en sa réponse chez les sujets souffrant de schizophrénie. Les auteurs de cette étude ont mis en évidence une dissociation entre le *monitoring* et le *control* métacognitif.

Deux situations peuvent être distinguées : dans la première, le processus de *control* a lieu à la suite du processus d'évaluation (*monitoring*). Dans la deuxième situation, le processus de *control* a lieu avant, et peut donc influencer le processus d'évaluation (*monitoring*) qui va suivre. Bacon et al. (2007) ont mené une étude évaluant le *control* métacognitif à travers une tâche de mémoire épisodique dans laquelle le *control* précédait le *monitoring*. Dans cette étude, les sujets devaient apprendre des paires de mots, et avaient la possibilité de modifier le temps d'apprentissage des mots avant de juger s'ils seraient capables de les remémorer. Contrairement aux sujets témoins, les sujets souffrant de schizophrénie n'ont pas adapté le temps d'étude consacré à chaque paire de mots en fonction de la difficulté. Il existait donc une dissociation entre le *monitoring* métamnésique, qui était préservé, et un *control* métamnésique altéré, en mémoire épisodique, chez des patients souffrant de schizophrénie.

Prise en charge des altérations métacognitives dans la schizophrénie, la remédiation cognitive

Les connaissances métacognitives, l'exemple du Metacognitive Training

Le programme Metacognitive Training (MCT) a été élaboré à Hambourg par l'équipe de Steffen

Moritz (Moritz et al., 2011). Il est composé de deux cycles de huit modules (un module sur les biais d'attribution, un module sur les preuves infirmantes, deux modules sur les sauts aux conclusions, deux modules sur la théorie de l'esprit, un module sur l'estime de soi, un module sur la mémoire). Chaque module est proposé au cours d'une séance d'une heure pour un groupe de trois à dix patients. Le programme est composé d'un manuel et de diapositives. Il est traduit en vingt-trois langues, dont le français. Le téléchargement est gratuit (www.uke.de/mkt). Deux exemples de modules seront abordés ici à titre d'exemple, afin de mettre en évidence le travail sur les connaissances métacognitives réalisé dans ce programme, d'une part au sens cognitivo-comportemental du terme, d'autre part au sens neuropsychologique du terme.

Au sens cognitivo-comportemental du terme

Le module « Saut aux conclusions » est un exemple de travail sur les connaissances métacognitives portant sur des contenus de pensées. Ainsi, le biais cognitif du saut aux conclusions est tout d'abord expliqué au patient via un support diaporama. Il est rappelé que nous fondons souvent nos jugements sur de l'information très complexe que nous fournit notre environnement. Parfois, nous tirons des conclusions sans disposer de preuves absolues. L'exercice suivant est ensuite proposé aux participants (*voir* figure 12.4) :

« Dans ce qui suit, vous allez voir une série d'images. On commence par vous présenter un seul détail, pour ajouter ensuite progressivement les autres éléments, jusqu'à formation complète de l'élément. Votre tâche consiste à identifier l'objet. Plusieurs possibilités de réponses vous sont proposées. Discutez avec le groupe comment chaque option apparaît vraisemblable, et du degré de certitude pour prendre une décision. »

Le travail effectué ici porte bien sur des contenus de pensées, et vise à aider le patient à prendre conscience de ses biais cognitifs.

Au sens neuropsychologique du terme

Le module « Mémoire » est un exemple de travail sur les connaissances métacognitives portant sur des processus de pensée. Il est proposé ici au patient des notions théoriques sur notre capacité à nous remémorer une information, mais il est aussi mis en évidence les erreurs que peut produire normalement notre mémoire, les oublis, souvenirs erronés, déformés... Pour cela, des exercices sont proposés, comme par exemple la présentation d'une scène pendant quelques minutes. Puis les participants sont questionnés sur la présence ou non de divers objets sur l'image de cette scène qu'ils viennent de voir, et leur degré de certitude quant à la présence ou non de ces objets. Les participants s'aperçoivent ainsi par eux-mêmes qu'ils sont sûrs d'avoir vu certains objets qui ne figuraient pas sur l'image, et à l'inverse de ne pas en avoir vu d'autres. Nous travaillons bien ici les connaissances sur nos propres processus cognitifs.

- Poire
- Femme
- Guitare
- Etui à violon
- Trou de serrure
- Hibou
- Langue
- Ampoule électrique
- Trace de pas

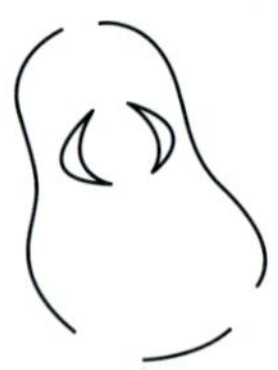

Exclu / Peu probable / Possible / Probable / Décision

Figure 12.4 Exemple extrait d'un exercice du Metacognitive Training.
Source : Clélia Quilès.

La conscience métacognitive

Le programme RECOS vise à améliorer les performances des patients dans un ou plusieurs domaines cognitifs, selon les résultats aux tests de l'évaluation neuropsychologique, grâce à des modules d'entraînement spécifiques (Vianin, 2012). Le travail réalisé au cours des exercices de ce programme rejoint sur plusieurs points notre définition de la conscience métacognitive. Lors de l'exercice « Mémoire d'éléphant », qui est l'un des quatre exercices informatisés du module Mémoire verbale, une grille de vingt-cinq mots est présentée pendant trois minutes (*voir* figure 12.5).

La tâche du patient est de reconnaître ensuite ces vingt-cinq mots au sein de cinq planches de quinze mots, présentées de manière successive. Sur chacune des planches figurent cinq mots faisant partie de la grille.

Surveillance métacognitive et conceptualisation de l'objectif

Le patient, aidé du thérapeute lors de la phase papier-crayon, génère par lui-même les stratégies adéquates pour résoudre l'exercice et les explicite, en évaluant ses difficultés et possibilités. Il s'agit donc à ce moment d'un travail *on-line* de *monitoring* métacognitif. Le patient ici pourrait reconnaître comme obstacle principal celui de la mémorisation d'autant de mots pendant un laps de temps très court. Il prend conscience immédiatement de la nécessité de développer des stratégies pour y parvenir. Il pourrait par exemple envisager trois stratégies principales :

- associer les mots entre eux en se racontant une histoire qui les relie tous ;
- se répéter les mots dans la tête « comme une dictée », en espérant que les mots finissent par être mémorisés ;
- identifier des catégories et les mémoriser, ce qui permettrait de choisir les mots appartenant à ces catégories lors de la reconnaissance et d'éviter de faire des erreurs.

Le thérapeute propose d'appliquer les solutions choisies afin d'en évaluer l'efficacité. Il mobilise alors de manière forcée, *on-line*, pendant la tâche cognitive, le processus de surveillance métacognitive, en conduisant le patient à prendre conscience et à évaluer ses stratégies cognitives.

« Control » métacognitif

Le *control* métacognitif correspond aux réponses comportementales que le patient utilise face au problème posé, qui font suite à l'évaluation préalable de la situation (surveillance métacognitive ou *monitoring* métacognitif).

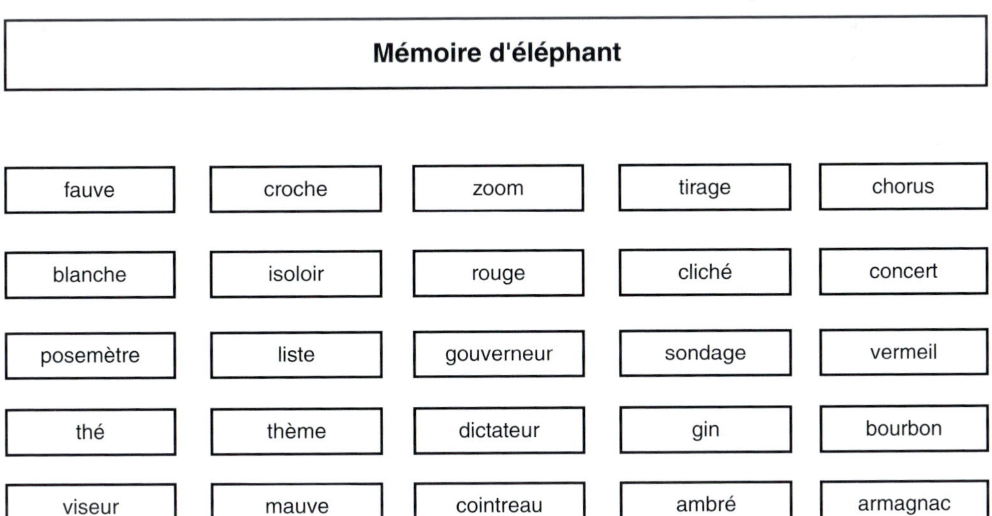

Figure 12.5 **Exemple extrait de l'exercice « Mémoire d'éléphant ».**
Source : Clélia Quilès, d'après le CD-Rom interactif issu du module Mémoire verbale (Vianin, 2012).

Dans la phase de remédiation sur ordinateur, le thérapeute tente de rendre attentif le patient à toute incohérence entre le comportement adopté et cette évaluation. Il questionne le patient sur les raisons de son échec, l'invite à considérer si le comportement adopté augmente ou diminue les chances de réussite. Si le patient parvient à évaluer les problèmes posés par la tâche en termes de ressources et de déficits, il sera également mieux disposé pour adapter ses stratégies et pour demander de l'aide si nécessaire.

Conclusion

L'étude des différentes composantes de la métacognition et des moyens de les mesurer apporte des éléments cruciaux dans le contexte actuel des connaissances, aussi bien sur le plan de l'enrichissement des modèles théoriques que sur l'amélioration des interventions thérapeutiques. Il paraît fondamental d'explorer et de travailler les différentes composantes de ce concept, dans l'objectif d'une prise en charge en réhabilitation psychosociale optimale.

Références

Bacon, E., Danion, J. M., Kauffmann-Muller, F., & Bruant, A. (2001). Consciousness in schizophrenia : A metacognitive approach to semantic memory. *Consciousness and Cognition*, *10*, 473–484.

Bacon, E., & Izaute, M. (2009). Metacognition in schizophrenia : Processes underlying patients' reflections on their own episodic memory. *Biological Psychiatry*, *66*, 1031–1037.

Bacon, E., Izaute, M., & Danion, J. M. (2007). Preserved memory monitoring but impaired memory control during episodic encoding in patients with schizophrenia. *Journal of the International Neuropsychological Society*, *13*, 219–227.

Beck, A. T., Baruch, E., Balter, J. M., Steer, R. A., & Warman, D. M. (2004). A new instrument for measuring insight : The Beck Cognitive Insight Scale. *Schizophrenia Research*, *68*, 319–329.

Danion, J. M., Gokalsing, E., Robert, P., Massin-Krauss, M., & Bacon, E. (2001). Defective relationship between subjective experience and behavior in schizophrenia. *American Journal of Psychiatry*, *158*, 2064–2066.

Flavell, J. H. (1976). *Metacognitive Aspects of Problem Solving the Nature of Intelligence*. Hillsdale : Erlbaum.

Koren, D., Seidman, L. J., Goldsmith, M., & Harvey, P. D. (2006). Real-world cognitive--and metacognitive--dysfunction in schizophrenia : A new approach for measuring (and remediating) more "right stuff". *Schizophrenia Bulletin*, *32*, 310–326.

Koriat, A., & Goldsmith, M. (1996). Monitoring and control processes in the strategic regulation of memory accuracy. *Psychological Review*, *103*, 490–517.

Larøi, F., Van der Linden, M., & d'Acremont, M. (2009). Validity and reliability of a French version of the metacognitions questionnaire in a nonclinical population. *Swiss Journal of Psychology*, *68*, 125–132.

Lysaker, P. H., Carcione, A., Dimaggio, G., Johannesen, J. K., Nicolo, G., Procacci, M., Semerari, A. (2005). Metacognition amidst narratives of self and illness in schizophrenia : Associations with neurocognition, symptoms, insight and quality of life. *Acta Psychiatrica Scandinavica*, *112*(1), 64–71. https://doi.org/10.1111/j.1600-0447.2005.00514.x. http://dx.doi.org/ACP514 [pii].

Moritz, S., Kerstan, A., Veckenstedt, R., Randjbar, S., Vitzthum, F., Schmidt, C., Woodward, T. S. (2011). Further evidence for the efficacy of a metacognitive group training in schizophrenia. *Behaviour Research and Therapy*, *49*(3), 151–157.

Moritz, S., & Woodward, T. S. (2006). Metacognitive control over false memories : a key determinant of delusional thinking. *Current Psychiatry Reports*, *8*(3), 184–190.

Nelson, T. O., & Narens, L. (1994). Why investigate metacognition ? In J. Metcalfe & A. P. Shimamura (Eds.), *Metacognition : Knowing About Knowing*. Cambridge : MIT Press.

Prouteau, A., & Verdoux, H. (2011). Les relations entre cognition et handicap psychique dans la schizophrénie. In A. Prouteau (Ed.), *Neuropsychologie clinique de la schizophrénie* (pp. 135–159). Paris : Dunod.

Prouteau, A., Verdoux, H., Briand, C., Lesage, A., Lalonde, P., Nicole, L., & Stip, E. (2005). Cognitive predictors of psychosocial functioning outcome in schizophrenia : A follow-up study of subjects participating in a rehabilitation program. *Schizophrenia Research*, *77*(2–3), 343–353. https://doi.org/10.1016/j.schres.2005.03.001. S0920-9964(05)00087-3 [pii].

Quilès, C., Prouteau, A., & Verdoux, H. (2013). Characteristics and impact of metacognitive deficits in schizophrenia. *Encephale*, *39*, 123–129.

Quilès, C., Prouteau, A., & Verdoux, H. (2015). Associations between self-esteem, anxiety and depression and metacognitive awareness or metacognitive knowledge. *Psychiatry Research*, *230*(2), 738–741. https://doi.org/10.1016/j.psychres.2015.10.035.

Quilès, C., Verdoux, H., & Prouteau, A. (2014). Assessing metacognition during a cognitive task : Impact of "on-line" metacognitive questions on neuropsychological performances in a non-clinical sample. *Journal of the International Neuropsychological Society, 20*, 547–554.

Semerari, A., Carcione, A., Dimaggio, G., Falcone, M., Nicolò, G., Procacci, M., Alleva, G. (2003). How to evaluate metacognitive functioning in psychotherapy? The Metacognition Assessment Scale and its applications. *Clinical Psychology & Psychotherapy, 10*, 238–261.

Stip, E., Caron, J., Renaud, S., Pampoulova, T., & Lecomte, Y. (2003). Exploring cognitive complaints in schizophrenia : The subjective scale to investigate cognition in schizophrenia. *Comprehensive Psychiatry, 44*, 331–340.

Vianin, P. (2012). Programme RECOS : remédiation cognitive et transfert des compétences. Mémoriser des blasons, pour quoi faire? In N. Franck (Ed.), *Remédiation cognitive*. Paris : Masson.

Connaître et quantifier les déterminants du fonctionnement dans les troubles mentaux sévères et persistants

Chapitre 13

Dr Éric Brunet-Gouet, Dr Paul Roux

PLAN DU CHAPITRE

Introduction

Dans la littérature, l'évaluation du succès de la prise en charge des troubles mentaux sévères tels que la schizophrénie ou les troubles bipolaires se résume souvent à la réduction des symptômes, du nombre des rechutes et des hospitalisations. Cette vision réduisant le devenir du patient à l'évolution de sa maladie est cependant sous le feu de multiples paradoxes dont la pratique clinique abonde : par exemple, la fréquence évidente des patients aux parcours de soins exemplaires, en rémission totale de leur psychose et pourtant en incapacité d'entrer dans une autonomie réelle. Cette réalité est bien entendue connue et théorisée de longue date ; elle est même un des moteurs de courants tels que celui de l'*empowerment*, ou du rétablissement. Dans ce chapitre, nous tenterons de rendre compte d'un important courant de recherche, à mi-chemin entre la démarche médicale et la prise en compte de la réalité des patients.

Nous introduisons ici ce qui est communément appelé dans la littérature internationale le fonctionnement psychosocial. Il s'agit d'un des éléments intervenant dans le pronostic de la maladie. Sa construction théorique vise à s'affranchir des événements médicaux telles les rechutes ou les hospitalisations pour s'intéresser à ce qui se passerait supposément dans la vie de tous les jours. Ce concept prétend rendre compte de l'engagement de l'individu dans les rôles sociaux attendus et simultanément des restrictions d'activité présentes. En lien avec les attentes de notre époque, de notre culture, le fonctionnement est cousin de la qualité de vie qui est l'évaluation par le patient de sa situation de vie et de ses activités.

Le contexte social français associe intimement le concept de fonctionnement à la notion de handicap. Le handicap rend compte de la perte de performance dans tel ou tel domaine (par exemple, les facultés à assumer des rôles professionnels) et de ses conséquences sociales et économiques. La loi du 11 février 2005 « pour l'égalité des droits et des chances, la participation et la citoyenneté des personnes handicapées » institue le droit à une compensation. Ainsi, la perte du niveau de fonctionnement correspondant à un handicap reconnu ouvre des mesures correctives pour favoriser les succès des projets de la personne selon une optique de rétablissement.

L'objectif de disposer de mesures simples et fiables du fonctionnement a motivé nombre de recherches scientifiques sur les vingt dernières années. Cette question technique est d'intérêt pour les cliniciens ou toute personne impliquée dans le suivi médico-social de personnes en situation de handicap et cherchant à caractériser et à quantifier la restriction d'activité. La pertinence et la justesse d'une compensation doivent être examinées avec objectivité. L'enjeu de la quantification du fonctionnement réel est aussi de pouvoir estimer l'impact de la prise en charge, d'objectiver des progrès ou au contraire la chronicisation d'une situation. Pour situer les choses, deux grandes familles d'outils ont été développées pour mesurer le fonctionnement dans la vie de tous les jours. La première famille propose de mesurer la performance fonctionnelle à l'aide d'outils objectifs lors de mises en situation. Parmi ces outils, l'UPSA, (UCSD, University of California, San Diego ; *Performance-based Skills Assessment*) mesure les compétences fonctionnelles dans cinq domaines (hygiène domestique, communication, finance, transports, les activités récréatives, la gestion du traitement médicamenteux et les interactions sociales) (Patterson et al., 2001). Chacune des compétences est évaluée à l'aide de jeux de rôle mettant le patient en situation d'écrire une liste de courses pour réaliser une recette, de rechercher un numéro de téléphone dans une liste de contacts, de décaler un rendez-vous médical, de rendre la monnaie, de payer une facture, de planifier un trajet en bus, une sortie (*voir* chapitre 46). Par l'observation directe, cette méthode assure une bonne fiabilité des mesures fonctionnelles. Cependant, la situation d'un jeu de rôle éloigne du fonctionnement spontané du patient dans son environnement écologique, lorsqu'aucun observateur (motivant ou déstabilisant) n'est présent.

L'autre famille de mesures vise à évaluer le fonctionnement du patient directement dans l'environnement de tous les jours. L'évaluateur est un professionnel ou une personne de l'entourage connaissant le patient. Le patient peut être interrogé et il prend part à l'évaluation de son propre handicap à l'instar des mesures de qualité de vie qui intègrent un jugement de satisfaction. Les mesures peuvent être globales, issues d'une appréciation sur la totalité du fonctionnement avec l'échelle d' Évaluation Globale du Fonctionnement, présente dans le DSM-IV. D'autres outils tels que la *Personal and Social Performance Scale* (Nasrallah et al., 2008) subdivisent l'évaluation en une multitude d'items correspondant à des activités spécifiques (faire ses courses, faire son ménage, voir des amis, prendre les transports, travailler, faire des études, etc.) et quantifient le fonctionnement comme la somme des activités isolées. La pluralité des activités retenues présente l'avantage de mieux différencier des domaines de compétences, telles l'activité professionnelle, la gestion du quotidien, la vie sociale et affective. En revanche, elle contraint l'évaluation de l'individu à une norme, excluant d'éventuels domaines d'excellence qui lui seraient spécifiques.

À ce stade, nous admettons, dans les traces d'un grand nombre de travaux, que le fonctionnement est quantifiable, suivant une dimension unique ou non, selon le degré de raffinement souhaité. Se pose naturellement la question des déterminants pouvant influencer cette variable. Dans ce qui suit, nous aborderons le sujet des déterminants cliniques du fonctionnement. Mais, comme nous le verrons, une large part des travaux a aussi été consacrée aux troubles neurocognitifs. La prise en compte de tels troubles dans la genèse des troubles psychiatriques sévères n'est en rien nouvelle. L'évolution des sciences du cerveau a connu une accélération avec l'avènement de la neuropsychologie cognitive partant de l'analyse des patients cérébrolésés et cheminant avec les découvertes successives de méthodes d'investigation de la structure cérébrale puis du fonctionnement neural. D'innombrables recherches ont été entreprises avec un certain succès pour définir des marqueurs de la pathologie. Reconnaissons cependant qu'elles n'ont pas abouties à la découverte d'un maillon physiopathologique spécifique et consensuel. Malgré tout, les résultats ont motivé nombre de chercheurs qui a standardisé des épreuves cognitives et tenter de les relier à des caractéristiques cliniques particulières. Entre les années 1990 à 2010, on a ainsi vu apparaître des résultats sur la présence de troubles cognitifs chez les patients schizophrènes touchant tant aux fonctions générales qu'au fonctionnement social, et ceci en lien avec le phénotype clinique déficitaire et désorganisé. L'approche méthodologique était fondée sur ce que l'on nomme une comparaison cas-témoins ciblant une variable cognitive. Issues des méthodes de laboratoire, ces recherches prouvent positivement l'existence de liens entre signes cliniques et déficit cognitifs, et ceci avec l'inclusion de relativement petits échantillons de volontaires (de quinze à quarante sujets par groupe).

Ces recherches très éclairantes intellectuellement échouent pourtant à définir la place des maillons défaillants dans l'ensemble des causalités pathologiques en œuvre chez les patients. Il ne suffit pas de savoir que le déficit fonctionnel d'activation préfrontale est significativement associé aux signes négatifs pour que ce lien présente un quelconque intérêt pratique, utile pour un patient en particulier. Les pathologies telles que la schizophrénie se caractérisent par des ensembles complexes de liens causaux et non une causalité univoque. Il s'ensuit que le modèle de la pathologie offert par la recherche est particulièrement foisonnant, mais qu'il génère l'insatisfaisante impression que « tout est dans tout ». Cela contribue sans doute au relatif détachement des cliniciens de terrain pour les données de la recherche en laboratoire.

Un début de solution à l'impossibilité apparente d'un transfert de la recherche à la clinique semble être en œuvre depuis l'apparition de travaux intégratifs et quantitatifs. Cette littérature, maintenant substantielle, est fondée sur l'étude de plus grandes populations et vise à mesurer le poids des relations causales, et à articuler les niveaux d'observation dans un modèle unique. Dans ce qui suit, nous rendons donc compte des travaux ayant employé des outils statistiques référencés sous les noms de modèles structuraux, d'analyses de médiation, d'analyses des différences latentes, etc. Tout en étant fondés sur des modèles de régression linéaire classique, ces outils d'analyse visent à mesurer l'adéquation de relations sérielles théoriques avec les données observées, dès lors que celles-ci sont en nombre suffisant. Des populations de quatre-vingt-dix à mille sujets offrent la possibilité de préciser les phénomènes de covariation et d'en déterminer les magnitudes. Les modèles théoriques sont jugés à l'aune des données recueillies, autant par la présence de relations significatives là où elles sont attendues qu'en d'autres lieux par l'absence de corrélations significatives. L'aspect quantitatif est particulièrement pertinent pour la clinique. En effet, les études classiques sur de petits échantillons ne permettent pas de mesurer précisément la proportion de la variance expliquée par une variable vis-à-vis d'une autre, tout en tenant compte d'un ensemble complet d'autres mesures. Or, il est dans la logique de tout clinicien que de s'attaquer aux causes les plus fortes du handicap psychique avant de s'intéresser aux associations faibles. D'autre part, les analyses de médiation sont intéressantes car elles mettent en lumière les chemins causaux de manière plus détaillée. La relation qu'entretiennent deux ordres de phénomènes distincts significativement corrélés, par exemple troubles cognitifs et mauvais fonctionnement, peut ainsi s'enrichir d'une médiation totale ou même partielle par l'entremise d'un tiers facteur comme la motivation. Lorsque cela est le cas, la conséquence clinique est de préciser des attentes conformes aux moyens thérapeutiques engagés selon les cibles visées.

Nous venons de le voir, la recherche récente fondée sur des populations plus importantes autorise une vision intégrative et quantifiée des comportements, performances et déficits. Voyons-y l'opportunité d'enrichir les modèles de la pathologie d'une nouvelle géographie dans laquelle se distinguent les lieux et moyens d'information sur l'état du patient. En effet, les interventions sanitaires par les soignants ou médico-sociales en terme de réhabilitation doivent se fonder sur une adéquation entre la configuration personnelle du patient/usager et les savoirs empiriques ou scientifiques qui sont à disposition. La question incontournable est de définir « Que savoir et pour décider quoi ? ». Comme nous l'avons évoqué précédemment, les données de la science expérimentale échouent à répondre à cette interrogation. Forgées dans les exigences conjointes du réductionnisme (ne s'intéresser qu'à une chose, les autres étant supposés égales) et de la significativité statistique (minimisation de l'erreur de type I), aucun panorama de référence n'est donné pour y interpréter les données de l'individu. Il nous semble que l'émergence de modèles structuraux apporte une nouvelle lecture, avec une potentielle utilité clinique. De nouvelles questions émergent : « Qui acquiert l'information et dans quel contexte ? », « Qui l'interprète ? ». Les multiples phénomènes présidant au devenir du patient suivent des chemins causaux mieux compris et dont il faut tenir compte dans l'accompagnement du projet de rétablissement. Pourtant il est fréquent, dans un environnement caractérisé par la complexité des organisations sociales et sanitaires, qu'un manque de spécification des sources d'information et que le cloisonnement ou la redondance de celles-ci aboutissent à l'impossibilité d'examiner la situation précise de la personne et d'apporter des interventions pertinentes et mesurables.

Déterminants cliniques du fonctionnement et de la qualité de vie

Aborder la question du fonctionnement et de la qualité de vie des patients souffrant de schizophrénie sous l'angle de la sémiologie, autrement dit de la clinique, est naturel dans le cadre de la consultation médicale. Depuis l'introduction de la dichotomie positive-négative entre les syndromes positifs et négatifs, qui fut enrichie ensuite, il est reconnu que les signes déficitaires ou de désorganisation mentale sont prépondérants chez les patients présentant une pathologie plus précoce et invalidante (Crow et al., 1986). Cela est quasiment tautologique puisque ces syndromes cliniques sont porteurs de jugements sur le fonctionnement des patients : par exemple, les items *Retrait affectif* et *Évitement social actif* de l'échelle PANSS (Kay et al., 1987) sont par définition des mesures du fonctionnement social.

Il est fondé de formuler quelques attentes quant aux dimensions cliniques les plus prédictrices du fonctionnement. Nombreuses sont les études qui confirment un lien direct de la symptomatologie sur le fonctionnement des patients. Chan and Yeung (2008) démontrent dans un échantillon de 201 patients que les symptômes négatifs sont corrélés négativement avec le fonctionnement et, moins fortement, avec la qualité de vie. Les signes négatifs seraient particulièrement prédictifs du fonctionnement, comme le retrouvent aussi Bowie et al. (2010), et Galderisi et al. (2016) dans une étude qui introduit l'avolition comme prédicteur de la capacité de travail. Le même consortium a également mis l'accent sur l'importance du syndrome de désorganisation. Une étude longitudinale sur vingt ans décrit cinq profils de fonctionnement chez des personnes avec des troubles schizophréniques et bipolaires (fonctionnement préservé, modérément, sévèrement et très sévèrement altérés) (Velthorst et al., 2016). Chaque profil est marqué par une très grande stabilité dans le temps et par le fait qu'ils se distinguent déjà les uns des autres avant l'apparition du trouble sur une évaluation rétrospective du fonctionnement prémorbide dans l'enfance. Enfin, ces cinq profils se différencient très nettement sur l'intensité des symptômes négatifs liés au manque d'expressivité (émoussement affectif et alogie), qui seraient d'autant plus intenses que le déficit fonctionnel est marqué. Il en va de même pour la qualité de vie qui, en tant que mesure de satisfaction, est porteuse de variance commune avec le désespoir (Wartelsteiner et al., 2016) et la dépression (Andrianarisoa et al., 2017).

Pour le chercheur, l'importance de l'impact de certains signes cliniques sur le fonctionnement fait que tout modèle portant sur une population suffisamment large doit intégrer ces dimensions cliniques pertinentes. Sur le terrain cependant, la question est plus épineuse. Les acteurs environnant le patient, les psychiatres en cabinet souvent, se voient parfois interrogés sur la capacité du patient à vivre seul, ou à travailler, sur la seule base de leur évaluation clinique. Si cette question à l'adresse de l'expert est justifiée, nous apportons dans ce qui suit une interrogation sur la fiabilité d'une évaluation du pronostic fonctionnel qui serait fondée uniquement sur l'examen clinique.

Déterminants neurocognitifs du fonctionnement et de la qualité de vie

Comme nous l'avons dit, l'effort de recherche sur les troubles schizophréniques a considérablement affiné la caractérisation des troubles du traitement de l'information des patients avec des troubles schizophréniques ou thymiques. La plupart des modèles de fonctionnement publiés ces dernières années ajoutent aux dimensions cliniques la prise en compte des performances cognitives. On doit s'interroger sur l'apport d'une meilleure compréhension des déficits neuropsychologiques à la question. Nous allons voir que les données sont contrastées, voire même contradictoires, nous obligeant à nous attarder un peu.

Défavorables à l'apport du cognitif, certaines études suggèrent que la cognition n'apporte pas une meilleure prédiction du fonctionnement par rapport aux symptômes cliniques. Par exemple, le bien-être subjectif chez les jeunes patients présentant un trouble schizophrénique est essentiellement associé aux symptômes dépressifs (qui expliquent 20 % de sa variance) et au manque de motivation (qui explique 10 % supplémentaire), mais pas à la cognition (Fervaha et al., 2016). De même, la cognition n'ajoute rien à la prédiction du fonctionnement (mesuré par le fait d'avoir une activité professionnelle), une fois pris en compte les signes négatifs et les capacités physiques des patients. Enfin, l'impact de la cognition sur le fonctionnement psychosocial semble être complètement médié par le manque de motivation dans la schizophrénie selon une autre étude (Nakagami et al., 2008). Ce dernier résultat a été répliqué par Lin et ses collaborateurs qui ont montré que les symptômes cliniques, principalement les signes négatifs, semblent complètement médier la relation entre les troubles cognitifs et le fonctionnement associé à la qualité de vie dans la schizophrénie (Lin et al., 2013).

En contradiction avec les précédentes, une autre série d'études rapporte que la cognition permet de légèrement mieux prédire le déficit fonctionnel par rapport à la symptomatologie clinique. Ainsi, un protocole montre que les signes négatifs sont des médiateurs partiels de la relation entre cognition et fonctionnement, avec un effet résiduel direct de la cognition relativement modeste (beta standardisé de 0,15) et de la relation entre cognition et qualité de vie, avec un effet résiduel direct de la cognition là encore relativement modeste (beta standardisé entre 0,16 et 0,18) (Chan et Yeung, 2008). Une étude a validé un modèle d'équations structurelles dans lequel le fonctionnement est avant tout prédit par la sévérité des symptômes (avec un beta standardisé à −0,7), mais aussi un peu par la cognition (avec un beta standardisé à 0,14) et par la dépression (beta standardisé à −0,11). Cependant, dans ce modèle, la cognition n'a aucun impact significatif direct sur la qualité de vie, au-delà de son impact propre sur le fonctionnement, alors que la dépression a un impact direct sur la qualité de vie (Alessandrini et al., 2016).

Enfin, d'autres études rapportent un rôle plus marqué de la cognition dans le fonctionnement. Une étude montre un fort lien cognition-fonctionnement (coefficient de corrélation partielle à 0,7) une fois l'effet des signes négatifs pris en compte (Harvey et al., 2006). Ce lien est particulièrement net quand le fonctionnement est mesuré avec des outils évaluant la performance fonctionnelle dans un contexte clinique. Une étude, a ainsi validé des modèles d'équations structurales dans lesquels les performances fonctionnelles sont avant tout déterminées par la cognition (beta standardisés entre 0,3 et 0,7), mais pas par la dépression ou les signes négatifs de la schizophrénie (Bowie et al., 2010),. Dans ces modèles, les performances fonctionnelles sont des médiateurs partiels de la relation entre cognition et fonctionnement dans la vie de tous les jours (avec des effets directs résiduels de la cognition sur le fonctionnement dont les beta standardisés se trouvent entre 0,2 et 0,3). Contrairement aux performances fonctionnelles, les symptômes négatifs ont un impact direct sur le fonctionnement dans la vie de tous les jours dans ces modèles.

Il est objectivement difficile de conclure sur l'apport réellement significatif de la neurocognition par rapport aux signes négatifs et particulièrement au manque de motivation dans la prédiction du fonctionnement des personnes avec une schizophrénie. On peut cependant relever que les données suggèrent une forme de causalité entre efficience cognitive et vie courante, probablement partiellement médiée par des aspects motivationnels ou cliniques. Il est dès lors fondé de porter l'indication d'une évaluation neuropsychologique précise sur la base de ces points d'appel cliniques.

La cognition sociale en tant que variable médiatrice du fonctionnement

La cognition sociale réduit les processus mentaux requis pour interagir avec notre entourage à des traitements de l'information sous-tendus par un outillage neural spécifique. L'abord des phénomènes empathiques et affectifs dans ce cadre a nourri une riche littérature. Elle enseigne que si la spécialisation à l'échelle des réseaux neurofonctionnels pour traiter les informations sociales est avérée (Decety et Jackson, 2004), l'interaction de ces systèmes avec la cognition en général est forte mais complexe, c'est-à-dire dépendante des conditions expérimentales. La question de la dichotomie entre cognition *froide* ou neurocognition et cognition sociale trouve son équivalent dans les recherches sur les altérations dans la pathologie. En effet, nous pouvons retrouver nombre d'études apportant une distinction des performances entre les deux domaines et cherchant à établir leur apport pour prédire le fonctionnement des patients souffrant de schizophrénie. Un exemple à l'appui de ces distinctions provient de l'analyse psychométrique de la batterie nord-américaine MATRICS, attestant que pour mieux rendre compte de la diversité des profils cognitifs des patients, il est nécessaire de prendre en compte la cognition sociale et six autres dimensions : vitesse de traitement, attention/vigilance, mémoire de travail, mémoire verbale, mémoire visuelle, et raisonnement/résolution de problèmes (McCleery et al., 2015).

L'impact de la cognition sociale sur le fonctionnement des individus avec une schizophrénie est démontré par nombre de recherches indiquant des relations statistiques significatives, allant au-delà de l'influence de la neurocognition sur le fonctionnement que nous venons de discuter : beta standardisés de 0,45 pour Addington et al., (2010), de 0,35 pour Schmidt et al., (2011), de 0,39 pour Gard et al., (2009), de 0,17 pour Galderisi et al. (2014), de 0,23 pour Bell, et al., (2009) et de 0,17 pour Couture et al., (2011). Ce rôle de prédicteur est aussi retrouvé dans une population d'individus à haut risque de développer la schizophrénie (Barbato et al., 2013).

Dans nombre d'études la question de la place des troubles de la cognition sociale vis-à-vis de la cognition froide est abordée sous l'angle d'un possible rôle médiateur. Autrement dit, la mesure de la cognition sociale est présumée porteuse d'une part plus ou moins forte de la covariance entre les troubles cognitifs et la restriction d'activité. Nombre d'études retrouvent un phénomène de médiation si important que le lien direct entre troubles cognitifs et fonctionnement perd sa significativité une fois la dimension sociale prise en compte (Schmidt et al., 2011). Addington et ses collègues (2010) argumentent aussi en faveur d'un modèle de médiation totale par la cognition sociale. De même, les phénomènes perceptifs précoces sont totalement médiés par la perception sociale pour prédire le fonctionnement (Sergiet al., 2006). L'inconfort rapporté dans les relations sociales serait un élément clef à prendre en compte en tant que variable médiatrice (Bell et al., 2009). Il s'agit sans doute d'un moyen utile aux cliniciens pour reconnaître chez un patient la participation de cette forme de handicap. Cela se traduit en pratique par l'expression de problèmes relationnels au travail tels que l'incapacité à comprendre ou à parler aux collègues, une impression de manquer de soutien des autres (Brekke et al., 2005), ou, réciproquement, un sentiment de ne pas être compris par les autres (Urbach et al., 2013).

Quantitativement, la proportion de la variance expliquée par de telles médiations est estimée à 25 % selon Vauth et al., (2004) pour ce qui est de la capacité de travail, ou pour le fonctionnement en général selon Schmidt et al., (2011). En somme et pour converger avec Fett et al., (2012), la cognition sociale (théorie de l'esprit en particulier) est un prédicteur privilégié du fonctionnement communautaire par rapport à la neurocognition, même si la variance non expliquée reste majoritaire. De ce point de vue, l'évaluation neuropsychologique d'un patient schizophrène se doit d'inclure une batterie de cognition sociale, à défaut de quoi elle se priverait d'un regard plus aigu sur les ressources cognitives du patient utiles à son fonctionnement.

Toutefois, nous nous gardons ici de plaider l'abandon de l'évaluation de la neurocognition au motif que les médiateurs que sont la clinique et la cognition sociale seraient suffisants pour qualifier le handicap. En effet, l'approche longitudinale des évolutions parallèles de la neurocognition et de la cognition sociale s'avère particulièrement instructive. Hoe et al., (2012) ont pu observer chez 130 patients schizophrènes durant une période de douze mois, par une analyse des différences latentes, que les capacités en neurocognition à la première évaluation pouvaient prédire l'évolution de la cognition sociale, alors que la réciproque n'était pas vraie. Les auteurs en concluent un rôle princeps pour les déficits des fonctions neurocognitives et en cascade en cognition sociale. Ce qui justifie la prise en charge des premiers avant toute tentative d'intervenir en aval, et une évaluation précise de ceux-ci afin de guider et suivre l'entraînement cognitif.

En contraste avec ce qui précède, il est intéressant de rapporter que la cognition sociale n'est pas un médiateur de l'effet de la neurocognition sur le fonctionnement social chez des personnes à haut risque de développer la schizophrénie (symptômes psychotiques atténués ou un déficit de fonctionnement et un risque génétique) (Barbato et al., 2013). Une explication à cela serait pour ces auteurs que les les déficits neurocognitifs et en cognition sociale sont moins marqués dans cette population que chez des personnes avec une schizophrénie avérée, conduisant à un affaiblissement des relations entre neurocognition, cognition sociale et fonctionnement. Une autre étude (Francesconi et al., 2016) montre en revanche que la médiation totale est retrouvée chez les jeunes patients présentant un trouble mental hors schizophrénie. Devant ces exemples de modèles transversaux de médiation mettant en lumière l'hétérogénéité des populations, on ne peut que souhaiter la réalisation d'études longitudinales d'envergure suffisante permettant de mesurer la capacité prédictive de chacune des variables chez les populations concernées par le risque de transition psychotique.

Les interactions complexes autour de la qualité de vie

Pour finir avec les études portant sur la cognition sociale, il est intéressant de considérer les résultats montrant qu'en plus d'un impact mesurable sur le fonctionnement, les atteintes de la théorie de l'esprit et de la reconnaissance émotionnelle pourraient influencer les relations entre les variables cliniques et le devenir des patients (en termes statistiques, on parlera d'interaction). L'importante étude de Maat et al., (2012) montre chez plus de 800 patients que l'impact négatif de la symptomatologie globale sur la qualité de vie est aggravé lorsque la capacité à comprendre les sous-entendus est bonne. Cette observation pourrait signifier que les capacités de mentalisation renforcent la conscience de l'impact des symptômes sur la vie quotidienne. Il est aussi possible que les attentes et les objectifs du patient soient révisés à la baisse en cas de grandes difficultés cognitives, ce qui les protégerait d'une frustration liée aux échecs dans l'accomplissement des rôles sociaux (Auquier et al., 2003). Si la force de l'étude de Maat tient à la taille de l'échantillon observé, un travail récent, quoique de moindre envergure, soulève de nouvelles questions. Phalen et al., (2017) questionnent le rôle des troubles de cognition sociale, en particulier de la compréhension des sous-entendus (testée par la tâche des sous-entendus-Hinting Task), comme modérateur de l'effet négatif du syndrome persécutif sur le fonctionnement de 88 patients, une fois éliminée l'influence de la symptomatologie globale. À symptomatologie égale, le sentiment de persécution aurait un moindre impact sur les relations sociales réelles grâce à la préservation des compétences en théorie de l'esprit. Il est d'ailleurs établi que la présence d'un syndrome persécutif n'est pas directement corrélée aux troubles de la théorie de l'esprit (Urbach et al., 2013). En somme, le vécu persécutif, qui engendre une souffrance importante, trouverait ses racines dans un tout autre phénomène que l'incapacité à comprendre les états mentaux des personnes avec lesquelles on communique directement.

La qualité de vie est, comme nous l'avons vu, influencée négativement par la présence des symptômes psychotiques, et ceux-ci sont indirectement réduits par une bonne observance aux antipsychotiques. Chez 114 patients souffrants de psychose, Staring et al., (2009) retiennent ce schéma relativement évident. Leur approche est cependant enrichie par la prise en considération de l'impact négatif des effets secondaires sur la qualité de vie, ce qui permet de modéliser ce que tout clinicien a pu rencontrer chez certains patients difficiles, à savoir une balance instable entre rémission clinique et qualité de vie. L'observance interviendrait comme régulatrice entre ces deux pôles.

Pour conclure sur les aspects reliant les symptômes, la cognition sociale, le fonctionnement et la qualité de vie, il est montré que les relations sont complexes et agissent en interaction. Cela impose donc aux professionnels une très grande prudence et une expertise dans l'interprétation et surtout dans la mise en place d'interventions. En l'absence de recherches probantes sur la dynamique de toutes les variables et des liens causaux, il conviendrait de rester attentifs aux effets paradoxaux que semblent suggérer les recherches démontrant des interactions significatives : l'amélioration souhaitable du point de vue du thérapeute de la cognition sociale doit être suivie avec attention chez des patients présentant de hauts niveaux symptomatiques, car il y aurait une possible révision défavorable de leur qualité de vie. Il est crucial que la véracité de cette hypothèse soit mise à l'épreuve expérimentalement dans le futur.

Les déterminants motivationnels du fonctionnement

Pour aller plus avant dans la complexité des modèles, la prise en compte de plusieurs dimensions associées à la qualité de vie est impérative, selon Mashiach-Eizenberg et al., (2013). Ces auteurs mettent en lumière le fait que la qualité de vie est influencée par la dimension d'espoir et l'estime de soi, dont on sait le lien avec la dépression. Ils montrent aussi que les croyances du sujet en termes de stigmatisation internalisée (pensée selon laquelle les malades mentaux sont dévalorisés et rejetés par la société) impactent l'estime de soi. Cette donnée est très importante, car il relève de l'expertise clinique et souvent de l'intervention médicale que d'apporter des solutions efficaces aux troubles dépressifs. Il est par ailleurs illusoire d'attendre l'amélioration du fonctionnement et une réelle satisfaction chez un patient schizophrène affecté en plus d'un syndrome dépressif majeur. A l'inverse, toute insatisfaction en termes de qualité de vie d'une personne ayant une schizophrénie, fusse-t-elle en apparence justifiée par une absence de réalisation ou par une restriction majeure d'activité, nécessite une évaluation médicale de son état thymique.

De manière connexe à la question de l'état thymique, la question du rôle de la motivation dans le fonctionnement est questionnée par de nombreux auteurs. Des cadres conceptuels tels que la théorie de l'autodétermination mettent l'accent sur les composantes permettant l'émergence de comportements dirigés, ou motivés, chez l'être humain. En particulier, cette théorie décrit les besoins d'autonomie (être à l'origine de ses actions), d'expertise (être compétent dans la réalisation des actions) et de proximité relationnelle (être proche et compris des autres) comme déterminants pour caractériser les phénomènes motivationnels.

Bhagyavathi et al. (2015) ont étudié un échantillon de 170 patients avec un trouble schizophrénique en rémission des symptômes positifs. Ils retrouvent que le fonctionnement est expliqué par la motivation et l'insight des patients, trouvant eux-mêmes racines dans les troubles cognitifs et de la cognition sociale. Ce résultat corrobore le constat chez 173 patients fait par Green et al., (2012) démontrant un lien entre les troubles de la perception et de la cognition sociale, et la présence de pensées dysfonctionnelles ou défaitistes, elles-mêmes associées à une expérience négative et à un mauvais fonctionnement quotidien.

Ce rôle médiateur de la motivation est en soi une question de recherche abordée dans plusieurs études. Gard et al. (2009) démontrent que prendre en compte la motivation du patient en tant que médiatrice partielle de l'effet de la cognition sociale sur le fonctionnement permet au modèle de bien rendre compte des données. Une étude issue du protocole de grande ampleur CATIE, impliquant 1 378 patients, démontre aussi l'importance de cette médiation. En effet, le lien direct entre performances en cognition sociale et fonctionnement se voit quantitativement dévalué lorsque les déficits motivationnels (items Sentiment d'avoir un but bien précis dans la vie, Motivation, et Curiosité issus d'une échelle de qualité de vie) sont introduits, suggérant une médiation totale (Fervaha, et al., 2015).

Jochems et al., (2016) se proposent de modéliser les différentes composantes de la motivation en référence à la théorie de l'autodétermination, et de les articuler avec l'engagement dans la prise en charge incluant notamment l'observance aux médicaments. Cette étude présente l'originalité d'une réévaluation du modèle à douze mois chez 294 patients cliniquement hétérogènes souffrant de troubles mentaux, sévères ou non (schizophrénie, troubles de la personnalité) et aussi des témoins. Un premier élément de résultat est la relation positive entre compétence et autonomie, suggérant que travailler sur le choix et l'autonomie en matière de traitements facilite l'acquisition d'une compétence en la matière. En second lieu, ces deux construits participent positivement à la fois à l'engagement dans les traitements, mais aussi au fonctionnement psychosocial et à la qualité de vie.

La métacognition

Finissant notre revue sélective de la littérature sur le fonctionnement, nous voulons ici rapporter des éléments portant sur la question très importante du rôle de la métacognition dans la pathologie mentale. En effet, sous ce terme, on fait référence aux compétences du sujet requises pour la compréhension de son propre fonctionnement et plus généralement se représenter ses propres activités cognitives ou affectives. L'évidence clinique, la pratique thérapeutique qu'elle soit psychothérapeutique ou pharmacologique témoignent régulièrement de l'importance de la métacognition comme guide pour le patient face à ses difficultés. L'absence d'insight, l'anosognosie sont de très puissants freins pour les prises en charge.

Lysaker et al. (2012) indiquent sur la base de l'observation de 99 patients que la capacité à produire un discours cohérent sur sa propre expérience et généralement sa vie (*personal narrative*) médie significativement l'influence des troubles de la cognition sociale et du retrait social en direction des symptômes négatifs. Dans la même veine, ils montrent aussi sur une population comparable que l'accès spontané à une réflexion métacognitive jugée à travers le discours des patients (*metacognitive mastery*) constitue un médiateur entre la neurocognition et la qualité de vie interpersonnelle en termes de quantité ou de qualité empathique (Lysaker et al., 2010).

Davies et al., (2016) ont conduit une étude chez 80 patients souffrant d'un premier épisode de psychose et mettent en lumière le fait que la métacognition est médiatrice partielle des relations entre neurocognition et capacité fonctionnelle (capacité à réaliser des tâches dans plusieurs domaines de la vie quotidienne), et médiatrice totale entre cette dernière variable et le fonctionnement occupationnel (temps passé à la réalisation des tâches de la vie courante). Ce résultat suggère que dès le début de la maladie (au sens d'un diagnostic critériel), les dispositions du patient à faire de la métacognition sont le catalyseur de la réalisation dans la vie courante des capacités déjà acquises.

En somme, pour certains patients très déficitaires, la pauvreté de la métacognition est un frein majeur à l'accomplissement de la vie courante, alors que pour d'autres, le handicap est l'expression de troubles instrumentaux, voire d'un manque de connaissance dans la réalisation des tâches. Dans le premier cas, une intervention psychologique et de remédiation métacognitive est décisive, alors que dans le second, il faut privilégier un entraînement neurocognitif accompagné d'un programme d'éducation aux actes quotidiens.

Conclusion

Dans ce chapitre, nous avons insisté sur l'intérêt des approches statistiques par modélisation pour comprendre et guider l'intervention sanitaire et sociale en santé mentale. Ce faisant, nous avons suivi quelques raccourcis qui doivent être pris en considération. Nombre d'études rapportées ici et fondant notre propos sont transversales et incluent un nombre *suffisant* de patients pour quantifier les relations entre les variables d'intérêt. Les relations établies par le biais de corrélations ou de régressions sont linéaires, non pas du fait de leur nature réelle mais du fait des hypothèses fondant le modèle mathématique appliqué aux données. En conséquence, les articles publiés n'offrent qu'une vision très limitée de possibles relations de nature différente (non linéaire), voire sont amenés à les négliger (bien que pouvant être cliniquement pertinentes).

L'autre raccourci concerne la notion même de causalité. Les études transversales approchent les relations entre variables en agrégeant les données d'individus différents. La causalité n'est en réalité qu'une description détaillée quantitative de la covariance et de l'erreur, permettant de spécifier à la fois l'indépendance entre certaines variables, et les degrés de liberté laissés aux modèles pour s'ajuster le mieux possible aux observations – ou, à défaut de s'ajuster suffisamment, pour être rejetés. Les relations qui interviendraient au sein d'un individu dans son évolution propre, autrement dit la causalité propre à une personne, ne sont ici qu'approximées par la *silhouette moyenne* que donne à voir le groupe.

Un net progrès tient à l'apport des études longitudinales jetant un regard sur la dynamique des sujets et la stabilité des modèles. Si ces approches commencent à paraître en tant que prolongation naturelle des études transversales, elles requièrent des moyens de recherche et d'évaluation démultipliés et souvent hors de la portée des équipes de recherche isolées. La convergence d'initiatives de recherche structurées en réseaux nationaux et de la promotion sur la durée d'équipes formées au recueil et à l'analyse des données répondrait au problème. Une véritable prise en compte de ces besoins par les financeurs est souhaitable dans un contexte international voyant fleurir des études à grande échelle. Sans préjuger de la possibilité même d'accéder à une forme de causalité psychique individuelle, le rôle complexe de l'expert en psychopathologie est de mettre en hypothèse les mécanismes à l'œuvre chez un patient, au regard des connaissances générales. La valeur ajoutée des consultations spécialisées telles que les centres experts est de pouvoir fonder des hypothèses individuelles au regard des données multiples recueillies chez le patient et aussi de la connaissance de la population clinique.

Pour aider à cela, dans ce chapitre, nous avons tenté de faire ressortir les éléments qui pourront contribuer utilement à cet exercice particulier. Si l'on résume les éléments les plus établis, un bon modèle de prédiction du fonctionnement devrait inclure au moins cognition sociale et symptômes, en particulier négatifs, de désorganisation et dépressifs (*voir* figure 13.1). Cette évaluation clinique peut tout à fait se fonder sur la sémiologie classique telle qu'elle est d'ailleurs employée en recherche au travers d'échelles en hétéro-évaluation. De plus, le clinicien pourra utilement s'appuyer sur le discours du patient pour rechercher des indices de difficultés relationnelles, notamment en termes d'insatisfaction et de pauvreté d'interactions avec les autres. Ces éléments de la qualité de vie sont particulièrement corrélés avec les troubles cognitifs objectivables. L'usage de questionnaires pour compléter l'évaluation paraît pertinent puisque ces outils valides et porteurs d'information ouvrent facilement l'accès à des thématiques parfois ignorées durant l'entretien. L'évaluation de la cognition sociale quant à elle relève d'une approche technique et de l'utilisation de tâches, certes simples, mais dont on ne dispose que rarement dans le cadre de consultations médicales. Qui plus est, tout usage de tests ou d'épreuves gagne à être fait dans des conditions standardisées, avec un professionnel entraîné et apte à juger de la qualité de la mesure. L'étude des déterminants du fonctionnement et des médiations mises en jeu, mais aussi de rares résultats fondés sur l'approche longitudinale, justifie l'évaluation neuropsychologique approfondie par la réalisation de batteries de tests. Sans doute ces tests sont-ils plus utiles quand des indices de mauvais fonctionnement, des troubles de la cognition sociale ou une forme à prépondérance de signes négatifs sont aussi présents. En effet, dans ces cas, il est fort probable que des déficits soient présents et que leur remédiation puisse contribuer à améliorer la situation. L'évaluation quantifiée initiale de ces troubles peut permettre de suivre l'évolution du patient et d'authentifier les processus de plasticité cérébrale et cognitive.

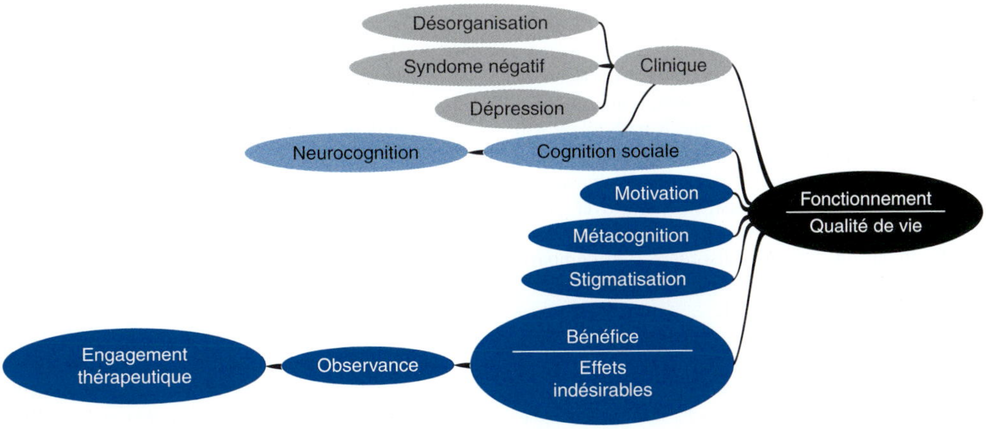

Figure 13.1 Modèle simplifié incluant certains déterminants du fonctionnement et de la qualité de vie à considérer en pratique clinique.
Source : Éric Brunet-Gouet et Paul Roux.

Enfin, l'examen attentif des aspects métacognitifs et motivationnels, dont les rôles médiateurs sont établis, est à même d'aider à formuler des hypothèses sur le fonctionnement du patient, et de donner des pistes de prises en charge spécifiques.

Références

Addington, J., Girard, T. A., Christensen, B. K., & Addington, D. (2010). « Social cognition mediates illness-related and cognitive influences on social function in patients with schizophrenia-spectrum disorders ». *J Psychiatry Neurosci*, *35*(1), 49–54.

Alessandrini, M., Lancon, C., Fond, G., Faget-Agius, C., Richieri, R., Faugere, M., Boyer, L. (2016). « A structural equation modelling approach to explore the determinants of quality of life in schizophrenia ». *Schizophr Res*, *171*(1-3), 27–34.

Andrianarisoa, M., Boyer, L., Godin, O., Brunel, L., Bulzacka, E., Aouizerate, B., Group F.S. (2017). « Childhood trauma, depression and negative symptoms are independently associated with impaired quality of life in schizophrenia. Results from the national FACE-SZ cohort ». *Schizophr Res*, *185*, 173–181.

Auquier, P., Simeoni, M. C., Sapin, C., Reine, G., Aghababian, V., Cramer, J., Lancon, C. (2003). « Development and validation of a patient-based health-related quality of life questionnaire in schizophrenia : The S-QoL ». *Schizophr Res*, *63*(1-2), 137–149.

Barbato, M., Liu, L., Penn, D. L., Keefe, R. S., Perkins, D. O., Woods, S. W., Addington, J. (2013). « Social cognition as a mediator between neurocognition and functional outcome in individuals at clinical high risk for psychosis ». *Schizophr Res*, *150*(2-3), 542–546.

Bell, M., Tsang, H. W., Greig, T. C., & Bryson, G. J. (2009). « Neurocognition, social cognition, perceived social discomfort, and vocational outcomes in schizophrenia ». *Schizophr Bull*, *35*(4), 738–747.

Bhagyavathi, H. D., Mehta, U. M., Thirthalli, J., Kumar, C. N., Kumar, J. K., Subbakrishna, D. K., Gangadhar, B. N. (2015). « Cascading and combined effects of cognitive deficits and residual symptoms on functional outcome in schizophrenia. A path-analytical approach ». *Psychiatry Res*, *229*(1-2), 264–271.

Bowie, C. R., Depp, C., McGrath, J. A., Wolyniec, P., Mausbach, B. T., Thornquist, M. H., Pulver, A. E. (2010). « Prediction of real-world functional disability in chronic mental disorders : A comparison of schizophrenia and bipolar disorder ». *Am J Psychiatry*, *167*(9), 1116–1124.

Brekke, J., Kay, D. D., Lee, K. S., & Green, M. F. (2005). « Biosocial pathways to functional outcome in schizophrenia ». *Schizophr Res*, *80*(2-3), 213–225.

Chan, S. H., & Yeung, F. K. (2008). « Path models of quality of life among people with schizophrenia living in the community in Hong Kong ». *Community Ment Health J*, *44*(2), 97–112.

Couture, S. M., Granholm, E. L., & Fish, S. C. (2011). « A path model investigation of neurocognition, theory of mind, social competence, negative symptoms and real-world functioning in schizophrenia ». *Schizophr Res*, *125*(2-3), 152–160.

Crow, T. J., Taylor, G. R., & Tyrrell, D. A. (1986). « Two syndromes in schizophrenia and the viral hypothesis ». *Prog Brain Res*, *65*, 17–27.

Davies, G., Fowler, D., & Greenwood, K. (2016). « Metacognition as a mediating variable between neurocognition and functional outcome in first episode psychosis ». *Schizophr Bull*, *43*(4), 824–832.

Decety, J., & Jackson, P. L. (2004). « The functional architecture of human empathy ». *Behavioral and Cognitive Neurosciences Reviews*, *3*(2), 71–100.

Fervaha, G., Agid, O., Takeuchi, H., Foussias, G., & Remington, G. (2016). « Life satisfaction and happiness among young adults with schizophrenia ». *Psychiatry Res*, *242*, 174–179.

Fervaha, G., Siddiqui, I., Foussias, G., Agid, O., & Remington, G. (2015). « Motivation and social cognition in patients with schizophrenia ». *J Int Neuropsychol Soc*, *21*(6), 436–443.

Francesconi, M., Minichino, A., Carrion, R. E., Chiaie, R. D., Bevilacqua, A., Parisi, M., Cadenhead, K. (2016). « Theory of Mind as a mediator variable between neurocognition and functioning in young individuals in treatment with secondary services for non-psychotic disorders ». *Psychiatry Res*, *246*, 415–420.

Galderisi, S., Rossi, A., Rocca, P., Bertolino, A., Mucci, A., Bucci, P., Rucci, P., Italian Network For Research on P. (2014). « The influence of illness-related variables, personal resources and context-related factors on real-life functioning of people with schizophrenia ». *World Psychiatry*, *13*(3), 275–287.

Galderisi, S., Rossi, A., Rocca, P., Bertolino, A., Mucci, A., Bucci, P., & Italian Network for Research on P. (2016). « Pathways to functional outcome in subjects with schizophrenia living in the community and their unaffected first-degree relatives ». *Schizophr Res*, *175*(1-3), 154–160.

Gard, D. E., Fisher, M., Garrett, C., Genevsky, A., & Vinogradov, S. (2009). « Motivation and its relationship to neurocognition, social cognition, and functional outcome in schizophrenia ». *Schizophr Res*, *115*(1), 74–81.

Green, M. F., Hellemann, G., Horan, W. P., Lee, J., & Wynn, J. K. (2012). « From perception to functional outcome in schizophrenia : modeling the role of ability and motivation ». *Arch Gen Psychiatry*, *69*(12), 1216–1224.

Harvey, P. D., Friedman, J. I., Bowie, C., Reichenberg, A., McGurk, S. R., Parrella, M., Davis, K. L. (2006). « Validity and stability of performance-based estimates of premorbid educational functioning in older patients with schizophrenia ». *J Clin Exp Neuropsychol*, *28*(2), 178–192.

Hoe, M., Nakagami, E., Green, M. F., & Brekke, J. S. (2012). « The causal relationships between neurocognition, social cognition and functional outcome over time in schizophrenia : A latent difference score approach ». *Psychol Med, 42*(11), 2287–2299.

Jochems, E. C., Duivenvoorden, H. J., van Dam, A., van der Feltz-Cornelis, C. M., & Mulder, C. L. (2016). « Motivation, treatment engagement and psychosocial outcomes in outpatients with severe mental illness : A test of Self-Determination Theory ». *Int J Methods Psychiatr Res, 26*(3).

Kay, S. R., Fisz-Bein, A., & Opler, L. A. (1987). « The positive and negative syndrome scale (PANSS ». *Schizophrenia Bulletin, 13*, 261–274.

Lin, C. H., Huang, C. L., Chang, Y. C., Chen, P. W., Lin, C. Y., Tsai, G. E., Lane, H. Y. (2013). « Clinical symptoms, mainly negative symptoms, mediate the influence of neurocognition and social cognition on functional outcome of schizophrenia ». *Schizophr Res, 146*(1-3), 231–237.

Lysaker, P. H., Buck, K. D., Carcione, A., Procacci, M., Salvatore, G., Nicolo, G., Dimaggio, G. (2010). « Addressing metacognitive capacity for self-reflection in the psychotherapy for schizophrenia : A conceptual model of the key tasks and processes ». *Psychol Psychother, 84*(1), 58–69.

Lysaker, P. H., Erikson, M., Macapagal, K. R., Tunze, C., Gilmore, E., & Ringer, J. M. (2012). « Development of personal narratives as a mediator of the impact of deficits in social cognition and social withdrawal on negative symptoms in schizophrenia ». *J Nerv Ment Dis, 200*(4), 290–295.

Maat, A., Fett, A. K., Derks, E., & Investigators, G. (2012). « Social cognition and quality of life in schizophrenia ». *Schizophr Res, 137*(1-3), 212–218.

Mashiach-Eizenberg, M., Hasson-Ohayon, I., Yanos, P. T., Lysaker, P. H., & Roe, D. (2013). « Internalized stigma and quality of life among persons with severe mental illness : The mediating roles of self-esteem and hope ». *Psychiatry Res, 208*(1), 15–20.

McCleery, A., Green, M. F., Hellemann, G. S., Baade, L. E., Gold, J. M., Keefe, R. S., Nuechterlein, K. H. (2015). « Latent structure of cognition in schizophrenia : A confirmatory factor analysis of the MATRICS Consensus Cognitive Battery (MCCB ». *Psychol Med, 45*(12), 2657–2666.

Nakagami, E., Xie, B., Hoe, M., & Brekke, J. S. (2008). « Intrinsic motivation, neurocognition and psychosocial functioning in schizophrenia : testing mediator and moderator effects ». *Schizophr Res, 105*(1-3), 95–104.

Nasrallah, H., Morosini, P., & Gagnon, D. D. (2008). « Reliability, validity and ability to detect change of the Personal and Social Performance scale in patients with stable schizophrenia ». *Psychiatry Res, 161*(2), 213–224.

Patterson, T. L., Goldman, S., McKibbin, C. L., Hughs, T., & Jeste, D. V. (2001). « UCSD Performance-Based Skills Assessment : development of a new measure of everyday functioning for severely mentally ill adults ». *Schizophr Bull, 27*(2), 235–245.

Phalen, P. L., Dimaggio, G., Popolo, R., & Lysaker, P. H. (2017). « Aspects of Theory of Mind that attenuate the relationship between persecutory delusions and social functioning in schizophrenia spectrum disorders ». *J Behav Ther Exp Psychiatry, 56*, 65–70.

Schmidt, S. J., Mueller, D. R., & Roder, V. (2011). « Social cognition as a mediator variable between neurocognition and functional outcome in schizophrenia : empirical review and new results by structural equation modeling ». *Schizophr Bull, 37*(Suppl 2), S41–54.

Sergi, M. J., Rassovsky, Y., Nuechterlein, K. H., & Green, M. F. (2006). « Social perception as a mediator of the influence of early visual processing on functional status in schizophrenia ». *Am J Psychiatry, 163*(3), 448–454.

Staring, A. B., Mulder, C. L., Duivenvoorden, H. J., De Haan, L., & Van der Gaag, M. (2009). « Fewer symptoms vs. more side-effects in schizophrenia? Opposing pathways between antipsychotic medication compliance and quality of life ». *Schizophr Res, 113*(1), 27–33.

Urbach, M., Brunet-Gouet, E., Bazin, N., Hardy-Bayle, M. C., & Passerieux, C. (2013). « Correlations of theory of mind deficits with clinical patterns and quality of life in schizophrenia ». *Frontiers in Psychiatry, 4*, 30.

Vauth, R., Rusch, N., Wirtz, M., & Corrigan, P. W. (2004). « Does social cognition influence the relation between neurocognitive deficits and vocational functioning in schizophrenia? ». *Psychiatry Research, 128*(2), 155–165.

Velthorst, E., Fett, A. J., Reichenberg, A., Perlman, G., van Os, J., Bromet, E. J., Kotov, R. (2016). « The 20-year longitudinal trajectories of social functioning in individuals with psychotic disorders ». *Am J Psychiatry, 174*(11), 1075–1085.

Wartelsteiner, F., Mizuno, Y., Frajo-Apor, B., Kemmler, G., Pardeller, S., Sondermann, C., Hofer, A. (2016). « Quality of life in stabilized patients with schizophrenia is mainly associated with resilience and self-esteem ». *Acta Psychiatr Scand, 134*(4), 360–367.

Le concept d'autonomie

CHAPITRE 14

Bernard Durand

PLAN DU CHAPITRE

Le concept d'autonomie reste une notion aux contours mal définis qui ouvre sur des débats complexes, tant sur le plan conceptuel qu'opérationnel. Il nécessite d'emblée que l'on précise dans quel champ on l'aborde. Il revêt en effet une dimension polysémique, puisque ce terme est utilisé tout autant dans le champ politique que philosophique, sociologique, pédagogique, médical et social.

L'autonomie individuelle, qui a été définie comme « la faculté de se déterminer par soi-même, de choisir, d'agir librement », est une notion relativement récente car il a fallu attendre le XVIIIe siècle et les Lumières pour qu'émerge préalablement la notion de conscience individuelle. C'est le développement de l'individualisme qui a permis que les personnes, dont la valeur n'existait qu'en fonction de leur statut social dans les sociétés traditionnelles, soient reconnues comme ayant une valeur propre en tant qu'être humain.

Si pendant longtemps l'autonomie personnelle apparut surtout comme une utopie, à laquelle les institutions (la famille, l'école, l'entreprise, etc.) faisaient obstacle, ce sont aujourd'hui ces mêmes institutions qui utilisent le langage de l'autonomie.

L'autonomie, comme leitmotiv, est partout. Dès l'école maternelle, les enfants sont invités à devenir autonomes, même si, comme le fait remarquer Philippe Meirieu, la pédagogie de l'autonomie censée préparer à l'exercice de la citoyenneté n'est en fait qu'un alibi. Dans le monde industriel, l'autonomie est également un maître mot : à l'autonomie non revendiquée, développée par certains salariés en réaction ou en résistance aux règles prescrites, s'est substituée une autonomie prescrite par les changements organisationnels, visant à alléger les structures hiérarchiques et à déployer des procédures partagées sur un mode transversal. Dans le champ social et celui du handicap, l'autonomie est également devenue un objectif majeur, et la Caisse chargée des personnes âgées et handicapées a d'ailleurs été dénommée Caisse nationale de solidarité pour l'autonomie (CNSA).

L'autonomie a pris ainsi une place privilégiée dans notre société marquée par la priorité accordée à « l'individu capable de faire et de devenir, d'exprimer son choix ou sa préférence parmi un horizon de possibles » (Brugère, 2013).

En psychiatrie, il prend une place particulière dans sa dimension négative, lorsqu'il faut recourir à des soins sans consentement impliquant une limitation de la liberté du patient, ce qui n'empêche pas pour autant de respecter la dignité de ce dernier et de postuler qu'il existe chez lui une potentialité d'autonomie qui conduit à rechercher son acquiescement aux soins. Mais il en est aussi question lorsqu'on aborde la problématique du parcours du patient qui s'engage dans un programme de réhabilitation, dont l'objectif est de lui permette d'acquérir une plus grande autonomie et de s'engager dans un processus de rétablissement dans lequel il retrouve un pouvoir d'agir.

Étymologie et définition

Le terme d'autonomie vient du grec *autonomia*, « qui se régit par ses propres lois », de *autos*, « soi-même », et *nomos*, « loi, règle ». Il était utilisé pour parler du droit d'un État à se régir d'après ses propres lois. Pour Thucydide, qui évoquait « les gens qui n'avaient besoin de personne », il était synonyme d'autosuffisance. Cette autonomie pouvait aller jusqu'à la communauté parfaite qualifiée d'autarcique par Platon. Dans l'Empire romain, les cités disposaient d'une large capacité à se gouverner seules avec un pouvoir impérial de type autorité fédérative.

Cette acception restera celle de la politique et de la diplomatie pour lesquelles l'autonomie est la possibilité, pour un territoire, un groupe ou une communauté, de s'administrer librement dans le cadre prédéfini d'une entité plus large régie par un pouvoir central. Ce sera la problématique des pays du Commonwealth, la première étape avant l'indépendance dans l'histoire de la décolonisation. Dans un autre registre, on retrouve cette question des liens avec un pouvoir central dans l'autonomie des collectivités locales.

Mais ce concept d'*autonomie* occupe également une place importante en philosophie morale, en lien avec la problématique de la raison et de la liberté. Cette question apparaît centrale avec les Lumières et Emmanuel Kant, qui a décrit l'autonomie comme la capacité de l'homme à sortir de l'état de tutelle et à se servir de son propre entendement, sans direction d'un autre, pour se donner volontairement à soi-même une loi. Il est nécessaire néanmoins de préciser que contrairement à ce qui est dit parfois, il ne s'agit pas que le sujet se donne sa propre loi, car Kant précise que si l'homme se soumet à cette loi, celle-ci est extérieure au sujet et « peut en même temps s'ériger elle-même en loi universelle ». L'autonomie de Kant peut être considérée ainsi comme étant d'abord obéissance venant soutenir la loi morale qui fonde la dignité humaine et la liberté.

Émile Durkheim, le fondateur de la sociologie française, reprendra de manière critique cette proposition kantienne sur *L'Éducation morale* dans son cours introductif à la Sorbonne en 1903. Pour Durkheim, appartenir à une société, et donc être citoyen, c'est respecter une morale laïque qui repose sur trois fondements interdépendants : l'esprit de discipline, l'appartenance à un groupe social et ce qu'il appelle « l'autonomie de la volonté (morale) ». L'individu social, en effet, ne se détermine pas lui-même, n'invente pas sa propre morale, mais peut faire la science de la morale pour y adhérer librement, en connaissance de cause.

Mais l'homme peut parfois être dans l'incapacité à se servir de son propre entendement. Kant évoque l'hypothèse qu'il puisse rester dans un état de minorité par sa propre faute, du fait d'un manque de décision et de courage, mais il envisage également la possibilité que la cause en soit le manque d'entendement. Puisque le sujet sans entendement n'est pas capable d'un choix moral rationnel, il ne peut contribuer à choisir les principes de base de la société ; il est donc exclu, de fait, du contrat social, mais aussi de ceux pour qui ces principes de base ont été conçus.

Peut-être a-t-il manqué à Kant une conscience du tragique et de la fragilité des choses humaines, car il ne développe guère la question de la vulnérabilité humaine, « alors que l'on insiste de nos jours sur la fragilité et la vulnérabilité plutôt que sur la capacité à se donner à soi-même une loi » (Foessel, 2011). « Que peut bien signifier l'autonomie, précise Michaël Fœssel, sinon un rêve inaccessible pour un vieillard malade, un grand handicapé ou même un nouveau-né ? Le thème si actuel de la "dépendance" résume tout ce que l'on reproche aux défenseurs kantiens de l'autonomie... un individu en grande souffrance n'a pas seulement besoin de respect (grand thème de la morale kantienne), mais de soins et de sollicitude. »

Faut-il alors substituer une éthique de la vulnérabilité à celle de l'autonomie ? s'interroge Pierre Golstein en proposant les réponses apportées par Martha Nussbaum, qui considère les personnes handicapées comme des êtres qui aspirent à l'autonomie, car c'est ainsi, dit-elle, que l'on préserve leur dignité, même si elles ne le peuvent pas.

De nombreux auteurs reprendront ainsi l'intuition durkheimienne de l'aspiration à l'autonomie qui s'effectue dans la conscience que l'homme a de son existence, essentiellement interdépendante des autres hommes, ceux qui l'ont précédé et ceux avec lesquels il vit, ce que Norbert Elias a appelé « les chaînes d'interdépendance ». Ce concept d'autonomie, qui est un des piliers de la philosophie morale, a suscité des débats philosophiques complexes sur la place de l'individualisme et du sujet, la théorisation des conceptions de la Justice, le contrat social et les problématiques autour de la théorie de la Justice de Rawl. Les travaux d'Amarthya Sen sur les capabilités ne sont pas non plus étrangers à cette question de l'autonomie qui présuppose que le sujet dispose d'une possibilité réelle de faire ses propres choix.

Pour Vincent Descombes, qui s'est interrogé sur le sens de l'autonomie, agir par soi-même a un fondement social. Être autonome, ce n'est pas s'inventer, mais c'est être capable de se diriger seul en s'appuyant sur des règles que l'on a apprises dans le contexte social où nous existons. Il insiste sur le fait que ces règles sont moins quelque chose qui nous contraint que quelque chose qui nous permet d'agir, moins une « limitation de possibilités » qu'une « dotation de capacités » (Descombes, 2004).

Dans le langage courant, on confond souvent l'autonomie et l'indépendance, qui s'exprime à la fois sur le plan matériel et intellectuel et par la capacité d'exercer sa liberté. Or, il s'agit bien d'une confusion, car la dépendance n'est pas le contraire de l'autonomie et l'indépendance n'est pas synonyme d'autonomie. L'autonomie est plutôt du côté du libre arbitre de la personne, et la dépendance correspond au constat d'un besoin d'aide. Pour Edgard Morin, qui a souligné la complexité de l'autonomie humaine, dépendante de conditions culturelles et sociales, il n'y a pas d'antinomie absolue entre dépendance et indépendance. Dans les *Cahiers internationaux de sociologie*, il écrit en 1981 : « Contrairement à l'opposition simplifiante entre une autonomie sans dépendance et un déterminisme de dépendance sans autonomie, nous voyons que la notion d'autonomie ne peut être conçue qu'en relation avec l'idée de dépendance… plus un système développera sa complexité, plus il pourra développer son autonomie, plus il aura de dépendances multiples » (Morin, 1981).

De l'autonomie comme projet à l'autonomie comme norme

Les valeurs de l'autonomie – ou plus exactement l'idéologie de l'autonomie – se sont imposées progressivement en France ces dernières décennies, en même temps que l'on a observé une désaffection toute relative pour les institutions au profit de l'individu. Elle est devenue une valeur centrale dans la novlangue de notre société néolibérale : la phrase « Deviens autonome » est devenue une injonction de toutes les institutions qui conduit à contraindre les individus en leur faisant croire qu'ils agissent librement.

Les valeurs de l'autonomie se sont ainsi imposées dans l'ensemble de la vie sociale, avec le culte de la performance et la place croissante accordée à la subjectivité individuelle dans les échanges sociaux qui s'exprime dans le langage des affects. Avec ses ouvrages *Le Culte de la performance*, *L'Individu incertain*, *La Fatigue d'être soi* ou encore *La Société du malaise*, Alain Ehrenberg, a montré de manière magistrale comment l'autonomie, qui a longtemps été une aspiration, est devenue quelque chose que l'on subit dans une société où le lien social se délite et où chacun doit devenir l'agent de son propre changement.

Pour Ehrenberg, l'autonomie, conçue comme affirmation de soi, n'a eu pendant longtemps qu'une place limitée dans la société française, jusqu'à ce qu'elle devienne progressivement « la condition commune et commence à imprégner l'ensemble des relations sociales, c'est-à-dire les idées que nous nous faisons des relations d'interdépendance entre les uns et les autres et d'indépendance les uns vis-à-vis des autres » (Ehrenberg, 2014). L'individu s'est trouvé confronté à une surcharge de responsabilités et d'épreuves qu'il ne connaissait pas antérieurement, en même temps qu'à un affaiblissement du lien social lié entre autres à la disparition des « corps intermédiaires » auprès desquels il nouait ses appartenances. Cela n'a pas été sans conséquence pour son vécu subjectif qui le confronte à des émotions l'amenant à utiliser le vocabulaire de la souffrance psychique pour rendre compte de conflits sociétaux.

Ainsi, l'homme coupable de Freud et le surmoi interdicteur ont fait place à l'homme incapable d'agir. Il en résulte de nouvelles morbidités qui ne relèvent plus seulement du domaine particulier de la maladie mentale, mais de celui, plus général, de la vie sociale. Libéré des interdits d'autrefois, l'homme qui subit la pression de l'autonomie est confronté aux pathologies de l'idéal, qui s'expriment en particulier par la dépression, prix du déclin de la *vraie* société.

Les professionnels de la santé mentale sont ainsi confrontés à de nouvelles formes de souffrance psychique qui ne sont pas directement liées à des pathologies mentales en soi, mais aux conséquences sur son psychisme du changement des conditions de travail et d'emploi et de la précarisation croissante de tout un pan de la population.

L'autonomie dans le champ social : une nouvelle injonction

Si le terme *assistance* a été longtemps accolé à l'expression *travail social* (d'ailleurs, ne parlait-on pas d'assistantes sociales !), *autonomie* est vraisemblablement, aujourd'hui, celui qui y est le plus associé, et les bénéficiaires des minima sociaux sont confrontés à une véritable injonction à l'autonomie.

Mais s'il est facile de concevoir la perte d'autonomie d'une personne confrontée à une déficience motrice, qu'en est-il de personnes caractérisées au premier chef par leur niveau de ressources ? Si les représentations sociales habituelles assimilent volontiers les assistés à la passivité, les politiques d'insertion actuelles partent du postulat que les individus eux-mêmes ont la volonté de participer à la société. Cette entreprise de « responsabilisation des pauvres », comme l'appelle Nicolas Duvoux, tente de supprimer la notion d'assisté, qui renvoie à l'aide publique et à l'idée de dépendance, pour valoriser la notion d'autonomie, qui évoque au contraire la responsabilité individuelle et le pouvoir d'agir.

Pourtant, lorsqu'on parle d'autonomie aux personnes bénéficiaires, nombre d'entre elles l'entendent exclusivement comme concernant leur situation financière. L'injonction à devenir autonome reste floue, avec une confusion fréquente entre l'autonomie en soi et l'autonomie sociale. Outre la blessure d'amour-propre qu'elle peut constituer pour les sujets concernés lorsqu'on leur parle d'autonomie – c'est-à-dire en fait de leur absence d'autonomie –, elle est surtout une injonction paradoxale dont un des effets est de mettre en place un contrôle social des populations concernées.

Lors de l'instauration du RMI (revenu minimum d'insertion) en 1988, l'autonomie représentait la finalité du contrat d'insertion que devait signer le bénéficiaire. Ce contrat d'insertion, avec la réciprocité instituée qu'il sous-tendait, a été utilisé comme nouvel instrument de travail social et visait à créer l'égalité par la participation.

Une enquête (Duvoux, 2009) menée sur la manière dont les allocataires du RMI se sont approprié ou au contraire ont refusé cette norme d'autonomie a souligné comment l'utilisation de ce contrat d'insertion a permis de sortir de la logique traditionnelle et fortement paternaliste de l'assistance, et de reconnaître dans l'assisté un citoyen à part entière. Quoique ce contrat ne fût pas un vrai contrat, puisqu'il ne résultait pas de la rencontre de volontés libres, il permettait à l'allocataire du RMI d'être reconnu dans sa responsabilité d'acteur non assisté, et de restaurer sa dignité.

Cette étude a constaté trois modalités de réponse à l'injonction à l'autonomie : « l'autonomie intériorisée », « l'autonomie contrariée », « le refus de la dépendance », ce qui renvoie à trois types de relation aux institutions qui sont presque des invariants anthropologiques : l'adhésion, la négociation, la rupture, avec néanmoins des formes de passage entre les trois modes de réponse. Les populations assistées ont donc des représentations très contrastées de la norme d'autonomie, en sachant que certaines peuvent gérer leur vie selon leurs propres règles, y compris dans un environnement social d'assistance et que d'autres refusent à la fois la dépendance et cette norme d'autonomie, considérée comme injuste.

Le passage du RMI au RSA en 2009 n'a guère modifié ces constats et cette notion d'autonomie reste problématique. Si l'on s'en réfère, en effet, au *Dictionnaire critique de l'action sociale*, la notion d'autonomie « n'a pas de réel contenu conceptuel en dehors du champ politique ». Il n'en reste pas moins que l'objectif affiché du travail social aujourd'hui est de favoriser l'engagement volontaire des bénéficiaires qui, d'objets de prestations financières ou humaines, sont appelés à devenir acteurs d'un projet qu'ils puissent s'approprier. Ainsi, la conquête de l'autonomie restaurerait la personne comme acteur de sa propre vie. On passe ainsi « d'une conception protectionniste à une conception dynamique de l'autonomie » (Barreyre et Bouquet, 2006).

Mais cela n'est pas sans induire une culpabilisation des individus que l'on rend responsables de leur échec : Vincent de Gaulejac estime ainsi que « tous les systèmes d'aide mis en place dénient aux individus la possibilité d'être sujets de leur histoire. On les pose soit en responsables, soit en victimes, mais non en sujets ». Armand Touati pense qu'il est vain de vouloir l'autonomie pour autrui : l'autonomie s'acquiert grâce à la volonté de l'individu lui-même qui cherche une plus grande souplesse dans ses relations avec son environnement, en étant conscient que ce dernier ne favorisera pas nécessairement cette évolution.

Handicap et autonomie

La loi du 11 février 2005 « pour l'égalité des droits et des chances, la participation et la citoyenneté des personnes handicapées » correspond à un changement de paradigme. Il s'est agi de passer d'un dispositif spécifique accueillant les personnes handicapées à une société inclusive qui doit permettre à tous, y compris les personnes en situation de handicap, d'avoir recours aux services communs de la cité. Ce sont les obstacles mis en place par cette société qui limitent l'autonomie des personnes handicapées : l'accessibilité, qui est encore loin d'être réalisée dans les transports et dans les bâtiments, l'illustre parfaitement.

Dans les faits, cette société inclusive relève souvent de la phraséologie ou tout au plus d'un projet. Certes, les associations gestionnaires, qui constituent des lobbies importants et s'approprient souvent la parole des personnes handicapées, affichent un tel objectif, mais dans la réalité, elles sont d'abord soucieuses de la pérennité des structures d'accueil et d'accompagnement qu'elles gèrent. Celles-ci apportent des réponses souvent totalisantes aux besoins identifiés par les professionnels du handicap, au prix d'une mise à l'écart de la vie sociale ordinaire de ces personnes. Si démarche d'autonomisation il y a, elle est le plus souvent organisée à partir de leurs établissements et sous leur contrôle.

Par ailleurs, l'intitulé de la Caisse nationale de solidarité pour l'autonomie, chargée de financer l'aide à l'autonomie des personnes âgées et des personnes handicapées, pose la question des liens entre dépendance et autonomie ; en l'occurrence, lorsqu'il s'agit des personnes âgées, l'autonomie est utilisée comme euphémisme de dépendance. Il avait d'ailleurs été question, un temps, de créer un cinquième risque[8], celui de la dépendance, qui aurait regroupé l'aide à la dépendance des personnes âgées et l'aide à l'autonomie des personnes handicapées.

Ainsi, en gériatrie, l'allocation personnalisée pour l'autonomie (APA) est accordée sur le score obtenu avec la grille AGGIR, qui mesure le niveau de dépendance, évalué surtout sur les capacités à se déplacer et à assurer les actes de la vie quotidienne. Or, on peut être dépendant et garder malgré tout son autonomie, c'est-à-dire son libre arbitre et la capacité de gérer avec l'aide d'autrui cette dépendance. L'autonomie renverrait là à une dimension éthique du respect des souhaits de la personne âgée.

Il reste que l'atteinte des fonctions motrices est toujours, dans l'imaginaire collectif, la représentation dominante du handicap : l'image du fauteuil roulant apparaît au premier chef, avant la canne blanche ; quant au handicap psychique, il n'évoque rien pour le grand public, qui attribue *a priori* une autonomie à une personne valide.

D'ailleurs, il faut noter que dans les maisons départementales des personnes handicapées (MDPH), les critères d'éligibilité à la PCH (prestation de compensation du handicap) sont le plus souvent construits sur le modèle implicite du handicap neuro-moteur, ce qui pénalise grandement la compensation de la perte d'autonomie de personnes en situation de handicap psychique. Les équipes des MDPH ont souvent du mal à comprendre, par exemple, que l'accessibilité à un logement pour une personne avec handicap psychique nécessite non pas une rampe d'accès, mais en l'occurrence un accompagnement humain. Ne pas pouvoir faire telle action du fait d'une limitation motrice entraîne indéniablement une perte d'autonomie, mais ne pas pouvoir en éprouver l'envie conduit parfois au même résultat.

La question de l'accès à l'autonomie des personnes dites *en situation de handicap* est donc tributaire de la politique française du handicap, qui apparaît à maints égards très en retard par rapport à beaucoup de pays, aussi bien les pays scandinaves que nord-américains. Si l'on peut distinguer schématiquement deux modèles du handicap, un modèle médical et un modèle social, on constate que ces deux modèles restent encore en concurrence aujourd'hui dans notre pays. Le modèle médical, qui privilégie une approche individuelle de la personne, fréquemment considérée encore comme un patient, entraîne souvent une orientation en institution spécialisée avec le risque que cette dernière garde de fait un contrôle sur la personne ; avec le modèle social, la personne en situation de handicap devient un consommateur susceptible d'avoir recours aux équipements ordinaires que la société met au service des autres citoyens jusqu'à lui laisser le choix de recourir à des aides personnelles adaptées.

[8] On distingue actuellement quatre risques correspondant aux quatre branches de la Sécurité sociale : la branche maladie, la branche accidents du travail et maladies professionnelles, la branche vieillesse et la branche famille.

Autonomie et rétablissement en psychiatrie

Pendant longtemps, le fait d'être hospitalisé en psychiatrie, en particulier lorsqu'il s'agissait de troubles au long cours comme la schizophrénie, avait pour effet de mettre le patient dans une position de dépendance par rapport aux soignants. Ces derniers contribuaient à la stigmatisation des patients du fait des *a priori kraepeliniens* sur l'évolution inéluctablement défavorable des troubles; les patients eux-mêmes, qui intériorisaient ce pessimisme, participaient à leur propre stigmatisation et pouvaient rester des années à l'hôpital.

Ces trente dernières années, le nombre de lits a considérablement diminué, mais si l'on parle parfois de désinstitutionnalisation, celle-ci est plutôt de l'ordre du constat *a posteriori* que d'une volonté affichée comme cela a été le cas dans de nombreux pays. Malgré cette diminution et le développement des soins dans la communauté grâce à la sectorisation, la France est encore le pays de l'OCDE qui dispose du plus grand nombre de lits d'hospitalisation en psychiatrie.

Cela dit, les pratiques se sont progressivement modifiées, en particulier sous la pression des familles et des usagers. Le rapport Charzat, en 2002, dont la mission était de « mieux identifier les difficultés des personnes en situation de handicap du fait de troubles psychiques et les moyens d'améliorer leur vie et celle de leurs proches », a préparé la loi de février 2005 et la reconnaissance de ce qu'on a appelé « le handicap psychique[9] ». Dans le même temps, les modèles qui sous-tendent les interventions professionnelles ont évolué avec le constat que cette situation de handicap, liée aux pathologies au long cours, ne relevait pas uniquement des soins psychiatriques. D'autres acteurs contribuent à soutenir l'autonomie de ces personnes invitées à participer comme tout citoyen à la vie sociale : les professionnels de l'accompagnement du secteur médico-social et du social, les aidants-familiaux, mais aussi les usagers eux-mêmes avec l'émergence du concept de pair-aidant.

Cette notion est associée aux groupes d'entraide mutuelle (GEM) dont la création a constitué un des apports majeurs de la loi de 2005 en psychiatrie : ceux-ci ont été conçus comme des lieux conviviaux, où des personnes peuvent se retrouver, s'entraider, organiser ensemble des activités visant tant au développement personnel qu'à créer des liens avec la communauté environnante (*voir* chapitre 26). Gérés par les adhérents eux-mêmes, ils apparaissent comme des supports précieux d'accession à l'autonomie. On a pu constater qu'ils avaient contribué à éviter des rechutes et ont montré l'importance que revêtent l'entraide et le soutien entre pairs.

L'accès à une plus grande autonomie est un des éléments majeurs mobilisés dans le processus du rétablissement. Le rétablissement est une idée-force qui a été portée initialement par des psychiatrisés américains (ils se désignaient comme des *survivors* de la psychiatrie) qui avaient pris conscience qu'ils pouvaient encore avoir une capacité à gérer leur vie, à être un acteur de celle-ci, contrairement à ce que leur avait laissé entendre leur psychiatre qui les maintenait dans une position passive. Patricia Deegan, une de ces pionnières, souligne que « c'est en acceptant ce que nous ne pouvons pas faire ou être, que nous découvrons ce que nous pouvons être et ce que nous pourrons faire » ; cette définition du *recovery* explicite bien un nouveau rapport à la maladie et la position d'autodétermination qui ouvre la voie à l'autonomie sociale.

Si l'on prend en compte le processus de rétablissement, ce n'est plus simplement le parcours de soins qui compte, mais le parcours de vie qui mobilise les forces et les intérêts de la personne : il s'agit d'une posture qui permet, à partir de sa propre expérience, de retrouver un pouvoir d'agir (*empowerment*), un sentiment de contrôle sur sa vie, et de se réengager dans une vie sociale active.

Si le savoir expérientiel des usagers-pairs est essentiel et contribue à accélérer l'engagement des patients dans ce processus de rétablissement, c'est l'ensemble de leur environnement qui peut faciliter, ou au contraire entraver, ce processus. Celui-ci comprend la famille et les professionnels des différents champs, sanitaire, médico-social et social, qui doivent se coordonner pour faciliter la continuité du parcours de rétablissement et de vie de la personne utilisatrice de ces services, sans oublier le nécessaire travail de lutte contre les

[9] L'expression *handicap psychique* n'apparaît néanmoins pas dans la loi qui précise simplement que l'on peut être en situation de handicap du fait de troubles psychiques.

préjugés négatifs de la société envers les troubles psychiques. L'insertion professionnelle devient également un objectif prioritaire, ce qui implique de changer le modèle de la réinsertion qui privilégiait la préparation à l'insertion professionnelle pour une immersion rapide dans le monde de l'emploi ordinaire, avec l'accompagnement nécessaire (le modèle *place and train*).

Un certain nombre d'outils proposés aujourd'hui dans le cadre de la réhabilitation psychosociale, qui font l'objet de cet ouvrage, peuvent faciliter ce processus de rétablissement : éducation thérapeutique, remédiation cognitive, entraînement aux compétences sociales, thérapies cognitives et comportementales, mais le plus important est surtout de considérer le patient comme une personne et non comme un patient et de lui proposer des aides concrètes tournées vers le quotidien.

La persistance du modèle médical du handicap psychique peut pourtant s'infiltrer là même où on ne l'attendrait pas et entraver le plein développement du rétablissement et l'accès à une réelle autonomie sociale. Un exemple en est donné avec l'expérimentation des médiateurs de santé-pairs, soutenue par le CCOMS, qui intègre les pairs-aidants dans l'équipe soignante sous la coupe du responsable médical du secteur ou du pôle, comme s'il n'était pas possible d'imaginer des pairs-aidants autonomes dans un cadre qui ne serait plus géré directement par l'hôpital, comme cela existe dans de nombreux pays. Dès les années 1970, aux États-Unis, les personnes handicapées avaient ainsi adopté le principe que les réunions de pairs devaient être organisées obligatoirement en dehors des établissements gérés par les professionnels du handicap.

De même, une recherche récente sur les GEM, qui analyse leurs différents modes de gouvernance, a montré comment ce type de structure, censé être géré par une association regroupant les utilisateurs eux-mêmes, pouvait encore être dirigé de fait par des professionnels, faisant ainsi obstacle au processus d'autonomisation des adhérents. À l'inverse, elle a montré que ces derniers pouvaient aussi réinventer, en se les réappropriant, les règles régissant les associations loi 1901 (ANCREAI, 2017).

La problématique de l'autonomie est également questionnée par les mesures de protection juridique, comme la curatelle ou la tutelle, dont bénéficient un nombre important de personnes avec des troubles psychiques. La loi précise que cette protection est « instaurée et assurée dans le respect des libertés individuelles, des droits fondamentaux et de la dignité de la personne et qu'elle a pour finalité l'intérêt de la personne protégée ». Mais bien qu'il s'agisse ici de limiter les droits et la liberté d'une personne, l'article 415 du Code civil précise de façon paradoxale que « cette mesure favorise, dans la mesure du possible, l'autonomie de celle-ci ».

Nous conclurons ce chapitre sur le concept d'autonomie par des considérations d'ordre éthique. Nous avons vu comment le processus de rétablissement dépendait pour une part de la position des soignants et des aidants et comment les démarches de soin et de réhabilitation exigeaient la construction d'un lien de confiance et une disponibilité pour le quotidien. S'il existe des échelles d'évaluation et des protocoles visant à soutenir la démarche de rétablissement et l'accès à l'autonomie, il s'agit néanmoins d'être vigilant sur le contexte relationnel car, comme le dit Hans Jonas, cité par Sophie Rouillard, « chaque fois que le soin contourne la voie humaine du traitement des problèmes humains et qu'on le remplace par le court-circuit d'un mécanisme impersonnel, nous enlevons quelque chose à la dignité de l'ipséité personnelle et nous faisons un pas de plus sur le chemin qui mène des sujets responsables à ses systèmes de comportements programmés » (Jonas, 1979).

Cela implique également que les acteurs qui interviennent avec des techniques visant à conforter l'autonomie des usagers de la psychiatrie soient eux-mêmes suffisamment autonomes pour être « capables de casser les règles et de surprendre ». Comme l'écrit Sophie Rouillard (2010) : « Travailler à faire émerger le sujet autonome chez chaque soignant nous semble être le meilleur moyen pour garantir le respect de l'autonomie du patient. »

Références

ANCREAI. (2017). *« Évaluation qualitative des effets produits par les GEM sur les situations de vie de ses adhérents »*. DGCS, CNSA.

Barreyre, J. Y. & Bouquet, B. (Eds.), (2006). *Nouveau Dictionnaire critique de l'action sociale*. Paris : Bayard.

Brugère, F. (2013). *La Politique de l'individu*. Paris : Seuil, coll. « La République des idées ».

Collectif. (2016). *Pratiques en santé mentale, n° 3, « Autonomie : concept incontournable ? »*. Champ social éditions.

Descombes, V. (2004). *Le Complément du sujet, enquête sur le fait d'agir soi-même*. Paris : Gallimard.

Durand, B. (2016). « La place des médiateurs de santé-pairs ? Intégration dans l'équipe soignante versus intégration dans le système de santé ». In J. L. Roelandt & B. Staedel (Eds.), *L'Expérimentation des médiateurs de santé-pairs. Une révolution intranquille*. Paris : Doin.

Duvoux, N. (2009). *L'Autonomie des assistés*. Paris : Puf.

Ehrenberg, A. (2010). *La Société du malaise*. Paris : Odile Jacob.

Ehrenberg, A. (2014). « Santé mentale : l'autonomie est-elle un malheur collectif ? ». *Esprit, 2*, 99–108.

Foessel, M. (2011). *« Kant ou les vertus de l'autonomie »*. In *Études, mars*. (pp. 342–344).

Goldstein, P. (2011). *Vulnérabilité et autonomie dans la pensée de Martha C. Nussbaum*. Paris : Puf.

Jonas, H. (1979). *Le Principe de responsabilité*. Paris : Flammarion.

Jouan, M. & Laugier, S. (Eds.), (2009). *Comment penser l'autonomie ?* Paris : Puf.

Le Coadic, R. (2006). « L'autonomie, illusion ou projet de société ? ». *Cahiers internationaux de sociologie, 121*(2), 317–340.

Molénat, X. (2010). « Autonomie : de l'idéal à la norme ». *Sciences humaines, 11*.

Morin, E. (1981). « Peut-on concevoir une science de l'autonomie ? ». *Cahiers internationaux de sociologie, 71*.

Rouillard, S. (2010). « Soigner en psychiatrie. Conjuguer au quotidien vulnérabilité et autonomie ». In E. Hirsch (Ed.), *Traité de bioéthique*. Toulouse : érès.

Touati, A. (1991). *Autonomie : construction et limites*. Paris : Hommes et perspectives.

La Convention des Nations unies pour le droit des personnes avec handicap : une opportunité pour la psychiatrie

CHAPITRE 15

Yasser Khazaal

PLAN DU CHAPITRE

Introduction

La Convention des Nations unies pour les droits des personnes avec handicap (United Nation's Convention on the rights of persons with disabilities - CRPD : www.ohchr.org/FR/ProfessionalInterest/Pages/ConventionRightsPersonsWithDisabilities.aspx) est issue de plusieurs années de travail aux Nations unies.

Les discussions ayant conduit à sa finalisation en 2006 ont eu comme particularité d'inclure des représentants d'associations telles que, par exemple, le World Network of Users and Survivors of Psychiatry, en plus des États membres. L'inclusion de telles associations a eu un impact important sur la conception et le contenu de cette convention. Celle-ci est aujourd'hui ratifiée par plus de cent soixante États. Les opportunités soulevées par cette convention ont été mentionnées dans plusieurs publications récentes (Heinz et al., 2015a; Heinz et al., 2015b). Le présent chapitre a pour objectif de discuter l'impact potentiel de la Convention sur l'évolution future de la psychiatrie-psychothérapie et sur les personnes confrontées aux troubles mentaux. La convention comprend cinquante articles. Le présent chapitre abordera son objectif en discutant les articles 1, 12, 19, 26, 27 et 31, qui peuvent le mieux illustrer ce potentiel.

Articles choisis dans la convention

Un changement de paradigme

L'article 1 précise l'objectif général de la Convention : « promouvoir, protéger et assurer la pleine et égale jouissance de tous les droits de l'homme et de toutes les libertés fondamentales par les personnes handicapées et de promouvoir le respect de leur dignité intrinsèque ».

Une des pierres angulaires de la convention est sa définition du handicap : « Par personnes handicapées, on entend des personnes qui présentent des incapacités physiques, mentales, intellectuelles ou sensorielles durables dont l'interaction avec diverses barrières peut faire obstacle à leur pleine et effective participation à la société sur la base de l'égalité avec les autres. »

Le handicap n'est pas une caractéristique spécifique d'un individu, d'une condition ou d'une maladie. Il est le résultat d'une interaction avec des barrières qui font obstacle à une participation pleine et effective à la société.

Cette conception du handicap a quatre significations majeures pour le futur des services de psychiatrie :

1. les services offrant des soins ou de l'aide aux personnes avec des troubles mentaux durables (avec une forme de chronicité) sont concernés par la convention (Heinz et al., 2015b). Ce n'est pas la reconnaissance du handicap par les instances actuellement disponibles qui le signe, mais l'altération de la participation pleine et effective à la société telle que décrite dans la définition ;
2. le handicap est le résultat d'une interaction avec des barrières. Des aménagements pour lever ces barrières sont dus et nécessaires. Ces aménagements concernent directement les offres de soins et l'organisation des services ;
3. le handicap est le résultat d'une interaction avec des barrières. Il n'est pas intrinsèque à la personne ou aux troubles mentaux qu'elle rencontre. Pour contrer ces barrières, les services de psychiatrie devraient donc repenser leurs articulations avec d'autres services qui font la société : les services sociaux mais aussi les autres domaines naturels (pas spécifiquement dédiés aux personnes avec handicap) de participation active à la vie sociale ;
4. l'inclusion sociale devient un objectif des traitements.

Reconnaissance de la personnalité juridique dans des conditions d'égalité

L'article 12 stipule que « les personnes handicapées jouissent de la capacité juridique dans tous les domaines, sur la base de l'égalité avec les autres ». L'article ajoute, dans l'esprit de travailler à la levée des barrières, que « les États parties prennent des mesures appropriées pour donner aux personnes handicapées l'accès à l'accompagnement dont elles peuvent avoir besoin pour exercer leur capacité juridique ».

Selon cet article, des lois qui discrimineraient des personnes avec un trouble mental (par exemple, une loi spécifique pour eux et différente pour le reste de la population) seraient considérées comme inadaptées (Szmukler et Khazaal, 2016), les lois devant s'appliquer de manière égale à toutes les personnes.

Le commentaire général associé à l'article 12 considère le déni de la capacité juridique des personnes handicapées et leur traitement et/ou détention dans des institutions sans leur consentement ou avec seulement le consentement d'une personne habilitée à se substituer à eux comme contrevenant à l'article. L'article et le commentaire se positionnent clairement contre les soins sous contrainte, encore particulièrement préoccupants en psychiatrie. Et ceci malgré les preuves montrant l'inutilité des unités fermées (Huber et al., 2016) ou des traitements ambulatoires contraints (Burns et al., 2013). Des alternatives à la contrainte existent déjà pour au moins une partie des situations cliniques, mais elles restent insuffisamment proposées ou déployées (Molodynski et al., 2016). L'article 12 et son commentaire nous imposeraient de réviser cet état de fait.

Cette position tranchée est source de beaucoup de controverses, notamment de la part des milieux cliniques qui ne voient pas comment un tel article et surtout son commentaire pourraient être appliqués dans des circonstances cliniques où la personne n'aurait pas sa capacité de discernement (Freeman et al., 2015).

Dans une optique d'apporter une piste de solution à ces questions, le commentaire général associé à l'article 12 invite à remplacer la décision substitutive (*substitute decision making*) par des mécanismes de prise de décision assistée (*supported decision making*) qui seraient plus en cohérence avec une jouissance de la capacité juridique. En cas de prise de décision assistée, la personne reçoit l'aide nécessaire pour lui permettre de se déterminer.

Selon le commentaire général, quand il est difficile de préciser le choix de la personne après des efforts adaptés, l'interprétation optimale des droits, de la volonté et des préférences doit remplacer la notion d'« intérêt supérieur ».

Ces termes : « les droits, la volonté et les préférences » n'ont cependant pas été définis dans le commentaire.

Dans une élégante tentative de le faire, le professeur George Szmukler (Szmukler, 2017) propose cette lecture :

- les droits sont définis dans les textes;
- les préférences signifient un choix, à un temps précis, entre deux ou plusieurs alternatives;
- la volonté, quant à elle, correspondrait à des dimensions durables de la personne. Elle représenterait ses valeurs, croyances et engagements profonds comme le refléteraient des choix importants de sa vie.

La volonté et les préférences s'accordent habituellement bien, les personnes ont tendance à préférer ce qui correspond le mieux à leur volonté. Il se peut cependant que les deux divergent, notamment lorsque la préférence actuelle d'une personne ne correspond pas à sa volonté habituelle. Ce cas de figure pourrait signer un manque de capacité de discernement (Szmukler, 2017).

Ce commentaire invite donc à des développements cliniques visant à aider les personnes à décider pour elle, y compris dans des phases où la situation clinique rendrait ce choix ou son expression plus difficiles. Il invite également à explorer et comprendre la volonté des personnes, celle-ci pouvant être le déterminant principal du choix lorsqu'une divergence apparaît entre les préférences actuelles et la volonté.

Les directives anticipées (Khazaal et al., 2008; Khazaal et al., 2014) seraient une manière de protéger l'expression de la volonté, en favorisant l'expression et l'application de la capacité des personnes, y compris dans des phases où celle-ci serait plus difficile à exprimer et à faire entendre ou lorsque préférences et volonté deviendraient contradictoires pour des motifs cliniques. Certaines formes de directives anticipées facilitées pourraient aider au développement futur d'interventions centrées sur la prise de décision assistée (Khazaal et al., 2008).

Autonomie de vie et inclusion dans la société

Selon **l'article 19** : « Les États parties [...] reconnaissent à toutes les personnes handicapées le droit de vivre dans la société, avec la même liberté de choix que les autres personnes, et prennent des mesures efficaces et appropriées pour faciliter aux personnes handicapées la pleine jouissance de ce droit [...] notamment en veillant à ce que : a) Les personnes handicapées aient la possibilité de choisir, sur la base de l'égalité avec les autres, leur lieu de résidence et où et avec qui elles vont vivre et qu'elles ne soient pas obligées de vivre dans un milieu de vie particulier. »

Cet article impliquerait de favoriser des approches de *housing first* (Somers et al., 2017; Watson et al., 2017). Ces approches impliquent de d'abord loger les personnes dans des logements dans la cité puis de les accompagner par des démarches et soins leur permettant de se maintenir dans leurs logements. Ces approches ont montré leur capacité à soutenir dans un milieu naturel des personnes habituellement placées en institution ou se retrouvant sans domicile fixe du fait du handicap.

Si on considère qu'une grande partie des ressources est orientée actuellement vers des foyers d'hébergement, alors l'article 19 appellerait à réviser l'organisation et le rôle de ces structures.

Adaptation et réadaptation

L'article 26 appelle à ce que : « Les États parties prennent des mesures efficaces et appropriées faisant notamment intervenir l'entraide entre pairs, pour permettre aux personnes handicapées d'atteindre et de conserver le maximum d'autonomie, de réaliser pleinement leur potentiel physique, mental et professionnel, et de parvenir à la pleine intégration et à la pleine participation à tous les aspects de la vie. [...] À cette fin, les États parties organisent, renforcent et développent des services et programmes diversifiés d'adaptation et de réadaptation [...]. »

Cet article devrait d'une part, promouvoir l'intégration des pairs praticiens dans les offres de service, et d'autre part, renforcer les services de réadaptation et diversifier leur offre.

L'article est orienté sur la réalisation du plein potentiel et l'intégration sociale. Cette position devrait inscrire plus encore ces services vers des soins orientés sur le modèle du rétablissement (Amering et Schmolke, 2009; Slade et al., 2014).

Travail et emploi

L'article 27 stipule : « Les États parties reconnaissent aux personnes handicapées [...] le droit au travail, notamment à la possibilité de gagner leur vie en accomplissant un travail librement choisi [...] sur un marché du travail et dans un milieu de travail ouverts. » Ils s'appliquent à « faire en sorte que des aménagements raisonnables soient apportés aux lieux de travail en faveur des personnes handicapées ».

Cet article aborde l'un des champs d'exclusion sociale les plus préoccupants. Or l'absence d'emploi a un impact négatif sur la santé mentale (Artazcoz et al., 2004). Une activité professionnelle a habituellement un effet bénéfique sur l'état clinique des personnes et leur intégration sociale (Burns et al., 2009).

Des modèles de soutien à l'emploi (*supported employment*) favorisent l'intégration des personnes avec des troubles mentaux dans le milieu professionnel naturel (Burns et al., 2009; Knapp et al., 2013).

L'article appellerait à une dissémination optimale de telles approches, encore confidentielles ou limitées aux champs de la recherche. Il appelle aussi à les renforcer. Pour une mise en œuvre optimale, une meilleure articulation avec les employeurs et les entreprises sera nécessaire, notamment pour faciliter les adaptations de poste. Ces adaptations pour les personnes avec des troubles mentaux nécessiteront de la souplesse, de la créativité. Les modèles actuels de soutien financier au handicap ou à la réinsertion professionnelle devraient être revisités pour s'orienter vers des cibles d'inclusion sociale et de réalisation du potentiel des personnes.

Statistiques et collecte des données

Selon **l'article 31** : « Les États parties s'engagent à recueillir des informations [...] des données statistiques [...] qui leur permettent [...] de formuler et d'appliquer les politiques visant à donner effet à la présente convention. »

Il s'agit notamment de s'assurer que les organisations d'usagers ont une influence sur le choix, le suivi et le traitement des données collectées. Cet article implique un réel partenariat, à des niveaux décisionnels, avec ces organisations. L'organisation et l'évaluation des services ne sont plus l'apanage des professionnels, des administrations et des instances politiques. Les personnes concernées devront y jouer un rôle d'acteur majeur.

Discussion et conclusion

Comme l'illustre la discussion des articles sélectionnés plus haut, la Convention est une opportunité pour des changements majeurs en psychiatrie. Fortement orientée sur l'inclusion sociale, sur la base de l'égalité des personnes et du respect de leur dignité, elle appelle à des changements importants.

Ces changements sont cohérents avec les connaissances relatives sur le caractère stressant de l'exclusion sociale et son rôle dans la péjoration des symptômes psychiques (Lederbogen et al., 2011 ; Lederbogen et al., 2013). Elle est aussi en cohérence avec le modèle du rétablissement, lui-même issu de la vision des usagers (Anthony, 1993).

Des changements seront nécessaires. Dans ce sens, certaines interventions cliniques, comme le *housing first*, existent déjà, mais elles sont insuffisamment proposées. D'autres seront à développer ou à améliorer.

Pour atteindre ces objectifs, une réorganisation des services psychiatriques (contenus, structures et articulations) sera nécessaire. Les modèles de financement et les champs d'interaction avec les services sociaux et l'économie naturelle devront être revisités.

Une belle opportunité se dessine, à nous de la saisir.

Références

Amering, M., & Schmolke, M. (2009). *Recovery in Mental Health, Reshaping Scientific and Clinical Responsibilities*. Wiley-Blackweel.

Anthony, W. A. (1993). « Recovery from mental illness : The guiding vision of the mental health system in the 1990s ». *Psychosoc Rehabil J*, *16*, 11–23.

Artazcoz, L., Benach, J., Borrell, C., & Cortes, I. (2004). « Unemployment and mental health : Understanding the interactions among gender, family roles, and social class ». *American Journal of Public Health*, *94*(1), 82–88.

Burns, T., Catty, J., White, S., Becker, T., Koletsi, M., Fioritti, A., Group E. (2009). « The impact of supported employment and working on clinical and social functioning : Results of an international study of individual placement and support ». *Schizophrenia Bulletin*, *35*(5), 949–958.

Burns, T., Rugkasa, J., Molodynski, A., Dawson, J., Yeeles, K., Vazquez-Montes, M., Priebe, S. (2013). « Community treatment orders for patients with psychosis (OCTET) : A randomised controlled trial ». *Lancet*, *381*(9878), 1627–1633.

Freeman, M. C., Kolappa, K., de Almeida, J. M., Kleinman, A., Makhashvili, N., Phakathi, S., Thornicroft, G. (2015). « Reversing hard won victories in the name of human rights : A critique of the General Comment on Article 12 of the UN Convention on the Rights of Persons with Disabilities ». *The Lancet Psychiatry, 2*(9), 844–850.

Heinz, A., Müller, S., Wackerhagen, C., Kipp, L., Montag, C., & Mahler, L. (2015a). « Human rights in psychiatry ». *Swiss Arch Neurol Psychiatry, 166*, 4–7.

Heinz, A., Müller, S., Wackerhagen, C., & Sartorius, N. (2015b). « Inclusion as the goal of psychiatric care–Impact of the UN Convention on the Rights of Persons with Disabilities ». *Ethics, Medicine and Public Health, 1*(3), 300–305.

Huber, C. G., Schneeberger, A. R., Kowalinski, E., Frohlich, D., von Felten, S., Walter, M., Lang, U. E. (2016). « Suicide risk and absconding in psychiatric hospitals with and without open door policies : A 15 year, observational study ». *The Lancet Psychiatry, 3*(9), 842–849.

Khazaal, Y., Manghi, R., Delahaye, M., Machado, A., Penzenstadler, L., & Molodynski, A. (2014). « Psychiatric advance directives, a possible way to overcome coercion and promote empowerment ». *Frontiers in Public Health, 2*, 37.

Khazaal, Y., Richard, C., Matthieu-Darekar, S., Quement, B., Kramer, U., & Preisig, M. (2008). « Advance directives in bipolar disorder, a cognitive behavioural conceptualization ». *International Journal of Law and Psychiatry, 31*(1), 1–8.

Knapp, M., Patel, A., Curran, C., Latimer, E., Catty, J., Becker, T., Burns, T. (2013). « Supported employment : Cost-effectiveness across six European sites ». *World Psychiatry : Official Journal of the World Psychiatric Association, 12*(1), 60–68.

Lederbogen, F., Haddad, L., & Meyer-Lindenberg, A. (2013). « Urban social stress--risk factor for mental disorders. The case of schizophrenia ». *Environmental Pollution, 183*, 2–6.

Lederbogen, F., Kirsch, P., Haddad, L., Streit, F., Tost, H., Schuch, P., Meyer-Lindenberg, A. (2011). « City living and urban upbringing affect neural social stress processing in humans ». *Nature, 474*(7352), 498–501.

Molodynski, A., Khazaal, Y., & Callard, F. (2016). « Coercion in mental healthcare : Time for a change in a direction ». *British Journal of Psychiatry International, 13*(1), 1–3.

Slade, M., Amering, M., Farkas, M., Hamilton, B., O'Hagan, M., Panther, G., Whitley, R. (2014). « Uses and abuses of recovery : Implementing recovery-oriented practices in mental health systems ». *World Psychiatry : Official Journal of the World Psychiatric Association, 13*(1), 12–20.

Somers, J. M., Moniruzzaman, A., Patterson, M., Currie, L., Rezansoff, S. N., Palepu, A., Fryer, K. (2017). « A randomized trial examining Housing First in congregate and scattered site formats ». *PloS one, 12*(1). e0168745.

Szmukler, G. (2017). « The UN Convention on the Rights of Persons with Disabilities : "Rights, will and preferences" in relation to mental health disabilities ». *International Journal of Law and Psychiatry, 54*, 90–97.

Szmukler, G., & Khazaal, Y. (2016). « Le Mental Health Act, une discrimination inscrite dans la loi ? ». *Swiss Archives of Neurology and Psychiatry, 167*(01), 4–11.

Watson, D. P., Shuman, V., Kowalsky, J., Golembiewski, E., & Brown, M. (2017). « Housing First and harm reduction : A rapid review and document analysis of the US and Canadian open-access literature ». *Harm Reduction Journal, 14*(1), 30.

Chapitre 16

Le mouvement des usagers

Tim Greacen

Plan du chapitre

Au niveau international, si le mouvement de lutte pour le droit des usagers du système hospitalier s'est véritablement envolé à partir des années 1970, les personnes vivant avec un trouble psychique protestent depuis des siècles pour modifier les politiques, les lois, les services et les traitements les concernant. Déjà en 1620 en Angleterre, les patients de l'hôpital Bedlam, le plus ancien lieu d'internement pour les fous en Europe, envoyèrent une « Pétition des pauvres personnes distraites à la Maison de Bedlam » à la Chambre des Lords pour dénoncer les conditions de leur enfermement.

Il est à souligner que l'objectif d'un hébergement à l'hôpital dans ces anciens temps n'était pas une affaire de soins. En France, la création de l'Hôpital général à Paris en 1656, avec l'édit de Louis XIV, ordonne l'internement des pauvres, des orphelins, des vieillards, des mendiants, des fous et des vagabonds dans des centres qui visent à assainir la société par rapport à ces êtres qui encombraient les rues des grandes villes et pesaient comme une charge pour la société dite « civile ». L'internement n'était pas en premier lieu un acte visant le rétablissement, mais surtout une intervention d'ordre public. C'est seulement à partir de Jean-Baptiste Pussin et de Philippe Pinel, à la fin du XVIIIe siècle, que naissent les institutions à caractère interventionnel par rapport à la condition de la personne vivant avec un trouble psychique. Pussin, atteint de tuberculose et un ancien patient lui-même, s'implique dans la vie de l'hôpital, devenant surveillant pour les aliénés agités. L'objectif : mettre en place les conditions pour que la personne internée ait confiance en l'encadrement et apprenne à se conformer aux règles de la vie commune. Il libère les patients de leurs chaînes, fixe comme objectif général ce qu'il nomma lui-même le rétablissement des personnes aliénées accueillies, allant même jusqu'à recruter du personnel parmi les aliénés rétablis. Le traitement moral est né : « Un résultat constant de l'expérience est que rien n'influe autant sur le rétablissement de la raison que la confiance qu'on parvient à inspirer à l'aliéné dès qu'il en est susceptible. Il devient alors docile et soumis ; il discerne avec justesse tout le zèle qu'on met à son rétablissement, et ses facultés morales ainsi exercées se développent alors avec un avantage toujours croissant » (Pinel, 1809, p. 399).

La création de lieux de soins s'adressant spécifiquement aux aliénés par Pinel et ses confrères mène progressivement à la généralisation des asiles en France avec la loi de 1838. La folie se constitue désormais comme maladie mentale, susceptible d'être médicalement soignée. Dorénavant, chaque département français doit avoir un établissement public, non seulement pour isoler mais aussi pour soigner les aliénés. Ainsi, 1838 voit la médicalisation de l'internement, avec par exemple l'obligation de produire des certificats médicaux avant toute hospitalisation en asile. Le fou n'est plus interné avec les délinquants.

Ce modèle d'institution, qui se généralise dans le monde occidental, rencontre cependant une résistance croissante des personnes directement concernées. En Angleterre, dès 1845, l'Alleged Lunatics' Friend Society (l'Association des amis des soi-disant lunatiques) lutte pour une réforme du système asilaire et contre les interventions parfois cruelles du traitement moral. Aux États-Unis, des personnes internées à Utica dans le premier asile départemental de l'État de New York produisent un journal, *The Opal* (1851-1860), un ensemble d'articles et de textes poétiques qui dénoncent l'internement, la contention, l'isolement, l'oppression et qui rêvent de liberté, de droits. En 1868, Elizabeth Packard, fondatrice de l'Anti-Insane Asylum Society (l'Association contre les asiles pour aliénés), publie *The Prisoners' Hidden Life. Insane Asylums Unveiled* (*La Vie cachée des prisonniers : dévoiler les asiles pour les fous*) et revendique le droit pour la personne hospitalisée en asile d'avoir accès à un recours juridique public pour contester son internement.

En France, la période de l'après-guerre marque un nouveau tournant pour ces institutions fermées. Plus de 40 000 personnes dans les asiles français sont mortes de faim ou de maladies associées à la sous-alimentation pendant la guerre. Les familles des personnes handicapées mentales, jusqu'alors hospitalisées en psychiatrie, créent un mouvement associatif qui réussit à retirer ces personnes du monde de l'enfermement psychiatrique, en créant des structures spécifiques à travers la France. L'Union nationale des associations des parents d'enfants inadaptés est née. En même temps, dans les hôpitaux psychiatriques, l'arrivée des nouveaux traitements psychotropes dans les années 1950 entraîne la réduction de la durée de l'hospitalisation pour bon nombre de personnes vivant avec un trouble psychique. Désormais, l'accompagnement de ces personnes est assuré non plus par le seul hôpital, mais de plus en plus par leurs proches et familles, assistés par la mise en place en 1960 du secteur psychiatrique, avec des soins en ambulatoire à travers tout le territoire. Pour répondre à cette nouvelle situation, les proches des personnes malades se réunissent en 1963 dans une association reconnue d'utilité publique, l'Union nationale de familles et d'amis de personnes malades (UNAFAM), qui développe un ensemble de services d'entraide et de soutien aux personnes qui entourent les personnes vivant avec un trouble psychique. Aujourd'hui, l'UNAFAM aurait quelques 14 000 familles adhérentes, avec plus de 1 700 bénévoles répartis dans une centaine délégations départementales. Elle constitue un réel poids politique auprès des institutions.

Au sein du système de soins psychiatriques lui-même, la période de l'après-guerre voit une transformation progressive dans la relation entre soignant et soigné, avec notamment la psychothérapie dite *institutionnelle*. Le lieu de soins n'est plus considéré comme un simple lieu de calme et de repos pour un patient passif qui prend bien son traitement, mais devient un lieu de vie et une thérapie en soi. Le patient va jouer un rôle de plus en plus actif dans la vie de l'institution. Il n'est plus un objet mais devient acteur de son projet thérapeutique. On l'encourage à participer aux ateliers, aux clubs thérapeutiques voire à la cuisine, dans les champs, dans les activités culturelles ou de santé somatique. La distance entre *patient* et *soignant* s'amenuise : tous sont acteurs d'une vie institutionnelle visant une amélioration de la santé de tous.

J'ai fait un rêve

Aux États-Unis, un ensemble de mouvements sociaux se met en place à partir du mouvement des droits civiques qui lutte pour les droits des populations afro-américaines à partir des années 1960. Ils empruntent les thèmes clés de l'affirmation du droit pour tous à une place dans la société, à une reconnaissance : Black Pride devient Gay Pride et ensuite, chez les fous : Mad Pride. Le Liberation Front de la guerre du Vietnam devient le Women's Liberation, le Gay Liberation puis, en 1970, l'Insane Liberation Front (le Front de libération des fous), la première d'un ensemble d'associations qui se créent à travers le monde occidental et qui prennent des positions de plus en plus ouvertement critiques vis-à-vis de l'organisation des soins en psychiatrie. Au Royaume-Uni, le Scottish Union of Mental Patients (Syndicat écossais de patients psychiatriques) est fondé en 1971, suivie à Londres par le Mental Patients' Union (Syndicat des patients psychiatriques) en 1973. Ces mouvements reprennent les thèmes de l'antipsychiatrie, s'opposant à toute forme de traitement sous contrainte. Ils s'affirment non plus en tant qu'*usagers de la psychiatrie*, mais en tant qu'*ex-usagers de la psychiatrie*, voire en tant que *survivants de la psychiatrie*. Au-delà du combat contre l'enfermement asilaire, au-delà des soins au sein de l'institution psychiatrique, ils revendiquent une politique d'inclusion sociale des personnes vivant avec un trouble psychique, ainsi qu'un rejet de toute forme de stigmatisation. Ils revendiquent le droit à un avenir possible au sein de la société.

Un personnage clé de ce mouvement des Survivants de la psychiatrie est Judi Chamberlin, ancienne patiente et cofondatrice du Mental Patients' Liberation Front (Front de libération des patients en psychiatrie) et du National Empowerment Center aux États-Unis, un organisme géré par d'anciens patients qui propose de l'information et de l'aide aux usagers de la psychiatrie. Dans son ouvrage *On Our Own : Patient Controlled Alternatives to the Mental Health System* (*Nous nous débrouillerons tout seuls : des alternatives, contrôlés par les patients, au système psychiatrique*), publié en 1978, Chamberlin dénonce avec vigueur ce qu'elle appelle le mentalisme, analogie du racisme et du sexisme, pour décrire la discrimination et l'abus des droits fondamentaux et des droits de l'homme dont sont victimes les personnes vivant avec un trouble psychique. Chamberlin sera ensuite élue coprésidente du World Network of Users and Survivors of Psychiatry (Réseau international des usagers et des survivants de la psychiatrie) lors de la création de cet organisme international à Vancouver en 2001.

En France, la période qui suit Mai 68 voit la naissance du Groupe information asiles (GIA), créé en 1972 par des professionnels dissidents sur le modèle du Groupe d'information sur les prisons (GIP) du philosophe Michel Foucault. Le GIA milite contre les conditions d'hospitalisation dans ce qu'il considère être des « asiles-prisons », il s'appuie sur les témoignages de personnes ayant subi l'internement psychiatrique et accuse la psychiatrie d'être un simple outil d'un système de contrôle social visant à éloigner des personnes qui dérangent.

L'empowerment

Il va sans dire que le monde professionnel de l'époque n'est pas sans réagir. Julian Rappaport, dans son discours présidentiel à l'ouverture de la 88e réunion annuelle de l'American Psychological Association à Montréal en 1980, dénonce avec fermeté un système de soins sanitaires et sociaux caractérisé par son paternalisme en matière de soins et son réductionnisme en matière de droits. Il introduit la notion d'*empowerment* en encourageant la personne en situation d'exclusion sociale à s'appuyer sur ses forces, sur ses expériences, y compris celles de la maladie et des soins, pour construire de nouvelles connaissances, de nouveaux acquis, de nouvelles compétences, de nouveaux droits, pour aller de l'avant, pour prendre le contrôle de sa propre vie. Les solutions seront multiples. Les avenirs seront caractérisés par leur diversité. « Pour ceux qui s'intéressent aux problèmes sociaux/communautaires, l'idée de la prévention est l'extension logique d'un modèle de besoins qui considère la personne en difficulté comme un enfant; l'idée du plaidoyer est une extension du modèle des droits de la personne en tant que citoyen. Je conclurai que les deux sont des modèles unilatéraux et qu'il faut plutôt un modèle d'*empowerment* pour une politique sociale qui considère la personne comme un être humain complet, qui crée un sens symbolique d'urgence, qui exige une attention au paradoxe et qui s'attend à des solutions divergentes et dialectiques plutôt que convergentes » (Rappaport, 1981).

Le concept d'*empowerment* – l'acquisition du pouvoir d'agir, d'affirmer sa place, de se construire son avenir soi-même – s'inscrit avec vigueur dans les revendications des opposants de la psychiatrie conventionnelle de l'époque. Le mouvement des usagers prend un nouvel envol. Il s'agit non seulement d'avoir des droits et de l'espoir, mais aussi et surtout d'avoir les moyens pour les mettre en œuvre. La célèbre phrase ironique de Rappaport prend tout son sens : « Avoir des droits mais sans ressources ni services n'est qu'une blague cruelle. »

Le rétablissement

C'est dans ce contexte qu'une nouvelle revendication du mouvement des usagers aux États-Unis va véritablement révolutionner la psychiatrie américaine des années 1980-1990. Le concept de *recovery*, traduit en français par les Québécois en reprenant le terme *rétablissement* des temps anciens de Pinel et de Pussin, secoue les institutions de fond en comble. Ce mouvement rompt non seulement avec la psychiatrie asilaire traditionnelle, mais aussi avec tout un ensemble de mécanismes de stigmatisation et d'exclusion sociale qui, selon les défenseurs du concept de rétablissement, seraient profondément inscrits dans les pratiques institutionnelles, que ce soit dans le sanitaire ou dans le médicosocial. Patricia Deegan (1993) raconte son propre vécu de sa rencontre avec la psychiatrie : « Maintenant je comprends pourquoi cette expérience m'a fait tant de mal. En résumé le psychiatre me disait que ma vie, simplement parce que j'avais l'étiquette de schizophrène, était comme un livre fermé. Il me disait que mon futur avait déjà été écrit. Mes objectifs et les aspirations qui me faisaient rêver étaient simplement des fantasmes dans le cadre de son pronostic de catastrophe. »

Les défenseurs de l'approche basée sur le rétablissement revendiquent surtout une approche optimiste pour les personnes vivant avec un trouble psychique. Ils accusent la psychiatrie traditionnelle d'être si obnubilée par les troubles de ses patients qu'elle a perdu toute notion qu'une personne malade, y compris avec une maladie mentale grave comme la schizophrénie, pourra par la suite se remettre. Ils accusent le médicosocial d'être un nouvel asile, un lieu pour ranger de nouveau les fous, les malades mentaux, dans des cages dorées, à l'écart de la société. Les publications de figures majeures de la psychiatrie américaine telles que Patricia Deegan sont suivies par de nombreux récits autobiographiques de personnes qui osent affirmer publiquement qu'elles ont vécu une maladie psychiatrique et que, aujourd'hui, leur santé va mieux, qu'elles sont rétablies (Repper et Perkins, 2003 ; Slade, 2009). Des personnages publics de renom osent raconter à la radio, à la télévision, qu'ils ont vécu une maladie psychique eux-mêmes. En même temps, une série d'études scientifiques longitudinales sur le parcours de soins et le devenir des malades psychiatriques vient en soutien à l'idée de rétablissement de maladies psychiatriques graves. Que ce soit aux États-Unis (DeSisto et al., 1995 ; Harding et al., 1987) ou dans d'autres pays (Ciompi, 1980 ; Huber et al., 1980 ; Jablensky, et al., 1992 ; WHO, 2007), ces études montrent que, dix ans, quinze ans plus tard, la majorité des personnes atteintes de tout un ensemble de maladies psychiques graves se rétablissent. De plus, il ne s'agit pas d'une simple stabilisation dans un état gérable. Elles se sont réinscrites dans la société, elles ont une activité, une vie sociale, un travail. Elles ne sont plus suivies en psychiatrie.

Les années 1980 et 1990 : le sida fait basculer le monde de la santé

L'arrivée de l'épidémie du sida dans les années 1980 a bouleversé le monde associatif dans tous les domaines de la santé. La libération sexuelle des années 1960 s'est trouvée confrontée à un nouvel enjeu de santé qui atteignait de façon importante des populations qui venaient à peine de gagner leur droit d'occuper l'espace public. La visibilité d'associations telles qu'Act Up aux États-Unis puis en France a réussi à politiser une question de santé d'abord dans le domaine si délicat des relations sexuelles auparavant honnies, et ensuite par rapport à l'utilisation des produits illicites (échange de seringues…). Comment éviter un retour à la discrimination et à la stigmatisation ? S'affirmer, s'afficher, se montrer, se défendre, combattre, et cela jusqu'aux concepts de base même de l'épidémiologie, où la notion de *populations à risque* cède la place à celle de *pratiques à risque*. L'essentiel : que les populations en question, les citoyens en question, puissent s'affirmer, vivre, se soigner et, si tel doit être le destin, mourir dans la dignité.

Je suis une personne, pas un malade

À Paris, l'association AIDES, par exemple, a dissous son groupe médecins en affirmant haut et fort que l'important, c'est de donner la parole aux personnes sur ce qu'elles vivent. Le débat au sein de l'association sur la terminologie à employer était vif. Le rejet du mot *patient* était total : il ne fallait surtout pas définir la personne en fonction de sa relation avec un système de soins où elle était si souvent très mal accueillie. Au sein du système, le terme *usager* était éventuellement meilleur : l'usager du service public, même s'il allait mal, avait au moins des droits. Il fallait savoir se défendre. En même temps, l'association rejetait toute idée selon laquelle ce terme *usager* était approprié pour décrire les membres de l'association qui étaient eux-mêmes séropositifs. Les expressions initialement proposées : *malade du sida*, *souffrant du sida* ont été eux aussi vite rejetées. Les personnes concernées ne voulaient pas être définies par leur souffrance. Nombre d'entre elles ne souffraient pas d'ailleurs, elles n'étaient pas *malades* ou l'étaient juste de temps en temps dans la semaine, dans la journée. « Nous sommes des personnes, des personnes vivantes, des personnes vivant avec le virus du sida. » Bref : le propos, pour quelqu'un de séropositif au VIH, était de vivre avec, d'apprendre à vivre avec, à le gérer tant bien que mal, à ne pas en être victime, à ne pas le transmettre à autrui. Le choix final : les personnes *vivant avec le VIH*.

Le mouvement associatif autour du sida a donné un nouvel élan à tout le mouvement associatif dans le domaine de la santé, y compris dans le domaine de la santé mentale. Aux États-Unis, à la place du terme *usager*, les mots *client* ou *consumer* (consommateur) ont été adoptés, justement pour souligner la relation juridique dans un système de soins largement privé. Le client était dans une relation contractuelle définie par le droit. Toute rupture du contrat de la part des professionnels les exposait à des recours – fréquents dans le système américain – de la personne à un avocat pour se défendre. En revanche, si les activistes de l'époque partageaient un ensemble de thèmes en matière de défense des droits, d'*advocacy*, d'autodétermination et d'*empowerment*, le positionnement des différentes associations par rapport au pouvoir institutionnel du système de santé variait. Les associations plus conservatrices dans le domaine de la santé mentale se réunissaient aux États-Unis dans la National Mental Health Consumers' Association, avec comme objectif principal d'améliorer l'offre de soins en partenariat avec la psychiatrie. D'autres groupes, plus critiques, se sont rassemblés dans la National Alliance of Mental Patients, pour défendre les patients contre le système psychiatrique. On note par exemple la Support Coalition International dont la première action publique a été d'organiser une contre-conférence devant la conférence annuelle de l'American Psychiatric Association à New York en 1990. Enfin, comme en France dans les années 1970, un ensemble d'acteurs prenaient un rôle directement antipsychiatrique avec la création par exemple du Network to Abolish Psychiatry; ils ne souhaitaient plus du tout se définir en tant que patients, consommateurs ou usagers de la psychiatrie; ils revendiquaient explicitement un statut de survivants, ce qui serait aujourd'hui le cas de plus de la moitié des associations nord-américaines dans le domaine de la santé mentale (Reaume, 2002).

Au niveau international, une première World Federation of Psychiatric Users s'est créée en 1991, pour ensuite devenir en 1997 le World Network of Users and Survivors of Psychiatry (WNUSP), organisme qui rassemblerait aujourd'hui des représentants de quelque cinquante pays. En 2007, la première newsletter du WNUSP reprend le slogan du mouvement associatif autour du VIH/sida : « Nothing about us without us » (Rien sur nous sans nous), pour affirmer avec vigueur le droit fondamental pour les usagers du système de santé de participer de façon systématique à la définition des politiques sanitaires et sociales les concernant.

Les associations en France

En France, si des organisations comme l'UNAFAM ou le GIA ont pu jouer un vrai rôle pour faire avancer la psychiatrie, la représentation des usagers eux-mêmes au sein du système de santé a tardé à se développer par rapport à d'autres pays occidentaux. C'est face à ce constat que l'association Revivre Paris, l'Association pour le mieux-être de l'existence (AME) et l'Association des psychotiques stabilisés autonomes se sont réunies en avril 1992 pour créer la Fédération nationale des associations d'ex-patients psy (FNAP-Psy), association qui regrouperait à ce jour cinquante-neuf associations dans toute la France et qui joue un rôle majeur en ce qui concerne la représentation des usagers au niveau institutionnel, notamment dans le système de soins. La FNAP-Psy est notamment à l'origine de la *Charte de l'usager en santé mentale*, document signé le 8 décembre 2000 par le secrétaire d'État à la Santé et aux Handicapés et par le président de la Conférence des commissions médicales d'établissement des hôpitaux psychiatriques, une étape majeure vers la pleine participation des citoyens aux services de santé qui les accompagnent, telle que définie notamment par la *Charte d'Ottawa* (Organisation mondiale de la santé, 1986). Les huit chapitres de la *Charte de l'usager en santé mentale* affirment avec insistance la nécessité de se rappeler que la personne malade est avant tout une personne, un citoyen dont le point de vue doit être à tout instant respecté :

- une personne à part entière ;
- une personne qui souffre ;
- une personne informée de façon adaptée, claire et loyale ;
- une personne qui participe activement aux décisions la concernant ;
- une personne responsable qui peut s'estimer lésée ;
- une personne dont l'environnement socio-familial et professionnel est pris en compte ;
- une personne qui sort de son isolement ;
- une personne citoyenne, actrice à part entière de la politique de santé, et dont la parole influence l'évolution des dispositifs de soins et de prévention.

Dans les structures médico-sociales, la thématique de l'expression et de la participation des usagers reçoit un nouvel élan avec la loi 2002-2 rénovant l'action sociale et médico-sociale, texte qui a cherché à renforcer la place des usagers et de leurs associations dans la vie des structures en question. La participation y est entendue comme le droit à participer à la conception, voire à la mise en œuvre, du projet d'établissement (Art. L311-3) et au fonctionnement du service *via* les conseils de la vie sociale ou autres formes de contribution (Art. L311-6).

La pair-aidance en France : les groupes d'entraide mutuelle et les médiateurs de santé pairs

Dans le même esprit, la loi de 2005 pour l'égalité des droits et des chances, la participation et la citoyenneté des personnes handicapées crée les groupes d'entraide mutuelle (GEM). Les personnes souffrant de troubles psychiques, cognitifs ou de toute lésion cérébrale acquise ont été encouragées à développer des associations d'usagers sans qu'il y ait participation directe des soignants. Un bilan réalisé par la Caisse nationale de solidarité pour l'autonomie (CNSA) en septembre 2009 sur 326 GEM fait apparaître que plus de la moitié des GEM sont constitués en associations d'usagers (61 %). Fin 2016, on compterait selon la CNSA quelques 430 GEM en France (Caisse nationale de solidarité pour l'autonomie, 2017), chacun avec son histoire, mais avec en principe un objectif commun : s'appuyer sur l'entraide et l'expertise d'expérience pour lutter contre l'isolement et prévenir l'exclusion sociale, avec l'organisation d'activités quotidiennes vécues dans la cité et non en milieu de soins. La notion de *pair-aidance* serait au centre du propos : « Les GEM reposent sur la philosophie de la pair-aidance, c'est-à-dire du soutien par les pairs qui rencontrent des difficultés similaires et sont donc à même d'apporter un soutien, une écoute, un partage d'expériences autour des troubles et du parcours de chacun. La pair-aidance part aussi du principe que chaque personne est experte, de par son expérience, de la maladie. À travers ce partage, c'est la sortie de l'isolement qui est recherchée, la reconstruction du lien social et un mieux-être pour les personnes. En regroupant des personnes ayant des difficultés communes, les GEM valorisent le soutien mutuel et facilitent le lien social, tant à l'intérieur qu'à l'extérieur » (Caisse nationale de solidarité pour l'autonomie, 2017).

La transformation du rôle de l'usager en s'appuyant sur le principe de pair-aidance se trouve aujourd'hui encore plus renforcée en France avec les premiers programmes de formation et d'intégration dans les services de soins de médiateurs de santé pairs en santé mentale. Après de premières expériences à Marseille avec l'équipe de santé communautaire AP-HM/Médecins du monde et à Lille avec le Centre collaborateur de l'Organisation mondiale de la santé pour la recherche et la formation en santé mentale (CCOMS), un programme expérimental s'est mis en place dans les régions Île-de-France, PACA et Nord-Pas-de-Calais, avec l'intégration de vingt-neuf médiateurs de santé-pairs (MSP) dans quinze services de psychiatrie et d'insertion sociale. Les difficultés rencontrées sont importantes : deux ans plus tard, sur les vingt-neuf MSP de départ, seulement la moitié ont réussi à se forger une place dans les services où ils ont été recrutés (Demailly, et al., 2014).

Comme le souligne Helen Glover, médiatrice de santé pair australienne, faire réellement bouger les pratiques professionnelles bien institutionnalisées est loin d'être évident, même pour les institutions qui s'y engagent avec conviction : « En Australie, et ceci est peut-être vrai de bien d'autres pays, il est rare de trouver un service de santé mentale moderne qui n'ait pas réorienté le cadre de ses services et dispositifs vers "le rétablissement" et "l'inclusion sociale" et ne soit pas focalisé sur l'*empowerment* et la formation tout au long de la vie. Bien que ceci soit très encourageant, on doit se demander si le changement d'appellation de la démarche des prestations a réellement modifié l'idéologie et la pratique de soins et de protection traditionnelles qui ont été et demeurent au centre de la majeure partie de l'offre de services de santé mentale » (Glover, 2012).

Quoi qu'il en soit, la vigilance d'associations d'usagers indépendantes du système de soins et d'accompagnement demeure essentielle. Comme l'affirme l'association Advocacy en France, le regard et le soutien d'un tiers extérieur sont souvent incontournables pour permettre aux différents points de vue de trouver un ajustement dans un dialogue respectueux.

Par ailleurs, si la présence associative des usagers dans le système de santé et au sein des structures médicosociales et sociales a fait des avancées significatives depuis les premiers textes de loi en ce sens en 1996, on ne doit jamais sous-estimer l'importance des nombreuses associations qui se consacrent plus spécialement à l'entraide et à l'*empowerment* des personnes vivant avec un trouble psychique particulier, que ces personnes se trouvent dans le système de soins ou en milieu ordinaire. On pense notamment aux associations telles que France Dépression, France Alzheimer, Argos 2001 (troubles bipolaires), Schizo Oui, l'Association française de personnes souffrant de troubles obsessionnels compulsifs (AFTOC), Alcooliques anonymes, l'Autosupport des usagers de drogue (ASUD), le Réseau des entendeurs de voix REV France…

Et c'est bon pour la santé mentale

La revendication du mouvement des usagers pour une politique de santé mentale basée sur la notion de rétablissement commence enfin à avoir un véritable impact au niveau institutionnel. Le concept de rétablissement est dorénavant affirmé comme objectif principal dans les politiques de soin en santé mentale dans de nombreux pays occidentaux : aux États-Unis, en Nouvelle-Zélande, au Royaume-Uni, en Australie, en Irlande, au Canada. On ne peut cependant conclure sans rappeler aussi l'impact de cet engagement associatif sur les personnes directement concernées. Au Canada par exemple, une série d'études menées récemment a comparé les parcours de personnes qui ont pu participer aux actions associatives avec ceux de personnes qui n'y ont pas participé. Les deux groupes étaient comparables au départ au niveau démographique et en termes de diagnostic psychiatrique et d'utilisation des services de psychiatrie. À neuf mois, les personnes qui avaient participé aux actions associatives avaient moins utilisé les services d'urgence psychiatrique. À dix-huit mois, elles bénéficiaient d'une amélioration significative en termes de soutien social et de qualité de vie, comptabilisaient moins de jours d'hospitalisation psychiatrique et étaient davantage en emploi ou en formation (Nelson et al., 2006). Quoi qu'il en soit, s'inscrire dans une démarche associative semble porter ses fruits.

Références

Ciompi, L. (1980). « The natural history of schizophrenia in the long term ». *British Journal of Psychiatry, 136*(5), 413–420. https : //doi.org/10.1192/bjp.136.5.413.

Caisse nationale de solidarité pour l'autonomie. (2017). *Les GEM, Groupes d'entraide mutuelle.* Paris : Cahiers pédagogiques de la CNSA.

Deegan, P. (1993). « Recovering our sense of value after being labeled mentally ill ». *Journal of Psychosocial Nursing and Mental Health Services, 31*(4), 7–11.

Demailly, L., Bélart, C., Déchamp Le Roux, C., Dembinski, O., Farnarier, C., Garnoussi, N., Soulé, J. (2014). « Le dispositif des médiateurs de santé pairs en santé mentale : une innovation controversée ». In *Rapport final de la recherche évaluative qualitative sur le programme expérimental 2012-2014.* Lille : CLERSE USTL Lille 1, CCOMS, EPSM Lille-Métropole.

DeSisto, M. J., Harding, C. M., McCormick, R. V., Ashikaga, T., & Brooks, G. W. (1995). « The Maine and Vermont three-decade studies of serious mental illness, I. : Matched comparison of cross-sectional outcome ». *British Journal of Psychiatry, 167*, 331–338.

Glover, H. (2012). « Rétablissement, apprentissage/formation tout au long de la vie, *empowerment* et inclusion sociale : un nouveau paradigme se fait-il jour ? ». In T. Greacen & E. Jouet (Eds.), *Pour des usagers de la psychiatrie acteurs de leur propre vie : rétablissement, inclusion sociale, empowerment.* Toulouse : érès.

Harding, C. M., Brooks, G. W., Ashikaga, T., Strauss, J. S., & Breier, A. (1987). « The Vermont Longitudinal Study of persons with severe mental illness, I. : Methodology, study sample, and overall status 32 years later ». *American Journal of Psychiatry, 144*(6), 718–726.

Huber, G., Gross, G., Schüttler, R., & Linz, M. (1980). « Longitudinal studies of schizophrenic patients ». *Schizophrenia Bulletin, 6*(4), 592–605.

Jablensky, A., Sartorius, N., Ernberg, G., Anker, M., Korten, A., Cooper, J. E., Bertelsen, A. (1992). « Schizophrenia : Manifestations, incidence and course in different cultures. A World Health Organization ten-country study ». *Psychological Medicine, Monograph Supplement, 20*, 1–97.

Nelson, G., Ochocka, J., Janzen, R., & Trainor, J. (2006). « A longitudinal study of mental health consumer/survivor initiatives : Part 2—A quantitative study of impacts of participation on new members ». *Journal of Community Psychology, 34*(3), 261–272.

Organisation mondiale de la santé. (1986). *Charte d'Ottawa*. www.euro.who.int/_data/assets/pdf_file/0003/129675/Ottawa_Charter_F.pdf.

Pinel, P. (1809). *Traité médico-philosophique sur l'aliénation mentale* (2e édition). Paris : Brosson.

Rappaport, J. (1981). « In praise of paradox : A social policy of empowerment over prevention ». *American Journal of Community Psychology, 9*(1), 1–25.

Reaume, G. (2002). « Lunatic to patient to person ». *International Journal of Law and Psychiatry, 25*(4), 405–426.

Repper, J., & Perkins, R. (2003). *Social Inclusion and Recovery : A Model for Mental Health Practice*. Londres : Bailliere.

Slade, M. (2009). *Personal Recovery and Mental Illness : A Guide for Mental Health Professional*. Cambridge University Press.

WHO. (2007). *Recovery from Schizophrenia : An International Perspective, A Report from the WHO Collaborative Project, the International Study of Schizophrenia*. Oxford University Press.

Réhabilitation psychosociale et politique de santé

Chapitre 17

Jacques Pellet, Yann Boulon, Fabienne Chatelard, Roger Gayton, Catherine Massoubre

PLAN DU CHAPITRE

Introduction

Fille de la loi de 2005 pour l'égalité des droits et des chances, la participation et la citoyenneté des personnes handicapées, elle-même fruit d'une longue évolution, la réhabilitation psychosociale (RPS) des handicapés psychiques gagne progressivement du terrain dans les pratiques courantes. Elle vise, dans le cadre du droit commun, au retour ou au maintien d'une vie la plus autonome et la plus heureuse possible dans la communauté, et au rétablissement. Dans le cas du handicap de personnes atteintes de troubles schizophréniques, exemple pris dans ce texte, ce but, tant s'en faut, n'est pas toujours atteint. Notons que l'autonomie ne peut être décrétée à l'égard de l'individu. Mais elle peut être érigée en norme sociale, faire partie des idéaux des familles et des intervenants et influer sur leurs attitudes au cours des accompagnements ou du soin. Les capacités de la personne handicapée peuvent en être sur ou sous-estimées. Elle-même se dévalorise assez souvent sous l'effet de l'autostigmatisation.

Sur le plan épistémologique, le développement des neurosciences a conduit à passer du paradigme du fonctionnement psychique à celui du fonctionnement cognitif, et de la douleur existentielle à la souffrance psychique due à une incapacité. Le focus s'est progressivement déplacé de la folie vers la psychose, puis vers une constellation comprenant symptômes positifs, négatifs, cognitifs et handicap. Cette évolution ne devrait pourtant pas conduire à se désintéresser de la vie intérieure en tant que telle, au motif qu'elle pourrait difficilement faire l'objet de critères opérationnels. La subjectivité, qui a la vie dure, réapparaît à travers certaines conceptions du rétablissement et peut faire l'objet d'aides psychothérapeutiques.

Le handicap psychique *émerge* d'une relation entre l'individu et son environnement. Il est en situation. Du côté de l'individu interviennent essentiellement les troubles cognitifs, les symptômes résiduels, les effets secondaires des traitements, les facteurs de personnalité ou motivationnels. Le niveau global des ressources cognitives peut être un des facteurs explicatifs du fait que toutes les personnes handicapées ont des chances inégales d'évoluer favorablement. Du côté de l'environnement, les exigences du milieu, mais aussi les possibilités de réalisation qu'il offre, les préjugés et la stigmatisation sont les facteurs principaux. L'édification d'un profil *handicapé-milieu*, description fine de cette *constellation*, garant théorique de la mise sur pied de programmes individualisés, est complexe lorsqu'on a affaire à une population importante et qu'on ne souhaite pas tirer de ces profils des conclusions *mécaniques*.

Actuellement, le champ de la RPS tend, sous l'influence des organismes de planification et de financement, à se scinder en un secteur sanitaire et un secteur social. Dans le premier, on retrouve la gestion des traitements psychotropes, ligne de base préalable à toute réhabilitation (à condition d'être prescrits à la juste dose et d'être bien suivis) et des techniques de remédiation, destinées à améliorer les performances cognitives, modifier les attitudes vis-à-vis de la maladie et rendre plus aisées les relations aux autres. Dans le second, figure tout ce qui concerne l'aide au logement (accession ou maintien) dans sa forme la plus adaptée, la réinsertion professionnelle, l'accès à la vie culturelle et les structures mises en place par les familles et les handicapés eux-mêmes. Cette façon d'envisager la RPS peut pérenniser un clivage ancien et rendre malaisée le développement des réseaux de soins communautaires, qui s'appuient largement en France sur un tissu associatif avec lequel il est indispensable de travailler à la création ou au maintien d'un socle de valeurs partagées. Elle peut aussi correspondre à un système dans lequel le secteur sanitaire se chargerait de la *réparation* de la personne handicapée, le secteur social remplissant ensuite ses missions avec l'appui, selon les cas, d'un *case manager*, d'une équipe mobile, d'un service d'accompagnement médicosocial pour adultes handicapés (SAMSAH) ou d'un service d'aide à la vie sociale (SAVS). Un autre schéma organisationnel est cependant possible : la création d'un réseau entre les professionnels des deux secteurs, dans l'idée d'un travail de remédiation en situation écologique. Les neuropsychologues ont ici une importance particulière. La création d'une culture de travail commune pourrait en être facilitée. Des exemples de cette structuration existent, mais devraient être étendus.

Les méthodes du secteur sanitaire de la RPS

Elles s'adressent globalement à la remédiation des dysfonctionnements cognitifs et psychosociaux. Les atteintes des compétences perceptives, attentionnelles, visuo-spatiales, linguistiques, mnésiques et des fonctions exécutives ont été largement décrites. Chez les personnes présentant une schizophrénie, elles varient, selon les fonctions, entre 0,5 et 1,5 écart-type en-dessous de la normale, à tous les stades de la maladie. Il est bien établi que ces troubles sont largement indépendants des symptômes positifs, à un moindre degré des symptômes négatifs et de la désorganisation et ont plus d'impact dans la vie quotidienne que les premiers (Wykes et al., 2011). Les troubles cognitifs s'exprimeraient par l'intermédiaire des capacités fonctionnelles et de la cognition sociale (Morin et Franck, 2017). Les premières seraient largement reliées à la mise en œuvre des fonctions exécutives dans un environnement donné. La seconde (Couture, Granholm, et al., 2011) impliquerait un modèle complexe, mettant en jeu la neurocognition envisagée comme un tout, la théorie de l'esprit, les compétences sociales, et les symptômes négatifs. Toutefois, les différents modèles n'expliquent pas plus de 50 % de la variance. Les troubles neurocognitifs ont entraîné la mise au point de thérapies de remédiation cognitive, les troubles de la cognition sociale et les biais d'attribution, l'utilisation des thérapies cognitivo-comportementales. La nécessité d'informer le patient et sa famille et d'améliorer l'observance a ouvert la voie à l'éducation thérapeutique. L'interdépendance entre ces dimensions justifierait la prescription des différentes techniques *en bloc*. Nous nous limiterons ici à une réflexion sur la remédiation cognitive, terrain le plus propice à une discussion dans le cadre d'un propos général.

Les méthodes de remédiation cognitive (RC) varient dans leurs structures, durées et intensités, mais obéissent à trois principes : entraînement progressif papier-crayon ou sur ordinateur; *monitoring* en groupe et/ou avec un thérapeute pour promouvoir un niveau métacognitif de compréhension des stratégies apprises pendant l'entraînement; généralisation correspondant au transfert des acquis dans la vie quotidienne. Deux revues (Best et Bowie, 2017; Wykes et al., 2011) rapportent des tailles d'effet modérées (de l'ordre de 0,4). La RC est supérieure à des programmes de thérapie de soutien intensif sans réentraînement cognitif. La taille d'effet peut atteindre 0,8 si le thérapeute est expérimenté, impliqué et apte à soutenir et à renforcer l'entraînement et le *monitoring*, et lorsque sont offertes des possibilités de mise en œuvre dans le monde réel. Ainsi, le *gold standard* serait un réentraînement cognitif *aidé*. Si l'investissement des thérapeutes est un élément important de réussite, la *dose de thérapeute* devrait être contrôlée dans les protocoles et l'alliance thérapeutique faire partie des variables à analyser.

L'impact subjectif de la remédiation cognitive a été peu étudié. Un travail (Rose et al., 2008) a confirmé l'intérêt des patients pour la méthode, le regret de voir la session se terminer, l'amélioration subjective de la capacité de penser, l'importance de la relation avec un thérapeute empathique et, dans notre expérience, la demande de nouvelles sessions de peur que le bénéfice ressenti ne disparaisse. La même publication rapporte aussi des effets adverses, notamment la baisse de l'estime de soi lors de la prise de conscience des difficultés à effectuer les tâches (indépendamment de leur réussite) et un sentiment d'échec lorsque l'entraînement n'apporte pas de bénéfice ressenti.

De nombreuses questions se posent encore : quelle est la *dose minimum efficace* de remédiation ? Est-ce la *dose* à partir de laquelle on observe un effet ou celle qui permet de retrouver un niveau *normal* ? Correspond-elle à celle au-dessus de laquelle il n'y a pas d'effet supplémentaire ? Est-elle variable suivant les sous-groupes (et comment les définir) ? Comment s'effectue la généralisation ? Y aurait-il un intérêt supérieur à ce que la remédiation soit effectuée directement dans la *vraie vie* ? Faut-il mettre en œuvre une prise en charge généralisée à tous et comment ? Cibler des groupes ? Expérimenter d'autres types d'entraînements, par exemple, à domicile, *via* l'utilisation de tablettes ou d'ordinateurs avec supervision ? Comment définir les professions habilitées à pratiquer ?

Dans un autre ordre d'idée, identifier ceux qui pourraient ne pas avoir besoin de remédiation ou de l'ensemble des méthodes est une question qui ne semble pas avoir fait l'objet d'études, malgré l'importance des listes d'attente. Reste celle, cruciale, des effets à long terme, peu étudiés au-delà de deux ans, peut-être en rapport avec la durée des contrats de recherche et la difficulté des études de pratique courante. Une étude (Buonocore et al., 2017) avec un recul de cinq ans a comparé deux groupes effectuant trois mois de remédiation cognitive puis six mois de réhabilitation centrée sur les habilités sociale et la psychoéducation. À l'issue de cette phase, les participants ont été randomisés et l'un des groupes a bénéficié d'une année supplémentaire de réhabilitation. Les auteurs ont constaté, à cinq ans, une baisse des performances dans l'autre groupe, comparativement à celui ayant eu un entraînement prolongé. Notre équipe a également constaté un estompage des acquisitions dans un petit groupe de patients, quatre ans après la fin de six mois de remédiation cognitive sans adjonction d'autres techniques (Chesnoy et al., 2011). Mais après quelques séances centrées sur les fonctions exécutives, le niveau de performance de fin de traitement était récupéré.

De nombreuses interrogations demeurent car les techniques de réhabilitation et remédiation cognitive sont encore jeunes. Les études s'appuient, notamment en ce qui concerne la remédiation cognitive, sur un modèle computo-symbolique de l'esprit humain. La pensée y est comparée à des traitements effectués par des processus cognitifs menant à une représentation du monde. Or, d'autres modèles existent; une conception incarnée de la cognition se développe actuellement en psychiatrie. La cognition est envisagée comme s'inscrivant dans le corps d'un individu interagissant avec son environnement et sous-tendue par un couplage sensori-moteur. Récemment, des troubles de ce couplage et de la simulation ont été mis évidence chez des patients schizophrènes (Sevos, Grosselin, et al., 2016) pouvant apporter un éclairage sur leurs difficultés d'agir dans leur environnement. Il faudra, à l'avenir, évaluer l'incidence de ce couplage sur les performances cognitives et les actions de la vie quotidienne, et développer des prises en charge portant directement sur son amélioration.

Le volet social de la réhabilitation

Il concerne la réinsertion professionnelle, le logement et le projet personnel de vie.

La réinsertion professionnelle en milieu ordinaire

Réinsérer en milieu ordinaire n'est pas une réelle nouveauté. Le travail en milieu naturel est un vecteur d'autonomie, d'estime et de réalisation de soi. Il renforce le sentiment d'appartenance et les liens sociaux. Les personnes handicapées qui le souhaitant devraient pouvoir en bénéficier. Mais c'est un défi à relever, sachant qu'à peine 20 % des personnes présentant un handicap lié à la schizophrénie travaillent. Or, deux tiers le souhaiteraient. Encore largement prédominant, le travail protégé est concurrencé par le modèle du soutien à l'emploi (IPS) (Latimer, 2008) qui procède par *immersion* dans le milieu professionnel *normal*. Fortement implanté en Belgique en Suisse et au Canada, il se développe en France, entre autres sous couvert du récent appel à projet sur l'emploi accompagné. Le principe fondateur est de proposer directement un emploi à une personne handicapée qui le souhaite, après un bilan d'employabilité et parfois un temps court de formation. En règle générale, il n'y a pas de sélection, même en cas d'incapacité grave. Le bénéficiaire dispose d'un soutien réactif sans limite dans le temps, par des *référents emploi*, normalement fortement articulés avec les équipes médicales. D'après Latimer (2008), c'est une approche plus efficace à deux ans que les autres, avec des taux d'insertion de 50 % au départ. Les bénéficiaires sont satisfaits de cet accompagnement et les risques psychologiques limités. Les critiques qui ont pu être émises sont les suivantes : bien que plus de personnes en profitent, 30 à 50 % des bénéficiaires ne trouvent pas d'emploi et les emplois ne sont pas conservés plus longtemps que dans d'autres approches en milieu ordinaire. De plus, ils sont souvent peu qualifiés et le dispositif ne réduit pas les coûts de santé.

Nous avons pu comparer, dans le cadre d'une étude pilote, cette approche avec celle que nous pratiquons depuis trente ans qui comprend une phase d'accompagnement avant emploi de huit mois (bilan, remise à niveau de l'employabilité, aide à la recherche d'emploi). Le taux de réinsertion, stable, est de 25 %. Le protocole IPS a permis de le porter à 50 %, ramené à 29 % à douze mois, chiffre final comparable à celui de notre pratique habituelle. Dans notre expérimentation, le modèle IPS a massivement concerné (83 %) des personnes avec un niveau de scolarité inférieur au premier cycle, qui décrochaient de notre programme habituel, trop scolaire à leurs yeux.

Le maintien des deux options selon la demande et le profil des personnes semble à privilégier, avec dans les deux cas un besoin de renforcement de l'accompagnement post-insertion, en fonction de l'état du marché du travail et de l'ouverture d'esprit des employeurs potentiels vis-à-vis de l'emploi d'handicapés psychiques. Enfin la complexité et la rigidité de l'organisation administrative mettent à mal la garantie de ressources financières des personnes à l'occasion d'une reprise d'emploi et sont un facteur limitant.

Le logement

Un autre levier de la réhabilitation sociale est l'hébergement. La loi de 2005, qui met l'accent sur la priorité donnée au projet personnel de vie, a entraîné un changement dans le secteur du logement protégé. Dans la métropole de Saint-Étienne (400 000 habitants), tous les établissements médicosociaux (EMS) offrant des hébergements protégés ont vu fondre leurs listes d'attente (au point d'avoir de la difficulté à remplacer les départs), sans qu'il y ait pourtant eu de création de nouvelles places.

S'agit-il d'une conséquence de la création des SAMSAH, favorisant le maintien dans un logement autonome ? Dans un contexte de restriction financière, les familles gardent-elles davantage la personne handicapée à domicile ou dans un logement, afin d'utiliser une partie de l'allocation pour adulte handicapé ? Plus probablement, bénéficiaires et familles, conscients de leurs droits, se détournent d'hébergements tels que les foyers, considérés comme aliénants, quitte à formuler parfois des demandes irréalistes. Cette désaffection a engendré le développement de maisons relais, de baux glissants et d'appartements de transition, utilisés comme étape vers un logement non protégé, le tout assorti d'un suivi par des SAMSAH et des infirmiers libéraux ou de secteur pour administrer les traitements. Cette prise en charge est proche du modèle PACT (Programme de traitement intensif dans la communauté). Cela ne doit pas se faire au détriment des bénéficiaires, au nom d'une pression continue vers l'autonomie, qui trouve ses limites en particulier pour les handicapés vieillissants.

D'autres dimensions institutionnelles sont à prendre en compte. Les contraintes propres au système hospitalier limitent la pratique des séjours de rupture. La gestion des crises aiguës se heurte à l'encombrement des services d'urgence. Enfin, les pouvoirs publics se retournent vers les EMS à la suite du rapport Piveteau de 2014 et de l'affaire « Amélie », où le tribunal administratif avait condamné l'État pour carence d'assistance à une personne autiste. Une forte pression s'exerce sur les EMS afin qu'ils trouvent des solutions pour les cas les plus difficiles, et toujours à moyens constants. Mais faute de structures adaptées et malgré la mise en place de réseaux d'assistance mutuelle entre EMS, certaines personnes handicapées se retrouvent hébergées loin de leur milieu familial, parfois jusqu'en Belgique. D'autres pistes se dessinent comme la création de groupements de coopération sociale et médicosociale permettant de mutualiser les moyens. Toutefois, cette dernière approche ne peut régler toutes les difficultés

Réhabilitation psychosociale et projet personnel

La loi de 2005 place la personne handicapée au sein du dispositif et insiste sur la nécessité de mettre en place des projets de vie tenant compte de ses désirs. Or, les enquêtes sur la qualité de vie des personnes présentant (ou ayant présenté) des troubles psychotiques mentionnent régulièrement une insatisfaction majeure dans le secteur de la vie amoureuse et sexuelle (Bushong et al., 2013; Thornicroft et al., 2002) et plus accessoirement dans celui des ressources financières. Elles insistent également sur l'importance des relations avec les proches et les services dans la communauté. Mettre l'individu au sein du dispositif est donc un vaste champ de réflexion qui devrait interroger les pratiques institutionnelles. Par ailleurs, que faire lorsque ses désirs sont d'ordre passif? Comment ne pas les assimiler à un manque de motivation? Comment les prendre en compte et les accepter? Ce cas de figure peut être rencontré, entre autres, chez des personnes d'une cinquantaine d'années vivant dans un milieu protégé, vécu comme trop stimulant pour elles, et qui expriment le souhait d'aller vivre en maison de retraite et qu'on leur f… la paix. Ce projet de vie est, à nos yeux, aussi respectable qu'un autre; il doit donc être mis en œuvre, d'autant que les suivis réalisés par les équipes qui s'occupaient de ces personnes auparavant indiquent qu'elles sont plus heureuses dans ce cadre de vie. Et que faire aussi devant des projets qui *collent aux désirs* de l'équipe soignante, ou totalement irréalistes et faisant courir un danger à la personne? Aucune réponse n'est protocolisée, et seule une coopération de l'ensemble des acteurs, associée à une alliance thérapeutique véritable, permettra d'accompagner la personne dans la réalisation de son projet et, en cas d'échec, de le retravailler afin qu'il soit plus *réalisable*. Il est parfois cependant nécessaire d'accepter plusieurs échecs et, à l'extrême, de mettre en œuvre une solution ne correspondant ni aux souhaits des bénéficiaires, ni à ceux des accompagnants.

Rétablissement et réhabilitation

Originaire d'Amérique du Nord dans les années 1980 (avec toutefois une formalisation plus récente), le concept de rétablissement est, comme la réinsertion professionnelle en milieu ordinaire, en voie de prendre rapidement une place considérable. C'est un concept à double face, avec une définition médicale et une définition émanant de mouvements communautaires et militants. Ces définitions ne coïncident pas forcément, ce qui amène à mettre d'emblée l'accent sur le caractère de co-construction du processus thérapeutique.

La première considère le rétablissement comme palier d'un résultat. Elle est normative, avec des critères d'évaluation externes tels que l'absence de symptômes ou des symptômes mineurs et un fonctionnement social « normal » : emploi en milieu ordinaire, vie autonome quant à l'argent, à l'hygiène et à la prise de médicaments, activités sociales avec des pairs et activités de loisirs. (Liberman et al., 2002). On est proche du concept de rémission. Là encore, la vie amoureuse est absente alors qu'il s'agit d'un secteur de la vie assez facile à aborder en entretien. Ces critères procèdent d'une certaine logique d'adaptation sociale et répondent principalement à ce que l'on appelle la qualité de vie objective. L'accès au rétablissement peut se faire avec des techniques psychothérapiques de réhabilitation, qui sont prescriptives. Elles portent sur la reconnaissance par le patient de ses propres symptômes, l'insight et la création d'un modèle internalisé, appris, dépendant du modèle médical et de la norme psychosociale. Cela ne veut pas dire que ce modèle n'est pas utile. Les chimiothérapies psychotropes le sont aussi.

La seconde définition peut être considérée comme l'émergence d'un concept en convergence avec l'exercice de la citoyenneté et l'action des mouvements d'usagers, eux-mêmes acteurs d'une culture de l'individualisme.

Pour Anthony (2000, p. 159), le rétablissement est « un processus profondément personnel au cours duquel on change ses attitudes, ses valeurs, ses sentiments, ses buts, ses habiletés ou ses rôles. C'est une façon de vivre une vie empreinte d'espoir, utile et qui procure de la satisfaction. Le rétablissement implique la construction d'un nouveau sens, d'une nouvelle finalité à sa vie à mesure que l'on surmonte les effets catastrophiques des incapacités dues à la maladie mentale ».

Cette définition insiste sur l'autonomie, le respect des désirs du patient devenu un usager, et l'expérience de la maladie comme maturation, épisode qu'on aurait certes préféré ne pas traverser, mais avec lequel on accepte de vivre. Il peut même constituer un objet interne auquel on peut se référer. Ce processus pourrait s'apparenter à ce qu'en psychanalyse on appelle le deuil des fantasmes de toute-puissance infantile, expérience humaine universelle. Une caractéristique fondamentale, dans cette vision du rétablissement, est que les mécanismes qui le permettent défient les classifications. Bien qu'on ait pu en identifier des étapes, comment catégoriser par exemple 350 manières individuelles de gérer les symptômes (Péneau, 2014) ? Les exemples de rétablissement qui nous sont donnés passent par le retour d'une narrativité personnelle, qu'il convient cependant de ne pas esthétiser, par un renouement avec sa propre subjectivité et donc sa propre liberté d'être humain, néanmoins limitée par essence. Le processus de rétablissement est sans doute une démarche exigeante sur le plan des ressources internes puisque l'accent est mis sur la possibilité d'une reprise en main de sa vie, à la limite sans aide particulière. Or, tous ceux qui traversent un processus schizophrénique n'ont sans doute pas les mêmes ressources que tous ceux qui sont capables de recourir, seuls, à l'écrit ou à la création artistique. Cela ne veut pas dire qu'ils n'aspirent pas au rétablissement. Certaines méthodes peuvent être proposées à la personne pour qu'elle puisse se centrer sur elle-même avec bienveillance, comme des psychothérapies de soutien psychodynamique (Rosenbaum et al., 2012) ou la méditation, méthodes évaluées dans le cadre de la psychose. À notre sens, l'intérêt de telles pratiques est qu'elles sont aussi des voies de connaissance de soi à la disposition de tout être humain, handicapé ou pas. Mais est-on toujours dans la RPS ? Sans doute oui, mais envisagée sous une forme holistique.

Enfin, le rétablissement n'est pas un processus linéaire. Des décompensations peuvent survenir pendant le parcours. La personne, handicapée mais rétablie, peut perdre de vue qu'elle conserve des fragilités, qu'elle peut ne pas être totalement lucide vis-à-vis d'elle-même, et qu'elle peut retrouver, pour un temps, le statut de patient. C'est le lot potentiel, et douloureux, des personnes présentant des affections chroniques, même en dehors de la psychiatrie.

RPS et approche populationnelle

En prenant l'exemple de la population de la région Auvergne-Rhône-Alpes, avec 11 % de la population française, si nous retenons une prévalence optimiste de 0,5 % des troubles schizophréniques, nous atteignons potentiellement au moins 30 000 candidats à un suivi. Il est donc probable que pour longtemps, seule une fraction de ces personnes pourra être prise en charge, même quand la RPS fera partie des soins courants. Il faudra peut-être accepter de privilégier l'accès à tel ou tel groupe d'individus. Mais sur quels critères ? Et avec quelle éthique ?

Nous assistons aussi à des mouvements de libéralisation des politiques publiques en charge de la santé, de l'exclusion, de l'insertion, au travers de l'importance croissante des logiques d'appels d'offre. Si ces modalités ne sont pas à rejeter en bloc, le poids majeur accordé aux critères financiers l'est au détriment de l'implication territoriale des acteurs, de la connaissance qu'ils ont de leur environnement. De même, une évolution trop restrictive des taux directeurs pourrait bien, à terme, être en définitive préjudiciable aux bénéficiaires.

Remerciements

Nos remerciements à mesdames Grosselin et Sevos pour les relectures de ce texte et pour leurs précieuses suggestions.

Références

Anthony, W. A. (2000). A recovery-oriented service system : Setting some system-level standards. *Psychiatric Rehabilitaion Journal*, *24*(2), 159–168.

Best, M. W., & Bowie, C. R. (2017). A review of cognitive remediation approaches for schizophrenia : From top-down to bottom-up, brain training to psychotherapy. *Expert Review Neuroterapeutics*, *17*, 713–723.

Buonocore, M., Spangaro, M., Bechi, M., Baraldi, M. A., Cocchi, F., Guglielmino, C., Cavallero, R. (2017). Integrated cognitive remediation and standard rehabilitation therapy in patients of schizophrenia : Persistence after 5 years. *Schizophrenia Research*. in press https://doi.org/10.1016/j.schres.2017.05.022.

Bushong, M. E., Nakonezny, P. A., & Byerly, M. J. (2013). Subjective quality of life and sexual dysfunction in outpatients with schizophrenia or schizoaffective disorder. *Journal of Sex &Marital Therapy*, *39*(4), 336–346.

Chesnoy, G., Grosselin, A., Royer, A., Massoubre, C., Lang, F., Pellet, J., Brouillet, D. (2011). Étude du maintien à long terme des effets de la remédiation cognitive dans la schizophrénie. *L'Encéphale*, *37*, S1. 7 (CO13).

Couture, S. M., Granholm, E. L., & Fish, S. C. (2011). A path model investigation of neurocognition, theory of mind, social competence, negative symptoms and real-world functioning in schizophrenia. *Schizophrenia Research*, *125*, 152–160.

Latimer, E. (2008). In *Le soutien à l'emploi de type «placement et soutien individuel» pour les personnes atteintes de troubles mentaux graves : sa pertinence pour le Québec : monographie* (pp. 1–73). AETMIS MO-2008-01.

Liberman, R. P., Kopelowicz, A., Ventura, J., & Gutkind, D. (2002). Operational criteria and factors related to recovery from schizophrenia. *International Review of Psychiatry*, *14*(4), 256–272.

Morin, L., & Franck, N. (2017). Rehabilitation interventions to promote recovery from schizophrenia : A systematic review. *Frontiers in Psychiatry*, *8*.

Péneau, E. (2014). *De la psychose irréversible au rétablissement dans la schizophrénie : paradigmes psychiatriques et idée de guérison*, Thèse de doctorat d'exercice, sous la direction de N. *Franck*, *université Claude Bernard Lyon*, *1*. www.sudoc.fr/182803481.

Rose, D., Wykes, T. I. L., Farrier, D., Doran, A. M., Sporle, T. I. M., & Bogner, D. (2008). What do clients think of cognitive remediation therapy? A consumer-led investigation of satisfaction and side effects. *American Journal of Psychiatric Rehabilitation*, *11*, 181–204.

Rosenbaum, B., Harder, S., Knudsen, P., Køster, A., Lindhardt, A., Lajer, M., Winther, G. (2012). Supportive psychodynamic psychotherapy versus treatment as usual for first-episode psychosis : Two-year outcome. *Psychiatry Interpersonal & Biological Processes*, *75*, 331–341.

Sevos, J., Grosselin, A., Brouillet, D., Pellet, J., & Massoubre, C. (2016). Is there any influence of variations in context on object-affordance effects in schizophrenia? Perception of property and goals of action. *Frontiers in Psychology*, *7*.

Thornicroft, G., Leese, M., Tansella, M., Howard, L., Toulmin, H., Herran, A., Schene, A. (2002). Gender differences in living with schizophrenia. A cross-sectional European multi-site study. *Schizophrenia Research*, *57*(2), 191–200.

Wykes, T., Huddy, V., Cellard, C., McGurk, S. R., & Czobor, P. (2011). A meta-analysis of cognitive remediation for schizophrenia : Methodology and effect sizes. *American Journal of Psychiatry*, *168*, 472–485.

Implantation et développement de la réhabilitation psychosociale en France

Chapitre 18

Élisabeth Giraud Baro

PLAN DU CHAPITRE

Introduction

La France n'a pas été pionnière pour promouvoir des soins de réhabilitation psychosociale.

La réhabilitation psychosociale est habituellement définie comme l'ensemble des actions mises en œuvre auprès des personnes souffrant de troubles psychiques dans le cadre d'un processus visant à favoriser leur autonomie et leur indépendance dans la communauté. Ainsi, la réhabilitation est définie tant par son déroulement, « somme des actions à développer pour optimiser les capacités persistantes d'un sujet », que par son but, « améliorer le fonctionnement de la personne pour qu'elle puisse remporter des succès et éprouver des satisfactions dans un milieu de son choix et avec le moins d'interventions professionnelles possibles » (Anthony et al., 2004).

Mais, la réhabilitation psychosociale est également un mouvement politique qui a fait suite à la désinstitutionnalisation aux États-Unis, et a associé les usagers de la psychiatrie se retrouvant dans la communauté, leurs proches et des professionnels, en recherche, ensemble, de solutions pragmatiques aux problèmes posés par la situation de *handicap psychique* dans la société (Anthony et Liberman, 1986).

Le malentendu français à propos de la réhabilitation psychosociale a duré jusqu'aux années 2000, opposant la spécificité des interventions de réhabilitation à la continuité des soins prônée par la pratique dite « de secteur » (Giraud-Baro, 2007).

À partir des années 2000, une profonde évolution s'est en effet produite avec l'avènement du concept de handicap psychique et la prise de parole des usagers et de leurs familles. Le mouvement de réhabilitation psychosociale, en France, s'est constitué, ponctué par les journées de Réh@b' à l'initiative du Comité français pour la réhabilitation psychosociale qui ont, depuis 1998, rassemblé des équipes puis des usagers autour de la connaissance et de l'amélioration des soins de réhabilitation psychosociale, de l'inclusion des personnes handicapées psychiques, et contre la stigmatisation.

Historique : l'exemple de l'étranger

Le point de départ du processus de désinstitutionnalisation aux États-Unis se situe dans les années 1950 ; à cette époque, les soins psychiatriques sont encore dispensés au sein des grandes structures institutionnelles des hôpitaux psychiatriques. Par la suite, jusqu'en 1985, environ 80 % des lits d'hospitalisation en psychiatrie sont progressivement fermés, ce qui aboutit dans un premier temps à un transfert de la charge sanitaire vers les hôpitaux généraux. La dynamique de fonctionnement de ces hôpitaux se structurant d'une perspective exclusivement à court terme en matière de soins, les personnes qui nécessitent une prise en charge à long terme en matière de santé mentale sont confrontées au double phénomène des réadmissions successives et d'une approche centrée sur le modèle médical classique. Depuis, l'insuffisance de cette dernière modalité de soin en matière de troubles mentaux sévères a été largement démontrée; que ce soit l'impossibilité de compter seulement sur la chimiothérapie ou la nécessité de diversifier les intervenants, un consensus s'est peu à peu imposé selon lequel de nouvelles approches étaient à inventer en intégrant en particulier la dimension sociale dans l'accompagnement de ces personnes. Or, les centres communautaires de santé mentale (Community Mental Health Centers - CMHC), créés en 1963, ont été manifestement incapables d'inscrire leurs interventions dans une perspective prenant en compte simultanément la triple nécessité du traitement chimiothérapique, de l'accompagnement psychothérapique et d'actions visant à palier ou à restreindre les limitations en termes de participation sociale occasionnées par les troubles psychiques sévères. Ces structures ambulatoires avaient été mises en place pour assurer les soins psychiatriques en dehors d'une enceinte institutionnelle. Après l'échec plus ou moins relatif des CMHC, se développe une nouvelle organisation sanitaire : le Community Support System. On y retrouve à l'œuvre les grands principes de la pratique de la réhabilitation psychosociale, avec en particulier une place centrale accordée aux usagers et aux familles.

Au Québec, les expériences sont également lentes et douloureuses. À la fin des années 1980, le gouvernement met en place une politique de santé mentale axée sur cinq points principaux : centrer les actions sur la personne, développer la qualité des services, améliorer l'égalité d'accès à ceux-ci, favoriser la recherche de solutions sanitaires et sociales au sein du milieu de vie des personnes concernées, et affermir le partenariat entre les différents professionnels et entre ces derniers et les usagers. Malheureusement, c'est un nouvel échec que rencontre cette politique. Le mouvement de désinstitutionnalisation, centré sur la pratique de la réhabilitation psychosociale, ne va véritablement prendre son essor qu'à partir de 1997, année de publication du rapport *Orientations pour la transformation des services de santé mentale*. La caractéristique principale de ce rapport réside dans le fait que le pouvoir politique reconnaît enfin l'aspect fondamental du soutien que constituent les ressources communautaires dans une perspective de désinstitutionnalisation. Par la suite, le relatif silence de ce rapport quant aux modalités pratiques du positionnement des hôpitaux psychiatriques et généraux au sein de ce tissu communautaire sera comblé progressivement par les tentatives de rapprochement des secteurs sanitaire et social. Gaston P. Harnois (Dubuis et al., 2006) souligne ainsi que les « milieux spécialisés et les milieux associatifs parviennent [aujourd'hui] progressivement à un consensus quant au rôle, au financement et au contenu des programmes de réadaptation psychosociale ». Cette *dépsychiatrisation* s'est donc faite à deux niveaux : d'une part, au sein même du champ sanitaire (la majorité des hospitalisations psychiatriques se faisant aujourd'hui au sein des hôpitaux généraux), d'autre part, et plus largement, au sein de la société dans laquelle les interventions ont évolué vers des modalités de services à la personne intégrés dans le milieu de vie de celle-ci.

L'analyse des mouvements de réhabilitation psychosociale, dans les pays anglo-saxons, montre qu'ils ont été le fruit d'une politique de santé mentale rompant avec une organisation médico-centrée, fortement favorisée par la montée du pouvoir des familles et des usagers faisant valoir leurs besoins.

Historique : l'exception française

Dans le même temps que la désinstitutionnalisation outre-Atlantique, se met en place en France une organisation originale : la sectorisation psychiatrique. Le secteur naît sous l'impulsion d'un mouvement dont l'origine se trouve avant tout au sein du champ psychiatrique. Il repose sur deux principes fondamentaux énoncés dans la circulaire du 15 mars 1960 : d'une part, le droit de tout malade mental, selon ses aptitudes, à une vie familiale dans la cité et à une prise en charge thérapeutique adaptée et fondée sur la collaboration avec les familles et le corps administratif; d'autre part, la mise en place d'un découpage administratif et géographique du territoire national en *secteurs* sanitaires, afin d'assurer la continuité des soins par une même équipe et de proposer des soins ambulatoires de proximité au sein de la cité. L'histoire nous a appris depuis qu'entre ces deux principes et leur mise en pratique, un fossé de taille parfois conséquente s'est creusé... Malgré la volonté de déplacer les soins dans la cité, et de prendre en compte la dimension sociale des pathologies psychiatriques, en particulier avec la mise en place des centres médico-psychologiques (CMP) qui constituent le socle de la sectorisation, cette dernière reste organisée tout entière selon un schéma purement sanitaire; elle a aussi plus ou moins échoué dans son projet de collaboration avec le champ médicosocial dont la naissance remonte aux lois jumelles de 1975, l'une dite « loi d'orientation en faveur des personnes handicapées », l'autre relative aux institutions sociales et médico-sociales. Des prises de position telles que « Les malades mentaux sont des malades, pas des handicapés » ou « Le projet de soins l'emporte sur le projet de vie » ont creusé de profondes divergences. L'articulation entre le champ sanitaire psychiatrique et les champs médicosocial et social s'en est trouvée durablement grippée, limitant voire obérant les transferts de pratiques et de moyens dans un contexte de désinstitutionnalisation. L'insuffisance des structures d'hébergement, de réinsertion professionnelle et d'accompagnement sera un des déterminants principaux du vaste mouvement de revendication des associations de patients et de familles à l'origine du concept de handicap psychique faisant état des besoins spécifiques des personnes souffrant de troubles psychiques graves.

Enfin, le secteur psychiatrique, très imprégné dans son fonctionnement institutionnel des théories psychanalytiques, n'adhère pas au principe d'interventions pragmatiques d'essence cognitive et comportementale proposées dans un modèle biopsychosocial.

Deux ouvrages précurseurs paraissent cependant dès les années 1990 : la traduction par François Lelord de l'ouvrage *Réhabilitation psychiatrique des malades mentaux chroniques,* de Robert Paul Liberman, en 1991, et *Réhabilitation psychosociale en psychiatrie coordonné,* de Gilles Vidon, en 1995.

1996 : structuration du mouvement de réhabilitation psychosociale

L'Organisation mondiale de la santé (OMS) a publié en 1996, en collaboration avec l'Association mondiale pour la réhabilitation psychosociale (AMRP-WAPR), les principaux objectifs et grands axes de la pratique de la réhabilitation psychosociale : réduction des symptômes de la maladie mentale et des éventuels effets secondaires des traitements médicamenteux, développement des compétences sociales, travail d'information et de lutte contre la discrimination dont sont victimes les personnes souffrant de troubles mentaux, organisation des actions autour de la place centrale de l'usager, et accompagnement des familles et des proches.

L'AMPR reste à ce jour la seule ONG multidisciplinaire internationale qui regroupe l'ensemble des professionnels de la santé mentale avec les représentants des usagers, les familles, mais également la société civile et tous ceux qui contribuent de près ou de loin à l'édification du système de santé.

En France, la question de la place de la réhabilitation dans le paysage psychiatrique et médicosocial et social sera posée au premier congrès du Comité français pour la réhabilitation psychosociale à Angers en 1998 : l'un des nombreux ateliers proposés s'intitulait ainsi « secteur - réseau - partenariat - chronicité », soulignant l'émergence de cette question.

Le mouvement de réhabilitation apparaît d'emblée en tant que tiers au sein de la dyade sanitaire - social. Les principaux concepts à l'œuvre dans la réhabilitation psychosociale sont énoncés : les paradigmes changent

Double dimension de la réhabilitation psychosociale

La réhabilitation psychosociale, c'est, conjointement, un ensemble d'actions de soins à l'intention de la personne souffrant de troubles psychiques, et un ensemble d'actions en direction de la société afin qu'elle soit plus porteuse, et plus apte à l'accueillir.

Du malade à l'usager : le rétablissement et l'empowerment

Le modèle de la réhabilitation psychosociale est centré sur la personne et non plus sur la maladie et ses conséquences. Les mouvements d'usagers aux États-Unis se sont démarqués de l'alternative guérison/chronicité pour proposer d'autres modèles prenant en compte l'évolution au long cours de leurs pathologies dans une perspective intégrative au centre de laquelle se trouve placée la personne concernée; le modèle du rétablissement (*recovery*) en est l'un des exemples les plus marquants, tant en termes d'impact politique que du point de vue de son apport au mouvement de réhabilitation psychosociale. Chaque personne présente un potentiel de rétablissement, ce chemin est une expérience subjective qui va profondément modifier l'organisation des interventions : elles doivent se dérouler selon le choix de la personne, leur évaluation tenant compte de l'impact sur ce processus de rétablissement (Deegan, 2006). Le concept de rétablissement va infléchir les interventions selon des principes d'individualisation et de participation active de l'usager. L'avènement du concept se fera dans une dynamique conflictuelle au sein des services de soins qui prônent plutôt le statut de patient, la stabilisation, une autonomie diminuée par les troubles psychiques, un déficit du fonctionnement et l'obligation de soins plutôt que l'autodétermination (Farkas et al., 2005). Par ailleurs, le rétablissement a une faible valeur scientifique et repose au départ sur des témoignages de patients; la première étude pertinente a lieu en 1987 dans le Vermont et montre que 68 % des personnes seraient concernées (Harding et al., 1987).

Mais la parole est redonnée aux usagers qui revendiquent l'exercice du libre choix de leurs soins et font valoir des besoins en termes d'inclusion et d'égalité sociale. L'*empowerment* traduit la reprise de la capacité d'agir, quand bien même on a présenté des troubles psychiques.

Les techniques de pointe

La réhabilitation se structure également d'un abord technique dont la modalité principale est le réentraînement aux habiletés sociales (*social skills training*), puis s'y ajouteront l'éducation thérapeutique, la remédiation cognitive, techniques qui peuvent légitimement entrer dans le cadre des «interventions de pointe», et encore le renforcement de l'autonomie, le soutien à l'emploi et le soutien aux familles.

L'approche globale reste centrée sur une pratique biopsychosociale qui se fonde sur le modèle stress-vulnérabilité des pathologies mentales sévères comme la schizophrénie.

L'expression «interventions de pointe» sera employée plus tard par Tania Lecomte et Claude Leclerc (2004) pour désigner les techniques et les approches que l'on peut proposer dans la pratique de la réhabilitation psychosociale, avec un niveau de preuve suffisant pour garantir, selon les critères de l'*evidence-based medecine*, une efficacité importante en tout contexte d'application, et ce malgré la multiplicité des individus concernés.

La technique de réentraînement aux habiletés sociales a d'abord été proposée par Robert Paul Liberman dans son ouvrage *Réhabilitation psychiatrique des malades mentaux chroniques*; cet auteur définit les compétences sociales selon une perspective motrice, affective et cognitive. Selon lui, «elles interviennent dans les échanges entre les personnes qui ont pour but de satisfaire les objectifs tangibles et socio-émotionnels de l'individu» (Liberman, 1991). Il insiste également sur le fait que les habiletés permettent de développer les compétences sociales, c'est-à-dire l'ensemble des capacités de l'individu à «couronner de succès des relations sociales, concrétisées par la réalisation des aspirations de celui-ci et l'impression favorable faite sur les autres».

L'articulation : le case management

Dans leur recensement des multiples programmes de réhabilitation disponibles, Lise Tessier et Michèle Clément (1992) rangent le *case management* dans la catégorie des programmes à plusieurs composantes intégrées, élaborés à partir des centres communautaires de santé mentale. On peut souligner deux aspects fondamentaux de ce modèle d'intervention : d'une part, le fait qu'il suppose un déplacement du lieu d'intervention depuis l'hôpital vers la communauté, en particulier le milieu de vie habituel du patient (domicile, milieu familial, milieu professionnel...); d'autre part, le fait qu'il associe, contrairement aux programmes centrés sur un seul secteur de la vie sociale, un ensemble de mesures et d'interventions prenant en compte les différents domaines (logement, profession, éducation, loisirs...) dans une perspective globale et non scindée.

Cette dynamique a fait écho à un certain nombre d'aspirations du mouvement de reprise de pouvoir par les usagers (l'*empowerment*) et se retrouve dans toutes les variétés de *case management* dont le modèle PACT (Program of Assertive Community Treatment) est le principal des représentants. Selon Murray et Samele (2001), les principaux éléments clés du *case management* sont l'évaluation des besoins, la planification de services globaux, l'organisation de la mise à disposition de ces services, ainsi que la mise en œuvre, l'évaluation et le suivi de ces mêmes services. L'idée est donc d'offrir un ensemble de services à la personne *à la carte*, dans son milieu de vie, en associant soins et accompagnement social de manière coordonnée.

Années 2000 : début de l'essor de la réhabilitation psychosociale en France

Au début des années 2000, un creuset favorable permet l'essor d'un mouvement réunissant usagers et professionnels des champs psychiatriques et médicosociaux. La loi de 2005 couronne de succès ces démarches

En juin 2001, le *Livre blanc des partenaires de Santé Mentale France* est présenté par l'UNAFAM et la FNA-Psy. C'est le fruit d'une élaboration collective qui tient compte de l'expérience acquise par les partenaires dans l'accompagnement des patients dans la cité. Il fait exister la population des personnes souffrant de troubles psychiques vivant dans la cité et informe la collectivité et les décideurs sur la vraie nature des besoins et des droits des personnes dites « handicapées psychiques ». La description du handicap psychique fait ainsi reconnaître les incapacités touchant le domaine cognitif et les habiletés psychosociales, et donc les besoins spécifiques en soins de réhabilitation tant sanitaires que sociaux.

On assiste dans le même temps à la mise en place d'une véritable trame législative visant à renforcer la protection des droits des patients et à protéger leurs libertés individuelles qui compensent l'inertie constatée depuis la loi de 1938 : la loi du 16 novembre 2001 relative à la lutte contre les discriminations (n° 2001-1066) ; la loi du 4 mars 2002 relative aux droits des malades et à la qualité du système de santé (n° 2002-303), dite « loi Kouchner », qui introduit la démocratie sanitaire qui fait écho au processus de rétablissement et à la notion d'*empowerment* ; la loi du 2 janvier 2002 rénovant l'action sociale et médico-sociale (n° 2002-2).

La loi du 11 février 2005 « pour l'égalité des droits et des chances, la participation et la citoyenneté des personnes handicapées » reconnaît pour la première fois le handicap psychique. Elle a profondément modifié les perceptions entre maladie et handicap. Le modèle biopsychosocial du handicap, la conception citoyenne et solidaire de la compensation, la reconnaissance de l'origine psychique du handicap et sa description font apparaître des besoins concrets : isolement, manque d'autonomie dans le logement et très faible employabilité (Giraud-Baro et Duprez, 2009).

La question de l'évaluation du handicap psychique devient rapidement cruciale. Une expérimentation sera mise en place, définissant des équipes spécialisées d'évaluation du handicap psychique (ESEHP) qui ont pour mission de répondre à la nécessité d'une évaluation approfondie du handicap psychique, pour les cas complexes. Elles apportent une réponse adaptée et personnalisée aux besoins et au projet de vie de la personne en situation de handicap. Elles proposent des solutions en matière de compensation. En particulier, l'ESEHP vient en appui de l'équipe pluridisciplinaire de la maison départementale des personnes handicapées, souvent démunie face aux spécificités liées à ce type de handicap. L'accent sera mis au cours de cette expérimentation sur les techniques pragmatiques capables d'améliorer les cibles cognitives : les troubles de l'organisation, des fonctions exécutives et les troubles de la cognition sociale ont pu être pointés comme producteurs de handicap.

Dès 2001, des expériences concrètes d'interventions de réhabilitation psychosociales voient le jour. À Grenoble, une unité intersectorielle de soins de réhabilitation psychosociale est ouverte en mai 2001. Il faudra attendre sept années pour que cette unité puisse avoir l'autorisation administrative et de la communauté médicale de quitter l'enceinte de l'hôpital ! Simultanément et de manière concertée, le réseau RéHPI (réseau Handicap psychique de l'Isère, devenu RéHPsy) est créé (décret n° 2002-1463 du 17 décembre 2002 relatif aux réseaux de santé) et fédère tous les acteurs départementaux sanitaires, médicosociaux et sociaux du parcours d'insertion afin de proposer une évaluation croisée de la situation de handicap, de favoriser une fluidité des parcours d'insertion des personnes handicapées psychiques et de promouvoir le rétablissement et la déstigmatisation dans un dispositif préfigurant l'ESEHP.

Plusieurs rapports (Charzat, 2002; Clery-Melin et al., 2003; Roelandt et Piel, 2001) pointent l'insuffisance d'articulation entre le sanitaire et le social et la faiblesse des dispositifs d'insertion des personnes présentant des troubles psychiques. Ils réclament des interventions spécifiques psychosociales sans cependant entraîner une évolution franche de l'organisation des soins et des services. On peut raisonnablement penser aujourd'hui que l'émergence de l'expression handicap psychique a joué ce rôle de chaînon manquant et a amené les partenaires à une rencontre fructueuse.

Le *Manuel de réadaptation psychiatrique* de Tania Lecomte et Claude Leclerc paraît en 2004, constituant pour les équipes françaises un socle technique répertoriant toutes les interventions probantes : thérapies cognitives et comportementales, apprentissage de l'autonomie, remédiation cognitive, *case management*, soutien à l'emploi, interventions précoces et familiales.

En 2005, les journées de Réh@b' se déroulent à Grenoble sous le thème : « Soigner, réhabiliter ». Elles réunissent les équipes de soins venues présenter leurs nouveaux programmes, les intervenants du champ médicosocial en quête d'information et d'expérience sur le handicap psychique et les représentants d'usagers et famille. Les différents orateurs ont souligné à cette occasion qu'il s'agissait peut-être d'une première en France; à savoir, un congrès qui laisse d'abord s'exprimer les représentants d'usagers avant de laisser la parole aux professionnels.

Année 2008, « La réhabilitation, c'est maintenant ! » : on assiste à une structuration solide des interventions

En 2008, les journées de Réh@b' ont lieu à Versailles sur le thème de « La réhabilitation, c'est maintenant ! ». Le choix de Versailles n'est pas anodin, l'équipe psychiatrique universitaire a développé des outils de remédiation cognitive et s'intéresse à l'évaluation du handicap psychique, le réseau Yvelines-Sud a développé une méthodologie d'articulation entre les partenaires des champs sanitaires et médico-sociaux.

Le *Manifeste de la réhabilitation psychosociale* (Leguay et al., 2008) y est présenté, posant un état des lieux et formulant des recommandations pour la pratique de la réhabilitation en proposant une reformulation de l'offre de soins et de services dans un dispositif intégré (Giraud-Baro, 2007; Giraud et al., 2006).

- Le versant sanitaire de la réhabilitation est complémentaire des soins de première ligne sectorisés : il est proposé des unités ambulatoires intersectorielles faisant appel à des compétences nouvelles, éducatives, neuropsychologiques, ergothérapiques dispensant des interventions de réhabilitation (éducation thérapeutique, soutien à l'autonomie et compétence sociales, TCC, remédiation cognitive, soutien à l'emploi et aux familles). Ces interventions doivent être précoces, individuelles, écologiques au plus près du milieu de vie, soutenues dans le temps selon le processus de rétablissement.
- Le versant communautaire rompt avec la logique du soin, il concerne l'accompagnement à l'hébergement, l'autonomie dans la vie quotidienne, les loisirs et la citoyenneté, le travail et doit être conçu comme des services à la personne, individualisés et favorisant la participation active de l'usager car orientés vers le rétablissement.
- L'articulation : le *case management* apparaît comme le chaînon manquant entre le dispositif sanitaire de soins psychiques et de réhabilitation psychosociale, et les services proposés à la personne. La mise en œuvre de cette « gestion des situations individuelles » pourrait être coordonnée par un dispositif garantissant la dynamique du processus de réhabilitation

que l'on pourrait nommer *Centre ressource ou réseau handicap psychique* (selon les modèles CRéHPSY angevin ou réseau RéHPSY isérois), groupement de coopération entre partenaires des secteurs sanitaires et médicosociaux ou réseau de santé mentale et en lien avec les maisons départementales du handicap (MDPH), ce dispositif pourrait réaliser :

- l'évaluation fonctionnelle : bilan des points forts et des points faibles dans les domaines concernant la gestion de la santé, les ressources personnelles, objectives, de support social, et subjectives et les interactions avec l'environnement, les aptitudes cognitives et psychosociales qui définissent un diagnostic de réhabilitation ;
- la planification des étapes nécessaires à la réalisation du projet : plan d'aide ;
- la coordination des interventions sanitaires (soins et réhabilitation psychosociale) et des services dans le cadre du projet de vie (champ social, familial, professionnel) ;
- il favoriserait également l'émergence des besoins des personnes et la promotion de dispositifs adaptés, contribuant ainsi au renforcement du pouvoir des usagers et à la dé-stigmatisation.

Cette forme de *case management* a pour objectif l'amélioration du fonctionnement social des personnes dans une visée de satisfaction et de succès participatif. Il vise à améliorer la qualité de vie. L'évaluation doit être un souci constant de l'instance de coordination selon les critères de fonctionnement global et de qualité de vie.

Au cours de ces journées, les groupes d'entraide mutuelles (GEM) présentent leur expérience nouvelle. Créés par la loi du 11 février 2005, ces dispositifs ont pour objectif le désenclavement d'une population souffrant plus particulièrement d'isolement et d'exclusion sociale en instaurant des liens sociaux réguliers à la fois entre pairs et avec le reste de la cité. L'innovation du GEM tient à ce que pour la première fois, des personnes présentant un handicap psychique sont invitées par les pouvoirs publics à se responsabiliser en prenant une part active à la définition et à l'organisation d'un projet les concernant : le projet d'entraide du GEM dont ils peuvent librement fixer les modalités.

En 2009, l'Association francophone de remédiation cognitive (AFRC) est créée, elle va permettre de sensibiliser et de former un grand nombre de professionnels aux techniques de remédiation cognitive et va rapidement proposer également des formations aux interventions de réhabilitation contribuant ainsi à la diffusion de pratiques intégrées dans les équipes de soins. Un réseau des équipes pratiquant la réhabilitation se structure autour de Réh@b' et de l'ARFC.

Les associations gestionnaires d'établissements accueillant des personnes handicapées psychiques se fédèrent dans l'association AGAPSY, qui devient un partenaire fort du mouvement de réhabilitation, diffusant la culture du rétablissement et la participation des usagers, et mettant en pratique des formes innovantes d'*empowerment* et de déstigmatisation (telles les bibliothèques vivantes : récits de vie de personnes en situation de handicap psychique).

Les journées de Réh@b' en 2012 se déroulent à Lyon et ont pour thème « Des outils et des hommes ». Les outils de la réhabilitation sont de plus en plus affinés, ludiques et écologiques et font l'objet de programmes de recherche et d'évaluation. Une pratique intégrative rythmée par les choix de l'usager et le temps du rétablissement redéfinit l'intervention de réhabilitation comme une véritable thérapie. La dimension humaine de la réhabilitation est revisitée au cours de congrès.

Les hommes : l'accent est mis sur la nature des ressources personnelles des personnes soignées qui conduisent au rétablissement et qui influencent radicalement le résultat des programmes. L'estime de soi, le sentiment d'efficacité personnelle, le stigma internalisé, l'insight, ces facteurs subjectifs individuels et les aspects métacognitifs sont des éléments cruciaux à prendre en considération et à soutenir dans le processus de rétablissement. Le rôle des aidants familiaux, des réseaux sociaux et de l'entraide, la pair-émulation et même la spiritualité sont également au cœur du succès des programmes de réhabilitation.

Mais encore sur les ressources professionnelles de la réhabilitation psychosociale : quelle identité pour les professionnels de la réhabilitation ? Quelle éthique de la pratique ? Quels transferts de savoir-faire entre secteur sanitaire et secteur médico-social ?

Des équipes françaises s'impliquent dans des programmes européens visant le rétablissement, l'inclusion et la déstigmatisation. Le programme EMILIA en est un exemple : l'objectif de cette étude est d'améliorer la façon dont les utilisateurs des services psychiatriques peuvent connaître une plus grande participation et une meilleure inclusion, soit dans les services ou prestations fournis, soit dans l'éducation et la formation, le tout pour une plus grande inclusion sociale et un accès à l'emploi rémunéré.

Le CCOMS de Lille participe au programme « Médiateurs de santé-pairs » axé sur la formation et la professionnalisation de la pair-aidance dans le cadre de la prise en charge des troubles psychiques.

En 2012, La Mission nationale d'appui en santé mentale consacre deux numéros de la revue *Pluriels* au thème de la réhabilitation psychosociale. On peut lire dans l'éditorial : « Une dynamique nouvelle, porteuse d'espoirs, confortée par la reconnaissance du handicap d'origine psychique et le développement conséquent, dans les champs social et médico-social, de services dédiés à la participation sociale et la citoyenneté des personnes. Le travail de réhabilitation recouvre aujourd'hui un ensemble d'actions, faites de soins et d'accompagnement des personnes, visant à leur permettre de recouvrer des compétences et un "pouvoir agir" sur la qualité de leur vie quotidienne et la relation avec leur environnement. » Cette revue réunit de multiples acteurs et met ainsi fin à des querelles idéologiques ou sémantiques à propos de la réhabilitation psychosociale.

On peut y lire la convergence de vue des acteurs sur les valeurs du mouvement de la réhabilitation et la complémentarité des actions des secteurs sanitaires et médicosociaux dans l'aide à la réalisation du projet de vie et le soutien au processus de rétablissement.

Le premier clubhouse y est présenté : le clubhouse est un lieu créé pour et avec des personnes fragilisées par les effets de troubles psychiques dans le but de faciliter leur socialisation et leur réinsertion professionnelle.

Cette publication dévoile également le projet de l'ARS Rhône-Alpes de structurer l'offre de réhabilitation psychosociale au niveau régional et sur les territoires de santé.

En 2013, L'ARS Rhône-Alpes labellise trois premiers centres référents en réhabilitation psychosociale et en remédiation cognitive et propose une structuration à deux niveaux :

- un niveau régional *ressource* qui structure et oriente la recherche, la documentation et l'évaluation des programmes ainsi que la formation ;
- un niveau territorial *référent* qui mobilise les techniques référentes, le réseau des articulations entre partenaires de l'insertion dont les MDPH, la formation des acteurs du terrain pour la diffusion des pratiques sur le territoire de santé. Ces centres référents sont, en fait, les dispositifs identifiés de réhabilitation ou d'évaluation qui ont utilisé, de manière pionnière, les techniques de remédiation et de réhabilitation et qui ont déjà développé un réseau fort de partenaires autour de l'insertion. Il leur incombe de diffuser les pratiques à d'autres centres qui pourront être labellisés selon un cahier des charges, d'implanter et d'articuler les pratiques avec les secteurs sanitaires et médicosociaux et d'animer le réseau à l'échelle du territoire.

C'est un temps fort pour le mouvement français de réhabilitation psychosociale, le versant sanitaire de la réhabilitation étant reconnu et identifié dans sa spécificité. Le réseau des partenaires participant au parcours d'insertion est soutenu et les pratiques de *case management*, fortement développées dans ces réseaux, sont également encouragées.

Le centre ressource de réhabilitation psychosociale et de remédiation cognitive sera rapidement mis en place à Lyon. Il est à destination des patients, professionnels et familles. La bibliothèque rassemble de nombreux ouvrages et témoignages sur la réhabilitation. Le mouvement de réhabilitation prend une lisibilité nouvelle.

L'expérience

Les journées de Réh@b' auront pour thème en 2014 : « L'Expérience », en 2016 : « Tous citoyens », puis en 2018 : « On positive ! » .

Le mouvement de la réhabilitation a acquis sa légitimité, les équipes ont constitué une expérience, c'est le temps de l'approfondissement : des travaux de recherche se multiplient sur l'efficacité des programmes, leur accessibilité, leur pertinence selon les stades du rétablissement mais encore leur élargissement à des publics plus variés tels que les personnes présentant des troubles du spectre autistique, des comorbidités addictives, des troubles de la personnalité…

Des expérimentations se mettent en place, en particulier dans les domaines de l'hébergement et du travail, selon des dispositions écologiques *in vivo* :

- le dispositif « Un chez-soi d'abord », destiné à faire accéder directement à un logement des personnes en situation de grande exclusion cumulant des problématiques d'addiction et de santé mentale, a fait l'objet d'une évaluation scientifique qui a permis de démontrer à la fois l'amélioration de la situation des bénéficiaires mais aussi l'économie que cela représentait pour les pouvoirs publics. Le décret 2016-1940 du 28 décembre 2016 pérennise ce dispositif;
- le modèle de soutien à l'emploi type Place and Train s'oppose aux pratiques traditionnelles de réinsertion (entraîner puis insérer) et propose avec succès (taux d'insertion de 60 % à dix-huit mois) d'insérer d'abord, puis de former et de soutenir dans le cadre de l'activité de travail;
- le CCOMS Lille, faisant suite aux directives européennes concernant l'*empowerment* des usagers de la santé mentale, publie vingt et une recommandations en faveur de l'*empowerment* des usagers et aidants en santé mentale concernant les droits fondamentaux et la participation à l'organisation et à l'évaluation des soins;
- l'expérience des usagers prend de plus en plus d'importance, les pairs-aidants trouvent peu à peu une place dans les services de soins, le profil de patient ressource se développe avec succès dans les interventions d'éducation thérapeutique.

Pour conclure

L'émergence du concept de handicap psychique a créé l'opportunité du développement d'un mouvement réunissant des acteurs aussi diversifiés que nombreux : usagers et leurs familles, médecins psychiatres, éducateurs spécialisés, assistants sociaux, infirmiers, collectivités locales… autour de la question des besoins des personnes souffrant de troubles psychiques vivant dans la cité.

La réhabilitation s'entend autant au sens d'un mouvement sociopolitique singulier qu'au sens du parcours qu'elle désigne de manière individuelle pour chaque personne souhaitant poursuivre des soins et un projet de vie dans une perspective élargie de réappropriation et de réinvestissement d'une pleine citoyenneté. Elle a largement participé au décloisonnement des champ médical et médicosocial en soutenant les concepts de rétablissement et d'*empowerment* et la lutte contre la stigmatisation.

En tant que pratique, elle peut être appréhendée, comme une *plus-value* à la pratique de la psychiatrie de secteur (Leguay et al., 2009). Son apport à ce niveau est surtout le fait d'un abord pragmatique des problèmes que rencontrent les personnes souffrant de troubles psychiques, basé sur une conception neurofonctionnelle de la maladie et la prise en compte de ses conséquences dans l'environnement; cet abord se fonde sur l'évaluation précise des besoins en termes de limitation à la participation sociale, élaborée en partenariat avec la personne concernée et à l'utilisation de programmes lisibles et probants (Giraud-Baro et al., 2006).

La réhabilitation psychosociale dans son versant sanitaire peut trouver une identité dans la psychiatrie positive récemment décrite (Jeste et al., 2015).

La psychiatrie positive cherche à comprendre et promouvoir le bien-être dans une approche holistique. Elle prend en compte, en complément des déterminants biologiques, les caractéristiques psychosociales positives (résilience, optimisme, auto-efficacité, *empowerment*, engagement social, spiritualité), les déterminants globaux de santé (support familial, social et environnement), tant dans l'évaluation que dans les interventions, mais encore pour étudier les transitions de l'état de bien-être à l'état de maladie. La psychiatrie positive peut donc également profiter aux populations *non cliniques* et éclairer les actions de prévention.

Ce courant est fortement porteur d'espoir et de déstigmatisation.

Le mouvement politique qui s'est développé avec la réhabilitation psychosociale se nourrit à des degrés divers de nouvelles conceptions en matière d'organisation des services offerts aux personnes présentant des troubles psychiatriques; soulignons en particulier l'émergence et l'essor des systèmes en réseau, au sein desquels des modalités originales de dépistage précoce, d'approches déstigmatisantes sont rendues possibles, le passage progressif de la *psychiatrie* à la *santé mentale*, la participation des usagers à la conception et à l'évaluation des programmes, la place des pairs-aidants dans le déroulement des programmes.

La réhabilitation psychosociale a favorisé le développement de compétences professionnelles nouvelles : gestionnaire de parcours (*case manager*), job coach, médiateur pair, qui décloisonnent les champs d'exercice.

L'accès aux soins et aux interventions de réhabilitation psychosociale, longtemps pointé comme insuffisant en France, tend à rejoindre les taux internationaux avoisinant les 30 %.

Certes, la France n'a pas été pionnière dans la promotion des soins de réhabilitation psychosociale, mais finalement, on peut conclure qu'un mouvement de réhabilitation *à la française* existe, qu'il est éclectique et qu'il vit intensément.

Références

Anthony, W., Cohen, M., Farkas, M., & Gagne, C. (2004). « *La réhabilitation psychiatrique* ». Charleroi : Socrate Éditions Promarex.

Anthony, W. A., & Liberman, R. P. (1986). « The practice of psychiatric rehabilitation : Historical, conceptual and research base ». *Schizophrenia Bulletin, 12*(4), 542–559.

Charzat, M. (2002). « Pour mieux identifier les difficultés des personnes en situation de handicap du fait de troubles psychiques et les moyens d'améliorer leur vie et celle de leurs proches ». *Rapport, ministère de l'Emploi et de la Solidarité.*

Clery-Melin, P., Kovess, V., & Pascal, J. C. (2003). « Plan d'actions pour le développement de la psychiatrie et la promotion de la santé mentale ». *Rapport, ministère de la Santé, de la Famille et des Personnes handicapées.*

Collectif UNAFAM et autres associations. (2001). *Le Livre blanc des partenaires de Santé Mentale France.* Éditions de Santé.

Deegan, P. E. (2006). « Le rétablissement comme processus de transformation ». *Santé mentale, 106*, 68–76.

Dubuis, J., Styliandis, S., & Harnois, G. P. (2006). « La réhabilitation psychosociale : une problématique mondiale ». *L'Information psychiatrique, 82*, 321–330.

Farkas, M., et al. (2005). *Disponibilité à la réhabilitation, une introduction.* Socrate Éditions.

Giraud-Baro, E., Vidon, G., & Leguay, D. (2006). « Soigner, réhabiliter. Pour une reformulation de l'offre de soins et de service ». *L'Information psychiatrique, 82*(4), 281–286.

Giraud-Baro, E. (2007). « Réhabilitation psychosociale en France ». *Annales médico-psychologiques, 165*, 191–194.

Giraud-Baro, E., & Duprez, M. (2009). « Loi du 11 février 2005 "Pour l'égalité des droits et des chances, la participation et la citoyenneté des personnes handicapées" ». *EMC-psychiatrie, 37*, 901. A-20.

Giraud-Baro, E. (2006). « Schizophrénie : une reformulation nécessaire de l'offre de soins ». *L'Encéphale, 32*(6), 1056–1060.

Harding, C. M., Brooks, G. W., Ashikaga, T., Strauss, J. S., & Breier, A. (1987). « The Vermont longitudinal study : II. Long-term outcome of subjects who retrospectively met DSM-III criteria for schizophrenia (lead article) ». *American Journal of Psychiatry, 1987, 144*(6), 727–735.

Jeste, D. V., Palmer, B. W., Rettew, D. C., & Boardman, S. (2015). « Positive psychiatry : Its time has come ». *J Clin Psychiatry, 76*, 675–683.

Lecomte, T., & Leclerc, C. (2004). *Manuel de réadaptation psychiatrique.* Québec : Presses de l'université du Québec.

Leguay, D., Giraud-Baro E., et al. (2008). « Le Manifeste de Réh@b : propositions pour une meilleure prise en charge des personnes présentant des troubles psychiatriques chronique et invalidants ». *L'Information psychiatrique, 84*, 885–893.

Leguay, D., Giraud-Baro, E., & Vidon, G. (2009). « L'avenir du secteur ». *L'Information psychiatrique, 85*, 519–524.

Liberman, R. P. (1991). In F. Lelord (Ed.), *Réhabilitation psychiatrique des malades mentaux chroniques.* Paris : Masson.

Murray, R. M., & Samele, C. (2001). « Case management of patients with schizophrenia ». In J. A. Lieberman & R. M. Murrat (Eds.), *Comprehensive Care of Schizophrenia : A Textbook of Clinical Management.* Taylor & Francis Group.

Pluriels no 96/97. (mai–juin 2012). « *La réhabilitation aujourd'hui : les pratiques* ».

Roelandt, J. L., & Piel, E. (2001). « De la psychiatrie vers la santé mentale ». *Rapport, ministère de l'Emploi et de la Solidarité.*

Tessier, L., & Clément, M. (1992). *La Réadaptation psychosociale en psychiatrie : défis des années 1990.* Québec : Gaëtan Morin Éditions.

Vidon, G., et al. (1995). *La Réhabilitation psychosociale en psychiatrie.* Paris : Éditions Frison Roche.

WHO Division of Mental Health. (1996). *Psychosocial Rehabilitation : A Consensus Statement.* Genève : World Health Organization.

Partie II

Dispositifs de soin et d'accompagnement

Chapitre 19

Alternatives à l'hospitalisation psychiatrique

Charles Bonsack, Philippe Conus et Stéphane Morandi

PLAN DU CHAPITRE

Introduction

Les alternatives à l'hospitalisation sont devenues nécessaires, nombreuses et variées en raison du virage communautaire de la psychiatrie. En effet, ce virage a été accompagné par une diminution drastique du nombre de lits psychiatriques dans les pays occidentaux, et par une révolution dans la représentation des possibilités de rétablissement des troubles psychiatriques. Les hospitalisations sont devenues ainsi moins nombreuses, brèves et réservées à certaines phases de crise du rétablissement. Des structures intermédiaires d'hébergement se sont d'abord développées dans un mouvement de trans-institutionnalisation. Ensuite, l'*assertive community treatment* a remplacé certaines unités de longue durée pour accompagner les personnes dans la communauté de manière proactive et lutter contre la précarité et l'abandon. Enfin, des alternatives spécifiques visant le rétablissement ont été développées pour offrir des alternatives avant, pendant et après l'hospitalisation psychiatrique. Ce chapitre fait le point sur les alternatives à l'hospitalisation dans une vision de soins équilibrée entre soins dans la communauté et hospitalisation. Après une brève discussion des enjeux éthiques et de politique de santé mentale, ces alternatives sont décrites pour les hospitalisations de longue durée, puis en amont, immédiatement avant, pendant et après une hospitalisation brève dans une perspective de rétablissement. Une attention particulière est accordée au rôle du *case management*, des équipes mobiles, de l'hospitalisation de jour et des services d'urgences/crise, ainsi qu'à la collaboration avec le réseau de santé et social de premier recours.

Contexte

Épidémiologie

Depuis les années 1950, le nombre de lits psychiatriques a diminué de 50 à 85 % dans les pays occidentaux, pour arriver à une moyenne de 100 lits par 100 000 habitants environ aujourd'hui (Medeiros et al., 2008). Cela signifie que la plupart des personnes qui souffrent de troubles psychiatriques sévères, tels qu'une schizophrénie, vivent dans la communauté et bénéficient de soins alternatifs à l'hospitalisation. On peut estimer qu'à chaque instant, 5 % sont à l'hôpital, 10 % en hébergement institutionnel et 85 % dans la communauté.

De l'asilaire au communautaire

Le mouvement de déshospitalisation a débuté dans les années 1950. Il s'agissait alors de fermer les asiles, considérés comme néfastes, notamment en les comparant à des institutions totalitaires comparables à l'expérience vécue dans les camps de concentration durant la Seconde Guerre mondiale (Goffman, 1968). Les suivis dans la communauté existent peu, les patients sont cassés par leur vie institutionnelle, mais ils sont transférés avec succès dans des institutions plus petites et plus proches de la communauté (Leff et al., 1994).

La diminution des lits se poursuit dans les années 1980 avec un mouvement de désinstitutionnalisation plus ou moins brutal. L'enjeu est alors de ne pas abandonner les patients dans la communauté, avec notamment le développement d'équipes mobiles de type *assertive community treatment* ou de services ambulatoires de secteurs. On observe alors une nouvelle forme de chronicité avec les patients porte tournante (Lamb et Bachrach, 2001). Dès les années 1980, il y a une prise de conscience du potentiel de rétablissement et de l'épidémiologie des troubles psychiatriques, qui vont naturellement vers une amélioration après plusieurs années d'évolution. Certains patients racontent leur expérience du rétablissement et expriment leurs attentes d'inclusion sociale. Plusieurs techniques d'intervention basées sur des preuves se développent alors dans le milieu naturel pour améliorer l'insertion sociale, le logement, les activités professionnelles et faire face aux moments critiques de la vie (Bonsack, 2016).

Une éthique du rétablissement

Ces changements structurels ont été accompagnés par une révolution culturelle et le développement du paradigme du rétablissement (Provencher, 2002). Le paradigme du rétablissement part du récit de l'expérience de personnes qui se sont rétablies. Le but n'est plus l'élimination des symptômes, mais de récupérer la capacité de vivre une vie accomplie dans la communauté. Le rétablissement est basé sur des notions d'autonomie, d'*empowerment* et de connexions sociales qui sont incompatibles avec l'hospitalisation psychiatrique de longue durée. Il s'agit de passer de l'agenda du professionnel à l'agenda du patient.

Conséquences sur l'organisation des services

Ces modifications structurelles et culturelles ont eu des conséquences importantes sur l'organisation des services et la politique de santé mentale. Premièrement, les méthodes de soins à l'hôpital ont dû s'adapter à la brièveté des séjours : l'hôpital psychiatrique n'est plus un objet à part, mais intégré dans un système communautaire complexe (Bonsack et al., 2001). L'hospitalisation brève doit s'articuler avec le temps long du rétablissement. Si les objectifs du rétablissement sont ambitieux, les objectifs de l'hospitalisation sont par contre limités en fonction de l'étape de rétablissement. L'hospitalisation doit être ainsi conçue en fonction de l'avant et de l'après autant qu'en fonction de ce qui se passe pendant le séjour.

Objectif

L'objectif de ce chapitre est de faire le point sur les alternatives aux hospitalisations de longue durée et de soins aigus en amont, avant, pendant et après le séjour, dans une vision de soins équilibrée entre soins dans la communauté et hospitalisation.

Méthode

Revue de littérature

Une recherche de littérature sur PubMed a été réalisée le 28 juillet 2017 avec les mots-clés suivants : alternative [All Fields] AND ("hospitals"[MeSH Terms] OR "hospitals"[All Fields] OR "hospital"[All Fields]) AND ("therapy"[Subheading] OR "therapy" [All Fields] OR "treatment"[All Fields] OR "therapeutics"[MeSH Terms] OR "therapeutics" [All Fields]) AND ("mental health"[MeSH Terms] OR ("mental"[All Fields] AND "health"[All Fields]) OR "mental health"[All Fields]). Cette recherche a trouvé 926 articles, dont 147 ont été sélectionnés sur la base du titre. Sur la base du résumé et de la disponibilité des articles, 58 d'entre eux ont été lus en texte intégral. D'autres articles ont été extraits de la bibliographie de ces derniers ou recherchés sur les sujets spécifiques tels que les interventions de crise, les équipes mobiles ou les ordonnances de traitement dans la communauté.

Résultats

Enjeux éthiques et de politique de santé mentale

De la bienfaisance à l'autonomie et à l'équité

Les enjeux éthiques sont résumés dans le tableau 19.1. Le virage communautaire nous fait passer d'une éthique de *bienfaisance* à une

Tableau 19.1 Modèles de prise en charge psychiatrique.

	Asilaire	Communautaire
Valeurs/risques	Bienfaisance, « privilège thérapeutique »/ perte des droits de la personne	Autonomie, respect des droits fondamentaux/Abandon, incohérence
Conception des troubles mentaux	Chronicité/Incurabilité des troubles	Rétablissement/Intégration de l'expérience vécue
Objectifs	Protection de la société et de la personne	Rétablissement dans un milieu naturel
Traitement	Focalisation sur les troubles. Hospitalisations de longue durée. Réadmissions considérées comme néfastes.	Focalisation sur les conséquences psychosociales. Hospitalisations brèves. Longue durée considérée comme néfaste.
Moyens	Stabilisation, contrôle, apprentissage en milieu protégé, mise à l'écart d'un environnement social stressant	Espoir d'une vie accomplie, *empowerment*, apprentissage par l'expérience en milieu naturel, connexions sociales

primauté de l'*autonomie* et de l'*équité*. Autrefois, il était banal d'user de la contrainte « pour le bien » des personnes souffrant de troubles mentaux, et de restreindre leur autonomie et leurs droits pour des faits qui n'auraient pas les mêmes conséquences pour des personnes sans trouble mental. Dans une perspective actuelle, notamment au travers de la Convention des Nations unies relative aux droits des personnes handicapées (www.un.org/disabilities/documents/convention/convoptprot-f.pdf) dont le premier principe est « le respect de la dignité intrinsèque, de l'autonomie individuelle, y compris la liberté de faire ses propres choix, et de l'indépendance des personnes » (*voir* chapitre 15), il s'agit d'abord de préserver l'autonomie des personnes et de leur offrir les mêmes droits que les autres citoyens, au risque de ne pas recevoir des soins que les médecins jugeraient nécessaires s'ils nécessitent de la contrainte (Steinert, 2017).

Un système de soins équilibré

Afin de ne pas abandonner les personnes souffrant de troubles mentaux dans la rue ou dans les prisons, le système de soins doit rester équilibré, et les alternatives à l'hospitalisation doivent se développer lorsque les possibilités de recours à l'hospitalisation diminuent. Le *balanced care model* propose que les soins psychiatriques s'appuient en premier lieu sur les soins de premier recours, avec un soutien des spécialistes, puis sur des soins ambulatoires et hospitaliers de psychiatrie générale, et enfin sur des services plus spécifiques basés sur des preuves tels que le *case management* intensif ou la réhabilitation psychosociale (Thornicroft et Tansella, 2013).

Alternatives aux hospitalisations de longue durée

Dès les années 1960, la fermeture progressive des asiles a conduit au développement de nombreuses structures d'hébergement de plus petite taille et mieux intégrées dans la communauté, afin d'accueillir des personnes de manière durable. Malgré les craintes exprimées au moment de cette transformation majeure du système, ce changement a été bénéfique pour la plupart des personnes concernées. La plupart des résidents se sont rapidement intégrés et 80 % se sont maintenus dans les lieux d'hébergement, en appréciant une liberté croissante. Leur comportement verbal et non verbal s'est amélioré, ainsi que les symptômes négatifs. Leur cercle social s'est élargi et les contacts sociaux avec des proches ont augmenté (Leff et al., 1994). Contrairement aux idées reçues, le nombre de sans-abri, d'emprisonnements ou de suicides semble rester très faible, voire inexistant dans la majorité des études sur ces transferts (Winkler et al., 2016).

Structures intermédiaires

Les besoins des personnes ont évolué et les structures intermédiaires ont aujourd'hui des missions variées de maintien, d'engagement dans les soins, de réhabilitation et de transition. La mission de maintien est adaptée aux personnes qui aspirent à un répit, un asile, généralement après une longue évolution des troubles. Les autres missions tentent de répondre aux besoins de personnes dans une phase plus précoce des troubles, avec des attentes plus ambitieuses de reprise d'autonomie dans la communauté. La mission d'engagement dans les soins vise des personnes instables, difficiles à engager dans des soins et dans un hébergement et pour lesquelles un projet de réhabilitation n'est pas encore possible. Les séjours de réhabilitation sont en principe limités à trois années dans le but de retrouver les compétences nécessaires à la vie dans la communauté. La transition est une mission transverse afin d'accompagner de manière proactive les personnes vers un logement individuel dans la communauté.

Alternatives pour les hauts utilisateurs de soins psychiatriques

Certaines personnes ne parviennent toutefois pas à bénéficier des alternatives aux hospitalisations de longue durée et développent une nouvelle forme de chronicité, caractérisée par des réhospitalisations fréquentes, une comorbidité avec des abus de substances, des contacts avec la police et de la difficulté à s'engager dans les soins (Lelliott et al., 1996). Pour ces hauts utilisateurs de soins psychiatriques, deux interventions sont efficaces : le suivi intensif dans le milieu (*assertive community treatment*) et le *chez-soi d'abord* (*housing first*). Les traitements contraints dans la communauté (*community treatement orders*) sont par contre controversés et ne semblent pas ajouter de plus-value.

Suivi intensif dans le milieu (ACT)

L'*assertive community treatment* est destiné aux personnes difficiles à engager dans les soins et hauts utilisateurs de soins psychiatriques (Bonsack et al., 2005). Le modèle originel a été développé dans les années 1970 en transférant dans la communauté les patients et les professionnels d'une unité psychiatrique de longue durée (Stein et al., 1975). Les principes essentiels sont : une équipe pluridisciplinaire, une charge de cas limitée à dix patients par intervenant, plus de 90 % d'interventions dans la communauté, jusqu'à deux fois par jour si nécessaire et une disponibilité sept jours sur sept, vingt-quatre heures sur vingt-quatre, pas de limite de la durée d'intervention. Ce modèle s'est ensuite décliné sous plusieurs formes adaptées à des systèmes de santé et à des groupes de patients complexes différents, sous l'appellation de *case management* intensif (Bonsack et al., 2005; Morandi et al., 2017; Veldhuizen, 2007). Ces adaptations aux systèmes de santé européens, notamment le Flexible ACT (FACT, voir chapitre 21) pourraient améliorer le rapport coût-efficacité du modèle original (Firn et al., 2013).

Ordonnance de traitement contraint dans la communauté (compulsory community treatment orders – CTO)

Les traitements ambulatoires sous contrainte ont été développés dans les pays anglo-saxons afin de trouver des alternatives moins contraignantes à l'hospitalisation sous contrainte pour des personnes extrêmement difficiles à engager dans les soins. Le traitement ambulatoire peut alors comporter des obligations qui vont de rencontres régulières jusqu'à préciser le type de traitement à administrer, par exemple avec des antipsychotiques en injection dépôt. Outre les difficultés pratiques et les problèmes éthiques que cela suscite, le traitement ambulatoire sous contrainte ne semble pas comporter d'avantages par rapport au traitement habituel dans aucun des résultats principaux mesurés : utilisation des services de santé (nombre de réadmissions), fonctionnement social, état mental, qualité de vie (sans-abri), satisfaction dans les soins (coercition perçue) (Kisely et al., 2005). Certains éléments de preuves laissent penser que les personnes sous contrainte ambulatoire sont néanmoins moins victimes de violences. Un large essai randomisé anglais récent a confirmé qu'aucune preuve ne justifiait la restriction des libertés des personnes dans un système de soins organisé (Burns et al., 2013). De plus, le traitement ambulatoire sous contrainte a tendance à persister dans la durée : il est maintenu lorsqu'il est considéré comme efficace, et sa poursuite est aussi justifiée lorsque le but n'est pas encore atteint.

Housing first

Le *housing first* a été développé à New York dans les années 1990 pour favoriser le rétablissement de personnes sans abri souffrant de troubles psychiatriques et d'abus de substances (Tsemberis et al., 2004). Le modèle s'est ensuite répandu mondialement, notamment en Europe et en France (Tinland et al., 2013). Au lieu que le logement individuel soit l'aboutissement d'une série d'étapes passant par l'hospitalisation et l'hébergement en foyer, ce modèle promeut un accès direct au logement individuel avec le soutien d'un *case manager*. Plus efficace pour l'accès et le maintien en logement des sans-abri, il favorise également le rétablissement des troubles psychiques et la diminution de la consommation d'alcool et améliore la qualité de vie et le fonctionnement social (Tinland et al., 2013).

Alternatives aux hospitalisations de soins aigus

Prévention des réadmissions

Avoir déjà été hospitalisé auparavant constitue le facteur de risque le plus stable et le plus important d'une nouvelle hospitalisation. Environ la moitié des hospitalisations psychiatriques concernent des personnes qui ont déjà été hospitalisées auparavant, dont 5 % de hauts utilisateurs de soins psychiatriques qui occupent un tiers des journées d'hospitalisations annuelles (P. Golay, communication personnelle). Le suivi spécifique des hauts utilisateurs (*voir* plus haut) et la recherche anticipée d'alternatives à l'hospitalisation avec des outils tels que le plan de crise conjoint sont donc essentiels. Le plan de crise conjoint est la forme la mieux étudiée des déclarations anticipées (Henderson et al., 2008). Il consiste à examiner de manière systématique et par écrit avec la personne et son entourage les facteurs de stress, les signes précoces de rechute, les stratégies personnelles, et avec l'entourage pour y faire face, l'adaptation souhaitée des interventions ambulatoires en situation de crise, les soins à éviter et leurs alternatives, ainsi que les mesures pratiques à prendre pour préserver l'environnement.

Réhabilitation psychosociale

La réhabilitation psychosociale dans un programme orienté vers le travail, quoique pas directement considérée comme une alternative à l'hospitalisation, peut néanmoins avoir un effet spectaculaire pour diminuer le nombre de jours passés à l'hôpital de personnes souffrant de troubles sévères et persistants (Jaeger et al., 2006). Plusieurs éléments pourraient expliquer ce phénomène : le sentiment d'être utile et la volonté de rester en bonne santé pour accomplir ses buts, une meilleure observance du traitement, la détection précoce des rechutes dans un environnement attentif ou le résultat d'une remédiation cognitive liée à l'activité.

Dans l'urgence avant l'hospitalisation

Crisis resolution team

Des équipes mobiles d'intervention de crise ont été développées, notamment en France, au Royaume-Uni et en Norvège (Hasselberg et al., 2013; Kannas et al., 1998). Leur rôle est d'intervenir dans l'urgence à domicile sur une durée limitée à quelques jours ou quelques semaines afin de résoudre une crise. Ces équipes semblent diminuer de 10 % à 23 % le recours à l'hospitalisation chez des personnes dans une crise suicidaire, souffrant de dépression ou de troubles anxieux, surtout lorsqu'elles opèrent vingt-quatre heures sur vingt-quatre et qu'elles intègrent un psychiatre (Glover et al., 2006). L'influence sur la réduction du nombre de lits est moindre, et elles ne constituent en général pas une alternative pour les troubles psychotiques et les abus de substances qui sont en général référés à d'autres services de santé mentale (Hasselberg et al., 2011).

Services d'urgences/crises

Des services d'urgence/crise psychiatrique ont été largement développés, en général à proximité des urgences somatiques en hôpital général. Ces services servent à la fois à évaluer et intervenir immédiatement dans l'urgence psychiatrique et à des suivis de crise. Les alternatives à l'hospitalisation sont déterminées par une évaluation du danger, de la coopération de la personne et du soutien de son réseau. Les suivis de crise concernent surtout les crises suicidaires et la dépression. Les personnes avec des troubles mentaux sévères tels qu'une schizophrénie ou un trouble bipolaire, avec des problèmes d'agression, de lésions auto-infligées, d'hallucinations et délires, ainsi que des problèmes d'occupation dans les activités de la vie quotidienne et dans les conditions de vie sont les plus susceptibles d'être hospitalisées, surtout si le service est localisé à l'hôpital et n'a pas de composante mobile (Hugo et al., 2002).

Hospitalisation de jour

L'hospitalisation de jour pourrait être une alternative pour 23 % à 37 % des personnes admises pour une hospitalisation à plein temps avec des coûts inférieurs de 21 % à 37 % (Marshall et al., 2001). Néanmoins, l'utilisation des hôpitaux de jour comme alternative à l'hospitalisation concerne en pratique souvent moins de 15 % des places en hôpital de jour et nécessiterait d'attribuer les missions de réhabilitation à d'autres structures et de vaincre les résistances des professionnels à utiliser l'hôpital de jour comme alternative à l'hospitalisation pour les troubles aigus et psychotiques (Mbaya et al., 1998).

Maisons de crise

Les maisons de crise sont des structures résidentielles communautaires non médicalisées qui proposent des séjours d'urgence pour les personnes souffrant de troubles psychiatriques en crise. Ces structures semblent pouvoir être une alternative à l'hospitalisation pour beaucoup de personnes souffrant de troubles psychiatriques sévères, avec un résultat comparable à l'hospitalisation à un coût nettement moindre (Hawthorne et al., 2005). Certaines études suggèrent que ce type de programme serait plus efficace après une brève hospitalisation, dont le rôle serait d'assurer un bon départ au processus de rétablissement en assurant initialement un haut niveau de sécurité et la mise en place rapide d'un traitement efficace (Goodwin et Lyons, 2001).

Alternatives durant l'hospitalisation

Certaines études montrent qu'entre 29 et 70 % des personnes présentes un jour donné dans une unité de soins psychiatriques aigus pourraient bénéficier d'une alternative à l'hospitalisation, selon le jugement des cliniciens qui les suivent à l'hôpital (Lesage et al., 2002). Ceci est cependant difficile à évaluer objectivement, le fait de se trouver à l'hôpital constituant en soi un important facteur de stabilisation ; des études sont donc nécessaires pour réellement documenter la solidité de cette donnée.

Hospitalisations brèves

Enfin, une partie importante des alternatives à l'hospitalisation consiste en la réduction de la durée des hospitalisations de plus de cinquante jours en moyenne dans les années 1970 à moins de trois semaines aujourd'hui. Ce changement structurel doit s'accompagner d'une profonde modification du paradigme et des pratiques de l'hospitalisation psychiatrique qui ne peut plus être le lieu du rétablissement : connexions avec le réseau ambulatoire dès l'admission, régression limitée, objectifs focalisés sur la poursuite du processus de rétablissement dans la communauté (Bonsack, Conus, et al., 2001). De plus, les équipes hospitalières doivent faire face à une sélection de patients en phase aiguë pour lesquels aucune alternative n'a été trouvée : peu coopérants, en grave état d'abandon ou avec des antécédents d'hospitalisation sous contrainte (Cotton et al., 2007).

Articulation avec le réseau

Les alternatives à l'hospitalisation ne peuvent être considérées que dans une perspective systémique impliquant de nombreux acteurs tels les patients et leurs proches, les soins de premiers recours, les services sociaux ou la justice pénale et civile. Les médecins de premiers recours constituent en particulier les premiers pourvoyeurs de soins pour les troubles psychiques.

Case management de transition

Cette articulation est particulièrement importante à la sortie de l'hôpital, où les risques d'insatisfaction dans le réseau, de discontinuité du suivi, de rechute ou de suicide sont élevés (Qin et Nordentoft, 2005). Le *case management* de transition est un exemple d'intervention pour favoriser la continuité du rétablissement dans la période critique de sortie de l'hôpital (Bonsack et al., 2009; Bonsack et al., 2016). Le *case manager* intervient dès l'admission pour évaluer systématiquement les besoins, l'état du réseau et pour préparer un plan de crise conjoint. Le suivi se poursuit durant un mois après l'hospitalisation à domicile pour gérer la *crise du retour à domicile* et pour mettre en place un réseau de soins durable en collaboration avec les proches, le médecin traitant et les autres acteurs impliqués.

Coopération avec les médecins de premier recours

Même dans les pays occidentaux à hauts revenus, les médecins de premier recours suivent la majorité des personnes souffrant de troubles psychiatriques quel que soit le niveau de gravité de leurs troubles. La coopération entre psychiatres et médecins de premier recours est donc essentielle pour augmenter la capacité de ces derniers à traiter les personnes souffrant de troubles psychiatriques dans la communauté. Il n'existe pas à notre connaissance d'études spécifiques sur le rôle des médecins de premier recours comme alternative à l'hospitalisation psychiatrique. Néanmoins, les modèles de soins collaboratifs efficaces incluent une activité de consultation-liaison dans une relation durable entre un psychiatre est un groupe d'une dizaine de médecins généralistes, l'appui d'un *case manager* pour accompagner le patient dans l'engagement et le suivi du traitement, ainsi que la possibilité de transférer rapidement des situations complexes vers une consultation psychiatrique ambulatoire, et réciproquement, des situations stabilisées ou rétablies vers un médecin généraliste (Bonsack et al., 2014).

Discussion et conclusion

De nombreuses alternatives à l'hospitalisation basées sur des preuves scientifiques existent. Toutes les alternatives ne peuvent être utilisées de manière immédiate, mais 20 % à 60 % des personnes présentes un jour donné à l'hôpital pourraient en bénéficier si elles étaient disponibles et accessibles (Lesage et al., 2002). Pour éviter le risque de rebond, avec une augmentation du nombre d'hospitalisations sous contrainte, de détention de personnes souffrant de troubles mentaux en prison ou dans des unités carcérales, la désinstitutionnalisation doit s'accompagner du développement de ces alternatives. On constate en effet que le nombre d'équivalents plein-temps consacrés à des alternatives à l'hospitalisation psychiatrique est associé à une diminution de la durée moyenne d'hospitalisation (Gandre et al., 2017). De plus, la technologie des alternatives à l'hospitalisation et la pratique des hospitalisations ont évolué : il ne s'agit plus seulement de protection et de bienfaisance, ou d'éviter un abandon, mais cette évolution vise à répondre aux ambitions des personnes de se rétablir dans la communauté afin d'y vivre une vie accomplie.

L'hospitalisation ne représente aujourd'hui qu'un moment bref de la vie des personnes souffrant de troubles psychiatriques : les alternatives à l'hospitalisation sont la règle et l'hospitalisation l'exception. Le maintien dans la communauté des personnes souffrant de troubles psychiatriques engage ainsi l'ensemble de la société, de la vision du public sur les troubles psychiques jusqu'aux soins psychiatriques spécialisés et intensifs, en passant par les services d'aide sociale et les soins de premier recours. L'attitude du public et des politiques est déterminante pour développer les alternatives à l'hospitalisation et la méconnaissance, les préjugés, la discrimination et la stigmatisation des personnes souffrant de troubles psychiques doivent être surmontés. Notamment, les attentes irréalistes du public et du politique vis-à-vis de l'hospitalisation comme lieu de gestion des risques par la contrainte et de rétablissement au long cours doivent être fermement combattues au profit de soins équilibrés qui privilégient la continuité du soin et la collaboration en réseau entre les différents acteurs.

Références

Bonsack, C. (2016). « La psychiatrie communautaire dans l'inclusion sociale des troubles de santé mentale ». *Swiss Arch Neurol Psychiatry Psychother, 167*(6), 172–176.

Bonsack, C., Adam, L., Haefliger, T., Besson, J., & Conus, P. (2005). « Difficult-to-engage patients : A specific target for time-limited assertive outreach in a Swiss setting ». *Can J Psychiatry, 50*(13), 845–850.

Bonsack, C., Conus, P., Delacrausaz, P., & Borgeat, F. (2001). « Un modèle de soins adapté aux hospitalisations psychiatriques brèves ». *Revue médicale de Suisse romande, 121*, 677–681.

Bonsack, C., Decrey-Wick, H., & Conus, C. (2014). « Collaboration entre médecin de famille et psychiatre pour les problèmes de santé mentale ». *Rev med Suisse, 10*, 1715–1718.

Bonsack, C., Gibellini, S., Ferrari, P., Dorogi, Y., Morgan, C., Morandi, S., Koch, N. (2009). « Le case management de transition : Description d'une intervention à court terme dans la communauté après une hospitalisation psychiatrique». *Schweizer Archiv für Neurologie une Psychiatrie, 160*(6), 246–252.

Bonsack, C., Golay, P., Gibellini Manetti, S., Gebel, S., Ferrari, P., Besse, C., Morandi, S. (2016). «Linking primary and secondary care after psychiatric hospitalization : Comparison between transitional case management setting and routine care for common mental disorders». *Front Psychiatry, 7*, 96.

Burns, T., Rugkasa, J., Molodynski, A., Dawson, J., Yeeles, K., Vazquez-Montes, M., Priebe, S. (2013). «Community treatment orders for patients with psychosis (OCTET) : A randomised controlled trial». *Lancet, 381*(9878), 1627–1633.

Cotton, M. A., Johnson, S., Bindman, J., Sandor, A., White, I. R., Thornicroft, G., Bebbington, P. (2007). «An investigation of factors associated with psychiatric hospital admission despite the presence of crisis resolution teams». *BMC Psychiatry, 7*, 52.

Firn, M., Hindhaugh, K., Hubbeling, D., Davies, G., Jones, B., & White, S. J. (2013). «A dismantling study of assertive outreach services : Comparing activity and outcomes following replacement with the FACT model». *Soc Psychiatry Psychiatr Epidemiol, 48*(6), 997–1003.

Gandre, C., Gervaix, J., Thillard, J., Mace, J. M., Roelandt, J. L., & Chevreul, K. (2017). «The development of psychiatric services providing an alternative to full-time hospitalization is associated with shorter length of stay in French public psychiatry». *Int J Environ Res Public Health, 14*(3).

Glover, G., Arts, G., & Babu, K. S. (2006). «Crisis resolution/home treatment teams and psychiatric admission rates in England». *Br J Psychiatry, 189*, 441–445.

Goffman, E. (1968). «*Asiles : études sur la condition sociale des malades mentaux et autres reclus*». Paris : Éditions de Minuit.

Goodwin, R., & Lyons, J. S. (2001). «An emergency housing program as an alternative to inpatient treatment for persons with severe mental illness». *Psychiatr Serv, 52*(1), 92–95.

Hasselberg, N., Grawe, R. W., Johnson, S., & Ruud, T. (2011). «Treatment and outcomes of crisis resolution teams : A prospective multicentre study». *BMC Psychiatry, 11*, 183.

Hasselberg, N., Grawe, R. W., Johnson, S., Saltyte-Benth, J., & Ruud, T. (2013). «Psychiatric admissions from crisis resolution teams in Norway : A prospective multicentre study». *BMC Psychiatry, 13*, 117.

Hawthorne, W. B., Green, E. E., Gilmer, T., Garcia, P., Hough, R. L., Lee, M., Lohr, J. B. (2005). «A randomized trial of short-term acute residential treatment for veterans». *Psychiatr Serv, 56*(11), 1379–1386.

Henderson, C., Swanson, J. W., Szmukler, G., Thornicroft, G., & Zinkler, M. (2008). «A typology of advance statements in mental health care». *Psychiatr Serv, 59*(1), 63–71.

Hugo, M., Smout, M., & Bannister, J. (2002). «A comparison in hospitalization rates between a community-based mobile emergency service and a hospital-based emergency service». *Aust N Z J Psychiatry, 36*(4), 504–508.

Jaeger, J., Berns, S., Douglas, E., Creech, B., Glick, B., & Kane, J. (2006). «Community-based vocational rehabilitation : Effectiveness and cost impact of a proposed program model». *Aust N Z J Psychiatry, 40*(5), 452–461.

Kannas, S., Robin, M., Pochard, F., Abillon, A., Regel, I., Mauriac, F., Waddington, A. (1998). «ERIC, ou la mobilité comme forme d'alternative à l'hospitalisation psychiatrique». In M. De Clerq, S. Lamarre, & H. Vergouwen (Eds.), *Urgences psychiatriques et politiques de santé mentale*. Paris : Masson.

Kisely, S., Campbell, L. A., & Preston, N. (2005). «Compulsory community and involuntary outpatient treatment for people with severe mental disorders». *Cochrane Database Syst Rev*, (3). Cd004408.

Lamb, H. R., & Bachrach, L. L. (2001). «Some perspectives on deinstitutionalization». *Psychiatr Serv, 52*(8), 1039–1045.

Leff, J., Thornicroft, G., Coxhead, N., & Crawford, C. (1994). «The TAPS Project. 22 : A five-year follow-up of long-stay psychiatric patients discharged to the community». *Br J Psychiatry, Suppl, 25*, 13–17.

Lelliott, P., Audini, B., Knapp, M., & Chisholm, D. (1996). «The mental health residential care study : Classification of facilities and description of residents». *Br J Psychiatry, 169*(2), 139–147.

Lesage, A. D., Bonsack, C., Clerc, D., Vanier, C., Charron, M., Sasseville, M., Gelinas, D. (2002). «Alternatives to acute hospital psychiatric care in east-end Montreal». *Can J Psychiatry, 47*(1), 49–55.

Marshall, M., Crowther, R., Almaraz-Serrano, A. M., & Tyrer, P. (2001). «*Day hospital versus out-patient care for psychiatric disorders*». CD003240.

Mbaya, P., Creed, F., & Tomenson, B. (1998). «The different uses of day hospitals». *Acta Psychiatr Scand, 98*(4), 283–287.

Medeiros, H., McDaid, D., & Knapp, M. (2008). Shifting Care from Hospital to the Community in Europe : Economic Challenges and Opportunities. *MHEEN II Policy Briefing*. Londres : MHEEN network.

Morandi, S., Silva, B., Golay, P., & Bonsack, C. (2017). «Intensive Case Management for Addiction to promote engagement with care of people with severe mental and substance use disorders : An observational study». *Substance Abuse Treatment, Prevention, and Policy, 12*(1), 26.

Provencher, H. (2002). «L'expérience du rétablissement : perspectives théoriques». *Santé Ment Que, 27*(1), 35–64.

Qin, P., & Nordentoft, M. (2005). «Suicide risk in relation to psychiatric hospitalization : Evidence based on longitudinal registers». *Arch Gen Psychiatry, 62*(4), 427–432.

Stein, L. I., Test, M. A., & Marx, A. J. (1975). «Alternative to the hospital : A controlled study». *Am J Psychiatry, 132*(5), 517–522.

Steinert, T. (2017). « Ethics of coercive treatment and misuse of psychiatry ». *Psychiatr Serv*, *68*(3), 291–294.

Thornicroft, G., & Tansella, M. (2013). « The balanced care model for global mental health ». *Psychol Med*, *43*(4), 849–863.

Tinland, A., Fortanier, C., Girard, V., Laval, C., Videau, B., Rhenter, P., Auquier, P. (2013). « Evaluation of the Housing First program in patients with severe mental disorders in France : Study protocol for a randomized controlled trial ». *Trials*, *14*, 309.

Tsemberis, S., Gulcur, L., & Nakae, M. (2004). « Housing First, consumer choice, and harm reduction for homeless individuals with a dual diagnosis ». *Am J Public Health*, *94*(4), 651–656.

Tsemberis, S., Kent, D., & Respress, C. (2012). « Housing stability and recovery among chronically homeless persons with co-occurring disorders in Washington, DC ». *American Journal of Public Health*, *102*(1).

Veldhuizen, J. R. (2007). « FACT : A Dutch version of ACT ». *Community Mental Health Journal*, *43*(4), 421–433.

Winkler, P., Barrett, B., McCrone, P., Csémy, L., Janoušková, M., & Höschl, C. (2016). « Deinstitutionalised patients, homelessness and imprisonment : Systematic review ». *The British Journal of Psychiatry*, *208*(5), 421–428.

Suivi socio-sanitaire précoce dans le cadre du parcours des personnes vivant avec un trouble schizophrénique

Chapitre 20

Nadia Younès, Christine Passerieux

Différents résultats scientifiques permettent désormais d'étayer une organisation rationnelle des soins des personnes vivant avec un trouble schizophrénique. Le rapport « Données de preuves en vue d'améliorer le parcours de soins et de vie des personnes présentant un handicap psychique sous-tendu par un trouble schizophrénique », publié en 2015 par le Centre de preuves en psychiatrie et en santé mentale (CDPPSM), en fait état (www.cdppsm.fr/rapport).

L'OMS prône le modèle des soins communautaires pour les soins aux personnes souffrant de troubles schizophréniques (Santos et al., 1995). Déclinés de diverses manières selon les pays, ils sont assurés en France par les équipes de psychiatrie de secteur, avec une fidélité variable au modèle.

Différents éléments des soins communautaires sont particulièrement adaptés à ce trouble :

- offerts sans limitation de durée pour la population d'une zone géographique définie ;
- services avant tout ciblés vers les patients les plus sévères et handicapés ;
- projets individualisés adaptés aux besoins des personnes, pour aider leur *empowerment* en se basant sur leurs forces ;
- continuité des soins dans le temps aussi longtemps que requis et à travers les lieux de soin ;
- orientation ambulatoire, de préférence dans l'environnement social des usagers et avec des actions de réhabilitation sociale ;
- soins les moins restrictifs de liberté possible et en évitant les longues hospitalisations au maximum ;
- les usagers de soin et de leurs aidants naturels sont impliqués dans la planification, l'implantation et l'évaluation des services ;
- les services psychiatriques assurent une partie des soins ; ils sont en lien étroit avec les soins primaires.

Parmi les soins communautaires, des dispositifs spécifiques ont été développés et ont fait la preuve de leur efficacité.

Dispositifs de soins communautaires

Case management

Après avoir été assuré par un *gestionnaire de cas* indépendant du suivi du patient et assurant ses prestations de manière individuelle, le *case management* a été intégré au suivi du patient et est assuré de manière collective, dans le cadre d'une équipe (Scott et Dixon, 1995). Un professionnel de l'équipe (infirmier le plus souvent) est identifié comme gestionnaire du suivi : il évalue les besoins, il établit un programme de soin, il coordonne les rendez-vous avec les autres soignants (dont le médecin psychiatre), les pairs-aidants, il veille à la réalisation du programme de soins et il maintient le contact avec le patient.

Une revue Cochrane (Marshall et al., 2000) conclut à une amélioration de la compliance (augmentation des patients restant en contact) sans effet sur les variables psychiatriques et sociales. Par la suite, le *case management* a été inclus dans les suivis intensifs.

Programmes de suivi intensif : assertive community treatment aux États-Unis et assertive outreach treatment en Grande-Bretagne

Ces programmes se sont d'abord développés dans les années 1970 aux États-Unis dans le but de réduire les hospitalisations. Ils ont été proposés aux patients les plus sévères et ayant des difficultés d'engagement dans les soins traditionnels. Le *case management* est un principe clé du fonctionnement de ces soins. Le second principe est d'assurer un suivi ambulatoire au plus près du lieu de vie du patient (avec un effort d'aller vers le patient). Ce suivi relève d'une équipe spécifique avec un ratio élevé de professionnels par patients (1/10), multidisciplinaire (infirmiers notamment, travailleurs sociaux, travailleurs des sciences de l'occupation…) et est proposé durant les périodes difficiles du parcours.

Les données de preuve en faveur du bénéfice du suivi intensif par rapport aux soins standards sont nettes (revue Cochrane) : réduction du nombre et de la durée des hospitalisations, réduction du taux des personnes perdues de vue, amélioration de l'observance, amélioration du fonctionnement social (Dieterich et al, 2010).

En Europe, leur efficience a été mise en question, peut-être du fait de la place déjà prédominante des soins communautaires qui avaient souvent déjà intégré ces éléments (Tyrer 2013).

Flexible assertive community treatment (FACT)

Le programme FACT (*voir* chapitre 21) a été décrit en 2007 par le Néerlandais van Veldhuizen et al., (2015). Il consiste en des soins délivrés par une équipe unique, multidisciplinaire, qui propose des soins à tous les temps du parcours de santé, flexibles en fonction de l'intensité de soin nécessaire. Chaque patient, qu'il soit actuellement stable ou instable, bénéficie d'une gestion individuelle de cas. Pour les patients instables, un suivi intensif est proposé. Là où l'organisation précédente (ACT) ne répondait qu'à environ 20 % des patients présentant un trouble mental sévère et persistant (les plus sévères), l'organisation FACT répond à l'ensemble des patients présentant un tel trouble. La diminution des admissions en hospitalisation et la réduction du nombre des perdus de vue figurent parmi les objectifs de cette organisation. L'équipe assure également des soins pour des patients hospitalisés. Elle décide si un patient peut sortir ou être admis à l'hôpital. Toutes ces mesures visent à assurer la continuité du suivi.

De manière concrète :

- tous les patients ont un gestionnaire de cas (*case manager*) qui assure la continuité du suivi et des visites à domicile;
- dans le groupe des patients *actuellement stables*, les patients reçoivent la visite du gestionnaire de cas deux à quatre fois par mois, et un plan de traitement personnalisé compris par le patient et sa famille est établi au moins une fois par an. Des visites régulières sont organisées avec le psychiatre (gestion des médicaments, évaluation) et avec le psychologue (psychoéducation, thérapie cognitive et comportementale) au centre délivrant le FACT. Des interventions familiales et des mesures d'emploi protégé peuvent s'ajouter au plan de traitement. Les soins multidisciplinaires sont dans ce groupe *orientés rétablissement*. Les patients ne voient pas l'ensemble de l'équipe FACT mais travaillent avec des sous-groupes de l'équipe selon les objectifs de soins;
- dans le groupe des patients *actuellement instables*, les soins sont programmés sur le *tableau blanc* de l'équipe (digital depuis 2008) au cours de réunions quotidiennes. Si un patient est repéré comme en rechute ou à risque de rechute, son nom est inscrit sur le tableau blanc et il lui est proposé un suivi intensif. Le gestionnaire de cas informe le patient que des soins plus intensifs vont être organisés avec ses collègues du FACT pour éviter une hospitalisation et réduire la durée de la crise. Le patient rencontre le

psychiatre dans les deux jours et différents soins sont discutés. Une évaluation du programme FACT a montré que le groupe des patients instables représente 18 % des patients pris en charge à un moment donné et qu'au cours d'un suivi de deux ans et demi, 65 % des patients ont été dans ce groupe au moins une fois (Nugter et al., 2015).

Ce modèle a été implanté à large échelle aux Pays-Bas où il est devenu le modèle prioritaire (van Veldhuizen et al., 2015) : parmi les équipes spécialisées en santé mentale, 120 délivrent le FACT et 30 (urbaines) le programme classique d'*assertive outreach treatment* (AO). Le modèle a été repris par des auteurs anglais qui y voyaient le moyen de dépasser des limites du programme ACT, en particulier son application difficile dans les zones rurales, où des problèmes de continuité se posent, et le fait qu'il n'offre pas de soins aux patients stables. Un autre groupe l'a adopté à l'ouest de Londres dans six CMHT (*community mental health teams*, équivalent anglais des équipes de secteur) pour des raisons de continuité des deux niveaux de soins et de contraintes financières. En effet, FACT est avantageux, d'une part en termes d'apport entre le nombre de patients et le nombre de cliniciens dans l'équipe, de 12/1 pour l'AO et supérieur à 25/1 pour FACT, et d'autre part, en termes de file active, de 75 pour le programme AO et de 260 pour FACT avec 11 % des personnes en suivi intensif (Firn et al., 2013 ; Firn et al., 2016 ; van Veldhuizen, et al., 2015). Le programme FACT est également en cours d'implantation en Belgique, au Canada, en Norvège et en Suède (van Veldhuizen et al., 2015).

En ce qui concerne l'évaluation du dispositif FACT, six études ont été menées (quatre aux Pays-Bas et deux en Grande-Bretagne, avec trois équipes). Elles ont réuni 372 patients sur des périodes de suivi de un à quatre ans. Ces études sont toutes de type *avant/après*, sans essai contrôlé randomisé. Les données de preuves concernant FACT sont donc encore fragiles.

Les études indiquent des bénéfices à un et deux ans en termes de :

- diminution du nombre d'admissions, de jours d'hospitalisation et de contacts avec les soignants ;
- pourcentage de rémission augmenté de 9 % (mais non significatif) ;
- amélioration significative de l'observance et de la qualité de vie, diminution significative des besoins de soins non remplis (de 20 à 16 %) (Firn et al., 2013 ; Firn et al., 2016 ; Nugter et al., 2015).

Resource group assertive community treatment (RACT)

Cette variante de programme de suivi intensif a été développée en Nouvelle-Zélande et en Suède, avec une démarche décrite en détail en 2012 précisant le point de vue du client/patient, du gestionnaire de cas, du groupe ressource, des proches, etc. (Nordén et al., 2012). Elle met l'accent sur le rétablissement et la réhabilitation du patient. La différence principale par rapport au programme FACT est d'intégrer dans l'équipe – ou *groupe ressource* – le patient et trois ou quatre personnes choisies par le patient (souvent parmi sa famille et ses amis). Participent également au groupe ressource le gestionnaire de cas qui le coordonne, différents professionnels (dont un travailleur social) et le psychiatre. Les réunions du groupe ressource se tiennent au moins quatre fois par an (plus souvent si besoin). Entre les réunions, des rencontres plus limitées peuvent avoir lieu à l'occasion de tâches spécifiques (par exemple, le patient et un proche peuvent travailler sur une compétence sociale précise, le patient et le *case manager* peuvent s'exercer sur la gestion du stress, etc.) ou avec des experts qui sont consultés (par exemple, un expert en addiction, un autre en emploi protégé).

Le Néo-Zélandais Ian Falloon a décrit cette approche résolument centrée sur le patient, sa capacité à décider (*empowerment*) et son rétablissement (Falloon 1999). C'est la personne concernée qui détermine les objectifs généraux de son projet personnalisé, qui est ensuite décliné par le groupe à travers des décisions communes sur les moyens d'atteindre ces objectifs, pendant les trois mois suivants. L'approche est également basée sur des stratégies thérapeutiques fondées sur des données de preuves (*evidence based treatment strategies*) issues d'un projet de recherche international (impliquant plus de 80 centres, situés dans plus de 20 pays), nommé Optimal Treatment Project ou Integrated Mental Health Care. Cinq stratégies sont utilisées : a) recours à la dose de traitement antipsychotique minimale efficace pour agir sur les symptômes; b) enseignement des méthodes de gestion du stress aux patients et aux proches; c) rapprochement des soins des lieux de vie des patients (*assertive case management*); d) actions orientées vers le social, l'occupationnel et l'emploi accompagné; e) stratégies pharmaceutiques et psychologiques pour les symptômes émergents et les rechutes débutantes.

Il existe de solides données de preuve en faveur du RACT. L'efficacité de ce programme a fait l'objet de deux méta-analyses, dont l'une (Nordén et al., 2012) a réuni 2263 patients (dont 1955 avec un diagnostic de psychose) dans le cadre de 17 études (6 essais contrôlés randomisés et 11 études observationnelles ici/ailleurs ou avant/après). La période de suivi était de 12 mois (5 études), 24 mois (10 études), 48 mois (1 étude) et 60 mois (1 étude). Les résultats indiquent un bénéfice significatif sur les symptômes, avec une taille d'effet moyenne de 0,5 dans les études contrôlées et de 0,66 dans les études observationnelles, sur le fonctionnement, avec une taille d'effet élevée de respectivement 0,93 et 0,89, et sur le bien-être, avec une taille d'effet élevée à 1,16 dans les études contrôlées et plus modérée à 0,57 dans les études observationnelles. La mesure combinée de la taille de l'effet pour les 17 études et les trois variables d'intérêt étudiées était large avec d = 0,80 (Falloon et al., 2004; Nordén et al., 2012).

Interventions précoces

Le délai moyen de psychose non traitée (compris entre un an et demi et deux ans) est clairement relié à un pronostic plus négatif (en termes de sévérité de symptômes, de taux de rémission, de rechute, de fonctionnement global, de qualité de vie), même si la notion de neurotoxicité a été récemment relativisée dans une méta-analyse (Bora et al., 2017; Fond et al., 2017; Souaiby et al., 2016).

Les interventions précoces dès le premier épisode psychotique sont nécessaires et ont fait la preuve de leur efficacité. Trois experts internationaux l'argumentent dans une revue détaillée récente (Fusar-Poli et al., 2017). Ces interventions reposent sur un usage raisonné des antipsychotiques (avec des arguments pour un usage précoce des antipsychotiques à action prolongée), des actions psychologiques individuelles, des actions familiales et des interventions de réhabilitation avec les partenaires sanitaires et sociaux. La durée de suivi conseillée avoisine désormais les cinq ans.

La littérature rapporte des effets significatifs à vingt-quatre mois sur l'alliance thérapeutique, le niveau de symptômes (positifs, négatifs, globaux), le nombre d'hospitalisations, la réduction des posologies d'antipsychotiques, le fonctionnement et le rétablissement. Il n'a pas été observé d'effet sur le taux de rechute.

Penser le parcours de vie et de soins des personnes vivant avec un trouble schizophrénique aujourd'hui en France

Les organisations et les pratiques de soins et d'accompagnements social et médico-social en France doivent intégrer ces différentes données. La réponse actuelle aux besoins des personnes vivant avec un trouble schizophrénique fait trop souvent l'impasse sur les difficultés majeures rencontrées par ces personnes et par leur entourage dès le début des troubles pour préserver ou pour retrouver une vie sociale satisfaisante et autonome. Ainsi, on a pu décrire l'organisation de cette réponse comme un accompagnement du handicap plus que comme une action de prévention ou de limitation du handicap psychique très souvent associé à cette pathologie sévère. Ce constat largement partagé a fait l'objet du rapport publié en octobre 2015 par le Centre de preuve en psychiatrie et en santé mentale qui présente un état des connaissances sur les pratiques de soins et d'accompagnement et leurs organisations dédiées aux personnes vivant avec un trouble schizophrénique. Mettant en relation ces données de preuve avec la situation française, le rapport propose la mise en place d'un parcours de santé impliquant un accompagnement social et sanitaire, porté en propre par les acteurs du champ social et par les secteurs de psychiatrie, et déclinant les caractéristiques communes aux différentes organisations efficientes décrites dans la littérature.

L'objectif est de favoriser un meilleur état de santé des personnes concernées, mais aussi de promouvoir leur rétablissement, c'est-à-dire leur maintien ou leur réengagement dans une vie active et sociale choisie, en particulier en les impliquant de manière systématique dans les actions et les prises de décision les concernant. Concrètement, il s'agit de permettre aux personnes concernées et à leur entourage de bénéficier d'un accompagnement social dès le début des troubles, favorisant l'accès au droit commun et le maintien en milieu ordinaire, que ce soit en matière de logement, de poursuite d'études, d'insertion professionnelle ou d'accès aux loisirs. Il s'agit également de favoriser par l'intervention de professionnels du champ social issus de dispositifs de droit commun (équipes municipales ou des conseils départementaux) une ouverture vers la cité et un changement de regard sur ces personnes trop souvent renvoyées vers la psychiatrie de manière exclusive.

Les préconisations portent sur un parcours personnalisé intégrant un accompagnement social et des soins globaux et de réhabilitation spécifiques. L'accès à ce parcours n'est pas conditionné par la reconnaissance d'une situation de handicap psychique par la MDPH mais est proposé le plus précocement possible et de préférence avant que la situation de handicap ne soit constituée ou durable. L'accompagnement des personnes s'effectue dans leur milieu naturel, le plus souvent en ville, avec une intensification des actions d'accompagnement et des soins autant que de besoin pour éviter au maximum les hospitalisations non programmées. Le parcours concerne donc aussi bien les périodes de crise que les périodes de stabilité et de plus grande autonomie, en faisant varier l'intensité des actions.

Afin de soutenir l'*empowerment* des personnes, la coordination des différentes actions (ou *case management*) est assurée par une équipe *resserrée* constituée par la personne concernée, deux ou trois proches qu'elle désignera, son référent sanitaire et son référent social ; cette équipe resserrée est en charge de l'élaboration d'un projet personnalisé d'intervention. Le programme prévoit une étroite coordination entre les actions sociales et les soins, afin que ces derniers soient mobilisés en fonction du projet de vie de la personne, permettant tout à la fois de leur donner un sens pour cette personne et d'améliorer leur efficacité. Les soins comportent des soins dits *de réhabilitation*, visant à réduire les limitations fonctionnelles liées à la maladie et à développer chez les personnes des capacités de *coping*, en particulier par l'éducation thérapeutique, le développement des habiletés sociales et la remédiation cognitive. Le volet soignant comporte également une coordination avec les médecins généralistes pour favoriser l'accès aux soins primaires et les soins psychiatriques de base, en particulier une prescription de psychotropes basée sur l'état de la science.

L'un des enjeux de cette proposition est que ces changements de pratiques et d'organisation ne soient pas le fait de dispositifs spécifiques intervenant *à côté* des équipes de secteur mais qu'elles s'implémentent au sein de ces équipes, devenant ainsi l'une de leurs modalités d'intervention, dédiée aux patients les plus sévères dont elles ont la responsabilité. À ce jour, quelques expérimentations de ce parcours débutent ou sont en projet, afin d'apporter des éléments sur sa faisabilité, ses adaptations éventuelles, son impact sur le devenir des personnes concernées et des arguments médico-économiques pour soutenir une plus large diffusion.

Références

Bora, E., Yalincetin, B., Akdede, B. B., & Alptekin, K. (2017). « Duration of untreated psychosis and neurocognition in first-episode psychosis : A meta-analysis ». *Schizophr Res, 17*, https://doi.org/10.1016/j.schres.2017.06.021. pii : S0920-9964(17)30360-2, [Epub ahead of print], Review, PubMed PMID : 28634088.

CDPPSM. (10 septembre 2015). « *Données de preuves en vue d'améliorer le parcours de soins et de vie des personnes présentant un handicap psychique sous-tendu par un trouble schizophrénique* ». publié le. http://cdppsm.fr/PDF/RAPPORT.pdf.

Dieterich, M., Irving, C. B., Park, B., & Marshall, M. (2010). « Intensive case management for severe mental illness ». *Cochrane Database Syst Rev*, (10). CD007906.

Falloon, I. R. (1999). « Optimal treatment for psychosis in an international multisite demonstration project. Optimal Treatment Project Collaborators ». *Psychiatr Serv, 50*, 615–618.

Firn, M., White, S. J., Hubbeling, D., & Jones, B. (2016). « The replacement of assertive outreach services by reinforcing local community teams : A four-year observational study ». *J Ment Health, 5*, 1–6.

Firn, M., Hindhaugh, K., Hubbeling, D., Davies, G., Jones, B., & White, S. J. (2013). « A dismantling study of assertive outreach services : Comparing activity and outcomes following replacement with the FACT model». *Soc Psychiatry Psychiatr Epidemiol*, *48*(6), 997–1003. https://doi.org/10.1007/s00127-012-0602-x.

Fond, G., Boyer, L., Andrianarisoa, M., Godin, O., Brunel, L., Bulzacka, E., Schürhoff, F. (2017). «FACE-SZ (FondaMental Academic Centers of Expertise for Schizophrenia) group. Risk factors for increased duration of untreated psychosis. Results from the FACE-SZ dataset». *Schizophr Res*, sous presse.

Fusar-Poli, P., McGorry, P. D., & Kane, J. M. (2017). «Improving outcomes of first-episode psychosis : An overview». *World Psychiatry*, *16*(3), 251–265.

Marshall, M., Gray, A., Lockwood, A., & Green, R. (2000). «Case management for people with severe mental disorders». *Cochrane Database Syst Rev*, (2). CD000050. Review. Update in *Cochrane Database Syst Rev*, 2011, (4), CD000050.

Nordén, T., Malm, U., & Norlander, T. (2012). «Resource Group Assertive Community Treatment (RACT) as a tool of empowerment for clients with severe mental illness : A meta-analysis». *Clin Pract Epidemiol Ment Health*, *8*, 144–151.

Norlander, T., & Nordén, T. (2015). «The Hourglass Model : Are there structural problems with the scarcity of positive results for flexible ACT ?». *Clin Pract Epidemiol Ment Health*, *18*(11), 155–157. https://doi.org/10.2174/1745017901511010155. eCollection 2015.

Nugter, M. A., Engelsbel, F., Bähler, M., Keet, R., & van Veldhuizen, R. (2016). «Outcomes of FLEXIBLE Assertive Community Treatment (FACT) implementation : A prospective real life study». *Community Ment Health J*, *52*, 898–907

Santos, A. B., Henggeler, S. W., Burns, B. J., Arana, G. W., & Meisler, N. (1995). «Research on field-based services : Models for reform in the delivery of mental health care to populations with complex clinical problems». *Am J Psychiatry*, *152*(8), 1111–1123.

Scott, J. E., & Dixon, L. B. (1995). «Assertive community treatment and case management for schizophrenia». *Schizophr Bull*, *21*(4), 657–668.

Souaiby, L., Gaillard, R., & Krebs, M. O. (2016). «Duration of untreated psychosis : A state-of-the-art review and critical analysis». *Encephale*, *42*(4), 361–366.

Tyrer, P. (2013). «The swings and roundabouts of community mental health : The UK fairground». In G. Thornicroft, M. Ruggeri, & D. Goldberg (Eds.), *Improving Mental Health Care : The Global Challenge* (pp. 25–39). Wiley-Blackwell.

van Veldhuizen, R., Delespaul, P., Kroon, H., & Mulder, N. (2015). «Flexible ACT & Resource-group ACT : Different working procedures which can supplement and strengthen each other. A response». *Clin Pract Epidemiol Ment Health*, *27*(11), 12–15.

Flexible assertive community treatment : suivi intensif dans la communauté

Chapitre 21

Jean-François Ridders

PLAN DU CHAPITRE

Introduction

Le modèle de soin intensif dans la communauté *flexible assertive community treatment* (FACT) a été conçu pour offrir une prise en charge ambulatoire intégrée aux personnes souffrant de troubles mentaux graves (*severe mental ilness*). Il s'agit de personnes qui sont difficiles à engager dans un traitement, qui risquent une hospitalisation, de la négligence personnelle, ainsi que des problèmes sociaux et juridiques.

Les équipes FACT visent à aider les usagers dans leur propre environnement, là où ils exercent leurs rôles sociaux. Le soin et le traitement y prennent place de façon active et, de temps en temps, intensive (*assertive outreach*). De cette façon, le FACT effectue une intégration des soins et des traitements ayant fait leurs preuves pour cette catégorie de patients vulnérables. Ce chapitre présente le développement du modèle, son architecture, sa méthode de travail et l'implication pour les patients.

Flexible ACT : contexte, définition, ambition

L'apparition des équipes ACT (*assertive community treatment*) aux États-Unis dans les années 1970 a permis la prise en charge des patients souffrant d'une maladie mentale grave en dehors du milieu hospitalier (Stein et Test, 1980). Jusque-là, la schizophrénie était traitée comme une maladie aiguë, l'accent étant mis sur les rechutes. Après un séjour à l'hôpital, il restait des problèmes sociaux individuels non résolus et le risque de réadmission était considérable, contribuant ainsi au *syndrome de la porte tournante*. Le but des équipes ACT était d'éviter les réadmissions et de permettre aux patients de développer leurs compétences, afin de vivre d'une façon autonome le plus possible.

Le modèle ACT est considéré comme une intervention dont l'efficacité est démontrée, qui aide à réduire l'hospitalisation, le *drop-out*, les symptômes et le phénomène des sans-abri (Burns et al., 2007; Burns et al., 2006). Une équipe ACT dispense des soins aux 20 % des personnes atteintes d'une maladie mentale grave (TPS) qui sont difficiles à engager dans un traitement, qui courent le risque d'une hospitalisation, de négligence personnelle et qui ont fréquemment des problèmes de logement et d'addiction.

Proximité dynamique : assertive outreach

La pratique intitulée *outreach* implique de rencontrer les personnes qui en ont besoin là où elles se trouvent et d'adapter les services de santé à celles-ci plutôt que de les y faire venir. Cette approche est particulièrement efficace avec les personnes itinérantes, souffrant d'une maladie mentale grave, qui sont souvent isolées et n'arrivent pas à accéder aux services de santé mentale.

Les équipes ACT mettent l'accent sur cette approche : elles visent à aider l'usager là où il réside et où il exerce ses rôles sociaux (en tant que locataire, voisin, employé, etc.). Le soin et le traitement prennent place de façon active et, le cas échéant, plus contraignante (*assertive outreach*). Dans une équipe ACT, un total de cent patients environ est pris en charge d'une façon partagée.

Jusqu'au début des années 2000, beaucoup de programmes moins intensifs reposaient sur les modèles traditionnels de gestion de cas. Généralement, les moyens pour intensifier le soin pour le patient souffrant d'une rechute, qui risquait d'être hospitalisé ou même de *disparaître des radars*, étaient limités. En dehors des périodes de rechute, le gestionnaire de cas ne travaillait pas assez (n'était pas assez présent) dans la communauté pour bien pouvoir soutenir ses patients dans leurs problèmes sociaux.

D'un autre côté, un patient dans une équipe ACT reçoit un soin communautaire mais ne profite pas assez des interventions qui ont fait leurs preuves. De plus, une fois que l'usager n'a plus besoin d'une prise en charge intensive, un transfert vers une autre équipe est opéré.

C'est dans la recherche d'un programme moins intensif mais intégré que le modèle FACT a été conçu, afin de regrouper toutes les prises en charge destinées aux patients atteints d'une maladie mentale grave. Le FACT combine les éléments de l'*assertive outreach*, de l'ACT et du soin traditionnel selon l'*individual case management*.

Le modèle du FACT a été conçu sur la base des principes suivants (Veldhuizen et al., 2008) :

1. les principes de l'*outreach* préconisent de se baser sur les souhaits et les objectifs de l'usager et d'être présent là où il voudrait réussir dans sa vie : à son travail, à domicile, dans la famille, etc. ;
2. offrir le soutien de la participation et de l'intégration dans la communauté par le réseautage social. Le fait d'être en dehors de l'hôpital ne suffit pas pour participer dans la communauté : l'usager doit pouvoir profiter d'un système de soutien social accessible. FACT doit faciliter la construction de ses liens avec sa famille, ses voisins, les organisations dans le quartier, etc. ;
3. reconnaître les gens avec des TPS et les mettre en contact avec des services de santé mentale intégrés (*aller à la recherche d'un cas*). Il s'agit aussi d'usagers enclins à se soustraire au traitement, et qui parfois ont besoin d'une mesure plus contraignante afin d'adhérer au traitement. Une fois l'usager hospitalisé, l'équipe FACT reste impliquée dans son traitement à l'hôpital, afin d'assurer la continuité du traitement ambulatoire et de raccourcir le séjour le plus possible. Un séjour à l'hôpital est considéré comme un *incident* dans un trajet de soins ambulatoires ;
4. un usager doit pouvoir profiter des soins ACT si nécessaire. Une équipe FACT a des critères selon lesquels un usager peut être *admis* sur le tableau FACT, lui permettant de profiter des services de tous les membres de l'équipe avec une prise en charge partagée et intensifiée. Les mêmes critères aident à décider quand l'équipe revient au soin régulier et moins intensif ;
5. faire profiter les patients TPS de traitements basés sur des données probantes et leur proposer de meilleures pratiques. Dans une clinique ambulatoire traditionnelle, le traitement est souvent discontinu, dû à des rendez-vous oubliés, des périodes de crise, etc. En utilisant l'*outreach*, l'usager peut mieux profiter du traitement. Dans la pratique, les traitements intégrés dans l'équipe FACT sont dispensés par les membres de l'équipe, au bureau, à domicile ou ailleurs (par exemple dans un foyer socioculturel). Dans le cas où l'intervention n'est pas disponible dans l'équipe FACT, elle peut aider l'usager à organiser son chemin vers la clinique ambulatoire ;
6. le principe du soutien du rétablissement : tous les membres de l'équipe FACT sont entraînés dans les principes du soutien du rétablissement. Le pair-aidant a un rôle important en apportant sa propre histoire de rétablissement dans le traitement, mais aussi en gardant les autres professionnels attentifs à cet aspect du soin.

L'équipe FACT, usagers, composition

Une étude aux Pays-Bas a estimé la prévalence de personnes avec des troubles psychiques sévères (TPS) à 281 000 (sur 16,7 millions d'habitants, soit 1,7 % de la population), dont 210 000 reçoivent un programme de traitement d'une façon ou d'une autre. Pour la population adulte (entre 18 et 65 ans), il s'agit d'un groupe de 160 000 personnes (Delespaul et De Consensusgroep, 2013). Le soin pour ces personnes est en majorité dispensé par les équipes FACT.

Par consensus, les personnes TPS répondent aux cinq critères suivants :

- avoir un trouble psychiatrique qui nécessite des soins et un traitement (≈ n'est pas en rémission symptomatique) ;
- avoir des limitations sévères au niveau du fonctionnement social et en communauté (≈ n'est pas en rémission dans son fonctionnement) ;
- ces deux critères sont reliés (les limitations sont la cause et la conséquence de la psychopathologie) ;
- ces problèmes ne sont pas de nature temporaire (ils se présentent régulièrement et sur le long terme) ;
- une coordination des soins, par un réseau de soins ou des soignants, est nécessaire afin d'implanter un plan de traitement.

60 % souffrent d'un trouble psychotique, 10 % principalement de problèmes de dépendance et 30 % d'un trouble affectif, d'un trouble du développement ou d'un trouble de personnalité, il s'agit d'un groupe hétérogène. Le degré de comorbidité (dépendance à la drogue ou à l'alcool, problèmes somatiques) est substantiel.

Dans le cas idéal, une équipe FACT prend en charge les soins pour toutes les personnes *identifiées* avec une TPS, dans un quartier d'un maximum de 40 000 à 50 000 habitants, afin de faciliter la collaboration avec les partenaires sociaux.

Le FACT consiste en une équipe pluridisciplinaire de 10–12 Équivalent Temps Plein (ETP), qui prend en charge un total de 200 usagers environ. L'équipe est composée par des professionnels de plusieurs disciplines différentes.

- **Infirmier**

L'infirmier est largement représenté dans une équipe FACT et travaille comme gestionnaire de cas. Il est la première personne de contact pour l'usager et son réseau ou système de soutien. Il assure que l'usager dispose d'un plan de traitement et d'un plan de signalement de rechute. Il peut impliquer d'autres membres de l'équipe dans le traitement. L'infirmier a une formation additionnelle sur le traitement des TPS ainsi qu'en techniques de réhabilitation.

Il coordonne et prend en charge des contrôles somatiques et encourage l'usager dans un mode de vie plus sain. Il est impliqué dans des groupes d'entraînement et de *life-style*.

Depuis quelques années, il existe une formation d'infirmier clinicien en psychiatrie, l'équivalent de l'infirmier praticien, qui est spécialisé dans la prise en charge des conséquences d'un trouble mental sévère. Le profil de l'infirmier clinicien inclut non seulement la prise en charge des soins pour l'usager, mais aussi une expertise pour guider et entraîner les équipes, innover les services et implanter de nouvelles techniques, effectuer de la recherche et de l'enseignement.

- **Psychiatre**

Le psychiatre est responsable du contenu du plan de traitement, il fait le diagnostic, la psychoéducation, le traitement pharmacologique, et organise les autres interventions nécessaires dans l'équipe. Il voit les usagers au bureau et à domicile.

- **Psychologue**

Le psychologue dans une équipe FACT a connaissance des traitements basés sur des données probantes. Il effectue des examens psychodiagnostiques, met en œuvre des prises en charge (individuelles ou en groupe) basés sur de la thérapie cognitivo-comportementale. Le traitement des traumatismes par l'EMDR devient de plus en plus important, depuis que la relation avec les troubles psychotiques est devenue plus évidente (Varese et al., 2012). Si nécessaire, le psychologue visite l'usager à domicile.

- **Travailleur social**

Dans une équipe d'ACT, le travailleur social a un rôle de *case manager*, par son expertise spécifique. Cependant, dans une équipe FACT, sa tâche est plus concentrée sur les problèmes financiers ou de logement. Il aide l'usager à remplir des formulaires. Il surveille l'implication des familles dans le traitement en surveillant que la famille soit invitée et pourvue d'information sur l'équipe et les traitements possibles.

Fonctionnaire individual placement and support (IPS) : un programme individuel de placement et de soutien

La méthode IPS a été développée dans les années 1990 aux États-Unis (Becker et Drake, 1993).

À partir de 2003, le programme IPS a été introduit aux Pays-Bas. Depuis quelques années, la méthode se répand dans les équipes FACT. Dans de plus en plus d'organisations, les spécialistes en matière de travail changent de modèle (adaptent les profils), afin que plus de patients trouvent un travail rémunéré, au lieu de travailler dans un projet social ou de suivre un trajet de réinsertion.

Il s'agit d'une méthode à base de données probantes, qui s'est montrée supérieure aux méthodes plus traditionnelles de réinsertion au travail (Modini et al., 2016). Le pourcentage d'usagers impliqués dans le programme IPS qui trouvent un travail se situe entre 40 et 60 %, par rapport à 20 % dans le groupe d'usagers impliqués dans un programme traditionnel (Michon et al., 2014). L'efficacité de l'IPS est en partie dépendante du taux de fidélité au modèle et du contraste avec d'autres méthodes de réinsertion.

Le modèle IPS est constitué de huit principes :

- on se base sur les préférences de l'usager et non pas de l'estimation de ses possibilités : le but principal est de trouver du travail rémunéré dans la communauté, pas dans un centre d'activité ou de travail subsidié ;
- le principe de *place then train* : l'IPS aide l'usager à trouver un travail rémunéré le plus vite possible, pour ensuite le soutenir dans cette nouvelle situation ;
- le soutien est de longue durée. L'IPS permet de suivre l'usager pendant longtemps, contrairement aux trajets de réinsertion, qui sont souvent limités dans le temps ;
- les possibilités en matière de travail sont évaluées de façon permanente ;
- l'IPS est toujours pratiqué dans le contexte du soin mental : le spécialiste en matière de travail fonctionne dans une équipe multidisciplinaire, ce qui permet de mieux collaborer pour faire réussir le trajet IPS. La prise en charge partagée permet à un usager qui a du mal à se lever à l'heure de prendre soin de son hygiène, ou – en général – de se rendre au travail, de prendre conscience de sa nouvelle situation ;
- les spécialistes IPS sont capables (et constamment en train) de construire un grand réseau parmi les employeurs, la commune, etc. ;
- le soutien reçu par l'usager et l'employeur sur le plan administratif et financier, les allocations, etc. (certaines communes ont un fonctionnaire qui s'en occupe au lieu du fonctionnaire IPS) ;
- avec la commune, un contrat de trois ans est convenu. Dans le cas où le trajet IPS n'est pas un succès, l'usager garde son droit à une allocation.

Implication du pair-aidant (patient expert)

Les pairs-aidants dans les équipes FACT ont une fonction rémunérée. Depuis 2015, le nombre de pairs-aidants intégrés dans les équipes s'accroît. Ils jouent un rôle important dans le soutien et le renforcement du rétablissement, non seulement pour l'usager, mais aussi pour ses coéquipiers.

Il existe plusieurs formations qui aident le pair-aidant à développer son expérience pour remplir son rôle envers les usagers et les équipes.

Pour les usagers, il représente l'espoir qu'il est possible de se rétablir d'une maladie mentale grave. Au niveau du traitement, il contribue à la motivation de l'usager pour commencer ou continuer un traitement.

Envers l'équipe, le pair-aidant joue un rôle important en introduisant la perspective de l'usager dans le traitement, en surveillant que chaque membre de l'équipe utilise les principes du soutien du rétablissement.

L'équipe est entraînée dans les principes de l'entrevue motivationnelle (Miller et Rollnick, 2012). Dans l'équipe il y a un ou deux collègues qui sont formés selon les principes du traitement intégré des dépendances (*integrated dual diagnosis treatment*, IDDT).

Mode de travail : le tableau FACT, prise en charge flexible et partagée, soutien du rétablissement dans l'équipe FACT

Les besoins ainsi que l'intensité de soin dans le groupe d'usagers FACT sont variables. La plupart des usagers sont relativement stables, entre 10 et

20 % des usagers ont besoin de soins intensifs ou d'attention particulière (Veldhuizen et al., 2008).

Pour assurer le suivi des usagers, le soin se déroule selon deux modalités :

- le suivi individuel;
- le suivi intensif par l'équipe, impliquant la prise en charge partagée de l'usager.

Pendant le soin individuel, l'usager est suivi par son gestionnaire de cas, qui à son tour implique d'autres collègues dans son traitement, la réhabilitation et le soutien du rétablissement. Le suivi de l'usager est donc pluridisciplinaire, mais non intensif. Il s'agit d'un groupe variable d'environ 160 usagers sur 200.

Pour un groupe de 20 à 40 usagers, le soin individuel est insuffisant. Par conséquent, le suivi est effectué par tous les membres de l'équipe, selon les principes du ACT, permettant à l'usager de recevoir des soins jusqu'à plusieurs fois par jour.

Pour surveiller et soutenir ce processus, chaque journée commence par une réunion à l'aide d'un fichier Excel, le *tableau FACT.* Quand l'équipe signale qu'il y a un besoin d'attention plus particulier, le nom de l'usager est écrit sur ce tableau. En principe, dès ce moment-là, l'usager est pris en charge d'une façon partagée. La prise en charge partagée a comme conséquence que plusieurs membres de l'équipe vont rendre visite à l'usager pour lui donner ses médicaments, l'aider à remplir des papiers, l'accompagner vers les instances, etc.

La prise en charge partagée demande une coordination quotidienne, afin que les buts soient clairs et chaque membre de l'équipe bien informé sur la situation de l'usager. Chaque discipline apporte son expertise et plusieurs points de vue sont discutés.

Un usager est *admis* sur le tableau FACT en cas de :

- aggravation des symptômes, situation d'urgence;
- embarras, négligence;
- risque d'hospitalisation imminente;
- soustraction au traitement;
- changement important du traitement;
- problème physique important;
- événement de vie perturbant (*life event*);
- dysfonctionnement personnel (défini par un score GAF < 40).

Ces critères mènent à sept catégories d'usagers sur le tableau :

- prévention de crise;
- soins intensifs court terme;
- soins intensifs long terme;
- refus de soins;
- admissions;
- nouveaux usagers;
- usagers avec une mesure juridique.

En outre, les usagers qui suivent un programme de traitement en groupe ou de soutien individuel au travail sont discutés à l'aide du tableau une fois par semaine.

De cette façon, le tableau constitue un élément principal dans le processus entier du traitement, plus seulement de la gestion des crises et de la prévention d'hospitalisation.

Pour l'intervenant, ceci demande une flexibilité considérable, alternant le soin intensif, le traitement et le rétablissement de l'usager.

Soutien du rétablissement dans une équipe FACT

Avec l'apparition des mouvements d'usagers, plusieurs initiatives de réhabilitation et de rétablissement personnel ont été prises, ayant comme but d'aider la personne avec une TPS à augmenter sa résilience et d'augmenter son autonomie.

Plusieurs mécanismes de rétablissement sont décrits. En se basant sur la littérature et sur des expériences de patients, on arrive à différencier quatre domaines de rétablissement (van der Stel, 2015), qui s'influencent réciproquement :

- le rétablissement au niveau des symptômes : le résultat des interventions physiques, pharmacologiques et psychologiques, qui visent à atteindre une rémission des symptômes. Dans la plupart des troubles mentaux graves, les médicaments restent essentiels pour éviter les rechutes, ainsi que les thérapies contenant les éléments cognitivo-comportementaux. Depuis quelques années, la thérapie EMDR fait son apparition dans le traitement des traumatismes chez les usagers FACT souffrant de psychoses;
- le rétablissement au niveau des fonctions psychiques : à ce niveau, il s'agit du résultat des interventions qui visent à optimaliser les fonctions cognitives et sociales atteintes par le trouble mental, comme le *self-control*, la capacité d'organiser, la motivation ainsi que les difficultés de théorie de l'esprit et de métacognition;
- le rétablissement social : dans ce domaine, on retrouve tous les efforts qui mènent à améliorer

la position de l'usager au niveau relationnel et concernant le logement, le travail et le revenu. Il s'agit d'aider l'usager à saisir les possibilités dans la société, afin de pouvoir participer le mieux possible. Pour atteindre ce but, il reste beaucoup d'obstacles à surmonter, comme par exemple la lutte contre la stigmatisation, ou la volonté insuffisante des autorités à fournir des équipements spécifiques. Les institutions et les associations d'usagers collaborent pour faire agir les autorités;

- quatrièmement, il y a le rétablissement de l'identité de l'usager, le *rétablissement personnel.* L'usager doit avoir l'occasion de donner sens à ce qui lui est arrivé dans le passé, et de reprendre petit à petit sa vie en main.

Dans son processus de rétablissement, l'usager franchit plusieurs étapes dès le début de sa maladie (Spaniol et al., 2009) :

1. la phase d'envahissement/domination par son trouble mental, caractérisée par des psychoses, les crises, les rechutes, etc., et qui est pour le patient une question d'essayer de survivre;
2. ensuite, la lutte contre sa maladie. Pour le patient, ceci constitue une phase où il a un manque de confiance et la crainte d'une rechute. C'est également une période où il y a des problèmes d'identité. Parfois, l'usager a tendance à s'identifier avec sa maladie;
3. la phase d'acceptation de sa maladie et l'effort d'essayer de *vivre avec.* Dans cette phase, l'usager devient de plus en plus conscient de ses possibilités, de ses propres forces. Il devient plus confiant et ose *affronter* ses vulnérabilités;
4. la dernière étape est de vivre *au-delà* de sa maladie, ce qui veut dire que l'usager a accepté qu'il y a des éléments de résilience ainsi que de vulnérabilité qui néanmoins ne l'empêchent pas de se fixer des objectifs et de déployer ses capacités.

Le soutien du rétablissement par les membres de l'équipe FACT demande une attitude différente. Ces derniers sont présents, attentifs et plutôt *coachs* qu'experts. Dans la relation avec l'usager, ils créent un contexte dans lequel celui-ci peut explorer ses possibilités et son autonomie. Ils créent une atmosphère d'espoir et d'optimisme, ainsi que de l'espace pour le besoin narratif de l'usager, et ils reconnaissent et stimulent la mobilisation de l'expérience personnelle de l'usager.

Le soutien du rétablissement a lieu pendant toutes les phases de rétablissement de l'usager, comme décrit ci-dessus.

L'implication d'un pair-aidant crée un contexte d'équivalence de l'usager par rapport à l'intervenant. Envers ses coéquipiers, le pair-aidant ainsi que le fonctionnaire IPS ont un rôle dans l'apprentissage des principes du soutien de rétablissement.

Le pair-aidant mène les groupes WRAP (*wellness recovery action plan*), un entraînement où les usagers apprennent à augmenter leur bien-être, à reconnaître leur symptômes de rechute et à agir dessus (Copeland, 1997).

Afin d'augmenter la responsabilité et l'engagement de l'usager par rapport à son propre plan de traitement, le pair-aidant peut aider à la préparation d'un tel plan sur la base d'un programme de décision partagée (Drake et al., 2009).

Les groupes ressources (*resource assertive community treatment*) constituent un développement récent concernant l'implication du réseau social.

Resource assertive community treatment (RACT) est un programme qui a été développé pour mieux impliquer le réseau personnel de l'usager dans son processus de rétablissement, ainsi que pour stimuler son autonomie. Il s'agit de réunions en groupes formés par l'usager même. L'agenda est préparé par l'usager avec l'aide de l'intervenant. Tous les membres du groupe ressource sont invités individuellement à un entretien pour échanger des idées et des éventuelles émotions, afin de réduire les interactions non constructives (*expressed emotions*). Plusieurs études indiquent un mécanisme d'augmentation d'autonomie de l'usager, en l'impliquant explicitement dans son traitement. Les groupes ressources contribuent à la réduction des symptômes, le fonctionnement et le bien-être des patients avec des troubles psychotiques (Nordèn et al., 2012).

Certification des équipes

Depuis 2005, la fidélité au modèle FACT est mesurée par une échelle. Cette échelle évalue :

- la structure de l'équipe, avec entre autres le nombre de membres de l'équipe par discipline;
- le processus de l'équipe (et l'utilisation du tableau FACT);
- le diagnostic et le traitement (avec des interventions conformes aux guidelines multidisciplinaires, à la réhabilitation et au rétablissement);
- l'organisation des soins de santé mentale (avec, entre autres, l'admission dans un suivi FACT, l'organisation de soins intégrés et l'arrêt du suivi FACT);

- les soins communautaires ;
- le *monitoring* (avec, entre autres, le ROM, c'est-à-dire le *monitoring* orienté vers les résultats – *routine outcome monitoring*) ;
- le professionnalisme (vision, formation, orientation sur le rétablissement, surveillance de la qualité).

En ce moment, avec plus de 300 équipes actives et certifiées, le *flexible assertive community treatment* est largement répandu aux Pays-Bas.

Évolution du programme

La forme d'organisation décrite ci-dessus permet à l'usager de profiter du soin pluridisciplinaire et variable en intensité et, en collaborant avec son système de soutien, d'éviter l'hospitalisation, ainsi que des interventions intégrées dans sa vie communautaire, avec un minimum de *drop-out*.

Le programme FACT est actuellement la forme d'organisation principale pour la gestion des maladies mentales sévères aux Pays-Bas. Plusieurs équipes FACT ont été formées au Canada, en Norvège, en Suède, en Belgique et en Roumanie. Le manuel FACT est disponible en plusieurs langues.

Par rapport au modèle de l'ACT, le programme FACT nécessite davantage de recherches afin d'identifier les composants effectifs et son rapport coût-efficacité. Les études récentes indiquent des effets positifs au niveau de l'adhérence au traitement, de la réduction des besoins en soins de santé, du nombre décroissant d'admissions et d'une meilleure qualité de vie (Nugter et al., 2016).

Depuis l'introduction du programme, il y a eu des adaptations du modèle pour différents groupes-cibles, comme les adolescents avec une première psychose, les personnes âgées, les handicapés mentaux, les patients délinquants, ainsi que pour les personnes avec un trouble de la personnalité.

Afin de permettre l'évolution du programme, les équipes s'engagent à améliorer la collaboration avec les partenaires sociaux dans le quartier, l'implication de la famille et les patients experts.

Références

Becker, D. R., & Drake, R. E. (1993). *A Working Life : The Individual Placement and Support (IPS) Program.* New Hampshire-Dartmouth Psychiatric Research Center : Concord NH.

Burns, T., Catty, J., Dash, M., Roberts, C., Lockwood, A., & Marshall, M. (2007). « Use of intensive case management to reduce time in hospital in people with severe mental illness : Systematic review and meta-regression ». *British Medical Journal, 335*(7615), 336–342.

Burns, T., Catty, J., & Wright, C. (2006). « De-constructing home-based care for mental illness : Can one identify the effective ingredients ». *Acta Psychiatrica Scandinavica, 113*(Suppl. 429), 33–35.

Copeland, M. (1997). « *Wellness Recovery Action Plan* ».

Delespaul, P. H., & De Consensusgroep, E. P. A. (2013). « Consensus regarding the definition of persons with severe mental illness and the number of such persons in the Netherlands ». *Tijdschrift voor Psychiatrie, 55*(6), 427–438 [article in Dutch].

Drake, R. E., Cimpean, D., & Torrey, W. C. (2009). « Shared decision making in mental health : Prospects for personalized medicine ». *Dialogues clin neurosciences, 11*(4), 455–463.

Michon, H., van Busschbach, J. T., Stant, A. D., van Vugt, M. D., van Weeghel, J., & Kroon, H. (2014). « Effectiveness of individual placement and support for people with severe mental illness in The Netherlands : A 30-month randomized controlled trial ». *Psychiatr Rehabil J, 37*(2), 129–136.

Miller, W. R., & Rollnick, S. (2012). *Motivational Interviewing* (3e ed.). Guilford Press.

Modini, M., Tan, L., Brinchmann, B., Wang, M. J., Killackey, E., Glozier, N., Harvey, S. B. (2016). « Supported employment for people with severe mental illness : Systematic review and meta-analysis of the international evidence ». *The British Journal of Psychiatry, 209*, 14–22.

Nordèn, T., et al. (2012). « Resource Group Assertive Community Treatment (RACT) as a tool of empowerment for clients with severe mental illness : A meta-analysis ». *Clin Pract Epidemiol Ment Health, 8*, 144–151.

Nugter, M. A., et al. (2016). « *Outcomes of FLEXIBLE Assertive Community Treatment (FACT) implementation : A prospective real life study* », *52*(8), 898–907.

Spaniol, L., et al. (2009). The process of recovery from schizophrenia. *Int Rev Psychiatry, 14* (4), 327–336.

Stein, L. I., & Test, M. A. (1980). « Alternative to mental hospital treatment. I. Conceptual model, treatment program, and clinical evaluation. II. Economic benefit-cost analysis. III. Social cost ». *Arch Gen Psychiatry, 37*(4).

Van der Stel, J. C. (2015). « Functional recovery and self-regulation : Assignments for both clients and psychiatrists ». *Tijdschrift voor Psychiatrie, 57*(11), 815–822.

Varese, F., Smeets, F., Drukker, M., Lieverse, R., Lataster, T., Viechtbauer, W. Bentall, R. P. (2012). « Childhood adversities increase the risk of psychosis : A meta-analysis of patient-control, prospective- and cross-sectional cohort studies ». *Schizophrenia Bulletin, 38*(4), 661–671.

Veldhuizen, R., et al. (2008). *Handboek Flexible ACT.* ISBN 978 90 5898 135 6 (manuel en français à télécharger via www.ccaf.nl/fact-facts).

Développement d'une filière de soin psychiatrique en faveur du rétablissement : l'expérience neuchâteloise

Chapitre 22

Pedro Planas, Charles-Édouard Rengade

PLAN DU CHAPITRE

Introduction

La schizophrénie est un trouble mental grave dont la prévalence globale s'élève à 0,3–0,7 % de la population. Selon l'Organisation mondiale de la santé (OMS), elle représente la huitième cause d'incapacité chez les 15–44 ans (devant plusieurs affections médicales majeures, comme le cancer ou l'asthme) et correspond au niveau mondial à environ 1 % du total des années de vie corrigées pour le facteur d'invalidité (*disability adjusted life years*, ou DALY). Elle se déclare en général à la fin de l'adolescence ou au début de l'âge adulte, entraînant souvent des difficultés dans l'accès au travail ou dans l'accomplissement d'un parcours de formation. Les personnes concernées par la maladie sont souvent stigmatisées ou discriminées, entravant leur accès aux services sociaux et de santé. En Europe, 80 % des individus souffrant de schizophrénie sont sans emploi et la majorité est célibataire (Thornicroft et al., 2004).

Prévenir le handicap lié à la schizophrénie doit représenter l'une des préoccupations principales des cliniciens. Les médicaments et le soutien psychosocial sont des traitements efficaces grâce auxquels les personnes touchées peuvent mener une vie productive et s'intégrer à la société. L'accompagnement dans la vie quotidienne, l'assistance pour le logement et les emplois protégés peuvent aider les personnes atteintes de troubles mentaux graves, dont la schizophrénie, à aller mieux, dans la mesure où elles ont souvent des difficultés à obtenir ou à conserver un emploi normal ou un logement. Néanmoins, on sait que les personnes souffrant de psychose n'accèdent pas facilement aux soins dans un système de santé mentale qui ne tient pas compte spécifiquement des besoins de cette population (Thornicroft et Tansella, 1999). D'un côté, les troubles psychotiques sont difficiles à identifier parmi un grand nombre de troubles anxieux et dépressifs; de l'autre, les personnes concernées se montrent réticentes à consulter des professionnels (Bonsack et al., 2004) et sont, globalement, peu demandeuses d'aide. Dans ce contexte, même les personnes qui bénéficient d'un suivi dans un service de psychiatrie bénéficient de peu d'attention et de ressources.

Au niveau de son évolution, la schizophrénie reste perçue comme une maladie dont la détérioration est progressive, sans espoir de rétablissement, malgré les résultats contraires de nombreuses études épidémiologiques (Harrison et al., 2001 ; Levine et al.,2011).

Depuis une vingtaine d'années, des recherches montrent que la stigmatisation de la personne souffrant de schizophrénie ne vient pas seulement de la société (Dickerson et al., 2002), mais également des proches (Gonzalez-Torres et al., 2007), des soignants (Link, et al., 1987) et des personnes concernées par la maladie elles-mêmes (Corrigan et Watson, 2002). Des conceptualisations, d'abord centrées sur la notion de rémission puis plus récemment sur la notion de rétablissement, ont ouvert la porte à des nouveaux paradigmes de soins nécessitant des nouvelles organisations des services psychiatriques. Néanmoins, la mise en place de services axés sur le rétablissement passe par la transformation radicale de la façon de travailler des professionnels et des cliniciens jusqu'à un véritable changement de paradigme dans les politiques de santé car elle redistribue le *leadership* aux personnes souffrant de troubles psychiatriques. Cette transformation amène à :

- changer la dynamique du pouvoir décisionnel entre les fournisseurs de services et les personnes souffrant de troubles psychiatriques ;
- encourager les personnes souffrant de troubles psychiatriques à participer à la communauté et à en devenir des membres à part entière ;
- intégrer les personnes souffrant de troubles psychiatriques à participer aux prises de décision des institutions et à s'impliquer dans la construction des politiques de santé.

Contexte

Au cœur de l'arc jurassien, le canton de Neuchâtel compte en 2016[1] une population de 178 434 habitants, dont 70 % vivent dans les agglomérations urbaines de Neuchâtel (littoral) et de La Chaux-de-Fonds/Le Locle (montagnes). Son niveau d'équipement et de services est élevé.

Le centre neuchâtelois de psychiatrie (CNP), crée en 2009, est la résultante de la fusion des différentes structures de soins psychiatriques existantes dans le canton (pour certaines fondées durant le XIXe siècle). Il a comme mission[2] de conduire la politique sanitaire publique dans le domaine de la prise en charge des personnes souffrant de problèmes de santé psychiques ainsi que de mettre en œuvre la planification sanitaire définie par l'État en maintenant une offre diversifiée des approches thérapeutiques et en favorisant une activité ambulatoire facilement accessible aux usagers. Dernier canton suisse à entamer ce processus, le CNP a hérité d'une structure hospitalière lourde et d'un système de soins polarisé sur la pratique hospitalière et peu axé sur les soins communautaires. Si sa première démarche a été celle de la réduction du nombre de lits hospitaliers et la création de structures intermédiaires et d'urgence, une deuxième étape a été celle du développement des soins communautaires par la mise en place d'une organisation par filières de soins. C'est donc un processus de désinstitutionnalisation (Chow et Priebe, 2013) accéléré qui a été entrepris.

Un audit au sein de l'institution a permis d'identifier différentes contraintes ayant un impact sur la qualité des prestations et les conditions de travail des collaborateurs : croissance de la demande en santé mentale, orientations à travers les différentes structures de soins parfois inappropriées, difficultés dans la continuité des prises en charge, manque de lisibilité de l'offre en soins, inefficiences dans la coordination entre les différentes structures, absence d'un concept global de prise en charge, manque de vision claire sur les itinéraires cliniques des personnes, etc. Un groupe de travail conduit par la direction générale a fixé comme objectif « d'améliorer la continuité des soins tout en permettant aux équipes de professionnels (quelle que soit leur appartenance professionnelle) de se retrouver autour des besoins des personnes (indépendamment de la temporalité des troubles) ». La mise en place d'une organisation par filières a été choisie comme axe stratégique. Le concept de rétablissement a été également choisi comme élément organisateur.

La création d'une filière de psychiatrie communautaire, intégrant le mandat de réhabilitation, a

1 www.ne.ch/autorites/DEAS/STAT/population/Pages/RCP.aspx

2 http://rsn.ne.ch/DATA/program/books/rsne/pdf/802310.pdf

fait partie, dès le début des objectifs. Ces travaux ont exigé une refonte profonde de la structure tant sur le plan de l'organisation hiérarchique que sur ceux de la mission des divers services et des processus institutionnels.

La conduite du changement dans l'institution

Le changement *des* et *dans les* entreprises est un domaine d'action crucial et un véritable défi managérial pour les dirigeants et les managers intermédiaires (Vandangeon-Derumez, 1998).

Au CNP, le travail d'accompagnement au changement nécessaire à la mise en place de filières de soins, basées sur le principe du rétablissement, a été conduit en deux temps : d'un côté, l'identification des principales sources potentielles de résistance, et d'un autre, la définition d'une stratégie de changement en tenant compte des sources de résistance identifiées.

La résistance au changement a été définie par Collerette et al., (1997) comme « l'expression implicite ou explicite de réactions négatives à l'endroit de l'intention de changement ». Elle traduit la capacité des individus à entraver les projets de réforme dans lesquels s'engage l'entreprise. Elle renvoie à une variété de comportements comme le déni, l'indifférence, le rejet, la rumeur, l'obéissance aveugle, le refus, l'argumentation, la contestation, l'opposition, la répression, la grève, le sabotage... (Soparnot 2010). Malgré cela, à l'instar du travail psychothérapeutique, comme l'indiquent Collerette et al., (1997) il ne faut pas voir nécessairement les résistances comme négatives en soi. Il faut plutôt s'attarder à leur signification profonde pour ensuite lancer les actions qui s'imposent « comme levier de changement » (Collerette et al., 1997).

Concrètement, au sein des institutions de santé telles que le CNP, la résistance au changement nous semble condenser plusieurs craintes, souvent reflets, au niveau individuel ou groupal, des contraintes institutionnelles. À chaque crainte, il convient d'élaborer un axe de développement en lien avec le travail de réorganisation. Par exemple, la crainte de perdre son autonomie ou de devoir porter plus de responsabilités sans pouvoir décisionnel conduit à la question de l'organigramme décisionnel : qui décide quoi et comment ? La problématique de l'efficience des soins suscite les questions des différents temps institutionnels, du financement et celle de la formation. La crainte de perdre des compétences, avec en filigrane le besoin de reconnaissance de chacun et la défense des intérêts corporatifs, ramène à une meilleure délimitation des fonctions.

Nous allons développer deux autres aspects : la culture institutionnelle et le besoin de formation.

On peut définir la culture d'entreprise comme l'ensemble des valeurs grâce auxquelles les membres d'une organisation acquièrent une identité collective (Soparnot, 2013). La culture tend donc à conditionner et homogénéiser les attitudes et les comportements des acteurs en forgeant leurs représentations, c'est-à-dire la manière dont ils signifient les situations et les actions. Or, le changement véhicule parfois des valeurs qui divergent avec celles de l'organisation et génère des craintes et des résistances. Nous ne saurons pas insister assez autour de la notion de ce que nous appellerons *valeurs implicites*. En effet, parallèlement aux *valeurs énoncées* par l'organisation, il est important de considérer qu'il en existe d'autres, *non affichées*, plutôt implicites, qui se sont constituées au cours de l'histoire autour des pratiques cliniques et managériales. Une organisation qui ne tiendrait pas compte de cet aspect dans sa gestion du changement serait vouée à l'échec.

Au niveau des besoins de formations, le changement impose en effet de faire un apprentissage de techniques et de méthodes nouvelles. Or, celles-ci ne se décrètent pas mais se construisent bon gré mal gré dans l'action. Elles doivent être planifiées et accompagnées.

In fine, le changement doit être analysé dans une perspective interactionniste : les variables de contexte, de contenu et de processus se définissant mutuellement dans une série d'interrelations (Soparnot, 2013).

Soparnot (2013) propose, afin de mieux cerner la capacité des individus à faire obstacle au déroulement du projet, d'analyser la résistance au changement en termes de formes et de facteurs.

Tableau 22.1 **Les facteurs et caractéristiques de la résistance au changement.**

Facteurs de résistance au changement	Caractéristiques
Anxiété (résistance psychologique)	Le changement est un puissant stresseur qui provoque un état de déséquilibre psychologique
Relation à l'entreprise (résistance identitaire)	Le changement provoque une remise en cause de l'identité de la personne en modifiant la nature des relations qui la lie l'organisation
Jeux de pouvoir (résistance politique)	Le changement est une menace lorsqu'il met en cause les conditions de jeux de pouvoir entre les acteurs et leur liberté d'action
Influence du groupe (résistance collective)	Le changement peut briser l'équilibre créé par les normes du groupe
Culture d'entreprise (résistance culturelle)	Le changement peut véhiculer des valeurs qui divergent avec celles de l'organisation
Connaissances et compétences des individus (résistance cognitive)	Le changement impose l'apprentissage de techniques et de méthodes nouvelles

D'après Soparnot, 2013.

Selon Soparnot (2013), plusieurs typologies de stratégies de conduite du changement sont possibles : hiérarchique, de développement organisationnel, politique, historique et symbolique.

Le tableau suivant synthétise les caractéristiques propres à chaque stratégie de changement.

Tableau 22.2 **Les stratégies de changement.**

Stratégies de changement	Caractéristiques
Stratégie hiérarchique	Démarche de changement imposée et planifiée
Stratégie de développement organisationnel	Démarche centrée sur la perception du changement par les acteurs concernés
Stratégie politique	Démarche de changement négociée
Stratégie historique	Démarche de changement incrémentielle
Stratégie symbolique	Démarche centrée sur les représentations associées au changement

D'après Soparnot, 2013.

Dans le développement du projet de mise en place des filières au CNP, nous avons opté pour une stratégie symbolique dans le but d'atténuer les sources psychologique, identitaire, collective et culturelle de la résistance, tout en étant très vigilants à ne pas amplifier les tensions politiques et cognitives. Pour ce faire, l'accent a été mis sur la création de sous-groupes de travail selon le niveau de proximité avec la clinique et la personne, ainsi que sur l'implication des associations de patients, d'anciens patients et de pairs-aidants, et enfin le dialogue dans l'interdisciplinarité autour de la recherche de valeurs et de pratiques partageables.

Au final, la filière a été pour le CNP autant une fin qu'un outil d'évolution et de transformation.

Aspects stratégiques : la mise en place d'une filière de soins axée sur la réhabilitation et organisée autour des principes du rétablissement

L'expérience du rétablissement est de plus en plus reconnue comme étant un élément important dans la promotion de l'état de bien-être chez les personnes ayant des troubles mentaux. Les premiers écrits sur le rétablissement remontent aux années 1980 et apparaissent sous forme de témoignages de personnes utilisatrices des services de santé mentale (Provencher, 2008). Chaque personne se rétablit à sa façon et selon son propre rythme, d'où l'importance d'une individualisation des services pour développer un soin *respectueux* et *sur mesure*.

Selon Anthony (2002), les années 1980 ont été la « décennie du rétablissement » aux États-Unis. Les écrits des utilisateurs de services de santé mentale ont permis de sortir du pessimisme évolutif de la maladie mentale et de revendiquer la possibilité de s'approprier une nouvelle façon de concevoir la santé mentale en relation avec un mieux-être. La singularité de l'expérience du rétablissement, la redécouverte du soi et de ses nouvelles possibilités d'agir sur l'environnement, une responsabilité renouvelée face à la construction de projets de vie significatifs, l'espoir d'une vie meilleure et une prise de conscience individuelle et collective face aux préjugés sociaux liés au trouble mental sont des axes majeurs de ce concept.

Cette nouvelle vision de la santé mentale implique un changement majeur de paradigme parmi les professionnels de la santé. Car, la relation intervenant/personne-utilisatrice s'inscrit désormais dans le contexte d'un (nouveau) rapport non hiérarchisé au sein duquel l'intervenant abandonne son statut d'expert. Il devient un consultant ou un agent facilitateur au service de la personne. La relation entre l'intervenant et la personne utilisatrice repose sur des attitudes génériques, communes à toute intervention, et d'autres qui lui sont plus spécifiques. L'acceptation inconditionnelle de la personne, l'établissement d'un climat de confiance, la croyance dans le potentiel de la personne et la compréhension empathique de l'expérience en font partie (Deegan, 1998).

La mise en place d'un dispositif de soins axé sur le rétablissement nécessite que l'accent soit mis sur l'articulation cohérente d'une offre de services avec une vision globale de la personne et de l'ensemble de ses besoins en matière de services (par exemple : assurer des liaisons efficaces entre les services de santé physique et ceux de santé mentale). Il en va de même d'actions intersectorielles qui visent à soutenir la personne dans l'exercice de divers rôles dans la société (par exemple, celui de travailleur, ou celui de parent). Finalement, l'offre globale et intégrée de services doit être suffisamment souple pour s'adapter aux divers changements que la personne vit tout au long de son expérience de rétablissement, incluant des variations dans ses intérêts et ses objectifs personnels. Le parcours non linéaire du rétablissement et la diversité des projets de vie impliquent obligatoirement une offre très flexible de services. La planification de services individualisés est largement reconnue comme une démarche valide et cohérente dans le cadre du rétablissement, et les appellations *person-centered care* ou *person-centered planning* s'y rapportent (Stanhope et al., 2015).

Parallèlement aux dispositifs classiques de la psychiatrie médicale moderne, le paradigme du rétablissement met en avant d'autres formes d'accompagnement et de traitement :

- le soutien et l'entraide entre pairs et entre citoyens (pas uniquement par les professionnels/intervenants du réseau de la santé) ;
- l'accès à de meilleures conditions de vie par le soutien au retour au travail ou aux études (IPS), l'accès à un logement autonome subventionné (*housing first*), etc. ;
- des modèles d'intervention axés sur les forces de la personne et sur des plans d'intervention, les plans de crise conjoints favorisant l'*empowerment* des personnes.

On peut définir la filière comme un ensemble d'acteurs ou de structures, organisés autour d'une pathologie ou une population, sur un espace limité appelé *territoire*. Une filière de soin est donc d'un côté, une trajectoire de soins bien définie, empruntée par un patient ; et d'un autre, une organisation cohérente et graduelle de soins pour une problématique donnée. Elle est donc caractérisée par un concept de soin.

On doit pouvoir comprendre : une filière = un concept de soin + une population cible.

La notion de filière telle que décrite plus haut nous semble s'intégrer parfaitement à la vision souple, transversale et holistique des soins propres à la notion de rétablissement. Ceci implique la déconstruction de structures traditionnelles de soins et la création de nouvelles prestations, qui interviennent notamment dans les espaces interstitiels et de transition :

- des services dans le milieu de vie des gens ;
- des services en collaboration avec des non-intervenants du réseau de la santé mentale (réseau communautaire ou public) ;
- des services centrés sur la reprise d'activités significatives et les habitudes de vie (et non sur la maladie, les difficultés liées à la maladie mentale).

Le regard diachronique et pluridisciplinaire apporté aux situations cliniques éloigne les soignants d'une tentation totalitaire. Au niveau de la mise en place des filières, trois niveaux peuvent être artificiellement délimités (sachant qu'ils se chevauchent souvent en pratique) :

- le niveau stratégique, porté par la direction (qui doit apporter un concept de gouvernance clinique et des propositions managériales tout en assurant l'interface avec les instances politiques et décisionnelles) ;
- le niveau interprofessionnel, porté par les cadres supérieurs (médecins et infirmiers), qui propose l'articulation des équipes entre elles et assure la coordination du projet ;
- enfin, le niveau clinique et opérationnel, qui doivent se retrouver autour du patient et de ses besoins.

Une organisation des structures de soins par filières n'est pas la seule possible. Elle nous paraît néanmoins intéressante dans le sens de l'opportunité qu'elle offre de fédérer des équipes, ainsi que par la dimension éthique qu'elle apporte. Car, les valeurs sont à la base de tout plan de transformation des services (Provencher, 2008). Dans ce sens, l'organisation par filières est une manière de porter et de penser le soin à la personne. Les soins s'organisent en fonction du parcours de la personne dans les différentes structures, dont la filière est le reflet. La filière garantit la continuité des soins et une bonne lisibilité, tant pour l'usager que pour le soignant qui y travaille. Elle permet de sortir des clivages et des tensions entre les structures. Elle repose sur une cohérence tant synchronique, c'est-à-dire permettant une prise en charge de la personne dans sa globalité, à savoir somatique, psychologique et sociale, que diachronique, à savoir un soin préventif, curatif et réhabilitatif.

Les soins s'organisent, au sein d'une filière, selon six critères : *temporel, géographique, interdisciplinaire, relationnel, informationnel, économique.*

- Une temporalité : la filière intègre différents moments et programmes de soin qui sont activés en fonction des besoins cliniques et socioéducatifs de la personne. En effet, alors que les besoins des personnes souffrant de troubles mentaux évoluent de manière fluctuante, une organisation par structure n'aborde les troubles que dans l'ici et le maintenant (*hic et nunc*).
- Des concepts de soins bien différenciés : ainsi, les filières se déterminent selon leur concept de soin et non pas selon les lieux où le soin se donne.
- Une qualité tournée vers l'amélioration des soins et la formation des collaborateurs : la qualité des soins octroyés est portée par les compétences des collaborateurs. Une organisation par filières répond à une formation spécifique des équipes et améliore la qualité des soins tout en développant une conception et une pensée du soin communes et fédératrices.
- Un partenariat utile et différencié plutôt que des liens avec tous : chaque filière tisse des liens de partenariat privilégiés à l'extérieur de l'institution selon ses besoins spécifiques. Par exemple, la filière *urgences crises* est naturellement plus proche des soins somatiques (hôpital somatique local), alors que celle de *réhabilitation* l'est avec les partenaires du milieu professionnel. Les activités de liaison interinstitutionnelle visent la spécificité et la proximité. L'évaluation de la qualité et de la pertinence d'un parcours de soins nécessite une analyse des dysfonctionnements sur des points précis, identifiés comme critiques (définis par une perte de chance importante pour la personne).
- Une bonne coordination est nécessaire : un groupe d'objectifs cohérents, bien définis – soit en termes de résultats, soit en termes de procédure –, doit être construit, de même la qualité technique doit être déterminée, l'accessibilité et la sécurité pour les usagers. La continuité du soin doit se concrétiser sur un territoire ou auprès d'une population cible bien définis par une répartition adéquate et équilibrée des moyens au sein de l'institution.
- Pour assurer la continuité des soins, la notion de référence auprès de la personne doit être construite en termes de cahier de charge.

Idéalement, nous recommandons de structurer l'organigramme institutionnel en mettant l'accent sur la notion de cogestion et de coresponsabilité médico-soignante, ainsi :

- une autonomie de structure doit être définie pour les cadres de proximité : les responsables médicaux et infirmiers de chaque unité de soins doivent pouvoir assurer la mise en œuvre du soin et développer des programmes spécifiques à leur unité. Outre les compétences métiers, ce qui compte, c'est la capacité à fédérer une équipe autour une vision et d'une mission de soins. Chaque structure devra être co-dirigée par un médecin et un infirmier, cadres de proximité ;
- une responsabilité de filière portée par des cadres supérieurs : les chefs de filière sont responsables des processus de soin propres à leur filière. Ce faisant, ils garantissent la continuité des soins, tant dans les structures que dans leurs interstices. Les besoins de la personne, exprimés dans son projet thérapeutique, doivent primer sur l'organisation des structures, comme le prônent nos valeurs de soin. Le chef de filière porte aussi la responsabilité de la formation de ses collaborateurs et assure la meilleure collaboration entre les différents partenaires, en lien avec les directives et les attentes de l'institution.

Aspects tactiques : les composantes différenciatrices d'un dispositif de réhabilitation basé sur le modèle du rétablissement (en sus des dispositifs classiques)

Ligne directrice générale

Pour la mise en place d'une filière de soins axée sur la réhabilitation et axée sur le modèle du rétablissement, nous nous sommes basés sur le modèle préliminaire d'organisation des services orientés vers le rétablissement (MOPROSOR) (Provencher, 2008). Ce dernier propose un ensemble de repères pour orienter les travaux de transformation des services, structurer leur offre, identifier les multiples volets de l'accompagnement à offrir à la personne en voie de rétablissement et préciser les diverses tâches opérationnelles liées à l'offre et à l'évaluation des services. Il reprend des thèmes abordés dans les multiples écrits portant sur l'organisation des services orientés vers le rétablissement, comme les valeurs, les types de services ou les modes de gestion. L'originalité du modèle réside dans la redéfinition de ces thèmes et dans l'articulation de ceux-ci à l'intérieur de trois composantes précitées qui déterminent l'offre de services. Ces trois composantes sont interdépendantes :

- le cadre d'orientation, qui veille à ce que les nombreuses activités de réorganisation s'effectuent de façon conforme au paradigme du rétablissement (valeurs et principes), propose une série d'énoncés de base se rapportant à l'expérience du rétablissement;
- le cadre structurel, qui définit les services essentiels à la promotion du rétablissement et comprend les nombreux programmes d'intervention qui soutiennent l'offre de services;
- le cadre opérationnel, qui se subdivise en deux dimensions :
  - les modes d'accompagnement offerts par l'intervenant comprennent la mise en place d'un cadre relationnel qui favorise le rétablissement, l'offre d'un soutien aux multiples facettes de l'expérience du rétablissement et la planification de services individualisés et orientés vers le rétablissement,
  - les modes de gestion font appel à un renouvellement des stratégies de gestion et d'encadrement du personnel au sein d'une ressource ou d'un réseau local de services.

L'offre de soin se décline en trois niveaux : territorial, organisationnel et individuel. Le premier, territorial, est celui du réseau local de services; le second, organisationnel correspond aux ressources en santé mentale, et enfin, le troisième, individuel, est celui des services directement apportés par le soignant à la personne en voie de rétablissement.

Cette démarche selon un plan de services individualisés et orientés vers le rétablissement (PSIOR) (Provencher, 2008) permet d'associer des services qui assurent une vision holistique de la personne et de l'immense variété des attentes personnelles en termes de rétablissement. Le PSIOR garantit que la personne accède aux services qu'elle requiert et qui lui permettront de s'acheminer vers son rétablissement.

La valeur principale sur laquelle repose toute l'organisation d'un projet personnalisé d'accompagnement est la confiance dans les ressources de la personne, à côté de celles de sa famille, de ses proches et des intervenants qui l'entourent. Nous devons aider la personne à développer une vision positive d'elle-même et à entretenir un sentiment d'espoir en vue de l'atteinte de ses objectifs personnels (Deegan, 1998). L'accroissement des forces et des compétences est étroitement relié à la transformation du sentiment d'impuissance en pouvoir d'agir. En vue de soutenir un tel changement, le recours à la thérapie orientée vers les solutions peut s'avérer utile, de même que l'utilisation de techniques de motivation pour soutenir la personne dans son processus de croissance. Le potentiel de la personne s'actualise également par une offre de services qui maximise ses forces tout en respectant ses buts, ses préférences et ses limites personnelles. Issue du courant de la réadaptation psychiatrique, l'adéquation entre les ressources de la personne et celles de son environnement, dont les services, est aussi essentielle à la promotion du rétablissement. De plus, des relations authentiques, chaleureuses et réciproques avec les autres contribuent à l'actualisation du potentiel de la personne. Ceci inclut l'établissement de relations amoureuses et intimes. D'où l'importance pour l'intervenant d'offrir son soutien à la reconstruction et à la consolidation du réseau social de la personne. Le soutien au potentiel de développement des membres de la famille se rapporte ici à l'acquisition d'habiletés qui vont leur permettre d'aider le proche à se rétablir et à d'autres qui vont les soutenir dans l'optimisation de leur propre bien-être. La psychoéducation de type familial apparaît incontournable (Dixon et al., 2001).

Missions des cadres intermédiaires

Les cadres de terrain doivent organiser les soins autour d'objectifs bien définis, communiqués et soutenus par l'institution. Ces objectifs sont les suivants :

- organiser l'accueil et le suivi de la personne concernée;
- assurer la gestion des conflits et la promotion des personnes;
- formaliser des protocoles, des *guidelines* et des trajets de soins selon une analyse et une segmentation des trajets de soins potentiels;
- prioriser des trajets de soins à définir;
- établir d'une méthodologie pour la formalisation et la structuration des trajets de soins;
- définir selon une perspective multidisciplinaire des trajets de soins priorisés;
- identifier des indicateurs pour la mesure et le suivi des résultats des trajets;
- analyser les compétences nécessaires (nouvelles ou à renforcer) pour la mise en place des trajets définis;
- planifier des formations nécessaires pour le développement des compétences;
- définir un modèle pour le suivi et l'actualisation continue.

Mission clinique des soignants

La mission de la filière de psychiatrie communautaire est d'offrir des soins adaptés à une catégorie de personnes atteintes d'une maladie mentale chronique aux multiples conséquences sur leur capacité d'adaptation psychosociale. Il s'agit de penser un système de soins médico-thérapeutique et aussi socioéducatif, ayant pour objectifs :

- le traitement des symptômes de la maladie;
- l'autonomisation des personnes et la possibilité pour eux de vivre dans la communauté;
- l'amélioration de l'autonomie de gestion financière et administrative des personnes concernées;
- l'amélioration de la relation avec leurs proches;
- l'insertion dans le monde professionnel (dans un sens large);
- la continuité des soins et la coopération entre intervenants/institutions.

Les objectifs mentionnés ci-dessus visent à la stabilisation de la maladie, ce qui comprend la diminution de son impact sur la personne, sa famille et ses proches. Ceci passe par l'apprentissage à vivre avec sa maladie, à la gérer de façon le plus autonome possible.

Aspects cliniques des filières : la mise en place sur le terrain auprès du client

Population cible

Il s'agit des personnes qui doivent bénéficier à long terme d'un système de prise en charge médical, psychologique, social et financier. Elles sont caractérisées par un trouble mental grave, accompagné de handicaps sociaux et/ou professionnels. Elles nécessitent dans la majorité des cas le recours à une aide sociale et financière, souvent durablement, mais pas toujours. Elles présentent très souvent une importante fragilité relationnelle, notamment en ce qui concerne la continuité du lien, ce qui les expose au risque de rupture, aux conséquences délétères.

La nécessité de définir la cohorte des patients découle du besoin de limiter l'accès de ce programme de soins psychiatriques communautaires aux personnes qui pourront réellement en tirer un bénéfice. Ceci constitue un critère d'admission pragmatique, d'abord défini par l'offre de soins de la filière : les personnes dont nous pensons qu'elles pourront profiter utilement des structures de la filière devraient y être admises. Au-delà, les principaux critères qui président à la définition de la cohorte sont les suivants.

Critères diagnostiques

En termes diagnostiques, ce sont les troubles psychotiques (F2 selon la CIM-10), les troubles bipolaires (F31) et les troubles de la personnalité du registre psychotique : paranoïaque (F60.0), schizoïde (F60.1) et schizotypique (F21). Certaines personnes ont un double diagnostic, ajoutant à un des diagnostics précédemment énumérés un diagnostic de trouble mental lié à l'utilisation d'une substance psychoactive (F1). Dans ce cas, les comportements addictifs ne doivent pas être au premier plan et constituer un obstacle majeur à la prise en soins. Cependant, ces prises en charge nécessitent une coordination étroite avec les services spécialisés dans le traitement des addictions, ne serait-ce que pour la distribution d'un traitement de méthadone, ou d'autres médicaments spécifiques pour le traitement des dépendances.

Critères cliniques

Les critères cliniques doivent permettre l'indication du lieu dans lequel les soins peuvent être dispensés. L'objectif est de diminuer le recours à l'hôpital, ainsi que la durée des séjours. Cela vise deux objectifs : que les personnes restent le plus possible dans leur contexte de vie et soient le moins possible stigmatisées.

Critères sociaux et démographiques

Très souvent, ces personnes ne subviennent que partiellement, voire pas du tout, à leurs besoins financiers. Elles sont aux bénéfices d'une aide sociale, qu'il s'agisse des services sociaux ou de l'assurance invalidité (avec prestations complémentaires et/ou autres revenus). Ce sont des personnes qui ont besoin, pour certaines, d'un habitat communautaire plus ou moins médicalisé, pour d'autres, d'un lieu de vie indépendant, avec plus ou moins de prestations de soins à domicile.

Il s'agit pour la très grande majorité de personnes adultes âgées de 18 à 65 ans, soit de la majorité civile à l'âge de la retraite. Il peut y avoir des exceptions dans des situations où les symptômes cognitifs de la maladie sont tels que les personnes présentent un tableau démentifié. Dans de tels cas, ils peuvent être pris en charge par le secteur hébergement de la psychiatrie de l'âge avancé.

Critères d'utilisation de service

Ces personnes sont affectées durablement par leur maladie, sans perspective de guérison rapide ; une grande partie d'entre elles sera d'abord passée par un autre programme spécialisé, notamment celui des maladies psychiques débutantes, ou par d'autres modalités de prise en charge (médecin de famille, suivi ambulatoire, etc.).

Ce sont aussi des personnes qui requièrent l'intervention de plusieurs services, pas uniquement les services médicaux. La liste non exhaustive comprend les partenaires suivants du réseau, pour le canton de Neuchâtel : NOMAD (soins à domicile), les services infirmiers indépendants, l'office de la protection des adultes, les services sociaux communaux, la justice civile (parfois pénale) et l'application des peines, la Fondation Neuchâtel-Addictions, la Fondation pour les adultes en difficultés sociales, Pro Infirmis, Caritas, les médecins et psychiatres privés, le service de l'hygiène, etc.

Critères liés au pronostic

Ce sont des personnes pour lesquelles une amélioration clinique semble lointaine. Bien qu'une part non négligeable des personnes ira vers une stabilisation et un rétablissement (une bonne moitié, selon les recherches les plus récentes), une autre partie évoluera sans réelle amélioration, en étant durablement affectée par le trouble mental. Enfin, un faible pourcentage des personnes ira en se péjorant dans une aggravation des symptômes.

Dans les situations où les personnes parviennent au bout du processus de rétablissement, on peut penser qu'elles sortiront de la cohorte des personnes du programme de soins psychiatriques communautaires.

Critères d'exclusion

Cette filière ne s'occupe pas des personnes dont le diagnostic primaire est un problème de dépendance à une substance psychoactive, un retard mental ou une démence. En effet, ces trois catégories de troubles, bien que très souvent pareillement invalidants, nécessitent des programmes thérapeutiques spécifiques, développés et offerts par d'autres prestataires de soins.

Critères de fin d'intervention

De nombreuses personnes suivies dans cette filière le resteront jusqu'à l'âge de la retraite, âge auquel elles devraient en principe être prises en charge par le département de psychiatrie de l'âge avancé.

Néanmoins, il est possible qu'en cas d'amélioration importante, dans le cadre d'un rétablissement, certaines personnes n'aient plus besoin de se faire aider par le programme SPC (service de psychiatrie communautaire), qu'elles trouvent de l'aide ailleurs. Il peut aussi arriver qu'une personne aille vivre dans un foyer qui assure de manière autonome le suivi médical, et que cette personne ne fasse plus de rechute. Mais dans ces deux cas de figure, il n'est pas possible de définir *a priori* que l'intervention est terminée, cette constatation ne pourra se faire qu'*a posteriori*. L'articulation avec la psychiatrie de l'âge avancé devra se faire avec la souplesse nécessaire à une transition en douceur, voire au cas par cas.

Aspects processuels : les différentes phases de traitement de la maladie

La phase aiguë et l'importance du premier épisode

Pour la majorité des personnes atteintes de schizophrénie, le début de l'intervention survient lors de la première phase aiguë, c'est-à-dire après l'apparition de symptômes psychotiques positifs (délire, hallucinations, pensées et comportements désorganisés…) atteignant une intensité telle qu'ils requièrent une hospitalisation (Blondeau et al., 2006). Plusieurs lignes directrices de traitement de la schizophrénie à travers le monde soulignent l'importance d'instaurer un traitement optimal dès ce premier épisode psychotique (Conus et al., 2010; Petitjean et Marie-Cardine, 2003) avec comme objectif de « contrôler la dangerosité et les comportements perturbateurs, réduire la sévérité des symptômes psychotiques et des symptômes concomitants (dépression, anxiété, toxicomanie…), mais aussi développer une alliance avec la personne et sa famille, préciser les facteurs déclencheurs de l'épisode, formuler un plan de traitement, mettre la personne en contact avec les ressources psychiatriques extra-hospitalières appropriées et effectuer un retour au niveau de fonctionnement antérieur ». Nous ne nous étendrons pas sur le traitement pharmacologique. Notons seulement que les antipsychotiques de seconde génération doivent être initialement privilégiés (y compris pour traiter l'agitation), en raison de leur profil d'effets secondaires *a priori* plus avantageux. Si une bonne observance médicamenteuse constitue le facteur protecteur le plus important au niveau du risque de la rechute, celle-ci dépend toutefois largement de l'acceptation par la personne de sa maladie et de la capacité à définir une organisation spécifique des soins (Morken, 2008, cité par Palazzolo, 2009).

Phase de stabilisation, rémission, réadaptation et prévention des rechutes

Le but de la réadaptation dans cette phase consiste à maintenir une rémission ou un bon contrôle sur les symptômes, à minimiser les stresseurs agissant sur la personne, à fournir du support pour diminuer le risque de rechute et à favoriser la réhabilitation par l'acquisition de stratégies adaptatives.

Traitement des symptômes de la maladie

Les symptômes que présentent les personnes auxquelles ce programme de soins est destiné sont pour certains de nature transitoire, pour d'autres, persistants. Ce dont les patients ont besoin, c'est d'une aide qui permette la disparition du plus grand nombre possible de symptômes et d'apprendre des stratégies d'adaptation aux symptômes qu'on qualifie de résiduels.

Les traitements de choix sont la médication psychotrope, la thérapie cognitive des symptômes psychotiques (Chambon et al., 1997) et les groupes thérapeutiques (Pomini et al., 1998; Merlo et al., 2002), ainsi que la remédiation cognitive (Wykes, 2004).

Autonomisation des personnes et possibilité de vivre dans la communauté

Les facteurs de désinsertion (comme la perte d'un lieu de vie inséré, la sortie du monde du travail, etc.) sont étroitement corrélés avec une mauvaise évolution. Il semble donc primordial de pouvoir les soutenir à ne pas perdre leur insertion dans la communauté ou, le cas échéant, à en retrouver une. Les facteurs de désinsertion ont un impact beaucoup plus important et beaucoup plus durable sur la personne que les symptômes. C'est pourquoi ils doivent faire de notre part l'objet d'une attention toute particulière.

C'est dans ce domaine que la réhabilitation psychosociale a démontré son efficacité (Lecomte et Leclerc, 2004; Liberman, 1988).

Amélioration de l'autonomie de la gestion financière et administrative des personnes

D'une prise en charge complète par un assistant social, voire un tuteur, à la capacité de gérer en toute autonomie ses finances, l'éventail est large. On doit promouvoir chez chaque personne sa capacité à gérer seul ses affaires, dans un optimum qui tienne compte autant des risques que des bénéfices escomptés.

Les personnes auxquelles ce programme est destiné sont souvent caractérisées par une précarité importante, parce que leur revenu disponible est très faible. Elles ont besoin d'un soutien sur le plan administratif pour obtenir un maximum de soutien financier.

Amélioration de la relation avec leurs proches

La maladie a très souvent, si ce n'est toujours, un impact négatif sur la relation avec les proches, famille et amis. On sait que le réseau social peut d'autant plus jouer un rôle de soutien qu'il est étoffé et que les relations sont entretenues. Les personnes et leurs proches ont besoin d'aide pour améliorer ou préserver leur relation.

La famille et les proches des personnes atteintes de troubles mentaux sévères ont longtemps été tenus à l'écart des traitements. La famille est maintenant considérée comme une alliée des plus importantes dans la prise en charge de la personne. Le *patient outcome research team* (PORT) (Kreyenbuhl et al., 2010) a recommandé d'offrir aux familles de personnes atteintes de schizophrénie des interventions comportant les éléments suivants : le soutien familial, la psychoéducation quant à la maladie, les techniques d'intervention en cas de crise et l'acquisition d'aptitudes à résoudre des problèmes.

Plusieurs programmes psychoéducatifs standardisés permettant d'intégrer des éléments de psychoéducation et ses objectifs (acceptation de la maladie par la personne et ses proches, coopération active au traitement et à la réadaptation et acquisition d'habiletés compensant les déficiences liées au trouble psychiatrique) à la pratique clinique auprès des familles sont disponibles, parmi lesquels on retrouve le programme PACT (Psychose : aider, comprendre, traiter), le programme Prelapse ou le programme ProFamille.

Insertion dans le monde professionnel

Que ce soit parce qu'aucune formation n'a pu être terminée ou en raison de la perte d'une activité professionnelle établie, la sortie du monde du travail est un facteur aggravant pour le pronostic. Les personnes ont besoin d'un soutien important pour tenter de se réinsérer dans la première économie (pour une partie d'entre eux) ou pour s'orienter vers un travail dans un milieu protégé qui puisse faire vivre à celui qui l'exerce un sentiment d'utilité dans la communauté. C'est aussi une façon de les aider à agir par eux-mêmes pour avoir un revenu un peu plus élevé.

L'aide requise pour ce domaine relève de programmes de soutien à l'emploi, recours à des *job coachs* ou à des dispositifs qui sont à l'interface de la psychiatrie, des offices de l'assurance invalidité (AI) et de la première économie, zone dans laquelle on trouve plus facilement des obstacles que des ponts entre les institutions et les entreprises (Spagnoli et Hausmann, 2010).

- **Le soutien à l'emploi**

Il vise essentiellement à amener la personne à se trouver rapidement un emploi et à lui fournir la formation ainsi que le soutien nécessaire sur place. Cette approche a fait son apparition au début des années 1980. Elle s'inscrivait alors en opposition aux programmes dits *transitionnels* dans lesquels les personnes devaient acquérir des expériences de formation préalable (en atelier protégé, par exemple) avant de pouvoir s'investir dans un emploi compétitif. L'objectif est de trouver un emploi compétitif, défini dans la collectivité comme un travail pour lequel n'importe qui peut postuler et qui génère une rémunération égale au moins au salaire minimum. Tout au long du suivi, le spécialiste en emploi rencontre régulièrement l'équipe de traitement en santé mentale (psychiatre, gestionnaire de cas, infirmière, travailleur social…). Les activités de soutien à l'emploi se poursuivent aussi longtemps que le client le désire. De nombreux obstacles financiers et organisationnels limiteraient l'accès à ces services chez la plupart des personnes. Le lecteur qui souhaite en savoir plus sur le sujet se reportera à la revue de Becker et Drake (2004).

Continuité des soins et coopération entre intervenants/institutions

Les personnes de la cohorte du programme SPC ont tout particulièrement besoin de pouvoir compter sur une continuité des soins. Nous devons offrir la possibilité aux personnes d'être suivies à long terme par les différents services du programme SPC. Les personnes doivent pouvoir passer d'un lieu de soins à un autre en souplesse, progressivement, en fonction de leurs fragilités. L'expérience montre que des passages trop abrupts, assimilables à des ruptures, précipitent souvent au mieux une augmentation symptomatique, au pire une nouvelle décompensation.

Nous devons aussi prévoir que certaines personnes ne voudront/pourront continuer à faire partie de la cohorte et nécessiteront des prestations qui favoriseront le passage du relais thérapeutique, vers des thérapeutes extérieurs ou vers d'autres institutions.

Le suivi intensif en équipe dans la communauté

Le programme PACT (*Program of assertive community treatment*) a été mis au point aux États-Unis au début des années 1980. Il cible la résolution de problèmes de la vie courante dans le cadre d'interventions dans le milieu où évolue le patient. Le programme est caractérisé par un engagement à long terme d'une équipe d'intervenants. Chaque intervenant suit de façon intensive entre dix et quinze patients et, en plus de favoriser la prise adéquate de médication, s'assure que les personnes ont accès aux services essentiels.

Au cours des vingt dernières années, divers programmes de suivi dans la communauté se sont développés en s'inspirant principalement du modèle PACT. Ils ont comme objectifs communs de répondre aux besoins de traitement, de réadaptation et de réhabilitation des personnes présentant des troubles mentaux graves, afin d'améliorer leur qualité de vie et de faciliter leur intégration sociale. L'intervenant PACT est dans l'obligation d'offrir aux personnes les services nécessaires vingt-quatre heures par jour, sept jours sur sept, en s'associant à une équipe multidisciplinaire (infirmière, médecin, psychiatre, gestionnaire de cas [*case manager*], assistante sociale…). Le programme PACT s'adresse plus particulièrement aux patients réfractaires au traitement psychiatrique et qui échappent aux services habituellement offerts en clinique externe. L'efficacité de ces programmes a été bien démontrée au cours des dernières années, particulièrement en ce qui concerne la réduction de la durée de séjour à l'hôpital et la stabilité au niveau du lieu de résidence.

Les outils du soin et l'offre de soins

Dans cette partie, nous présentons l'offre de soins du programme SPC. Celle-ci s'articule autour de quatre axes, à l'intersection de lieux de soins et de prestations thérapeutiques :

- la *réhabilitation psychosociale* est une offre de soins située principalement dans les hôpitaux de jour, accessible aussi à des patients hospitalisés ou en ambulatoire ;
- le *suivi ambulatoire* : il est question ici d'une prestation offerte par l'équipe de l'hôpital de jour, mais il va de soi que les patients peuvent aussi être suivis par d'autres équipes ou d'autres thérapeutes ;
- les *prestations dans le milieu* sont celles que l'équipe donne hors des murs de l'hôpital de jour : suivi intensif dans le milieu, psychiatrie de liaison dans le milieu, *case management* de transition ;
- le *traitement de crise aiguë* nécessite le plus souvent le recours à une structure hospitalière (service d'admission-crise et/ou unité hospitalière de psychiatrie communautaire) et est caractérisé par un cadre structurant et rassurant offert aux patients qui ne « tiennent » plus dans leur contexte de vie habituel.

Ci-dessous, nous allons détailler quelque peu les prestations que nous entendons offrir aux personnes prises en charge à un mdoment ou un autre de leur parcours par le programme SPC.

Réhabilitation psychosociale

La réhabilitation psychosociale représente la partie la plus importante du programme SPC, tant du point de vue des effectifs soignants que de celui de la variété des soins proposés. Elle propose des offres thérapeutiques diverses qui visent à favoriser l'autonomie des personnes ainsi que leurs aptitudes à vivre dans la communauté. L'encadré 22.1 détaille les objectifs du programme de réhabilitation.

Cette offre de soins se situe pour la plus grande part à l'hôpital de jour, mais elle ne doit pas y être limitée : en conformité avec la philosophie de continuité des soins, des patients ambulatoires ou hospitalisés doivent aussi pouvoir en bénéficier au besoin. Notre énumération ne se veut pas exhaustive, mais elle inclut les éléments essentiels.

ENCADRÉ 22.1

Objectifs de la réhabilitation psychosociale

- Éviter le plus possible les décompensations graves qui se soldent par des hospitalisations de longue durée et qui ont souvent des répercussions sur l'autonomie future.
- Offrir un accès rapide et facile aux dispositifs de soins, en particulier lors des périodes de décompensation.
- Veiller à la bonne collaboration et à la cohérence dans la prise en charge entre les partenaires internes et externes.
- Favoriser le soulagement des symptômes.
- Favoriser la prise de conscience du processus de la maladie.
- Veiller à la création d'un lien thérapeutique.
- Veiller à la satisfaction des utilisateurs et de leurs familles.
- Favoriser l'augmentation de l'autonomie personnelle, le développement et le maintien d'un niveau optimal de qualité de vie.
- Promouvoir l'intégration sociale et familiale.
- Promouvoir le maintien dans la communauté dans des conditions les plus *normalisées* possible.
- Veiller à la mise en place de structures et de programmes de réhabilitation qui tiennent compte des besoins des usagers.

Thérapies psychologiques

Nous incluons ici les différents groupes thérapeutiques tels que les a proposés Liberman (1988) d'une part, et Brenner d'autre part (Pomini et al., 1998). Ils visent à une augmentation des compétences relationnelles des personnes et à une diminution de l'impact des symptômes négatifs. Le jeu *Compétence* fait partie des moyens mis à disposition des thérapeutes pour travailler sur les problèmes de communication interpersonnelle.

La thérapie cognitive des symptômes psychotiques est une intervention largement validée pour son efficacité sur les idées délirantes notamment, tant en *setting* individuel que sous forme de groupe thérapeutique. Le récent *Michael's Game* est un support ludique qui permet le travail sur les idées délirantes en groupe restreint.

Dans le suivi à moyen-long terme (*voir* ci-dessous), d'autres méthodes d'intervention sont aussi utilisées.

Remédiation cognitive

C'est le volet neuropsychologique des soins aux personnes. Les symptômes cognitifs sont très fréquents chez les patients souffrant de psychose : problèmes d'attention, de mémoire, de vitesse d'exécution et de résolution de problèmes. L'atteinte cognitive n'est pas une conséquence des autres symptômes psychotiques, elle préexiste même dans la plupart des cas. Elle a un impact majeur sur l'adaptation psychosociale des patients et on observe souvent une évolution parallèle des symptômes de la maladie et des troubles cognitifs.

Le programme SPC met à disposition des patients une intervention spécifique. Celle-ci prend la forme d'un atelier thérapeutique comme le Neurolab (Medalia et al., 2009), le programme RECOS (Franck, 2008) ou la CRT (Wykes, 2004). Cette prestation doit leur permettre d'améliorer leurs performances cognitives, et par là, leur degré de fonctionnement, dans la mesure où elle se réalise le plus possible *in vivo*.

Thérapies à médiation corporelle

Le programme SPC offre des prestations thérapeutiques à médiation corporelle. Elles visent avant tout à une meilleure gestion par les patients de leurs états d'angoisse, par le recours au biofeedback, à des techniques de relaxation, voire des massages. Ces derniers aident aussi les personnes à prendre davantage conscience de leur corps, dont les limites ne sont pas toujours clairement ressenties.

Nous incluons aussi les activités sportives, aux multiples vertus : lutte contre le surpoids, activation cardio-respiratoire, capacité de concentration et coopération (sports d'équipes).

Atelier de la vie quotidienne

L'aboulie et l'apragmatisme font partie des symptômes négatifs de la schizophrénie et troubles associés (Andreasen, 1987). Ils sont extrêmement handicapants lorsqu'il s'agit pour les personnes de faire face aux obligations de la vie quotidienne, qu'elles soient basiques ou plus complexes.

Le programme SPC offre aux personnes la possibilité d'apprendre ou de réentraîner les gestes de la vie quotidienne qui permettent habituellement à un individu de se montrer autonome (tout ce qui touche au ménage, à l'habillement, à la nourriture, et aussi éventuellement à la cohabitation). Ces prestations sont proposées dans le cadre de l'hôpital de jour (conception d'un repas et atelier cuisine) ou chez les patients (lessive et ménage) de manière à s'adapter à leur environnement. Les ergothérapeutes et les infirmiers sont garants de ces prestations.

Soutien aux familles

Le soutien aux familles et aux proches des patients n'est pas seulement une forme de respect que la psychiatrie se doit d'avoir, mais aussi un puissant moyen de diminuer le nombre et la fréquence des rechutes et d'améliorer l'évolution à long terme des patients. En effet, la famille et les proches des patients sont aujourd'hui considérés comme de possibles cothérapeutes quand elles reçoivent une aide qui leur permet de mieux comprendre la maladie de leur proche et d'adapter leur comportement et leurs réactions aux besoins du malade (Hodé, 2011).

Il existe différentes manières de procéder, que ce soit au travers des rencontres régulières avec les familles, seules ou en groupe (Mata et al., 2005), des programmes de psychoéducation familiale (à l'exemple de ProFamille), ou encore du soutien aux associations de patients (ANAAP) et de proches (AFS). Le programme SPC offre lui-même certaines prestations et collabore avec des associations (ANAAP, AFS) pour d'autres prestations.

Soutien emploi

L'évolution récente du système d'assurances sociales en Suisse va dans le sens d'une diminution/modification des prestations : les mesures de réinsertion priment sur l'octroi d'une rente. Les révisions de l'AI déjà en vigueur (cinquième), sur le point de l'être ou encore entre les mains du Parlement obligent à reconsidérer la situation des patients psychotiques : leur (ré)insertion dans la première économie doit être à nouveau envisagée. Dans un tout autre registre que celui de la *survie* économique et financière, l'activité professionnelle productive confère à celui qui l'exerce des sentiments d'utilité et d'appartenance à la société qui sont d'excellents facteurs de rétablissement.

Le programme RESSORT (Spagnoli et Hausmann, 2010), mené au DP-CHUV à Lausanne, est un exemple de ce qui peut être fait dans le domaine : un accompagnement individualisé des patients, qui s'appuie sur un important travail de réseau, qui permet la réinsertion professionnelle d'un certain nombre de patients en mesure de le faire. Le département de psychiatrie des hôpitaux universitaires de Genève (HUG) a développé un programme similaire, qui fait appel à un *job coach*.

Ergo-sociothérapie

Tous les patients de la cohorte du programme SPC ne seront pas en mesure de retourner travailler dans la première économie. Il est donc essentiel de proposer également des places de travail dans des ateliers dits *occupationnels*. La collaboration avec les ateliers protégés qui existent dans le canton doit se poursuivre.

Assistance sociale

Les patients du programme SPC se trouvent souvent dans des situations financières délicates pour de multiples raisons, les principales étant un revenu précaire, voire pas de revenu du tout, et une difficulté avec la gestion des affaires administratives, dont les factures. Ils ont besoin d'assistance sociale pour rétablir leur situation, pour obtenir un revenu en fonction de leurs droits et, le cas échéant, pour apprendre à gérer eux-mêmes tout ou partie de leurs affaires administratives et financières.

Suivi ambulatoire

Le programme SPC doit lui-même offrir la possibilité d'un suivi ambulatoire pluridisciplinaire pour une certaine cohorte de patients. Certains patients préféreront retourner chez leur thérapeute extérieur, à la consultation ambulatoire du CNP ou auprès d'un psychiatre privé après avoir bénéficié de l'hôpital de jour, mais d'autres souhaiteront rester plus durablement suivis par la même équipe de l'hôpital de jour. Nous devons offrir des choix multiples aux patients pour améliorer l'alliance thérapeutique.

Le patient bénéficie d'un suivi pluridisciplinaire individuel à l'hôpital de jour. Il nous paraît particulièrement important que ce soit la même équipe, celle de l'hôpital de jour, qui assure le suivi ambulatoire. Il s'agit en principe d'un suivi à moyen-long terme. Le patient peut en outre recevoir en ambulatoire certaines des prestations spécifiques figurant au programme de la réhabilitation. C'est la même mini-équipe pluridisciplinaire qui peut en cas de nécessité intervenir à domicile, en cas de péjoration qui empêcherait le patient de venir lui-même chercher des soins.

Prestations données dans le milieu

Ces prestations sont proposées par des intervenants médico-psycho-sociaux habilités à se déplacer sur tout le territoire cantonal : une caractéristique majeure de leurs interventions est qu'elles se déroulent dans le milieu du patient, dans les nombreuses situations où le patient ne se rend pas dans un lieu de soins pour y recevoir les prestations que son traitement suppose.

Suivi intensif dans le milieu

Le suivi intensif dans le milieu a deux fonctions principales : (1) l'intervention précoce dans les situations de trouble psychique débutant; (2) le maintien des soins auprès des patients qui sont réticents à venir auprès des services psychiatriques. Dans ces deux situations, une intervention d'urgence ne doit évidemment pas être requise. Nous pouvons nous baser sur l'expérience de nos collègues du SIM de l'unité de psychiatrie mobile du DP-CHUV à Lausanne.

Le programme SPC doit veiller à améliorer les contacts initiaux entre les personnes et la psychiatrie. En effet, le passage par une situation de crise, avec intervention massive des agents institutionnels (police, service de secours, service de crise des hôpitaux, etc.), constitue en soi une expérience traumatisante qui conditionne bien souvent la suite de la relation soignant-soigné. Le suivi intensif dans le milieu offre une alternative qui peut permettre d'améliorer les contacts initiaux des patients avec les services de soins psychiatriques. L'intervention peut se faire suite à la sollicitation de proches, de médecins de famille, qui connaissent bien la situation et sont directement touchés.

Il existe des patients qui n'arrivent tout simplement pas à s'affilier à une prestation de soins psychiatriques auprès d'un centre de consultation. Ce sont cependant des patients qui nécessitent souvent des soins réguliers. Le suivi intensif dans le milieu doit pouvoir offrir cette prestation, dans les situations où l'alternative est plus coûteuse, sur le plan humain comme sur le plan matériel, par exemple en se soldant par des hospitalisations répétées.

Psychiatrie de liaison dans le milieu

C'est une intervention qui favorise les interactions collaboratives entre les différents intervenants et/ou services impliqués dans l'accompagnement des patients au long cours. Nous pensons tout particulièrement à des interventions plus systématiques dans des lieux de vie communautaires, auprès des équipes éducatives, et aussi dans le travail de réseau au long cours.

Les patients inclus dans la cohorte du programme SPC vivent pour certains dans des lieux de vie dont les équipes ne sont pas au fait des conséquences des troubles mentaux. Afin d'améliorer l'adaptation des équipes aux difficultés de nos patients, des interventions régulières de spécialistes appartenant au programme SPC pourraient offrir de la supervision, ou d'autres types d'actions soutenantes.

Case management de transition dans le milieu

Cette offre s'adresse aux patients qui sont suivis un temps par le programme SPC, dans son unité hospitalière ou à l'hôpital de jour, et qui quittent ensuite le *giron* du CNP. L'idée est d'aider pendant la durée nécessaire (un à deux mois, en général) les patients qui doivent vivre la phase de transition entre un service du CNP et des intervenants extérieurs, passage qui peut représenter un stress suffisant pour occasionner une rechute. Il s'agit essentiellement d'un travail de réseau, qui permet de passer le relais entre différents intervenants en occasionnant le moins possible de perte d'informations et en évitant de soumettre le patient à un surcroît de stress (Bonsack et al., 2009).

Traitement de crise aiguë

Le programme SPC a aussi un mandat de traitement de la crise aiguë. Cette situation correspond au moment où les possibilités de traitement ambulatoire, même intensives, sont dépassées. À cet effet, le programme dispose d'une unité hospitalière destinée en priorité à accueillir les patients de la cohorte. Il s'agit d'une unité ouverte, qui peut accueillir des patients en entrée directe (sur indication d'un thérapeute extérieur ou à la demande du patient) ou après que les patients ont été initialement pris en charge par le dispositif Urgences-Crise du CNP (centre d'urgence psychiatrique) ou un séjour dans l'unité Admissions-crise. Les entrées directes sont privilégiées car elles sont rendues possibles par le partenariat des soins entre le patient et le soignant envoyeur.

Il semble important d'optimiser la durée des hospitalisations, en évitant d'une part des séjours de trop longue durée, dont l'effet délétère est une désafférentation du milieu de vie, d'autre part des séjours trop brefs, qui ne permettent pas une stabilisation suffisante et induisent une réhospitalisation rapide (connu comme le phénomène des *portes tournantes*).

Il apparaît comme crucial de penser l'articulation entre l'hôpital et les services localisés dans la communauté. L'offre de soins doit être pensée dans son ensemble, et dans une continuité qui adapte l'offre aux besoins et aux capacités de chaque patient. Ceci implique que la philosophie des soins doit être la même à l'hôpital qu'à l'hôpital de jour. Cette similitude permet au patient d'évoluer dans un contexte familier et cela devrait permettre un transfert plus aisé d'un service à l'autre. Une autre manière d'abaisser le seuil d'accès aux services extrahospitaliers est de permettre aux patients d'obtenir des prestations ambulatoires (donc extrahospitalières) alors qu'ils sont encore hospitalisés.

Traitements individuels

La possibilité d'un traitement individuel dépend bien évidemment de l'étape vers le rétablissement dans laquelle se trouve chaque patient. Cependant, on peut mentionner certaines approches spécifiques qui ont démontré leur efficacité dans la période critique de l'hospitalisation : le travail sur l'observance d'un traitement médicamenteux, la thérapie cognitive des symptômes psychotiques (Chambon et al., 1997) ou encore les interventions motivationnelles pour les problèmes d'addiction, principalement au cannabis (Bonsack et al., 2007). En dehors de ces interventions spécifiques, chaque moment de rencontre avec le patient, en particulier les entretiens, est susceptible de devenir un moment thérapeutique.

Un séjour hospitalier est aussi une occasion de repenser le traitement médicamenteux en vue d'optimiser le délicat rapport entre effets thérapeutiques et effets secondaires.

Durant l'hospitalisation, on privilégiera la collaboration avec les familles et les proches ; d'une part, pour les soutenir face à la situation qui a nécessité une hospitalisation, d'autre part, pour nous aider dans la prise en soins de leur proche. Nous devons considérer les familles comme des cothérapeutes potentiels, dont l'implication permet un meilleur rétablissement pour les patients (Collette et al., 2004).

Les patients bénéficient en outre de l'apport d'autres intervenants spécialisés pour les aider à s'occuper de leur situation financière et administrative (service social), pour les ré-afférenter à une activité orientée vers un but (ateliers occupationnels, ergothérapie), pour d'autres activités à visée thérapeutique (musicothérapie, animation, etc.).

Traitements en groupe

L'approche groupale constitue un modèle d'intervention privilégié en milieu hospitalier : on peut de la sorte augmenter l'offre de soins sans avoir besoin de personnel en proportion équivalente, car un nombre restreint d'intervenants peut offrir un programme groupal bien étoffé. Le tableau ci-dessous mentionne de façon non exhaustive des groupes thérapeutiques largement éprouvés au sein des institutions qui constituent aujourd'hui le CNP.

La possibilité de participer à ces groupes au contenu plus ou moins accessible (en fonction des atteintes cognitives) dépend de l'état du patient. Les groupes ont un objectif psychoéducatif (surtout les groupes à thèmes) et un objectif de structuration du temps, d'organisation de la vie en communauté et de régulation des dynamiques de groupe (surtout les groupes généralistes).

Il ne faudrait pas oublier d'autres formes d'interventions à visée thérapeutique qui peuvent aussi se pratiquer en groupe, comme la musicothérapie, le conseil social, l'ergothérapie, l'animation, la pratique sportive.

Tableau 22.3 Groupes thérapeutiques pour un contexte hospitalier.

Groupes généralistes	Groupes à thèmes
Colloque institutionnel	Groupe « Connaissance de la maladie »
Groupe du matin	Groupe « Jeu Compétence »
Groupe du soir	Groupe « Faisons connaissance »
Groupe préparation du week-end	Groupe « Aide à l'abstinence »
Groupe relaxation	Groupe « Michael's Game »
	Groupe « Gestion des symptômes » (EHS*)
	Groupe « Médicaments » (EHS)
	Groupe « Prendre soin de son corps »
	Groupe « Résolution de problème » (EHS)
	Groupe « Réalisation personnelle » (EHS)
	Groupe « Injection dépôt »

* EHS signifie « entraînement des habiletés sociales » et renvoie à un programme modulaire développé par R.P. Liberman et coll. Le programme IPT, développé par H.D. Brenner et coll., propose des groupes modulaires similaires.

L'intégration des pairs praticiens dans le dispositif de soins

Il nous semble qu'un dispositif de soins basé sur le principe du rétablissement ne peut pas être complet s'il n'intègre pas la voix et l'expérience des personnes concernées, et que c'est l'un de ses vrais éléments différentiateurs. Un pair praticien est un usager des services de santé mentale qui a suivi une formation pour intervenir, à partir de son expérience de la maladie, dans le milieu de la psychiatrie (domaine des addictions inclus) (McCluskey, 2016). Afin de répondre aux exigences institutionnelles en matière de certification, des formations ont été créées conjointement aux différents projets d'officialisation du statut de pair.

Le champ d'action du pair praticien est double. Le premier est le soutien clinique de personnes en difficulté. Le second est la représentation des usagers.

Dans la clinique, un pair praticien peut proposer un accompagnement individuel ou en groupe, assumer un rôle de médiateur entre les usagers et les soignants ou orienter l'équipe et la direction dans ses choix. La spécificité de son rôle tient au fait que le pair praticien assume ouvertement son vécu de la maladie et se base sur cette expérience. Les usagers développent dès lors un sentiment de proximité et d'appartenance lié à la perception d'avoir un vécu commun avec leur interlocuteur. Ce phénomène d'identification permet notamment au pair praticien d'élaborer une relation de confiance, d'aborder plus aisément certains sujets délicats – comme les traitements non pris ou les consommations cachées – et de transmettre un message d'espoir.

Le second axe du champ d'action – la représentation des usagers – va dans le sens des mouvements militant pour trouver leur place dans les domaines les concernant. Elle se décline sur différents niveaux, qui vont de l'analyse des pratiques cliniques (intégrer l'expertise des personnes concernées dans la redéfinition des moyens de contention) jusqu'à la représentation des usagers au sein des instances dirigeantes de chaque hôpital, clinique ou institution.

Références

Andreasen, N. C. (1987). L'utilisation de la SANS et de la SAPS. *Psychiatrie et psychobiologie, 2*(6), 412–437.

Antony, W. (2002). Pour un système de santé axé sur le rétablissement. Douze points de repère pour l'organisation d'ensemble des services. *Santé mentale au Québec, XXVII, 1*, 102–113.

Becker, D. R., & Drake, R. E. (2004). Intégration communautaire et soutien à l'emploi. In T. Lecomte & C. Leclerc (Eds.), *Manuel de réadaptation psychiatrique* (pp. 149–164). Québec : Presses de l'Université du Québec.

Blondeau, C., Nicole, L., & Lalonde, P. (2006). Schizophrénie et réadaptation. Interventions spécifiques selon les phases de la maladie. *Annales médico-psychologiques, revue psychiatrique, 164*(10), 869–876.

Bonsack, C., Gibellini, S., Ferrari, P., Dorogi, Y., Morgan, C., & Morandi, S. (2008). Le case management de transition : une intervention à court terme dans la communauté après une hospitalisation psychiatrique. *Archives suisses de neurologie et de psychiatrie, 160*(6), 246–252.

Bonsack, C., Haefliger, T., Cordier, S., & Conus, P. (2004). Accès aux soins et maintien dans la communauté des personnes difficiles à engager dans un traitement psychiatrique. *Revue médicale de Suisse Romande, 124*, 225–229.

Bonsack, C., Montagrin, Y., Favrod, J., Gibellini, S., & Conus, P. (2007). Une intervention motivationnelle pour les consommateurs de cannabis souffrant de psychose. *L'Encéphale, 33*, 819–826.

Chambon, O., Perris, C., & Marie-Cardine, M. (1997). *Techniques de psychothérapie cognitives des psychoses chroniques*. Paris : Masson.

Chow, W. S., & Priebe, S. (2013). Understanding psychiatric institutionalization : A conceptual review. *BMC Psychiatry, 13*, 169.

Collerette, P., Delisle, G., & Perron, R. (1997). Le Changement organisationnel. In *Théorie et pratique*. Québec : Presses de l'Université du Québec.

Collette, S., Lalonde, P., & Jalbert, C. (2004). Approches familiales. In T. Lecomte & C. Leclerc (Eds.), *Manuel de réadaptation psychiatrique* (pp. 231–252). Québec : Presses de l'Université de Québec.

Conus, P., Polari, A., & Bonsack, C. (2010). Intervention dans la phase précoce des troubles psychotiques : objectifs et organisation du programme TIPP (Traitement et intervention dans la phase précoce des troubles psychotiques) à Lausanne. *L'Information psychiatrique, 86*(2), 145–151.

Corrigan, P., & Watson, A. C. (2002). The paradox of self stigma and mental illness. *Clinical Psychology : Science and Practice, 9*, 35–53.

Deegan, P. E. (1998). Recovery : The lived experience of rehabilitation. *Psychosocial Rehabilitation Journal, 11*, 11–19.

Dickerson, F. B., Sommerville, J., & Origoni, A. E. (2002). Experiences of stigma among outpatients with schizophrenia. *Schizophrenia Bulletin, 28*, 143–152.

Dixon, L., Stewart, B., Burland, J., Delahanty, J., Lucksted, A., & Hoffman, M. (2001). Pilot study of the effectiveness of the family-to-family education program. *Psychiatric Services, 52*(7), 965–967.

Franck, N. (2008). La remédiation cognitive. *Santé mentale, 126*, 40–44.

Gonzalez-Torres, M. A., Oraa, R., Aristegui, M., et al. (2007). Stigma and discrimination towards people with schizophrenia and their family members : A qualitative study with focus groups. *Social Psychiatry and Psychiatric Epidemiology, 42*, 14–23.

Harrison, G., Hopper, K., Craig, T., Laska, E., Siegel, C., Wanderling, J. Wiersma, D. (2001). Recovery from psychotic illness : A 15- and 25-year international follow-up study. *The British Journal of Psychiatry, 178*, 506–517.

Hodé, Y. (2011). Prise en charge des familles de patients schizophrènes. *Annales Médico-Psychologiques, 169*, 196–199.

Kreyenbuhl, J., Buchanan, R. W., Dickerson, F. B., & Dixon, L. B. (2010). The Schizophrenia Patient Outcomes Research Team (PORT) : Updated treatment recommendations 2009. *Schizophrenia Bulletin, 36*(1), 94–103.

Lecomte, T., & Leclerc, C. (2004). *Manuel de réadaptation psychiatrique*. Québec : Presses de l'Université du Québec.

Levine, S. R., Lurie, I., Kohn, R., & Levav, I. (2011). Trajectories of the course of schizophrenia : From progressive deterioration to amelioration over three decades. *Schizophrenia Research, 126*, 184–191.

Liberman, R. P. (1988). *Psychiatric rehabilitation of chronic mental patients*. Washington DC : American Psychiatric Press.

Link, B., Cullen, F., Franck, J., & Wozniak, J. (1987). The social rejection of ex-mental patients : Understanding why labels matter. *The American Journal of Sociology, 92*, 1461–1500.

Mata, D., Gonçalves, D., & Hougard, M. (2005). Famille : informer pour libérer la parole. *Santé mentale, 96*, 22–25.

McCluskey, I. (2016). Pair praticien en santé mentale l'émergence d'une nouvelle profession. *Dépendances, 57*, 17–19.

Medalia, A., Revheim, N., & Herlands, T. (2009). *Cognitive Remediation in Psychological Disorders*. New York : Oxford University Press.

Merlo, M. C., Perris, C., & Brenner, H. D. (2002). *Cognitive Therapy with Schizophrenic Patients : The Evolution of a New Treatment Approach*. Bern, Göttingen : Hogrefe & Huber.

Palazzolo, J. (2009). Observance médicamenteuse et rechutes dans la schizophrénie : des neuroleptiques classiques aux APAP. *Annales Médico-Psychologiques, 167*(4), 308–317.

Petitjean, F., & Marie-Cardine, M. (2003). *Schizophrénies débutantes, diagnostic et modalités thérapeutiques, conférence de consensus janvier 2003*. Ed John Libbey Eurotex, Fédération française de psychiatrie.

Pomini, V., Neis, L., Brenner, H. D., Hodel, B., & Roder, V. (1998). *Thérapie psychologique des schizophrènes*. Mardaga : Sprimont.

Provencher, H. L. (2008). Le modèle préliminaire d'organisation des services orientés vers le rétablissement (MOPROSOR) : introduction et présentation détaillée du cadre d'orientation. *Le Partenaire, 16*(1), 4-27. https : //aqrp-sm.org/wp-content/uploads/2013/05/partenaire-v16-n1.pdf.

Royal Australian and New Zealand College of Psychiatrists. (2005). RANZCP clinical practice guidelines for the treatment of schizophrenia and related disorders. *Australian and New Zealand Journal of Psychiatry, 39*, 1-30.

Soparnot, R. (2013). Les effets des stratégies de changement organisationnel sur la résistance des individus. *Recherches en sciences de gestion, 97*(4), 23-43.

Spagnoli, D., & Hausmann, P. (2010). Enjeux et limites de la réinsertion professionnelle des personnes souffrant de troubles psychiques. *Lettre trimestrielle ProMenteSana, 49*, 1-4.

Stanhope, V., Tondora, J., Davidson, L., Choy-Brown, M., & Marcus, S. C. (2015). Person-centered care planning and service engagement : A study protocol for a randomized controlled trial. *Trials, 16*, 180.

Thornicroft, G., & Tansella, M. (1999). *The Mental Health Matrix. A Manual to Improve Services*. Cambridge : Cambridge University Press. www.langtoninfo.com/web_content/9780521034258_frontmatter.pdf.

Thornicroft, G., Tansella, M., Becker, T., Knapp, M., Leese, M., Schene, A. H., & Vazquez-Barquero, J. L. (2004). The personal impact of schizophrenia in Europe. *Schizophrenia Research, 69*(2-3), 125-132.

Vandangeon-Derumez, I. (1998). La dynamique des processus de changement. *Revue Française de Gestion, 120*, 120-138.

Wykes, T. (2004). Thérapie de remédiation cognitive (TRC) pour la psychose grave. In T. Lecomte & C. Leclerc (Eds.), *Manuel de réadaptation psychiatrique* (pp. 91-110). Québec : Presses de l'Université du Québec.

Chapitre 23

Décloisonner les parcours et favoriser le rétablissement : modèle du RéHPsy

Anne Ngakui, Julien Gobbo, Julien Dubreucq

PLAN DU CHAPITRE

De la notion de handicap au travail en réseau

L'Histoire a montré que les personnes porteuses de handicap avaient toujours eu une place particulière au sein de la population. Après une longue période de conduites d'exclusion et d'isolement, le regard de la société change et promeut aujourd'hui une recherche d'égalité et de reconnaissance de la différence si cette dernière a un impact sur la vie de la personne. Ainsi, de nos jours, une législation en faveur des personnes ayant un handicap favorise l'intégration dans la société. C'est en février 2005 que la loi pour l'égalité des droits et des chances, la participation et la citoyenneté des personnes handicapées, qui définit le handicap comme « toute limitation d'activité ou restriction de participation à la vie en société subie dans son environnement par une personne en raison d'une altération substantielle, durable ou définitive d'une ou plusieurs fonctions physiques, sensorielles, mentales, cognitives ou psychiques, d'un polyhandicap ou d'un trouble de santé invalidant» a actualisé la dernière loi relative au handicap de 1975. Ce texte a permis de faire reconnaître l'impact que pouvait avoir la pathologie psychiatrique dans le quotidien d'une personne, d'où la notion de handicap psychique.

Pour mieux comprendre ce concept de handicap, nous disposons, depuis le début des années 1980, de plusieurs modèles de lecture permettant une meilleure compréhension du processus mis en jeu et une meilleure définition des concepts impliqués dans ce dernier. Parmi ceux-ci, nous pouvons considérer la Classification québécoise du processus de production de handicap, développée par Patrick Fougeyrollas dans le cadre de ses travaux au sein du Comité québécois sur la CIDIH (CQCIDIH, 1991) qui a donné une lecture plus holistique de la personne avec des composantes liées aux déterminants personnels plus larges que le seul problème de santé et mettant en exergue une réelle interaction entre les facteurs intrinsèques de la personne mais aussi des rôles et donc des activités à assurer, considérant l'ensemble dans un environnement déterminé.

Mettre en évidence l'impact que peut avoir le problème de santé dans le fonctionnement occupationnel de la personne est une fonction de ce modèle. La situation de handicap, dépendante du mode de vie de la personne et de son environnement, sera unique pour chacun. Aussi, la pathologie mentale pourra avoir un poids variable dans la production de la situation de handicap mais les troubles principaux cognitifs et relationnels qui en découlent pourront impacter la réalisation des activités de la personne ainsi que ses projets (fig 23.1).

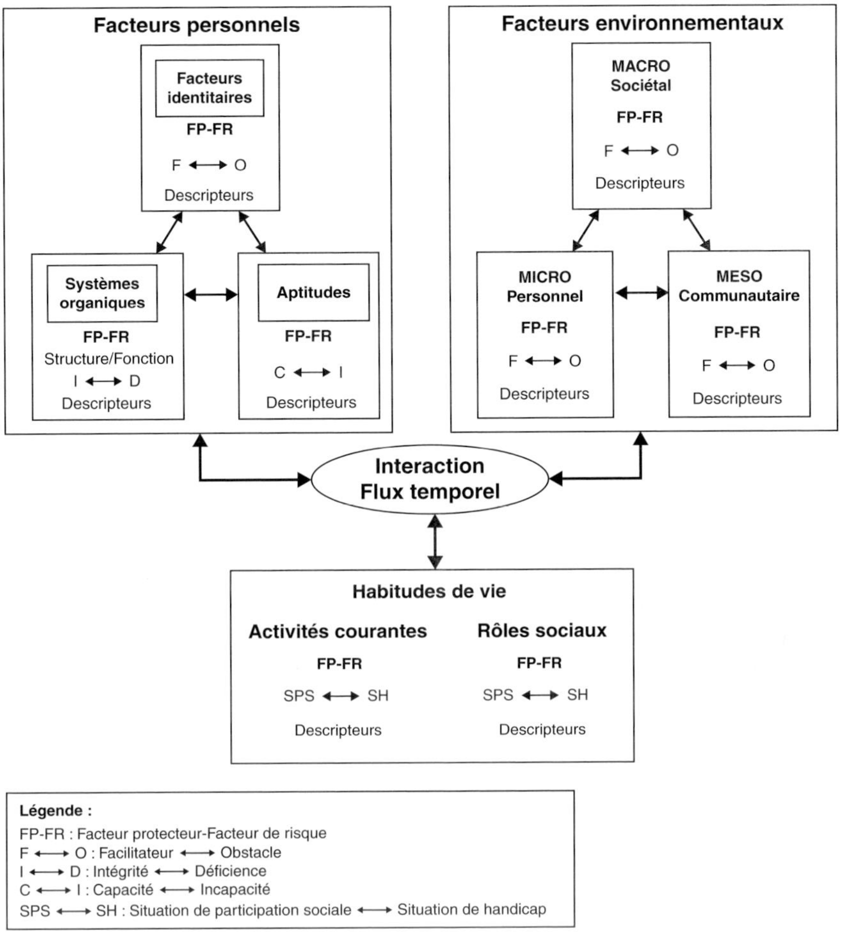

Figure 23.1 Modèle de développement humain – Processus de Production de Handicap (MDH-PPH).
Source : Fougeyrollas, 2010.

La lecture du fonctionnement des personnes à travers ces modèles a appuyé la nécessité d'avoir recours à des évaluations spécialisées et complémentaires pour faire ressortir les forces et faiblesses en termes de capacités, mais aussi de repérer les habitudes de vie et les aspects facilitateurs ou les obstacles de l'environnement.

Aussi, pour obtenir une vision plus globale du fonctionnement de la personne, il est important de sortir de l'unique point de vue sanitaire et de s'ouvrir sur les champs médico-sociaux et sociaux. Chacun travaille avec ses valeurs, ses modèles, ses outils, son vocabulaire, mais l'individu au centre doit permettre de se retrouver et de partager, dans le but d'être plus efficace et cohérent dans l'accompagnement de la personne. Dans cette perspective, reprenons le processus de production de handicap de Patrick Fougeyrollas et focalisons-nous sur les moyens que nous avons à disposition pour recueillir des éléments sur les facteurs personnels d'une personne. Nous soulignons que la personne concernée sera systématiquement associée à l'investigation, étant elle-même au centre du processus et son regard étant indispensable. Dans ce domaine, sont interpellés tous ceux qui pourront apporter des informations sur ce qui constitue la personne : son histoire, ses valeurs, son état de santé au sens du fonctionnement organique mais aussi son niveau de participation dans la réalisation d'activité en termes de capacités. Pour nourrir ce recueil de données, les proches, les membres de clubs sportifs ou d'associations pourront apporter leur éclairage. Nous retrouverons aussi les apports d'information des services de santé généralistes ou spécialisés en psychiatrie (unités d'hospitalisation, centres médico-psychologiques, services de réhabilitation psychosociale) ainsi que les services médico-sociaux (ESAT, services d'accompagnement, les foyers). Enfin, les services sociaux divers allant des centres médico-sociaux aux services de protection des majeurs, auront également une lecture complémentaire du parcours de la personne. Selon les acteurs, de par leur relation vis-à-vis de la personne, leur culture professionnelle et leur mode de fonctionnement, la méthode de recueil de données sera différente. Nous pourrons ainsi nous appuyer à la fois sur des témoignages laissant une place importante à la vision subjective de la situation et chargée émotionnellement, mais aussi sur les résultats d'évaluations validées scientifiquement et mettant en avant des données objectives. Cette possibilité de recourir à des sources d'information et à des outils variés doit être valorisée et aboutir à une lecture globale et commune de la situation. Il semble donc nécessaire de penser, créer et s'appuyer sur un espace commun permettant une croisée des regards, des pratiques et des questionnements.

La naissance du Réseau handicap psychique

1981, année internationale du handicap, fut l'occasion, en Isère, de mettre en place des rencontres entre toutes les associations de ce champ, afin de favoriser un travail commun. Plusieurs groupes de réflexion ont alors été mis en place, dont un sur la thématique du handicap psychique.

L'Office départemental des personnes handicapées de l'Isère (ODPHI) est fondé en 1983, avec pour objectif de prolonger ces travaux concernant le domaine du handicap. On trouve alors un groupe de travail *maladie mentale* composé des membres fondateurs du futur Réseau handicap psychique (RéHPsy) : le centre hospitalier de Saint-Egrève, le centre psychothérapique du Vion, l'association Alpes Insertion, l'association APAJH, l'association ASMI/OMSR, le centre de Cotagon, l'association Messidor, l'association Sainte-Agnès, et l'association ALHPI. Ces réflexions participent aux prémices du travail en réseau et aboutissent à la réalisation d'une charte, d'un annuaire professionnel, de conventions de partenariat entre les structures et d'une appropriation de la notion de parcours d'insertion. En 1984, une Commission handicap psychique au sein de l'ODPHI vient formaliser ce partenariat et ces échanges. Finalement, c'est la loi Kouchner qui va donner la possibilité juridique d'aller plus avant et de constituer une association répondant au cahier des charges d'un réseau de santé, défini par la loi du 4 mars 2002, article L. 6321-1 du Code de la santé publique. Ainsi, le Réseau handicap psychique de l'Isère (RéHPI) voit le jour en 2002. Ce sera le premier réseau de santé mentale en France. La volonté des acteurs du RéHPI venant des champs sanitaires, médico-sociaux et sociaux est de décloisonner les différentes pratiques et de construire de façon commune des parcours d'insertion sociale ou professionnelle. Cela se traduit par l'atteinte des objectifs suivants :

- coordonner les parcours de santé des personnes en situation de handicap psychique et faciliter leur rétablissement;
- identifier les besoins non couverts et demander leur prise en compte par les pouvoirs publics;
- favoriser une meilleure connaissance du handicap psychique et ainsi contribuer à sa déstigmatisation.

Les actions du RéHPI visent les personnes en situation de handicap psychique, les professionnels pour de la sensibilisation, de la formation et de l'échange sur les pratiques, les familles et les proches à travers des programmes d'éducation thérapeutique et de l'aide aux aidants.

En 2012, l'association RéHPI devient un groupement de coopération sociale et médico-sociale (GCSMS) appelé Réseau handicap psychique (RéHPsy). Parallèlement à ce changement de statut juridique, l'organisation du RéHPsy se structure autour de la création d'une équipe spécialisée d'évaluation du handicap psychique (ESEHP).

Le fonctionnement du Réseau handicap psychique (RéHPsy)

Le RéHPsy est en développement depuis 2012. GCSMS de droit public, il est composé des membres adhérents fondateurs du RéHPI et d'autres membres adhérents, s'appuyant sur une équipe salariée et présente sur l'ensemble du territoire de l'Arc Alpin, à savoir l'Isère, la Drôme, la Savoie et la Haute-Savoie.

L'équipe salariée est composée de :

- 0,8 ETP neuropsychologue pour les 4 territoires
- 0,5 ETP job coach pour l'agglomération grenobloise
- 1 ETP coordination territoriale Arc Alpin ;
- 0,2 ETP coordination territoriale médicale Arc Alpin ;
- 1,2 ETP assistante de coordination territoriale ;
- 1 ETP de coordination locale pour le département de la Drôme ;
- 1,5 ETP de *case manager* en Isère ;
- 0,5 ETP de *case manager* pour la Drôme ;
- 0,5 ETP de *case manager* pour la Savoie ;
- 0,5 ETP de *case manager* pour la Haute-Savoie ;
- 0,5 ETP psychiatre en Isère ;
- 0,1 ETP psychiatre pour la Drôme.

Le RéHPsy considère les membres adhérents comme des collaborateurs de la mise en œuvre des activités du RéHPsy. Ces derniers peuvent être des personnes morales ou physiques. Devenir membre adhérent nécessite d'adhérer à la charte du RéHPsy et de régler une cotisation financière annuelle. La structuration des membres adhérents est décrite dans la figure 23.2.

La force du RéHPsy se trouve dans le nombre et les origines variées des membres adhérents qui acceptent de mettre leurs moyens à disposition pour faciliter le parcours d'insertion de l'usager : c'est ainsi que 56 personnes morales réparties sur les quatre départements couverts par le RéHPsy et deux psychiatres libéraux adhèrent au GCSMS. Parmi ces adhérents, sont représentés :

- les aidants familiaux à travers l'UNAFAM ;
- les établissements de soins spécialisés ou plus généralistes, publics et privés ;
- les établissements et services médico-sociaux, support d'insertion, autour du travail, du logement/hébergement, des activités de la vie sociale, du soutien dans la vie quotidienne, des mesures de protection des biens et des personnes ;
- des opérateurs spécialisés de l'emploi en milieu ordinaire ;
- des groupes d'entraide mutuelle ;
- des conseils départementaux ;
- des MDPH ;
- des collectivités territoriales.

Pour assurer le fonctionnement du RéHPsy, des instances sont prévues par la convention constitutive et le règlement intérieur :

- l'assemblée générale : souveraine, elle se réunit deux fois par an et en tant que de besoin. Elle élit un administrateur pour trois ans ;
- les comités locaux sur chaque territoire : ils regroupent les membres adhérents *locaux* du RéHPsy et ont pour vocation d'animer le réseau sur leur territoire, dans le respect de la charte, de l'objet et des décisions du GCSMS. Ils s'appuient sur une équipe de salariés dédiée au département ;

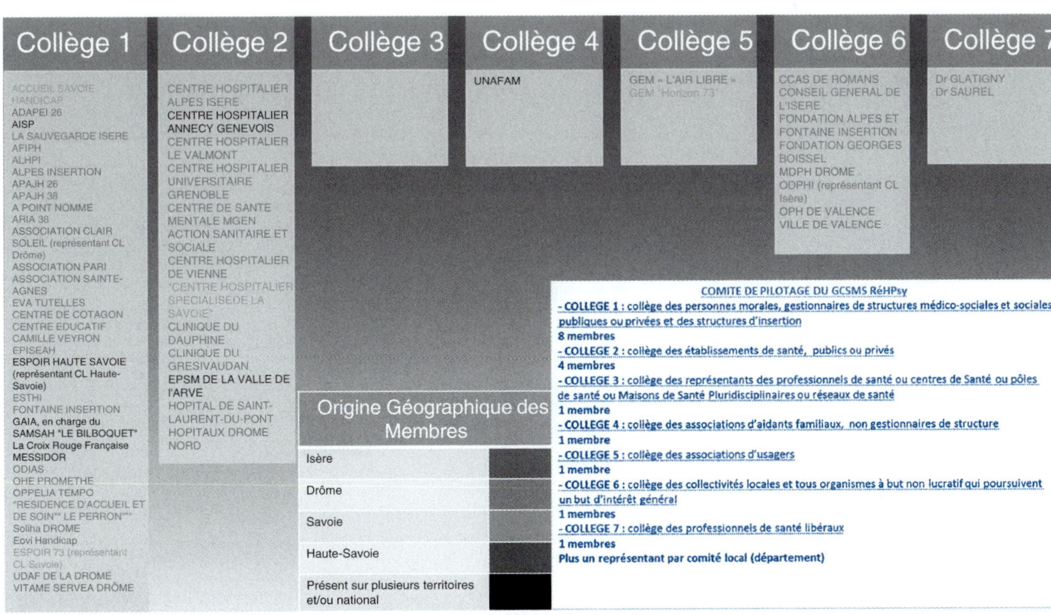

Figure 23.2 Représentation des membres adhérents du RéHPsy.
Source : RéHPsy, J. Gobbo.

- le comité de pilotage du RéHPsy, qui est composé de 17 membres adhérents élus au sein de l'assemblée générale, et d'un représentant par comité local. Il se réunit au moins six fois par an et assiste l'administrateur dans ses prises de décision.

L'administrateur est assisté dans ses missions par le coordinateur territorial et le médecin de coordination territoriale. Il s'assure des conditions du bon fonctionnement de l'assemblée générale et du comité de pilotage.

Avec le soutien du médecin de coordination sur les aspects médicaux, le coordinateur territorial veille à la bonne animation du réseau, à son développement, aux liens avec les coordinations locales ainsi qu'avec le centre référent de réhabilitation psychosociale et de remédiation cognitive (C3R) et le centre ressource régional de réhabilitation psychosociale.

Enfin, le RéHPsy compte aussi des professionnels libéraux divers et des structures médicosociales, adhérents par la signature de la charte sans implication dans les instances statuaires.

La diversité des activités du RéHPsy

Le RéHPsy offre une large palette d'activités visant toutes les catégories de personnes comme l'illustre la figure 23.3. Cependant, la thématique de ce chapitre nous invite à développer davantage les actions en faveur de l'usager, que l'on peut aussi nommer *adhérent*. Ce domaine d'activités est depuis longtemps organisé en trois niveaux :

- **niveau I : information**. Le RéHPsy a une fonction de centre ressource pour les personnes qui cherchent une information concernant le handicap psychique sur leur territoire ou à proximité;
- **Niveau II : mise à disposition d'outils facilitateurs de parcours**. Les membres adhérents du RéHPsy peuvent, par exemple, valider le projet de leurs usagers en proposant un stage chez un autre membre adhérent du GCSMS, à l'aide d'une convention tripartite mise à disposition par le RéHPsy;
- **Niveau III : interpellation du RéHPsy pour aider dans l'évaluation de la situation de handicap d'un usager.** Ce niveau d'action est le cœur de l'activité du RéHPsy et fait intervenir l'équipe spécialisée d'évaluation du handicap psychique.

L'équipe spécialisée de l'évaluation du handicap psychique (l'ESEHP)

Le RéHPsy, dont les valeurs sont basées sur les principes de réhabilitation psychosociale dans une dynamique de rétablissement, met l'usager, également

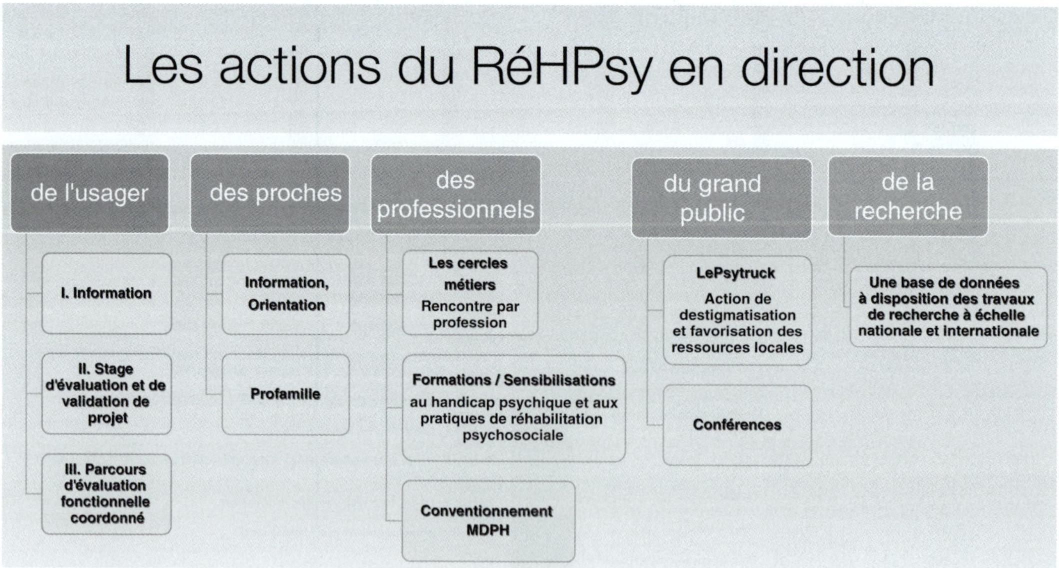

Figure 23.3 Représentation non exhaustive des actions proposées par le RéHPsy.
Source : RéHPsy, J. Gobbo.

appelé adhérent, au centre de son parcours et l'accueille comme acteur principal de la démarche.

La création de l'équipe spécialisée d'évaluation du handicap psychique (ESEHP) s'inscrit ainsi dans le courant du rétablissement, ayant pour mission de mettre en lumière les ressources de l'usager pour surmonter les difficultés et prendre en compte les troubles cognitifs induits par la maladie pour des mesures de compensation plus adaptées.

Sur chaque département couvert par le RéHPSY, il existe au moins une ESEHP composée :

- des membres adhérents du RéHPsy présents localement et représentant les secteurs sanitaire, médico-social et social (fig. 23.4) ;
- d'un médecin psychiatre ;
- d'un *case manager.*

L'ESEHP est formée de professionnels ou de bénévoles locaux, issus de professions différentes (éducateur spécialisé, psychologue, assistante sociale, ergothérapeute, psychiatre…).

L'ESEHP se regroupe régulièrement au travers d'une instance spécifique du RéHPsy appelé comité technique (CoTech). Le CoTech est organisé à une fréquence variable selon les territoires (de cinq à huit par an).

Cette instance est animée par le *case manager* qui présente, de façon anonymisée, les situations des personnes qui se sont présentées au RéHPsy et qui n'appartiennent à aucune structure membre adhérent de l'ESEHP. Outre ces personnes, les situations d'usagers des membres adhérents du RéHPsy peuvent être présentées lors de ces séances.

L'objectif de l'ESEHP est de proposer un parcours d'évaluation à l'usager en fonction du projet de ce dernier et de ses besoins, en utilisant des outils variés comme par exemple :

- une évaluation médicale diagnostique ;
- un bilan neuropsychologique ;
- une évaluation ergothérapique ;
- une mise en situation à travers la réalisation de stage dans une structure d'un membre adhérent du RéHPsy.

Chaque membre de l'ESEHP a une mission définie.

Le *case manager* s'assure du bon fonctionnement des CoTech et coordonne le parcours des adhérents du RéHPsy en évaluation. Il présente leurs parcours en reprenant le parcours de formation et professionnel, le parcours de santé,

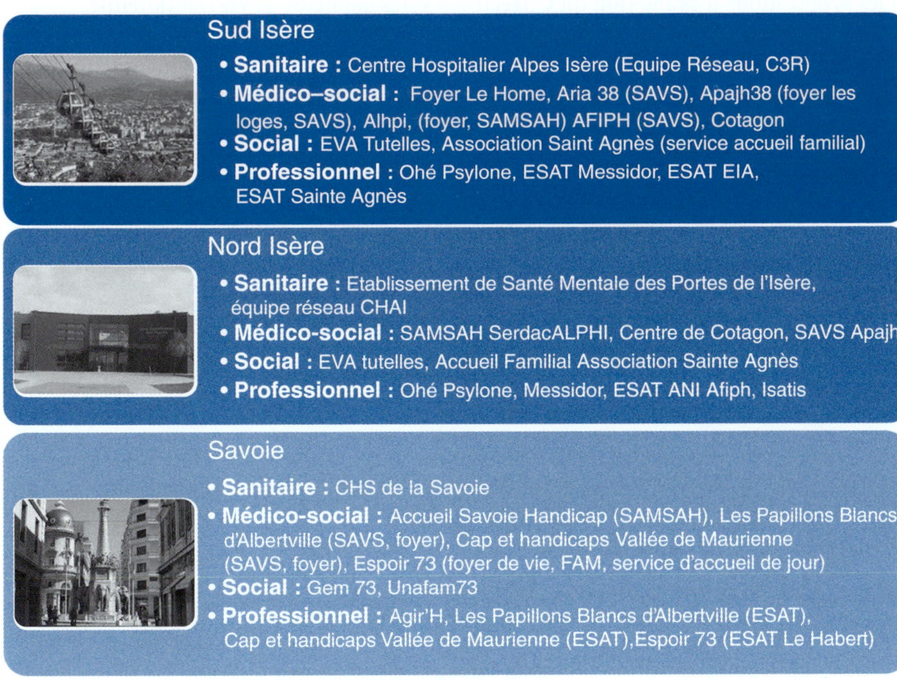
Sud Isère
• Sanitaire : Centre Hospitalier Alpes Isère (Equipe Réseau, C3R)
• Médico–social : Foyer Le Home, Aria 38 (SAVS), Apajh38 (foyer les loges, SAVS), Alhpi, (foyer, SAMSAH) AFIPH (SAVS), Cotagon
• Social : EVA Tutelles, Association Saint Agnès (service accueil familial)
• Professionnel : Ohé Psylone, ESAT Messidor, ESAT EIA, ESAT Sainte Agnès
Nord Isère
• Sanitaire : Etablissement de Santé Mentale des Portes de l'Isère, équipe réseau CHAI
• Médico-social : SAMSAH SerdacALPHI, Centre de Cotagon, SAVS Apajh
• Social : EVA tutelles, Accueil Familial Association Sainte Agnès
• Professionnel : Ohé Psylone, Messidor, ESAT ANI Afiph, Isatis
Savoie
• Sanitaire : CHS de la Savoie
• Médico-social : Accueil Savoie Handicap (SAMSAH), Les Papillons Blancs d'Albertville (SAVS, foyer), Cap et handicaps Vallée de Maurienne (SAVS, foyer), Espoir 73 (foyer de vie, FAM, service d'accueil de jour)
• Social : Gem 73, Unafam73
• Professionnel : Agir'H, Les Papillons Blancs d'Albertville (ESAT), Cap et handicaps Vallée de Maurienne (ESAT),Espoir 73 (ESAT Le Habert)

Figure 23.4 Exemples des membres adhérents des ESEHP.
Source : RéHPsy, J. Gobbo.

la situation sociale, la situation actuelle et le projet. Au cours de la séance du CoTech, le *case manager* relève les décisions et les fait suivre aux personnes concernées (usagers, réseau de l'usager et partenaires membres de l'ESEHP impliqués dans le processus d'évaluation). Le *case manager* s'assurera par la suite de la mise en œuvre des décisions auprès de l'usager. Il fera donc le lien entre ce dernier et les acteurs potentiels s'insérant dans le processus d'évaluation (neuropsychologue, psychiatre, structure pour stage…). Enfin, le *case manager* assurera la transmission d'informations aux membres du CoTech au travers des révisions de situation où pourront se faire le retour des évaluations et la prise de nouvelles décisions.

Les membres partenaires assurent quatre missions :

1. représenter leurs structures respectives au sein de l'instance ; leur connaissance du fonctionnement et des possibilités d'actions pour le RéHPsy permet de faciliter la réflexion autour des propositions d'évaluation possibles pour l'usager en tenant compte des contraintes du moment pour chaque structure ;
2. participer à la réflexion sur le parcours d'évaluation depuis leur point de vue plutôt sanitaire, médico-social ou social ;
3. relayer les propositions d'évaluation du CoTech au sein de leur structure afin de mettre en place ce qui aura été décidé ;
4. se faire le porte-parole de la structure et initier des demandes d'inclusion à l'ESEHP en CoTech.

Le médecin psychiatre forme un binôme avec le *case manager*. Il participe aux réunions d'équipe pour étudier les demandes d'intervention. Lors du CoTech, le médecin psychiatre éclaire les participants au niveau de la psychopathologie. Le médecin peut aussi apporter des compléments d'information sur les offres de soins du réseau sanitaire. Enfin, il a la possibilité de proposer une évaluation médicale à l'usager si cela s'avère nécessaire dans le processus d'évaluation.

L'évaluation du handicap psychique assurée par l'ESEHP nécessite d'explorer les dimensions suivantes de l'usager : la santé psychique, la vie quotidienne, les habiletés sociales et le champ professionnel. Afin de faciliter le choix de l'évaluation, sa mise en œuvre et la communication de ses résultats, une grille d'évaluation commune, co-construite par les membres adhérents du RéHPsy, a été pensée et élaborée. Elle a pour fonction d'être le dénominateur commun des membres de l'ESEHP, un catalyseur de l'évaluation partagée, le vecteur d'une culture commune n'excluant pas de focus plus approfondis avec l'utilisation d'outils propres à chacun. Cette grille de lecture des capacités de l'adhérent comprend 80 items répartis en trois champs :

- la psychopathologie ;
- les habiletés de vie quotidienne ;
- les habiletés professionnelles.

Le résultat de ces évaluations trouve une traduction en action dans le plan personnalisé de santé (*voir* Annexe, figure 23.7). En effet, le plan

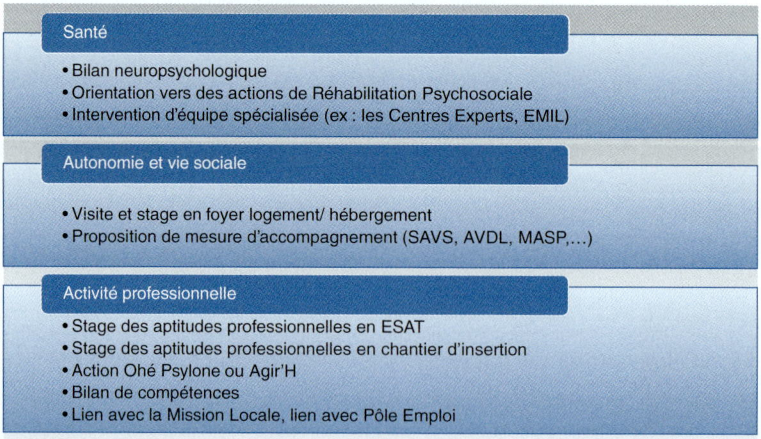

Figure 23.5 Exemple de propositions faites à l'usager à l'issue des CoTech.
Source : RéHPsy, J. Gobbo.

personnalisé de santé est le document qui propose les conclusions de l'évaluation et invite à mettre en œuvre des actions qui pourraient lever les situations de handicap et fluidifier le parcours d'insertion. Le champ psychopathologique se décline en plan de soin et d'éducation thérapeutique. Le champ de la vie quotidienne et des habiletés sociales propose un plan d'aide au niveau de la vie quotidienne, de la vie sociale, du logement et des loisirs. Enfin, le champ professionnel se traduit par un plan d'aide au niveau du travail.

Ainsi, nous pouvons dire que l'ESEHP offre une possibilité d'évaluation fonctionnelle globale des capacités de l'adhérent mais aussi de son environnement dans le but de proposer par la suite un plan d'action facilitant l'insertion, mais pouvant aussi prévenir ou limiter la ou les situations de handicap.

Cette évaluation est personnalisée, pluridisciplinaire, pluriprofessionnelle et partagée pour être mise au service d'un projet d'insertion socioprofessionnelle.

Comment interpeller le RéHPsy pour une demande d'intervention de l'ESEHP ?

Le RéHPsy est un réseau ouvert, facile d'accès, mais s'adressant à un public ayant les caractéristiques suivantes :

- adulte ou pré-adulte, ayant 16 ans révolus ;
- personne ayant des troubles psychiques invalidant durablement son insertion professionnelle et sociale ;
- volonté à minima de construire un projet d'insertion.

Avec les besoins identifiés ci-dessous :

- rompre l'isolement autour des situations de handicap ;
- être guidé dans les actions à conduire ;
- faciliter l'accès aux soins ;
- faciliter la coordination des actions ;
- élaborer un projet d'insertion sociale et/ou professionnelle ;
- reconnaître les situations de handicap et permettre l'ouverture de droits.

Pour faire appel au RéHPsy, l'échange téléphonique avec un membre de l'équipe salariée est souvent l'accès privilégié. À la suite de ce premier contact, plusieurs actions sont envisageables : l'organisation d'une réunion de concertation pluridisciplinaire avec les acteurs concernés, l'envoi d'une demande d'intervention du RéHPsy pour réaliser une évaluation fonctionnelle et faire intervenir l'équipe spécialisée d'évaluation du handicap psychique.

Le premier contact n'est pas nécessairement réalisé par le futur adhérent lui-même mais peut être fait par un membre de l'entourage, personnel ou professionnel. L'instauration d'une relation de confiance est, pour nous, une étape préalable et primordiale pour réaliser un travail de qualité.

Pourquoi une équipe spécialisée d'évaluation du handicap psychique (ESEHP) au RéHPsy ?

La constitution de cette équipe a été favorisée par un certain nombre de facteurs :

- la reconnaissance législative par la loi du 11 février 2005 des personnes en situation de handicap psychique ;
- les résultats de l'étude conduite en 2008 par la CNSA sur « l'évaluation des handicaps d'origine psychique » (*voir* Actes du colloque du 23 mars 2009) insistant sur :
  - le caractère global de l'évaluation pour lequel les différentes dimensions de vie interagissent, partant des besoins de la personne,
  - la nécessité d'une « collaboration plus étroite et précise entre psychiatrie, médico-social et social » pour permettre des réponses articulées,
  - la nécessité de proposer un « triptyque de l'expertise » associant les personnes elles-mêmes, les proches et les professionnels,
  - l'approche dynamique de l'évaluation qui doit être considérée comme un « processus continu » et non une « photographie que des spécialistes "captent" à un moment donné »,
  - le poids majeur de l'environnement physique et humain,
  - le passage, « [...] d'une logique d'établissement qui répondrait à tous les besoins à une logique de services rendus, de plate-forme de services qui pourrait mobiliser les différentes

ressources sur le territoire et s'adapter au mieux à l'évolution des parcours de vie » ;

- les résultats de l'expérimentation prospective des ESEHP conduite en 2008 et 2009 par Galaxie avec l'appui de la CNSA et du Fond social européen dans six départements français qui ont confirmé la pertinence de mise en place d'ESEHP ;
- le lancement en avril 2011 d'une nouvelle étude de Galaxie, soutenue par la CNSA, intitulée « Évaluation d'expériences préfigurant l'activité de centre ressources handicap psychique (CreHPsy) », à laquelle le RéHPI a pris part ;
- l'existence préalable au sein du RéHPsy d'une cellule mixte départementale d'évaluation (CMDE).

Les travaux menés par la CNSA pointent donc, particulièrement pour les handicaps d'origine psychique pour lesquels la vision traditionnelle du handicap en termes de *séquelles* n'est pas opérante, la nécessité d'une approche multidimensionnelle, dynamique et coordonnée : les soins et l'accompagnement socioprofessionnel sont étroitement intriqués, l'un renforçant les effets de l'autre et vice-versa. Une telle approche nécessite un *diagnostic partagé* de la situation individuelle, une évaluation globale, personnalisée, pluridisciplinaire et pluriprofessionnelle. Notre approche s'appuie sur les données les plus récentes concernant le rétablissement. L'accent est ainsi mis sur les ressources personnelles et sur les facteurs externes environnementaux. C'est en voyant la personne fonctionner en situation écologique qu'il est possible de proposer des stratégies et des aménagements, non seulement à elle-même, mais aussi à la structure d'insertion.

Ainsi, cet état d'esprit nous lie fortement aux actions des centres de réhabilitation psychosociale, qu'ils soient centre référent comme le C3R à Grenoble ou centre de réhabilitation de proximité comme l'hôpital de jour des Glières (EPSM de la Vallée de l'Arve et CH Annecy Genevois) en Haute-Savoie, ou le centre de réhabilitation psychosociale (CRPS, CH Drôme Vivarais) à Valence. Ceux-ci sont d'ailleurs membres à part entière des comités techniques (CoTech) sur les territoires où ils sont présents, ce qui facilite à la fois l'accès aux soins de réhabilitation psychosociale pour les usagers et la réalisation effective des projets élaborés au cours du parcours de réhabilitation. Ces centres (ainsi que les centres experts FondaMental schizophrénie et Asperger adultes de Grenoble) sont donc les acteurs sanitaires de la réhabilitation psychosociale, le RéHPsy représentant son volet communautaire.

Le tableau ci-dessous (*voir* figure 23.6) permet de présenter de façon synthétique la plus-value de l'ESEHP.

Apport de l'ESEHP	Intérêt pour la personne en situation de handicap psychique	Intérêt pour la structure membre de l'ESEHP
Évaluation plus écologique par les mises en situation	Processus d'évaluation thérapeutique et prospectif	Amélioration de l'adéquation des personnes aux postes / aux structures
Évaluation partagée	Moins d'échecs	Entraide dans l'évaluation et en cas de problème ultérieur
Évaluation pluridisciplinaire	Élaboration d'un plan d'aide plus adapté et partagé	Admissions facilitées
Évaluation de l'ensemble des champs, donc plus objective, fine, spécialisée et complète	Facilitation de l'accès aux différentes structures	Meilleure identification et approfondissement de l'expertise respective de chacun des membres de l'ESEHP
Attention : ce n'est pas une évaluation préparatoire à une admission et ce n'est pas seulement de l'évaluation mais c'est un outil de rétablissement (recovery) de la santé complète : restauration à l'égard de la maladie mentale (réduction des symptômes, stabilisation) mais aussi optimisation de la « santé mentale positive » (intégration citoyenne)	Dynamique de parcours	Meilleure connaissance des ressources offertes par les autres membres, comment et quand les mobiliser.
	Prévention des rechutes	Vision institutionnelle enrichie par ce travail partenarial
	Mobilisation active des ressources de la communauté de façon à renforcer l'empowerment	Partage permettant une meilleure neutralité
	Cohérence entre les membres rassurante pour la personne	
	Limitation des situations successives d'évaluation / de la répétition de son histoire	
	Evaluation au service de la personne	

Figure 23.6 Les atouts de l'ESEHP.
Source : RéHPsy, J. Gobbo.

La place de l'ESEHP dans le parcours de l'usager au RéHPsy, illustration par le parcours de Monsieur X

En mai 2014, le RéHPsy reçoit une demande d'intervention de la part d'un centre médico-psychologique (CMP) concernant Monsieur X, 23 ans, habitant chez sa mère. La demande est orientée vers une recherche de « formation ou une orientation professionnelle ». Monsieur X précise dans sa demande qu'il « cherche à savoir en quoi je suis en capacité de faire ». Le service de soins qui soutient la demande d'intervention au RéHPsy souligne la nécessité de réaliser un bilan fonctionnel et de faire émerger ses envies et un projet.

Le *case manager* reçoit Monsieur X en juin 2014 après une entrée dans le soin psychiatrique en 2013, année de sa première hospitalisation. En arrivant, il n'est pas convaincu de ce que pourrait lui apporter le RéHPsy. Il a besoin de trouver un espace de confiance pour être écouté dans sa demande, qui s'avère être le travail. Au moment de la rencontre, Monsieur X n'accepte pas les conséquences de sa maladie. En fin de premier entretien, nous validons ensemble le projet de Monsieur X : rechercher un emploi en milieu ordinaire. Nous convenons de réaliser cette expérience sur une période de trois mois et de se revoir ensuite pour faire le point.

À l'issue de cette période de recherche, Monsieur X n'a pas réussi à s'insérer professionnellement de la façon dont il le souhaitait. Il accepte petit à petit, après plusieurs entretiens motivationnels espacés de septembre 2014 à janvier 2015, que le *case manager* présente sa situation à l'équipe spécialisée de l'évaluation du handicap psychique lors du comité technique. Lors de ces entretiens, le *case manager* a facilité l'expression et l'acceptation du constat d'échec dans la recherche d'emploi en milieu ordinaire sans soutien, a aidé à identifier les freins dans cette expérience et à valoriser les points forts, a permis d'apporter un éclairage sur ses différents questionnements personnels par rapport à la maladie et ses conséquences. Enfin, ces échanges ont permis d'expliquer les différents types d'aide possibles ainsi que le fonctionnement du comité technique. À ce stade, Monsieur X, accepte une collaboration dans la construction de son parcours d'insertion.

En mars 2015, le *case manager* organise la présentation de la situation de Monsieur X. Cette présentation s'appuie sur les éléments recueillis au cours des différents entretiens, le partage d'informations avec le réseau de Monsieur X (professionnel et familial). La présentation qui en est faite permet d'identifier les points suivants, en complément de ce qui a déjà été présenté : célibataire, sans enfant, sans activité professionnelle. Il est reconnu comme étant en situation de handicap par la maison départementale de l'autonomie de l'Isère (MDA) et perçoit l'allocation pour adulte handicapé ainsi que la reconnaissance de la qualité de travailleur handicapé. Pendant l'évaluation au RéHPsy, l'équipe de soins du centre médico-psychologique a déposé une demande de renouvellement du dossier sollicitant en plus une orientation vers une structure médico-sociale d'orientation professionnelle (Messidor). Monsieur X ne bénéficie pas de mesure de protection, et sur le plan des déplacements, il est mobile, soit avec un véhicule personnel, soit en transports en commun.

Un focus est fait sur son parcours de soins : Monsieur X a bénéficié d'une hospitalisation au cours de l'été 2013 et a été pris en charge en hôpital de jour dès septembre 2013 à raison d'une fréquentation de deux jours par semaine. Un traitement médicamenteux a été instauré dont l'observance est bonne. Il accepte sa maladie mais ne sait pas la nommer. Par contre, les conséquences fonctionnelles ne sont pas acceptées et nous pouvons parler d'un certain déni du handicap. Les répercussions du problème de santé identifiées au quotidien sont : une baisse de l'estime de soi, des difficultés dans la relation aux autres, de l'angoisse, un isolement de plus en plus marqué, une diminution des soins personnels, des plaintes cognitives au niveau de la mémoire et de la concentration principalement, un niveau d'autonomie limité avec un soutien important de la part de sa mère et une difficulté à trouver un emploi.

Enfin, un balayage du parcours scolaire et professionnel met en évidence l'obtention d'un brevet d'études professionnel en électricité, un niveau bac professionnel Alarme et sécurité incendie arrêté trois mois avant la fin du parcours d'études et des expériences professionnelles de courte durée sur des contrats de mission intérimaire avec la mise en évidence de difficultés relationnelles, mais aussi une mise en danger sur les trajets professionnels avec le véhicule d'entreprise. Dans le parcours de vie de Monsieur X, le divorce de ses parents est repéré comme événement critique.

Les propositions du comité technique de l'ESEHP sont :

- sur le plan de la santé : la réalisation d'un bilan neuropsychologique et une orientation vers le centre référent de remédiation cognitive et de réhabilitation psychosociale (C3R) à Grenoble ;
- sur le plan de l'insertion professionnelle : un stage d'évaluation des aptitudes professionnelles à l'ESAT Messidor.

Monsieur X accepte les propositions du CoTech et visite en avril 2015 l'ESAT Messidor. Cette visite avait pour objectif une présentation du parcours professionnel de Monsieur X mais visait aussi à permettre à ce dernier de découvrir le lieu de stage (l'atelier, les postes de travail, l'environnement humain et matériel…), et de fixer les modalités pratiques du stage (dates, volume horaire, objectifs, référents…). À la suite de cette visite, une convention de stage tripartite entre Monsieur X, Messidor et le RéHPsy a été établie, mettant en avant les objectifs suivants : reprendre une activité professionnelle, évaluer les aptitudes au travail, découvrir le milieu de travail protégé.

En parallèle, en juin 2015, Monsieur X a réalisé un bilan neuropsychologique qui mettait en évidence les éléments suivants : de bonnes capacités de raisonnement verbal, de raisonnement perceptif, de mémoire de travail. Il est cependant relevé un ralentissement en vitesse de traitement pouvant révéler des difficultés attentionnelles. Des recommandations à destination des employeurs ont été préconisées.

En septembre 2015, Monsieur X a intégré le C3R en accord avec l'équipe de soins du CMP de référence et après visite des lieux avec le *case manager*. Le bilan initial qu'a réalisé Monsieur X a mis en évidence des troubles de la cognition sociale et le bilan éducatif partagé a fait ressortir des besoins d'action et d'accompagnement en vue d'avoir son propre appartement, de gagner en autonomie, d'apprendre à mieux gérer certains symptômes tels que la fatigue, la perte de motivation, la procrastination, de mieux connaître sa maladie et enfin, de mieux définir son projet professionnel. Ainsi, plusieurs propositions ont été faites pour répondre à ces besoins : participation aux programmes TIPP (programme d'éducation thérapeutique sur les psychoses), SCIT (programme de remédiation de la cognition sociale) et *Perception du travail* (programme d'éducation thérapeutique sur l'insertion professionnelle).

La coordination de la mise en œuvre de ces actions sera faite par les *cases managers* du C3R et du RéHPsy.

Outre ces actions sur le plan du soin, l'évaluation professionnelle à Messidor a pu être réalisée en novembre 2015. Le bilan de ce stage a mis en évidence de bonnes aptitudes avec tout de même des capacités à améliorer, identifiées au niveau de la prise d'initiatives, de l'autonomie et du rythme de travail. Monsieur X nous fera un retour positif de ce stage.

À l'issue de cette période d'évaluation, Monsieur X a pu intégrer l'ESAT de Messidor, ayant reçu la notification de la MDA, en décembre 2015. Depuis cette date, Monsieur X a évolué sur le plan professionnel et sur le plan de l'autonomie. Les différents accompagnements ont permis à Monsieur X d'être aujourd'hui embauché dans une entreprise de logistique en contrat à durée indéterminée et d'avoir son logement autonome. Il est très satisfait de sa situation actuelle. Le RéHPsy garde une mission de veille auprès de l'adhérent sur le plan du niveau de la qualité de vie sur une période de six mois à un an après le retour à l'équilibre de la situation.

Aussi, cette vignette clinique a permis de mettre en exergue l'importance du travail d'évaluation de l'ESEHP et du travail de lien partenarial pour fluidifier le parcours d'insertion de la personne. Les actions mises en œuvre au niveau du RéHPsy sont formalisées à travers l'écriture d'un projet personnalisé de santé.

Conclusion

Le RéHPsy exerce les fonctions d'un centre ressource handicap psychique (CReHPsy) sur les territoires de l'Isère, la Savoie, la Haute-Savoie et la Drôme, telles que définies par l'étude menée par le Réseau Galaxie avec le soutien de la Caisse nationale solidarité autonomie (2012) : accueil, information, évaluation et orientation des publics ; formation et appui technique aux professionnels ; animation et coordination d'actions concertées entre secteur sanitaire, action sociale et insertion professionnelle, entourage familial et social ; activité d'étude et de recherche. En plus de ces missions, le RéHPsy a la particularité de disposer d'une ESEHP et de pouvoir proposer des actions directes auprès des usagers pour prévenir les ruptures dans la continuité des parcours, faciliter l'accès aux droits et aux soins et services nécessaires pour la réalisation des projets de vie et construire des parcours d'évaluation partagés, axés sur le rétablissement. Articulé étroitement avec le centre référent de réhabilitation psychosociale et de remédiation cognitive (C3R) de Grenoble, il facilite également l'accès aux soins de réhabilitation, propose des prestations communes (emploi accompagné IPS, animation de ProFamille) et facilite la réalisation effective du projet de vie des usagers accompagnés au centre de réhabilitation. Ce modèle, original et, au final, assez unique en France, est par ailleurs facilement transférable car adaptable aux spécificités de chaque territoire. Il mériterait donc d'être développé plus amplement pour répondre aux besoins des usagers et de leurs proches et à la volonté des acteurs des territoires.

Annexe

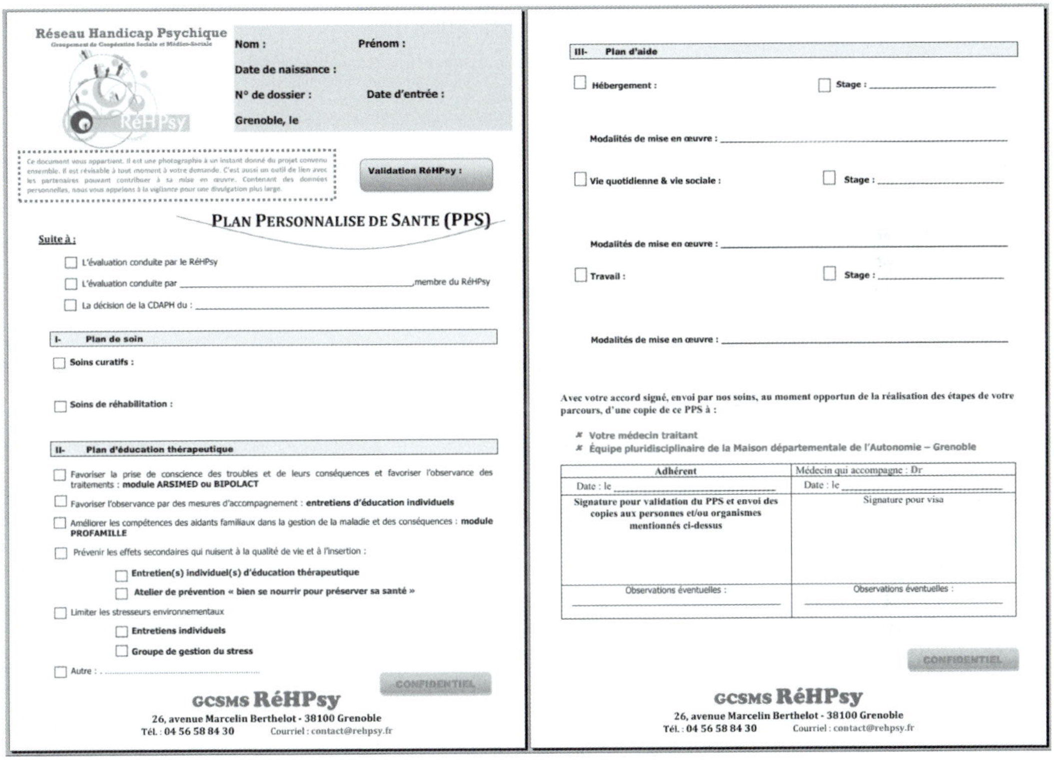

Réseau Handicap Psychique
Groupement de Coopération Sociale et Médico-Sociale

Nom : **Prénom :**
Date de naissance :
N° de dossier : **Date d'entrée :**
Grenoble, le

Ce document vous appartient. Il est une photographie à un instant donné du projet convenu ensemble. Il est révisable à tout moment à votre demande. C'est aussi un outil de lien avec les partenaires pouvant contribuer à sa mise en œuvre. Contenant des données personnelles, nous vous appelons à la vigilance pour une divulgation plus large.

Validation RéHPsy :

PLAN PERSONNALISE DE SANTE (PPS)

Suite à :

- ☐ L'évaluation conduite par le RéHPsy
- ☐ L'évaluation conduite par ______________________, membre du RéHPsy
- ☐ La décision de la CDAPH du : ______________________

I- Plan de soin

- ☐ **Soins curatifs :**
- ☐ **Soins de réhabilitation :**

II- Plan d'éducation thérapeutique

- ☐ Favoriser la prise de conscience des troubles et de leurs conséquences et favoriser l'observance des traitements : **module ARSIMED ou BIPOLACT**
- ☐ Favoriser l'observance par des mesures d'accompagnement : **entretiens d'éducation individuels**
- ☐ Améliorer les compétences des aidants familiaux dans la gestion de la maladie et des conséquences : **module PROFAMILLE**
- ☐ Prévenir les effets secondaires qui nuisent à la qualité de vie et à l'insertion :
  - ☐ **Entretien(s) individuel(s) d'éducation thérapeutique**
  - ☐ **Atelier de prévention « bien se nourrir pour préserver sa santé »**
- ☐ Limiter les stresseurs environnementaux
  - ☐ **Entretiens individuels**
  - ☐ **Groupe de gestion du stress**
- ☐ Autre : ....

CONFIDENTIEL

GCSMS RéHPsy
26, avenue Marcelin Berthelot - 38100 Grenoble
Tél. : 04 56 58 84 30 Courriel : contact@rehpsy.fr

III- Plan d'aide

- ☐ **Hébergement :** ☐ **Stage :** ______________

Modalités de mise en œuvre : ______________________

- ☐ **Vie quotidienne & vie sociale :** ☐ **Stage :** ______________

Modalités de mise en œuvre : ______________________

- ☐ **Travail :** ☐ **Stage :** ______________

Modalités de mise en œuvre : ______________________

Avec votre accord signé, envoi par nos soins, au moment opportun de la réalisation des étapes de votre parcours, d'une copie de ce PPS à :

- Votre médecin traitant
- Équipe pluridisciplinaire de la Maison départementale de l'Autonomie – Grenoble

Adhérent	Médecin qui accompagne : Dr
Date : le ______________	Date : le ______________
Signature pour validation du PPS et envoi des copies aux personnes et/ou organismes mentionnés ci-dessus	Signature pour visa
Observations éventuelles :	Observations éventuelles :

CONFIDENTIEL

GCSMS RéHPsy
26, avenue Marcelin Berthelot - 38100 Grenoble
Tél. : 04 56 58 84 30 Courriel : contact@rehpsy.fr

Figure 23.7 **Plan personnalisé de santé.**
Source : RéHPsy, J. Gobbo.

Références

Fougeyrollas, P. (2010). Le Funambule, le fil et la toile. In *Transformations réciproques du sens du handicap*. Québec : Presses de l'Université du Québec.

Giraud-Baro, E., & Duprez, M. (2009). Loi du 11 février 2005 "pour l'égalité des droits et des chances, la participation et la citoyenneté des personnes handicapées". *EMC Psychiatrie*, *37*, 901. A-20.

Galaxie, Réseau, Caisse Nationale Solidarité Autonomie. (2009). *Situation de handicap psychique, de l'évaluation à la compensation, expérimentation prospective des ESEHP, (Équipes spécialisées d'Évaluation du Handicap Psychique), rapport d'étude*.

Galaxie, Réseau, avec le soutien de la Caisse nationale solidarité autonomie. (2012). Étude CReHPsy, rapport final, *Analyse de douze expérimentations en cours préfigurant des « Centres Ressources Handicap Psychique »*. In *Préconisations relatives à leur mise en œuvre. Pour l'intégration et la citoyenneté des personnes adultes souffrant de troubles psychiques invalidants*.

Galaxie, Réseau, avec le soutien de la Caisse nationale solidarité autonomie. (2013). *Actes du colloque national « Comment mieux répondre aux enjeux de la santé mentale, du concept à la concrétisation du Centre Ressources Handicap Psychique ».* 11–12.

Réseau international sur le processus de production du handicap. (2017). *Le MDH-PPH.* www.ripph.qc.ca/fr/mdh-pph.

Roman, C., Guy, C., Gobbo, J., & Dubreucq, J. (2016). Décloisonner l'offre de soin en santé mentale. *Santé mentale, 216*, .

Clubhouse

Chapitre **24**

Nicolas Franck, Philippe Charrier

PLAN DU CHAPITRE

Introduction

Le clubhouse constitue un formidable modèle d'entraide entre pairs. Non médicalisé et fondé sur la cogestion par ses bénéficiaires - appelés *membres* - dans un esprit de bienveillance et de solidarité, il offre un accompagnement vers une reprise de la vie sociale, ainsi que vers la formation et l'emploi.

Le concept de clubhouse est né à New York en 1948 avec la création de la Fountain House (Beard et al., 1982). D'anciens patients d'un hôpital new-yorkais, qui se retrouvaient auparavant de manière informelle, se sont regroupés au sein d'un club dont ils ont souhaité faire une structure de soutien - et non de soins. Un nouveau modèle de réhabilitation psychiatrique s'est progressivement construit autour d'une appartenance forte à la structure, associée à des activités sociales entre membres et à des journées construites autour de la perspective du travail avec accompagnement vers l'emploi.

Depuis, ce modèle a très largement essaimé à travers le monde sous l'égide de Clubhouse International (CI), qui certifie et coordonne les clubs à l'échelle internationale. Le CI recense plus de 330 clubhouses dans le monde entier, inventoriés par pays et par villes sur le site http://iccd.org/search_form.php. Parmi eux, environ 120 sont implantés aux seuls États-Unis, dans des zones urbaines, péri-urbaines ou rurales, touchant ainsi des groupes ethniques et socioculturels variés. Ce modèle est répertorié par le National Registry of Evidence-based Programs and Practices (NREPP) (Substance Abuse and Mental Health Services Administration, 2010).

Modèle de CI

Le Clubhouse Model de CI vise le rétablissement et la réinsertion des personnes ayant des troubles psychiques, à travers leur responsabilisation et leur valorisation. Le principe essentiel est l'implication active des membres, qui a pour vertu de développer considérablement leur pouvoir d'agir. Leur participation au clubhouse favorise les objectifs qu'ils ont à l'extérieur de celui-ci. Il peut s'agir d'accéder à un emploi rémunéré (emploi de transition, assisté ou autonome), à des formations, à un logement autonome, à des relations sociales ou encore à une qualité de vie satisfaisante.

Le modèle a été construit au fil des ans en se basant sur l'expérience des membres et des salariés du clubhouse (*staffs*). Il est basé sur trente-six règles de fonctionnement appliquées par tous les clubhouses (www.iccd.org/quality.html, *voir* encadré 24.1).

En pratique, les membres du clubhouse participent à sa gestion administrative et financière, ainsi qu'à son organisation quotidienne. À ce titre, ils sont chargés de l'accueil des visiteurs et de la confection des repas. Le choix des activités mises en œuvre au sein du clubhouse leur incombe également, qu'il s'agisse des activités en rapport avec l'emploi, proposées dans les horaires ouvrés, ou des programmes sociaux des soirées, des week-ends et des vacances. Au moins deux membres mettent en œuvre les activités, ce qui favorise l'entraide entre pairs. De plus, les membres sont impliqués dans le choix des professionnels ayant le statut de salariés du clubhouse. L'organisation quotidienne est construite au jour le jour par les membres et les professionnels, qui œuvrent ainsi systématiquement côte à côte. Les membres sont invités à intégrer la gouvernance et ils participent à toutes les décisions qui concernent le clubhouse. Les salariés peuvent être issus de différents domaine - associatif, entreprise, monde de l'éducation...- et pas particulièrement du monde du soin ou de la psychiatrie.

ENCADRÉ 24.1

Les 36 règles du Clubhouse Model

Adhésion

1. L'adhésion au clubhouse est volontaire et sans restriction de temps.
2. Le clubhouse est libre d'accepter ou de refuser de nouveaux membres. L'adhésion est ouverte à toute personne ayant des antécédents de troubles psychiques, sauf si elle constitue une menace actuelle significative pour la sécurité générale du clubhouse.
3. Les membres choisissent la manière dont ils veulent faire usage du clubhouse et le personnel avec lequel ils souhaitent travailler. Il n'y a aucun contrat, entente, programme ou règle obligeant les membres à participer aux activités du clubhouse.
4. Tous les membres ont le même accès aux services offerts par le clubhouse, quels que soient leur diagnostic et leur niveau de fonctionnement.
5. S'ils le désirent, les membres peuvent participer à l'élaboration de tous les rapports reflétant leur participation aux activités du clubhouse. Chaque rapport est signé à la fois par le membre et par un salarié.
6. Les membres ont droit à une réintégration immédiate au sein de la communauté du clubhouse à la suite d'une absence, quelle qu'en soit la durée, sauf si ce retour constitue une menace pour les autres membres.
7. Le clubhouse offre des services de soutien aux membres qui ne s'y présentent plus, s'isolent ou sont hospitalisés.

Rapports avec les autres

8. Toutes les réunions du clubhouse sont ouvertes aux membres et au personnel. Il n'y a pas de réunion régulière réservée aux membres, ni de réunion régulière réservée au personnel au cours desquelles des décisions sont prises ou des questions se rapportant aux membres sont examinées.
9. Le personnel du clubhouse est suffisant pour favoriser l'implication de chacun des membres mais insuffisant pour faire face à toutes les responsabilités et tâches nécessaires à la gestion du clubhouse sans la contribution des membres.
10. Le personnel du clubhouse a un rôle général : il se partage les tâches liées à l'emploi, à l'hébergement, aux activités du soir et de week-end, ainsi que la responsabilité des unités de travail. Le personnel ne peut pas partager son temps entre le clubhouse et un autre emploi.
11. La responsabilité du fonctionnement du clubhouse incombe aux membres et au personnel et, en dernier recours, au directeur. Le point essentiel de cette responsabilité est l'engagement des membres et du personnel dans tous les aspects du fonctionnement du clubhouse.

Emplacement

12. L'identité du clubhouse repose sur un nom, une adresse et un numéro de téléphone.
13. Le clubhouse occupe un espace physique propre, indépendant de tout établissement de santé mentale, et n'est pas soumis à un programme extérieur.
14. Toutes les zones du clubhouse sont accessibles aux membres et au personnel. Aucun emplacement n'est réservé aux uns ou aux autres.

Journée de travail au clubhouse

15. La journée de travail engage conjointement les membres et le personnel. Ils travaillent côte à côte pour assurer le bon fonctionnement du clubhouse, qui met en avant les forces, les talents et les capacités de chacun. La journée de travail au clubhouse ne comprend ni visite à la pharmacie, ni traitement en ambulatoire, ni programme thérapeutique.
16. Le travail effectué au clubhouse est exclusivement généré par ce dernier dans le cadre de la gestion et du développement de la communauté qui lui est propre. Aucune tâche, rétribuée ou non, n'est confiée à des personnes ou structures extérieures. Les membres ne sont pas payés pour leur travail au sein du clubhouse et il n'existe aucun système de rétribution artificiel.
17. Le clubhouse est ouvert au moins cinq jours par semaine. La journée de travail au clubhouse se superpose aux heures normales de travail.
18. Le travail est organisé par unités de travail, chacune d'entre elles comptant assez de membres, de salariés et de tâches pour occuper une journée complète de travail. Des réunions quotidiennes permettent d'entretenir les liens entre membres et de planifier le travail.
19. Le travail effectué au clubhouse a pour objectif d'aider les membres à restaurer l'estime et la confiance qu'ils se portent et à atteindre leurs objectifs.
20. Les membres peuvent participer à toutes les activités du clubhouse, qu'elles concernent son administration, la recherche et l'admission de ses nouveaux membres, l'orientation,

le suivi, l'embauche, la formation et l'évaluation de son personnel, ses relations publiques, la défense de ses droits ou l'évaluation de son efficacité.

Emploi

21. Le clubhouse permet à ses membres d'accéder à une activité rémunérée en occupant un emploi de transition, un emploi assisté ou un emploi autonome. Il n'offre aucun emploi en son sein, ni atelier protégé.

Emploi de transition

22. Le clubhouse offre son propre programme d'emploi de transition permettant aux membres de travailler en entreprise. Ce programme se caractérise notamment par la garantie que le membre est remplacé lorsqu'il est absent et que le travail est assuré. Le programme d'emploi de transition remplit les critères suivants :

- **a.** le désir de travailler est l'unique facteur déterminant une opportunité de placement;
- **b.** des opportunités de placement continuent à être proposées aux membres, quels que soient les succès remportés ou les échecs subis au cours des placements antérieurs;
- **c.** les membres travaillent dans l'établissement de leur employeur;
- **d.** les membres sont rémunérés par l'employeur lui-même, selon le salaire en vigueur, au moins égal au salaire minimum légal (SMIC);
- **e.** les emplois de transition offrent un large éventail d'opportunités d'emploi dans différents secteurs professionnels;
- **f.** les emplois de transition sont des emplois à temps partiel, en général quinze à vingt heures par semaine pendant au moins six à neuf mois;
- **g.** la sélection et la formation des candidats aux emplois de transition incombent au clubhouse et non à l'employeur;
- **h.** les membres et les salariés du clubhouse font un rapport sur tous les emplois de transition à l'intention des organismes chargés de la gestion et des avantages sociaux des membres;
- **i.** Les emplois de transition sont gérés par les salariés et les membres du clubhouse et non par des agences d'intérim;
- **j.** il n'y a aucun emploi de transition au sein du clubhouse. Ceux qui sont offerts par des organismes extérieurs (comme Pôle Emploi) doivent se tenir en dehors du clubhouse et répondre aux critères précédents.

Emploi assisté et emploi autonome

23. Le clubhouse aide le membre à trouver un emploi, à le conserver et, le cas échéant, à améliorer son travail. En accord avec les caractéristiques de l'emploi assisté, le clubhouse maintient une relation avec le membre qui travaille et son employeur. Les membres et les salariés déterminent ensemble la nature, la fréquence et le lieu du soutien.

24. Les membres qui occupent un emploi autonome continuent à bénéficier des services du clubhouse : appui pour obtenir des allocations, aide au logement, aide juridique, aide financière et autres services individualisés, programmes d'activités du soir et du week-end.

Formation

25. Le clubhouse assiste les membres selon leur vocation et leurs intérêts afin qu'ils poursuivent et tirent avantage des opportunités de formation professionnelle dans la région. Lorsque le clubhouse propose une formation en son sein, il s'appuie essentiellement sur les capacités d'enseignement et de tutorat de ses membres.

Fonctions du club

26. Le clubhouse est implanté dans un lieu desservi par les transports en commun, afin que ses membres puissent y venir aisément et qu'ils puissent également se rendre dans les établissements offrant des emplois de transition. Lorsque l'accès aux transports en commun est malaisé, le clubhouse développe des solutions de transport alternatives ou prend des dispositions pour faciliter les déplacements.

27. Des activités de soutien communautaires sont mises en œuvre par les membres et les salariés. Ces activités se déclinent au sein des unités de travail du clubhouse. Leurs thématiques sont la défense des droits des membres, l'aide à l'obtention d'allocations ou d'un logement, l'accès à des services d'aide ou à des soins de qualité (médecins, psychologues, pharmacie, centre d'aide pour abus de substances).

28. Le clubhouse offre un vaste choix de logements sûrs, convenables et abordables, ainsi que des opportunités de logement indépendant à tous ses membres. Si les logements vacants ne répondent pas à ces critères, le clubhouse crée son propre programme de logement. Celui-ci doit satisfaire les conditions suivantes :

- **a.** les membres et le personnel gèrent conjointement le programme de logement;
- **b.** les membres qui y résident le font de leur plein gré;

c. les membres choisissent eux-mêmes leur logement et leurs colocataires;
d. les règles et procédures sont élaborées de manière à être compatibles avec la culture du clubhouse;
e. le niveau de soutien s'adapte à l'évolution des besoins de chaque membre;
f. les membres et le personnel aident les membres à conserver leur logement, surtout en cas d'hospitalisation.

29. Le clubhouse procède régulièrement à une évaluation objective de son efficacité.

30. Le directeur, les membres, le personnel et d'autres personnes concernées par le clubhouse participent à un programme de formation de trois semaines sur le modèle de clubhouse dans un établissement de formation agrée.

31. Le clubhouse organise des programmes sociaux et récréatifs en soirée et les week-ends. Les jours fériés sont respectés.

Financement, direction et administration

32. Le clubhouse est doté d'un conseil d'administration indépendant. S'il est affilié à un organisme le parrainant, le clubhouse est doté d'un conseil consultatif indépendant formé de personnes dont la fonction est de fournir de l'aide en matière de fiscalité, de droit, de législation, d'accompagnement à l'emploi, de soutien à l'entraide communautaire ainsi que d'actions de plaidoyer pour le clubhouse et ses membres.

33. Le clubhouse dresse lui-même son budget, qui est approuvé par le conseil d'administration ou le conseil consultatif avant le début de l'exercice financier, et est surveillé pendant toute la durée de celui-ci.

34. Les salaires versés aux salariés sont concurrentiels et compatibles avec ceux qui sont offerts pour des postes comparables dans le secteur de la santé mentale.

35. Le clubhouse bénéficie du soutien des autorités dans le domaine de la santé mentale et détient tous les permis et certificats d'agrément exigés. Il travaille en collaboration avec des personnes et des organismes pouvant l'aider à augmenter son efficacité au sein d'une ville ou d'une région.

36. Le clubhouse organise des discussions permettant aux membres et au personnel de participer aux prises de décision, auxquelles on arrive en général par consensus, concernant sa direction, sa politique, son orientation et son développement.

Dès son entrée au clubhouse, chaque membre y est potentiellement attendu chaque jour ouvré. Il devient en effet membre à vie, sans avoir à régler de nouvelle cotisation. Dès lors, il peut accéder à tous les services sans limite de durée. Sa participation est volontaire et il peut venir au clubhouse aussi peu ou aussi souvent qu'il le souhaite. Quoi qu'il en soit, il sera toujours considéré comme l'un des éléments essentiels d'une communauté engagée dans une action d'importance.

Les membres qui le souhaitent sont accompagnés vers un emploi à l'extérieur du clubhouse (Bouvet et al., 2015). Les emplois de transition (*transitional employment*),[3] qui peuvent durer six à neuf mois, bénéficient d'une garantie de continuité par le clubhouse, ce dernier sélectionnant les membres qui les occupent; s'ils font défaut ils sont remplacés par d'autres, voire par des employés (staffs) du clubhouse. Les emplois assistés (*supported employment*) font l'objet d'une sélection par l'employeur et il n'y a pas de garantie de continuité. Les emplois autonomes (*independant employment*) ne bénéficient que d'un soutien dans la recherche de poste, sans contact avec l'employeur. Enfin, les membres mettent en œuvre des actions d'information dans les entreprises, à des fins de déstigmatisation.

[3] cette modalité n'existe pas en France.

Bénéfices pour la population accompagnée

Effets sur l'intégration sociale, la qualité de vie et la stigmatisation

Quatre-vingt-douze membres de clubhouses new-yorkais ont participé à une enquête en ligne (Gumber et Stein, 2017) investiguant des facteurs individuels (symptômes psychiatriques déclarés et estime de soi), des facteurs environnementaux généraux (statut professionnel et soutien familial déclarés) et des facteurs environnementaux liés au clubhouse (temps passé dans la structure, soutien et orientation fournis). L'analyse par régression hiérarchique linéaire a mis en évidence que les personnes passant le plus de temps au clubhouse et ayant le sentiment que celui-ci les oriente en pratique y sont les mieux intégrées. Elle a aussi montré qu'une meilleure estime de soi et un emploi indépendant sont associés à une meilleure intégration à l'extérieur du clubhouse. Le sentiment d'être soutenu par sa famille est associé à une meilleure intégration au sein ou à l'extérieur du clubhouse.

Les effets positifs du clubhouse pourraient reposer sur la réduction de l'isolement et l'augmentation de l'estime de soi qu'il procure (Hwang et al., 2017). La structuration des journées permet de lutter contre l'ennui, de favoriser une pensée structurée et d'améliorer la planification. L'accompagnement vers l'emploi est source de restauration de l'image de soi et d'acquisition d'une place sociale plus valorisée. Pour les membres qui accèdent à une activité salariée, l'impact de la reprise s'étend ainsi au-delà des seuls aspects financiers.

Une étude a comparé la stigmatisation perçue et la qualité de vie de 232 membres d'un clubhouse coréen ayant un diagnostic de schizophrénie avec celles de 289 personnes ayant le même diagnostic et bénéficiant d'un autre programme de réhabilitation psychosociale (Jung et Kim, 2012). Les résultats ont mis en évidence une stigmatisation significativement plus faible et une qualité de vie significativement plus élevée chez les membres du clubhouse par rapport à l'autre groupe.

Effets sur l'emploi

Un essai randomisé et contrôlé a comparé l'insertion professionnelle des membres du clubhouse avec celle de personnes ayant des troubles mentaux sévères bénéficiant d'une prise en charge par *assertive community treatment* (Macias et al., 2006). Les résultats montrent que les membres du clubhouse bénéficient au bout de vingt-quatre mois d'un nombre plus élevé de jours travaillés (199 *vs* 98) et de semaines travaillées (494 *vs* 234), ainsi que d'un meilleur salaire (3 456 $ *vs* 1 252 $).

Une étude longitudinale menée dans les clubhouses de Finlande sur une durée d'un an a montré que pendant cette période, 60 % des membres avaient occupé un emploi de transition (Pirttimaa et SaloviitaT, 2009). Ce style de vie actif avait favorisé leur inclusion sociale, mais n'avait généralement pas mené à un emploi permanent.

Effets sur le rétablissement

Trop peu de travaux sont consacrés à la manière dont les clubhouses favorisent le rétablissement en pratique. Parmi eux, une étude a exploré la mention des pratiques axées sur le rétablissement dans les écrits d'un clubhouse (Raebum et al., 2014). Les documents clés produits ou utilisés par celui-ci, y compris ceux qui concernaient la promotion de la santé et l'adhésion, ont été examinés. L'analyse de leur contenu par la *recovery promotion fidelity scale* (Armstrong et Steffen, 2009) a mis en exergue les notions de collaboration (27,7 %), d'acceptation et d'engagement (25,3 %), d'amélioration de la qualité (18,0 %), de développement des usagers et du personnel (14,5 %) et d'autodétermination (14,5 %). Ces dimensions témoignent de la manière dont le clubhouse souhaite favoriser le rétablissement personnel.

Comparaison avec un autre modèle d'entraide entre pairs

Une étude (Mowbray et al., 2009) a examiné les caractéristiques de la population des clubhouses et celle des centres d'accueil gérés par les usagers (*consumer-run drop-in* – CRDI – centers). Les clubhouses et les CRDI sont les deux modèles de structures basées sur l'entraide entre pairs auxquels les personnes avec des troubles psychiques sévères ont globalement le plus souvent recours, avec toutefois des différences notables d'organisation et d'objectifs. Comprendre plus précisément qui les fréquente pourrait permettre d'affiner les indications respectives.

Plus de 1 800 usagers appartenant à 31 clubhouses et à 31 CRDI appariés géographiquement ont été comparés. Les analyses multiniveaux ont montré que les membres des clubhouses répondent plus souvent à un diagnostic de schizophrénie, vivent plus fréquemment en foyer et sont plus susceptibles d'être hospitalisés au long cours que ceux des CRDI. Les usagers des CRDI ont plus fréquemment des antécédents d'addiction à des substances. Après avoir contrôlé les différences démographiques et les antécédents psychiatriques, il est apparu que les membres des clubhouses ont rapporté une meilleure qualité de vie et un stade plus avancé de rétablissement.

Évaluation médico-économique

Le Follow-up Project du B'More Clubhouse de Baltimore a permis d'étudier les effets de l'appartenance à ce clubhouse sur le recours aux soins (Hwang et al., 2017). Les données de chacun de 30 de ses membres ont été comparées à celles de 5 sujets contrôles appariés enregistrées dans la même base de données du *public mental health system* de la *Maryland mental hygiene administration* (appariement 5 pour 1 selon les critères suivants : même sexe que le membre du clubhouse, âge équivalent à celui du membre à 5 ans près, dernier épisode psychiatrique ayant coïncidé avec celui du membre à 3 mois près et diagnostic psychiatrique dans la même catégorie que celui du membre). Les deux échantillons ont été comparés sur une période de 3 ans quant aux dépenses en rapport avec la santé mentale et les addictions (remboursements par Medicaid entre 2010 et 2013). Les résultats montrent des dépenses significativement réduites des deux tiers pour les membres du clubhouse qui sont venus au moins trois fois par semaine au club. Une fréquentation assidue du clubhouse diminue très fortement les périodes d'hospitalisation.

Clubhouse France

Clubhouse France (www.clubhousefrance.org) est l'association qui promeut l'implantation de nouvelles structures en France. À ce jour, il en existe trois. Celle de Paris, qui a ouvert en 2011, accompagne actuellement plus de 200 personnes. Elle a permis à 30 % de ses membres de s'insérer professionnellement. Celles de Lyon et de Bordeaux ont été créées en 2017. L'objectif est qu'elles puissent accueillir chacune plus de 200 membres avant la fin de la décennie. Une base de données commune (articulée avec la base de données des centres référents en réhabilitation psychosociale et en remédiation cognitive – les clubhouses de Lyon et de Bordeaux étant institutionnellement liés avec les centres référents de ces deux villes) en cours de mise en place va permettre d'étudier l'impact de l'appartenance aux clubhouses sur le bien-être et l'insertion des membres.

Le mode de financement est mixte, public (ARS) et privé (dons). Plusieurs dizaines de mécènes, dont La France s'engage, ont déjà soutenu Clubhouse France, qui travaille en partenariat avec de nombreuses entreprises. Alors que la majorité des sources de financement reste encore privée, une place plus importante des financements publics est souhaitable à l'avenir afin d'assurer la pérennité des clubs. Le coût d'une place au clubhouse est d'environ 3 000 euros par an.

Si le déploiement d'un tel dispositif reste pour l'instant relativement restreint en France, il a déjà valeur d'exemple dans le panorama de la santé mentale en termes de pouvoir d'agir, d'entraide entre pairs et d'accompagnement du rétablissement personnel. L'exemple américain permet en pratique d'envisager une diffusion large, ne se limitant pas aux seuls centres villes. Reste à améliorer le modèle financier qui autorisera un tel essor.

Remerciements

Les auteurs remercient Marion Sebih et Françoise Odier pour leurs conseils de rédaction et leur relecture attentive.

Références

Armstrong, N. P., & Steffen, J. J. (2009). The recovery promotion fidelity scale : Assessing the organizational promotion of recovery. *Community Mental Health Journal*, *45*, 163–170.

Beard, J. H., Propst, R. N., & Malamud, T. J. (1982). Fountain house model of psychiatric rehabilitation. *Psychosocial Rehabilitation Journal*, *5*, 47–53.

Bouvet, C., Battin, C., & Le Roy-Hatala, C. (2015). Le modèle Clubhouse pour les personnes souffrant de troubles psychiques : revue de littérature et expérience française. *L'Encéphale*, *41*, 477–486.

Gumber, S., & Stein, C. H. (2017). Beyond these walls : Can psychosocial rehabilitation clubhouses promote the social integration of adults with serious mental illness in the community. *Psychiatric Rehabilitation Journal, sous presse*.

Hwang, S., Woody, J., & Eaton, W. W. (2017). Analysis of the association of Clubhouse membership with overall costs of care for mental health treatment. *Community Mental Health Journal*, *53*, 102–106.

Jung, S. H., & Kim, H. J. (2012). Perceived stigma and quality of life of individuals diagnosed with schizophrenia and receiving psychiatric rehabilitation services : A comparison between the clubhouse model and a rehabilitation skills training model in South Korea. *Psychiatric Rehabilitation Journal*, *35*, 460–465.

Macias, C., Rodican, C. F., Hargreaves, W. A., et al. (2006). Supported employment outcomes of a randomized controlled trial of ACT and Clubhouse models. *Psychiatric Services, 57,* 1406–1415.

Mowbray, C. T., Woodward, A. T., Holter, M. C., et al. (2009). Characteristics of users of consumer-run drop-in centers versus Clubhouses. *Journal of Behavioral Health Services and Research, 36,* 361–371.

Pirttimaa, R., Saloviita, T. (2009). Transitional employment and its effect in Finland. *Psychiatric Rehabilitation Journal, 32,* 231–234.

Raebum, T., Schmied, V., Hungerford, C., & Cleary, M. (2014). Clubhouse model of psychiatric rehabilitation : How is recovery reflected in documentation ? *International Journal of Mental Health Nursing, 23,* 389–397.

Substance Abuse and Mental Health Services Administration. (2010). *SAMHSA's national registry of evidence based programs and practice.* http://legacy.nreppadmin.net/ViewIntervention.aspx?id=189.

Chapitre 25

Le SAMSAH Prépsy, une intervention médico-sociale précoce par le case management pour les jeunes avec schizophrénie

Guy Gozlan

PLAN DU CHAPITRE

Un contexte en santé mentale riche de défis et de paradoxes

Dans la société, les usagers atteints de schizophrénie sont rarement considérés aussi positivement que les usagers atteints de cancer ou d'une maladie orpheline. Pourtant ils ont, eux aussi, un parcours et des besoins de soins et de services complexes. C'est pourquoi améliorer leurs capacités d'adaptation à la vie quotidienne par une autonomie suffisante apparaît comme un objectif clé de l'intervention médico-sociale précoce, associant des moyens cliniques, organisationnels et humains permettant de les accompagner efficacement vers le rétablissement. Plus que les symptômes de la maladie, ce sont ici leurs impacts sur la santé globale qui prédominent tels que les comorbidités psychiatriques ou physiques, la mauvaise observance du traitement, les effets secondaires ou l'abus de toxiques. Ces nombreuses situations justifient de mobiliser des soins spécialisés et une multiplication d'actions spécifiques impliquant un niveau de coordination particulièrement élevé.

En effet, cette pathologie peut influencer négativement le développement social, académique et professionnel des usagers par des incapacités cumulées évoluant vers un handicap psychique, voire un risque suicidaire. Mais, depuis une quarantaine d'années, les réponses de la psychiatrie souffrent d'une situation difficile liée à de nombreux facteurs entremêlés, dont beaucoup sont d'ordre organisationnel, institutionnel et culturel, qui ne favorisent pas la détection ou l'intervention précoces (McGorry, 2015). Les approches à mobiliser reposeraient sur la capacité à conduire un projet de soins et de services global, coordonné et individualisé visant le rétablissement, le maintien des habiletés sociales, le retour rapide à l'emploi ou aux études malgré les contraintes causées par la schizophrénie ou le risque de handicap qui en découle. Elles placeraient l'usager et ses proches au cœur d'un dispositif d'intervention personnalisée, dans le milieu de vie naturel, d'intensité variable, qui coordonnerait et optimiserait les soins, les services, les ressources humaines, financières et matérielles, au bon moment, au bon endroit et au meilleur coût. Cependant, la faiblesse de l'évaluation des besoins, la fragmentation, le cloisonnement des offres et la discontinuité des parcours sur un territoire de santé sont autant de facteurs de limitation de la cohérence, voire de la qualité des prises en charge. C'est pourquoi, afin de prévenir des ruptures préjudiciables à l'usager, la médecine de parcours pour un usager atteint d'une pathologie psychiatrique chronique, sur un territoire de santé, devrait être basée sur la réduction des frontières existantes entre les différentes structures susceptibles d'intervenir.

De ces constats ressort la nécessité de favoriser le développement de nouveaux modèles d'intervention plus globaux et mieux coordonnés, s'appuyant sur une continuité des soins et des services. Pourtant, sa mise en œuvre se heurte à des obstacles divers, tels que le manque de visibilité sur les nouvelles initiatives d'intervention précoce, la faiblesse des moyens alloués, voire simplement la résistance au changement de certaines parties prenantes. Cependant, il semble qu'un retournement de tendance soit en cours comme en témoignent des orientations prometteuses portées par le volet *handicap psychique* de la stratégie quinquennale de l'évolution de l'offre médico-sociale élaborées par la Direction générale de la cohésion sociale (Légifrance, 2017). Le but de ces nouvelles approches étant de favoriser un rétablissement perçu comme un processus de changement, unique et profondément personnel, des attitudes, valeurs, sentiments, buts, habiletés et rôles des usagers souhaitant vivre une existence satisfaisante, contributive et ouverte sur l'avenir, malgré les conséquences de leur pathologie chronique.

Un cadre législatif et administratif en forte évolution

En 2006, dans le prolongement des lois qui ont posé un cadre de reconnaissance des troubles psychiques comme un handicap à part entière, les maisons départementales des personnes handicapées (MDPH) se sont placées au centre d'un dispositif administratif ouvrant droit aux usagers à des prestations de compensation du handicap recouvrant toutes les composantes de la vie (santé, formation, travail, vie quotidienne, logement, etc.). Ces prestations sont déployées par les services d'accompagnement médico-sociaux pour adultes handicapés (SAMSAH) et les services d'accompagnement à la vie sociale (SAVS) qui s'attachent à évaluer les besoins exprimés ou non exprimés des usagers et à apporter des réponses personnalisées, dynamiques et coordonnées facilitant la levée des obstacles fonctionnels ou institutionnels rencontrés. Néanmoins, la complexité des actions à mettre en place sur un territoire, leur délicate synchronisation, les effets de frontières culturelles des différents promoteurs, les questions de légitimité ainsi que les phénomènes de coopétition (coopération/compétition) nécessitent parfois un niveau de concertation qui reste difficile à atteindre pour certaines structures sanitaires ou médico-sociales (Bartoli et Gozlan, 2014). Également, à la complexité de la mise en relation opérationnelle des niveaux sanitaires, sociaux, institutionnels, administratifs et culturels, s'ajoutent l'hétérogénéité et le cloisonnement de certaines structures et pratiques. Enfin, malgré la faiblesse de la participation des usagers dans les processus décisionnels (Blatrix, 2017) se sont pourtant développées, ces dernières années, de nombreuses initiatives, issues le plus souvent de co-constructions entre les associations d'usagers et de familles et les tutelles, comme les clubhouses ou les groupes d'entraide mutuelle (GEM), encourageant l'*empowerment* et la citoyenneté.

Dans ce contexte, des innovations organisationnelles favorisant la mise en œuvre des concepts de coordination, d'intégration, de *case management* et d'*empowerment*, appliqués à la santé mentale, semblent pouvoir répondre aux attentes d'évolution vers de nouveaux modèles de prise en charge globale, visant à limiter les ruptures de parcours par une meilleure imbrication des soins et des services offerts (Laforcade, 2016). D'une part, la coordination cherche à assurer une meilleure articulation entre les organisations et les acteurs pour surmonter les limites relatives au cloisonnement et à la fragmentation des systèmes sanitaires et sociaux. D'autre part, l'intégration est supposée apporter une modification en profondeur du fonctionnement des organisations dans la perspective d'accroître la qualité des soins, la continuité des services et la satisfaction des usagers en perte d'autonomie. Enfin, le *case management*, traduit parfois en français par *gestion de cas* ou par *accompagnement personnalisé*, est devenu un mode de pratique en santé mentale reconnaissant l'importance d'intégrer aux approches cliniques de l'accompagnement une dimension biopsychosociale facilitant l'accès de l'usager aux services appropriés (Gozlan, 2016). L'effectivité de ces concepts, sur un territoire de santé donné, repose sur un processus d'évaluation dynamique des services offerts et l'optimisation de la communication entre les acteurs des différents services internes et externes, en vue de favoriser l'obtention de résultats de qualité, à la fois efficaces et efficients (Bartoli et Sebai, 2017).

Récemment, le décret du 27 juillet 2017 concernant la mise en application de l'article 69 de la loi de modernisation de notre système de santé sur le projet territorial de santé mentale vise à favoriser la prise en charge sanitaire et l'accompagnement social ou médico-social de l'usager dans son milieu de vie ordinaire, en particulier par le développement de modalités d'organisation ambulatoires dans les champs sanitaire, social et médico-social (Légifrance, 2017). Il doit permettre la structuration et la coordination de l'offre de prise en charge sanitaire et d'accompagnement social et médico-social. Il détermine le cadre de la coordination de second niveau qui permet de garantir l'accès des personnes atteintes de troubles psychiques à des modalités et techniques de prise en charge diversifiées lorsqu'elles ne sont pas présentes en proximité, notamment au sein des territoires de proximité que constituent les secteurs de psychiatrie. Ce décret fixe six priorités auxquelles devra répondre chaque projet territorial :

- le repérage précoce des troubles psychiques, l'élaboration d'un diagnostic, l'amélioration de l'accès aux soins et de l'accompagnement social ou médico-social ;
- l'organisation, sans rupture, du parcours des usagers, en particulier ceux présentant des troubles graves, à risque ou en situation de handicap psychique, en vue de leur rétablissement et de leur insertion sociale ;
- l'accès aux soins somatiques des usagers présentant des troubles psychiques ;
- la prévention et la prise en charge des situations de crise et d'urgence ;
- le respect et la promotion des droits des usagers présentant des troubles psychiques, le renforcement de leur pouvoir de décision et d'action, ainsi que la lutte contre la stigmatisation de ces troubles ;
- l'action sur les déterminants sociaux, environnementaux et territoriaux de la santé mentale.

À travers ces priorités, c'est le suivi global, sanitaire, social et médico-social de l'usager dans son milieu de vie naturel qui est encouragé par une organisation partenariale et coordonnée des acteurs intervenant dans les parcours de soins et de vie.

Une réponse d'intervention médico-sociale précoce, entre conformité et innovation

Au regard de ces différentes directives, le service d'accompagnement médico-social pour jeunes adultes handicapés psychiques (SAMSAH) Prépsy, dont l'histoire est liée à l'évolution d'un réseau de santé vers un réseau de services intégrés, est une forme organisationnelle hybride, entre conformité et innovation. Il repose sur des critères d'éligibilité liés aux niveaux de vulnérabilité médico-sociale des usagers (Fleury, 2012). L'UNAFAM et les associations d'usagers font partie de son conseil d'administration. Situé à Paris, ce service n'est pas sectorisé ; c'est un établissement de 50 places, fournissant 14000 journées d'accompagnement par an. Pensé organisationnellement sous la forme d'une agence de services, il a été architecturalement conçu en *open space* afin de favoriser la transmission continue d'information entre les membres de l'équipe. C'est un service gratuit, financé par l'Agence régionale de santé d'Île-de-France, le Conseil départemental de la ville de Paris et la Fondation de France. L'équipe regroupe un psychiatre, un médecin généraliste, un neuro-psychologue, un psychologue, un ergonome, trois infirmiers, deux aides-soignants, deux éducateurs spécialisés, un chargé d'insertion professionnelle, une diététicienne, un éducateur sportif, deux pairs-aidants, un cadre de coordination, un assistant de coordination, un adjoint de direction et un directeur.

Il est l'illustration d'une structure d'intervention médico-sociale précoce, personnalisée, pluridisciplinaire et collaborative. Il s'adresse à des jeunes adultes de 18 à 25 ans atteints de troubles psychiques émergents comme la schizophrénie, entraînant un dysfonctionnement général dans leurs habiletés personnelles, familiales, relationnelles, scolaires et professionnelles, nécessitant un recours simultané, sur une longue durée, à des services médicaux et sociaux de proximité. Ses interventions visent le rétablissement, par un meilleur accès aux services offerts par la collectivité et par le développement d'un réseau médico-social stable constitué de liens plus durables et plus efficaces entre les différentes parties prenantes susceptibles d'intervenir dans la prise en charge de l'usager (médecin traitant, psychiatre libéral ou hospitalier, psychologue ou psychothérapeute, assistant social, services administratifs, institutions scolaires, organismes professionnels, familles ou proches…) (figure 25.1).

Le programme du SAMSAH Prépsy s'appuie sur la valorisation des compétences de l'usager et de ses centres d'intérêts en mettant l'accent sur le suivi intensif dans l'environnement naturel, l'entraînement aux habiletés sociales, le retour à l'autonomie, le retour rapide à l'emploi et l'accès à un logement autonome (*voir* encadré 25.1). Le programme est basé sur le soutien intensif en

ENCADRÉ 25.1

Le SAMSAH'appart, un appartement d'entraînement psychoéducatif

Le SAMSAH'appart est un des projets novateurs du SAMSAH Prépsy. Il s'agit d'un appartement de type T2, pensé comme un espace d'évaluation et de développement du niveau d'autonomie globale de l'usager dans sa vie quotidienne, visant à répondre à sa demande de logement. L'ergonome qui en a la responsabilité évalue l'environnement de vie des usagers afin de l'adapter à leur projet d'habitat autonome. Il s'appuie sur des méthodes d'analyse de l'activité réelle et expérimente différents scénarios personnalisés de mises en situation concrètes au SAMSAH'appart, allant d'ateliers centrés sur une activité type (cuisine, linge, gestion administrative, navigation internet, etc.) à des scénarios complexes (organisation d'un repas entre amis, allant de l'achat des ingrédients à sa préparation, gestion des à-côtés comme gérer son temps, prévenir les invités ou organiser la table). L'idée est de les confronter, à travers ces simulations, à des situations complexes qu'ils pourraient potentiellement rencontrer dans leur future vie quotidienne autonome et de leur permettre de développer de nouvelles compétences pour mieux gérer ces situations. Cet accompagnement vers l'accès rapide à un appartement le plus autonome possible prend en compte, avec l'équipe du SAMSAH Prépsy, tous les aspects de la vie autonome et des démarches s'y afférant. L'ergonome et la neuropsychologue sont les professionnels clés du SAMSAH'appart. Ils effectuent notamment les évaluations neurofonctionnelles permettant d'identifier les capacités et les limites de l'activité quotidienne des usagers afin de prévoir des axes d'interventions neuropsychologiques et ergonomiques sur leur environnement physique, social ou culturel.

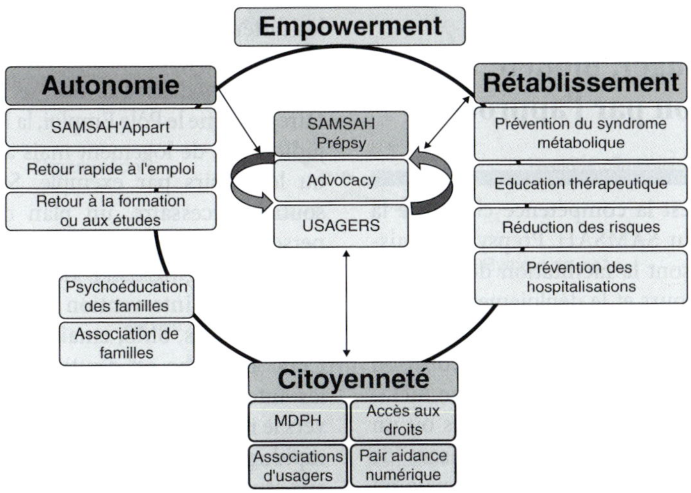

Figure 25.1 Quatre objectifs majeurs pour la stabilité.
Source : SAMSAH Prépsy, G. Gozlan.

ENCADRÉ 25.2

Empowerment et internet : rôles des pairs-aidants au SAMSAH Prépsy

Le SAMSAH Prépsy bénéficie de l'action de deux pairs-aidants qui sont membres à part entière de l'équipe. Ces postes sont réservés à des personnes qui ont été ou qui continuent à être traitées pour des troubles psychiques. Ils interviennent auprès des jeunes usagers pour les aider à faire leurs propres choix et à assumer leur plan d'intervention dans une démarche d'appropriation responsable (Le Cardinal, 2010). Le premier pair-aidant, par l'expertise qu'il apporte à l'équipe, encourage le développement d'une culture dans laquelle le point de vue et les préférences de chaque usager sont reconnus, compris, respectés et intégrés dans les activités de traitement, de réadaptation, de soutien et d'entraide dans la communauté. Avec son soutien, ses proches peuvent bénéficier de formations de psychoéducation afin d'atténuer le fardeau de la maladie. Il s'appuie sur son expérience personnelle de la maladie psychique pour accompagner les usagers vers l'autodétermination. Il est titulaire d'un diplôme universitaire de pratiques orientées autour du rétablissement de l'Université d'Aix-Marseille. Le second, informaticien de métier, a développé le concept de pair-aidance numérique. Il a en charge l'animation des réseaux sociaux du SAMSAH Prépsy. Il peut, de par son expérience de la psychiatrie, orienter les usagers et leurs proches vers les adresses internet qui pourraient les aider dans leurs démarches de soins ou d'information. Il anime quotidiennement une page Facebook d'information et d'éducation à la santé qui est aussi devenue un lieu de rassemblement et d'échange des professionnels francophones (Stern, 2017).

Conclusion

Par son organisation, le SAMSAH Prépsy s'efforce de dépasser un certain nombre de paradoxes qui apparaissent dans la prise en charge des jeunes atteints de schizophrénie. Il s'agit, d'une part, de développer une structure conforme aux systèmes administratifs et respectant les cadres institutionnels, et d'autre part, d'innover en développant des processus de coordination, d'intégration et de *case management* combinés, répondant aux besoins de ce public.

Pour développer ce modèle organisationnel, le SAMSAH Prépsy collabore avec le centre de recherche universitaire spécialisé en management de la santé de l'Université de Versailles Saint-Quentin. Ce laboratoire développe des programmes de recherche en management de la santé portant notamment sur la qualité des processus socio-organisationnels et sur les conditions de réussite des démarches de changement, en particulier lorsqu'elles prennent appui sur différentes formes d'apprentissage favorisant le développement des capacités d'action des individus et des systèmes. Il s'appuie aussi pour sa démarche d'optimisation des ressources humaines et matérielles sur les méta-analyses médico-économiques qui confirment l'impact sur la réduction des coûts sociétaux de l'intervention précoce, tant en gain de qualité de vie qu'en économies de coûts directs et indirects générés; en particulier par la reprise de l'activité professionnelle. Une validation de l'efficience médico-économique du SAMSAH Prépsy permettrait d'envisager sa diffusion sur le territoire (McDaid, 2016).

Références

Bartoli, A., & Sebai, J. (2017). Pour une prise en charge globale du patient en santé mentale : enjeux, apports et perspectives d'un nouveau modèle managérial. In *Politiques et management public*. sous presse.

Bartoli, A., & Gozlan, G. (2014). Vers de nouvelles formes hybrides de coordination en santé mentale : entre conformité et innovation. *Management et aven*, *68*, .

Blatrix, C. (2009). La démocratie participative en représentation. *Sociétés contemporaines, vol. 2*(74), 97–119.

Fleury, M. J. (2012). Les réseaux de services intégrés en santé mentale : notion, exemple du Québec et enjeux d'implantation. *L'Observatoire, n°, 72*.

Gozlan, G. (2016). Le case management en santé mentale. In S. Trosa & A. Bartoli (Eds.), *Les Paradoxes du management par le sens*. Presses de l'EHESP.

Laforcade, M. (2016). *Rapport relatif à la santé mentale*. Ministère des Affaires sociales et de la Santé.

Le Cardinal, P. (2010). Les pairs-aidants ou médiateurs de santé-pairs : enjeux d'un nouveau métier dans le champ de la santé mentale. *Pluriels, 85/86*, 3–5.

Leutz, W. (1999). Five laws for integrating medical and social services : Lessons from the United States and the United Kingdom. *Milbank Quarterly, 77*(1), 77–110. iv-v.

www.legifrance.gouv.fr. Circulaire n° DGCS/3B/2017/148 du 2 mai 2017, relative à la transformation de l'offre d'accompagnement des personnes handicapées dans le cadre de la démarche « une réponse accompagnée

pour tous». Stratégie quinquennale 2017–2021 de l'évolution de l'offre médico-sociale.

www.legifrance.gouv.fr. Décret n° 2017-1200 du 27 juillet 2017, relatif au projet territorial de santé mentale.

McDaid, D. (2017). Strengthening mental health systems to respond to economic crises. *Die Psychiatrie*, *14*(2), 61–66.

McGorry, P. (2015). Early intervention in psychosis. Obvious, effective, overdue. *The Journal of Nervous and Mental Disease*, *203*(5), 310–318.

Rapp, Ch., & Goscha, R. (2006). *The Strengths Model : Case management with People with Psychiatric Disabilities* (2e éd). Oxford.

Stern, P. (2017). www.facebook.com/samsah.prepsy/ ?rc=p.

Les groupes d'entraide mutuelle

Chapitre 26

Maïté Arthur

PLAN DU CHAPITRE

Les groupes d'entraide mutuelle, héritage d'une évolution idéologique, politique et sociale en psychiatrie

Il existe depuis 2006 une importante littérature concernant les groupes d'entraide mutuelle (GEM). Ces nouveaux venus ne cessent d'interroger la société, la psychiatrie, le milieu du soin, pour lesquels ils sont encore souvent une énigme. Nous n'en avons pas fini d'écrire, de décrire, de tourner autour de ce concept et de ce dispositif. Cette construction se vit comme un ovni dans la culture française de la *prise en charge*. La stigmatisation et l'autostigmatisation sont encore très prégnantes en population générale et dans les milieux du soin. Des efforts restent nécessaires pour admettre comme réellement possible la capacité de parvenir à l'autonomie concernant les personnes que nous connaissons comme vivant avec un handicap d'origine psychique.

Quoi qu'il en soit, aujourd'hui 430 GEM existent sur notre territoire national. Leur existence ne résulte pas d'une demande provenant des usagers de la psychiatrie eux-mêmes. Ceux-ci, patients, malades, fous, assujettis aux représentations négatives trop souvent désespérantes parmi lesquelles ils évoluent, ne s'autorisent pas vraiment à imaginer leur indépendance; ils ne la réclament pas. D'ailleurs, lorsqu'en 2006 cette ouverture possible vers une vie sociale citoyenne hors les murs de l'hôpital est envisagée, lorsqu'ils sont informés et sollicités pour y participer, les patients rencontrés dans les CMP, les hôpitaux de jour restent sceptiques, incrédules. Ils demandent du temps pour vérifier que cette nouvelle soit vraie, que cette opportunité leur soit bien destinée. Ils doutent, se méfient, croient à une énième promesse qui se diluera dans le temps.

L'existence des groupes d'entraide mutuelle est une des conséquences de l'évolution, avant tout politique, de la psychiatrie et de l'idéal désaliéniste. C'est aussi après une injonction de l'Union européenne que la France reconsidère sa culture de la prise en charge. Notre gouvernement participe aux travaux de l'ONU sur les droits des personnes handicapées et signe la Convention de l'ONU, au contenu très progressiste, que nous avons toujours du mal à concrétiser dans nos textes. Cette évolution politique et intellectuelle s'accorde avec les concepts d'*empowerment* et de réhabilitation hérités de nos amis anglo-saxons, développés en France par le CCOMS. C'était en germe depuis les années 1960. Cela a commencé à se penser, à se souhaiter, à se dire dans les années 1980, dans le rapport Demay en 1982, le discours de Jack Ralite, et dans le rapport Piel et Roelandt en 1981. Ces deux médecins sont de fins connaisseurs de l'expérience révolutionnaire italienne déclenchée par Franco Basaglia (philosophe et psychiatre) à Trieste, dans le courant philosophique autour des thèses de Michel Foucault.

Les groupes d'entraide mutuelle succèdent en ligne directe aux ateliers thérapeutiques initiés hors les murs de l'hôpital par la Fédération d'aide à la santé mentale Croix Marine. Ces courants émancipateurs ont peu à peu imprégné la doxa politique et médicale après la Seconde Guerre mondiale, pendant laquelle alors que des hôpitaux sont bombardés, décimés, nous voyons des populations de malades abandonnées, oubliées, intégrer les communautés villageoises alentour et trouver une place dans l'organisation de la vie sociale à la place des hommes devenus soldats et des femmes tués par les bombardements.

Ce qu'ont connu et argumenté des praticiens sur les terrains de guerre, ces innovateurs perspicaces qui s'appellent François Tosquelles, Lucien Bonnafé, Jean Oury etc., dont Saint-Alban en est encore et toujours le témoin.

Les GEM d'aujourd'hui sont nés de ce long processus, quand les exemples venus des pays anglo-saxons de culture protestante, dont l'esprit est le *soutien*, ont pu trouver écho chez nous. Ils ont pu prendre corps dans une conjoncture à la fois politique, économique, idéologique, favorable à la conception d'une resocialisation satisfaisante des personnes handicapées par des troubles d'origine psychique.

Le concept originel des GEM

En juin 2001, rassemblant autour d'elle ses alliés naturels, c'est-à-dire les associations d'aidants, de médecins psychiatres, de soignants et d'usagers, l'UNAFAM édite le *Livre blanc des partenaires en santé mentale*. Les lignes directrices de cet ouvrage posaient comme principe :

- mettre le patient au centre du dispositif;
- parvenir à un meilleur accès aux soins à partir de CMP plus accessibles;
- développer autour du CMP et du patient un réseau de ressources et plus particulièrement des clubs.

Ces clubs, conçus comme des lieux d'activités encadrées par du personnel qualifié, permettent des rencontres, des loisirs, produisant à la fois des moments de répit aux familles aidantes et une activité sociale aux proches malades. Voilà déjà une approche qui prédétermine un *modèle*.

En 2005, M. Xavier Bertrand, ministre de la Santé, réunit Jean-Luc Roelandt (psychiatre, président du CCOMS), Jean Canneva (président de l'UNAFAM), Bernard Durand (pédopsychiatre, président de la FASM Croix Marine), Marie-Anne Montchamp (responsable des personnes handicapées au gouvernement), Yvan Halimi (président de la Conférence des présidents de CME des centres hospitaliers spécialisés en psychiatrie), Claude Finkelstein (présidente de la FNAPSY), ainsi que des représentants de la CNSA et du ministère de la Santé et de la Cohésion sociale. Partant des recommandations de l'ONU, des directives européennes, des expériences innovantes ramenées des échanges avec l'Italie et le Canada, de l'expérience historique des clubs thérapeutiques de la Croix Marine, de la philosophie désaliéniste héritée des décennies précédentes et de l'assentiment des représentants des usagers de la psychiatrie, il est alors possible de poser un concept français qui pourrait répondre à l'esprit dominant : « mettre le patient au centre d'un dispositif », c'est-à-dire lui donner une place et les soutenir dans son projet d'autonomie sociale. Tous les éléments sont alors réunis pour que naisse en France en 2005 une expérience originale s'inspirant de la culture anglo-saxonne, revisitée par la culture de la prise en charge : les clubs et les groupes d'entraide mutuelle.

Deux idées principales sous-tendent le projet :

- la nécessité de répondre à une harmonisation conceptuelle des droits des personnes en situation de handicap introduite au niveau européen partant des directives de l'ONU ;
- la perspective de réduire les coûts des soins en santé et particulièrement en psychiatrie (réduction des lits, pénurie de personnel médical, etc.).

Les GEM répondent à une orientation politique et à des objectifs économiques. Ils correspondent aussi à l'idéologie découlant de réflexions conjointes européennes (Italie et France) et anglo-saxonnes (Royaume-Uni, États-Unis, Canada).

Le dispositif des GEM

La loi du 11 février 2005, le décret du 29 août 2005 relatif aux modalités de conventionnement et de financement des groupes d'entraide mutuelle pour personnes souffrant de troubles d'origine psychique ainsi qu'un cahier des charges permettent d'introduire des GEM sur le territoire. Ces premiers textes définissent et entérinent officiellement la notion de handicap, qui permet au regard du Code de la santé et des familles la perception d'une indemnisation spécifique après évaluation. Cette *étiquette* qui définit désormais les difficultés psychosociales attachées aux troubles de santé d'origine psychique constituant un handicap est assez mal vécue par les usagers de la psychiatrie.

Cette notion de handicap accompagne une politique d'alternative à l'hospitalisation marquée par une suppression de lits et l'évolution vers une psychiatrie plus organisée hors les murs des hôpitaux.

Les patients devraient être hospitalisés sur des temps courts, durant les périodes de crise ou de désarroi. Au long cours, ils devraient vivre et se soigner dans la cité. Malgré l'indemnisation et les différents droits sociaux qui vont accompagner ce changement de paradigme, le fait d'être considérés comme *handicapés* va avoir une conséquence insidieuse sur les patients, l'autostigmatisation. Il n'est pas question de dire ici que cette catégorisation de handicap d'origine psychique est à proscrire car elle permet, après évaluation, une aide financière et matérielle nécessaire. Il s'agit de dire qu'il n'y a pas eu de réflexion préalable quant au travail d'accompagnement à cette catégorisation qui aurait pu être fait auprès de soignants, d'aidants et d'usagers directs. Il s'agit de prendre en considération la nécessité d'asseoir positivement cette notion de handicap auprès des personnes concernées par les difficultés psychosociales conséquentes à des troubles d'origine psychique. En effet, beaucoup de patients et de soignants y ont vu, y voient encore, en ressentent, une dévalorisation stigmatisante supplémentaire, à tel point qu'ils reculent le plus longtemps possible, voire refusent, de faire les démarches aboutissant à l'AAH.

Retenons donc bien que les textes fondateurs du concept et du dispositif des GEM créent et entérinent la notion de handicap d'origine psychique selon les termes du Code de la santé et de la famille, en compensation dudit handicap. Les textes précisent que la fréquentation du GEM ne doit être *ni une prescription* quelle qu'elle soit, *ni une injonction*. Ils doivent se fréquenter librement. Librement au sens « d'aller et venir librement », selon la Charte des droits des patients.

Le dispositif des GEM s'appuie sur deux piliers juridiques :

- les obligations de remplir certaines missions pour être financés par de l'argent public. Ces obligations de missions sont contenues dans un cahier des charges ;
- les règles de fonctionnement démocratique de la loi de juillet 1901.

Conclusion

Les GEM s'adressent à un public constitué de personnes handicapées par des troubles de santé mentale dans le sens défini par l'OMS, de personnes cérébro-lésées ou concernées par toutes autres lésions cérébrales. Ils sont financés par de l'argent public avec la mission de permettre l'entraide mutuelle entre les membres. L'objectif social de ces associations loi 1901 est de permettre une meilleure participation à la citoyenneté et un retour à la plus grande autonomie possible, par la mise en œuvre d'actions de socialisation. Ils obéissent à une double obligation : respecter un cahier des charges et fonctionner sur le mode associatif.

Les applications pour smartphones (apps) : une opportunité pour la santé mentale

Chapitre 27

Yasser Khazaal

PLAN DU CHAPITRE

Les applications pour téléphones intelligents (apps) permettent de délivrer sur ces smartphones des programmes informatiques dédiés à des fonctions bien définies. Elles offrent aux personnes des services mobiles digitalisés et spécifiques.

Le présent chapitre synthétise les opportunités et défis amenés par les apps dans le champ de la santé mentale.

Potentiels des apps

L'apparition de services tels que les apps, disponibles en permanence, offrent des perspectives particulièrement prometteuses pour la psychiatrie, notamment face à deux défis majeurs.

Le premier défi est celui de l'accès aux soins. Selon les pays et les troubles considérés, 35 à 85 % des personnes avec des troubles mentaux ne reçoivent pas de soins. Beaucoup de personnes les reçoivent, de surcroît, des années après l'apparition des troubles.

Face à ce défi, les apps offrent une dissémination impressionnante (plus de 4 milliards de smartphones en usage et plus de 250 milliards de téléchargements d'apps en 2017), une accessibilité permanente et une facilité d'accès.

Le second défi est lié à la nature des troubles psychiques qui, au moins en partie, se développent, s'expriment et se résolvent dans le contexte dans lequel vivent les personnes. La plupart des interventions de soins tentent d'appréhender ces contextes, mais elles interviennent le plus souvent en dehors de ceux-ci, lors par exemple de consultations. Face à ce second défi, les apps, utilisables en tout temps par la personne, dans son contexte personnel, apportent des opportunités d'évaluation (*ecological momentary assessment* : EMA) et d'intervention dans le milieu (*ecological momentary intervention* (EMI) : EMI) particulièrement intéressantes. Elles augmentent ainsi les chances d'interagir avec la personne dans les moments et les contextes les plus opportuns, les plus à même de faciliter les changements comportementaux (Kiluk et Carroll, 2013).

On peut attendre trois apports majeurs des apps :

- *appeal* : amener les personnes vers des services d'aide (au moins digitalisés) ;
- engagement : engager les personnes dans ces services (en favorisant le maintien dans l'intervention le temps nécessaire) ;
- changement : faciliter l'*empowerment* et le changement (meilleure compréhension des liens entre symptômes et contextes, amélioration du *coping* par des entraînements adaptés, dans des situations opportunes pour l'apprentissage et le changement).

Flexibilité

Les technologies informatiques offertes par les apps et leur connectivité possible avec la personne, son entourage et d'autres outils (par exemple, les *sensors*, capteurs de variabilité cardiaque, de mouvement…) apportent de grandes marges de flexibilité lors de la conception de ces services.

Cette flexibilité est un atout majeur pour offrir des outils digitaux adaptés à des besoins variés et spécifiques (Spiegel, 2016). Elle se décline, en particulier à trois niveaux :

- avec le soi (psychologique, physiologique, activités…) ;
- avec l'environnement de la personne (temps, géolocalisation, luminosité, environnement digital…) ;
- avec l'utilisation des services (soins, sociaux….).

Ces interactions peuvent, à chaque niveau, se décliner selon deux modalités :

- objective (exemple : la géolocalisation) ou subjective (exemple : évaluer son humeur maintenant) ;
- active (exemple : la personne introduit une donnée) ou passive (exemple : collecte automatique du nombre de pas effectués).

L'interaction entre la personne et l'app s'initie selon trois voies :

- initiée par l'usager (la personne ouvre l'app et active une fonction) ;
- initiée par l'app (la machine initie l'interaction par une notification par exemple) ;
- initiée par le contexte (un moment de la semaine, un lieu, une donnée d'un capteur, une interaction sociale…).

Les apps peuvent être de plus conçues pour être utilisées par l'usager seul (*stand-alone*) ou en collaboration avec un soignant ou d'autres personnes.

Cette flexibilité devrait permettre de concevoir des apps adaptées aux fonctions spécifiquement désirées. En particulier, elles pourraient être conçues en intégrant des théories du changement, comme par exemple la théorie de l'autodétermination (Deci et Ryan, 2012). Celle-ci considère que le changement est facilité si trois conditions sont réunies : le respect de l'autonomie de la personne, le renforcement des compétences (exemple : par l'apprentissage et le feedback), et le soutien relationnel (*relatedness*). L'activation par les apps de telles conditions dans des contextes opportuns pour des changements désirés par les personnes est une voie prometteuse pour de futurs développements dans le domaine de la santé mentale.

Qualité des apps du marché

En 2008, l'apparition sur le marché des apps s'est accompagnée d'une large dissémination de ces offres dans toutes sortes de domaines, dont celui de la santé mentale. À peine cinq ans après leur apparition, on recensait déjà 1 500 apps disponibles rien que pour la dépression. Paradoxalement, on dénombrait très peu d'articles scientifiques sur ces sujets (Martinez-Perez, de la Torre-Diez et Lopez-Coronado, 2013), montrant ainsi un fossé entre la vitesse du marché et la vitesse des développements scientifiques dans le champ.

L'évaluation des contenus et des fonctionnalités des apps relatives à la santé mentale disponibles sur le marché (exemple : Google Play ou iTunes) montre des lacunes importantes quant à la qualité des offres disponibles (Choi et al., 2014 ; Nicholas et al., 2015 ; Penzenstadler et al., 2016 ; Van-Singer et al., 2015 ; Weaver et al., 2013). De manière générale, la plupart des apps disponibles sont insuffisantes quant à leur qualité de contenu (peu de concordance avec les données de la médecine basée sur les preuves). Elles intègrent peu le potentiel de ces technologies en termes d'EMA et d'EMI. Elles sont rarement basées sur un rationnel intégrant une théorie de changement. Ce constat est également décrit dans d'autres domaines. Ainsi, l'analyse indépendante d'une app de mesure de la tension artérielle (téléchargée plus de 100 000 fois) révélait que les estimations de l'app étaient inexactes (Plante et al., 2016). Ces constats soulèvent la question de la régulation future de ce marché ou d'une partie de celui-ci (correspondant à des *medical devices*), en particulier pour des apps pouvant influencer des décisions médicales (Cortez et al., 2014).

EMA

L'EMA permet de poses aux personnes des questions (exemples : symptômes, contexte, comportements…) auxquelles elles peuvent répondre sur le moment et dans leur milieu. Ces approches existaient avant les apps mais leur diffusion est facilitée par cette technologie. L'EMA est par exemple utilisée pour aider à mieux comprendre l'occurrence de différents types d'émotions ou de symptômes dans la vie quotidienne, l'interaction de différents symptômes ou troubles, comme par exemple les comorbidités entre addictions et autres troubles mentaux (Benarous et al., 2016), ou l'interaction entre fonctions cognitives et des symptômes négatifs de schizophrénie (Moran et al., 2017).

Utilisée comme *outcome* des essais cliniques, elle pourrait capter de manière plus fine et nuancée que les échelles classiques (évaluation en partie rétrospective) les changements et donc les effets éventuels d'une intervention, comme le montre une étude évaluant l'impact d'une intervention basée sur la *mindfulness* (Moore et al., 2016).

Malgré ces avantages, l'adhésion aux mesures d'EMA tend à s'estomper après plusieurs semaines.

Cette difficulté pourrait être levée partiellement à l'avenir par des mesures dites *unobtrusive*. Ces données sont collectées automatiquement par l'app sans aucune intervention active de la personne. Une étude sur un échantillon non clinique a ainsi tenté de prédire l'humeur (telle que rapportée activement par la personne en EMA) par des données automatiquement collectées (utilisation des apps du smartphone, messages, appels, utilisation de l'appareil photo, accélérométrie) (Asselbergs et al., 2016). Malgré l'intérêt potentiel de telles approches, seulement 55 à 76 % des scores rapportés d'humeur étaient correctement prédits, ne permettant ainsi pas un usage en clinique.

On peut cependant supposer que de telles données automatiquement collectées (reste à définir lesquelles) pourraient être utiles à l'avenir pour prévoir certains phénomènes, un peu comme une forme de *signature individuelle*.

Le potentiel de promotion du changement : validation des apps

Parallèlement à l'effervescence du marché (mais à moindre vitesse), des études préliminaires récentes ont pu montrer la bonne acceptabilité et la faisabilité des apps (Batra et al., 2017 ; Bell et al., 2017 ; Berry et al., 2016 ; Firth et al., 2016 ; Monney et al., 2015 ; Naslund et al., 2015 ; Torous et al., 2017 ; Velligan et al., 2013) pour différentes populations (y compris les populations de personnes avec schizophrénie, troubles bipolaires ou addictions) dans différents domaines tels que l'adhésion au traitement médicamenteux, le *monitoring* des symptômes, la détection des rechutes, la psychoéducation, l'amélioration du *coping*.

L'obstacle principal quant à l'adoption théorique (en termes d'intention) de ces outils se situerait plutôt à un niveau économique (revenus des personnes concernées et coûts des dispositifs) qu'à un niveau psychologique. Cet obstacle diminue au fur et à mesure que les coûts de ces offres baissent pour la population générale.

Les résultats de premières études randomisées contrôlées utilisant des apps, notamment pour le traitement la dépression ou de l'état de stress post-traumatique (Arean et al., 2016 ; Kuhn et al., 2017 ; Mantani et al., 2017), apportent des résultats prometteurs, au moins à court terme et sur des symptômes d'intensité modérée.

Les apps se sont particulièrement développées dans le domaine des addictions (Khazaal et al., 2017 ; Monney et al., 2015). L'une des plus importantes études randomisées à ce jour a porté sur une app ciblant l'addiction à l'alcool (Alcohol comprehensive health enhancement support system : A-CHESS) (Gustafson et al., 2014). Des patients traités pour une dépendance à l'alcool ont été randomisés pour le traitement usuel versus le traitement usuel plus l'app A-CHESS. Un bénéfice de l'app a été observé avec une réduction du nombre de jours de consommation importante d'alcool à huit et douze mois de suivi. Comme c'est souvent le cas pour les apps décrites dans la littérature scientifique, A-CHESS adapte en format digital les traitements habituellement validés du trouble cible. En l'occurrence, elle intègre des approches de prévention de rechute de la dépendance à l'alcool. Elle renforce l'approche classique en la couplant à la géolocalisation (EMI permettant d'envoyer des notifications d'alerte ou de soutien pour les aires de risque prédéfinies) et au *relatedness* (messages quotidiens de soutien, groupe de discussion, informations sur des événements sans alcool). Un suivi conjoint hebdomadaire des objectifs avec un thérapeute permet de personnaliser le suivi et de soutenir le patient dans ses démarches.

Le potentiel d'appeal des apps en milieu naturel

En milieu naturel (accès au grand public en dehors d'études spécifiques), les apps semblent avoir un bon potentiel d'*appeal*, notamment en attirant un grand nombre de téléchargements (exemple : plusieurs dizaines de milliers avec les apps stop-cannabis.ch et PTSD coach) (Monney et al., 2015 ; Owen et al., 2015). Certaines données issues de l'utilisation naturelle d'apps ou de sites web montrent que plus de 80 % des utilisateurs ont des scores de sévérité moyenne ou élevée aux outils évaluant la symptomatologie cible de ces applications (exemples : score de sévérité des symptômes dépressifs pour un outil relatif à la dépression, score de sévérité des symptômes de dépendance au cannabis pour stop-cannabis.ch) (BinDhim et al., 2015 ; Khazaal et al., 2015). Ces apps semblent cependant attirer des personnes susceptibles d'avoir besoin d'aides spécifiques, notamment auprès de populations consultant peu comme les consommateurs de cannabis. En ce sens, les apps pourraient contribuer à relever le défi de l'accès aux soins. Ces conclusions doivent être modérées par l'observation d'un biais de sélection des études mentionnées, étant donné que les données disponibles concernent un sous-groupe d'utilisateurs (ceux ayant pris le temps d'auto-évaluer leurs symptômes).

Le potentiel d'engagement des apps en milieu naturel

Lorsqu'elles sont utilisées en milieu naturel (en dehors de contextes d'études spécifiques), l'utilisation de ces apps chute de manière importante et rapide une fois téléchargées. Seule une partie des usagers reviennent sur l'application ou l'utilisent de manière prolongée (Fleming et al., 2016 ; Owen et al., 2015 ; Torous et al., 2017). Le potentiel d'engagement des apps reste actuellement insuffisant. Il s'agit là d'un challenge important à relever.

Ces chiffres sont habituellement meilleurs dans le contexte d'études spécifiques (Ben-Zeev et al., 2016 ; Gustafson et al., 2014 ; Mantani et al., 2017). Ceci est possiblement lié aux procédures de recrutement mais aussi au soutien direct apporté pendant les études. Les thérapies dites *guidées* ont de meilleurs taux de rétention (Gilbody et al., 2017 ; Richards et Richardson, 2012) que des études purement automatisées.

D'autres pistes pour améliorer l'engagement sont proposées, notamment le support de pairs, via par exemple des forums ou groupes de soutien intégrées dans l'app (Monney et al., 2015).

De plus, un design et des fonctionnalités adaptés aux besoins et difficultés des usagers (Rotondi et al., 2017), leur inclusion dans les phases de développement des apps (Fleming et al., 2016) et la potentialisation de l'engagement et des apprentissages par des jeux sont probablement des pistes utiles pour de futurs développements (Fleming et al., 2016).

Éthique et sécurité

Un défi majeur des apps est celui de la sécurité et de la confidentialité des données. Cette question devrait toujours être explicitement évaluée et présentée pour chaque app.

Conclusion

Par la flexibilité qui leur est propre et leur potentiel de dissémination, les apps apportent un potentiel de progrès pour la psychiatrie. Si le champ est prometteur, d'importantes avancées restent à faire dans leur conception pour que certaines des apps, à l'avenir, puissent répondre aux principaux défis décrits ci-dessus. L'intégration de ce type d'outils avec les autres offres de soin reste aussi à préciser.

Références

Arean, P. A., Hallgren, K. A., Jordan, J. T., Gazzaley, A., Atkins, D. C., Heagerty, P. J., Anguera, J. A. (2016). The use and effectiveness of mobile apps for depression : Results from a fully remote clinical trial. *Journal of Medical Internet Research, 18*(12), e330.

Asselbergs, J., Ruwaard, J., Ejdys, M., Schrader, N., Sijbrandij, M., & Riper, H. (2016). Mobile phone-based unobtrusive ecological momentary assessment of day-to-day mood : An explorative study. *Journal of Medical Internet Research, 18*(3), e72.

Batra, S., Baker, R. A., Wang, T., Forma, F., DiBiasi, F., & Peters-Strickland, T. (2017). Digital health technology for use in patients with serious mental illness : A systematic review of the literature. *Medical Devices, 10*, 237–251.

Bell, I. H., Lim, M. H., Rossell, S. L., & Thomas, N. (2017). Ecological momentary assessment and intervention in the treatment of psychotic disorders : A systematic review. *Psychiatric Services, 68*(11), 1172–1181.

Benarous, X., Edel, Y., Consoli, A., Brunelle, J., Etter, J. F., Cohen, D., Khazaal, Y. (2016). Ecological momentary assessment and smartphone application intervention in adolescents with substance use and comorbid severe psychiatric disorders : Study protocol. *Frontiers in Psychiatry, 7*, 157.

Ben-Zeev, D., Scherer, E. A., Gottlieb, J. D., Rotondi, A. J., Brunette, M. F., Achtyes, E. D., Kane, J. M. (2016). mHealth for schizophrenia : Patient engagement with a mobile phone intervention following hospital discharge. *JMIR MeHtal health, 3*(3), e34.

Berry, N., Lobban, F., Emsley, R., & Bucci, S. (2016). Acceptability of interventions delivered online and through mobile phones for people who experience severe mental health problems : A systematic review. *Journal of Medical Internet Research, 18*(5), e121.

BinDhim, N. F., Shaman, A. M., Trevena, L., Basyouni, M. H., Pont, L. G., & Alhawassi, T. M. (2015). Depression screening via a smartphone app : Cross-country user characteristics and feasibility. *Journal of the American Medical Informatics Association : JAMIA, 22*(1), 29–34.

Choi, J., Noh, G. Y., & Park, D. J. (2014). Smoking cessation apps for smartphones : Content analysis with the self-determination theory. *Journal of Medical Internet Research, 16*(2), e44.

Cortez, N. G., Cohen, I. G., & Kesselheim, A. S. (2014). FDA regulation of mobile health technologies. *The New England Journal of Medicine, 371*(4), 372–379.

Deci, E. L., & Ryan, R. M. (2012). Self-determination theory in health care and its relations to motivational interviewing : A few comments. *The International Journal of Behavioral Nutrition and Physical Activity, 9*, 24.

Firth, J., Cotter, J., Torous, J., Bucci, S., Firth, J. A., & Yung, A. R. (2016). Mobile phone ownership and endorsement of "mHealth" among people with psychosis : A meta-analysis of cross-sectional studies. *Schizophrenia Bulletin, 42*(2), 448–455.

Fleming, T. M., de Beurs, D., Khazaal, Y., Gaggioli, A., Riva, G., Botella, C., Banos, R. M., Riper, H. (2016). Maximizing the impact of e-therapy and serious gaming : Time for a paradigm shift. *Frontiers in Psychiatry, 7*, 65.

Gilbody, S., Brabyn, S., Lovell, K., Kessler, D., Devlin, T., Smith, L., collaborative, R. (2017). Telephone-supported computerised cognitive-behavioural therapy : REEACT-2 large-scale pragmatic randomised controlled trial. *The British Journal of Psychiatry : The Journal of Mental Science, 210*(5), 362–367.

Gustafson, D. H., McTavish, F. M., Chih, M. Y., Atwood, A. K., Johnson, R. A., Boyle, M. G., Shah, D. (2014). A smartphone application to support recovery from alcoholism : A randomized clinical trial. *JAMA Psychiatry, 71*(5), 566–572.

Khazaal, Y., Chatton, A., Monney, G., Nallet, A., Khan, R., Zullino, D., Etter, J. F. (2015). Internal consistency and measurement equivalence of the cannabis screening questions on the paper-and-pencil face-to-face ASSIST versus the online instrument. *Substance Abuse Treatment, Prevention, and Policy, 10*(1), 8.

Khazaal, Y., Monney, G., Richter, F. A., & Achab, S. (2017). Jeu-contrôle, rationnel d'une application de soutien aux limites de jeux. *Journal de thérapie comportementale et cognitive, 27*(3), 129–137.

Kiluk, B. D., & Carroll, K. M. (2013). New developments in behavioral treatments for substance use disorders. *Current Psychiatry Reports, 15*(12), 420.

Kuhn, E., Kanuri, N., Hoffman, J. E., Garvert, D. W., Ruzek, J. I., & Taylor, C. B. (2017). A randomized controlled trial of a smartphone app for posttraumatic stress disorder symptoms. *Journal of Consulting and Clinical Psychology, 85*(3), 267–273.

Mantani, A., Kato, T., Furukawa, T. A., Horikoshi, M., Hissei, I., Hiroe, T., Kawanishi, N. (2017). Smartphone cognitive behavioral therapy as an adjunct to pharmacotherapy for refractory depression : Randomized controlled trial. *Journal of Medical Internet Research, 19*(11), e273.

Martinez-Perez, B., de la Torre-Diez, I., & Lopez-Coronado, M. (2013). Mobile health applications for the most prevalent conditions by the World Health Organization : Review and analysis. *Journal of Medical Internet Research, 15*(6), e120.

Monney, G., Penzenstadler, L., Dupraz, O., Etter, J. F., & Khazaal, Y. (2015). mHealth App for cannabis users : Satisfaction and perceived usefulness. *Frontiers in Psychiatry, 6*, 120.

Moore, R. C., Depp, C. A., Wetherell, J. L., & Lenze, E. J. (2016). Ecological momentary assessment versus standard assessment instruments for measuring mindfulness, depressed mood, and anxiety among older adults. *Journal of Psychiatric Research, 75*, 116–123.

Moran, E. K., Culbreth, A. J., & Barch, D. M. (2017). Ecological momentary assessment of negative symptoms in schizophrenia : Relationships to effort-based decision making and reinforcement learning. *Journal of Abnormal Psychology, 126*(1), 96–105.

Naslund, J. A., Marsch, L. A., McHugo, G. J., & Bartels, S. J. (2015). Emerging mHealth and eHealth interventions for serious mental illness : A review of the literature. *Journal of Mental Health, 24*(5), 321–332.

Nicholas, J., Larsen, M. E., Proudfoot, J., & Christensen, H. (2015). Mobile apps for bipolar disorder : A systematic review of features and content quality. *Journal of Medical Internet Research, 17*(8), e198.

Owen, J. E., Jaworski, B. K., Kuhn, E., Makin-Byrd, K. N., Ramsey, K. M., & Hoffman, J. E. (2015). mHealth in the wild : Using novel data to examine the reach, use, and impact of PTSD coach. *JMIR Mental Health, 2*(1), e7.

Penzenstadler, L., Chatton, A., Van Singer, M., & Khazaal, Y. (2016). Quality of smartphone apps related to alcohol use disorder. *European Addiction Research, 22*(6), 329–338.

Plante, T. B., Urrea, B., MacFarlane, Z. T., Blumenthal, R. S., Miller, E. R., Appel, L. J., Martin, S. S. (2016). Validation of the Instant Blood Pressure smartphone app. *JAMA Internal Medicine, 176*(5), 700–702.

Richards, D., & Richardson, T. (2012). Computer-based psychological treatments for depression : A systematic review and meta-analysis. *Clinical Psychology Review, 32*(4), 329–342.

Rotondi, A. J., Spring, M. R., Hanusa, B. H., Eack, S. M., & Haas, G. L. (2017). Designing eHealth applications to reduce cognitive effort for persons with severe mental illness : Page complexity, navigation, simplicity, and comprehensibility. *JMIR Human Factors, 4*(1), e1.

Spiegel, B. (2016). 2015 *American Journal of Gastroenterology* lecture : How digital health will transform gastroenterology. *The American Journal of Gastroenterology, 111*(5), 624–630.

Torous, J., Staples, P., Slaters, L., Adams, J., Sandoval, L., Onnela, J. P., Keshavan, M. (2017). Characterizing smartphone engagement for schizophrenia : Results of a naturalist mobile health study. In *Clinical Schizophrenia & Related Psychoses.*

Van-Singer, M., Chatton, A., & Khazaal, Y. (2015). Quality of smartphone apps related to panic disorder. *Frontiers in Psychiatry, 6*(96).

Velligan, D., Mintz, J., Maples, N., Xueying, L., Gajewski, S., Carr, H., Sierra, C. (2013). A randomized trial comparing in person and electronic interventions for improving adherence to oral medications in schizophrenia. *Schizophrenia Bulletin, 39*(5), 999–1007.

Weaver, E. R., Horyniak, D. R., Jenkinson, R., Dietze, P., & Lim, M. S. (2013). "Let's get Wasted!" and other apps : Characteristics, acceptability, and use of alcohol-related smartphone applications. *JMIR mHealth and uHealth, 1*(1), e9.

Partie III

Principes communs

Chapitre 28

La relation thérapeutique avec les patients qui ont des troubles psychotiques

Jérôme Favrod, Alexandra Nguyen, Laurent Frobert, Joanie Pellet

PLAN DU CHAPITRE

Introduction

La relation thérapeutique, ou relation d'aide, entre un patient et un clinicien est au centre des soins psychiatriques. Il n'existe de consensus ni sur sa définition, ni sur la manière d'en évaluer la qualité et les effets. Pourtant, elle est très largement reconnue par la communauté professionnelle et scientifique dans le domaine de la psychiatrie comme un facteur essentiel, non spécifique, des soins. La communication est l'une des composantes centrales de la relation entre un clinicien et le patient. Ses ingrédients sont le plus souvent décrits comme une relation positive centrée sur le patient, basée sur le respect, l'authenticité et le partenariat. Elle s'avère indispensable pour obtenir les informations nécessaires au suivi thérapeutique, pour s'assurer de la bonne compréhension du patient à propos des informations qu'il reçoit à son sujet, pour établir et maintenir une relation thérapeutique positive ainsi que pour prendre les décisions nécessaires à une amélioration clinique et induire un changement dans le fonctionnement du patient (Priebe et al., 2011a). Ainsi, dans la perspective d'induire un changement thérapeutique, les cliniciens s'appuient sur un modèle thérapeutique pour les guider. Une revue systématique a tenté de vérifier si la relation thérapeutique prédit le résultat des traitements psychiatriques chez les patients avec une psychose (Priebe et al., 2011b). Une relation thérapeutique positive est associée à moins de réadmissions à l'hôpital et à davantage de changements favorables sur les symptômes et le fonctionnement, mais ces associations restent pour la plupart non significatives dans cette population. Ce constat est lié principalement au petit nombre d'études incluses (neuf études) et à l'hétérogénéité des méthodes de recherche utilisées. Ces résultats soulignent l'importance et la nécessité que soient conduites des recherches méthodologiquement rigoureuses, utilisant notamment des instruments valides pour mesurer la qualité de la relation thérapeutique. Les études devraient également mesurer les effets de la relation dès le début du suivi thérapeutique. En effet, mesurer tardivement l'impact de la relation thérapeutique pourrait ne pas permettre d'en observer et d'en relever les effets précoces. Dans ce cas, certains cliniciens pourraient identifier empiriquement des effets de la relation thérapeutique sans pouvoir les distinguer des effets liés à des variables complexes telles que les traitements pharmacologiques, psychologiques et sociaux que reçoivent ces patients. Ce manque de précision dans l'identification des variables influençant l'efficacité des soins, et leurs influences spécifiques risque de fragiliser la pertinence de la formation à la relation thérapeutique et de réduire la prégnance des arguments en faveur de la formation des futures générations de professionnels. Finalement, certains aspects de la relation thérapeutique avec les personnes qui présentent des troubles psychotiques peuvent être remis en question par la psychose elle-même ou par ses conséquences. Sur la base d'une revue de la littérature dans le domaine des soins aux personnes atteintes de troubles psychotiques, ce chapitre explore, dans un premier temps, les ingrédients de la relation thérapeutique et ses limites. Dans un deuxième temps, nous proposons une réflexion sur les défis auxquels font face les cliniciens dans leur relation aux patients et des moyens pour favoriser la création, le maintien et la réparation de cette relation.

La relation thérapeutique : ingrédients et limites

Une relation véritablement centrée sur le patient

La littérature scientifique et professionnelle prône le recours à des soins centrés sur le patient : la communication entre cliniciens et patients devrait se centrer sur les préoccupations du patient et être guidée par ses plaintes et ses désirs, reléguant les intérêts ou l'organisation du clinicien au second plan. En effet, les études selon la perspective des patients montrent que les relations avec des professionnels indifférents, paternalistes, pessimistes, irrespectueux ou qui ne cherchent pas à comprendre les patients s'avèrent non thérapeutiques. En ce qui concerne l'organisation des soins, les principales barrières à la relation thérapeutique sont le manque de continuité dans la relation, le manque de temps pour parler des problèmes et répondre aux questions et la coercition. Or les systèmes de soins semblent davantage centrés sur leur propre fonctionnement, sur leurs ressources humaines ou sur la maladie que sur la personne elle-même (Ljungberg et al., 2016).

Se centrer sur le patient et ses préoccupations peut être difficile dans les soins aux personnes ayant des troubles psychotiques. Les cliniciens peuvent éviter de se centrer sur les préoccupations du patient quand celui-ci présente des idées délirantes : il peut éviter de parler des idées délirantes par crainte de les renforcer ; il peut mettre en avant qu'il ne partage pas l'expérience du patient ou lui signifier précocement que ses idées sont une mauvaise interprétation de la réalité, avant même de les avoir explorées. Ces attitudes peuvent engendrer chez le patient le sentiment de ne pas être compris et peuvent ainsi interférer avec la relation thérapeutique. Une étude avec des patients qui ont une schizophrénie de longue durée indique que les symptômes psychotiques ne sont pas mentionnés dans 27 % des entretiens (Federico et al., 2013). Les patients rapportent l'absence de symptôme dans 34 % des séances et évitent de parler de ceux-ci dans 6 % des séances. Selon cette étude, les cliniciens cherchent à parler des symptômes psychotiques dans 15 % des séances et évitent d'en parler dans 18 % des séances (Federico et al., 2013). Curieusement, les symptômes psychotiques sont davantage discutés avec les patients qui présentent plus de symptômes négatifs ou généraux que les patients qui ont principalement des symptômes psychotiques. Une étude basée sur l'analyse conversationnelle montre que les cliniciens d'un service de consultations ambulatoires ont tendance à ne pas se centrer sur les soucis des patients envers leur expérience psychotique durant leur entretien (Mccabe et al., 2002). Ces préoccupations semblent rester sans réponse durant la séance. Cela conduit les patients à parler de leurs soucis en fin de consultation, mais les cliniciens continuent d'éviter d'en discuter. L'étude relève que dans un service de consultations ambulatoires, les cliniciens sont familiers avec les croyances des patients et peuvent s'abstenir d'en parler pour éviter les mésententes. Une autre étude utilisant l'analyse conversationnelle lors du premier entretien à l'hôpital a mis en évidence que les cliniciens posent habituellement des questions pour obtenir des informations sur le contenu des idées délirantes, explorent l'impact de ces symptômes sur le comportement et le fonctionnement des patients, et remettent en question la validité des croyances ou proposent des explications alternatives (Zangrilli et al., 2014). Les deux premières stratégies ne conduisent à aucune controverse avec les patients et devraient faire partie de l'évaluation initiale lors de soins aigus. Par contre, questionner la validité des croyances est une stratégie qui peut mettre les patients en position défensive et créer un désaccord avec le clinicien. Ces désaccords peuvent également survenir quand les cliniciens proposent des explications alternatives, mais moins fréquemment que lorsqu'ils remettent en question la validité des croyances. La remise en question de la validité des croyances lors du premier entretien peut être utile pour vérifier la manière dont les idées délirantes sont établies et les distinguer des idées surévaluées, mais cette approche comporte le risque d'un désaccord explicite qui peut conduire le patient à ne pas se sentir compris et respecté. Lors du premier entretien, établir une relation basée sur le respect et la compréhension du patient est certainement plus important qu'explorer tous les aspects de la psychopathologie, qui peuvent être abordés dans les entretiens suivants, une fois la relation thérapeutique établie.

Le problème de l'observance médicamenteuse et du désengagement des soins est une autre menace à la relation centrée sur le patient. Le suivi du traitement neuroleptique est considéré par les professionnels comme une condition nécessaire au rétablissement des patients. Toutefois, les effets secondaires des médicaments, le manque de confiance dans le prescripteur, la non-reconnaissance de la maladie, la peur de la stigmatisation ou l'ambivalence envers les symptômes psychotiques peuvent être des raisons pour le patient de ne pas les prendre (Moritz et al., 2013). Un tiers des patients avec des troubles psychiatriques sévères ayant eu un contact avec un système de soins va se désengager, notamment les patients avec un début de maladie précoce ou qui consomment des substances (Kreyenbuhl et al., 2009). La majorité des écrits décrit le désengagement comme le résultat de l'aggravation des problèmes psychiatriques (Farrelly et Lester, 2014). Pourtant la non-observance du traitement ou le désengagement des soins peuvent refléter la perspective des patients selon laquelle le traitement ne répond pas à leurs besoins ou n'est pas dispensé de façon collaborative. Reconnaître que les patients peuvent refuser le traitement ou se désengager à cause d'un manque de bénéfices perçus permet de les considérer comme des acteurs rationnels qui cherchent une amélioration de leur santé. Inversement, en attribuant le désengagement ou le manque d'observance du traitement aux troubles psychiatriques, les patients sont considérés comme dépourvus de la capacité d'agir rationnellement. Cette contradiction illustre une ambiguïté majeure dans le concept de soins centrés sur le patient et conduit parallèlement à un conflit de rôles, renforcé par la notion de responsabilité.

La crainte d'être tenu pour responsable des actes du patient constitue un troisième obstacle à l'établissement, ou au maintien, d'une relation centrée sur le patient. Il y a un consensus clair dans la littérature sur le fait que les cliniciens se sentent responsables et peuvent effectivement être tenus pour responsables des comportements des patients. Cette responsabilité les oblige à jouer un rôle de moniteur ou d'agent d'application. En acceptant que la responsabilité repose sur les cliniciens, les patients ne peuvent pas s'autodéterminer. Du point de vue des patients, il existe une certaine disparité dans leurs perspectives sur la responsabilité de leurs actes (Ljungberg et al., 2015). Certains patients sont catégoriques sur la nécessité d'être tenus pour responsables de leur vie, de leur bien-être et de leurs actions. D'autres considèrent que les professionnels doivent les protéger. Les deux points de vue se réfèrent à la question des fluctuations de la capacité à prendre des décisions, mais ils ne sont pas forcément antagonistes. Toutefois, le dilemme de la responsabilité génère une véritable tension entre les besoins des cliniciens de remplir leur rôle et les besoins d'une partie des patients qui désirent être traités comme des adultes capables de s'autodéterminer. Nous relevons que la question du discernement est peu développée dans les discours professionnels et scientifiques concernant la relation thérapeutique. Une autre étude a démontré que lorsque les cliniciens se sentent responsables des actes des patients, ils répondent en utilisant davantage de contrôle et réduisent les occasions pour les patients de s'autodéterminer, risquant ainsi de compromettre la relation thérapeutique (Farrelly et Lester, 2014). Les psychiatres semblent davantage enclins à promouvoir les choix des patients et leur autonomie s'ils craignent moins d'être poursuivis pour mauvaise pratique et valorisent un code personnel de pratique éthique. Le fait de prioriser un management du risque qui recourt aux limitations, à la contrainte et à la restriction de l'autonomie des patients montre des effets indésirables sur la relation thérapeutique. Malgré le fait qu'un clinicien valorise la relation thérapeutique, ce dernier peut, par moments, préférer les interactions qui réduisent le risque d'être tenu pour responsable d'une conséquence négative (suicide, violence, par exemple). Un clinicien peut ainsi endosser différents rôles ou différentes positions, mais va privilégier les interactions qui réduiront le risque pour lui d'être tenu responsable d'une conséquence négative. La relation thérapeutique va donc être grandement influencée par le climat politique ou juridique dans laquelle elle prend place.

Une relation basée sur le respect

Le respect dans une relation thérapeutique est décrit dans la littérature comme le regard positif inconditionnel qui comprend les concepts de chaleur, de respect, d'acception, d'ouverture, de soutien, et constitue avec l'empathie et l'authenticité l'une des attitudes fondamentales de la relation d'aide. Le patient devrait être accepté et reconnu comme une personne et son point de vue pris au sérieux et considéré comme important. Si les principes de regard positif et d'empathie sont largement reconnus par la communauté professionnelle et scientifique comme des ingrédients nécessaires au changement thérapeutique, les études testant cette affirmation sont peu concluantes : elles sont souvent composées d'échantillons de petites tailles et la multiplicité des concepts étudiés ainsi que l'insuffisance de définitions opérationnelles de ceux-ci ont conduit à des résultats contradictoires (Priebe et al., 2011a).

Les recherches centrées sur les représentations et le vécu des patients contribuent à cerner ce qui constitue une relation basée sur le respect. Les patients désirent être considérés comme des êtres humains, des personnes qui ont une vie au-delà de leur problème de santé mentale et à qui on reconnaît des besoins en dehors de la maladie (Ljungberg et al., 2015). Ils souhaitent que les professionnels reconnaissent leur partie saine, leurs forces et leurs qualités. Ils accordent également une grande importance au fait d'être acceptés pour qui ils sont, de se sentir dignes de confiance, d'être respectés dans l'écoute de leurs expériences, pensées et opinions. Le besoin des patients d'être considérés et estimés par les professionnels apparaît de façon récurrente dans les recherches : cela se manifeste par le fait que les professionnels se souviennent d'eux, pensent à eux, vérifient qu'ils vont bien ou fassent preuve de volonté et de dévouement à vouloir vraiment les aider. Les patients décrivent ce phénomène comme le fait d'être écoutés avec attention, d'être compris, ainsi que de constater que les professionnels cherchent à les comprendre et qu'ils font preuve d'empathie pour leur situation ou pour la souffrance qu'ils endurent. Ils considèrent les professionnels comme aidants s'ils détiennent des connaissances qu'ils partagent avec eux et qu'ils présentent les compétences associées à leur rôle professionnel. Par ailleurs, la position du professionnel dans le réseau social des patients avec des troubles persistants constitue un point important, notamment du fait qu'il est tenu à la confidentialité et qu'il n'est pas lié à leur réseau social. En outre, il peut faire preuve de patience et discuter des problèmes et des besoins que les patients ne peuvent pas évoquer avec d'autres personnes au risque d'être incompris ou stigmatisés. D'autres caractéristiques reconnues comme aidantes dans le rôle professionnel sont la capacité d'obtenir des ressources pour les patients, d'agir comme des alliés, de travailler avec d'autres professionnels ou d'exercer une influence sur le système de santé pour organiser ou pour obtenir les soins ou le soutien requis. Les participants des différentes études apprécient le soutien centré sur la vie plutôt que sur la maladie, l'aide concrète pour le traitement médicamenteux, le soutien pratique dans la vie quotidienne et l'aide pour entretenir une vie sociale (Ljungberg et al., 2015). Les patients décrivent le soutien des professionnels en termes de feedback positif, d'aide pour se tourner vers le futur et aller de l'avant, d'encouragement à atteindre les buts établis, d'espoir envers la réussite du traitement et envers l'avenir. Les patients identifient également des caractéristiques professionnelles aidantes en périodes critiques : être une personne sûre et stable, être présent pour aider, être la personne vers qui on peut se tourner en cas de crise, être capable de rester calme et confiant face à une situation de détresse. Les patients considèrent également que le professionnel peut aller jusqu'à prendre des décisions et le contrôle de la situation quand les personnes ne sont plus capables de le faire par elles-mêmes. Parler avec les professionnels est considéré comme aidant de différentes manières : le fait de pouvoir parler librement, sans craindre des mesures indésirables, de pouvoir partager des informations sensibles, de discuter ouvertement ou d'adresser les questions qui se posent au sein même de la relation avec le professionnel. Les patients apprécient également de parler de sujets ordinaires qui ne sont pas directement liés aux soins et qui leur permettent d'entrevoir d'autres perspectives que la détresse. Cela semble également avoir une fonction de ventilation des émotions.

L'implication du patient dans les prises de décision

Une revue de la littérature permet de repérer un consensus croissant en psychiatrie sur la nécessité de partager la prise de décision entre le clinicien et le patient. Différentes dimensions de cette démarche ont été étudiées, telles que la particularité du phénomène en psychiatrie, ses effets, le vécu et les représentations des patients.

Il semble que les décisions partagées sont moins fréquentes en psychiatrie qu'en médecine générale (Stovell et al., 2016). Pourtant, les patients expriment davantage le désir d'être impliqués dans les décisions que les patients en soins de santé primaire, particulièrement s'ils sont jeunes et s'ils ont une attitude négative envers le traitement médical (Hamann et al., 2005). Les résultats des essais cliniques randomisés indiquent que les décisions partagées tendent à réduire le recours au traitement forcé dans les soins futurs (Stovell et al., 2016). Le recours à la décision partagée ne semble pas lié à la longueur de la consultation, mais plutôt à des caractéristiques personnelles du professionnel. Les psychiatres de sexe féminin ont davantage tendance à impliquer les patients dans les décisions, dans une moindre mesure en ce qui concerne les patients avec plus de symptômes négatifs (Mccabe et al., 2013). Une étude conversationnelle indique que la pression utilisée par le prescripteur autour du traitement neuroleptique n'est pas forcément liée à la gestion des risques mais davantage à la crainte de celui-ci de perdre la face (Quirk et al., 2012).

Généralement, les patients expriment une préférence élevée pour avoir des informations sur leur maladie et les options thérapeutiques. Pourtant, la décision partagée ne semble pas forcément constituer la meilleure option pour tous les patients dans toutes les situations. En effet, les préférences sur la participation aux décisions peuvent être différentes dans le cadre d'une urgence ou dans une consultation de routine pour discuter d'un problème à long terme. La confiance des patients envers leur clinicien est augmentée quand celui-ci les amène à prendre leurs propres décisions concernant le traitement (Laugharne et al., 2012). Une autre étude montre que les patients qui souffrent de schizophrénie et qui veulent participer aux décisions les concernant sont davantage insatisfaits des soins et sceptiques envers le traitement médicamenteux. Ils préfèrent ne pas participer aux décisions lorsqu'ils jugent leur capacité décisionnelle faible ou qu'ils possèdent peu d'informations (Hamann et al., 2011). Les patients pensent que leurs priorités et leurs besoins doivent être au centre du soutien et de la relation avec le professionnel pour que celle-ci leur soit utile (Ljungberg et al., 2015). Ils considèrent également que le professionnel doit être flexible et sensible à leur point de vue sur la situation et à leurs préférences en lien avec leur nationalité et leur culture, à leurs changements de besoins en temps de crise et dans les différentes étapes de la relation. Les patients disent également apprécier que le professionnel partage le pouvoir, reconnaisse et renforce leur indépendance et les aide à réaliser qu'ils ont la capacité d'agir par eux-mêmes. Ils éprouvent alors le sentiment, considéré comme primordial, d'avoir de l'influence sur l'aide reçue, le traitement prescrit et les décisions à prendre, plutôt que d'être des receveurs passifs. Le partage des décisions dans la relation est alors décrit comme essentiel pour accroître son influence et coopérer avec le professionnel. Selon les patients, les actions concrètes qui facilitent la collaboration sont : fournir des informations concernant la situation et les options disponibles, être honnête concernant les options thérapeutiques et aider les patients à formuler leurs besoins et leurs buts si nécessaire. Toutefois, certaines personnes interviewées expriment explicitement le désir que les professionnels prennent eux-mêmes les décisions concernant le soutien et leur traitement (Ljungberg et al., 2015).

Considérant cette revue de littérature, il nous semble important d'identifier et d'envisager les moyens d'impliquer les patients dans les décisions, particulièrement ceux qui se perçoivent comme incapables de participer aux décisions.

Authenticité et dévoilement de soi

Il existe un consensus dans la littérature scientifique et professionnelle quant à l'authenticité et à la chaleur comme ingrédients essentiels dans la communication soignante. De nombreuses recherches auprès des patients en psychiatrie relèvent que la *touche personnelle* est valorisée par les patients. Les relations appréciées par les patients sont décrites comme mutuelles et égalitaires; elles permettent au clinicien et au patient de sortir des rôles standardisés et hiérarchiques de la relation professionnelle et de se rencontrer comme deux personnes particulières et complexes. Dans ce type de relation, le clinicien semble davantage considéré *comme un ami* et moins strictement comme un professionnel parmi d'autres. La valeur et la réciprocité émotionnelle que le professionnel accorde à la relation semblent expliquer ce phénomène. Du point de vue du patient, *faire un extra* – c'est-à-dire accorder davantage de temps que nécessaire, intégrer un patient dans un programme déjà chargé, offrir un cadeau, prêter de l'argent ou le prendre pour un trajet en voiture – contribue à l'expression d'une forme d'authenticité et donc à une bonne relation thérapeutique. Ces actions ont une forte valeur symbolique car elles vont au-delà de ce qui est attendu du rôle professionnel ou des limites imposées par l'organisation de soins (Ljungberg et al., 2015).

Les études ont démontré non seulement que l'authenticité est associée à une meilleure alliance thérapeutique, mais également que la confiance octroyée par les patients est augmentée lorsque les cliniciens dévoilent des informations personnelles (Laugharne et al., 2012). Le concept de dévoilement de soi - *self-disclosure* dans la littérature anglophone - permet de rendre opérationnelle la notion d'authenticité. Le dévoilement de soi est défini comme les comportements ou les verbalisations qui révèlent une information personnelle du clinicien au patient. Les travaux dans le domaine de la psychothérapie catégorisent les pratiques de dévoilement de soi des professionnels comme évitables, accidentelles ou délibérées, ou encore, comme *inéluctables* (exemple : une grossesse) ou *involontaires* (exemple : un transfert-contre-transfert) (Nguyen et al., 2017). Ce type de dévoilement est envisagé comme une technique psychothérapeutique intentionnelle qui soutient le traitement et qui doit être basée sur le meilleur intérêt du patient. La question de son usage approprié ou inapproprié reste ouverte et les ébauches de réponses restent vagues, évoquant la motivation ou l'intérêt du thérapeute pour le traitement du patient, son degré d'expérience et l'approche thérapeutique utilisée. Le dévoilement de soi contribue à réduire le sentiment de honte du patient et à normaliser son expérience, à favoriser son autonomie, à améliorer la relation et l'alliance thérapeutique et à modéliser-enseigner des habiletés communicationnelles spécifiques. Lorsque le dévoilement de soi est utilisé de façon intentionnelle et réfléchie, il peut être un levier utile pour modifier la position du patient dans la relation thérapeutique (Nguyen et al., 2017), notamment pour lui redonner du pouvoir. Cependant, les dévoilements personnels peuvent être difficiles à concilier avec les codes éthiques de la relation professionnelle, ce qui explique la controverse de cette pratique dans la littérature et dans la clinique : elle est tantôt prescrite et envisagée comme consubstantielle à la compétence professionnelle, tantôt décriée, et on encourage plutôt les professionnels à établir une distance relationnelle avec le patient (Farrelly et Lester, 2014). En effet, communiquer de façon authentique en dévoilant des informations sur soi peut être préjudiciable si les émotions sont négatives à l'égard du patient ou si les informations partagées s'écartent de la préoccupation de ce dernier.

Au regard de ces données scientifiques, nous relevons que le dévoilement du professionnel est bénéfique pour la relation thérapeutique lorsqu'il est utilisé sciemment car il semble augmenter la confiance du patient et renforcer ainsi l'alliance thérapeutique. La pertinence de son usage dépend de la relation thérapeutique particulière et de son contexte.

Utilisation d'un modèle thérapeutique

Plusieurs études s'accordent sur le fait que l'usage d'un modèle thérapeutique cohérent est un ingrédient bénéfique à la relation thérapeutique, indépendamment du modèle utilisé et sans forcément une affiliation formelle à une psychothérapie spécifique. Il semble d'ailleurs que la croyance dans l'efficacité d'une méthode aurait plus d'impact sur l'efficacité d'une intervention que les caractéristiques du modèle thérapeutique choisi (Wampold, 2001). De plus, la probabilité d'opérer un changement thérapeutique est plus importante si la relation est combinée à l'application flexible et compétente d'une méthode testée empiriquement.

Développer, maintenir et réparer la relation thérapeutique

Les défis autour de la relation thérapeutique dans la pratique

La relation que les cliniciens établissent avec leurs patients tient à la qualité de l'alliance selon les différentes variables décrites dans la partie précédente, mais notre expérience clinique nous permet d'affirmer que ces variables n'ont probablement pas la même pertinence pour chacun des objectifs cliniques : la prise en considération des préoccupations du patient est particulièrement utile pour obtenir des informations pertinentes, alors que l'authenticité est plus particulièrement utile pour construire une alliance thérapeutique, et le recours à un modèle thérapeutique particulièrement utile pour induire un changement dans le fonctionnement du patient.

Selon nous, dans la pratique quotidienne, la relation thérapeutique peut être appréhendée sur un continuum allant d'une relation mutuellement bénéfique et productive à une relation conflictuelle et non productive; la première peut être caractérisée par un lien de confiance, une orientation sur les besoins et intérêts du patient et le respect, l'implication du clinicien et les décisions partagées, alors que la deuxième peut être marquée par la méfiance, l'irrespect, le désintérêt et les décisions prises unilatéralement. Le tableau 28.1 présente ces variables selon qu'elles se manifestent dans une relation thérapeutique ou non thérapeutique.

Cette polarisation de la relation thérapeutique dans ses variables principales est générée par

Tableau 28.1 Les points du continuum entre la relation thérapeutique et la relation non-thérapeutique.

	Relation thérapeutique	Relation non-thérapeutique
Relation de confiance orientée sur le patient	Les buts de la relation sont basés sur un accord mutuel entre le patient et le clinicien; le clinicien est centré sur le patient.	Les buts du patient et du clinicien divergent; le patient a de la difficulté à partager les informations par crainte de conséquences négatives potentielles.
Respect	Les attitudes et les comportements de respect augmentent la confiance et la collaboration; le soignant est centré sur la personne, qui est perçue avec un potentiel d'autonomisation. Le clinicien est perçu comme disponible, authentique, empathique et humain.	Le soignant est centré sur les risques potentiels liés à la maladie et aux symptômes; le patient perçoit le clinicien comme limitant, contrôlant ou coercitif.
Authenticité	La relation est authentique et professionnelle; le clinicien est perçu comme sincèrement engagé dans la relation.	Le patient ne perçoit pas le professionnel comme personnellement engagé dans la relation. Ou au contraire, la relation devient trop personnelle et perd son objectif thérapeutique.
Décisions	Les décisions sont partagées et conjointement élaborées; le clinicien et le patient ont des buts communs.	Les décisions sont prises unilatéralement par le professionnel ou par le patient; le clinicien et le patient ont des buts différents.

une ambiguïté fondamentale dans l'objectif de la relation entre le clinicien et le patient : le but est-il pour le clinicien d'obtenir l'acceptation des soins, ou de trouver un accord sur une démarche conjointe en vue de l'amélioration clinique du patient ? Ce manque de consensus conduit à des conflits de rôles qui amènent les cliniciens et les patients à interagir avec des attentes différentes. Une autre divergence possible des perspectives d'actions concerne l'importance accordée au traitement par l'un et l'autre. Les pressions externes (politiques, juridiques, réglementaires) quant à la responsabilité du clinicien concernant les actes du patient vont influencer grandement cette relation. Le clinicien sera tenté de privilégier la sécurité à l'autonomisation, induisant des effets délétères sur la relation thérapeutique et le risque que le patient se désengage de celle-ci. Des outils d'évaluation précoce du risque permettent de réduire ce dilemme, en procédant à l'anticipation des risques par le clinicien et le patient bien en amont de leur apparition (*voir* la fiche utilisée par notre équipe en annexe, encadré 28.1).

Il existe une autre tension dans la gestion de la relation thérapeutique, celle des limites de l'authenticité. Certains codes déontologiques ou règlements institutionnels peuvent prohiber le partage d'informations personnelles par le clinicien. Ces règles ont une certaine légitimité pour la protection des personnes et de la relation thérapeutique : la charge émotionnelle occasionnée par une relation qui deviendrait trop personnelle pourrait non seulement causer une perte du focus thérapeutique, mais également mettre en danger l'alliance entre le clinicien et le patient. Il semble donc pertinent de rappeler que le dévoilement d'informations personnelles de la part du clinicien est un outil puissant pour favoriser l'alliance thérapeutique s'il est indubitablement centré sur les besoins du patient et non sur ceux du professionnel.

La revue de littérature et notre propre analyse des variables de la relation thérapeutique dans la pratique nous conduisent à envisager cette relation dans ses dimensions professionnelle et interpersonnelle. Les patients et cliniciens sont liés par un contrat relationnel particulier qui distribue à chacun des rôles spécifiques et caractérise par cela cette relation, la différenciant de toutes autres. Cette dimension professionnelle répond à des normes et à des attentes contextuelles et organisationnelles qui déterminent la relation. Cependant, les interactions en cours de thérapie rendent manifestes toutes les négociations nécessaires au développement, au maintien ou à la réparation de l'alliance au sein du tandem clinicien-patient. La dimension interpersonnelle se donne donc à voir, de manière dynamique, dans la rencontre du clinicien et du patient en tant que personnes plutôt que dans des rôles prédéfinis. Après avoir présenté les variables d'une relation thérapeutique sur un continuum selon qu'elles contribuent à une relation positive et thérapeutique ou conflictuelle et non thérapeutique, ces variables peuvent être modélisées selon qu'elles contribuent à la dimension professionnelle ou à la dimension interpersonnelle. Chacune des variables (ou ingrédients) rendue manifeste dans les interactions permet de caractériser à la fois la manière dont le clinicien endosse son rôle (dimension professionnelle) et son positionnement au cours des interactions (dimension interpersonnelle). Comme évoqué précédemment, l'endossement des rôles, réciproquement de clinicien et de patient, configure une relation à tendance complémentaire et asymétrique, alors que les négociations des ingrédients de la relation rendent compte d'une relation à tendance égalitaire et symétrique. Pour faciliter une relation thérapeutique, les actions et les processus doivent pouvoir se déplacer entre ces deux dimensions selon les personnes, le processus thérapeutique et les événements. Ainsi, les préférences, les besoins, la personnalité et les opinions du patient s'avèrent essentiels pour le clinicien afin d'ajuster les variables de la relation et la rendre ainsi thérapeutique pour le patient. La compréhension empathique du patient devrait ainsi guider le professionnel dans ses changements de place en lui permettant d'acquérir une flexibilité posturale. La figure 28.1 présente ces deux axes.

Conclusion

Les résultats de cette revue de la littérature mettent en exergue l'importance de la relation thérapeutique comme base des interventions qui vont soutenir le rétablissement des

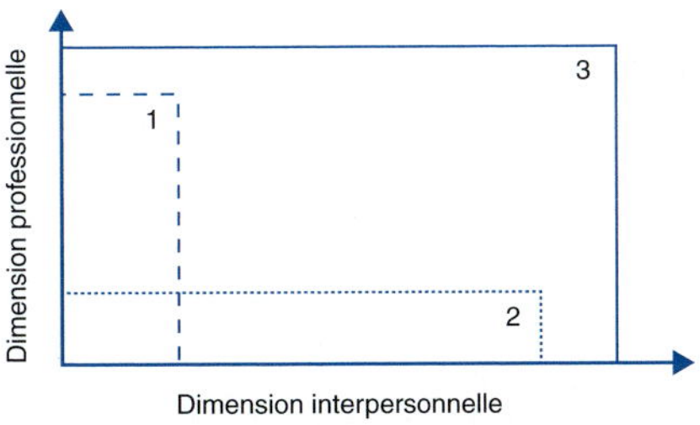

Le clinicien 1 valorise la dimension professionnelle au dépend de la dimension relationnelle. Il est compétent sur le plan professionnel mais risque de ne pas réussir à engager le patient dans une relation thérapeutique à long terme. Le clinicien 2 inversement valorise la dimension interpersonnelle au dépend de la dimension professionnelle. Il aura de la facilité à engager le patient dans la relation, mais ne saura ensuite pas forcément quoi faire avec lui. Le clinicien 3 valorise les deux dimensions. Il saura engager et maintenir la relation et pourra plus facilement conduire le patient vers une amélioration symptomatique fonctionnelle.

Figure 28.1 Dimensions interpersonnelles et professionnelles de la relation thérapeutique.
Source : Jérôme Favrod et collaborateurs.

personnes avec des psychoses. Certaines ambiguïtés spécifiques à la relation thérapeutique ont été identifiées, telles que la protection du patient au détriment de la considération de ses préoccupations qui peut conduire ce dernier à se désengager des soins, ou l'authenticité du clinicien qui peut conduire à des messages contradictoires et menacer l'alliance thérapeutique. La gestion conjointe et anticipée du risque pourrait réduire le dilemme du clinicien lié à la contradiction entre les soins centrés sur le patient et le recours à la contrainte. En ce qui concerne le dévoilement du clinicien, utile et efficace pour une relation thérapeutique, il semble nécessaire de poursuivre les études qui décrivent ce phénomène et en évaluent l'efficacité. Les réflexions présentées dans ce chapitre, basées sur la littérature scientifique et l'expérience clinique des auteurs, tendent à encourager une revalorisation de la formation à la relation thérapeutique. En effet, depuis quelques années, les cursus de formation semblent négliger le développement des connaissances et des compétences dans ce domaine spécifique, qui devraient y reprendre une place plus centrale. La recherche sur l'efficacité de la relation thérapeutique avec les personnes atteintes de troubles psychotiques ainsi que sur les processus interpersonnels impliqués devrait également être valorisée et encouragée par la communauté scientifique.

Annexe

ENCADRÉ 28.1

Anticipation partagée des risques

Date : ____________________

Alarme déclenchée par thérapeute ☐, patient ☐, proche ☐, autre (veuillez préciser) :

____

____

Veuillez signer la fiche une fois celle-ci remplie.

Nom : ____________ Prénom : ____________ Signature : ____________

Pour un risque concernant :

Nom : ____________ Prénom : ____________ Signature : ____________

Préciser le risque ou l'inquiétude :

____

____

Exemple de risques : péjoration de l'état clinique, absence d'amélioration clinique, effets secondaires, rechute, violence, agression, automutilation, suicide, négligence, rupture du lien, atteinte à la réputation, perte ou réduction des droits légaux (curatelle, obligation de soin, placement à des fins d'assistance ou de traitement, droit à l'information, droit d'aller et venir, etc.), appauvrissement économique, abus de substances, victimisation, etc.

Décision partagée sur les mesures à prendre pour réduire le risque anticipé, pour chaque mesure veuillez préciser qui est responsable de la mesure :

____

____

____

____

____

____

____

____

Date de l'évaluation des effets des mesures prises : ____________________

Références

Farrelly, S., & Lester, H. (2014). « Therapeutic relationships between mental health service users with psychotic disorders and their clinicians : A critical interpretive synthesis ». *Health Soc Care Community, 22*, 449–460.

Federico, M. T., Priebe, S., Fusco, C., Strapelli, N., Singh, R., & Mccabe, R. (2013). « Communication about psychotic symptoms in long-term psychiatric illness ». *Psychopathology, 46*, 233–240.

Hamann, J., Cohen, R., Leucht, S., Busch, R., & Kissling, W. (2005). « Do patients with schizophrenia wish to be involved in decisions about their medical treatment ? ». *Am J Psychiatry, 162*, 2382–2384.

Hamann, J., Mendel, R., Reiter, S., Cohen, R., Buhner, M., Schebitz, M., Berthele, A. (2011). « Why do some patients with schizophrenia want to be engaged in medical decision making and others do not ? ». *J Clin Psychiatry, 72*, 1636–1643.

Kreyenbuhl, J., Nossel, I. R., & Dixon, L. B. (2009). « Disengagement from mental health treatment among individuals with schizophrenia and strategies for facilitating connections to care : a review of the literature ». *Schizophr Bull, 35*, 696–703.

Laugharne, R., Priebe, S., Mccabe, R., Garland, N., & Clifford, D. (2012). « Trust, choice and power in mental health care : Experiences of patients with psychosis ». *Int J Soc Psychiatry, 58*, 496–504.

Ljungberg, A., Denhov, A., & Topor, A. (2015). « The art of helpful relationships with professionals : A meta-ethnography of the perspective of persons with severe mental illness ». *Psychiatr Q, 86*, 471–495.

Ljungberg, A., Denhov, A., & Topor, A. (2016). « Non-helpful relationships with professionals : A literature review of the perspective of persons with severe mental illness ». *J Ment Health, 25*, 267–277.

Mccabe, R., Heath, C., Burns, T., & Priebe, S. (2002). « Engagement of patients with psychosis in the consultation : Conversation analytic study ». *BMJ, 325*, 1148–1151.

Mccabe, R., Khanom, H., Bailey, P., & Priebe, S. (2013). « Shared decision-making in ongoing outpatient psychiatric treatment ». *Patient Educ Couns, 91*, 326–328.

Moritz, S., Favrod, J., Andreou, C., Morrison, A. P., Bohn, F., Veckenstedt, R. Karow, A. (2013). « Beyond the usual suspects : Positive attitudes towards positive symptoms is associated with medication noncompliance in psychosis ». *Schizophr Bull, 39*, 917–922.

Nguyen, A., Frobert, L., & Favrod, J. (2017). In *Impact of self-disclosure of professionals on empowerment of patients, a conversational analysis. 6th European conference on Schizoprenia Research, Berlin.*

Priebe, S., Dimic, S., Wildgrube, C., Jankovic, J., Cushing, A., & Mccabe, R. (2011a). « Good communication in psychiatry – a conceptual review ». *Eur Psychiatry, 26*, 403–407.

Priebe, S., Richardson, M., Cooney, M., Adedeji, O., & Mccabe, R. (2011b). « Does the therapeutic relationship predict outcomes of psychiatric treatment in patients with psychosis ? A systematic review ». *Psychother Psychosom, 80*, 70–77.

Quirk, A., Chaplin, R., Lelliott, P., & Seale, C. (2012). « How pressure is applied in shared decisions about antipsychotic medication : A conversation analytic study of psychiatric outpatient consultations ». *Sociol Health Illn, 34*, 95–113.

Stovell, D., Morrison, A. P., Panayiotou, M., & Hutton, P. (2016). « Shared treatment decision-making and empowerment-related outcomes in psychosis : Systematic review and meta-analysis ». *Br J Psychiatry, 209*, 23–28.

Wampold, B. E. (2001). *The Great Psychotherapy Debate : Models, Methods, and Findings*. Mahwah, NJ : Lawrence Erlbaum Associates Publishers.

Zangrilli, A., Ducci, G., Bandinelli, P. L., Dooley, J., Mccabe, R., & Priebe, S. (2014). « How do psychiatrists address delusions in first meetings in acute care ? A qualitative study ». *BMC Psychiatry, 14*, 178.

Le rôle de l'engagement dans la remédiation cognitive chez les adolescents

Chapitre 29

Alexandra R.-Mercier, Jennifer Fredricks, Caroline Cellard

PLAN DU CHAPITRE

La présence d'un trouble psychiatrique chez les adolescents est associée à des atteintes cognitives (Lewin et al., 2014; Wagner et al., 2015) exerçant un impact notable sur leur fonctionnement social. En effet, certains domaines cognitifs représentent des déterminants du fonctionnement social des adolescents atteints de troubles psychiatriques. Par exemple, les fonctions exécutives seraient un déterminant de la capacité d'adaptation, de communication et de socialisation chez les adolescents aux prises avec un trouble de l'attention avec hyperactivité (TDA/H) (Clark et al., 2002). Une difficulté d'inhibition serait un déterminant de la capacité à générer des stratégies et à adopter des comportements coopératifs chez les adolescents avec des problèmes émotionnels (Ciairano et al., 2007). Le fonctionnement neuropsychologique global et la vitesse de traitement de l'information seraient des déterminants du fonctionnement social des adolescents et des jeunes adultes à haut risque de développer un trouble psychotique (Carrión et al., 2011). Il est donc possible qu'une intervention de remédiation cognitive ciblant les déterminants cognitifs du fonctionnement social des adolescents module non seulement leur fonctionnement cognitif, mais également leur fonctionnement social.

La remédiation cognitive chez les adolescents atteints de troubles psychiatriques

Bien que la remédiation cognitive auprès d'adolescents reste émergente, les études réalisées à ce jour suggèrent qu'elle est une avenue thérapeutique prometteuse. Par exemple, Puig et al., (2014) ont évalué l'efficacité d'un programme de remédiation cognitive de type papier-crayon auprès d'adolescents atteints de troubles psychotiques. Un devis randomisé contrôlé a permis de comparer l'efficacité de l'intervention de remédiation cognitive à celle d'un traitement habituel, c'est-à-dire de la psychoéducation et un suivi par un psychologue et/ou un travailleur social. Après vingt semaines de thérapie par remédiation cognitive, une amélioration du fonctionnement cognitif a été observée. Plus précisément, une meilleure performance aux tâches évaluant la mémoire verbale, la mémoire de travail et les fonctions exécutives a été démontrée et s'est maintenue trois mois après la thérapie (Puig et al., 2014). La thérapie de remédiation cognitive a également entraîné des modifications sur le plan fonctionnel, comme une amélioration des compétences sociales et de la capacité d'adaptation (Puig et al., 2014). Une étude réalisée par Holzer et al., (2014) a démontré l'efficacité du programme informatisé de remédiation cognitive Captain's Log Software chez des adolescents présentant un trouble psychotique. L'efficacité du programme Captain's Log Software a été comparée à celle d'un programme composé uniquement de jeux vidéo par un essai randomisé contrôlé. Les résultats révèlent une amélioration des habiletés visuo-spatiales, de l'attention et de la mémoire après huit semaines de thérapie. De plus, une réduction des symptômes psychiatriques et une amélioration du fonctionnement socio-occupationnel ont été observées (Holzer et al., 2014). Une étude réalisée par Urben et al., (2012) a évalué l'efficacité du programme Captain's Log auprès d'adolescents atteints d'un trouble psychotique. Les auteurs ont utilisé un devis randomisé contrôlé afin de comparer l'effet du programme Captain's Log avec l'effet d'un programme basé sur des jeux vidéo. Les résultats démontrent une amélioration de la performance aux tâches d'inhibition et de raisonnement ainsi qu'une réduction marginale de la sévérité des symptômes psychiatriques (Urben et al., 2012).

Une étude réalisée par Steeger et al., (2016) a démontré l'efficacité de Cogmed Working Memory Training, une intervention informatisée de remédiation cognitive, ciblant la mémoire de travail chez les adolescents atteints d'un TDA/H. L'efficacité du programme Cogmed Working Memory Training a été comparée à celle d'une condition contrôle sans traitement dans le cadre d'un essai randomisé contrôlé. Les résultats démontrent une amélioration de la mémoire de travail après cinq semaines de thérapie. Les auteurs rapportent également une réduction des symptômes d'inattention, des problèmes de comportement et des difficultés exécutives rapportés par les parents (Steeger et al., 2016). Finalement, Steiner et al., (2011) ont démontré l'efficacité d'un programme informatisé auprès d'adolescents atteints d'un TDA/H. Il s'agit d'un programme d'une durée de seize semaines ciblant l'attention, la résolution de problèmes et la mémoire de travail (Steiner et al., 2011). Dans cette étude, un essai randomisé contrôlé a démontré l'efficacité de ce programme de remédiation cognitive en comparant son effet à celui d'une condition contrôle sans traitement. Suite à la thérapie de remédiation cognitive, une réduction des symptômes associés au TDA/H a été rapportée par les parents (Steiner et al., 2011).

En somme, la majorité des études examinant les effets d'un programme de remédiation cognitive se sont principalement intéressées à une clientèle adolescente souffrant de troubles psychotiques ou d'un TDA/H. Les résultats suggèrent des gains cognitifs et fonctionnels. Au-delà de ces améliorations, plusieurs questions demeurent concernant les facteurs influençant la réponse thérapeutique. L'investigation des effets de la remédiation cognitive pourrait d'abord reposer sur la motivation et l'engagement des adolescents à s'impliquer dans ce processus thérapeutique. Dans ce contexte, l'attrition est une variable intéressante à explorer car elle permet de mieux cerner l'acceptabilité de la thérapie auprès des jeunes. Une analyse approfondie des facteurs explicatifs de l'attrition pourrait permettre d'offrir les meilleures modalités de traitement qui répondent aux besoins des adolescents.

L'attrition en remédiation cognitive chez les adolescents

Une étude clinique a exploré la faisabilité et l'acceptabilité d'un programme de remédiation cognitive auprès d'adolescents ayant vécu de la maltraitance et atteints de troubles psychiatriques (R.-Mercier et al., 2016). Dix adolescents ont suivi la thérapie CIRCuiTS (Computerised Interactive Remediation of Cognition – a Training for Schizophrenia; Reeder et Wykes, 2010), un programme informatisé développé initialement auprès d'une clientèle adulte souffrant de troubles psychotiques. Dans le cadre de cette étude, les adolescents ont évalué positivement le programme (R.-Mercier et al., 2016). Toutefois, certains adolescents ont abandonné la thérapie pour les raisons suivantes : difficulté à planifier les séances de thérapie, changement du milieu de vie et manque de défi dans les tâches proposées (R.-Mercier et al., 2016).

Les études évaluant les effets de la remédiation cognitive chez les adolescents souffrant de troubles psychotiques ont également observé de l'attrition dans leur échantillon. Dans l'étude de Puig et al., (2014), où une intervention de type papier-crayon a été proposée à des adolescents atteints de troubles psychotiques, un taux d'attrition de 41 % a été observé. Les raisons d'abandon rapportées par les auteurs sont les suivantes : exacerbation des symptômes, changement de pharmacothérapie, manque de motivation et changement de milieu de vie (Puig et al., 2014). Les auteurs ont observé que les participants ayant abandonné la thérapie avaient plus souvent un diagnostic de trouble schizoaffectif et un quotient intellectuel (QI) plus élevé que ceux qui sont allés au bout de la thérapie. Les taux d'attrition rapportés dans les études évaluant le programme Captain's Log chez les adolescents atteints de troubles psychotiques sont variables. D'abord, Holzer et al., (2014) ont observé un taux d'attrition de 17 % en raison d'un manque d'intérêt, de motivation et d'un changement de milieu de vie des participants. La seule variable qui différait significativement entre les adolescents ayant abandonné la thérapie et ceux qui l'ont poursuivie était le nombre d'années de scolarité. En effet, ceux ayant complété la thérapie avaient un nombre plus élevé d'années de scolarité (Holzer et al., 2014). Les auteurs rapportent que les participants ont été majoritairement satisfaits et motivés en raison du caractère ludique des tâches proposées (Holzer et al., 2014). Ensuite, l'étude réalisée par Urben et al., (2012) a plutôt démontré un taux d'attrition de 33 %, sans toutefois en indiquer les raisons.

Dans l'étude de Steeger et al., (2016), 15 % des adolescents atteints d'un TDA/H ont abandonné la thérapie Cogmed Working Memory Training. Les auteurs n'ont toutefois pas documenté les raisons de cette attrition (Steeger et al., 2016). Quant à l'intervention informatisée proposée par Steiner et al., (2011), 15 % des adolescents présentant un TDA/H ont abandonné la thérapie en raison d'une difficulté à planifier les séances. Certains des participants ont rapporté que les tâches étaient faciles à comprendre et que le clinicien était utile alors que d'autres ont mentionné que les tâches étaient ennuyeuses (Steiner et al., 2011).

Il est possible de constater, à la lumière des taux d'attrition rapportés dans les études, que différents facteurs nuisent à l'adhérence et à l'engagement des adolescents dans un processus de remédiation cognitive. Par contre, dans le cadre de ces études, aucune analyse de modérateurs ne permet d'identifier les mécanismes qui sous-tendent l'engagement des adolescents en remédiation cognitive. L'exploration de facteurs jouant un rôle modérateur sur l'adhérence et le succès thérapeutique de la remédiation cognitive a davantage été réalisée auprès d'adultes atteints de troubles psychiatriques.

Facteurs impliqués dans le succès thérapeutique

Des études ont démontré que des facteurs non spécifiques peuvent influencer le succès d'une thérapie de remédiation cognitive chez les adultes. Par exemple, l'alliance thérapeutique représente un facteur non négligeable en remédiation cognitive. Les clients qui perçoivent positivement la relation avec leur clinicien observent plus d'effets positifs et demeurent plus longtemps en thérapie (Huddy et al., 2012). Des variables cognitives peuvent également prédire la réponse au traitement. Par exemple, l'attention soutenue, la mémoire de travail et les fonctions exécutives représentent des déterminants de l'effet de la thérapie sur le fonctionnement social, alors que le QI prémorbide exerce une influence sur la généralisation des acquis (Fiszdon et al., 2008; Kurtz et al., 2009).

Par ailleurs, les caractéristiques de l'intervention de remédiation cognitive proposée doivent être prises en considération dans le succès de la thérapie. Le type d'approche utilisé peut influencer l'effet de la remédiation cognitive. Par exemple, une approche visant l'enseignement de stratégies plutôt que la pratique répétée d'exercices a un effet plus important sur le fonctionnement qui s'explique par la généralisation des acquis dans le quotidien de la personne (Wykes et al., 2011). Le type d'intervention proposé peut également influencer les effets de la thérapie. Des exercices informatisés de même qu'un traitement plus intensif ont été associés à de meilleurs résultats thérapeutiques (Medalia et Richardson, 2005). La durée ainsi que la fréquence de la thérapie ne semblent toutefois pas influencer la réponse au traitement (McGurk et al., 2007; Wykes et al., 2011).

Des caractéristiques propres au client exercent également un rôle important sur l'adhérence en remédiation cognitive (Medalia et Richardson, 2005). Le niveau de fonctionnement cognitif peut influencer la motivation du client à s'investir dans la thérapie (Medalia et Richardson, 2005). Des difficultés importantes sur le plan cognitif peuvent créer de la frustration chez le client lorsqu'il ne réussit pas à répondre aux exigences des tâches proposées (Medalia et Richardson, 2005). Il peut alors éprouver un sentiment d'échec qui peut nuire à son estime personnelle (Medalia et Richardson, 2005). La motivation du client à s'engager dans une thérapie est également un facteur non négligeable pouvant influencer la réponse au traitement (Saperstein et Medalia, 2015). Plus précisément, la motivation intrinsèque favorise l'engagement et l'investissement des clients dans les activités d'apprentissage (Saperstein et Medalia, 2015).

Des études ont donc permis de comprendre le succès d'une thérapie de remédiation cognitive par le biais de facteurs modérateurs chez les adultes. Par contre, aucune des études ayant évalué l'effet de la remédiation cognitive auprès des adolescents n'a mis en lumière des facteurs pouvant expliquer le succès de la thérapie chez cette clientèle. La motivation semble représenter un facteur clé pouvant influencer l'engagement d'un adulte dans un processus thérapeutique. Il serait alors intéressant de l'intégrer dans la compréhension du succès de la remédiation cognitive chez les adolescents. L'exploration du rôle de la motivation dans le cadre d'une thérapie de remédiation cognitive pourrait alors être guidée par une approche théorique, afin d'en dégager les principaux concepts. Plusieurs théories tentent de conceptualiser la motivation tout en identifiant les conditions personnelles et environnementales susceptibles de l'influencer. C'est l'objectif même de la théorie de l'autodétermination (Deci et Ryan, 1985; Ryan et Deci, 2000).

L'engagement en remédiation cognitive selon la théorie de l'autodétermination

La théorie de l'autodétermination est une théorie basée sur la motivation qui a été utilisée pour expliquer les variations de l'engagement à travers différents contextes (Deci et Ryan, 1985; Ryan et Deci, 2000). L'autodétermination fait référence à la capacité d'un individu à choisir plutôt que de subir les exigences des circonstances extérieures. L'individu aspire alors à déterminer l'objectif de son action tout en prenant en charge le processus décisionnel pour atteindre ce même objectif. Le concept d'autodétermination repose sur trois besoins psychologiques fondamentaux : le besoin d'autonomie, de compétence et d'affiliation sociale (Deci et Ryan, 1985; Ryan et Deci, 2000). La notion d'autonomie correspond au besoin d'être à l'origine de son action. Le besoin de compétence réfère au sentiment d'efficacité personnelle alors que le besoin d'affiliation sociale réfère au sentiment d'être en relation avec les autres (Deci et Ryan, 1985; Ryan et Deci, 2000). Cette théorie propose que l'individu tentera naturellement d'augmenter son degré d'autodétermination en répondant à trois besoins psychologiques fondamentaux (Deci et Ryan, 1985; Ryan et Deci, 2000). Le degré d'autodétermination influencera alors le niveau de motivation de l'individu à atteindre son objectif. La motivation est représentée sur un continuum où la motivation intrinsèque est plus autodéterminée que la motivation extrinsèque. Ainsi, pour engager un individu dans l'atteinte d'un objectif, l'environnement doit lui fournir les conditions nécessaires pour augmenter son degré d'autodétermination, ce qui le motivera intrinsèquement.

Chez les adolescents, la théorie de l'autodétermination a surtout été appliquée en milieu scolaire. Des études montrent que lorsque le besoin d'autonomie, de compétence et d'affiliation sociale est satisfait par les enseignants, les élèves sont plus motivés et engagés dans le processus d'apprentissage (Niemiec et Ryan, 2009; Ryan et Deci, 2000; Teixeira et al., 2012). Le niveau de motivation ainsi que le degré d'engagement des adolescents sont donc modulés par la capacité de leur environnement à satisfaire leurs besoins fondamentaux. De plus, les élèves motivés présentent une meilleure performance académique et un sentiment de bien-être (Niemiec et Ryan, 2009). En effet, des études ont démontré que la motivation intrinsèque serait un prédicteur de la réussite scolaire (Cerasoli et al., 2014; Taylor et al., 2014).

La théorie de l'autodétermination pourrait s'avérer pertinente dans un contexte de remédiation cognitive avec des adolescents puisque la motivation intrinsèque est reconnue comme étant un déterminant de la réponse au traitement chez l'adulte (Saperstein et Medalia, 2015). Cette théorie peut guider le chercheur-clinicien sur des éléments clés à considérer afin de soutenir les besoins fondamentaux des adolescents dans un processus thérapeutique. Selon l'approche de l'autodétermination, afin de répondre au besoin d'autonomie, le chercheur-clinicien doit prendre en considération la perspective propre au client, éviter l'utilisation de la coercition et des incitations externes, utiliser un langage informatif et non contrôlant et fournir des opportunités pour prendre des décisions sur ce qui doit être changé et comment cela doit être fait (Markland et al., 2005; Reeve, 2006; Reeve et Jang, 2006). Afin de satisfaire le besoin de compétence, le clinicien peut fournir une rétroaction et une structure afin que le client possède les capacités et les outils nécessaires au changement (Ryan et al., 2011). Finalement, le clinicien peut répondre au besoin d'affiliation sociale en exprimant de l'empathie et en faisant preuve de compréhension face aux difficultés du client tout en évitant toute forme de jugement (Markland et al., 2005). En offrant des conditions favorables au besoin d'autonomie, de compétence et d'affiliation sociale, le clinicien offre l'opportunité au client d'augmenter son degré d'autodétermination. La théorie de l'autodétermination pourrait donc fournir un cadre théorique au chercheur-clinicien afin de maximiser les chances que le client demeure motivé intrinsèquement et engagé au cours de la thérapie.

Tableau 29.1 Résumé des facteurs favorisant l'engagement des adolescents en milieu scolaire.

Caractéristiques du contexte d'apprentissage	Caractéristiques des tâches d'apprentissage
Donner des objectifs et des attentes clairs	Relier au quotidien
Favoriser les liens avec le quotidien	Offrir un niveau de difficulté adéquat
Favoriser la cohésion du groupe	Axer sur le but de maîtrise
Établir une relation positive	Offrir des exercices variés
Encourager l'autonomie	Centrer sur l'adolescent
Offrir des rétroactions	Fournir des instructions claires et détaillées
Utiliser la technologie	Favoriser le partage des connaissances
Intégrer la famille	Intégrer les jeux de rôle

Facteurs favorisant l'engagement chez les adolescents

L'engagement des adolescents a été principalement étudié dans un contexte scolaire afin d'identifier les facteurs soutenant les adolescents dans leurs apprentissages (*voir* tableau 29.1 pour un résumé des facteurs d'engagement). Des caractéristiques propres au contexte d'apprentissage peuvent avoir un impact sur l'engagement des adolescents. D'abord, la formulation des objectifs et des attentes doit être claire pour les adolescents afin de soutenir leur engagement (Fredricks, 2014). Les adolescents doivent comprendre l'utilité de leurs apprentissages. Il est alors important de faire des liens entre les apprentissages scolaires et leur quotidien. Il faut également offrir un contexte favorisant la cohésion du groupe afin de prévenir le désengagement. De plus, permettre aux adolescents de collaborer entre eux, tout en apprenant des autres, est bénéfique. Entretenir une relation positive entre l'enseignant et les adolescents les aide également à s'impliquer dans leurs apprentissages. Favoriser l'autonomie en encourageant la prise de responsabilités tout en permettant aux adolescents de s'exprimer et de donner leurs opinions soutient leur engagement (Fredricks, 2014). Il s'avère également pertinent d'offrir des rétroactions aux adolescents sur leurs habiletés et sur la valeur de leurs accomplissements. Il est tout aussi important de leur faire comprendre leurs erreurs tout en les normalisant. L'utilisation de la technologie représente également un médium intéressant pour les maintenir engagés dans leurs apprentissages puisqu'elle peut s'avérer plus dynamique et interactive. Finalement, l'implication de la famille s'avère importante, considérant l'influence qu'elle peut avoir sur les adolescents (Fredricks, 2014).

Les caractéristiques des tâches proposées sont également importantes puisqu'elles peuvent influencer l'engagement des adolescents dans un contexte d'apprentissage (*voir* tableau 29.1). D'abord, les exercices doivent être le plus en lien possible avec les problèmes rencontrés par les adolescents dans leur quotidien. Il est important de prendre en considération les intérêts des adolescents et de les inclure dans les tâches. Les exercices doivent également proposer un niveau de difficulté adéquat aux compétences des adolescents. Les tâches les plus engageantes sont celles qui amènent les adolescents à analyser, évaluer, synthétiser, justifier, créer ou produire (Fredricks, 2014). L'accent doit être mis sur les buts de maîtrise (comprendre, développer de nouvelles compétences) plutôt que sur des buts de performance. Il est également important de proposer des exercices variés (par exemple, des travaux d'équipe, des travaux individuels, présentations). De plus, les tâches doivent être centrées sur les adolescents tout en leur laissant une certaine flexibilité pour prendre des décisions. Elles doivent être claires et détaillées en plus de favoriser le partage des connaissances. Finalement, des tâches offrant la possibilité de faire des jeux de rôle et d'utiliser de la fantaisie (par exemple, la création de personnages) augmentent également le niveau d'engagement des adolescents (Fredricks, 2014).

Puisque la remédiation cognitive offre un contexte d'apprentissage visant à enseigner des stratégies cognitives par l'utilisation d'exercices, il est possible que les conditions suscitant l'engagement en milieu scolaire puissent également s'appliquer en remédiation cognitive. La prise en considération de ces facteurs dans l'élaboration des programmes de remédiation cognitive pour les adolescents pourrait permettre une meilleure adhérence à la thérapie et même favoriser leur engagement dans le processus thérapeutique. Par exemple, considérant que l'utilisation de la technologie favorise l'engagement des adolescents en milieu scolaire, il est intéressant de constater que le plus haut taux d'attrition observé dans les études évaluant la remédiation cognitive chez les adolescents se trouve dans celle utilisant une intervention papier-crayon au détriment d'un programme informatisé (Puig et al., 2014). En ce sens, il serait pertinent d'établir un parallèle entre les facteurs d'engagement en milieu scolaire et ceux en contexte de remédiation cognitive.

Perspectives de recherche

Il s'avère essentiel d'approfondir la compréhension de l'efficacité de la remédiation cognitive chez les adolescents tout en identifiant les facteurs susceptibles d'influencer leur engagement et leur motivation. Le succès d'une intervention de remédiation cognitive repose avant tout sur l'adhérence au processus thérapeutique. Il est donc essentiel d'offrir une intervention prenant en compte les facteurs soutenant la motivation et l'engagement des adolescents. Par exemple, la conception d'une nouvelle thérapie de remédiation cognitive devrait respecter les trois besoins fondamentaux de la théorie de l'autodétermination. Ainsi, la thérapie pourrait augmenter le degré d'autodétermination des adolescents et favoriser la motivation intrinsèque, un déterminant clé du succès thérapeutique. En effet, une intervention de remédiation cognitive satisfaisant les besoins de l'autodétermination pourrait peut-être prévenir l'attrition engendrée par un désengagement des adolescents. Ensuite, il importe de proposer une intervention qui favorise l'engagement des adolescents. La création d'une grille de référence, intégrant les facteurs d'engagement en milieu scolaire, pourrait permettre de guider les concepteurs de programmes de remédiation cognitive. Le tableau 29.1 pourrait représenter un modèle de grille auquel le chercheur-clinicien souhaitant offrir une nouvelle thérapie pourrait se référer et cocher les éléments présents dans son programme. Ainsi, il serait susceptible de présenter tous les ingrédients pour maintenir les adolescents engagés en thérapie. Ensuite, l'intégration de mesures évaluant l'engagement et la motivation au cours de la thérapie pourrait permettre d'identifier les adolescents dont l'implication est plus difficile et ainsi de trouver des solutions pour maintenir leur motivation et réduire l'attrition. Puisque la motivation intrinsèque représente un facteur modérateur clé de la réponse thérapeutique chez les adultes, il est essentiel que des recherches explorent et documentent les enjeux liés à la motivation des adolescents en remédiation cognitive. Les chercheurs-cliniciens pourraient également accorder une attention particulière à d'autres facteurs modérateurs du succès thérapeutique tels que l'alliance thérapeutique ou le fonctionnement cognitif des adolescents au début de la thérapie.

Les interventions de remédiation cognitive devraient également s'attarder sur les caractéristiques propres à la clientèle adolescente afin de prévenir le désengagement. La remédiation cognitive doit reposer sur la personnalisation du traitement afin de répondre aux besoins spécifiques des adolescents et ainsi offrir les meilleures chances d'observer une amélioration de leur fonctionnement cognitif et social (Medalia et al., 2016). Par exemple, la personnalisation de la thérapie peut reposer sur l'évaluation neuropsychologique afin de caractériser le profil cognitif avant le début de la thérapie, ou encore sur l'identification des mécanismes susceptibles d'influencer la motivation. Ainsi, le chercheur-clinicien peut orienter ses interventions selon les forces et faiblesses cognitives du client, mais également considérer les facteurs qui soutiennent la motivation de l'adolescent dans son approche thérapeutique (Medalia et al., 2016). Finalement, les études évaluant l'efficacité de la remédiation cognitive auprès des adolescents devraient explorer les variables pouvant influencer le succès de la thérapie en intégrant des analyses de modérateurs, médiateurs ou de prédiction. Par exemple, il pourrait être intéressant de déterminer le rôle des facteurs d'engagement présentés au tableau 29.1 sur le taux d'attrition. Ainsi, il serait possible d'identifier les modalités de thérapie et de tâches qui sont essentielles à un programme de remédiation cognitive pour favoriser l'engagement des adolescents. Il serait également pertinent d'identifier les modalités de thérapie qui exercent une influence sur la motivation intrinsèque des adolescents, mesurée par un questionnaire au cours de thérapie. Ce type d'analyse permettrait de comprendre et d'expliquer l'efficacité des interventions en remédiation cognitive, afin de mettre en lumière les facteurs exerçant une influence sur la réponse thérapeutique.

Références

Carrión, R. E., Goldberg, T. E., McLaughlin, D., Auther, A. M., Correll, C. U., & Cornblatt, B. A. (2011). « Impact of neurocognition on social and role functioning in individuals at clinical high risk for psychosis ». *American Journal of Psychiatry*, *168*(8), 806–813.

Cerasoli, C. P., Nicklin, J. M., & Ford, M. T. (2014). « Intrinsic motivation and extrinsic incentives jointly predict performance : A 40-year meta-analysis ». *Psychological Bulletin*, *140*(4), 980.

Ciairano, S., Visu-Petra, L., & Settanni, M. (2007). « Executive inhibitory control and cooperative behavior during early school years : A follow-up study ». *Journal of Abnormal Child Psychology*, *35*(3), 335–345.

Clark, C., Prior, M., & Kinsella, G. (2002). « The relationship between executive function abilities, adaptive behaviour, and academic achievement in children with externalising behaviour problems ». *Journal of Child Psychology and Psychiatry*, *43*(6), 785–796.

Deci, E., & Ryan, R. (1985). *Intrinsic motivation and self determination in human behaviour.* New York : Plenum Press.

Fiszdon, J. M., Choi, J., Goulet, J., & Bell, M. D. (2008). « Temporal relationship between change in cognition and change in functioning in schizophrenia ». *Schizophrenia Research*, *105*(1), 105–113.

Fredricks, J. A. (2014). Some Students Just Don't Care : How Disengagement is More Than Just a Lack of Student Motivation. *Eight Myths of Student Disengagement : Creating Classrooms of Deep Learning.* Thousand Oaks, Canada : Corwin Press.

Holzer, L., Urben, S., Passini, C. M., Jaugey, L., Herzog, M. H., Halfon, O., & Pihet, S. (2014). « A randomized controlled trial of the effectiveness of computer-assisted cognitive remediation (CACR) in adolescents with psychosis or at high risk of psychosis ». *Behavioural and Cognitive Psychotherapy*, *42*(4), 421–434.

Huddy, V., Reeder, C., Kontis, D., Wykes, T., & Stahl, D. (2012). « The effect of working alliance on adherence and outcome in cognitive remediation therapy ». *The Journal of Nervous and Mental Disease*, *200*(7), 614–619.

Kurtz, M. M., Seltzer, J. C., Fujimoto, M., Shagan, D. S., & Wexler, B. E. (2009). « Predictors of change in life skills in schizophrenia after cognitive remediation ». *Schizophrenia Research*, *107*(2), 267–274.

Lewin, A. B., Larson, M. J., Park, J. M., McGuire, J. F., Murphy, T. K., & Storch, E. A. (2014). « Neuropsychological functioning in youth with obsessive compulsive disorder : An examination of executive function and memory impairment ». *Psychiatry Research*, *216*(1), 108–115.

Markland, D., Ryan, R. M., Tobin, V. J., & Rollnick, S. (2005). « Motivational interviewing and self – determination theory ». *Journal of Social and Clinical Psychology*, *24*(6), 811–831.

McGurk, S. R., Twamley, E. W., Sitzer, D. I., McHugo, G. J., & Mueser, K. T. (2007). « A meta-analysis of cognitive remediation in schizophrenia ». *American Journal of Psychiatry*, *164*(12), 1791–1802.

Medalia, A., & Richardson, R. (2005). « What predicts a good response to cognitive remediation interventions ? ». *Schizophrenia Bulletin*, *31*(4), 942–953.

Medalia, A., Saperstein, A. M., Hansen, M. C., & Lee, S. (2016). « Personalised treatment for cognitive dysfunction in individuals with schizophrenia spectrum disorders ». *Neuropsychological Rehabilitation*, 1–12.

Niemiec, C. P., & Ryan, R. M. (2009). « Autonomy, competence, and relatedness in the classroom : Applying self-determination theory to educational practice ». *School Field*, *7*(2), 133–144.

Puig, O., Penadés, R., Baeza, I., De la Serna, E., Sánchez-Gistau, V., Bernardo, M., & Castro-Fornieles, J. (2014). « Cognitive remediation therapy in adolescents with early-onset schizophrenia : A randomized controlled trial ». *Journal of the American Academy of Child & Adolescent Psychiatry*, *53*(8), 859–868.

R.-Mercier, A., Wykes, T., Reeder, C., Guay, K., Danielle, N., & Caroline, C. (2016). In *A study of feasibility and acceptability using a computerized cognitive remediation program with youth suffering from psychiatric disorders with maltreatment. 44th Annual meeting of International Neuropsychological Society, Boston, États-Unis.*

Reeder, C., & Wykes, T. (2011). *(CIRCuiTS). King's College London. UK.*

Reeve, J. (2006). « Teachers as facilitators : What autonomy-supportive teachers do and why their students benefit ». *The Elementary School Journal, 106*(3), 225–236.

Reeve, J., & Jang, H. (2006). « What teachers say and do to support students' autonomy during a learning activity ». *Journal of Educational Psychology, 98*(1), 209.

Ryan, R. M., & Deci, E. L. (2000). « Self-determination theory and the facilitation of intrinsic motivation, social development, and well-being ». *American Psychologist, 55*(1), 68.

Ryan, R. M., Lynch, M. F., Vansteenkiste, M., & Deci, E. L. (2011). « Motivation and autonomy in counseling, psychotherapy, and behavior change : A look at theory and practice 1ψ7. *The Counseling Psychologist, 39*(2), 193–260.

Saperstein, A. M., & Medalia, A. (2015). « The role of motivation in cognitive remediation for people with schizophrenia ». *Curr Top Behav Neurosci, 27,* 533–546.

Steeger, C. M., Gondoli, D. M., Gibson, B. S., & Morrissey, R. A. (2016). « Combined cognitive and parent training interventions for adolescents with ADHD and their mothers : A randomized controlled trial ». *Child Neuropsychology, 22*(4), 394–419.

Steiner, N. J., Sheldrick, R. C., Gotthelf, D., & Perrin, E. C. (2011). « Computer-based attention training in the schools for children with attention deficit/hyperactivity disorder : A preliminary trial ». *Clinical Pediatrics, 50*(7), 615–622.

Taylor, G., Jungert, T., Mageau, G. A., Schattke, K., Dedic, H., Rosenfield, S., & Koestner, R. (2014). « A self-determination theory approach to predicting school achievement over time : The unique role of intrinsic motivation ». *Contemporary Educational Psychology, 39*(4), 342–358.

Teixeira, P. J., Carraça, E. V., Markland, D., Silva, M. N., & Ryan, R. M. (2012). « Exercise, physical activity, and self-determination theory : A systematic review ». *International Journal of Behavioral Nutrition and Physical Activity, 9*(1), 78.

Urben, S., Pihet, S., Jaugey, L., Halfon, O., & Holzer, L. (2012). « Computer-assisted cognitive remediation in adolescents with psychosis or at risk for psychosis : A 6-month follow-up ». *Acta Neuropsychiatrica, 24*(6), 328–335.

Wagner, S., Müller, C., Helmreich, I., Huss, M., & Tadić, A. (2015). « A meta-analysis of cognitive functions in children and adolescents with major depressive disorder ». *European Child & Adolescent Psychiatry, 24*(1), 5–19.

Wykes, T., Huddy, V., Cellard, C., McGurk, S. R., & Czobor, P. (2011). « A meta-analysis of cognitive remediation for schizophrenia : Methodology and effect sizes ». *American Journal of Psychiatry, 168*(5), 472–485.

Plan de suivi individualisé (PSI)

CHAPITRE 30

Sandrine Rebelle, Ingrid Arnaud, Fanny Melis

Pendant longtemps, les approches traditionnelles en santé mentale se sont focalisées sur l'amélioration des déficits plutôt que sur l'optimisation des forces et des ressources. Aujourd'hui, la réhabilitation psychosociale a comme objectif de favoriser le rétablissement. Il s'agit donc de susciter l'espoir chez les personnes en situation de handicap psychique et de faciliter un engagement actif de la personne dans ce processus de rétablissement. L'approche basée sur les principes du rétablissement prône l'importance de proposer des interventions de réhabilitation psychosociale en se basant sur les forces et ressources de la personne ainsi que sur les objectifs définis par celle-ci afin de favoriser l'autodétermination et la reprise du pouvoir d'agir (*empowerment*).

Avant de pouvoir proposer quelque accompagnement à la personne en situation de handicap psychique, il s'avère essentiel d'évoquer avec elle les projets qu'elle souhaite mettre en œuvre et de proposer une évaluation de sa situation actuelle.

De nombreux outils d'évaluation sont disponibles en langue française. Sylvie Paquette et Catherine Briand ont répertorié quatre-vingt-dix outils de mesure utilisés dans le domaine de la réadaptation psychosociale au Québec afin d'identifier ceux qui correspondent aux principes du rétablissement (Paquette et Briand, 2011). Parmi eux, dix ont été enregistrés comme répondant à quatre critères représentant ces principes. Nous nous sommes inspirés de l'un d'entre eux, le CASIG (Client's Assessment of Strengths, Interests and Goals, Wallace et al., 2001 ; Lecomte et Leclerc, 2004) pour construire un outil pragmatique, le PSI (Plan de suivi individualisé), qui permet d'accompagner la personne tout au long de son parcours de réhabilitation.

Dans un premier temps est réalisé un entretien semi-structuré au cours duquel sont abordés différents domaines de la vie de la personne, tels que la santé mentale et physique, le fonctionnement cognitif, les habiletés de vie quotidienne (hygiène personnelle, entretien du logement, nutrition, gestion de l'argent, utilisation des transports, loisirs), la spiritualité, les formations et expériences professionnelles et les relations interpersonnelles. Le but de l'entretien n'est pas d'être exhaustif, il s'agit surtout de pouvoir aborder en priorité les domaines les plus préoccupants pour la personne dans le temps imparti (environ deux heures).

Comme préconisé dans le modèle centré sur les forces (Rapp et Goscha, 2011), cet entretien vise à faire émerger les objectifs souhaités par la personne et à recueillir de l'information concernant ses compétences passées et présentes, ses connaissances acquises au travers de ses expériences de vie ainsi que les ressources personnelles et environnementales qu'elle possède déjà et celles dont elle pourrait disposer. Il est important de laisser une large place à la connaissance expérientielle de la personne. Les personnes dont l'estime de soi est altérée ont souvent peine à reconnaître leurs ressources. Il appartient à l'intervenant lors de l'entretien de faire évoquer les réussites de la personne et ce qui a contribué à ces réussites.

L'entretien est donc mené, comme pour un bilan éducatif partagé en éducation thérapeutique (D'Ivernois et Gagnayre, 2008), avec des questions ouvertes telles que :

- Que souhaitez-vous accomplir ?
- Quelles sont les situations auxquelles vous avez fait face avec succès ?

- En qui avez-vous confiance ? Qu'est-ce qui vous donne confiance en ces personnes ?
- Quelle est la relation la plus importante pour vous ? Qu'est ce qui fait que cette relation fonctionne bien ?
- Pourriez-vous me donner un exemple d'un problème que vous avez résolu de façon efficace ? Qu'est-ce qui vous a aidé à le résoudre ?

Ces questions ouvertes peuvent être complétées par des questions plus précises lorsque cela s'avère nécessaire et que la personne est d'accord pour y répondre.

Dans chaque domaine abordé, l'intervenant note les éléments concernant la situation actuelle de la personne et lui demande si elle souhaite ou non améliorer cette situation, ce qui permettra de déterminer les objectifs de travail. Puis la personne détermine l'aide (le soutien) qu'elle souhaite de la part des professionnels (question : « Désirez-vous de l'aide ? »). En effet, une personne peut souhaiter atteindre un objectif mais sans l'accompagnement des professionnels.

Suite à cet entretien, les informations sont synthétisées dans un tableau qui constitue le PSI. Celui-ci comporte trois colonnes : « Situation actuelle », « Situation espérée (objectifs) » et « Moyens proposés ». Dans un premier temps, seules les colonnes « Situation actuelle » et « Situation espérée » sont complétées avec les verbatims de la personne. Dans la colonne « Situation espérée », l'intervenant prend soin de noter les objectifs émis par la personne, les ressources personnelles et environnementales dont elle dispose ainsi que les obstacles ou freins qu'elle identifie comme pouvant empêcher ou ralentir la poursuite de ses projets.

Le PSI sera ensuite validé lors d'une seconde rencontre pendant laquelle toutes les modifications souhaitées par la personne seront prises en compte.

La colonne « Moyens proposés » sera complétée avec les propositions qui émergeront au cours des échanges avec les différents professionnels accompagnant la personne. En effet, ces échanges aideront à déterminer quel intervenant, en fonction de sa compétence, aidera la personne pour chacun de ses objectifs, de quelle manière et à quel moment il le fera.

Du fait des troubles cognitifs et métacognitifs pouvant être présentés par certaines personnes, ce support visuel leur permet, tout au long de l'accompagnement proposé, de se remémorer leurs objectifs établis, le déroulement des différents accompagnements, individuel ou groupaux, et d'évaluer leur évolution au cours du parcours de réhabilitation. Ce parcours apparaît ainsi plus cohérent, la personne concernée percevant davantage le sens des interventions proposées ce qui renforce sa confiance dans ses capacités à atteindre les objectifs qu'elle s'est fixés et donc sa motivation à participer.

Support partagé entre la personne accompagnée et l'intervenant (le coordonnateur de parcours dans le cadre du C3R de Grenoble), le PSI permet de faciliter la construction d'un parcours personnalisé, s'adaptant à la personne et à son évolution au fur et à mesure de l'accompagnement et dans lequel les interventions thérapeutiques sont proposées dans la mesure du possible, au moment le plus adéquat, avec cette évidence que la personne doit participer à la prise de décision qui la concerne.

Au cours du parcours de réhabilitation, il est nécessaire de réévaluer avec la personne tant ses objectifs que les stratégies d'action proposées. Le PSI doit donc être révisé régulièrement. Cette étape est importante car elle permet d'évaluer l'atteinte ou non des objectifs ainsi que la pertinence des actions proposées, d'apporter des précisions supplémentaires, de fixer de nouveaux objectifs. Lors de la révision, le PSI sert de support à l'entretien. Le rythme des révisions est personne-dépendant étant donné qu'il s'agit d'un suivi individualisé. La personne et l'intervenant se concertent pour programmer les révisions.

Plan de suivi individualisé

Afin d'illustrer notre propos, nous proposons la vignette clinique de M. D., orienté vers le C3R de Grenoble à la suite d'un bilan réalisé dans un centre expert schizophrénie.

M. D. est un jeune homme de 26 ans qui vit seul dans un appartement de manière autonome depuis un an. Il bénéficie d'un accompagnement par un éducateur d'un SAVS (service d'accompagnement à la vie sociale) à la fréquence d'une fois par semaine. Il se sent bien dans cet appartement qui est proche du centre-ville. Depuis que l'accompagnement SAVS a été mis en place, il parvient à mieux s'organiser pour le maintenir en ordre. Toutefois, il exprime des difficultés à gérer la préparation de ses repas et les papiers administratifs. Pour ses déplacements, M. D. utilise les transports en commun sans difficulté. Sur le plan scolaire, M. D. a obtenu un bac ES et a validé une première année de droit il y a quatre ans. Il a eu quelques expériences de petits travaux saisonniers (plongeur dans un restaurant pendant l'été), puis M. D. n'a plus travaillé. Aujourd'hui, il exprime le souhait de pouvoir reprendre une activité professionnelle.

Sur le plan relationnel, M. D. voit quelques amis qu'il connaît depuis longtemps. Pour occuper ses journées, il passe beaucoup de temps à jouer à des jeux vidéo et à naviguer sur internet.

Sur le plan de la santé, M. D. prend de l'aripiprazole à 30 mg/jour pour une schizophrénie. Il est demandeur de mieux connaître sa maladie et de gérer ses symptômes (hallucinations auditives résistantes au traitement et symptomatologie négative très invalidante).

À la suite de la première évaluation (*voir* tableau 30.1), deux révisions du PSI ont été réalisées (figure 30.1) : les différents ateliers et accompagnements individuels se sont organisés, toujours en concertation avec M. D. À ce jour, M. D. a trouvé un emploi à temps partiel de mise en rayon d'articles de sport dans une grande enseigne de distribution. Il est toujours accompagné par un *job coach*.

Pour conclure, l'utilisation de cet outil permet d'accompagner le changement des pratiques professionnelles vers une approche centrée sur le rétablissement. Notre expérience montre que les différents acteurs du soin et du médico-social peuvent se l'approprier assez rapidement. Le retour des personnes accompagnées nous montre également que l'outil est apprécié et jugé utile par celles-ci. Mettre l'accent sur les forces plutôt que sur les déficits augmente la motivation et favorise le processus d'engagement dans les différentes actions de réhabilitation que nous proposons. Les personnes reprennent alors du pouvoir sur leur vie en s'appuyant sur leurs compétences et en découvrant les ressources qu'elles peuvent utiliser pour atteindre leurs objectifs.

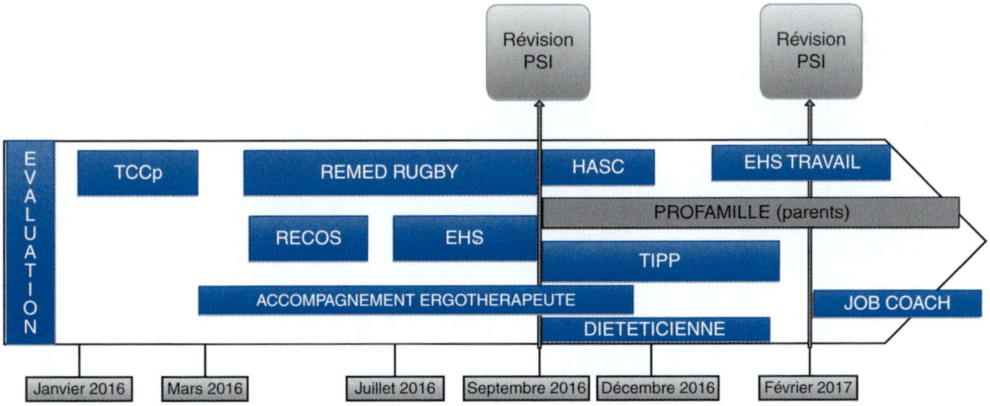

Figure 30.1 Parcours de M. D.
Source : I. Arnaud, F. Melis, S. Rebelle.

Tableau 30.1 Plan de suivi individualisé.

Nom : M. D.			
Motivations à venir au C3R : Retrouver une activité professionnelle.			
Domaines	**Situation actuelle**	**Situation espérée (objectifs)**	**Moyens proposés**
Habiletés vie quotidienne			
Lieu de vie Score échelle : 7	Je vis dans un F1 bis, proche du centre-ville. Mon appartement est récent et je m'y sens bien.		
Entretien logement Score échelle : 6	Depuis 3 mois je suis accompagné par un éducateur (service d'accompagnement à la vie sociale), je n'arrivais pas à m'organiser pour maintenir mon appartement rangé. Maintenant, je fais le ménage environ une fois par semaine (avant sa visite, ça me motive).	Je souhaiterais faire le ménage régulièrement sans aide. **Ressources** : Mise en place d'un plan d'action avec l'éducateur **Freins** : Pas de frein identifié.	**L'ergothérapeute du C3R** se mettra en lien avec le SAVS, afin de déterminer les actions de chacun.
Nutrition	Quand je n'ai plus rien, je vais faire les courses. Je ne fais pas de liste, je fais tous les rayons et j'achète ce qui me manque. J'oublie souvent des articles. Comme repas, je mange le plus souvent du pain avec du jambon et du fromage. Je n'aime pas me préparer des légumes. Sinon je mange des plats tout prêts. Depuis que je vis tout seul, j'ai pris du poids. Je n'ai pas de connaissance diététique.	Je souhaiterais perdre du poids pour me sentir bien dans ma peau. J'aimerais savoir cuisiner des choses simples. **Ressources** : Ancien sportif, j'aime prendre soin de moi. **Freins** : Peu de connaissances diététiques et manque d'ustensiles	Orientation vers la **diététicienne** pour réaliser un bilan éducatif partagé.
Hygiène personnelle	Je n'ai pas de problème pour me doucher, je me douche tous les jours, je tonds ma barbe régulièrement et me brosse les dents tous les soirs. Je change de sous-vêtements et de T-shirt tous les jours, pour le reste c'est une fois par semaine ou quand je me tache. Je fais mes lessives, j'ai une machine à laver chez moi.		

Les scores correspondent à la cotation du niveau de satisfaction de la personne dans le domaine concerné (0 : pas du tout satisfait, 10 : très satisfait)

Gestion de l'argent et des papiers Score échelle argent : 8 Score échelle papiers : 5	Je touche l'AAH et les APL. Je connais mon budget, mes factures sont prélevées automatiquement. Pour la gestion des papiers, c'est le bazar, il y en a partout chez moi. J'ouvre mon courrier de temps en temps, quand mon éducateur m'y fait penser. Ça me fatigue, je ne comprends pas toujours ce qu'il y a dedans et ce qu'il faut faire. Mes parents m'aident à faire les démarches pour l'AAH, les impôts, les papiers administratifs.	J'aimerais comprendre et gérer seul mes papiers administratifs. **Ressources** : Par le passé, j'ai su faire mon inscription à la fac. **Freins** : Je manque de méthode.	**HASC : Habiletés administratives, sociales et citoyennes** (C3R Grenoble) Cet atelier vise à la compréhension globale des démarches administratives, à la déstigmatisation au travers de la citoyenneté.
Transports Score échelle : 10	J'ai le permis mais je n'ai pas de voiture. Je me déplace en transports en commun, la voiture me couterait trop cher. J'ai un abonnement de transport, je n'ai pas de difficulté pour les nouveaux trajets, je regarde sur Google Maps ou sur un plan. Au pire, si je suis perdu, je demande mon chemin, mais ça, c'est moins évident.		
Santé			
Gestion des RDV médicaux Score échelle : 7	J'ai un médecin de famille, le docteur C., à Grenoble ; il me connaît depuis ma naissance et je lui fais confiance. Je le vois uniquement quand je suis malade, c'est rare, la dernière fois c'était pour une grippe au mois de décembre. Je vois un psychiatre, le docteur Y., au CMP tous les mois pour mon traitement. Je lui en dis le moins possible pour qu'il ne le change pas. Je vois une infirmière pour faire mon pilulier et pour discuter de ma vie quotidienne. Je l'aime bien, je peux lui parler librement. Je vois aussi une psychologue depuis quelques années, elle m'a beaucoup aidé et je me connais un peu mieux. Si je dois prendre ou annuler un rendez-vous, c'est ma mère qui le fait. En général, je me rends aux rendez-vous quand je m'en rappelle ou que ma mère me le dit. Je sais me servir de ma carte Vitale et de ma mutuelle, je vais chercher mon traitement tous les mois à la pharmacie de mon quartier.	Je souhaiterais pouvoir prendre mes rendez-vous seul. J'aimerais m'en rappeler pour être plus autonome. **Ressources** : Avant ma maladie, j'étais à l'aise dans mes relations sociales. **Freins** : Je ne sais pas quoi dire quand j'appelle et ça me stresse.	**Compétence** (Favrod, Aillon et Bardiot, 1995) Cet atelier vise à améliorer le fonctionnement social (habiletés réceptives, décisionnelles et comportementales). **Intervention d'une neuropsychologue du C3R** : aide à l'utilisation d'un agenda, papier ou numérique (planification).

Les scores correspondent à la cotation du niveau de satisfaction de la personne dans le domaine concerné (0 : pas du tout satisfait, 10 : très satisfait)

(*Suite*)

Tableau 30.1 Suite.

<table>
<tr><th>Domaines</th><th>Situation actuelle</th><th colspan="2">Situation espérée (objectifs)</th><th>Moyens proposés</th></tr>
<tr><td rowspan="3">Diagnostic</td><td rowspan="3">J'ai eu mon diagnostic par le centre Expert Schizophrénie il y a quelques semaines. Ils ont dit que je souffrais de schizophrénie et m'ont proposé de venir au C3R.</td><td colspan="2">Je voudrais encore mieux connaître ma maladie et pouvoir agir dessus.</td><td rowspan="3">TCCp : Thérapie cognitive et comportementale dans les psychoses (Lecomte, Leclerc, 2012)
Cet atelier vise la diminution des symptômes psychotiques grâce à la modification des croyances délirantes et l'utilisation de stratégies d'adaptation (aborde également les problématiques du stress, de l'estime de soi, de l'anxiété et de la dépression, du suicide et de la toxicomanie).</td></tr>
<tr><td>Ressources</td><td>Freins</td></tr>
<tr><td>J'ai fait un groupe de psychoéducation en 2015 au CMP, cela m'a aidé.</td><td>Au sein d'un groupe, j'ai peur de ne pas pouvoir suivre.
J'ai du mal à retenir les choses.</td></tr>
<tr><td rowspan="5">Symptômes
Score échelle : 4</td><td rowspan="5">J'ai principalement des voix qui commentent tout ce que je fais. Parfois elles peuvent être sympas et m'aident à prendre les bonnes décisions ou faire des choses. Parfois elles m'insultent et me rabaissent.
Il m'est arrivé de croire que la télé et la radio me parlaient ou parlaient de moi, ça n'est plus le cas aujourd'hui.
Des fois, quand je ne dors pas, j'ai l'impression que les gens me veulent du mal.
Je ressens du stress quand je dois faire quelque chose de nouveau, ça peut m'arriver quelques jours avant et m'empêcher de faire mes activités. Je manque d'énergie et de motivation pour faire les choses, la plupart du temps, je n'ai pas d'envie. Mes parents me le reprochent souvent.
J'ai peur de retourner à l'hôpital, je ne reconnais pas les signes de rechute, c'est mes parents qui savent quand je ne vais pas bien.</td><td colspan="2">J'aimerais apprendre à gérer mes voix et mon manque de motivation ; pouvoir rencontrer des gens qui vivent la même chose que moi.</td><td rowspan="5">Brochures TIPP : Traitement et intervention précoce dans les troubles psychotiques (Favrod et al., 2011)
Cet atelier vise à développer des compétences personnelles afin de faire face à la maladie. Il permet d'aborder différents thèmes autour de la psychose (cannabis, psychose, médicaments, rétablissement).
RemedRugby (C3R Grenoble) :
Cet atelier vise à améliorer les compétences dans le domaine de la cognition sociale dans ses aspects pratiques (gestion du conflit, de la communication verbale et non verbale dans un objectif de déstigmatisation) à travers la pratique d'un sport adapté (touch rugby).</td></tr>
<tr><td colspan="2">Ressources et freins : voir ci-dessus item diagnostic</td></tr>
<tr><td colspan="2">J'aimerais reconnaître seul les signes de rechute.</td></tr>
<tr><td colspan="2">Ressources et freins : voir ci-dessus item diagnostic</td></tr>
<tr><td colspan="2"></td></tr>
<tr><td>Traitements</td><td>Je prends de l'aripiprazole® 30 mg/jour, mais suite à mon évaluation du centre Expert, le médecin m'a parlé d'un autre médicament, la clozapine.</td><td colspan="2">Je souhaiterais avoir encore de l'information sur les différents traitements possibles et leurs effets.</td><td>Brochures TIPP (idem item symptômes)</td></tr>
</table>

Les scores correspondent à la cotation du niveau de satisfaction de la personne dans le domaine concerné (0 : pas du tout satisfait, 10 : très satisfait)

Effets secondaires	J'ai parfois des impatiences, des troubles de l'érection et la bouche sèche. Je ressens des palpitations.	J'aimerais ne plus avoir de troubles de l'érection. **Ressources** : Je me sens à l'aise d'en parler avec mon médecin de famille. **Freins** : Pas de frein identifié.	
Sommeil	Je dors bien quand je bois un peu, sinon je m'endors très tard ou tôt, ça dépend comment on voit les choses. Je me réveille en début d'après-midi.		
Toxique	Je consomme quelques bières tous les soirs, ça m'apaise et ça me rend moins anxieux. Du coup je dors mieux.		
Fonctionnement cognitif			
Score échelle : 4	Je n'arrive pas à fixer mes idées, du coup j'oublie souvent ce que je dois faire. Je n'arrive pas bien à m'organiser quand je dois faire plusieurs choses dans la même journée, ça me fatigue. J'ai peur de ne plus pouvoir travailler normalement à cause de ça.	Je souhaiterais améliorer mes capacités cognitives pour pouvoir travailler. **Ressources** : Première année de droit validée. **Freins** : Pas de frein identifié.	**RECOS** (Vianin, 2007) : programme de remédiation cognitive individuelle visant à améliorer les déficits cognitifs en permettant à la personne d'acquérir des stratégies de résolution de problèmes au travers d'exercices de type papier-crayon puis de les mettre en application avec des exercices informatisés.
Relations interpersonnelles			
Relations sociales Score échelle : 4	Je ne vois personne en dehors de mes amis. Avant, je me sentais à l'aise en société. Aujourd'hui, ce n'est plus le cas, je n'arrive pas à créer de nouvelles relations. Ça me dérange de parler avec des inconnus, je ne sais pas quoi leur dire.	J'aimerais avoir plus de relations sociales et retrouver les facilités que j'avais à aller voir les autres. **Ressources** : Par le passé, j'aimais faire de nouvelles connaissances. **Freins** : Les voix m'obligent à m'isoler par moments.	**EHS** : Entraînement aux habiletés sociales (C3R Grenoble) Cet atelier vise à améliorer les relations sociales (initier une conversation, répondre à une critique, demander de l'aide, énoncer un refus) avec la pratique de jeux de rôles sur des situations vécues par les participants.

Les scores correspondent à la cotation du niveau de satisfaction de la personne dans le domaine concerné (0 : pas du tout satisfait, 10 : très satisfait)

(*Suite*)

Tableau 30.1 Suite.

Domaines	Situation actuelle	Situation espérée (objectifs)	Moyens proposés
Relations amicales Score échelle : 7	Je suis bien entouré avec mon groupe d'amis. Avant, j'avais beaucoup de connaissances, mais suite à mes problèmes de santé, j'en ai perdu. Mes amis, je les vois une fois par semaine, et mon meilleur ami, je le vois et l'appelle très fréquemment. Je fais un effort pour maintenir les liens. Je dois me forcer de temps en temps. Il m'arrive d'être en conflit avec mes amis, parfois j'ai du mal à comprendre ce qu'ils me veulent. Il y a beaucoup de malentendus. Dans ces cas-là, j'ai du mal à savoir ce que je ressens.		
Relations sentimentales Score échelle : 2	Je n'en ai pas. Je ne sais pas comment m'y prendre. J'ai déjà eu une petite amie avec qui je suis resté deux ans et demi, elle est partie sans que je ne comprenne vraiment pourquoi. Elle me trouvait fainéant, je ne faisais pas assez de choses à son goût.		
Relations familiales Score échelle : 7	Mes parents, je les vois deux fois par semaine le mercredi et le dimanche pour manger avec eux. Globalement, je m'entends bien avec eux, malgré les reproches qu'ils me font : ils me trouvent fainéant. J'ai une grande sœur qui me soutient et qui comprend mieux ce que je vis. On peut parler de tout, elle est très à l'écoute et me défend par rapport à mes parents. J'ai confiance en elle.	J'aimerais que mes parents me comprennent mieux. **Ressources** : Mes parents ont déjà rencontré mon psychiatre plusieurs fois. **Freins** : Je ne sais pas si mes parents pourront être disponibles pour des rendez-vous.	**Profamille** (Hodé, 2011) : groupe de psychoéducation qui s'adresse aux proches d'une personne ayant un diagnostic de schizophrénie avec pour objectif d'améliorer leur qualité de vie (apprentissage de connaissances théoriques sur la maladie et pratiques sur la gestion de la communication avec le malade).
Relations professionnelles Score échelle : 6	J'ai un peu travaillé. J'ai fait de la restauration en job d'été, j'étais à la plonge. Mes relations de travail se sont bien passées. J'ai de bons souvenirs du travail en équipe. Par contre, je me rappelle avoir eu des difficultés à dire non et à demander de l'aide.		

Les scores correspondent à la cotation du niveau de satisfaction de la personne dans le domaine concerné (0 : pas du tout satisfait, 10 : très satisfait)

Spiritualité			
	Je m'intéresse au bouddhisme. J'ai vu quelques reportages à ce sujet.		
Loisirs			
Score échelle : 8	Avec mes amis, je fais de temps en temps de l'escalade. J'aime faire de la guitare mais ça fait longtemps que je n'en ai pas joué. Je vais aussi jouer au tennis avec mon père de temps en temps. Chez moi, je regarde des séries, je vais sur internet et je joue aux jeux vidéo.		
Formations et emplois			
Formations et diplômes Score échelle : 8	J'ai un bac ES obtenu en 2008. En 2009, j'ai fait une première année de fac de droit à Grenoble. C'est là que j'ai eu mes premiers symptômes, du coup je n'ai pas validé mon année, j'ai été hospitalisé pendant plusieurs semaines. J'ai repris l'année d'après et je l'ai validée puis j'ai tout arrêté.		
Emploi Score échelle : 3	J'ai fait des jobs d'été où j'ai été plongeur en cuisine jusqu'en 2012. Ça fait longtemps que je n'ai pas travaillé, je ne sais pas si je pourrais faire des entretiens d'embauche, ce qui me freine dans la recherche d'un emploi. Je me sens capable de travailler à mi-temps, mais je ne sais pas dans quel domaine.	Je souhaiterais retravailler. Il faudrait que je m'entraîne à faire des entretiens d'embauche pour me sentir plus à l'aise. **Ressources** : Mes expériences professionnelles se sont plutôt bien passées. **Freins** : Cela fait longtemps que je n'ai pas travaillé	**Entraînement aux habiletés sociales Travail** (C3R Grenoble) : cible les situations de travail (préparation à l'entretien d'embauche, communication sur le lieu de travail, concilier vie professionnelle et vie personnelle). **Job Coaching** (C3R Grenoble) : accompagnement individuel favorisant l'accès à l'emploi ou à un projet de formation en milieu ordinaire.

Les scores correspondent à la cotation du niveau de satisfaction de la personne dans le domaine concerné (0 : pas du tout satisfait, 10 : très satisfait)

Références

Bird, V. J., Le Boutillier, C., Leamy, M., Larsen, J., Oades, L. G., Williams, J., & Slade, M. (2012). « Assessing the strengths of mental health consumers : A systematic review ». *Psychological Assessment, 24*(4), 1024–1033.

D'Ivernois, J. F., & Gagnayre, R. (2008). *Apprendre à éduquer le patient. Approche pédagogique* (3e éd.). Paris : Maloine, coll. « Éducation du patient ».

Favrod, J., Aillon, N., & Bardiot, G. (1995). « "Compétence" : un cheval de Troie dans les soins ». *Cahiers psychiatriques, 18*, 47–53.

Favrod, J., Crespi, S., Faust, J. M., Polari, A., Bonsack, C., & Conus, P. (2011). « A psychoeducation tool for patients with first-episode psychosis ». *Acta Neuropsychiatrica, 23*, 75–77.

Hodé, Y. (2011). « Prise en charge des familles de patients schizophrènes ». *Annales médico-psychologiques, 169*, 196–199.

Lecomte, T., & Leclerc, C. (2004). « Further validation of the client assessment of strengths interests and goals ». *Schizophrenia Research, 66*(1), 59–70.

Paquette, S., & Briand, C. (2011). « Les outils de mesure que nous utilisons en réadaptation psychosociale favorisent-ils les principes du rétablissement ? ». *Le Partenaire, 20*(3), 8–20.

Rapp, C. A., & Goscha, R. J. (2011). *The Strengths Model : A Recovery-oriented Approach to Mental Health Services*. Oxford University Press.

Vianin, P. (2007). « Remédiation cognitive de la schizophrénie. Présentation du programme RECOS ». *Annales médico-psychologiques, 165*, 200–205.

Wallace, C. J., Lecomte, T., Wilde, J., & Liberman, R. P. (2001). « CASIG : a consumer-centered assessment for planning individualized treatment and evaluating program outcomes ». *Schizophrenia Research, 50*, 105–119.

Prescription médicamenteuse en faveur de la réhabilitation

Chapitre 31

Nicolas Franck, Catherine Massoubre, Hélène Verdoux

PLAN DU CHAPITRE

Introduction

La découverte fortuite des psychotropes dans les années 1950, suivie par une généralisation de leur utilisation en psychiatrie, a bouleversé la prise en charge des personnes ayant des troubles mentaux sévères en améliorant considérablement leur devenir. Auparavant, la souffrance et l'agitation associées aux troubles mentaux sévères étaient prises en charge par la contention physique, les comas insuliniques, les chocs (au cardiazol ou par stimulation électrique), les sédatifs classiques et les hypnotiques (le bromure, le chloral ou les barbituriques), ces procédés n'ayant d'action ni sur les causes, ni sur les mécanismes des symptômes.

L'introduction de la chlorpromazine (Delay et al., 1952; Laborit et al., 1952), à l'origine du développement de la classe des antipsychotiques – ou neuroleptiques –, a constitué une révolution dans la mesure où les effets de ces médicaments psychotropes sont susceptibles de modifier en profondeur le vécu des personnes, en favorisant en particulier une moindre sensibilité à l'environnement et un sentiment de sécurité. L'apparition des antidépresseurs tricycliques (Kuhn, 1957), des thymorégulateurs (Schou, 1957) et des anxiolytiques benzodiazépiniques (Sternbach et al., 1960) ont également constitué d'importants apports.

La prise en charge d'un patient est avant tout celle d'un individu, avec son histoire et ses besoins spécifiques. Cela ne va pas à l'encontre de la nécessité de s'appuyer sur les données de la science, en ce qui concerne le choix des psychotropes et de leur posologie, afin de rationaliser la prescription et d'optimiser le rapport bénéfices/risques. Une prescription favorable à la réhabilitation psychosociale, c'est-à-dire une prescription en faveur du rétablissement, réduit les manifestations qui entravent la volonté et le bien-être, qu'elles soient dues à la maladie ou iatrogènes.

Enjeux

L'optimisation du traitement psychotrope est un prérequis à toutes les interventions de réhabilitation psychosociale, car celles-ci ne peuvent être envisagées que quand les symptômes psychiatriques sont stabilisés. Pour toute prescription de médicament psychotrope, il est nécessaire de procéder à une évaluation attentive du rapport bénéfice/risque, reposant sur des données pharmacologiques actualisées et basées sur des preuves. Cette règle doit se décliner à tous les stades de la maladie en intégrant le paramètre « Favoriser la réhabilitation » dans l'évaluation bénéfices/risques.

Lors de la phase aiguë (épisode psychotique, maniaque, dépressif, etc.), le contrôle des symptômes est la priorité thérapeutique. Cependant, la prise en compte du paramètre *réhabilitation* ne doit pas être négligée. À ce stade, et surtout s'il s'agit d'un premier épisode, l'enjeu est de tout mettre en œuvre pour favoriser l'observance ultérieure au décours de l'épisode aigu. La première rencontre avec un traitement psychotrope est une étape clé pour l'adhésion au projet thérapeutique. Elle doit donc, autant que possible, se dérouler en minimisant les effets indésirables. Le respect des recommandations sur les posologies, qui doivent être limitées au minimum lors d'un premier épisode, est ici particulièrement important. La survenue d'effets indésirables doit être systématiquement recherchée. Certains, tels que la sédation, sont souvent difficilement évitables, le patient doit donc être informé de leur caractère transitoire. D'autres effets indésirables, tels que l'akathisie ou la prise de poids, doivent être immédiatement pris en charge, car leur persistance a un impact marqué sur la qualité de vie et compromet l'adhésion au traitement. Dès que l'état du patient le permet, il est essentiel qu'elle/il puisse bénéficier de programmes d'éducation thérapeutique dont les bénéfices sur l'observance ultérieure du traitement sont clairement démontrés.

Lors de la phase de stabilisation, qui se situe dans les mois suivant l'épisode aigu, les enjeux du traitement psychotrope sont de consolider la rémission symptomatique et de favoriser l'observance du traitement. Ces deux objectifs doivent être priorisés afin d'optimiser les chances ultérieures de réhabilitation. En effet, lancer trop rapidement des projets de réhabilitation alors que l'état clinique est instable et l'adhésion aux soins incertaine peut être une démarche contre-productive. Par exemple, l'exposition prématurée à des facteurs de stress psychosociaux dans le cadre d'un projet de réinsertion professionnelle peut augmenter le risque de rechute et retarder d'autant la mise en place effective de projets de réhabilitation. Dans cette phase, l'évaluation du rapport bénéfice/risque du traitement psychotrope doit là encore s'attacher à identifier les effets secondaires persistants qui peuvent impacter l'adhésion au traitement : sédation, prise de poids, perturbation de la libido, etc. Le traitement de la phase aiguë doit être adapté et simplifié pour diminuer ces effets secondaires et améliorer l'observance. Des stratégies simples telles que la réduction du nombre de prises médicamenteuses sur la journée, si possible à une et au maximum à deux, sont autorisées par la pharmacocinétique de la plupart des traitements psychotropes et contribuent à l'acceptabilité du traitement (Goff et al., 2010). La simplification du traitement doit cependant respecter les recommandations en matière de durée du traitement de fond, dont le patient doit être informé (au moins deux ans pour un traitement antipsychotique ou thymorégulateur, au moins six mois pour un traitement antidépresseur). Pour les personnes traitées par antipsychotiques, il est également recommandé de maintenir la dose efficace du traitement de fond pendant cette phase de convalescence si celui-ci est bien toléré (Barnes et Schizophrenia Consensus Group of British Association for Psychopharmacology, 2011). Dès cette phase, il est essentiel que le patient et/ou ses proches bénéficient de programmes d'éducation thérapeutique afin d'améliorer l'adhésion au projet de soin.

Lors de la phase de stabilité, qui succède à la phase de stabilisation, des projets actifs de réhabilitation psychosociale peuvent être envisagés. L'évaluation du rapport bénéfices/risques du traitement psychotrope doit prendre en compte de manière plus spécifique les effets secondaires pouvant entraver directement le processus de réhabilitation : sédation, syndrome extrapyramidal, trouble de la mémoire, trouble de l'attention, etc. Dans cette optique, la posologie du traitement antipsychotique peut être prudemment réévaluée à la baisse, en maintenant selon les recommandations au moins 50 % de la dose efficace pendant la phase aiguë (Barnes et Schizophrenia Consensus Group of British Association for P, 2011).

Au total, à tous les stades de la prise en charge, l'optimisation du traitement psychotrope est prioritaire pour permettre ou améliorer l'efficience de la réhabilitation. Cette optimisation repose sur des prescriptions individualisées, respectant les recommandations, et favorisant l'adhésion au traitement.

Impact des traitements psychotropes sur les capacités fonctionnelles des personnes

Les traitements psychotropes ont un impact sur les capacités fonctionnelles des personnes par leurs effets bénéfiques sur la symptomatologie psychiatrique, mais aussi par leurs effets indésirables. Ces derniers sont loin d'être systématiques, mais ils doivent être connus des prescripteurs pour aider à leur repérage. En termes de santé publique, n'oublions pas que les effets bénéfiques escomptés sont souvent bien supérieurs au risque encouru.

Antipsychotiques

Les antipsychotiques exercent de puissants effets sur les symptômes positifs des patients (idées délirantes, hallucinations), mais également sur les symptômes négatifs (retrait social, apragmatisme, émoussement des affects…) et sur le syndrome de désorganisation qui se manifeste au niveau des cognitions, des émotions et des comportements.

Les antipsychotiques de seconde génération, les plus utilisés aujourd'hui, constituent une classe hétérogène en termes d'efficacité et de tolérance. Les données actuelles ne permettent pas de privilégier un antipsychotique plutôt qu'un autre (Haute Autorité de santé, 2012).

Dans la schizophrénie, environ 70 % des patients sont concernés par des altérations des fonctions cognitives. Il s'agit d'un facteur déterminant du pronostic associé à un fort retentissement fonctionnel, comme par exemple l'absence d'emploi ou des difficultés à vivre de façon autonome (Green et al., 2000).

L'action du traitement antipsychotique sur les troubles cognitifs primaires reste limitée et incite à y associer des stratégies non médicamenteuses comme la remédiation cognitive (Keefe et Harvey, 2012). Les antipsychotiques de seconde génération auraient un effet procognitif plus précoce que les molécules de première génération, en particulier sur la cognition sociale, avec des divergences d'action importante entre les différentes molécules et un effet qui semble s'estomper avec le temps (Fakra et al., 2011).

Si le traitement antipsychotique est insuffisant, les troubles cognitifs observés sont généralement secondaires aux symptômes (par exemple, un trouble de l'attention consécutif à une intense activité délirante). Quand les posologies sont trop importantes, elles peuvent entraîner un état d'indifférence psychomotrice (passivité, asthénie, émoussement affectif, repli, désintérêt), voire une sédation. Les principaux effets indésirables des antipsychotiques sont indiqués dans le tableau 31.1.

Anticholinergiques

Les anticholinergiques ont été prescrits pour le traitement et la prophylaxie des symptômes extrapyramidaux des antipsychotiques depuis des décennies. Cependant, ils peuvent aggraver les dyskinésies tardives et les troubles cognitifs. Une diminution progressive et un traitement discontinu conduisent à une amélioration de la cognition, surtout si le traitement n'est pas indispensable au bien-être du patient (Desmarais et al., 2012).

Antidépresseurs

Globalement ils ont des effets positifs sur l'amélioration de l'humeur, du sommeil, de l'alimentation et des fonctions cognitives (mémoire et apprentissage, attention, fonctionnement exécutif, ralentissement psychomoteur) (Keefe et al., 2014).

Il peut être difficile de connaître la part jouée par un effet direct du médicament sur le fonctionnement cognitif et celle liée à un effet indirect secondaire à l'amélioration des troubles cliniques. Il est possible aussi que l'amélioration soit parfois décalée dans le temps, les troubles cognitifs mettant plus de temps à s'améliorer que le reste de la symptomatologie clinique (Vidailhet, 2013).

La question est de savoir si, à efficacité égale sur la symptomatologie dépressive, certains antidépresseurs sont moins délétères que d'autres au plan cognitif. Les imipraminiques (moins utilisés actuellement) ont un impact négatif sur les fonctions cognitives, mais il pourrait s'installer un effet de tolérance avec le temps (Gorenstein et al., 2006).

Parmi les effets négatifs, quelle que soit la molécule, on retrouve la majoration des idées suicidaires et de l'anxiété à l'initiation du traitement, ainsi que la possibilité d'un virage de l'humeur mixte ou maniaque, en particulier chez les patients bipolaires.

L'arrêt brutal des antidépresseurs peut s'accompagner de manifestations de sevrage comprenant des troubles cognitifs, en particulier pour les molécules à demi-vie courte.

Les effets indésirables des antidépresseurs diffèrent selon leur classe pharmacologique (CNUP, AESP, CUNEA, 2016).

Tableau 31.1 Fréquence relative des effets indésirables des antipsychotiques (adapté de Franck et Thibault, 2005).

Molécule	Dyskinésies aiguës[1]	Syndrome parkinsonien[2]	Akathisie[3]	Dyskinésies tardives[4]	Épilepsie	Prise de poids	Dyslipidémies	Hyperglycémie	Hyperprolactinémie[5]	Effets anticholinergiques[6]	Allongement du QT[7]
Amisulpride	+	+	+		+	++		+	+++		+
Aripiprazole			+++						+		
Clozapine					+++	+++	+++	+++		+++	++
Cyamémazine	+	+	+	+	+	++		+	+	+++	+
Halopéridol	+++	+++	++	+++	+	+		+	++		+
Lévomépromazine	+	+	+	+		++		+	+	+++	+
Olanzapine	+	+	+	+	+	+++	+++	+++	+	++	+
Quétiapine					+	++	++	++			+
Rispéridone	+	+	++	+	+	+	+	+	++		+

1. Surtout avec les antipsychotiques classiques et/ou de seconde génération quand on augmente les doses.
2. Syndrome parkinsonien (hypokinésie, bradykinésie, akinésie [mouvements rares et lents], hypertonie, tremblement).
3. Syndrome hyperkinétique : associe des symptômes moteurs et anxieux (akathisie et tasikinésie = besoin impérieux de déambuler).
4. Mouvements anormaux involontaires, répétitifs et incontrôlables, touchant la face et plus rarement le tronc et les membres.
5. Peut entraîner une gynécomastie avec galactorrhée et une aménorrhée et parfois une baisse de la libido.
6. Sécheresse buccale, constipation, reflux gastro-œsophagien, rétention urinaire, tachycardie, troubles de la déglutition, troubles de l'accommodation, confusion mentale.
7. Risque de torsades de pointes, de fibrillation auriculaire et de mort subite.

- *Principaux effets indésirables des inhibiteurs de la recapture de la sérotonine* (IRS : citalopram, escitalopram, sertraline, paroxétine, fluoxétine) et des inhibiteurs de la recapture de la sérotonine et de la noradrénaline (IRSNA : milnacipran, venlafaxine, duloxétine) :
  - effets digestifs : nausées, vomissements, diarrhées, douleurs digestives, constipation, parfois sécheresse buccale, hépatotoxicité ;
  - effets neurologiques : tremblements, signes extrapyramidaux, irritabilité, céphalées ;
  - troubles sexuels ;
  - effets métaboliques : hypertension artérielle (en particulier pour les IRSNA) et hyponatrémie (surtout chez le sujet âgé) ;
  - syndrome sérotoninergique par surdosage (ou interactions) ;
  - effets cardiaques : allongement du QT sur l'ECG et donc risque de tachycardie ventriculaire.
- *Principaux effets indésirables des imipraminiques* (amitriptyline, clomipramine) :
  - effets anticholinergiques centraux (confusions, plaintes liées au sommeil) et périphériques (bouche sèche, troubles de l'accommodation, constipation, rétention urinaire...) ;
  - effets adrénolytiques périphériques : hypotension orthostatique ;
  - effets antihistaminiques : sédation, somnolence diurne, prise de poids ;
  - effets neurologiques : tremblements, dysarthrie, crise épileptique à dose élevée ;
  - effets neurovégétatifs : sueurs nocturnes, troubles sexuels, trouble de la conduction et de la repolarisation ;
  - effets allergiques et toxiques : agranulocytose, hépatites toxiques.
- *Principaux effets indésirables des autres antidépresseurs* :
  - prise de poids (miansérine, mirtazapine) ;
  - addiction (tianeptine) ;
  - hépatoxicité (agomélatine).

Thymorégulateurs

Les thymorégulateurs sont principalement utilisés pour traiter et prévenir les épisodes thymiques des troubles bipolaires et du trouble schizo-affectif. Certains d'entre eux sont prescrits pour leurs effets anti-impulsifs ou pour potentialiser l'effet des antipsychotiques.

Le lithium paraît induire des effets indésirables cognitifs à court terme. Ceux-ci semblent se résoudre à long terme, avec un effet neuroprotecteur sur l'évolution naturelle de la maladie. Actuellement il existe un manque important de données dans la littérature (Quilès et Rotgé, 2014) sur les effets cognitifs des anti-épileptiques (lamotrigine, valproate, carbamazépine) et des antipsychotiques (rispéridone, aripiprazole, olanzapine, quétiapine). La lamotrigine semble améliorer les déficits cognitifs (mémoire et attention) associés au trouble bipolaire et aurait une action neuroprotectrice. Le valproate et la carbamazépine entraînent un déficit des fonctions cognitives d'intensité légère (processus attentionnels). Les antipsychotiques de seconde génération utilisés dans le trouble bipolaire entraînent un déficit d'intensité modérée des fonctions exécutives, de la mémoire et de l'attention.

Les principaux autres effets indésirables sont rapportés dans le tableau 31.2. En outre, les anticonvulsivants sont tératogènes.

Anxiolytiques

Les benzodiazépines sont utilisées dans le traitement des symptômes anxieux intenses et/ou invalidants. La durée maximale de prescription est de douze semaines, en raison du risque de dépendance.

L'effet indésirable le plus courant est la composante sédative. Ces molécules peuvent induire une somnolence pendant la journée et altérer la vigilance lors de la conduite automobile.

Les anxiolytiques non benzodiazépiniques (le plus utilisé étant un antihistaminique, l'hydroxyzine) ont un pouvoir d'anxiolyse moins important que les benzodiazépines. Ces molécules n'entraînent pas de dépendance.

Leurs effets indésirables figurent dans le tableau 31.2.

Hypnotiques

Ils peuvent être utilisés dans l'insomnie aiguë transitoire. On distingue les benzodiazépines (lormétazépam, loprazolam) et les apparentés benzodiazépiniques (zolpidem, zopiclone). Les effets indésirables sont les mêmes que les benzodiazépines avec un risque de dépendance important,

Tableau 31.2 Anxyolytiques et thymorégulateurs : effets indésirables les plus fréquents et pouvant impacter les capacités fonctionnelles.

Anxiolytiques			
Benzodiazépines : oxazépam, diazépam, lorazépam, alprazolam, bromazépam, clorazépate dipotassique, prazépam	– Sédation (potentialisée par l'alcool) – Somnolence diurne, asthénie, sensation vertigineuse	– Altérations cognitives (altération de la mémoire et des capacités de réaction, confusion chez le sujet âgé) – Troubles du comportement favorisés par l'alcool (effet désinhibiteur, réactions paradoxales (agitation et agressivité (favorisée par l'alcool) – Actes automatiques amnésiques – Pharmacodépendance	
Antihistaminique non benzodiazépinique : hydroxyzine	– Effets anticholinergiques : sécheresse buccale, rétention urinaire… – Allongement du QT		
Thymorégulateurs			
	Lithium Neuropsychiques : tremblements, signes extrapyramidaux Effets endocriniens : prise de poids, hypothyroïdie, hyperparathyroïdie Atteintes rénales Effets digestifs (diarrhée, nausées) Effets cardiovasculaires (troubles de la conduction et de la repolarisation, myocardites) Effets hématologiques : hyperleucocytose avec lymphopénie Effets dermatologiques (acné, psoriasis, alopécie, rash cutané, prurit)	*Carbamazépine* Neuropsychiques Digestifs Hépatiques Hématologiques Dermatologiques Neurovégétatifs Métaboliques	*Valproate/Valpromide* Neuropsychiques Hépatiques Digestifs Hématologiques Dermatologiques Métaboliques *Lamotrigine* Neuropsychiques : irritabilité, fatigue, somnolence, céphalées Diplopie, flou visuel Dermatologiques +++ Digestifs : nausées

Référentiel de psychiatrie et d'addictologie, 2016.

d'où une durée maximale de prescription de quatre semaines. Attention au risque dépresseur respiratoire chez les patients souffrant d'apnée du sommeil non traités.

Recommandations qui en découlent

Le traitement – pharmacologique et non pharmacologique – des troubles mentaux sévères doit :

- favoriser l'inclusion sociale et le rétablissement ;
- réduire les manifestations cliniques afin de limiter la souffrance et la dangerosité potentielle (pour soi-même – risque de suicide – ou pour autrui – hétéroagressivité), en veillant à ce que le rapport bénéfices/effets indésirables reste favorable et que la qualité de vie soit améliorée.

Afin de prendre en compte ces exigences générales, toute prescription de médicament psychotrope doit limiter les manifestations cliniques ayant des conséquences négatives sur les capacités de décision et d'action, tout en générant le minimum d'effets indésirables.

Elle doit également répondre à des objectifs en rapport avec les besoins spécifiques des personnes concernées : action sur tel ou tel symptôme, prévention des récidives, prévention du suicide, etc. Les antipsychotiques occupent une place centrale dans le traitement des troubles mentaux sévères, en particulier du spectre de la schizophrénie, puisqu'ils sont les seuls à permettre le contrôle des symptômes positifs et qu'ils sont parfois en mesure d'atténuer les symptômes négatifs. Ils sont utilisés pour traiter les crises et prévenir les récidives en maintenant la rémission clinique.

La prescription d'un antipsychotique repose sur les principes suivants (Franck et al., 2015) :

- l'antipsychotique utilisé pour traiter la crise psychotique est maintenu en tant que traitement de fond avec recherche de la dose minimale efficace et suppression des psychotropes associés dans la mesure du possible (la monothérapie est la règle, le traitement psychotrope étant adapté aux différentes phases de la maladie) ;
- l'apparition d'effets indésirables doit faire reconsidérer la posologie, voire conduire à un changement d'antipsychotique, sauf si le rapport-bénéfices/effets indésirables reste positif ;
- seule une dangerosité pour soi-même ou pour autrui peut justifier un rapport bénéfices/effets indésirables négatifs ;
- le traitement médicamenteux doit être associé à des mesures non médicamenteuses :
  - éducation thérapeutique pour améliorer l'insight, ainsi que l'appropriation des troubles et du traitement,
  - remédiation cognitive pour potentialiser les ressources cognitives préservées, selon les résultats de l'évaluation neuropsychologique et en présence d'un retentissement fonctionnel,
  - psychothérapie de soutien.

L'American Psychiatric Association (APA) a rédigé des recommandations au sujet de la prescription et de la surveillance du traitement par antipsychotique dans la schizophrénie (Lehman et al., 2004), suivies par un *guideline watch* qui a pris en compte les méta-analyses et les études contrôlées publiées de 2002 à 2008 (Dixon et al., 2010). Les recommandations de l'APA sont en faveur d'une prescription la plus précoce possible, en prenant garde toutefois de ne pas gêner la démarche diagnostique. Les bénéfices et les risques du traitement doivent être exposés au patient, dès que son état le permet. Chez une personne donnée, le choix de l'antipsychotique à prescrire repose sur les effets thérapeutiques et indésirables des antipsychotiques précédemment pris, sur ses préférences à ce sujet, sur la présence d'une affection associée contre-indiquant tel ou tel antipsychotique et sur le risque d'interactions avec d'autres médicaments prescrits en même temps. Lorsqu'il s'agit d'une première prescription, ce choix ne peut pas être guidé par la recherche d'une plus grande efficacité, celle-ci étant sensiblement comparable chez tous les antipsychotiques (sauf la clozapine, qui est réservée aux patients n'ayant pas ou peu répondu à deux antipsychotiques ou ayant des idées ou un comportement suicidaire n'ayant pas répondu aux autres traitements), mais pas le profil d'effets indésirables de ces différents médicaments.

En pratique, il faut donc prescrire en première intention un antipsychotique bien toléré et modifier dans un second temps la prescription en faveur d'un antipsychotique moins bien toléré en cas d'efficacité insuffisante (Franck et al., 2015). Devant un premier épisode psychotique, la World Federation of Societies of Biological Psychiatry (WFSBP) recommande d'introduire avec prudence la dose efficace la plus faible possible et de surveiller l'apparition d'effets indésirables extrapyramidaux (Hansan et al., 2013). Après un tel épisode, deux ans de traitement sont requis. Après deux épisodes, il faut traiter pendant cinq ans. Enfin, chez une personne ayant déjà présenté de nombreux épisodes ou deux épisodes sur une période de cinq ans, il faut recourir à un antipsychotique au long cours. Dans tous les cas, est recommandé de recourir à la posologie minimale efficace, afin de limiter au maximum le développement d'effets indésirables. Les principaux éléments de la surveillance du traitement sont résumés dans le tableau 31.3.

Tableau 31.3 Surveillance d'un traitement par antipsychotique.

Domaines à surveiller	À l'instauration du traitement	Surveillance ultérieure
Constantes vitales	Fréquence cardiaque, tension artérielle et température lors des premiers jours de traitement	Mesure des mêmes constantes lors des changements de posologie Il est recommandé de contrôler la pression artérielle après trois mois de traitement puis une fois par an
Signes extrapyramidaux précoces (dyskinésies aiguës, akathisie, syndrome parkinsonien)	Évaluation clinique avant le début du traitement	Évaluation hebdomadaire en phase aiguë, puis à chaque consultation
Signes extrapyramidaux tardifs	Évaluation clinique des mouvements anormaux avant le début du traitement	Évaluation clinique annuelle
Poids	Mesure du poids et de la taille et calcul de l'IMC = poids (kg)/(taille (m))^2 Surveillance du poids toutes les deux semaines durant les deux premiers mois	Contrôle du poids et calcul de l'IMC à un mois et trois mois de traitement puis tous les trimestres (surveillance plus rapprochée lors d'un traitement par dibenzodiazépine)
Diabète	Glycémie à jeun et recherche de facteurs de risque de diabète	Glycémie à jeun trois mois puis douze mois après le début du traitement, puis une fois par an (hémoglobine glycosylée si besoin) La clinique, l'existence d'antécédents familiaux et le taux de glycémie initiale peuvent conduire à rapprocher les dosages Une prise de poids de plus de 7 % doit faire rechercher un diabète
Hyperlipidémie	Cholestérolémie (totale, HDL et LDL) et triglycéridémie	Antipsychotiques à faible risque lipidogène + bilan initial non perturbé : cholestérolémie (totale, HDL et LDL) et triglycéridémie une fois par an Antipsychotiques à faible risque lipidogène ou bilan initial non perturbé : surveillance trimestrielle à semestrielle
Surveillance hépatique, rénale et hématologique	Dosage des transaminases, de la créatininémie, du ionogramme et numération formule sanguine	Dosage des transaminases et de la créatininémie une fois par an Numération formule sanguine une fois par an, sauf pour les patients sous clozapine (protocole particulier). Ionogramme si besoin
Grossesse	Recherche de β-HCG chez les femmes en âge de procréer	S'assurer de la mise en œuvre d'une contraception efficace
Conduction cardiaque	Mesure du QTc sur l'ECG, en particulier lors de l'utilisation d'antipsychotiques à risque ou en présence d'antécédents cardiaques personnels ou familiaux ou en cas d'association à d'autres médicaments susceptibles d'augmenter le QT	ECG régulier, en particulier chez les patients à risque
Hyperprolactinémie	Recherche des symptômes d'hyperprolactinémie, dosage sanguin si nécessaire	Recherche des symptômes d'hyperprolactinémie, dosage sanguin si nécessaire

Cataracte	Recherche de troubles de la vision par l'interrogatoire	Recherche de troubles de la vision par l'interrogatoire. Examen ophtalmologique annuel chez les patients de plus de 40 ans, en particulier lorsqu'ils sont traités par un antipsychotique à risque oculaire
Effets anticholinergiques	Rechercher glaucome à angle fermé ou adénome de prostate	Surveillance dentaire, rechercher une constipation (en particulier chez les patients traités par clozapine), sécheresse oculaire, troubles mictionnels
Effets dermatologiques		Éviter exposition solaire directe. Crème solaire d'indice > 20
Fonctions cognitives	Bilan neuropsychologique, évaluation de la cognition sociale et évaluation du retentissement des altérations après stabilisation clinique et réduction du traitement à la dose minimale efficace	Réévaluation des fonctions et du retentissement des altérations après les interventions thérapeutiques destinées à améliorer le fonctionnement

IMC : Indice de masse corporelle ; HDL : High Density Lipoprotein ; LDL : Low Density Lipoprotein ; ATCD : antécédents ; β-HCG : β-Human Chorionic Gonadotrophin ; ECG : électrocardiogramme.
D'après Franck et al., 2015.

Résistance au traitement

La résistance thérapeutique est très fréquente en pratique clinique. Même si les définitions varient, on estime qu'un traitement antipsychotique de première ligne bien conduit ne permet pas d'obtenir de rémission symptomatique satisfaisante pour près d'une personne souffrant de schizophrénie sur trois (Suzuki et al., 2011). La résistance péjore notablement la mise en œuvre de projets de réhabilitation, et doit donc être identifiée le plus précocement possible afin de mettre en place des stratégies thérapeutiques adaptées. Or, toutes les études montrent que les recommandations thérapeutiques pour la prise en charge de la résistance, notamment aux antipsychotiques, sont très peu respectées. Ainsi, alors que 20 à 30 % des personnes souffrant de schizophrénie devraient bénéficier d'une tentative de traitement par clozapine, cette proportion est au moins dix fois plus basse en conditions réelles de prescription (Bachmann et al., 2017 ; Nielsen et al., 2011). De plus, même si ce traitement est initié, il est très souvent interrompu dans les premiers mois (Verdoux et Pambrun, 2014), souvent pour des effets secondaires pour lesquels existent des stratégies de réduction (Legge et al., 2016) (*voir* tableau 31.4). Il faut au minimum six mois de traitement pour pouvoir évaluer le bénéfice thérapeutique de cette molécule, et une interruption précoce fait donc perdre une chance au patient de bénéficier du seul traitement susceptible d'apporter une réelle amélioration symptomatique (Nielsen et al., 2013).

Cette sous-utilisation et ces interruptions précoces du traitement par clozapine sont en grande partie liées au profil d'effets secondaires de cette molécule. Du fait des précautions d'emploi et de la surveillance hématologique de la clozapine, les risques sont trop souvent surévalués au détriment des bénéfices, ce biais d'évaluation pouvant amener certains psychiatres à ne jamais prescrire ce traitement (Verdoux et al., 2016). Il faut donc vaincre ces résistances pour favoriser l'initiation de ce traitement. Il faut aussi savoir convaincre un patient ayant déjà eu un traitement par clozapine, trop rapidement interrompu du fait des effets secondaires, de tenter une réintroduction de ce traitement, en utilisant par exemple une augmentation plus progressive des doses. Pour mémoire, les seules complications contre-indiquant de manière formelle toute tentative de réintroduction sont l'agranulocytose et la myocardite (Nielsen et al., 2013).

La prise en charge de la résistance implique aussi de connaître les stratégies thérapeutiques en cas d'hyper-résistance, c'est-à-dire lorsqu'un traitement par clozapine à doses efficaces pendant au moins trois à six mois ne permet pas

Tableau 31.4 Stratégies de réduction des effets secondaires de la clozapine d'après Nielsen.

Effet secondaire	Conduite à tenir
Sédation	Dose dépendant, instauration progressive Réduction/arrêt des autres traitements sédatifs Monoprise vespérale
Tachycardie	Dose dépendant, instauration progressive Bêtabloquants si persiste > 4 à 6 semaines
Reflux gastro-oesophagien, vomissements	Fractionnement des repas Inhibiteur pompe à proton
Hypersialorrhée	Atropine, clonidine, amisulpride
Prise de poids	Mesures hygiéno-diététiques Metformine, topiramate
Constipation	Suppression traitements anticholinergiques Mesures hygiéno-diététiques, laxatifs
Énurésie	Arrêt des benzodiazépines Desmopressine, éphedrine, amitriptyline
Crises convulsives	Valproate, lamotrigine
Symptômes obsessionnels compulsifs	Thérapie cognitivo-comportementale Antidépresseur

Nielsen et al., 2011.

d'obtenir un niveau de rémission symptomatique adéquat (Nielsen et al., 2011). Il convient tout d'abord d'éliminer une absence d'efficacité liée à une induction enzymatique (nicotine, carbamazépine par exemple) ou à la consommation de substances psychoactives (cannabis, psychostimulants par exemple). En cas de résistance avérée, les stratégies de potentialisation de la clozapine doivent être rapidement envisagées. Le traitement de première ligne de l'hyper-résistance repose sur la potentialisation de la clozapine par un autre antipsychotique. Même si le niveau de preuve reste faible (Taylor et al., 2012), plusieurs études suggèrent que les associations clozapine-aripiprazole et clozapine-amisulpride sont les plus efficientes. Concernant les posologies, la clozapine peut être maintenue à dose moyenne-élevée si elle bien tolérée, avec adjonction initiale de petites doses de l'autre antipsychotique (par exemple, 5 mg d'aripiprazole ou 100 mg d'amisulpride) à augmenter progressivement en fonction de la tolérance et de l'efficacité. Si la clozapine est mal tolérée, il peut être intéressant de maintenir de faibles doses de clozapine potentialisées par un autre antipsychotique à posologie usuelle. D'autres stratégies de potentialisation de la clozapine peuvent aussi être envisagées, notamment par lamotrigine, antidépresseur ou électroconvulsivothérapie (Lally et al., 2016 ; Porcelli et al., 2012). Quelques études suggèrent l'intérêt de traitements antipsychotiques à fortes doses (par exemple par olanzapine) (Batail et al., 2014). En revanche, l'intérêt des associations d'antipsychotiques autres que la clozapine est très mal documenté. Dans tous les cas, la prise en charge de l'hyper-résistance demande beaucoup d'obstination et de patience, aussi bien du côté du prescripteur que de celui du patient et de son entourage, car l'efficacité d'une association doit être évaluée après un délai de plusieurs mois, et il ne faut pas renoncer si une première association n'est pas efficace. Cette patience est aussi de mise avant d'initier des projets de réhabilitation chez un patient émergeant de plusieurs années de symptomatologie psychotique active. Il faut savoir prendre le temps d'attendre que s'atténuent les répercussions neurobiologiques, cognitives, émotionnelles et environnementales générées par ces années de souffrance psychique.

Références

AESP, CNUP. (2016). *Référentiel de psychiatrie et addictologie. Prescription et surveillance des psychotropes* (2e éd, pp. 519–562). Tours : PUFR. révisée.

Bachmann, C. J., Aagaard, L., Bernardo, M., Brandt, L., Cartabia, M., Clavenna, A., Taylor, D. (2017). « International trends in clozapine use : A study in 17 countries ». *Acta Psychiatr Scand, 136*, 37–51.

Barnes, T. R., & Schizophrenia Consensus Group of British Association for Psychopharmacology (2011). « Evidence-based guidelines for the pharmacological treatment of schizophrenia : Recommendations from the British Association for Psychopharmacology ». *J Psychopharmacol, 25*, 567–620.

Batail, J. M., Langree, B., Robert, G., Bleher, S., Verdier, M. C., Bellissant, E., Drapier, D. (2014). « Use of very-high-dose olanzapine in treatment-resistant schizophrenia ». *Schizophr Res, 159*, 411–414.

CNUP, AESP, CUNEA. (2016). *Référentiel de psychiatrie et d'addictologie*. Tours : Presses Universitaires François Rabelais.

Delay, J., Deniker, P., & Harl, J. M. (1952). « Utilisation en thérapeutique psychiatrique d'une phénothiazine d'action centrale élective (4560RP) ». *Annales médico-psychologiques, 110*(2), 112–117.

Desmarais, J. E., Margolese, H. C., Beauclair, L., Annable, L., Belanger, M. C., & Kolivakis, T. T. (2012). « Discontinuing anticholinergic agents prescribed for extrapyramidal side effects in schizophrenia or schizoaffective disorder treated with antipsychotics : Effects on movement disorders, cognition and psychopathology ». *Schizophrenia Research, 136*(suppl 1), S1–S175.

Dixon, L., Perkins, D., & Calmes, C. (2010). Guidelines watch (September 2009). *Practice guideline for the treatment of patients with schizophrenia*. American Psychiatric Association. http://psychiatryonline.org/content.aspx?bookid=28&sectionid=1682213.

Fakra, E., Kaladjian, A., Adida, M., Cermolacce, M., Berzeaux, R., & Azorin, J. M. (2011). « Schizophrenia, psychotropic drugs ans cognition ». *L'Encéphale, Supp, 2*, S137–S142.

Franck, N., Fromager, F., & Thibaut, F. (2015). *« Prescrire les antipsychotiques »*. Paris : Elsevier-Masson.

Franck, N., & Thibault, F. (2005). « Modalités d'utilisation des neuroleptiques ». In *EMC Psychiatrie*. 37-860-B-15.

Goff, D. C., Hill, M., & Freudenreich, O. (2010). « Strategies for improving treatment adherence in schizophrenia and schizoaffective disorder ». *J Clin Psychiatry, 71*(Suppl 2), 20–26.

Gorenstein, C., De Carvalho, S. C., Artes, R., Moreno, R. A., & Marcourakis, T. (2006). « Cognitive performance in depressed patients after chronic use of antidepressants ». *Psychophamacology, 185*(1), 84–92.

Green, M. F., Kern, R. S., Braff, D. L., & Mintz, J. (2000). « Neurocognitive deficits and functional outcome in schizophrenia : Are we measuring the "right stuff" ? ». *Schizophr Bull, 26*(1), 119–136.

Hansan, A., Falkai, P., Wobrock, T., Lieberman, J., Glenthoj, B., Gattaz, W., et al. (2013). « Guidelines for biological treatment of schizophrenia, part 2 : Update 2012 on the long-term treatment of schizophrenia and management of antipsychotic-induced side effects ». *The World Journal of Biological Psychiatry, 14*, 2–44.

Haute Autorité de santé. (2012). Antipsychotiques de Seconde Génération. *Synthèse d'avis de la commission de la Transparence, mars.*

Keefe, R. S., & Harvey, P. D. (2012). « Cognitive impairment in schizophrenia ». *Handb Exp Pharmacol, 213*, 11–37.

Keefe, R. S., McClintock, S. M., Roth, R. M., Doraiswamy, P. M., Tiger, S., & Madhoo, M. (2014). « Cognitive effects of pharmacotherapy for major depressive disorder : A systematic review ». *JClinPsych, 75*(8), 864–876.

Lally, J., Tully, J., Robertson, D., Stubbs, B., Gaughran, F., & MacCabe, J. H. (2016). « Augmentation of clozapine with electroconvulsive therapy in treatment resistant schizophrenia : A systematic review and meta-analysis ». *Schizophr Res, 171*, 215–224.

Kuhn, R. (1957). « Uber die Behandlung depressiver Zustände mit einem Iminodibenzylderivat (G 22355) ». *Schweiz Med Wochenschr, 87*(35-36), 1135–1140.

Laborit, H., Huguenard, P., & Alluaume, R. (1952). « Un stabilisateur neurovégétatif, le 4560RP ». *Presse médicale, 60*, 206–208.

Legge, S. E., Hamshere, M., Hayes, R. D., Downs, J., O'Donovan, M. C., Owen, M. J., MacCabe, J. H. (2016). « Reasons for discontinuing clozapine : A cohort study of patients commencing treatment ». *Schizophr Res, 174*, 113–119.

Lehman, A. F., Lieberman, J. A., Dixon, L. B., McGlashan, T. H., Miller, A. L., Perkins, D. O., et al. (2004). « Practice guideline for the treatment of patients with schizophrenia, second edition ». *Am J Psychiatry, 161*, 1–56.

Nielsen J., Correll C.U., Manu P., Kane J.M. « Termination of clozapine treatment due to medical reasons: When is it warranted and how can it be avoided? », *J Clin Psychiatry*, 74, p. 603-613 ; quiz 613.

Nielsen, J., Damkier, P., Lublin, H., & Taylor, D. (2011). « Optimizing clozapine treatment ». *Acta Psychiatr Scand, 123*, 411–422.

Porcelli, S., Balzarro, B., & Serretti, A. (2012). « Clozapine resistance : Augmentation strategies ». *Eur Neuropsychopharmacol, 22*, 165–182.

Quilès, C., & Rotgé, J. Y. (2014). « Effets cognitifs des thymorégulateurs ». In H. Verdoux (Ed.), *Les Thymorégulateurs* (pp. 40–54). Paris : Lavoisier.

Schou, M. (1957). « Lithiumtherapi ved mani. Praktiske retningslinier ». *Nord Med, 55*, 790–794.

Sternbach, L. H., Kaiser, S., & Reeder, E. (1960). « Quinazoline 3-oxide structure of compounds previously described in the literature as 3.1.4-benzoxadiazepines ». *J Am Chem Soc, 82*, 475.

Suzuki, T., Remington, G., Mulsant, B. H., Rajji, T. K., Uchida, H., Graff-Guerrero, A., & Mamo, D. C. (2011). « Treatment resistant schizophrenia and response to antipsychotics : A review ». *Schizophr Res, 133*, 54–62.

Taylor, D. M., Smith, L., Gee, S. H., & Nielsen, J. (2012). « Augmentation of clozapine with a second antipsychotic. A meta-analysis ». *Acta Psychiatr Scand, 125*, 15–24.

Verdoux, H., & Pambrun, E. (2014). « Clozapine use pattern in persons with and without treatment for Parkinson's disease in real-world conditions : A naturalistic study in a community-based sample ». *Acta Psychiatr Scand, 130*, 487–497.

Verdoux, H., Pambrun, E., Cortaredona, S., Coldefy, M., Le Neindre, C., Tournier, M., & Verger, P. (2016). « Geographical disparities in prescription practices of lithium and clozapine : A community-based study ». *Acta Psychiatr Scand, 133*, 470–480.

Vidailhet, P. (2013). « Effets cognitifs ». In E. Corruble (Ed.), *Les Antidépresseurs* (pp. 114–128). Paris : Lavoisier, Paris.

Chapitre 32

La disponibilité à la réhabilitation psychosociale : une étape importante pour amorcer des changements

Christophe Lançon

La disponibilité à la réhabilitation fait référence aux travaux de l'équipe de Boston sur la pratique de la réadaptation psychiatrique. Marianne Farkas dans ses ouvrages et conférences a maintes fois illustré les problèmes liés à l'*entrée* en réhabilitation et aux moyens et méthodes de faire face aux difficultés inhérentes à tout changement de comportement et d'habitude chez les personnes. Cette démarche repose largement sur les données de la psychologie issue des travaux de Carl Rogers, et plus récemment sur la philosophie et les techniques d'entretien proposées par William Miller et Stephen Rollnick, vulgarisées actuellement sous le vocable de technique ou d'entrevue motivationnelle.

La réhabilitation psychiatrique prône le rétablissement, la pleine intégration dans la communauté et l'amélioration de la qualité de vie pour les personnes vivant avec un trouble de santé mentale. Il est pourtant encore difficile de savoir à *qui* s'adressent ces techniques de réhabilitation psychosociale ; ce *malentendu* peut parfois limiter l'accès au rétablissement et être source de nouvelles stigmatisations. La réhabilitation s'adresse-t-elle aux seuls troubles psychiatriques sévères ? Si oui, pourquoi cela ?

La question de l'*entrée* dans la réhabilitation psychosociale est pourtant un enjeu majeur. Plus qu'entrée ou disponibilité, il serait préférable d'ailleurs de parler d'*accessibilité* aux principes de la réhabilitation psychosociale. En effet, les méthodes de la réhabilitation constituent une aide souvent précieuse sur le chemin du rétablissement. Permettre aux personnes souffrant de troubles psychiques de trouver les moyens nécessaires pour réaliser leurs envies, pour retrouver une vie autonome et satisfaisante est le point central de l'accompagnement de ces personnes. L'entrée dans la réhabilitation consiste l'étape capitale, celle par laquelle les changements vont pouvoir se mettre en place et peut-être modifier de façon durable la vie des personnes en sortant des chemins tortueux de la chronicité et du handicap.

Si *tout est dit* dans les ouvrages de Marianne Farkas (référez-y vous !), certaines questions restent cependant encore à explorer ; questions renvoyant à la fois à la philosophie de ce type d'accompagnement et d'aide et à des méthodes nécessaires pour en faire bénéficier ceux qui en ont besoin.

La première question reste la suivante : *qui peut bénéficier de la réhabilitation psychosociale ?* Le plus souvent, comme pour la question du rétablissement, on se réfère aux soins ou aux services pour les personnes souffrant de *troubles psychiatriques graves ou chroniques*, quand on ne fait pas référence aux *survivants de la psychiatrie*. C'est une manière subtile de dire que la réhabilitation psychosociale s'adresse à la personne présentant les troubles psychiatriques supposés les plus sévères. Comment définir la sévérité des troubles psychiatriques ; sur quels critères ? Il semble de manière intuitive que la sévérité dans la majorité des écrits, et sûrement aussi dans la pratique, soit à mettre en parallèle avec les notions de déficience et de handicap; la réhabilitation étant alors comprise comme *une somme de mesures et d'aides visant à pallier les handicaps des personnes souffrant de troubles psychiatriques*. La réhabilitation psychosociale serait alors souvent comprise comme une *forme* plus active et moderne des structures classiques de soins pour les personnes souffrant de troubles mentaux *graves*.

Pourtant l'une des questions limitant l'accès aux services de réhabilitation, en dehors de leur faible nombre, ne réside-t-elle pas dans cette vision *handicapante* des troubles psychiques ? S'il apparaît important de prendre en compte de manière individuelle et adaptée au projet de la personne, les déficiences et les handicaps pour aider à avancer vers l'autonomie, pourquoi en limiter l'accès à ceux qui *portent les stigmas* de la chronicité ? N'est-ce pas déjà en soi un facteur de limitation de l'accès et de stigmatisation des personnes ? À *réserver* les soins de réadaptation à une *catégorie de personnes*, n'en limite-t-on pas l'accès en *sélectionnant* les *bons* patients ?

Toutes personnes souffrant de troubles psychiatriques et de handicaps pourrait ou devrait pouvoir bénéficier des méthodes de la réhabilitation psychosociale à mon sens; les soins de réhabilitation devant devenir le fondement des relations entre usagers et professionnels de santé dans les soins psychiques. En effet, ce qui compte dans le regard de la réhabilitation, c'est l'espoir. L'espoir que changer est possible; l'espoir de pouvoir trouver *sa place dans la société et la vie*, sans que cet espoir soit barré par la vision terrifiante de la chronicité, de l'exclusion et du handicap. En quoi certains troubles seraient-ils plus *handicapants* que d'autres ? En quoi est-ce plus *grave*, plus handicapant de souffrir d'une schizophrénie que d'un trouble anxieux généralisé ? De même, quel intérêt y a-t-il à maintenir les personnes souffrant de troubles psychiques dans un *entre soi* souvent difficile ? Ouvrir l'accès à la réhabilitation à d'autres personnes que celles relevant d'un *trouble grave ou handicapant* est peut-être un *a priori* facilitant l'accès à ce type de soins.

Un des exemples de cette *vision particulière* des personnes souffrant de troubles psychiques (entachée de déficit et des handicaps) est bien illustré par la question *moderne et actuelle* de la remédiation cognitive qui est si souvent prônée pour permettre un retour à la vie *normale*. Si certaines personnes peuvent présenter des déficiences et des perturbations cognitives, celles-ci sont très diverses et pas nécessairement présentes chez toutes et tous. L'application d'un programme de remédiation cognitive comme gold standard actuel des soins relève en fait d'une vision bien dévalorisante des personnes souffrant de troubles psychiques. En dehors de la question de l'efficacité de ces techniques à moyen et long termes, se pose la question de leur *intérêt* dans la mise en place de soins *personnalisés*. S'il n'est pas question ici de remettre en cause la part que peuvent jouer les processus cognitifs dans l'autonomie, cette dernière ne pourrait se résumer à cela. Si l'on fait référence à la philosophie de la réhabilitation portée par l'école de Boston, les services en réadaptation psychiatrique sont *collaboratifs*, dirigés par la personne et *individualisés*. Ces services sont une partie essentielle de la gamme de services sociaux et de santé et doivent être basés sur les *données probantes*. Ils se concentrent à aider les individus à développer leurs habiletés et à accéder aux ressources nécessaires afin qu'ils puissent réussir et être satisfaits dans leurs rôles et les milieux de leur choix. Reste ainsi encore à s'appuyer sur des *soins aux données probantes* d'une part, et ceci de manière individualisée et adaptée aux rôles de leur choix.

À titre indicatif, pour Marianne Farkas, les techniques et interventions pouvant être intégrées dans un processus ou un modèle de réadaptation et qui ont démontré des résultats positifs et/ou prometteurs sont : l'entraînement aux habiletés sociales; certaines techniques de remédiation cognitive *combinées* avec d'autres techniques reconnues et qvalidées; le *personal contact*, combiné avec *illness management and recovery* diminuent les stigmas; les pairs-aidants; le soutien au logement (programme ACT), à l'emploi (programme IPS) et à l'éducation (programme SE). Voilà pour quelques *techniques* de soins et d'accompagnement.

Se limiter à proposer des techniques, même les plus valides, ne saurait constituer le socle de la démarche de réhabilitation. Se limiter à une somme de techniques ne permet sûrement pas d'améliorer la disponibilité mais plutôt de *choisir les bons patients*. Il convient de revenir à la *philosophie de la réhabilitation*.

Dans l'optique de Bill Anthony et de ses collaborateurs, ce qui est prioritaire, c'est d'une part, *la qualité de la relation d'aide* entre le client et son praticien en réhabilitation, et d'autre part, que ce dernier utilise dans son travail d'accompagnement les étapes importantes du processus qui garantissent la mise en place réelle des *valeurs de la réhabilitation* (orientation vers la personne, intégration, choix, partenariat et individuation).

C'est en effet au travers de la *qualité de la relation d'aide* que les changements deviendront possibles chez l'usager; le *soignant* étant un facilitateur des processus de changement. Actuellement, les principes du changement soutenus par Miller et Rollnick exposés dans leurs ouvrages sur l'entrevue motivationnelle se sont *imposés* comme un des standards de qualité dans de nombreux domaines et dans le champ de la réhabilitation psychosociale. Il est certainement *utile* aux soignants de se *former* à la philosophie de l'entrevue motivationnelle; philosophie issue des travaux de Carl Rogers. La formation ne suffit malheureusement pas car l'entrevue motivationnelle n'est pas qu'une somme de techniques, mais bien au contraire une pratique de la relation d'aide, pratique *quotidienne* nécessitant beaucoup d'application ainsi qu'une supervision.

Comme le recommande Marianne Farkas, il est toutefois *utile* (pour le soignant) d'avoir recours à une évaluation méthodique et systématisée permettant d'adapter les activités motivationnelles au stade du changement de chaque personne. Cette évaluation doit le plus souvent porter sur les besoins de changement des personnes, leur volonté de changer, ce que l'on nomme *proximité interpersonnelle*, la conscience de soi et de l'environnement (se référer ici encore aux écrits de M. Farkas).

En fonction de cette évaluation, il est le plus souvent recommandé de proposer ou de faciliter l'expérimentation d'activité motivationnelles. Ces activités motivationnelles peuvent parfois être proposées par les soignants, mais dans l'esprit des stades du changement, c'est surtout l'usager (la personne) qui détermine les conditions motivationnelles. C'est dans ce *conflit* entre choix *personnels* et choix *généraux* que se glissent beaucoup de difficultés à accéder à l'autonomie prônée par la réhabilitation. Pourtant, au moins deux principes directeurs sont nécessaires pour faciliter l'engagement : le rétablissement est un processus individuel; la collaboration et le soutien à l'autonomie constituent des facteurs du rétablissement mais ne le résument pas.

Dans cette perspective, les *professionnels* doivent avant tout *favoriser le changement*; déterminer de manière conjointe les besoins de la personne; *collaborer* à l'élaboration et à l'atteinte des buts fixés par la personne; *collaborer* dans l'application et l'évaluation des moyens utilisés. *Collaboration* est ainsi le maître mot de l'engagement en réhabilitation; cette collaboration doit aussi s'affranchir de la chronicité souvent *vécue* et laissant penser que la réhabilitation est un processus long, nécessitant de nombreux mois voire des années. Cette vision est en complète opposition avec les conceptions de l'entrevue motivationnelle qui estime que bien souvent des changements *significatifs* sont possibles en quelques entrevues. Ces changements sont surtout possibles lorsqu'ils sont immédiatement *accessibles*, avec un fort degré de réussite et soutenus par des personnes habitées d'un regard positif inconditionnel. Bien sûr, certains auront besoin de plus de temps, de plus de soutien que d'autres; mais c'est surtout la disponibilité dans le temps des soignants qui importe, pas celles de la présence des usagers.

Une application *protocolisée* de l'entrevue motivationnelle sans en garder la philosophie risque de conduire à de l'exclusion et à du désespoir. Ce désespoir se manifestant comme toujours au travers de débats et questions sur la question de l'adhésion aux soins, de l'adhésion au projet, etc. La question de l'adhésion est certainement la même que celle de l'ambivalence au changement; elle témoigne du *désaccord* profond entre l'usager et les intervenants; désaccord que le professionnel doit considérer comme *habituel* ou *normal* et comme un indicateur nécessitant de modifier son interaction avec l'usager. Ce retour aux fondamentaux de l'entrevue motivationnelle permet de mieux comprendre certains débats et les résultats parfois contradictoires de la littérature. Ainsi, Corrigan et al. (2014) mettent en doute le caractère *universel* des soins de réhabilitation basés sur les meilleures pratiques puisque plusieurs personnes atteintes de troubles mentaux n'adhèrent pas au modèle du parfait usager pour qui sont élaborées ces meilleures pratiques. Un nombre important d'usagers est aux prises avec une problématique d'adhésion au traitement et pour lesquels les théories de prises de décisions délibérées, comme la balance décisionnelle, ne sont pas thérapeutiques pour ces auteurs. Ces auteurs suggèrent que les anciennes théories sur la prise de décisions soient substituées par un modèle *multi-process* (*multi process model*, MPM) afin d'expliquer les facteurs impliqués dans la délibération, la satisfaction et les comportements de l'usager. Le MPM implique que : certains processus cognitifs se produisent de manière implicite, c'est-à-dire potentiellement au niveau inconscient ; l'immédiateté influence les décisions, et ce, malgré une réflexion et une planification préalables ; les émotions jouent un rôle important dans l'analyse et l'objectivité de la prise de décisions. Les stratégies de réhabilitation, basées sur la prise de décision, devraient ainsi être combinées à des interventions reconnues comme la pleine conscience et l'acceptation (*mindfulness-based cognitive therapy* et *mindfulness-based stress reduction*), afin d'en améliorer les résultats et également la satisfaction des usagers. Ici encore ces interventions doivent être proposées pour les usagers, mais aussi pour les soignants, et être accessibles à ceux qui le souhaitent en dehors du statut de patient. On comprend bien que le recours à des protocoles motivationnels est utile aux professionnels, nécessaire à leurs interventions et à leurs succès ; toutefois, c'est dans le changement de regard et de perspective que la disponibilité pourra s'améliorer.

En conclusion, retourner aux écrits de Marianne Farkas et surtout à ceux de William Miller et Stephen Rollnick constitue l'étape initiale et fondamentale pour favoriser la disponibilité à la réhabilitation psychosociale et soutenir le rétablissement des personnes. L'équation entre handicap et sévérité des troubles psychiatriques reste à démontrer et repose sur des postulats parfois contraires à la philosophie de la réhabilitation, philosophie trop souvent oubliée. En effet, la question de la réhabilitation reste celle des besoins, envies et forces des personnes pour se réaliser dans la vie, plus que celle des handicaps.

Références

Anthony, W., Cohen, M., Farkas, M., & Gagne, Ch. (2002). Psychiatric Rehabilitation, Center for Psychiatric Rehabilitation. Boston University. *La Réhabilitation psychiatrique*. (2004). Charleroi : Socrate-Promarex Éditions.

Corrigan, P. W., Rusch, N., Ben-Zeev, D., & Sher, T. (2014). « The rational patient and beyond : Implication for treatment adherence in people with psychiatric disabilities ». *Rehabilitation Psychology*, *59*(1), 85–98.

Deleu, G. (2012). *Où nous mène la réhabilitation psychiatrique*. Charleroi : Socrate Éditions Promarex.

Farkas, M., & Anthony, W. (2010). « Psychiatric rehabilitation interventions : A review ». *International Review of Psychiatry*, *22*(2), 114–129.

Farkas, M., Soydan, A. S., & Cagne, C. (2005). *Disponibilité à la réhabilitation : une introduction*. Socrate Éditions Promarex : Charleroi.

Miller, W., & Rollnick, S. (2013). *L'entretien motivationnel* (2e éd). *Aider la personne à engager un changement*. Paris : Interéditions.

L'évaluation des ressources en réhabilitation psychosociale

Chapitre 33

Tanja Bellier-Teichmann, Valentino Pomini

PLAN DU CHAPITRE

Le modèle théorique vulnérabilité-stress-ressources est sans doute aujourd'hui modèle de référence pour comprendre l'émergence et l'évolution des troubles psychiques (Ritsner et al., 2014). Il suppose que la psychopathologie résulte d'une interaction complexe entre facteurs biologiques, environnementaux et comportementaux, lesquels peuvent être regroupés en trois dimensions essentielles : (1) la vulnérabilité individuelle ; (2) les événements ou conditions de vie stressants ; (3) les facteurs protecteurs. Inspirés par ce modèle, Wright et Lopez (2002) ont proposé une stratégie d'évaluation clinique organisée autour de quatre axes : (1) l'examen des déficits et symptômes de la personne ; (2) la mise en évidence de ses ressources et de ses forces ; (3) l'observation des facteurs destructeurs et des manques identifiables dans son environnement ; (4) l'identification des ressources externes et des opportunités présentes dans son environnement. Une telle démarche doit conduire à une compréhension holistique, où les ressources internes et externes de la personne occupent une place équilibrée, sinon équitable, avec celle dédiée aux problèmes, aux troubles et aux facteurs de stress.

Les limites des investigations cliniques centrées sur les troubles

Bien que l'on puisse facilement être d'accord sur la pertinence d'une identification conjointe des ressources et des vulnérabilités, celle-ci ne semble pas se traduire dans la réalité des pratiques de terrain. Les évaluations cliniques effectuées en psychiatrie se concentrent encore aujourd'hui sur les symptômes et les déficits plutôt que sur les forces (Cowger et al., 2006). Cette démarche est notamment illustrée par le fait que le DSM-5 et la CIM-10 proposent des taxonomies complètes des symptômes, mais n'offrent aucune classification élaborée des ressources. Les choses sont peut-être un peu meilleures avec la CIF, la Classification internationale du fonctionnement, du handicap et de la santé (OMS, 2001), qui se focalise non pas sur les troubles psychiques, mais sur les fonctions et de la structure physique et psychologique de l'être humain. Néanmoins, si la CIF se propose d'évaluer les capacités de la personne, c'est surtout pour y repérer les déficiences qui conduisent à un handicap psychosocial (Chapireau, 2001). Les vertus et forces de caractère par exemple, ou d'autres formes de ressources comme les habitudes de vie positives ou la présence d'un entourage social protecteur et soutenant, sont négligées sinon absentes.

L'investigation des symptômes et des handicaps est restée longtemps la seule démarche utile à la planification des interventions cliniques. Or il est apparu qu'une évaluation centrée exclusivement sur cette dimension pouvait avoir des effets néfastes, car les évaluations portant uniquement sur les difficultés accentuent potentiellement la part négative de la personne (Tedeschi et Kilmer, 2005). Elles peuvent induire un biais de perception négative chez les soignants, qui influence leurs interactions avec les patients et leurs prises en charge (Wright et Lopez, 2002). Le diagnostic agirait telle une prophétie autoréalisatrice, favorisant notamment la réinterprétation des conduites du patient à l'aune de son diagnostic. Par ailleurs, lorsque seuls les symptômes sont examinés, il est plus difficile pour le soignant de créer une alliance thérapeutique (Deegan et al., 2008).

Les patients eux-mêmes se sont fait l'écho d'un désaccord face à un modèle de soins centré sur la maladie et ne prenant pas suffisamment en compte leurs compétences restées intactes. Ces mouvements ont conduit à l'émergence de nouvelles perspectives à l'égard de la conceptualisation et du soin en réhabilitation psychiatrique. Les cliniciens ont ainsi commencé à mettre en avant des concepts psychologiques tels que l'autonomisation et le rétablissement, en lieu et place de notions plus médicales comme la compliance au traitement ou la guérison (Slade, 2009).

Vers une investigation et des interventions davantage centrées sur les ressources

Avec les théories du rétablissement personnel, de nouveaux concepts se sont imposés dans le champ de la psychiatrie sociale, comme l'identité positive, l'espoir, la signification existentielle, la qualité de vie, l'autodétermination ou l'*empowerment* (pouvoir/capacité d'agir). Ces concepts ont mis au premier plan la nécessité lors des investigations cliniques d'identifier les ressources qui peuvent jouer un rôle essentiel dans le processus de rétablissement.

On distingue classiquement les ressources internes des ressources externes (Joseph et Wood, 2010). Les premières peuvent être définies comme l'ensemble des talents, facultés, ou vertus de l'individu. Les secondes sont constituées par les soutiens sociaux, matériels, financiers et événementiels que la personne peut trouver dans son milieu de vie. Qu'elles soient internes ou externes, les ressources représentent des forces protectrices qui peuvent jouer un rôle de tampon face aux agressions. Elles constituent également un élément moteur pour la qualité de vie et le bien-être car, elles soutiennent la réalisation des activités positives et des projets (Rapp et Goscha, 2012). Les ressources apparaissent ainsi comme un vecteur important qui contribue à développer un sentiment d'accomplissement personnel et une vie relationnelle épanouissante (Epstein et Sharma, 1998). Il est donc logique qu'elles aient trouvé une place de choix dans une démarche d'évaluation clinique soucieuse de mettre en évidence autant la capacité de réaction face à l'adversité que les moyens d'un développement personnel et social optimal.

Au-delà de la nouvelle image qu'elles font ressortir du patient, les évaluations focalisées sur les ressources tendent à être protectrices face à une chronicisation ou une aggravation des symptômes, mais aussi à offrir un premier soulagement des souffrances psychologiques (Mehran et Guelfi, 2002). Le simple fait de conduire une évaluation centrée sur les ressources constituerait en soi une amorce de thérapie car il permettrait, entre autres, de construire de nouvelles possibilités d'intervention. Il favoriserait également une augmentation du bien-être et de la créativité. Seligman montre que pour un individu, l'identification et l'utilisation de sa principale force (soit la ressource personnelle la plus présente chez lui) engendrent davantage d'émotions positives, génèrent un meilleur sentiment d'accomplissement, renforcent le sentiment d'avoir une existence qui a du sens, et stimulent des relations interpersonnelles plus riches et plus épanouissantes (Seligman, 2011).

L'importance de se focaliser sur les ressources des patients au sein des sessions de psychothérapie a également été mise en évidence par différentes recherches. Se focaliser sur les ressources et le sentiment de valeur personnelle semble particulièrement indiqué en début de thérapie. En effet, de nombreux patients commencent une thérapie avec une faible estime d'eux-mêmes, un sentiment d'impuissance et un état de démoralisation qui rendent parfois difficile leur engagement dans le traitement. Or, lorsque les patients se sentent valorisés, ils sont davantage motivés à identifier et à traiter leurs problèmes et leurs faiblesses (Snyder, 2002). L'évaluation des ressources présente donc une plus-value qu'il serait dommage d'ignorer.

Défis et outils de l'évaluation des ressources

Toutefois, l'identification et la prise de conscience de ses propres ressources s'avèrent une tâche plus complexe qu'il pourrait sembler de prime abord. Moins d'un tiers des individus de la population générale posséderait une bonne connaissance de leurs forces et ressources (Arnold, 1997). Les patients souffrant de troubles psychiatriques pourraient être encore davantage affectés du fait d'un manque d'*insight*, de biais cognitifs négatifs, d'une faible estime de soi, de la stigmatisation. L'usage d'instruments psychométriques spécifiquement dédiés à cette tâche peut donc s'avérer ici un complément utile.

Grâce à l'expansion de la psychologie positive et de ses modèles théoriques, un nombre croissant d'échelles, d'entretiens et de questionnaires validés mesurant les ressources ont été mis sur le marché (Joseph et Wood, 2010), la plupart dans la langue de Shakespeare ou de Goethe, mais aussi dans celle de Molière. Shankland et Martin-Krumm en ont proposé un recensement en 2012. Cependant, la majorité de ces outils sont utilisés à des fins de recherche et ils ne mesurent qu'une dimension spécifique du fonctionnement positif (par exemple, le niveau d'estime de soi, d'espoir, d'optimisme ou de gratitude).

Aucun instrument francophone ne propose un profil général de l'ensemble des ressources présentes chez un patient. De plus, très peu d'outils mesurant les ressources sont adaptés aux spécificités de patients souffrant de troubles psychiques sévères ou chroniques, notamment des patients ayant des difficultés cognitives ou langagières. Ces éléments mettent ainsi en évidence la nécessité de développer de nouveaux outils d'évaluation centrés sur les patients, adaptés à leurs spécificités et permettant la mesure de leurs ressources. C'est ce que nous avons essayé de produire avec un instrument de notre fabrication, l'échelle d'auto-évaluation des ressources l'AERES.

AERES, un nouvel outil d'auto-évaluation des ressources

L'AERES a été conçu pour identifier les ressources des patients souffrant de troubles psychiques sévères (Bellier-Teichmann et Pomini, 2015). Il a été développé en vue de répondre à trois exigences : (1) couvrir les principales ressources internes et externes identifiées dans la littérature scientifique ; (2) être simple, rapide et adapté aux patients psychiatriques avec des difficultés cognitives et/ou langagières ; (3) fournir un profil général des ressources qui soit utile pour planifier des interventions psychosociales ou cliniques.

Matériel

L'AERES permet l'auto-évaluation de 31 ressources, classées selon trois catégories : (1) les qualités et caractéristiques personnelles ; (2) les loisirs et passions ; (3) les ressources sociales et environnementales (*voir* tableau 33.1). Son objectif est de permettre aux personnes de prendre conscience de leurs ressources sans recourir au questionnaire

Tableau 33.1 Items de l'AERES.

Caractéristiques/qualités personnelles	Loisirs/passions	Ressources sociales et environnementales
1. Avoir le sens de l'humour	1. Faire du sport	1. Famille
2. Avoir confiance en soi	2. Cuisiner	2. Relations sentimentales
3. Être courageux	3. Chanter/jouer d'un instrument	3. Amis
4. Être curieux/aimer découvrir	4. Peindre/dessiner/photographier/créer	4. Entourage/voisins/collègues

(*Suite*)

Tableau 33.1 Suite.

Caractéristiques/qualités personnelles	Loisirs/passions	Ressources sociales et environnementales
5. Être persévérant	5. Aller au spectacle (cinéma, concert, théâtre, danse)	5. Métier
6. Être enthousiaste/s'émerveiller/savourer	6. Lire/écrire	6. Lieu de vie
7. Être à l'écoute de son corps	7. Jardiner/bricoler	7. Suivi/soutien par des professionnels de la santé
8. Être réfléchi	8. Écouter de la musique/TV/radio/surfer sur internet	8. Animal de compagnie
9. Être optimiste	9. Voyager/visiter/partir en excursion	9. Nature
10. Être reconnaissant	10. Faire des jeux	10. Autres ressources environnementales/sociales
11. Avoir de l'espoir	11. Autres loisirs/passions	
12. Avoir la foi/spiritualité		
13. Autres qualités personnelles		

ou à l'entretien structuré. Pour cela, la méthode du tri de cartes (Q-Sort) accompagnée d'une discussion ouverte a été privilégiée.

Chaque item de l'outil se présente sous la forme d'une carte composée du mot désignant la ressource et d'une image l'illustrant de façon relativement consensuelle (*voir* figure 33.1). Les images ont été choisies suite à un pré-test lors duquel quinze sujets tout venant devaient trouver la correspondance entre différentes images et les ressources proposées. Les images le plus souvent associées avec la ressource correspondante ont été retenues.

Dans la mesure où les 31 ressources évoquées dans l'instrument ne sauraient couvrir l'ensemble des ressources potentielles existantes, nous avons pour chacune des trois catégories ajouté une carte blanche. Elle permet aux patients de citer une ou plusieurs autres qualités personnelles, loisirs ou ressources externes qui n'apparaissent pas dans le jeu de cartes. Cette carte blanche permet une adaptation individuelle tout en gardant une passation adaptée en termes de durée et du nombre d'items proposés.

Procédure

L'administration de l'AERES s'effectue en trois moments distincts : l'évaluation des qualités personnelles, celle des loisirs et passions, puis celle des ressources externes. Pour chacune de ces catégories, trois tris de cartes sont proposés afin de mesurer : (a) la présence/absence de ressources ; (b) le degré auquel les ressources présentes contribuent au rétablissement ; (c) l'envie de développer des nouvelles ressources ou de renforcer celles existantes. La figure 33.2 illustre l'ensemble des étapes pour la passation de l'AERES avec une catégorie de ressources choisie.

Concrètement, les patients reçoivent la série de cartes relative à la catégorie traitée. Ils sont invités à disposer les cartes en deux tas distincts : le premier réunit les ressources que la personne considère comme actuellement présentes, le second regroupe les cartes indiquant les ressources absentes (ressources dont la personne ne dispose pas actuellement). Ces cartes sont écartées et le tri se poursuit par l'évaluation du degré de contribution au rétablissement des ressources identifiées comme présentes. Le patient classe ses ressources en fonction du degré de contribution de la ressource à son rétablissement (pas du tout ; un peu ; moyennement ; beaucoup). Ce processus en deux temps équivaut à une cotation des items selon une échelle de Likert à cinq points (0-1 point pour le premier tri ; 1-4 points pour le deuxième). Suite à ces deux tris, un entretien semi-structuré est conduit avec le patient pour clarifier et explorer la nature plus

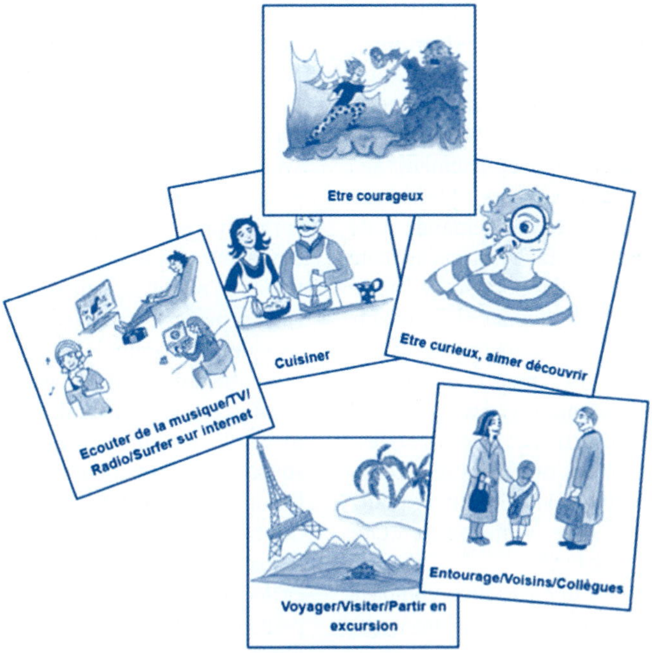

Figure 33.1 **Quelques cartes utilisées dans l'AERES.**
Source : Tanja Bellier-Teichmann et Valentino Pomini.

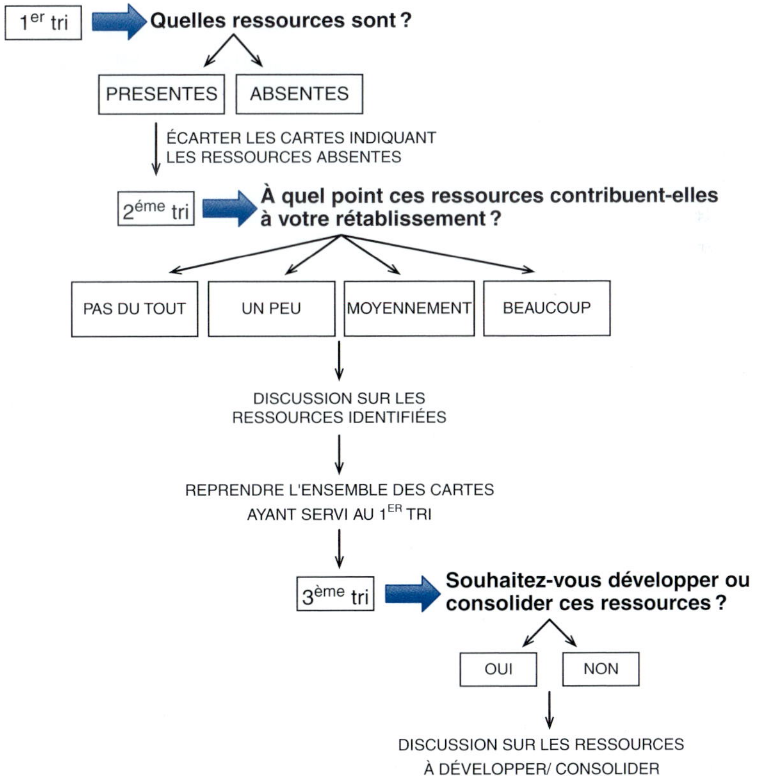

Figure 33.2 **Étapes de passation de l'AERES.**
Source : Tanja Bellier-Teichmann et Valentino Pomini.

précise des ressources mises à jour. Le clinicien pose les questions suivantes au patient : « Comment utilisez-vous les ressources présentes dans votre quotidien ? », « Dans quelles situations concrètes et spécifiques les employez-vous ? », « En quoi ces ressources facilitent-elles votre rétablissement ? ».

Une fois l'entretien terminé, on redonne au patient la totalité des cartes en lui demandant de les classer cette fois-ci en deux piles : d'un côté les ressources qu'il souhaite développer, de l'autre celles qu'il ne souhaite pas développer. Il peut s'agir de nouvelles ressources dont il aimerait bénéficier ou de ressources déjà présentes mais qu'il aimerait consolider. Le tri est à nouveau suivi d'une phase de discussion et d'exploration articulée autour de questions comme : « En quoi ces nouvelles ressources peuvent-elles vous être utiles ? », « Comment pourriez-vous les développer ou les renforcer ? », « Qui pourrait vous aider dans ce but ? ».

La durée nécessaire pour une passation complète de l'AERES varie entre quarante-cinq et quatre-vingt-dix minutes selon le temps accordé à l'exploration verbale des tris effectués. Une feuille de cotation permet au clinicien de rapporter les choix des patients pour les trois catégories (*voir* Tableau 33.2). Les scores finaux peuvent être transformés en graphiques donnant au clinicien et au patient une synthèse visuelle du profil des ressources du patient pour chacune des catégories. Bien que l'échelle ait surtout un intérêt clinique en proposant des profils de ressources présentes pouvant contribuer plus ou moins au rétablissement de la personne, divers indicateurs peuvent en être extraits et servir des fins statistiques : par exemple le nombre total de ressources présentes (ainsi que le nombre par catégorie de ressources), la contribution moyenne au rétablissement des ressources présentes, le nombre de ressources que les patients désirent développer, voire le nombre de ressources à développer pour chacune des trois dimensions (qualités personnelles, loisirs et passions, ressources externes). Nous pouvons également calculer un score global de ressources qui peut être soit la somme soit la moyenne des points obtenus aux 31 items lors du deuxième tri.

Tableau 33.2 Cotation de Yann concernant ses caractéristiques et qualités personnelles.

Caractéristiques personnelles	Présence	Contribution au rétablissement	Développement
1. Avoir le sens de l'humour	1	4	
2. Avoir confiance en soi	0		1
3. Être courageux	1	2	
4. Être curieux/aimer découvrir	1	1	
5. Être persévérant	0		0
6. Être enthousiaste / s'émerveiller / savourer	1	4	
7. Être à l'écoute de son corps	1	3	
8. Être réfléchi	0		1
9. Être optimiste	1	3	
10. Être reconnaissant	1	2	
11. Avoir de l'espoir	0		0
12. Avoir la foi/spiritualité	1	4	
13. Autres qualités personnelles	0		0
Total	8	23	2

Présence : Non = 0 / Oui = 1
Degré de contribution au rétablissement: Pas du tout = 1 / Un peu = 2 / Moyennement = 3 / Beaucoup = 4
Envie de développement : Non = 0 / Oui = 1

Source : Tanja Bellier-Teichmann et Valentino Pomini.

ENCADRÉ 33.1

Brève synthèse d'une évaluation de l'AERES sur les caractéristiques et qualités personnelles : le cas de Yann

Yann a effectué une auto-évaluation de ses ressources. La cotation effectuée pour la catégorie des qualités et caractéristiques personnelles est reportée au tableau 33.2.

La discussion clinique avec Yann a permis de mettre en évidence la présence de huit qualités personnelles, dont trois d'entre elles contribuent fortement à son rétablissement. Il souhaite en développer deux nouvelles. La discussion clinique a permis de mettre en évidence les éléments suivants.

Les trois ressources contribuant le plus fortement à son rétablissement sont **l'humour, l'émerveillement et la spiritualité**. Voici comment Yann l'exprime : « L'humour contribue fortement à mon rétablissement. Lorsqu'une personne de mon entourage me fait rire, j'oublie tout ! C'est comme si, l'espace de quelques secondes, la maladie et les symptômes n'existaient plus. » Concernant l'émerveillement : « Lorsque je vois la beauté du lac, les couleurs des arbres en automne, cela me redonne goût à la vie et l'espoir que je puisse m'en sortir bientôt. » Concernant la spiritualité : « Cela me rassure de pouvoir me confier à Dieu, je me sens davantage en paix et en sécurité, mes angoisses diminuent. »

Être à l'écoute de son corps et l'optimisme contribuent moyennement à son rétablissement : « Les fois où j'ai pu percevoir à temps les signaux que m'envoyait mon corps, cela a été très bénéfique et m'a permis de faire les bons choix pour mon bien-être. Le problème c'est que parfois je réagis trop tard. »

L'optimisme : « J'ai tendance à voir le verre à moitié plein et quand je suis angoissé, cela m'aide à prendre de la distance face aux événements difficiles du quotidien, cela me permet de relativiser. »

Le courage et la reconnaissance sont des ressources dont dispose Yann mais qui contribuent peu à son rétablissement : « Lorsque je suis très angoissé, je n'ai plus de courage, je me sens envahi par mes peurs. Par contre, les situations dans lesquelles j'arrive à mobiliser mon courage par exemple pour sortir de chez moi et profiter d'une balade à l'extérieur, cela me fait du bien, cela m'apaise et diminue mes angoisses. C'est juste difficile à mobiliser, c'est pour cette raison que je dirai que cela m'aide un peu. » La reconnaissance : « Ma femme me soutient malgré ma maladie et cela m'aide un peu, cela me donne du courage. En même temps, je ressens aussi de la culpabilité de lui infliger mes problèmes. C'est pour cette raison que cela m'aide seulement un peu. »

Enfin la curiosité et le fait d'aimer découvrir ne l'aident pas du tout. En effet, lorsque les angoisses sont trop fortes, Yann ne recherche pas la nouveauté et les découvertes mais plutôt les éléments connus et rassurants.

Yann souhaite développer sa confiance en lui : « Si j'avais davantage confiance en moi, je me sentirais moins jugé par les autres, je me ficherais pas mal de ce qu'ils pensent de moi et je vivrais ma vie tranquillement. »

Yann aimerait également être plus réfléchi : « Je regrette d'avoir sauté de ce pont. J'ai eu beaucoup de chance de m'en sortir. Si je pouvais développer cette compétence de réfléchir davantage avant d'agir cela m'aiderait énormément et me protégerait. Il s'agit d'une de mes envies prioritaires pour la suite de mon traitement de pouvoir développer cette compétence. »

Qualités psychométriques de l'AERES

Une première étude pilote destinée à vérifier la faisabilité et l'intérêt de la méthode auprès de patients psychiatriques en réhabilitation psychosociale a montré que la méthode d'administration de l'AERES est adaptée (Bellier-Teichmann et Pomini, 2015). Nous avons effectué un entretien qualitatif approfondi avec dix patients qui venaient de faire une évaluation avec cet outil. Leurs feedbacks ont généralement été positifs. Certains patients avaient entendu parler de l'outil AERES et étaient même spontanément venus avec la demande de pouvoir réaliser cette démarche centrée sur leurs ressources.

La majorité des patients ont rapporté que la passation de l'AERES était intéressante, agréable, utile et novatrice. Elle a été vécue comme bénéfique, notamment parce qu'elle leur a permis de mieux prendre conscience de leurs ressources personnelles et de songer à les mobiliser davantage dans leur vie quotidienne. Ils ont également souligné l'utilité du troisième tri qui les pousse à s'interroger sur les ressources qu'ils souhaitent développer. Les cliniciens qui suivaient ces patients ont été vus à leur tour, et ont confirmé de leur côté l'utilité clinique de l'AERES, sa facilité d'administration et la nouveauté de cette approche (Bellier-Teichmann et al., 2017).

Nous avons ensuite conduit, en collaboration avec différentes institutions psychiatriques, une étude de validation plus conséquente auprès d'un échantillon de 213 patients souffrant de troubles psychiques sévères. Cette étude a confirmé que l'outil AERES peut être facilement administré et qu'il présente une bonne validité apparente. Les patients, une fois qu'ils avaient terminé l'évaluation avec l'AERES, étaient invités à noter sur une échelle allant de 0 à 10 jusqu'à quel point l'outil leur paraissait mesurer effectivement leurs ressources. Les moyennes obtenues sur cette échelle ont été respectivement de 8,1 et de 8,0 points pour le tri de cartes et la discussion clinique (SDtri = 2,4 ; SDdis = 2,2).

La fidélité test-retest à sept jours s'est révélée satisfaisante (présence des ressources : r = 0,71, p < 0,001 ; contribution au rétablissement : r = 0,66, p < 0,001, développement des ressources : r = 0,65, p < 0,001). Par ailleurs, la consistance interne du score global de ressources est aussi satisfaisante (α Cronbach = 0,73). Nous avons également pu vérifier par une analyse factorielle confirmatoire la structure théorique à trois dimensions de l'outil (RMSEA = 0,04, CFI = 0,88, TLI = 0,86, SRMR = 0,08). Le premier facteur réunit les items exprimant les qualités personnelles, le deuxième facteur qui regroupe les items relatifs aux loisirs et passions (exception faite de l'activité sportive et de la cuisine), et le troisième facteur associant les ressources externes. Quatre items inscrits dans la liste des loisirs et passions ne se retrouvent pas avec les autres items de cette dimension : faire du sport, cuisiner, bricoler/jardiner et faire des jeux. Le sport, la cuisine et le bricolage/jardinage ont été plutôt connectés avec les ressources externes et environnementales. Enfin, faire des jeux ne semble trouver de place satisfaisante dans aucun des trois facteurs. Cela n'est guère surprenant, car les items décrivant des activités peuvent être associés à des environnements spécifiques (faire du sport, par exemple, peut nécessiter un terrain particulier, des partenaires ; cette activité devient alors autant une ressource relevant des loisirs ou passions que de l'environnement).

Pour la validité convergente, nous avons examiné les corrélations entre le score global de ressources et les niveaux de dépression, d'anxiété et d'estime de soi mesurés avec des échelles psychométriques spécifiques (le PHQ-9 pour la dépression, le GAD-7 pour l'anxiété, et l'échelle de Rosenberg pour l'estime de soi). Comme nous l'avions anticipé, nous avons trouvé que le score global des ressources est corrélé négativement avec le niveau de dépression (r = – 0,39, p < 0,001) et celui d'anxiété (r = –0,31, p < 0,001), et positivement avec l'estime de soi (r = 0,32, p < 0,001).

Répartition des ressources

Cette première étude de validation a permis d'explorer la distribution des ressources au sein de notre échantillon. Elle a permis de nous donner un avant-goût des qualités personnelles, activités et ressources sociales privilégiées de nos patients et celles suscitant des envies de consolidation ou de développement.

Caractéristiques personnelles

Les ressources les plus citées au sein de cette catégorie sont la reconnaissance, l'humour et la curiosité. Nous retrouvons la reconnaissance et l'humour parmi les ressources considérées les plus aidantes, auxquelles s'ajoute la confiance en soi. La confiance en soi est très peu présente, toutefois, lorsqu'un patient la mentionne, elle est perçue comme essentielle en termes d'aide au rétablissement. C'est d'ailleurs une des ressources le plus souvent citées parmi celles que les patients veulent développer. La ressource considérée comme la moins utile est la capacité à être réfléchi. En effet, une majorité de patients ont associé le fait d'être réfléchi à une forme de rumination plutôt qu'à une aide contribuant à leur rétablissement, la phrase typique traduisant cela étant : « Je réfléchis trop et ça tourne en rond. »

Les trois ressources que les patients de notre échantillon ont souhaité développer en priorité ont été la confiance en soi, l'espoir et le fait d'être à l'écoute de son corps. Pour cette dernière, un patient a ainsi précisé que cette ressource pouvait jouer un vrai rôle de prévention de rechute : « Si j'étais davantage à l'écoute des signaux de mon corps, je n'irais pas jusqu'à l'épuisement et à la dépression. Cela m'aiderait à prendre davantage soin de moi. »

Loisirs et passions

Les trois loisirs les plus pratiqués sont, premièrement, le fait d'écouter de la musique, de regarder la télévision, d'écouter la radio ou de surfer sur internet; deuxièmement, le fait de lire ou d'écrire; et enfin, le fait de cuisiner. Musique, télévision, radio ou internet font aussi partie des activités considérées comme les plus bénéfiques en termes de contribution au rétablissement; ces ressources sont suivies par le sport puis les activités créatives (peindre, dessiner ou photographier), de même que les voyages, visites et excursions. Lire, écrire ou cuisiner, bien qu'elles soient très pratiquées, sont des activités qui ne contribuent pas autant au rétablissement.

Les patients souhaitent particulièrement développer la possibilité de voyager, de visiter des endroits ou de faire des excursions, la pratique d'un sport, et la fréquentation de spectacles (cinéma, concert, danse ou théâtre). Un nombre important de patients ont exprimé l'envie de pouvoir voyager davantage, mais ils n'en ont pas les moyens financiers, ou se sentent seuls alors qu'ils souhaiteraient voyager accompagnés. Ils décrivent par ailleurs le sport comme une activité qui nécessite beaucoup d'efforts et d'énergie pour sa mise en route, mais dont ils retirent gratifications, fierté, et bien-être.

Ressources externes

Les ressources externes les plus présentes sont le soutien par les professionnels de la santé, le lieu de vie, ainsi que la nature. Le lieu de vie est ressource lorsque l'on s'y sent bien, comme l'a dit un patient : « Il s'agit d'un havre de paix, un cocon où je me sens davantage en sécurité qu'à l'extérieur. » La ressource la moins citée concerne les relations sentimentales : nombre de patients décrivent un fort sentiment de solitude ou encore des relations sentimentales dysfonctionnelles.

Les ressources contribuant le plus au rétablissement des patients lorsqu'elles sont présentes sont les relations sentimentales, le soutien par les professionnels de la santé, ainsi que les amis et les animaux de compagnie. La contribution au bien-être passe souvent par une présence positive et non jugeante, teintée d'encouragement, mais pas forcément par une intervention. Une patiente l'exprime ainsi : « J'ai déjà été hospitalisée huit fois au sein d'un hôpital psychiatrique. Mon mari aurait déjà pu m'abandonner depuis longtemps, mais il me soutient et m'encourage. C'est grâce à sa présence que je continue à me lever chaque matin. » Les patients souhaiteraient essentiellement développer les ressources externes suivantes : les amis, les relations sentimentales, ainsi que le lieu de vie.

Conclusion

Le développement d'un instrument d'évaluation comme l'AERES s'inscrit pleinement dans la perspective du rétablissement personnel et du paradigme de la psychologie positive. En offrant la possibilité aux équipes soignantes de réaliser une investigation des ressources à la fois standardisée, répondant aux canons de la psychométrie, et cliniquement pertinente, l'inventaire AERES nous semble combler une lacune au sein de la psychiatrie sociale actuelle.

Que ce soit par son découpage en trois parties (l'investigation séparée des trois catégories de ressources) ou par son utilisation des tris successifs de cartes, l'AERES propose une démarche d'évaluation souple qui s'est révélée bien adaptée aux patients vite fatigables, qui présentent des difficultés cognitives ou de communication verbale, et pour qui l'entretien classique en face à face ne constitue pas une méthode d'investigation clinique des plus pertinentes.

Mais l'AERES ne saurait se réduire à son aspect sans doute le plus original ou novateur qu'est la démarche du tri de cartes. Elle permet certes d'obtenir assez aisément un diagramme chiffré des ressources de la personne. Mais nous aimerions souligner très clairement que les parties de discussion qui suivent les tris de cartes sont tout autant importantes que ces derniers, car ce sont elles qui donnent corps aux résultats quantitatifs. Elles ne doivent donc pas être sous-estimées voire écartées lors de l'utilisation de l'outil, l'idée étant plutôt que l'ensemble visuel d'informations que constituent les cartes devienne un support concret qui doit faciliter l'exploration et l'expression de soi.

On peut aussi s'interroger sur les effets de la prise de conscience qui suit une passation de l'AERES. Nous avons cherché à explorer cet aspect en proposant aux patients de s'évaluer brièvement, avant et après la passation de l'AERES, sur des échelles visuo-analogiques mesurant sur le moment quatre dimensions possibles du bien-être : l'humeur (tristesse-joie), la détente (*vs* l'anxiété), la satisfaction personnelle (*vs* la frustration) et le sentiment d'une vie utile et signifiante (*vs* vie inutile, qui n'a pas de sens). Il est apparu qu'après avoir effectué la démarche d'évaluation des ressources avec l'AERES, les scores obtenus sur ces dimensions étaient significativement supérieurs à ceux indiqués avant.

Ces résultats suggèrent qu'identifier les ressources des patients pourrait constituer l'amorce d'un processus stimulant le bien-être et apparaître à ce titre déjà thérapeutique. Cet aspect a nourri d'ailleurs une des préoccupations cliniques que nous avons pu constater auprès des utilisateurs de l'AERES : comment gérer les attentes générées par cette auto-évaluation des ressources ? Que faire des ressources mises à jour ? Que proposer pour aider au renforcement des ressources existantes ou au développement de nouvelles ressources ? L'instrument en tant que tel ne peut répondre évidemment à ces préoccupations. Mais le fait qu'il les suscite montre bien que la démarche d'investigation psychosociale centrée sur les ressources n'est pas si anodine et doit s'inscrire d'emblée dans un processus de soins plus large.

Les échos largement positifs de la part des cliniciens et des patients, de même que les demandes croissantes de formation semblent confirmer que cet outil répond à un besoin dans les services de santé mentale. Certaines expériences faites avec l'AERES auprès d'autres populations peuvent laisser supposer que l'outil est également utilisable dans d'autres cadres (par exemple, en réhabilitation somatique, en gériatrie). L'AERES pourrait s'avérer un modèle d'outil intéressant, utilisable dans divers contextes avant de recourir à des instruments d'évaluation ou d'intervention qui permettent d'approfondir quelques-unes des voies suggérées par cette exploration initiale. S'il est aujourd'hui reconnu que la perspective centrée sur les ressources aide le patient à se projeter au-delà de sa souffrance dans un futur inspirant (Rapp et Goscha, 2012). L'AERES, instrument qui s'inscrit pleinement dans ce paradigme, devrait donc trouver une place légitime au sein de cette vision de la réhabilitation centrée sur le rétablissement.

Références

Arnold, J. (1997). *Managing Careers into the 21st Century.* London, UK : Paul Chapman.

Bellier-Teichmann, T., & Pomini, V. (2015). « Evolving from clinical to positive psychology : Understanding and measuring patients' strengths. A pilot study ». *J. Contemp. Psychother, 45*, 99–108. https://doi.org/10.1007/s10879-014-9287-7.

Bellier-Teichmann, T., Fusi, M., & Pomini, V. (2017). « Assessing patients' strengths : A recovery-centered perspective ». *Pratiques psychologiques, 23*, 41–59. https://doi.org/10.1016/j.prps.2016.03.004.

Chapireau, F. (2001). « La classification internationale du fonctionnement, du handicap et de la santé ». *Gérontologie et société, 99*(4), 37–56. https://doi.org/10.3917/gs.099.0037.

Cowger, C. D., Anderson, K., & Snively, C. A. (2006). « Assessing strengths : The political context of individual family and community empowerment ». In D. Saleebey (Ed.), *The Strengths Perspective in Social Work Practice.* (4th ed., pp. 93–115). Boston, MA : Allyn & Bacon.

Deegan, P. E., Rapp, C., Holter, M., & Riefer, M. (2008). « A program to support shared decision making in an outpatient psychiatric medication clinic ». *Psychiatric Services, 59*, 603–605. https://doi.org/10.1176/ps.2008.59.6.603.

Epstein, M. H., & Sharma, J. M. (1998). *Behavioral and Emotional Rating Scale : A Strength-Based Approach to Assessment.* Austin, TX : PRO-ED Inc.

Joseph, S., & Wood, A. (2010). « Assessment of positive functioning in clinical psychology : Theoretical and practical issues ». *Clinical Psychology Review, 30*, 830–838. https://doi.org/10.1016/j.cpr.2010.01.002.

Leontopoulou, S., & Triliva, S. (2012). « Explorations of subjective wellbeing and character strengths among a Greek university student sample ». *International Journal of Wellbeing, 2*, 251–270. https://doi.org/10.5502/ijw.v2.i3.6.

Mehran, F., & Guelfi, J. D. (2002). « Les développements créatifs dans la thérapie cognitive : une innovation clinique ? ». *Journal de thérapie comportementale et cognitive, 12*, 13–18. https://doi.org/10.1016/B978-2-294-70491-8.00026-5.

Rapp, C., & Goscha, R. J. (2012). *The Strengths Model : A Recovery-oriented Approach to Mental Health Services* (3e ed) New York, NY : Oxford University Press.

Ritsner, M. S., Lisker, A., & Grinshpoon, A. (2014). « Predicting 10-year quality-of-life outcomes of patients with schizophrenia and schizoaffective disorders ». *Psychiatry and Clinical Neurosciences, 68*, 308–317. https://doi.org/10.1111/pcn.12135.

Seligman, M. E. P., Rashid, T., & Parks, A. C. (2006). « Positive psychotherapy ». *American Psychologist, 61*, 774–788. https://doi.org/10.1037/0003-066X.61.8.774.

Seligman, M. E. P. (2011). « *Flourish* ». New York, NY : Simon & Schuster.

Shankland, R., & Martin-Krumm, C. (2012). « Évaluer le fonctionnement optimal : échelles de psychologie positive validées en langue française. *Pratiques psychologiques, 18*, 171–187. https://doi.org/10.1016/j.prps.2012.02.004.

Slade, M. (2009). « The personal recovery framework ». In M. Slade (Ed.), *Personal Recovery and Mental Illness :*

A Guide for Mental Health Professionals (pp. 77–93). Cambridge, UK : Cambridge University Press.

Snyder, C. R. (2002). « Hope theory : Rainbows in the mind ». *Psychological Inquiry, 13*, 249–275. https://doi.org/10.1207/S15327965PLI1304_01.

Tedeschi, R. G., & Kilmer, R. P. (2005). « Assessing strengths, resilience, and growths to guide clinical interventions ». *Professional Psychology : Research and Practice, 36*, 230–237. https://doi.org/10.1037/0735-7028.36.3.230.

World Health Organization, Departement of Mental Health and Substance Abuse. (2004). *Promoting Mental Health. Concepts, Emerging Evidence, Practice. Summary report*. Genève : Organisation mondiale de la santé. Disponible à : www.who.int/iris/handle/10665/42940.

Wright, B. A., & Lopez, S. J. (2002). « Widening the diagnostic focus : A case for including human strengths and environmental resources ». In C. R. Snyder & S. J. Lopez (Eds.), *Handbook of Positive Psychology* (pp. 26–44). New York, NY : Oxford University Press.

Développement de l'insight dans les troubles psychotiques : objectif ou stratégie thérapeutique ?

CHAPITRE 34

Philippe Conus

PLAN DU CHAPITRE

Le concept d'*insight* est un des héritages de la psychanalyse. Ce terme est utilisé pour désigner un *moment privilégié de prise de conscience* et, dans la première topique freudienne, il constituait l'un des objectifs d'une thérapie qui devait rendre conscient l'inconscient. Il faut aussi relever que l'insight est dans ce contexte considéré comme une nouvelle *connexion de signification* qui peut modifier la notion que le sujet a de lui-même. Pour qu'il produise son effet comme facteur de progrès, l'insight doit cependant être accompagné d'une élaboration, sans quoi il ne devient qu'un phénomène de catharsis sans effet à long terme. Cette conception de l'insight suggère donc, et c'est très important, que le patient doit jouer un rôle actif dans ce phénomène.

Dans le domaine de la psychose, l'utilisation du terme « insight » s'est progressivement déformée, voire appauvrie. En effet, par insight on entend trop souvent la simple prise de conscience du statut de malade, de la présence des symptômes de la maladie et de la nécessité ou de l'utilité d'un traitement. Cette restriction pose un problème thérapeutique fondamental, puisque le rôle actif du patient, et donc la place de sa subjectivité, dans l'émergence de l'insight est en grande partie disparue.

La fréquence de l'absence d'une prise de conscience de la maladie dans le cadre des psychoses étant relativement fréquente, la question de l'insight est devenue un enjeu important, voire un objectif central dans les approches thérapeutiques contemporaines. On considère en effet cette absence d'insight comme un problème majeur dans le traitement des patients du fait de son influence supposée sur l'adhérence aux soins ; quand on sait que près de 50 à 75 % des patients refusent leur médication après deux ans de traitement et que l'absence de médication multiplie le risque de rechute et de réadmission par un facteur 3, cette préoccupation semble légitime. Pourtant l'insight est également une arme à double tranchant. En effet, son développement, s'il a des effets positifs, peut également avoir des effets négatifs, comme nous le verrons plus loin. De plus, la conception que les cliniciens ont de l'insight peut avoir une influence majeure sur leur attitude à l'égard des patients et il est donc important de redéfinir clairement ce terme complexe, avant d'en venir à la description de stratégies thérapeutiques permettant au patient de prendre conscience de ses difficultés et de développer des moyens d'y faire face en partenariat avec les soignants.

Conceptualisation et définition de l'insight

Dans la pratique clinique quotidienne du traitement de la psychose, l'insight est souvent abordé de manière un peu simpliste sous forme binaire, l'insight étant simplement considéré comme présent ou absent. Sans trop exagérer on pourrait même dire qu'on considère que l'insight est présent si le patient est d'accord avec le modèle explicatif des soignants, et qu'il est considéré comme absent si le patient voit les choses d'une autre manière... Outre le fait que cette lecture de l'insight ne laisse aucune place au patient et à sa subjectivité et qu'elle est en totale contradiction avec les pratiques actuelles qui s'inscrivent dans le modèle du rétablissement et donc d'un rôle actif du patient, une telle vision binaire de l'insight est trop simpliste.

En effet, on sait maintenant que l'insight est une variable multidimensionnelle et qu'il y a plusieurs facettes et plusieurs degrés d'insight à l'égard de chacune de ces facettes. Plusieurs modélisations ont été proposées, qui considèrent trois, voire cinq dimensions distinctes à l'insight. Une lecture multidimensionnelle est en effet plus proche de la réalité que l'on trouve en clinique où il est fréquent de croiser des patients qui sont par exemple bien conscients de la présence de symptômes, mais qui ne les considèrent pas comme faisant partie d'une maladie et ne trouvent donc pas de justification à un traitement.

Les dimensions sont actuellement prises en considération dans la définition contemporaine de l'insight sont les suivantes : reconnaissance de la présence de symptômes, reconnaissance de la présence d'une maladie, conceptualisation d'une étiologie à la base de ces manifestations, perception de la vulnérabilité à la rechute et enfin valorisation du traitement et de son utilité.

Comment mesurer l'insight ?

Plusieurs approches ont été posées au fil du temps pour mesurer l'insight (*voir* chapitre 50). L'une des premières a été de proposer des autoquestionnaires basés sur l'attitude du patient à l'égard de sa maladie. On a aussi cherché à évaluer le type de réaction psychologique face à un épisode comme par exemple McGlashan et al., (1975) qui proposaient de stratifier les patients en deux groupes selon leur mode de métabolisation du premier épisode psychotique qu'ils avaient vécu. La première réaction est une réaction d'*intégration* qui consiste en la prise de conscience de l'épisode, de son caractère pathologique et de la construction d'une attitude adéquate à cet égard, y compris le développement d'un modèle cohérent pour expliquer la survenue de l'épisode. À l'opposé, on trouve une réaction sous forme de *sealing over* qui consiste à recouvrir l'épisode et s'apparente donc à une attitude de déni. On a aussi proposé des approches qualitatives qui consistent en la transcription d'interview et la cotation dans un second temps de l'insight en fonction des thèmes abordés par le patient.

Dans la pratique contemporaine, l'outil le plus fréquemment utilisé est le SUMD (*scale for the assessment of unawareness of mental disorder*, Amador et Strauss, 1990), questionnaire qui évalue la conscience :

- d'avoir actuellement un trouble psychiatrique ;
- d'avoir eu dans le passé un trouble psychiatrique ;
- de présenter des signes et symptômes de la maladie (cotée comme présente ou absente) ;
- des bénéfices du traitement ;
- des conséquences psychosociales du fait d'avoir un trouble psychiatrique.

Lors de l'évaluation et de la cotation de cette échelle, on garde en tête les cinq principes suivants :

1. l'insight est un concept complexe et multidimensionnel ;
2. les facteurs culturels doivent être pris en compte ;
3. les dimensions doivent être évaluées sur un continuum d'intensité, et donc pas comme seulement présentes ou absentes ;
4. le degré de l'insight est spécifique aux diverses modalités de la maladie (le degré d'insight peut donc varier à l'égard les diverses modalités de la maladie) ;
5. le degré d'information préalable doit être pris en compte, l'insight lors d'un premier épisode étant naturellement moins grand que lors d'une rechute.

Prévalence du déficit insight dans la psychose

Au moment de la création du concept de schizophrénie, on a considéré que le manque de conscience de la maladie faisait partie du tableau. On considérait ainsi que les cliniciens ne croisaient pratiquement jamais de patients souffrant de schizophrénie et qui se plaignent d'avoir une maladie et qui cherchent activement un traitement de manière spontanée. La littérature suggère un tableau plus contrasté et des résultats souvent contradictoires. Les grandes variations dans les données de la recherche dans ce domaine s'expliquent probablement par les différences dans les définitions utilisées, les groupes de patients étudiés, les méthodes de recherche et la phase de la maladie dans laquelle ces études sont conduites. Il faut aussi relever que dans certains contextes cliniques, un conflit à l'égard du traitement et le refus de celui-ci par le patient peuvent être interprétés comme un manque d'insight chez ce dernier plutôt que simplement comme une divergence de point de vue à l'égard de la médication ou de la façon de traiter les problèmes qui se présentent.

Plusieurs études suggèrent que la plupart des patients souffrant de psychose perçoivent un changement dans leur état mental lorsqu'ils présentent des épisodes aigus. Dans une étude publiée par Young et al., (1993), le SUMD a été proposé à 150 patients souffrant depuis plusieurs années de schizophrénie. L'analyse des résultats a démontré que 71 % des patients reconnaissaient la présence d'un trouble mental, 74 % reconnaissaient l'effet bénéfique de la médication, 65 % étaient conscients de l'impact social de la maladie et 65 % étaient conscients de la présence d'au moins un symptôme. L'étude étant basée sur des sujets volontaires pour participer à l'étude, il est évident que ces résultats souffrent d'un biais de sélection. Une étude similaire conduite par Amador et Strauss (1993) chez 221 patients souffrant de schizophrénie chronique a révélé des chiffres en peu différents. En effet, 57 % des patients n'avaient pas conscience de la présence d'un trouble mental, 54 % avaient une absence modérée ou sévère de perception des conséquences sociales de la maladie, 43 % étaient inconscients de l'efficacité de la médication sur leur trouble et 50 % n'avaient pas conscience de plusieurs symptômes de la maladie. On relevait également que les patients étaient prompts à reconnaître la survenue d'épisodes de maladie antérieurs mais que par contre, ils étaient souvent moins convaincus quant à la présence de symptômes au moment d'un épisode aigu.

Globalement ces résultats sont donc contradictoires, ce qui s'explique en partie par des variations dans la population étudiée. Cependant, divers points de convergence existent dans la plupart des études :

- premièrement, la plupart des patients présentent un manque d'insight, la grande majorité étant dans un certain degré de déni à l'égard d'une partie des difficultés qu'ils présentent ;
- deuxièmement, ils ont par contre rarement une absence complète d'insight, la plupart étant conscients de la présence d'un changement ;
- troisièmement, les patients ont souvent un modèle explicatif qui, à certains égards, diverge partiellement ou complètement de celui des cliniciens ;
- quatrièmement, les patients ont un meilleur insight à l'égard des épisodes passés qu'à l'égard de leur état actuel.

Un facteur qui peut influencer grandement ces résultats est également la conceptualisation même que les soignants ont de l'insight, et la façon selon laquelle ils ont présenté la maladie au patient. Ainsi, si la schizophrénie est présentée uniquement comme une maladie déficitaire au pronostic inévitablement sombre, il n'est pas étonnant que les patients aient de la peine à s'identifier à l'étiquette que l'on veut leur apposer.

Variation de l'insight au fil du temps

Il est clair que l'insight n'est pas fixe et qu'il peut varier au fil du temps, que ce soit lié à la variation des symptômes ou à la phase de la maladie dans laquelle le patient se trouve.

Variation en fonction des symptômes

Bien que certains aspects de l'insight soient corrélés aux symptômes et à leur intensité, cette relation est relativement modérée et variable en fonction des patients. Plusieurs études ont ainsi montré à la fois que l'insight n'est pas corrélé à l'intensité des symptômes, et également que malgré la rémission des symptômes, l'absence d'insight peut persister.

Insight et phase chronique de la maladie

On pourrait penser que *l'expérience* de la maladie conduit les patients au fil du temps à développer plus d'insight. Les données de la littérature à cet égard sont contradictoires. En effet, alors que certains auteurs ont observé que la majorité des patients présentent au début de la maladie un déficit d'insight et qui s'améliore au fil du temps, certains autres ont rapporté le contraire, soit une détérioration progressive de l'insight au cours de la maladie. Certains relèvent également le développement possible d'un *pseudo insight*, qui est un effet secondaire néfaste d'une psychoéducation simpliste à laquelle le patient se plie, connaissant les bénéfices qu'il peut tirer de prétendre adhérer au modèle explicatif des soignants, sans pour autant qu'il en soit convaincu. Les patients apportant un éclairage différent sur cette question : plusieurs d'entre eux parlent du fait que leur rétablissement dans la schizophrénie est un chemin personnel qui peut conduire à une adaptation à la maladie et au développement de capacité à la gérer, et ce indépendamment de la présence ou non d'un insight bien constitué. L'adhérence au modèle médical ne serait ainsi pas nécessaire à une évolution favorable, les patients visant souvent d'autres buts que la seule réduction ou disparition des symptômes qui sont au cœur de la lecture médicale des maladies.

Insight dans la phase initiale des troubles psychotiques

Les cliniciens du début du siècle dernier relevaient déjà que plus les patients étaient identifiés précocement, plus ils avaient tendance à avoir une conscience de la présence d'une maladie ou de symptômes. Leur impression était ainsi qu'au moment de l'apparition des symptômes, le contact avec la réalité était encore conservé, ce qui constituait une bonne base pour établir un traitement et justifiait donc le développement de stratégies de détection précoces. On considère ainsi que la phase d'émergence du trouble est une phase d'opportunité au cours de laquelle l'insight est présent à l'égard de la survenue d'un changement ou de son imminence. On remarque effectivement que les patients, quand ils sont confrontés à des symptômes atténués et précurseurs d'un premier épisode franc de psychose, se posent des questions à l'égard de ce qui arrive et sont donc prêts à réfléchir au moyen d'y faire face. Enfin, il est fréquent que la présence des symptômes entraîne un certain degré de dysphorie qui est également un bon levier pour explorer la situation et mettre en place un traitement adéquat.

Cette opportunité est cependant fugace, vu que cet *insight* peut diminuer au moment de l'aggravation des symptômes, de la construction d'un modèle explicatif dans le contexte d'un manque d'information sur la maladie, en conséquence de la réaction de l'entourage face à des troubles du comportement, ou encore dans le cadre de la mise en route d'un traitement en situation aiguë avec hospitalisation sous contrainte et administration d'une médication forcée.

Le résultat est que 84 % des patients traités pour un premier épisode de psychose ont une *grave perturbation de l'insight*. En effet, même si souvent persiste la perception d'un changement, c'est avant tout l'explication qui est apportée au dysfonctionnement qui n'est souvent pas en phase avec celle proposée par les soignants. On observe ainsi souvent la présence d'une divergence d'attribution qui est liée à un déni intense de la maladie, souvent dans un mouvement qui s'apparente de la part du patient à une démarche d'autoprotection. Ceci est compréhensible, vu le manque de connaissance de la maladie dans la grande majorité de la population et de la stigmatisation dont la psychose et la schizophrénie font l'objet. Ainsi, on observe lors d'un premier épisode de psychose que la majorité des patients oscillent entre déni et identification ; ils identifient qu'ils font face à un grand problème, mais ils le considèrent souvent comme un événement unique et isolé qui va se résoudre et dont ils sont habituellement prêts à discuter les détails. Par contre, ils sont très réticents à accepter une étiquette de malade psychiatrique par crainte de stigmatisation et de l'implication d'une fragilité perçue comme forcément chronique. Ces patients ont ainsi habituellement une vision négative du concept de troubles psychiatriques, ne veulent pas entrer dans le stéréotype du malade mental et le déni sert ainsi à protéger l'estime de soi, ce qui finalement est très compréhensible et doit donc être respecté, en tout cas dans une certaine mesure.

Autres facteurs influençant l'insight

D'autres dimensions cliniques ont une influence sur l'insight. Premièrement, le type de pathologie dans le cadre duquel apparaissent les symptômes psychotiques semble influencer le degré d'insight. Ainsi, on rapporte que si 84 % des patients souffrant de schizophrénie manquent d'insight, ce taux s'établit à 76 % chez des patients souffrant de troubles schizo-affectifs et 47 % seulement chez des patients souffrants d'une dépression psychotique. D'autres facteurs ont également une influence importante. Ainsi, il semble que si les patients ont été admis sous une mesure de contrainte, leur degré d'insight est moindre, ce que l'on peut comprendre puisque si cette mesure a dû être prise, c'est bien que le patient ne reconnaissait pas la gravité de sa situation. Le niveau d'éducation semble également influencer le degré d'insight bien que cette notion soit controversée. Le niveau d'intelligence a également une influence sur cette variable, un QI bas étant lié à un insight diminué. Par contre, ni l'âge, ni le genre, ni la culture, ni nombre d'autres variables démographiques ne semblent être liés avec le niveau d'insight.

En résumé, l'insight est un concept à plusieurs facettes qui peuvent évoluer indépendamment. Si un certain degré de perturbation d'insight est présent chez la majorité des patients atteints de psychose et pas seulement dans la schizophrénie, la perception d'un changement d'état mental est également présente chez la majorité des patients. L'insight diminue en phase aiguë mais il reste souvent perturbé en phase de rémission et il n'est donc pas seulement lié aux symptômes. Si l'insight peut se développer au fil du temps, il peut aussi se dégrader, suite au développement de troubles cognitifs par exemple. Enfin dans la phase précoce des troubles psychotiques, l'insight est souvent très présent au début, en particulier dans la phase des prodromes, mais au moment de l'instauration d'un premier traitement, plus de 84 % des patients se trouvent dans une phase de déni de leur maladie.

Conséquences de la présence d'insight

Comme mentionné plus haut, le développement de l'insight est devenu l'un des objectifs principaux de la prise en charge des patients. Ceci se base sur la conviction chez les soignants de l'effet forcément bénéfique de la présence d'insight. Les résultats de la recherche à cet égard sont cependant contrastés.

Conséquences positives de l'insight

Il semble clair que la présence d'insight diminue le risque d'agir sur les idées délirantes, facilite l'établissement d'une relation thérapeutique et permet souvent une meilleure relation avec la famille. Le lien entre insight et adhérence au traitement médicamenteux est par contre plus discuté. Plusieurs études suggèrent une corrélation modérée entre présence d'insight et adhérence au traitement médicamenteux, mais plusieurs études démontrent également la présence d'une bonne adhérence à la médication malgré l'absence d'insight. L'adhérence à la médication est ainsi également liée à d'autres éléments tels que la confiance en l'équipe soignante, la qualité de la relation thérapeutique, la présence ou non d'effets secondaires, l'effet des médicaments sur certains éléments de la psychopathologie comme l'anxiété, etc. Enfin, il semble que la présence d'un insight soit corrélée globalement avec une meilleure évolution symptomatique et fonctionnelle. Mais si ceci est vrai au niveau des populations de patient, cela ne l'est pas forcément pour un individu particulier, comme on le discutera ci-dessous.

Conséquences négatives possibles de l'insight

L'absence totale d'insight nuit au traitement, mais un certain degré d'absence d'insight fait partie de la norme. Une certaine dose de déni de la maladie peut en effet avoir un effet protecteur, en tout cas dans certaines phases de la maladie. *A contrario*, l'insight peut parfois aggraver les choses, certains patients pouvant souffrir de la présence même de cette connaissance de leur trouble et ainsi présenter un degré plus marqué de détresse. En effet, McGlashan et Carpenter (1976) ont démontré, que la dépression post-psychotique, qui survient chez 25 % des patients, est significativement plus fréquente chez les ceux qui développent un d'insight et qui tendent à passer par un processus d'intégration de l'épisode, que chez ceux qui utilisent un déni défensif massif. Un tel mouvement de passage par une phase dépressive chez les patients développant ultérieurement un insight a aussi été identifié par Klaas et al., (2017) qui l'ont expliqué par le défi complexe que représente le développement d'une nouvelle identité sociale intégrant l'acceptation de la maladie. De plus, l'insight augmente le risque d'autostigmatisation et d'identification au rôle du malade. Dans une approche thérapeutique visant au développement de l'insight, il est donc important d'être conscient de ces éléments et de proposer une prise en charge suffisamment encourageante pour limiter l'impact négatif d'un tel processus.

Approches thérapeutiques de l'insight

Sur la base des données discutées, il semble néanmoins adéquat de chercher à conduire le patient atteint de psychose à développer un insight. Dans le domaine des psychoses, la restriction du sens du terme d'insight à une acceptation du modèle médical de la maladie pose naturellement un grand problème. En effet, dans un tel contexte conceptuel, on ne vise plus chez le patient la connaissance de soi et de son fonctionnement, mais plutôt l'acceptation d'une étiquette et d'un pronostic. C'est d'arrêter de se questionner sur le sujet et de ne s'intéresser qu'à la psychopathologie et à la maladie, que naît une tension qui peut conduire au rejet du traitement par le patient. Pour les soignants, l'approche peut varier en fonction des divers éléments : (a) état clinique du patient; (b) phase de la maladie (premier épisode ou phase chronique); (c) selon modèle explicatif auquel le soignant adhère. L'approche devrait cependant avant tout varier en fonction du patient, de ce qu'il considère comme étant ses besoins et de sa propre compréhension de ce qui lui arrive. La question du développement de l'insight est particulièrement aiguë dans la phase initiale des psychoses. S'il semble évident que dans cette phase, il est important d'informer le patient sur la maladie et d'essayer de l'aider à en prendre conscience, la démarche est compliquée dans cette phase-là de la maladie à cause d'un fort sentiment de rejet de l'idée même de maladie et de sa propre fragilité.

Psychoéducation

La psychoéducation est la stratégie la plus fréquemment utilisée pour conduire au développement d'un certain degré d'insight chez les patients atteints de psychose. Cette approche a débuté auprès des familles dans le cadre de groupes multifamiliaux, ces interventions ayant clairement prouvé depuis leur efficacité, par exemple sur les risques de rechute. Initialement, les programmes proposaient des séances d'information similaires, qu'elles soient adressées au patient ou à ses proches. Il s'agissait alors de séances descriptives et informatives.

Avec le temps, on a pris conscience des besoins de spécificité pour les patients, et de besoins encore plus particuliers dans le cadre d'un premier épisode de psychose. En effet, à ce stade, les patients sont jeunes et présentent donc un certain degré de sentiment d'invincibilité qui rend difficile l'acceptation d'une faiblesse, qui constitue une atteinte narcissique majeure chez les patients qui méconnaissent grandement le monde de la santé et qui donc entrent dans un monde inconnu qu'ils perçoivent facilement comme hostile. Il est donc important de proposer une information adaptée qui les aide à comprendre leur situation et à trouver des repères.

Psychoéducation : quels obstacles ?

L'application des principes de psychoéducation se heurte cependant à plusieurs obstacles, et ce d'autant plus dans la phase précoce des troubles psychotiques. Divers facteurs expliquent ces difficultés. Premièrement, le concept de schizophrénie implique encore dans l'esprit de nombreuses personnes la question de la chronicité. Cette lecture, très répandue et stigmatisante bien que non justifiée, explique que plusieurs soignants évitent souvent d'aborder la question avec les patients, craignant de devoir parler d'un pronostic forcément mauvais, stéréotype que partagent du reste les proches et souvent les patients eux-mêmes. Dans ce contexte, le déni s'impose comme la seule réaction logique et justifiée, et aussi bien les patients que les soignants peuvent être conduits ainsi à éviter une information trop claire. Deuxièmement, un diagnostic précis est souvent difficile à poser dans le contexte de la schizophrénie. En effet, la présence de dimensions affectives, dépressives ou maniaques, des variations dans l'intensité des symptômes et la présence fréquente de problématique d'abus de substances complexifient le tableau et rendent difficile un diagnostic précis. De plus, le diagnostic est régulièrement instable, ce que plusieurs études ont démontré, en particuliers pour les diagnostics de troubles schizoaffectifs. La consultation des dossiers est souvent déroutante, et il s'avère fréquemment difficile de poser de manière claire un diagnostic catégoriel qui souvent ne correspond pas bien au tableau clinique, en particulier encore une fois au début de la maladie.

Obstacles conceptuels

Le contenu même des outils utilisés par la psychoéducation véhicule souvent cette image négative de la maladie. De plus, les outils disponibles sont fréquemment des outils d'information ou d'éducation qui laissent peu de place au dialogue. Les outils sont ainsi existants, mais souvent peu utilisés du fait de leur mauvaise qualité, du fait qu'ils ne permettent pas d'aborder les enjeux psychothérapeutiques potentiels de la psychoéducation et qu'ils donnent souvent le sentiment aux soignants d'imposer une image pessimiste du trouble sans proposer des stratégies pour y faire face.

Dans ce contexte il est donc nécessaire de réinventer la psychoéducation et d'en élargir le concept pour développer une approche qui combine information et travail d'intégration, pour viser une reconstruction d'une image de soi qui apporte quelque chose au patient et qui lui corresponde. On revient ainsi à l'idée d'un insight perlaboré et développé de manière active par le patient, en collaboration avec le soignant.

Définition des objectifs

Un des problèmes majeurs dans l'approche du traitement des psychoses est qu'il est basé sur une définition trop restrictive et médicale de la santé mentale et qu'il vise donc la seule disparition des symptômes comme objectifs valides. Du fait de l'intensité des symptômes, on a tendance à utiliser la médication de manière trop autoritaire, appliquant des mesures de contraintes intra- et extrahospitalières, et utilisant la psychoéducation avec la volonté d'un passage en force pour convaincre le patient de continuer sur la voie de la prise en charge.

Cependant, une méconnaissance des objectifs du patient qui sont souvent différents de ceux du médecin, comme le révèle le concept-modèle de rétablissement, est une des failles principales des stratégies thérapeutiques en psychiatrie. Il est extrêmement important de prendre en compte que les priorités des patients sont souvent différentes de celles des soignants, que la santé est un concept plus large que l'absence de symptômes, que le droit d'autodétermination devrait primer pour autant que le patient ne coure pas de risque majeur, et que la sauvegarde de la dignité humaine et de l'identité de la personne sont plus importantes que l'acceptation rapide et inconditionnelle d'un modèle médical.

Les objectifs poursuivis quand on travaille sur l'insight avec un patient ne doivent donc pas se limiter à augmenter l'adhérence au traitement qui en fait ne devrait être qu'un effet secondaire d'une meilleure intégration de l'épisode par le patient. L'insight doit se construire dans le contexte d'une approche holistique de la personne, de ses aspirations et de ses besoins. Il faut ainsi viser le développement de moyens d'adaptation et de *coping* qui sont les moins coûteux possibles tout en donnant le choix au patient, pour autant qu'il ne se mette pas en danger. Les enjeux principaux sont ainsi de donner sens à l'épisode et de restaurer un sentiment de contrôle sur soi, de restaurer l'estime de soi au moment où le patient éprouve un sentiment de danger, de perte de son identité et de destruction, et de maintenir chez lui l'espoir et la combativité, ce qui s'atteint en prévenant l'identification au rôle de malade chronique et en informant le patient de l'important potentiel de guérison dans le cadre des troubles psychotiques.

Une approche humaniste des symptômes psychotiques

Les symptômes psychotiques, et en particulier le délire, peuvent se conceptualiser comme une tentative imparfaite de trouver un équilibre. Ainsi, Gaetano Benedetti conçoit le délire non pas uniquement sur son versant déficitaire, mais également «comme une tentative de recouvrer ce qui n'est pas symbolisé, ce qui a été scindé mais qui bien que non représentable ne peut être éliminé parce qu'il est essentiel. Si l'on ne peut pénétrer par l'argument le roc où demeure le patient, comment peut-on alors procéder? Être avec, telle est notre réponse à l'existence négative. Parce que les symptômes psychotiques ne sont pas seulement défensifs mais sont porteurs d'une intention de communiquer. Être avec, dans le symptôme, est seule façon d'être proche du patient sans le dissoudre ou sans se faire totalement rejeter par lui» (Fugeras, 2003).

Principes de base dans l'approche de l'insight

Divers principes ou attitudes sont importants dans l'approche de l'insight avec les patients, qu'ils soient au premier stade de la maladie ou dans une phase plus chronique. Ils vont être détaillés ci-dessous.

1. Écouter le patient : ceci peut sembler évident, mais il est fréquent que les cliniciens soient tellement déterminés à favoriser l'insight de leur patient qu'ils en viennent à ne pas écouter l'explication que les patients eux-mêmes peuvent apporter à leur trouble. Proposer une explication trop contraire à celle que le patient a développée ne peut être que voué à l'échec. Il est donc important que le patient se sente entendu dans un premier temps et que cette lecture de sa situation ne soit pas instantanément rejetée. Il s'agira ensuite de travailler progressivement à l'exploration de cette explication et à ses éventuelles failles ou à la possibilité d'en remettre en question certains aspects.
2. Définir des objectifs qui conviennent aux patients : en effet, il est important pour commencer le traitement de ne pas forcément d'emblée viser la disparition des symptômes ou la prise d'une médication. Le patient peut être plus préoccupé par les aménagements plus concrets de sa vie qui une fois réalisés permettront l'établissement d'une relation de confiance dans le cadre de laquelle la discussion des éléments relatifs à sa maladie sera plus facile.
3. Ne pas directement remettre en question le déni. En effet, le déni peut être un moyen qu'utilise le patient pour protéger son sentiment d'intégrité, et il faut se contenter de l'aborder de manière progressive afin de ne pas complètement fragiliser le patient qui se trouvera alors sans défense.
4. Explorer et chercher à comprendre le contenu du délire. Comme mentionné plus haut, le délire est une forme de métaphore, la tentative d'une explication qui permet de donner sens à des perceptions. Même si elle est erronée, cette explication peut servir à rendre compréhensible le monde, et cette lecture ne doit être remplacée que progressivement par une autre, peut-être plus rationnelle et qui peut n'être acceptée par le patient que progressivement.
5. Identifier les facteurs de crise. Une phase psychotique aiguë ne se développe que très rarement sans facteurs déclenchant. Il est donc important de faire l'inventaire des facteurs précipitant de manière à pouvoir les résoudre et aider le patient à restaurer un équilibre. Le fait de faire un lien entre les phases de crise et la survenue de symptômes peut être un moyen également d'aborder la question de la fragilité et donc de la pathologie, et des moyens de faire face à ces phases de déséquilibre.
6. Faire preuve de flexibilité. En effet les opportunités d'aborder la question de l'insight peuvent être fugaces et varier dans le temps. Il importe donc d'être flexible, de pouvoir profiter de chaque occasion pour avancer sur ce terrain sans pour autant en imposer le déroulement d'une manière trop rigide.
7. Accepter un insight partiel. Comme mentionné plus haut, l'insight comprend plusieurs facettes, et si le patient peut accepter qu'il ait

des symptômes, il peut prendre plus de temps à accepter qu'il souffre d'une maladie. Chaque étape a sa valeur, et constitue un pilier sur lequel bâtir un nouvel équilibre. Il est important d'accepter que le patient puisse se questionner à l'égard du modèle qu'on lui présente et de ne pas se décourager pour approcher progressivement cette cible.

Enfin, il faut se rappeler que le développement de l'insight est un processus interactif de construction d'une compréhension de soi par le patient. La phase d'exploration est elle-même une phase de psychothérapies, et l'insight n'est pas un but en soi : ce qui est un but, c'est de prévenir les mises en danger et de viser à aider le patient à retrouver un équilibre qui lui convienne. C'est donc souvent le chemin qui compte plus que l'objectif, ce chemin constituant un processus de psychothérapie souvent très constructif.

Développement d'un outil spécifique pour la psychoéducation dans le programme TIPP

Depuis 2004 a été mis sur pied à Lausanne, en Suisse, un programme spécialisé dans la prise en charge des patients traversant la phase précoce d'un trouble psychotique (Baumann et al., 2013). Dans ce contexte, nous avons éprouvé la nécessité de développer un outil d'information sur la maladie qui soit mieux adapté au langage des patients, aux problèmes tels qu'ils les vivent, au type de lecture que les patients peuvent avoir de leur problématique et qui soit basé sur des situations cliniques réelles. Insatisfaits des outils existants, nous avons donc lancé un processus de développement d'une information dont le contenu pourrait être délivré sous forme de message concis, présentant plusieurs aspects de la question, stimulant le dialogue, promouvant le rétablissement et renforçant la prise de responsabilité par le patient. Nous voulions également que cet outil d'information soit attractif pour notre population de patients relativement jeunes.

Il nous a semblé utile de développer des modules d'informations dans quatre domaines différents : symptomatologie psychotique, médication, rôle du cannabis dans la psychose et processus de rétablissement.

Sur cette base, nous avons développé quatre cahiers contenant chacun neuf fiches abordant l'un des aspects de la question traitée. Chaque fiche comprend une illustration, une visite clinique et une discussion autour de la situation illustrée. Ces vignettes peuvent être utilisées au sein d'un groupe de patients ou de manière individuelle pour aborder les divers aspects des symptômes de la médication du rôle du cannabis et du processus de rétablissement avec les patients. L'utilisation de ces fiches a fait l'objet d'une publication (Favrod et al., 2011), et les fiches peuvent être soit commandées par internet, soit obtenues par le biais d'une application iPhone gratuite (TIPP).

Conclusion

Nous terminerons ce chapitre par une citation tirée d'un article rédigé par Paul Lysaker : « Il existe une controverse au sujet de l'importance de l'insight dans la schizophrénie et de son impact sur l'évolution des patients. Certains pensent que l'insight est un prérequis pour l'adhérence au traitement et par conséquent pour l'amélioration du bien-être. D'autres pensent au contraire que l'insight peut avoir des effets plus négatifs que positifs. Nous pensons qu'une façon de résoudre ce conflit est de conceptualiser l'insight non pas comme l'acceptation d'un certain fait ou d'un ensemble de faits, mais plutôt comme un processus au cours duquel le patient donne sens aux expériences liées à la schizophrénie et aux conséquences qui en découlent » (Lysaker et al., 2009). Ainsi, le développement de l'insight est une stratégie thérapeutique en soi, un cheminement riche et utile plutôt qu'un objectif.

Références

Amador, X. F., & Strauss, D. H. (1990). *The Scale to Assess Unawareness of Mental Disorder*. New York : Columbia University and New York Psychiatric Institute.

Amador, X. F., & Strauss, D. H. (1993). « Poor insight in schizophrenia ». *Psychiatr Q*, *64*, 305–318.

Baumann, P. S., Crespi, S., Marion-Veyron, R., Solida, A., Thonney, J., Favrod, J., Conus, P. (2013). « Treatment and early intervention in psychosis program (TIPP-Lausanne) : Implementation of an early intervention programme for psychosis in Switzerland ». *Early Interv Psychiatry*, *7*(3), 322–328.

Favrod, J., Crespi, S., Faust, J. M., Polari, A., Bonsack, C., & Conus, P. (2011). « A psychoeducation tool for patients with first-episode psychosis ». *Acta Neuropsychiatrica*, *23*, 75–77.

Fugeras, P. (2003). *Rencontre avec Gaetano Benedetti. L'expérience de la psychose*. Toulouse : érès.

Klaas, H. S., Clémence, A., Marion-Veyron, R., Antonietti, J. P., Alameda, L., Golay, P., & Conus, P. (2017). « Insight as a social identity process in the evolution of psycho-social functioning in the early phase of psychosis ». *Psychol Med*, *47*(4), 718–729.

Lysaker, P., Yanos, P. T., & Roe, D. (2009). « The role of insight in the process of recovery from schizophrenia : A review of three views ». *Psychosis*, *2*, 113–121.

McGlashan, T. H., Carpenter, W. T., Jr. (1976). « Postpsychotic depression in schizophrenia ». *Arch Gen Psychiatry*, *33*, 231–239.

McGlashan, T. H., Levy, S. T., Carpenter, W. T., Jr. (1975). « Integration and sealing over. Clinically distinct recovery styles from schizophrenia ». *Arch Gen Psychiatry*, *32*, 1269–1272.

Young, D. A., Davila, R., & Scher, H. (1993). « Unawareness of illness and neuropsychological performance in chronic schizophrenia ». *Schizophr Res*, *10*, 117–124.

Transfert de compétences et généralisation des bénéfices

CHAPITRE 35

Pascal Vianin

PLAN DU CHAPITRE

Introduction

La notion de transfert devrait occuper une place centrale dans la remédiation cognitive. La principale préoccupation du soignant formé à cette thérapie vise en effet une amélioration fonctionnelle du participant. Les exercices proposés en séance de remédiation constituent de ce fait un pari thérapeutique, basé sur l'idée qu'ils permettront *in fine* de mobiliser des stratégies similaires dans la vie quotidienne. L'évaluation de l'efficacité d'un programme de remédiation cognitive devrait dès lors permettre de vérifier si les participants sont en mesure de réutiliser les connaissances acquises durant les séances d'entraînement dans leur environnement quotidien. Ce chapitre vise à définir la notion de transfert en soulignant l'importance que lui accorde la thérapie RECOS et en l'illustrant à l'aide de vignettes cliniques[1].

Définition du transfert

Il existe de nombreuses définitions du transfert, mais il est généralement admis qu'il s'agit d'un processus qui permet à un individu de traiter un problème (*tâche cible*) en utilisant des connaissances acquises antérieurement (*tâche source*). Les chercheurs en pédagogie et en psychologie cognitive proposent de distinguer différents types de transferts (pour une revue, *voir* Vianin, 2009).

Transfert vertical et transfert horizontal

Dans la théorie du transfert, une distinction importante concerne le transfert vertical et le transfert horizontal (Gagné, 1970, cité *in* Tardif, 1992).

Le transfert horizontal intervient pour utiliser une connaissance initiale dans une autre situation de même complexité, comme l'illustre l'exemple ci-dessous, tiré de notre intervention avec la thérapie RECOS.

ENCADRÉ 35.1

Nicolas suit une formation de menuisier dans un centre de formation spécialisé. Lorsque nous rencontrons son maître d'apprentissage, nous apprenons qu'il présente des difficultés à effectuer des rotations mentales des pièces qu'il doit préparer pour la fabrication d'une commode en bois. Pour entraîner cette compétence, nous lui proposons de participer à l'exercice « Attention, ça tourne ! » (*voir* figure 35.1). Nicolas parvient à trouver une méthode en trois étapes pour réaliser cet exercice : 1) fixer un axe de rotation qui fera office de référence pour comparer les deux figures. Dans l'exemple de la figure 35.1, la base de référence pourrait être constituée par la suite de quatre plots alignés; 2) sélectionner un élément significatif de la figure et repérer la relation que cet élément entretient avec la base de référence (par exemple, les deux formes rectangulaires plus sombres rattachées à droite de la base de référence); 3) comparer les deux figures

[1] Le lecteur désireux de connaître l'importance accordée par la thérapie RECOS aux processus métacognitifs en général, et à la notion de transfert en particulier, pourront se rapporter au chapitre 54 de cet ouvrage, ainsi qu'au manuel du thérapeute (Vianin, 2013).

et s'assurer que cet élément significatif entretient une même relation spatiale avec la base de référence.
Cette stratégie s'avérera efficace non seulement pour réussir cet exercice en séance, mais également pour permettre à Nicolas de construire sa commode à partir d'un croquis, sans commettre d'erreurs dues à ses difficultés de rotation mentale.

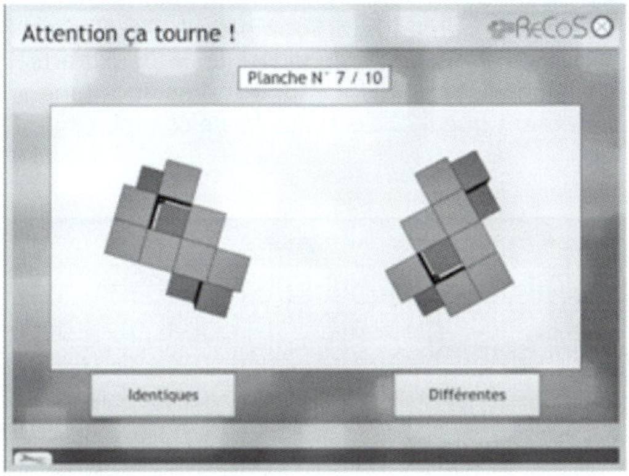

Figure 35.1 Exercice intitulé « Attention ça tourne ! ». Le participant doit comparer deux figures présentées avec des angles de rotation différents. Il doit déterminer si la figure de droite est identique à la figure de gauche, ou sa représentation en miroir (donc différente). *Source : Happyneuron.*

Le transfert vertical concerne au contraire l'application d'une compétence déjà apprise dans un contexte d'utilisation plus large et plus complexe. On pourrait imaginer que le même exercice « Attention ça tourne ! » soit utilisé non pas pour faciliter une rotation mentale, mais pour favoriser l'orientation visuo-spatiale d'une personne manifestant de grandes difficultés à trouver son chemin lorsqu'elle parcourt une ville à pied. Dans ce cas, il est très probable qu'entraîner la rotation mentale ne suffira pas à atteindre l'objectif souhaité, mais en constituerait éventuellement un prérequis nécessaire.

Dans nos interventions de remédiation cognitive, c'est le transfert vertical qui permet généralement d'atteindre l'objectif de traitement. La principale raison provient du fait que les objectifs individualisés sont directement en lien avec des capacités fonctionnelles (arriver à l'heure à ses rendez-vous, gérer ses factures, pouvoir prendre seul les transports publics, parvenir à mémoriser le contenu de ses lectures, etc.) qui nécessitent l'utilisation et la coordination de nombreuses compétences. Il est toutefois parfois indiqué de subdiviser ces objectifs en étapes de traitement et donc de solliciter un transfert horizontal des compétences entraînées en séance.

Transfert informé et transfert spontané

Les travaux de Gick et Holyoak (1987), cités *in* Tardif, 1992) introduisent la distinction entre transfert *informé* et transfert *spontané*. Lors du transfert informé, les participants sont alertés de l'analogie existant entre la tâche source et la tâche cible. Lors du transfert spontané, le participant perçoit seul les relations de similitude entre les deux situations. Les recherches montrent clairement que le transfert spontané ne se réalise généralement que pour des tâches très similaires.

ENCADRÉ 35.2

L'expérience célèbre de Chase et Simon en 1973 a montré que les joueurs d'échecs experts ont une capacité de mémorisation bien plus développée lorsque la tâche consiste à rappeler l'emplacement de pièces disposées dans une configuration similaire à celle d'une partie réelle. Par contre, lorsque les pièces sont placées de manière aléatoire sur l'échiquier, les experts n'obtiennent pas une performance supérieure à celle des novices. Cette expérience contredit la croyance populaire qui décrit les maîtres d'échecs comme disposant d'une mémoire largement au-dessus de la moyenne. En réalité, ils se montrent supérieurs aux novices dans des configurations habituelles, car ils perçoivent rapidement des configurations de plusieurs pièces qui forment des unités significatives, appelées *chunks*. Les maîtres d'échecs disposeraient ainsi de plusieurs milliers de chunks stockés dans leur mémoire à long terme et qu'ils réactiveraient en fonction de leur apparition durant une partie.

Cette expérience nous indique, d'une part, que le joueur expert ne parvient pas à transférer les stratégies utilisées pour se souvenir des positions au-delà du contexte bien spécifique d'une partie d'échecs puisqu'elles ne lui permettent même pas d'augmenter sa capacité à mémoriser des configurations aléatoires de pièces sur un échiquier ! D'autre part, elle souligne que seules des connaissances de base solides permettent ce transfert dans des configurations similaires à celles d'une partie bien réelle. On peut dès lors remettre en question l'utilisation des programmes d'entraînement cognitif qui supposent le transfert spontané des compétences acquises en séance sur le plan de la vie quotidienne.

Transfert *avant* et transfert *arrière*

Perkins et Salomon (1988) définissent le transfert *avant* comme l'utilisation de connaissances acquises durant l'apprentissage dans de nouveaux contextes. Le transfert *arrière* consiste à chercher dans ses expériences passées une connaissance qu'il s'agira de mobiliser à nouveau pour résoudre la tâche qui se présente actuellement. Lors des séances de remédiation, et de manière à solliciter les compétences métacognitives des participants, le programme RECOS propose au début de chaque séance de revenir sur les compétences mobilisées lors des exercices précédents. L'alternance entre les séances papier-crayon et les séances informatisées a notamment pour objectif de réfléchir sur les stratégies utilisées précédemment sur un support différent.

Transfert et généralisation

Transfert et généralisation s'inscrivent dans un même processus pouvant s'articuler en quatre grandes étapes (Vianin, 2009).

Contextualisation

Le participant à un programme de remédiation cognitive effectue son exercice dans un contexte bien précis. Il se trouve avec son thérapeute dans l'espace consacré à l'entraînement cognitif.

ENCADRÉ 35.3

Sophie présente des difficultés d'attention sélective mesurées lors du bilan neurocognitif. L'échelle des répercussions fonctionnelles indique qu'elle a des difficultés à mémoriser les articles de journaux qu'elle consulte, car elle a tendance à penser à d'autres choses pendant sa lecture. Lorsqu'elle organise sa journée, elle ne parvient pas à prêter attention à certains rendez-vous pourtant inscrits dans son agenda. Le thérapeute pense que l'exercice « Cherchez l'intrus » (*voir* figure 35.2) permettrait à Sophie d'entraîner sa capacité à mobiliser son attention sur un élément précis, en explorant de manière systématique la grille qui lui est présentée. Après s'être assuré de la bonne compréhension des consignes, il encourage Sophie à proposer des pistes de résolution de problèmes. Après quelques instants, Sophie saisit la feuille, la plie en deux parties et analyse les faces recto verso de la grille coupée en deux. Elle identifie alors l'intrus en quelques secondes... Après l'avoir félicitée, le thérapeute demande à Sophie de lui expliquer pourquoi elle a plié la feuille en deux parts égales. Sophie lui répond alors spontanément que « ... c'est plus facile comme ça ».

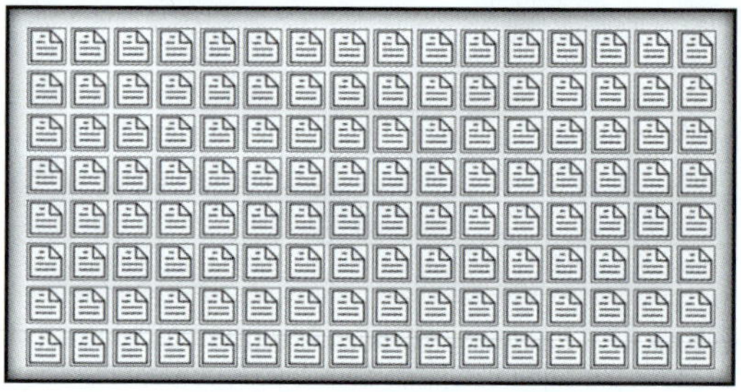

Figure 35.2 Exercice d'attention sélective intitulé « Cherchez l'intrus », version papier. Le participant doit explorer la grille et identifier un élément différent parmi un ensemble de symboles apparemment tous semblables. *Source : Happyneuron.*

Décontextualisation

Dans cet exemple, le thérapeute a choisi l'exercice « Cherchez l'intrus » parce qu'il a fait le pari que les stratégies mobilisées par Sophie lui seront utiles pour résoudre certains problèmes évoqués lors de l'évaluation fonctionnelle.

Lors de cette étape, il s'agit ainsi pour le participant de prendre de la distance par rapport à la tâche proposée, de la mettre en lien avec ce qui a déjà été travaillé en séance, et enfin de l'inscrire dans la perspective de l'objectif poursuivi par la thérapie. Le fait que Sophie ait plié la feuille en deux parties traduit l'utilisation d'une stratégie qui s'est avérée efficace pour résoudre la tâche demandée. Il est à ce moment-là essentiel de s'assurer que le participant comprend la raison pour laquelle il s'y est pris de cette manière. Par sa réponse, Sophie signale au thérapeute qu'elle n'a visiblement pas pris pleinement conscience de la stratégie qu'elle a utilisée. Il l'interroge alors sur ce point :

ENCADRÉ 35.4

Thérapeute (Th) : « Pour quelle raison pensez-vous que c'est plus facile ainsi ? »
Sophie (S) : « C'est parce qu'il y a moins de choses à regarder à la fois, je crois. »
Th : « Si je comprends bien, vous avez plié la feuille en deux pour avoir moins d'informations à traiter. C'est bien ce que vous voulez dire ? »
S : « Oui, c'est cela. »
Th : « Comment pourriez-vous nommer cette stratégie ? »
S : « Je ne sais pas... Je pourrais l'appeler "Plier la feuille en deux" ! »
Th : « Très bien. Vous pouvez la noter dans votre cahier. Il s'agit d'une nouvelle stratégie qui pourrait vous être utile en d'autres circonstances ! »

Durant cette étape, le thérapeute a demandé à Sophie d'identifier la stratégie qu'elle a déployée spontanément lorsqu'on lui a demandé de résoudre la tâche. Il est fréquent que le participant mobilise des stratégies qui s'avèrent efficaces lorsqu'il se trouve dans le feu de l'action. Le fait de nommer ces stratégies permettra d'expliciter ces nouvelles procédures et de reconnaître leur utilité dans d'autres contextes. La prochaine séance informatisée sera l'occasion pour Sophie d'effectuer ce transfert « arrière ».

Recontextualisation

Lors de cette troisième étape, il s'agit de mobiliser une stratégie similaire, mais dans un contexte différent. Lors de la phase de contextualisation, il s'agissait d'une séance papier-crayon qui mobilisait principalement la technique de résolution de problèmes : le thérapeute avait invité la participante à proposer des stratégies lui permettant d'atteindre la solution et laisser toute sa place à la créativité et la génération de nombreuses pistes possibles. Comme la stratégie "Plier la feuille en deux" s'est avérée efficace, le thérapeute veut s'assurer qu'elle pourra mobiliser cette compétence dans un contexte différent. Cette étape favorise ainsi le transfert d'apprentissage en rendant la compétence mobilisée plus indépendante d'un contexte spécifique. Chaque changement de contexte exige cependant un aménagement particulier de la stratégie en question, comme va le comprendre Sophie lors de la séance suivante.

ENCADRÉ 35.5

Th : « Vous souvenez-vous de l'exercice que nous avons entraîné durant la dernière séance papier-crayon ? »
S : « Oui. J'ai réalisé l'exercice où je devais trouver un intrus dans une série de figures apparemment toutes semblables... »
Th : « En effet. Vous souvenez-vous de votre manière de réaliser l'exercice ? »
S : « Oui, j'avais plié la feuille parce que vous m'aviez dit que c'était plus facile ainsi ! »
Th : « C'est en effet ce que vous avez fait, mais ce n'est pas moi qui vous l'ai dit[1]. C'est vous qui avez eu cette bonne idée. Elle vous a permis en effet de retrouver l'intrus plus facilement. Vous rappelez-vous comment vous aviez nommé cette stratégie et à quoi elle vous a servi ? »
S : « J'ai appelé cela "Plier la feuille en deux" et cela m'a servi pour avoir moins de choses à regarder en même temps. »
Th : « Très bien. Aujourd'hui, je vous propose d'effectuer à nouveau l'exercice "Cherchez l'intrus", mais cette fois-ci sur ordinateur... »
Th : « Allez-y, l'exercice a débuté ! » (les symboles s'affichent sur l'écran).
S : Au terme du temps écoulé : « Je n'ai pas réussi à trouver l'intrus ! »
Th : « Ok. Je vous propose de refaire l'exercice. Comment pourriez-vous faire pour réussir à trouver l'intrus cette fois ? »
S : « En version papier, c'était plus simple. J'avais pu plier la feuille... »
Th : « Y a-t-il possibilité de "Plier la feuille en deux", malgré le fait qu'il s'agisse d'un écran d'ordinateur et non plus d'une feuille de papier ? »
S : Après réflexion : « Je pourrais peut-être cacher la moitié de l'écran avec mon cahier ! ? »
Th : « Ok. Allez-y. On va voir si cela fonctionne... »

[1] Le programme RECOS s'appuie généralement sur les compétences du participant lui-même lorsqu'il doit résoudre un problème, comme c'est le cas dans cet exemple. Cette manière de pratiquer la remédiation cognitive présente notamment l'avantage de lui faire prendre conscience de ses ressources et de l'amener à les mobiliser à bon escient. Ayant développé un sentiment d'impuissance généré par les nombreux échecs qu'ils ont rencontrés dans leur vie, il n'est pas rare que les patients que nous traitons nous attribuent la paternité de stratégies qu'ils ont eux-mêmes mobilisées...

Le thérapeute a permis à Sophie de transférer une stratégie mobilisée dans une situation bien spécifique – chercher un intrus sur une page remplie de symboles – dans un autre contexte. Comme on le voit, le transfert ne se fait pas spontanément, même lorsqu'il s'agit d'exercices apparemment très semblables. De la même manière que le maître d'échecs ne parvient à mobiliser ses stratégies pour mémoriser la disposition aléatoire de pièces sur un échiquier, Sophie ne parvient pas à trouver un intrus sur un écran d'ordinateur alors qu'elle était capable de le faire sur une feuille de papier ! Une nouvelle preuve que le transfert spontané ne se réalise qu'à de rares exceptions...

Après cette première *recontextualisation*, la question centrale du thérapeute est de savoir si la stratégie nommée par Sophie « Plier la feuille en deux » peut s'avérer utile dans le cadre des objectifs définis avec elle au début du traitement. On se rappelle de la difficulté mentionnée par Sophie à ne pas manquer ses rendez-vous. En travaillant avec elle sur cet objectif, le thérapeute se rend compte de toutes les notes manuscrites qui encombrent les deux pages de son agenda et qui l'empêchent d'y extraire les rendez-vous importants de la semaine. « Plier la feuille en deux » a dès lors consisté à utiliser un agenda électronique pour les rendez-vous importants et à garder l'agenda papier pour y noter les choses peu urgentes.

Généralisation

Sophie est parvenue à réutiliser une stratégie efficace d'un contexte à l'autre, avec le coup de pouce du thérapeute. Elle est notamment parvenue à respecter l'heure de ses rendez-vous en prenant l'habitude de consulter son agenda, désormais nettoyé de toutes les informations qui en parasitaient la lecture. Dans une démarche tournée vers l'avenir, on peut finalement l'inviter à identifier les situations de la vie quotidienne dans lesquelles cette même stratégie peut être mobilisée. La généralisation constitue ainsi la dernière étape du transfert et « correspond à la capacité d'utiliser les apprentissages effectués dans n'importe quelle situation qui l'exige » (Vianin, 2009, p. 188).

Les conditions du transfert et l'intervention du thérapeute

Les patients qui souffrent de pathologies psychiatriques présentent fréquemment des troubles métacognitifs qui réduisent la probabilité d'un transfert spontané. Pour cette raison, il est important que le thérapeute intervienne durant la phase de remédiation pour permettre le transfert des compétences acquises en séance dans la vie quotidienne du participant.

Dias (2003) précise les quatre conditions qui doivent être respectées pour que le transfert puisse se réaliser. L'exemple de Sophie nous permettra de préciser l'intervention du thérapeute pour remplir chacune de ces conditions.

1. Prise de conscience des apprentissages réalisés dans le passé : lorsqu'elle se trouve face à l'exercice informatisé « Cherchez l'intrus », Sophie se réfère à la compétence mobilisée lors de la dernière séance papier-crayon. Ce transfert arrière est important car il permet d'assurer la continuité du processus d'apprentissage. Pour assurer cette transition, le thérapeute veillera à proposer des séances rapprochées dans le temps, de manière à pourvoir réactiver la connaissance acquise précédemment.
2. Parvenir à un certain niveau d'abstraction lors de l'apprentissage initial : une des difficultés rencontrées par les participants au programme de remédiation cognitive consiste précisément à se détacher de la stratégie mobilisée dans une situation spécifique pour la traduire en termes plus abstraits. Il est donc primordial de laisser du temps au participant afin qu'il puisse saisir la raison pour laquelle il a utilisé telle procédure pour atteindre son objectif. Plier la feuille en deux parties a permis à Sophie de trouver l'intrus. Un premier niveau d'abstraction a été atteint lorsqu'elle nous a indiqué qu'il était plus facile de trouver l'intrus de cette manière, sans forcément avoir conscience de la stratégie mobilisée. La question du thérapeute l'a invitée à comprendre la raison pour laquelle la réussite de l'exercice est facilitée par cette procédure. Finalement, réduire la quantité d'informations à traiter a constitué l'objectif implicite de Sophie lorsqu'elle a réalisé ce geste.
3. Identifier la ressemblance entre la tâche de transfert et la tâche d'apprentissage initial : si la ressemblance entre l'exercice papier-crayon et sa version informatisée ne pose pas de problème, comprendre que le fait de plier la feuille en deux parties est une manière de réduire la quantité d'informations à traiter nécessite la maîtrise de la condition précédente, à savoir

la capacité à traduire sur un plan conceptuel la stratégie mobilisée lors de la tâche source. La ressemblance existant entre le fait de chercher un intrus sur une grille et la possibilité de trouver les bonnes informations dans son agenda (un des objectifs fonctionnels du travail de remédiation de Sophie) ne saute pas aux yeux ! Il est donc important de prendre le temps de disséquer les compétences mobilisées par chaque objectif de remédiation et de mesurer en quoi la stratégie mobilisée dans la tâche source pourrait s'avérer efficace pour agir efficacement sur la tâche cible.

4. Préciser ce qui doit être transféré : le thérapeute RECOS prend soin d'interroger le participant non seulement sur la stratégie qu'il mobilise pour réaliser une tâche, mais également sur le lien qu'il peut établir entre la tâche effectuée en séance et l'objectif poursuivi par la thérapie. Il est donc temps de redonner la parole à Sophie au terme de la séance informatisée :

ENCADRÉ 35.6

Th : « Je vous félicite. Vous avez réalisé un sans-faute. Cacher la moitié de l'écran avec votre cahier vous a visiblement aidée à trouver l'intrus ! Comment expliquez-vous cela ? »
S : « C'est comme quand je plie la feuille en deux. J'ai moins de choses à regarder à la fois. »
Th : « En effet, nous avons constaté la dernière fois que cela vous évite de devoir tourner en rond et de ne pas repérer l'intrus. Maintenant que vous avez réalisé cet exercice sur des supports différents en utilisant une stratégie similaire – plier la feuille en deux ou cacher la moitié de l'écran –, pourriez-vous m'indiquer s'il est possible d'aménager cette même stratégie dans votre vie quotidienne, et plus précisément dans la gestion de vos rendez-vous ? »
S : « Je ne vois pas comment. En quoi cela est-il pareil ? »
Th : « Vous nous aviez indiqué récemment que trop d'informations figuraient dans votre agenda et que vous n'étiez plus capable de repérer les éléments à ne pas manquer. Ne sommes-nous pas dans la situation où vous ne repérez pas un intrus parmi toutes les choses futiles qui figurent dans votre agenda ? »
S : « Oui, c'est un peu ça… »
Th : « N'est-il pas possible dès lors de "Plier la feuille en deux", de réduire la quantité d'informations à traiter ? »

Sans proposer de solution, le thérapeute demande à la participante de transférer la compétence qu'elle a elle-même mobilisée sur la tâche cible, c'est-à-dire l'objectif visant à prendre connaissance de ses rendez-vous en parcourant son agenda. Sophie a désormais toutes les cartes en main pour réfléchir sur les moyens dont elle dispose pour réduire la quantité d'informations qui figurent dans son agenda. La tâche est désormais à sa portée, non pas parce que le thérapeute lui a livré une solution « clé en mains », mais plutôt parce qu'il s'est intéressé à la stratégie déployée par Sophie lors de la tâche source, qu'il a dirigé son attention vers les données de base plutôt que vers les données de surface et qu'il l'a finalement invitée à transférer ces nouvelles compétences en direction de l'objectif souhaité.

Conclusion

Le transfert des connaissances est au centre du travail de remédiation cognitive tel que nous l'envisageons avec le programme RECOS. Nous savons cependant qu'il représente un défi pour les thérapeutes qui sont souvent embarassés pour traduire sur un plan fonctionnel les compétences acquises en séance. Nous terminons ce chapitre en insistant sur les points qui nous paraissent essentiels pour favoriser le transfert des compétences et généraliser les acquis.

Les personnes qui participent aux programmes de remédiation cognitive présentent souvent des déficits métacognitifs qui se rajoutent aux troubles objectivés par les bilans neuropsychologiques. Entraîner les capacités de transfert s'avère donc primordial pour espérer des bénéfices fonctionnels au terme de leur prise en charge. Pour favoriser cet apprentissage, Gauthier et al., (2013) insistent sur le fait de multiplier les contextes dans lesquels une même stratégie peut être mobilisée. Les participants pourront alors identifier plus facilement les situations de leur vie quotidienne qui bénéficient de ces compétences. Dans le programme RECOS, le découpage du suivi en trois séances hebdomadaires distinctes a précisément pour fonction de favoriser le transfert en multipliant les contextes d'utilisation des stratégies développées par le participant.

Un fréquent malentendu consiste à considérer le contenu de l'exercice comme du matériel « transférable ». C'est comme si l'exercice « Cherchez l'intrus » (*voir* figure 35.2) contenait en germe la solution pour faire face aux difficultés d'attention sélective. L'exemple de Sophie nous montre au contraire que c'est sa manière de résoudre le problème qui est transférable. Chaque exercice peut ainsi mobiliser des compétences très différentes, selon le profil de chacun et les objectifs poursuivis par le travail de remédiation.

Comme on l'a vu dans ce chapitre, le transfert spontané n'est que rarement observé. Le rôle du thérapeute est donc capital pour permettre au participant de mobiliser ce processus. Cependant, il est probablement contre-productif de lui montrer directement comment telle compétence développée en séance pourrait s'avérer pertinente pour résoudre les problèmes auxquels il se trouve confronté au quotidien. Le thérapeute doit plutôt provoquer la réflexion métacognitive chez le participant. Au terme de chaque séance, ce dernier est ainsi invité à aller au-delà des données de surface pour chercher les stratégies mises en œuvre pour résoudre une tâche spécifique. Il conviendra alors de réfléchir avec lui sur la manière de transférer ces connaissances pour atteindre les objectifs définis au terme de l'évaluation initiale.

Références

Chase, W. G., & Simon, H. A. (1973). « Perception in chess ». *Cognitive Psychology, 4*, 55–81.

Dias, B. (2003). Apprentissage cognitif médiatisé. *L'apport de la psychologie cognitive à l'enseignement et à l'apprentissage*. Lucerne : SZH/CSPS.

Gagné, R. M. (1970). *The Conditions of Learning*. New York : Holt, Rinehart and Winston.

Gauthier, C., Bissonnette, S., & Richard, M. (2013). Enseignement explicite et réussite des élèves. *La gestion des apprentissages*. Bruxelles : De Boeck.

Gick, M. L., & Holyoak, K. J. (1987). « The cognitive basis of knowledge transfer ». In S. M. Cormier & J. D. Hagman (Eds.), *Transfer of Learning : Contemporary Research and Applications*. New York : Academic Press.

Perkins, D. N., & Salomon, G. (1988). « Teaching for transfer ». *Educational Leadership, 46*(1), 22–32.

Tardif, J. (1992). *Pour un enseignement stratégique. L'apport de la psychologie cognitive*. Québec : Logiques.

Vianin, P. J. (2009). *L'Aide stratégique aux élèves en difficulté scolaire : comment donner à l'élève les clés de sa réussite ?*. De Boeck : Bruxelles.

Vianin, P. (2013). *La Remédiation cognitive dans la schizophrénie. Le programme RECOS*. Bruxelles : Mardaga.

Case management et réhabilitation psychosociale dans le système de santé français

CHAPITRE 36

Baptiste Gaudelus

PLAN DU CHAPITRE

Introduction

Développé dans les années 1970 aux États-Unis en parallèle du mouvement de désinstitutionnalisation, le rôle historique du *case management* en santé mentale est de permettre aux personnes souffrant de troubles psychiatriques sévères de vivre et de se maintenir au sein de la société (les Anglo-Saxons se réfèrent à la *communauté*, évoquant de la sorte un milieu qui partage les valeurs culturelles et religieuses de la personne), en bénéficiant du soutien et de l'accompagnement nécessaires. L'enjeu de la fonction est de construire et de proposer un accompagnement répondant aux besoins spécifiques d'une population, en utilisant le plus possible les ressources (sociales et humaines) présentes dans l'environnement, dans une logique combinant efficacité thérapeutique et économie de la santé.

Les besoins des personnes présentant des troubles psychiatriques sévères se trouvant à la fois dans le champ sanitaire et dans le champ social, la fonction de *case manager* a naturellement été portée d'une part par les travailleurs sociaux, qui possédaient une bonne connaissance des ressources et des services disponibles localement, et d'autre part par les soignants, qui avaient une bonne connaissance de la pathologie, des traitements et des besoins spécifiques de cette population. L'investissement de cette fonction par des professionnels issus du champ des sciences humaines a permis le développement d'une idéologie humaniste, centrée sur la personnalisation des interventions en fonction des ressources et des besoins spécifiques de chaque personne, l'accession au meilleur niveau d'autonomie possible et la prise en compte de l'évolution de la personne dans la nature et l'intensité des interventions proposées (Intagliata, 1982 ; Rapp et Goscha, 2004).

L'hétérogénéité des organisations des systèmes de santé, les besoins de populations spécifiques, où les besoins spécifiques liés à certaines phases de la maladie, mais aussi des différences conceptuelles et théoriques ont abouti à l'existence de différents modèles de *case management* (Gaudelus, 2016). Les premières expériences ont montré que les modèles dans lesquels le rôle du *case manager* se limitait à mettre en relation l'usager et les services correspondant à ses besoins (*brokered case management*) s'avéraient moins efficaces que les modèles mettant en avant la relation thérapeutique entre l'usager et le *case manager* (Harris et Bergman, 1987), et permettant à celui-ci de proposer directement une partie des interventions dans la perspective de la construction d'une alliance thérapeutique (*clinical case management*). Ce modèle constitue actuellement le standard auquel se réfèrent la plupart des associations de *case managers* (CMSA, 2010 ; NASW, 2013) et la plupart des études sur l'efficacité du case management (Ziguras et Stuart, 2000). Néanmoins, malgré les divergences entre les pratiques, des fondements de la fonction communs à l'ensemble des modèles ont été identifiés (*voir* encadré 36.1).

ENCADRÉ 36.1

Principales fonctions du case management clinique

- Instauration d'un lien de confiance en amont de l'évaluation (phase d'engagement).
- Évaluation des besoins de la personne*.
- Planification des interventions répondant aux besoins de la personne*.
- Mise en lien avec les services et les ressources disponibles*.
- Mise en relation avec l'entourage, maintien et développement du réseau relationnel.
- Mise en œuvre directe d'intervention, notamment de stratégies de gestion de crise.
- Suivi des interventions proposées et évaluation continue (*monitoring*)*.
- Défense des droits de l'usager vis-à-vis des services de la communauté (*advocacy*)*.

* Cinq fonctions de bases communes à l'ensemble des modèles de *case management*, y compris le *brokered case management* (Intagliata, 1982).

Un autre aspect fondamental et commun à l'ensemble des modèles de *case management* cliniques est constitué par la définition précise du nombre de personnes dont peut s'occuper un *case manager*. En effet, la logique d'efficience (c'est-à-dire du meilleur rapport efficacité thérapeutique/coût de santé) qui sous-tend le modèle du *case management* a permis de prendre en compte cette donnée, la nature de l'accompagnement et des interventions proposées dépendant directement de la disponibilité du *case manager*. Ce nombre peut varier selon les modèles et la spécificité des populations concernées. La file active d'un *case manager* à un instant *t* est décrite dans la littérature comme allant de 10 personnes pour les modèles les plus intensifs (Bond et al., 2002; Stein et Test, 1980) à 50 usagers pour les modèles plus proches du *brokered case management* (Intagliata, 1982; Mueser et al., 1998). Il semble que la file active la plus raisonnable permettant de répondre aux critères du *case management* clinique se situe entre 20 et 30 usagers pour un *case manager* (Intagliata, 1982; Ziguras et Stuart, 2000). Certains auteurs suggèrent de considérer qu'une file active de 20 personnes constitue le seuil maximal pour les méthodes de *case management* intensif.

Si de nombreuses études ont évalué l'efficacité des méthodes de *case management* intensif, les études consacrées à l'évaluation de l'efficacité des modèles de *case management* clinique sont plus rares, et leurs résultats plus difficiles à comparer, la variabilité des modèles étant plus importante. Il est toutefois possible de relever des effets positifs du *case management* clinique sur la construction de l'alliance thérapeutique, et la continuité des soins, avec la mise en évidence de corrélations positives entre qualité de l'alliance thérapeutique et acquisition de bénéfices fonctionnels (Howgego et al., 2003). Une étude portant sur les effets au long cours (6 ans) de l'implantation du *case management* clinique dans 10 services en Suède (Björkman et Hansson, 2007), a montré l'apparition et le maintien de bénéfices cliniques (diminution de symptômes et baisse du besoin et du recours aux soins), fonctionnels (amélioration du niveau d'activité et de formation, amélioration qualitative et quantitative du réseau social) et de la qualité de vie après 6 ans de suivi, avec, dans un certain nombre de ces domaines, des bénéfices qui n'étaient pas repérables après 18 mois de suivi.

Les méta-analyses et revues de littérature les plus récentes ayant comparé le *case management*, clinique ou intensif avec les soins usuels (Burns et al., 2007) ont montré l'impact significatif des premiers sur la réduction des durées d'hospitalisation, le niveau global de fonctionnement social et d'autonomie des usagers par rapport aux seconds. Ziguras et Stuart (2000), dans une méta-analyse regroupant 44 études conduites auprès de 6 365 personnes présentant des troubles majoritairement schizophréniques, ont également retrouvé un impact positif significatif des deux modèles de *case management* sur les symptômes, la satisfaction des usagers et des familles et la réduction de la souffrance familiale. La supériorité du *case management* intensif par rapport au *case management* clinique se manifeste essentiellement en termes de diminution des ruptures de soins et de réduction des hospitalisations, en tenant compte du fait que les usagers avaient beaucoup recours à l'hospitalisation en amont (Burns et al., 2007). Ceci suggère de limiter le recours au *case management* intensif aux populations particulièrement fragiles. Cette suggestion est confirmée par d'autres études montrant l'efficacité du *case management* intensif avec les populations sans domicile par exemple (Stergiopoulos et al., 2015).

Cas particulier du système de santé en France

En France, le mouvement de désinstitutionnalisation a été organisé autour de la création des secteurs psychiatriques dès 1960, proposant que la prévention et la détection des troubles psychiatriques, leurs traitements ambulatoires et hospitaliers et les soins de post-cure soient dispensés par une même équipe médico-sociale, et que les malades soient suivis par un même médecin durant tout le parcours de soins (République française, circulaire du 15 mars 1960). Les objectifs affirmés de cette organisation sont la diminution du recours à l'hospitalisation, la prévention des rechutes, la prévention des effets iatrogènes des hospitalisations de longue durée et le maintien des personnes dans leur environnement social (*voir* encadré 36.2).

ENCADRÉ 36.2

Les buts à atteindre sont les suivants

1. Entreprendre les soins des malades mentaux à un stade plus précoce, avec de plus grandes chances de succès, et apporter aux anciens malades un appui médico-social efficace leur évitant des récidives. Cette conception entraîne la nécessité de confier à la même équipe médico-sociale la charge du malade en cure hospitalière et en pré- et post-cure. Il est, en effet, indispensable que le malade sorti de l'hôpital psychiatrique retrouve au dispensaire, au foyer de post-cure, le médecin qui l'a traité en hôpital psychiatrique. C'est la condition même pour qu'il accepte cette post-cure. Par ailleurs, nul plus que le médecin de l'hôpital psychiatrique n'est intéressé au but poursuivi qui est d'éviter des hospitalisations inutiles;
2. Éviter la désadaptation qu'entraîne l'éloignement du malade de son milieu naturel. Il est donc nécessaire que les établissements, qu'il s'agisse de l'hôpital psychiatrique, de l'hôpital de jour ou du foyer de post-cure, soient facilement accessibles pour la population qu'ils desservent.

Extrait du chapitre 3 de la circulaire du 15 mars 1960 relative au programme d'organisation et d'équipement des départements en matière de lutte contre les maladies mentales.

Ainsi, l'organisation du secteur poursuit les mêmes objectifs que le *case management*, mais intervient plus précocement et avec un degré d'organisation supérieur puisqu'il implante dans la société des structures rattachées à l'hôpital permettant une continuité des soins pré-, per- et post-crise. En revanche, quelques points distinguent nettement le modèle du secteur des modèles du *case management* :

- la création de dispositifs de soins et d'activités spécifiques et l'orientation systématique des usagers vers ces structures spécialisées constituent des modalités propices à une *institutionnalisation en milieu ouvert*, permettant certes à la personne souffrant de troubles psychiatriques sévères de rester en dehors de l'hôpital, mais souvent sans lui permettre de reprendre une réelle place dans la société;
- le modèle médical sur lequel le secteur s'est construit, longtemps associé à une vision pessimiste de l'évolution au long cours des troubles psychiatriques sévères, a pu amener un regard plus centré sur la réduction et la stabilisation des symptômes que sur la réalisation des objectifs personnels de la personne soignée;
- le secteur est par définition un service public ouvert à toutes les personnes qui en ont besoin et disponible sur l'ensemble du territoire, ce qui constitue une qualité majeure et indéniable. Néanmoins, cette logique s'est aussi accompagnée de l'absence de définition du nombre maximal d'usagers pouvant être suivis par les professionnels afin d'assurer un suivi de qualité optimale. Des effets de saturation ont constitué un frein à l'accompagnement des personnes vers leurs projets concrets et déplacé le lieu de l'accompagnement de la cité vers les bureaux des structures de soin.

Depuis la fin des années 1980, les concepts de réhabilitation psychosociale et de rétablissement des personnes présentant des troubles psychiatriques sévères amènent progressivement une vision plus optimiste de l'évolution de la maladie au long cours et des pratiques centrées sur les objectifs de la personne soignée (*voir* la première partie de l'ouvrage).

L'évolution des connaissances, notamment dans le champ des neurosciences et des psychoses émergentes, des techniques de soins avec le développement de pratiques spécialisées dont l'efficacité est démontrée mais qui restent difficilement diffusables au sein de chaque secteur (Morin et Franck, 2016), l'évolution des politiques avec l'augmentation de la prise en compte des aspects économiques et l'encadrement législatif de certaines pratiques comme l'éducation thérapeutique amènent à implanter le modèle du *case management*, en parallèle du secteur, pour répondre aux besoins de populations spécifiques ou de moments spécifiques du parcours de soins.

Case management et psychoses débutantes

Les travaux récents concernant les facteurs influençant le pronostic à long terme des personnes présentant des troubles psychotiques mettent en avant la nécessité de réduire la durée de psychose non traitée en début de maladie, de favoriser les interventions répondant aux besoins spécifiques des usagers malgré l'incertitude diagnostique qui peut subsister durant les premiers temps après l'apparition des prodromes puis des troubles, et de développer des interventions susceptibles de favoriser la continuité des soins durant la période critique des premières années de maladie (IEPA, 2005; Conus et al., 2010; chapitre 39 de cet ouvrage).

La nécessité d'une évaluation clinique et fonctionnelle la plus précoce possible et si possible dès la phase prodromique des jeunes débutant un épisode psychotique, le développement d'interventions favorisant l'engagement dans les soins en prenant en compte la nouveauté de l'expérience psychotique dans le parcours de vie des personnes et l'importance des difficultés d'insight qui y sont associées constituent des enjeux importants dans la prévention du handicap associé aux troubles psychiatriques.

Dans ce contexte, le rôle du *case manager* est avant tout de tisser un lien de confiance avec la personne en proie à des symptômes psychotiques, afin de favoriser l'acceptation puis l'engagement dans les soins. Une disponibilité importante et la possibilité de rencontrer l'usager en dehors des lieux de soins à la fois stigmatisés et stigmatisants paraissent nécessaires durant cette phase (IEPA, 2005).

L'évaluation fine des difficultés reconnues par la personne, de ses ressources et la négociation d'un projet d'accompagnement répondant à ses projets (souvent en lien avec la poursuite ou la reprise des études ou de la formation professionnelle) sont des facteurs clés pour cette démarche d'engagement et pour favoriser la continuité des soins (Tryon et Winograd, 2011). Dans tous les modèles de *case management* clinique, les *case managers* ne suivent au maximum qu'une trentaine de personnes en même temps (Baumann et al., 2013). Certaines équipes préconisent un fonctionnement sept jours sur sept et vingt-quatre heures sur vingt-quatre, proches de celui du *case management* intensif (McGorry, 2015).

Enfin, une mission importante du *case manager* auprès de jeunes personnes faisant l'expérience de vécu psychotique pour la première fois consiste à les accompagner vers une meilleure compréhension de leurs troubles. Cette démarche d'éducation thérapeutique individuelle implique que les *case manager* acquièrent une formation et des compétences spécifiques (République française, arrêté du 31 mai 2013). Cette démarche concerne aussi la famille, à la hauteur permise par la relation de confiance établie avec l'usager (IEPA, 2005; McGorry, 2015).

Néanmoins, le *case manager* n'intervient pas seul auprès de l'usager et une partie de son accompagnement consiste aussi à favoriser la mise en relation avec d'autres intervenants, dans le domaine des soins (psychothérapie, notamment thérapie comportementale et cognitive des psychoses; groupe d'éducation thérapeutique; remédiation neurocognitive ou de la cognition sociale; préparation et suivi du déroulement des hospitalisations quand cela est nécessaire…), mais aussi du domaine social afin de permettre la mise en œuvre de projets de vie (accompagnement social; démarches vers le logement, le travail ou la reprise des études; inscription dans des activités de loisirs ou associatives…).

Différentes équipes proposent une organisation des soins modélisée en Australie et centrée sur la *case management* (Baumann et al., 2013; Conus et al., 2010). Ce modèle propose un accompagnement sur les deux à trois premières années suivant le début des troubles psychotiques. Il s'articule autour d'une équipe de *case managers*, en lien avec la médecine de ville, un dispositif hospitalier spécifiquement dédié aux psychoses émergentes et un dispositif de suivi intensif dans la communauté, lui-même organisé sur les modèles de *case management* intensif. Si le nombre des études consacrées à l'efficacité de ce modèle reste réduit, l'intérêt de sa mise en place semble déjà avéré (McGorry, 2015; Patel et al., 2007).

Case management et réhabilitation psychosociale

Comme nous l'avons exposé précédemment, l'ensemble des modèles de *case management* poursuivent des objectifs similaires à ceux de la réhabilitation psychosociale. Cependant, des modèles spécifiques de *case management* de réhabilitation ont été développés devant le constat que certains modèles, en particulier les modèles de *brokered case management* et ACT (Bond et al., 2001 ; Stein et Test, 1980), cherchent à *adapter* le fonctionnement des usagers au système de santé et aux attentes de la société, mais sont rarement fondés sur les attentes et les objectifs personnels des patients, même s'ils tentent le plus souvent de les prendre en compte (Gomory, 2002 ; Spindel et Nugent, 1999).

Tous les modèles de *case management* de réhabilitation rejoignent les critères du *case management* clinique et prennent en compte l'importance de la relation entre l'usager et le *case manager.* Leur spécificité est de mettre l'accent sur l'accompagnement en direction du projet de l'usager plus que sur une réduction et une stabilisation des symptômes dans un modèle de soins plus fonctionnel que médical, et de développer une approche prenant en compte et s'appuyant sur les ressources de la personne, dans une dynamique orientée vers le rétablissement (Anthony, 2000 ; Rapp et Goscha, 2004).

Il est notable que, dans ces modèles anglo-saxons, la démarche de réhabilitation est en grande partie portée par les *case managers.* Une partie de leur travail consiste à identifier les réseaux (soins et autres) existants autour de chaque usager et leurs manques au regard de ses besoins et projets, puis l'aider à développer ces réseaux dans une direction susceptible de favoriser la réalisation desdits projets. Le travail des *case manager* consiste aussi à favoriser la relation entre les acteurs de ce réseau et l'usager (Anthony, 2000 ; Rapp et Goscha, 2004).

Dans le système de soins tel qu'il est organisé avec le secteur en France, le réseau de soins est le plus souvent clairement identifié, et le suivi médico-psychologique la plupart du temps déjà en place au moment où démarrent les soins de réhabilitation. Les soins de réhabilitation tendent à être structurés autour d'équipes spécialisées regroupant des compétences et un *plateau technique* permettant la mise en œuvre de soins spécifiques comme la remédiation cognitive, l'éducation thérapeutique, les thérapies comportementales et cognitives, dont la disponibilité sur le secteur reste rare et aléatoire (Franck, 2016 ; Franck et Gilliot, 2017 ; Morin et Franck, 2016).

Les missions du *case manager* de réhabilitation sont donc nécessairement différentes en France de celles des modèles originaux. Néanmoins, la philosophie du dispositif reste centrée sur l'évaluation des besoins et des ressources de l'usager, de son environnement, et sur la poursuite d'objectifs fonctionnels et concrets formulés par la personne elle-même pour son rétablissement et sa qualité de vie. Deux modèles se sont développés au sein des équipes françaises de réhabilitation psychosociale.

Certaines équipes de réhabilitation ont fait le choix de proposer un *case manager* pour chaque usager entrant dans leur dispositif. Dans ce modèle, le *case manager* a pour missions principales l'évaluation, la co-construction et la formalisation d'un plan de réhabilitation avec la personne et les membres de l'équipe soignante (*voir* chapitre 30), puis l'accompagnement, et si besoin la défense du déroulement de ce plan auprès des autres membres de l'équipe et des partenaires extérieurs. Le *case manager* réévalue ensuite régulièrement avec la personne, ses besoins, ses attentes et objectifs, et donc le plan de réhabilitation jusqu'à ce que l'usager estime qu'il n'a plus besoin de cet accompagnement. Ces missions fondamentales sont équivalentes à celles du *brokered case management* (Gaudelus, 2016 ; Intagliata, 1982), à la différence notable qu'elles sont exercées au sein d'une équipe de réhabilitation. Ainsi, la mise en relation avec les différents intervenants du parcours de réhabilitation est réalisée entre des professionnels qui partagent un même modèle de soins orienté vers le rétablissement des usagers. L'alliance thérapeutique construite entre la personne et le *case manager* peut ainsi être étendue plus facilement à l'équipe de réhabilitation. Néanmoins, ce modèle présente des inconvénients et des risques en termes d'efficacité à long terme. En effet, une telle organisation implique que chaque *case manager* accompagne un nombre important de personnes, afin qu'un nombre conséquent d'usagers bénéficient des soins de réhabilitation. Cette file active étendue doit toutefois être limitée, au risque de voir l'accompagnement proposé se diluer et perdre son efficacité.

Les études sur le *case management* ont très précocement évoqué l'impossibilité de proposer un accompagnement efficace au-delà d'un seuil de 50 personnes suivies par un même *case manager* à un instant *t* (Intagliata, 1982). Un autre effet indirect du nombre élevé de personnes suivies par un même *case manager* est le risque de déplacer le lieu des rencontres essentiellement dans le service de soin et non dans l'environnement habituel de l'usager. Or l'importance de situer les rendez-vous dans l'environnement des personnes est soulignée dans les modèles de *case management* de réhabilitation. L'intérêt est notamment de favoriser la recherche des ressources, des lieux ou groupes favorisant l'insertion sociale dans la cité avant de proposer d'utiliser des services spécialisés (Rapp et Goscha, 2004). La localisation des rencontres entre le *case manager* et l'usager au sein des unités de soins comporterait ainsi le risque d'une orientation plus systématique vers les dispositifs de soins, empêchant la personne d'assumer des rôles sociaux diversifiés et différents de celui de *patient*, composante essentielle du rétablissement.

D'autres équipes de réhabilitation ont fait le choix de réserver le *case management* aux situations évaluées comme complexes. Le principal avantage de cette stratégie est d'assurer la disponibilité du *case manager* en limitant la file active suivie à un instant *t* à un nombre compris entre 20 et 30 personnes. Cette disponibilité permettant la proposition d'interventions directes du *case manager* auprès de l'usager et des accompagnements concrets dans l'environnement de la personne, préservant ainsi les avantages et l'efficacité précédemment décrits pour les modèles de *case management* clinique (Björkman et Hansson, 2007; Howgego et al., 2003; Ziguras et Stuart, 2000).

En revanche, la définition de critères de complexité d'un parcours de soins interdit à une partie des usagers de bénéficier de l'accompagnement d'un *case manager* (mais pas du suivi de l'équipe de réhabilitation). Il convient donc que ces critères soient consensuels au sein de l'équipe de réhabilitation et que la décision de proposer un accompagnement par un *case manager* puisse être prise à toutes les étapes du parcours de réhabilitation, en fonction des besoins. La complexité d'un parcours de soins peut être définie par un nombre important d'équipes intervenant autour de la personne, souvent en lien avec un niveau de handicap fonctionnel important (par exemple l'équipe du secteur, de l'hôpital, un foyer d'hébergement médicalisé, un service d'accompagnement à la vie sociale et un service de protection des biens), qui imposera un travail de coordination important; un autre critère de complexité peut découler de l'isolement de l'usager, du fait de difficultés importantes dans les interactions sociales par exemple, nécessitant un travail important d'accompagnement et de soutien pour la constitution de réseaux sociaux, amicaux et soignants; enfin, un dernier critère de complexité peut être constitué d'une difficulté importante de la personne pour la prise de décision la concernant, nécessitant de prendre le temps d'accompagner cette démarche, afin que l'équipe ne substitue pas ses propres décisions à celles de l'usager.

Ce modèle impose, comme tout modèle de *case management* clinique, des compétences spécifiques des *case managers* afin de pouvoir proposer directement certaines des interventions thérapeutiques. Parmi ces compétences, il paraît nécessaire que les *case managers* soient formés : à l'éducation thérapeutique, afin de favoriser l'élaboration d'une conception partagée entre les soignants, l'usager et sa famille de l'expérience de la maladie et des possibilités de rétablissement; à l'entraînement des compétences sociales et à la résolution de problème, qui constituent des bases pour les actions d'accompagnement de l'usager vers ses objectifs; et enfin au contexte légal et réglementaire concernant les droits, les services et les prestations existantes, afin de pouvoir orienter et défendre au mieux les intérêts de la personne. Parallèlement, ce modèle implique que les autres intervenants (non *case managers*) de l'équipe de réhabilitation soient aussi formés à l'évaluation du fonctionnement, des ressources, des besoins et des objectifs des usagers, afin que tous puissent bénéficier de cette étape cruciale du parcours de réhabilitation.

Case management et populations en grande vulnérabilité

Des modèles de *case management* ont aussi été développés auprès de populations particulièrement précaires et vulnérables. Les modèles de *case management* intensif, notamment l'*Assertive*

Community Treatment (ACT, Stein et Test, 1980), ont largement démontré leur efficacité pour permettre aux personnes présentant des troubles psychiatriques sévères et sans domicile d'accéder et de conserver un logement (Coldwell et Bender, 2007). Logiquement, certaines équipes spécialisées notamment dans le cadre du développement des équipes mobiles psychiatrie et précarité (EMPP) créées depuis 2005 pour répondre aux besoins spécifiques de cette population ont repris certains principes du modèle ACT. D'autres modèles d'intervention ont également été utilisés par les équipes mobiles, notamment des modèles d'intervention centrés sur la crise et l'alternative à l'hospitalisation (Girard et al., 2012; Ramonet et Roelandt, 2013). L'évaluation de ces dispositifs met en avant l'intérêt des interventions en équipe, de l'accompagnement global tant dans le champ sanitaire que social, de l'individualisation de la nature des interventions et de la proposition d'un accompagnement quasi exclusivement dispensé dans l'environnement des personnes (HCSP, 2016). L'ensemble de ces pratiques rejoint des principes fondamentaux du modèle de l'ACT, hormis le fait que le nombre maximum de personnes pouvant être accompagnées par un intervenant n'est pas précisé, alors que ce paramètre est crucial dans le *case management* intensif.

Conclusion

Le *case management* clinique semble pouvoir constituer une réponse pour des besoins spécifiques non couverts par le secteur, ou couverts de façon inégale sur le territoire. Ce modèle a fait la preuve de son efficacité dans des systèmes de santé divers, ce qui semble démontrer son adaptabilité. En France, quelques équipes ont mis en place des dispositifs relevant du *case management*, de la coordination de parcours, parfois nommés différemment mais respectant les mêmes principes fondamentaux, sans qu'une plus-value en termes d'efficacité thérapeutique ou d'efficience économique ait pu être vérifiée pour l'instant.

Toutefois, la littérature montre que l'efficacité du *case management* clinique est conditionnée au respect de principes fondamentaux, concernant notamment la disponibilité du *case manager* pour les usagers qu'il suit; la proposition d'interventions directes pour l'usager et non la seule mise en lien avec des intervenants ou des services; la proposition d'accompagnements dans l'environnement de vie de la personne lorsque cela est nécessaire; enfin la capacité du *case manager* à défendre les droits et les projets de l'usager et en premier lieu celui d'avancer vers les objectifs qu'il s'est lui-même fixé. Le respect de ces principes implique une organisation et des règles précises :

- les *case managers* doivent se voir attribuer un nombre de places pour suivre des usagers en fonction de leurs missions spécifiques, compris entre 10 à 15 pour les modèles les plus intensifs et les populations les plus vulnérables à 40 à 50 au maximum pour les populations plus autonomes, avec un moindre besoin d'accompagnement;
- la formation des *case managers* cliniques devrait répondre aux besoins de la fonction et développer des compétences soignantes pour l'évaluation et les interventions directes auprès de l'usager, mais aussi des compétences en négociation pour les interventions auprès des autres partenaires, équipes, services et institutions, ainsi qu'un statut reconnu, permettant d'être entendu. Ces compétences sont assez proches des réflexions en cours sur la pratique avancée des professions paramédicales instaurée dans la loi de santé de janvier 2016, qui demeure pour l'instant sans décret d'application, et particulièrement sur la fonction de coordinateur de parcours de santé (figure 36.1). Le Conseil international des infirmières ainsi que l'Ordre national infirmier recommandent un niveau master pour exercer en pratique avancé (CII, 2008).

De futures études devraient s'attacher à évaluer l'impact de l'implantation du *case management* clinique sur la réduction des hospitalisations, l'amélioration de la qualité de vie et du degré de rétablissement des usagers d'une part, et sur les coûts de santé d'autre part.

Il semble peu réaliste d'imaginer que l'ensemble des professionnels infirmiers et travailleurs sociaux exerçant dans le champ de la réhabilitation psychosociale soient formés à un niveau master pour exercer en tant que *case manager.* Pourtant, les données de la littérature plaident pour l'implantation de ce modèle et une formation indispensable des professionnels. Une stratégie réaliste pourrait reposer sur une organisation à plusieurs niveaux, avec des formations de type diplôme universitaire axées sur le développement

Description	Niveau de connaissance
Bureautique/Technologies information et communication	Connaissances générales
Conduite de projet	Connaissances approfondies
Droit de la santé dans son domaine d'activité	Connaissances générales
Économie de la santé	Connaissances générales
Éthique et déontologie professionnelles	Connaissances générales
Médicales générales et/ou scientifiques	Connaissances opérationnelles
Méthodologie d'analyse de situation	Connaissances approfondies
Négociation : méthodes et techniques	Connaissances opérationnelles
Recherche	Connaissances opérationnelles
Réseaux sanitaires, sociaux et médico-sociaux	Connaissances approfondies
Risques et vigilances	Connaissances opérationnelles
Santé	Connaissances d'expert

Connaissances générales : Connaissances limitées à des idées et faits principaux, de notions de base. Durée d'acquisition courte	Connaissances opérationnelles : connaissances contextualisées et détaillées, pratiques, techniques et théoriques dans un domaine donné. Durée d'acquisition de quelques mois à 2 ans
Connaissances approfondies : Connaissances théoriques et pratiques approfondies dans un champ donné. Maîtrise des principes fondamentaux du domaine, et possède des connaissances de pointe. Durée d'acquisition 2 à 5 ans	Connaissances d'expert : connaissances contextualisées permettant de produire une analyse critique des théories et des principes et de redéfinir des pratiques professionnelles dans un champ donné ou à l'interface entre des champs. Durée d'acquisition, 3ans et plus

Figure 36.1 Réflexions sur les connaissances nécessaires à la fonction de coordinateur de parcours de santé.
Source : www.metiers-fonctionpubliquehospitaliere.sante.gouv.fr/pdf/metier.php?idmet=183

des compétences de base nécessaires à l'exercice de la fonction de *case manager* et des formations de niveau master, correspondant à la pratique avancée et permettant l'accompagnement des situations les plus complexes et le travail de recherche nécessaire au développement et à la validation empirique de ce modèle d'intervention.

Références

Anthony, W. A. (2000). A recovery-oriented service system : Setting some system level standards. *Psychiatric Rehabilitation Journal, 24*(2), 159–168. https://doi.org/10.1037/h0095104.

Barry, K. L., Zeber, J. E., Blow, F. C., & Valenstein, M. (2003). Effect of strengths model versus assertive community treatment model on participant outcomes and utilization : Two-year follow-up. *Psychiatric Rehabilitation Journal, 26*(3), 268–277. https://doi.org/10.2975/26.2003.268.277.

Baumann, P. S., Crespi, S., Marion-Veyron, R., Solida, A., Thonney, J., Favrod, J., Conus, P. (2013). Treatment and Early Intervention in Psychosis Program (TIPP-Lausanne) : Implementation of an early intervention programme for psychosis in Switzerland. *Early Intervention in Psychiatry, 7*, 322–328. https://doi.org/10.1111/eip.12037.

Björkman, T., & Hansson, L. (2007). Case management for individuals with a severe mental illness : A 6-year follow-up study. *International Journal of Social Psychiatry, 53*(1), 12–22. https://doi.org/10.1177/0020764006066849.

Bond, G. R. (2002). *Assertive Community Treatment for People With Severe Mental Illness.* Indianapolis : Indiana University-Purdue University.

Bond, G. R., Drake, R. E., Mueser, K. T., & Latimer, E. (2001). Assertive community treatment for people with severe mental illness : Critical ingredients and impact on patients. *Disease Management et Health Outcomes, 9*, 141–159.

Burns, T., Catty, J., Dash, M., Roberts, C., Lockwood, A., & Marshall, M. (2007). Use of intensive case management to reduce time in hospital in people with severe mental illness : Systematic review and meta-regression. In *BMJ.* (pp. 335–336). https://doi.org/10.1136/bmj.39251.599259.55.

Case Management Society of America. (2010). *Standards of Practice for Case M.* CMSA : Little Rock.

Coldwell, M. C., & Bender, W. S. (2007). The effectiveness of assertive community treatment for homeless populations with severe mental illness : A meta-analysis. *American Journal of Psychiatry, 164*(3), 393–399.

Conus, P., Polari, A., & Bonsack, C. (2010). Interventions dans la phase précoce des troubles psychotiques : objectifs et organisation du programme TIPP

(Traitement et intervention dans la phase précoce des troubles psychotiques) à Lausanne. *L'Info psy, 86*, 145–151.

Conseil international des infirmières. (2008). *Domaine de pratique, normes et compétences pour l'infirmière de pratique avancée. Série du CII sur la réglementation.* Genève : CII.

Franck, N. (2016). *La réhabilitation psychosociale, pratiques en faveur du rétablissement.* Issy-les-Moulineaux (France) : Elsevier Masson.

Franck, N., & Gilliot, E. (2017). Restaurer les capacités d'autodétermination pour favoriser le rétablissement. *Perspectives psy, 56*(3), 1–8.

Gaudelus, B. (2016). Modèles de case management. In N. Franck (Ed.), *La Réhabilitation psychosociale, pratiques en faveur du rétablissement* (pp. 215–229). Issy-les-Moulineaux (France) : Elsevier Masson.

Girard, V., Sarradon-Eck, A., Payan, N., Bonin, J. P., Perro, S., Vialars, V. Simeoni, M. C. (2012). Analyse de l'activité d'une équipe mobile psychiatrie-précarité (EMPP) : des urgences médicopsychiatriques dans la rue à la pratique d'hospitalisation à domicile pour des personnes sans domicile. *La Presse médicale, 41*(5), 226–237. https://doi.org/10.1016/j.lpm.2011.09.032.

Gomory, T. (2002). The origins of coercion in "Assertive Community Treatment" (ACT) : A review of early publications from the "Special Treatment Unit" (STU) of Mendota State Hospital. *Ethical Human Sciences and Services, 4*, 3–16.

Harris, M., & Bergman, H. (1987). Case management with the chronically mentally ill : A clinical perspective. *American Journal of Orthopsychiatry, 57*, 296–302.

Haut Conseil de santé publique. (2016). *Évaluation du plan psychiatrie et santé mentale 2011-2015.* Rapport. Consulté le 25/11 sur : www.hcsp.fr/explore.cgi/avisrapportsdomaine?clefr=555.

Howgego, I. M., Yellowlees, P., Owen, C., Meldrum, L., & Dark, F. (2003). The therapeutic alliance : The key to effective patient outcome? A descriptive review of the evidence in community mental health case management. *Australian and New Zealand Journal of Psychiatry, 37*, 169–183. https://doi.org/10.1046/j.1440-1614.2003.01131.x.

Intagliata, J. (1982). Improving the quality of community care for the chronically mentally disabled : The role of case management. *Schizophr Bull, 8*, 655–674.

International Early Psychosis Association-IEPA. (2005). International clinical practice guidelines for early psychosis. *British Journal of Psychiatry, 187*(48), 120–124.

McGorry, P. D. (2015). Early intervention in psychosis : Obvious, effective, overdue. *The Journal of Nervous and Mental Disease, 203*(5), 310–318. https://doi.org/10.1097/NMD.0000000000000028.

McGorry, P. D. (2005). Early intervention in psychotic disorders : Beyond debate to solving problems. *Br J Psychiatry, 187*(48), 108–110.

Morin, L., & Franck, N. (2016). La réhabilitation psychosociale : historique et fondamentaux. In N. Franck (Ed.), *La Réhabilitation psychosociale, pratiques en faveur du rétablissement* (pp. 1–18). Issy-les-Moulineaux (France) : Elsevier Masson.

Mueser, K. T., Bond, Q. R., Drake, R. E., & Resnick, S. Q. (1998). Models of community care for severe mental illness : A review of research on case management. *Schizophr Bull, 24*, 37–74.

National Association of Social Workers. (2013). *NASW Standards for Social Work Case Management.* Washington DC : NASW.

Patel, V., Flisher, A. V., Hetrick, S., & McGorry, P. (2007). « Mental health of young people : A global public-health challenge ». *The Lancet, 369*(9569), 1302–1313. https://doi.org/10.1016/S0140-6736(07)60368-7.

Ramonet, M., & Roelandt, J. L. (2013). Soins intensifs à domicile : modèles internationaux et niveau de preuve. *Annales médico-psychologiques, 171*(8), 524–530.

Rapp, C. A., & Goscha, R. J. (2004). The principles of effective case management of mental health services. *Psychiatric Rehabilitation Journal, 27*(4), 319–333.

République française, ministère de la Santé publique. (1960). *Circulaire du 15 mars 1960 relative au programme d'organisation et d'équipement des départements en matière de lutte contre les maladies mentales.* Consulté le 27 novembre 2017 sur www.chameaupsy.com/images/stories/systeme/doc-archives/circulaires/circulaire-15-mars-1960.pdf.

République Française. (2013). *Arrêté du 31 mai 2013 modifiant l'arrêté du 2 août 2010 relatif aux compétences requises pour dispenser l'éducation thérapeutique du patient.* JORF du 2 juin 2013.

Spindel, P., & Nugent, J. A. (1999). *The trouble with PACT : Questioning the increasing use of assertive community treatment teams in community mental health.* www.peoplewho.org/readingroom/spindel.nugent.htm.

Stein, L. I., & Test, M. A. (1980). Alternative to mental hospital treatment : I. Conceptual model, treatment program, and clinical evaluation. *Archives of General Psychiatry, 37*, 392–397.

Stergiopoulos, V., Hwang, S. W., Gozdzik, A., Nisenbaum, R., Latimer, E., & Goering, P. N. (2015). Effect of scattered-site housing using rent supplements and intensive case management on housing stability among homeless adults with mental illness : A randomized trial. *JAMA, 313*(9).

Tryon, G. S., & Winograd, G. (2011). Goal consensus and collaboration. *Psychotherapy, 48*(1), 50–57. https://doi.org/10.1037/a0022061.

Ziguras, S., & Stuart, G. (2000). A meta-analysis of the effectiveness of mental health case management over 20 years. *Psychiatric Services, 51*, 1410–1421.

Comment le case manager et le patient ressource contribuent au rétablissement

Chapitre 37

Cyrielle Guy, Stéphanie Lagasse, Julien Dubreucq

PLAN DU CHAPITRE

Le rétablissement – dans ses aspects objectifs (rétablissement fonctionnel et social) comme dans ses aspects plus subjectifs (rétablissement personnel) – est l'objectif final de tout accompagnement en réhabilitation psychosociale (Farkas, 2007 ; Roe et al., 2011). Les définitions du rétablissement sont nombreuses et la littérature sur les facteurs qui l'influencent (positivement ou négativement) est de plus en plus fournie. Les interventions de réhabilitation psychosociale ont un rôle facilitateur en levant certains freins au rétablissement : diminution de l'impact fonctionnel des symptômes et des troubles cognitifs, renforcement des ressources permettant de faire face aux difficultés rencontrées dans la vie quotidienne, accompagnement vers la prise d'autonomie et la réinsertion sociale et professionnelle (Dixon et al., 2009 ; Kern et al., 2009). Elles doivent donc être développées et leur accessibilité renforcée. La création d'un environnement favorable au rétablissement (c'est-à-dire porteur d'espoir, focalisé sur les ressources préservées plus que sur les difficultés liées à la pathologie et soutenant l'autodétermination et le contrôle de sa vie par l'usager) est néanmoins cruciale et pose la question de l'orientation des soins et services vers le rétablissement. Décrite dans plusieurs guides d'appui (*Faire du rétablissement une réalité*, Shepherd et al., 2007 ; *Guide de référence pour les pratiques axées sur le rétablissement*, MHCC, 2012), celles-ci posent plusieurs principes clés qui réinterrogent les pratiques professionnelles : promouvoir un langage empreint d'espoir et d'optimisme (« personne avec troubles psychiques » au lieu de « patient souffrant de troubles psychiques » par exemple) ; mettre l'accent sur les forces et développer une relation de collaboration *horizontale* (c'est-à-dire entre deux personnes égales, l'une disposant d'un savoir scientifique et l'autre expérientiel) basée sur l'autodétermination de la personne accompagnée ; impliquer des pairs-aidants dans l'accompagnement ; favoriser l'inclusion sociale et lutter contre la stigmatisation.

La réhabilitation psychosociale s'est développée en Isère à partir de 2001 (création d'une unité de réhabilitation psychosociale et d'un réseau handicap psychique) avec plusieurs étapes clés dans l'orientation des soins vers le rétablissement : passage en hôpital de jour en 2009, mise en place du *case management* en 2010, labellisation en tant que centre référent de réhabilitation psychosociale et de remédiation cognitive (C3R) en 2013, intégration de locaux en ville partagés avec le Réseau handicap psychique (RéHPsy) en 2014 et intégration d'une patiente ressource en 2017. Ce chapitre a pour but de présenter plus en détail les apports respectifs du *case management* (première partie) et de l'intégration d'une patiente ressource (seconde partie) au rétablissement des usagers accompagnés au C3R et à l'orientation de l'équipe du C3R vers le rétablissement.

Case management et rétablissement

Cela va-t-il de soi de parler de *case management* qui oriente les soins vers le rétablissement et de *case management* orienté vers le rétablissement? Il existe différents types de *case management* (*voir* chapitre 36). Souvent, il est vu comme un moyen de rationaliser le parcours de soins, de favoriser l'accès et la continuité des soins, de prévenir les rechutes et de diminuer les temps d'hospitalisation chez des personnes atteintes de maladies chroniques. Son intérêt est alors clinique, médico-économique et bien sûr en termes de qualité de vie pour les personnes accompagnées. Petitqueux-Glaser et al. (2010) précisent néanmoins que le « *case management* ne se limite pas à la rationalisation de l'utilisation du système de santé ». Comment le *case management* peut-il non seulement permettre à la personne d'accéder aux soins et aux services dont elle a besoin pour se rétablir, mais aussi constituer en soi un accompagnement de ce processus particulier de rétablissement ?

Le *case management* pratiqué au C3R de Grenoble est basé sur l'approche par les forces (Rapp et Gosha, 2012) : 1) les personnes avec troubles psychiques sévères et persistants peuvent se rétablir et reprendre le contrôle de leur vie; 2) l'accent est mis sur les forces plus que sur les difficultés liées à la pathologie; 3) la personne est le maître d'œuvre de son parcours vers le rétablissement et établit ses priorités en termes d'intervention; 4) la communauté est une oasis de ressources et le lieu privilégié d'intervention; 5) la relation entre le *case manager* et la personne accompagnée repose sur la confiance et l'appropriation du pouvoir par la personne. Le propos est ici d'aborder le *case management* tel qu'il se pratique au C3R de Grenoble, à partir des témoignages de sept coordinateurs et dix usagers répondant aux questions suivantes :

- Comment définissez-vous le rôle, les missions du coordinateur ?
- Pensez-vous qu'il contribue au processus de rétablissement et pourquoi ?

Orienter les soins vers le rétablissement : le coordinateur comme « agent facilitateur d'accueil et de suivi »

Le référent

Le coordinateur est d'abord le principal interlocuteur pour l'usager : « Je ne me sens jamais livrée à moi-même, je sais vers qui me tourner, c'est très rassurant. » Il est également celui qui « rassemble toutes les informations » et qui assure une communication nécessaire avec les professionnels du service ainsi qu'avec l'extérieur (référents sanitaires, médico-sociaux, milieu professionnel, famille...). « En tant que coordinateur, on crée une équipe autour du patient, un réseau. »

L'explorateur

Les usagers définissent le coordinateur comme quelqu'un qui « débroussaille », un « sondeur » qui « cerne les besoins pour proposer les bonnes choses pour dénouer le problème ». Les coordinateurs évoquent l'importance des entretiens pour « faire germer les difficultés réelles », les freins ou obstacles à l'atteinte de la situation espérée. Améliorer ses relations sociales peut nécessiter de travailler l'hygiène ou la gestion du stress tout autant que les compétences sociales.

Le coordinateur explore enfin les ressources personnelles et environnementales de l'usager.

Grâce à cette démarche en plusieurs temps : attentes de changement, puis les obstacles, les ressources existantes, la nécessité ou non d'une aide supplémentaire, et enfin le type d'aide supposée utile, le coordinateur et l'équipe référente ciblent des actions (soins de réhabilitation notamment) propices au rétablissement. Le coordinateur est donc force de proposition pour l'usager : « Comme il me connaît bien, il sait m'orienter. »

L'organisateur

« Ce n'est pas son rôle de tout faire mais de s'assurer que tout soit fait » (Roser & Teeson, 2001). Le coordinateur a en effet un rôle que certains qualifient de « logistique » ou « organisationnel » permettant d'« articuler » le parcours. Il veille au bon « timing » : « elle permet de ne pas surcharger mon programme », « elle s'adapte à ma maladie ». Il évite les ruptures : « quand il n'y avait pas encore de coordinateurs, on parlait de ces patients qui passent entre le mur et la tapisserie, dont on perd trace. »

Ces premières missions, identifiées par l'ensemble des personnes interrogées, facilitent le parcours de réhabilitation et son adaptation aux besoins de la personne. Les témoignages élargissent l'action du coordinateur à une dimension qualifiée par certains de « coaching personnel » favorisant le processus de rétablissement et non pas seulement l'orientation des soins vers le rétablissement.

Orienter vers le rétablissement

Respecter les souhaits de la personne et permettre l'empowerment

Baser l'accompagnement sur les attentes de la personne est relevé par les usagers interrogés comme étant une aide au rétablissement. « Moi au départ, c'était pour savoir ce que j'avais. Ils m'ont expliqué. Là je cherche du boulot, ils vont m'aider. » En termes de rétablissement, ceci invite l'usager à se sentir une personne et non un patient évalué pour que soit décidé sans lui ce qui est bon pour lui. Une personne capable : « Quand je travaillais dans l'accompagnement de personnes en situation de handicap, on se répétait toujours "faire tout avec eux, rien sans eux". C'est un peu ça ma coordinatrice. Elle laisse la personne se prendre en autonomie, elle accompagne mais elle ne fait pas à ma place. » Dès l'accueil et lors du plan de suivi individualisé (PSI), ceci est précisé à l'usager. Le service propose des accompagnements en fonction des attentes, des ressources et difficultés exprimées, l'usager choisit et priorise. Le coordinateur pourrait dire « je peux vous aider à ce que vous trouviez vous-même vos stratégies et vos solutions pour aller vers ce que vous souhaitez », posant ainsi les bases de cette relation de collaboration dans laquelle la personne est aussi active que le coordinateur et décide de son cheminement. Le coordinateur soutient ce processus comme illustré dans ces témoignages d'usagers : « Il m'aide à définir mes objectifs en fonction de ce que je suis et de ce que je veux être », « Ma coordinatrice m'aide à voir les aspects négatifs et positifs pour que je puisse décider », « Le coordinateur est une oreille attentive qui participe à notre rétablissement dans la reformulation du contenu du discours. Les idées ainsi exprimées sont plus claires, plus profondes, plus posées… les sentiments, les volontés permettent un objectif de parcours C3R plus congruent ». Cette manière d'être et de faire, basée souvent sur le questionnement socratique et les techniques issues de l'entretien motivationnel, paraît indispensable pour favoriser l'engagement de la personne et son autodétermination dans ses soins mais plus largement à retrouver cette posture d'*empowerement* nécessaire à son rétablissement.

Tout au long du parcours, le coordinateur est donc un allié du cheminement tout en laissant la plus grande capacité d'autodétermination à la personne. Les entretiens ont mis en évidence l'importance des outils qui rendent possible l'autogestion. « Elle m'a fait un schéma, au début c'était le groupe *Compétence*, plus bas c'était *Perception du travail* et après c'était *Gestion du stress*. Ça me sert à ne pas me tromper et à savoir où j'en suis. » « Dans les missions du coordinateur, pour moi il y a la création d'outils visuels » pour représenter de manière chronologique les étapes du parcours (tracé d'un chemin par exemple) ou pour visualiser les objectifs issus du PSI et y associer les ressources, les freins et les moyens de les contourner. Ces outils sont personnalisés et répondent aux besoins de la personne (selon ses difficultés cognitives, par exemple). Ils sont considérés comme participant au rétablissement en cela qu'ils aident la personne à s'y retrouver, à savoir à tout moment ce qui se passe pour elle, à sortir d'une position passive où les soignants seraient les seuls connaisseurs du parcours.

Permettre à l'usager de mieux se connaître

Pouvoir s'adapter à ses limites

Pour se rétablir, il convient de s'adapter à ses forces et ses fragilités et ce n'est pas surprenant que les témoignages le mentionnent. « Ma coordinatrice m'aide à mieux comprendre mes limites, ce qui marche, ce qui ne marche pas. Ainsi je peux mieux réussir en fonction de mes limites. » Il interroge les limites perçues par la personne lorsqu'elles semblent être liées à une autostigmatisation ou une autodévalorisation. Il peut donner son avis sur ce qu'il perçoit des limites et capacités de la personne si l'usager le souhaite.

Prendre conscience de ses forces et retrouver une image positive de soi

À tout moment du parcours, le *case manager* découvre avec la personne ses ressources personnelles et environnementales (matérielles et humaines).

Un premier recueil se fait dans le plan de suivi individualisé. Ensuite, le coordinateur peut utiliser d'autres outils comme l'auto-évaluation des ressources (AERES) ou la carte réseau. Il aide aussi la personne à constituer sa boîte à outils avec ce qu'elle apprend des divers accompagnements et expériences autres (stages, activité de loisirs…). Il favorise ainsi la prise de conscience des ressources par l'usager, la généralisation et le maintien des compétences acquises. Une personne interrogée explique que sa coordinatrice travaille avec elle en termes de « ce que j'ai » et pas en termes de « perte », ce qui permet selon elle de porter un « regard positif sur elle ». Une coordinatrice l'image en disant qu'elle « aide à voir les petites fleurs dans un grand champ en herbe ». Le coordinateur renforce positivement les ressources, et les changements menés par la personne. « Elle félicite mes progressions, c'est adapté pour la prise de confiance en soi. » Il valorise ainsi la capacité qu'elle a et qu'elle accroît à gérer ses problèmes par elle-même tout en permettant une re-considération de soi positive.

Permettre le changement

Un coordinateur définit son rôle ainsi : « Je suis fédérateur d'espoir et je maintiens la motivation. »

L'espoir

« Elle me redonne une perspective » ; « Jusque-là, j'avais eu l'impression que les soignants cherchaient à ce que je reste dans le cercle de ma maladie, que je tourne en rond. Je voulais poser un CV, ils m'ont dit qu'ils n'étaient pas sûrs que je sois capable de travailler. Ici, on m'a proposé de refaire mon CV ». Ainsi le coordinateur soutient une re-considération de soi et de l'avenir, d'un futur plus confortable. Il partage sa conviction qu'une évolution favorable est possible et trouve avec la personne ce qui pourrait renforcer cet espoir (témoignages, échanges entre pairs ou avec un patient ressource…).

La motivation au changement

« Elle a une attitude qui me rassure et me motive. Sans aide, on abandonne. » Le coordinateur soutient la motivation au changement en aidant la personne à définir et mettre en place ce qu'elle souhaite. En outre, nous en avons parlé, il met en évidence les évolutions positives en s'assurant en amont que les objectifs sont clairs, atteignables, mesurables et en évaluant régulièrement leur atteinte. Une fois de petits objectifs atteints, de nouveaux sont définis grâce à des bilans éducatifs. Les supports écrits comme le tableau de PSI et autres outils visuels crées par le coordinateur doivent permettre à la personne de constater les évolutions. Les entretiens ont pointé enfin l'accompagnement de l'échec pour éviter le découragement : « Je favorise la motivation, le changement, j'encourage, j'oriente vers le possible et je donne une philosophie de l'échec : "Vous vous êtes planté, c'est pas grave, on va réessayer." »

D'humain à humain

Accompagner en confiance

Lorsqu'ils sont interrogés sur ce qui participe à leur rétablissement, les usagers détaillent la qualité de la relation : « Ce qui m'est particulièrement utile, c'est la personne humaine, la façon dont elle mène les choses », « La souplesse et la flexibilité dont elle fait preuve ». « Elle assure une relation non anonyme et privilégiée », ou encore « Elle est très à l'écoute et très humaine ». Les coordinateurs l'évoquent également. « Comme on n'a pas la mission d'administration de médicaments, je travaille plus sur la confiance, faire que la personne développe une autre vision des soignants selon son passé psychiatrique. À mon avis le rétablissement passe par la confiance en soi et en l'autre, et ainsi par le fait de pouvoir demander de l'aide si besoin. » Une juste proximité doit permettre à la personne de se sentir en confiance et libre d'exprimer ses points de vue sur les accompagnements proposés sans crainte de jugement de la part du coordinateur. « Avec ma coordinatrice je joue franc jeu, il n'y a pas de faux-semblant. Elle a su établir ce lien privilégié. »

Partage d'expérience

Les témoignages évoquent enfin les « échanges de bons procédés » entre coordinateur et usager : « Ce que je peux utiliser moi dans mon quotidien, je le transmets, si je pense que ça peut servir. » Le coordinateur se fait aussi le relais des astuces utilisées par un usager et pouvant servir à un autre. Dans l'orientation vers le rétablissement que prend le coordinateur, l'idée est de valoriser ce partage, par exemple, en faisant un retour à la personne sur le bénéfice qu'a eu cet échange pour l'autre. Le partage d'expérience nourrit le sentiment d'utilité, la capacité à aider d'autres personnes et favorise ainsi le rétablissement. Il est aussi vu comme un moyen de normaliser l'expérience.

Un processus dynamique de changement pour la personne et pour une équipe

Afin d'accompagner le processus dynamique de rétablissement de la personne, le coordinateur propose, dans une relation de coopération, un accompagnement individualisé au plus près des besoins et des objectifs de la personne. Pour cela, il lui est indispensable de connaître suffisamment la personne qu'il accompagne et les ressources existantes au niveau du service et de l'extérieur. Cet accompagnement est évolutif en fonction du processus de rétablissement. Ces missions font évoluer les pratiques professionnelles et la place des personnes accompagnées.

Au sein du service, les coordinateurs sont des professionnels paramédicaux (infirmiers, ergothérapeutes, psychomotricienne) et éducatifs (éducateur technique), avec des parcours variés. Ils exercent tous à leur manière les mêmes missions de coordination, acceptant de faire un pas de côté par rapport à leur pratique initiale. Les coordinateurs aménagent sans cesse leur pratique. « J'accompagne les gens sur des objectifs personnels avec mes outils : s'il n'y a pas de groupes ou d'outils tout prêts, je peux m'en charger » ; « Mon rôle dépend de l'équipe autour. Dans le cadre de la coordination de parcours et selon les aptitudes du *case manager*, il apparaît que chacun accompagne des aspects divers répondant aux objectifs de la personne et visant à contourner l'absence de ressources sur le terrain. Afin d'accroître ses compétences et de permettre une orientation vers le rétablissement, chacun est amené à se former aux différents outils (PSI, AERES, carte réseau, plan de crise conjoint, etc.), techniques d'entretien (questionnement socratique, entretien motivationnel) et à l'éducation thérapeutique du patient (module de base de 40 heures). Il doit pouvoir faire preuve de créativité, de flexibilité et d'engagement.

Au niveau de l'équipe, cette orientation rétablissement se traduit par une remise en question permanente de ce qui est proposé, basée sur les remarques des usagers et des membres de l'équipe, dont la patiente ressource. Cette orientation engage aussi à décloisonner les rôles de chacun ou en tout cas à faire en sorte que tout le monde comprenne et s'enrichisse du travail de l'autre. Ceci se traduit notamment par les échanges et la participation en tant qu'invité à des séances, ateliers thérapeutiques, évaluations… et de pouvoir se rendre sur les lieux de stage par exemple.

Le service soutient donc le processus de rétablissement des personnes et se montre lui aussi créatif et engagé dans l'élaboration de nouvelles approches répondant aux besoins exprimés par les personnes suivies. Avant l'arrivée de la patiente ressource, le service faisait déjà fréquemment appel aux usagers pour créer ou repenser des modules thérapeutiques au moyen de focus groupes et en demandant systématiquement aux personnes des axes d'amélioration à la fin d'un atelier. L'arrivée de la patiente ressource marque une étape manifeste dans l'orientation du service vers le rétablissement.

ENCADRÉ 37.1

Les outils du coordinateur

- Le plan de suivi individualisé (PSI) : pour préciser les attentes, les freins et les ressources.
- L'auto-évaluation des ressources (AERES) : pour mettre en évidence les ressources personnelles, environnementales et les activités favorisant le rétablissement.
- La carte réseau : pour rendre visibles le réseau social de l'usager et la qualité des relations avec chacune des personnes identifiées.
- Le plan de crise conjoint : pour analyser les facteurs de rechute et anticiper la conduite à tenir en cas de nouvelle rechute.
- Les schémas de son parcours, du rétablissement… : pour mieux se repérer dans son cheminement.
- Le questionnement socratique, l'entretien motivationnel : pour laisser la parole à l'usager, l'aider à prendre des décisions et aller vers son rétablissement.
- Le dossier de coordination : pour que le coordinateur suive le parcours de la personne.

Un contexte favorable à l'intégration d'un patient ressource à l'équipe du C3R

L'arrivée d'un patient ressource/intervenant ETP s'inscrit dans une dynamique amorcée depuis plusieurs années au C3R. Tout d'abord en le positionnant dans une visée rétablissement puis en y associant l'éducation thérapeutique comme outil privilégié pour atteindre cet objectif.

Côté ex-usagère, à la base de ce projet prime le désir de faire de son expérience quelque chose de positif, de sublimer l'état d'usager témoin, en usager acteur afin de transmettre des connaissances expérientielles. Ce vœu fait suite à un diagnostic de syndrome d'Asperger et à un accompagnement par l'équipe du C3R durant plusieurs années. Il a ensuite pris de l'envergure durant une formation à l'éducation thérapeutique dispensée par l'université des Patients de Grenoble.

Côté CHAI et C3R, les missions proposées par cette ex-usagère correspondaient à des besoins déjà identifiés par le service. Cependant, la création d'un poste de patient ressource/intervenant ETP n'avait pas de précédents dans la structure et posait la question du statut. Le directeur d'établissement face à cette situation inédite a donc privilégié la création d'un poste sur mesure permettant d'associer à des missions de pair-aidance les compétences professionnelles en montage de projets de la candidate (formation initiale et précédents emplois). Cette démarche privilégiant autant qualités personnelles qu'expérience professionnelle est un axe de développement propre aux services qui soutiennent le rétablissement. Après un court stage au sein du C3R, la patiente ressource a officiellement intégré l'équipe le 2 janvier 2017 pour un CDD de six mois renouvelable.

Une nouvelle étape venait d'être franchie pour le C3R dans sa volonté d'inscrire le service dans une démarche orientée vers le rétablissement, comme l'explique un *case manager* interrogé à ce sujet : « Intégrer un patient ressource permet d'aller au bout de notre posture, de notre philosophie : on dit qu'on travaille avec un patient et on le fait. »

Le binôme patient ressource/case manager, cheville ouvrière du projet

C'est naturellement que cette association privilégiée a été évoquée car le *case manager* est au centre de l'équipe pluridisciplinaire et il coordonne tous les accompagnements décidés avec l'usager sous l'autorité du médecin. Travailler en étroite collaboration permet donc de bénéficier de l'expertise du *case manager*, tant sur le plan de sa connaissance de l'usager que sur sa vision globale de son parcours.

Les raisons de cette association prennent également racine dans l'expérience de la relation usager/*case manager* de la patiente ressource. Basé sur les valeurs du rétablissement, le soignant est d'avantage accompagnateur de l'usager acteur. Au fil du temps, l'accompagnement se mue en relation d'aide réciproque. En plus de co-construire un parcours de rétablissement, les échanges pour y parvenir permettent à chacun de s'enrichir. Grâce au *case manager*, l'usager va apprendre sur lui-même, va prendre conscience de ses ressources et fragilités, travailler sa relation aux autres grâce aux groupes thérapeutiques. Le *case manager* quant à lui aura l'opportunité d'approfondir ses connaissances sur les multiples visages de l'autisme sans déficience intellectuelle, sur son approche et ses outils qu'il va souvent être amené à repenser au contact des usagers.

Cette double perception usagère/membre de l'équipe a permis d'entrevoir toutes les potentialités de collaborations professionnelles à entreprendre au bénéfice de l'usager. Elle contribue à aborder avec un esprit d'ouverture le champ des possibles dans une optique d'association vertueuse, par nature adaptative aux besoins de l'usager à chaque stade de son évolution. C'est aussi parce que ce projet se nourrit de l'expérience qu'il s'inscrit dans une démarche rétablissement.

Les grands axes de la collaboration

Les six premiers mois qui ont suivi la prise de poste ont été à la hauteur des espérances concernant la collaboration entre patiente ressource et *case manager*. Certes, avancer en coordination avec une équipe soignante instaure une nouvelle façon de travailler, de mettre en commun les savoirs et perceptions. Cependant, ces efforts ont permis un rapprochement entre *case manager* et patient ressource conduisant à faire connaissance professionnellement. Ces échanges ont mis en évidence des savoir-faire complémentaires qui pourraient être mis à contribution. Parmi ces actions conjointes, trois en particulier ont fortement mobilisé :

- en premier lieu, une collaboration étroite pour favoriser les échanges entre usagers et équipe soignante. Plus concrètement, avec l'accord du médecin responsable, le *case manager* peut solliciter, pour un accompagnement ponctuel, le patient ressource afin de faire émerger les besoins, les préciser ou mieux cerner les difficultés de l'usager. De façon générale, le patient ressource œuvre à faciliter la communication et la compréhension des besoins. Comme l'explique un *case manager*, « le patient ressource peut donner un éclairage complémentaire en cas de prise en charge qui stagne, d'un PSI trop lisse où l'on pense avoir loupé des choses, d'une révision de PSI où on pense qu'un regard complémentaire expérientiel nous aiderait par apport à différents objectifs ». Décrypter le comportement ou le discours d'un usager peut donner des pistes aux *case managers* pour lui permettre d'agir en élargissant sa palette de ressources ;
- l'amélioration, l'adaptation ou la création de nouveaux outils ou groupes thérapeutiques destinés aux usagers autistes en collaboration avec l'équipe et en particulier avec les *case managers*. En effet, beaucoup de protocoles, d'outils ou d'ateliers n'ont pas été spécifiquement créés pour des usagers autistes. L'un des enjeux est donc de pouvoir les adapter à ce public, voire d'en créer de nouveaux. Par exemple, des réflexions sont actuellement menées pour repenser le PSI, qui à l'usage montre ses limites pour des personnes avec TSA. Cette démarche, intégrative, permet de prendre en compte, dès les étapes de réflexion, le point de vue de l'usager représenté par le patient ressource. L'associer aux concertations permet de mettre à profit son atout expérientiel combiné à l'expertise du *case manager*.
- Enfin, la sollicitation du patient ressource par le *case manager* pour aborder : les groupes thérapeutiques, le fonctionnement du centre, le diagnostic ou le thème du rétablissement avec les usagers. Il peut y apporter une vision à laquelle les usagers peuvent s'identifier. En effet, dans une démarche de rétablissement, l'information prend du sens davantage dans et par l'expérience et moins dans la théorie. Un *case manager* interrogé à ce sujet indique : « Le patient ressource donne une dynamique différente, de par cet éclairage qui est complémentaire et vient toucher le cœur du sujet (le vécu de l'intérieur), que nous professionnels de santé ne sommes pas à même de comprendre (car non vécu), et donc d'apporter. »

Au bout de six mois d'expérimentation, un premier bilan a révélé l'évolution constante de cette collaboration. Chaque jour, au contact des usagers et de l'équipe soignante, elle s'enrichit de nouveaux axes de travail à investiguer. À ce jour, le potentiel collaboratif à explorer est donc immense.

Aller plus loin dans les soins orientés rétablissement

Les *case managers* interrogés à propos des apports spécifiques associés au patient ressource renvoient tous à la dimension de l'espoir associé au concept de rétablissement, et au savoir expérientiel. En effet, ce nouveau professionnel de l'équipe avec son savoir-faire profane élargit la gamme d'outils destinés à accompagner des usagers et contribue à aller plus loin dans un objectif de rétablissement. À la question posée aux *case managers* de l'équipe : « Le patient ressource contribue-t-il au processus de rétablissement de la personne ? », voici deux exemples de réponses :

- « Oui, lorsque la rencontre résulte d'un besoin identifié par le coordinateur et/ou exprimé par la personne accompagnée. L'expertise expérientielle peut favoriser la mobilisation des ressources. Je pense qu'une telle rencontre permet de susciter de l'espoir et peut favoriser le sentiment d'appartenance et d'humanité. »
- « Oui, en apportant un éclairage expérientiel en plus, qui fait écho à la personne et peut la

faire avancer autrement voire plus rapidement peut-être dans son rétablissement. Il véhicule de l'espoir, de la potentialité, c'est primordial dans une dynamique de changement. »

Quant à l'objectif de départ lié à l'embauche d'un patient ressource, c'est-à-dire progresser dans l'accompagnement visant le rétablissement, il semblerait que le statut de salarié ait participé à la mise en place de cet objectif offrant une légitimité et une capacité à travailler avec. Il s'associe à la valeur ajoutée de la pluridisciplinarité de l'équipe qui offre l'opportunité de multiplier les regards. Cela est confirmé par les réponses des coordinateurs à la question suivante : « Pour vous, l'intégration d'un patient ressource dans l'équipe permet-elle d'aller plus loin dans la démarche de soins orientés rétablissement ? »

- « Bien sûr on est vraiment dans l'inclusion des personnes. Le statut salarié participe pleinement à la prise en compte de l'expertise. Il s'agit d'un travail collaboratif entre les professionnels de santé, le patient ressource et la personne accompagnée. »
- « Cela fait aussi revoir la question de l'interdisciplinarité et de la relation horizontale bien que déjà fort présentes en réhabilitation. Cela, je trouve, rapproche de l'essentiel ; décloisonne les frontières. Cela véhicule aussi le fait d'aller de l'avant, de s'ouvrir toujours plus, d'y croire. Ce sont des valeurs importantes et en cohérence avec le fait d'accompagner des personnes dans la réalisation de leurs projets de vie et sur le chemin de leur mieux-être. »

… avec des ajustements

Six mois après l'arrivée d'un patient ressource dans l'équipe, l'initiative a été prise de solliciter l'avis des douze *case managers* de l'équipe. En effet, pour continuer à améliorer l'offre proposée aux patients, le retour d'expérience est indispensable car il permet de contribuer au « travailler ensemble ».

L'examen de leurs réponses a mis entre autres en évidence que les missions du patient ressource ne semblent pas encore clairement identifiées pour la moitié des *cases managers* interrogés : « Au niveau de l'investissement dans la préparation des groupes, cela me paraît clair. Au niveau de la participation à des séances de groupe et des suivis patients, elles seraient à préciser je pense, donner des idées d'indications pourrait aider par exemple, surtout pour les patients. »

Être à l'écoute des besoins, modifier ou créer de nouveaux outils en partage sont autant de facteurs qui rendent possible la collaboration. Par exemple, une modalité d'orientation vers le patient ressource, passant par le médecin référent, est en cours d'élaboration. Suite aux suggestions des *case managers*, cette démarche a pour vocation de proposer des thèmes d'accompagnement en individuel. D'autres adaptations d'ordre organisationnel en interne sont aussi un moyen d'agir pour permettre d'ajuster les nouvelles fonctions du patient ressource aux demandes des usagers et aux besoins de l'équipe. D'où l'importance de deux tuteurs, dont l'un est un *case manager*, qui accompagnent le patient ressource pour atteindre ces objectifs.

Malgré tout, les premiers retours d'usagers par l'intermédiaire de leurs *case managers* sont encourageants : « Ma patiente est satisfaite, et si elle est satisfaite, je suis satisfaite. Elle trouve que c'est complémentaire avec les autres moyens proposés et que cela lui apporte. C'est une chose que nous ne pouvons pas apporter de notre point de vue professionnel, du coup, oui, je pense que c'est bénéfique. »

Conclusion

Orienter les pratiques vers le rétablissement est une nécessité en santé mentale. Plus encore que la maîtrise de techniques de réhabilitation psychosociale (comme par exemple la remédiation cognitive, les thérapies cognitives et comportementales ou encore l'entraînement aux habiletés sociales), cela nécessite de réinterroger les pratiques existantes et de modifier le rapport entre les professionnels de santé mentale et les personnes accompagnées, pour le rendre plus horizontal et collaboratif. Le *case management* est un moyen pratique et efficace pour structurer l'offre de soins et de services autour des besoins établis par la personne accompagnée et l'orienter vers le rétablissement. L'intégration de patients ressources (ou de médiateurs de santé-pairs comme cela sera aussi prochainement le cas dans notre centre) constitue une étape supplémentaire pour orienter les pratiques vers le rétablissement, mais cela nécessite d'y être déjà sensibilisé au préalable. Le développement plus large de la formation aux principes d'une pratique axée sur le rétablissement est donc essentiel.

Références

Commission de la santé mentale du Canada. (2012). *Guide de référence pour des pratiques axées sur le rétablissement.* www.mentalhealthcommission.ca/.

Dixon, L. B., Dickerson, F. B., Bellack, A. S., et al. (2009). The 2009 schizophrenia PORT psychosocial treatment recommendations and summary statements. *Schizophrenia Bulletin*, https://doi.org/10.1093/ schbul/sbp115.

Farkas, M. (2007). The vision of recovery today: What it is and what it means for services. *World Psychiatry*, 6, 68–74.

Kern, R. S., Glynn, S. M., Horan, W. P., & Marder, S. R. (2009). Psychosocial treatments to promote functional recovery in schizophrenia. *Schizophrenia Bulletin*, *35*, 347–361.

Petitqueux-Glaser, C., et al. (2010). Case management : quelles compétences professionnelles pour un accompagnement global et un suivi coordonné en santé mentale ? *Vie sociale*, *1*, 109–128.

Rapp, C. A., & Gosha, R. J. (2012). *The Strenghts Model, a Recovery Oriented Approach to Mental Health Services, 3e éd.* Oxford University Press.

Roe, D., Maschiasch-Eisenberg, M., & Lysaker, P. H. (2011). The relation between objective and subjective domains of recovery among persons with schizophrenia-related disorders. *Schizophrenia Research*, *131*, 133–138.

Rosen, A., & Teeson, M. (2001). Does case management work ? The evidence and abuse of evidence-based medicine. *The Australian and New Zealand Journal of Psychiatry*, *35*(6), 731–746.

Shepherd, G., Boardman, J., & Slade, M. (2007). *Faire du rétablissement une réalité.* Londres : Sainsbury Centre for Mental Health.

Apports de la cognition incarnée et des médiations psychocorporelles : pour de nouvelles prises en charge dans la schizophrénie

Chapitre 38

Anne Grosselin, Jessica Sevos, Catherine Massoubre

PLAN DU CHAPITRE

> « Je suis convaincu de la réalité objective de l'unité du corps et de l'esprit. Ils ne constituent pas simplement des parties reliées l'une à l'autre d'une manière ou d'une autre, mais un ensemble indispensable pour être fonctionnel. »
>
> Moshe Feldenkrais (1964)

Comment penser le lien entre corps et esprit ?

Dans de nombreux courants théoriques, la cognition est envisagée comme un système indépendant du corps. On peut y voir l'influence de la pensée rationaliste (Kant) et de forts relents dualistes (Descartes), entretenant une séparation, d'une part, entre le corps et l'esprit, et d'autre part, entre soi et le monde extérieur.

Depuis quelques années, un courant théorique (*cognition incarnée/embodied cognition*) envisage la cognition, y compris les processus cognitifs de « haut niveau » (langage, abstraction de concepts, catégorisation, production d'inférences…), comme étant implémentée dans différents processus sensorimoteurs (motricité, perception, émotion, simulation…) et émergeant de ses interactions avec le monde extérieur. Certains auteurs proposent ainsi d'envisager la cognition d'un point de vue dynamique et incarné puisque, au quotidien, ce sont bien des agents ayant un corps (avec ses spécificités) qui sont mis en situation d'agir. Dans la plupart des activités habituelles, l'organisme *sait* ce qu'il a à faire et répond de façon pertinente et adaptée aux circonstances. En effet, certaines activités sont tellement *enracinées* dans notre corps qu'elles semblent ne nécessiter aucune attention particulière, laissant le corps opérer dans chaque action et interaction. Cette économie de l'action est rendue possible par nos capacités de simulation, résultant du recrutement de neurones communs, activés lorsque nous expérimentons une situation, une action, une émotion… (Barsalou, 2008). En effet, les individus interagissent avec les stimuli de l'environnement en simulant les processus sensorimoteurs impliqués dans la perception de ces stimuli et dans l'action effectuée avec/envers eux (Gallese, 2009). Ainsi, l'organisation des structures nerveuses sous-tendant la perception dépend de la façon dont le sujet agit son corps dans l'environnement et, parallèlement, les actions effectuées organisent la façon dont le sujet va percevoir l'environnement. Grâce à la reconstruction des états perceptifs, émotionnels, moteurs, acquis lors de nos différentes expériences dans le monde, le système nerveux peut par conséquent simuler une action en absence de sa réalisation effective. Cette simulation sensorimotrice intègre des processus intéroceptifs et extéroceptifs (traduisant l'état de l'organisme) et offre un accès à une conscience de soi pré-reflexive, permettant de construire un sens de soi cohérent, en lien avec l'environnement. Ce sens de soi est envisagé comme enraciné, à un niveau basique, dans les expériences corporelles (Merleau-Ponty, 1945), leur donnant un rôle d'*ancrage dans le monde*. Le corps porte en lui une « intentionnalité motrice », dépendante du fonctionnement sensorimoteur, et donne ainsi un sens au monde environnant et au sujet dans ce monde. De là, émergent le sens de son corps comme *corps propre*, le sens d'autrui comme *alter ego*, le sens du monde comme *monde de vie* (Berthoz et Petit, 2003, p. 371).

De ce fait, l'individu ferait davantage *émerger* le monde plutôt que de seulement se représenter un monde indépendant. « C'est la façon dont le sujet percevant est inscrit dans un corps, plutôt qu'un monde préétabli, qui détermine comment le sujet peut agir et être modulé par les événements de l'environnement » (Varela et al., 1993, p. 235). En effet, c'est bien au travers d'interactions incarnées, notamment dans la prime enfance, que les structures pertinentes du corps vont acquérir leur importance et créer un véritable référentiel sensorimoteur propre à chaque individu. De ces différentes interactions va également naître la différenciation entre le sujet et l'autre, permettant à l'individu de construire un sentiment proprioceptif de son propre corps (à la fois porteur de son histoire et support de son identité) et de développer le sens de soi. Ainsi, chaque individu possède un corps propre doté de capacités sensorimotrices spécifiques et, par conséquent, une cognition à la fois dynamique et singulière. Dynamique, car on sait aujourd'hui que la modification du corps d'une personne implique une modification dans sa perception de l'environnement. À titre d'exemple très contemporain, une injection de Botox dans les muscles corrugateurs (permettant le froncement des sourcils) ralentit le traitement émotionnel correspondant à la tristesse ou la colère (Havas et al., 2010). De même, le simple fait d'exécuter des mouvements du bras modifie la façon d'appréhender des stimuli neutres émotionnellement : lorsqu'on fléchit le bras, le stimulus est plus souvent catégorisé comme positif que lorsque notre bras est tendu (Cacioppo et al., 1993). Ainsi, en modifiant notre façon de bouger, d'agir, nous modifions notre façon de percevoir le monde qui, en retour, va nous imposer de nouvelles façons de bouger, d'agir et ainsi modifier notre façon de le percevoir... Singulière, car si les interactions entre l'individu (notamment au travers de ses expériences sensorimotrices) et son environnement façonnent son fonctionnement cognitif et font émerger le monde dans lequel il vit, il convient de prendre en compte que nous percevons, agissons, raisonnons... de façons différentes et qu'aucun de nous ne vit exactement dans le *même* monde.

La schizophrénie : une pathologie du lien corps/esprit ?

Ce couplage entre corps et cognition, pourtant indispensable pour une compréhension du fonctionnement de l'individu et du monde avec lequel il interagit, est très peu étudié dans la schizophrénie.

Depuis longtemps, la psychopathologie s'intéresse au vécu corporel subjectif des patients et prend en compte, décrit, explique des phénomènes de distorsion du corps souvent associés à des expériences de dépersonnalisation (altération du sentiment d'être et d'avoir un corps, d'être une personne ayant une identité propre) et de déréalisation (altération de la perception vécue comme le sentiment que le monde extérieur est étrange ou irréel). La sémiologie clinique rapporte fréquemment des transformations somatiques et des bouleversements de l'espace corporel, vécus par le patient comme une menace de désintégration de son identité, comme une perte du sens de soi, un anéantissement. Des troubles cénesthésiques sont également fréquemment rapportés par les personnes qui se plaignent d'impressions d'étrangeté, de migration de certains organes dans le corps, de non-existence de parties du corps, de sensations de paralysie, de lourdeur ou de légèreté anormales… Alors que ces symptômes constituaient, pour nombre de psychopathologistes du XXe siècle, le noyau de la schizophrénie, ces expériences anormales n'apparaissent plus de façon franche dans les critères diagnostiques (ou classifications catégorielles) de cette pathologie, que ce soit au sein du DSM-5 ou de la CIM-10. Il reste les dires des patients sur les sensations inhabituelles de leur corps, sur leurs ressentis particuliers ou sur leur incapacité à ressentir, sur leur difficulté à avoir une conscience d'eux-mêmes claire et franche : « Mon corps est une carapace trouée ; j'ai de l'électricité qui me passe dans le corps, par les pieds ; je suis emprunté ; je suis comme un robot, un automate »… Mais comment construire un sens de soi et donner du sens au monde qui nous entoure lorsque l'on souffre de distorsions corporelles tant au niveau perceptif que conceptuel, que l'on ne sait déterminer exactement la localisation de son corps dans l'espace ou les limites physiques de ce corps ? Comment rester ancré dans la réalité et agir de façon adaptée à son environnement lorsque l'on vit une telle modification de son appareil sensoriel ?

En partant de l'expérience subjective des patients, de récentes approches en phénoménologie tentent de remettre ces caractéristiques au cœur du débat. Ces approches décrivent la schizophrénie comme un désordre fondamental de l'incarnation (*disembodiment*), les patients se comportant parfois comme s'ils avaient un corps sans esprit ou un esprit sans corps (Stanghellini, 2009). L'altération du lien entre corps et esprit entraînerait ainsi une perte du sens basique de soi, une perturbation du fonctionnement implicite du corps, une altération de la « connaissance tacite » du monde, des difficultés dans les interactions interpersonnelles/intercorporelles et ainsi une désintégration de tous les comportements normalement automatiques de la vie quotidienne (Fuchs et Schlimme, 2009). En effet, sans cette pré-compréhension, fluide automatique et contextuelle des situations de la vie quotidienne, qui crée chez l'individu un sentiment de familiarité et de sécurité au sein de son environnement, toutes les actions du quotidien nécessitent une attention consciente et maximale. De ce fait, chez nombre de personnes souffrant de schizophrénie, même les comportements routiniers ne sont plus automatiques et les actions courantes et quotidiennes, autrefois réalisées par habitude, sont désormais accomplies avec difficulté ou au prix d'un important effort de volonté : « Tous les matins je fais du café mais je dois réfléchir à chacun de mes gestes… rien n'est fluide, spontané… » Cette désintégration des comportements conduirait les personnes souffrant de schizophrénie à prendre conscience de processus sensorimoteurs normalement tacites, pré-réflexifs ; ainsi, ils peuvent être amenés à interroger, de façon consciente, des phénomènes corporels qui devraient être intuitifs. La disparition de cette « évidence naturelle » (Blankenburg, 1991), lorsqu'elle s'étend à l'expérience du corps vécu comme étranger, peut donner lieu à une véritable enquête intellectuelle au sujet de son appartenance et plus largement, à son rapport au monde. Ainsi, selon l'approche phénoménologique, les différents symptômes de la schizophrénie ne peuvent être appréhendés de façon cohérente que par la prise en compte et la prise en charge de leurs racines corporelles (de Haan et Fuchs, 2010).

Pour réunifier le corps et l'esprit : les médiations psychocorporelles

Par l'expression *médiations psychocorporelles*, nous désignons un ensemble d'exercices dont l'enjeu est de permettre aux participants de focaliser leur attention de façon active et volontaire sur les perceptions de leur corps (informations sensorielles et proprioceptives).

À ce jour, l'utilisation de telles médiations n'est pas véritablement intégrée dans les prises en charge habituelles des patients souffrant de schizophrénie, que ce soit au sein des hôpitaux ou des centres de réhabilitation. Même si certaines pratiques ont lieu dans différents établissements, il s'agit le plus souvent d'expériences isolées, sans cadre général et sans véritables outils permettant d'en évaluer les divers bénéfices. Aujourd'hui, il paraît nécessaire de formaliser, comme pour les programmes de remédiation cognitive existants, des programmes de remédiation psychocorporelle et d'en mesurer spécifiquement les effets (physiologiques, psychologiques, énergétiques, cognitifs…). Ils pourraient alors être intégrés en routine dans les centres de réhabilitation labellisés et dans certains services de psychiatrie, et ainsi faire partie intégrante de l'offre de soins proposée à chaque personne désirant y accéder.

À titre d'exemple, nous nous proposons, dans la suite de ce chapitre, de présenter trois types de médiation psychocorporelle (basés sur le toucher, le mouvement et la méditation) adaptés ou adaptables à la prise en charge de personnes souffrant de schizophrénie. Bien évidemment, cette présentation ne se veut pas exhaustive.

Le toucher : les massages bien-être

Les massages bien-être sont des massages de confort, destinés à procurer une détente (ils sont à différencier des massages pratiqués par des kinésithérapeutes ayant un but thérapeutique, tels que la rééducation ou le soulagement de tensions). Ils consistent en l'exécution de mouvements des mains sur les différents tissus vivants (agissant sur la peau, les muscles, les tendons et les ligaments) et visant le bien-être physique, psychique et énergétique. Ils peuvent être exécutés sur le corps entier ou partiellement (les pieds, les mains, le dos…).

Le toucher est d'une importance vitale pour notre fonctionnement psychologique, social et physiologique : il est aujourd'hui largement reconnu qu'une privation de contacts durant l'enfance peut entraîner des déficits tels qu'une moindre croissance du corps et du cerveau, un plus bas niveau d'immunité, des troubles de l'attachement, des difficultés psychosociales entraînant des troubles dans la gestion de situations stressantes, des déficits d'empathie, une réduction de la curiosité et de la capacité à résoudre des problèmes… À l'inverse, un toucher adapté et affectueux entraîne des modifications physiologiques tels qu'une augmentation de l'ocytocine, une baisse du rythme cardiaque, une baisse de la pression sanguine…

Alors que les massages et massages bien-être sont largement utilisés auprès des personnes âgées ou atteintes de pathologies physiques, ils le sont beaucoup moins auprès de personnes souffrant de troubles mentaux. Cette absence est dommageable puisqu'il est reconnu que, dans leur vie quotidienne, la plupart des patients schizophrènes reçoivent moins de « touchers affectueux » que la population générale. Beaucoup d'entre eux rapportent pourtant que leur besoin de contact physique augmente lorsque leur santé mentale décline. Ce manque de contact est exacerbé lors des périodes d'hospitalisation pendant lesquelles le lien familial et/ou social est rompu. La rareté de cette prise en charge peut en partie s'expliquer par la « juste distance » demandée aux équipes soignantes envers les patients et par le fait que les personnes formées aux massages bien-être ne sont pas sensibilisées aux troubles spécifiques retrouvés dans les pathologies psychiatriques. À cela vient s'ajouter le manque de recherches concernant la sécurité et l'efficacité de telles techniques sur cette population. Pourtant, même si elles sont peu nombreuses, les études s'intéressant aux massages bien-être auprès de personnes souffrant de schizophrénie apportent plutôt des arguments favorables.

Andres et al., (1993) ont été les premiers à montrer qu'une intervention combinant massages, mouvements et exercices de respiration permettait d'augmenter la conscience corporelle, réduisait l'anxiété et la dépression, procurait un soulagement (temporaire) du syndrome extrapyramidal parfois provoqué par les traitements médicamenteux, augmentait significativement les cotations subjectives des personnes concernant leur bien-être et réduisait les symptômes psychotiques. Suite à ce type d'intervention, les personnes déclaraient se sentir plus relaxées, moins douloureuses et plus stables émotionnellement. Plus récemment, Kito et Suzuki (2016) ont permis à six patients schizophrènes stabilisés de bénéficier de huit minutes de massages des pieds, trois fois par semaine pendant quatre semaines. Ils retrouvent également une baisse des symptômes négatifs, une baisse de l'activité parasympathique et une amélioration de la qualité de vie rapportée par les patients. En plus des bénéfices précités, le massage bien-être peut être appréhendé par les patients comme un espace d'expériences nouvelles, apaisantes et générant un réinvestissement de leur corps (sensations corporelles, conscience corporelle… mais également règles d'hygiène) ainsi que la restauration d'une image d'eux-mêmes positive et l'augmentation de l'estime de soi. De plus, les massages bien-être pourraient permettre, notamment dans cette pathologie, de travailler sur la différenciation entre soi et non-soi, qui dépend fortement de la capacité à discriminer les entrées sensorielles internes et externes. En effet, les sensations tactiles et proprioceptives, contribuant à former une sorte de *feuillet sensoriel* du corps (de Vignemont et al., 2009), permettent de le délimiter physiquement, de le réunifier et participent à l'émergence du sens de soi.

Toutefois, peut-être plus encore davantage pour le massage que pour les autres techniques psychocorporelles, puisqu'il implique un véritable contact physique avec le thérapeute, il est nécessaire de porter une attention toute particulière aux ressentis individuels du toucher, à la façon dont il est vécu, et ce au cours de chacune des séances.

Le mouvement : les pratiques d'éducation somatique

L'éducation somatique est le champ disciplinaire s'intéressant à l'apprentissage de la conscience du corps en mouvement, dans son environnement et ce, au travers de différentes approches : la méthode Feldenkrais® (*voir* encadré 38.1) la méthode Alexander®, le Body-MindCentering®, l'anti-gymnastique®, l'Eutonie Gerda Alexander®… Ces approches ont en commun de proposer des expérimentations par le mouvement, sollicitant les aspects sensoriels, moteurs, cognitifs et affectifs de la personne, en relation avec son environnement. Elles visent ainsi à augmenter l'aisance, l'efficacité, le plaisir du corps et du mouvement par le développement de la conscience corporelle pour une meilleure connaissance de soi. Il ne s'agit pas donc pas ici d'un apprentissage de connaissances, d'une recherche de performances, mais bien de favoriser la capacité des individus à trouver par eux-mêmes, au travers d'expériences corporelles et de leurs ressentis, la façon la plus fluide d'agir.

En effet, c'est bien par le développement de son répertoire de mouvements, par l'apprentissage sensorimoteur, que l'enfant acquiert un sens de lui-même et construit ses connaissances sur le monde qui l'entoure. Toutefois, en grandissant, certaines potentialités de notre corps cessent d'être sollicitées; ces facultés sont perdues, le corps compense et se dérègle. Grâce à la plasticité neuronale, et si l'individu est dans une participation active, il est alors en capacité de (ré)apprendre de façon harmonieuse et confortable à se mouvoir et à être présent au monde.

Ce type de méthodes, de par leur nature expérientielle et subjective, ne fait que très rarement l'objet d'évaluations scientifiques. Toutefois, les bénéficiaires rapportent que suite à ce type de pratique, ils ont pu développer une plus grande attention aux signaux corporels, une meilleure perception de leur corps dans l'espace, une posture plus confortable, davantage d'efficacité, d'expressivité et de plaisir dans le mouvement… Bien que quelques travaux existent concernant l'utilisation et les bénéfices de ces méthodes auprès de populations suivies en psychiatrie (notamment des personnes souffrant de troubles des conduites alimentaires ou de toxicomanie), aucune publication scientifique, à notre connaissance, ne porte spécifiquement sur la schizophrénie. Toutefois, depuis deux ans, le CHU de Saint-Étienne expérimente la mise en place du groupe Mouvement, inspiré des pratiques dites d'*éducation somatique*, pour des personnes souffrant de schizophrénie. Ce groupe fermé composé de quatre à huit participants, d'une durée d'une heure trente, a lieu une fois par semaine pendant huit semaines et se déroule en trois temps : automassage, mouvements inspirés des pratiques d'éducation somatique et relaxation. Après la participation au groupe, nous retrouvons une amélioration du niveau des performances des participants en situation de double tâche cognitivo-motrice : grâce à un entraînement spécifique de l'équilibre, la tâche posturale devient plus automatique et donc moins coûteuse en ressources attentionnelles, permettant également un meilleur traitement cognitif au cours d'une tâche complexe (Monneron, 2017). En plus de ces données objectives, nous retrouvons des bénéfices subjectifs rapportés par chaque participant, que ce soit au sein de leur discours ou aux scores retrouvés à différentes échelles visuelles analogiques (EVA) évaluant leur perception et leur conscience corporelles. De plus, selon les participants, ces exercices leur permettent d'expérimenter de nouvelles façons d'agir plus fluides et moins coûteuses et de prendre davantage conscience de leur corps dans l'espace et dans leur environnement. Enfin, un des points non négligeables de ces méthodes est qu'elles leur permettent de chercher (et parfois même de trouver), par eux-mêmes, une meilleure façon de fonctionner et de vivre à la fois dans leur corps et dans le monde environnant.

ENCADRÉ 38.1

Focus sur une méthode d'éducation somatique : la méthode Feldenkrais®

La méthode Feldenkrais® a été créée par le Dr Moshe Feldenkrais (1904–1984). Elle propose aux participants d'explorer l'organisation de leur propre motricité et la façon dont ils pourraient l'optimiser. En effet, au cours de la plupart de nos actions motrices, nous ne percevons pas de façon consciente l'organisation de notre structure anatomique. Au cours des séances (individuelles – *intégration fonctionnelle* – ou collectives – *prise de conscience par le mouvement*), les participants sont invités à explorer des séquences motrices et à focaliser leur attention sur leurs sensations et sur les relations entre les différentes parties de leur corps. En améliorant la perception de l'organisation des structures anatomiques au cours du mouvement, cette méthode prolonge la découverte des patterns moteurs et du schéma corporel débutée dans l'enfance. L'un de ses objectifs est également d'obtenir un maximum d'efficacité associée à un minimum d'effort puisque seuls les patterns dont la réalisation semble facile et agréable pourront être utiles et réellement intégrés aux habitudes motrices quotidiennes. Malgré un essor de cette méthode, la littérature scientifique quant à son efficacité reste réduite. Les publications suggèrent l'existence de bénéfices tels qu'une réduction du niveau d'effort, une augmentation de la souplesse musculaire, une réduction du niveau d'anxiété, une amélioration de l'humeur et de meilleures capacités d'apprentissage ou une diminution de la pression artérielle. À notre connaissance, aucune étude publiée n'a, à ce jour, évalué les bénéfices de cette méthode auprès d'un public de personnes souffrant de schizophrénie.

La méditation : la méditation Pleine Conscience

Une forme particulière de méditation, validée scientifiquement et adaptée à l'Occident, est actuellement en développement : la méditation Pleine Conscience (*Mindfulness*). Elle se définit comme un « état de conscience qui résulte du fait de porter son attention, intentionnellement, au moment présent, sans juger, sur l'expérience qui se déploie instant après instant » (Kabat-Zinn, 2003). La méditation Pleine Conscience regroupe de nombreuses pratiques (yoga, médiation assise, médiation bouddhiste…) ou programmes (focalisés sur l'attention, sur l'acceptation ou le détachement, sur la compassion…). La pratique englobe l'attention portée aux pensées et aux émotions (permettant de prendre conscience et d'observer leur formation et disparition) et l'attention portée aux différentes expériences sensorielles (sensations corporelles liées à la respiration, à la posture, aux émotions, mais également à l'intéroception…). La bienveillance et le non-jugement des expériences vécues sont également au centre de ces pratiques générant une attitude d'acceptation envers soi et envers le monde extérieur. Les effets de la méditation Pleine Conscience sont très nombreux et ont fait l'objet de différentes méta-analyses (Ngô, 2013 ; Fox et al., 2014…). Globalement, elles rapportent qu'une pratique régulière entraîne des bénéfices au niveau physiologique, avec par exemple l'amélioration du système immunitaire, la diminution de la réactivité du système nerveux autonome, des niveaux de cortisol, de la tension artérielle… La sphère cognitive s'améliore également avec, par exemple au niveau attentionnel, une réduction de l'alerte et une augmentation de la capacité à résister à l'interférence lors d'une tâche d'attention sélective et ce, même après une expérience brève de méditation. Des remaniements importants au niveau cérébral sont retrouvés ; par exemple, l'amygdale, impliquée dans les réponses émotionnelles et physiologiques du stress, se modifie structurellement (diminution de densité) et fonctionnellement (activation plus faible en réponse à des stimuli affectifs). De plus, la focalisation de la conscience sur les informations auditives, visuelles, somatosensorielles et viscérales (intéroception) favorise l'augmentation de l'épaisseur corticale dans les régions correspondantes, et l'intégration de toutes ces informations modifie les aires cérébrales associées à la conscience de soi (insula, jonction temporo-pariétale). En retour, la reconnaissance des sensations corporelles est accrue, développant la conscience du corps et de soi. Le bien-être psychologique des sujets indemnes de pathologie a également fait l'objet de recherches qui mettent directement en lien la pratique de la méditation et la réduction du stress, la baisse des ruminations, de l'anxiété, des affects négatifs, ainsi qu'une augmentation de la qualité de la vie, de l'empathie...

Un programme en particulier s'est diffusé dans le milieu médical. Originellement développé par Kabat-Zinn pour des pathologies liées au stress, le programme *mindfulness-based stress reduction* (MBSR) s'est vu proposé à de nombreuses personnes souffrant de pathologies somatiques afin d'améliorer leur qualité de vie. Des études ont ainsi été menées chez les douloureux chroniques, chez les individus souffrant de fibromyalgie, de cancer ou chez les porteurs du VIH. Ce programme est également proposé aux personnes souffrant de pathologies psychiatriques, notamment dans les troubles anxio-dépressifs, les addictions ou les troubles des comportements alimentaires. Depuis peu il est adapté aux personnes souffrant de trouble bipolaire ou de schizophrénie. Dans cette pathologie, quelques études contrôlées incluant différentes pratiques ou programmes de méditation Pleine Conscience ont permis d'objectiver une amélioration de l'insight (conscience des troubles) et de diminuer la sévérité des symptômes cliniques ainsi que le nombre de rechutes ou de ré-hospitalisations et ce, comparé à d'autres médiations. Lors d'un parcours de rétablissement au travail, les patients pratiquant la méditation ont pu effectuer un nombre d'heures de travail supérieur à celui du groupe contrôle. De plus, les pratiquants rapportent une amélioration de leurs capacités à rester centrés ainsi qu'à laisser passer leurs pensées stressantes et leurs sentiments désagréables (colère, tristesse...), à se concentrer et à interagir avec autrui. D'autres études mettent en avant une amélioration de la conscience de soi, de l'acceptation du traitement et de la gestion des informations émotionnelles, sans qu'aucune ne mentionne des décompensations psychotiques au cours de ces études (Khouri et al., 2013). Ainsi, l'attention portée aux sensations corporelles, aux pensées, à l'environnement permet de rééprouver le corps, de le ressentir intérieurement comme socle de toutes possibilités d'agir dans le monde et du sentiment d'être soi.

Conclusion

Pour les personnes souffrant de schizophrénie, les médiations psychocorporelles pourraient être un moyen de réappropriation de leur corps, leur permettant de focaliser leur attention sur leurs perceptions corporelles et de les intégrer dans un vécu stable et cohérent. La (re)mobilisation de leurs capacités sensorimotrices (que ce soit au travers du toucher, du mouvement ou de la méditation) leur permettrait de retrouver une fluidité dans la réalisation des actions les plus simples de la vie quotidienne, sans forcément passer par une réflexion consciente. Ces prises en charge globalisantes, véritables expériences de vie dans le monde environnant au travers de ressentis corporels sécurisés, pourraient être le moyen de réassocier le corps et l'esprit dans la schizophrénie.

Toutefois, il apparaît nécessaire d'effectuer davantage de recherches, comprenant des groupes de patients plus importants, des mesures plus ciblées, des programmes plus homogènes, afin d'objectiver les différents effets de ces techniques (physiologiques, psychologiques, énergétiques, cognitifs...). Ces méthodes pourraient, de par leur bonne tolérance (absence d'effets indésirables), constituer des approches pertinentes dans une prise en charge globalisante des personnes souffrant de schizophrénie.

Références

Andres, K., Bellwald, L., & Brenner, H. D. (1993). Empirische Untersuchung einer leiborientierten Therapie mit schizophrenen Patienten. Zeitschrift für klinische Psychologie. *Psychopathologie und Psychotherapie*, *41*(2), 159–169.

Barsalou, L. W. (2008). Grounded cognition. *Annual Review of Psychology*, *59*, 617–645.

Berthoz, A., & Petit, J. L. (2003). Nouvelles propositions pour une physiologie de l'action. *Intellectica*, *36-37*, 367–372.

Blankenburg, W. (1991). *La Perte de l'évidence naturelle.* Paris : Puf.

Cacioppo, J. T., Priester, J. R., & Berntson, G. G. (1993). Rudimentary determinants of attitudes : II. Arm flexion and extension have differential effects on attitudes. *Journal of Personality and Social Psychology*, *65*(1), 5.

Feldenkrais, M. (1964). Mind and body. Systematics. *The Journal of The Institute for the Comparative Study of History, Philosophy and the Sciences*, *2*(1), 73–80.

Fox, K. C., Nijeboer, S., Dixon, M. L., Floman, J. L., Ellamil, M., Rumak, S. P. Christoff, K. (2014). Is meditation associated with altered brain structure ? A systematic review and meta-analysis of morphometric neuroimaging in meditation practitioners. *Neuroscience & Biobehavioral Reviews*, *43*, 48–73.

Fuchs, T., & Schlimme, J. E. (2009). Embodiment and psychopathology : A phenomenological perspective. *Current Opinion in Psychiatry, 22*, 570–575.

Gallese, V. (2009). Mirror neurons, embodied simulation, and the neural basis of social identification. *Psychoanalytic Dialogues, 19*(5), 519–536.

de Haan, S., & Fuchs, T. (2010). The ghost in the machine : Disembodiment in schizophrenia – two case studies. *Psychopathology, 43*(5), 327–333.

Havas, D. A., Glenberg, A. M., Gutowski, K. A., Lucarelli, M. J., & Davidson, R. J. (2010). Cosmetic use of botulinum toxin-A affects processing of emotional language. *Psychological Science, 21*, 895–900.

Kabat-Zinn, J. (2003). Mindfulness-based interventions in context : Past, present and future. *Clinical Psychology : Science and Practice, 10*, 144–156.

Khoury, B., Lecomte, T., Gaudiano, B. A., & Paquin, K. (2013). Mindfulness interventions for psychosis : a meta-analysis. *Schizophrenia Research, 150*(1), 176–184.

Kito, K., & Suzuki, K. (2016). Research on the effect of the foot bath and foot massage on residual schizophrenia patients. *Archives of Psychiatric Nursing, 30*(3), 375–381.

Merleau-Ponty, M. (1945). *Phénoménologie de la perception*. Paris : Gallimard.

Monneron, E. (2017). *Effets d'une médiation psychocorporelle sur les performances cognitives et posturales en double tâche chez des patients atteints de schizophrénie (thèse de médecine non publiée)*. Saint-Étienne : Faculté de médecine Jacques Lisfranc.

Ngô, T. L. (2013). Review of the effects of mindfulness meditation on mental and physical health and its mechanisms of action. *Santé Mentale au Québec, 38*(2), 19–34.

Stanghellini, G. (2009). Embodiment and schizophrenia. *World Psychiatry, 8*(1), 56–59.

Varela, F., Thomson, E., & Rosch, E. (1993). *L'Inscription corporelle de l'esprit*. Paris : Le Seuil.

Vignemont, F. de, Majid, A., Jola, C., & Haggard, P. (2009). Segmenting the body into parts : Evidence from biases in tactile perception. *The Quarterly Journal of Experimental Psychology, 62*(3), 500–512.

Partie IV

Prendre en compte les situations cliniques spécifiques

La réhabilitation psychosociale dans la psychose débutante doit proposer des soins adaptés aux problématiques du jeune adulte. Ses cibles prioritaires sont :

- l'entrée dans la vie d'adulte ;
- l'autonomisation ;
- la construction de projets personnels et professionnels ;
- favoriser l'engagement dans le soin ;
- le maintien et la continuité des soins ;
- limiter le traumatisme des premiers contacts avec la psychiatrie ;
- viser le rétablissement ;
- limiter le handicap fonctionnel.

Il s'agit de pouvoir maintenir un optimisme dans une approche tournée vers le rétablissement. En pratique, la réhabilitation psychosociale dans la psychose débutante doit s'attacher à établir un plan de réadaptation personnalisé et flexible pour chaque jeune patient et favoriser le plus rapidement possible une reprise d'activité professionnelle ou de formation. Diverses mesures telles que le *case management*, la psychoéducation, la remédiation cognitive devraient pouvoir être proposées le plus tôt possible.

Point clé 2

- L'intervention précoce se traduit par la volonté d'être présent rapidement afin de proposer des soins appropriés pour prévenir l'évolution défavorable au long cours. Il s'agit principalement de répondre à des critères de flexibilité et d'adaptabilité.
- L'un des principaux enjeux d'une prise en charge précoce est de ne pas laisser s'installer le handicap fonctionnel et la désinsertion sociale ou de s'attacher à les réduire dès que possible : l'objectif n'est pas seulement la rémission symptomatique et la prévention des rechutes. Il s'agit d'éviter, ou de limiter, le développement des conséquences fonctionnelles et sociales de la maladie, c'est-à-dire le handicap psychique, et de rétablir la trajectoire développementale (Pachoud, 2013).
- La prise en soin précoce propose un ensemble de mesures à la fois de prévention et de réhabilitation psychosociale qui ont pour objectifs principaux d'améliorer le pronostic fonctionnel de la maladie, de limiter le caractère traumatisant des premières expériences psychotiques et de favoriser l'alliance thérapeutique. L'approche est multidimensionnelle et pluridisciplinaire ; elle doit être maintenue pour une durée allant de deux à cinq ans.

ENCADRÉ 39.1

Cas clinique : Émile

Émile est un jeune homme de 22 ans ayant présenté une première bouffée délirante aiguë dans un contexte de stress professionnel. Ce premier contact avec la psychiatrie a nécessité une mesure de placement sous contrainte. Il est adressé dans un service d'intervention précoce à la suite d'un deuxième épisode psychotique survenu dans un contexte de rupture thérapeutique six mois après sa première hospitalisation. L'évaluation pluridisciplinaire retrouve sur le plan clinique un jeune homme présentant d'importants symptômes de désorganisation et d'amotivation, le discours est imprégné d'éléments délirants mystiques de mécanisme interprétatif. Les capacités métacognitives du patient sont limitées : bien qu'il puisse évoquer les termes de *psychose* et de *schizophrénie*, il ne semble pas reconnaître quels symptômes font partie de ses éléments psychotiques. Il se plaint d'effets secondaires du traitement dont il n'est pas sûr qu'il soit nécessaire. Depuis sa première hospitalisation, Émile s'est peu à peu renfermé, il a cessé ses activités de loisir et a été licencié. Il exprime une souffrance morale par rapport à cette situation. Le stigma internalisé est assez fort. Les relations avec ses parents sont très tendues et Émile a coupé les liens avec ses amis. Il existe une perte d'autonomie importante. Émile perçoit sa qualité de vie comme fortement altérée. Le bilan neurocognitif montre une altération de la composante attentionnelle, des capacités mnésiques et de la sphère exécutive (mémoire de travail et planification). Le bilan de cognition sociale montre une altération importante de la théorie de l'esprit et de la reconnaissance des émotions faciales.

▸ La première problématique qui se dégage de ce bilan est celle de l'alliance thérapeutique et du manque d'insight. En effet il existe des doutes par rapport au diagnostic et à la nécessité d'un traitement. Émile a déjà interrompu une fois sa prise en charge. Nous définissons avec lui un plan de soin de réhabilitation : en débutant par un travail psychoéducatif, parallèlement à un début de suivi auprès d'un case manager. Le bilan neurocognitif nous conduit à proposer deux types de prise en charge de remédiation cognitive : ToMRemed pour la cognition sociale et RECOS pour les troubles neurocognitifs.

Les outils de la réhabilitation psychosociale dans la psychose débutante

Le case management

Le *case manager* (*voir* chapitres 36 et 37) intervient dans le cadre d'une approche biopsychosociale : il aborde de façon concomitante les problèmes biologiques, psychologiques et sociaux (Conus et al., 2012). Il a des fonctions d'évaluation, d'information, de thérapeute jouant un rôle à la fois de clinicien, d'agent de réhabilitation, de conseiller et d'allié de confiance pour le patient. Il est un véritable agent du rétablissement qui va établir un plan de soins permettant de répondre aux besoins du patient.

Point clé 3

Les objectifs pratiques du *case manager* dans la psychose débutante :

- assurer l'évaluation continue de l'état mental du patient;
- s'assurer que le patient et sa famille sont suffisamment informés au sujet de la nature de la maladie et de son traitement;
- contribuer à la minimisation de la durée de psychose active (utilisation optimale de la médication et des soins);
- diminuer le traumatisme et l'anxiété lorsqu'une admission en milieu hospitalier est nécessaire;
- faciliter le traitement des morbidités secondaires et des comorbidités;
- contribuer à limiter l'impact négatif de la maladie sur l'environnement psychosocial du patient (relation, logement, éducation, emploi, sécurité financière);
- promouvoir le rétablissement du patient et la restauration d'une trajectoire «normale» de développement.

L'étendue de ce suivi a été définie pour une durée de trois à cinq ans avec une évolution de l'intensité des prises en soins au fil du temps. «La relation thérapeutique doit évoluer d'une situation initiale où le *case manager* prend les initiatives, à une phase intermédiaire de collaboration active, puis à une phase finale où le patient est autonome dans la gestion des besoins» (Conus et al., 2012).

ENCADRÉ 39.2

Cas clinique : Émile (suite)

Un *case manager* a été attribué à Émile afin d'assurer un soutien et un suivi continu des objectifs définis. Un plan de crise est travaillé avec le *case manager* du patient ainsi que l'apprentissage de techniques de gestion du stress. Ces entretiens permettent aussi de reprendre les aspects psychoéducatifs travaillés en groupe et de renforcer les connaissances sur la maladie. Le *case manager* va aussi proposer des stratégies simples pour la gestion des symptômes amotivationnels et dépressifs (planification d'activités positives, anticipation positive, jeux de rôle) et *prescrire* et programmer des tâches graduelles quotidiennes afin qu'il puisse reprendre contact avec ses amis et retrouver des activités de loisirs. Il apparaît également qu'Émile souffre beaucoup de son licenciement et ne fait pas le deuil de sa vie professionnelle, il pense ne plus avoir d'avenir. Un travail cognitif est effectué afin qu'il puisse identifier et reconnaître son anticipation négative et son manque d'estime de lui comme principaux obstacles à une éventuelle reconversion.

La psychoéducation

La psychoéducation dans la psychose débutante a pour but d'augmenter les connaissances du jeune et de sa famille sur les symptômes psychotiques et de promouvoir le rétablissement après un premier épisode psychotique. À tous les niveaux, la psychoéducation doit être un travail collaboratif. Il s'agit :

- de créer une relation entre le jeune, sa famille et l'équipe soignante;
- de permettre au thérapeute de comprendre la famille et le jeune et leur rapport avec les symptômes et le traitement proposé;
- de promouvoir l'optimisme, d'aider la famille et le jeune dans le programme et de débuter le processus de rétablissement;
- d'augmenter l'insight du jeune, son autonomie et son estime de lui;
- d'augmenter ses capacités à faire face (*coping* fonctionnel);
- de décider d'une stratégie de bien-être.

Point clé 4

La psychoéducation doit être délivrée de façon à réduire la stigmatisation et l'ensemble des interventions se base sur une prise en soin personnalisée, une décision médicale partagée et un modèle médico-décentré.

Point clé 5

Principes de la psychoéducation dans la psychose débutante (Creek et al., 2015) :

- la psychoéducation est la responsabilité de tous;
- le support doit être adapté;
- elle doit être délivrée avec un objectif personnalisé en fonction du besoin du patient;
- elle doit être délivrée de façon adaptée à la phase où se trouve le patient;
- le modèle utilisé pour expliquer doit être confronté au modèle développé par le jeune et sa famille;
- il faut considérer les préjugés du patient et de sa famille;
- utiliser un langage accessible et compréhensible et toujours vérifier que les informations ont été comprises. Le jeune doit pouvoir oser demander;
- la psychoéducation est un processus continu qui ne doit pas s'arrêter au groupe ou à un programme;
- les familles doivent être incluses dès que possible.

La psychoéducation doit débuter le plus tôt possible. Le praticien et l'équipe qui prennent en soins le patient doivent pouvoir normaliser l'expérience des symptômes psychotiques. Par ailleurs, la capacité à moduler l'information délivrée en fonction de la phase où se trouve le patient et de ses besoins à ce moment précis est fondamentale (Creek et al., 2015). Choisir ce que l'on dit et la façon de le dire en fonction de ces phases va avoir un impact important sur le jeune et sa famille et leur capacité à faire face et mettre en place des *coping* opérants ou dysfonctionnels (fuite, déni). Il est possible également que, pour certains jeunes, un travail en groupe soit très angoissant. Dans ce cas, une psychoéducation individuelle devra être choisie. Être confronté trop brutalement à l'expérience d'autres patients peut être traumatique et faciliter le désengagement, particulièrement en phase aiguë.

Point clé 6

La réalisation d'une évaluation complète et pluridisciplinaire de chaque patient est primordiale afin de déterminer comment la psychoéducation devra être délivrée et éviter des situations traumatiques ou négatives. Le diagnostic éducatif doit être fait rigoureusement et doit permettre de déterminer des objectifs personnalisés.

Quels messages délivrer en fonction des phases du trouble ? (*voir* tableau 39.1)

Durant la phase aiguë : cette phase est souvent marquée par une détresse importante du patient et de sa famille, d'autant plus s'il s'agit d'un premier épisode. Il va falloir donner des informations claires sur ce qui est en train de se passer et ce qui peut être fait. Pendant cette période, on s'attachera à connaître quelles explications le patient et sa famille donnent à ce qui se passe, quelles en sont les interprétations et quelle stigmatisation peut déjà être présente. Il faut pouvoir délivrer un message simple et concis en se focalisant sur le fait que ce qui arrive est traitable.

Durant la phase de rémission, il s'agira de donner des informations plus précises et d'éclaircir la compréhension que le patient a de son épisode. Il faut donc préciser les modèles explicatifs que le patient et sa famille ont sur les troubles mentaux, leurs préjugés sur la psychose et sur les traitements, leurs attentes. On précise également quelles expériences le patient a de la psychose ou de la maladie mentale dans son entourage. La psychoéducation délivrée prendra alors en considération ce modèle de compréhension afin d'anticiper les bouleversements que la maladie pourra induire.

Durant la phase de rétablissement : il faut travailler sur les facteurs de protection et de stress, donner un modèle explicatif, savoir identifier les symptômes qui doivent alerter. L'important est de maintenir un message d'optimisme. Les interventions sont alors plus pratiques et on doit prendre en compte l'estime de soi, ainsi que l'impact de l'épisode psychotique sur celle-ci.

Tableau 39.1 Adaptation de la communication aux phases de la maladie.

Messages importants à délivrer pendant la phase aiguë	Messages importants pendant le début de rémission	Messages importants durant la phase de rétablissement
• De l'aide est disponible. • La détresse du jeune patient et de sa famille ira en diminuant, les choses devraient s'améliorer. • Le rétablissement est visé. • Personne n'est à blâmer quant à la survenue de l'épisode. • Le jeune doit pouvoir diminuer ses sources de stress et éviter la surstimulation (modèle vulnérabilité stress). • L'agitation, les bizarreries ou les croyances inhabituelles font partie des symptômes. • Il n'est pas utile de se disputer à propos de ces symptômes et de convaincre le jeune qu'il a tort. • La famille doit éviter les confrontations et la critique du patient.	• Le rythme du rétablissement est individuel. • Le rétablissement signifie différentes choses en fonction des personnes. • Le rétablissement est une affaire personnelle et individuelle. • Le rétablissement, c'est surtout faire des choses qui sont plaisantes pour le jeune aussi bien que gérer ses symptômes. • Le jeune est bien plus que son expérience psychotique.	• Qu'est-ce que signifie pour le patient une rémission ? • Quels sont les facteurs qui permettent d'aller mieux ? • Qu'est-ce que le traitement ? • Donner un sens à l'expérience psychotique. • Quelles sont les difficultés rencontrées pour rester en bonne santé et maintenir le rétablissement (estime de soi, anxiété sociale, dépression post-psychotique…) ? • Quelles sont les ressources du jeune pour rester en bonne santé et continuer son processus de rétablissement ? • Quels sont les objectifs ? • Méthode de gestion du stress.

Point clé 7

Durant toutes ces phases, il faudra s'assurer que les informations sont bien comprises et les répéter si besoin. Le jeune doit être à l'aise et pouvoir poser les questions qu'il veut. Il ne doit pas rester d'incertitudes.

D'une manière générale, que la psychoéducation soit groupale ou individuelle, les outils utilisés doivent être accessibles et ludiques. Le programme TIPP développé à Lausanne est un très bon outil qui correspond aux besoins des jeunes adultes (Favrod et al., 2011). D'autres outils peuvent être utilisés : carnet personnalisé, support vidéo/audio, applications, plateformes numériques.

La place de la psychoéducation familiale : la famille et l'entourage proche sont souvent en première ligne lorsque surviennent les premiers changements de comportements et les premiers symptômes. Reconnaître leurs compétences et les impliquer rapidement dans la prise en soin de leur proche est un puissant levier pour favoriser l'alliance thérapeutique et maintenir l'engagement dans le soin. La survenue d'un premier épisode psychotique et le cas échéant d'un trouble schizophrénique débutant a souvent un impact considérable sur la dynamique familiale. Les programmes de psychoéducation, mono-familiaux ou multifamiliaux, travaillent à la fois sur une dimension pédagogique, psychologique et comportementale. Ils permettent de délivrer des informations sur les symptômes et la maladie, de prendre en compte l'impact que la révélation du diagnostic peut avoir sur la structure familiale, de faire un travail de deuil face aux pertes éventuelles liées à la maladie et de travailler des stratégies d'adaptation et de modification du comportement.

ENCADRÉ 39.3

Cas clinique : Émile (suite)

Émile débute un programme de psychoéducation centré sur les symptômes. Les difficultés relationnelles d'Émile s'expriment très rapidement au sein du groupe, il laisse peu la parole aux autres et a tendance à imposer son point de vue au cours des premières séances. Ses interventions sont souvent désorganisées. Au fil du temps cependant l'échange d'expériences ainsi que le partage avec d'autres jeunes de son ►

âge semblent l'apaiser : « En tout cas, les gars, ça me soulage de savoir que je suis pas seul... » Au cours de la cinquième séance, il semble brutalement réaliser que certains éléments de son quotidien font partie d'un délire. « Je suis en train de capter que ce que je fais parfois, c'est à cause de choses qui se mettent dans mon cerveau... C'est comme si on me commandait... mais c'est psychotique en fait ! » Lorsqu'il revient à la séance suivante, il a demandé un rendez-vous en urgence avec son psychiatre pour augmenter son traitement neuroleptique ! Au terme des séances de psychoéducation, il semble plus en capacité à gérer ses symptômes et son stress, et il est conscient qu'il souffre d'une maladie.

La remédiation cognitive

Les déficits cognitifs présents dans la schizophrénie se développent de façon précoce avant l'émergence de symptômes psychotiques plus francs. Nous avons déjà souligné à quel point les troubles cognitifs sont en grande partie responsables du handicap fonctionnel des patients et notamment de la désinsertion socio-professionnelle. Les identifier et les prendre en charge le plus précocement possible constituent donc un enjeu majeur. La remédiation cognitive semble ainsi avoir toute sa place dans la prise en charge des psychoses débutantes : ralentir la progression des troubles cognitifs et leurs conséquences sur le quotidien des patients (étude, vie professionnelle et vie sociale). Plusieurs études ont démontré l'efficacité de la remédiation cognitive proposée de façon précoce (Bowie et al., 2014 ; Eack et al., 2010). Par ailleurs, la remédiation cognitive, parce qu'elle va développer les compétences métacognitives des sujets, permet de favoriser l'alliance thérapeutique et le rétablissement, aspect primordial du soin quand on sait qu'après un premier épisode psychotique, le taux de rupture thérapeutique à un an est en moyenne de 50 % (Bonsack et al., 2006).

D'une manière générale, le choix d'un programme de remédiation cognitive va dépendre de plusieurs facteurs : le bilan neurocognitif et la plainte du patient ainsi que les objectifs fixés avec ce dernier. Certains programmes, par leur aspect plus interactif et ludique, vont permettre une plus grande adhésion du patient présentant un trouble psychotique débutant. Ceux qui utilisent une interface numérique sont à privilégier, car bien valorisés socialement et accessibles aux jeunes patients.

Point clé 8

Pour une population jeune, le choix du support reste important. Privilégier les outils interactifs avec des supports ludiques semble plus indiqué et plus adapté.

Point clé 9

En renforçant le sentiment d'auto-efficacité, la remédiation cognitive va permettre de travailler et d'améliorer l'estime de soi, souvent altérée chez ces jeunes patients. Elle va permettre de délivrer un message psychoéducatif et de développer une meilleure conscience de leurs troubles (symptômes, fonctionnement cognitif, répercussions sur leur quotidien), et donc apporter un bénéfice non négligeable.

Point clé 10

La mise en place précoce de la remédiation cognitive dans la prise en charge de ces jeunes patients permet le développement de stratégies propres et individuelles, renforce les autres mesures de réhabilitation et redonne de l'espoir au patient en ayant comme objectif final le rétablissement et le réinvestissement de leur quotidien.

ENCADRÉ 39.4

Cas clinique : Émile (suite)

Émile intègre un groupe de remédiation cognitive ToMremed (travail sur la théorie de l'esprit), les difficultés relationnelles étant une de ses principales sources de souffrance. Alors que sa relation à l'autre était assez difficile, il s'améliore progressivement. Il s'entraîne à émettre d'autres hypothèses dans les expériences du quotidien, ce qui lui permet notamment de détendre les relations familiales. L'attitude d'Émile dans le groupe change également, il se montre plus à l'écoute de l'autre. Le *case manager* d'Émile s'assure que ce qu'il travaille en séance soit transféré dans la vie quotidienne.

En lien avec les résultats du bilan neurocognitif, Émile entame ensuite le programme RECOS qui permet une amélioration significative des capacités cognitives et de la motivation. Les capacités organisationnelles sont retrouvées et Émile commence à établir un plan de formation pour l'année suivante. Ses journées sont organisées, il réinvestit ses activités de loisirs (salle de sport).

Thérapie cognitive et comportementale/groupe d'affirmation de soi/méthode de gestion du stress

L'efficacité des TCC dans la prise en soin des patients présentant un trouble psychotique n'est plus à démontrer. Il s'agit à la fois de psychothérapie mais également de techniques issues des TCC individuelles ou groupales. Les TCC vont permettre de travailler les objectifs de la prise en charge, l'aspect cognitif et le vécu de certains symptômes. Il s'agit par exemple de techniques de résolution de problème, de gestion de certains symptômes psychotiques mais également de la gestion des facteurs de stress et la mise en place de *coping* efficace (apprendre à connaître, reconnaître et anticiper les stresseurs, événements de vie, tracas quotidiens).

Certaines techniques de TCC groupales peuvent tout à fait s'adapter dans le cadre de la prise en charge des psychoses débutantes. Les groupes d'affirmation de soi sont un très bon exemple. Lorsque survient un premier épisode psychotique, il n'est pas rare que les patients perdent confiance en eux. Par ailleurs, les troubles de la cognition sociale qui émergent avec le trouble psychotique vont parfois avoir un impact sur la capacité des patients à s'affirmer de façon adaptée dans les situations du quotidien. La mise en place de groupe d'affirmation de soi et/ou de groupe d'entraînement aux habiletés sociales va alors permettre d'offrir aux patients un espace afin de travailler des comportements socialement adaptés et de favoriser leur réinsertion et la reprise de leurs projets. Ces groupes vont également aider au développement de compétences qui diminuent la vulnérabilité au stress et ainsi permettre une meilleure qualité de vie.

Certaines techniques de gestion du stress issues également des nouvelles vagues de TCC peuvent être mises en place. C'est le cas des techniques de cohérence cardiaque ou de *mindfullness*. Il s'agira d'adapter ces techniques au trouble psychotique (durée, expérience du thérapeute) (Favrod & Bardy, 2016).

ENCADRÉ 39.5

Cas clinique : Émile (suite)

Au terme d'un programme de réhabilitation d'un an, Émile est désormais capable de distinguer ses symptômes et a mis en place diverses stratégies de gestion du stress. Il se montre très adhérent au soin et le travail effectué a permis de réduire le stigma interne. Il évoque son trouble sans s'identifier à lui et commence à mettre en place des projets d'avenir. Il a appris à gérer son traitement antipsychotique. Sur le plan des relations interpersonnelles et familiales, le changement est assez spectaculaire, le travail sur la ToM lui permet de ne plus se sentir attaqué ou en insécurité. Il s'entraîne régulièrement à émettre d'autres hypothèses quand une situation le met en difficulté. Sur la psychoéducation, il dira : « C'est la première fois que j'ai pris vraiment conscience que j'étais malade. [...] Avant, je gardais l'espoir que ma seule volonté pouvait faire en sorte que les crises ne reviennent pas sans me rendre compte que j'étais constamment en crise. »

Les parents d'Émile ont eux aussi participé à un programme de psychoéducation familiale. Un travail sur les émotions exprimées au sein de la famille a contribué à l'amélioration des relations intrafamiliales. Émile poursuit ses soins de réhabilitation avec son *case manager* afin de réaliser ses objectifs.

La place des outils numériques dans la réhabilitation psychosociale du jeune adulte

Les technologies numériques (internet et mobile) sont considérées comme un moyen prometteur pour améliorer l'accès et la qualité des services en santé mentale. Ces outils offrent un format plus attrayant qui correspond à la culture des jeunes qui grandissent au XXIe siècle. Face à ce constat, la question de développer des plateformes numériques comme outils de soins et de suivi afin d'améliorer l'information et la prise en charge des patients présentant un premier épisode psychotique prend ici tout son sens. Elles devraient permettre de renforcer les techniques de psychoéducation, la surveillance des symptômes ou la réalisation d'interventions psychosociales. D'après une étude canadienne réalisée en 2015, 80 % des jeunes admis pour un premier épisode psychotique possèdent un smartphone et seraient plus enclins à recevoir des informations sur la santé mentale *via* YouTube et Facebook en première intention (Lal et al., 2015). Il faut souligner que la prise en soin des patients présentant un trouble psychotique débutant nécessite une certaine réactivité et proactivité. L'utilisation des outils numériques de base tels que les e-mails, les applications de messageries ou encore la possibilité de réaliser une consultation à distance permettent cette flexibilité et une rapidité de réponse. Ces solutions devraient être mises en place systématiquement. Elles favorisent l'alliance thérapeutique et l'observance des soins.

Point clé 11

La technologie numérique semble aujourd'hui être un outil intéressant sur lequel s'appuyer pour augmenter, compléter ou étendre la portée des soins aux jeunes.

Conclusion

La réhabilitation psychosociale dans la psychose débutante devrait pouvoir être mise en place le plus rapidement possible après un premier épisode psychotique afin de limiter le handicap fonctionnel des patients et de permettre un rétablissement plus rapide et complet. Cette réhabilitation nécessite une certaine adaptation pour répondre à la particularité de cette jeune population.

Les grands principes de la réhabilitation dans la psychose débutante :

- distinguer l'objectif médical de rémission symptomatique et l'objectif personnel et social de rétablissement ;
- la rémission symptomatique ne suffit pas au réengagement dans la vie sociale et active ;
- prendre en compte le traumatisme généré par la survenue des premiers symptômes et des premiers contacts avec la maladie ;
- hiérarchiser les objectifs du patient afin de permettre une progression continue dans le temps ;
- établir un plan de réadaptation en accord avec les objectifs du patient ;
- favoriser des techniques interactives et ludiques susceptibles de favoriser l'alliance thérapeutique ;
- prendre en compte l'impact sur l'estime de soi des patients ;
- favoriser aussi rapidement que possible la reprise d'activité professionnelle ou de formation ;
- inclure dès le début de la prise en soin les familles du patient.

Références

Bonsack, C., Pfister, T., & Conus, P. (2006). Linkage to care after first hospitalisation for psychosis. *L'Encephale, 32*(5pt1), 679–685.

Bowie, C. R., Grossman, M., Gupta, M., Oyewumi, L. K., & Harvey, P. D. (2014). Cognitive Remediation in schizophrenia : Efficacy and effectiveness in patients with early versus long term course of illness. *Early Intervention in Psychiatry, 8*(1), 32–38.

Conus, P., Maire, A., & Polari, A. (2012). *Le Case management dans la psychose débutante : un manuel.* EPPIC.

Conus, P., et al. (2010). Intervention dans la phase précoce des troubles psychotiques : objectifs et organisation du programme TIPP à Lausanne. *L'Information psychiatrique, 86*, 145–151.

Creek, R., Fraser, S., O'Donoghue, B., Hughes, F., & Crlenjak, C. (2015). A shared understanding : Psychoeducation in early psychosis. In *EPPIC, Orygen, the National Centre of Excellence in Youth Mental Health.*

Eack, S. M., Greenwald, D. P., Hogarty, S. S., Cooley, S. J., DiBarry, A. L., & Keshavan, M. S. (2010). Cognitive enhancement therapy for early course schizophrenia : Effects of a two year randomized controlled trial. *Psychiatric Services, 60*(11), 468–476. 1p.

Favrod, J., & Bardy, S. (2016). Psychose et pratique de la pleine conscience. *Santé mentale, 2016*(208), 54–57.

Favrod, J., Crespi, S., Faust, J. M., Polari, A., Bonsack, C., & Conus, P. (2011). A psychoeducation tool for patients with first épisode psychosis. *Acta Neuropsychiatr, 23*(2), 75–77.

Lal, S., Dell'Elce, J., Tucci, N., Fuhrer, R., Tamblyn, R., & Malla, A. (2015). Preferences of young adults with first episode psychosis for receiving special mental health services using technology : A survey study. *JMIR Mental Health, 2*(2), e18.

Pachoud, B. (2013). Enjeux de la réinsertion sociale après un premier épisode psychotique. *L'Encéphale, supplément, 2*, S105–109.

Réhabilitation psychosociale pour les personnes institutionnalisées dans les dispositifs de santé mentale

CHAPITRE 40

Pascal Bloch

PLAN DU CHAPITRE

Contexte et justification

Les progrès de la conceptualisation de la réhabilitation psychosociale (RPS) des personnes souffrant d'une situation de handicap psychique associée à une pathologie psychiatrique sévère ont fourni des modèles théoriques applicables à l'évaluation de ses composantes comme à la conduite des différentes stratégies d'intervention.

Cette démarche de réhabilitation s'appuie sur une variété de compétences se traduisant par l'évolution vers des équipes pluridisciplinaires. Leur nécessaire spécialisation a conduit au développement d'un maillage territorial coordonné, selon un principe menant de la recherche à la conception (centre ressource national de RPS à Lyon), à la formation et à la coordination (centres référents, à l'échelle régionale), jusqu'à la diffusion des prestations d'intervention par les centres de proximité, à l'échelle départementale.

Les stratégies de la réhabilitation font aujourd'hui largement appel aux outils de l'intervention précoce dont l'intérêt est bien souligné, au nombre desquels la psychoéducation précoce, l'engagement du patient dans la participation à la définition du projet thérapeutique (tenant compte de ses projets de vie révisés : responsabilisation et motivation), la recherche d'un domicile (raccourcissement de l'hospitalisation, stimulation) avec les aides adaptées (compensation des difficultés dans le milieu), la déclinaison des soins s'adaptant au profil d'évolution (traitement minimal efficace, mais ré-intervention rapide si besoin); et la psychoéducation à destination des familles, favorisant leur implication et la réduction de la souffrance des aidants (Franck, 2016).

Ainsi le parcours de soins favorise-t-il autant que possible l'autodétermination de la personne, tout en respectant les besoins d'adaptation de son environnement – ceci relevant d'une gradation dans les différents dispositifs de santé mentale, mais aussi des efforts de coordination entre les partenaires des secteurs du monde sanitaire et du médico-social.

Cependant, l'état des lieux des établissements de santé mentale mène au constat que certains patients vivent un séjour très prolongé en milieu hospitalier, ou des admissions se répétant, du fait des échecs de sortie en famille ou sur un logement avec aides ou d'incidents après une orientation en institution médico-sociale.

La réflexion s'applique ainsi aux parcours de patients hospitalisés au long cours en hôpital psychiatrique mais également à la situation de résidents d'établissements médico-sociaux, posant des difficultés d'adaptation pouvant se cristalliser sous la forme de troubles du comportement.

Ces incidents mènent à une réhospitalisation, voire en cas de répétition à l'exclusion de l'établissement, alors que l'évaluation psychiatrique en service ne retrouve pas de déstabilisation marquée sur le plan de la symptomatologie psychiatrique.

Nous approfondissons dans ce chapitre la spécificité de l'accompagnement de tels parcours souvent qualifiés de *chroniques* : accompagnement par les soignants et intervenants du quotidien, à la différence de ce qui a été décrit lorsque la démarche est accompagnée par des équipes spécialisées en réhabilitation.

Nous ne considérerons donc pas ici les crises liées aux abandons de traitement et les cas particuliers où la consommation de toxiques est une cause explicite de rechute justifiant la mise en œuvre associée d'interventions bien spécifiques (la question des addictions est abordée dans le chapitre 43).

Modèles descriptifs des difficultés et des interventions

Culture professionnelle et modèles théoriques disponibles

En face d'une personne en rémission incomplète des symptômes et présentant un important déficit d'autonomie, les préoccupations des soignants restent volontiers centrées sur la prise en compte des signes psychiatriques de premier rang. Nombreuses sont pourtant les situations où la symptomatologie est atténuée, présente mais stable, et où les difficultés d'évolution du parcours institutionnel se situent dans le domaine des troubles du comportement. Ces manifestations sont déclenchées par les accès d'émotions perturbatrices, comme la peur, la détresse ou la colère, alors que la régulation émotionnelle est défaillante – d'où l'instabilité du comportement, soudaine inadaptation à l'environnement.

En revanche, la culture du rétablissement et de la voie qui s'y adresse en complément des soins psychiatriques, c'est-à-dire de la réhabilitation psychosociale, connaît une diffusion encore notablement améliorable dans notre pays. Elle peut pourtant offrir les pistes, pour le secteur sanitaire, d'une meilleure préparation du patient à être assez autonome pour l'environnement auquel son projet le conduit. Du côté de l'institution médicosociale, un paramétrage plus fin de l'adaptation de l'environnement offert à la personne (en termes de redéfinition des stimulations et sollicitations, tenant compte des capacités de la personne à s'adapter) peut se révéler déterminant.

En termes de psychothérapie des émotions, les modèles théoriques définissent des réseaux associatifs émotionnels dont l'enrichissement par des expériences accompagnées et positives permet l'amélioration des capacités de régulation émotionnelle (Philippot, 2011), là où les échecs de l'insertion font obstacle à ce devenir. Le modèle de la persistance de la détresse émotionnelle (Barlow et Allen, 2007) aide les professionnels à comprendre la possibilité de rompre un cercle vicieux (émotion pénible, échec d'une tentative de suppression, entretien d'une attente d'insuccès) et son emploi est intéressant également en formation, mais aussi en éducation thérapeutique des familles et des patients.

En référence aux stratégies suggérées par ces modèles et bien décrites dans les programmes de remédiation cognitive, nous avons introduit pour nos équipes l'expression *thérapie par accompagnement sans échec*, c'est-à-dire d'un accompagnement respectant le principe de l'apprentissage sans échec (où les erreurs sont aussitôt identifiées par l'accompagnant, qui peut alors soit guider vers une stratégie pour surmonter, soit fournir un palliatif) et se différencie des modalités de l'apprentissage par essai-erreur (Franck, 2017; Vianin, 2013).

Utilité d'une initiation aux modèles neuropsychologiques

La formation des équipes soignantes à l'évaluation fonctionnelle du retentissement des troubles cognitifs est nécessaire pour en permettre l'identification et mieux aider à orienter l'intervention auprès de la personne. En effet, considérant le niveau global de fonctionnement de la personne, la présence de certaines défaillances (limitées à des fonctions qu'il est possible de préciser) permet, dans une stratégie de remédiation cognitive hors programme spécialisé, de favoriser des améliorations significatives.

La description de ces troubles est aisée à simplifier pour les équipes non spécialisées :
- difficultés attentionnelles (attention sélective) ;
- altération de la mémoire épisodique, surtout verbale ;
- altération du repérage et de la mémorisation en modalité visuo-spatiale ;
- faibles capacités de catégorisation – favorisant les difficultés à synthétiser ; avec les conséquences constatées sur la capacité à résumer (un texte, une scène vécue…), à comprendre un contexte social, à s'adapter à ce contexte et à ses changements ;
- difficultés de planification, d'organisation de l'action ;
- altération souvent sévère de l'initiative ;
- perturbation de l'inhibition ;
- ralentissement du traitement de l'information ;
- altérations du domaine de la cognition sociale : compréhension des émotions pour soi et autrui, compréhension des intentions d'autrui (en tant que différentes des siennes), et biais d'attribution causale.

Ces notions peuvent également être présentées, en psychoéducation à l'intention du patient, à un moment où l'on associe la présentation d'informations à caractère général concernant la maladie au travail métacognitif centré sur le vécu présent de la personne.

Méthodologie générale : structuration des stratégies

Différentes démarches s'adressent aux déficits fonctionnels

Les *déficits de compétence* sont des concepts utiles comme moyen de caractérisation de facteurs communs à différentes situations, facteurs conduisant à l'échec des démarches conduites par le sujet, et favorisant en outre un faible sentiment d'efficacité personnelle, ainsi que la baisse de la confiance en soi et de l'estime de soi. Il existe différents modes de description des méthodes d'amélioration.

Nous avons retenu une terminologie qui semblait adaptée à différentes professions :
- adaptation de l'environnement ;
- compensation de la fonction inopérante par un outil, s'appuyant sur une autre fonction ;
- renforcement de la compétence affectée par réentraînement ;
- établissement d'une compétence de plus haut niveau, par apprentissage (processus requérant de s'appuyer sur des compétences de base déjà présentes).

Illustrons ces termes à l'aide d'une analogie simple, à propos d'un sujet qui éprouverait des difficultés pour monter un escalier, alors que sa chambre est au premier étage :
- la rééducation peut lui permettre de recouvrer force et équilibre suffisants ;
- il peut apprendre à se servir d'une canne (outil de compensation) et franchir la difficulté ;
- un aménagement est possible par l'ajout d'une rambarde, tenant compte de ressources externes, mais aussi propres au sujet qui doit pouvoir utiliser le bras correspondant ;
- une optimisation de ses actions et déplacements peut être développée peu à peu, avec pour résultat de réduire au minimum les utilisations de l'escalier, ce qui module quantitativement une composante du problème ;
- si l'escalier est un obstacle trop important, l'adaptation de l'environnement peut consister en l'adjonction d'un ascenseur ; monter l'escalier est une difficulté dont on exonère alors totalement le sujet.

Pour revenir aux démarches de soins employées pour la réduction du handicap psychique, elles combinent le plus souvent ces différents principes, c'est pourquoi une classification distinguant strictement adaptation, restauration et compensation ne nous a pas paru utile.

Spécificités de l'évaluation des compétences et des déficits

Une des premières difficultés se pose dans l'évaluation des compétences de la personne, par les soignants du sanitaire aussi bien que par les accompagnants du médico-social.

En effet, les soins (surtout en hospitalisation) offrent à la personne des adaptations et compensations très importantes (souvent indispensables, nous l'avons vu, en période de crise), rendant difficile l'identification des compétences propres du patient.

De là, il n'est pas rare au sein d'une équipe de constater des appréciations fort variables de l'autonomie du sujet : celui-ci est jugé compétent par certains mais incapable par d'autres d'assurer seul telle ou telle activité.

Il convient de souligner avec insistance que l'autonomie varie avec les compétences de la personne, mais aussi avec les contraintes et aides qu'offre son environnement. Aussi tenons-nous à identifier précisément toutes les compensations et adaptations apportées au patient/résident dans son environnement spécifique, au moment de l'appréciation de ses compétences propres.

Notre questionnement systématique suit la procédure résumée par l'acronyme CHTSSSA, adapté des méthodes d'évaluation de l'autonomie du sujet âgé (*voir* encadré 40.1).

ENCADRÉ 40.1

Questions pour repérer les compensations masquées

Le sujet réalise-t-il l'action :
- correctement ?
- habituellement ?
- totalement ?
- seul ?
- spontanément ?
- en sécurité ?
- en des circonstances adaptées ?

Exemples

C. Le patient sait dresser le couvert, mais parfois il oublie un verre ou bien il place deux couteaux et pas de fourchette. Une intervention modeste du soignant suffit, aussi elle n'apparaît pas dans l'évaluation.

H. Le patient s'habille très bien tout seul mais lorsqu'il est angoissé ponctuellement, il refuse de le faire. Dans le service, ceci passe presque inaperçu ; en logement indépendant, cela ferait obstacle au déroulement de toute la journée, sauf à exercer une vigilance de proximité matinale et quotidienne.

T. Le patient fait sa lessive mais en fin de lavage, s'il n'est pas accompagné et stimulé, il laisse le linge dans le tambour et ne le transfère pas dans le sèche-linge.

S. Lors d'un accompagnement évaluatif (achat des courses), le patient gère de bout en bout la situation. Mais s'il est seul, des incidents surviennent : il achète des produits non prévus et il manquera des articles de la liste, par exemple.

S. Le patient nettoie sa chambre de manière complète mais il a besoin d'être stimulé : il faut lui rappeler au moins une ou plusieurs fois que c'est le jour prévu.

S. Dans l'atelier, le patient s'organise assez bien et respecte les consignes. Mais pour des tâches moins routinières, il n'est pas en mesure de s'adapter en sécurité (par exemple : couper le courant avant d'intervenir sur le moteur bloqué).

A. Le patient s'habille très bien tout seul mais il se change plusieurs fois par jour, à des moments inappropriés.

Ainsi l'identification par l'équipe soignante des compensations apportées par l'environnement, mais aussi des exigences de compétences pour s'y adapter, est-elle nécessaire pour définir un projet de sortie cohérent, paramétrer la progressivité dans l'autonomisation de la personne, ou même identifier des facteurs de déclenchement de symptômes psychiques.

Préalables de l'étayage en situation

Même lorsque les capacités d'autonomie de la personne ne sont pas bien précisées, le principe général sera de ne pas retarder les mises en situation.

Préalablement, des informations concernant le mode de vie du sujet, ses expériences passées personnelles, voire professionnelles, sont utiles à recueillir ; dans l'idéal, les données fournies par l'intéressé sont complétées par celles que peut indiquer l'entourage, et le cas échéant par celles accumulées par les équipes soignantes au fil des prises en charge. Le niveau de fonctionnement du sujet avant la déclaration de la maladie est en effet très utile à connaître, comme celui correspondant à son parcours, à ses milieux.

L'étape préalable primordiale est en effet de définir un projet, avec la participation du patient, tenant compte de ses attentes. Le recueil d'informations préalable, les souhaits exprimés ont donné une base à partir de laquelle il convient de faire préciser les ressources et capacités du sujet ; elles sont complétées par l'identification des limites ou blocages (que le patient ne prend pas aisément en compte sans aide, car il n'en a souvent pas conscience).

Dans le cas où le projet soutenu par le patient n'apparaît pas réalisable aux soignants, ses ambitions seront examinées dans les entretiens guidés par le thérapeute, en soulignant d'abord les compétences externes utiles à la définition du projet.

Exemple : Simon ne pense qu'au bac

Simon (28 ans) décrit son projet : « Je veux retourner au lycée, reprendre la terminale, passer le bac. »

Le thérapeute lui rappelle combien le regard des autres a été un problème (il souffre encore de persécution) et souligne qu'il faut vérifier :

- si des situations de vie en groupe sont supportées;
- si l'établissement accepte de le réinscrire;
- s'il parvient à réaliser les efforts intellectuels nécessaires, pour lesquels il avait été en difficulté, au rythme exigé par la scolarité.

Le travail pourra se décomposer ainsi :

- planifier des activités en groupe avec interactions;
- prendre rendez-vous avec un responsable d'orientation de l'établissement scolaire;
- programmer des exercices mettant en jeu les capacités de lecture, de concentration, de mémorisation et de synthèse; si possible grâce à un atelier ou à un intervenant compétent (pratiquant la remise à niveau ou l'évaluation scolaire).

Le patient accepte car le lien avec son projet est évident; lorsqu'il manifeste que ces étapes le retardent du fait que nous mettons en doute ses capacités, il lui est répondu que nous n'avons aucun moyen de passer par-dessus l'autorité du chef d'établissement, et que ces étapes sont simplement dues au fait que tout repart d'aujourd'hui, ici et maintenant. Devant ses doutes qui persistent, le choix de recourir à un professionnel du monde enseignant soulève moins de sentiments de persécution qu'un avis prononcé par l'équipe soignante.

Finalement Simon sera aidé à trouver un professeur de lycée avec lequel il prendra quelques cours particuliers. Il sollicitera un rendez-vous avec le proviseur adjoint qui connaît son dossier scolaire et sera accompagné pour la rencontre au lycée. Ces démarches actives conduiront à l'orientation vers un autre projet que celui de repasser le bac. En effet, la réponse du lycée est négative pour une réinscription, mais le jeune homme prend conscience à l'occasion de ces étapes qu'il éprouve, outre un certain ralentissement, des perturbations sérieuses de la mémoire verbale; et encore des gênes significatives lorsqu'il est confronté au regard des autres.

Après évaluation plus précise de ses difficultés de concentration et de mémorisation, Simon accepte la proposition d'orientation vers le centre de proximité de remédiation cognitive. En parallèle il débute une activité « théâtre ».

Par ailleurs l'assistante sociale du service lui présente, parmi plusieurs pistes évoquées, ce qu'est un CART (centre d'adaptation et de redynamisation au travail). Il est convenu de préciser cette piste de projet par des consultations sur internet et ensuite l'organisation de la visite d'un établissement, ce qui donnera l'occasion d'une mise en situation sous la forme : déplacement dans le département voisin, préparation de la visite avec ses soignants référents.

Dans ce travail qui adoptait le style relationnel de l'entretien motivationnel (Miller et Rollnick, 2012), le jeune Simon n'identifiait pas ses difficultés, mais celles-ci étaient aisément repérables pour ses référents. Il n'en est pas toujours ainsi, nous l'avons évoqué sous la forme de l'évaluation des compensations masquées. Les mises en situation sont alors employées avec l'intérêt d'être source d'information; leur lien avec le projet personnel doit souvent être justifié devant le patient, par exemple avec l'emploi d'un modèle simplifié de l'éventail des domaines de la vie sociale dans lesquels il peut développer et exercer ses compétences (*voir* encadré 40.2).

ENCADRÉ 40.2

Domaines d'autonomie pour la vie quotidienne et sociale, travaillés avec le patient

Hygiène et soin de soi; habillage et présentation.
Entretien du logement/de la chambre; du linge; des sanitaires.
Occupation de son temps de loisirs.
Alimentation – préparation ou/et achat; dans le service ou en dehors.
Gestion des **finances** pour les achats usuels.
Démarches administratives.
Organisation de son **emploi du temps de la semaine**, activités, tâches, rendez-vous.
Déplacements à l'extérieur, orientation et utilisation des transports; *rétroplanning*.
Organisation d'un projet : conception, préparatifs.
Santé physique : y compris alimentation, consommations tabac alcool toxiques; activité physique.
Santé psychique : soins et suivi; traitement; connaissance de sa fragilité ou de la maladie.
Vie relationnelle et facilités d'interaction.

Cependant, en termes de compréhension des difficultés de fonctionnement, une équipe mieux informée trouvera un outil validé (et plus pertinent) avec l'échelle de handicap psychique (EHP) explorant le fonctionnement selon quatre axes logiques : capacités cognitives, motivation, communication et compréhension des autres, autoévaluation et prise en compte de ses limites (Passerieux et al., 2012).

Autre exemple : Théo veut louer un appartement

Théo réclame sa sortie vers un logement indépendant. Il devrait bénéficier bientôt d'une attribution d'allocation pour adulte handicapé, et une mesure de protection a été mise en place depuis trois mois (curatelle simple). Avant l'hospitalisation, il vivait chez l'un de ses parents, mais l'arrivée d'un nouveau conjoint a rendu cela impossible et Théo a passé plusieurs mois chez des amis dans des conditions de plus en plus instables. Il avait cessé tout suivi et consommait à nouveau beaucoup de cannabis.

L'équipe est partagée quant aux capacités de Théo à assumer le quotidien en autonomie sur un logement.

Son infirmière référente (IR) reprend avec lui l'hypothèse de ce projet :

Théo : Je veux sortir de ce service et louer un appartement, je peux très bien me débrouiller.

IR : Bien, nous pouvons mettre à profit le temps nécessaire à vos démarches, pour vérifier ensemble les points sur lesquels vos capacités vous rendent assez indépendant, et ceux sur lesquels vous pouvez avoir besoin d'un peu d'aide, par exemple pour l'entretien du logement.

Théo : Je n'ai pas besoin d'aide ! Ici, c'est pas chez moi, c'est pour ça que je ne le fais pas toujours, mais quand j'aurai mon appartement, je le ferai parce que ce sera chez moi.

IR : Bien, je comprends que vous êtes plus motivé à le faire à l'extérieur. Pour confirmer vos capacités à faire le ménage si vous étiez déjà dans votre propre logement, je vous propose de participer à des sorties sur notre appartement thérapeutique. Vous souhaitiez aussi manger en dehors du service – ce serait une bonne occasion.

Théo : Ah oui d'accord !

IR : Je propose que nous préparions cela demain ensemble. Nous écrirons le projet : aller dans ce logement avec de quoi prendre le repas puis, avant de rentrer, remettre en ordre. Nous verrons d'abord quels achats faire pour le repas.

Théo : Je serai accompagné pour l'appartement ? Je ne sais pas où c'est.

IR : Bien, nous aurons donc une bonne occasion de mettre en valeur vos capacités sur trois des domaines dont nous avons déjà parlé : déplacement en ville, planification d'un repas, entretien d'un logement. De plus, si j'ajoute les achats pour le repas, vos compétences seront également à l'œuvre pour : gestion des achats courants.

Théo : Bon, alors à demain !

Ici « être prêt à sortir » (demande du patient) est recadré par sa référente en « devenir capable d'être autonome pour son projet de sortie, le vérifier par des expériences réelles dans les domaines utiles et savoir sur quels points il est utile de recevoir de l'aide ».

Un support est utile pour ces prises de conscience, nous avons présenté un modèle simplifié de l'éventail des domaines de compétences qu'il peut développer (*voir* encadré 40.2).

Une alternative est proposée, particulièrement en cas de difficultés de spontanéité en conversation, avec la procédure d'évaluation accompagnée des besoins d'aide de l'échelle ELADEB (Pomini et al., 2011).

Éducation de la métacognition associée à l'accompagnement

En parallèle avec la ratification des domaines d'autonomie et des progrès, nous proposons de ne pas en rester au niveau descriptif (l'encadré 40.2, par exemple) mais de se saisir des erreurs et blocages constatés pour guider la personne, en tenant compte de son niveau cognitif, dans la compréhension des déficits fonctionnels sous-jacents. Comme en remédiation cognitive où ce travail métacognitif a fait la preuve de son utilité (Vianin, 2013), une démarche de psychoéducation est soutenue, permettant de tracer un lien logique avec les moyens de compensation mis en œuvre le cas échéant.

Exemple : Océane joue et gagne

Océane participe à un jeu de société où elle perd plus souvent qu'à son tour, mais elle n'a pas identifié que des erreurs de mémorisation sont à l'origine de sa malchance apparente. Son éducatrice lui propose ensuite un jeu de type *memory* qui permet à Océane de prendre rapidement conscience de ses erreurs de repérage de la position des cartes sur la table. La discussion permet de nommer la difficulté et de soutenir Océane dans la recherche d'une stratégie plus efficace que précédemment. La verbalisation des stratégies sera reprise avec la même intervenante durant plusieurs séances, et Océane sera soutenue pour employer ses méthodes désormais bien personnalisées, dans le premier jeu. Les progrès seront soulignés ainsi que le lien avec l'entraînement réussi.

De l'évaluation fonctionnelle au choix des stratégies à renforcer

L'évaluation de l'autonomie n'a de valeur, nous l'avons vu, qu'en référence à un environnement donné, qui fournit des supports plus ou moins importants aux compétences propres de la personne pour s'exercer.

Lorsque le patient hospitalisé se prépare à un changement d'environnement, en vue du projet de sortie notamment, les domaines d'activité sont nombreux pour lesquels le patient n'est en fait pas bien préparé : moins d'aides explicites et implicites, plus de sollicitations de ses compétences pour des activités plus variées avec le prérequis d'un niveau d'autonomie qui ne s'est peut-être jamais exercé complètement ou durablement dans le passé. Les enjeux sont comparables pour une personne accompagnée par une institution médico-sociale, lorsque les projets comportent des changements notables.

Exemple : Léa manque ses rendez-vous

Léa bénéficie d'un accueil temporaire en foyer où elle bénéficie d'activités la préparant à un stage en milieu professionnel. Mais elle a manqué plusieurs ateliers dès la première semaine.

Sa référente identifie que, dans la structure où réside habituellement Léa, le rythme du groupe offre des repères temporels implicites. Elle propose pour la seconde semaine que l'équipe signale chaque matin à Léa le moment où il est temps de se préparer à partir à l'activité. Préalablement, cela aura été examiné avec Léa lors du bilan de la semaine. Mais lors de la suite du stage, il est constaté qui si ce rappel est omis, Léa manque à nouveau son activité. Un bilan est dressé avec des propositions pour l'avenir.

Il apparaît alors souhaitable de renforcer l'accompagnement par des étapes préparatoires, afin de mieux identifier la difficulté. Dans notre exemple, il pourrait s'agir d'un déficit d'orientation temporelle (l'appréciation du temps qui s'écoule) ; ou d'un manque d'apprentissage du *rétroplanning* qui permet un calcul adapté du moment où déclencher une action en tenant compte de la bonne identification des étapes complètes (et du temps qu'elles nécessitent) ; ou d'un blocage anxieux à la suite d'une contrariété comme s'être sentie ridicule devant des collègues d'atelier parce que « quelqu'un a dit : "la nouvelle n'a rien compris" », ou même d'une impression du type « une fille de l'atelier ne m'aime pas, je l'ai bien vu ».

Dans notre situation, la reprise des journées avec les référents du quotidien ne néglige pas d'examiner cette dernière hypothèse ; les informations à caractère objectif sur le déroulement de l'activité en atelier fournissent une hétéro-évaluation, et en fonction du besoin, un soutien sera volontiers apporté par sa psychologue en complément.

Mais revenons aux interrogations quant à l'autonomie de Léa. S'il résulte de l'évaluation que les stimulations de l'équipe semblent nécessaires pour déclencher l'initiative de son lever ou du départ vers l'arrêt de bus, cette compensation sera installée avec toutes les aides nécessaires : par exemple, un réveille-matin et le rappel par un accompagnant du moment du lever ou du départ. Dans l'intervalle qui précède le prochain stage de quinze jours, des activités seront prévues le matin avec installation habituelle de ce nouveau dispositif, puisque la répétition de l'expérience favorisera l'installation des compétences.

Dans ce cas, la question ultérieure du retrait des aides sera préparée, éventuellement avec un retrait progressif, par exemple : vérifier que le réveil se déclenche mais attendre dix minutes pour savoir si cela suffit à Léa pour se lever sans autre incitation ; ou bien entrer dans la chambre et échanger quelques mots sans évoquer l'utilité de se lever. Ou encore : entrer, dire à Léa : « Je vois que vous êtes éveillée, quelle heure peut-il être ? » et ajouter, si besoin : « Avez-vous quelque chose de prévu aujourd'hui ? », et ainsi de suite, fournissant une aide minimale, appréciant le résultat et poursuivant si nécessaire en donnant des indices, demandant la verbalisation des informations déjà connues et des stratégies précédemment identifiées (« Par quoi allez-vous commencer ? La douche, très bien ; lorsque vous aurez terminé, que ferez-vous sans attendre ? »), sur la base d'un rappel des expériences déjà vécues et confirmées comme des succès.

Cette dynamique de soutien illustre l'application de l'*apprentissage sans échec*, qui peut nécessiter de développer d'autres étapes intermédiaires encore, préalables au lancement d'une mise en situation. Dans le cas présenté ici, s'il se révèle utile d'employer un réveil, il ne sera pas pertinent d'introduire un apprentissage de son usage pendant le stage au risque évident de surcharge des capacités d'apprentissage et d'adaptation. C'est pourquoi la stimulation par l'équipe peut être systématique dans un premier temps.

En revanche, si les activités introduites représentent un enchaînement d'actions dont il n'est pas certain que le sujet les maîtrise, une préparation est utile et souhaitable, de manière comparable aux procédures bien connues dans les programmes de remédiation cognitive. Nous développons ci-après certains aspects de cette démarche de structuration cognitive qui met à l'œuvre diverses compétences associées.

Organisation de la mise en situation : étapes préparatoires

Cette organisation peut être résumée par une suite d'étapes ; selon les résultats de l'évaluation préalable, certaines phases peuvent sembler excessivement détaillées et seront alors éventuellement ignorées. Il sera toujours temps d'y revenir en cas d'insuccès.

Travail apparent de préparation du projet

- Décomposition du projet en étapes, séquences d'action, rencontres de personnes.
- Planification précise des tâches préparatoires et programmation de leur réalisation détaillée (ce découpage permet d'alléger les séances) comme l'achat de billets de train ou la demande au curateur de mettre à disposition un certain montant.
- Répétition comme au théâtre, avec verbalisation par le sujet de toutes les étapes, mais aussi mime d'un certain nombre d'actions afin d'engager la mémoire des gestes accomplis, comme soutenant le souvenir (trop théorique si simplement énoncé oralement). Ces actions à mimer peuvent être : sortir son porte-monnaie pour payer son ticket, poinçonner le billet ou le donner à un guichet, sortir un aliment du réfrigérateur ou casser les œufs et séparer délicatement les blancs des jaunes, ou encore préparer le seau, l'eau chaude et le produit de nettoyage avant de passer la serpillière.
- Soutien des séquences d'action, outre les repères logiques (comme : suivre une recette de cuisine ou une liste de tâches rédigée lors de la préparation ci-dessus), par établissement d'un lien avec une autre démarche ayant de la valeur pour le sujet, en tenant compte de ses centres d'intérêt (voir plus loin l'exemple d'Hugo).
- Engagement du patient dans chacune des tâches et étapes avec (initialement au moins) accompagnement, source d'hétéro-évaluation.
- Reprise d'expérience après réalisation : catégorisation et étiquetage, sur la base des représentations qui auront été éveillées en faisant des liens avec les expériences passées (et considérées comme suffisamment réussies), c'est-à-dire avec le bénéfice d'une stratégie de ratification et de valorisation des expériences positives, bien connue dans le modèle du renforcement positif (Cottraux, 2004) ; mais aussi identification des besoins d'aide, des difficultés plus ou moins surmontées (et de quelle manière, puis comment mieux faire).

Structuration cognitive sous-jacente

Le travail de structuration cognitive débute avec l'exercice d'organisation du projet et de planification, réalisé en ambiance protégée (avec l'aide du soignant en séance souvent individuelle, anticipant sur l'exposition directe à l'expérience).

Il fournit, en même temps que l'organisation théorique, une occasion de résolution de problème chaque fois que le sujet peine à trouver les stratégies adaptées. Pour cela, le lien avec les expériences favorables sera travaillé : soit ce lien est identifié spontanément, soit le thérapeute fournit des indices par un questionnement et si besoin des formulations d'hypothèses (*voir* l'exemple de Laura). Il s'entretient et se poursuit, de la phase de conception de l'organisation à la phase primordiale de reprise en fin de situation (à chaque étape), qui comporte une étape de prise de conscience de ce qui a été réalisé et qui donne l'occasion d'encoder le lien entre l'action réalisée, soi et le contexte émotionnel (plaisir, réussite, valorisation).

Exemple : Laura est invitée par sa copine à un spectacle

Laura projette de se rendre à un spectacle de danse où joue une de ses amies de lycée avec qui elle a gardé des contacts.

Mais le spectacle a lieu dans une commune éloignée d'une trentaine de kilomètres. Lorsqu'elle annonce son projet, Laura en a une idée imprécise. Elle sera accompagnée pour rappeler son amie, ayant préparé avec l'aide de son infirmière référente les questions à lui poser; puis elle se rendra à l'arrêt de bus le plus proche pour relever les heures de passage.

N.B. : dans le passé, certains projets ont été perturbés car Laura avait dépensé son argent et ne disposait plus du montant prévu pour l'événement. Mais pour une sortie récente, une enveloppe avait été préparée quelque temps à l'avance avec la mention « tirelire pour la sortie avec repas au fast-food », ce qui avait permis à Laura, non sans aide, de préserver la somme nécessaire.

L'infirmière référente aiguille la conversation : « Pour la case *budget* du tableau, voyons ensemble ce que chaque étape de votre projet va coûter, afin de pouvoir le noter. »

La patiente a bien identifié : les trajets en bus, le repas à acheter sur place avant le spectacle, l'achat du ticket d'entrée et la boisson à l'entracte. Mais elle ignore le montant du ticket pour le spectacle.

IR : Bien, comment allez-vous obtenir cette information ?

Laura : Je peux chercher sur internet.

IR : Oui, bonne idée; vous avez déjà réalisé des recherches, à l'atelier informatique. Avez-vous déjà employé une autre méthode ? Pouvez-vous vous adresser à une personne qui a déjà le renseignement ?

Laura : Ah oui, je vais téléphoner à ma copine.

IR : C'est une autre bonne idée. Internet ou le téléphone; un appel ou peut-être un message écrit. Que choisirez-vous ?

Laura : Un texto alors, parce que je ne sais pas à quelle heure je peux appeler ma copine. Elle connaît le prix du billet d'entrée.

IR : Très bien. Vous connaîtrez donc assez vite le montant dont il vous faudra disposer. Je crois me rappeler qu'il est très utile de savoir assez longtemps à l'avance quelle somme vous avez besoin d'économiser, n'est-ce pas ?

Laura : Oui, mais c'est pas un problème, cette semaine j'aurai 50 euros, ça ira forcément.

IR : Oui, c'est rassurant, vous savez que vous aurez cet argent bientôt. Mais il y a quelque temps, n'avez-vous pas rencontré un problème ? Il vous manquait de l'argent pour faire tout ce qui était prévu ? Pour la sortie ciné + repas…

Laura (vive) : Oui, mais c'est parce que ma curatrice ne m'avait pas donné assez.

IR : Vous aviez 35 euros cette semaine-là. Pour la sortie, il vous fallait 19 euros. Mais au moment de partir, vous n'aviez même pas 2 euros… Vous aviez dépensé l'argent qui pouvait servir pour la sortie.

Laura (moue boudeuse) : C'est ma curatrice, je ne peux pas la joindre le vendredi et elle ne m'avait pas donné assez.

IR : Je comprends que cela vous avait énervée, mais la semaine dernière vous aviez organisé un projet piscine + goûter et tout s'est bien passé. Vous êtes revenue très contente.

Laura (sourires) : Oui c'était super !

IR : Et vous n'avez eu aucun problème d'argent. Comment aviez-vous réussi ?

Laura : Vous m'aviez pris 15 euros et vous les aviez gardés dans le coffre.

IR : En effet vous aviez placé 15 euros dans votre enveloppe [N.B. : rappel de l'action réalisée] et nous l'avions mise à l'abri dans notre coffre. Comment aviez-vous fait pour savoir quelle somme vous deviez mettre de côté ?

Laura : On avait préparé ensemble l'enveloppe et il fallait 8 euros pour la piscine, 3 pour le bus et 4 pour la barre chocolatée.

IR : Formidable – vous aviez vraiment bien préparé cette sortie et évalué la somme à emporter. Finalement vous pouvez très bien prévoir les dépenses, avec certaines méthodes. Mais pour ce qui est de réussir à garder l'argent et être sûre de l'avoir avec vous le jour venu, souvenez-vous de quelle méthode a le mieux réussi : pour le projet ciné + repas, où vous aviez l'argent dans votre portefeuille, vous aviez 35 euros et il fallait réussir à garder 19 euros jusqu'au samedi. Pour le projet piscine + goûter, où nous avions réfléchi à une autre méthode, placer au coffre de notre bureau l'enveloppe où vous aviez mis de côté exactement le montant noté sur l'enveloppe… Quel projet a le mieux réussi ?

Laura : La piscine, évidemment !

IR : Bien. Je vous propose d'employer votre méthode comme pour l'argent de la piscine, vous étiez si contente en revenant, je crois que ça vaut la peine de préparer une nouvelle enveloppe cette semaine. Si vous voulez bien, je vous accompagnerai au distributeur bancaire pour le retrait. Êtes-vous d'accord ?

Laura : D'accord.

Le questionnement socratique employé par l'infirmière vise à réaliser plusieurs étapes :

- rappeler à la mémoire de la patiente, les *informations* pertinentes (extraites des expériences comparables) au regard de la question examinée ;
- veiller à rendre saillantes les *émotions* éprouvées lors des expériences en les reliant ici à la présence ou l'absence d'utilisation d'une « tirelire » ;
- bien souligner le *besoin* considéré (ici, disposer de l'argent nécessaire pour atteindre l'objectif visé) avant de présenter le choix à faire ;
- ainsi la patiente est mieux préparée à prendre une *décision* adaptée.

Le modèle sous-jacent à la démarche de ce questionnement progressif où l'infirmière évite de critiquer ou d'imposer son point de vue à Laura fait référence à la théorie développée par Rosenberg (1999). Nous formons nos équipes à ce modèle, particulièrement pertinent à nos yeux pour les situations où les professionnels doivent faire face à la colère d'un résident ou d'un patient (ou mieux, être en capacité de la prévenir, avec une guidance vers la révision de jugements hâtifs).

Pour ce qui concerne l'organisation d'un projet, l'emploi d'un canevas (*voir* tableau 40.1) est usuel dans le service, ce qui réduit les contestations de devoir remplir une tâche astreignante.

Les patients en viennent assez vite à le remplir seuls. Avec la répétition, leur compétence est entraînée et nous constatons qu'ils se réfèrent plus systématiquement à tous les détails de préparation, sans omettre d'étape.

La valorisation de toutes les réussites passées, conformément au modèle du renforcement positif, a pour résultante habituelle de fournir au sujet une représentation stable de l'objectif visé, qui n'est plus ici un objet désiré mais un ressenti éprouvé à propos de soi-même – le patient ayant conscience d'être acteur de la réussite. En effet, selon les modèles décrits par Gard et al., (2009), la motivation tient à la fois au plaisir de la récompense et au plaisir pris à désirer cette récompense.

Tableau 40.1 Canevas d'aide à la préparation d'un projet.

Nom – Prénom	Laura
Projet ou activité	Spectacle de danse de ma copine
Destination ou trajet **Itinéraire**	Salle des fêtes de Mauzé-sur-le-Mignon Bus à prendre place de la Mairie
Durée **Heure de départ – heure d'arrivée**	Trajet 40 minutes, spectacle à 14 h bus aller : départ 11 h 30 bus retour : (16 h 15) – arrivée 17 h
Budget prévu	Repas 10 à 12 euros, bus 9 euros spectacle 6 euros ; boisson 4 euros
Tâches préparatoires	Rapporter horaires de bus aller et retour Appeler ma copine (avec l'infirmière référente)
Date de réalisation	Samedi prochain

Sans ce renforcement positif par la valorisation des compétences (soulignées en tant que telles, à l'occasion de petites réussites successives), le choix tendu par la thérapeute offrirait au sujet une occasion de se sentir influencée, contrainte dans un choix factice.

Ce n'est pas une *carotte* attractive qui serait un instrument de manipulation, mais bien une aide à mieux se rappeler de ses ressources, au moment de se déterminer entre plusieurs options d'action.

Dans un projet de soins, le lien est fait avec la psychothérapie individuelle éventuellement en cours, en tout cas la démarche d'accompagnement garde pour objectif que la personne se sente sujet et donne du sens à ses actes, au regard de ses valeurs, de ses projets.

Ainsi, quel que soit le modèle théorique inspirant éventuellement le thérapeute, nous avons orienté les entretiens de manière à réaliser une recherche active des *expériences mémorisées favorables*, permettant à l'occasion du travail sur le projet de faciliter le lien avec les expériences précédentes :

1. lien avec les expériences proches du projet et ressenties comme des réussites;
2. lien avec les stratégies employées dans ces expériences;
3. abord des difficultés prévisibles, et anticipation du réemploi des stratégies vues ci-dessus, dans les situations redoutées comme problématiques.

Cette stratégie thérapeutique offre des points évidents de comparaison avec la conduite des programmes de remédiation cognitive, mais les situations travaillées s'en distinguent par l'interférence plus fréquente des émotions provoquées par les situations sociales, les imprévus et toutes circonstances pouvant rappeler spécifiquement des souvenirs pénibles au patient.

Difficultés rencontrées dans cette étape préparatoire

L'accompagnement individuel dans son environnement, décrit plus haut pour les étapes de préparation, trouve son prolongement dans l'accompagnement de l'activité *in vivo.*

Pour la phase d'organisation, nous avons vu que l'exposition du sujet à la situation (potentiellement problématique) peut débuter par une anticipation en imagination, qu'il est plus facile de guider (et accélérer ou ralentir) grâce à l'échange verbal étayé.

Certains patients ont moins de facilité à participer à ces entretiens, ne serait-ce que parce que leur fluence verbale est très réduite, la génération d'idées (les stratégies pour faire face) est très modeste; ou bien des réticences s'expriment (et parfois, l'intervenant juge cette étape délicate et hésite à insister).

Le thérapeute aura alors un terrain plus facile avec le travail d'exposition en imagination qui est proposé une fois le projet fraîchement réalisé, le jour même et avec le même intervenant dans l'idéal (avec la justification d'un récapitulatif de la démarche venant d'être réalisée). Cette étape permet de transcrire, avec la guidance des questions du thérapeute, de précieuses informations dont la mention des ressentis et l'explication des difficultés. Les attentes comblées si l'expérience est positive sont à relier étroitement aux choix qui ont été opérés par le sujet (même s'il a été guidé par le thérapeute).

L'expérience de ce temps de reprise, « le bilan à faire ensemble au retour de la sortie », fournit alors les bases nécessaires pour les projets suivants, de l'expérimentation d'une anticipation. Cette étape de structuration cognitive est alors de mieux en mieux acceptée et plus aisément réalisée grâce à la répétition des exercices et tâches accompagnés.

Mise en situation : étape pratique correspondant à l'objectif visé

Cette étape intervient systématiquement avec accompagnement pour les premières réalisations et pour les tâches et activités dont il a été repéré que leur déroulement n'est pas exempt de difficultés (*voir* les critères CHTSSSA, encadré 40.1). Cela va d'une présence discrète (si le patient accomplit l'activité avec aisance et spontanément) à un accompagnement directif (nécessaire en cas de blocage).

Cet accompagnement a donc au moins une fonction évaluative. S'y ajoute l'apport de compensations (implicites, du fait que le patient réalise l'action en étant accompagné), ce qui justifiera ensuite une stratégie spécifique de retrait de l'aide.

Les principes de la *Mise en situation*, en termes de stratégies de réhabilitation psychosociale, peuvent être décrits de manière homologue aux principes structurant la remédiation cognitive :

- simplification des instructions, évitant la surcharge (sauf besoin de rappel explicite);
- réduction de la difficulté par simplification de la tâche (premières réalisations);
- aide à l'identification du fractionnement de la tâche en séquences;
- soutien à l'initiation de la nouvelle séquence, à la fin de la précédente;
- apport de compensations (ici pouvant être adaptées *in situ* par l'accompagnant; si les compensations ne peuvent être suffisantes, un moyen d'adaptation sera recherché, de manière à surseoir à un échec : y compris appeler de l'aide);
- élucidation des doutes et des choix avec la clarification des motifs (par le patient, dans toute la mesure du possible);
- préparation à la répétition de l'expérience avec introduction progressive de petites variations, tenant compte des ressentis et résultats;

- préparation au retrait ultérieur et progressif des aides.

Une partie du travail de simplification de la tâche intervient, nous l'avons vu, à l'étape de préparation par structuration cognitive.

La réalisation des tâches préparatoires équivaut à des entraînements partiels. Par exemple, pour un projet « sortie piscine + goûter », un certain nombre d'étapes peuvent être proposées, comme des exercices individualisés :

- rechercher l'adresse de la piscine ;
- se procurer un plan de ville ;
- repérer sur plan le trajet ;
- réaliser le trajet (et relier ces deux expériences visuo-spatiales dans les deux sens) ;
- obtenir les horaires d'ouverture, identifier les plages horaires adaptées à la fréquentation par le patient, en les reliant au programme de sa journée. Associer les horaires de transport en commun et de la séance de piscine ;
- se renseigner sur les tarifs (faire décrire les actions le permettant) ;
- organiser la mise en réserve des sommes nécessaires (actions à réaliser) ;
- réfléchir au matériel nécessaire par évocation des expériences actives du passé ;
- se le procurer si besoin (de préférence le patient se mettant en action) ;
- enfin, s'y rendre, accompagné la première fois (mise en situation, *voir* plus haut).

Les compensations apportées par le thérapeute accompagnant ont pour objectif de respecter le principe d'*apprentissage sans échec* en usage dans les programmes de remédiation cognitive où les erreurs sont recadrées en freins ou blocages, levés avec l'aide de l'accompagnant.

Les erreurs deviennent alors une occasion :

- d'identifier une difficulté, la commenter ;
- d'identifier des stratégies pour la dépasser, sur le moment même ;
- de les tester et les valider ou en chercher d'autres (principes connus de la résolution de problème), ce qui dans l'idéal a déjà été abordé auparavant.

Dans certains cas, par exemple lorsque le patient ne réagit pas devant la difficulté, l'accompagnant résout seul la question en fournissant une hypothèse de solution (au lieu de mettre au travail le sujet) parce que la situation l'exige sans attendre.

L'arrêt de l'accompagnement (le patient réalisant la tâche seul) sera progressif. Par exemple en donnant rendez-vous devant le magasin pour les courses, l'intervenant mettra fin à l'accompagnement du trajet, mais il poursuivra l'accompagnement pour évaluation de la séquence d'achats.

Le retrait plus ou moins rapide de l'accompagnement supprime naturellement en bonne partie les occasions d'évaluation du déroulement de l'action ; la reprise par l'entretien clôturant l'activité garde ici toute sa place, permettant une évaluation *a minima* (heure effective du retour, achats rapportés ou monnaie restante, déclaratif du sujet…).

À chacune des étapes de la progression, la verbalisation est sollicitée, donnant l'occasion au patient d'enrichir sa bibliothèque de stratégies pour faire face à des situations variées. Mais l'acquisition de l'indépendance suppose un allégement de la surveillance…

Difficultés spécifiques pour le sujet dans le passage de l'intention à l'action

Les troubles de la motivation sont bien décrits au sein des difficultés sous-jacentes au handicap psychique. Les modèles théoriques s'y rapportant ont été dûment abordés en première partie de l'ouvrage, y compris en termes de modèles d'intervention.

Nous reviendrons ici sur l'illustration pratique dans une situation de terrain, s'agissant de personnes accompagnées par une équipe non formée aux approches spécialisées.

Dans le paragraphe abordant les étapes préparatoires de la mise en situation pratique, nous avons nommé le découpage en séquences, une programmation de l'expérimentation de sous-tâches, une anticipation en répétition hors exposition, le lien à une histoire personnelle, un engagement dans l'action avec accompagnement suivi d'une reprise en entretien permettant de participer à constituer les traces mnésiques de l'expérience vécue, la reliant à la démarche toute entière.

La proposition de relier la séquence d'actions entraînées à une autre démarche ou histoire personnelle, à laquelle le sujet est relié par ses goûts et valeurs dans la vie, est issue de propositions théoriques développées à propos des troubles de la motivation identifiés chez les patients porteurs d'une maladie schizophrénique (Saperstein et Medalia, 2016). Nous avons en effet adopté le processus suggéré par ces travaux dans un cadre sanitaire et pour des personnes avec ce diagnostic; mais indépendamment d'une étiquette diagnostique, nous retenons l'hypothèse que certains sujets présentant la capacité à expliquer tout ce qu'ils ont à faire, mais qui ensuite ne réalisent pas ces actions lorsqu'ils ne sont pas accompagnés et stimulés de près, pourraient bénéficier de méthodes d'accompagnement comparables avec des bénéfices substantiels.

Un modèle explicatif guidant aussi les adaptations de cette démarche est celui du Système superviseur de l'attention (Norman et Shallice, 1986), qui distingue les conditions de contrôle et de régulation d'un comportement dit de routine, et les mêmes conditions régulant un comportement non routinier. Nous pouvons postuler que le comportement de routine « Nettoyer après le repas » est en concurrence défavorable avec « Sortir fumer » ou même « Débuter une nouvelle partie sur la console de jeux qui me tend les manettes », alors que la greffe sur cette situation d'une autre, marquée du critère de choix conscient, volontaire et satisfaisant (une activité attirante un peu nouvelle ici, faisant plus saillance que la présence des miettes sur la table et les emballages vides) rend plus probable le nettoyage de la table. Il en ressort l'hypothèse que le niveau supérieur du SAS est activé et prend le pas sur l'automatisme; à condition d'entretenir la nouveauté et la stimulation, sans quoi le résultat s'épuisera... Cette référence nous semble utile pour soutenir les représentations des professionnels (et donner une alternative aux jugements de paresse, manque d'envie, désintérêt... parfois évoqués à propos du sujet dont le comportement déçoit).

Exemple : Hugo collectionne ses poubelles

Hugo a passé trois ans dans son foyer de vie et depuis bientôt un mois, il a emménagé dans l'annexe de celui-ci : il s'agit d'un pavillon distinct du bâtiment collectif, où trois appartements individuels permettent à autant de résidents de trouver plus d'indépendance, en colocation ou seul. Lorsque Hugo a préparé son transfert, les tâches du quotidien ont été abordées, et ses nouvelles responsabilités concernant l'entretien du logement ne posaient pas d'inquiétude puisqu'il pouvait les expliquer en détail, et en avait l'expérience (il passait avec efficacité le balai et la serpillière dans sa chambre, sortait des poubelles collectives à son tour de rôle). Mais depuis son déménagement, une fois écoulés les tout premiers jours, il ne rassemble plus ses déchets, ne sort pas les poubelles, n'assure pas l'entretien. Lorsque son animatrice lui en fait la remarque (dans son studio est affiché le planning de la semaine, qui mentionne les tâches et le moment où elles sont à réaliser), il se trouble et fournit des justifications peu convaincantes, devient irritable. Ainsi depuis quelques jours il se montre tendu dès qu'il rencontre ses référents, puis semble les éviter; il parle à ses co-résidents de son départ prochain en foyer d'ESAT – ce qui n'est pas réaliste, ce parcours a bien été réalisé par un autre résident et Hugo le sait, mais cela n'a pas été envisagé pour lui à ce stade. Cette attitude est interprétée par l'équipe comme une réaction à un fort regain d'anxiété lié au constat fait par Hugo qu'il ne parvient pas à assumer ses nouvelles responsabilités, ce qui le menace d'une déstabilisation psychique avec réapparition symptomatique; il redoute clairement une sanction thérapeutique. Les référents de parcours (dont son médecin), connaissant ses aptitudes précédentes, posent l'hypothèse que le changement subi lors du transfert à l'annexe a retiré de nombreuses aides implicites, ce qui dévoile des troubles de la motivation, fréquemment rencontrés dans les situations de handicap psychique comparables. La démarche décidée est alors double :

- l'équipe reprend un accompagnement quotidien plus serré, proche de celui en vigueur sur le foyer collectif, avec stimulation à l'initiation des moments charnières de la journée;
- tenant compte de la passion de Hugo pour la musique et de ses capacités pour placer sur son petit lecteur numérique ses morceaux préférés, l'équipe réorganise le séquençage des tâches ménagères différemment. Les tâches sont segmentées et le moment de leur réalisation est étroitement lié à un autre événement, par exemple : le passage du balai après le repas du matin, juste avant que l'éducatrice ne passe le chercher pour un atelier (et ce bien qu'il soit en capacité de venir à l'heure sans rappel) – ainsi il sait qu'elle verra si c'est fait ou non... mais surtout, toutes ces tâches sont présentées sur un tableau affiché au mur et leur réalisation associée à l'écoute d'un morceau musical, la tâche la moins attirante couplée à la chanson ayant sa préférence;
- seul le petit-déjeuner étant pris dans l'annexe, l'équipe décide de prolonger la prise des autres

repas au foyer, au lieu de passer comme il était imaginé à un début d'apprentissage des repas du soir avec un co-résident de l'annexe.

Tableau 40.2 Association de tâches à motiver et de tâches très plaisantes d'emblée.

Passage du balai chaque matin	Morceau 1 (variété à la mode)
Débarrassage des couverts en fin de petit-déjeuner, regroupement des déchets dans la poubelle	Morceau 2 (musique rapide entraînante)
Nettoyage des sanitaires (mardi, vendredi)	Morceau 3 (du rap)
Serpillage de tout le studio	Écoute d'un disque offert par sa grande sœur
Descente de la poubelle/ nouveau sac	Morceau 4 (« I will survive »)
Douche du matin	Écoute de la radio, une fréquence rock
Réfection du lit/rangement linge	Écoute d'un CD acheté récemment

Après quelques tâtonnements, la situation se corrige, durant deux semaines les tâches sont réalisées en présence puis avant que l'intervenant ne passe (avant l'activité du matin, contrôle visuel non commenté mais systématique : un peu plus tôt, ou un peu plus tard pour laisser une chance à Hugo de débuter seul) ; les vérifications sont un peu relâchées car cela se passe mieux, mais avec maintien de la démarche de sélection musicale hebdomadaire et des compliments appuyés.

L'interprétation de l'équipe est qu'un lien explicite a été établi entre l'écoute de ses musiques préférées et la réalisation des tâches que Hugo ne semblait pas pouvoir entamer spontanément malgré une bonne identification et un savoir-faire suffisant.

Sur un plan pratique, les variations sont nombreuses autour de ce principe.

Activités spécifiques organisées dans l'unité

Un grand nombre d'ateliers peuvent être retenus pour être organisés dans l'unité de soins ou la structure médico-sociale, sans risque de redondance avec les soins spécialisés délivrés par le centre de proximité de réhabilitation psychosociale tels que les programmes de remédiation neurocognitive et de remédiation de la cognition sociale, mais avec parfois des objectifs partagés.

En effet, nombre de personnes dont la situation est identifiée comme *chronique*, c'est-à-dire sans changement depuis longtemps, ne bénéficient pas de ces soins spécialisés. Soit l'évaluation du retentissement fonctionnel des troubles cognitifs n'a pas abouti à une telle prescription, soit le parcours de leurs soins n'y a pas conduit encore.

Nous avons choisi d'organiser dans le service un certain nombre d'activités ayant des objectifs souvent communs :

- offrir des pistes pour occuper son temps libre, seul ou à plusieurs ;
- donner une place à l'activité physique non sportive ;
- offrir des occasions particulières pour le soin de soi ;
- proposer une occasion de mobiliser des fonctions cognitives de base dans un cadre ludique ou stimulant, d'ambition modérée ;
- améliorer les capacités de s'exposer à des situations sociales.

Dans notre centre, comme ailleurs, les ateliers thérapeutiques existent déjà à l'extérieur du service. Ils proposent des activités à caractère artistique et culturel, sportif, ou d'orientation professionnelle, sans oublier les accueils de jour dans les CATTP.

À titre illustratif, nous avons retenu les supports suivants : un jeu de réussite aux cartes = le *poker-patience*, un jeu de plateau le *Quarto* ©, le jeu de reconnaissances *Dobble* ©, le jeu du *petit baccalauréat* (pouvant amorcer la motivation pour orienter vers le programme IPT), le jeu de formes à visualiser et manipuler *Katamino* ©, mais aussi des activités à base de pâte à sel (stimulations visuelles, olfactives, tactiles).

L'atelier *cuisine* et un atelier *jeux corporels* (forme simplifiée de jeux de rôles) les complètent. De manière séquentielle et pour certains patients, le jeu Compétence créé en 1992 par Jérôme Favod est également proposé (Rangaraj et al., 2006).

Ne pouvant décrire ici chacun de ces supports, nous nous contenterons de préciser les intérêts quant aux fonctions mobilisées : grande simplicité des consignes et tâches pour les premières étapes, jusqu'à l'évolution vers la règle du jeu commune (*poker-patience*, *Dobble* ©, *Katamino* ©), donc finalement ne laissant aucun patient de l'unité sans pouvoir y accéder ; là où le « petit bac », par exemple, nécessite une certaine maîtrise de l'écriture et des connaissances générales minimales.

Pour l'atelier *pâte à sel*, les exercices simplifiés emploient des formes stéréotypées et colorées (reproduisant les jetons de couleur comme ceux employés dans le programme de remédiation cognitive CRT) ou encore des pièces parfumées (cannelle, lavande, muscade, parfum de rose, banane), toutes utilisables par des personnes très déficitaires alors qu'elles sont confectionnées par d'autres patients ; la préparation de la pâte donnant lieu à introduire l'atelier *cuisine*. Pour le *Dobble* ©, l'accent est mis sur l'entraînement en termes de flexibilité cognitive et le *Quarto* © oblige à se représenter les intentions d'autrui.

Conclusion

Le concept d'affection psychiatrique invalidante renvoie aux références nosographiques bien connues mais également au paradigme plus récent de handicap psychique, ce qui a conduit à développer en complémentarité des soins psychiatriques dits *classiques* les stratégies regroupées sous l'expression *réhabilitation psychosociale* (RPS).

Les personnes souffrant d'un handicap psychique sévère connaissent parfois une situation sans évolution mais posant le problème d'une insertion insatisfaisante dans leur environnement, qu'il soit familial ou institutionnel ; parfois les difficultés d'adaptation de la personne à son environnement sont responsables de l'activation de troubles menant à une hospitalisation très prolongée, avec échec des essais de réinsertion.

Les progrès des modèles et pratiques de la réhabilitation psychosociale ne connaissent pas une diffusion suffisante pour que tous les patients qui en ont besoin en bénéficient ; nous pensons ainsi nécessaire d'intégrer la dimension de la RPS aux programmes de formation initiale et de formation continue des intervenants non spécialisés. Cet apport répondra à deux attentes de tout intervenant : donner du sens à son travail auprès de la personne et, bien sûr, aider celle-ci à donner du sens à sa vie.

Références

Barlow, D. H., & Allen, L. B. (2007). The scientific basis of psychological treatments for anxiety disorders : Past, present and future. In J. M. Gorman (Ed.), *Fears and Anxiety : Benefits of Translational Research*. Washington, DC : American Psychiatric Press.

Cottraux, J. (2004). *Principes et technologie du changement*. In *Les Thérapies comportementales et cognitives*. (pp. 91–101). Paris : Masson.

Franck, N. (2016). *Outils de la réhabilitation psychosociale. Pratiques en faveur du rétablissement*. Paris : Elsevier Masson.

Franck, N. (2017). *Remédiation cognitive*. Paris : Elsevier Masson.

Gard, D. E., Fisher, M., Garrett, C., Genevsky, A., & Vinogradov, S. (2009). Motivation and its relationship to neurocognition, social cognition, and functional outcome in schizophrenia. *Schizophrenia Research*, *115*(1), 74–81.

Miller, W. R., & Rollnick, S. (2012). Meeting in the middle : Motivational interviewing and self-determination theory. *International Journal of Behavioral Nutrition and Physical Activity*, *9*, 25.

Norman, D. A., & Shallice, T. (1986). Attention to action : Willed and automatic control of behaviour. In R. J. Davidson, G. E. Schwartz, & D. Shapiro (Eds.), *Consciousness and Self-regulation : Advances in Research and Theory* : Plenum Press.

Passerieux, C., Bulot, V., & Hardy-Baylé, M. C. (2012). Une contribution à l'évaluation du handicap psychique : l'échelle d'évaluation des processus du handicap psychique (EPHP). *ALTER Eur J Disabil Research*, 6(4), 296–310.

Philippot, P. (2011). *La Régulation émotionnelle*. In *Émotion et psychothérapie*. (2e éd, pp. 126–140) : Wavre, Mardaga.

Pomini, V., Reymond, C., Golay, P., Fernandez, S., Grasset, F. *ELADEB, version revisée*. Prilly: PCO-unité de réhabilitation; 2011.

Rangaraj, J., Benarbia, F., Bothorel, A., & Burtin, J. M. (2006). L'entraînement aux habiletés sociales (jeu de compétences selon Favrod) chez des patients schizophrènes. *J de th comportementale et cognitive*, *16*(4), 146–150.

Rosenberg, M. (1999). *Les mots sont des fenêtres (ou bien ce sont des murs) : introduction à la communication non violente*. Paris : La Découverte.

Saperstein, A. M., & Medalia, A. (2016). The role of motivation in cognitive remediation for people with schizophrenia. *Current Topics in Behavioral Neurosciences*, *27*, 533–546.

Vianin, P. (2013). La Remédiation cognitive dans la schizophrénie. In *Le programme RECOS*. Wavre : Mardaga.

Chapitre 41

Remédiation et transfert des acquis chez les patients ayant une faible autonomie

Bérangère Rigaut, Lindsay Brénugat-Herné, Charlotte Danset-Alexandre, Dominique Willard, Brigitte Malangin, Isabelle Amado

PLAN DU CHAPITRE

Introduction

Le mot *autonomie* (du grec ατονομία, *autonomia*) a été construit à partir de deux termes : *autos* (soi-même) et *nomos* (loi, règle). L'autonomie correspond à la faculté d'agir par soi-même en se donnant ses propres règles de conduite, sa propre loi. Au niveau médical, n'est plus autonome une personne qui ne peut effectuer sans aide les différents actes de sa vie, psychique, sociale, mais aussi quotidienne, dans son environnement. Ce terme renvoie selon Henderson à la faculté d'agir avec indépendance : « L'homme est un individu qui tend vers l'indépendance, c'est-à-dire la capacité de satisfaire par lui-même les besoins liés à ses dimensions biologique, psychologique et sociale » (Henderson, 1960). En pathologie, il s'agit d'un modèle conceptuel auquel se rattachent trois notions importantes :

- les besoins fondamentaux ;
- la notion de dépendance/indépendance ;
- la notion de source de difficulté suite à l'insatisfaction d'un besoin et limitant l'autonomie.

La psychiatrie est la discipline médicale qui s'occupe des pathologies invalidant la liberté et la vie de relations de l'individu (Ehrenberg, 2013). Les problèmes de santé mentale affectent la vie familiale, le travail, l'école, les relations avec les pairs ou dans la communauté (Mallet et al., 2010).

Autonomie et schizophrénie

Si l'on prend l'exemple de la schizophrénie, une enquête de Rouillon (2008) rapporte que seuls 10 % des sujets ont une bonne autonomie. Dans 70 % des cas, l'autonomie est partielle, et 20 % présentent une perte d'autonomie significative nécessitant des soins ou une surveillance médicale intensive. Les troubles cognitifs influencent nettement le fonctionnement et l'autonomie en vie quotidienne (Green et al., 2000). Les difficultés neurocognitives associées aux troubles de la cognition sociale (théorie de l'esprit, reconnaissance des émotions…) ont une influence majeure sur le pronostic fonctionnel (Fett et al., 2011). En effet, les difficultés cognitives et les symptômes négatifs sont les paramètres qui ont le plus d'impact sur l'incapacité, alors que les symptômes positifs s'amendent avec le traitement ou peuvent bénéficier de stratégies de compensation (Ventura et al., 2009).

En pratique quels liens peut-on faire entre fonctions cognitives et autonomie ?

S'alimenter, par exemple, peut exiger de prévoir ses repas, de planifier et de faire ses courses, de cuisiner, de conserver ses aliments. Cela implique d'anticiper, de garder en mémoire ce qu'on doit acheter et ce qui est disponible chez soi, de planifier le moment où on va faire des courses. Cela s'avère complexe avec des troubles de l'attention, de la mémoire de travail ou des fonctions exécutives (Leguay, 2005). La capacité à comprendre les situations sociales et l'implicite que celles-ci mettent en jeu est crucial pour interagir avec les autres. Des difficultés de cognition sociale peuvent avoir un impact majeur sur l'insertion socioprofessionnelle (entretien d'embauche, relations avec les amis et les collègues) et favoriser un retrait social. Une incapacité à reconnaître les émotions ou à comprendre l'implicite peut aussi conduire à un manque d'autonomie avec isolement et impossibilité d'exercer une occupation professionnelle.

Apport des thérapies psychosociales

Les thérapies psychosociales et en particulier la remédiation cognitive (RC) permettent un gain en vie quotidienne et en autonomie. Pour Bowie et al., (2012), la RC combinée à des applications autour des habiletés sociales et fonctionnelles pourrait accroître les bénéfices en vie quotidienne en favorisant le transfert des acquis. Ces auteurs ont évalué avant et après programme des sujets avec schizophrénie ayant bénéficié soit : 1) de RC, 2) d'entraînement aux habiletés sociales (EHS) avec application fonctionnelle, 3) de thérapie combinée (RC + EHS). Seul le groupe RC + EHS a bénéficié d'une amélioration au quotidien plus étendue et durable, même si on note dans le groupe RC seule une amélioration cognitive. Récemment, Bowie et al., (2017) ont comparé en ouvert et randomisé sur dix-huit mois deux thérapies basées sur la RC : 1) RC + explicitation de stratégies appliquées en vie quotidienne, 2) RC + application d'actes de la vie quotidienne effectués en séances. Si les deux groupes se sont améliorés, dans le second l'amélioration a été plus importante et s'est maintenue à six mois. Par ailleurs, plus de personnes de ce groupe travaillaient en milieu ordinaire ou protégé, le tout avec un stress réduit. Une méta-analyse de McGurk et al., (2007) a montré des gains significatifs sur le fonctionnement psychosocial si la RC est intégrée à des programmes de réhabilitation type entraînement aux habiletés sociales, aux aptitudes sociales, au soutien à l'emploi ou à des programmes intégrés de réhabilitation par le travail.

Bilan pré-remédiation et évaluation du degré d'autonomie

Les bilans effectués dans les centres de remédiation cognitive et de réhabilitation sont multidisciplinaires (Amado et al., 2014). Ils comprennent un entretien médical, un bilan neuropsychologique et un bilan fonctionnel réalisé par une infirmière ou une ergothérapeute.

L'entretien médical

Outre le fait de faire préciser la plainte cognitive, il va s'attacher à des détails qui peuvent orienter le psychiatre vers le manque d'autonomie. Au besoin, il est enrichi par une évaluation de l'autonomie. Il existe différentes échelles précisant le niveau d'autonomie, telles que l'échelle d'autonomie sociale EAS (Leguay et al., 1998), questionnaire à cinq dimensions (soins personnels, gestion de la vie quotidienne, des ressources, relations avec l'extérieur, vie affective et relations sociales). L'EAS a une bonne cohérence face à l'échelle de fonctionnement global EGF, une bonne fidélité inter-cotateur et une bonne consistance interne.

Le bilan neuropsychologique

Il permet d'objectiver et de préciser les déficits cognitifs, mais aussi les fonctions préservées, ressources sur lesquelles le patient pourra s'appuyer pour pallier ses difficultés. Il permet également d'orienter la prise en charge. En effet, certains patients très peu autonomes dans les actions de la vie quotidienne et présentant un déficit d'initiation massif se révèlent dans une situation de performance et ont des déficits cognitifs modérés. L'exercice intellectuel proposé par la RC pourra être un levier pour la motivation, mais c'est surtout l'accompagnement et le relais au quotidien qui pourront aider à favoriser l'autonomie. Dans d'autres cas, les patients ont une faible autonomie qui peut être en partie expliquée par les troubles cognitifs. L'appui sur les ressources cognitives et les modalités préférentielles (verbales/non verbales) permettra de mieux cibler les stratégies de la RC. À noter néanmoins qu'un bilan standard peut avoir certaines limites, notamment dans le cas de déficience intellectuelle. En effet, le matériel de test peut être trop abstrait pour certains patients qui exprimeront davantage de potentialités avec des tests plus concrets ou des mises en situation. Un bilan ergothérapique est dans ce cas précis très intéressant à proposer.

Le bilan fonctionnel

Il permet au participant d'exprimer les ressources et difficultés cognitives ressenties dans le quotidien. Il peut être objectivé par la passation de l'échelle ERF (Échelle d'évaluation des répercussions fonctionnelles) (Vianin, 2013), très centrée sur des situations pratiques de vie quotidienne ciblant tour à tour attention, mémoire, planification, vitesse de traitement… D'autres outils peuvent compléter le bilan fonctionnel initial, comme ELADEB (Échelle lausannoise d'auto-évaluation des difficultés et besoins). Dans le cadre du processus de rétablissement, ELADEB permet de cerner et de mesurer les difficultés du patient dans son quotidien (Pomini et al., 2008). À l'aide de cartes triées, les principales activités de la vie quotidienne sont représentées. Cela permet de dessiner le profil de difficultés et d'objectiver les domaines prioritaires à aider.

Restitution

À l'issue de ce bilan très centré sur la vie quotidienne, la restitution permet au participant d'estimer les ressources et les difficultés cognitives objectivées, avec les plaintes ressenties. Par ailleurs vont être définis les objectifs de la remédiation cognitive, co-construits entre le participant et l'équipe de réhabilitation. L'alliance thérapeutique s'opère alors, avec le thérapeute en remédiation qui organise la prise en charge et va accompagner le participant sur tout le programme. Cette restitution sera bien entendu adaptée au degré de compréhension du participant. Par ailleurs, si le participant l'approuve, la famille ou une personne ressource pourra partager ce moment afin d'inclure potentiellement cette personne relais pour optimiser le transfert au quotidien. Les patients peu autonomes vivent souvent chez leurs parents, dans des foyers de post-cure ou dans des lieux de vie médicalisés (Rigaut et al., 2016).

La psychoéducation : une étape importante pour les sujets ayant un manque d'autonomie

Cette psychoéducation un peu particulière va permettre l'appropriation sur un plan théorique de notions concernant les différentes fonctions cognitives par la lecture attentive et éclairée d'une brochure de psychoéducation. Les livrets utilisés ont été adaptés aux personnes avec faibles ressources cognitives, enrichis de schémas et d'illustrations simples concernant la vie quotidienne. Ces exemples sont tirés d'exemples fournis par les participants eux-mêmes. Lorsque ce livret a été parcouru et compris, les participants répondent à un questionnaire reprenant les principes fondamentaux des fonctions cognitives (*voir* figures 41.1a et 41.1b).

1. <u>L'ATTENTION</u>

L'attention est la capacité à se concentrer. Il existe différents types d'attention.

– **<u>L'ATTENTION SOUTENUE</u>** est la capacité à maintenir de façon stable son attention suffisamment longtemps sur une tâche.
<u>Exemple :</u> « j'ai du mal à rester concentré pendant toute la durée d'un film »

– **<u>L'ATTENTION SELECTIVE</u>** est la capacité à se focaliser sur une information sélectionnée tout en se coupant mentalement de l'environnement.
<u>Exemple :</u> « lorsque je suis dans les transports en commun, je suis géné par le bruit pour comprendre ce que je lis ; lors d' une soirée je peux avoir des difficultés à écouter la personne avec laquelle je suis en train de parler parce je suis distrait par les bruits ou par une conversation à côté ».

– **<u>L'ATTENTION DIVISEE</u>** est la capacité à traiter simultanément plusieurs informations.
<u>Exemple :</u> « j'ai du mal à faire deux choses en méme temps comme écouter la radio tout en faisant la cuisine ».

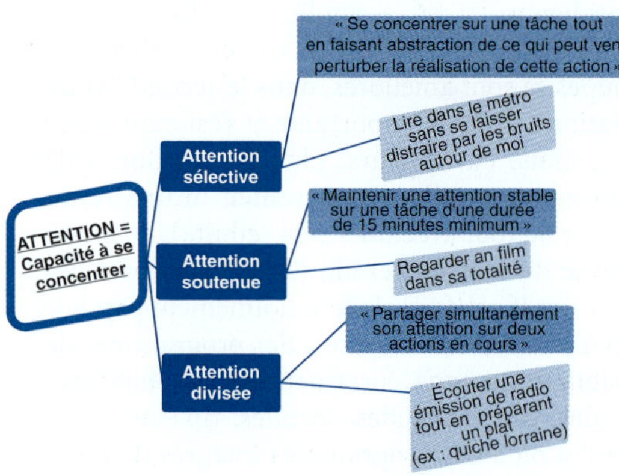

Fig 41.1 Éducation thérapeutique.
a. Extrait du texte écrit **b.** Extrait du livret schématisé. *Source : C3RP, I. Amado.*

À partir de la restitution et de la psychoéducation, un engagement commun est scellé entre le patient et l'équipe, dans une perspective d'*empowerment*. Le participant comprend mieux les enjeux de la RC et l'inscription de celle-ci dans son quotidien propre. Il s'approprie les objectifs de la RC et adhère au projet de réhabilitation qu'il a choisi ou approuvé.

Le choix du programme

La méthode choisie dépend de ce qui est ressorti du bilan neuropsychologique, du profil d'atteintes cognitives, du retrait social et de l'importance de la dimension déficitaire.

CRT : dans le contexte d'un manque d'autonomie, si les difficultés prédominantes ont trait à la sphère neurocognitive, on s'oriente plutôt vers la méthode CRT (Wykes et al., 2007; traduction française : Franck et al., 2010) (*voir* chapitre 55). Celle-ci s'avère plus appropriée lors de difficultés neurocognitives étendues, de retard intellectuel léger, de lenteur importante ou d'une désorganisation permettant difficilement le recours à une interface informatisée. Cette prise en charge dure trois mois et demi, à un rythme de deux séances d'une heure par semaine ciblant l'attention, la mémoire et la planification et consistant en la pratique et la résolution d'exercices papier-crayon. Lors de séances à effectuer à domicile, des exercices de transfert à la vie quotidienne sont adjoints. Le grand intérêt de la CRT réside dans l'apprentissage très graduel, partant d'un niveau très facile, et dans la verbalisation systématique par le participant des consignes et instructions, avec les mots du sujet, utilisant toutes sortes d'analogies. Le sujet apprend ainsi à s'exprimer en étant méthodique, systématique et créatif.

RECOS : remédiation cognitive pour la schizophrénie ou un trouble associé (Vianin, 2013) : il s'agit programme individuel informatisé et papier-crayon pour restaurer des fonctions cognitives déficitaires préalablement ciblées en fonction du bilan initial (*voir* chapitre 54). Il comprend vingt-huit séances : deux séances hebdomadaires papier-crayon et informatisées, ainsi que des tâches à domicile, pendant trois mois et demi. Les exercices par ordinateur sont préalablement effectués en papier-crayon de façon à s'attarder sur la conception des stratégies qui vont permettre de répondre de façon optimale et simplifiée au problème posé. Les tâches à domicile sont écologiques. Dans l'optique de difficultés d'autonomie, RECOS peut être utilisé avec des patients plutôt jeunes ayant un bon niveau prémorbide mais qui peuvent présenter une certaine désorganisation (difficile à cadrer dans un groupe de type NEAR par exemple) ou avec des patients plutôt réactifs qui ne s'imaginent pas participer à un groupe (par exemple des personnes avec autisme ou avec un retrait social majeur). L'aspect informatisé est un point positif certain pour les sujets jeunes. Pour les sujets difficiles à cadrer RECOS assure une dimension individualisée.

NEAR : l'approche neuropsychologique et éducationnelle pour la réhabilitation ou *neuropsychological and educational approach to remédiation* (Medalia & Freilich, 2008) est une prise en charge de quatre mois, à raison de trente séances de une heure et demie par groupe de six à huit participants. Cette méthode emploie des exercices en partie similaires à RECOS (base d'exercices Presco, HappyNeuron) (*voir* chapitre 59). L'intégration dans une dynamique de groupe est déterminante. Dans le contexte d'un manque d'autonomie, NEAR va s'avérer intéressante s'il existe à la fois un isolement social et des difficultés neurocognitives, ou des symptômes déficitaires occasionnant un déficit motivationnel important. NEAR comprend trente minutes d'exercices informatisés en groupe sur portable individuel, quinze minutes de partage de stratégies, puis trente minutes de groupes de paroles sur du transfert écologique au quotidien.

Jeu Mathurin : ce jeu de navigation dans une ville virtuelle permet de planifier des actes de la vie quotidienne dans un univers immersif non stressant. Il se déroule par groupes de six participants et est plutôt destiné aux personnes institutionnalisées, en hôpital de jour ou CATTP ayant une faible autonomie en vie quotidienne. Il comprend treize séances hebdomadaires d'une heure et demie. Après avoir dénombré l'ensemble des difficultés de chacun en vie quotidienne, chaque participant va planifier et exécuter des tâches complexes à tour de rôle (se rendre à la gare chercher un ami, en passant auparavant au kiosque à journaux, établir une liste de courses et aller au supermarché; planifier d'aller au théâtre...). Lorsqu'un participant joue, l'ensemble du groupe l'aide et propose des stratégies. Les résultats préliminaires montrent une amélioration clinique et de l'autonomie, ainsi que de l'attention et de la mémoire de travail. Le jeu Mathurin est très apprécié et favorise un sentiment très positif d'amélioration de l'autonomie (Amado et al., 2016).

Illustration pratique d'une adaptation du CRT à des sujets posant des difficultés d'autonomie

Cas clinique n° 1

M.A., 37 ans, ayant une schizophrénie paranoïde stabilisée sur un mode très persécutif.

Traitement : aripiprazole et cyamémazine.

Niveau culturel : BEP de serrurerie non mené à son terme.

Travaille dans un ESAT depuis plusieurs années à un poste de conditionnement alimentaire.

Interaction sociale : strictement limitée à la famille.

Plainte cognitive spontanée : se plaint de manque d'organisation et d'être très précipité dans ce qu'il entreprend.

Évaluation neuropsychologique :

- ressources : attention sélective et mémoire verbale :
- faiblesses : flexibilité, attention, mémoire visuo-spatiale, ralentissement psychique et moteur :
- au niveau fonctionnel : désorganisation, manque de planification des tâches, de vérification ;
- au quotidien : il perd ses affaires, a des difficultés pour les tâches administratives (égare les docs et ne peut planifier), se fait beaucoup aider par sa mère.

Objectif exprimé : être moins précipité, plus organisé, et pouvoir intégrer l'atelier de saisie informatique.

Évolution à l'ESAT :

- prise de confiance en lui ;
- sollicitations de son entourage professionnel pour des étapes demandant minutie et attention soutenue ;
- meilleure planification et anticipation des tâches ;
- abord plus serein des tâches sans crainte de ne pas réussir.

Vie quotidienne :

- planification de soins d'implants capillaires qu'il remettait d'année en année ;
- plus souriant, serein, meilleure gestion des émotions.

Il souhaite rester à son poste à l'ESAT car il est reconnu par tous pour sa minutie et sa précision. Il ne souhaite plus faire de la saisie.

Difficultés d'autonomie sur le plan de la gestion du quotidien et des interactions sociales

Cas clinique n° 2

M.C, 33 ans, souffrant de psychose, en retrait social complet depuis trois ans, est venu consulter afin de retrouver un emploi, ayant interrompu sa formation depuis de nombreuses années. Ce patient, qui a depuis l'enfance subi de nombreux rejets avec violence physique, vivait reclus. Le bilan neuropsychologique montre un ralentissement idéomoteur, des difficultés d'engagement attentionnel et d'attention soutenue ainsi que des fluctuations en mémoire de travail. Au niveau exécutif, il présente des difficultés de flexibilité mentale et de planification ainsi qu'une sensibilité à l'interférence. D'importantes difficultés existent aussi pour la reconnaissance des émotions faciales ainsi que pour identifier et nommer ses propres émotions. Après discussion en équipe, il est envisagé d'abord une prise en charge des difficultés neurocognitives, pour aborder ensuite les difficultés de cognition sociale. Une prise en charge en groupe NEAR est préconisée pour un programme qui l'aiderait sur le plan cognitif, et pour un espace d'échange. Au long des quatre mois, une évolution positive s'opère : au départ très en retrait, le patient fait preuve d'initiative, recommence progressivement à prendre les transports en commun pour venir aux séances, puis fait ses courses et ses repas. Ses parents retraités peuvent partir en vacances plusieurs semaines. En post-programme, on met en évidence une amélioration neurocognitive. Sur le plan fonctionnel, il s'occupe du jardin et prend ses repas en famille. Il demande en fin de programme à intégrer un groupe de cognition sociale SCIT et s'y montre très assidu. Il a alors repris contact avec un ancien ami. Un projet d'ESAT espace vert dans le cadre de LADAPT est envisagé pour lui et le stage préprofessionnel s'est avéré très positif.

L'initiative Groupe Transfert au quotidien : TAQ

Pour certains patients sectorisés nécessitant un soutien très appuyé des diverses structures du secteur pour acquérir plus d'autonomie au quotidien, il a été envisagé à travers les liens qui unissent le C3RP au pôle XVe arrondissement, des modalités de prise en charge coordonnant directement l'équipe de remédiation et les référents du secteur intervenant au domicile. Le programme TAQ consiste en un enrichissement du programme de remédiation CRT par l'apprentissage d'une technique de résolution de problème qui sera en parallèle relayée au domicile du patient par l'infirmier référent ou par l'éducateur pour réaliser des tâches du quotidien telles que les tâches ménagères ou administratives. L'objectif final est que les patients puissent prolonger au mieux les efforts faits en séance, par l'exemple donné sur les lieux mêmes de leurs difficultés, aidés par leurs soignants référents. Ceux-ci, formés à la méthode de remédiation, ont un cahier des charges enrichi des exercices CRT effectués au domicile durant le programme, permettant justement ce transfert au quotidien. Le but est que les patients qui ne parviennent pas à accroître leur autonomie en transférant seuls les acquis de la remédiation dans leur quotidien puissent être aidés à initier sur leur lieu de vie les stratégies apprises lorsqu'ils sont confrontés à des tâches nouvelles ou complexes de leur quotidien.

Dans le cadre du programme TAQ, l'établissement d'objectifs de remédiation est généralement centré sur des objectifs concrets et individualisés de la vie quotidienne. Pour ce type de patients, nous sommes en train de développer un outil d'évaluation fonctionnelle inspiré d'ELADEB (Pomini et al., 2008). En sus de l'utilisation d'ELADEB, déjà décrite, le participant va pouvoir identifier et prioriser ses besoins au quotidien, et comprendre en quoi les troubles cognitifs participent dans la gêne fonctionnelle ressentie. À cela est ajoutée une évaluation à domicile par le personnel référent du secteur impliqué dans le groupe TAQ avec l'équipe du C3RP, afin d'identifier le mode de vie, les difficultés rencontrées et les ressources dont le patient dispose dans son quotidien. Les objectifs pensés par l'équipe TAQ à l'issue de l'évaluation sont discutés et redéfinis avec le patient afin qu'il se les approprie pleinement et le partenariat patient/équipe TAQ s'instaure. La prise en charge dans ce cas dure environ neuf mois. Le participant est accueilli en séance au C3RP une heure, deux fois par semaine, et ce pendant trois mois et demi. Durant le premier mois, il s'agit d'instaurer la relation thérapeutique, de se familiariser avec les exercices du CRT et de restaurer les fonctions de base telles que l'attention. Le thérapeute va progressivement apprendre au participant la procédure générale en l'appliquant aux exercices du CRT (*voir* figures 41.1, 41.2, et 41.3). Cette procédure a pour objectif d'apprendre au patient à répertorier les différentes étapes nécessaires à la réalisation d'une tâche, trouver des stratégies qui lui permettent de répondre de manière simple et optimale au problème, et de le résoudre. Le but est que le participant puisse lui-même générer ces scripts d'action lors d'une situation nouvelle, notamment dans son quotidien. Une fois la procédure générale appropriée, elle sera utilisée en séance afin de réaliser des *plans d'action* sur les tâches complexes du quotidien, qui vont être proposées en visites à domicile (VAD) réalisées en parallèle par le soignant du secteur impliqué dans le groupe TAQ. Lorsque cela s'avère possible, il est intéressant de proposer à la famille le programme de psychoéducation Profamille (programme de psychoéducation destiné aux familles et proches de patients souffrant de schizophrénie ou de troubles apparentés) pour faciliter et améliorer plus encore le partenariat (*voir* chapitres 51 et 80). ProFamille permet d'aider ces parents, souvent en première ligne, à s'occuper de leur proche, à mieux gérer les situations, à décrypter les troubles si déroutants de la schizophrénie et à accéder à des clés leur permettant de mieux communiquer avec leur proche. Cela permet aussi de renforcer positivement les actions et les efforts du participant.

MISE EN SÉQUENCE DE NOMBRES – 1

Réécrivez ces nombres dans le bon ordre du plus petit au plus grand.

6937
4276
4382
7615
6359
7291
4456
6513
6278
4789
7534
7118

Travail de planification
Et mémoire de travail

Devient beaucoup
Plus attentif et minutieux
Pour séquencer et ajouter
Chacun des différents
ingrédients
en conditionnnement
alimentaire

Exemple pour la préparation de la « polenta cèpes bio »

Appliquer toutes les étapes du script d'action

*prendre connaissance entièrement du document de la recette « polenta cèpes bio » et m'assurer de sa bonne compréhension
*je libère le plan de travail qui doit être propre et exploitable
*stabyloter les éléments importants et dont je vais avoir besoin (nom de la recette, ingrédients, grammage, type et nombre de sachets).

préparation de la polenta bio

*je définis et liste le matériel et les ingrédients nécessaire (balance, petite pelle, sachets, petit chariot, bac, ingrédients) puis les récupère : vérification que tout est bien effectué
*mise en sachet et grammage avec vérification du bon grammage
*placer les sachets dans le bac

préparation bouillon + marjolaine + ail semoule + cèpes

*je définis le matériel et les ingrédients nécessaire (balance, petite pelle, sachets, ingrédients, bac, petit chariot) puis les récupère : vérification que tout est bien effectué
*je libère le plan de travail qui doit être propre et exploitable
*je mélange les ingrédients dans le bac avec le moniteur
*mise en sachet et grammage avec vérification du bon grammage
*souder le sac avec le pli en bateauou en deux
*assemblage : préparation de polenta bio + bouillon avec herbes aromatiques
*grammage de l'assemblage avec vérification du bon grammage
*poinçonnage
*mise en carton
*rangement du matériel et nettoyage du plan de travail

vérification que tout est bien effectué à chaque étape

Indice visuel qui valide chaque étape au fur et à mesure (ex:/)

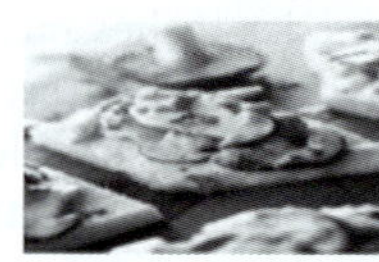

RECHERCHE SÉQUENTIELLE - 2

Barrez chaque lettre E sur deux lignes, puis la lettre T sur quatre lignes.
Continuez à alterner entre les deux lettres, deux lignes par deux lignes,
jusqu'à ce que toutes les lignes aient été parcourues.

Attention soutenue

A B Z P H T H G I L R A T S A G I Q W X I
E S I M A S E P O L S I K S T A O E H C W
R C R U M P E T S B A B L E T O L F Y M E
I R S A E E S Y F F O O T B A L L R T O D
T I T S H T O E P K B E S V I U O E R R E
C E R S H H T N C O T S A E E A E E A E B
I T O G S U O O G N W L S O D L T Z G N I
V A P L U M B E R S A E H S S T Z E O N T
H G S O L U O H T N Y L R L E I V Z O B L
A T R V S A H S C W E L U C L T T O I I F
B S E E R S L H G E T Y A B U W T O H R T
O H T S Y L E O T N N L E E P T N A O D O
M R N F E S P N G N I T A K S X S S A T C
O S I E I O T N K F R W S T C U T O Y A H
T Y W I W M L E L R I A D C E O T A F B R
Y N R A E E D P S T A R I E A T H N O L I
O Y T E A I H W A I T D E O R R R E S E S
N T I L S T H O E E D S P S R I V A C S T
U E T M A I N L G N I T T I R G R E I I M
L L A W O U M S Z L S D B E T O H I S N A

Figure 41.2 Illustration des différentes étapes de travail autour de la CRT. Exercices « mise en séquence de nombres » et « recherche séquentielle » du programme CRT (Wykes et al., 2000; traduction française Franck et al., 2009).
Source : C3RP, I. Amado.

1	JE ME CONCENTRE: **description générale de l'exercice** • « Je vois un ensemble de nombres organisé en lignes »
2	**QUE DOIS-JE FAIRE ?** : lecture de la consigne, reformulation, compréhension • « Je dois barrer les nombres pairs sur 4 lignes, puis les nombres impairs sur 4 lignes et ainsi de suite. Je ne pourrais pas avoir la consigne sous les yeux (module mémoire) »
3	**QUELLES SONT LES ETAPES ET STRATEGIES ?** • Apprentissage de la consigne • Stratégies: réduction de l' information (4P;4I); répétition verbale • Barrage • Stratégies : se réciter les chiffres pairs et impairs; choisir une couleur pour chaque catégorie; se répéter mentalement P1,P2 etc.; mettre un indice visuel à chaque ligne de faite etc.
4	**APPLICATION** • Réalisation de l'exercice
5	**VERIFICATION ET AUTOEVALUATION** • Vérification de sa performance et recherche des erreurs ou des oublis

1	JE ME CONCENTRE : **description générale de la tâche** • Description du pilulier (différents types, jours vs semaine etc) • Description des médicaments (noms, différentes posologies) • Ordonnance (s'assurer qu'on a les prescriptions)
2	**QUE DOIS-JE FAIRE ?** : lecture de la consigne, reformulation, compréhension • Préparer mon traitement de la semaine
3	**QUELLES SONT LES ETAPES ET STRATEGIES ?** • Lire l'ordonnance et s'assurer d'avoir l'ensemble des médicaments • Noter la posologie sur les boites • Suivre la prescription boite par boite • Différencier les boites faites et non faites (si la boite est vide la mettre de côté) • Vérifier que tout soit fait • Ranger le pilulier (même endroit, accessibilité, visibilité) • Programmer le prochain rangement du pilulier (même jour, même heure)
4	**RESOLUTION DU PROBLEME :** • Réalisation de la procédure
5	**VERIFICATION :** • Vérification du résultat et correction le cas échéant

Figure 41.3 Procédure générale appliquée aux exercices CRT (tâche de barrage) et à la vie quotidienne (gestion d'un pilulier).
Source : C3RP, I. Amado.

Conclusion

La remédiation cognitive est une thérapie qui permet de réduire les difficultés d'autonomie. Lorsque ces difficultés dépassent un certain seuil, les programmes doivent être adaptés selon les forces et les faiblesses du participant. Avec des participants à faible autonomie, la RC doit être immédiatement appliquée en coordination avec d'autres structures plus proches du milieu de vie, avec leur accord (Amado & Sederer, 2016). Avec l'aide de personnes relais assurant un transfert au quotidien, les acquis de la remédiation peuvent être transposés, optimisés ou enrichis pour aplanir les problèmes complexes du quotidien par des scripts d'action. Ces personnes relais se trouvent dans l'environnement familial ou au sein de l'équipe de secteur ou médico-sociale. Les progrès réalisés tendent vers un accomplissement plein et entier du parcours de réhabilitation, en faveur du rétablissement.

Références

Amado, I., Alexandre, C., Prost, Z., & Franck, N. (2014). Remédiation cognitive dans la schizophrénie : des principes à sa mise en œuvre. *Le Journal des psychologues, 315*(2), 16–22.

Amado, I., Brénugat-Herné, L., Orriols, E., Desombre, C., Dos Santos, M., Prost, Z., Piolino, P. (2016). À serious game to improve cognitive functions in schizophrenia : A pilot study. *Frontiers in Psychiatry, 20*, 64. 7.

Amado, I., & Sederer, L. I. (2016). Implementing cognitive remediation programs in France : The "Secret Sauce. *Psychiatric Services, 67*(7), 707–709.

Bowie, C. R., Grossman, M., Gupta, M., Holshausen, K., & Best, M. W. (2017). Action-based cognitive remediation for individuals with serious mental illnesses : Effects of real-world simulations and goal setting on functional and vocational outcomes. *Psychiatric Rehabilitation Journal, 2017, 40*(1), 53–60.

Bowie, C. R., McGurk, S. R., Mausbach, B., Patterson, T. L., & Harvey, P. D. (2012). Combined cognitive remediation and functional skills training for schizophrenia : Effects on cognition, functional competence, and real- world behavior. *American Journal of Psychiatry, 169*(7), 710–718.

Ehrenberg, A. (2013). *Les pathologies psychiques de l'individu naissent de tensions sociales. Tribune au Monde.*

Fett, A. K., Viechtbauer, W., Dominguez, M., Penn, D. L., van Os, J., & Krabbendam, L. (2011). The relationship between neurocognition and social cognition with functional outcomes in schizophrenia : A meta-analysis. *Neuroscience and Biobehavioral Reviews, 35*, 573–588.

Franck, N., Amado, I., Todd, A., & Kazes, M. (2009). *Traduction française des manuels de la Cognitive Remediation Therapy.* Paris : MF Diffusion.

Green, M. F., Kern, R. S., Braff, D. L., & Mintz, J. (2000). Neurocognitive deficits and functional outcome in schizophrenia : Are we measuring the "right stuff"? *Schizophrenia Bulletin, 26*(1), 119–136.

Henderson, V. (1960). *Principes fondamentaux des soins infirmiers, Conseil international des infirmières, édition révisée en 1969.*

Leguay, D. (2005). La vie quotidienne du patient schizophrène en "rémission". *L'Encéphale, 31*, 24–28. cahier 2.

Leguay, D., Cochet, A., Matignon, G., Hairy, A., Fortassin, O., & Marion, J. M. (1998). L'échelle d'autonomie sociale : premiers éléments de validation. *L'Encéphale, 24*(2), 108–115.

Mallet, L., Masson, A., Delatte, B., Domken, M. A., Floris, M., Pirson, O., Stillemans, E. (2010). L'autonomie et son évaluation dans les troubles schizophréniques. *Neuron, S 15*(n°10).

McGurk, S. R., Mueser, K. T., Feldman, K., Wolfe, R., & Pascaris, A. (2007). Cognitive training for supported employment : 2-3 year outcomes of a randomized controlled trial. *The American Journal of Psychiatry, 164*, 437–441.

Medalia, A., & Freilich, B. (2008). The Neuropsychological Educational Approach to Cognitive Remediation (NEAR) model : Practice principles and outcome studies. *American Journal of Psychiatric Rehabilitation, 11*(2), 123–143.

Pomini, V., Golay, P., & Reymond, C. (2008). L'évaluation des difficultés et des besoins des patients psychiatriques. *L'Information psychiatrique, 84*(10), 895–902.

Rigaut, B., Brénugat, L., Alexandre, C., Willard, D., Malangin, B., & Amado, I. (2016). Remédiation et transfert des acquis chez les patients ayant une faible autonomie. dir In N. Franck, (Ed.), *Outils de la réhabilitation psychosociale.* Paris : Elsevier.

Rouillon, F. (2008). Épidémiologie des troubles psychiatriques. *Annales Médico-Psychologiques, 166*, 63–70.

Ventura, J., Helleman, G. S., Thames, A. D., Koellner, V., & Nuechterlein, K. H. (2009). Symptoms as mediators of the relationship between neurocognition and functional outcome in schizophrenia : A meta-analysis. *Schizophrenia Research, 113*(2-3), 189–199.

Vianin, P. (2013). *La Remédiation cognitive dans la schizophrénie, le programme RECOS.* Wavre : Mardaga.

Wykes, T. (2000). Cognitive rehabilitation and remediation in schizophrenia. In T. Sharma & P. Harvey (Eds.), *Cognition and Schizophrenia. Impairment, Importance and Treatment Strategies* (pp. 332–351). Oxford : Oxford University Press.

Réhabilitation psychosociale pour les personnes avec syndrome d'Asperger

Chapitre 42

Julien Dubreucq, Sylvain Leignier, Claire-Cécile Périer, Delphine Fulachier

Plan du chapitre

Régulièrement éclipsés par l'autisme avec déficience intellectuelle associée et oubliés par les pouvoirs publics, les troubles du spectre de l'autisme sans déficience intellectuelle (TSA-SDI) sont pourtant à l'origine d'un handicap fonctionnel majeur à l'âge adulte et de coûts médico-économiques élevés (1,4 millions de dollars/vie entière pour une personne vivant aux États-Unis; Buescher et al., 2014). Le diagnostic de TSA-SDI reste encore souvent tardif (en fin d'adolescence ou à l'âge adulte, à l'occasion d'un épisode dépressif ou d'un passage à l'acte suicidaire) et les professionnels de santé mentale et des secteurs sociaux et médico-sociaux manquent souvent d'une formation spécifique sur les TSA-SDI, ce qui limite les possibilités d'accès aux soins et services nécessaires. Ceux-ci sont par ailleurs encore peu développés en France et souvent peu adaptés aux besoins de ces personnes, car essentiellement dirigés vers les personnes ayant un TSA avec déficience intellectuelle associée.

Ce chapitre évoque les répercussions fonctionnelles des TSA-SDI, les besoins spécifiques de ces personnes en termes d'accompagnement et les stratégies de réhabilitation psychosociale ayant fait la preuve de leur efficacité avant d'aborder le parcours de réhabilitation psychosociale développé depuis 2013 au centre référent de réhabilitation psychosociale et de remédiation cognitive (C3R) de Grenoble pour accompagner les personnes avec TSA-SDI après leur diagnostic au centre expert FondaMental Asperger adultes.

Répercussions fonctionnelles des TSA-SDI et stratégies d'intervention

Évolution à l'âge adulte des personnes avec TSA-SDI

Seule une minorité d'études se sont intéressées spécifiquement à l'évolution à l'âge adulte des personnes avec TSA-SDI. Dans la majorité des cas, la population étudiée était constituée indifféremment de personnes avec ou sans déficience intellectuelle associée, ce qui rendait plus difficile une interprétation différenciée des données. La possibilité d'une évolution favorable à l'âge adulte dans les TSA est néanmoins connue depuis les travaux de Kanner en 1973, certains auteurs ayant évoqué la notion de rétablissement (défini comme la disparition des critères cliniques de TSA associée à un fonctionnement quotidien, social et professionnel satisfaisant; Helt et al., 2008; Fein et al., 2013; Helles et al., 2015, Helles et al., 2016a) dans cette population.

L'intensité des symptômes autistiques est souvent moins importante à l'âge adulte avec une amélioration des compétences sociales et une réduction des comportements restreints ou répétitifs (Shattuck et al., 2007). Il persiste toutefois souvent des troubles de la communication non verbale, des troubles des interactions sociales et des problèmes sensoriels (Shattuck et al., 2007) qui peuvent altérer le pronostic fonctionnel et la qualité de vie objective de ces personnes (Lai et al., 2011). L'évolution fonctionnelle des personnes avec TSA-SDI à l'âge adulte est dite *favorable* (c'est-à-dire qu'ils exercent un emploi/ suivent un parcours universitaire, sont intégrés socialement et vivent de façon autonome) dans 12 à 33 % des cas, *moyenne* (c'est-à-dire qu'ils exercent un emploi ou vivent de façon autonome) dans 34 à 75 % des cas, et *limitée* ou *défavorable* (handicap et isolement social présents de manière plus ou moins visible) dans 12,5 à 26 % des cas (Leignier et Dubreucq, 2018).

Un accès au logement autonome apparaît possible pour la majorité des personnes avec TSA-SDI. Il s'accompagne toutefois souvent d'une dépendance à l'entourage familial pour la réalisation de certaines activités de la vie quotidienne. L'isolement social est fréquent, malgré un désir social souvent préservé. Les amitiés diffèrent de celles des personnes neurotypiques du même âge et les interactions sociales informelles (le *bavardage social*) sont moins appréciées (Shattuck et al., 2011). Bien que 72 % des personnes avec TSA-SDI (Strunz et al., 2016) déclarent souhaiter avoir une vie de couple satisfaisante, beaucoup d'entre elles sont célibataires (4–44 % ; Leignier et Dubreucq, 2018) parfois sans avoir fait l'expérience d'une relation sentimentale. Ces personnes auraient par ailleurs un risque accru de séparation ou de divorce au cours de leur vie maritale (Helles et al., 2015). Les troubles de la cognition sociale, les difficultés de communication verbale et non verbale et la difficulté à s'adapter aux imprévus sont des freins importants à la participation sociale et au développement de relations sentimentales (Strunz et al., 2016 ; Tobin et al., 2014). Les personnes avec TSA-SDI peuvent par ailleurs parfois présenter des comportements inappropriés en situation de séduction (difficultés de compréhension des codes sociaux, comportements perçus comme intrusifs/harcelants du fait d'un manque de réciprocité sociale ; Strunz et al., 2016).

À partir du collège, le risque de harcèlement à l'école et de décrochage scolaire devient de plus en plus élevé et peu de personnes avec TSA-SDI suivent des études supérieures (14 à 39 %) ou valident un diplôme universitaire (14 % ; Helles et al., 2015). Les personnes avec TSA-SDI rapportent souvent avoir des difficultés à s'organiser dans leur travail, à maintenir leur motivation dans le temps et à interagir avec les autres étudiants. Elles rapportent souvent présenter des troubles anxieux et ne pas disposer d'un soutien formalisé favorisant la poursuite de leur scolarité (Neary et al., 2015). Seule une minorité de personnes avec TSA-SDI obtiennent un emploi en milieu ordinaire (22 à 44 %) avec des difficultés pouvant s'observer dans l'ensemble du processus de recrutement et d'intégration dans l'entreprise : gérer les entretiens d'embauche, faire valoir ses compétences, réagir de façon flexible face à des situations inattendues, interagir avec ses collègues de travail y compris dans les situations informelles et gérer la présence d'une éventuelle d'hypersensibilité sensorielle sur le lieu de travail (Leignier et Dubreucq, 2018). Les emplois occupés sont par ailleurs souvent sous-qualifiés et peu adaptés au profil et compétences des personnes, ce qui peut contribuer à la survenue d'un épisode dépressif (Baldwin, et al., 2014). Le parcours professionnel est fréquemment émaillé de ruptures et est marqué par une insécurité financière, des possibilités d'évolution de carrière diminuées (Baldwin et al., 2014) et un risque accru de survenue d'un isolement social et de comorbidités anxieuses ou dépressives (Bracke et al., 2013).

Facteurs pronostiques

Classique mais de plus en plus discutée, la distinction entre autisme de haut niveau et syndrome d'Asperger ne semble pas impacter le devenir fonctionnel des personnes avec TSA-SDI à l'âge adulte. Une meilleure évolution à l'âge adulte est retrouvée chez les personnes de sexe féminin (Baldwin et Costley, 2016 ; Lai et Baron-Cohen, 2015), probablement parce qu'elles recourent plus fréquemment à des stratégies dites de *camouflage des troubles* que les personnes de sexe masculin qui ont davantage tendance à utiliser des stratégies d'évitement en situation sociale ou à présenter des comportements inappropriés socialement (Baldwin et Costley, 2016 ; Lai et Baron-Cohen, 2015). L'évolution est également plus favorable à l'âge adulte lorsque le diagnostic se fait précocement (Cederlund et al., 2008 ; Helles et al., 2016b), qu'il n'y a ni déficience intellectuelle ni troubles des fonctions exécutives associés (Marriage et al., 2009) et que la personne dispose de bonnes compétences verbales (Cederlund et al., 2008) et en langage réceptif (Fein et al., 2013). Cela est probablement en lien avec la possibilité ou non de recourir à des stratégies de compensation pour faire face aux difficultés rencontrées dans la vie quotidienne (Livingston et Happé, 2017).

La qualité de vie subjective apparaît liée à la participation sociale (Tobin et al., 2014) et à la présence ou non de comorbidités psychiatriques (Joshi et al., 2013). Celles-ci sont fréquentes (48 % des personnes avaient au moins une comorbidité psychiatrique en plus du TSA dans la cohorte de l'équipe de Gillberg; Helles et al., 2016a) et sont souvent à l'origine du repérage et du diagnostic des personnes avec TSA-SDI à l'adolescence ou à l'âge adulte (Gillberg et Fernell, 2014). Les troubles dépressifs concerneraient 45 à 75 % des personnes avec TSA-SDI, avec souvent un risque suicidaire élevé (66 % des personnes suivies par Cassidy et al., 2014 présentaient des idées suicidaires, et 35 % avaient des antécédents de passage à l'acte), majoré par la présence fréquente d'une alexithymie associée. Les troubles anxieux concerneraient 22 à 59 % des personnes avec TSA-SDI (Leignier et Dubreucq, 2018) avec une prédominance de l'anxiété sociale, par ailleurs davantage associée à l'utilisation de stratégies d'évitement. Longtemps sous-estimés, les troubles de l'usage de substances seraient présents dans 4 à 33 % des cas (Leignier et Dubreucq, 2018), avec comme fonctions principales un rôle de facilitateur d'initiation des interactions sociales et un rôle d'automédication dans les troubles anxieux et en cas de frustration ou d'insatisfaction dans les relations sociales, sentimentales ou professionnelles. Un certain nombre d'individus présenteraient également en plus du TSA un trouble bipolaire, un trouble psychotique ou encore un trouble hyperactif avec déficit attentionnel, mais ces associations sont plus discutées car elles recouvrent partiellement certains symptômes pouvant aussi être retrouvés dans les TSA (Tarazi et al., 2015).

Quand et comment intervenir ?

La transition à l'âge adulte est une période charnière pour les personnes avec TSA-SDI. Elle conditionne souvent le pronostic fonctionnel ultérieur. L'émergence de comorbidités psychiatriques, le risque élevé de décrochage scolaire, les difficultés à accéder à un diagnostic spécialisé, la réduction des services disponibles pour accompagner ces personnes et leurs familles et leur inadéquation fréquente avec leurs besoins spécifiques (Henninger et Taylor, 2013) rendent souvent cette période complexe et viennent alourdir la charge pesant sur l'entourage familial. Les répercussions sur celui-ci sont nombreuses : probabilité plus élevée d'avoir des expériences stressantes au cours de la journée (Smith et al., 2010), bien-être et qualité de vie diminués (Smith et al., 2010), répercussions sur la satisfaction maritale et le bien-être conjugal (Smith et al., 2010), sur la vie sociale et professionnelle (Cidav et al., 2012), avec un isolement social plus fréquent et des parcours professionnels émaillés de ruptures.

L'accès le plus rapide possible à un diagnostic spécialisé est donc un enjeu majeur pour adapter au mieux les prises en charge pharmacologiques et non pharmacologiques et permettre un accès aux droits et à des services médico-sociaux spécialisés (distincts de ceux proposés aux personnes avec déficience intellectuelle associée). La transition à l'âge adulte pourrait être facilitée par la mise en place rapide de soins de réhabilitation psychosociale. Ceux-ci ont démontré une efficacité sur la réduction de l'impact des comorbidités psychiatriques et sur le renforcement de l'autonomie, de la participation sociale et de l'accès à l'emploi des personnes avec TSA-SDI (Tobin et al., 2014). Plusieurs interventions spécifiques ont été développées pour les personnes avec TSA-SDI : remédiation de la cognition sociale (Flechter-Watson et al., 2014), entraînement des habiletés sociales (Heselmark et al., 2014; Spain et Blainey, 2015), psychoéducation à destination des personnes avec TSA-SDI et de leurs familles (Gordon et al., 2015; Smith, et al., 2012), thérapies cognitives et comportementales (TCC; Spain et Blainey, 2015) et emploi accompagné (Nicholas et al., 2016). Ces interventions devraient donc pouvoir être proposées de façon plus systématique aux personnes avec TSA-SDI et à leurs familles, mais elles restent encore peu développées en France.

Malgré des évolutions récentes (financement des centres experts FondaMental Asperger adultes par la DGOS, financement par l'ARS Auvergne-Rhône-Alpes de consultations diagnostiques adossées aux centres référents de réhabilitation psychosociale et de remédiation cognitive, création de SAMSAH plus spécifiques), la question de l'accompagnement post-diagnostic et notamment de l'accès aux soins de réhabilitation psychosociale – essentiels mais encore trop peu spécifiques – et de leur financement reste entière.

Tableau 42.1 Spécificités du syndrome d'Asperger.

Caractéristiques cliniques et cognitives	Conséquences fonctionnelles	Interventions
Troubles de la cognition sociale Difficultés à comprendre les contextes sociaux, à repérer les émotions et intentions d'autrui	Naïveté sociale, difficultés à comprendre l'implicite, les sous-entendus, interprétations parfois littérales (« il a le bras long »), difficultés avec les interactions impliquant un tour de table (ex : savoir qui fait quoi, comment), avec qui interagir, repérer les priorités et s'affirmer en milieu de travail et intégration sociale parfois compliquée (peu de bavardage social)	• Coaching individuel • Remédiation de la cognition sociale • Mise en place de référents en milieu de travail
Manque de réciprocité sociale	Difficulté à réagir de la façon attendue par son interlocuteur (offre de réconfort) et risque de faux pas sociaux (remarque « trop franche »)	• Coaching individuel • Remédiation de la cognition sociale
Troubles de la communication verbale et non verbale	Ton monocorde, inclusion de trop de détails, difficultés à répondre à des questions types « vos qualités/défauts, vos motivations » dans les entretiens d'embauche. Contact oculaire souvent évitant, visage parfois peu expressif gestes stéréotypés, comportement perçu comme étrange	Entraînement des habiletés sociales
Troubles des fonctions exécutives	Difficultés à prioriser une tâche par rapport à une autre, à s'organiser dans son travail et à respecter les délais attendus, tendance à la procrastination. Adaptation parfois difficile aux situations de stress et aux imprévus ou s'il faut modifier une routine	Remédiation cognitive
Troubles métacognitifs	Identification et communication difficiles sur ses émotions, difficulté à gérer les situations de stress, à repérer les signes avant-coureurs et à alerter les professionnels de santé, difficultés à comprendre son fonctionnement, celui des autres et à différencier ce qui relève du syndrome d'Asperger de ce qui relève de sa personnalité. Difficultés à évaluer sa performance avec perfectionnisme ou au contraire manque d'insight	• TCC • Gestion du stress • Plan de crise conjoint • Psychoéducation • Entraînement métacognitif • Travail sur l'estime de soi
Traitement particulier de l'information Sur-fonctionnement perceptif (hyper/hypo sensibilités), faiblesse de la cohérence centrale, monotropisme, pensée en images, perception du temps	Difficultés à supporter certains bruits (sensibilité au bruit de fond) et les lumières vives, à filtrer les informations, à participer à des conversations impliquant plusieurs personnes et à travailler en open-space. Fatigabilité sociale et anxiété plus importantes. Perception accrue des détails mais difficulté parfois à appréhender le contexte d'une façon globale. Meilleure perception des stimuli non sociaux/stimuli sociaux. Capacité plus réduite à s'adapter aux imprévus/besoin de planifier	• Profil sensoriel et compensation (gilet de pression, temps seul, adaptation du logement, du poste de travail…) • Psychoéducation • Coaching individuel
Comorbidités psychiatriques	Altération du fonctionnement social et professionnel, altération de la qualité de vie subjective	• Suivi psychiatrique • TCC

Le parcours de réhabilitation TSA-SDI développé au C3R de Grenoble

Labellisé en 2013 par l'ARS Auvergne-Rhône Alpes et rattaché au centre hospitalier Alpes-Isère, le centre référent de réhabilitation psychosociale et de remédiation cognitive (C3R) propose des soins orientés vers le rétablissement (psychoéducation, entraînement des compétences sociales, remédiation cognitive et de la cognition sociale, groupes basés sur les TCC, emploi accompagné) aux personnes ayant une pathologie pouvant être à l'origine d'un handicap psychique (schizophrénie, troubles bipolaires, syndrome d'Asperger, trouble de personnalité borderline, comorbidités addictives). Il s'agit d'un dispositif intersectoriel ouvert aux adolescents (à partir de 16 ans) et adultes résidant dans l'arc Alpin (Drôme, Isère,

Savoie et Haute-Savoie) avec un adressage multiple : professionnels de santé mentale travaillant en service public ou en libéral, médecins généralistes, médecins du travail professionnels des secteurs sociaux et médico-sociaux, personne elle-même et/ou aidants familiaux. Il comporte une consultation diagnostique dédiée au diagnostic de TSA-SDI (financement ARS depuis janvier 2017) dans les situations dites *non complexes*, les situations où le diagnostic est moins évident faisant l'objet d'une évaluation au centre expert Asperger adultes. Situé dans le centre-ville de Grenoble, le C3R partage un projet, des professionnels et des locaux communs avec les centres experts FondaMental Schizophrénie et Asperger adultes et avec le réseau handicap psychique (RéHPsy) (figure 42.1).

Le parcours de réhabilitation psychosociale pour personnes avec TSA-SDI au C3R a été développé à partir de 2013 pour répondre à la demande croissante d'usagers (souvent encore non diagnostiqués) se présentant au RéHPsy pour obtenir ou se maintenir dans le logement et se réinsérer socialement et/ou professionnellement. Cela a conduit à la labellisation en 2013 d'un centre expert Asperger adultes par la fondation FondaMental pour pouvoir répondre à la demande diagnostique (étape indispensable dans le parcours de réhabilitation psychosociale pour personnes avec TSA-SDI) et à l'accueil de plus en fréquent de personnes avec TSA-SDI au C3R de Grenoble. Après avoir essayé d'intégrer de personnes avec TSA-SDI dans des groupes de TCC (gestion du stress, estime de soi) de remédiation de la cognition sociale ou d'entraînement aux habiletés sociales validés dans d'autres pathologies avec des résultats mitigés (tant au niveau de l'efficacité que du vécu des participants), un parcours de réhabilitation spécifique a été développé avec des groupes homogènes prenant en compte les particularités de fonctionnement des personnes avec TSA, dont les particularités sensorielles, de communication et le niveau métacognitif.

Chaque usager accompagné au C3R bénéficie d'une équipe pluri-professionnelle dédiée, composée d'un *case manager* - ou coordonnateur de parcours (*voir* chapitres 36 et 37), d'un psychiatre, d'un infirmier, d'un ergothérapeute, d'un psychologue spécialisé en neuropsychologie et d'une assistante sociale, d'autres professionnels (psychomotricienne, éducateur technique, *job coach*, patiente ressource, psychologue clinicienne) pouvant être sollicités en cas de besoin. La démarche d'accompagnement est basée sur l'autodétermination et orientée vers le rétablissement, les interventions proposées découlant des difficultés, ressources, besoins d'aide, priorités et objectifs de réhabilitation définis par l'usager lors de l'élaboration de son plan de suivi individualisé (PSI).

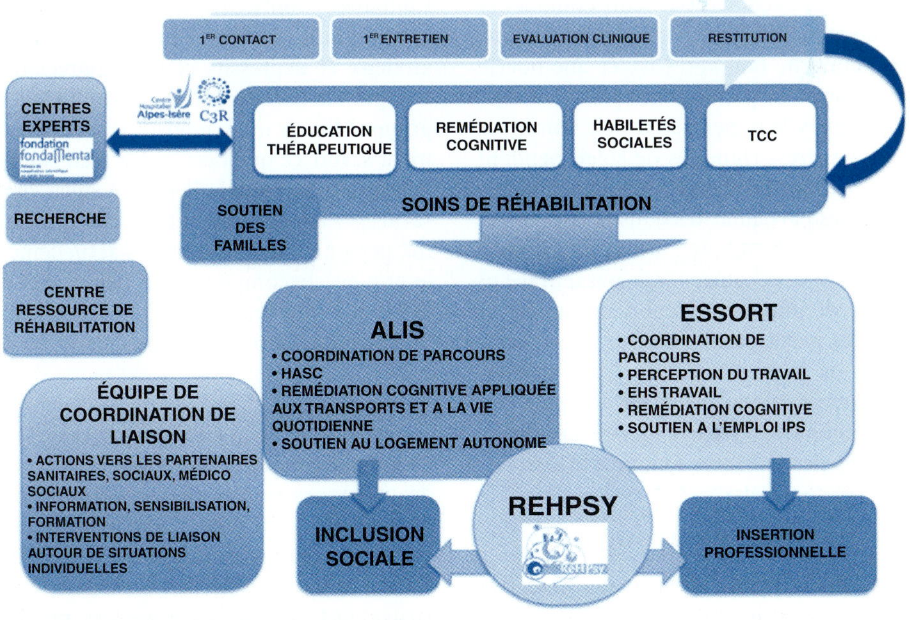

Figure 42.1 Organisation du C3R de Grenoble.
Source : C3R, J. Dubreucq.

Les interventions proposées sont réalisées sur une durée limitée (durée moyenne d'un parcours de réhabilitation psychosociale entre deux et trois ans) en complément des soins psychiatriques conventionnels et des autres accompagnements (sociaux, médico-sociaux ou associatifs) dont bénéficie l'usager. Certaines sont individuelles : accompagnement vers le milieu ordinaire de travail par une *job coach* (emploi accompagné IPS), débriefing post-diagnostic et accompagnement par une patiente ressource, remédiation des fonctions exécutives, psychothérapie TCC, psychoéducation en individuel, bilan sensoriel et prise en charge en psychomotricité. D'autres se réalisent en groupe et sont principalement basées sur les TCC. Chaque intervention est évaluée de façon systématique en pré- et post-intervention sur son efficacité (échelles ou auto-questionnaires spécifiques), en pré-groupe sur les attentes, motivations et besoins de chacun (*via* un bilan éducatif partagé) et sur leur vécu post-groupe et les suggestions de modifications pour les sessions à venir.

Les séances groupales sont basées sur le format suivant : apports théoriques, exercices comportementaux (relaxation, jeux de rôles), restructuration cognitive et tâches à domicile entre les séances pour généraliser et renforcer ce qui a été appris en séance. Le nombre de participants est restreint (généralement autour de six personnes) et l'environnement adapté pour tenir compte des particularités sensorielles : environnement calme, avec une luminosité non agressive et une liberté complète laissée aux participants pour l'utilisation de stratégies leur permettant de diminuer leur niveau de stress (lunettes de soleil pendant les séances, utilisation d'objets ou de certaines matières…). Les particularités dans la communication sont prises en compte : utilisation de supports visuels, phrases courtes sans paraphrase ni second degré, définition du vocabulaire utilisé en séance avec les participants s'assurer que chacun le comprend de la même manière. Les groupes sont relativement homogènes, en fonction du niveau métacognitif des participants. Les interventions groupales suivantes sont proposées.

Psychoéducation en groupe

Cette intervention a pour objectifs de permettre l'expression du vécu lié au diagnostic et à l'autisme, accompagner les participants sur la compréhension du fonctionnement lié aux TSA-SDI, puis de les aider à identifier leurs difficultés liées à leurs particularités, et à être capable d'en parler. Le dernier objectif serait d'accompagner les participants dans le repérage de leurs points forts et la précision de leurs objectifs personnels.

Elle est composée de treize séances de deux heures : Mon vécu lors de l'annonce diagnostique ; Comment établit-on un diagnostic de TSA-SDI ? ; Traitement de l'information dans le TSA-SDI ; Les relations sociales ; Le sens de la communication ; Particularités sensorielles et intérêts focalisés ; Faire le tri des symptômes ; Questions/réponses sur le TSA-SDI avec le médecin ; Comment expliquer le TSA-SDI à autrui ; Découvrir ses talents : exercice individuel et échange ; Découvrir ses compétences et identifier ses besoins ; Découvrir le réseau et les autres interventions ; Synthèse. Le groupe est réalisé après l'annonce du diagnostic de TSA-SDI. Les séances sont animées par un psychologue, un infirmier ou un ergothérapeute, avec l'intervention d'un psychiatre sur une séance et une co-animation possible avec un usager ayant déjà fait le programme.

L'évaluation pré- et post-intervention comporte une hétéro-évaluation de la métacognition et des auto-questionnaires évaluant l'insight, la métacognition, l'estime de soi et la symptomatologie anxieuse et dépressive. Les évaluations préliminaires montrent une efficacité sur le niveau métacognitif et sur l'intensité des symptômes anxieux et dépressifs et une appréciation positive par les participants : « Où j'en étais avant le groupe ? J'avais un diagnostic Asperger sans vraiment savoir ce que c'est. Il y a bien sûr une page Wikipédia assez détaillée à ce sujet, mais je ne savais pas trop comment faire le lien entre le SA et ma personnalité. Où j'en suis actuellement après le groupe ? Je comprends un peu mieux ce qu'est le SA, et je vois mieux quels aspects je retrouve en moi de manière plus ou moins marquée. »

Psychoéducation familiale

Ce groupe est destiné aux familles et aux proches de personnes venant de recevoir un diagnostic de TSA-SDI. Il a pour objectifs de répondre au questionnement des aidants familiaux (parents, fratrie, conjoints) sur les TSA, sur les particularités du fonctionnement de leur proche, sur la façon de l'accompagner au quotidien et sur les ressources existantes sur le territoire. Il facilite le partage d'expériences entre les participants et le développement et/ou le renforcement de stratégies de communication efficientes pour interagir avec leur proche au quotidien.

Il est animé par un binôme infirmier-psychologue et comporte quatre séances de trois heures environ : vécu de l'annonce diagnostique; représentations et préjugés sur les TSA; apports théoriques sur le fonctionnement TSA et les comorbidités psychiatriques; information sur les réseaux d'accompagnement et l'adaptation de stratégies au quotidien. Il fait l'objet de nombreux retours positifs par les participants : « La participation à ce groupe m'a permis d'avoir une meilleure connaissance du trouble et m'a confirmé que cela correspondait à mon fils »; « J'ai pu prendre de la distance par rapport aux situations vécues grâce à une meilleure connaissance et décryptage des symptômes »; « La participation au groupe m'a été bénéfique car cela m'a permis de découvrir que d'autres parents traversent des situations identiques »; « Ce groupe m'a aidé à commencer à modifier ma façon de communiquer avec lui ».

Entraînement des habiletés sociales (EHS)

Cette intervention est proposée aux participants sur la base de verbatim recueillis au PSI : « J'aimerais améliorer ma relation avec mes amis, avoir des amis qui me sollicitent aussi »; « J'aurais besoin d'aide car les relations aux autres me paniquent énormément. Je suis partagé entre me protéger et l'envie de surmonter mes difficultés ». Animée en petit groupe par un ergothérapeute et un neuropsychologue, elle comporte quinze séances hebdomadaires de deux heures : Les aspects de la communication parties 1 et 2; Les biais cognitifs et leur impact sur la communication; Les émotions dans la communication; La technique de résolution de problèmes; Affirmation de soi : comment faire une demande; Affirmation de soi : exprimer un refus; Affirmation de soi : faire une demande de changement; Jeux de rôles à partir de situations personnelles.

Chaque séance comporte des éléments théoriques sur la communication, les émotions, les besoins de base et les biais cognitifs et leur impact puis une phase d'apprentissage pratique *via* le décryptage en groupe de vignettes sociales fictives et la réalisation de jeux de rôles sur la base du volontariat. Le groupe est évalué en pré- et post-intervention sur les capacités de résolution de problèmes sociaux, le niveau d'anxiété sociale et le fonctionnement social. Il fait également l'objet de retours positifs chez les participants.

Gestion du stress

Ce programme a pour objectif de développer des stratégies afin de limiter le stress et son impact sur la santé et la vie au quotidien. Il propose au participant de mieux comprendre ce qu'est le stress et comment il se manifeste, d'apprendre à identifier les situations stressantes et à évaluer son stress. Enfin, il amène le participant à développer des moyens pour y faire face en tenant compte de la situation et des compétences de chacun. Les stratégies de gestion du stress se basent sur une méthode de résolution de problèmes.

Il est proposé sur la base des verbatim recueillis au PSI : « Je suis anxieuse pour tout. J'imagine le pire en permanence : j'ai peur de ne pas avoir le temps, de ne pas bien faire, d'être en retard... Cela m'empêche parfois de faire des choses. Je n'arrive pas à gérer l'imprévu et donc j'opte facilement pour les stratégies d'évitement. Je n'ai plus l'énergie. Depuis l'annonce de mon diagnostic, j'ai l'impression que les stratégies que j'avais mises en place ne sont plus efficaces. »

Il est animé par une psychomotricienne et un autre professionnel et se déroule sur douze séances de deux heures : Comprendre ce qu'est le stress; Identifier mes facteurs de stress; Identifier les effets du stress sur moi; Stress et TSA; Évaluer mon stress; Pourquoi et comment gérer son stress; Résolution de problème; Stratégies centrées sur les effets du stress; Adapter mes habitudes de vie; Je gère mon stress à ma façon.

Estime de soi

Cette intervention proposée plutôt en fin de parcours de réhabilitation pour accompagner la personne dans le processus de rétablissement est basée sur les TCC, la thérapie d'acceptation et d'engagement et la psychologie positive. Elle est animée par un psychologue et un co-animateur sensibilisé aux techniques TCC et connaissant bien les TSA-SDI. Elle se déroule sur vingt séances d'une heure et demie avec les principes suivants : connaissance de l'impact des biais cognitifs sur l'estime de soi, du lien entre pensées, émotions et comportement, de ses standards personnels pour pouvoir se définir en termes de goûts et valeurs, faire le point sur ses qualités et limites personnelles et réévaluer ses buts et ses attentes personnelles ou se fixer de nouveaux objectifs.

Habiletés administratives sociales et citoyennes (HASC)

Ce programme vise à une compréhension plus globale du système qui balise les droits de chaque citoyen, à travers quatre grands thèmes : la citoyenneté, le logement, le travail et la santé. Il a pour objectif de réduire la procrastination fréquente dans les TSA et de renforcer les capacités des personnes à faire valoir leurs droits, à faire face à la discrimination et aux dysfonctionnements éventuels des services publics et à être autonomes dans leurs démarches administratives. Il est animé par deux assistantes sociales et comporte onze séances de deux heures.

Perception du travail

Ce programme est réalisé en complément de l'emploi accompagné IPS. Basé sur l'éducation thérapeutique et les TCC il a comme objectif de renforcer la motivation à trouver un emploi. Il comporte huit séances de deux heures et a comme particularités dans les TSA de questionner les différences de perception entre personnes *neurotypiques* et personnes avec TSA-SDI, d'aider à identifier les freins liés à certaines particularités du fonctionnement autistique, les ressources sur lesquelles s'appuyer pour les surmonter et les stratégies possibles pour y faire face.

D'autres interventions sont en cours de développement au C3R : groupe court de psychoéducation en post-diagnostic immédiat, programme d'entraînement métacognitif TSA-SDI, programme de remédiation de la cognition sociale (AutiNaute), programme de psychoéducation familiale plus approfondie (ProFamille TSA-SDI), entraînement aux habiletés sociales en milieu professionnel, programme de prévention des violences sexuelles et d'entraînement aux habiletés sociales dans les domaines de la vie de couple et de la parentalité. Un travail de repérage plus précoce et d'intervention en milieu scolaire est également en cours. Les interventions développées au C3R feront par ailleurs également l'objet d'études de validation au cours des prochaines années.

Conclusion

La demande de soins orientés rétablissement émanant des personnes avec TSA-SDI est croissante et ils représentent maintenant une proportion non négligeable des usagers des centres de réhabilitation. Malgré des besoins bien réels, ces personnes ne bénéficient souvent pas des soins et services qui leur seraient nécessaires, principalement en raison de l'absence d'une offre dédiée (en dehors des structures fléchées pour les situations de handicap mental). Celle-ci se développe actuellement mais reste à renforcer largement pour pouvoir répondre à l'ensemble des demandes formulées par les personnes avec TSA-SDI et leurs proches.

Références

Baldwin, S., & Costley, D. (2016). The experiences and needs of female adults with high-functioning autism spectrum disorder. *Autism*, *20*(4), 483–495.

Baldwin, S., Costley, D., & Warren, A. (2014). Employment activities and experiences of adults with high-functioning autism and Asperger's disorder. *J Autism Disord*, *44*, 2440–2449.

Bracke, P., et al. (2013). Overeducation and depressive symptoms : Diminishing mental health returns to education. *Sociology of Health & Illness*, *35*(8), 1242–1259.

Buescher, A. V. S., et al. (2014). Costs of autism spectrum disorders in the United Kingdom and the United States. *JAMA Pediatrics*, *168*(8), 721–728.

Cassidy, S., et al. (2014). Suicidal ideation and suicide plans or attempts in adults with Asperger's syndrome attending a specialist diagnostic clinic : A clinical cohort study. *Lancet Psychiatry*, *1*(2), 142–147.

Cederlund, M., Hagberg, B., Billstedt, E., et al. (2008). Asperger syndrome and autism : A comparative longitudinal follow-up study more than 5 years after original diagnosis. *Journal of Autism and Developmental Disorders*, *38*(1), 72–85.

Cidav, Z., et al. (2012). Implications of childhood autism for parental employment and earnings. *Pediatrics*, *129*(4), 617–623.

Fein, D., et al. (2013). Optimal outcome in individuals with a history of autism. *Journal of Child Psychology and Psychiatry*, *54*(2), 195–205.

Flechter-Watson, S., et al. (2014). Interventions based on the Theory of Mind cognitive model for spectrum disorder (ASD). *Cochrane Database of Systematic Reviews*, *21*(3).

Gillberg, C., & Fernell, E. (2014). Autism plus versus autism pure. *Journal of Autism and Developmental Disorders, 44*(12), 3274–3276.

Gordon, K., et al. (2015). À randomised controlled trial of PEGASUS, a psychoeducational programme for young people with high-functioning autism spectrum disorder. *Journal of Child Psychology and Psychiatry, 56*(4), 468–476.

Helles, A., et al. (2015). Asperger syndrome in males over two decades : Stability and predictors of diagnosis. *Journal of Child Psychology and Psychiatry, 56*(6), 711–718.

Helles, A., Gillberg, C. I., Gillberg, C., & Billstedt, E. (2016a). Asperger syndrome in males over two decades : Quality of life in relation to diagnostic stability and psychiatric comorbidity. *Autism, 1*, 1–12.

Helles, A., et al. (2016b). Asperger syndrome in childhood–personality dimensions in adult life : Temperament, character and outcome trajectories. *BJ Psych Open, 2*(3), 210–216.

Helt, M., et al. (2008). Can children with autism recover? If so, how? *Neuropsychology Review, 18*(4), 339–366.

Henninger, N. A., & Taylor, J. L. (2013). Outcomes in adults with autism spectrum disorders : A historical perspective. *Autism, 17*(1), 103–116.

Heselmark, E., et al. (2014). Group cognitive behavioural therapy and group recreational activity for adults with autism spectrum disorders : A preliminary randomized controlled trial. *Autism, 18*(6), 672–683.

Joshi, G., et al. (2013). Psychiatric comorbidity and functioning in a clinically referred population of adults with autism spectrum disorders : A comparative study. *Journal of Autism and Developmental Disorders, 43*, 1314–1325.

Lai, M. C., & Baron-Cohen, S. (2015). Identifying the lost generation of adults with autism spectrum conditions. *Lancet Psychiatry, 2*, 1013–1027.

Lai, M. C., et al. (2011). À behavioral comparison of male and female adults with high functioning autism spectrum conditions. *PLoS One, 6*(6).

Leignier, S., & Dubreucq, J. (2018). Syndrome d'Asperger et autisme de haut niveau : une évolution plutôt favorable à l'âge adulte mais une offre de soins encore à développer. In *L'Encéphale*. in review.

Livingston, L. A., & Happé, F. (2017). Conceptualising compensation in neurodevelopmental disorders : Reflections from autism spectrum disorder. *Neuroscience and Biobehavioral Reviews, 19*(80), 729–742.

Marriage, S., et al. (2009). Autism spectrum disorder grown up : A chart review of adult functioning. *J Can Acad Child Adolesc Psychiatry, 18*(4), 322–328.

Neary, P., et al. (2015). Post-school needs of young people with high-functioning autism spectrum disorder. *Res Autism Spect Disor, 18*, 1–11.

Nicholas, D. B., et al. (2016). Research needs and priorities for transition and employment in autism : Considerations reflected in a "special interest group" at the International Meeting for autism research. In *Autism Res.*

Shattuck, P. T., et al. (2007). Change in autism symptoms and maladaptive behaviors in adolescents and adults with an autism spectrum disorder. *Journal of Autism and Developmental Disorders, 37*(9), 1735–1747.

Shattuck, P. T., et al. (2011). Participation in social activities among adolescents with an autism spectrum disorder. *PLoS One.*

Smith, L. E., Greenberg, J. S., & Mailick, M. R. (2012). Adults with autism : Outcomes, family effects, and the multi-family group psychoeducation model. *Current Psychiatry Reports, 14*(6), 732–738.

Smith, L. E., et al. (2010). Daily experiences among mothers of adolescents and adults with autism spectrum disorder. *Journal of Autism and Developmental Disorders, 40*(2), 167–178.

Spain, D., & Blainey, S. H. (2015). Group social skills interventions for adults with high-functioning autism spectrum disorders : A systematic review. *Autism, 19*(7), 874–886.

Strunz, S., et al. (2016). Romantic relationships and relationship satisfaction among adults with Asperger syndrome and high-functioning autism. *Journal of Clinical Psychology.*

Tarazi, F. I., et al. (2015). Asperger's syndrome : Diagnosis, comorbidity and therapy. *Expert Review of Neurotherapeutics, 15*(3), 281–293.

Tobin, M. C., et al. (2014). A systematic review of social participation for adults with autism spectrum disorders : Support, social functioning, and quality of life. *Res Autism Spect Disord, 8*, 214–229.

Addictions : entre stratégies d'adaptation et pathologie. Place d'une réadaptation cognitivo-émotionnelle et sociale

CHAPITRE 43

Maurice Dematteis, Lucie Pennel, Julien Dubreucq, Elisabeth Giraud-Baro, Georges Brousse

PLAN DU CHAPITRE

Pertinence d'une réhabilitation en addictologie

De tout temps, la consommation des produits provenant de la fnature (alcool, tabac, opiacés, psychostimulants, cannabis… sucre) a été un moyen pour l'individu de s'adapter à son environnement en termes de stratégie de survie, mais sans être problématique puisque la disponibilité de ces produits naturels était limitée. Une plus grande disponibilité de ces produits telle que l'offre le monde moderne permet d'en répéter plus facilement l'usage, favorisant ainsi le développement des addictions. L'adaptation des comportements individuels vis-à-vis de l'environnement et notamment d'autrui fait appel aux outils cognitifs et émotionnels, permettant de produire des réponses comportementales adaptées en fonction des informations reçues de l'environnement (Calvey, 2017 ; Saah, 2005). Le système de la récompense est un système motivationnel permettant la mise en place de nouveaux apprentissages par renforcement. Dans les addictions, les systèmes cognitifs, émotionnels et motivationnels qui sont censés permettre la perception de ces informations, leur interprétation, une réponse comportementale et son apprentissage (incluant la prise de décision, le passage à l'acte impulsif-compulsif, une réponse automatique, etc.) sont affectés, compromettant les capacités du sujet à gérer sa maladie (déni de la maladie, entrée ou maintien dans les soins, capacité à évoluer dans les soins, etc.), son environnement et sa relation aux autres (Dematteis et Pennel, 2016a).

Les conduites addictives : une neurobiologie et un répertoire comportemental communs

Quelle que soit la motivation initiale de la consommation d'un produit ou d'un comportement addictif (addiction sans produit), la poursuite d'une consommation malgré ses effets délétères résulte de changements multiples et durables de différentes neurotransmissions et de différents neurocircuits qui affectent le contrôle comportemental et la capacité à changer de comportement (Dematteis et Pennel, 2016a). L'usage répété s'accompagne en effet de modifications fonctionnelles et structurales de régions cérébrales et neurocircuits impliqués dans la récompense, la gestion des émotions, l'humeur, les fonctions cognitives dont les fonctions exécutives et les apprentissages. Ces modifications affectent la motivation, les habitudes comportementales et les capacités d'adaptation, notamment relationnelles. Elles changent par ailleurs les attributs motivationnels des produits. S'ils ont été pris initialement par plaisir, ils le sont ensuite surtout par besoin, par développement d'une dysphorie et, selon les produits, d'une accoutumance et de symptômes de sevrage. Il s'y associe d'importantes routines comportementales liées à des conditionnements, à une automatisation des comportements surappris et à une perte de flexibilité cognitive. Le *craving* correspond à l'envie ou au besoin impérieux et irrépressible de consommer le produit. Il a une valeur diagnostique, thérapeutique (cible des traitements) et pronostique (rechute). Il traduit l'attachement excessif développé par l'individu vis-à-vis du produit ou du comportement addictif. C'est un symptôme multidimensionnel, dynamique et évolutif sur le plan qualitatif et quantitatif en fonction du stade évolutif de la maladie addictive, des différents conditionnements comportementaux (fluctuation en fonction du moment de la journée, de la situation…) et de la psychopathologie sous-jacente. Si au début le sujet consomme par plaisir ou envie (*liking*, *craving* de récompense, renforcement positif), les perturbations biologiques induites par la répétition des consommations font que le sujet consomme ensuite par besoin, pour s'apaiser (*wanting*, *craving* d'apaisement, renforcement négatif), avec une plus grande valeur motivationnelle pour le produit (saillance). Au-delà du produit, c'est donc le fonctionnement de l'individu par rapport au produit qui s'est modifié (figure 43.1). Le nouveau répertoire comportemental est alors dominé par une perte progressive du contrôle, les consommations devenant fréquentes, avec une incapacité à les limiter. Il s'y associe des pensées obsédantes vis-à-vis du produit, une recherche et une consommation compulsives avec un besoin impérieux mais vain de reproduire la sensation initiale, mais surtout d'apaiser un mal-être (état dysphorique avec anxiété, irritabilité, tristesse…). Chaque nouvelle consommation accentuant les altérations, les doses sont alors augmentées pour contrer l'accoutumance et retrouver l'effet initial, et les consommations sont poursuivies, quelles que soient les conséquences, sous peine d'une souffrance psychique, voire physique (syndrome de sevrage). Ces modifications persistent même après un arrêt de longue durée. Elles sont à l'origine des rechutes fréquentes et impliquent des processus relevant de la mémoire. Les différentes addictions se traduisent par un répertoire comportemental commun, ce qui suggère la mise en jeu de voies finales communes dont le circuit de la récompense (circuit dopaminergique mésocorticolimbique), le cortex préfrontal, le striatum dorsal, et l'amygdale étendue, incluant la strie terminale. À noter que les mêmes neurotransmetteurs et neurocircuits sont impliqués dans les pathologies psychiatriques, pouvant expliquer la grande fréquence des symptômes psychiatriques (surtout anxieux et dépressifs) associés aux addictions, mais aussi l'existence de vulnérabilités communes (Dematteis et Pennel, 2016a).

Altérations cognitivo-émotionnelles dans les addictions

Comme indiqué dans le paragraphe précédent, les conduites addictives sont par nature associées à des altérations cognitivo-émotionnelles, avec différentes sévérités selon la conduite addictive, le produit utilisé, ses modalités d'usage (par exemple, le *binge*), la précocité et l'ancienneté de l'usage, et les comorbidités associées (pathologies psychiatriques, troubles du sommeil).

Les troubles cognitifs sont décrits de longue date dans l'alcoolo-dépendance, avec différents mécanismes pouvant y contribuer (Vabret et al., 2016). Parmi les sujets alcoolodépendants, 50 à 70 % ont des atteintes cognitives légères à modérées, et 10 % des formes sévères (trouble neurocognitif majeur, tableau de démence frontale ou sous-corticale). L'alcool est la quatrième cause de démence à début précoce (< 65 ans). Les lésions cérébrales seraient encore plus fréquentes, 75 % des sujets ont des atteintes encéphaliques en autopsie et en neuro-imagerie, 50 % ont des lésions cérébelleuses et 13 % des lésions de type encéphalopathie de Gayet-Wernicke. Sur le plan des mécanismes, la consommation chronique d'alcool est une situation hétérogène pouvant conduire à des altérations cognitives variées par des atteintes directes ou indirectes. Si la maladie alcoolique est classiquement décrite dans les ouvrages par des tableaux neurologiques spécifiques (encéphalopathie de Gayet-Wernicke, atrophie cérébelleuse, encéphalopathies démyélinisantes, etc.), les analyses autopsiques ont montré que ces différentes lésions pouvaient exister et même coexister en dehors de ces tableaux, suggérant des continuums avec des expressions cliniques différentes selon l'extension des atteintes et des susceptibilités sous-jacentes regroupées sous la terminologie « atteintes cérébrales liées à l'alcool » et « troubles cognitifs liés à l'alcool ». D'autres conséquences associées à l'usage d'alcool peuvent aussi contribuer aux atteintes cognitives (*voir* paragraphe suivant). L'âge de début des consommations, des périodes d'alcoolisation importante, le sexe féminin et un bas niveau social sont des facteurs de risque, en revanche la réserve cognitive retarde l'apparition des troubles (Vabret et al., 2016).

Les troubles cognitifs sont aussi l'apanage des autres conduites addictives, comme le trouble de l'usage lié au cannabis, aux opiacés, aux psychostimulants et les addictions sans produit (Cadet et Bisagno, 2016 ; Fernández-Serrano et al., 2011 ; Grant et al., 2016 ; Sofuoglu et al., 2016 ; Volkow et al., 2016). Ce sont peu ou prou les mêmes fonctions qui sont altérées, mais elles le sont plus sévèrement avec l'alcool en raison des diverses atteintes, directes (neurotoxicité de l'alcool, de son métabolite) et indirectes (carences vitaminiques, atteintes hépatiques, traumatismes, crises d'épilepsie, troubles du sommeil, troubles causés par l'alcoolisation fœtale…).

L'alcool étant un puissant neurotoxique, l'addiction à l'alcool a été l'addiction la plus étudiée sur le plan des cognitions, mais essentiellement au niveau des troubles neurocognitifs. Classiquement, ils comprennent un syndrome dysexécutif (catégorisation, stratégies, inhibition des comportements automatiques, flexibilité mentale, prise de décision), avec un traitement plus lent des informations, une atteinte de la mémoire épisodique, de l'apprentissage verbal et non verbal, des troubles visuo-spatiaux. Les tests de dépistage MoCA (Montreal Cognitive Assessment) et BEARNI (Brief Evaluation of Alcohol-related Neuropsychological Impairments) évaluent d'ailleurs ces registres, en y associant l'ataxie pour la BEARNI (Vabret et al., 2016).

La métacognition et la cognition sociale font l'objet d'un intérêt plus récent (Bora et Zorlu, 2017 ; Onuoha et al., 2016 ; Sanvicente-Vieira et al., 2017 ; Spada et al., 2015) et montrent aussi des altérations avec d'une part, une surestimation des capacités du contrôle des consommations ou des rechutes, et d'autre part, une perturbation de la théorie de l'esprit, du point de vue cognitif affectif (pensée, ressenti émotionnel de l'autre), affectant ainsi les stratégies de communication. Sur le plan émotionnel, si les symptômes anxieux et dépressifs sont fréquents, l'alexithymie l'est aussi, présente chez deux tiers des patients. Il s'y associe une grande labilité émotionnelle et une impulsivité (Vabret et al., 2016).

Associées aux difficultés motivationnelles (modèle trans-théorique du changement de comportement de Prochaska et DiClemente), d'introspection, d'autocritique, et aux problématiques d'attachement, ces différentes altérations contribuent aux altérations de la communication, aux difficultés relationnelles avec l'entourage familial ou professionnel, à l'isolement social et à une altération de la qualité de vie, indépendamment de la coexistence de troubles de la personnalité (état limite, personnalité antisociale…). Dans cet ensemble d'atteintes, le classique *déni* apparaît comme un symptôme multidimensionnel intégrant des éléments neurocognitifs, métacognitifs et émotionnels ainsi que le poids de la stigmatisation sociétale, qui représentent tous des freins dans la prise en soins.

Impacts fonctionnels des altérations et objectifs d'une réhabilitation psychosociale

Les altérations du contrôle exécutif, des capacités d'inhibition des réponses automatiques, notamment associées aux indices, et le biais attentionnel ont été particulièrement évalués (Campanella, 2016) dans un objectif de maintien de l'abstinence et de prévention de la rechute. Ces altérations cognitives affectent la capacité du sujet à s'impliquer dans son traitement, dont les thérapies cognitives et comportementales (TCC). La mise en place de stratégies de *coping* nécessite de pouvoir anticiper les situations à risque. Cependant, ces stratégies sont impactées par les altérations de l'inhibition, de la capacité à différer les prises de décision, de la flexibilité et de la planification, ainsi que par les difficultés d'apprentissage qui limitent l'intégration des nouvelles informations au cours des séances de prévention de la rechute, ainsi que le développement de stratégies alternatives et d'autres automatismes. Il s'y associe une atteinte de la représentation et de la projection des événements présents et futurs et de la capacité à poursuivre un but. La motivation au changement, le jugement des habitudes de consommation sont associés aux fonctions exécutives et aux capacités introspectives, à l'ambivalence et aux différentes dimensions du *déni*. Le sentiment d'auto-efficacité et les troubles de l'attachement influençant la capacité des sujets à recevoir un soutien social, eux aussi affectés par les troubles cognitifs, et vont contribuer à une moindre observance thérapeutique.

Parmi les dimensions psychopathologiques, l'impulsivité est un facteur de vulnérabilité des addictions, favorisant l'usage des produits ou des comportements addictifs (Jentsch et al., 2014). C'est une dimension trans-diagnostique retrouvée dans différents troubles psychiatriques, mais c'est aussi une dimension physiologique chez les adolescents liée à l'immaturité du cortex préfrontal jusqu'à l'âge de 25 ans. Les adolescents représentent donc une population naturellement à risque vis-à-vis des addictions, l'usage de produits psychoactifs étant de nature à interférer avec les processus de maturation cérébrale sur le plan cognitif et émotionnel.

La qualité de vie doit être considérée comme l'objectif ultime de la prise en soins. C'est une dimension subjective propre aux attentes du patient, elle représente un élément motivationnel majeur dans l'engagement dans les soins. L'échelle de qualité de vie AQoLS a d'ailleurs été constituée en s'appuyant sur les patients. Elle comprend sept domaines avec une importance particulière pour l'estime de soi, la perte de contrôle et les altérations cognitives (Luquiens et al., 2015). Elle traduit l'importance d'impliquer les patients dans la constitution et l'évolution des programmes thérapeutiques.

Les stratégies de réhabilitation peuvent être proposées de manière graduée en fonction de la sévérité avec plusieurs objectifs : i) restaurer les fonctions lorsqu'une récupération est possible, en favorisant la récupération spontanée ; ii) renforcer certaines fonctions en tirant profit des capacités préservées pour contourner les déficits ; iii) aménager l'environnement, etc.

Donc au-delà du maintien de l'abstinence et de la prévention de la rechute, la réhabilitation s'inscrit entièrement dans une démarche de réduction des risques et des dommages maintenant recommandée en addictologie (Dematteis et Pennel, 2017), car elle est susceptible d'améliorer l'adhésion et l'efficience thérapeutique (aspects qualitatifs et quantitatifs du traitement), afin de réduire le handicap et améliorer l'autonomie fonctionnelle et la qualité de vie du patient.

État des lieux actuels de la réhabilitation en addictologie

Chez le patient alcoolodépendant, il existe une récupération cognitive spontanée dans les premiers mois d'abstinence, notamment l'attention, la mémoire épisodique alors que les troubles exécutifs sont plus résistants. Sur le plan neuro-anatomique, certaines anomalies volumétriques sont elles aussi rapidement réversibles, au moins en partie, alors que d'autres s'améliorent lentement sur plusieurs années (Vabret et al., 2016). Pour le cannabis où les effets chroniques surviennent pour de fortes consommations et perturbent les fonctions exécutives, l'apprentissage et la mémoire, leur réversibilité semble dépendre de la fréquence et de la durée de la consommation, de l'âge de début (vulnérabilité de l'adolescence), et de la durée d'abstinence (Volkow et al., 2016). Cependant les études de longue durée font défaut. Pour la cocaïne, la récupération de la mémoire de travail un an après l'arrêt de la consommation est inversement corrélée à l'âge de début des usages (Vonmoos et al., 2014).

Le fait que certaines altérations cognitivo-émotionnelles ne régressent pas avec l'abstinence peut aussi traduire le fait que ces troubles aient pu précéder l'addiction et en être un facteur de vulnérabilité. Par conséquent, leur identification et leur prise en charge sont susceptibles d'améliorer la problématique addictive et notamment la prévention de la rechute.

Parmi les interventions psychosociales, les entretiens motivationnels et les TCC ont les meilleurs niveaux de preuve d'efficacité (Société française d'alcoologie (SFA), 2015). Mais indépendamment des techniques, les qualités personnelles des thérapeutes jouent un rôle déterminant dans cette efficacité (abord empathique et soutenant envers le patient, relation clairement établie vers l'objectif thérapeutique, encourageant l'autonomie et l'utilisation de ressources extérieures). L'entraînement à l'autocontrôle cognitif et comportemental est l'intervention la plus efficace dans l'objectif de réduction de consommation. Elle est fondée sur la détermination de limites de consommation (mesure quotidienne consignée, contrôle du rythme), les stratégies de refus, de renforcement des succès, l'analyse des situations à risque et l'apprentissage de comportements alternatifs.

Compte tenu de la physiopathologie des addictions (*voir* plus haut, « Les conduites addictives : une neurobiologie et un répertoire comportemental communs »), et hormis les points déjà détaillés plus haut, plusieurs dimensions peuvent être ciblées par les TCC et les autres approches psychothérapiques :

- l'ambivalence (modèle trans-théorique de changement), l'impulsivité cognitive et émotionnelle ;
- un faible sentiment d'efficacité personnelle peut favoriser la poursuite des consommations (manque de confiance dans son efficacité autorégulatrice et croyance associée au bénéfice apportée par la conduite addictive notamment pour gérer les événements stressants) ;
- la thérapie d'acceptation et d'engagement partage avec la méditation de pleine conscience le fait d'observer et d'accepter une situation, ce qui permet de diminuer la lutte et d'augmenter la flexibilité psychologique pour s'engager dans d'autres actions ;
- l'estime de soi, l'autostigmatisation qui contribue à une faible estime de soi et qui résulte de l'intériorisation des représentations négatives de la société vis-à-vis des addictions (certaines d'entre elles sont d'ailleurs particulièrement stigmatisées).

Réalisé en individuel ou en groupe, l'entraînement aux compétences sociales et de *coping* permet d'améliorer le fonctionnement social, la gestion des émotions négatives, l'organisation de la vie quotidienne et des situations à haut risque de consommation.

Malgré l'absence de données probantes, les interventions non psychothérapeutiques proposées de manière adaptée (ateliers à médiation corporelle [relaxation, sophrologie, activité physique…], d'expression et de créativité, et les activités sociothérapiques) peuvent apporter des bénéfices chez les patients sévères en réduisant les symptômes anxieux et dépressifs et en permettant une meilleure adaptation sociale et estime de soi et un renforcement de l'engagement dans le changement des habitudes de vie.

Le rôle de l'entourage familial et professionnel est majeur et s'inscrit dans une alliance thérapeutique où le patient reste le principal acteur. Avec l'accord du patient, le soutien de l'entourage doit être favorisé, en l'associant à la discussion sur les objectifs et les stratégies thérapeutiques. En cas de dysfonctionnement familial, les thérapies systémiques peuvent être utiles. L'emploi et le logement accompagnés, aux effets bénéfiques sur l'autonomie fonctionnelle et la qualité de vie, sont aussi des approches prometteuses. Dans la triple interaction patient-produit-environnement, l'environnement est en effet un facteur déterminant dans l'initiation des consommations, leur maintien et la rechute. Améliorer les conditions de vie, de logement, voire faire appel à des solutions institutionnelles sont donc nécessaires en cas de grand isolement, de précarité sociale ou d'absence de logement. Les associations de patients et pair-aidants s'inscrivent dans toutes ces logiques et contribuent à améliorer le pronostic addictologique de certains patients (Société française d'alcoologie (SFA), 2015).

Dans une approche de type réhabilitation, la littérature objective un nombre limité d'études. Elles sont hétérogènes dans leur durée (quelques semaines à plusieurs mois) et le nombre de sessions, avec peu de suivi à long terme. Elles sont plus souvent réalisées en résidentiel plutôt qu'en ambulatoire, c'est-à-dire en dehors de l'écologie environnementale du patient. Les séances sont en groupe ou en individuel, plus souvent avec l'aide de programmes informatiques que par papier-crayon, en focalisant particulièrement sur les fonctions exécutives, l'attention et la mémoire. Les objectifs visés sont variables : surtout les consommations, le *craving*, le maintien dans le traitement, mais aussi la souffrance psychologique, l'entourage… (Rezapour et al., 2016).

Plusieurs programmes existent, centrés notamment sur les fonctions exécutives, le contrôle inhibiteur, la mémoire de travail, certains en association avec des TCC ou de la pleine conscience, ou encore intégrés dans des programmes plus globaux de réhabilitation psychosociale (Domínguez-Salas et al., 2016 ; Manning et al., 2017 ; Verdejo-Garcia 2016). Au-delà d'une action spécifique, les interventions qui améliorent le fonctionnement cognitif améliorent également l'adhésion aux soins des patients. Mais pour des fonctions plus complexes comme les fonctions exécutives, il semble nécessaire d'envisager des prises en soins plus globales et de longue durée.

Sur le plan mécanistique, les stratégies qui apportent un bénéfice thérapeutique *rééquilibreraient* les régions cérébrales et les circuits impliqués dans le développement et le maintien des conduites addictives (Zilverstand et al., 2016). Les TCC atténuent la réactivité du système de la récompense aux indices. L'inhibition cognitive et le travail motivationnel renforcent les structures impliquées dans le contrôle inhibiteur : l'inhibition atténue la réactivité du système de la récompense, et la motivation renforce le moi référentiel et le contrôle inhibiteur. La méditation de pleine conscience diminue l'activation des zones cérébrales qui sous-tendent le *craving*, sans effet direct sur le cortex préfrontal. Cependant la pleine conscience augmente aussi l'activation du cortex préfrontal, et améliore l'attention, les fonctions exécutives et la mémoire de travail. La plupart de ces études ont cependant été réalisées chez des fumeurs, l'extrapolation de ces résultats aux autres addictions doit être évaluée.

Hormis les approches de réhabilitation, de nombreuses approches non spécifiques peuvent contribuer à améliorer l'état cognitivo-émotionnel des patients.

Les troubles du sommeil représentent un facteur de vulnérabilité commun aux addictions et aux troubles psychiatriques. Ils contribuent à pérenniser le cercle vicieux où troubles du sommeil, troubles cognitivo-émotionnels et conduites addictives s'aggravent mutuellement. Ils favorisent l'initiation des consommations, leur maintien et la rechute. La privation de sommeil est en effet de nature à accentuer tous les dysfonctionnements associés aux conduites addictives, incluant la réduction du contrôle préfrontal, l'impulsivité, le *craving*, les compulsions, l'état dysphorique et l'instabilité émotionnelle (Dematteis et Pennel, 2016b).

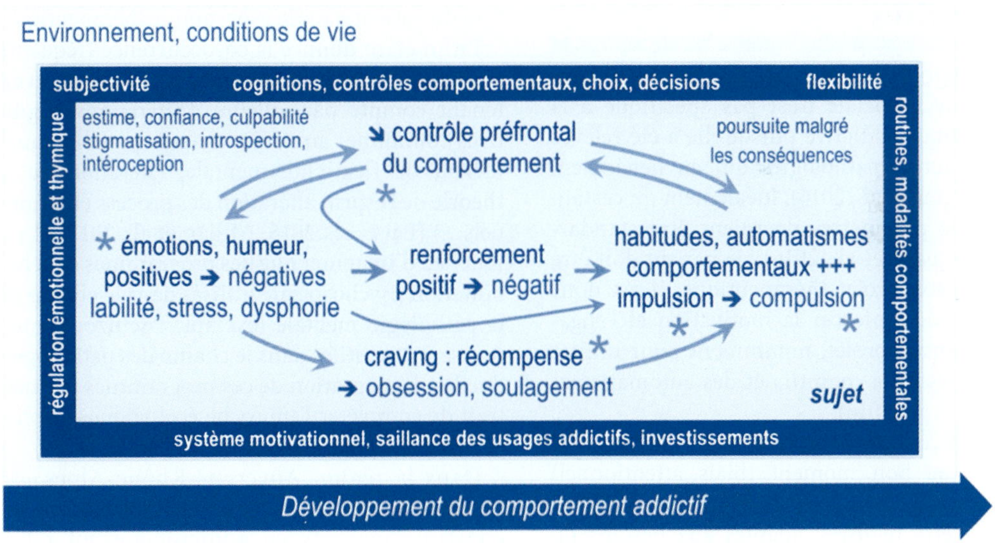

Figure 43.1 Développement du trouble addictif selon un cercle vicieux.
Les premières consommations procurent un effet positif qui favorise la répétition des usages (renforcement positif) et un *craving* de récompense. Les contre-régulations induites par la répétition des usages s'accompagnent d'une perte progressive du contrôle préfrontal, une automatisation des comportements, et le développement d'un état dysphorique. Les usages deviennent compulsifs et se répètent par renforcement négatif (s'apaiser en consommant), avec un *craving* de soulagement et une saillance exacerbée pour l'objet d'addiction, au détriment des autres domaines de la vie, et quelles que soient les conséquences. Il s'y associe des atteintes introspectives et intéroceptives. Au final, la conduite addictive peut affecter l'ensemble des registres cognitifs (neurocognition, métacognition, cognition sociale) et émotionnels. L'existence de vulnérabilités indiquée par une étoile (*) favorise l'entrée dans la conduite addictive. Les adolescents ont naturellement une hypoactivité préfrontale et une impulsivité. *Source : Dematteis et collaborateurs.*

L'activité physique régulière (≥ 30 minutes par jour) améliore les fonctions exécutives, l'attention, la vitesse d'exécution, la mémoire, mais aussi l'anxiété, l'humeur, l'estime de soi, l'isolement social, etc. Elle mettrait en jeu les circuits frontocérebelleux qui pourraient compenser certains déficits cognitifs, notamment de la mémoire de travail (Sachdeva et al., 2015). Une partie de ces effets bénéfiques, notamment au niveau des fonctions exécutives, serait médiée par l'amélioration du sommeil (Wilckens et al., 2016). D'autres approches comme la méditation, le yoga, la musique, la spiritualité, etc., peuvent aider aussi (Sachdeva et al., 2015). Le biofeedback, l'activité physique et la pleine conscience diminuent les pensées automatiques. La prise en compte de ces régulations de base apparaît comme un prérequis avant de concevoir des soins psychothérapiques plus sophistiqués sur un état émotionnel plus stable (Anderzhanova et al., 2017).

Futures orientations, perspectives

Cette hétérogénéité des approches de réhabilitation psychosociale n'est pas spécifique à la problématique addictive puisqu'elle a été relevée dans les autres pathologies qui en bénéficient (Van Heugten et al., 2016). Idéalement un certain nombre de paramètres devraient être standardisés (Rezapour et al., 2016) : le patient doit être acteur de son projet thérapeutique, il est donc important de renforcer la motivation et l'engagement dans le projet, notamment pour limiter l'impact des biais cognitifs et des automatismes (Gladwin et al., 2016).

Les objectifs de rétablissement doivent être proposés au bon moment (biais attentionnel) (Fadardi et al., 2016), c'est-à-dire de façon évolutive, et être réalistes, adaptés aux besoins du patient et à ses ressources. Ils doivent intégrer les comportements de santé incluant le travail des rythmes de vie, mais aussi les outils d'interaction et de communication comme l'introspection, la métacognition, la théorie de l'esprit, et les cognitions sociales. Toutes ces approches doivent être intégrées, personnalisées et évolutives, appliquées à la réalité quotidienne du patient, et impliquer son entourage (*voir* chapitre 80, Pennel et al., 2018). Il persiste beaucoup d'inconnues concernant le nombre de fonctions à travailler, la fréquence et la durée des séances ainsi que les techniques à utiliser, par exemple l'utilisation de l'ordinateur ou d'outils connectés qui permettraient des stratégies à distance. Le coût-efficacité ainsi que les effets à long terme sont inconnus à ce jour, et doivent être étudiés.

Hormis cette homogénéisation des approches, elles doivent être proposées de manière adaptée à la problématique addictive. Comparativement à une approche binaire (consommation *versus* abstinence), la stratégie de réduction des risques et des dommages se révèle plus pertinente puisqu'elle permet de balayer un large spectre des objectifs thérapeutiques, en partant de là où se trouve le patient en situation de vraie vie (Dematteis et Pennel, 2017). Selon la sévérité de l'addiction et des troubles co-occurents associés, une approche intégrée holistique peut être proposée, allant chez un même patient de simples conseils pragmatiques fonctionnels jusqu'à des stratégies structurées de réhabilitation socio-cognitivo-émotionnelle, en fonction de l'évolution du patient dans le programme thérapeutique.

Enfin étant donnée la co-occurrence fréquente des pathologies psychiatriques et addictives, et en tenant compte par ailleurs d'altérations cognitives communes aux deux champs pathologiques (défaut de flexibilité mentale, altération de la théorie de l'esprit, altération des process émotionnels…) (Lai et al., 2015 ; Millan et al., 2012), il y a tout lieu d'imaginer que des programmes de réhabilitation psychosociale utilisés dans le champ de la pathologie mentale (exemple : schizophrénie) puissent être utiles dans le champ des pathologies duelles. L'intégration de ces programmes permettrait de compléter l'approche écologique et holistique des troubles comorbides.

Dans la région Auvergne-Rhône-Alpes, un groupe de réflexion multidisciplinaire s'est constitué (experts en addictologie, en réhabilitation, en TCC, en neuropsychologie, en éducation thérapeutique [ETP] et en entretien motivationnel [EM]). Des différentes réunions du groupe a émergé un modèle qui repose sur les approches de l'EM et de l'ETP selon un parcours de soins dynamique, coordonné de façon personnalisée, à partir d'une évaluation de type dimensionnel (Cuthbert, 2014 ; NIH, 2017) des altérations et des besoins du patient, en s'appuyant sur ses ressources individuelles et environnementales, avec des objectifs fonctionnels centrés sur sa qualité de vie (figure 43.2). Dans ce modèle, la conduite addictive apparaît au centre de la figure, car c'est la représentation que la plupart des personnes en ont. Le *craving* (item 1) résume la relation excessive du sujet au produit ou au comportement addictif. Sur le plan opérationnel et des conséquences liées à la maladie addictive, c'est l'item 6 qui est le plus important. Il montre le lien bidirectionnel avec l'environnement, avec d'une part, l'altération des capacités adaptatives et relationnelles, et d'autre part, l'impact des conditions de vie sur l'équilibre cognitivo-émotionnel et somatique du sujet. Dans ce modèle, basé sur les approches d'autodétermination et d'éducation thérapeutique, la hiérarchisation des soins est proposée en fonction de l'impact fonctionnel qui est le plus important pour le patient et qui est identifié lors du bilan éducatif partagé initial (objectifs thérapeutiques partagés selon une approche collaborative patient-soignant). Cette stratégie est susceptible de renforcer l'engagement motivationnel et d'amorcer un cercle vertueux. Les réévaluations successives lors des bilans éducatifs de suivi et la réadaptation des soins sont susceptibles d'améliorer les autres altérations et besoins identifiés, permettant au passage soit d'arrêter les consommations, soit de les ramener à un usage moins ou non problématique si l'état clinique le permet. S'agissant de l'apprentissage de stratégies d'adaptation alternatives, il apparaît logique d'effectuer des évaluations à long terme pour s'assurer du maintien des nouvelles conduites ou de la nécessité de les retravailler.

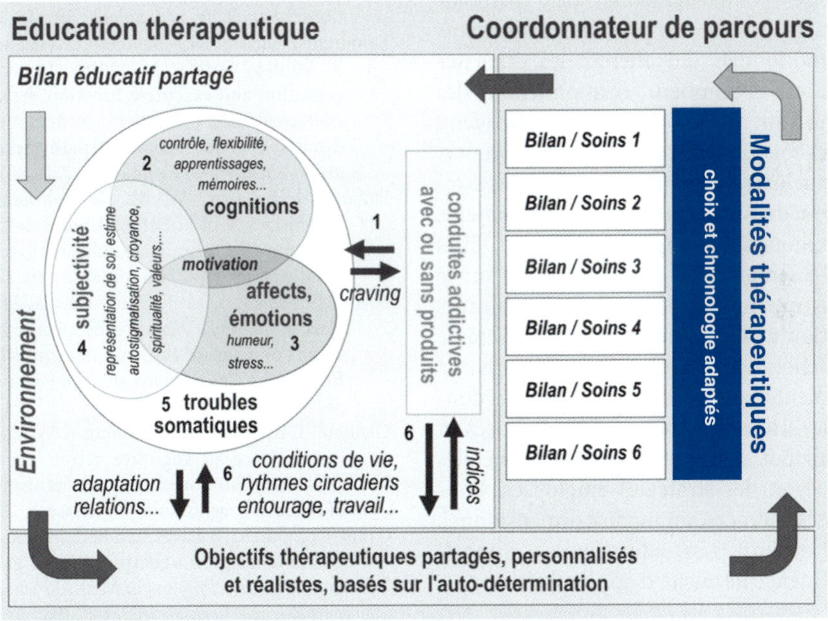

Figure 43.2 Modèle dimensionnel et intégratif de prise en charge.

Modèle trans-addiction de prise en charge intégrative et évolutive, selon des approches dimensionnelles pragmatiques, établies sur des stratégies motivationnelles et éducatives graduelles, visant des objectifs fonctionnels de restauration de l'autonomie et de la qualité de vie du sujet.

Les différentes dimensions sont indiquées par les chiffres 1 à 6. Selon des modalités inspirées de l'éducation thérapeutique, les dimensions sont évaluées lors du bilan éducatif partagé (BEP) initial. Les soins proposés, leur personnalisation et leur hiérarchisation dépendent des objectifs thérapeutiques définis avec le patient (autodétermination), de ses ressources et de celles de son environnement. L'acquisition des compétences selon les différentes dimensions est réévaluée lors des BEP de suivi, les soins sont alors adaptés en fonction de la réévaluation et coordonnés avec un coordonnateur de parcours de soins (*case manager*). *Source : Dematteis et collaborateurs.*

Dans cet abord, le patient est bien au centre de la prise en charge. Les objectifs thérapeutiques sont personnalisés, définis et priorisés par le patient avec l'aide des soignants, et en utilisant des stratégies qui s'appuient plus sur les forces que sur les déficits. Cette approche s'inscrit dans le rétablissement tel que défini par la SAMSHA, comme un processus de changement à travers lequel les individus améliorent leur santé et leur bien-être, et retrouvent une autonomie fonctionnelle pour diriger leur vie et s'y épanouir pleinement. Ces approches mobilisent un certain nombre de ressources, de compétences et d'expertises complémentaires qui sont évolutives au cours du temps et du parcours de soins, et qui nécessitent une coordination, notamment par un *case manager*.

Conclusion

Le répertoire comportemental des pathologies addictives résulte de dysfonctionnements cognitivo-émotionnels qui altèrent les capacités adaptatives, et notamment relationnelles, des patients souffrant d'addiction. Par conséquent, les approches fonctionnelles de réhabilitation psychosociale, incluant de manière intégrée des stratégies de remédiation cognitive et émotionnelle, peuvent s'appliquer au champ des addictions. Elles recentrent l'essentiel de la prise en charge sur le sujet et son environnement, avec des objectifs de restauration de l'autonomie et de la qualité de vie par l'amélioration des capacités adaptatives à l'environnement et aux autres. Cependant, les données dans la littérature sont peu nombreuses et montrent surtout une grande hétérogénéité des objectifs visés et des stratégies employées. Pour répondre à ces carences, un modèle dimensionnel, intégratif et évolutif trans-addiction est proposé, mais sa pertinence nécessite d'être évaluée.

Références

Anderzhanova, E., Kirmeier, T., & Wotjak, C. T. (2017). Animal models in psychiatric research : The RDoC system as a new framework for endophenotype-oriented translational neuroscience. *Neurobiology of Stress, 7*, 47–56.

Bora, E., & Zorlu, N. (2017). Social cognition in alcohol use disorder : A meta-analysis. *Addiction, 112*, 40–48.

Cadet, J. L., & Bisagno, V. (2016). Neuropsychological consequences of chronic drug use : Relevance to treatment approaches. *Frontiers in Psychiatry, 6*, 189.

Calvey, T. (2017). The extended evolutionary synthesis and addiction : The price we pay for adaptability. *Progress in Brain Research, 235*, 1–18.

Campanella, S. (2016). Neurocognitive rehabilitation for addiction medicine : From neurophysiological markers to cognitive rehabilitation and relapse prevention. *Progress in Brain Research, 224*, 85–103.

Cuthbert, B. N. (2014). The RDoC framework : Facilitating transition from ICD/DSM to dimensional approaches that integrate neuroscience and psychopathology. *World Psychiatry, 13*, 28–35.

Dematteis, M., & Pennel, L. (2016a). Théories neurobiologiques de l'addiction. In M. Reynaud, A. Benyamina, & H. J. Aubin (Eds.), *Traité d'addictologie* (pp. 56–71). Paris : Lavoisier.

Dematteis, M., & Pennel, L. (2016b). Addictions et sommeil. In M. Reynaud, A. Benyamina, & H. J. Aubin (Eds.), *Traité d'addictologie* (pp. 161–176). Paris : Lavoisier.

Dematteis, M., & Pennel, L. (2017). La RdRD est-elle efficace et quelles en sont les limites en matière d'addiction aux médicaments psychotropes et de polyconsommations ? *Alcoologie, addictologie, 39*, 148–171.

Domínguez-Salas, S., Díaz-Batanero, C., Lozano-Rojas, O. M., & Verdejo-García, A. (2016). Impact of general cognition and executive function deficits on addiction treatment outcomes : Systematic review and discussion of neurocognitive pathways. *Neuroscience and Biobehavioral Reviews, 71*, 772–801.

Fadardi, J. S., Cox, W. M., & Rahmani, A. (2016). Neuroscience of attentional processes for addiction medicine : From brain mechanisms to practical considerations. *Progress in Brain Research, 223*, 77–89.

Fernández-Serrano, M. J., Pérez-García, M., & Verdejo-García, A. (2011). What are the specific vs. generalized effects of drugs of abuse on neuropsychological performance ? *Neuroscience and Biobehavioral Reviews, 35*, 377–406.

Gladwin, T. E., Wiers, C. E., & Wiers, R. W. (2016). Cognitive neuroscience of cognitive retraining for addiction medicine : From mediating mechanisms to questions of efficacy. *Progress in Brain Research, 224*, 323–344.

Grant, J. E., Odlaug, B. L., & Chamberlain, S. R. (2016). Neural and psychological underpinnings of gambling disorder : A review. *Progress in Neuro-Psychopharmacology & Biological Psychiatry, 65*, 188–193.

Jentsch, J. D., Ashenhurst, J. R., Cervantes, M. C., Groman, S. M., James, A. S., & Pennington, Z. T. (2014). Dissecting impulsivity and its relationships to drug addictions. *Annals of the New York Academy of Sciences, 1327*, 1–26.

Lai, H. M., Cleary, M., Sitharthan, T., & Hunt, G. E. (2015). Prevalence of comorbid substance use, anxiety and mood disorders in epidemiological surveys, 1990-2014 : A systematic review and meta-analysis. *Drug and Alcohol Dependence, 154*, 1–13.

Luquiens, A., Whalley, D., Crawford, S. R., Laramée, P., Doward, L., Price, M., Aubin, H. J. (2015). Development of the Alcohol Quality of Life Scale (AQoLS) : A new patient-reported outcome measure to assess health-related quality of life in alcohol use disorder. *Qual Life Res*, *24*, 1471–1481.

Manning, V., Verdejo-Garcia, A., & Lubman, D. I. (2017). Neurocognitive impairment in addiction and opportunities for intervention. *Current Opinion in Behavorial Sciences*, *13*, 40–45.

Millan, M. J., Agid, Y., Brüne, M., Bullmore, E. T., Carter, C. S., Clayton, N. S. Young, L. J. (2012). Cognitive dysfunction in psychiatric disorders : Characteristics, causes and the quest for improved therapy. *Nat Rev Drug Discov*, *11*, 141–168.

NIH (National Institute of Mental Health). (2017). *Resarch Domain Criteria (RDoC)*. www.nimh.nih.gov/research-priorities/rdoc/constructs/rdoc-matrix.shtml.

Onuoha, R. C., Quintana, D. S., Lyvers, M., & Guastella, A. J. (2016). A meta-analysis of Theory of Mind in alcohol use disorders. *Alcohol*, *51*, 410–415.

Rezapour, T., DeVito, E. E., Sofuoglu, M., & Ekhtiari, H. (2016). Perspectives on neurocognitive rehabilitation as an adjunct treatment for addictive disorders : From cognitive improvement to relapse prevention. *Progress in Brain Research*, *224*, 345–369.

Saah, T. (2005). The evolutionary origins and significance of drug addiction. *Harm Reduct J*, *2*, 8.

Sachdeva, A., Kumar, K., & Anand, K. S. (2015). Non pharmacological cognitive enhancers : Current perspectives. *Journal of Clinical and Diagnostic Research*, *9*, VE01–VE06.

Sanvicente-Vieira, B., Romani-Sponchiado, A., Kluwe-Schiavon, B., Brietzke, E., Araujo, R. B., & Grassi-Oliveira, R. (2017). Theory of Mind in substance users : A systematic minireview. *Substance Use & Misuse*, *52*, 127–133.

Société française d'alcoologie (SFA) (2015). Mésusage de l'alcool, dépistage, diagnostic et traitement. Recommandation de bonne pratique. *Alcoologie et addictologie*, *37*(p), 5–84.

Sofuoglu, M., DeVito, E. E., Waters, A. J., & Carroll, K. M. (2016). Cognitive function as a transdiagnostic treatment target in stimulant use disorders. *Journal of Dual Diagnosis*, *12*, 90–106.

Spada, M. M., Caselli, G., Nikčević, A. V., & Wells, A. (2015). Metacognition in addictive behaviors. *Addictive Behaviors*, *44*, 9–15.

Vabret, F., Paille, F., & Dematteis, M. (2016). Neuropsychologie et neuro-imagerie des troubles chroniques de l'usage de l'alcool. In M. Reynaud, A. Benyamina, & H. J. Aubin (Eds.), *Traité d'addictologie* (pp. 458–463). Paris : Lavoisier.

Van Heugten, C. M., Ponds, R. W., & Kessels, R. P. (2016). Brain training : Hype or hope? *Neuropsychological Rehabilitation*, *26*, 639–644.

Verdejo-Garcia, A. (2016). Cognitive training for substance use disorders : Neuroscientific mechanisms. *Neuroscience and Biobehavioral Reviews*, *68*, 270–281.

Volkow, N. D., Swanson, J. M., Evins, A. E., DeLisi, L. E., Meier, M. H., Gonzalez, R. Baler, R. (2016). Effects of cannabis use on human behavior, including cognition, motivation, and psychosis : A review. *JAMA Psychiatry*, *73*, 292–297.

Vonmoos, M., Hulka, L. M., Preller, K. H., Minder, F., Baumgartner, M. R., & Quednow, B. B. (2014). Cognitive impairment in cocaine users is drug-induced but partially reversible : Evidence from a longitudinal study. *Neuropsychopharmacology*, *39*, 2200–2210.

Wilckens, K. A., Erickson, K. I., & Wheeler, M. E. (2016). Physical activity and cognition : A mediating role of efficient sleep. *Behavioral Sleep Medicine*, *9*, 1–18.

Zilverstand, A., Parvaz, M. A., Moeller, S. J., & Goldstein, R. Z. (2016). Cognitive interventions for addiction medicine : Understanding the underlying neurobiological mechanisms. *Progress in Brain Research*, *224*, 285–304.

Partie V

Évaluer

Évaluation en situation de vie et coordination inter-équipe

Chapitre 44

Céline Roussel, Jérémy Callot

PLAN DU CHAPITRE

Introduction

L'évaluation en réhabilitation psychosociale a pour but d'objectiver les ressources et les difficultés de la personne, mais également d'identifier les partenaires sanitaires et médico-sociaux qui l'accompagnent dans son processus de soin et de rétablissement. Nous tenterons dans ce chapitre d'expliciter la démarche de façon pragmatique, mais aussi de rendre visibles les dimensions pertinentes et utiles de l'évaluation à partager avec la personne et entre professionnels pour favoriser cette dynamique.

La schizophrénie a longtemps été associée à un pronostic négatif (vision souvent accentuée par une pratique institutionnelle majoritaire tendant à enfermer les professionnels dans une perception de récurrences et d'incurabilité de la maladie). Cependant, les ressources de la personne ainsi que la prise en compte des compétences préservées sont mises en évidence par un nombre croissant d'études et celles-ci mettent en lumière les évolutions positives à long terme des pathologies schizophréniques. En effet, entre 21 et 57 % des personnes souffrant de schizophrénie ont une issue favorable allant du handicap léger au rétablissement (Davidson, 2003).

Le handicap psychique a été défini dans le courant des années 2000 en France et reconnu à partir de 2005 et les lois sur la citoyenneté et l'égalité des chances.

Les incapacités reconnues touchent le domaine cognitif et concernent les habiletés psychosociales. Trois critères distinguent le handicap psychique du handicap mental (rattaché à la déficience intellectuelle) : l'intelligence, la médicalisation et la variabilité. La notion de handicap psychique met en avant l'absence de déficience intellectuelle permanente.

Le handicap comportemental se traduit par des difficultés à acquérir ou à exprimer des habiletés psychosociales, avec des déficits d'attention et des difficultés élaborer et suivre un plan d'action, ainsi qu'une alternance d'états psychiques calmes ou agités empêchant la grande majorité des personnes d'assumer une activité professionnelle classique mais qui n'exclut pas une vie en milieu ordinaire pourvu qu'un accompagnement soit institué.

Ces personnes handicapées psychiques, plus que d'autres, ont besoin de soins soutenus dans le temps, de nature sociale autant que sanitaire, afin de trouver leur place dans la société actuelle.

L'évaluation doit permette de sortir de la logique de soins en évaluant les besoins et en proposant la mise en place de stratégies de compensation : c'est le rôle de l'évaluation fonctionnelle que l'on peut appeler *diagnostic de réhabilitation*. Elle permet de définir l'ensemble des modalités de réponses aux divers besoins des patients sur le plan psychique, sur le plan de la vie quotidienne (logement/travail/communication…) en s'appuyant sur un partenariat actif entre le patient, le sanitaire, le champ social, la famille et l'environnement.

Description de l'évaluation

Différences entre le diagnostic et le pronostic fonctionnel

Les interventions de réhabilitation psychosociale s'inscrivent dans un paradigme différent des soins classiques en psychiatrie, dans la mesure où elles s'intéressent, non pas à la maladie, mais aux éléments du pronostic fonctionnel.

Dans le cas de troubles psychiatriques graves, le statut cognitif qui conditionne les habiletés sociales et relationnelles ainsi que la vulnérabilité aux stress environnementaux sont des éléments majeurs du pronostic, d'où la forte connotation cognitive et comportementale de ces interventions. Elles sont pragmatiques, évaluées et fondées sur l'*evidence based medecine*.

En effet, poser un diagnostic en santé mentale, c'est prendre le risque de définir un état statique, de stigmatiser pour longtemps le patient dans une représentation de lui-même invalidante, représentation d'ailleurs relayée par la société. C'est affirmer la différence entre le normal et le pathologique, enfin c'est surtout prendre le risque de ne plus penser l'évolution de la maladie qu'à travers la diminution des capacités cognitives, mnésiques et émotionnelles décrites dans la sémiologie de l'hébéphrénie, souvent assimilée au processus inéluctable de la psychose. Considérant l'évolution de la sémiologie en fonction du temps et des environnements, nous savons bien comme il est délicat dans le cadre du diagnostic *classique* de travailler la question de l'acceptation de la maladie.

Penser en termes de pronostic fonctionnel, c'est au contraire adopter une posture dynamique qui ne fige pas l'usager dans une catégorie diagnostique impliquant une dépendance au milieu sanitaire. Le pronostic fonctionnel vise à prendre en compte la qualité de vie subjective, en considérant la qualité des relations sociales et de l'environnement et l'autonomie du sujet.

Ainsi, si l'évaluation du pronostic fonctionnel va mettre en évidence à un moment donné les faiblesses et les difficultés des usagers, elle va aussi pouvoir rendre compte des ressources et des capacités préservées, qui vont servir d'assise à la mise en place d'actions et d'interventions coordonnées, réalisables et efficaces.

Cette approche dynamique de l'évaluation à travers le pronostic fonctionnel va ainsi permettre non seulement de planifier, d'organiser et de réaliser des soins au plus proche des problématiques réelles du patient, c'est-à-dire de celles qui le handicapent au quotidien; cela va également favoriser son adhésion aux programmes et ainsi stimuler son insight. Les réévaluations vont en outre permettre d'intégrer des boucles de rétroactions favorisant le réajustement des prises en charge ainsi que la consolidation de son réseau.

La vision de l'évaluation en France est souvent issue des années d'étude où les examens sont synonymes d'une potentielle sanction en cas de résultats insuffisants, ce qui n'est pas le cas dans les autres pays d'Europe ou d'Amérique du Nord, plus habitués à une évaluation dite *formative*, c'est-à-dire fondée sur une approche pédagogique (Allilaire et Bazin, 2012).

Les principes de réhabilitation sont sous-tendus par cette notion d'évaluation *formative*, orientée vers le rétablissement. L'objectif n'est plus celui de l'évaluation de la sévérité de la maladie mais de la mise en évidence éclairée des potentialités et des limites de la personne sur le plan fonctionnel, et surtout en situation de vie, afin de l'aider au mieux à limiter les conséquences des symptômes résiduels sur sa vie.

Les évaluations pratiquées dans les services de réhabilitation se centrent donc sur les dimensions de la prise de conscience de la maladie et des symptômes, ainsi que sur l'adhésion aux soins, sur les potentialités d'autonomie dans un logement mais aussi dans l'environnement et sur le réseau d'aide sur lequel la personne peut s'étayer. Elle s'appuie sur un bilan neuropsychologique étayé et répondant au cahier des charges exigé par l'ARS (*voir* encadré 44.1).

ENCADRÉ 44.1

Évaluation fonctionnelle pour la réhabilitation

Évaluation médicale

- EGF
- CGI
- PSP

Évaluation fonctionnelle

- PSI
- EAS (échelle d'autonomie sociale)
- WEMWBS (échelle de bien-être)
- Birchwood (échelle d'insight cognitif)
- SQOL (qualité de vie)
- MARS (adhésion au traitement)
- Carte réseau
- STORI (perception du rétablissement)
- SERS (estime de soi)
- ISMI (stigma internalisé)

Évaluations neuropsychologiques

- Mémoire : RL/RI16 ou California Verbal Learning Test
- Mémoire de travail : empans
- Attention : D2 test
- Fonctions exécutives : test des commissions
- Cognition sociale : épreuves en cours de validation

L'évaluation se centre également sur le vécu de la personne : la perception de sa qualité de vie, de son bien-être, son estime d'elle-même et son espoir dans ses capacités et possibilité de rétablissement. L'impact de la maladie sur sa perception d'elle-même est aussi exploré.

Le partenariat/coordination/ coopération au service de l'évaluation et du parcours

Sur un plan théorique, la première étape de cette évaluation réside dans une démarche qualité. Selon John Ruskin (1862) : « La qualité n'est jamais un accident, c'est toujours le résultat d'un effort intelligent. » En effet, la qualité des soins et de l'évaluation est ce qui instaure, améliore et restaure la confiance du patient vis-à-vis des traitements et des ressources de soins disponibles pour traiter, soulager et accompagner.

Le feedback ou retour d'information est une démarche volontariste qui permet de situer son action et ses résultats par rapport à des schémas de prise en charge « idéale ». Il est utile dans ce contexte, au même titre que l'autoévaluation des pratiques.

La deuxième étape est l'intégration de cette évaluation comme un outil des *enjeux du parcours de soins*, elle doit favoriser la continuité des soins. La continuité des soins désigne la façon selon laquelle un patient perçoit la série de soins qu'il reçoit comme une succession d'événements, cohérents et compatibles avec ses besoins et sa situation personnelle. Le manque de coordination et la fragmentation des services de soins entraînent le plus souvent une rupture dans ce continuum, ce qui augmente le risque des hospitalisations et des institutionnalisations inappropriées (Schaller et Gaspoz, 2008) et entraîne une inégalité de traitement alors même que le principe d'égalité des chances, de citoyenneté et le droit des usagers sont mis en valeur. La coordination des acteurs est donc un principe incontournable. Elle nécessite cependant au préalable que les acteurs partagent un certain nombre d'intérêts communs et qu'elle participe à l'amélioration du fonctionnement de chaque partenaire.

En réhabilitation, l'évaluation nécessite un changement de paradigme (Fleury et Ouadahi, 2002) afin de répondre aux objectifs de la continuité du parcours de la personne. Le professionnel doit pouvoir envisager dans sa pratique une réponse aux demandes et non plus une réponse aux besoins. On passe d'un système axé sur la maladie à un système valorisant la santé et le bien-être dont l'objectif n'est plus uniquement le soin mais la prévention et le soutien.

La prise en charge multidisciplinaire devient de ce fait, et nécessairement, une prise en charge interdisciplinaire. L'équipe au sens large du terme s'organise et s'articule ainsi autour d'un projet, celui du patient. « Le centre de l'action est bien le projet. L'organisation par projet crée elle-même les liens nécessaires entre les professionnels, indépendamment des frontières institutionnelles. [...] Il n'y a pas une équipe qui répond à toutes les demandes et organise les partenariats nécessaires mais des équipes de professionnels qui organisent, ensemble, la réponse, de manière différenciée selon les situations, à des niveaux territoriaux différents, le leader n'étant pas le même suivant le projet » (Hardy-Baylé et Prade, 2010).

Transmission d'informations pertinentes pour la prise en charge par les équipes adressantes

Le partenariat se définit comme une association active de différents intervenants qui, tout en maintenant leur autonomie, acceptent de mettre en commun leurs efforts en vue de réaliser un objectif commun relié à un problème ou à un besoin clairement identifié dans lequel, en vertu de leurs missions respectives, ils ont un intérêt, une responsabilité, une motivation, voire une obligation. Le partenariat s'organise autour de projets, il intègre donc nécessairement une démarche évaluative.

La coopération suppose que les différents professionnels de chacune des filières se connaissent, apprennent à travailler ensemble, coordonnent leurs actions autour de projets communs. Cela nécessite donc d'envisager les formations de façon transversale.

La coordination des soins est un concept à la mode dont les contours sont flous. Il est fréquent que des professionnels se plaignent d'une mauvaise collaboration avec d'autres groupes professionnels. Chacun pense travailler en réseau avec ses partenaires, mais le constat sur le terrain est souvent autre. D'ailleurs la coordination est une obligation fonctionnelle et résulte de l'obligation morale et politique de coopération. Cette nécessité de coordonner les soins et les services est particulièrement forte dans le cadre des maladies complexes. Cette coordination est elle-même rendue complexe par la fragmentation du système de soins et l'approche segmentée de la maladie. Dans ce cadre, elle doit s'assurer que tous les moyens nécessaires à l'atteinte des buts sont disponibles et que les interactions entre les différents professionnels mettant en œuvre ces moyens sont harmonieuses.

L'évaluation doit prendre en compte le fait qu'une même personne puisse relever simultanément et/ou successivement de dispositifs spécifiques. Elle doit tendre vers la réduction du décalage entre les *visions institutionnelles* et les *réalités vécues* en prenant en considération le fait qu'il est normal que des visions différentes existent sur la réalité d'une même personne selon la place d'où opère le professionnel. Elle doit donner de la cohérence là où l'on assiste trop souvent à la coexistence de logiques diverses (par exemple : logique socio-éducative/logique psychopathologique). Les évaluations fonctionnelles, cognitives et de la cognition sociale prennent toute leur mesure dans cet objectif de collaboration.

Le bilan fonctionnel se veut le plus exhaustif possible et surtout, se pense initialement en complémentarité avec les évaluations déjà réalisées et les observations transmises par les équipes adressantes. L'objectif n'est pas d'évaluer de nouveau des dimensions déjà explorées ou jugées non pertinentes par le patient lui-même mais bien de se centrer sur les plaintes exprimées. Les objectifs mis en avant visent à apporter un éclairage complémentaire permettant une bonne coopération des équipes au service du projet de vie de la personne.

La mise en lumière des conclusions du bilan conduit donc nécessairement à une rencontre avec le patient et les partenaires (entendu tel que défini ci-dessus) que l'on peut appeler la restitution des conclusions de ce bilan. Ce temps d'échange initial est primordial pour initier la coopération avec le patient et les équipes.

Objectifs de l'évaluation

Le principal objectif de l'évaluation de réhabilitation est celui d'apporter une plus-value à la prise en charge de la personne. Trois axes nous paraissent indispensables dans cette optique : la sensibilisation des personnes et des équipes adressantes aux troubles cognitifs et à leur retentissement fonctionnel, l'appropriation des conclusions de l'évaluation et de l'outil *réhabilitation* par ces deux acteurs et la juste répartition des actions à mettre en place afin de favoriser la notion de rétablissement et l'empowerment.

Le rôle de l'équipe de réhabilitation est donc de mettre en place les actions nécessaires qui relèvent de sa compétence de façon complémentaire à la prise en charge existante, mais également d'accompagner la bonne appropriation et la bonne coordination de ces soins : des compétences revisitées pour les professionnels, pas la même fonction mais la même mission, pas le même regard mais le même objectif, celui du patient.

Sensibilisation des équipes et des patients aux difficultés cognitives

Au regard de cette évaluation fonctionnelle, il apparaît nécessaire que le bilan puisse aider le patient et ses référents à mieux comprendre l'implication des troubles cognitifs, et notamment les troubles de la cognition sociale dans la vie quotidienne de celui-ci mais également dans la difficulté à mettre en place les projets souhaités.

En effet, les troubles cognitifs ont un retentissement dans tous les domaines du fonctionnement : fonctionnement social, fonctionnement professionnel, fonctionnement autonome. Les capacités mobilisées dans ces domaines regroupent la mémoire épisodique, la mémoire de travail, la vigilance, les capacités attentionnelles et relationnelles, la cognition sociale et les fonctions exécutives. La plainte cognitive est souvent la première plainte exprimée par les patients (souvent encore reliée aux traitements médicamenteux) (*voir* encadré 44.2). Une prise de conscience par un travail didactique autour de cette problématique est indispensable pour aider le patient à mieux comprendre ses difficultés et à se saisir des ateliers de réhabilitation pour devenir acteur de son rétablissement.

ENCADRÉ 44.2

Plaintes cognitives exprimées

« J'ai du mal à lire, à ranger ma chambre, à partir en voyage. »
« Je n'arrive pas à être dans l'action. »
« J'ai toujours eu des problèmes de lenteur et d'attention un peu. »
« Je manque de motivation. »
« Quand je suis dans l'action ça va. »
« J'ai du mal à retenir mais je comprends bien. »
« J'ai des carences en mémoire, concentration, ça me joue des tours. »

« J'ai le sentiment d'être en dessous de la moyenne pour la mémoire et le planning. »
« J'ai des difficultés de concentration surtout pour lire, difficultés à maintenir "une réflexion". »
« J'aimerais savoir gérer mes émotions. »
« Ce n'est pas des conflits, c'est en termes de repartie, de trouver des sujets de conversation. »
« Je me sens peut-être en difficulté avec les autres. »
« Je peux vriller psychologiquement mais les gens ne s'en rendent pas compte, j'aimerais travailler ça car ça peut potentiellement me mettre en difficulté. »

Il existe trois façons de traiter les déficits cognitifs. On peut s'orienter vers une amélioration des habiletés cognitives susceptible de lever certains obstacles en favorisant un travail de remédiation cognitive. On peut également mettre en valeur les forces de l'individu au lieu de se centrer sur ses faiblesses cognitives ou encore renforcer l'usage de solutions alternatives pertinentes. La dernière solution consiste à adapter le milieu de vie de la personne afin d'atténuer ses effets sur la cognition (modèle de la démence).

Le bilan de réhabilitation et les échanges lors des réunions de restitution doivent permettre de définir en partenariat les meilleures stratégies à adopter.

Appropriation de l'évaluation, du PSI (plan de suivi individuel) et des conclusions par le patient

Les besoins de réhabilitation évoluent en parallèle de l'évolution du parcours et du projet de vie de la personne. L'évaluation en situation de vie, c'est-à-dire adaptée au contexte de vie, est donc indispensable. C'est l'objectif de l'utilisation de l'outil PSI (plan de suivi individualisé) (*voir* chapitre 30) qui est réalisé initialement et qui est réactualisé tout au long des étapes du parcours de réhabilitation ainsi qu'à chaque changement de situation de vie pour le patient (projets de vie qui évoluent, acquisition d'un logement, d'un travail, etc.).

Une évaluation n'est pertinente que si elle reflète la situation actuelle de la personne et qu'elle objective les besoins d'aides et les points forts en temps réel. Cette adéquation est le point principal de l'adhésion du patient (*voir* encadré 44.3). En effet, le processus de rétablissement est à la fois un processus personnel et subjectif qui se « réfère à l'expérience vécue de personnes en ce qu'elles acceptent et dépassent le challenge de l'incapacité » (Deegan, 1988) et un processus dynamique qui traverse les cinq étapes du rétablissement (Andresen et al., 2003).

ENCADRÉ 44.3

Quelques verbatim de patients à propos de l'évaluation

« Je pense que ça m'a aidé à mieux me connaître » (Florian).
« Un peu fatiguant au niveau de la concentration », « pas stressant », « assez intéressant » (Mélanie).
« Ça m'a fait me poser beaucoup de questions », « je ne sais pas si j'ai apporté les bonnes réponses pour que vous compreniez mon fonctionnement », « le bilan n'est pas stressant mais la restitution oui » (Estelle).
« Ça m'a donné de la force pour agir » (Jessica).

Dans le processus de rétablissement, ce sont les actions du patient qui influent sur sa maladie. Cette démarche, essentiellement personnelle, nécessite du temps (Favrod et Maire, 2012). L'évaluation doit tenir compte de ces phases pour proposer des accompagnements adaptés aux besoins et possibilités de la personne (*voir* encadré 44.4.)

ENCADRÉ 44.4

Les cinq étapes du rétablissement

- Le *moratoire* où la personne présente un espoir très faible dans les possibilités de se rétablir et un sens de soi très altéré.
- La phase de *conscience* où l'espoir d'une amélioration émerge et où l'acceptation de la maladie s'ébauche.
- La phase de *préparation* pendant laquelle la croyance que le rétablissement est possible émerge. La personne peut identifier des ressources pour y parvenir.
- L'étape de *reconstruction* où s'élaborent et se développent les actions pour améliorer son état.
- La *croissance* qui aboutit à une certaine forme de bien-être et une redéfinition de soi.

Plusieurs aspects du rétablissement peuvent guider le soignant dans sa démarche l'évaluation et d'accompagnement de la personne dans son processus de rétablissement (Martin et Franck, 2013) :

- l'acceptation de la maladie : il ne s'agit pas pour la personne d'adopter une identité de malade, mais de reconnaître les nouveaux *challenges* avec lesquels il va devoir composer, apportant leur lot de limitations mais aussi de nouvelles possibilités ;
- le fait pour la personne de pouvoir prendre appui sur des valeurs personnelles : famille, travail, créativité, spiritualité ;
- le fait de pouvoir dépasser la stigmatisation ; le rôle des professionnels dans ces actions de déstigmatisation est primordial pour éviter l'*internalisation de la stigmatisation* (identité de malade qui devient prédominante) chez de nombreux patients, en lien avec les représentations et les attitudes stigmatisantes de la société vis-à-vis des troubles psychiques ;
- le fait de pouvoir préserver son identité est une part importante du rétablissement et réside dans les potentialités de dégagement de l'identité de *malade schizophrène* ;
- le fait de pouvoir retrouver et maintenir un sentiment d'espoir ;
- la reprise du contrôle de sa propre vie et le fait d'avoir des responsabilités : l'*empowerment*.

Tout ce processus nécessite pour les soignants d'être vigilants vis-à-vis d'attitudes trop protectrices qui limiteraient cet *empowerment*.

Appropriation de l'évaluation, du PSI et des conclusions par les partenaires

La définition du rétablissement et sa mise en œuvre nécessitent un changement d'angle de vue de la maladie ; il s'agit pour le clinicien, l'accompagnateur, d'être plus proche du vécu du patient, de son ressenti vis-à-vis de sa pathologie. Il apparaît donc primordial d'évaluer ces dimensions pour avoir ensuite des actions ciblées sur les dimensions à soutenir, à renforcer, et à faire évoluer pour aider le patient dans son processus de rétablissement. Il faut être en capacité de modifier son positionnement professionnel pour redonner à la personne sa place d'acteur de ses soins et avoir à l'esprit (en tant que soignants) les évolutions positives pour développer une culture de l'optimisme dans le soin et pouvoir privilégier le travail de réseau.

Pour pouvoir être au plus juste dans la mise en œuvre des outils de réhabilitation, il est nécessaire de s'articuler avec les partenaires suite aux conclusions du bilan. À cette étape, il est important de s'interroger sur le professionnel le plus adapté pour mettre en place l'accompagnement. Les objectifs de cette démarche sont multiples : rendre cohérentes les interventions par le biais d'une coordination des actions et veiller à ne pas être redondant dans les ateliers et les prises en charges proposées.

Il s'agit d'améliorer l'efficience du dispositif, c'est-à-dire l'adéquation des objectifs et des moyens mis en place au niveau d'un territoire, mais aussi et surtout de prendre en compte les souhaits, les besoins et les emplois du temps des usagers afin de renforcer la motivation et de pas générer un empilement artificiel d'activités sans lien les unes avec les autres. Dans cette optique, il s'agira également de privilégier les actions de proximité, réellement reproductibles dans l'environnement du patient, afin d'y favoriser son ancrage.

Le partage et la confrontation des analyses cliniques et fonctionnelles lors des bilans et des réunions de restitution permettent d'enrichir le travail de l'équipe de réhabilitation en apportant des données issues de l'environnement de la personne et limitent l'écueil de la position d'expert. Ce travail de synergie offre l'avantage de renforcer chez le patient, la vision positive du travail collaboratif et l'intégration de la notion de complexité dans le traitement d'une situation problématique.

Le travail de coordination doit s'étendre à la dimension de l'accompagnement des familles. S'il est aujourd'hui collectivement admis que le travail avec la famille fait partie intégrante du processus de rétablissement, il s'agit ici encore de veiller à ne pas être redondant et à offrir à chacun une place spécifique permettant le déploiement des compétences relatives à chaque domaine d'intervention (génogramme, psychoéducation type groupe Profamille, approche systémique, soutien psychologique…).

Au-delà du travail de coordination, les structures de réhabilitation psychosociales ont vocation à :

- promouvoir les concepts de rétablissement et de déstigmatisation ; (*voir* encadré 44.5)
- favoriser le développement et l'appropriation des outils de réhabilitation tels que psychoéducation, entraînement aux habiletés sociales et remédiation cognitive ;

- participer activement au soutien des actions locales et nationales des mouvements associatifs (GEM, UNAFAM...).

ENCADRÉ 44.5

Favoriser le rétablissement

Psychoéducation.
Remédiation cognitive.
Lutte contre la stigmatisation : informations dans la cité...
Recours aux thérapies brèves.
Liens avec la cité et le monde associatif.
Éclectisme théorique.

D'après Favrod and Maire (2012). Se rétablir de la schizophrénie, *Paris, Elsevier Masson.*

Place du réseau

La coordination avec le réseau doit être appréhendée comme une étape supplémentaire dans l'articulation autour des besoins des personnes pour une meilleure insertion dans le milieu de vie et dans la cité.

Le rôle de l'équipe de réseau est donc également de valoriser le rôle des réseaux de santé qui mettent en commun les expériences de professionnels des champs sanitaires, sociaux et médico-sociaux accompagnant les personnes en situation de handicap mais parfois également travaillant auprès de publics différents (précarité, personnes cérébro-lésées...) afin d'élargir le champ des possibles et d'être innovant dans les prises en charge individualisées.

L'expérience des équipes spécialisées d'évaluation du handicap psychique (ESEHP) en est une illustration intéressante. Composée de professionnels issus du secteur sanitaire, médico-social et social ayant une pratique commune autour du handicap psychique, l'ESEHP permet la réflexion autour de la mise en commun de cas complexes qui sont collégialement étudiés (après anonymisation lors de la présentation).

Le travail de synergie de l'ESEHP permet de proposer des éléments de réponses concrètes tant sur des questions sanitaires que sociales facilitant ainsi le décloisonnement des spécialités et des regards. D'une part, le partage d'expériences vécues auprès de l'usager et les compétences spécifiques des acteurs dans leur domaine de compétence va favoriser la compréhension du caractère complexe de la situation dans son interaction avec l'ensemble des éléments constituant l'environnement; d'autre part, cette modification du regard porté sur la situation au travers de processus d'analyse, d'évaluation et de recherche de solutions communes facilitera chez ces mêmes partenaires une nouvelle approche de la stratégie d'accompagnement. Il s'agit en définitive de créer un cercle vertueux qui, en modifiant les perspectives d'interventions chez les professionnels, facilitera le processus de rétablissement pour l'usager.

Conclusion

Comme nous l'avons vu au décours de ce chapitre, le changement de paradigme qu'induit la démarche d'évaluation en réhabilitation s'étend à la question de la définition même de l'usager. Si le *fou* est devenu le *malade psychique*, le *patient* au sein des institutions sanitaires gardait un caractère de passivité et de dépendance dans la prise en charge des soins. Si le médico-social de son côté utilisait la terminologie d'*usager* ou de *bénéficiaire*, l'intégration de la notion de *handicap psychique* permet à ces derniers de s'approprier l'idée de mesures prothétiques visant le rétablissement, mais surtout l'évolution du concept de handicap permet paradoxalement de réduire le clivage entre, et avec, les professionnels.

La lutte contre la stigmatisation inclut un travail auprès de la société mais aussi une lutte contre le stigma internalisé dans le travail auprès des patients.

Enfin, il demeure important d'être vigilant à ne pas se positionner en expert lors de l'utilisation de l'évaluation, celle-ci ne prenant son sens que dans un travail de coordination entre les réseaux primaires et secondaires en lien avec les usagers. Cette synergie effective place l'évalué dans une chaîne de relations sociales qui partage un regard et un souci sur son parcours de vie. Dans ce contexte, l'évaluation, loin de revêtir le caractère normatif de la limitation, ouvre la voie au développement de l'*empowerment*. L'évaluation en réhabilitation psychosociale revêt là un caractère performatif, en ce sens qu'avant même la mise en place de l'intervention professionnelle, le regard porté sur le sujet participe déjà au processus de rétablissement.

social, aux dynamiques de groupe. Une multitude d'approches existe désormais, qui arme les soignants en fonction d'objectifs précis qui, après bilan, deviennent des cibles prioritaires intégrées dans un projet et un parcours personnalisé de réhabilitation.

Le *handicap* n'est donc pas une donnée brute, stable, définitive. Il est d'abord une situation, constatée à un certain moment, qui ne va que pour partie dépendre des capacités initiales de la personne, car ces capacités sont sensibles à la mise en œuvre des techniques de réhabilitation et peuvent évoluer positivement.

Le troisième écueil prolonge le deuxième : la lourdeur de la situation de handicap ne dépend pas encore seulement des capacités de la personne, des ressources présentes ou non dans son contexte social, et des stratégies thérapeutiques disponibles et mises en œuvre. Elle dépend de la dynamique subjective propre à la personne, que le terme de *rétablissement* synthétise communément (Deegan, 2001). Le rétablissement ne dépend pas nécessairement des professionnels de santé, même si ceux-ci doivent avoir à cœur de le favoriser, il peut émerger sans le soutien technique potentiellement lourd et complexe évoqué ci-dessus, il viendra de la personne elle-même, pourvu qu'elle rencontre, sur son chemin, quelqu'un qui croit en elle, qui viendra valider et légitimer ses efforts, ses choix, ses objectifs, les moyens empruntés pour les atteindre, et ses demandes voire ses revendications. Se situant hors de l'entreprise thérapeutique, la dynamique de rétablissement, dans les étapes qu'elle se choisira, s'inscrira parfois en compétition, voire en opposition avec celle-ci. Elle pourra heurter les professionnels qui pourront y voir un détour inutile, une perte de temps, un refus de soin. Mais, expression de l'intimité même de la personne, elle garantira l'authenticité de son engagement dans une démarche constructive, solide, de mouvement personnel, sans laquelle aucun progrès ne pourrait durer.

Pour autant, le rétablissement pose un problème au handicap psychique. Il vient démentir la prévisibilité de son évolution, subvertir la rationalité des propositions faites à la personne (Boucherat-Hue et al., 2016). Le rétablissement introduit du désordre, et par là même un facteur d'incertitude tant dans la logique médicale de la démarche thérapeutique que dans la mesure de la situation de handicap.

Cette dynamique subjective du rétablissement est sans doute l'élément le plus important à prendre en compte lorsque l'on cherchera à évaluer le handicap psychique, mais c'est une variable qui échappe largement à une approche objectivante.

Et pourtant on a besoin d'évaluer rationnellement le handicap psychique, car il faut pouvoir justifier les décisions à prendre.

Alors, comment faire ? Car on voit là que les dimensions qui composent le handicap psychique varient pour une bonne part indépendamment les unes des autres. Le bilan évaluatif de cette situation de handicap psychique ne peut donc être une combinaison préétablie de tous ces facteurs, qu'un algorithme viendrait transformer en conclusion précise, guidant avec sûreté la conduite à tenir, l'orientation, les projets. Le degré d'incertitude qu'il présente impose d'en rabattre sur les ambitions que l'on pouvait nourrir, même si, encore une fois, la nécessité de l'évaluation reste entière.

Toute évaluation demandera donc une orientation préalable à la démarche. Que veut-on évaluer et dans quel but ? Choisira-t-on par exemple d'abord de prendre en compte l'état du fonctionnement cognitif, ou la nature du soutien social, ou la dynamique de rétablissement, ou encore un événement extérieur perturbant affectant l'autonomie psychique de la personne ? Le fera-t-on parce que l'on aura estimé que l'un ou l'autre de ces facteurs est à un moment donné déterminant ? Choisira-t-on de privilégier les données factuelles de l'autonomie sociale, telle qu'elle sera constatée au quotidien, ou se risquera-t-on à estimer une potentialité d'évolution, qui pourrait être l'objectif du parcours de réhabilitation, et le projet personnel du sujet dans sa dynamique de rétablissement ?

En fait, le paragraphe précédent le montre par l'absurde, commencer une démarche d'évaluation par le choix des indicateurs n'a aucun sens dans l'accompagnement du parcours de la personne. Il reviendrait à évaluer la situation de handicap *in abstracto*, ce qui ne conduit nulle part. La bonne question est : dans quel objectif a-t-on besoin d'une évaluation du handicap, et donc, laquelle ? Il n'y a donc pas UNE évaluation, mais DES évaluations, en fonction des objectifs choisis.

Une évaluation pour quoi faire ?

Les besoins d'évaluation sont divers et nombreux, mais ils peuvent se regrouper en quatre grandes rubriques. Selon le registre dans lequel ce besoin s'inscrit, une démarche spécifique peut être proposée.

Il peut d'abord s'agir du besoin de faire constater la situation de handicap pour faire valoir des droits, qu'il s'agisse d'une orientation en établissement, d'une allocation, d'une prestation de compensation, d'un accompagnement personnalisé. Dans ce cas, l'évaluation pourra être écologique et factuelle : au vu des réalités de sa vie quotidienne, des tâches accomplies, des démarches assurées par la personne, quels besoins a-t-elle et comment les satisfaire au titre de l'application de la loi de 2005 ? Des grilles (CNSA, 2017), des échelles, des outils vernaculaires sont disponibles.

Il peut aussi s'agir du besoin d'orienter les stratégies de réhabilitation qui seront proposées à la personne sous forme de programmes, de parcours, d'objectifs, ciblés sur les besoins qu'elle aura prioritairement retenus. Dans ce cas, une évaluation plus fondamentale des capacités de la personne sera entreprise, explorant les aspects cognitifs, la symptomatologie psychiatrique, les habiletés sociales, les capacités à résoudre les problèmes… Il ne saurait y avoir d'équivalence mécanique entre un résultat et une préconisation de suivi de programme ou d'entrée dans un parcours. Une telle évaluation portant sur des données recueillies dans ce cadre d'*esprit médical* rassemblera un faisceau d'arguments qui devra être exposé à la personne, discuté avec elle, susciter sa réaction ou sa prise de conscience, et son adhésion à un projet thérapeutique déterminé conjointement. Cette étape est souvent un moment charnière dans le parcours de santé de la personne, par le temps pris à faire sérieusement le point, et a en soi une valeur thérapeutique, qui contribuera au rétablissement.

Il peut encore s'agir de besoins d'évaluation plus écologiques, dont la fonction sera de déterminer si une personne peut, sans trop de risques d'échec, assumer un logement autonome par exemple, ou encore un type d'emploi. Ce type d'évaluation se réalise le plus souvent dans la continuité d'un suivi, procédant par constats, mises en situation, bilans effectués avec la personne, même si elle peut s'appuyer maintenant sur des outils d'investigation très construits, interactifs, et dynamiques.

Il peut enfin s'agir d'évaluer le degré d'engagement d'une personne dans une démarche, un projet, sa motivation, sa résilience, son élan vers un avenir ouvert envisagé comme un possible (Greacen et Jouet, 2012). Ce dernier type procède d'une logique plus ineffable. Elle n'en est pas moins essentielle. Elle utilisera les approches classiques de l'entretien psychologique ou psychiatrique. Elle rejoint la clinique traditionnelle, qui s'attache à la subjectivité, aux affects, à l'émotion, aux manifestations du désir. C'est là où l'on peut dire que l'évaluation de la situation de handicap n'est pas contradictoire avec l'approche psychodynamique qui a constitué la grille de lecture prévalente de la psychiatrie pendant toute la période historique de sa construction comme discipline.

Selon chacun de ces registres, une démarche spécifique doit s'engager.

Si l'objectif de l'évaluation du handicap varie, c'est d'abord parce qu'il s'inscrit dans la succession des étapes du parcours de vie de la personne. Les besoins ne sont pas identiques à chacune d'entre elles et le recueil des données signifiantes devra s'ajuster aux registres qu'il sera alors nécessaire et important d'explorer. Plaider pour une systématisation de l'évaluation du handicap va ainsi de pair avec un plaidoyer pour une rationalisation des parcours, pour tendre à un parcours recommandé, correspondant à la meilleure prise en charge souhaitable et rompre avec une vision fataliste ou contemplative de l'évolution de la pathologie. L'évaluation prend ici son sens de levier pour un parcours plus logique, plus maîtrisé, ayant recours à toutes les palettes thérapeutiques disponibles ou à construire dans le champ de l'offre de soins. Bien entendu il ne s'agit pas d'imposer à la personne un parcours standard, mais de mettre à sa disposition toutes les ressources, thérapeutiques et sociales (Hardy-Baylé et al., 2015), pour lui offrir les meilleures chances de rétablissement.

L'évaluation du handicap dans le parcours : quelles étapes ?

1. Un parcours rationnel devrait commencer par un dépistage précoce de la pathologie, avec un diagnostic posé précocement, si possible avant les premières manifestations bruyantes. Il est parfois avancé que les signes les plus précoces de l'émergence d'une maladie psychotique sont grossièrement du *registre négatif*, même s'ils sont variables et sans aucun caractère typique. Ce peuvent être des troubles comportementaux à type de repli, des signes d'une expérience intérieure perturbante, des manifestations d'altération fonctionnelle, d'échec scolaire ou de difficultés d'insertion, des troubles de la concentration... Ces troubles ont pu être qualifiés de *prodromes* dans certains écrits, et, sans prendre parti sur le caractère prédictif d'une telle symptomatologie quand elle est repérée, il est logique de penser qu'une exploration neuropsychologique à ce stade permettrait au moins de recueillir des éléments de bilan dont l'évolution pourrait faire émerger la signification. La difficulté réside toutefois aujourd'hui dans le fait que la population présentant ces signes ne présente ensuite une pathologie avérée que dans 30 % des cas. Faut-il pour autant négliger cette approche ? Nous ne le pensons pas, au moins en termes de recherche et de parti pris de vigilance.

Il sera donc intéressant de recueillir des données sur les fonctions mnésiques (mémoire de travail, mémoire épisodique, mémoire sémantique), sur les fonctions instrumentales (langage, capacités visuo-spatiales, schéma corporel), sur les fonctions exécutives et l'attention (planification, inhibition, flexibilité mentale, vitesse de traitement, capacités attentionnelles).

Le problème résidera moins dans le choix des outils, qui peuvent varier selon les habitudes des professionnels que dans l'interprétation et la portée à donner à ces résultats. À tout le moins ils constitueront un point d'étape, utile pour le suivi de la suite du parcours. On pourra toutefois envisager dès ce stade la mise en place d'une remédiation ciblée, dans le cas où l'une ou l'autre des capacités cognitives objective un trouble qui s'avère gênant dans la vie de la personne.

Il faudra par ailleurs disposer dans l'équipe soignante des compétences spécialisées adéquates, ce qui est encore loin d'être le cas partout en France.

Mais si la symptomatologie ainsi objectivée semble en première approche relever d'une clinique médico-psychiatrique, la question peut se poser de savoir si elle pourrait être lue comme une manifestation éligible au champ du handicap.

Est-il prématuré de parler de handicap à ce stade ? Un souci de cohérence avec les pratiques médicales traditionnelles pourrait conduire à répondre par l'affirmative, au prétexte que la pathologie n'est pas alors *stabilisée*, mais ce serait précisément méconnaître le sens qu'il est maintenant admis de donner à la *situation de handicap*. Cette dernière vient juste désigner et mesurer les difficultés que rencontre une personne pour vivre et s'épanouir comme tout autre citoyen, pour mettre la société dans l'obligation morale d'y remédier. Identifier les incapacités, depuis leurs premières traductions cliniques (neuropsychologiques) jusqu'à leurs conséquences sociales et personnelles devrait être un acte banal et systématique. Compléter le bilan par une évaluation plus écologique, telle que la mesure des aptitudes motrices opératoires (AMPS), un profil des activités de la vie quotidienne (PAVQ), la mesure de l'activité et de la participation sociale (avec par exemple l'échelle G-MAP qui tiendra compte des facteurs environnementaux) pourra s'avérer fructueux.

2. La deuxième séquence classique d'un parcours de soins, lorsque ceux-ci sont nécessaires correspond à la phase où la symptomatologie est installée, apparente, et appelle à des démarches thérapeutiques.

Dans cette séquence comme dans la précédente, l'évaluation du handicap devrait être systématique, même si les soins sont prioritaires. Il ne s'agira évidemment pas de se précipiter pour statuer sur un niveau d'incapacité mais bien plutôt d'identifier les difficultés et de mettre en regard les stratégies thérapeutiques et d'apprentissage susceptibles de les minorer, ce qui participera au rétablissement, en représentant concrètement les étapes à franchir pour consolider les modalités de fonctionnement social, de vie relationnelle, de résolution de problèmes, d'organisation du temps et de l'activité.

On voit qu'à ce point du parcours de soins, outre les capacités cognitives, les évaluations du fonctionnement social, des habiletés, de l'insight, sont requises, pour mettre en œuvre les techniques de réhabilitation et d'éducation thérapeutique, comme pour développer la cognition sociale et la métacognition. Le bilan doit être intégré dans une démarche thérapeutique, partageant avec la personne ses constats, et lui proposant tous les éléments pour choisir son chemin de rétablissement.

3. Il arrivera enfin un moment où, si une pathologie s'est franchement installée, ce qui est loin d'être systématique, il faudra rechercher, en même temps que la stabilisation symptomatique, les voies du rétablissement. Celles-ci, pour autant qu'elles dépendront de la prise en charge, passeront par une évaluation du niveau fonctionnel, un bilan des capacités et des ressources personnelles du sujet, de son entourage, et de l'offre de soins disponibles. Elles passeront par la poursuite du meilleur parcours possible, qui dépendra étroitement de la coordination qui sera établie entre les acteurs du soin et ceux du champ social et médico-social (Leguay, 2016). Dans le paysage réglementaire français, cette coordination n'est pas de droit, elle dépend trop souvent de l'ouverture des institutions, de la présence de ressources locales, voire de considérations plus aléatoires encore. Mais elle doit être recherchée, prioritairement par les acteurs du soin qui sont, à ce moment, les plus directement concernés (Secrétariat d'État chargé des personnes handicapées et de la lutte contre l'exclusion, 2016).

Cette coordination doit déboucher sur une articulation raisonnée des interventions des professionnels, s'attachant à mettre en synergie celles qui s'intéresseront à l'état de santé de la personne et celles qui porteront sur les piliers concrets de sa vie personnelle (logement, travail, relations sociales, familiales, loisirs, activités de vie quotidienne…) et son accès aux droits (compensation du handicap, orientation, allocations…).

L'évaluation du handicap à cette étape du parcours devra se calquer sur les questions qui concernent chacun de ces registres, dans l'ordre de priorité qui sera défini avec elle. Des outils sont également à disposition pour faire support à une réflexion conjointe, et faire émerger les attentes personnelles du sujet. L'évaluation n'est donc pas là univoque, mais souple et plurielle. Elle doit s'effectuer de la manière la plus écologique possible, sans harcèlement, mais en s'attachant à faire apparaître les éléments les plus déterminants. Les données obtenues le seront en référence aux objectifs du parcours de rétablissement choisi par la personne. Il s'agira d'une combinatoire souple entre les capacités cognitives, notamment dans le registre de la cognition sociale, les habiletés, l'impact de la pathologie, le contexte environnemental, la motivation dans le rétablissement, etc.

La composition de ce *panier de données* devra rester pragmatique, et être guidée par son utilité pour la dynamique de rétablissement.

4. Enfin une quatrième étape peut être décrite. Il s'agira de l'évaluation du handicap dans le cadre d'une stabilisation clinique acquise, et de l'atteinte d'un niveau de rétablissement considéré par la personne comme répondant à ses attentes réalistes. Cette évaluation aura essentiellement pour but de mesurer la nature et l'intensité de l'aide qui devra lui être apportée. À ce point de son parcours, il n'est pas rare qu'elle demande juste à vivre sa vie, sans être davantage sollicitée pour en améliorer les conditions concrètes. L'évaluation portera donc sur les besoins en prestations et aides sociales. Elle s'orientera vers d'autres objectifs, en se centrant sur l'exploration de fonctions (déficiences) plus globales, censées être déterminantes dans une participation quantifiable à des activités définies empiriquement. Cette évaluation sera portée par les professionnels liés aux MDPH, qu'il s'agisse d'évaluateurs externes ou des membres des équipes pluridisciplinaires préparant les décisions des CDAPH. Les acteurs et le champ de l'évaluation changent, sans qu'il soit spontanément acquis qu'il existe une continuité de logique entre l'évaluation médico-psychiatrique et l'évaluation du besoin de compensation. Les professionnels qui s'efforceront de s'articuler dans l'esprit d'un *parcours* global de la personne devront savoir qu'une disruption nécessaire intervient, qu'il s'agit aussi de minimiser.

Les acteurs de l'évaluation

Qui sont les acteurs de l'évaluation ? Qui est légitime pour intervenir, mesurer, regrouper les éléments significatifs ? Nous avons insisté sur le fait que l'évaluation doit être au service du parcours, et non au service de la science, de la recherche, ou bien entendu de l'institution soignante ou administrative.

Les décisions qui font suite à l'évaluation sont portées par des acteurs identifiés : équipe soignante quant aux stratégies thérapeutiques, MDPH quant à l'orientation et aux prestations dans le champ médico-social, et acteurs, responsables des dispositifs médico-sociaux quant à la mise en œuvre des prestations médico-sociales et sociales. L'usage est que l'évaluation repose sur ces acteurs pour ce qui est de leur champ d'intervention. L'avantage en est la pluralité de regards, leur complémentarité, et leur interpellation réciproque possible, ainsi qu'un certain pragmatisme. Pour autant chacun de ces acteurs souhaite généralement aujourd'hui un rapprochement des points de vue, le partage des outils, une logique plus construite entre les constatations médicales, neuropsychologiques, ergothérapiques, de l'entourage, en particulier familial, celles de la personne elle-même, et les approches concrètes destinées aux MDPH, CDAPH, et aux acteurs apportant la compensation.

Autant cet horizon est nécessaire et la réflexion féconde sur le sujet, autant il est raisonnable d'affirmer, pour les raisons évoquées plus haut, que ce rapprochement espéré, et perfectible, n'aboutira jamais à une continuité mécanique entre la constatation et la mesure des troubles et leur expression sociale, actuelle et future.

Chaque acteur de l'évaluation restera nécessairement dans sa logique, jamais réduite à celle de ses partenaires. Mais cette diversité des approches n'en minore pas la valeur. Au contraire, elle aidera chacun des acteurs à envisager sa propre démarche dans un contexte plus global, non plus celui de la réponse qu'attend le professionnel dans le champ de sa compétence, mais celui du parcours de vie qui attend la personne. Ainsi reformulée, la question de l'évaluation du handicap psychique devient, pour chaque situation : que peuvent apprendre les résultats de mon investigation à chacun des intervenants aidant la personne dans son parcours de rétablissement ?

Pour ce faire, il faut qu'un dialogue s'instaure entre les différents partenaires, avec l'usager, et avec la MDPH pour construire cette convergence. Ce dialogue devrait être multilatéral, régulier et fréquent. On sait hélas que les réalités de démographie des professionnels leur imposent d'aller au plus pressé, ce qui ne facilite pas le développement des échanges entre praticiens et institutions. Si cet état de fait, qui ne pourra se corriger avant une dizaine d'années, est indiscutable, il ne devrait pas empêcher les contacts bilatéraux, par téléphone et par mail, qui constitueraient déjà un progrès.

Parmi les acteurs, il en est une qui est en charge d'une mission spécifique, et dont la place est centrale, la MDPH. Elle suit ses propres procédures, qui sont définies par la loi, et dispose de ses propres outils : GEVA, guide-barème, guide des éligibilités, guide d'appui pour l'élaboration des réponses aux personnes en situation de handicap psychique, etc.

Il importe aux praticiens de se saisir de ces outils pour favoriser l'accès aux droits des personnes concernées. Bien présenter un dossier, partager les informations qu'attendent les équipes pluridisciplinaires des MDPH – donc d'abord les connaître et comprendre leurs finalités –, se centrer sur le bilan fonctionnel et non sur la symptomatologie médico-psychiatrique et le diagnostic nosologique sont des préalables.

Si l'on veut que le plaidoyer tenu aujourd'hui sur l'importance de l'évaluation des situations de handicap psychique ne reste pas incantatoire, il faut s'intéresser concrètement aux problèmes que rencontrent les professionnels. Ces problèmes sont de plusieurs ordres. Nous n'avons pas le temps de les développer ici, mais il n'est pas inutile de tenter de les lister : disponibilité sur le terrain des compétences requises, disponibilité des professionnels pour participer aux échanges nécessaires, cultures professionnelles différentes, questions éthiques à trancher notamment sur le partage des informations confidentielles, adaptation des outils de recueil des MDPH, formation des médecins sur la notion de handicap psychique et sa clinique particulière, etc.

En conclusion

Du point de vue des personnes souffrant de troubles psychiques sévères et persistants, identifier une situation de handicap n'aurait aucun intérêt si celle-ci n'était pas explorée et mesurée.

L'enjeu en est double : d'abord préciser la nature et les caractéristiques des difficultés rencontrées par la personne, pour être en capacité d'établir avec elle un plan de réhabilitation, entrant dans le cadre des soins dont elle pourrait bénéficier, et ensuite définir ses incapacités pour envisager leur compensation. Cette double approche pourrait apparaître comme contradictoire : pourquoi compenser si l'on peut remédier ? C'est toute la subtilité du sens que doit revêtir l'évaluation du handicap psychique. Elle doit intervenir au bénéfice d'un parcours, pour l'étayer, et favoriser la dynamique du rétablissement. Elle doit ponctuer la mise en synergie de l'approche soignante avec celle de l'accompagnement. Au final, ces deux approches s'économisent l'une l'autre. On ne doit pas évaluer sans soigner, on ne doit pas évaluer sans accompagner. L'accompagnement, l'aide, contribueront à l'efficience du soin, lequel allégera les besoins d'accompagnement. En scandant cette dynamique, l'évaluation en renforcera la solidité.

Références

Boucherat-Hue, V., Leguay, D., Pachoud, B., Plagnol, A., & Weber, F. (2016).). *Handicap psychique : questions vives*. Toulouse : Érès.

CNSA. (2017). *Dossier technique : guide d'appui pour l'élaboration de réponses aux besoins des personnes vivant avec des troubles psychiques*. www.cnsa.fr/documentation/web_cnsa-dt-troubles_psy-2016.pdf.

Deegan, P. (2001). *Le rétablissement en tant que processus autogéré de guérison et de transformation*. www.apurquebec.org/_domains/apurquebec.org/files/Retablissement_processus_autogere_guerison_transformation.pdf.

Greacen, T., & Jouet, E. (2012). *Pour des usagers de la psychiatrie acteurs de leur propre vie*. Toulouse : érès. dir.

Hardy-Baylé, M. C., et al. (2015). Données de preuves en vue d'améliorer le parcours de soins et de vie des personnes présentant un handicap psychique sous-tendu par un trouble schizophrénique. *Rapport pour le Centre de preuves en psychiatrie et santé mentale*. http://cdppsm.fr/PDF/RAPPORT.pdf.

Leguay, D. (2016). Plaidoyer pour la mise en place d'une stratégie globale pour atténuer le "fardeau" des troubles schizophréniques. *L'Encéphale*, *42*(5), 476–483. https://doi.org/10.1016/j.encep.2016.05.007.

Secrétariat d'État chargé des personnes handicapées et de la lutte contre l'exclusion. (2016). Stratégie quinquennale pour l'évolution de l'offre médico-sociale. Volet handicap psychique. In *Rapport du ministère des Affaires sociales et de la Santé*. http://solidarites-sante.gouv.fr/IMG/pdf/strategie_quinquennale_de_l_evolution_de_l_offre_medico-sociale_volet_handicap_psychique.pdf.

Évaluation subjective de l'autonomie et mise en situation écologique

Chapitre 46

Marie Vanzetti, Ewa Bulzacka, Gwenaelle Delourme, Marie Dupuis, Anne-Claire Josserand, Malgorzata Pousthomis

PLAN DU CHAPITRE

Introduction

Évaluer l'autonomie au quotidien est une vaste entreprise tant la notion de quotidien est multifacette. Le quotidien, du latin *quotidianus* (chaque jour) signifie « ce qui relève de la vie de tous les jours, sans caractère exceptionnel » (Larousse, 2017). Il peut se définir aussi bien dans le rapport à soi, aux autres ou à l'environnement, que dans le ressenti familier qui s'instaure dans les activités de la vie de tous les jours. Le concept de vie quotidienne ou de quotidienneté a été instigué par les philosophes contemporains. Bruce Bégout et Bernard Pachoud ont analysé le processus de *quotidianisation* (*voir* chapitre 4), lequel consisterait à « la conversion d'un état d'incertitude, d'indétermination originelle, menaçant, en une quotidienneté rassurante; autrement dit l'aménagement d'un monde incertain en un milieu fréquentable » (Pachoud, 2017). D'après Bégout, « l'origine du quotidien se situe exclusivement dans le travail de domestication de l'inquiétude originelle de l'être au monde » (Bégout, 2005). Quotidianiser relèverait donc d'une constitution d'un monde certain, un *aller de soi*, en créant des formes de vie familières à travers plusieurs filtres : de croyances et d'objets, de coutumes et de symboles, de règles sociales, d'institutions symboliques, de langues et de mœurs, de mythes et de lois.

Toutefois, nous ne sommes pas tous égaux face au processus de *quotidianisation*, certaines personnes étant plus performantes que d'autres pour « quotidianiser leur être-au-monde » (Bégout, 2005). Les personnes atteintes de troubles psychiatriques rencontrent des difficultés dans l'accomplissement de certains actes de la vie quotidienne. Dans la psychose un tel déficit constitue « l'essence même de la maladie », et selon l'hypothèse inspirée par l'approche phénoménologique en psychiatrie, les personnes psychotiques présentent un défaut de *quotidianisation*, une difficulté voire l'incapacité à se rapporter à un monde familier ou à le constituer. Dans cette optique, le trouble de *quotidianisation* se situerait à deux niveaux : comme trouble primaire ou comme un retentissement secondaire sur la vie quotidienne (Pachoud, 2017).

Avec les personnes atteintes de schizophrénie, cette conception conduit à estimer le degré d'autonomie des personnes. Évaluer les répercussions des troubles dans la vie de tous les jours facilite la construction d'un plan de soin personnalisé, permettant de rééduquer voire de compenser les déficits. D'après les recommandations de la Haute Autorité de santé[1] l'évaluation s'inscrit dans une « démarche centrée sur le patient ». Elle implique donc une dynamique de « co-construction » de la

[1] Haute Autorité de santé (mai 2015). « Démarche centrée sur le patient, information, conseil, éducation thérapeutique, suivi », consulté le 08/07/2017 : www.has-sante.fr/portail/upload/docs/application/pdf/2015-06/demarche_centree_patient_web.pdf

situation entre l'usager et le professionnel grâce à la création d'une « relation de partenariat » pour permettre la réflexion commune de pistes thérapeutiques. Ces recommandations préconisent la « complémentarité entre l'expertise des professionnels et l'expérience du patient », notamment concernant « la maladie et ses répercussions sur la vie personnelle du sujet ». La « personnalisation des soins » est aussi mise en avant ainsi que son aspect « évolutif » en fonction du temps, de l'évolution de la situation et des besoins de l'usager.

Ces textes soulignent l'importance de la place de l'usager et du professionnel dans le processus d'évaluation. La part subjective est particulièrement valorisée. Dans cette perspective, nous présentons trois démarches évaluatives dont le degré de subjectivité diffère : un entretien semi-directif pratiqué au sein des centres référents en réhabilitation psychosociale et en remédiation cognitive – le *bilan de vie quotidienne* –, et deux évaluations qui tendent à objectiver le fonctionnement de l'usager dans les activités de vie quotidienne par des mises en situation de plus en plus *écologiques*, l'UPSA-2-VIM (Patterson et al., 2001) et le test des errances multiples (Burgess et al., 2006). On entend par écologie le lien entre l'homme et son environnement. L'évaluation écologique est donc l'étude de l'impact du contexte et de l'environnement sur l'activité de la personne. Elle nécessite de mettre l'individu dans un environnement donné afin d'observer ses interactions, mais aussi l'impact de celles-ci sur les capacités de la personne. En effet, « les évaluations écologiques permettent de passer de l'identification d'un déficit à l'identification d'un handicap fonctionnel » (Martin, 1954). L'évaluation est donc réalisée au plus près des conditions de vie de la personne évaluée.

Enfin, il est difficile pour un seul professionnel de santé d'évaluer l'autonomie au quotidien à travers la lecture unique d'une situation. Cette démarche trouve donc sa richesse dans son aspect pluridisciplinaire. Elle résulte d'un croisement de regards pluri-professionnels et d'une analyse multidimensionnelle, puisque de nombreux déterminants peuvent impacter l'autonomie quotidienne du sujet. Son évaluation peut donc être observée à travers de nombreux prismes et modèles conceptuels (éducatif, cognitivo-comportemental, psychodynamique, etc.). On évoque souvent l'expression *évaluation fonctionnelle* mais l'évaluation de l'autonomie se limite-t-elle à la simple réalisation ou non des activités de vie quotidienne ? En effet, de nombreux aspects entrent en compte lors de l'évaluation d'une situation : les habitudes de vie, la capacité à faire, l'intérêt porté à l'activité, l'impact fonctionnel de la maladie (symptomatologie, répercussions de déficits cognitifs, etc.) mais aussi l'impact psychologique (estime de soi et autostigmatisation). L'aspect cognitif est souvent peu pris en compte lors de pathologies psychiatriques alors qu'il constitue une part non négligeable de la situation de handicap fonctionnel dans de nombreuses maladies telles que la schizophrénie, les troubles bipolaires, la dépression, le TOC ou l'autisme. On entend par fonctions cognitives la capacité à traiter l'information, à acquérir des connaissances et à les utiliser. Ces fonctions recouvrent entre autres les aptitudes perceptives, les processus attentionnels, les différents systèmes de mémoire, les fonctions d'abstraction, de résolution de problèmes, d'adaptation, de planification des actions ou encore l'utilisation du langage. Les déficits cognitifs contribuent de manière significative aux difficultés d'insertion professionnelle, aux limitations d'activités et aux restrictions de participation au sein de la communauté (Green et Harvey, 2014). Le *test des errances multiples*, décrit dans ce chapitre, est un outil qui contribue à l'évaluation détaillée des composantes cognitives et de leurs conséquences fonctionnelles. Il participe à établir le pronostic fonctionnel dans la vie quotidienne.

L'ensemble des évaluations, subjectives et fonctionnelles, a pour but d'apporter une compréhension globale de la situation du sujet et dans l'idéal d'établir un lien avec les équipes de proximité (*voir* chapitre 44). Cette collaboration permet de mieux connaître le fonctionnement du sujet dans son environnement social, de donner du sens aux informations recueillies au cours de l'évaluation, et au final, d'ajuster le plan de soin individualisé tout au long du parcours du sujet dans le service de réhabilitation psychosociale, comme le suggèrent les recommandations de la HAS (mai 2015). Cette évaluation est donc primordiale pour accompagner au mieux l'usager vers sa réinsertion.

Le bilan de vie quotidienne : un entretien subjectif associé à des échelles psychométriques

Le *bilan de vie quotidienne* (BVQ) est effectué en amont d'une prise en charge de réhabilitation psychosociale et est reconduit au bout d'un an pour évaluer les avancées et les obstacles ou mettre en place de nouveaux objectifs.

Il s'agit d'un entretien semi-structuré complété par une batterie d'évaluations auto- et hétéro-évaluatives standardisées ayant fait l'objet d'une validation scientifique. La durée de l'entretien, passation des échelles comprises, est de deux heures.

Le thérapeute informe le patient qu'il va lui poser des questions afin d'identifier ses capacités et ses difficultés dans les domaines de la vie quotidienne. Il lui précise qu'il est autorisé à ne pas répondre à une question qui le gênerait. Pour favoriser l'émergence de la parole et instaurer une alliance thérapeutique, les questions ouvertes sont privilégiées puis des questions plus ciblées sont posées pour obtenir des réponses précises. Le regard porté prioritairement sur les forces et les capacités de la personne est primordial.

Les avantages du BVQ sont de faire émerger les objectifs et les projets du patient, permettant aux thérapeutes d'envisager des propositions de soins qui seront discutées avec les autres professionnels de la structure pour établir un projet de soins en réhabilitation en fonction notamment de l'évaluation du niveau de satisfaction dans les différents domaines du quotidien. Il permet de recueillir des informations qualitatives et quantitatives. Les problématiques sont identifiées et priorisées faisant également émerger une demande d'aide pour tendre vers ses objectifs, accéder à une plus grande autonomie et réalisation de soi. Le BVQ donne à l'équipe de soins une base de référence concernant l'autonomie de la personne en début de prise en charge facilement réévaluable en cours de parcours de soins. Ce bilan est limité par sa nature déclarative : il prend en compte le niveau de satisfaction que la personne a de son propre fonctionnement. Ce n'est pas une évaluation normative. Le thérapeute menant le bilan de vie quotidienne doit posséder des connaissances en technique d'entretien, en psychopathologie, en pharmacologie ainsi que sur le réseau de soins, de façon à pouvoir proposer des orientations facilitant la réhabilitation (*voir* encadré 46.1, la trame d'entretien du bilan de vie quotidienne).

ENCADRÉ 46.1

Bilan de vie quotidienne

Entretien semi-structuré

Résumé et perspectives envisagées à l'issue de l'entretien

Ressources en termes d'autonomie :

Objectif(s) prioritaire(s) :

Difficultés/demande d'aide :

Propositions envisagées à l'issue de l'entretien :

Évaluation sur le dernier mois

Lieu de vie :
(Satisfaction concernant le lieu de vie : /10. Satisfaction concernant la gestion du quotidien dans le logement : /10)

Activités/Loisirs/Vacances :
(Satisfaction concernant les loisirs : /10)

Liens sociaux :
(Satisfaction concernant les relations amicales : /10. Satisfaction concernant les relations sentimentales : /10. Satisfaction concernant les relations familiales : /10)

Rythme et hygiène de vie :

Déplacements :
(Satisfaction concernant la gestion des déplacements : /10)

Gestion de l'argent :
(Satisfaction concernant la gestion du budget : /10. Satisfaction concernant la gestion administrative : /10)

Connaissance et gestion des symptômes :
(Satisfaction concernant la gestion de la santé : /10. Satisfaction concernant la gestion

des symptômes : /10. Satisfaction concernant le fonctionnement cognitif : /10)

Compétences spécifiques :
(Satisfaction concernant la formation professionnelle : /10. Satisfaction concernant l'emploi : /10)

Échelles psychométriques :
▸ Échelle de bien-être mental : WEMWBS (NHS Heath Scotland; Trousselard et al., 2016) = Score :
▸ Estime de soi : SERS (Nugent et Thomas, 1993) = + 60 ; – 22. Score :
▸ Adhésion au traitement médicamenteux : MARS (Thompson et al., 2000) =
▸ Qualité de vie : S-QoL (Boyer et al., 2010)

Dimensions évaluées	**S-QoL : score (%)**
Estime de soi	
Résilience	
Autonomie	
Bien-être physique	
Relations avec la famille	
Relations amicales	
Vie sentimentale	
Bien-être psychologique	
Score total	

▸ Fonctionnement social : EAS (Leguay et al., 1998)

Dimensions évaluées	**EAS : score (%)**
Soins personnels (0–18)	
Gestion de la vie quotidienne (0–24)	
Gestion des ressources (0–18)	
Relations avec l'extérieur (0–24)	
Vie affective et relations sociales (0–18)	
Score total (0–102)	

▸ Rétablissement : STORI (Andresen et al., 2006)

	STORI
Moratoire	
Conscience	
Préparation	
Reconstruction	
Croissance	
Stade de rétablissement	

▸ Évaluation du degré d'insight

	Birchwood Insight Scale (IS)
Conscience des symptômes	
Conscience de la maladie	
Besoin de traitement	
Total	

▸ Internalisation de la stigmatisation : ISMI (Ritsher et al., 2003)

Domaines évalués	**ISMI : score (1–4)**
Aliénation	
Approbation des stéréotypes	
Expériences de discrimination	
Retrait social	
Résistance à la stigmatisation	
Sous-score Internalisation à la stigmatisation	
Score total	

D'après Gaudelus B., Josserand A.C., Koubichkine A., Dupuis M., in Demily C., Franck N., Schizophrénie, diagnostic et prise en charge, *Paris, Elsevier-Masson, 2013, p. 109–119.*

Échelles psychométriques du BVQ

Fonctionnement social de la personne : échelle de l'autonomie sociale (EAS)

L'EAS ne fournit pas de données normatives, mais elle permet de mesurer l'évolution de l'autonomie, globalement et par domaine (Leguay et al., 1998, 2010). Elle est constituée de dix-sept items regroupés en cinq sous-ensembles évaluant différents aspects de l'autonomie sociale : soins personnels, gestion de la vie quotidienne, gestion des ressources, relations avec l'extérieur, vie affective et relations sociales. Chaque item doit être coté entre 0 et 6. Les scores diminuent lorsque l'autonomie augmente.

Bien-être mental : Warwick-Edinburgh Mental Well-Being Scale (WEMBS)

Le score maximum à la WEMBS est de 70. Plus le sujet s'en approche meilleur est son bien-être mental, qui est considéré comme dans la normale au-dessus de 51, les patients avec schizophrénie obtenant en moyenne un score inférieur à 45 (Trousselard et al., 2016).

Estime de soi : Self-Esteem Rating Scale (SERS)

La SERS (Nugent et Thomas, 1993) comprend dix énoncés négatifs et dix énoncés positifs. Chaque item est coté de 1 (jamais) à 7 (toujours) selon une échelle de type Likert. Le score total est ainsi compris entre –70 et 70. Les personnes souffrant d'un trouble psychiatrique sévère inscrites dans un parcours de réhabilitation ont en moyenne un score d'estime de soi négative de 30,2 et d'estime de soi positive de 47,5, alors que les témoins sains (étudiants) obtiennent 28,8 pour l'estime de soi négative et 51,3 pour l'estime de soi positive (Lecomte et al., 2006).

Insight : Insight Scale (IS)

L'IS (Birchwood et al., 1994) évalue la conscience de la maladie. L'insight est considéré comme bon lorsque le score à cette échelle est supérieur ou égal à 8.

Stade de rétablissement : Stages of Recovery Instrument (STORI)

La STORI (Andresen et al., 2006) est composé de cinquante items. Chaque item est coté sur une échelle de Likert allant de 0 à 5. Un score est obtenu pour chacun des cinq stades du rétablissement (moratoire, conscience, préparation, reconstruction et croissance), le stade de rétablissement actuel correspondant à celui dans lequel le score est le plus élevé. En cas d'égalité entre les scores de différents stades, le plus élevé est retenu.

Adhésion aux traitements médicamenteux : Medication Adherence Rating Scale (MARS)

L'adhésion au traitement est considérée comme probable lorsque le score à la MARS (Thompson et al., 2000) est supérieur à 6.

Autostigmatisation : Internalized Stigma of Mental Illness (ISMI)

L'ISMI (Ritsher et al., 2003) est une échelle de vingt-neuf items comprenant les sous-échelles suivantes : niveau d'aliénation, approbation des stéréotypes, discrimination perçue, retrait social – repli sur soi, résistance à la stigmatisation.

Qualité de vie : Schizophrenia Quality of Life questionnaire short form (S-QoL 18)

Le score à la S-QoL 18 (Boyer et al., 2010) exprime un pourcentage de satisfaction au sujet de différents domaines du quotidien. Le sous-score de chaque dimension est la moyenne du score des items (chacun étant coté de 0 à 4) ramené sur 100. Il est nécessaire qu'au moins la moitié des items d'une dimension soit cotée pour calculer le sous-score de celle-ci. Le score total correspond à la moyenne des sous-scores.

Trame du BVQ

Le BVQ permet la prise en compte du rapport subjectif de l'usager à son quotidien. Cependant, il peut atteindre ses limites pour la construction du plan de soins, notamment selon le stade de rétablissement dans lequel se situe l'usager. Ainsi des mises en situation sont utiles pour objectiver l'aspect fonctionnel dans les activités du quotidien. Ce type d'évaluation permet d'identifier les difficultés mais aussi les ressources de l'usager, en se basant sur l'observation et un vécu commun (usager et thérapeute) de situations données. L'UPSA-2-VIM, détaillé ci-après, est un outil simple d'utilisation orienté sur l'évaluation des compétences dites sociales, pouvant être mis en œuvre pour compléter cette évaluation.

L'UCSD Performance-based Skills Assessment (UPSA) : une évaluation fonctionnelle accessoirisée

L'évaluation des compétences sociales s'inscrit dans la démarche de réhabilitation psychosociale. À l'issue d'une évaluation clinique pluridisciplinaire (consultation médicale, évaluation du quotidien, bilan neuropsychologique, bilan de cognition sociale), une évaluation fonctionnelle de l'autonomie peut être proposée. Il faut en effet prendre en compte les nombreux déterminants qui peuvent impacter l'autonomie quotidienne du sujet (Pachoud, 2012). Le professionnel évaluant le fonctionnement peut notamment s'appuyer sur le BVQ (cf. ci-dessus). Les déficits cognitifs faisant partie des facteurs objectifs conditionnant les capacités de fonctionnement du sujet, il doit également s'appuyer sur un bilan neuropsychologique et sur une évaluation des répercussions fonctionnelles dans les actes courants de la vie quotidienne. En lien avec le neuropsychologue, il peut ainsi prendre en compte les déficits cognitifs et chercher à réduire leur éventuel impact sur les activités quotidiennes. Il prête attention aux plaintes fonctionnelles du sujet, pouvant porter sur la réalisation des tâches domestiques, les activités de loisirs ou les relations interpersonnelles. Le retentissement des symptômes négatifs (émoussement affectif, alogie, avolition, apathie, anhédonie, retrait social) sur le statut fonctionnel est mesuré par une auto- et une hétéro-évaluation.

Présentation de l'outil

L'UPSA-2-VIM (UCSD Performance-based Skills Assessment – 2d version – *validation of intermediate measures*) est un outil d'évaluation du fonctionnement social bref et écologique grâce aux accessoires auxquels il recourt (téléphone, plans et horaires de transport en commun, monnaie, article de journal, courrier médical, articles d'épicerie, etc.). Sa fidélité, sa validité et sa sensibilité au changement sont satisfaisantes (Mausbach et al., 2009).

L'UPSA-2-VIM est destinée à évaluer le fonctionnement de patients ambulatoires atteints de schizophrénie ou de troubles schizo-affectifs. L'outil se présente sous la forme de jeux de rôles explorant cinq domaines d'activité de la vie quotidienne : compréhension/planification, finances, communication, transport et gestion du foyer. Son administration s'effectue dans un bureau et dure environ 45 minutes. La cotation qui suit ne prend que quelques minutes.

La prise en main de l'outil ne nécessite pas de formation spécifique, celui-ci pouvant être rapidement mis en pratique par un professionnel expérimenté grâce à des consignes d'utilisation très précises. Il comprend un guide d'utilisation, un formulaire de notation, des fiches de jeu de rôles, des accessoires et une fiche récapitulative des résultats.

La personne est évaluée à l'aide de tâches reproduisant certaines situations de la vie quotidienne (*voir* tableau 46.1). Ces tâches comprennent des jeux de rôles et recourent à l'utilisation de supports concrets et réalistes. La difficulté des activités proposées se rapproche de la complexité des situations quotidiennes.

Tableau 46.1 Tableau récapitulatif du contenu des items de l'UPSA-2-VIM.

Domaine de fonctionnement	Compétences évaluées	Tâches à effectuer
Finances	– Compter l'argent – Payer une facture	– Compter un montant demandé – Rendre la monnaie – Estimer le montant rendu – Savoir à qui payer la facture, quel montant et jusqu'à quand
Communication	Utiliser un téléphone	– Appeler un numéro en cas d'urgence – Appeler des renseignements pour obtenir un numéro demandé – Composer un numéro de mémoire – Laisser un message sur le répondeur pour reporter un rendez-vous
Compréhension/ Planification	Planifier les activités de loisirs	Consulter un document sur un parc et y organiser une journée : – décrire comment s'y rendre – que faire sur place – qu'apporter et comment se vêtir en prenant en compte les données météorologiques,

(*Suite*)

Tableau 46.1 Suite.

Domaine de fonctionnement	Compétences évaluées	Tâches à effectuer
Transport	Utiliser des transports en commun	Planifier les trajets à partir des plans et horaires des transports en commun : – déterminer le moyen de transport – localiser les correspondances – désigner l'heure à laquelle il faudra prendre le bus pour arriver à l'heure à un rendez-vous – estimer le temps d'attente et l'heure d'arrivée à la destination
Gestion du foyer	– Lire une recette culinaire – Constituer une liste de courses	À partir d'une recette, effectuer une liste de courses en excluant les éléments déjà présents dans un placard simulé et en incluant les ingrédients manquants

Exemple de jeux de rôles du domaine Finances de l'UPSA-2-VIM

Cette partie évalue les capacités du patient à compter l'argent, à rendre la monnaie et à payer des factures.

- Dans un premier temps, la personne reçoit une somme d'argent, composée de vraies pièces (1 pièce de 2 euros, 3 pièces de 1 euro, 4 pièces de 50 centimes, 3 pièces de 20 centimes, 2 pièces de 10 centimes, 1 pièce de 5 centimes, 4 pièces de 1 centime) et de copies de billets (3 billets de 5 euros, 1 billet de 10 et 1 billet de 20). Elle effectue ensuite différentes tâches en rapport avec la manipulation de ces pièces et de ces billets (*voir* tableau 46.2)
- Dans un deuxième temps, la personne consulte une facture EDF factice (*voir* figure 46.1) puis répond à des questions évaluant sa compréhension des différentes informations figurant sur celle-ci (*voir* tableau 46.3).

Cet exercice, qui dure environ cinq minutes, est noté entre 0 et 11.

Les scores de chacun des cinq domaines de l'UPSA vont de 0 à 20. Ils s'additionnent pour constituer le score total (compris entre 0 et 100). Plus les scores sont élevés meilleure est la capacité fonctionnelle. En cas d'hétérogénéité des résultats, il est important de considérer indépendamment chaque domaine évalué, afin d'identifier les ressources de la personne. Parallèlement, le professionnel note ses observations concernant

Tableau 46.2 Exemples de consignes de passation du domaine *Compétences financières – Compter l'argent* de l'outil UPSA-2-VIM.

Consigne :	Réponse correcte :
Montrez-moi cinq euros et quatre-vingt-huit centimes – le tout en pièces d'euro.	Si le patient commence à compter 5,88 € avec un billet de 5 euros, le praticien doit répéter la consigne d'utiliser SEULEMENT des pièces. Si le patient compte à nouveau 5,88 € avec un billet de 5 euros, la réponse est alors comptée comme incorrecte.
Montrez-moi six euros et soixante-treize centimes.	6,73 €
Montrez-moi douze euros et quarante-neuf centimes.	12,49 €
Imaginez que vous faites des achats dans un magasin. Je suis le/la caissier/ère, vous me donnez 20 euros pour payer (le praticien prend le billet de 20 euros placé devant le patient). Votre panier coûte 16,27 €. Montrez-moi combien d'argent vous devez recevoir sur un billet de 20 €.	3,73 €

Source : Guide d'utilisation de l'outil UPSA-2-VIM.

EDF
16 rue de la République
69001 Lyon

INFORMATIONS, SERVICES 24H/24
Tél. : 0 810 333 301
www.edf.fr

RÉFÉRENCE CLIENT
07215 265 548 963 321 – 07

FACTURE
26 juin 2018

Services	Consommation	Prix unitaire	Prix total (TTC)
Électricité juin	352 kWh	0,10 €	37,02 €
Facture de mai impayée			31,54 €
		À payer	68,56 €

Prochaine facture vers le 25 août 2018
Prochain relevé de compteur vers le 21 octobre 2018

PAIEMENT

Le montant ci-dessus est à payer avant le 5 juillet 2018 :

- Par chèque, à l'ordre de « EDF » (envoyer à l'adresse mentionnée en en-tête)
- Par virement bancaire:
  - Numéro de compte (IBAN) : 3454 4563 9385 4875 54

Figure 46.1 Facture EDF factice.
Source : Vanzetti et collaborateurs.

Tableau 46.3 Exemples de consignes de passation du domaine *Compétences financières – Payer une facture* de l'outil UPSA-2-VIM.

Consigne	Réponse correcte
Imaginez que vous recevez une facture d'électricité. Quel est le nom de la société à qui vous devez payer ?	EDF (Électricité de France)
Combien devez-vous payer ?	Soixante-huit euros et cinquante-six centimes (68,56 €)
Combien coûtent les charges de ce mois-ci ?	Trente-sept euros et deux centimes (37,02 €)
Pourquoi le montant à payer est-il supérieur aux charges du mois en cours ?	La facture de mai n'a pas été payée.
Quand devez-vous payer la facture ?	Avant le 5 juillet 2018
Quel est le numéro de compte de la société ?	3454 4563 9385 4875 54
Quel est le numéro de téléphone que vous pouvez appeler si vous avez des questions ?	0 810 333 301

Source : Guide d'utilisation de l'outil UPSA-2-VIM.

le comportement du sujet afin d'en constituer une analyse qualitative. Les performances cognitives ne font pas l'objet d'une analyse directe dans l'UPSA-2-VIM, mais leur appréciation qualitative peut découler de l'interprétation transversale des résultats s'appuyant sur l'observation de répercussions fonctionnelles de potentiels troubles de la mémoire, des fonctions exécutives ou de l'attention (planifier une activité de loisir, mémoriser un numéro de téléphone et le composer, etc.). Ces observations prendront tout leur sens lorsqu'elles seront considérées à l'aune des résultats du bilan neuropsychologique complémentaire.

Validité

L'échelle UPSA a été développée à l'université de Californie à San Diego (UCSD) à partir de 2001. À ce jour, il en existe plusieurs versions, dont une version abrégée UPSA-B, avec un nombre d'accessoires inférieur et un temps de passation de 15 minutes, et une version étendue UPSA-2ER dans laquelle le niveau de difficulté est augmenté pour chaque sous-échelle, avec un temps de passation de 60 minutes.

L'étude de validation initiale de l'UPSA a comparé deux échantillons : cinquante patients souffrant de schizophrénie ou de troubles schizo-affectifs et vingt témoins sains. Les patients, stabilisés sur le plan clinique et médicamenteux, ont été recrutés grâce au service public de santé mentale de la ville de San Diego. Les caractéristiques démographiques des deux groupes étaient homogènes en ce qui concerne le niveau d'éducation et le sex-ratio, les patients étant plus jeunes (de 4,9 ans environ) que les personnes du groupe contrôle, plutôt célibataires et vivant en structure d'accueil. Les patients ont présenté des scores inférieurs dans les cinq domaines de performance de l'UPSA (*voir* tableau 46.4).

Le score total à l'UPSA est corrélé à la symptomatologie négative (SANS) et au fonctionnement cognitif (MMS). En revanche, il n'est corrélé ni avec les symptômes positifs (SAPS), ni avec les symptômes dépressifs (HAM-D). D'autres études ont montré que le score à l'UPSA était lié au fonctionnement dans la vie de tous les jours et au niveau d'autonomie dans la communauté. En effet, le score à l'UPSA prédit de manière significative le niveau d'indépendance résidentielle des personnes ayant des troubles psychotiques (Twamley et al., 2002), ainsi que leur implication dans la communauté et leur prise de responsabilités sociales (Cardenas et al., 2008). Mausbach et al. (2009) ont comparé huit outils d'évaluation de la rémission fonctionnelle. Dans cette étude, l'UPSA était en tête en termes de fidélité, de validité et de sensibilité au changement. Selon les auteurs, « l'UPSA est probablement la meilleure mesure disponible pour déterminer le niveau de rémission fonctionnelle chez les personnes avec des troubles psychotiques ».

Tableau 46.4 Comparaison des performances à l'UPSA de l'échantillon avec schizophrénie et de l'échantillon contrôle.

Sous-échelles de l'UPSA	Patients avec schizophrénie (n = 50) moyenne (écart type)	Témoins sains (n = 20) moyenne (écart type)	t	df	p
Gestion du foyer	9,7 (8,4)	17,5 (3,0)	5,69	68	0,001
Communication	10,9 (6,1)	18,6 (1,3)	8,37	68	0,001
Finances	10,7 (7,1)	18,1 (2,2)	6,65	68	0,001
Transports	14,1 (6,3)	19,7 (1,5)	5,89	68	0,001
Planification d'activités de loisir	13,4 (3,9)	18,8 (1,2)	8,90	68	0,001
Score total de l'UPSA	58,8 (27,1)	92,6 (5,5)	8,40	68	0,001

Score de chaque sous-échelle pouvant être compris entre 0 et 20.
Score total pouvant être compris entre 0 et 100.
Source : Patterson et al., 2001.

Avantages

L'UPSA-2-VIM permet d'objectiver les ressources préservées et les difficultés d'une personne. L'UPSA-2-VIM peut constituer une étape préalable à une évaluation fonctionnelle en environnement réel ou une alternative à celle-ci. Cet outil constitue « un compromis entre les besoins conflictuels d'une évaluation complète et d'une évaluation brève » (Patterson et al., 2001), ce qui lui permet d'être utilisé facilement dans le cadre d'une évaluation initiale, aux prémices d'un parcours de réhabilitation.

Limites

L'une de ses limites est la difficulté de la passation, du fait des nombreux accessoires à employer. En ce qui concerne son contenu, le domaine *Gestion du foyer* est trop peu développé et pourrait être élargi à la cuisine et aux tâches ménagères. L'UPSA-2-VIM restitue un cadre proche de la vie quotidienne réelle, mais restant néanmoins artificiel. De ce fait, les résultats ne sont pas toujours en mesure de refléter les capacités réelles du sujet et il peut persister un écart entre ce qu'il fait en situation expérimentale et ce qu'il fait réellement dans son environnement quotidien (Patterson et al., 2001). En outre, les conditions de l'évaluation contrôlée ne prennent pas en compte les distracteurs, ni les déficits d'initiation de l'activité et de motivation, qui peuvent interférer avec le comportement en environnement réel (Twamley et al., 2002). L'utilisation d'un outil encore plus écologique s'inscrivant dans la cité, tel que le Test des errances multiples, peut compléter l'évaluation fonctionnelle.

Le *test des errances multiples* : évaluation des troubles dysexécutifs dans les pathologies psychiatriques et leur lien avec l'autonomie au quotidien

Les pathologies psychiatriques se caractérisent par des troubles cognitifs hétérogènes (Millan et al., 2012). Dans la schizophrénie, ces difficultés cognitives précèdent l'éclosion du trouble et en accompagnent l'évolution en persistant malgré l'amélioration des autres manifestations (Elvevag et Goldberg, 2000). La mémoire, les processus attentionnels, la cognition sociale et les fonctions exécutives sont les domaines les plus altérés. Toutefois le tableau cognitif varie considérablement d'un patient à l'autre d'où la nécessité d'une évaluation fine (*voir* chapitre 48).

Les fonctions exécutives occupent une place cruciale au sein de l'architecture cognitive. L'expression est relativement récente et ce domaine reste moins bien défini et étudié que celui des fonctions cognitives *classiques* telles que l'attention, la mémoire et le langage. Les fonctions exécutives désignent un ensemble de processus dont la fonction principale est de faciliter l'adaptation de la personne à des situations nouvelles, où les automatismes d'actions ne sont pas suffisants (Shallice et Burgess, 1991). Cet ensemble hétérogène (*voir* figure 46.2) est indispensable à l'existence de conduites autonomes, créatives, non routinières et socialement adaptées.

Les fonctions exécutives sont corrélées avec la résolution des problèmes interpersonnels, le fonctionnement professionnel et l'autonomie dans les activités de la vie quotidienne. Il s'agit donc des processus cognitifs de haut niveau qui jouent un rôle majeur dans l'adaptation de l'individu à son environnement de vie.

En pratique, les exécutifs se traduisent par des difficultés à envisager des manières alternatives à faire face à un problème, des difficultés à supprimer des réponses automatiques préalablement sur-apprises, l'impression d'être submergé par les informations, lorsque la consigne nécessite plusieurs étapes de compréhension et d'exécution, des difficultés à moduler ses propres réponses émotionnelles et comportementales, à allouer de façon volontaire des ressources attentionnelles sans se laisser distraire par l'environnement ou sa propre activité mentale, des difficultés à hiérarchiser les informations (donc à lire, apprendre, comprendre, sélectionner, réutiliser, etc.) ou encore des difficultés à initier spontanément des actions du quotidien.

Intérêts des évaluations écologiques dans une perspective pluridisciplinaire

L'exploration classique des fonctions exécutives est confrontée à divers problèmes. Bien qu'elles participent à l'adaptation de la personne à son milieu de vie, ces fonctions sont particulièrement difficiles à opérationnaliser et à évaluer.

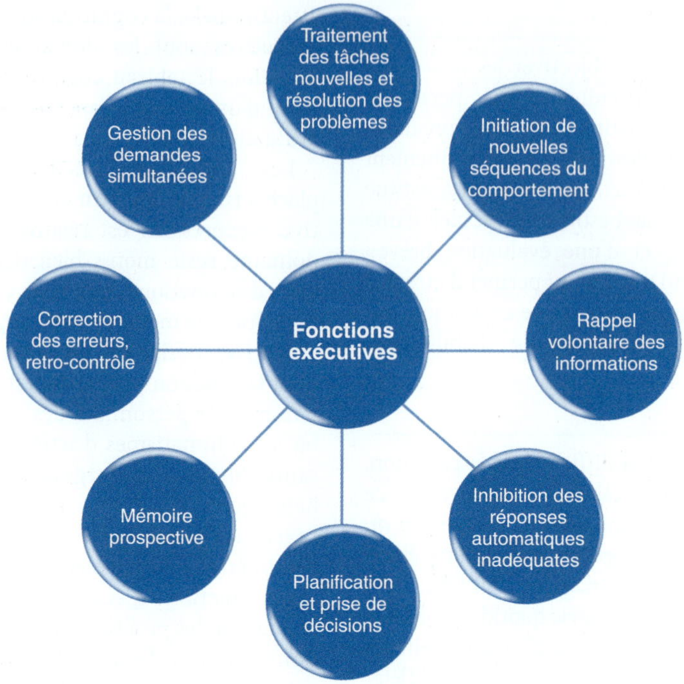

Figure 46.2 Exemple de taxonomie des fonctions exécutives.
Source : Vanzetti et collaborateurs.

Comme l'ont notamment indiqué les pionniers de l'évaluation des fonctions exécutives (Shallice et Burgess, 1991), la plupart des tests neuropsychologiques conventionnels sont incapables d'appréhender les perturbations du fonctionnement exécutif dans la mesure où ils sont hautement structurés, utilisent un matériel bien défini et spécifient clairement les consignes. Or, par définition, le fonctionnement exécutif est mis en jeu dans des contextes nouveaux, complexes, peu structurés, où l'activité de différentes composantes de l'architecture cognitive doit être coordonnée. Les outils classiques ont du mal à recréer ces contextes.

Dans cette perspective, certains auteurs ont proposé des outils *papier-crayon* visant à mettre le patient dans une situation moins structurée de résolution de problème complexe. La construction de ces tâches se rapprochait davantage de la complexité de la vie réelle, sans toutefois prendre en compte l'impact de l'environnement. De ce fait, elles constituaient un certain compromis entre les tests classiques dits *de laboratoire* et des mises en situation réelle (parfois difficiles à implémenter dans un contexte clinique). Des exemples classiques incluent le Test des six éléments (Shallice et Burgess, 1991), le Test des commissions (Wilson et al., 1997) et la BADS (Le Thiec et al., 1999).

La neuropsychologie propose une évaluation diagnostique rigoureuse des composantes cognitives précises qui contribuent au handicap. C'est en ce sens qu'elle cherche à identifier les causes et le soubassement cognitifs du trouble. D'autre part, l'ergothérapie s'intéresse aux répercussions fonctionnelles de ces troubles dans le quotidien des personnes et ainsi tente de déterminer la présence ou non de limitations d'activités de vie.

Test des errances multiples – intérêts, objectifs et présentation de l'outil

La collaboration et le partage des savoirs entre les ergothérapeutes et des neuropsychologues ont mené aux études cliniques qui ont tenté d'explorer la capacité de patients cérébro-lésés à résoudre des problèmes proches de ceux de la vie quotidienne (Burgess et al., 2006).

Certaines des tâches élaborées dans ces études ont été adoptées à des fins cliniques. Le Test des errances multiples (Shallice et Burgess, 1991) a été développé dans le but d'affiner l'évaluation des capacités de planification, d'adaptation, de résolution de problèmes et de flexibilité mentale en situation concrète, en dehors de l'institution. Initialement conçu pour évaluer les fonctions exécutives chez des personnes souffrant de pathologies neurologiques, il est de toute utilité au sein de la population psychiatrique. Cette évaluation permet à la personne de se rendre à l'extérieur, lieu où peuvent émerger les difficultés qui ne seront pas forcément exprimées dans l'institution.

Le *test des errances multiples* (TEM) consiste à mesurer précisément les fonctions exécutives en situation proche de la vie quotidienne. Le sujet, accompagné par deux cliniciens, doit réaliser onze tâches plus ou moins complexes (achats d'articles, rendez-vous dans un lieu donné à un temps donné, recueil d'informations, envoi d'un courrier), dans un quartier commerçant inconnu, tout en respectant un certain nombre de règles. L'exécution de ces tâches implique l'élaboration d'un plan d'action, la mise en place de stratégies adéquates en situation écologique et la gestion simultanée des contraintes spatiales et temporelles. Ainsi, des interactions nombreuses avec l'environnement sont possibles, ce qui nécessite en plus une adaptation comportementale.

Études préliminaires

La plupart des études mesurant l'utilité clinique et psychométrique de ce test ont été réalisées dans les pays anglo-saxons et étaient dédiées aux personnes souffrant des pathologies neurologiques (traumatismes crâniens, troubles vasculaires, tumeurs cérébrales).

Bulzacka et al. (2016) ont réalisé une première validation de cet outil auprès de cent patients souffrant de schizophrénie afin d'élaborer une version du test adaptée à la psychiatrie. Les participants ont bénéficié d'une évaluation des fonctions exécutives incluant le *test des errances multiples*, le Wisconsin Card Sorting Test-64, le test des commissions, ainsi qu'une mesure de leur niveau intellectuel. L'autonomie sociale et environnementale des participants a également été évaluée.

Le TEM a montré de bonnes qualités psychométriques (consistance interne et la fiabilité intercotateur) et a été bien accepté par les patients. Les analyses de corrélation entre chaque mesure de fonctions exécutives et fonctionnement au quotidien montrent une corrélation significative entre le TEM et l'autonomie. Ce lien n'a pas été observé pour les variables neuropsychologiques. Après ajustement pour l'âge, l'éducation, le QI et la durée de la maladie, le TEM prédit de façon significative l'autonomie quotidienne. Ainsi, il a pu être démontré que le TEM offre une prédiction du fonctionnement quotidien et peut constituer un complément intéressant à l'évaluation neuropsychologique classique.

Validation en cours et population d'étude

Dans la continuité de ce travail (Bulzacka et al., 2016), les auteurs ont réalisé une étude complémentaire dont l'objectif principal consiste à comparer les performances de patients ayant reçu un diagnostic de schizophrénie avec celles des témoins sains afin d'établir leur profil spécifique des performances et d'esquisser les valeurs normatives. Dans cette étude, ils cherchent à confirmer leurs premiers résultats sur la sensibilité du TEM tout en incluant une évaluation clinique, ergothérapique et neuropsychologique plus complète.

Les sujets inclus dans cette recherche (actuellement en cours) ont tous un diagnostic de schizophrénie ou de trouble schizo-affectif (selon les critères du DSM-5). Ils sont recrutés au centre de réhabilitation cognitive et sociale du pôle de psychiatrie adulte des hôpitaux universitaires Henri-Mondor. Leur état symptomatique est stabilisé et compatible avec la passation des tests. Les témoins sont indemnes d'antécédents personnels et familiaux de troubles psychotiques et appariés sur le sexe, l'âge et le niveau socioculturel.

Objectifs et critères d'observation

L'évaluation écologique fait partie d'une batterie d'outils incluant trois autres domaines : (i) une évaluation clinique qui inclut l'entretien psychiatrique de screening et le recueil des éléments sociodémographiques, ainsi qu'une évaluation de la symptomatologie psychiatrique plus approfondie chez les patients; (ii) l'évaluation du fonctionnement et de l'autonomie au quotidien (ELADEB, GAF, FROGS) et (iii) une évaluation neuropsychologique centrée sur le syndrome dysexécutif (WCST 64, Test des six éléments, BRIEF-A, estimation du niveau intellectuel prémorbide).

Protocole de passation du test

Ce test, du fait de son caractère écologique, doit être adapté à chaque centre et à chaque quartier au sein duquel il se déroule. Ainsi, les cliniciens seront susceptibles de voir les tâches et les consignes varier d'un centre à l'autre. À titre d'exemple, nous détaillons ici le protocole, les consignes et le système de cotation mis en place dans le centre où s'est déroulée la validation. Le matériel complet, notamment les feuilles d'observation sont disponibles sur demande auprès des auteurs.

Déroulement de l'évaluation écologique

Premier temps : explication des consignes au patient sur le lieu de soin. Deux soignants, à savoir l'ergothérapeute et l'infirmier référent de la personne, s'assurent de la bonne compréhension des consignes par le patient qui les reformule en ses propres termes. Durant toute la durée de l'évaluation, il peut consulter ces consignes qu'il a en sa possession. Puis, nous mesurons le niveau d'anxiété subjective en entretien pré-test *via* l'échelle STAI-YA.

Deuxième temps : passation du test, après s'être rendu sur le lieu de déroulement de l'épreuve. Les soignants remettent au patient : un sac avec l'argent (budget de 6 euros), une montre, une feuille avec les consignes et les tâches, une feuille de papier vierge, un plan du quartier; et ils reprécisent le secteur autorisé. Les deux observateurs neutres notent le décours temporel du test, les trajets effectués par le sujet ainsi que son comportement et les interactions sociales.

Troisième temps : il s'agit d'un entretien et questionnaire post-test à remplir de nouveau sur le lieu de soin, afin d'évaluer le rétrocontrôle du patient, ses impressions, son vécu, des difficultés et des facilités, le respect des consignes, la réalisation des tâches et la mise en place des stratégies au cours de l'épreuve. Les examinateurs questionnent également le patient sur les éventuelles difficultés de planification et de résolution des problèmes au quotidien. Le niveau de l'anxiété est à nouveau estimé.

Consignes (remises par écrit au patient)

- Réalisez les tâches dans l'ordre que vous souhaitez, en essayant d'éviter les détours inutiles.
- Ne perdez pas trop de temps, mais assurez-vous tout de même d'avoir bien compris ce que vous devez faire.
- Restez dans le quartier défini.
- Rentrez dans un magasin, seulement si c'est justifié (en lien avec les tâches à effectuer).
- Après être sorti d'un endroit, veuillez signaler aux soignants ce que vous venez d'y effectuer.
- Respectez le budget.
- N'effectuez pas d'autres achats que ceux qui vous sont demandés.
- N'utilisez pas vos effets personnels.
- Essayez de réaliser les tâches sans avoir recours à la personne qui vous accompagne.
- Précisez à votre accompagnateur lorsque vous avez terminé l'exercice.

Tâches à réaliser (remises par écrit au patient)

- Rendez-vous (il s'agit de donner au patient un rendez-vous à un endroit précis décrit ici) 20 minutes après le début de l'épreuve, pour faire un point ensemble.
- Effectuer quatre achats dans les magasins du secteur autorisé, en respectant les contraintes du budget :
  - un stylo;
  - une demi-baguette;
  - du thé;
  - une enveloppe pré-timbrée de 50 grammes.
- Recueillir des informations à inscrire sur le papier fourni :
  - quels sont les jours du marché Champignol ?
  - Quel est le titre de la une du *Parisien* du jour ?
  - Quel bus vous emmène au terminus Terroirs de France ?
  - Quel est le prix d'un kilogramme des pommes les moins chères ?
- Récupérer un plan de métro.
- Après y avoir inséré les quatre informations demandées, ainsi que le plan de métro, envoyer l'enveloppe à l'adresse suivante : (indiquer l'adresse de la structure hospitalière).

Méthode de cotation

Elle comporte deux volets, une analyse quantitative et une analyse qualitative. Les deux remplies en deux exemplaires (une par examinateur) sont ensuite comparées.

L'analyse quantitative consiste à déterminer la stratégie mise en place par le patient et à répartir les erreurs selon quatre catégories en reprenant la cotation de Shallice et Burgess :

- inefficience ou mauvaise optimisation de la stratégie, chaque fois qu'une stratégie plus efficace aurait pu être utilisée ;
- rupture des conventions, que ce soient les conventions sociales ou relatives au test (consignes à respecter) ;
- erreur d'interprétation (interprétation erronée des tâches ou des consignes) ;
- échec d'exécution quand le sujet échoue partiellement ou totalement à l'exécution d'une des tâches.

L'analyse qualitative a pour objectif de relever les observations cliniques des dimensions :

- cognitive (aspects exécutifs, mais également instrumentaux, tels que la compréhension, l'orientation spatio-temporelle, la gestualité et la coordination motrice, les troubles perceptifs, etc.) ;
- émotionnelle (notamment les manifestations anxieuses, apathie, irritabilité, élévation de l'humeur, etc.) ;
- comportementale (mise en danger, hyper- ou hypoactivité, communication, autonomie vis-à-vis des examinateurs, etc.).

Les résultats peuvent être saisis ensuite dans un fichier informatique pour obtenir un graphique. (figure 46.3)

En conclusion, le *test des errances multiples* sollicite des capacités de planification, de gestion des tâches multiples, d'adaptation, de résolution des problèmes, de flexibilité mentale et d'initiation.

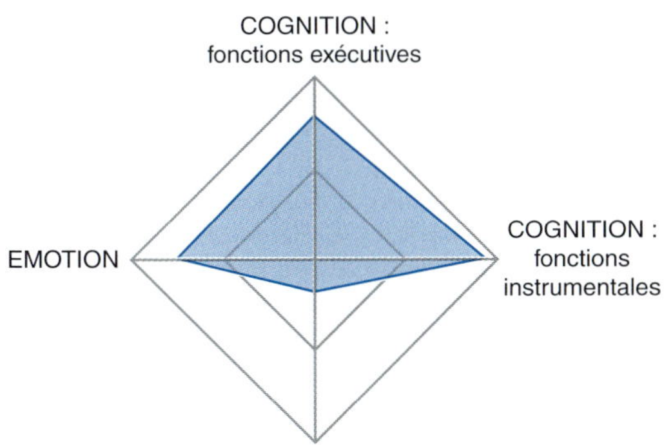

Figure 46.3 Synopsis des résultats qualitatifs du Test des errances multiples.
Source : Bulzacka et collaborateurs.

Il reflète la nature complexe et dynamique des fonctions exécutives. Ces processus hautement associatifs supposent un jonglage constant entre les éléments perceptifs, socio-émotionnels, moteurs, attentionnels et mnésiques. Contrairement aux instruments psychométriques traditionnels, ces différents aspects sont pris en considération dans le *test des errances multiples* qui permet d'affiner l'identification des dysfonctionnements exécutifs qui s'expriment au quotidien.

Le travail d'adaptation de cet outil a montré la richesse des collaborations interdisciplinaires et la nécessité de développer des prises en charge spécifiques *in situ*, au plus près du milieu de vie de la personne.

Conclusion

Au terme de ce chapitre, nous notons l'intrication certaine et la nécessaire complémentarité entre ces différents types d'évaluations. Ainsi, l'autonomie dans les activités de vie quotidienne et les répercussions de troubles psychiques peuvent être plus finement évaluées grâce à l'intégration d'une perspective écologique et fonctionnelle aux outils psychométriques. Plusieurs critères enrichissent cette démarche : la valorisation d'une évaluation pluridisciplinaire, la complémentarité d'outils d'évaluation subjectifs et objectifs et le développement de l'utilisation d'outils d'évaluation écologiques selon des modalités variables (d'un entretien accessoirisé à la réalisation concrète de l'action en milieu réel).

Dans un rapport réciproque, les données subjectives recueillies au travers d'un entretien avec l'usager viennent éclairer les observations d'une mise en situation écologique. Pour ces dernières, le choix de l'outil permet donc d'explorer des habiletés dans la majorité des domaines de la vie de tous les jours (UPSA 2-VIM) ou bien de focaliser les observations sur les aspects dysexécutifs en situation de vie quotidienne (*test des errances multiples*). Les critères d'observations diffèrent donc, ainsi que le degré d'immersion écologique. Ils peuvent cependant s'avérer complémentaires dans le cadre d'une évaluation initiale, au regard de la passation d'un bilan de vie quotidienne et d'un bilan neuropsychologique. L'ensemble de ces évaluations, qui repose sur l'appréciation objective et subjective des déterminants du fonctionnement du sujet, participe à l'identification des ressources préservées et à la définition d'objectifs pour un parcours de réhabilitation psychosociale. Il peut être complété par l'évaluation d'autres registres, tels que la dynamique familiale, les capacités relationnelles et sociales, les activités professionnelles, ainsi que l'aspect culturel et environnemental, dans le but d'estimer l'ensemble du retentissement fonctionnel de la maladie (Pachoud, 2012). En complément, une évaluation par une approche centrée sur l'occupation peut grandement contribuer à une évaluation intégrative du sujet et de sa situation de vie (*voir* chapitre 47).

Enfin, l'articulation des pratiques avec les partenaires du secteur médico-social (CMP, SAVS, SAMSAH), ainsi qu'avec les coordinateurs de parcours, peut favoriser le transfert des compétences dans la vie quotidienne de l'usager, afin de mobiliser et déployer ses potentialités en termes d'autonomie. En effet, la coordination des différentes structures sanitaires et médico-sociales peut contribuer à la généralisation des effets d'un accompagnement (par exemple, une remédiation cognitive) et assurer les liens entre les interventions proposées pour contribuer à l'amélioration du fonctionnement de l'usager dans sa vie quotidienne (Giraud-Baro et Roussel, 2017) (*voir* chapitre 44).

Références

Alderman, N., Burgess, P. W., Knight, C., & Henman, C. (2003). Ecological validity of a simplified version of the multiple errands shopping test. *Journal of the International Neuropsychological Society, 9*, 31–44.

Andresen, R., Caputi, P., & Oades, L. (2006). Stages of recovery instrument : Development of a measure of recovery from serious mental illness. *The Australian and New Zealand Journal of Psychiatry, 40*, 972–980.

Bégout, B. (2005). *La Découverte du quotidien*. Paris : Allia.

Birchwood, M., Smith, J., Drury, V., Healy, J., Macmillan, F., & Slade, M. (1994). A self-report insight scale for psychosis : Reliability, validity and sensitivity to change. *Acta Psychiatrica Scandinavica, 89*, 62–67.

Boyer, L., Simeoni, M. C., Loundou, A., d'Amato, T., Reine, G., Lançon, C., Auquier, P. (2010). The development of the S-QoL 18 : A shortened quality of life questionnaire for patients with schizophrenia. *Schizophrenia Research, 121*, 241–250.

Bulzacka, E., Delourme, G., Hutin, V., Burban, N., Méary, A., Lajnef, M., et al. (2016). Clinical utility of the Multiple Errands Test in schizophrenia : A preliminary assessment. *Psychiatry Research, 240*, 390–397.

Burgess, P. W., Alderman, N., Forbes, C., Costello, A., Laure, M. C., Dawson, D. R., et al. (2006). The case for the development and use of "ecologically valid" measures of executive function in experimental and clinical neuropsychology. *Journal of the International Neuropsychological Society, 12*, 194–209.

Cardenas, V., Mausbach, B. T., Barrio, C., Bucardo, J., Jeste, D., & Patterson, T. L. (2008). The relationship between functional capacity and community responsibilities in middle-aged and older Latinos of Mexican origin with chronic psychosis. *Schizophrenia Research, 9*, 209–216.

Cuberos-Urbano, G., Caracuel, A., Vilar-López, R., Valls-Serrano, C., Bateman, A., & Verdejo-García, A. (2013). Ecological validity of the Multiple Errands Test using predictive models of dysexecutive problems in everyday life. *Journal of Clinical and Experimental Neuropsychology, 35*, 329–336.

Elvevag, B., & Goldberg, T. E. (2000). Cognitive impairment in schizophrenia is the core of the disorder. *Critical Reviews in Neurobiology, 14*, .

Giraud-Baro, E., & Roussel, C. (2017). Place de la remédiation cognitive dans le dispositif sanitaire et liens avec le secteur médicosocial. In N. Franck (Ed.), *Remédiation cognitive*. (2e éd, pp. 17–39). Paris : Elsevier Masson.

Green, M. F., & Harvey, P. D. (2014). Cognition in schizophrenia : Past, present, and future. *Schizophr Res Cogn, 1*, e1–9.

Le Thiec, F., Jokic, C., Enot-Joyeux, F., Durand, M., Lechevalier, B., & Eustache, F. (1999). Évaluation écologique des fonctions exécutives chez les traumatisés crâniens graves : pour une meilleure approche du handicap. *Ann réadapt médecine phys, 42*, 1–18.

Lecomte, T., Corbière, M., & Laisné, F. (2006). Investigating self-esteem in individuals with schizophrenia : Relevance of the self-esteem rating scale-short form. *Psychiatry Research, 143*, 99–108.

Leguay, D., Cochet, A., Matignon, G., Hairy, A., Fortassin, O., & Marion, J. M. (1998). L'échelle d'autonomie sociale. Premiers éléments de validation. *L'Encéphale, 24*, 108–119.

Leguay, D., Rouillon, F., Azorin, J. M., Gasquet, I., Loze, J. Y., Arnaud, R., Dillenschneider, A. (2010). Évolution de l'autonomie sociale chez des patients schizophrènes selon les prises en charge. L'étude ESPASS. *L'Encéphale, 36*, 397–407.

Martin, R. (1954). *Test des commissions*. Editest.

Mausbach, B. T., Bowie, C. R., Harvey, P. D., et al. (2008). Usefulness of the UCSD Performance-based Skills Assessment (UPSA) for predicting residential independence in patients with chronic schizophrenia. *Journal of Psychiatric Research, 42*, 320–327.

Mausbach, B. T., Moore, R., Bowie, C. R., Cardenas, V., & Patterson, T. L. (2009). A review of instruments for measuring functional recovery in those diagnosed with psychosis. *Schizophrenia Bulletin, 35*, 307–318.

Millan, M. J., Agid, Y., Brüne, M., Bullmore, E. T., Carter, C. S., Clayton, N. S., et al. (2012). Cognitive dysfunction in psychiatric disorders : Characteristics, causes and the quest for improved therapy. *Nature Reviews Drug Discovery*, *11*, 141–168.

Nugent, W., & Thomas, J. W. (1993). Validation of a clinical measure of self-esteem. *Research on Social Work Practice*, *3*, 191–207.

Pachoud, B. (2017). Remédiation cognitive et vie quotidienne. In N. Franck (Ed.), *Remédiation cognitive, deuxième édition* (pp. 82–101). Paris : Elsevier Masson.

Patterson, T. L., Goldman, S., Mc Kibbin, C. L., Hughs, T., & Jeste, D. V. (2001). UCSD Performance-Based Skills Assessment : Development of a new measure of everyday functioning for severely mentally ill adults. *Schizophrenia Bulletin*, *27*, 235–245.

Patterson, T. L., & Mausbach, B. T. (2016). Évaluation des compétences en fonction de performances de l'UCSD. Ver. 2.4 (UPSA-2-VIM). Guide d'utilisation. In *Centre ressource en réhabilitation psychosociale et remédiation cognitive*. trad. fr. G. Collot au CRR à Lyon, coord. M. Pousthomis, N.Franck, Ph.D..

Ritsher, J. B., Otilingam, P. G., & Grajales, M. (2003). Internalized stigma of mental illness : Psychometric properties of a new measure. *Psychiatry Research*, *121*, 31–49.

Shallice, T., & Burgess, P. W. (1991). Deficits in strategy application following frontal lobe damage in man. *Brain*, *114*, 727–741.

Thompson, K., Kulkarni, J., & Sergejew, A. A. (2000). Reliability and validity of a new medication adherence rating scale (MARS) for the psychoses. *Schizophrenia Research*, *42*, 241–247.

Trousselard, M., Steiler, D., Dutheil, F., Claverie, D., Canini, F., Fenouillet, F., Franck, N. (2016). Validation of the Warwick-Edinburgh Mental Well-Being Scale (WEMWBS) in French psychiatric and general populations. *Psychiatry Research*, *245*, 282–290.

Twamley, E. W., Doshi, R. R., Nayak, G. V., et al. (2002). Generalized cognitive impairments, ability to perform everyday tasks, and level of independence in community living situations of older patients with psychosis. *Journal of Psychiatry*, *159*, 2013–2020.

Wilson, B. A., Evans, J. J., Alderman, N., Burgess, P. W., & Emslie, H. (1997). Behavioural assessment of the dysexecutive syndrome. *Methodol Front Exec Funct*, 239–250.

Évaluation centrée sur l'occupation

Chapitre 47

Marie Vanzetti, Xavier Ensenlaz, Éliane Jobert, Isabelle Grivet, Anne Ngakui, Amandine Rivet

PLAN DU CHAPITRE

Nous développons ici le Modèle de l'occupation humaine (MOH), qui est l'un des modèles conceptuels fondant l'ergothérapie, centré sur la notion d'occupation. Afin d'éclairer la démarche spécifique de l'ergothérapeute en santé mentale, nous évoquons également l'AMPS (*assessment of motor and process skills*), outil d'intervention selon le modèle de l'OTIPM (*occupational therapy intervention process model*). Ces deux modèles favorisent une pratique intégrative en réhabilitation psychosociale, en plaçant spécifiquement la notion d'occupation au centre de leur approche.

Les caractéristiques des modèles conceptuels centrés sur l'occupation

Le MOH et l'OTIPM comportent les caractéristiques suivantes :

- ils sont centrés sur la personne, c'est-à-dire qu'ils visent à prendre en compte les besoins et les souhaits d'un *client*. Ils prennent en compte le niveau de motivation et sont destinés à répondre aux difficultés de performance occupationnelle ;
- ils mettent l'occupation au centre de la pratique ergothérapique, ce qui aide à « comprendre les personnes comme des êtres investis dans leurs occupations, l'incidence des défis occupationnels sur leur vie, et le pouvoir de l'occupation comme moyen thérapeutique » (Fisher, 2013) ;
- ils promeuvent des moyens axés sur l'occupation. En effet, l'objectif de l'ergothérapeute est de permettre à la personne de retrouver un niveau de participation qui la satisfasse, mais cet objectif est commun à tous les intervenants. Selon Anne Fisher, la spécificité des ergothérapeutes, qui les distingue des autres professionnels (kinésithérapeutes, infirmiers, ou psychologues par exemple), est d'utiliser l'occupation à la fois comme support d'évaluation, finalité de l'intervention et comme moyen thérapeutique.

Aspects théoriques du MOH

> « L'occupation humaine se définit comme la réalisation des activités de la vie quotidienne, de travail et des loisirs d'une personne, dans un espace-temps délimité, un environnement physique précis et un contexte culturel spécifique. »
>
> Kielhofner.

Le Modèle de l'occupation humaine (MOH) est un cadre conceptuel élaboré par Gary Kielhofner depuis 1975. De nombreuses études ont été conduites à l'échelle internationale, permettant de tester et d'améliorer la théorie et les outils pratiques issus du modèle (Kielhofner, 2008). Ce modèle reflète les idées, ainsi que les efforts de recherche et de mise en pratique d'un grand nombre de professionnels. Il est devenu une référence théorique majeure dans la pratique de l'ergothérapie au niveau mondial.

Le MOH analyse la nature occupationnelle de l'être humain. On entend par le terme québécois *occupation* toute activité humaine donnant un sens à la vie de la personne (activités signifiantes) et lui permettant de s'adapter aux exigences de la vie en société (activités significatives) dans un environnement particulier fait d'opportunités et de ressources, de demandes et de contraintes.

Ce modèle guide les ergothérapeutes dans leur pratique clinique d'une part en conceptualisant certains aspects du comportement occupationnel humain, et d'autre part en fournissant des outils d'intervention pratique. En d'autres termes, il permet d'avoir une lecture de la personne concernant son fonctionnement occupationnel, en mettant en exergue et en interaction un ensemble de concepts favorisant la compréhension de la situation de la personne sur le plan de son autonomie, mais plus largement de sa vie.

La dimension de l'être

Le MOH (figure 47.1) conceptualise l'être humain comme un système composé de trois éléments interdépendants : la volition, l'habituation et la capacité de performance.

Il s'agit de se poser les questions suivantes.

Volition : pourquoi l'individu est motivé à faire ce qu'il fait

Kielhofner décrit trois sous-composantes de la volition qui sont interdépendantes :

- les valeurs : issues de convictions personnelles et de sentiments d'obligation, il s'agit de ce qui est important et qui a du sens pour la personne ;
- les déterminants personnels : il s'agit de la conscience de ses capacités et sentiment d'efficacité ;
- les centres d'intérêt : il s'agit des aspects agréables et satisfaisants qui génèrent de l'attirance et une préférence pour certaines activités.

La volition, qui évolue dans le temps, représente ainsi la motivation d'une personne pour investir une activité et le processus aboutissant au choix de cette activité.

Habituation : comment le comportement occupationnel est organisé et structuré

Les habitudes se développent par la répétition d'actions dans un environnement et des situations familières. Les rôles (de parent, d'employé, de citoyen, etc.) sont des statuts personnels déterminés par l'environnement et/ou la personne elle-même. « L'appropriation de rôles par la personne implique un ensemble d'actions et d'attitudes en l'associant à une identité, une appartenance et des perspectives » (Kielhofner, 2008). L'habituation permet donc d'organiser et de simplifier la vie quotidienne à travers des routines familières.

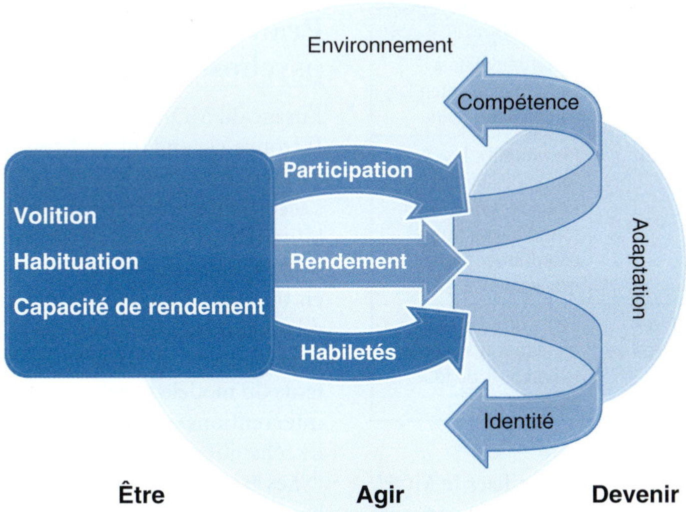

Figure 47.1 Représentation schématique du Modèle d'occupation humaine.
Source : d'après Kielhofner, 2008.

Capacité de performance : comment la personne est capable de réaliser ce qu'elle veut faire, compte tenu de ses aptitudes

Les capacités dépendent, d'une part, des structures organiques objectives de la personne (biomécaniques, neurologiques, sensorielles, etc.) et, d'autre part, de l'expérience subjective (ou vécue) correspondante.

La dimension de l'agir

Lorsqu'une personne s'engage dans une activité, trois niveaux d'action sont observables : la participation occupationnelle, la performance occupationnelle et les habiletés.

La participation occupationnelle regroupe les occupations de vie quotidienne, de travail ou de loisir au sens large (s'occuper de ses enfants, faire du sport, travailler). Ces occupations englobent un ensemble d'activités et la manière dont la personne les accomplit correspond à la performance occupationnelle. Pour accomplir ces activités, la personne exécute de multiples actions observables mettant en jeu ses habiletés motrices et procédurales, ainsi que ses habiletés de communication et d'interaction.

Tableau 47.1 Les trois niveaux de l'action.

Participation	Performance	Habiletés
Travailler en tant que secrétaire	Prendre des notes de réunion	Prêter attention à l'information entendue, comprendre, écrire
S'occuper de ses enfants	Jouer aux Lego	Reconnaître la forme des pièces, imaginer une forme à construire, coordonner ses mouvements, etc.
S'investir dans un club de ski	Organiser une sortie de groupe	Écrire un mail d'invitation, repérer le parcours de la journée, etc.

Afin d'assimiler et de pouvoir utiliser le MOH, il est important de comprendre que toutes les composantes décrites ci-dessus sont en continuelle interaction entre elles et sont inséparables de l'environnement physique et socioculturel. Il s'agit d'un processus dynamique, qui évolue au fil du temps. Lorsqu'un élément de la dynamique change (habileté, environnement, rôle, etc.), les répercussions touchent l'ensemble du système, de manière positive ou négative, et font évoluer les comportements occupationnels.

La dimension du devenir

L'accumulation des différentes occupations génère une identité occupationnelle et des compétences occupationnelles, qui vont permettre l'adaptation future à de nouvelles occupations (Mignet, 2015). En d'autres termes, lorsqu'une personne accomplit ses activités de vie quotidienne, de travail et de loisir, elle façonne de manière rétroactive ses capacités, ses habitudes, ses perceptions d'elle-même et sa compréhension du monde.

Le MOH met donc en évidence l'importance de comprendre la nature occupationnelle de la personne dans sa globalité, en tenant compte de toutes les composantes du modèle pour l'accompagner au mieux dans son processus de changement. Aujourd'hui, des formations sont dispensées en France pour découvrir et comprendre les concepts théoriques, afin de pouvoir considérer le MOH comme un modèle pratique (ANFE). On parle de *processus de raisonnement thérapeutique*.

Pratique en réhabilitation psychosociale

L'usage du MOH n'est pas réservé à la psychiatrie. Il trouve cependant tout son intérêt dans l'intervention des ergothérapeutes en santé mentale, s'accordant parfaitement aux valeurs de la réhabilitation psychosociale et du rétablissement. La terminologie du modèle, bien que complexe, est en lien avec les concepts de rétablissement et de réhabilitation psychosociale. Un tableau de correspondance est possible et de ce fait, les outils issus du modèle trouvent toute leur place dans les interventions en ergothérapie au sein de services de réhabilitation psychosociale.

Les travaux de Sylvie Paquette permettent une bonne entrée en matière concernant l'utilisation des outils d'évaluation du Modèle de l'occupation humaine dans la dynamique de la réhabilitation psychosociale. En effet, dans son mémoire, elle a cherché à mettre en lien les outils d'évaluation et les principes de réhabilitation psychosociale. Parmi les outils relevés, nous retrouvons les outils cités dans ce chapitre mais aussi plusieurs outils issus du Modèle de l'occupation humaine.

La connaissance des principes du modèle et les particularités des individus accueillis permettent de proposer une stratégie d'actions pour la personne. L'utilisation des outils d'évaluation n'est donc pas à isoler du processus global d'action dans une volonté de changement occupationnel. Le cadre théorique du MOH utilise les principes plaçant l'individu au cœur du processus qui « respecte, informe et qui permet à ce dernier de devenir un partenaire actif pour déterminer les buts et stratégies de la thérapie » (Law, 1998). Le MOH est ainsi reconnu comme étant un modèle cohérent avec une pratique centrée sur la personne.

Le recueil de données du modèle s'appuie sur des entretiens mais aussi sur l'observation de l'individu dans diverses situations d'activités pour se rendre compte de ce que fait, pense et/ou ressent la personne.

Avant de proposer des évaluations, il est nécessaire de prendre le temps de connaître *a minima* la personne en proposant un entretien avec quelques questions permettant de balayer les concepts clés et d'orienter la suite de l'intervention :

- identité occupationnelle : qu'est ce qui fait sens pour la personne dans ce qu'elle a été, est et souhaite devenir en tant qu'être en activité ?
- Compétence occupationnelle : dans quelle mesure cette personne a-t-elle soutenu une forme d'activité au fil du temps qui reflète son identité occupationnelle ?
- Participation : est-ce que cette personne s'engage actuellement dans un travail, des loisirs et activités de la vie quotidienne qui font partie de son contexte socioculturel et qui sont souhaités et/ou nécessaires à son bien-être ?
- Performance : est-ce que cette personne peut accomplir les formes occupationnelles qui font partie du travail, du jeu et des activités de la vie quotidienne qui composent sa vie ?
- Habiletés : cette personne présente-t-elle les compétences nécessaires en matière de communication/interaction, motricité et processus mentaux pour accomplir ce dont elle a besoin et ce qu'elle veut faire ?

Les deux dernières questions renvoient aux conséquences des interactions entre les caractéristiques personnelles et celles de l'environnement sur ce que la personne fait.

- Comment la volition, l'habituation et la capacité de performance de cette personne influencent-elles la manière dont elle pense, ressent et agit ?
- Quel impact les opportunités, les ressources, les contraintes et les demandes (ou leur absence) ont-elles sur la façon dont cette personne pense, ressent et agit ?

Ces questions générales visent à établir une vision d'ensemble des différentes composantes du modèle. Si le besoin s'en fait ressentir, chaque question peut être approfondie par la suite. Pour chercher à mieux connaître l'individu en rassemblant des données à son sujet, deux approches ont été identifiées :

- les évaluations structurées ;
- les approches non structurées.

Nous nous intéressons dans ce chapitre aux évaluations structurées issues du modèle (Tableau 47.2). Elles bénéficient des caractéristiques suivantes (Kielhofner et al., 2017) :

- un protocole spécifié ou des directives pour l'utilisation, y compris les formulaires d'enregistrement, de notation et de déclaration des informations recueillies ;
- une preuve que l'évaluation est fiable ;
- une base formelle pour interpréter l'information qu'ils rassemblent.

Tableau 47.2 Tableau récapitulatif des outils du Modèle d'occupation humaine.

Nom de l'outil	Concepts ciblés	Population
Outils d'observation		
Assessment of Communication and Interaction skills (ACIS)	Habiletés de communication et d'interaction	Adolescents, adultes, personnes âgées (pourrait potentiellement correspondre aux enfants)
Assessment of Motor and Process skills (AMPS)	Habiletés motrices et procédurales	Enfants à partir de 3–4 ans, adolescents, adultes, personnes âgées

(*Suite*)

Tableau 47.2 Suite.

Nom de l'outil	Concepts ciblés	Population
Volitional Questionnaire (VQ)	Volition (valeurs, intérêts, causes personnelles) et influence de l'environnement sur la volition	Enfants de plus de 6 ans, adolescents, adultes et personnes âgées (conçue pour les personnes qui ne peuvent pas facilement s'autoévaluer)
Auto-questionnaires		
Modified Interest Checklist	Intérêts (passé, présent, souhait de participation, degré d'attraction)	Adolescents, adultes, personnes âgées
Occupational Self Assessment (OSA)	Compétence occupationnelle, valeurs et impact environnemental	Enfants de plus de 11 ans, adolescents, adultes et personnes âgées
Role Checklist	Rôles et valeurs	Adolescents et adultes
Occupational Questionnaire	Habitudes, rôles, valeurs, intérêts, jugement personnel de la routine	Adolescents, adultes et personnes âgées
Interview/Entretien		
Occupational Circumstances Assessment: Interview and Rating Scale (OCAIRS-version 2.0)	Valeurs, intérêts, jugement personnel, rôles, habitudes, performances	Adolescents, adultes, personnes âgées
Occupational Performance History Interview - 2nd version (OPHI-II)	Compétence occupationnelle, Identité occupationnelle, environnement, valeurs, intérêts, jugement personnel, rôles et habitudes	Adolescents, adultes, personnes âgées
Worker Role Interview (WRI)	Jugement personnel, valeurs, intérêts, rôles, habitudes, perception du travail et environnement	Adultes
Work Environment Impact Scale (WEIS)	Environnement physique (objets et espace) et social (formes occupationnelles et groupes sociaux)	Adultes
Évaluation à méthodes combinées		
Assessment of Occupational Functioning (AOF-CV)	Valeurs, intérêts, jugement personnel, rôles, habitudes, performance	Adolescents, adultes, personnes âgées
Model of Human Occupation Screening Tool (MOHOST)	Jugement personnel, valeurs, intérêts, rôles et habitudes	Adolescents, adultes, personnes âgées

Trois exemples de passation des outils du Modèle de l'occupation humaine en France

Le MOHOST (Model of Human Occupation Screening Tool)

Littéralement traduit par Outil de dépistage du Modèle de l'occupation humaine (Parkinson et al., 2004), cette évaluation se compose de vingt-quatre items répartis en six sections :

- motivation face à l'occupation (ou volition);
- organisation et structure des occupations (ou habituation);
- habiletés de communication et d'interactions;
- habiletés procédurales;
- habiletés motrices;
- environnement.

N.B. : l'environnement est évalué en termes de *niveau de soutien* reçu par la personne.

Il s'agit d'une évaluation combinée. Pour pouvoir la remplir, l'ergothérapeute va devoir s'appuyer sur différentes sources d'information : observations formelles ou informelles de la personne dans un ou plusieurs environnement(s) mais aussi entretien(s) avec la personne, informations données par l'entourage ou le réseau de la personne, retours des membres de l'équipe pluridisciplinaire, consultation de dossiers…

La passation d'un MOHOST peut-être pertinente à différents moments de la prise en charge :

- lors de l'arrivée de la personne dans le service afin d'aider à la planification des prises en charge;
- au cours de la prise en charge pour informer sur le changement;
- en fin de prise en charge pour aider à l'orientation de la personne vers un autre service ou des partenaires extérieurs.

L'exploitation des données se fait à travers une grille de cotation qui reprend les vingt-quatre items évalués et qui permet de dégager un profil visuel de la participation occupationnelle de la personne mettant en évidence les forces et les limites.

Les principaux avantages et facteurs limitants du MOHOST (Kielhofner et al., 2017) sont présentés dans le tableau 47.3.

À noter que le manuel du MOHOST a été traduit très récemment en français par G. Mignet, facilitant ainsi l'accès à la compréhension et à l'utilisation de l'outil.

Tableau 47.3 Tableau récapitulatif des avantages et limites de l'outil MOHOST du Modèle d'occupation humaine.

Avantages du MOHOST	Limites du MOHOST
Permet d'avoir une pratique de l'évaluation basée sur des preuves (*evidence based practice*)	Demande de s'approprier le vocabulaire spécifique et donc de connaître le MOH (période d'acclimatation)
S'axe sur la participation de la personne indépendamment des symptômes, du diagnostic et du traitement : éloigne du modèle biomédical et replace la personne, l'activité et l'environnement au centre	Demande d'accumuler suffisamment d'informations dans l'ensemble des sphères occupationnelles de la personne pour que le profil qui en ressorte soit le plus proche de la situation réelle
Flexible de passation (plusieurs méthodes de recueil de données possible)	Demande à ce que les personnes aient accès à un minimum d'occupations pour en évaluer la participation
Clair et raisonnablement rapide d'utilisation	Demande à ce que les contacts avec la personne évaluée soient réguliers
Aide au recueil d'informations, permettant à l'ergothérapeute d'enregistrer tant ses observations initiales que ses analyses consécutives	Demande à ce que la performance de la personne soit constante durant la période donnée
Permet de formaliser la connaissance de la personne, souvent construite de manière informelle	
Prend en compte le concept de volition et d'habituation, venant montrer que l'évaluation de l'ergothérapeute ne s'arrête pas aux habiletés de la personne	
Le profil de cotation permet une visualisation rapide des forces et faiblesses et de guider les objectifs thérapeutiques	
Permet de vérifier si des évaluations complémentaires sont nécessaires	
Peut être utilisé avec des personnes ayant de faibles habiletés de communication verbale, pour qui les entretiens ou autoévaluations sont compliqués à administrer	
Permet de visualiser l'évolution de la participation de la personne grâce à des réévaluations	
Grâce à une évaluation objective et succincte, permet de contribuer aux décisions de l'équipe pluridisciplinaire concernant les objectifs de prise en charge, l'orientation de la personne	

Exemple d'utilisation du MOHOST dans un centre référent de réhabilitation psychosociale et de remédiation cognitive (C3R Grenoble)

Vignette clinique, Monsieur G.

M.G. est âgé de 27 ans. Il est célibataire sans enfants et vit chez ses parents. Il a un frère aîné habitant à proximité qu'il voit régulièrement.

Après des études sur Grenoble (licence de droit et master 1 droit des affaires), il se rend à Paris pour faire un master 2 dans le droit des assurances. Il enchaîne sur un CDI dans la société où il a fait son alternance, or son contrat est rompu le dernier jour de sa période d'essai. M. rapporte une expérience vécue très négativement, notamment de par des relations conflictuelles avec les collègues. Il enchaîne ensuite sur un CDD dans la même société, qui n'est pas renouvelé. Il retourne alors au domicile familial (il y a environ un an et demi) et est en arrêt maladie depuis.

Dans son histoire, on note des antécédents de troubles alimentaires : surpoids dès l'âge de 4 ans faisant suite à un coma. M. s'est alors mis à beaucoup manger, ceci étant pour lui un signe de survie. À l'âge de 9-10 ans, il rencontre une psychologue dans le cadre de l'école primaire : il pouvait se montrer « bagarreur », face à des moqueries de camarades. Au lycée, on note un épisode important d'anorexie à l'âge de 15–16 ans, des idées obsédantes envahissantes (peur d'avaler des objets divers de son environnement), ainsi que l'apparition de troubles du comportement avec accès de colère, essentiellement dirigés vers son père (idées de persécutions). C'est à ce moment-là qu'il consulte et débute un suivi avec un psychiatre. Suivi qui s'interrompt au moment de l'obtention de son bac en 2008, du fait d'une amélioration satisfaisante de la symptomatologie suite au démarrage d'une médication et d'une thérapie de type cognitive et comportementale.

À son retour de Paris en 2016, M. reprend contact avec son psychiatre de l'époque. Outre des accès de colère toujours présents, son psychiatre constate des éléments dépressifs. M. se dit effectivement déprimé, sans envie, avec un manque de confiance en lui et de motivation qui l'empêche de renouer avec la vie active. Son psychiatre l'oriente alors vers le C3R avec comme indication une évaluation approfondie de ses compétences et la mise en place d'un suivi de réhabilitation afin de l'accompagner dans l'élaboration d'un projet d'avenir.

Lors de son rendez-vous d'accueil, M. exprime à son coordinateur : « Mes motivations sont professionnelles et personnelles : je souhaite résoudre mes difficultés, essentiellement d'estime de soi et de concentration. J'aimerais également trouver un travail et/ou une formation. »

Lors de son parcours d'évaluation, M. est reçu pour la réalisation :

- d'un plan de suivi individualisé (PSI), débouchant sur l'expression de plusieurs envies de changement et de besoins d'aide, liée à des taux d'insatisfaction élevés ;
- d'un bilan social ;
- d'un bilan neuropsychologique ;
- d'un bilan psychologique.

Sur la base des demandes exprimées par M. et des conclusions aux différents bilans, plusieurs propositions d'accompagnement sont proposées et acceptées par M. :

- de la remédiation cognitive en individuel ;
- un groupe d'entraînement métacognitif autour de la dépression ;
- un approfondissement diagnostique ;
- un groupe d'entraînement aux habiletés sociales ;
- une évaluation ergothérapique suivie d'un accompagnement (demande de M. concernant l'amélioration de son autonomie dans l'entretien du logement et la nutrition).

L'objectif de réinsertion professionnelle est envisagé par l'équipe sur du plus long terme. L'accroche motivationnelle est espérée grâce à la remédiation cognitive.

L'évaluation de M. s'oriente sur la passation d'un MOHOST qui permettra d'avoir la vision la plus globale possible de sa participation occupationnelle actuelle (figure 47.2a et 47.2b).

Déroulé de l'évaluation

1. Recueil de données.
2. Deux entretiens afin d'explorer sa routine de vie, sa volition, son désir de changement.
3. Deux séances d'élaboration et d'observation au domicile familial de ses habiletés dans l'action : réaliser un repas complexe.

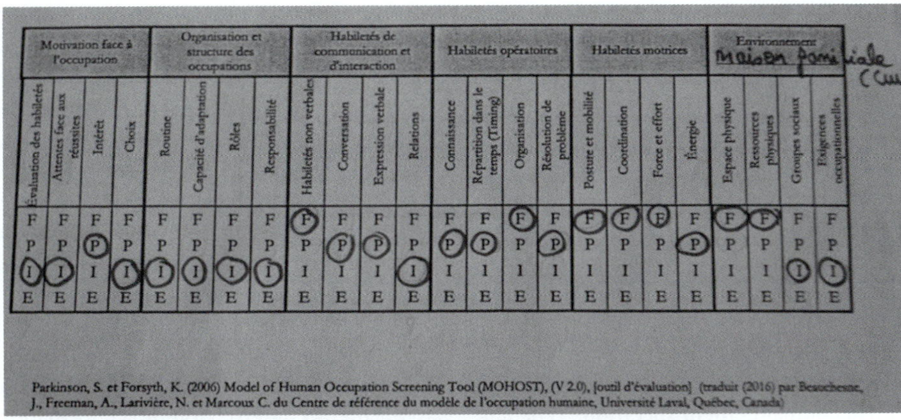

Échelle de cotation		
	F	**Facilite** la participation occupationnelle
	P	**Permet** la participation occupationnelle
	I	**Inhibe** la participation occupationnelle
	E	**Empêche** la participation occupationnelle

Figure 47.2a et 47.2b Profil de cotation de l'outil MOHOST et légende de M.G. (vignette clinique).
Source : C3R, J. Dubreucq.

Analyse des forces et limites de la participation occupationnelle de M.

- *Motivation face à l'occupation (volition)*

L'autoévaluation des aptitudes de M. est limitée (il a conscience de certains de ses points faibles, évalue difficilement ce qu'il est capable ou pas de faire, met très peu de points forts en avant).

Son attente de réussite est faible et on note un niveau d'exigence élevé envers lui-même (recherche d'un idéal), limitant ainsi son engagement dans l'action. M. évoque des centres d'intérêt, mais exprime le besoin d'être soutenu dans sa capacité à faire des choix et à travailler à l'atteinte de ses buts.

- *Organisation et structure des occupations (habituation)*

Sa routine de vie est déstructurée : M. effectue très peu d'activités en dehors de quelques centres d'intérêt solitaires réalisés uniquement chez lui (TV, poker, musculation) ; l'organisation de ses journées est fluctuante, elle dépend essentiellement de la présence des parents au domicile. M. montre également des difficultés à s'adapter à certains changements (rigidité de pensée).

Actuellement, ses rôles sont limités (fils, frère) et il assume peu de responsabilités en lien avec eux. Cependant, bien qu'ayant du mal à se projeter positivement dans un rôle de travailleur, ce rôle ressort comme important et prioritaire pour M. à réinvestir.

- *Habiletés et environnement*

Bien que peu informatif, ses habiletés verbales, non verbales et de communication soutiennent sa participation. M. est présent dans l'interaction et arrive à s'exprimer plutôt clairement. Toutefois, ses aptitudes à nouer des relations semblent limitantes : manque d'amis proches et de confiance, méfiance, colère face à ses proches.

Sur le plan des habiletés procédurales, M. présente une organisation spatio-temporelle et une utilisation des objets satisfaisantes.

Ses habiletés motrices, son environnement physique (lieu de vie actuel) et ses ressources physiques (notamment financières) constituent un potentiel qui favorise sa participation.

Les groupes sociaux sont pauvres en dehors de l'entourage familial (parents), qui semble être un soutien pour M. qui s'est toujours tourné vers eux en cas de difficultés. Toutefois, leurs attentes parfois élevées ainsi que leur inquiétude peuvent induire du stress chez M. Enfin, nous relevons quelques incohérences concernant les exigences occupationnelles (opportunités d'activités ne correspondant pas toujours aux aptitudes et/ou centres d'intérêt de M., pouvant être à la fois source d'ennui et de stress et ne lui procurant pas ou très peu de satisfaction).

Stratégies d'intervention découlant du MOHOST

L'objectif serait de renforcer son sentiment de compétence et sa capacité à faire des choix pour à terme, favoriser son investissement dans des rôles sociaux valorisants.

Un travail d'accompagnement pour approfondir la perception de ses forces et limites dans un cadre offrant un niveau d'exigence occupationnelle adapté, permettrait de l'éclairer sur ses capacités à agir, lui offrirait la possibilité d'expérimenter des réussites et d'éprouver davantage de satisfaction.

Enfin, un accompagnement spécifique type *job coaching* serait bénéfique à mettre en place à court terme car il permettrait, par un étayage concret, de soutenir sa motivation à se réaliser dans un rôle productif.

Déroulement de l'accompagnement

Le suivi en ergothérapie a visé dans un premier temps à soutenir la demande initiale de M. d'améliorer sa participation dans l'activité du quotidien « préparer un repas complexe ».

Trois autres entretiens ont eu lieu au C3R avec pour but le travail à cet objectif.

Malgré un soutien apporté à M., la difficulté à se mobiliser pour effectuer les tâches en lien avec l'activité est apparue au premier plan et a pris de plus en plus de place au fil des entretiens.

Il est à noter qu'à ce moment-là, M. avait deux autres suivis en parallèle au C3R : de la remédiation cognitive en individuel et le groupe d'entraînement métacognitif autour de la dépression. Concernant le groupe, M. avait également du mal à se mobiliser (absences, non-réalisation des tâches à domicile) ; il a pu exprimer à son coordinateur la difficulté à y trouver de l'intérêt. En remédiation cognitive, bien que venant à toutes les séances, M. avait également du mal à réaliser les tâches à domicile, et ce malgré la mise en lien avec ses centres d'intérêt.

Au cours de l'accompagnement en ergothérapie, la question de la motivation a été à nouveau exploré en lien avec l'activité ; voici ce que M. a pu exprimer : « L'idée qu'il faudra que je sois autonome était dans l'objectif d'une reprise professionnelle. »

La sphère du quotidien a donc été momentanément laissée de côté pour se concentrer sur la sphère productive et approfondir avec l'ergothérapeute son rôle de travailleur. Pour ce faire, une autre évaluation issue du MOH a été proposée, la *worker role interview*. Cette évaluation sous forme d'entretien semi-structuré lui a permis de revenir en détail sur le déroulement de ses expériences professionnelles passées et d'explorer avec lui ses freins et ses ressources quant au fait de se projeter dans une future expérience. M. s'est montré beaucoup plus informatif que lors des précédents entretiens, révélant des forces sur lesquelles s'appuyer pour la suite.

Cette évaluation a confirmé la nécessité de positionner l'objectif de réinsertion professionnelle de M. au cœur de la prise en charge. Après discussion avec le thérapeute en charge de la remédiation cognitive, les tâches à domicile ont pu s'axer autour de la question d'une reprise professionnelle, ce qui a aidé M. à se mobiliser dans la réalisation des exercices.

Le travail entamé en ergothérapie autour de la sphère du quotidien avec M. pourra être réenvisagé une fois que ce dernier aura avancé sur son projet professionnel, afin qu'il puisse trouver le sens nécessaire à son réinvestissement.

Conclusion

Les demandes de M. étaient multiples et sa problématique majoritairement motivationnelle. La réalisation du MOHOST a permis de mettre en avant des éléments pouvant expliquer le non-engagement de M. dans ses occupations et surtout de dégager un levier de changement majeur sur lequel s'appuyer, investigué plus en profondeur dans une évaluation secondaire.

À ce jour, M. a commencé et poursuit son accompagnement *job coaching*. Une rencontre avec les parents a également pu avoir lieu, confirmant leur bienveillance et leur soutien, mais aussi un besoin d'éclaircissement quant aux difficultés d'engagement de leur fils, afin qu'ils puissent ajuster leurs attentes à son égard.

Conclusion

Malgré une introduction récente de l'outil dans le service nécessitant encore un recul d'expérience, la passation du MOHOST en réhabilitation psychosociale nous semble prendre toute sa place dans une dynamique d'interdisciplinarité. En apportant une vision synthétique basée sur le regard évaluatif de chacun, ainsi qu'un éclairage spécifique supplémentaire à l'unique observation des habiletés (concept de volition et d'habituation), l'ergothérapeute offre un point de vue nouveau lui permettant de participer aux décisions de prise en charge de manière plus formalisée.

L'Occupational Self Assessment (OSA)

L'OSA vient du Québec. «C'est un questionnaire auto administré, à vingt-neuf énoncés, qui permet de connaître la perception de la personne et ses priorités quant à sa compétence occupationnelle (capacité à maintenir une série d'occupations cohérentes avec l'identité), ses valeurs (en lien avec cette compétence) et l'impact de son environnement sur sa situation» (Paquette et Briand, 2011). Il est conçu pour être administré lors de l'évaluation initiale pour guider la planification des interventions, puis réutilisé par la suite pour repérer les changements opérés chez la personne. Il peut être utilisé par des adolescents et adultes tant que les items décrits sont compris et appropriés. Il nécessite d'avoir les habiletés de base pour lire et comprendre les énoncés. Vingt et un énoncés concernent l'ensemble du fonctionnement de la personne et huit concernent les influences de l'environnement.

L'OSA comporte trois sections. La première section identifie les forces et les difficultés de la personne dans ses occupations actuelles, ainsi que le degré de difficultés associées à l'environnement physique et social : les réponses sont cotées sur une échelle en 4 points. La deuxième précise le degré d'importance de chaque énoncé pour la personne et cerne les priorités : les réponses sont reportées sur une échelle en 4 points. La troisième permet à la personne de faire des choix d'objectifs prioritaires et de déterminer des cibles de changement : trois à quatre choix, qui peuvent orienter la suite de l'accompagnement.

L'OSA considère l'unicité de chaque personne et porte attention aux motivations et au style de vie de celle-ci. Couplé à une observation en situation d'activité, l'OSA permet de comparer les perceptions de la personne et de l'ergothérapeute et favorise ainsi une collaboration. C'est une aide précieuse pour organiser et orienter l'accompagnement avant une sortie d'hospitalisation vers les différents partenaires, comme l'illustre la vignette clinique ci-dessous (Paquette et Briand, 2011).

Tableau 47.4 Tableau récapitulatif des avantages et limites de l'outil OSA du modèle d'occupation humaine.

Avantages de l'OSA	Limites de l'OSA
– Rapide à administrer : 15 à 30 minutes – Structuré	Demande un bon sens de l'autocritique
Couvre l'ensemble des sphères de la vie quotidienne	Les énoncés sont parfois difficiles à comprendre : il faut préciser sur quel plan se situe la question
Évalue la perception de la personne	Donne un portrait du moment présent, c'est une image fixe de la personne
Laisse une trace écrite	
Donne une vue d'ensemble, avec les valeurs	
Permet à la personne de réfléchir sur son fonctionnement au quotidien	
Redonne du pouvoir à la personne en lui permettant de choisir et de prioriser les objectifs sur lesquels elle veut travailler	

Expérience de l'OSA au centre hospitalier spécialisé de la Savoie

Vignette clinique : Madame M.

Madame M. a 36 ans. Elle a eu une enfance douloureuse marquée par différents placements.

Elle est célibataire et mère de deux enfants : un garçon de 11 ans qui vit avec son père et une fille de 4 ans dont elle a la garde mais qui est aujourd'hui en famille d'accueil du fait de son hospitalisation.

Elle a peu de liens avec sa famille. Elle a un compagnon avec qui elle ne vit pas. Avant cette hospitalisation, elle vivait avec sa fille dans un appartement éloigné du centre-ville.

- *Sur le plan professionnel*

Elle a entamé une formation de fleuriste horticulteur mais a dû abandonner suite à des problèmes allergiques.

Elle a travaillé jusqu'à 23 ans comme ouvrière dans différentes usines.

Des problèmes somatiques entraînant une gêne fonctionnelle l'empêchent de maintenir son emploi. Elle est depuis en inactivité professionnelle et bénéficie d'une RQTH.

- *Aspects cliniques*

Madame M. a eu un suivi psychologique dans l'enfance.

Elle a eu plusieurs hospitalisations depuis l'âge de 23 ans au CHS de la Savoie et dans des cliniques privées de la région justifiées par des plaintes dépressives, une problématique anxieuse, avec un trouble de la personnalité.

Lors de cette hospitalisation, les attaques de panique sont au premier plan avec différentes attitudes d'évitement, l'impossibilité à rester seule, un repli et un retrait de la vie sociale, un niveau d'angoisse majeur, des idées suicidaires et une incapacité à faire face aux exigences du quotidien.

- *Proposition d'intervention*

Madame M. nous est adressée par son médecin pour :

- une revalorisation ;
- une mobilisation des ressources internes ;
- une aide à l'autonomie.

Elle souhaite retrouver un élan vital par le biais de la réalisation d'activités valorisantes et retrouver confiance en elle et un soutien pour reconnaître et cibler ses besoins à la sortie.

Une première phase d'évaluation en groupe basée sur l'observation de la réalisation d'un objet en vannerie, montre que Madame M. a de bonnes habiletés motrices, opératoires, d'organisation et de motivation face à une activité qu'elle a choisie. On note également une grande anxiété et exigence face à la réussite. Je lui propose rapidement l'OSA pour l'aider à cibler ses forces et ressources, ses objectifs, buts et projets de vie, identifier ses besoins et ses préférences en matière d'intervention à la sortie.

- *Passation de l'OSA en trois étapes*
  1. Présentation de l'outil et lecture des énoncés pour une bonne compréhension. Madame M. le remplira seule par la suite.
  2. Retour du questionnaire et discussion. Reformulation des réponses si besoin. Identification des cibles de changements et objectifs.
  3. Validation du compte rendu final et discussion autour de propositions d'accompagnement.
- *Résultats*

Le bilan de Madame M. fait état à l'OSA d'un écart significatif entre les compétences et la valeur subjective accordée aux items.

Ces résultats tendent à montrer qu'actuellement Madame M. présente des attentes supérieures à ce qu'elle pense être en mesure de réaliser. La grande exigence de réussite observée lors de l'activité vannerie en est une des expressions.

À la cotation de l'OSA, elle décrit des difficultés importantes pour se déplacer et se trouve dépendante des autres pour tous ses trajets, du fait de crises d'angoisses lors de l'utilisation des transports en commun. De plus, ses problèmes somatiques nuisent à son autonomie et peuvent l'empêcher d'accomplir ses tâches quotidiennes et d'avoir une routine de vie satisfaisante. Sa participation dans des rôles occupationnels valorisés (travail, bénévolat) est donc altérée de façon modérée. Elle s'en trouve isolée socialement.

La sphère relationnelle est elle aussi impactée du fait de difficultés pour s'exprimer avec son entourage (famille essentiellement), étant trop directe dans ses propos.

Enfin, Madame M. décrit des difficultés importantes pour se détendre et avoir du plaisir, faisant passer les autres avant elle.

À ce jour, elle ne décrit pas un environnement social et familial soutenant pour l'accompagner dans son projet de vie, la solitude et l'isolement étant l'une de ses préoccupations majeures. Enfin, elle ne se sent pas bien dans son appartement qu'elle n'arrive plus à investir, contribuant à son isolement du fait de sa situation géographique (éloigné des centres d'intérêt).

Toutefois, Madame M. peut s'appuyer sur de très bonnes habiletés opératoires et sur de belles motivations pour travailler et s'engager dans un processus de changement.

Dans les priorités nommées pour un changement, elle priorise les items :

- me déplacer à l'endroit où je dois aller ;
- me détendre et avoir du plaisir ;
- m'exprimer avec mon entourage.

Après un retour et une discussion autour de la grille, il ressort que Madame M. voudrait retrouver une autonomie et une routine de vie pour arriver à vivre seule et s'occuper de ses enfants tout en ayant des relations sociales satisfaisantes et sortir de son isolement.

Le travail est aussi un axe important pour elle.

Propositions d'interventions à la sortie après reformulation des priorités avec Madame M. :

Tableau 47.5 **Exemple de la grille de passation complétée de l'outil OSA pour Madame M. (vignette clinique).**

Étape 1 : voici des énoncés concernant des choses que vous faites dans la vie de tous les jours. Pour chaque énoncé, **encerclez** la réponse qui correspond le mieux à votre façon de faire. Si un énoncé ne s'applique pas à votre situation, biffez-le et passez au suivant.					**Étape 2** : pour chaque énoncé, **encerclez** la réponse qui représente l'importance que vous lui accordez.				**Étape 3** : choisissez jusqu'à quatre énoncés qui vous représentent et que vous aimeriez changer.
	Je le fais avec beaucoup de difficultés	**Je le fais avec quelques difficultés**	**Je le fais bien**	**Je le fais très bien**	**Ce n'est pas très important pour moi**	**C'est important pour moi**	**C'est très important pour moi**	**C'est extrêmement important pour moi**	**J'aimerais changer**
Me concentrer sur mes tâches	Beaucoup de difficultés	Quelques difficultés	Bien	**Très bien**	Pas très important	Important	Très important	**Extrêmement important**	
Accomplir physiquement ce que je veux faire	Beaucoup de difficultés	**Quelques difficultés**	Bien	Très bien	Pas très important	Important	**Très important**	Extrêmement important	
Entretenir l'endroit où j'habite	Beaucoup de difficultés	Quelques difficultés	**Bien**	Très bien	Pas très important	Important	**Très important**	Extrêmement important	
Prendre soin de moi-même	Beaucoup de difficultés	Quelques difficultés	**Bien**	Très bien	Pas très important	Important	Très important	**Extrêmement important**	
Prendre soin des personnes dont je suis responsable	Beaucoup de difficultés	Quelques difficultés	Bien	**Très bien**	Pas très important	Important	Très important	**Extrêmement important**	
Me déplacer à l'endroit où je dois aller	**Beaucoup de difficultés**	Quelques difficultés	Bien	Très bien	Pas très important	Important	Très important	**Extrêmement important**	1
Gérer mon budget	Beaucoup de difficultés	Quelques difficultés	**Bien**	Très bien	Pas très important	Important	**Très important**	Extrêmement important	
Répondre à mes besoins de base	Beaucoup de difficultés	Quelques difficultés	**Bien**	Très bien	Pas très important	Important	**Très important**	Extrêmement important	
M'exprimer avec mon entourage	Beaucoup de difficultés	**Quelques difficultés**	Bien	Très bien	Pas très important	**Important**	Très important	Extrêmement important	3
Bien m'entendre avec mon entourage	Beaucoup de difficultés	**Quelques difficultés**	Bien	Très bien	Pas très important	Important	**Très important**	Extrêmement important	

(*Suite*)

Tableau 47.5 Suite.

Étape 1 : voici des énoncés concernant des choses que vous faites dans la vie de tous les jours. Pour chaque énoncé, **encerclez** la réponse qui correspond le mieux à votre façon de faire. Si un énoncé ne s'applique pas à votre situation, biffez-le et passez au suivant.					**Étape 2** : pour chaque énoncé, **encerclez** la réponse qui représente l'importance que vous lui accordez.				**Étape 3** : choisissez jusqu'à quatre énoncés qui vous représentent et que vous aimeriez changer.
	Je le fais avec beaucoup de difficultés	**Je le fais avec quelques difficultés**	**Je le fais bien**	**Je le fais très bien**	**Ce n'est pas très important pour moi**	**C'est important pour moi**	**C'est très important pour moi**	**C'est extrêmement important pour moi**	**J'aimerais changer**
Cerner et résoudre mes problèmes	Beaucoup de difficultés	**Quelques difficultés**	Bien	Très bien	Pas très important	Important	Très important	**Extrêmement important**	
Me détendre et avoir du plaisir	**Beaucoup de difficultés**	Quelques difficultés	Bien	Très bien	Pas très important	Important	Très important	**Extrêmement important**	2
Accomplir ce que je dois faire	Beaucoup de difficultés	Quelques difficultés	**Bien**	Très bien	Pas très important	Important	**Très important**	Extrêmement important	
Avoir une routine de vie satisfaisante	**Beaucoup de difficultés**	Quelques difficultés	Bien	Très bien	Pas très important	Important	**Très important**	Extrêmement important	
Prendre mes responsabilités	Beaucoup de difficultés	Quelques difficultés	**Bien**	Très bien	Pas très important	Important	Très important	**Extrêmement important**	
M'impliquer comme étudiant, travailleur, bénévole ou membre d'une famille	Beaucoup de difficultés	**Quelques difficultés**	Bien	Très bien	Pas très important	Important	**Très important**	Extrêmement important	
Exercer des activités que j'aime	Beaucoup de difficultés	**Quelques difficultés**	Bien	Très bien	Pas très important	Important	**Très important**	Extrêmement important	

Étape 1 : voici des énoncés concernant des choses que vous faites dans la vie de tous les jours. Pour chaque énoncé, **encerclez** la réponse qui correspond le mieux à votre façon de faire. Si un énoncé ne s'applique pas à votre situation, biffez-le et passez au suivant.					**Étape 2** : pour chaque énoncé, **encerclez** la réponse qui représente l'importance que vous lui accordez.				**Étape 3** : choisissez jusqu'à quatre énoncés qui vous représentent et que vous aimeriez changer.
Travailler sur l'atteinte de mes objectifs personnels	Beaucoup de difficultés	**Quelques difficultés**	Bien	Très bien	Pas très important	**Important**	Très important	Extrêmement important	
Prendre des décisions à l'égard des choses que je juge importantes	Beaucoup de difficultés	Quelques difficultés	Bien	Très bien	Pas très important	Important	Très important	Extrêmement important	
Mener à terme ce que je planifie	Beaucoup de difficultés	**Quelques difficultés**	Bien	Très bien	Pas très important	Important	**Très important**	Extrêmement important	
Utiliser efficacement mes habiletés	Beaucoup de difficultés	Quelques difficultés	**Bien**	Très bien	Pas très important	**Important**	Très important	Extrêmement important	

(*Suite*)

Tableau 47.5 **Suite.**

Étape 1 : voici des énoncés concernant votre environnement (votre domicile, votre lieu de travail, votre école, etc.). Pour chaque énoncé, **encerclez** la réponse qui correspond à l'analyse que vous faites de votre environnement. Si un énoncé ne s'applique pas à votre situation, biffez-le et passez au suivant.					**Étape 2** : pour chaque énoncé, **encerclez** la réponse qui représente l'importance que vous lui accordez.				**Étape 3** : Choisissez jusqu'à quatre énoncés qui vous représentent et que vous aimeriez changer.
	C'est très problématique	**C'est quelque peu problématique**	**C'est correct**	**C'est très bien**	**Ce n'est pas très important pour moi**	**C'est important pour moi**	**C'est très important pour moi**	**C'est extrêmement important pour moi**	**J'aimerais changer**
Un endroit pour vivre et prendre soin de moi	Très problématique	**Peu problématique**	Correct	Très bien	Pas très important	Important	Très important	Extrêmement important	
Un endroit où je peux être productif (ve) (travailler, étudier, faire du bénévolat)	Très problématique	Peu problématique	Correct	Très bien	Pas très important	Important	Très important	Extrêmement important	
Les choses de base dont j'ai besoin pour vivre et prendre soin de moi	Très problématique	Peu problématique	Correct	Très bien	Pas très important	Important	Très important	Extrêmement important	
Les choses dont j'ai besoin pour être productif	Très problématique	Peu problématique	Correct	Très bien	Pas très important	Important	Très important	Extrêmement important	
Des personnes qui me soutiennent et m'encouragent	Très problématique	Peu problématique	Correct	Très bien	Pas très important	Important	Très important	Extrêmement important	
Des personnes qui font des choses avec moi	Très problématique	Peu problématique	Correct	Très bien	Pas très important	Important	Très important	Extrêmement important	
Des occasions de faire des choses que j'aime et que je valorise	Très problématique	Peu problématique	Correct	Très bien	Pas très important	Important	Très important	Extrêmement important	
Des endroits où je peux aller et avoir du plaisir	Très problématique	Peu problématique	Correct	Très bien	Pas très important	Important	Très important	Extrêmement important	

- un accompagnement en individuel avec une infirmière de l'hôpital de jour pour prendre le bus et gérer ses attaques de panique;
- venir découvrir l'activité «vannerie et compagnie» dans une association de quartier où deux collègues animent un atelier ouvert à tous. Elle aime beaucoup cette activité, éprouve du plaisir et de la détente et pense pouvoir trouver les ressources nécessaires pour prendre le bus pour s'y rendre;
- se déplacer au CATTP pour rencontrer le médecin et la psychologue, ainsi qu'une infirmière référente pour organiser des visites à domicile pour l'aider à réinvestir son appartement;
- un accompagnement par le SAVS (service d'accompagnement à la vie sociale) et un soutien par les services sociaux pour l'aider dans une recherche d'appartement en centre-ville pour limiter les déplacements.

La passation de l'OSA a aidé Madame M. et l'équipe à préparer sa sortie en tenant compte de ses attentes et valeurs, pour lui permettre de retrouver une inclusion sociale et la reprise de rôles significatifs satisfaisants dans son quotidien.

La qualité de la passation est liée aux explications des énoncés et aux échanges lors du retour.

L'Occupational Performance History Interview – 2nd version (OPHI-II)

L'OPHI-II prend la forme d'une entrevue d'une durée d'une heure environ au cours de laquelle vont être abordés les rôles occupationnels (travailleur, étudiant, parent, soignant…), la routine quotidienne, l'environnement, les choix occupationnels, les événements critiques de la vie. Pour chaque sphère, les auteurs ont prévu des organigrammes de questions pour aider l'ergothérapeute à aborder tous les concepts et le guider dans l'entretien.

À l'issue de l'entretien, les informations recueillies sont analysées à travers une grille de lecture de trois échelles comprenant chacune plusieurs items pouvant être cotés de 1 à 4 :

- l'échelle d'identité occupationnelle comprenant onze items et permettant une lecture passée et présente. Elle prend en compte «la connaissance de soi […], les habitudes et la conscience de soi»;
- l'échelle de compétence occupationnelle comprenant neuf items se rapportant «à la capacité d'actualiser une identité occupationnelle de façon à se satisfaire et à répondre à une demande de l'environnement». Six items évoquent la situation actuelle et trois celle passée;
- l'échelle de l'environnement comprenant neuf items se rapportant aux lieux que la personne fréquente pour vivre, occuper un rôle productif ou réaliser ses loisirs.

Système de cotation

4 = Fonctionnement occupationnel exceptionnel.

3 = Fonctionnement occupationnel adéquat, satisfaisant.

2 = Quelques problèmes de fonctionnement occupationnel.

1 = Problèmes de fonctionnement occupationnel extrêmes.

Les résultats de ces échelles peuvent être convertis en valeur numérique pour déterminer un score pour chacune d'entre elles, compris entre 0 et 100. Ce score permet de situer l'individu dans son fonctionnement occupationnel sur le plan de l'identité occupationnelle, de la compétence occupationnelle et de l'environnement.

Les éléments recueillis vont aussi permettre d'obtenir une «histoire de vie narrative» de la personne et aider à «la mise en œuvre d'une intervention réussie» (Kielhofner, 2008). La forme narrative est représentée à l'aide d'un graphique puis d'un récit qui doit être validé par l'individu concerné.

Cet outil peut être utilisé pour un public adolescent et adulte. La limite de la passation va se trouver dans le niveau de compréhension des questions par les personnes. Il peut donc s'appliquer à un grand nombre de personnes ayant un handicap, dont le handicap psychique.

Tableau 47.6 Tableau récapitulatif des avantages et limites de l'outil OPHI-II du Modèle d'occupation humaine.

Avantages de L'OPHI-II	Limites de L'OPHI-II
Structurée mais laissant place à une certaine liberté dans l'entretien	L'individu peut avoir du mal à tout dévoiler surtout les événements critiques
Permet d'être un support de thérapie, où l'information peut être complétée	La version française de l'outil n'est pas encore validée mais les études déjà réalisées en santé mentale au Québec semblent prometteuses pour la suite
Plusieurs supports d'analyse : quantitatifs et qualitatifs	Pour une bonne utilisation de l'outil, l'ergothérapeute doit avoir bien étudié et s'être approprié le manuel de l'évaluation
Valeur numérique par clé de correction qui ne nécessite pas de logiciel informatique	

Exemple d'utilisation de l'OPHI-II au RéHPsy

Vignette clinique : Monsieur Y.

Monsieur Y., âgé de 37 ans, a interpellé le RéHPsy à la suite d'un contact entre ses parents et la *case manager* du RéHPsy. La demande d'intervention fut motivée de la façon suivante : « Éloigné de l'emploi pendant plus de trois ans, je souhaite aujourd'hui retravailler dans un cadre adapté en milieu ordinaire avec la reconnaissance de travailleur handicapé (RQTH). En ce sens, un suivi avec le RéHPsy me semble une bonne opportunité pour me réinsérer professionnellement. » Une volonté de changement occupationnel émane dans sa demande.

C'est dans ce cadre que nous avons reçu Monsieur Y. lors d'un premier entretien de recueil de données. Nous avons utilisé l'OPHI-II complété par l'Occupational Questionnaire pour avoir une vision de son parcours ainsi qu'une meilleure compréhension de son fonctionnement occupationnel actuel. Monsieur Y. était suffisamment en confiance pour échanger de façon authentique sur son parcours de vie et explorer ses rôles passés, présents et à venir.

Ci-dessous (tableau 47.7), les résultats des échelles de cotation de l'OPHI-II remplies suite à l'entretien.

Tableau 47.7 Exemple de cotation de l'outil OPHI-II pour Monsieur Y. (vignette clinique).

Échelle d'identité occupationnelle	1	2	3	4
A des buts et des projets personnels		x		
Détermine un style de vie occupationnel souhaité		x		
S'attend à réussir		x		
Accepte la responsabilité	x			
Évalue ses aptitudes et ses limites			x	
S'investit et à des valeurs		x		
Se reconnaît une identité et des obligations			x	
A des intérêts		x		
Se sentait efficace (passé)		x		
Trouvait un sens et une satisfaction dans son style de vie (passé)			x	
Faisait des choix occupationnels			x	

Résultats de la clé de correction de l'OPHI-II

- Mesure du client : 39
- Écart type : 4

Échelle de compétence occupationnelle	1	2	3	4
Maintient un style de vie satisfaisant		x		
Satisfait les attentes liées à ses rôles		x		
Travaille pour atteindre ses buts		x		
Atteint ses normes personnelles de rendement		x		
Organise son temps pour s'acquitter de ses responsabilités			x	
Cultive des champs d'intérêt			x	
S'acquittait de ses rôles (passé)		x		
Maintenait des habitudes (passé)			x	
Éprouvait de la satisfaction (passé)			x	

Résultats de la clé de correction de l'OPHI-II

- Mesure du client : 49
- Écart type : 4

Échelle des milieux occupationnels (environnement)	1	2	3	4
Formes occupationnelles de la vie domestique (tâches)		x		
Formes occupationnelles du rôle productif principal (tâches)		x		
Formes occupationnelles reliées aux loisirs (tâches)			x	
Groupe social de la vie domestique		x		
Groupe social du rôle productif principal		x		
Groupe social des loisirs			x	
Espace physique, objets et ressources de la vie domestique		x		
Espace physique, objets et ressources du rôle productif principal		x		
Espace physique, objets et ressources des loisirs			x	

Résultats de la clé de correction de l'OPHI-II

- Mesure du client : 41
- Écart type : 4

Le rapport narratif

- Rôles occupationnels

Monsieur Y. évoque plusieurs rôles dans sa vie actuellement. Il parle de celui de travailleur, attaché à son poste d'adjoint administratif territorial qu'il a exercé en 2013-2014 et pour lequel il était jusqu'en mai 2017 en arrêt maladie. Il exprime une difficulté actuellement à chercher du travail auprès des organismes spécialisés. Il a pu, à ce moment-là, exprimer ses difficultés au travail auparavant. Il a réalisé un parcours scolaire brillant jusqu'à obtenir un diplôme d'ingénieur en télécommunication. À cette époque, les relations sociales étaient déjà coûteuses sur le plan émotionnel. Les difficultés ont commencé lorsqu'il a recherché du travail avec cette qualification. Il se souvient d'entretien mal passé, très stressé où le cadre de travail ne lui convenait pas. Il n'a pas persévéré dans cette recherche et s'est plutôt tourné vers un emploi en intérim sur des postes moins qualifiés. Il a été embauché comme agent d'exploitation de stationnement pour un parc de stationnement où le travail le satisfaisait bien, surtout les conditions dans lesquelles il le réalisait (petite équipe, pas de stress, tâches techniques faciles). Pour des raisons sentimentales, il a demandé à changer de site. Il a pu obtenir un poste équivalent dans une autre ville de 2009 à 2011. Il a été détaché pour deux ans sur ce poste puis licencié pour inaptitude et a ensuite préparé le concours d'adjoint administratif territorial qu'il a obtenu. La recherche de poste dans ce domaine a été difficile et Monsieur Y. a accepté des offres de postes dans les départements limitrophes entraînant des temps de trajets très longs. Il a aussi accepté des temps partiels sur différents lieux géographiques éloignés. En contrepartie, les conditions de travail lui convenaient. En 2013, il trouve un poste à temps complet dans son département de résidence familiale. Mais il rencontre rapidement des limites, se sentant livré à lui-même dans le travail confié, très polyvalent. Ces difficultés associées à ses activités liées à son nouveau rôle de père ont mis à mal tout son fonctionnement occupationnel, faisant émerger une grande fatigue, une difficulté à prendre soin de soi et un repli social important.

Lors de nos échanges, Monsieur Y. évoque aussi son rôle de père qui est très important pour lui malgré sa difficulté à assumer seul la prise en charge de ses enfants. Il a en effet besoin du soutien de ses parents pour assumer ce rôle. Ces derniers assurent les trajets aller-retour des enfants les week-ends de garde et aussi tout l'aspect logistique au quotidien. Monsieur Y. dit être présent pour ses enfants sur le plan ludique « seulement ». Il parle de ce rôle comme « régulier mais pas continu » puisqu'il a la garde de ses enfants un week-end sur deux et la moitié des vacances scolaires depuis sa séparation en décembre 2015. Il a pu évoquer sa difficulté à parler de ses problèmes de santé à ses enfants, ne sachant pas quoi leur dire pour ne pas les effrayer mais plutôt les rassurer. Il a rapporté la force que ces derniers lui ont transmise lorsqu'ils sont venus le voir au cours de sa dernière hospitalisation. Malgré toutes les difficultés à assurer ce rôle, sa motivation est forte pour continuer à le réaliser car les enfants ont une attente par rapport à lui. Ils ont « besoin de leur papa ».

Outre ces deux rôles, Monsieur Y. a fait part d'autres activités ayant une place importante pour lui. Sa participation au Groupe d'entraide mutuelle s'apparente plus à un travail pour ce monsieur car cela lui demande un effort sur le plan des relations sociales. Il exprime, en effet, avoir du mal à se sentir à l'aise lors d'échanges avec des personnes qu'il connaît et apprécie. Cependant, il considère cette activité comme importante car il a une place définie en s'occupant de différentes tâches. Il peut dire cependant ne pas avoir une fréquentation régulière de ce lieu.

- Routine quotidienne

Monsieur Y. a des habitudes au quotidien qui se sont appauvries au fil du temps. Aujourd'hui, Monsieur Y. réalise le minimum d'activités pour prendre soin de soi. Son entourage familial réalise la majorité des actes d'entretien du lieu de vie. Les activités de la journée sont principalement solitaires sur l'ordinateur. Ses sorties extérieures sont rattachées à sa participation au GEM où l'activité est considérée comme un travail tellement cela lui coûte en termes d'interaction sociale. Monsieur Y. apprécie seulement les fins de journée quand le repas du soir est terminé et que les occasions d'être amené à vivre des échanges sociaux s'amenuisent, voire disparaissent.

- Milieux occupationnels

Monsieur Y. vit chez ses parents depuis sa séparation. Il dispose de sa chambre et partage les autres pièces de la maison. L'été, il peut jouir d'un espace plus grand avec w.-c. et salle de bains indépendante, ce qui le satisfait davantage du fait de sa parurésie. Le lieu de vie n'est pas forcément celui souhaité mais Monsieur Y. sait qu'il a besoin d'être soutenu dans les actes du quotidien en ce moment.

- Événements critiques de la vie

Lorsque Monsieur Y. évoque son parcours de vie, il met en avant comme événement marquant la séparation d'avec sa compagne. Il lie cette séparation à un problème de santé. Il aurait « frappé » sa femme, « les pompiers sont venus ». En même temps, il dit avoir été soulagé de ne plus avoir à s'occuper de ses enfants vingt-quatre heures sur vingt-quatre. C'était devenu trop compliqué pour lui.

Lorsqu'il parle de période positive dans sa vie, Monsieur Y. fait référence à celle où il travaillait comme agent d'exploitation des parcs de stationnement où le travail n'était pas stressant, où il avait une liberté dans sa vie, une relation amoureuse satisfaisante et où il pouvait faire ce qu'il souhaitait.

Sa grande réussite est l'arrivée de ses enfants.

Lorsque nous abordons les périodes plus difficiles, il dit en « avoir eu beaucoup » mais la situation actuelle reste la pire pour lui du fait d'être retourné chez ses parents, ne pas avoir de logement à lui, ne pas être capable de subvenir à ses besoins de façon autonome, ne pas pouvoir gérer ses enfants seul et ne pas travailler. La maladie pèse en conséquence de vie quotidienne. Il dit subir.

L'échec qu'il qualifiera de plus important restera le fait de ne pas avoir donné suite aux études d'ingénieur.

Interprétation possible des résultats

Les résultats des échelles de l'OPHI – II mettent en évidence un fonctionnement occupationnel

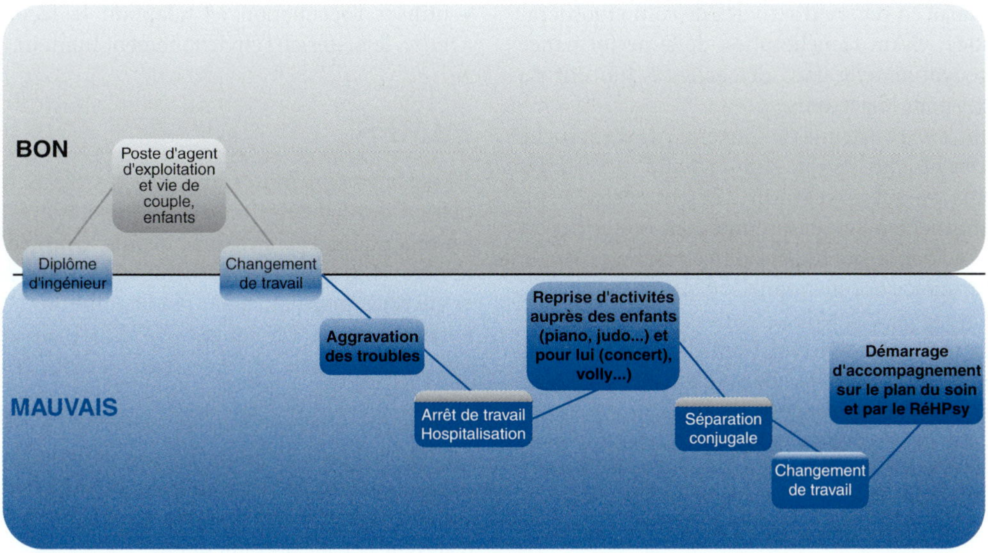

Figure 47.3 **Pente narrative de l'histoire de vie de Monsieur Y. selon l'évaluation par l'OPHI-II.**
Source : RéHPsy, J. Gobbo.

peu satisfaisant pour les trois échelles où les scores sont inférieurs à 50 mais surtout dans la sphère de l'identité occupationnelle notée à 39. Monsieur Y. a eu des difficultés par le passé à remplir ses rôles occupationnels et est peu confiant concernant la reprise de certains.

Préconisations

Au sein du RéHPsy, nous allons rencontrer à nouveau Monsieur Y. afin de nous mettre d'accord sur la suite de l'intervention. Il semblerait qu'il soit pertinent d'explorer la sphère de la volition, sa capacité de performance ainsi que l'agir en termes d'habiletés, de performance et de participation. Ceci va se poursuivre par des entretiens avec le case-manager et la possibilité de mise en situation auprès des partenaires du réseau. Une attention particulière sera également portée sur l'analyse de l'environnement influençant le fonctionnement occupationnel de ce monsieur.

L'AMPS (Assessment of Motor and Process Skills)

L'AMPS est un outil qui s'inscrit dans le processus d'intervention proposé par l'OTIPM. Aussi, nous allons aborder les principes généraux de l'OTIPM, puis les caractéristiques de l'AMPS, qui seront illustrées par une vignette clinique.

L'OTIPM

L'OTIPM est un modèle d'intervention qui met en œuvre une approche *top-down* de l'activité. Il s'agit d'une façon d'aborder la problématique occupationnelle d'une personne par le biais de l'activité entendue dans sa dimension globale, et de *descendre* vers les paramètres explicatifs dans un second temps. Elle se décline de la façon suivante :

- une phase de découverte de la personne, qui vise à comprendre le contexte occupationnel de la personne et identifier les problèmes rencontrés dans la performance occupationnelle de la personne. Cette phase doit permettre de créer les conditions d'une véritable coopération ;
- une phase d'évaluation au cours de laquelle l'ergothérapeute observe la personne en situation, évalue les compétences qui définissent la performance et établit les objectifs de prise en charge en ergothérapie ;
- un temps d'interprétation des causes qui peuvent expliquer les problèmes de performance occupationnelle ;

- la mise en œuvre d'activités de soin ergothérapique, visant l'amélioration de la performance occupationnelle dans des activités qui ont du sens pour la personne.

Elle est construite à l'inverse de l'approche *bottom-up* qui évalue les facteurs personnels (biomécaniques, cognitifs, émotionnels…) ou environnementaux en premier lieu et qui déduit une incidence potentielle de ces facteurs sur la performance occupationnelle de la personne.

Cette approche aide l'ergothérapeute à améliorer la performance occupationnelle de la personne pour des activités qu'elle a identifiées comme étant problématiques pour elle.

Cette représentation graphique appelle à définir quelques termes relatifs à la performance occupationnelle :

- l'occupation est une activité ayant un sens pour la personne, avec une finalité identifiée, une raison de la faire, une intention pour elle-même ou dans le contexte d'un rôle familial ou social ;
- la tâche : peut s'entendre comme l'objectif ou le résultat d'une activité ;
- l'activité est une suite d'actions séquentielles nécessaire à l'accomplissement de la tâche ;
- la performance occupationnelle est la qualité ou le niveau de réalisation de cet ensemble d'actions. Elle s'apprécie par l'évaluation d'habiletés ;
- les habiletés sont les plus petites actions observables. Ces habiletés sont classées selon une taxonomie universelle couvrant l'ensemble des compétences nécessaires pour réaliser une activité. Ces habiletés sont motrices et opératoires ;
- le *client* correspond à la personne qui rencontre des difficultés dans ses activités, ou une personne de son entourage, en lien direct dans les activités qui posent problème.

L'OTIPM, au même titre que le MOH, promeut des moyens axés sur l'occupation. Plus spécifiquement, les quatre types d'interventions proposés par l'OTIPM et axés sur l'occupation sont les suivants :

- utiliser l'occupation pour favoriser la récupération de capacités personnelles (y compris la motivation) ;
- utiliser l'occupation pour que le client acquière ou développe des compétences occupationnelles (développe des séquences d'actions plus efficaces, par exemple) ;
- mettre en œuvre des programmes d'éducation thérapeutique, en groupe de pairs ou d'aidants ;
- utiliser l'occupation en adaptant la façon de faire, le matériel, l'environnement humain.

L'AMPS

L'Assessment of Motor and Process Skills (évaluation des habiletés motrices et opératoires) est un bilan qui a été développé depuis le milieu des années 1980 par des ergothérapeutes américains et qui est aujourd'hui porté par l'équipe du Center for Innovative OT Solutions (CIOTS). Il est largement utilisé dans les pays anglo-saxons. Anne Fisher et son équipe enrichissent un outil qui met l'activité quotidienne au cœur du processus ergothérapique et qui offre une fonctionnalité unique : la mesure standardisée de la qualité de la performance d'une personne dans la réalisation d'activités de vie quotidienne.

L'AMPS ne vise pas l'évaluation des déficits des fonctions corporelles ou cognitives mais bien celle de la qualité de réalisation des mailles de la chaîne (les actions) qui constituent, au final, l'occupation. Il évalue la qualité de la performance occupationnelle.

Étude préliminaire et validation

L'AMPS a été pensé comme l'outil d'évaluation répondant aux principes de l'OTIPM. La dernière édition de l'AMPS contient 125 activités de vie quotidienne standardisées auprès de 148 000 personnes. Ces tâches s'intéressent aux différents domaines de la vie quotidienne (soin personnel, entretien du logement, préparation des repas…), et sont de difficulté variable. L'observation est formalisée au travers de seize habiletés motrices et vingt habiletés opératoires, observables et mesurables selon un continuum de performance. La validité de l'AMPS se fonde sur des caractéristiques statistiques rigoureuses, utilisant le modèle d'analyse multi-facettes de Rasch (combinant la difficulté spécifique de chaque habileté observée, la complexité relative de chaque tâche réalisée, la sévérité particulière de l'ergothérapeute et la performance de la personne). L'utilisation du logiciel permettant le calcul des scores et l'édition de rapports graphiques nécessite une formation d'une semaine et un « calibrage » de l'ergothérapeute, qui détermine son niveau de sévérité. Ces exigences sont les gages de la qualité des données de validation et des valeurs normatives.

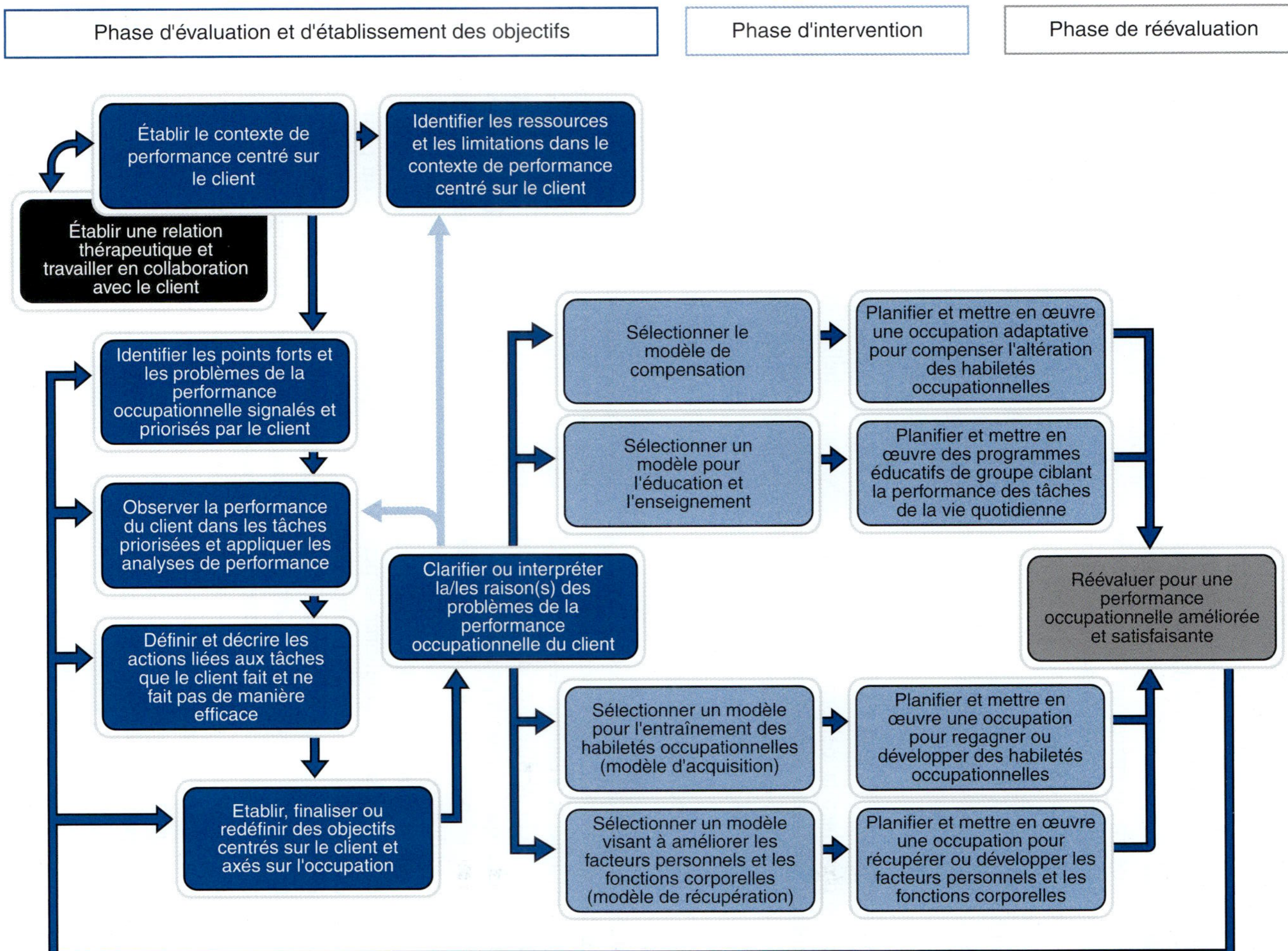

Figure 47.4 Processus ergothérapique selon l'Occupational Therapy Intervention Process Model.
Adapté de Fisher A.G. (2009). Occupational Therapy Intervention Process Model, a Model for Planning and Implementing Top-down, Client-centered and Occupation-based Interventions, Fort Collins (Colorado), Three Star Press, © 2013

Indications pour l'orientation vers l'AMPS

L'AMPS est un outil pertinent pour évaluer la performance occupationnelle d'un client qui formule une demande d'aide dans la réalisation de ses activités de vie quotidienne, qu'il s'agisse d'activités simples de soin personnel (se brosser les dents, manger, s'habiller…) ou d'activités instrumentales plus complexes liées à l'entretien ou l'usage du lieu de vie (préparer un repas, faire le ménage…) par exemple. L'AMPS a été validé pour une population âgée de 2 ans et plus.

Note : le CIOTS a développé une version scolaire (AMPS-SCHOOL) pour mesurer les habiletés scolaires de base, non proposées dans l'AMPS.

Objectifs et critères d'observation

L'objectif est d'évaluer la performance occupationnelle d'une personne par l'observation de la réalisation d'au moins deux tâches de vie quotidienne. Le processus se déroule en plusieurs phases.

1. Comprendre le contexte occupationnel de la personne

Il s'agit de comprendre qui est cette personne sur le plan de ses activités et quels sont ses besoins. La personne est amenée à évoquer les tâches de la vie quotidienne qu'elle réalise avec un sentiment d'efficacité et celles qui lui posent problème.

2. Identifier avec la personne au moins deux tâches qu'elle souhaite prioriser

Ces tâches doivent faire partie de celles pour lesquelles la personne souhaite améliorer sa performance occupationnelle et être d'un niveau de difficulté suffisant. Elles sont choisies parmi les 125 tâches standardisées. L'évaluation s'effectue au domicile du client ou dans un environnement dédié à l'évaluation et doté du matériel nécessaire.

3. Observer la personne réaliser ces tâches

L'AMPS propose pour chaque tâche des conditions auxquelles il est impossible de déroger sans corrompre la validité de l'outil. Toutefois certains aménagements sont autorisés pour permettre une adaptation de la tâche aux habitudes de vie de la personne. L'ergothérapeute doit s'assurer que la personne est à l'aise dans l'environnement d'évaluation et qu'elle a bien compris ce qui est attendu d'elle.

L'observation doit permettre d'évaluer l'interaction de la personne avec son environnement. Aussi, elle donne lieu à une prise de note la plus précise possible, qui doit tracer les outils et matériels que la personne utilise et l'organisation spatio-temporelle qui caractérise la performance de la personne dans la tâche observée.

4. Élaborer la notation de l'observation

Pour chaque tâche, la notation se fait par l'intermédiaire de deux grilles.

La qualité globale de la performance est évaluée selon quatre axes : l'effort accru/la maladresse, l'inefficacité/le degré de désorganisation, la sécurité et enfin l'autonomie (fréquence de l'étayage verbal ou physique nécessaire). Chaque axe est coté sur six niveaux (de *aucune altération* à *altération extrême*).

Trente-six habiletés occupationnelles spécifiques sont évaluées : seize habiletés motrices et vingt habiletés opératoires. Elles sont appréciées sur une échelle à quatre niveaux (*voir* figure 47.5). L'AMPS mesure la qualité de réalisation de la tâche et non la capacité à obtenir un résultat final.

Saisie et numérisation des scores de l'AMPS

L'évaluation nécessite l'utilisation du logiciel OTAP (Occupational Therapy Assessment Package) qui va transformer (par l'intermédiaire du modèle multi-facettes de Rasch) les scores bruts en scores linéaires sur les deux échelles (motrice et opératoire). Il est impossible d'utiliser les scores bruts pour une analyse de la performance occupationnelle à un instant donné, pour évaluer le changement entre deux évaluations ou pour des besoins statistiques. L'extraction des rapports et l'interprétation des données exigent la validation de la formation et la calibration de l'ergothérapeute. Le rapport graphique se présente comme sur la figure 47.5. Deux échelles de couleur différente (performances motrice et opératoire) permettent de situer la qualité de réalisation exprimée en logits (score obtenu par compilation des données *via* le modèle multi-facettes de Rasch). Une flèche blanche et un texte en exergue situent le niveau de performance de la personne selon les critères évalués (évaluation sur la base des critères). Un rappel de la moyenne et des écarts types de la performance des personnes du même âge en bonne santé est mentionné sur la gauche (évaluation normative).

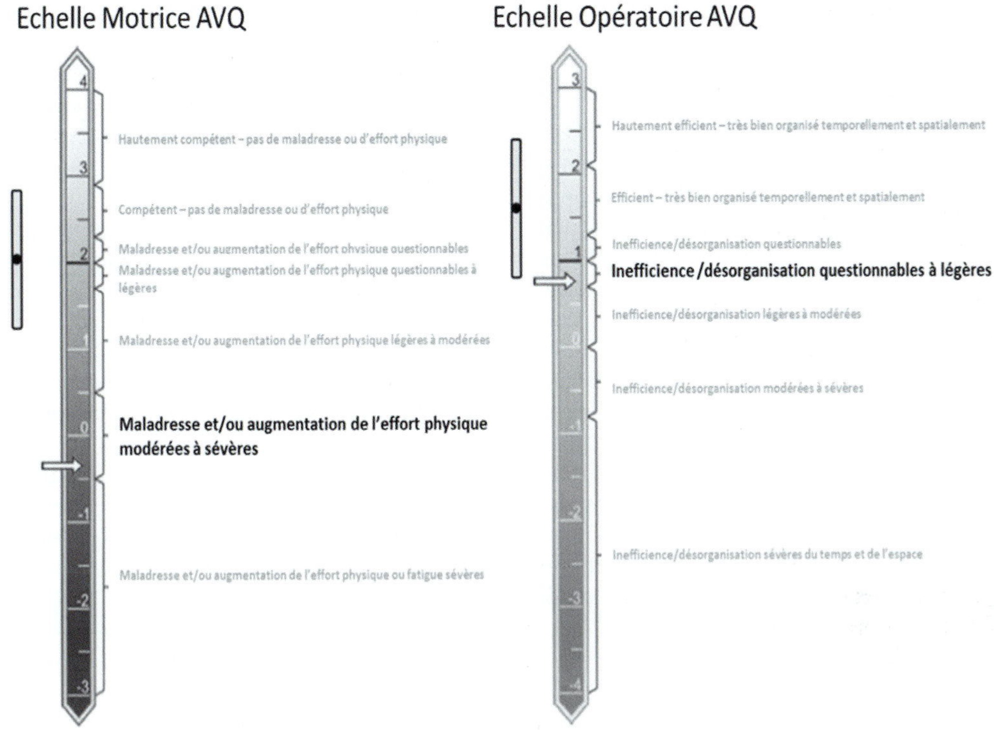

Figure 47.5 Échelles motrice et opératoire illustrant les résultats d'une observation AMPS.
Source : Center for Innovative OT Solutions.

Avantages et limites de l'AMPS

Tableau 47.8 Avantages et limites de l'outil AMPS.

Avantages de l'AMPS	Limites de l'AMPS
Il place le patient au cœur du processus. Il est centré sur les activités significatives de la personne et favorise une approche globale (motrice et opératoire)	Certaines tâches ne sont pas toutes transposables en France (création dans un contexte anglo-saxon), mais permettent quelques adaptations (options)
Il clarifie la position de l'ergothérapeute dans l'équipe pluridisciplinaire car il s'intéresse à la qualité de la performance occupationnelle dans les activités de la vie quotidienne	
Il renforce la crédibilité de l'évaluation et valorise à la fois les observations quantitatives et qualitatives en permettant une représentation graphique des résultats	L'outil se limite aux activités quotidiennes de type domestique. Les activités de loisirs et de travail en sont exclues
Il propose une grande variété d'activités pour répondre le plus largement possible à la variabilité des habitudes de vie	Une phase de préparation importante est à prévoir en amont, avec la nécessité de disposer de matériels parfois difficiles à obtenir en institution
La méthode de passation rigoureuse garantit la validité des observations et la fiabilité inter-évaluateur	
Une formation en français est disponible depuis novembre 2017 (ANFE)	L'AMPS nécessite une formation longue et coûteuse qui restreint l'accès à l'outil

Exemple d'utilisation de l'AMPS pour une patiente en hôpital de jour, lors d'une visite à domicile

Vignette clinique : Mlle X

Mlle X, âgée de 45 ans, souffre de schizophrénie paranoïde avec une importante dysmorphophobie. La relation de confiance s'est mise en place au fil de l'accompagnement, axé principalement sur la participation à des activités artisanales à l'atelier. L'entretien de type AMPS destiné à comprendre son contexte occupationnel fait ressortir notamment deux tâches que Mlle X juge difficiles et peu satisfaisantes : la réalisation des courses alimentaires et la préparation d'un repas simple. Parmi les soixante-six tâches liées à la préparation de boissons ou de repas, Mlle X retient la préparation de pâtes à la bolognaise, tâche qui pourrait correspondre à ce qu'elle aimerait être en mesure de préparer. Nous prévoyons de nous rendre au supermarché pour faire les courses avant la séance en cuisine.

L'évaluation AMPS permet de faire apparaître un score moteur à -2,8 écarts types et un score opératoire à -2,5 écarts types par rapport à la moyenne pour une personne de son âge en bonne santé.

L'intervention s'est déclinée de la façon suivante, selon les types d'interventions proposées par l'OTIPM.

1. Utiliser l'occupation en adaptant la façon de faire, le matériel, l'environnement humain :
   - proposition de changer de porte-monnaie pour en choisir un qui permette de compartimenter les pièces et les billets ;
   - rédaction d'un guide simplifié d'utilisation de la plaque à induction ;
   - proposition de renforcer l'éclairage des plaques pour favoriser la visibilité de l'espace disponible ;

	pour les courses	pour la préparation des pâtes
items moteurs	**Manipule, Coordonne, Est fluide** : Melle X tremble pour payer, a du mal à chercher dans son porte-monnaie, **Marche** : Melle X a une démarche ébrieuse, chancelle dans le magasin,	**Se stabilise** : Melle X prend des appuis réguliers sur le plan de travail, se privant de l'utilisation d'une main, **Se positionne** : Melle X est à plusieurs reprises trop près du plan de travail, **Saisit** : Melle X laisse glisser les pâtes en ouvrant le paquet et lâche cuillère en bois en mélangeant les pâtes, **Manipule, Coordonne, Est fluide** : elle tremble aussi pour ouvrir le paquet de pâtes, **Marche** : Melle X a une démarche ébrieuse, chancelle également.
items opératoires	**Manie** : Melle X se montre maladroite dans sa façon de tenir son panier, a du mal à le stabiliser et à gérer son remplissage **Continue** : Melle X fait des pauses dans le magasin, **Recherche-localise** : Melle X demande à un vendeur où se trouvent les steaks sans chercher par elle-même, **Organise** : les objets sont empilés sans précaution dans le panier, **Se déplace** : Melle X heurte un rayon et la caisse avec son panier **Remarque-réagit** : Melle X ne remarque pas le déséquilibre de son panier qui rend le déplacement moins facile,	**Demande** : Melle X a besoin de mon aide pour utiliser sa plaque à induction, **Initie** : Melle X ne range rien, elle ne nettoie pas le plan de travail, **Continue** : Melle X marque de nombreuses pauses, **Recherche-localise** : Melle X cherche plusieurs ingrédients au hasard dans ses placards **Organise** : le plan de travail est extrêmement encombré, **Range** : Melle X ne range rien (cotation additionnelle à « initie » selon les indications du manuel de l'AMPS), **Navigue** : Melle X heurte des objets qu'elle a laissés sur son passage (manteau, sac à main), **Remarque-réagit** : Melle X ne remarque pas les placards et tiroirs qu'elle laisse ouverts et qui gênent sa progression, ni son écharpe qui pend au-dessus de la casserole, **Ajuste** : Melle X ne change pas d'espace de travail lorsque nécessaire (reste près de la plaque pour des actions qui demandent plus de place), **Adapte** : Melle X ne modifie pas sa façon de faire en réponse aux problèmes rencontrés, **Tire un bénéfice** : Melle X n'est pas en mesure d'empêcher que ses problèmes d'organisation spatiale se reproduisent.

Figure. 47.6 Exemple d'observations qualitatives des items de l'outil AMPS.

Source : Center for Innovative OT Solutions.

- proposition d'utiliser un des tabourets de bar disponibles dans l'appartement de Mlle X pour une station assis-debout qui facilite les activités bi-manuelles en évitant l'appui sur le plan de travail;
- proposition de mettre des ciseaux dans le tiroir de la cuisine pour faciliter l'ouverture des paquets alimentaires;
- proposition d'acheter un porte-manteau pour suspendre ses affaires personnelles en entrant chez elle.

2. Utiliser l'occupation pour que le client acquière ou développe des compétences occupationnelles, développe des séquences d'actions plus efficaces, par exemple :
   - poursuivre le travail à l'atelier, *via* des médiations artisanales, en portant une attention particulière sur la gestion de l'espace, le rangement;
   - faire le lien avec le SAVS pour envisager des interventions au domicile de Mlle X pour la préparation de repas simples et favoriser notamment la gestion de l'espace et l'appropriation du guide d'utilisation de la plaque de cuisson.
3. Utiliser l'occupation pour favoriser la récupération de capacités personnelles (y compris la motivation) :
   - poursuivre le travail à l'atelier pour entretenir les capacités cognitives (attention, organisation).

Conclusion

Notre propos était de mettre en évidence la richesse d'une approche centrée sur l'occupation humaine dans le champ de la psychiatrie et la place stratégique de l'ergothérapeute au sein d'une équipe de réhabilitation psychosociale. De par sa vision large de l'être humain dans toutes les sphères de sa vie, le Modèle de l'occupation humaine permet d'approfondir et d'enrichir les bilans des autres professionnels en apportant une compréhension de l'engagement de la personne dans des activités occupationnelles signifiantes et significatives. Il aide au choix d'outils de réhabilitation psychosociale nécessaires pour répondre à ses besoins en termes d'autonomie, dans une perspective de rétablissement et d'amélioration de la qualité de vie. Centré sur l'agir, les forces et ressources de la personne, ainsi que sur le développement de l'autonomie, il nous semble essentiel à utiliser dans notre pratique professionnelle et à partager au sein d'une équipe pluridisciplinaire de réhabilitation psychosociale.

Références

Fisher, A. G. (2009). *Occupational Therapy Intervention Process Model : A Model for Planning and Implementing Top-down, Client-centered, and Occupation-based Interventions.* Fort Collins (CO) : Three Star Press.

Fisher, A. G. (2013). Occupation-centred, occupation-based, occupation-focused : Same, same or different? *Scandinavian Journal of Occupational Therapy, 20*, 162–173.

Forsyth, K., Parkinson, S., Kielhofner, G., Kramer, J., Summerfield, Mann L., & Duncan, E. (2011). The measurement properties of the model of human occupation screening tool and implications for practice. *New Zealand Journal of Occupational Therapy, 58*(2), 5–13. consulté en juin 2017.

Kielhofner, G. (2008). MOHO. In *Theory and Application* ((4e ed))Lippincott, Williams & Wilkins.

Kielhofner, G., Forsyth, K., & Parkinson, S. (2017). MOHOST. In *outil d'évaluation de la participation occupationnelle.* Bruxelles : De Boeck Supérieur. trad. fr. G. Mignet.

Law, M. (1998). *Client-centred occupational therapy.* Thorofare (New-Jersey) : Slack.

Lecomte, T., & Leclerc, C. (2012). *Manuel de réadaptation psychiatrique* (2e éd) Presse de l'Université du Québec.

Mignet, G. (2015). Motivation, volition et engagement : éclairage du MOH. In M. C. Morel-Bracq, E. Trouvé, E. Offenstein, E. Quevillon, K. Riguet, H. Hernandez, Y. Ung, & C. Gras (Eds.), *L'Activité humaine, un potentiel pour la santé?* Bruxelles : De Boeck-Solal.

Paquette, S., & Briand, C. (2011). Les outils de mesure que nous utilisons en réadaptation psychosociale favorisent-ils les principes du rétablissement? *Le Partenaire, 20*(3), 8–20.

Parkinson, S., Forsyth, K., & Kielhofner, G. (2004). *A User's Manual for Human Occupation Screening Tool (MOHOST).* Chicago : University of Illinois.

Site internet du Center for Innovative Occupational Therapy Solutions. https://innovativeotsolutions.com/

Évaluer les fonctions neurocognitives

Chapitre 48

Chloé Duboc, Élodie Peyroux, Zelda Prost

PLAN DU CHAPITRE

Généralités

Apparue au xxe siècle, la neuropsychologie est une discipline qui étudie le comportement humain grâce à l'intégration des outils de la psychologie et des connaissances issues de l'observation anatomique du cerveau. Son principal enjeu était la compréhension des liens entre la localisation des lésions cérébrales et les conséquences psychologiques et comportementales de celles-ci.

Par la suite, la neuropsychologie clinique a mis l'accent sur la compréhension des déficits cognitifs et de leurs répercussions fonctionnelles, grâce au développement de tests standardisés. Ces outils spécifiques permettent de comprendre le fonctionnement cognitif de la personne – c'est-à-dire la façon dont elle traite l'information – en tenant compte de l'expression de ses capacités dans son environnement. Cette évaluation permet également d'envisager des pistes thérapeutiques.

En mettant en lumière les compétences et les faiblesses cognitives, l'évaluation neuropsychologique contribue à la fois au diagnostic et au pronostic fonctionnel. Les tests neuropsychologiques consistent en des exercices spécifiquement développés pour mesurer l'efficience des processus cognitifs. La *fidélité*[2], la validité[3] et la sensibilité[4] de ces outils de mesure ont été contrôlées de façon à s'assurer de leur qualité. Les scores obtenus aux tests sont comparés à une norme, c'est-à-dire aux performances d'un large échantillon de la population générale ayant les mêmes caractéristiques (âge, niveau d'étude, sexe). Cette comparaison permet de situer les scores obtenus par rapport à la moyenne. Afin d'évaluer l'effet d'une intervention thérapeutique, les évaluations peuvent être répétées et comparées de manière chronologique pour rendre compte de l'évolution des performances cognitives.

Approche neuropsychologique en réhabilitation

Diagnostic fonctionnel : identifier les forces et les faiblesses cognitives

L'enjeu du bilan neuropsychologique est de mieux comprendre le fonctionnement cognitif d'une personne : il s'agit d'identifier ses forces et ses faiblesses et les répercussions fonctionnelles des difficultés cognitives, c'est-à-dire leur impact sur les activités de la vie quotidienne ou professionnelle. Connaître les ressources de la personne et les obstacles possibles à sa réinsertion permet, le cas échéant, d'envisager des soins adaptés à ses besoins spécifiques.

---

2 La fidélité correspond à la stabilité des résultats au test dans le temps (fidélité test-retest) et au changement de personne l'administrant (fidélité inter-cotateur). Les résultats d'un test considéré comme *fidèle* ne varient ni dans le temps, ni selon la subjectivité de la personne qui le fait passer.

3 La validité d'un test fait référence aux caractéristiques qu'il mesure et à la précision avec laquelle ces caractéristiques sont évaluées. La validité d'un test est sa qualité à mesurer effectivement ce qu'il est censé mesurer.

4 La sensibilité d'un test cognitif est sa capacité à discriminer finement le niveau de performance cognitive.

Une méta-analyse (Bora et al., 2017) a mis en évidence la présence de troubles cognitifs modérés à sévères dans la schizophrénie, avec notamment un déficit prononcé de la vitesse de traitement, de la mémoire épisodique, des fonctions exécutives et de la cognition sociale. Ces dysfonctionnements cognitifs, présents chez 70 à 80 % des personnes ayant une schizophrénie (Medalia et Choi, 2009), sont très variables d'un individu à l'autre. Par ailleurs, des anomalies peuvent être repérées avant l'apparition des symptômes de la maladie. Elles perdurent même lorsque celle-ci est stabilisée. Elles peuvent aussi être secondaires aux traitements médicamenteux, aux symptômes ou à l'humeur. Ces déficits sont aujourd'hui considérés comme des éléments à part entière du tableau schizophrénique.

Le bilan neuropsychologique est indispensable pour objectiver et quantifier les dysfonctionnements cognitifs. En psychiatrie, les troubles cognitifs ne sont pas consécutifs à une lésion acquise, mais à un dysfonctionnement progressif de la connectivité cérébrale (Owen et al., 2011). Une approche fonction par fonction est plus adaptée qu'une approche globale. De ce fait, l'évaluation neuropsychologique en psychiatrie recourt plutôt à un ensemble de tests, chacun spécifiquement dédié à la mesure d'un processus cognitif, qu'à une batterie globale mesurant l'efficience générale (Prouteau, 2011).

Le contenu du bilan est adapté de façon à tenir compte des spécificités propres à chacun : l'anamnèse, les symptômes, le traitement, les enjeux du bilan et les répercussions fonctionnelles. Ces éléments impactent le choix des tests retenus. L'évaluation est plus ou moins détaillée, plus ou moins complexe, selon les symptômes et le motif de consultation.

Au-delà de la mesure objective du fonctionnement cognitif, l'intérêt de l'évaluation est de permettre d'identifier l'impact des troubles dans la vie quotidienne (répercussions fonctionnelles). Par ailleurs, établir un profil neuropsychologique implique donc d'analyser les résultats aux tests, mais surtout d'interpréter la façon dont les tests ont été effectués. En d'autres termes, il s'agit d'observer les stratégies utilisées par la personne pour résoudre la tâche. Comme le souligne Lezak (1982), ce qui nous éclaire est essentiellement « comment la personne en est arrivée à ce résultat » et « quels types d'erreurs ont été produites ». L'attention du neuropsychologue se porte non seulement sur le score principal, mais surtout sur les scores secondaires et les éléments qualitatifs observés, en ayant conscience que la situation de test est éloignée de la réalité (absence d'éléments perturbateurs et présence de consignes pouvant guider la réponse) et qu'elle ne reflète donc pas de façon exhaustive le fonctionnement quotidien de la personne.

Le temps de l'entretien et la qualité de l'accueil font partie intégrante du bilan et sont des éléments clés puisqu'ils instaurent le premier contact de la relation clinique. En plus des éléments anamnestiques essentiels à l'analyse des tests (parcours scolaires et professionnels, antécédents développementaux, neurologiques, traitements, etc.), l'entretien permet de recueillir des éléments importants sur la subjectivité, l'importance des difficultés quotidiennes de la personne et ses attentes vis-à-vis du bilan (ce qui peut notamment renseigner sur l'aspect motivationnel). L'entretien permet également de recueillir des informations sur l'état émotionnel de la personne et est un premier indicateur du fonctionnement cognitif (grâce à l'attention qui est portée à des critères tels que la labilité attentionnelle, la sensibilité aux distractions, la fatigue, la qualité du discours, l'organisation des rendez-vous et du matériel, etc.). Ces éléments sont indispensables pour orienter le bilan (choix et ordre des épreuves, durée et rythme de passation, etc.) et ils sont pris en compte lors de l'interprétation des résultats.

Aspect psychoéducatif du bilan

Une demande de bilan découle généralement de signes d'alerte fréquemment identifiés, tels qu'une difficulté à maintenir l'attention sur la lecture ou lorsque des personnes sont présentes autour du patient, un oubli à mesure ou des difficultés à interagir avec les pairs. La demande peut aussi porter sur la distinction entre déficits primaires et déficits secondaires, afin de préconiser ou d'adapter la thérapeutique.

Le bilan neuropsychologique, à travers la restitution de ses résultats, renseigne la personne sur son fonctionnement cognitif et participe à une meilleure connaissance de lui-même et de sa maladie. La restitution s'inscrit dans la continuité de la relation établie lors du bilan. Il est important de s'appuyer sur les représentations que le sujet se fait de lui-même, qu'il a pu évoquer pendant le bilan, de façon à transmettre les résultats de la façon la plus didactique et la plus compréhensible possible. L'objectif de la restitution des résultats est de donner du sens aux difficultés rencontrées lors de la réalisation des tests et dans la vie de tous les jours. Elle permet aussi d'encourager la personne en lui indiquant les ressources dont elle dispose. Ce temps de restitution apporte donc au patient des connaissances sur son fonctionnement cognitif et l'aide à prendre conscience de ses forces et de ses faiblesses, ce qui permet de travailler certaines compétences métacognitives et potentiellement d'amorcer une prise en charge, notamment de remédiation cognitive.

La restitution des résultats de l'évaluation concerne également les équipes soignantes et la famille. L'objectif est de leur fournir un éclairage différent sur les capacités de la personne, en apportant des éléments de compréhension de son fonctionnement cognitif et en envisageant collectivement des interventions réduisant les répercussions de ses troubles cognitifs sur sa vie quotidienne. On transmet aux professionnels impliqués dans le suivi de la personne, ainsi qu'à sa famille, des informations sur ses compétences et ses limitations cognitives, de façon à adapter au mieux sa prise en charge.

Les fonctions (neuro)cognitives et leur évaluation

Cette section ne considère que les fonctions dites *neurocognitives* ou de *cognition froide*, c'est-à-dire le raisonnement, la vitesse de traitement, les capacités attentionnelles, exécutives, mnésiques et visuo-spatiales. L'exploration de la *cognition sociale* ou *cognition chaude* est présentée dans le chapitre suivant.

Efficience intellectuelle – capacités de raisonnement

La mesure de l'efficience intellectuelle n'est pas systématique en psychiatrie mais peut fournir des éléments d'interprétation intéressants. La mesure du quotient intellectuel total[5] (QIT) est rarement utile, en dehors de la mise en évidence d'une déficience intellectuelle ou d'un haut potentiel intellectuel. En revanche l'utilisation d'une forme abrégée du QIT basée sur les épreuves mesurant spécifiquement les capacités de raisonnement, d'abstraction et le niveau de stock lexical est intéressante pour choisir les autres épreuves cognitives et pour fonder son interprétation du reste du bilan. Ainsi, de faibles capacités de raisonnement laissent présager des résultats globalement faibles dans les autres domaines cognitifs. À l'inverse, des scores de raisonnement élevés permettent d'anticiper des facilités dans l'ensemble des épreuves. L'hétérogénéité des scores est aussi un indice précieux car elle renseigne sur la présence de déficits cognitifs ciblés, pouvant nécessiter une exploration complémentaire.

Grégoire et Wierzbicki (2009) ont comparé quatre formes abrégées du QI en se basant sur différents subtests de la troisième édition de l'échelle de Wechsler (WAIS-III). La forme abrégée la plus intéressante pour obtenir ces données est basée sur les subtests *Matrices* et *Cubes* pour les compétences visuo-spatiales, *Similitudes* et *Vocabulaire* pour les compétences verbales. Bien qu'il n'y ait pas encore eu d'étude portant sur la WAIS-IV (Wechsler, 2001), le recours aux mêmes subtests paraît cliniquement pertinent pour évaluer du niveau de raisonnement.

Vitesse de traitement

La vitesse de traitement correspond à la vitesse à laquelle une personne réagit à une stimulation, quelle qu'elle soit; il s'agit d'un processus médiateur du fonctionnement cognitif. De nombreuses études ont mis en évidence un ralentissement de la vitesse de traitement chez les personnes avec des troubles psychiatriques (Dickinson et al., 2007).

5 Le QI total est une mesure globale qui se calcule en faisant passer une batterie de plusieurs tests évaluant différents processus cognitifs, notamment les capacités de raisonnement et d'abstraction. Pour autant, si cette mesure globale permet d'avoir une représentation générale du fonctionnement intellectuel, elle n'est pas suffisante pour connaitre le fonctionnement cognitif de façon précise car elle ne mesure pas l'ensemble des capacités cognitives.

Son évaluation est nécessaire car le ralentissement impacte le fonctionnement général de la personne dans sa vie courante. En outre, c'est un prérequis au bilan cognitif car le ralentissement peut avoir des conséquences sur les autres fonctions cognitives (Brébion et al., 1998).

La méta-analyse de Knowles et al., (2010) a attiré l'attention sur l'impact des traitements médicamenteux sur cette composante cognitive, en mettant en évidence un lien entre augmentation de la posologie des antipsychotiques et ralentissement de la vitesse de traitement. Les modalités de prescription permettant de préserver la vitesse de traitement et les fonctions attentionnelles impliquent le recours préférentiel à une monothérapie, à un antipsychotique de seconde génération (Barkic et al., 2003) et à la posologie minimale efficace (Wittorf et al., 2008).

Les subtests *Symbole* et *Code* de la quatrième édition de la WAIS ainsi que *Code-copie* de la troisième édition (Wechsler, 2001) évaluent la vitesse de traitement. D'autres tests, tels que le *trail making test* (TMT) et les planches de dénomination et de lecture du *test de Stroop*, permettent de l'évaluer même s'ils n'ont pas été conçus à cet effet.

Les capacités attentionnelles

Les processus attentionnels renvoient aux capacités à maintenir, partager ou manipuler des ressources attentionnelles requises pour réaliser des actions conscientes et intentionnelles. Il n' y a pas une attention mais des processus attentionnels car l'attention se distingue en plusieurs dimensions selon le type d'information traitée, la durée de traitement et la façon de la traiter.

Classiquement, nous évaluons :

- l'attention sélective visuelle ou verbale, c'est-à-dire la capacité à focaliser son attention sur une information pertinente, en inhibant les informations qui ne sont pas importantes pour la tâche en cours;
- l'attention soutenue, c'est-à-dire la capacité à maintenir efficacement son attention sur une tâche qui nécessite un traitement continu de l'information pendant une longue durée (plusieurs minutes) ;
- l'attention divisée, qui concerne la capacité à partager ses ressources attentionnelles sur plusieurs tâches en même temps.

Les patients ayant des troubles attentionnels rapportent fréquemment des difficultés pour suivre une conversation ou un film (sensation d'avoir été « ailleurs » pendant un moment, d'avoir perdu le fil, ou d'avoir pensé à autre chose) et pour lire (besoin de revenir en arrière pour relire un passage). Les personnes ont aussi parfois l'impression que leur pensée « fuit » ou « vagabonde ». Les processus attentionnels sont en effet le socle du fonctionnement cognitif et leur implication dans les activités d'apprentissage, de travail, de loisir, de communication ou d'organisation au quotidien est indéniable (Tyson et al., 2008).

Plusieurs outils permettent d'évaluer les capacités attentionnelles, notamment :

- le test du *D2-R* (Brickenkamp, 2014) : il peut renseigner sur la capacité à maintenir son attention sur une information pertinente et la sensibilité aux distracteurs (attention sélective visuelle) ;
- la batterie informatisée de *tests d'évaluation de l'attention* (TEA ; Zimmerman et Fimm, 2017) permettant d'explorer plusieurs processus (attention sélective, soutenue, divisée et certains processus exécutifs).

Les fonctions exécutives

Les fonctions exécutives désignent l'ensemble des processus cognitifs nécessaires à l'adaptation du comportement, afin d'atteindre un but, dans des situations nouvelles ou peu habituelles. Ces fonctions permettent, au niveau cognitif et comportemental, de choisir et d'adapter la réponse pertinente lorsque la situation n'a pas de réponse évidente automatisée.

Du fait de leur rôle dans des activités non routinières, les fonctions exécutives nécessitent un haut niveau d'engagement des ressources cognitives, et surtout d'engagement attentionnel, afin d'effectuer une analyse de la situation et de son contexte et d'effectuer un contrôle optimal de l'action. Ces activités sont donc coûteuses sur le plan cognitif et il est très intéressant de mesurer l'importance de ce coût, y compris de manière qualitative. En général, cela s'observe par un ralentissement accru dans ces tâches plus exigeantes.

Il n'existe pas de mesures pures des fonctions exécutives, ni de modèle unique. Ainsi, les fonctions exécutives sont évaluées à travers différents processus tels que l'inhibition, la flexibilité, la planification et le raisonnement abstrait (Duboc et Sundby, 2012).

L'inhibition

L'inhibition désigne la capacité à laisser de côté les informations distractrices (bruits extérieurs, pensées, etc.) ou les automatismes (gestes/réponses impulsifs, etc.), afin de mettre en place des actions contrôlées.

Le *test de Stroop* (1935) mesure la capacité à inhiber une réponse automatique, la lecture, et permet ainsi de mettre en évidence une sensibilité à l'interférence. Le *test du Hayling* (Burgess et Shallice, 1996) permet également de mesurer la résistance aux automatismes. Il apporte des précisions sur les capacités d'inhibition car il permet d'observer la mise en place de stratégies (ce qui est difficile à évaluer avec le *Stroop*).

Cliniquement, le défaut d'inhibition s'observe tout au long du bilan dans la façon de répondre aux évaluations ainsi qu'au niveau comportemental. Il est intéressant d'observer si la personne réagit aux différentes stimulations de l'environnement (téléphone, personnes qui parlent dans le bureau d'à côté, etc.), la qualité de son discours (tendance à la logorrhée, à passer du coq à l'âne, à couper la parole), si elle présente une impulsivité ou encore une hyperactivité motrice.

La flexibilité

La flexibilité correspond à la capacité à réorienter son attention et son action pour s'adapter aux changements (c'est-à-dire à réagir de façon adaptée aux situations différentes). Elle permet de passer d'une tâche à une autre, spontanément (flexibilité spontanée) ou suite à une demande extérieure (flexibilité réactive).

Le *trail making test* (TMT) permet d'évaluer la flexibilité réactive (partie B), à travers la capacité à maintenir l'alternance entre deux traitements différents. Des difficultés de flexibilité peuvent se traduire par un ralentissement de la vitesse de traitement (la personne a besoin d'un temps de latence important pour alterner entre les deux sources d'information) ou la réalisation d'erreurs de persévération (la personne ne peut pas maintenir l'alternance et persévère sur une source d'information au détriment d'une autre). Il est aussi intéressant d'observer si la personne met en place des stratégies (comme le fait de verbaliser à voix haute l'alternance).

Le *test des fluences* (Cardebat et al., 1990) est une mesure de la flexibilité spontanée. Il consiste à demander à la personne de produire le maximum de mot commençant par la même lettre (fluence lexicale) ou appartenant à la même catégorie (fluence sémantique), ce qui implique que la personne génère un flux d'idée en continu et passe spontanément d'une information à l'autre. Ce test permet aussi d'observer les stratégies de recherche d'une information en mémoire (notamment la stratégie de *switching* – la personne passe rapidement d'un mot à l'autre sans lien évident– et la stratégie de *clustering* – la personne regroupe les mots par catégories). Dans la schizophrénie, on retrouve fréquemment une préservation des fluences catégorielles tandis que les fluences lexicales sont plus altérées, renvoyant à une difficulté d'organisation des concepts en mémoire (Robert et al., 1997).

Par ailleurs, l'un des outils classiques d'évaluation des fonctions exécutives est le *Wisconsin card sorting test* (WCST, Heaton et al., 2007). Il permet d'avoir des informations sur les capacités de flexibilité de la personne en mettant notamment en évidence des comportements de persévération. Néanmoins, ce test évalue aussi simultanément plusieurs processus cognitifs, notamment les capacités de raisonnement hypothético-déductif et le maintien en mémoire de travail, ce qui rend parfois son interprétation difficile.

La planification

Le processus de planification renvoie à la capacité à élaborer un plan d'action (c'est-à-dire mettre en place les étapes d'un processus) en vue de réaliser une tâche nouvelle et complexe.

Les tests de planification cherchent donc à évaluer la capacité à séquencer et prioriser des actions dans le but de résoudre des problèmes en tenant compte des contraintes. Les plus classiquement utilisés sont :

- le *test du zoo* de la *BADS* (Behavioural Assessment of the Dysexecutive Syndrome, Wilson et al., 1996);
- le *test des commissions révisé* (Martin, 1972);
- le *test des six éléments*, dans ses différentes versions (Shallice et Burgess, 1991).

Les épreuves « écologiques »

Les fonctions exécutives jouent un rôle essentiel dans la vie quotidienne puisqu'elles permettent aux personnes de s'adapter aux situations nouvelles. Aussi, le cadre fourni par l'évaluation peut représenter une aide par rapport aux situations réelles et les résultats au bilan peuvent donc s'en trouver sous-estimés, voire biaisés. À l'inverse, dans un environnement de vie quotidienne familier, il est aussi possible que la personne soit plus à l'aise et mette en place des stratégies de compensation qui ne fonctionneront que dans cette situation connue de la vie de tous les jours et ne seront pas efficaces ni réutilisables dans le cadre de l'évaluation. Ces observations montrent l'intérêt de pouvoir observer la personne dans les tests spécifiques mais aussi dans des situations concrètes de la vie quotidienne à travers des tests de mises en situation dans la vie réelle comme les tests d'ergothérapie (tâche de cuisine, Test des errances multiples…).

Des tests neuropsychologiques qualifiés d'*écologiques* existent aussi. Ils sont construits pour minimiser l'impact du cadre de la situation de test et offrir une situation plus proche de celle de la vie quotidienne. La BADS (Wilson et al., 1996) est un outil qui s'inscrit dans cette optique. Plusieurs études ont déjà publié des résultats soulignant la pertinence de ce test dans l'évaluation des fonctions exécutives auprès des patients souffrant de schizophrénie (Evans et al., 1997; Krabbendam, 1999). Il permet d'évaluer plusieurs aspects tels que la flexibilité, la planification, le jugement temporel.

Les capacités mnésiques

La mémoire est la capacité à acquérir, retenir et utiliser des connaissances ou des informations. Il s'agit d'un processus dynamique requérant plusieurs étapes évaluées à l'aide de différents tests. Il existe plusieurs formes de mémoire et certaines sont plus robustes que d'autres. Ainsi, selon les pathologies certaines mémoires sont préservées et d'autres altérées. Dans les troubles schizophréniques, on retrouve plus fréquemment une altération de la mémoire épisodique et de la mémoire de travail, alors que la mémoire procédurale et la mémoire sémantique sont le plus souvent préservées.

La mémoire à court terme et la mémoire de travail

Deux systèmes de maintien temporaire de l'information sont distingués : la mémoire à court terme et la mémoire de travail.

- La mémoire à court terme renvoie à la capacité à stocker une information pendant un très court laps de temps.
- La mémoire de travail est un système qui permet de maintenir temporairement l'information et de la manipuler pendant la réalisation de tâches complexes (apprentissage, raisonnement, compréhension).

La mémoire de travail intervient, par exemple, pour se souvenir de la consigne durant la réalisation d'une tâche, dans une activité de lecture lorsqu'il faut retenir des informations (sur les personnages, le lieu, l'intrigue) nécessaires à la compréhension du déroulement des événements, dans des opérations de calcul mental, dans une conversation où plusieurs informations sont données en même temps, etc. La mémoire de travail permet également de se rappeler quand une action a été interrompue, quel trajet vient d'être effectué, etc.

Des difficultés de mémoire de travail sont fréquemment retrouvées chez les personnes souffrant de schizophrénie (Lee et Park, 2005).

L'évaluation de la mémoire de travail se fait classiquement à l'aide de tests qui nécessitent de transformer l'ordre d'informations données oralement ou visuellement au moment de leur rappel. Les tâches d'empans envers sont les plus utilisées :

- en modalité auditivo-verbale : les subtests *Mémoire des chiffres* ou *Séquence lettres-chiffres* (WAIS-IV);
- en modalité visuo-spatiale : le subtest *Mémoire spatiale* de l'Échelle de mémoire de Wechsler (MEM III; Wechsler, 2001), aussi nommé *blocs de Corsi*.

La mémoire épisodique

La mémoire épisodique correspond à la capacité à apprendre une information durablement (processus d'encodage et stockage) et à pouvoir la rappeler spontanément (processus de récupération).

La méta-analyse d'Aleman et al., (1999) s'est intéressée aux performances mnésiques de patients ayant une schizophrénie et a confirmé l'existence de troubles modérés à sévères de mémoire épisodique. Le déficit s'exprime fréquemment au niveau des processus d'encodage (processus qui permet de mettre/d'enregistrer l'information en mémoire) et de récupération (processus permettant de récupérer/rappeler l'information qui a été apprise). Il existerait dans la schizophrénie des difficultés à mettre en place spontanément des processus d'encodages efficients. Brébion et al. (1997) ont en effet montré que les personnes ayant une schizophrénie ont tendance à mettre en œuvre des stratégies d'encodage de type sériel, sans organisation de l'information (c'est-à-dire que la personne rappelle les mots dans l'ordre appris, sans essayer de la réorganiser ou de se l'approprier). Un encodage peu organisé et faiblement contextualisé s'avère moins profond et affecte les performances de rappel à long terme. Cela pourrait aussi rendre compte des difficultés des patients à récupérer les souvenirs concernant leurs propres événements de vie.

Ainsi, pour évaluer de façon pertinente la mémoire épisodique, il convient d'utiliser des tests qui permettent de dissocier les processus d'encodage, de stockage et de récupération. Il existe différents outils qui permettent cette analyse :

- le RL/RI-16 (Van der Linden et al., 2004) permet d'évaluer plus finement les processus d'encodage, de stockage et de récupération car il permet de contrôler le processus d'encodage en indiçant les mots de façon sémantique ;
- le California Verbal Learning Test (CVLT ; Delis et al., 1987) donne aussi des éléments concernant les différents processus mnésiques, mais de façon moins fine que le RL/RI-16. En revanche, il propose une étape supplémentaire qui permet d'observer les effets d'interférence en mémoire. Ce test est également plus intéressant à utiliser avec les personnes d'un bon niveau de raisonnement ou socio-éducatif car le vocabulaire plus complexe qui y est employé ainsi que l'étape supplémentaire d'interférence permettent d'éviter l'effet plafond fréquemment observé au RL/RI-16 ;
- le BVMT (Brief Visuospatial Memory Test ; Benedict, 1997) permet d'évaluer les mêmes composantes mais en modalité visuelle. Il propose un apprentissage en trois essais de six figures présentées sur une feuille A4. Une épreuve de rappel et une épreuve de reconnaissance sont aussi proposées ;
- les Histoires logiques (MEM III, Wechsler, 2001) permettent de mettre la personne face à une tâche plus contextualisée puisque l'apprentissage concerne non plus des listes de mots mais de courtes petites histoires.

Dans ces tests, des indices tels que le nombre d'intrusions, de répétitions, ainsi que l'organisation du rappel (c'est-à-dire la présence d'effets de primauté ou de récence, ou de regroupements sémantique) renseignent aussi sur la qualité de l'apprentissage de l'information en mémoire (Ollat, 1999).

Les fonctions visuo-spatiales

Les fonctions visuo-spatiales sont l'ensemble des processus permettant la perception, l'analyse et le traitement des informations visuelles ainsi que la compréhension et la représentation de l'espace en deux et trois dimensions, en vue d'exécuter une tâche. Elles sont reliées aux capacités visuo-constructives qui permettent d'intégrer ces différentes informations visuelles et spatiales en vue de construire une forme, en deux ou trois dimensions.

Les fonctions visuo-spatiales jouent un rôle déterminant dans la coordination du geste en fonction de l'information visuelle perçue durant l'exécution d'une tâche (dite « coordination œil-main » ou « oculomotrice »). Elles permettent de distinguer un objet, de le reconnaître selon différents angles, de le positionner dans l'espace, par rapport à soi et par rapport à son environnement et de le saisir.

Dans la vie quotidienne, une maladresse, des difficultés d'orientation dans l'espace, des difficultés pour évaluer des distances ou une profondeur peuvent venir signer la présence de difficultés spécifiques à ce niveau. Pour évaluer finement le fonctionnement visuo-spatial, il convient de réaliser un bilan spécifique d'ergothérapie ou de psychomotricité. En revanche, certains tests permettent d'avoir accès à des informations préliminaires sur ce fonctionnement et d'orienter, le cas échéant, vers un bilan plus poussé :

- la figure de Rey est un test classiquement utilisé et pouvant permettre de repérer des difficultés à ce niveau. La personne doit reproduire une figure géométrique complexe qui impose de percevoir et intégrer différentes informations

spatiales. Dans ce test, il est intéressant de dissocier des difficultés visuo-spatiales de difficultés visuo-constructives : en effet, il est fréquent que les patients soient en difficultés pour construire la figure en raison de difficultés à s'organiser (ce qui est à mettre en lien avec des troubles de nature plutôt exécutive que visuo-spatiale). Pour faire la distinction entre ces deux types de troubles, il est intéressant de proposer à la personne de refaire une seconde version de la figure en fournissant les étapes les unes à la suite des autres ou simplement en donnant le cadre central de la figure (si la personne réussit mieux à se saisir de ces indices pour améliorer sa production, cela laisse présager qu'il présente plutôt un trouble exécutif qu'un trouble visuo-spatial) ;
- les subtests *Cubes* et *Puzzle visuels* de la WAIS-IV fournissent également des informations à ce sujet.

Par ailleurs, une dissociation entre les capacités verbales et visuelles aux tâches de mémoire de travail peut aussi refléter un trouble des fonctions visuo-spatiales et orienter vers un avis complémentaire.

Les troubles visuo-spatiaux sont moins fréquents que ceux préalablement décrits et rarement explorés dans le champ de la schizophrénie. Pour autant ils peuvent être importants à évaluer dans le cadre d'une suspicion d'une origine génétique connue de la pathologie. En effet, les difficultés visuo-spatiales et visuo-constructives sont beaucoup plus fréquentes dans certaines pathologies génétiques à expression psychiatrique, telles que la microdélétion 22q11.2 (Zinkstok, Amelsvoort, 2005) et peuvent donc mener à proposer des évaluations complémentaires, en présence d'autres marqueurs spécifiques.

Conclusion

Ce chapitre ne concerne que les fonctions cognitives *froides*. Il est important d'associer à leur évaluation celle des capacités de cognition sociale, c'est-à-dire des fonctions cognitives qui guident les interactions sociales (*voir* chapitre 49). Intégré au sein d'une évaluation pluridisciplinaire, le bilan neuropsychologique contribue à l'élaboration du projet de réhabilitation des personnes ayant des troubles psychiques sévères. La connaissance de leur fonctionnement cognitif est, pour certains, en soi un élément favorisant le rétablissement. Mieux connaître leurs ressources et leurs limites cognitives est utile à l'élaboration de leur projet de vie et, le cas échéant, à la construction de leur parcours de soins.

Références

Aleman, A., Hijman, R., de Haan, E. H., & Kahn, R. S. (1999). Memory impairment in schizophrenia : A meta-analysis. *American Journal of Psychiatry, 156*(9), 1358–1366.

Barkic, J., et al. (2003). The influence of risperidone on cognitive functions in schizophrenia. *Collegium Antropologicum, 27*, 111–118.

Benedict, R. H. B. (1997). *Brief visuospatial memory test – revised.* Odessa : Psychological Assessment Resources.

Bora, E., Binnur Akdede, B., & ALptekin, K. (2017). Neurocognitive impairment in deficit and non deficit schizophrenia : A meta-analysis. *Psychol Med, 47*(14), 2401–2413.

Brébion, G., Amador, X., Smith, M., & Grafman, J. M. (1998). Memory impairment and schizophrenia : The role of processing speed. *Schizophrenia Research, 30*, 31–39.

Brickenkamp, R. (2014). *D2-R-Test d'attention concentre révisé.* HOGREFE.

Brothers, L. (1990). The social brain : A project for integrating primate behaviour and neuropsychology in a new domain », *Concepts in. Neurosciences, 1*, 27–51.

Burgess, P. W., & Shallice, T. (1996). Response suppression, initiation and strategy use following frontal lobe lesions. *Neuropsychologia, 34*, 97–103.

Cardebat, D., et al. (1990). Évocation lexicale formelle et sémantique chez des sujets normaux : performances et dynamiques de production en fonction du sexe, de l'âge et du niveau d'étude. *Acta Neurologica Belgica, 90*, 207–217.

Delis, D. C., Kramer, J. H., Kaplan, E., & Ober, B. A. (1987). *The California Verbal Learning Test : Research edition.* The psychological Corporation.

Dickinson, D., Ramsey, M., & Gold, J. (2007). Overlooking the obvious. A meta-analytic comparison of Digit Symbol Coding Tasks and other cognitive measures in schizophrenia. *Arch Gen Psychiatry, 64*(5), 532–542.

Duboc, C., & Sundby, C. (2012). Fonctions exécutives dans la schizophrénie. *EMC Psychiatrie, 37*. 091-A-30.

Evans, J. J., Chua, S. E., McKenna, P. J., & Wilson, B. A. (1997). Assessment of the dysexecutive syndrome in schizophrenia. *Psychological Medecine, 27*, 635–646.

Grégoire, J., & Wierzbicki, C. (2009). Comparaison de quatre formes abrégées de l'échelle d'intelligence de Wechsler pour adultes – troisième édition (WAIS-III)., *Revue européenne de psychologie appliquée, 59*, 17–24.

Grillon, C., Courchesne, E., Amelie, R., Geyer, M. A., & Braff, D. L. (1990). Increased distractibility in schizophrenic patients. Electrophysiologic and behavioural evidence. *Arch Gen Psychiatry, 47*(2), 171–179.

Heaton, R. K., Chelune, G. J., Talley, J. L., Kay, G. G., & Curtiss, G. (2007). *Test de Classement de cartes du Wisconssin.* Paris : Hogrefe.

Knowles, E., David, A., & Reichenberg, A. (2010). Processing speed deficits in schizophrenia : Reexaminig the evidence. *American Journal of Psychiatry, 167,* 828–835.

Krabbendam, L. (1999). The behavioural assessment of the dysexecutive syndrome as a tool to assess executive functions in schizophrenia. *The Clinical Neuropsychologist, 13*(3), 370–375.

Lee, J., & Park, S. (2005). Working memory impairments in schizophrenia : A meta-analysis. *J Abnorm Psychol, 114,* 599–611.

Lezak, M. (1982). The problem of assessing executive functions. *Int J Psychol, 17,* 281–297.

Martin, R. (1972). Test des commissions. In *Épreuve d'adaptation méthodique* (2e éd). Bruxelles : Editest.

Medalia, A., & Choi, J. (2009). Cognitive remediation in schizophrenia. *Neuropsychol Rev, 19,* 353–364.

Ollat, H. (1999). Schizophrénie et mémoire épisodique. *Neuropsychiatrie : tendances et débats, 6,* 16–22.

Owen, M. J., O'Donovan, M. C., Thapar, A., & Craddock, N. (2011). Neurodevelopmental hypothesis of schizophrenia. *The British Journal of Psychiatry, 198*(3), 173–175.

Prouteau, A. (2011). Le bilan cognitif dans la schizophrénie : spécificités. In A. Prouteau (Ed.), *Neuropsychologie clinique de la schizophrénie* (pp. 101–133). Paris : Dunod.

Robert, P. H., Migneco, V., Marmod, D., Chaix, I., Thauby, S., Benoit, M., Beau, C. H., & Darcourt, G. (1997). Verbal fluency in schizophrenia : The role of semantic clustering in category instance generation. *European Psychiatry, 12,* 124–129.

Shallice, T., & Burgess, P. W. (1991). Deficit in strategy application after frontal lobe damage in man. *Brain, 114,* 727–741.

Stroop, J. R. (1935). Studies of interference in serial verbal reactions. *Journal of Experimental Psychology, 18*(6), 643.

Tyson, P., Laws, K., Flowers, K., Mortimer, A., & Schulz, J. (2008). Attention and executive function in people with schizophrenia : Relationship with social skills and quality of life. *International Journal of Psychiatry in Clinical Practice, 12*(2), 112–119.

Van Beilen, M., VanZomeren, E. H., Vanden Bosch, R. J., Withaar, F. K., & Bouma, A. (2005). Measuring the executive functions in schizophrenia : The voluntary allocation of effort. *Journal of Psychiatric Research, 39*(6), 585–593.

Van der Linden, M., Coyette, F., Poitrenaud, J., Kalafat, M., Calicis, F., & Wyns, C. (2004). L'épreuve de rappel libre/rappel indicé à 16 items (RL/RI-16). In M. Van der Linden, S. Adam, A. Agniel, membres du GRENEM (Eds.), *L'Évaluation des troubles de la mémoire : présentation de quatre tests de mémoire épisodique avec leur étalonnage, Marseille, Solal* (pp. 25–47).

Vianin, P., Sarrasin-Bruchez, P., Bircher, R., & Jaugey, L. (2007). *Programme de remédiation cognitive pour patients présentant une schizophrénie ou un trouble associé. Manuel du thérapeute.* Charleroi : *Socrate Éditions Promarex.*

Wechsler, D. (2000). *Échelle d'intelligence de Wechsler pour adultes.* (3e éd). Paris : ECPA.

Wechsler, D. (2001). *Échelle clinique de mémoire* (3e éd). Paris : ECPA.

Wilson, B. A., Alderman, N., Burgess, P. W., Emslie, H., & Evans, J.-J. (1996). *Behavioural Assessment of the Dysexecutive Syndrome.* Harcourt Assessment : Londres.

Wittorf, A., Sickinger, S., Wiedemann, G., & Klingberg, S. (2008). Neurocognitive effects of atypical and conventional antipsychotic drugs in schizophrenia : A naturalistic 6-month follow-up study. *Archives of Clinical Neuropsychology, 23,* 271–282.

Zimmerman, P., & Fimm, B. (2017). Test d'évaluation de l'attention. *Psytest, adapt fr.* Vera Fimm : Leclercq M.

Zinkstok, J., & van Amelsvoort, T. (2005). Neuropsychological profile and neuroimaging in patients with 22Q11.2 deletion syndrome : A review. *Child Neuropsychol, 11,* 21–37.

Chapitre 49

Évaluation de la cognition sociale dans la schizophrénie

Eric Brunet-Gouet, Dr Ali Oker

PLAN DU CHAPITRE

Introduction

L'amélioration des pratiques cliniques en psychiatrie est une retombée importante de la recherche scientifique dans le domaine des neurosciences sociales. L'accumulation des résultats permet de dresser un tableau de plus en plus précis des déficits cognitifs dont sont atteints les patients souffrant de troubles mentaux chroniques tels que la schizophrénie. Pourtant les équipes soignantes ont un recours probablement trop marginal aux mesures objectives et standardisées de ces désordres. Un constat s'impose, celui de la méconnaissance des troubles de la cognition sociale, en tant que tels, par les soignants. Or, personne ne nie que les traitements de l'information et les représentations associés à la vie relationnelle et à l'intersubjectivité soient centraux dans la genèse des désordres mentaux et doivent être pris en compte pour leur prise en charge. Cet état de fait peut s'expliquer par des divergences de finalités existant entre, d'une part, la recherche employant des paradigmes expérimentaux soumis aux contraintes méthodologiques des neurosciences, et d'autre part, les besoins des praticiens fondés sur les notions de faisabilité, d'acceptabilité et de validité.

La littérature récente suggère pourtant qu'au-delà de la valeur heuristique des construits issus des neurosciences sociales, leur utilisation en évaluation peut aisément profiter à l'analyse et à la décision clinique. Ainsi, la prise en compte des troubles cognitifs des patients conduirait à mieux évaluer leur handicap et à orienter les moyens thérapeutiques ciblés. À ce jour, ces deux objectifs ne sont que partiellement remplis. Cependant, ils ont tous deux connu des avancées dont nous donnons un aperçu dans ce qui suit. Notre propos sera donc guidé par des questions pratiques et nous porterons l'éclairage sur la question du contexte évaluatif tout autant que sur les techniques et les instruments. Nous montrerons l'utilité d'une certaine standardisation des méthodes ainsi que celle d'une analyse intégrative de ces anomalies englobant plus largement les troubles cognitifs. Cette approche peut être portée par des professionnels aptes à suivre une démarche d'investigation individualisée. Nous nous appuierons autant que possible sur les savoirs expérimentaux mais l'on admettra que leur nature parcellaire et évolutive laisse place à des points de vue différents de ceux que nous défendrons.

Place de l'évaluation de la cognition sociale dans les soins

Indépendamment de la spécialité considérée, la démarche médicale se décompose traditionnellement en trois temps : diagnostic ou identification des troubles, mise en œuvre de moyens thérapeutiques adaptés et, enfin, évaluation de la réponse au traitement. La pratique psychiatrique peut aussi être abordée selon un tel déroulé bien que les étapes impliquées aient volontiers lieu en alternance et/ou en interaction. Il reste que ces étapes requièrent différentes stratégies évaluatives et font porter sur les outils employés des contraintes spécifiques. La pratique psychiatrique a aussi la particularité de peu s'appuyer sur les investigations complémentaires et la mesure de phénomènes objectifs. Elle porte considérablement l'accent sur les phénomènes subjectifs car ce qui caractérise les troubles mentaux c'est leur impact sur le fonctionnement du soi et sur le plein exercice du libre arbitre. L'outil par excellence pour accéder à ces dimensions complexes est l'entretien clinique s'inscrivant souvent dans le cadre plus large de la relation thérapeutique. Pourtant, l'ensemble des éléments pertinents pour la compréhension de la situation d'un patient n'est pas accessible par le biais de l'entretien. La recherche a contribué à démontrer la connexion seulement partielle entre les niveaux d'observation que sont d'une part la clinique et d'autre part le fonctionnement du patient dans la vie réelle. Ainsi, plusieurs études ont apporté des résultats convergents pour indiquer que la présence de signes cliniques positifs ou négatifs expliquait significativement le fonctionnement avec des variances expliquées (R2) respectivement de 16 et 40 % (Brill et al., 2009).

La neuropsychologie cognitive et plus largement les neurosciences cognitives offrent un cadre de pensée et de travail d'une grande pertinence pour apporter de nouvelles grilles d'analyses aux praticiens en psychiatrie. Ce domaine scientifique a pour ambition de décrire les anomalies du traitement de l'information en rapport avec des défaillances du fonctionnement cérébral. L'usage des techniques d'évaluation neuropsychologiques en neurologie est incontournable pour toute prise en charge de lésions ou de dégénérescences neuronales (ex. les bilans mémoire dont le verdict aide aux décisions thérapeutiques dans les pathologies lésionnelles ou dégénératives). Ces examens complémentaires reposent techniquement sur des batteries de tests dont l'emploi requière des compétences professionnelles spécifiques. On comprend aisément la place qu'ont pu prendre ces outils en rééducation neurologique aux côtés de ceux de l'imagerie structurale ou métabolique du fait de la force des liens de causalité existant entre l'atteinte objective et la répercussion dans la vie réelle ou la souffrance générée. Dans le cas des troubles mentaux, la force de ces liens est relativement moindre du fait de l'entremise de nombreux facteurs relatifs aux dispositions et traits individuels, des facteurs motivationnels, des stratégies palliatives du patient ou de son entourage, et enfin des contextes relationnels spécifiques.

La discipline psychiatrique bénéficie cependant des savoirs de la neuropsychologie pour comprendre les troubles mentaux chroniques tels que la schizophrénie. En effet, cette pathologie a été l'objet de très nombreuses investigations concernant les troubles des grandes fonctions cognitives telles que l'attention, la mémoire, les fonctions exécutives, le langage, etc. Beaucoup d'auteurs d'ailleurs recherchaient l'explication de l'expression symptomatique dans ces dimensions. À ce jour, le constat a évolué et un consensus existe pour reconnaître à la fois l'importance des atteintes cognitives et leur impact sur le fonctionnement des patients. Une étude a ainsi démontré que les patients schizophrènes diffèrent significativement des sujets sains et de patients bipolaires en rémission (de types I et II) sur un ensemble de mesures incluant la vitesse de traitement, l'attention et la vigilance, la mémoire de travail, la mémoire verbale et visuelle, et le raisonnement (Lee et al., 2013). De plus, ces domaines sont fortement affectés avec des tailles d'effet entre 0,6 et 1,5, plus élevés pour les trois premières mesures citées précédemment (*voir* aussi la méta-analyse plus ancienne de Heinrichs et Zakzanis, 1998). Le patron des déficits ainsi décrit pose deux problèmes. Tout d'abord, il n'est pas fortement lié à des aspects spécifiques des symptômes schizophréniques et par conséquent il paraît difficile sur la base de l'évaluation clinique d'inférer l'existence des troubles cognitifs. Pourtant, il convient d'opposer à la théorie de l'atteinte cognitive généralisée le fait que les pathologies organiques aux lésions parfois diffuses (traumatismes crâniens, etc.) n'ont pas, à niveau cognitif égal, la même expression clinique que les pathologies psychiatriques.

Impact sur le fonctionnement des altérations de la cognition sociale

Mettons donc de côté la question de la nature explicative des troubles cognitifs dans la genèse des symptômes de la schizophrénie. Un autre ensemble de résultats confère à ces troubles un rôle dans l'évolution des patients. Les données se sont accumulées indiquant que le fonctionnement des patients est significativement quoique partiellement influencé par le niveau de performance cognitive, et ce indépendamment des symptômes. Fett et al. (2010) ont abordé cette question dans une méta-analyse colligeant les corrélations entre les performances cognitives et des mesures de fonctionnement dans la vie sociale ou dans la communauté. Leur étude donne du poids à l'idée précédemment évoquée, la fluence verbale, par exemple, étant associée à l'évaluation très globale des activités des patients dans leur environnement social (travail, logement, etc.). Statistiquement les liens sont cependant de faible magnitude puisqu'ils n'expliquent qu'environ 15 % de la variance du fonctionnement. Pourtant, ils doivent être pris avec considération car il ne faut pas oublier la *distance* séparant les deux domaines d'observation et qui pourrait masquer la force des liens de corrélation. Cette méta-analyse met en lumière d'autres résultats importants et concernant, cette fois, la cognition sociale. Les corrélations les plus marquées avec le fonctionnement dans la communauté et le comportement social concernent les capacités en théorie de l'esprit et en perception des émotions. La cognition sociale serait le siège d'anomalies pouvant expliquer jusqu'à 23 % de la variance du fonctionnement des patients ayant une schizophrénie.

Sans entrer ici dans le détail de ce qui est couvert par la cognition sociale, nous pouvons affirmer qu'il existe un ensemble de traitements de l'information altérés dont la mesure est pertinente pour qualifier le devenir des patients. Ces altérations interviennent dans un ensemble large de troubles cognitifs mais ne peuvent se résumer à un déficit généralisé car les corrélations entre les domaines ne sont que partielles. Le chapitre 13 du présent ouvrage aborde de manière détaillée ce sujet et met en relief la difficulté d'interprétation des performances des patients car ce n'est qu'en prenant en compte l'ensemble des déficits présentés que l'on peut établir des hypothèses sur les difficultés d'un patient présentant des troubles de la cognition sociale ou non sociale. Si l'on reprend ce raisonnement dans le sens inverse, il est aussi manifeste que toute évaluation cognitive d'un patient schizophrène est incomplète si elle ne teste pas les performances sur des processus spécifiquement sociaux.

Cette dernière idée est d'autant plus importante qu'il existe des indices montrant que peu de manifestations cliniques sont à même d'alerter les soignants sur la présence de troubles de la cognition sociale. Il a pu être montré que le reflet clinique des anomalies de la théorie de l'esprit est à chercher dans les manifestations déficitaires ou de désorganisation (Sprong et al., 2007). L'évaluation des mécanismes générateurs de handicap nécessite l'emploi d'outils ayant des propriétés psychométriques et des normes établies. Les batteries de tests standardisés disposant de normes en populations normales et pathologiques peuvent répondre à cette demande, comme nous le discuterons dans la suite de ce chapitre. Enfin, si le projet du patient se pense bien sûr en tenant compte de ses déficits, il s'appuiera prioritairement sur les facultés préservées et sur l'ensemble des caractéristiques du patient qui influencent l'exercice de la cognition (styles attributionnel, biais d'interprétation, motivation, métacognition, etc.). En conséquence, les outils devront être en mesure de confirmer la présence de déficits mais surtout avoir les propriétés métrologiques permettant de faire ressortir les domaines préservés.

Évaluation en vue de la définition d'indications thérapeutiques et de leur efficacité

Pour poursuivre la description de scénarios évaluatifs concrets, revenons à l'un des fondements de la pratique médicale qui concerne le lien entre diagnostic, évaluation et action thérapeutique. La pratique psychiatrique relève moins de l'action sur les cibles étiologiques, celles-ci étant inconnues, que d'une pratique empirique et pragmatique soutenue par la connaissance du patient, de ses réactions, des facteurs aboutissant au maintien des troubles. Les savoirs médicaux acquis soutiennent et structurent la pratique mais ne clôturent pas l'espace de réflexion des praticiens. Les recherches sur la cognition sociale évoquées ici apportent un nouvel élément organisateur dans la réflexion sur le patient et aussi des moyens d'intervention. Kurtz et Richardson ont rapporté sur la base d'une méta-analyse d'un peu moins de vingt essais randomisés et contrôlés les effets significatifs des procédures d'entraînement de la cognition sociale sur les mesures de la théorie de l'esprit et de la reconnaissance des émotions faciales) et aussi sur le niveau symptomatique global et le fonctionnement dans la communauté ou les institutions (2012). Si ces techniques de remédiation spécifiques apportent des améliorations des évaluations de la cognition sociale, il devient légitime de s'intéresser à l'évolution de ces variables. Une autre question est de savoir si celles-ci peuvent prédire l'efficacité des soins de remédiation cognitive. À notre connaissance, il n'existe pas de réponse validée expérimentalement à ces questions et l'on doit aspirer à ce que des recherches sur ce sujet soient réalisées.

L'ouvrage de Pascal Vianin décrivant le programme de remédiation cognitive RECOS apporte des éléments concrets pour définir le rôle de l'évaluation (Vianin, 2013) : 1) l'usage d'échelles d'autoévaluation permet d'orienter les soins. Cependant, comme l'auteur le rapporte dans un cas clinique où la patiente se plaignait de troubles de la mémoire qui ont requis un entraînement des facultés attentionnelles, le thérapeute ne peut se fier totalement à la plainte pour orienter les soins ; 2) les outils neuropsychologiques sont utilisés pour choisir les cibles avec la proposition de s'intéresser aux facultés déviant de plus d'un écart-type de la moyenne de la population (on voit là l'utilité d'avoir des normes établies sur des populations représentatives) ; 3) ces évaluations ouvrent la phase de restitution au patient pour lui faire prendre conscience de la nature des répercussions fonctionnelles des troubles.

Les outils pouvant répondre à ces différents objectifs doivent disposer de qualités métrologiques particulières. Ils doivent être spécifiques des mécanismes remédiables en termes de mesure, ceci afin d'aider à la sélection des processus cibles. Ils doivent être capables de mesurer le changement induit par la thérapie. Cette qualité n'est d'ailleurs que très rarement retrouvée dans les outils disponibles. Enfin, la procédure d'évaluation devrait faire ressortir et documenter l'émergence de phénomènes de transfert et de généralisation des apprentissages qui constituent les mécanismes clefs de l'efficacité de la remédiation cognitive.

Quels construits évaluer ?

Nous ne donnerons pas dans ce qui suit de recommandation sur l'ensemble des outils qu'il conviendrait de privilégier pour une évaluation de la cognition sociale. Nous venons d'apporter un certain nombre d'arguments indiquant la pertinence de l'évaluation, pourtant il convient de rester prudent quant à une proposition prématurée et réductrice de méthode à employer en situation clinique. Dans ce qui suit, nous allons aborder la question des tests existants en les classant par les construits qu'ils évaluent. Le choix des construits pertinents est en soi une question qui divise les experts. Les coordonnateurs de l'étude américaine SCOPE (Social Cognition Psychometric Evaluation) font état de « l'absence de consensus sur les capacités définissant le construit de la cognition sociale » et des larges « recouvrements conceptuels et liés aux mesures » (Pinkham et al., 2013). De plus, ils déplorent l'absence de consensus sur les meilleures mesures pour les différents domaines d'intérêt. Une des explications pourrait tenir au fait que les outils employés pour mesurer les aspects de la cognition sociale sont issus de recherches en psychologie cognitive et en neurosciences, n'ayant pas les contraintes imposées par l'usage évaluatif dans un contexte de soins. Ainsi, nombre d'instruments ont été employés dès leur conception dans des protocoles comportementaux ou même en neuro-imagerie fonctionnelle pour répondre à des questions théoriques. Ainsi que le notent Merceron et Prouteau, ils souffrent le plus souvent de larges défauts en termes psychométriques (2013) : présence d'effets plafond concernant parfois même la population pathologique, absence de données sur la structure factorielle, absence de formes alternes validées permettant des mesures répétées.

Il est utile de s'appuyer ici sur les conclusions de l'étude SCOPE pour préciser les cibles de l'évaluation. Cette étude a consisté en une large consultation d'experts internationaux et fait ressortir des construits disposant de la reconnaissance la plus large. Sans surprise, quatre domaines sont retenus : traitement des émotions, perception sociale, théorie de l'esprit, style attributionnel/biais cognitifs. Nous retiendrons ici ces catégories auxquelles nous ajouterons d'autres aspects qui semblent ne pouvoir y être réduits.

La reconnaissance et la discrimination des émotions

Principalement étudié sous l'angle de la discrimination et la reconnaissance des émotions faciales, le traitement des émotions est altéré d'une manière importante chez les patients schizophrènes (Kohler et al., 2010). Les patients présentent des difficultés particulières à juger qualitativement l'émotion faciale d'autrui, présentée typiquement avec des matériels photographiques, mais aussi quantitativement l'intensité de l'expression. Les tests sont le plus souvent fondés sur les émotions de base universelles telles que la joie, la peur, la colère, la surprise, le dégoût, la tristesse, introduites par Ekman et Friesen (1976). Parmi les tests employés, nous pouvons citer le Penn Emotion Discrimination Test (Kohler et al., 2004) ainsi que le Facial Emotion Discrimination Test (Kerr et Neale, 1993). Plus récemment, une proposition de test basée sur des photographies retravaillées par *morphing* et offrant, de manière pertinente, des stimuli de faible intensité émotionnelle a été faite par Baptiste Gaudelus et Jean-Yves Baudouin (Test de reconnaissance des émotions faciales, TREF, 2015).

Notons que la perception des émotions faciales sociales a été aussi abordée avec des tests nécessitant l'interprétation d'expressions complexes ou ambiguës comme la réprobation, l'indifférence, etc. pouvant solliciter les facultés de théorie de l'esprit (Baron-Cohen et al., 1997; Baron-Cohen et al., 2001). Ces paradigmes basés tantôt sur le visage entier tantôt restreints à la région des yeux offrent des mesures intéressantes et rapides des déficits chez les patients schizophrènes.

La perception émotionnelle concerne enfin la modalité auditive pour laquelle le terme de prosodie qualifie l'expression transmise par le ton, l'intensité, le rythme de prononciation. L'ensemble de ces éléments contribue à la compréhension de la parole. Pour tester la capacité des patients à percevoir ces éléments prosodiques, les tests utilisent évidemment la modalité auditive comme le Voice Emotion Identification Test et le Voice Emotion Discrimination Test proposés par Kerr et Neale (1993). Cependant, l'usage de paradigmes de reconnaissance de la prosodie émotionnelle est pour le moment largement réservé à la recherche, et rares sont les matériels disponibles en langue française.

La perception sociale

La perception sociale comporte le décodage et l'interprétation des indices relatifs aux appartenances sociales et culturelles des personnes. Elle inclut, par exemple, le traitement du contexte social, les connaissances sociales ainsi que la mise en place d'une réponse comportementale adaptée. Ces connaissances sociales peuvent être définies par les règles communes à une population, les rôles attribués et définis ainsi que les buts vers lesquels les individus semblent être engagés. L'utilisation de ces éléments permet d'une meilleure analyse du contenu et de son contexte, déterminant une réponse adaptée aux interlocuteurs. Parmi ces tests, nous pouvons citer le Interpersonal Perception Task (IPT-15) de Costanzo et Archer (1989) et le Profile of Nonverbal Sensitivity (PONS et dérivés) (Rosenthal, 1979).

L'attribution d'états mentaux

Par les termes de théorie de l'esprit ou de mentalisation, on désigne la capacité à s'appuyer sur les concepts d'états mentaux (désirs, intentions, croyances, savoirs, etc.) pour comprendre, prédire et s'ajuster au comportement d'autrui (Frith, 1992). Il s'agit d'un ensemble de processus intégratifs et inférentiels ayant en commun de faire appel à la représentation d'un état mental pour mettre en cohérence les multiples indices sociaux (postures, gestes, émotions, paroles, etc.) perçus par l'individu et qui sont majoritairement ambigus et polysémiques. La mise en œuvre de ces processus donne sens aux actions d'autrui et aux comportements. Diverses théories ont été proposées pour rendre compte des mécanismes de la théorie de l'esprit, mettant tantôt l'accent sur les processus inférentiels (Carruthers, 1996), tantôt sur les processus de simulation (Gordon, 1999).

Les outils développés pour tester la théorie de l'esprit sont nombreux et se distinguent selon le type d'état mental attribué et selon les modalités verbales ou non mises en œuvre dans le matériel. Deux paradigmes sont majoritairement employés. Le premier est le paradigme des fausses croyances (Wimmer et Perner, 1983), qui est souvent décrit comme le gold-standard ayant fait toute la preuve de sa pertinence dans l'exploration de l'autisme infantile. L'attribution d'intentions à autrui quant à elle correspond à l'interprétation des actes d'autrui (représentés par des photos, des textes ou des vidéos) comme étant dirigés vers un but. De très nombreux paradigmes sont disponibles (Baron-Cohen et al., 1985; Dziobek et al., 2006; Sarfati et al., 1997).

ENCADRÉ 49.1

V-SIR, un outil d'évaluation en vidéo

À titre d'exemple d'outil en langue française permettant une évaluation aisée des capacités d'attribution d'intentions, citons l'outil V-SIR (Versailles-Situational Intention Reading). Celui-ci met en scène des personnages apparaissant dans de courts extraits de films français qui durent environ une minute chacun (Bazin et al., 2009). Les personnages entrent en interaction verbale employant des sous-entendus. Il est ensuite demandé au patient de faire des jugements probabilistes sur des hypothèses concernant les intentions d'un des protagonistes. Ce test met en œuvre de manière écologique et attrayante les différents aspects perceptifs nécessaires à la compréhension des états mentaux : compréhension des indices sociaux, perception des émotions faciales et vocales, perception des postures, compréhension des situations sociales et des contextes dans lesquelles elles apparaissent, théorie de l'esprit (Bourdet et al., 2008). De plus, la procédure de réponse est basée sur un jugement de probabilité particulièrement adapté à la complexité des intentions sous-tendant les interactions humaines. Un score permet de qualifier la déviation des réponses du patient par rapport à celles d'un groupe de sujets sains. Le test dure environ 25 minutes et ne comporte que peu de difficultés de passation. Une étude sur une population de plus de 200 patients a permis d'en valider la mesure au regard des symptômes négatifs et de désorganisation, des troubles de la communication, et de la qualité de vie (Urbach et al., 2013).

L'empathie

Le terme d'empathie est la capacité à comprendre les états émotionnels d'une personne et à fournir une réponse émotionnelle à la situation dans laquelle cette personne se trouve (Bora et al., 2008). En réalité, l'empathie recouvre un ensemble de phénomènes composites. Le statut de ce concept au sein du « dispositif cognitif social » n'est pas aussi simple et établi comme le notent les auteurs de l'étude SCOPE qui en reconnaissent la nature englobante vis-à-vis des composants précédemment évoqués tels que la théorie de l'esprit, la reconnaissance émotionnelle (Pinkham et al., 2013). Les tentatives les plus convaincantes d'en définir les caractéristiques neurales et fonctionnelles, la décrivent comme un phénomène émergent aux facettes multiples (Decety et Jackson, 2004). L'opérationnalisation de l'empathie avec des méthodes issues de la neuro-imagerie fonctionnelle a porté sur la représentation de la douleur physique chez autrui. Il a ainsi été pointé la contribution des mécanismes de régulation et de différentiation soi/autrui (Jackson et al., 2005; Singer et al., 2004). Cependant, il apparaît que de tels mécanismes élémentaires ne sont que difficilement accessibles à des mesures validées permettant leur usage en pratique clinique.

Une approche complémentaire aux investigations neuro-fonctionnelles est la quantification des dispositions empathiques de l'individu. Plusieurs questionnaires visent ainsi à mesurer de manière mono (Baron-Cohen et Wheelwright, 2004) ou multidimensionnelle (Davis, 1983; Reniers et al., 2011) les facultés à comprendre les affects des autres et la propension à le faire. Le partage des affects est aussi pris en compte. Cette approche bénéficie d'une grande simplicité mais souffre cependant, en ce qui concerne les patients schizophrènes, de l'intrication des construits d'empathie et d'insight. Malgré cela, des résultats encourageants ont été rapportés indiquant la possibilité de documenter des déficits chez les patients avec de tels instruments (Achim et al., 2011).

ENCADRÉ 49.2

Le questionnaire d'évaluation de l'empathie QCAE

Cet auto-questionnaire évalue les dispositions empathiques que le sujet se prête (Reniers et al., 2011). Il a été développé pour une utilisation en psychopathologie conservant la structure d'autres outils déjà disponibles. Il est de même l'objet de problèmes tant théoriques que méthodologiques de recouvrement des construits d'empathie et d'insight évoqués plus haut. Dans le QCAE, cinq dimensions de l'empathie sont explorées et regroupées selon deux axes : la dimension cognitive (*perspective taking* et *online simulation*) et la dimension affective (*emotional contagion, proximal responsivity* et *peripheral responsivity*). L'empathie cognitive renvoie à la précision et à la qualité de la reconnaissance par un sujet des émotions d'autrui. L'empathie affective correspond quant à elle au phénomène de partage affectif et émotionnel mis en jeu lorsqu'un sujet entre en empathie avec une autre personne. S'agissant d'un autoquestionnaire il faut garder à l'esprit que le sujet ne fait que se prêter à lui-même ses propres dispositions. Il est disponible en français, langue dans laquelle sa structure plurifactorielle est maintenant décrite (Myszkowski et al., 2017).

Le style attributionnel

Selon Penn et collaborateurs, le style attributionnel se réfère aux explications données par des personnes sur les causes positives ou négatives d'un événement (2008). Le style attributionnel s'exprime en particulier dans la manière d'une personne de s'attribuer ou d'externaliser les mérites et les fautes. Le style attributionnel rend compte non pas d'un processus de traitement de l'information mais de l'interprétation finale qui est retenue une fois que l'ensemble des mécanismes cognitifs sociaux ont agi pour donner du sens aux événements.

Pour des raisons évidentes, cet aspect a été directement étudié en regard des symptômes paranoïaques persécutifs. Plusieurs questionnaires portant sur le style attributionnel ont été proposés (Bentall et al., 1991; Combs et al., 2007; Kinderman et Bentall, 1996; Peterson et Villanova, 1988).

L'intelligence émotionnelle

L'intelligence émotionnelle est une construction normative qui définit une liste des capacités qui concernent le traitement de l'information relatif aux émotions. Cette forme d'intelligence intègre des aspects de comportement pragmatique et de régulation allant au-delà des construits évoqués plus haut et est mesurée par une épreuve basée sur des échelles de compétences. Nous pouvons citer ici le MSCEIT (Mayer-Salovey-Caruso Emotional Intelligence Test; Mayer et al., 2002) qui mesure quatre branches de l'intelligence émotionnelle : la perception de l'émotion, l'utilisation de l'émotion pour faciliter l'analyse, la compréhension de l'émotion et la gestion de l'émotion. Ce test a été retenu dans la batterie neuropsychologique MATRICS (MATRICS Consensus Cognitive Battery, MCCB) et validé sur de larges populations (Marder et al., 2004).

Dans quel contexte évaluer la cognition sociale?

Tout acte d'évaluation doit satisfaire à des exigences de pertinence et de qualité. Nous avons livré précédemment des arguments issus de la littérature concernant un certain nombre de techniques de mesure. Compte tenu des objectifs propres aux évaluations cliniques, reste à se poser les questions relatives aux contextes dans lesquels elles se déroulent. Il faut garder à l'esprit que l'implication d'un patient schizophrène dans son évaluation s'inscrit nécessairement dans un rapport aux soins plus ou moins chaotique et consenti. L'idéal métrologique correspondant à l'évaluation décontextualisée et neutre tant pour le patient que pour le professionnel est contredit par la démarche soignante qui recherche l'engagement et l'émergence d'un sens dans un parcours de soins. Cette apparente opposition reste, nous semble-t-il, une question à penser car elle sera une des clés à l'intégration efficace des dispositifs d'évaluation et d'expertise au sein des réseaux de soins primaires.

Nous distinguons trois cas de figure qui sans prétendre couvrir l'ensemble des situations peuvent conduire à des réponses et définir des exigences différentes : 1) l'évaluation non spécialisée, d'orientation et de dépistage; 2) l'évaluation standardisée; 3) l'évaluation approfondie « sur mesure ».

La première situation est celle des soignants (par exemple, en centre médico-psychologique) prenant en charge les patients schizophrènes, mais aussi celle des intervenants médico-sociaux des centres de réhabilitation ou des lieux de vie accueillant ce public. Bénéficiant d'un contact immédiat avec le patient et/ou d'une partielle de leur fonctionnement réel, la question est de savoir s'il est possible de procéder à une évaluation fiable de la cognition sociale apte à guider la prise en charge. Comme nous l'avons mentionné plus haut, l'observation clinique et l'interrogatoire relatifs aux plaintes rapportées par le patient sont indicatifs des troubles de la cognition sociale. Si des interrogatoires semi-structurés, par exemple l'échelle SCD qui cible les troubles de la communication et évalue de manière succincte l'attribution de fausses croyances, peuvent présenter des corrélations avec certaines dimensions comme la théorie de l'esprit, ceux-ci ne sont pourtant pas suffisants pour être prédictifs (Bazin et al., 2005; Olivier et al., 1997). De plus, l'administration une telle échelle requiert une formation à un entretien clinique spécifique et aura probablement quelque bénéfice à ne pas être administrée par le praticien traitant habituellement le patient.

Un autre canal d'information sollicitera les personnes ayant une certaine communauté de vie avec les patients, les familles ou les personnels de foyers, de centres d'insertion, parfois les soignants de proximité, etc. Christine Passerieux et collaborateurs ont démontré la pertinence de leur regard pour évaluer les mécanismes potentiellement générateurs du handicap (2012). Les mécanismes considérés relèvent de la cognition froide (par exemple, les troubles de l'attention) mais touchent aussi à la motivation, la métacognition ou encore plus directement l'empathie. L'évaluation de l'intérêt de tels questionnaires permet de conclure favorablement à la pertinence de l'interrogatoire de l'entourage sur les troubles cognitifs du patient (Passerieux et al., 2017).

La seconde situation, correspondant à l'évaluation spécialisée et standardisée, est plus directement en question dans le présent chapitre. Elle contribue à affiner les évaluations du handicap ou les points d'appels cliniques et requiert des professionnels disposant d'outils validés. Ces derniers peuvent typiquement être à disposition dans des centres experts non-engagés dans le suivi du patient et donc moins impactés par la bonne ou la mauvaise qualité de la relation thérapeutique préexistante. Cette évaluation devrait profiter d'une connaissance transversale de la population pathologique concernée grâce à un accès à des données normatives acquises auprès de cohortes de patients. Les projets de centres de référence qu'ils soient régionaux ou nationaux offrent en effet cet atout d'établir des normes adaptées aux populations concernées et aidant à l'interprétation des performances aux tests.

Ainsi, les évaluateurs ont à disposition des batteries de tests dont une partie sera employée systématiquement enrichissant progressivement les connaissances psychométriques de chaque instrument (Roux et al., 2016). Ces outils sont conçus pour être administrés par des neuropsychologues. En effet, chaque test nécessite une technique spécifique (adaptation de l'ordre des passations, consignes, vérification de la compréhension de celles-ci). L'interprétation des résultats sollicite l'intégration des performances mesurées dans le contexte général des troubles cognitifs (attention, mémoire de travail, fonctions exécutives, etc.). Si les troubles de la cognition sociale sont partiellement corrélés aux déficits attentionnels, par exemple, il est du rôle du neuropsychologue d'observer le patient durant la passation du test, d'interpréter les profils des déficits afin de produire une hypothèse sur la part respective de ces déficits dans le produit final qu'est la désorganisation des relations avec autrui. Du fait du manque de données métrologiques, ce second scénario reste à évaluer et à mettre à l'épreuve de la réalité des usages. Le développement de nouveaux outils de mesure de la cognition sociale sera très probablement nécessaire afin de permettre des mesures répétées utiles pour le suivi pré-post thérapeutique des patients.

Pour finir, l'accroissement des connaissances relatives aux mécanismes cognitifs intervenant dans les relations interindividuelles et l'intérêt d'aborder la notion d'interaction va considérablement complexifier les dispositifs d'évaluation. Au-delà de la simple quantification des déficits, il sera important de mieux qualifier pour un patient les contextes situationnels et individuels influant les performances. La nature émotionnelle d'un stimulus (par exemple, la prise de parole en public) peut interférer l'interprétation des indices sociaux sans que les tests séparant émotion et perception sociale ne puissent le déceler. L'usage de systèmes interactifs en réalité virtuelle pour recréer des situations spécifiques, à type de pression attentionnelle, émotionnelle, et autres, ouvrirait la voie d'évaluations sur mesure dans le cadre d'une analyse fonctionnelle individualisée (Brunet-Gouet et al., 2015).

Conclusion

L'évaluation de la cognition sociale dans le cadre de la pathologie schizophrénique apporte des éléments utiles en complément des informations issues de la neuropsychologie classique. Loin de n'être qu'un corrélat des déficits de l'attention, de la mémoire, des fonctions exécutives, elle contient en elle-même une part de la variance contribuant au handicap des patients. Cette part est peu ou mal reconnue tant par les cliniciens que par les entourages bien que des connaissances et techniques spécifiques puissent les y aider. La possibilité de remédier les troubles de la cognition sociale rend d'autant plus utile l'évaluation de ceux-ci. Actuellement, les batteries de tests ne sont qu'insuffisamment développées et l'on doit se reposer sur des instruments conçus avec des objectifs souvent distants de la réalité des prises en charge psychiatriques. Les connaissances métrologiques ne sont que très partielles. De plus, l'usage des batteries telles qu'elles sont actuellement organisées élimine tout ce qui relève de la notion d'interaction, pourtant centrale dans les phénomènes touchant à la communication ou à l'intersubjectivité. Quels que soient les tests employés, la complexité potentielle de cette évaluation plaide en faveur de son inscription dans des centres offrant les compétences spécialisées requises.

ENCADRÉ 49.3

En résumé

Pourquoi évaluer la cognition sociale ?

▶ Évaluer la plainte du patient en matière de troubles de la cognition sociale :
– pour accroître la motivation et l'observance de la thérapeutique envisagée;
– pour quantifier et délimiter le handicap cognitif et pour guider toute mesure de compensation;
– pour informer l'entourage familial, aidant ou soignant et les guider dans les attitudes et les modes relationnels à adopter;
– pour guider les moyens thérapeutiques (remédiation cognitive) ciblant des déficits significatifs, les facultés pour lesquelles des marges d'amélioration sont attendues et s'appuyant sur les facultés préservées.

▶ Réévaluer les troubles après thérapie pour vérifier l'effet thérapeutique d'une remédiation soit par action directe sur la cible soit par processus de généralisation ou transfert, et pour restituer au patient des éléments d'encouragement renforçant son engagement dans les soins.

Comment ?

▶ Dans un environnement neutre et approprié à l'évaluation standardisée.
▶ À l'aide de plusieurs tests simples organisés en batterie et couvrant les principaux domaines : le traitement émotionnel, l'empathie, la théorie de l'esprit, etc.
▶ Et, selon les déficits du patient, avec des outils plus spécialisés au cas par cas.
▶ En confrontant les résultats à ceux d'une évaluation neuropsychologique adaptée, ce qui requière des compétences spécifiques en matière d'interprétation des tests.

Références

Achim, A. M., Ouellet, R., Roy, M. A., & Jackson, P. L. (2011). Assessment of empathy in first-episode psychosis and meta-analytic comparison with previous studies in schizophrenia. *Psychiatry Res*, *190*, 3–8.

Baron-Cohen, S., Jolliffe, T., Mortimore, C., & Robertson, M. (1997). Another advanced test of theory of mind : Evidence from very high functioning adults with autism or Asperger syndrome. *J. Child Psychol. Psychiatry*, *38*(7), 813–822.

Baron-Cohen, S., Leslie, A., & Frith, U. (1985). Does the autistic child have a "theory of mid"? *Cognition*, *21*, 37–46.

Baron-Cohen, S., & Wheelwright, S. (2004). The empathy quotient : An investigation of adults with Asperger syndrome or high functioning autism, and normal sex differences. *J. Autism Dev. Disord*, *34*(2), 163–175.

Baron-Cohen, S., Wheelwright, S., Hill, J., Raste, Y., & Plumb, I. (2001). The "Reading the Mind in the Eyes" Test revised version : A study with normal adults, and adults with Asperger syndrome or high-functioning autism. *J Child Psychol Psychiatry*, *42*(2), 241–251.

Bazin, N., Brunet-Gouet, E., Bourdet, C., Kayser, N., Falissard, B., Hardy-Baylé, M. C., & Passerieux, C. (2009). Quantitative assessment of attribution of intentions to others in schizophrenia using an ecological video-based task : A comparison with manic and depressed patients. *Psychiatry Research*, *167*(1-2), 28–35.

Bazin, N., Sarfati, Y., Lefrere, F., Passerieux, C., & Hardy-Baylé, M. C. (2005). Scale for the evaluation of communication disorders in patients with schizophrenia : A validation study. *Schizophrenia Research*, *77*(1), 75–84.

Bentall, R. P., Kaney, S., & Dewey, M. E. (1991). Paranoia and social reasoning : An attribution theory analysis. *Br J Clin Psychol*, *30*(Pt 1), 13–23.

Bora, E., Gokcen, S., & Veznedaroglu, B. (2008). Empathic abilities in people with schizophrenia. *Psychiatry Research*, *160*(1), 23–29.

Bourdet, C., Brunet, E., Bazin, N., Passerieux, C., & Hardy-Baylé, M. C. (2008). A new tool assessing intention reading, the V-SIR, as a measure of severity in schizophrenia. *Schizophrenia Research*, 150.

Brill, N., Levine, S. Z., Reichenberg, A., Lubin, G., Weiser, M., & Rabinowitz, J. (2009). Pathways to functional outcomes in schizophrenia : The role of premorbid functioning, negative symptoms and intelligence. *Schizophrenia Research*, *110*(1-3), 40–46.

Brunet-Gouet, E., Oker, A., Martin, J. C., Grynszpan, O., & Jackson, P. L. (2015). Editorial : Advances in virtual agents and affective computing for the understanding and remediation of social cognitive disorders. *Front Hum Neurosci*, *9*, 697.

Carruthers, P. (1996). Simulation and self-knowledge : A defence of theory-theory. In P. Carruthers & P. K. Smith (Eds.), *Theories of Theories of Mind* (pp. 22–38) : Cambridge University Press.

Combs, D. R., Penn, D. L., Wicher, M., & Waldheter, E. (2007). The Ambiguous Intentions Hostility Questionnaire (AIHQ) : A new measure for evaluating hostile social-cognitive biases in paranoia. *Cognitive Neuropsychiatry*, *12*(2), 128–143.

Costanzo, M. A., & Archer, D. (1989). Interpreting the expressive behavior of others : the Interpersonal Perception Task. *J. Nonverbal. Behav*, *13*, 225–245.

Davis, M. H. (1983). Measuring individual differences in empathy : Evidence for a multidimensional approach. *Journal of Personality and Social Psychology*, *44*(1), 113–126.

Decety, J., & Jackson, P. L. (2004). The functional architecture of human empathy. *Behavioral and Cognitive Neurosciences Reviews*, *3*(2), 71–100.

Dziobek, I., Fleck, S., Kalbe, E., Rogers, K., Hassenstab, J., Brand, M., Kessler, J., Woike, J. K., Wolf, O. T., & Convit, A. (2006). Introducing MASC : A movie for the assessment of social cognition. *J Autism Dev Disord*, *36*(5), 623–636.

Ekman, P., & Friesen, W. (1976). *Pictures of Facial Affect*. Palo Alto (Calif.) : Consulting Psychologists Press.

Fett, A. K., Viechtbauer, W., Dominguez, M. D., Penn, D. L., van Os, J., & Krabbendam, L. (2010). The relationship between neurocognition and social cognition with functional outcomes in schizophrenia : A meta-analysis. *Neuroscience & Biobehavioral Reviews*.

Frith, C. D. (1992). *The Cognitive Neuropsychology of Schizophrenia, Hove (UK)*. Laurence Erlbaum Associates Publishers.

Gaudelus, B., Virgile, J., Peyroux, E., Leleu, A., Baudouin, J. Y., & Franck, N. (2015). Measuring impairment of facial affects recognition in schizophrenia. Preliminary study of the facial emotions recognition task (TREF). *L'Encéphale*, *41*(3), 251–259.

Gordon, R. M. (1999). *The simulation theory. Folk psychology as simulation*. In W. G. Lycan (Ed.), *Mind and Cognition. An Anthology, Blackwell Phylosophy Anthologies* (pp. 405–413).

Heinrichs, R. W., & Zakzanis, K. K. (1998). Neurocognitive deficit in schizophrenia : A quantitative review of the evidence. *Neuropsychology*, *12*(3), 426–445.

Jackson, P. L., Meltzoff, A. N., & Decety, J. (2005). How do we perceive the pain of others ? A window into the neural processes involved in empathy. *NeuroImage*, *24*, 771–779.

Kerr, S. L., & Neale, J. M. (1993). Emotion perception in schizophrenia : Specific deficit or further evidence of generalized poor performance ? *J. Abnorm. Psychol*, *102*(2), 312–318.

Kinderman, P., & Bentall, R. P. (1996). Self-discrepancies and persecutory delusions : Evidence for a model of paranoid ideation. *J Abnorm Psychol*, *105*(1), 106–113.

Kohler, C. G., Turner, T. H., Gur, R. E., & Gur, R. C. (2004). Recognition of facial emotions in neuropsychiatric disorders. *CNS Spectr*, *9*(4), 267–274.

Kohler, C. G., Walker, J. B., Martin, E. A., Healey, K. M., & Moberg, P. J. (2010). Facial emotion perception in schizophrenia : A meta-analytic review. *Schizophrenia Bulletin*, *36*(5).

Kurtz, M. M., & Richardson, C. L. (2012). Social cognitive training for schizophrenia : A meta-analytic investigation of controlled research. *Schizophr Bull*, *38*(5), 1092–1104.

Lee, J., Altshuler, L., Glahn, D. C., Miklowitz, D. J., Ochsner, K., & Green, M. F. (2013). Social and nonsocial cognition in bipolar disorder and schizophrenia : Relative levels of impairment. *Am J Psychiatry*, *170*(3), 334–341.

Marder, S. R., Fenton, W., & Youens, K. (2004). Schizophrenia IX : Cognition in schizophrenia--the MATRICS initiative. *American Journal of Psychiatry*, *161*(1), 25.

Mayer, J., Salovey, P., & Caruso, D. R. (2002). *Mayer-Salovey-Caruso Emotional Intelligence Test (MSCEIT) user's manual*. Toronto (Canada) : MHS Publishers.

Merceron, K., & Prouteau, A. (2013). Évaluation de la cognition sociale en langue française chez l'adulte : outils disponibles et recommandations de bonne pratique clinique. *L'évolution psychiatrique*, *78*(1), 53–70.

Myszkowski, N., Brunet-Gouet, E., Roux, P., Robieux, L., Malezieux, A., Boujut, E., & Zenasni, F. (2017). Is the questionnaire of cognitive and affective empathy measuring two or five dimensions ? Evidence in a French sample. *Psychiatry Res*, *255*, 292–296.

Olivier, V., Hardy-Baylé, M. C., Lancrenon, S., & Chevalier, Y. S. (1997). Rating scale for the assessment of communication. *European Psychiatry*, *12*(7), 356–361.

Passerieux, C., Bulot, V., & Hardy-Baylé, M. C. (2012). Une contribution à l'évaluation du handicap psychique : l'échelle d'évaluation des processus du handicap psychique (EPHP) Developing a psychic disability assessment tool for schizophrenic disorder : The EPHP Scale. *ALTER, European Journal of Disability Research*, *6*(4).

Passerieux, C., Bulot, V., Hardy-Baylé, M. C., & Roux, P. (2017). Assessing cognitive-related disability in schizophrenia : Reliability, validity and underlying factors of the evaluation of cognitive processes involved in disability in schizophrenia scale. *Disabil Rehabil*, 11, 1–7.

Penn, D. L., Sanna, L. J., & Roberts, D. L. (2008). Social cognition in schizophrenia : An overview. *Schizophr Bull*, *34*(3), 408–411.

Peterson, C., & Villanova, P. (1988). An expanded attributional style questionnaire. *J Abnorm Psychol*, *97*(1), 87–89.

Pinkham, A. E., Penn, D. L., Green, M. F., Buck, B., Healey, K., & Harvey, P. D. (2013). The social cognition psychometric evaluation study : Results of the expert survey and RAND panel. *Schizophr Bull*, *40*(4), 813–823.

Reniers, R. L., Corcoran, R., Drake, R., Shryane, N. M., & Vollm, B. A. (2011). The QCAE : A questionnaire of cognitive and affective empathy. *Journal of Personality Assessment*, *93*(1), 84–95.

Rosenthal, R. (1979). *Sensitivity to Nonverbal Communication : The PONS Test*. Baltimore : Johns Hopkins University Press.

Roux, P., Urbach, M., Fonteneau, S., Aouizerate, B., Berna, F., Brunel, L., Capdevielle, D., Chereau, I., Danion, J., Dorey, J., Dubertret, C., Dubreucq, J., Faget, C., Gabayet, F., Llorca, P. M., Mallet, J., Misdrahi, D., Rey, R., Richieri, R., Schürhoff, F., Yazbek, H., Passerieux, C., & Brunet-Gouet, E. (2016). The EVACO project : A new battery for assessing social cognition disorders and related psychiatric disability in schizophrenia. *European Psychiatry*, *33*, S78.

Sarfati, Y., Hardy-Baylé, M. C., Nadel, J., Chevalier, J. F., & Widlocher, D. (1997). Attribution of mental states to others by schizophrenic patients. *Cognitive Neuropsychiatry*, *2*(1), 1–17.

Singer, T., Seymour, B., O'Doherty, J., Kaube, H., Dolan, R. J., & Frith, C. D. (2004). Empathy for pain involves the affective but not sensory components of pain. *Science*, *303*(5661), 1157–1162.

Sprong, M., Schothorst, P., Vos, E., Hox, J., & van Egeland, H. (2007). Theory of mind in schizophrenia : Meta-analysis. *British Journal of Psychiatry*, *191*, 5–13.

Urbach, M., Brunet-Gouet, E., Bazin, N., Hardy-Baylé, M. C., & Passerieux, C. (2013). Correlations of theory of mind deficits with clinical patterns and quality of life in schizophrenia. *Frontiers in Psychiatry*, *4*, 30.

Vianin, P. (2013). *La Remédiation cognitive dans la schizophrénie*. Éditions Mardaga : *Le programme RECOS*.

Wimmer, H., & Perner, J. (1983). Beliefs about beliefs : Representation and constraining function of wrong beliefs in young children's understanding of deception. *Cognition*, *13*(1), 103–128.

Évaluation et compréhension de l'insight dans les troubles mentaux sévères

Chapitre 50

Nematollah Jaafari et Ghina Harika Germaneau
pour Insight Study Group

PLAN DU CHAPITRE

Le véritable enjeu de l'insight est sa compréhension conceptuelle permettant ainsi d'en définir son évaluation et son application clinique. Bien que le terme *insight* soit un terme anglais (traduit en français par *conscience du trouble*), son concept a bien été inventé en France, à la société Médico-Psychologie, vers le milieu du XIXe siècle (Jaafari, Markova, 2011). Durant cette période, en particulier de 1869 à 1870, l'évolution des opinions concernant la nature de l'aliénation mentale a conduit à l'émergence, parmi d'autres idées, du concept de la *folie partielle*.

Cette dernière, visée à décrire la lucidité, la rationalité qui pouvait exister dans la *folie* et sa variabilité dans le temps. Des années plus tard, les différentes échelles d'évaluation d'insight permettent d'objectiver cette variabilité et son niveau de fonctionnement. Un des problèmes de l'insight, qui constitue d'ailleurs sa richesse, est l'absence d'une définition unitaire. La définition de l'insight varie selon les auteurs et selon les courants de pensée. Certains définissent l'insight comme une capacité, d'autres comme une reconnaissance, d'autres comme la conscience de soi et de son entourage. Tout aussi logiquement, chaque définition a donné lieu à une échelle psychométrique évaluant une partie du phénomène de l'insight. Les études réalisées sur l'insight en utilisant ces échelles psychométriques retrouvent des résultats divergents. Depuis quelques années, les études empiriques sur l'insight se sont multipliées. Celles-ci se sont portées en psychiatrie sur la schizophrénie, le trouble bipolaire et à moindre degré les troubles anxieux, et en neurologie sur le traumatisme crânien, l'accident vasculaire cérébral et la démence. Dans ce chapitre, nous avons choisi d'étudier l'évaluation de l'insight dans la schizophrénie, et de manière pédagogique, nous proposons de visiter l'insight sous l'angle de l'insight clinique et de l'insight cognitif.

Insight clinique

L'insight clinique peut être défini comme l'aspect de l'insight relatif à la conscience de la maladie et à son implication en termes de prise en charge thérapeutique. Dans ce sens, les définitions utilisées pour évaluer l'insight sont celles considérant l'insight comme une reconnaissance, une capacité d'attribution, une solidité de la croyance. Les méthodes utilisées pour évaluer l'insight sont de deux types : l'évaluation catégorielle et l'évaluation dimensionnelle.

L'exploration de l'insight selon une approche catégorielle

Les premières évaluations de l'insight ont été réalisées de manière catégorielle, c'est-à-dire en tout ou rien. Il y a deux instruments qui permettent cette évaluation. Le premier est la PANSS (Positive and Negative Syndrome Scale) qui est la plus utilisée de nos jours pour évaluer la sévérité de la pathologie chez les patients souffrant d'une schizophrénie. Dans cet instrument, le seul item G12 permet une hétéro-évaluation de l'insight. Cet item, dont l'énoncé est « Manque de jugement et de prise de conscience de la maladie », permet d'attribuer un score d'insight selon l'état clinique du patient allant de 0 (absent) à 7 (extrême) (Kay et al., 1987).

Le deuxième instrument, qui n'est plus utilisé, est le PSE (Present State Examination, qu'on peut traduire par *Examen de l'état actuel*). Il s'agit d'un questionnaire semi-structuré développé en 1974 par le psychiatre anglais John Wing et ses collègues au Maudsley Hospital, en Grande-Bretagne (Wing et al., 1974). L'objectif de ce questionnaire était d'améliorer aussi bien sur le plan clinique que sur le plan de la recherche l'identification et la classification des pathologies mentales. Cet outil a été utilisé dans les études épidémiologiques en psychiatrie. Il est formé de cent quarante items, chacun marqué sur un score de 3 ou 4 points. Les items 104 et 105 dans le PSE permettent une évaluation de l'insight.

On peut retenir que les mesures catégorielles de l'insight sont utiles pour permettre des comparaisons entre individus sur des caractéristiques définies de manière large, mais qu'elles comportent deux inconvénients majeurs. Le premier est la difficulté de bien distinguer les différentes catégories ; le second, ce qu'il est possible d'en déduire en termes d'application clinique.

L'exploration de l'insight selon une approche dimensionnelle

Devant les difficultés et le manque de pertinence d'utilisation clinique des résultats obtenus par une évaluation catégorielle de l'insight, plusieurs auteurs ont proposé une approche dimensionnelle pour évaluation de celui-ci. L'objectif de cette approche était de saisir quantitativement, et avec plus de détails, certaines des composantes explicitement définies de l'insight. McEvoy et al., (1989) ont été les premiers à développer un questionnaire permettant d'évaluer l'insight : ITAQ (Insight and Treatment Attitude Questionnaire) chez les patients souffrant d'une schizophrénie. Ce questionnaire est composé de onze items, le score pouvant aller de 0 (pas d'insight) à 22 (insight maximal). Il s'agit d'une hétéro-évaluation. Ce questionnaire est basé sur deux aspects : premièrement, l'insight est défini comme l'attitude du patient face à son traitement et à son hospitalisation ; deuxièmement, les scores d'insight sont explicitement basés sur l'idée que le patient est en accord avec le professionnel de santé sur ces attitudes. En conséquence, le concept empirique d'insight exploré par cette mesure insiste davantage sur les visions concordantes qu'ont les patients de leur prise en charge que sur une quelconque compréhension détaillée de leur expérience morbide.

Une approche d'évaluation de l'insight centrée sur l'hospitalisation a été proposée par Carsky et al. en 1992. Ils conceptualisent l'insight comme la réaction du patient face à son hospitalisation en se basant sur une définition limitée de la conscience du trouble. Ils ont mis en place le questionnaire d'autoévaluation PEH (Patients' Experience of Hospitalization) qui permet d'évaluer l'insight chez les patients hospitalisés pour une schizophrénie. Ce questionnaire évalue l'incapacité du patient à reconnaître : a) avoir une maladie ou que la maladie a un nom ou une cause ; b) avoir besoin d'hospitalisation ; et c) l'impact de la maladie sur le plan personnel. Cet instrument contient dix-huit items (chaque item est coté sur 4 points). Plus le score total est élevé, plus l'insight est faible. Cette échelle reflète de manière prédominante les jugements des patients sur le fait d'être hospitalisé. Une version adaptée de PEH aux patients suivis en ambulatoire a été proposée par Marks et al. en 2000. Cette version, qui est toujours une autoévaluation, porte le nom SAIQ (Self-Appraisal of Illness Questionnaire) et possède dix-sept items.

Une conceptualisation plus large de l'insight a été proposée par Greenfeld et al. en 1989. Ces auteurs proposent une évaluation qualitative de l'insight selon cinq dimensions : a) conscience de la maladie ; b) conscience des symptômes ; c) conscience de nécessiter un traitement ; d) conscience de l'étiologie de la maladie ; e) conscience de la susceptibilité de rechuter. Ce concept plus large est davantage centré sur la compréhension des patients de ce qui leur arrive et du sens qu'ils donnent à leur expérience pathologique. Cependant, de manière pragmatique l'absence de score (car évaluation qualitative) rend difficile la comparaison des groupes de patients.

Les années 1990 ont vu apparaître deux outils de mesure de l'insight qui sont encore très utilisés de nos jours. Ces outils répondaient à la nécessité de mesurer l'insight avec un ou plusieurs scores selon une approche multidimensionnelle. Ces deux outils sont le SAI (Schedule for the Assessment of Insight), proposé par David en 1990, et la SUMD (Scale to Assess Unawareness in Mental Disorder), proposée par Amador et al. en 1991. Chez ces auteurs, l'accent est mis sur la transposition des modèles en mesures empiriques structurées évaluant l'insight quantitativement.

L'échelle SAI proposée par David a été conçue en se basant sur les travaux de Lewis, qui proposait une approche tridimensionnelle de l'insight en comparant le patient aux contrôles. Cette échelle d'hétéro-évaluation de l'insight permet d'évaluer l'insight chez les patients souffrant d'une psychose selon trois dimensions : a) reconnaissance de la maladie mentale; b) compliance au traitement; c) capacité à reconnaître les événements psychotiques (idées délirantes et hallucinations) comme pathologiques. L'échelle SAI comporte onze items cotés chacun entre 0 (pas de conscience) et 4 (conscience complète), le score total pouvant aller de 0 à 14. Cette conception spécifique et plus étroite de l'insight considère l'insight comme une reconnaissance (de la maladie et la nécessité d'un traitement) et un jugement (de la nature morbide des idées délirantes et hallucinations). Certains auteurs, comme Max Birchwood, considèrent que la passation des échelles d'hétéro-évaluation de l'insight est chronophage, avec des résultats difficilement reproductibles. Ainsi, en se fondant sur le concept tridimensionnel de l'insight, proposé par David, Birchwood et al. ont proposé en 1994 une échelle d'autoévaluation de l'insight : l'Insight Scale. Cette échelle est constituée de huit items, avec un score pouvant aller de 0 à 4 pour chaque dimension.

L'échelle de la SUMD proposée par Amador et al. en 1991, traduite et validée en français par l'équipe de Poitiers (Jaafari et al., 2011), a été conçue en se basant sur une analyse de la diversité des utilisations du terme d'insight et des termes apparentés dans la littérature. Ces auteurs proposent de définir l'insight de manière multidimensionnelle : a) la conscience de la maladie; b) la conscience des symptômes; c) la conscience de la nécessité un traitement; d) la conscience des conséquences sociale de la maladie; e) la capacité du patient à attribuer une cause à la maladie et/ou aux symptômes et à leurs conséquences; f) la capacité de rapporter l'image de soi; g) les stratégies psychologiques de défense. La SUMD, issue de cette théorie, comporte vingt items : trois premiers items sont des items généraux et les dix-sept autres évaluent les symptômes spécifiques dans les pathologies psychotiques. Cette échelle peut être utilisée de manière partielle. Dans cette conception, la définition de l'insight apparaît plus large et plus détaillée, car elle incorpore dans une approche exhaustive la compréhension par le sujet de son vécu, le jugement porté par lui sur ce vécu, et des conceptions relatives de manière plus large à la compréhension du soi et des processus psychologiques du soi. Cependant, Amador et Strauss (1993) reconnaissent les difficultés pratiques qu'il y a à passer d'une construction si large et si complexe à une mesure empirique de l'insight. Ainsi, ils ont préféré réduire ce concept à un concept comprenant deux éléments importants : a) conscience de la maladie; b) capacité d'attribuer une cause à la maladie.

Une autre conceptualisation de l'insight est sa considération comme « solidité de la croyance » (*strength of beliefs* en anglais) proposée par Eisen et al., (1998). La BABS (Brown Assessment of Beliefs Scale), issue de cette théorie, est plus souvent utilisée dans les troubles obsessionnels compulsifs, la dysmorphophobie, et plus rarement dans la schizophrénie. Cependant, une étude de comparaison de la BABS et de la SUMD montre la capacité de la BABS de capturer un faible insight chez les patients souffrant d'une schizophrénie (Kaplan et al., 2006). La BABS est une échelle d'hétéro-évaluation comportant six items avec un score allant de 0 à 24. Dans cette définition, plus les croyances délirantes sont ancrées plus le niveau de l'insight est faible. Cette conception étroite de l'insight ne permet pas d'évaluer qu'une dimension de l'insight. Combs et al., (2006) ont proposé la CDBS (Conviction of Delusional Beliefs Scale), une transposition de ce modèle en échelle d'autoévaluation.

Une conceptualisation dimensionnelle large de l'insight a été proposée par Marková et Berrios en 1992. Dans ce concept, l'insight est défini comme la conscience de changements du soi (et de la manière dont cela affecte ses perceptions et interactions avec le monde environnant), en relation avec l'état pathologique affectant le patient. À partir de ce concept, une échelle d'autoévaluation de l'insight IPQ (Insight in Psychosis Questionnaire) a été validée chez des patients psychotiques. Elle comporte trente questions avec une cotation dichotomique (d'accord/pas d'accord) (Marková et al., 2003).

Insight cognitif

Beck introduit en 2004 le concept de l'insight cognitif, qu'il définit comme relatif à la conscience de présenter des distorsions cognitives et de faire des interprétations erronées (pour une revue complète, *voir* Riggs et al., 2012). Il considère que quatre aspects de l'insight cognitif peuvent être touché dans la psychose : a) l'altération de la capacité d'être objectif sur les expériences délirantes et les distorsions cognitives ; b) l'incapacité de mettre ces expériences en perspective ; c) l'incapacité de corriger les informations venant des autres ; d) l'excès de confidence dans les jugements délirants. Cette théorisation a donné lieu à la mise en place d'une échelle d'autoévaluation de l'insight : la BCIS (Beck Cognitive Insight Scale). Elle est composée de quinze items, répartis en deux sous-échelles : la réflexion sur soi ou *self-reflectiveness* et la certitude de ses convictions ou *self-certainty* Dans cette conception étroite de l'insight, on peut se demander à quel point une autoévaluation peut mesurer l'insight cognitif.

Une hétéro-évaluation de l'insight cognitif a été proposée par Medalia et Thysen en 2008. Ces auteurs en se basant sur le modèle conceptuel de la SUMD, définissent l'insight cognitif comme la capacité du patient à reconnaître ses déficits cognitifs et en attribuer une cause. Ils ont proposé la MIC-CR (Measure of Insight into Cognition-Clinician Rated), qui permet d'évaluer trois dimensions cognitives : mémoire, fonctions exécutives et attention. Cette échelle comporte douze items, cotés de 1 (insight total) à 5 (insight faible). Cette équipe a démontré que la mémoire joue un rôle peu important dans l'insight chez les patients souffrant d'une schizophrénie.

L'équipe de Poitiers (Gil et al., 2001) a proposé une conceptualisation encore plus large et multidimensionnelle de l'insight en rapport avec la mémoire. Dans cette définition, basée sur les travaux de William James, l'insight est défini comme englobant tout un éventail de perceptions concernant l'identité propre, la conscience du corps, des processus mentaux (mémoire, autobiographie, pensées) et des jugements moraux. Il s'agit d'une échelle d'hétéro-évaluation utilisée dans la maladie d'Alzheimer et qui pourrait être utile dans l'évaluation de l'insight dans la psychose (Fargeau et al., 2010).

Comment comprendre l'insight ?

La lecture des paragraphes précédente démontre que l'existence de différentes échelles et définitions de l'insight prouve la difficulté des chercheurs à évaluer l'insight dans sa globalité. Chacun va de sa définition et de son échelle. Il semble que les difficultés rencontrées dans le domaine de la recherche empirique soient secondaires à la complexité du concept même d'insight. Il faut donc clarifier ce concept et les aspects que nous explorons par les évaluations cliniques. Dans cet objectif, il est important dans un premier temps de faire une distinction entre le concept et le phénomène d'insight, et dans un second temps d'examiner les facteurs qui influencent le phénomène d'insight.

Le concept d'insight est une structure théorique qui nous aide à définir l'insight dans sa globalité, en identifiant les différents éléments qui le constituent. Il n'est pas réaliste d'essayer de capturer ce concept vaste dans une simple évaluation clinique. Chaque évaluation clinique ne touche qu'un des aspects du concept.

Le phénomène de l'insight se réfère à cet aspect de l'insight qui est recherché sur le plan clinique ou dans les études empiriques. Il représente seulement une partie du concept théorique de l'insight. Dans les études empiriques, le phénomène d'insight devient l'objet de l'étude, ce qui nous conduit au second point de clarification, à savoir, quels sont les facteurs qui influencent le phénomène clinique de l'insight.

Premièrement, le phénomène sera influencé par le concept d'insight utilisé par le clinicien ou le chercheur. Comme mentionné ci-dessus, nous utilisons différents concepts d'insight, contenant des éléments différents, allant d'une vision étroite à une vision large de ce concept. Ainsi, les cliniciens ou chercheurs, selon le concept qu'ils utilisent, mettent en évidence dans les études empiriques différents aspects de l'insight.

Deuxièmement, l'échelle de mesure utilisée pour évaluer l'insight permettra de déterminer le phénomène qui est recherché. Les mesures de l'insight varient en fonction de leur contenu, c'est-à-dire qu'ils évaluent les différents aspects des connaissances des patients concernant leurs conditions. Par exemple, certaines mesures pourraient être axées de manière générale sur les jugements des patients portant sur la cause de leur trouble. D'autres pourraient se concentrer davantage sur des évaluations précises et détaillées de la capacité des patients à décrire des symptômes particuliers ou des comportements. Effectivement, les mesures d'insight varient en fonction de leurs structures, à savoir, certaines mesures sont issues de l'autoévaluation, d'autres sont issues de l'hétéroévaluation et d'autres de la méthode de l'écart de mesure, etc. Ceci est important, car les jugements des cliniciens, dans l'interaction avec les patients, contribuent à des degrés divers à l'élaboration du phénomène de l'insight.

Troisièmement, le phénomène de l'insight est également influencé par l'*objet* d'évaluation d'insight. Insight est un terme relationnel qui signifie que nous ne pouvons comprendre l'insight que s'il se porte sur quelque chose, que ce soit un état normal ou un état pathologique. Ainsi, on ne peut pas avoir l'insight sans qu'il y ait quelque chose sur lequel se porte l'insight. Et ce *quelque chose* a été appelé l'*objet* d'évaluation d'insight. En pratique clinique, il existe de nombreux *objets* d'évaluation d'insight, par exemple les *symptômes mentaux*, la *maladie mentale*, les *dysfonctionnements neuropsychologiques*, les *troubles neurologiques*, etc. Ces *objets* d'évaluation d'insight sont importants de différentes manières, car à leur tour ils influencent le phénomène de l'insight qui est recherché. La façon dont les objets d'évaluation d'insight influencent le phénomène de l'insight a été explorée ailleurs (Marková et Jaafari, 2009). En bref, les objets peuvent être différents selon qu'il s'agit de (i) différentes disciplines cliniques; (ii) différentes catégories sémantiques; (iii) se référer aux différents types de choses.

Lorsque des *objets* d'évaluation d'insight se rapportent aux différentes disciplines cliniques, les phénomènes d'insight qui sont recherchés par rapport à ces objets seront structurés par la langue, l'histoire, les concepts et les hypothèses propres à cette discipline. Par exemple, le phénomène d'insight en rapport avec un trouble mental sera structuré différemment du phénomène d'insight en rapport avec des troubles de mémoire ou du phénomène d'insight en rapport avec la motivation, ceci en raison des différents cadres conceptuels qui les sous-tendent en tant que discipline, à savoir, respectivement, la psychiatrie, la neuropsychologie et la psychanalyse.

Lorsque des *objets* d'évaluation d'insight appartiennent à différentes catégories sémantiques, alors le phénomène d'insight provoqué sera différent selon les catégories, lesquelles prennent en compte les différentes sortes de jugements qui pourraient être exigées par ces dernières. Par exemple, un *trouble mental* appartient à une catégorie sémantique différente d'un *dysfonctionnement neurologique*. Le premier est une construction qui s'appuie sur des jugements couvrant non seulement l'expérience, mais aussi des changements plus larges intégrant les déterminants sociaux, individuels, culturels et politiques de cette construction. En revanche, «un dysfonctionnement neurologique» est une notion spécifique et relativement objective qui exige des jugements qui sont surtout concentrés sur un changement d'un état particulier. La nature et le type de jugements qui constituent les phénomènes d'insight dans chaque cas seront donc nécessairement très différents.

Lorsque des *objets* d'évaluation d'insight se réfèrent à différents types de choses, là encore, les phénomènes d'insight respectifs seront construits de manières différentes. Par exemple, un *déficit neurologique*, comme l'hémiplégie, est très différent d'un *symptôme mental subjectif*, comme les hallucinations. Le phénomène d'insight recherché par rapport à l'hémiplégie (pathologie objective) mettra l'accent très précisément sur la conscience de ce trouble et des jugements visant à le caractériser (par exemple, la gravité, les effets, etc.), alors que le phénomène d'insight recherché en rapport avec les hallucinations aura une orientation complètement différente. Effectivement, par définition, la conscience des hallucinations est intrinsèque aux symptômes (par exemple, les patients ne seraient pas en mesure de dire qu'ils entendent des voix s'ils ne les reconnaissaient pas). Ainsi, le phénomène d'insight dans ce cas se concentre sur une vision plus large, en incluant le sens que le patient donne à son expérience.

Au décours de ce chapitre, on se rend compte que l'insight est un concept complexe et sa considération en tant que symptôme pose un problème difficile à résoudre. Une considération de l'insight en tant qu'état mental permet de comprendre qu'il s'agit d'un processus dynamique qui va varier en fonction des changements internes et externes. Les conséquences de l'insight en tant qu'état mental impliqueraient l'existence de certains aspects stables et résistants aux changements et d'autres aspects modifiables et variables dans le temps. En conséquence, l'insight en tant qu'état mental permet la construction d'une structure pour l'insight qui expliquerait ces changements et apporterait une compréhension des résultats contradictoires des études. On peut retenir que le choix d'une échelle psychométrique doit se faire en se posant trois questions : quel est le concept utilisé ? Quel est le phénomène d'insight recherché ? Quel est l'objet de l'insight ?

Conclusion

L'insight est un concept complexe sans définition unitaire. La recherche empirique sur l'insight est entravée par des complexités propres au concept d'insight. Dans l'idée d'une compréhension des problèmes posés, il faut distinguer le concept et le phénomène. Le phénomène d'insight reflète seulement certains aspects du concept d'insight. Les facteurs qui influencent le phénomène d'insight comportent : le concept d'insight, le type d'outils de mesure qui est utilisé et l'objet de l'insight. Définir de tels facteurs est essentiel pour toute recherche empirique. Cette démarche aidera à délimiter le phénomène spécifique d'insight étudié. Pour une compréhension de l'insight, nous conseillons la lecture du livre *Insight en psychiatrie* (Marková et Jaafari, 2009).

Références

Amador, X. F., & Strauss, D. H. (1993). Poor insight in schizophrenia. *Psychiatr Q*, *64*(4), 305–318.

Amador, X. F., Strauss, D. H., Yale, S. A., & Gorman, J. M. (1991). Awareness of illness in schizophrenia. *Schizophr Bull*, *17*(1), 113–132.

Beck, A. T., Baruch, E., Balter, J. M., Steer, R. A., & Warman, D. M. (2004). A new instrument for measuring insight : The Beck Cognitive Insight Scale. *Schizophr Res*, *68*(2-3), 319–329.

Birchwood, M., Smith, J., Drury, V., Healy, J., Macmillan, F., & Slade, M. (1994). A self-report Insight Scale for psychosis : Reliability, validity and sensitivity to change. *Acta Psychiatr Scand*, *89*, 62–67.

Carsky, M., Selzer, M. A., Terkelsen, K., & Hurt, S. W. (1992). The PEH. A questionnaire to assess acknowledgment of psychiatric illness. *J Nerv Ment Dis*, *180*(7), 458–464.

Combs, D. R., Adams, S. D., Michael, C. O., Penn, D. L., Basso, M. R., & Gouvier, W. D. (2006). The conviction of delusional beliefs scale : Reliability and validity. *Schizophr Res*, *86*(1-3), 80–88.

David, A. S. (1999). To see ourselves as others see us". Aubrey Lewis's insight. *Br J Psychiatry*, *175*, 210–216.

Eisen, J. L., Phillips, K. A., Baer, L., Beer, D. A., Atala, K. D., & Rasmussen, S. A. (1998). The Brown Assessment of Beliefs Scale : Reliability and validity. *Am J Psychiatry*, *155*(1), 102–108.

Fargeau, M. N., Jaafari, N., Ragot, S., Houeto, J. L., Pluchon, C., & Gil, R. (2010). Alzheimer's disease and impairment of the Self. *Conscious Cogn*, *19*(4), 969–976.

Gil, R., Arroyo-Anllo, E. M., Ingrand, P., Gil, M., Neau, J. P., Ornon, C., & Bonnaud, V. (2001). Self-consciousness and Alzheimer's disease. *Acta Neurol Scand*, *104*(5), 296–300.

Greenfeld, D., Strauss, J. S., Bowers, M. B., & Mandelkern, M. (1989). Insight and interpretation of illness in recovery from psychosis. *Schizophrenia Bulletin*, *15*, 245–252.

Jaafari, N., Daniel, M. L., & Paillot, C. (2011). *Échelle d'autoévaluation de l'insight de Birchwood, Évaluation clinique standardisée en psychiatrie par Gulefi*. Pierre Fabre édition.

Jaafari, N., & Marková, I. S. (2011). Le concept de l'insight en psychiatrie. *Annales médico-psychologiques*, *169*, 409–415.

Kay, S. R., Fiszbein, A., & Opler, L. A. (1987). The positive and negative syndrome scale (PANSS) for schizophrenia. *Schizophrenia Bulletin*, *13*, 261–276.

Kaplan, G. B., Phillips, K. A., Vaccaro, A., Eisen, J. L., Posternak, M. A., & MacAskill, H. S. (2006). Assessment of insight into delusional beliefs in schizophrenia using the Brown Assessment of Beliefs Scale. *Schizophr Res*, *82*(2-3), 279–281.

Marková, I. S., & Berrios, G. E. (1992). The assessment of insight in clinical psychiatry : A new scale. *Acta Psychiatr Scand*, *86*(2), 159–164.

Marková, I. S., & Jaafari, N. (2009). *Insight en psychiatrie*. Paris : Doin.

Marková, I. S., Roberts, K. H., Gallagher, C., Boos, H., McKenna, P. J., & Berrios, G. E. (2003). Assessment of insight in psychosis : A re-standardization of a new scale. *Psychiatry Research*, *119*(1-2), 81–88.

Marks, K. A., Fastenau, P. S., Lysaker, P. H., & Bond, G. R. (2000). Self-Appraisal of Illness Questionnaire (SAIQ) : Relationship to researcher-rated insight and neuropsychological function in schizophrenia. *Schizophr Res*, *45*(3), 203–211.

McEvoy, J. P., Apperson, L. J., Appelbaum, P. S., Ortlip, P., Brecosky, J., Hammill, K., Geller, J. L., & Roth, L. (1989). Insight in schizophrenia. Its relationship to acute psychopathology. *J Nerv Ment Dis*, *177*(1), 43–47.

Medalia, A., & Thysen, J. (2008). Insight into neurocognitive dysfunction in schizophrenia. *Schizophr Bull*, *34*(6), 1221–1230.

Riggs, S. E., Grant, P. M., Perivoliotis, D., & Beck, A. T. (2012). Assessment of cognitive insight : A qualitative review. *Schizophr Bull*, *38*(2), 338–350.

Wing, J. K., Cooper, J. E., & Sartorius, N. (1974). *Measurement and Classification of Psychiatric Symptoms*. Cambridge : Cambridge University Press.

Partie VI

Informer et impliquer avec la psychoéducation

Principes et efficacité de la psychoéducation

Chapitre 51

François Petitjean

PLAN DU CHAPITRE

Éducation thérapeutique et psychoéducation : historique et définitions

Le mot éducation vient du latin *educatio* qui signifie *produire, élever*, mais aussi *conduire hors de* (*ex ducere*). Éduquer renvoie donc à une double signification d'élever et d'influencer le cours des choses.

Les termes actuellement utilisés dans le champ des approches éducatives pour les pathologies chroniques sont *psychoéducation* et *éducation thérapeutique*.

Le terme *psychoéducation* a été utilisé le premier dans le domaine de la psychiatrie et reste utilisé dans la littérature internationale concernant les pathologies mentales. C'est la raison pour laquelle nous le mettons en avant.

Il désigne une démarche globale qui va de l'annonce du diagnostic, nécessité thérapeutique initiale où les aspects psychologiques tiennent une place majeure, jusqu'à la participation à des programmes d'éducation thérapeutique. Ceux-ci sont définis par les textes en vigueur, notamment la loi n° 2009-879 du 21 juillet 2009 portant réforme de l'hôpital et relative aux patients, à la santé et aux territoires, et le décret n° 2010-904 du 2 août 2010 relatif aux conditions d'autorisation des programmes d'éducation thérapeutique du patient.

L'éducation thérapeutique est une démarche formalisée et structurée concernant les différents aspects de la maladie, des comorbidités et du traitement. En France, la mise en place de programmes d'éducation thérapeutique doit obéir à un cahier des charges précis, défini par un référentiel de la HAS et aboutissant à une validation par l'ARS.

Psychoéducation

La psychoéducation est une intervention didactique et thérapeutique systématique qui vise à informer les patients et leurs familles sur les différents aspects du trouble psychiatrique et à promouvoir les capacités pour y faire face. Anderson et al. ont utilisé pour la première fois en 1980 le terme *psychoéducatif* (*psychoeducational*) dans le domaine de la schizophrénie, afin de définir une approche familiale centrée sur le partage d'informations et la reconnaissance d'un trouble psychiatrique. S'appuyant sur les études concernant les émotions exprimées, les auteurs veulent aider les familles à adopter des modes d'interaction plus adaptés, moins critiques et moins intrusifs, à partir d'attentes plus réalistes à l'égard de la personne atteinte de maladie mentale.

À l'heure actuelle, la psychoéducation est définie comme une éducation de la personne présentant un trouble psychiatrique (et/ou de sa famille), dans des domaines qui servent le traitement et la réhabilitation (Pekkala et Merinder, 2000). C'est un processus graduel par lequel une personne gagne un savoir et une compréhension au travers d'un apprentissage susceptible de modifier son comportement et/ou ses représentations.

L'approche psychoéducative vise l'acquisition de connaissances sur la maladie mais aussi la gestion des enjeux psychologiques qui y sont liés ainsi que les stratégies visant à modifier les comportements inadéquats. C'est un processus de formation d'une personne souffrant d'un trouble psychiatrique dans les domaines du traitement et de la réadaptation, afin de favoriser l'acceptation de la maladie et de promouvoir la coopération active au traitement. Il s'agit de créer un climat de collaboration entre l'équipe de soins, le patient et sa famille, afin qu'ils soient tous partenaires dans l'élaboration et la mise en œuvre d'une alliance thérapeutique.

ENCADRÉ 51.1

Le contenu des programmes psychoéducatifs

Les programmes de psychoéducation apportent des éléments importants sur la nature de la pathologie et les traitements de la schizophrénie :

- les facteurs biologiques;
- les symptômes et signes d'alarmes;
- les traitements;
- l'impact de la consommation de toxiques.

Ces interventions psychoéducatives prennent place dans le contexte d'une alliance thérapeutique. Nous traiterons ici de la psychoéducation dans la schizophrénie, le trouble bipolaire faisant l'objet du chapitre 53.

Éducation thérapeutique

L'éducation thérapeutique a une place légitime dans la prise en charge de toutes les maladies chroniques, quelle que soit la spécialité médicale considérée (elle est, par exemple, pertinente pour le diabète en endocrinologie ou pour l'asthme en pneumologie).

L'expression *éducation thérapeutique* (ETP) a été retenue par la Haute Autorité de santé (HAS).

Sa définition commune standardisée s'adresse à toutes les pathologies chroniques. Elle est la suivante : « Processus continu d'apprentissage, intégré à la démarche de soins, l'éducation du patient est centrée sur le patient et comprend des activités organisées de sensibilisation, d'information, d'apprentissage et d'aide psychologique et sociale, concernant la maladie, les traitements prescrits, les soins à l'hôpital ou dans d'autres lieux de soins, et des informations sur l'organisation des soins et sur les comportements liés à la santé et à la maladie. L'éducation du patient est destinée à aider les patients et leur famille à comprendre leur maladie et leur traitement, à collaborer avec les soignants, à vivre sainement et à maintenir ou améliorer leur qualité de vie » (*voir* encadré 51.2).

ENCADRÉ 51.2

Éducation thérapeutique

Selon la HAS (2007), l'éducation thérapeutique de qualité doit :

- être centrée sur le patient : intérêt porté à la personne dans son ensemble, prise de décision partagée, respect des préférences;
- être scientifiquement fondée (recommandations professionnelles, littérature scientifique pertinente, consensus professionnel) et enrichie par les retours d'expérience des patients et de leurs proches pour ce qui est du contenu et des ressources éducatives;
- faire partie intégrante du traitement et de la prise en charge;
- concerner la vie quotidienne du patient, les facteurs sociaux, psychologiques et environnementaux;
- être un processus permanent, qui est adapté à l'évolution de la maladie et au mode de vie du patient. Elle fait partie de la prise en charge à long terme;
- être réalisée par des professionnels de santé formés à la démarche thérapeutique du patient et aux techniques pédagogiques, engagés dans un travail en équipe dans la coordination des actions;
- s'appuyer sur une évaluation des besoins et de l'environnement du patient (diagnostic éducatif) et être construite sur des priorités d'apprentissage perçues par le patient et le professionnel de santé;
- se construire avec le patient et impliquer autant que possible les proches du patient;
- s'adapter au profil éducatif et culturel du patient, et respecter ses préférences, son style et son rythme d'apprentissage;
- être définie en termes d'activités et de contenu, être organisée dans le temps, réalisée par divers moyens éducatifs :
  - utilisation de techniques de communication centrée sur le patient,
  - séances collectives ou individuelles, ou en alternance, fondées sur les principes de (l'apprentissage chez l'adulte (ou l'enfant),
  - accessibilité à une variété de publics, en tenant compte de leur culture, origine, situation de handicap, éloignement géographique, ressources locales et du stade d'évolution de la maladie,
  - utilisation de techniques pédagogiques variées qui engagent les patients dans un processus actif d'apprentissage et de mise en lien du contenu des programmes avec l'expérience personnelle de chaque patient;
- être multiprofessionnelle, interdisciplinaire et intersectorielle, intégrer le travail en réseau;
- inclure une évaluation individuelle de l'ETP et du déroulement du programme.

La pratique soignante exige d'apprendre une nouvelle langue qui permet d'entrer en communication avec le malade. La recherche d'un espace commun entre la conception de la maladie par les soignants et celle du patient (Pitschel-Walz et al., 2006) est certainement la clé de la démarche psychoéducative.

Les auteurs s'accordent pour définir plusieurs dimensions dans cette démarche. Deleu et Lalonde (1999) en retiennent trois :

- donner une information structurée, progressive et répétée, soit un aspect pédagogique;
- une dimension d'écoute, de soutien et de diminution du fardeau émotionnel avec dans la schizophrénie l'accompagnement d'un travail de deuil, soit un aspect psychologique;
- un travail sur les émotions exprimées, la résolution de problèmes soit une dimension comportementale.

Revillot (2016), quant à lui, identifie trois champs d'intervention :

- un aspect pédagogique;
- un aspect de développement du sujet qu'il relie au constructivisme;
- un développement de l'homme être social à relier au socioconstructivisme.

Schizophrénies

Spécificités

La mauvaise observance thérapeutique est une cause majeure de rechute chez le patient souffrant de schizophrénie. Trois patients sur quatre arrêtent leur traitement dans les deux ans qui suivent le premier épisode. Le défaut d'observance est responsable d'une augmentation du nombre des hospitalisations, d'un accroissement de la morbidité et de la mortalité. Différents facteurs sont impliqués dans la mauvaise observance des patients. Parmi ceux-ci, les effets secondaires des traitements, la sévérité de la maladie et le manque d'insight arrivent en tête (Hardy-Baylé et al., 2015).

La psychoéducation a donc tout son sens dans cette pathologie, afin d'améliorer l'observance thérapeutique. Il s'agit d'aborder la psychoéducation comme dans d'autres pathologies chroniques, mais d'en reconnaître les particularités cognitives et émotionnelles pour assurer acceptation et intégration des informations. Enfin, il faut tenir compte de la stigmatisation dont fait l'objet cette pathologie.

Certains grands principes sont à retenir :

- il est nécessaire d'individualiser la psychoéducation en fonction de l'état, des attentes et du niveau de conscience de chaque patient;
- le recours à la remédiation cognitive est souvent nécessaire en association avec la psychoéducation;
- comme toujours en psychoéducation, la recherche d'un terrain commun entre maladie telle qu'elle est conçue par le médecin (*disease* en anglais) (Kleinman, 1988), et maladie telle qu'elle est vécue par le patient (*illness*), est un aspect fondamental.

Le rétablissement

L'approche éducative doit tenir compte d'un contexte psychologique et émotif lié à la phase de deuil et de traumatisme que provoque l'annonce du diagnostic. Plusieurs étapes sont nécessaires pour accepter le fait de souffrir d'une affection comme la schizophrénie, puis pour acquérir les outils nécessaires pour y faire face. Le fait de se rétablir d'un trouble psychique sévère tel qu'une schizophrénie est une notion récente qui a changé la vision de la pathologie schizophrénique au cours des dernières années.

Différents facteurs ont favorisé cette évolution :

- les études longitudinales sur le devenir à moyen et long termes des personnes ayant une schizophrénie ont souligné le nombre de personnes ayant une évolution clinique favorable;
- la diffusion de récits autobiographiques de récits de patients rétablis, notamment dans une revue comme *Schizophrenia Bulletin* et le Mouvement des usagers aux États-Unis ont donné une large audience au concept (Hardy-Baylé et al., 2015).

Il existe deux acceptions du concept :

- une approche objective, définie par Robert Liberman (2005) de la façon suivante : ne plus avoir de symptômes durant les deux dernières années, être employé au moins à 50 %, vivre de façon indépendante, gérer son argent, son alimentation son hygiène personnelle, avoir des interactions avec des amis, des connaissances ou de la famille;
- une autre conception considère plus le rétablissement comme un processus actif fondé sur l'expérience de la personne, ses efforts continus pour surmonter les limites imposées par la maladie.

Il s'agit d'un processus dynamique et non linéaire.

Le rétablissement en tant que paradigme au cœur de la réhabilitation psychosociale est fondé sur un accompagnement de la personne, sur ses capacités et son autonomisation ou *empowerment*. Le concept de pleine citoyenneté est étroitement associé au rétablissement. Dans ce contexte, le vécu de la personne avec un handicap psychique n'est plus perçu comme une honte mais comme un savoir expérientiel et le mouvement des pairs-aidants ou patients-partenaires illustre ce changement de paradigme.

Andresen et al., (2006) décrivent une série d'étapes de changement, ou étapes de rétablissement :

- *moratoire*, qui se caractérise par un espoir très faible dans la possibilité de se rétablir et un sens de soi très altéré ;
- *conscience*, où émergent l'espoir d'une amélioration, l'acceptation de la pathologie en même temps qu'une distinction soi/maladie ;
- *préparation*, caractérisée par la croyance que le rétablissement est possible, et par l'identification de ses ressources pour y parvenir ;
- *reconstruction*, marquée par l'élaboration et le développement d'actions pour améliorer son état et la découverte de nouvelles dimensions de soi ;
- *croissance*, qui se caractérise par une certaine forme de bien-être et une réelle redéfinition de soi.

Il existe une échelle d'évaluation du rétablissement, le Stage Of Recovery Instrument, ou STORI (Andresen et al., 2006), traduite en français par Jérôme Favrod. Chacune des étapes peut correspondre à un objectif d'intervention spécifique (Favrod et Bonsack, 2008). La psychoéducation est présente tout au long du processus, mais les phases dites de *moratoire* puis de *conscience* correspondent à l'engagement de cette démarche. Elles vont donc revêtir une importance particulière : une focalisation sur l'engagement dans les soins et une focalisation sur la normalisation des symptômes psychotiques sont des préalables essentiels.

Au niveau psychologique, la révélation du diagnostic est à proposer très progressivement, en tenant compte de la reconnaissance du phénomène et de l'expérience subjective, de l'identification des symptômes, de la proposition d'un diagnostic et d'une proposition d'un traitement.

Dans ce processus de révélation du diagnostic, la première étape est la reconnaissance par la personne de la souffrance associée à son expérience subjective. Il s'agira ensuite de la nommer, en utilisant un vocabulaire commun entre le thérapeute, le patient et sa famille, afin de développer un modèle de compréhension de la maladie partagé par tous. L'objectif est de faire d'une expérience subjective un symptôme dont le patient devient observateur et non pas simplement victime (concept de symptôme égo-dystonique). La normalisation des symptômes consiste à les expliquer comme une réaction du système nerveux, qui peut survenir dans des conditions extrêmes (privation de sommeil, isolement sensoriel) mais dont le seuil de survenue est abaissé chez les personnes souffrant de schizophrénie, du fait de leur vulnérabilité au stress. La normalisation est une étape vers une acceptation de la maladie.

Graduellement, lorsque différents symptômes ont été identifiés, il devient possible d'aborder le diagnostic auquel ils correspondent, afin de donner un nom au malaise plutôt que de le laisser confiné à une représentation inconnue et effrayante (Petitjean et Beaufils, 1999).

La psychoéducation invite le sujet à se saisir d'un espace d'échange à tonalité collaborative, lui permettant ainsi, lorsqu'elle est associée à d'autres techniques de réhabilitation, de progresser vers le rétablissement. Le rétablissement se réfère au fait de pouvoir mener une vie pleine et significative. Il n'est pas spécifique à la schizophrénie, mais considère les patients comme des personnes normales qui se débattent avec une maladie sévère. Pour Revillot (2016), se concentrer exclusivement sur la pathologie chronique conduit à ignorer les potentialités de la personne souffrant de schizophrénie, ce qui risque d'amener le soignant à « perdre l'humanité de la rencontre pour se cantonner à un niveau de technicité et d'expertise ».

Deux mécanismes d'adaptation ou de coping dans le rétablissement ont été décrits chez les personnes souffrant de schizophrénie (McGlashan, 1987). Le style de rétablissement intégratif se caractérise par la prise en considération et la curiosité du patient à propos de la psychose et la mise en place d'actions lui permettant de gérer la maladie. À l'opposé, un autre style de rétablissement, plus fréquent consiste en un évitement (*sealing over*) cognitif et comportemental du diagnostic et de l'expérience de la psychose. Ces mécanismes, influencés par les traits de personnalité préexistants, prédiraient mieux l'engagement dans les soins que la prise de conscience des troubles. Il convient d'identifier ces mécanismes adaptatifs, de les respecter afin de ne pas confronter directement le patient.

Psychoéducation familiale

Les programmes psychoéducatifs destinés aux familles sont nés, on l'a vu, de la constatation qu'il existe souvent une inadaptation cognitive, émotionnelle ou comportementale de certains membres de la famille du malade, liée d'une part, au stress d'avoir un proche atteint de schizophrénie, et d'autre part, au caractère déroutant et non familier des troubles observés dans la schizophrénie. Cette inadaptation a des conséquences néfastes pour le malade et pour sa famille qu'il s'agit de modifier en introduisant un apprentissage d'autres réactions adaptatives. De nombreux types de programmes psychoéducatifs ont été proposés. Il existe des modèles monofamiliaux et des modèles multifamiliaux (le plus souvent avec la présence du malade pendant tout ou partie du programme, et plus rarement sans présence de malades). Il n'y a pas de différence claire d'efficacité entre ces modèles, chacun ayant ses avantages et ses inconvénients.

Pour Leclerc and Lecomte (2012), le format multifamilial a l'avantage de fournir un partage des compétences et un soutien de la part des pairs. Les interventions qui se limitent à la transmission d'informations sur la maladie, le traitement, et les aides sociales sont sans impact sur l'évolution du malade. L'apprentissage de techniques de communication, de gestion du stress et de résolution de problèmes est une nécessité.

Certaines interventions peuvent atteindre une durée de trois ans. Les interventions courtes ont été montrées comme inefficaces. Une durée supérieure à un an semble nécessaire pour observer un effet sur le malade (Petitjean et al., 2014).

Le programme Profamille est particulièrement connu dans le monde francophone. Développé en 1987 par Hugues Cormier au Québec, il a été utilisé en Europe par Jérôme Favrod, Guy Deleu et Olivier Chambon, puis revu par Yann Hodé, Monique et Pierre Pasche. Il s'agit à l'origine d'un programme multifamilial de neuf séances auquel les malades ne participaient pas. Il est composé aujourd'hui dans sa version V3.2 d'une séance d'engagement, d'un module de formation initial de quatorze séances au contenu très structuré et d'un module d'approfondissement et de consolidation de huit séances, auxquels s'ajoutent, pour certains participants, trois séances individuelles. Un groupe est composé habituellement de douze participants et il est animé par deux personnes. Les résultats préliminaires objectivent une réduction du nombre de jours d'hospitalisation des malades dans l'année qui suit le programme par rapport à l'année précédente, et une amélioration de l'humeur des familles. Les équipes qui participent à ce réseau réalisent une évaluation systématique de l'efficacité du programme, d'une part sur l'humeur des participants et leurs capacités à faire face, et d'autre part sur les réhospitalisations et rechutes du malade (Petitjean et al., 2014). Cette évaluation est considérée par les fondateurs du réseau comme une exigence éthique.

Le programme AVEC, pour « Accompagner, Valider, Échanger et Comprendre » intègre de la psychoéducation sur le rétablissement, la psychose, le rôle d'aidant naturel et les notions et techniques de la thérapie cognitive et comportementale (TCC). Conçu par Leclerc and Lecomte (2012), il vise à aider à la fois les parents eux-mêmes et indirectement leur proche atteint de psychose. Le programme existe en deux formats. Le premier format comprend vingt-quatre rencontres, afin que les parents qui accompagnent leur jeune à un groupe de TCC puissent bénéficier en même temps de leur groupe multi-famille AVEC. Le second format est plus bref, soit huit rencontres de deux heures, couvrant seize des vingt-quatre rencontres et offert en soirée à raison d'une fois par semaine.

À côté d'AVEC, le centre référent de l'hôpital du Vinatier à Lyon (CL3R) propose un groupe multifamilial d'inspiration systémique réunissant une dizaine de familles à raison de douze séances hebdomadaires d'une heure et demie

(Martin et al., 2014). Chaque séance débute par un cas concret présenté par une famille et les autres familles proposent, en tant que co-thérapeutes, différentes lectures de cette situation qui ouvrent sur une prescription élaborée par l'ensemble des familles. Il s'agit ainsi de développer de nouveaux apprentissages par la rencontre avec d'autres familles.

Efficacité, niveau de preuve

De nombreuses études ont été publiées sur les effets de la psychoéducation. Les principaux critères sélectionnés pour juger de son efficacité sont le taux de rechute, l'effet sur les symptômes, l'adhésion au traitement, la connaissance de la maladie et le fonctionnement dans la communauté. La plupart des travaux ne distinguent pas la psychoéducation de la famille de celle dispensée aux patients. La méta-analyse de Lincoln et al., (2007) prend en compte dix-huit études et montre des bénéfices de la psychoéducation sur les rechutes à douze mois (taille d'effet modérée) et sur la connaissance de la maladie (taille d'effet faible). Elle ne montre pas d'effets ni sur les symptômes, ni sur le fonctionnement. La méta-analyse de Xia et al., (2011), portant sur plus de 5000 patients pour la plupart non hospitalisés, ne retient que les essais randomisés contrôlés ($n = 44$). Elle montre que la psychoéducation améliore l'observance médicamenteuse comparée au traitement habituel, et qu'elle réduit également les taux de rechute et de réhospitalisation sur le court terme (six mois). Le fonctionnement social et la qualité de vie sont également améliorés avec une amplitude modérée. La revue de Merinder (2000), qui prend en compte sept études, confirme l'amélioration des connaissances des patients, mais les effets sur l'observance et sur le taux de rechute sont de moindre ampleur dans ce travail. Une étude randomisée prospective sur 191 patients a montré que la psychoéducation serait plus bénéfique sur le taux de réhospitalisation à cinq ans chez les patients ayant une durée d'évolution de la maladie moyenne, c'est-à-dire entre quatre et sept ans d'évolution dans ce travail (Feldmann et al., 2002).

Les programmes existants ne sont pas adaptés à toutes les phases de la maladie. Ils sont plutôt destinés à des personnes souffrant de troubles chroniques. Il reste nécessaire d'adapter le contenu de la psychoéducation aux différentes phases de la maladie. Une intervention la plus précoce possible serait souhaitable (Favrod et Bonsack, 2008). Toutefois, aucun résultat d'essai clinique n'étaye encore cette hypothèse. Une autre étude non randomisée a mis en évidence le fait qu'un programme psychoéducatif pouvait réduire l'autostigmatisation et améliorer les scores à une échelle d'insight (Uchino et al., 2012).

Ces études confirment que l'approche psychoéducative des patients est pertinente pour plusieurs raisons telles que le taux de rechute et l'adhésion thérapeutique. Des données indiquent qu'elle serait plus efficace en groupe qu'en individuel (Lincoln et al., 2007). Une étude qualitative de Sibitz et al., (2007), portant sur 131 patients, va dans le sens de la nécessité de combiner l'acquisition de connaissances sur la maladie et des interventions comportementales visant au développement de nouvelles habiletés. D'autres recherches doivent donc être conduites pour étoffer nos connaissances sur cette thérapeutique (indication et efficacité notamment) en intégrant des aspects plus subjectifs tels que l'impact sur la qualité de vie et l'insight des patients.

Une étude longitudinale contrôlée (Pitschel-Walz et al., 2006) a permis d'évaluer l'efficacité à long terme de la psychoéducation (avec approche familiale et individuelle combinées) sur une cohorte de 236 patients. Le taux d'hospitalisation était significativement réduit dans le groupe psychoéducation et l'observance du traitement meilleure. Sur le long terme (c'est-à-dire sept ans), le taux de réhospitalisation est de 54 % pour le groupe psychoéducation contre 88 % pour le groupe témoin ($p < 0.05$).

De nombreux travaux confirment donc l'efficacité de l'approche psychoéducative familiale. L'efficacité de cette prise en charge est établie à plusieurs niveaux :

- les connaissances des proches sur la maladie ;
- la diminution du taux de rechute à deux ans ;
- une meilleure observance médicamenteuse.

De plus, la psychoéducation permettrait d'alléger le *fardeau des familles* et d'améliorer leurs stratégies pour faire face à la maladie d'un proche (Favrod et Bonsack, 2008).

Deux critères sont déterminants pour l'efficacité de ces prises en charge : le nombre de séances et la durée du traitement. Un programme contenant au moins dix sessions et durant au minimum trois mois serait plus efficace et aurait des effets prolongés (supérieurs à deux ans) sur la prévention des rechutes.

La psychoéducation des familles est une intervention particulièrement efficace : l'amplitude de son effet sur la prévention de la rechute est proche de celle des traitements. Quoique bénéficiant d'un haut niveau de preuve ainsi que d'une rentabilité économique avérée elle apparaît cependant encore trop peu développée sur le terrain. Selon une étude européenne, la proportion de familles bénéficiant de programmes psychoéducatifs varie de 0 % à 15 % seulement. Seuls 7 à 27 % des personnes formées mettent en pratique leur formation (Magliano et al., 2005). En 2014, 77 programmes d'ETP en psychiatrie (dont 38 pour la schizophrénie) étaient autorisés en France, portés par 30 équipes sur 835 secteurs (< 10 %), soit deux fois le chiffre de 2011. Du côté des soignants, les raisons de ce retard sont le scepticisme, le manque de temps, le turnover des équipes, le manque de personnel, le manque de formation et de supervision et la prévalence des formations concernant les psychotropes (Magliano et al., 2005). Du côté des familles, les raisons d'un faible engagement comprennent le scepticisme, les situations personnelles difficiles, le manque d'insight et les raisons matérielles (Rummel-Kluge et al., 2006; Pitschel-Walz et al., 2006).

Conclusion

Plusieurs études ont démontré l'efficacité de la psychoéducation en termes de prévention des rechutes dans la schizophrénie. Cette efficacité est clairement établie lorsque les familles de patients sont impliquées. Elle devrait aujourd'hui être systématiquement proposée à l'entourage familial de tous les patients souffrant de schizophrénie, l'efficacité de cette intervention étant d'une amplitude comparable à l'efficacité des traitements médicamenteux. La diffusion de cette pratique est encore trop réduite mais les obstacles se lèvent progressivement. La psychoéducation est un outil central dans les techniques de réhabilitation. Les programmes d'éducation thérapeutique centrés sur les patients sont encouragés par la reconnaissance officielle dont cette démarche fait l'objet par la Haute Autorité de santé, mais leur mise en œuvre reste limitée à quelques centres. Des efforts importants de formation des professionnels de santé restent à faire, dans un contexte où les contraintes restent très importantes en matière de financement.

Références

Anderson, C. M., Hogarty, G. E., & Reiss, D. J. (1980). Family treatment of adult schizophrenic patients : A psychoeducational approach. *Schizophr Bull*, *6*(3), 490–505.

Andresen, R., Caputi, P., & Oades, L. (2006). Stages of recovery instrument : Development of a measure of recovery from serious mental illness. *Aust N Z J Psychiatry*, *40*(11-12), 972–980.

Deleu, G., & Lalonde, P. (1999). Thérapie psychoéducative. In P. Lalonde & J. Aubut (Eds.), *Psychiatrie clinique*.

Favrod, J., & Bonsack, C. (2008). Qu'est-ce que la psychoéducation ? *Santé mentale*, *3*(126), 26–32.

Feldmann, R., Hornung, W. P., Prein, B., Buchkremer, G., & Arolt, V. (2002). Timing of psychoeducational psychotherapeutic interventions in schizophrenic patients. *Eur Arch Psychiatry Clin Neurosci*, *252*(3), 115–119.

Hardy-Baylé, M. C., Franck, N., Morin, L., Pachoud, B., Passerieux, C., Roux, P., Urbahc, M., & Younès, N. (2015). *Données de preuves en vue d'améliorer le parcours de soins et de vie des personnes présentant un handicap psychique sous tendu par un trouble schizophrénique*. Rapport, Centre de preuves en psychiatrie et en santé mentale, 261p. www.cdppsm.fr/rapport/.

Kleinman, A. (1988). *The Illness Narratives Suffering and Healing and the Human Condition*. New York : Basic Books.

Leclerc, C., & Lecomte, T. (2012). TCC pour premiers épisodes de psychose : pourquoi la thérapie de groupe obtient les meilleurs résultats? *Journal de thérapie comportementale et cognitive*, *22*, 104–111.

Liberman, R. P., & Kopelowicz, A. (2005). Recovery from schizophrenia : A concept in search of research. *Psychiatr Serv*, *56*(6), 735–742.

Lincoln, T. M., Wilhelm, K., & Nestoriuc, Y. (2007). Effectiveness of psychoeducation for relapse, symptoms, knowledge, adherence and functioning in psychotic disorders : A meta-analysis. *Schizophr Res*, *96*(1-3), 232–245.

Magliano, L., Fiorillo, A., Fadden, G., Gair, F., Economou, M., Kallert, T., Schellong, J., Xavier, M., Gonçalves Pereira, M., Torres Gonzales, F., Palma-Crespo, A., & Maj, M. (2005). Effectiveness of a psychoeducational intervention for families of patients with schizophrenia : Preliminary results of a study funded by the European Commission. *World Psychiatry*, *4*(1), 45–49.

Martin, B., Rochet, C., Félus, D., Félus, M., & Franck, N. (2014). Réhabilitation et groupes multifamiliaux à orientation systémique. *L'Information psychiatrique, 90*, 477–484.

McGlashan, T. H. (1987). Recovery style from mental illness and long-term outcome. *J Nerv Ment Dis, 175*(11), 681–685.

Merinder, L. B. (2000). Patient education in schizophrenia : A review. *Acta Psychiatr Scand, 102*(2), 98–106.

Pekkala, E., & Merinder, L. (2000). Psychoeducation for schizophrenia. *Cochrane Database Syst Rev, 4*.

Petitjean, F., & Beaufils, B. (1999). Information du patient atteint de troubles schizophréniques et information de l'entourage. *Ann Med Psychol, 157*, 484–489.

Petitjean, F., Bralet, M. C., Hodé, Y., & Tramier, V. (2014). Psychoéducation dans la schizophrénie. *EMC-Psychiatrie, 37*(291), A-20.

Pitschel-Waltz, G., Leucht, S., Bauml, J., et al. (2001). The effect of family interventions on relapse and rehospitalisation in schizophrenia : A meta-analysis. *Schizophr Bull, 27*, 73–92.

Pitschel-Walz, G., Bauml, J., Bender, W., Engel, R. R., Wagner, M., & Kissling, W. (2006). Psychoeducation and compliance in the treatment of schizophrenia : Results of the Munich Psychosis Information Project Study. *J Clin Psychiatry, 67*(3), 443–452.

Revillot, J. M. (2016). *Manuel d'éducation thérapeutique du patient*. Paris : Dunod.

Rummel-Kluge, C., Pitschel-Walz, G., Bauml, J., & Kissling, W. (2006). Psychoeducation in schizophrenia. Results of a survey of all psychiatric institutions in Germany, Austria, and Switzerland. *Schizophrenia Bulletin, 32*(4), 765–775.

Sibitz, I., Amering, M., Gossler, R., Unger, A., & Katschnig, H. (2007). Patients' perspectives on what works in psychoeducational groups for schizophrenia : A qualitative study. *Soc Psychiatry Psychiatr Epidemiol, 42*(11), 909–915.

Uchino, T., Maeda, M., & Uchimura, N. (2012). Psychoeducation may reduce self-stigma of people with schizophrenia and schizoaffective disorder. *Kurume Med J, 59*(1-2), 25–31.

Xia, J., Merinder, L. B., & Belgamwar, M. R. (2011). Psychoeducation for schizophrenia. *Cochrane Database Syst Rev, 6*.

Psychoéducation intégrative

Chapitre 52

Marie-Cécile Bralet, Sarah-Lise Farhat, Corinne Gautier, Corinne Bismuth, Sandrine Orens, Thierry Lambert, Christophe Hochard

PLAN DU CHAPITRE

Introduction

L'éducation thérapeutique (ETP) s'inscrit dans le parcours de soins du patient. Elle a pour objectif de le rendre plus autonome en facilitant son adhésion aux traitements prescrits et en améliorant sa qualité de vie. L'objectif est de favoriser l'alliance thérapeutique en impliquant l'ensemble des intervenants. Elle implique un changement de paradigme en rendant le patient acteur de ses soins, condition préalable à tout processus de rétablissement.

Pour favoriser également ce processus de rétablissement, l'ETP doit s'appuyer sur les ressources/besoins du patient en tenant compte de son environnement quotidien et de son contexte de vie.

Les spécificités cognitives et émotionnelles des troubles psychiatriques, la stigmatisation dont elles font l'objet sont des éléments à prendre en compte avant la mise en œuvre d'un programme d'éducation thérapeutique. Il convient d'individualiser le programme en fonction de l'état, des attentes et du niveau de conscience de chaque patient. Il s'agit donc de construire un programme individualisé intégratif, qui va accompagner le patient tout au long des étapes de son parcours de rétablissement.

Ce chapitre a pour objectif de présenter un programme d'éducation thérapeutique intégratif, ETP schizophrénie, qui est un programme ciblant spécifiquement les déficits cognitifs et motivationnels. Il illustrera de façon très pratique la mise en place du programme ETP schizophrénie. Après un bref rappel sur les principes qui ont conduit à la mise en place de ce programme sur le centre CRISALID (centre intersectoriel de remédiation cognitive et de réhabilitation psychosociale, région Hauts-de-France) il décrit l'ensemble de celui-ci au travers d'exemples et d'outils concrets.

ETP intégrative : principes et objectifs

L'ETP constitue un outil thérapeutique important dans la palette de soins de réhabilitation psychosociale orientée rétablissement. Elle doit s'intégrer de façon optimale dans le parcours de soins du patient souffrant de schizophrénie. Pour cela, elle doit tenir compte de l'ensemble des facteurs inhérents à la pathologie schizophrénique et entravant le rétablissement (manque de motivation, troubles de l'insight, déficits cognitifs et métacognitifs, manque d'estime de soi, comorbidités addictives) (*voir* chapitre 51).

Comment prendre en compte les facteurs entravants ?

- Effectuer en amont une évaluation personnalisée globale (clinique, neuropsychologique et fonctionnelle). À l'issue de cette évaluation, un bilan éducatif partagé est réalisé. Ce bilan sert à mettre l'accent sur les ressources préservées tout en révélant les difficultés, et peut permettre de proposer une thérapie plus adaptée avant un programme d'ETP spécifique (entretien motivationnel, remédiation cognitive…), voire une modification pharmacologique.

- Procéder à des adaptations psychologiques et émotionnelles progressives tout au long de la réalisation du programme. Il faut tenir compte de l'impact majeur des informations reçues sur le ressenti et devenir de la personne souffrant de schizophrénie et pouvoir proposer une prise en charge individuelle en psychothérapie si besoin.
- Lutter contre la stigmatisation : les images négatives véhiculées dans la société sur la schizophrénie renforcent sa stigmatisation et surtout son internalisation par le patient (West et al., 2011). Ceci peut entraver l'accessibilité aux soins et à l'adhésion à un programme d'ETP. Les actions anti-stigma et le dispositif de pair-aidance dans les programmes contribuent à modifier cette représentation (Roelandt et al., 2015).
- Former les personnels (médecins et paramédicaux) aux principes du rétablissement autour d'outils validés en réhabilitation psychosociale.
- Partir des représentations du patient (propre modèle explicatif, expériences sociales et personnelles) pour lui permettre de prendre les meilleures décisions possibles afin d'améliorer son pronostic et sa qualité de vie. Adopter des comportements complexes tels que prendre ses médicaments, suivre une psychothérapie, changer certains aspects de son style de vie dépendent du sentiment d'efficacité personnelle. Le patient doit pouvoir identifier et évaluer ses propres ressources afin de les renforcer. Il faut définir avec lui des objectifs concrets avec planification et réalisation d'étapes intermédiaires.
- Intégrer l'offre d'ETP dans l'offre de soins locale afin d'éviter les ruptures de parcours et favoriser le transfert de compétences dans son milieu de vie.

Focus sur la motivation

La motivation intrinsèque est un facteur essentiel dans l'ETP. Elle apparaît comme un médiateur entre la cognition et les habiletés fonctionnelles (Martin et Franck, 2012). Un manque de motivation empêche le patient d'utiliser ses propres ressources et compétences malgré leur présence.

Outils proposés pour renforcer la motivation :

- techniques d'entretien motivationnel, comportementales et cognitives ;
- possibilité pour le patient de s'adresser directement à un centre proposant un programme d'éducation thérapeutique (contact téléphonique, courrier, visite…) ;
- faire un entretien motivationnel au travers d'une première rencontre du patient avec l'équipe pluri-professionnelle ETP (médecin psychiatre, neuropsychologue, infirmier) ;
- travailler la demande d'ETP en amont avec l'équipe référente en incluant des questions sur la perception subjective du patient et des professionnels de santé adresseurs (*voir* encadré 52.1) ;
- demander une lettre de motivation (*voir* figures 52.1 et 52.2, verbatim).

ENCADRÉ 52.1

Exemples de questions

Perception subjective patient/médecin

- ▶ Quelle est la perception subjective du patient de ses troubles ? Quelle compréhension a le patient de ses symptômes ?
- ▶ Pour lui, de quoi souffre-t-il ?
- ▶ Quelle est la perception subjective du patient de la nécessité de suivre un traitement ? Quelle compréhension a le patient de son traitement ?
- ▶ De quels symptômes le patient souffre-t-il le plus actuellement ?
- ▶ Quels sont selon vous les facteurs de stress qui pourraient conduire à une rechute, et comment le patient fait-il face habituellement à ces facteurs de stress ?
- ▶ Quelles sont les relations actuelles du patient avec sa famille proche ou des personnes proches de son entourage ?
- ▶ Quels sont selon vous les déficits cognitifs qui handicapent le plus le patient actuellement ?

Focus sur le bilan personnalisé et sa restitution : bilan éducatif partagé intégratif

Le patient participe à quatre temps d'évaluations (auto/hétéro-évaluations) : clinique, neuropsychologique (neurocognition/cognition sociale) et fonctionnelle. L'ensemble de ces évaluations peut varier en fonction de l'entretien motivationnel et des résultats du bilan neuropsychologique.

- **Bilan clinique** (évaluations médicales) : STICCS (Stip et al., 2003), échelles d'auto et d'hétéro-évaluations concernant les symptômes positifs et négatifs, insight, estime de soi, internalisation de la stigmatisation et qualité de vie.

Je souhaiterais intégrer le centre Crisalid pour apprendre et acquérir des connaissances sur ma maladie et comment gérer mon quotidien et ma vie sociale à l'extérieur.

Je voudrais m'orienter vers les thérapies comportementales et cognitives car je veux regagner mon autonomie et commencer une vie normale en dehors de l'hôpital.

Tout d'abord, suite à une hospitalisation très longue, je suis inquiet de me trouver tout seul dans mon logement. Par ailleurs, je pense que c'est mieux d'avoir un animal de compagnie. Un chat ou un chien afin d'éviter la solitude.

Je suis intéressé de reprendre un travail pour améliorer ma situation financière et de progresser dans la vie sur le plan professionnel et personnel.

Figure 52.1 Extrait 1 : patient avec schizophrénie, âgé de 36 ans.
Source : CRISALID, M.-C. Bralet.

Madame, Monsieur,

Je souhaite integrer le crisalid pour differentes raisons :

- être soutenu dans la maladie et mes rechutes dues à la consommation de toxiques.

ayant l'intention de reprendre les études pour être technicien "ingénieur" du son, je souhaite vérifier que mes capacités intellectuelle sont intactes ou du moins suffisantes, particulièrement en mathématiques

. en dehors de la maladie, j'ai toujours rencontrer des difficultés dans mes relations sociales et j'aimerais beaucoup m'améliorer, être plus sociable, par exemple en pratiquant le théâtre.

Dans l'attente de votre réponse à ma candidature, je vous prie d'agréer, Madame Monsieur, mes salutations distinguées.

Figure 52.2 Extrait 2 : patient avec schizophrénie, âgé de 30 ans.
Source : CRISALID, M.-C. Bralet.

- **Bilan neuropsychologique** : attention (soutenue, sélective, visuo-spatiale), fonctions exécutives (planification, fluences, capacités d'inhibition, raisonnement), mémoire (immédiate, à long terme, visuo-spatiale, de travail), efficience intellectuelle, vitesse de traitement (chaque domaine est exploré par différents tests et d'autres fonctions peuvent être évaluées selon l'avis du neuropsychologue) ; cognition sociale : perception faciale des émotions, théorie de l'esprit, style d'attribution, biais d'hostilité.
- **Bilan fonctionnel** (évaluations infirmières) : autonomie sociale, stades du rétablissement, bien-être, habiletés sociales, ELADEB (Pomini et al., 2011), AERES (Bellier-Teichmann et Pomini, 2014).

L'ensemble de ce bilan tient compte également des facteurs subjectifs inhérents au processus de rétablissement (Martin et Franck, 2012), des styles de *coping* (intégratif ou évitement). En effet, la prise en compte de ces éléments associés aux traits de personnalité préexistants est nécessaire pour adapter le choix du programme d'ETP, et permettre ainsi un meilleur engagement dans ce programme tout en évitant de confronter directement le patient. (Petitjean et al., 2014)

La restitution du bilan se fait en présence du patient ainsi que de tous les acteurs impliqués dans la prise en charge. Lors de cette synthèse, l'accent est mis sur les ressources et compétences du patient, sur ses facteurs subjectifs de rétablissement, ceci toujours dans un objectif d'engagement motivationnel et de renforcement positif. Le patient peut alors, à l'issue de cette synthèse, choisir de s'engager dans un module du programme ETP schizophrénie. Ce module s'intègre dans le planning courant des soins et activités thérapeutiques du patient; il pourra se modifier en fonction de l'évolution du patient (évaluations pendant le programme). Des notices d'information plus détaillées sur les modules choisis sont également remises au patient. Enfin un *contrat de soins* est finalisé avec le patient qui devient désormais un participant. Le compte-rendu de cette synthèse est transmis à l'ensemble des acteurs de soins ou non impliqués dans la prise en charge du patient. Tout au long de la réalisation du programme, et à chaque évolution du participant, un courrier personnel soulignant les points positifs (que ce soit en termes d'assiduité, de participation active, d'amélioration clinique, cognitive ou fonctionnelle) lui est adressé. Par ailleurs, les participants peuvent interrompre le programme puis reprendre celui-ci, selon des modalités d'admission personnalisées.

ETP schizophrénie : un programme intégratif

Le programme *ETP schizophrénie* (labellisation ARS, 2011 et 2015) est construit à partir des déficits cognitifs spécifiques à la schizophrénie et en s'appuyant sur le milieu écologique. Il utilise à la fois des techniques pédagogiques et inspirées des thérapies comportementales et cognitives et de remédiation cognitive (instructions orales, photolangage, brainstorming, questions ouvertes, questionnement socratique, écoute réflexive, renforcement positif, auto-évaluations, description, répétition, initiation, imitation, dévoilement de soi, exercices pratiques, tour de table, études de cas, jeux de rôle, travail de réflexion et d'échanges en binôme).

Il favorise le transfert des compétences par des évaluations écologiques, des exercices à domicile et des expositions *in vivo*.

Ce programme fait également intervenir ponctuellement d'autres professionnels et des participants (pharmacien, médecin généraliste, assistant social, participant s'étant rétabli).

Il est constitué de trois modules principaux et de sous-modules : MODip (module d'information au patient), MODen (module équilibre et nutrition) et MODif (module d'information aux familles : programme Profamille). Les modules sont également découpés en : initial, suivi et approfondissement. Chaque module se dispense préférentiellement en groupe (des séances de suivi ou d'approfondissement pouvant éventuellement se dérouler en individuel). Différents supports sont utilisés : diaporamas, livrets du participant ou cahiers de *connaissances* MODip (*voir* figures 52.3 et 52.4), fiches (programme TIPP, Conus et al., 2010), cartes, tableau Weleda/paper-board, films, photographies, témoignages, vidéos, jeux spécifiques (Compétence, Favrod et al., 2011; *Michael's Game*, Khazaal et al., 2011, etc.). Afin de diminuer les surcharges attentionnelles et mnésiques, les diaporamas sont constitués de texte clair, court, avec une seule consigne. De même, chaque participant a à sa disposition un cahier pendant la séance; cela permet au participant d'écouter l'animateur, puis de voir ce qui est écrit et enfin d'écrire lui-même par la suite les points clés; cette technique d'apprentissage multi-sens permet de renforcer les processus d'encodage et de stockage mnésiques. De même, la diversité des supports et la participation de différents professionnels permettent d'aborder les problèmes de déficit de flexibilité et de prise en compte du contexte. Enfin, les techniques de groupe permettent de favoriser les échanges entre les participants et de se confronter à la différence de points de vue.

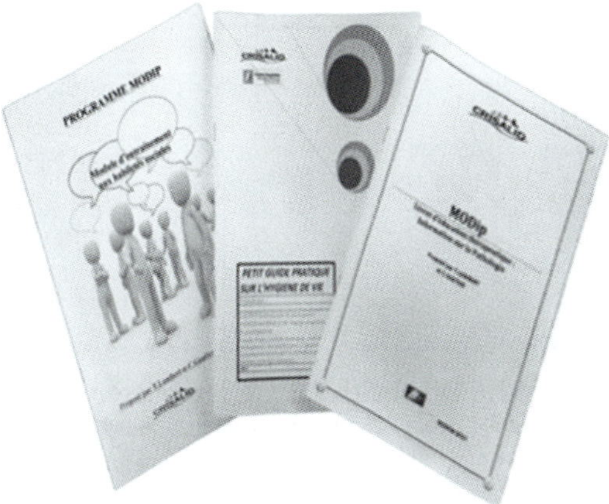

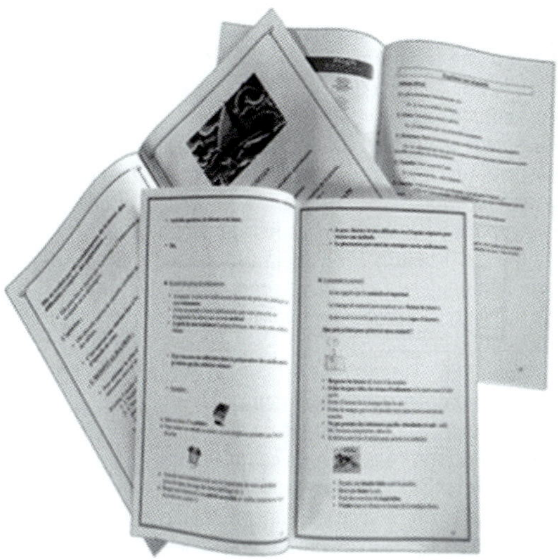

Figures 52.3 et 52.4 Livrets du participant MODip.
Source : CRISALID, Thierry Lambert, Corinne Gautier, Sandrine Orens, M.-C. Bralet.

MODip : module d'information aux patients

Ce module comprend quatre sous-modules ciblant les thèmes suivants :

- symptômes/maladie et traitements ;
- hygiène de vie ;
- entraînement aux habiletés sociales ;
- rétablissement.

Il se déroule en individuel ou en groupe fermé (six à huit participants) et animé par deux personnes. Il se décline en deux séances hebdomadaires d'une heure et demie : une séance MODip théorique et une séance pratique avec une tâche à domicile entre les deux séances (*voir* tableau 52.1).

La séance pratique permet de reprendre ce qui a été vu pendant la séance théorique, afin de renforcer l'apprentissage et les habiletés sociales, tout en multipliant des supports pour favoriser la flexibilité.

Tableau 52.1 Découpage type de deux séances MODip théorique et pratique.

MODip théorique (durée : 1 h 30)	MODip pratique (durée : 1 h 30)
– Accueil/relaxation – Correction de la TAD – Partie théorique – Exercices en séance – Reprise des points clés et TAD pour la prochaine séance	– Reprise de la séance théorique – Exercices de relaxation – Jeux de société spécifiques – Vidéos/films – Jeux de rôle – Intervenants extérieurs

MODip : sous-module *Symptômes/maladie et traitement*

Tableau 52.2 Description des séances.

16 séances : 8 séances théoriques et 8 séances pratiques
Séance 1 : présentation du programme
Séance 2 : généralités sur les schizophrénies : historique et statistiques
Séance 3 : les symptômes positifs : hallucinations, délires
Séance 4 : les symptômes négatifs ; la désorganisation, autres délires
Séance 5 : les troubles cognitifs
Séance 6 : le traitement : *histoire des neuroleptiques*
Séance 7 : le traitement : *prendre son traitement*
Séance 8 : révision sous forme de QCM et évaluations post (satisfaction)
+ 8 séances pratiques avec intervention de la pharmacienne (sur 1 à 2 séances) (fiches TIPP, extraits de films, encyclopédie, CD-ROM sur la maladie et Michael's Game)
Un livret du participant est remis aux participants ainsi que des **exercices à domicile** pour la séance suivante

Ci-dessous, quelques exemples d'animation des séances théoriques : les diapositives A et B (*voir* figures 52.5 et 52.6).

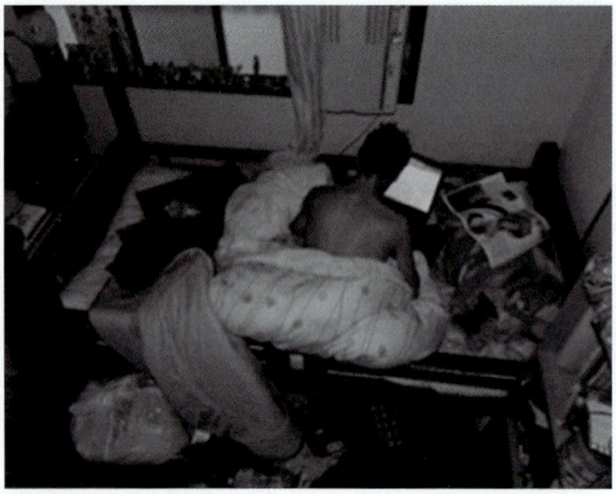

Figure 52.5 Diapositive A : les symptômes négatifs.

Animateur 1 : Pouvez-vous me décrire ce que vous voyez sur cette image ?
Participant 1 : Quelqu'un est dans son lit.
Animateur 1 : Pouvez-vous me donner des précisions ?
Participant 2 : C'est un jeune avec des cheveux courts.
Participant 1 : Il est torse nu, enroulé dans sa couette.
Participant 3 : Sa chambre est en désordre, il y a plein de déchets par terre.
Participant 4 : C'est un ado, il regarde son ordi.
Animateur 1 : Très bien, bonne observation, à votre avis pourquoi sa chambre est-elle en désordre ?
Participant 2 : Il est fainéant, les ados ne rangent pas leur chambre !
Participant 1 : Il n'est pas motivé, il n'a pas envie.
Animateur 1 : C'est intéressant cette notion de motivation et d'envie, à quelle occasion avons-nous déjà parlé de cela ?
Participant 3 : On a vu cela dans la séance sur les symptômes de la maladie.
Participant 2 : Oui, on a vu que quand on souffre de schizophrénie on a du mal à se motiver.
Animateur 1 : Oui tout à fait, vous souvenez-vous comment s'appellent ces signes de la maladie ?
Participant 1 : Oui ce sont des symptômes.
Animateur 1 : Très bien. Quelqu'un peut-il compléter la réponse de Julie ?
Participant 2, hésitant : Des symptômes négatifs, c'est cela ?
Animateur 1 : Oui, c'est cela, bravo ! Pourquoi dit-on négatifs ?
Participant 5, qui regarde ses notes : Car cela vient en moins dans un comportement normal ?
Participant 6 : Si on n'a pas de motivation, on n'arrive pas à faire des choses, du coup ça nous gâche un peu la vie de ne plus pouvoir faire les choses qu'on aime.
Participant 4 : C'est important d'avoir envie de faire les choses, sinon on ne les fait pas ou on les fait mal.
Animateur 1 : Vous êtes-vous déjà retrouvé dans une situation où vous aviez envie de faire quelque chose sans réussir à le faire ?
Participant 6 : J'aimerais faire de la musculation, mais je n'arrive pas à trouver l'énergie pour aller m'inscrire à la salle de sport… *Source : CRISALID, Thierry Lambert, M.-C. Bralet.*

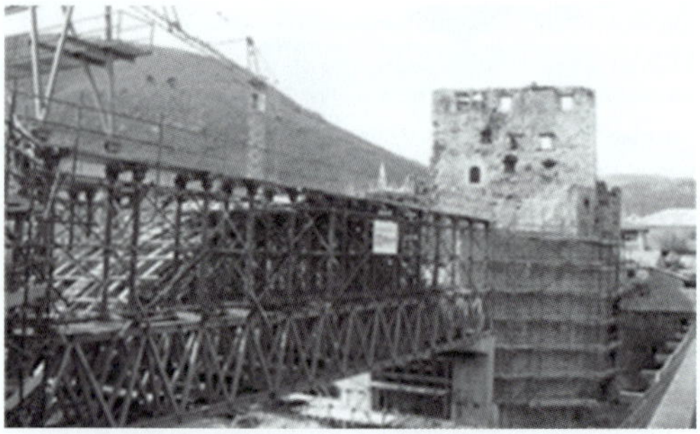

Figure 52.6 Diapositive B : le rétablissement.

Animateur 1 : Quelqu'un peut-il me dire ce qu'évoque cette image ?
Participant 2 : Il s'agit d'un chantier.
Participant 4 : Un pont est en réparation.
Animateur 1 : Qu'est-ce qui vous permet de dire qu'il s'agit d'une réparation ?
Participant 1 : Il y a des échafaudages et une partie est déjà construite, on voit des vieux murs.
Animateur 1 : Très bien ! Quel lien peut-on faire avec la maladie ?
Participant 2 : Quand on se soigne, c'est un peu comme une réparation !
Participant 5 : Je ne vois pas le rapport !
Animateur 1 : Nous avons déjà évoqué le rétablissement, quel lien peut-on faire avec la réparation d'un pont ?
Participant 3 : Après une réparation le pont peut servir à nouveau.
Participant 6 : Quand on s'est soigné et que ça va bien, on reprend notre vie à l'extérieur.
Animateur 1 : De ce fait peut-on faire un lien entre ces deux situations ? Savez-vous ce qu'est une analogie ?
Participants : ???
Animateur 1 : Une analogie est une comparaison, un rapport de deux choses ou personnes qui présentent des points communs.
Animateur 1 : Je vous propose de vous raconter l'histoire de ce pont.
Animateur 1 : Imaginons ce pont lors de sa construction. Tout a été bien pensé et pourtant lors de la fondation d'un des piliers, il s'est formé une petite faille dans le béton. C'est la même chose au niveau de nos neurones, ils se développent mais il existe une fragilité.
Participant 4 : La fragilité au stress !
Animateur 1 : Oui très bien, c'est tout à fait cela. La faille ou la fragilité ne se voient pas et pendant des années, des voitures, des camions, vont rouler sur le pont sans problème. Un jour, une tempête souffle plus fort que d'habitude. C'est un très gros stress, et la faille s'élargit provoquant l'effondrement de la chaussée.
Participant 2 : C'est le stress de trop ! Le ras-le-bol !
Participant 3 : À ma dernière rechute, c'est à cause de la révision du bac et du code que j'ai eu du mal à faire face.
Participant 5 : C'est l'accumulation et d'un coup ça explose !
Animateur 1 : Oui c'est tout à fait cela. À un moment, on n'est plus en mesure de gérer, et on craque ! L'analogie avec la décompensation et l'effondrement de la chaussée est bien comprise.
Animateur 1 : Il va falloir réparer cette chaussée. L'évaluation des experts va permettre de vérifier ce qui

doit être restauré, et dans le même temps, les éléments du pont qui sont solides et pas endommagés. C'est à partir de ces éléments-là que l'on va s'appuyer pour organiser la réparation. Voyez-vous un point commun avec votre prise en charge ?
Participant 1 : Oui, au début nous avons eu des évaluations.
Animateur 1 : Oui et vous souvenez-vous pourquoi nous faisons ce bilan ?
Participant 3 : Pour voir les troubles de mémoire.
Participant 6 : Pour voir nos points faibles et nos points forts.
Animateur : Très bien, c'est cela ! La prise en charge va s'appuyer sur les points forts pour restaurer ou remédier les points faibles. Quel est le but de cette remédiation ?
Participant 2 : Nous permettre d'aller mieux !
Participant 4 : Retrouver une qualité de vie !
Participant 5 : Reprendre des activités, le travail, les études !
Animateur 1 : Avez-vous déjà entendu le terme de rétablissement ?
Participant 6 : Oui c'est quand après une maladie on va mieux et qu'on reprend ses activités.
Animateur 1 : Par le travail des spécialistes, la fondation du pont a été renforcée et la chaussée a été restaurée. Les véhicules vont pouvoir à nouveau traverser le pont, c'est le rétablissement de la circulation. Le pont reprend une vie normale.
Participant 2 : Moi, je viens ici pour pouvoir reprendre mes études.
Participant 1 : Moi, pour avoir un appartement et être autonome.
Animateur 1 : Comprenez-vous maintenant l'analogie du pont ?
Source : CRISALID, Thierry Lambert, M.-C. Bralet.

MODip : sous-module Hygiène de vie

Tableau 52.3 Description des séances.

18 séances : 10 séances théoriques et 8 séances pratiques
Séance 1 : présentation du programme et évaluations
Chapitre 1 : séances 2 et 3 : importance de prendre soin de son corps pour éviter d'autres problèmes de santé
Chapitre 2 : séances 4 et 5 : mesures pouvant préserver la santé en assurant un environnement sain
Chapitre 3 : séances 6 et 7 : mesures d'hygiène de vie concernant l'alimentation et la nutrition
Chapitre 4 : séances 8 et 9 : mesures d'hygiène préservant la santé mentale et favorisant le bien-être psychique
Séance 10 : bilan du programme et évaluations (satisfaction)
Des séances pratiques sont organisées avec un **médecin généraliste** et une **assistante sociale** (3 séances). En dehors des supports usuels, utilisation de **cartes hygiène de vie**
Un **livret du participant** est remis aux participants ainsi que des **exercices à domicile** pour la séance suivante

Ci-dessous, quelques exemples d'animation des séances théoriques : diapositives C et D (*voir* figures 52.7 et 52.8).

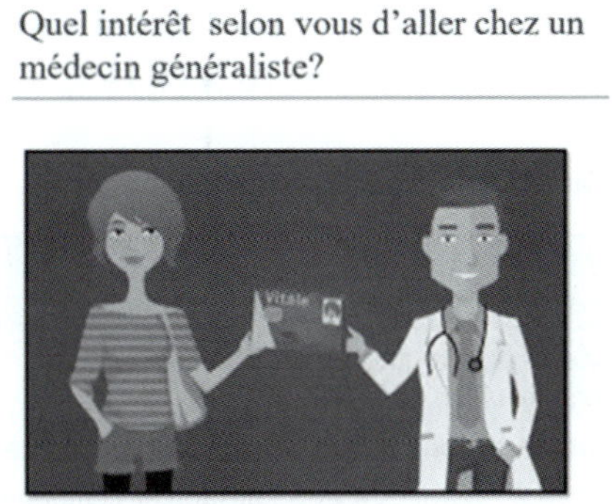

Figure 52.7 Diapositive C : le médecin généraliste.
Animateur 1 : Aujourd'hui nous allons discuter du médecin généraliste. Quelles sont les personnes dans le groupe qui ont un médecin généraliste ?
Participant 1 : Moi, j'en ai un.
Participant 2 : Moi, je n'en ai pas. Je vais au CMP voir mon psychiatre.
Animateur 1 : Merci, participant 1. Pour quelles raisons avez-vous un médecin généraliste ?
Participant 1 : Je le vois quand j'ai un rhume et il me donne les médicaments pour mon cholestérol…
Animateur 1 : Merci, participant 1. Animateur 2 va lister sur le tableau toutes les raisons pour lesquelles vous iriez consulter un médecin généraliste.
Source : CRISALID, Corinne Gautier.

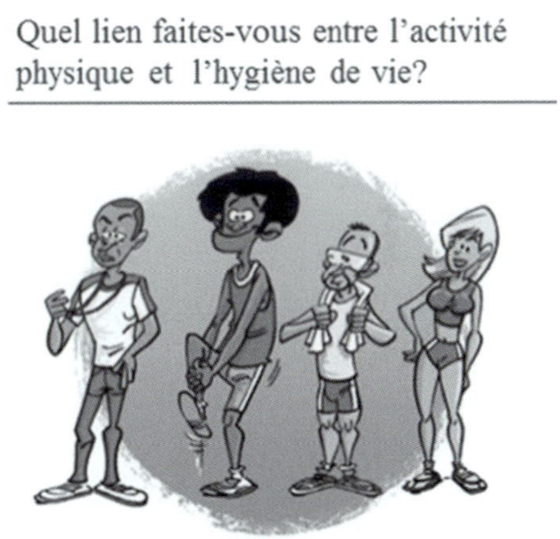

Figure 52.8 Diapositive D : l'activité physique.
Animateur 1 : Quel lien faites-vous entre l'activité physique et l'hygiène de vie ?
Participant 1 : C'est bon pour la santé.
Participant 2 : Oui, c'est bien, mais c'est difficile à faire.
Participant 3 : Je marche vingt minutes par jour pour aller à l'épicerie et revenir.
Animateur 1 : merci participant 3 de nous avoir fait partager votre expérience. En résumé, l'activité physique est bonne pour la santé. Faire quelques pas, c'est déjà se donner un petit objectif et augmenter progressivement peut aider à se motiver pour faire de l'exercice.
Source : CRISALID, Corinne Gautier.

MODip : sous-module Entraînement aux habiletés sociales (EHS)

Tableau 52.4 Description des séances.

26 séances : 14 séances théoriques et 12 séances pratiques
Séance 1 : présentation du programme et programmation de l'AIPSS
Chapitre 1 : séances 2 et 3 : émotions : repérage
Chapitre 2 : séances 4 et 5 : gestion des émotions
Chapitre 3 : séances 6 et 7 : communication : définitions et principes
Chapitre 4 : séances 8 et 9 : communication : outils
Chapitre 5 : séances 10 et 11 : affirmation de soi
Chapitre 6 : séances 12 et 13 : la résolution de problèmes
Séance 14 : bilan du programme et évaluations (satisfaction, AIPSS)
+ **12 séances pratiques** : jeux de rôles, jeu *Compétence*, *Michael's Game*, utilisation d'une caméra…
Un **livret du participant** est remis aux participants ainsi que des **exercices à domicile** pour la séance suivante

Ci-dessous, quelques exemples d'animation des séances théoriques : diapositives E et F (*voir* figures 52.9 et 52.10).

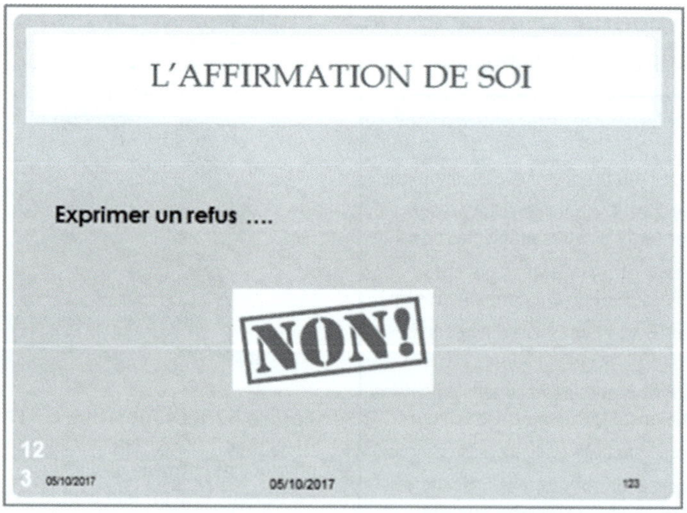

Figure 52.9 Diapositive E : l'affirmation de soi (carte extraite du jeu *Compétence*).
Animateur 1 : Nous allons maintenant faire un petit jeu en tirant chacun notre tour une carte d'une situation sociale qui nécessite de refuser. La personne qui a la carte la lit à une autre personne du groupe. La personne qui a la carte devra refuser pendant que son coéquipier fera la demande en insistant. Ainsi, chacun son tour nous allons tenter d'exprimer et de maintenir un refus en essayant de rester calme et empathique face à l'autre personne. Nous échangerons sur nos ressentis à la fin de cet exercice.
Source : CRISALID, Corinne Gautier.

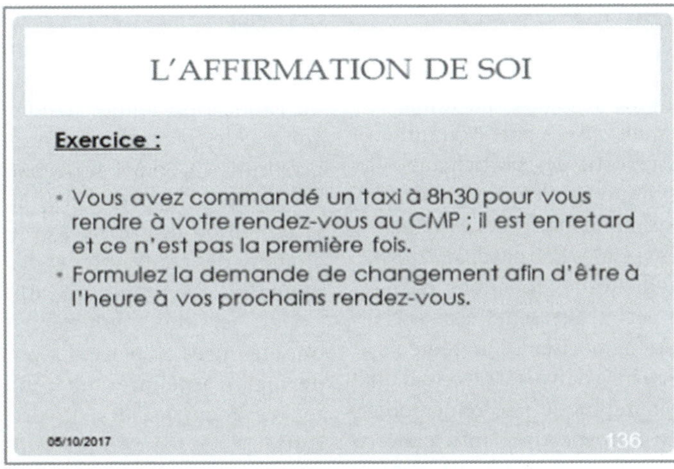

Figure 52.10 Diapositive F : affirmation de soi : jeu de rôle.
Animateur 1 : Nous avons vu une technique possible pour exprimer notre mécontentement. Nous allons maintenant nous exercer à cette méthode. Voici un petit scénario que nous allons jouer afin d'apprendre à faire face à ce genre de situations en formulant une critique de manière constructive. Cela vous semble peut-être difficile mais nous allons nous entraîner sur plusieurs situations afin de nous sentir plus à l'aise dans ces situations. Nous allons, animateur 2 et moi, jouer la scène dans un premier temps puis ce sera à vous. *Source : CRISALID, Corinne Gautier.*

MODip : sous-module Rétablissement

Tableau 52.5 Description des séances.

16 séances et 1 atelier *Pratiquer la gestion du stress*
Séance 1 : présentation du programme à un ancien participant* de CRISALID : recueillir son avis sur le déroulement du programme et préparation de son témoignage lors d'une séance **Chapitre 1 : séances 2 et 3** : se rétablir **Chapitre 2 : séances 4 et 5** : trouble psychiatrique et stigmatisation **Chapitre 3 : séances 6 et 7** : vulnérabilité et stress **Chapitre 4 : séances 8 et 9** : repérer et gérer le stress **Chapitre 5 : séances 10 et 11** : se construire des liens sociaux **Chapitre 6 : séances 12 et 13** : limiter le risque des rechutes **Chapitre 7 : séances 14 et 15** : gérer les problèmes et les symptômes persistants **Séance 16** : bilan du programme et évaluations (satisfaction) **2 livrets** sont remis à chaque participant : • un **cahier de connaissances** reprenant les points clés affichés sur le PowerPoint; • un **cahier pratique** reprenant des questions plus personnelles en lien avec la thématique abordée; ces questions permettent au participant de mettre l'accent sur les ressources qu'il a déjà pu développer ainsi que d'autres auxquelles il n'aurait pas pensé; ces questions serviront aussi de support lors des discussions en groupe.
Outils utilisés : diaporamas, vidéos, schémas/dessins au tableau Weleda, fiches TIPP, photographies, témoignages, techniques de relaxation apprises lors des séances **Un atelier *Pratiquer la gestion du stress*** : 10 séances pour apprendre à mettre en place et maîtriser les techniques

* Patient souhaitant s'investir dans un programme de pair-aidance.

MODen : module équilibre et nutrition

Il s'agit d'un programme structuré qui utilise le support *préparation d'un repas* à partir du milieu écologique et vécu subjectif des participants. Il cible également la symptomatologie négative (et notamment la dimension de plaisir et l'évitement social) et les habiletés sociales (Farhat et al., 2016).

Faire la cuisine sollicite des fonctions cognitives : perception et traitement sensoriels, mémoire (épisodique : mémoriser les ingrédients ; visuo-spatiale : se repérer dans les rayons d'un supermarché ; autobiographique : se remémorer un des meilleurs repas ; prospective : anticipation des différentes étapes d'une recette), attention, fonctions exécutives (planification : prévoir les repas, anticiper ses courses… ; flexibilité : changement de consignes ; fluences : évocation verbale de fruits de saison, identification de catégories alimentaires ; inhibition : respecter une consigne comportementale dans la préparation du repas, ne pas couper la parole en séance, manger tous ensemble…) et les praxies (motricité fine, connaissance des ustensiles et gestes associés).

Ce programme utilise donc des techniques d'éducation thérapeutique et celles apparentées à la remédiation cognitive. Des informations sur les difficultés cognitives, les effets secondaires des traitements, l'activité physique, le budget et la notion de plaisir sont également abordées tout au long des séances.

MODen est constitué de quatre cycles de quatre séances hebdomadaires, avec une augmentation croissante du niveau de difficulté entre chaque cycle. Une diététicienne a été sollicitée pour superviser et donner son avis sur la définition de l'équilibre nutritionnel. Chaque groupe est constitué de cinq à six participants en fonction de l'évaluation clinique, cognitive et fonctionnelle initiale. Douze séances de une heure à une heure trente et quatre séances de quatre heures (réalisation du repas). Matériel nécessaire : une salle comprenant un coin cuisine et un coin repas avec tableau Weleda mural (triptyque), cahiers d'exercices, et cartes MODen (aliments). Un exercice à domicile spécifique (TAD) est proposé à chaque participant entre les différentes séances pour faciliter le transfert des compétences travaillées dans les séances. Un montant estimé de 50 à 70 euros par semaine est envisagé par participant, basé sur le montant de l'allocation adulte handicapée et en tenant compte des magasins discount/supermarchés de proximité (2, 50 à 4 euros par repas). Les quatre cycles évolutifs permettent la consolidation par la répétition des séances et la généralisation en ajoutant des contraintes et des consignes supplémentaires. (*voir* tableau 52.6)

Des versions *renforcement* et *approfondie* ont été mises en place. La version *renforcement* permet d'améliorer ou renforcer les compétences acquises lors du programme MODen initial ; elle comprend trois cycles de trois séances (application pratique plus intensive des compétences acquises et non acquises). La version *approfondie* s'adresse aux personnes vivant en logement autonome et cible les compétences des séances *in vivo* ; elle comprend six cycles de deux séances : une séance d'une heure dite *théorique* associant exercices en séance et à domicile (à partir des aliments disponibles à domicile, choix et création d'un menu équilibré à réaliser) et une séance pratique de quatre heures consistant en la réalisation d'un menu équilibré avec mise à disposition comme à la maison d'ingrédients/ustensiles à l'ensemble des participants avec supervision des deux animateurs.

Ci-dessous, extraits de verbatim de participants recueillis lors de l'évaluation post programme : « J'ai appris à varier mes repas et le rapport qualité/prix. J'ai acquis des connaissances pour les achats : dates de péremption, quantité, mélange. On a appris à s'organiser comme un planning quand on travaille. Maintenant je planifie et je fais de même à la maison pour les tâches quotidiennes. Mieux gérer la peur. J'ai su m'adapter malgré la maladie. Pendant les séances, je n'avais plus l'impression d'être malade. Ça crée des liens. J'ai plus d'agilité. On nous a fait confiance. Savoir prendre des décisions. Travail sur la mémoire. J'ai retrouvé des capacités. Ça fait travailler le raisonnement. J'ai plus d'entrain. Je réalise plus de repas à la maison. J'ai plus de plaisir à faire les choses de la vie. J'ai appris à équilibrer mes repas. Mes parents ont plus confiance en moi. On s'est entraidés… »

Tableau 52.6 Description des quatre cycles MODen.

Cycle 1 : Passons à table !	**Séance 1** : présentation du programme et des objectifs de chacune des séances ; information sur les fonctions cognitives et la nécessité de la réalisation des exercices à domicile (TAD). Questionnaires d'évaluation du quotidien : auto-questionnaires (ressources, plaisir alimentaire). Exercice portant sur l'évocation d'un souvenir alimentaire ancien associé à une émotion hédonique (définition des cinq sens) ; inscription des différents souvenirs sur le tableau et discussion en groupe. À partir de ces différents souvenirs, exercices de définition et de catégorisation des différents aliments : fruits, légumes verts, viandes, poissons, œufs, féculents, produits laitiers, pâtisseries… Interrogation individuelle sur la définition d'un repas et inscription sur le tableau de l'ensemble des repas. À partir de ceux-ci, proposition de deux schémas alimentaires : N1 : entrée, plat principal, laitage et/ou fruit ; N2 : plat principal complet, laitage et/ou dessert. TAD : illustration du schéma N1 avec des aliments hédoniques.
	Séance 2 : feedback de la séance précédente. Correction de la TAD avec inscription sur le tableau des différents menus ; répartition de ceux-ci de façon journalière (deux repas principaux par jour). Création des menus du reste de la semaine des menus à partir de supports photo d'aliments et des listes des aliments cités par les participants lors de la première séance. Analyse de l'ensemble des menus par les participants choix par élimination. TAD : transfert de l'équilibre alimentaire sur le menu choisi.
	Séance 3 : feedback de la séance précédente. Correction de la TAD avec inscription sur le tableau des différents ingrédients/rappel de la catégorisation. Répartition de la liste des achats en fonction du rayonnage défini comme suit : rayon fruits et légumes, rayon produits frais, rayon conserves et produits secs, rayons surgelés. Ébauche des différentes étapes pour la réalisation du menu de la séance 4 (achat, préparation, disposition de la table et rangement). Désignation des responsables par rayonnage, seul ou en binôme en fonction des évaluations cliniques et neurocognitives initiales. TAD : terminer les étapes pour le bon déroulement de la réalisation du repas de la séance 4.
	Séance 4 : rappel de la séance précédente. Correction de la TAD avec inscription sur le tableau des différentes étapes. Planification des tâches à effectuer sur chaque étape de façon individuelle (en fonction des déficits cognitifs). Organisation pour les achats (listes des achats, sacs, jetons, budgets ; rappel des responsabilités de chacun). Prise en charge *in vivo* (accompagnement et supervision). Rappel des règles hygiéno-diététiques (lavage des mains, maintien à température des produits frais, dates de péremption). Rappel du rôle de chacun. Préparation du repas et restauration. De façon collective, recueil des impressions ressenties lors de la séance (difficultés, émotions…).
Cycle 2 : Équilibrez-moi !	Ce cycle reprend les quatre séances avec les mêmes séquences en définissant et en approfondissant la règle de l'équilibre alimentaire défini lors du cycle 1 (séance 3). Les TAD doivent inclure cette règle. C'est le schéma N1 qui est demandé lors des TAD avec libre choix des aliments à la première séance et choix imposés lors des séances suivantes.
Cycle 3 : Dégustons tous ensemble ! Cycle 4 : Bon appétit ! À vos fourneaux maintenant !	Ces cycles reprennent les mêmes quatre séances en incluant de nouvelles contraintes et consignes supplémentaires (schéma N2).

MODif : module d'information aux familles

Concernant la prise en charge des proches, nous proposons des entretiens individuels ainsi que le programme psychoéducatif Profamille destiné aux proches de personnes ayant une schizophrénie.

Résultats préliminaires

Des études pilotes observationnelles ont été réalisées sur des petits groupes de patients souffrant de schizophrénie (selon les critères du DSM-IV-TR). En 2013, treize patients ont participé conjointement à douze séances MODip et à un cycle MODen ; à l'issue de ce programme, des améliorations significatives à des mesures cliniques (PANSS total et sous-scores $p < 0{,}03$, insight de Birchwood $p < 0{,}01$) et neuropsychologique mesurées à la BECS $p < 0{,}03$ (Bralet et al., 2007) ont été notées. (Bralet et al., 2013). En 2016, vingt-deux patients ont participé à deux cycles MODen, une amélioration significative à la PANSS, total et sous-scores ($p < 0{,}001$) a été observée ; par ailleurs, sur quinze patients, la mémoire verbale s'est améliorée significativement après deux cycles de MODen ($p < 0{,}03$). (Bralet et al., 2016). Enfin sur quarante-six questionnaires de satisfaction, 89,13 % des participants recommanderaient ce programme à une personne souffrant de la même pathologie. Ces résultats préliminaires sont encourageants et incitent à l'élaboration de programmes d'ETP individualisés et intégratifs, en tenant compte de la spécificité de la pathologie psychiatrique mais surtout en s'appuyant sur les principes du rétablissement.

Conclusion

Le programme *ETP schizophrénie,* qui tient compte à la fois d'un bilan global personnalisé et à la fois des facteurs spécifiques à la pathologie, peut avoir un effet facilitateur, voire synergique sur les programmes de remédiation cognitive ou autres dispositifs de réhabilitation psychosociale.

Un programme intégratif et individualisé doit se construire non seulement pour les personnes ayant des troubles schizophréniques, mais également pour toutes les personnes avec des troubles psychiatriques chroniques entraînants un handicap psychique (troubles bipolaires, troubles du spectre autistique, troubles des conduites…), et ceci dans le cadre d'un maillage territorial s'appuyant sur des ressources locales.

La démarche et la structuration des programmes d'ETP font donc partie intégrante des soins en réhabilitation psychosociale et doivent s'inscrire dans l'offre locale. Des études ultérieures doivent être conduites non seulement pour améliorer nos connaissances sur les modalités de ces programmes (indications, contenus, évaluations, indicateurs), mais surtout en intégrant les facteurs inhérents aux objectifs et processus du rétablissement.

Références

APA (American Psychiatric Publishing), & Guelfi, J. D. (2003). DSM-IV-TR. In *Manuel diagnostique et statistique des troubles mentaux, révisé.* Paris : Masson.

Bellier-Teichmann, T., & Pomini, V. (2014). *AERES : autoévaluation des ressources.* Université de Lausanne-institut de psychologie.

Bowie, C. R., Depp, C., McGrath, J. A., Wolyniec, P., et al. (2010). Prediction of real-world functional disability in chronic mental disorders : A comparison of schizophrenia and bipolar disorder. *Am J Psychiatry, 167*(9), 1116–1124.

Bralet, M. C., Falissard, B., Neveu, X., Lucas-Ross, M., Eskenazi, A. M., & Keefe, R. S. (2007). Validation of the French version of the BACS (the brief assessment of cognition in schizophrenia) among 50 French schizophrenic patients. *Eur Psychiatry, 22*(6), 365–370.

Bralet, M. C., Atyasse, I., Gautier, C., et al. (2013). *COMBIMOD : A French integrative program in patients with schizophrenia : Description of 2 new French combinating programmes (therapeutic education and cognitive remediation) MODip and MODen ; preliminary results.* Colorado Springs : International Congress on Schizophrenia Research.

Bralet, M. C., Farhat, S. L., Hochard, C., Orens, S., Lambert, T., Gautier, C., Tanguy, A. (2016). In *MODen : A therapeutic integrative educational program for people with schizophrenia focusing on negative and cognitive symptoms : preliminary results in 22 patients. 5th Biennial SIRS (Schizophrenia International Research Society Conference), Florence (Italie).*

Conus, P., Polari, A., & Bonsack, C. (2010). Intervention dans la phase précoce des troubles psychotiques :

objectifs et organisation du programme TIPP (Traitement et intervention dans la phase précoce des troubles psychotiques) à Lausanne. *L'Information psychiatrique*, *86*(2).

Farhat, S. L., Hochard, C., Orens, S., Gautier, C., Lambert, T., Geret, L., & Bralet, M. C. (2016). MODen : Psychoeducational therapeutic group program for schizophrenic patients, based on nutritional balance and pleasure, using cognitive functions : A pilot study. *L'Encéphale*, *16*, S0013-7006. (16)00034-8.

Favrod, J., Grémeaux, K., Brana, A., Millan, D., Francey, C., & Hayoz, C. (2011). *Compétence : un enjeu pour entraîner les habiletés sociales*. Horizon Sud : La Source Lausanne.

Khazaal, Y., Favrod, J., Azoulay, S., Finot, S. C., Bernabotto, M., Raffard, S., et al. (2011). Michael's Game", a card game for the treatment of psychotic symptoms. *Patient Educ Couns*, *83*(2), 210–216.

Martin, B., & Franck, N. (2012). Facteurs subjectifs et rétablissement dans la schizophrénie. *L'Évolution psychiatrique*, *734*, 1–20.

McGurk, S. R., Mueser, K. T., DeRosa, T. J., & Wolfe, R. (2009). Work, recovery, and comorbidity in schizophrenia : A randomized controlled trial of cognitive remediation. *Schizophr Bull*, *35*(2), 319–335.

Petitjean, F., Bralet, M. C., Hodé, Y., et al. (2014). Psychoéducation dans la schizophrénie. *EMC Psychiatrie*, *11*(4), 1–11. [article 37-291-A-20].

Pomini, V., Raymond, P., Golay, S., & Fernandez, F. (2011). Eladeb. *Échelles lausannoises d'auto-évaluation des difficultés et des besoins, version révisée*. Paris : Grasset.

Roelandt, J. L., Staedel, B., Rafael, F., Marsili, M., François, G., Le Cardinal, P., & Desmons, P. (2015). « Programme médiateurs de santé-pairs : rapport final de l'expérimentation 2010–2014 ». *CCOMS-Lille*.

Stip, E., Caron, J., Renaud, S., Pampoulova, T., & Lecomte, Y. (2003). Exploring cognitive complaints in schizophrenia : The subjective scale to investigate cognition in schizophrenia. *Compr Psychiatry*, *44*(4), 331–340.

West, M. L., Yanos, P. T., Smith, S. M., et al. (2011). Prevalence of internalized stigma among persons with severe mental illness. *Stigma Res Action*, *1*(1), 3–10.

Psychoéducation dans les troubles bipolaires et apparentés

Chapitre 53

Alexandra Koubichkine, Marianne Schoendorff

PLAN DU CHAPITRE

Introduction

L'intervention thérapeutique de première ligne dans les troubles bipolaires, dont elle a considérablement amélioré le pronostic, est psychopharmacologique. Les thymorégulateurs, tels que le lithium et les anticonvulsivants, sont efficaces dans cette indication (Masson, 2018) et l'élargissement des indications des antipsychotiques de deuxième génération aux troubles bipolaires a encore augmenté les possibilités thérapeutiques (Geoffroy et Henry, 2014).

Malgré ces bénéfices thérapeutiques, les personnes qui souffrent de troubles bipolaires présentent un risque toujours très élevé de récurrence (Colom et Vieta, 2006; Mirabel-Sarron et Leygnac-Solignac, 2011). Ce risque est dû en partie à un défaut d'insight et à une adhésion controversée au traitement (Khazaal et Pomini, 2006). L'insight, concept multidimensionnel et processus de réaménagement psychologique, recouvre l'acceptation de la maladie (reconnaissance) par la personne et la construction d'une conception de ses troubles (attribution des symptômes à la maladie, reconnaissance du besoin de traitement) (Mirabel-Sarron et al., 2015). Cependant, ces facteurs ne sont pas les seuls à expliquer la récurrence des récidives. En effet, les nombreuses conséquences psychosociales du trouble en aggravent considérablement le pronostic : association de comorbidité tels un trouble anxieux ou un abus de toxique; maladie de longue durée pouvant contribuer à une fragilisation dans le réaménagement des rôles; isolement social; méconnaissance du trouble par les proches représentent autant de facteurs potentiellement déclencheurs de récidives (Gay et Colombani, 2013; Gay et Cuche, 2006; Miklowitz et Alloy, 1999).

Ainsi, d'autres interventions thérapeutiques ont été développées pour optimiser les bénéfices du traitement, d'une part, et pour améliorer la qualité de vie des personnes au plan fonctionnel, d'autre part (symptômes résiduels, comorbidités, conséquences psychosociales, récidives et récurrences). Les quatre principales sont la psychoéducation, la psychothérapie cognitive et comportementale (TCC), la thérapie interpersonnelle et des rythmes sociaux (IPSRT) et la thérapie familiale. La psychoéducation, de par sa dimension éducative, constitue l'une des premières étapes essentielles du traitement psychosocial des troubles bipolaires (Provencher et al., 2012). Les études concernant ses effets ont rapporté une diminution du nombre de rechutes, une réduction de la durée d'hospitalisation, ainsi qu'une amélioration de l'observance et de la qualité de vie (Colom et al., 2009; Gay et Cuche 2006; Provencher et al., 2012).

La psychoéducation est un processus par lequel une personne gagne un savoir et une compréhension à travers un apprentissage susceptible de modifier son comportement et ses représentations. Elle favorise l'engagement du participant dans un changement comportemental (Bonsack et al., 2015; Petitjean, 2011). La formation, l'apprentissage constituent un élément clé du processus de rétablissement, en « permettant le développement du sens de soi qui n'est pas institutionnellement défini » (Greacen et Jouet, 2012).

L'objectif principal d'un groupe de psychoéducation vise à favoriser le rétablissement des participants par les moyens suivants :

- acquérir une meilleure connaissance et compréhension de leur trouble ;
- améliorer le contrôle des facteurs déclenchants des épisodes symptomatiques (facteurs internes et externes) ;
- réduire le risque de rechute (facteurs de protection).

De façon plus précise, et au cours des séances s'élabore un travail groupal autour :

- d'un repérage individualisé des symptômes annonciateurs de récidives (signes prodromiques et travail d'externalisation des symptômes) ;
- de la recherche d'une amélioration dans le contrôle des situations de stress, à risque (facteurs déclenchants externes et internes) ;
- de l'élaboration de stratégies personnelles visant la gestion de la maladie et de ses répercussions au quotidien (développement de compétences d'adaptation et d'auto-soins) ;
- du repérage des facteurs de protection internes et externes (environnementaux) ;
- d'une réflexion autour des notions de *maladie chronique*, de *récurrence*, de *handicap*, de processus de rétablissement (*recovery*), de reprise du pouvoir d'agir (*empowerment*) et du sentiment d'efficacité personnelle.

Le patient expert

Alors que l'intégration des pairs-aidants et des médiateurs de santé dans les services de soins fait dorénavant partie de l'offre de soin dans plusieurs pays tels que le Québec, les États-Unis, le Danemark, l'Australie, le Royaume-Uni, elle apparaît dans le paysage français en 2001 avec le développement du premier programme national de formation de *médiateurs pairs*, piloté par l'Institut de médecine et d'épidémiologie appliquée (IMEA).

Convaincus de la pertinence d'un travail de collaboration patient-expert/soignant dans un groupe de psychoéducation, nous travaillons en coanimation sur l'ensemble des séances du groupe mis en œuvre au centre référent lyonnais en réhabilitation psychosociale et en remédiation cognitive (CL3R). Selon Pomey et al., (2015) : « Le patient expert exerce un certain niveau de leadership au même titre que les professionnels apportent leur expertise clinique. » Dans ces rôles d'animateur et de collaborateur dans les groupes ainsi que dans les temps d'évaluation, il incarne ce statut de pédagogue, au même titre que le professionnel. Sa légitimité comme patient formateur ou patient éducateur est renforcée par des actions de formation (*voir* tableau 53.1).

Tableau 53.1 Pairs-aidants en psychiatrie.

Le patient ressource	Impliqué dans le cadre associatif, il met son expérience de la pathologie et du système de soin au service des autres membres de l'association
Le médiateur de santé-pair* (pair-aidant)	Le médiateur de santé-pair a suivi une formation universitaire spécifique. Il est salarié et appartient à une équipe soignante. Il met ses connaissances de la pathologie et du système au service de l'accompagnement des patients du service. Il peut être amené à animer des groupes de paroles, divers ateliers, à participer au maintien dans l'emploi.
Le patient expert	Le patient-expert est formé à l'éducation thérapeutique**. Il est par ailleurs impliqué dans le milieu associatif et à une expérience de l'entraide et de l'accompagnement de ses pairs. En fonction de son niveau de formation, il peut être amené à concevoir et/ou animer des programmes d'éducation thérapeutique, quelle que soit la pathologie au même titre que les animateurs soignants.
Le patient formateur	Le patient formateur est impliqué dans des actions de formation. En fonction de son expertise, il pourra être amené à former des soignants dans le cadre de formation à l'ETP, des étudiants du champ médico-social dans le cadre de leur formation, des acteurs territoriaux dans le cadre de la formation continue.

* Programme mis en place par la CCOMS en collaboration avec les Universités Paris 8 pour le DU Médiateurs de santé-pair (2010), puis Paris 13 pour la licence professionnalisante Médiateurs de santé-pairs en santé mentale (2016), parcours autonome intégré dans un cursus de licence de sciences sanitaires et sociales.
** DU ou Master en ETP délivré par l'Université Pierre et Marie Curie.
Source : M. Schoendorff.

L'expérience d'une maladie grave change la vie d'une personne avec un impact souvent négatif sur la vie professionnelle et sociale, ainsi que sur les relations avec la famille et les proches. Nombreux sont ceux qui ne retrouvent pas leur place et risquent l'exclusion sociale. Tout un ensemble d'apprentissages nouveaux est nécessaire pour un processus de rétablissement qui s'avère complexe et long. Selon Greacen et Jouet (2012) : « Pour se rétablir la personne s'appuie sur ses acquis, sur ses expériences, y compris celle de la maladie et des soins, pour ensuite acquérir de nouvelles compétences tout en désapprenant d'anciennes façons de faire. Une nouvelle identité apparaît, certes profondément influencée par l'expérience de la maladie, mais qui l'a intégrée, qui passe à autre chose, qui dépasse le rôle de *patient* ou de *client* que lui attribue si souvent le service psychiatrique traditionnel. » Une personne qui a vécu elle-même un trouble psychique grave avec ses répercussions directes et indirectes peut plus facilement être attentive, empathique, soutenante et pourvoyeuse d'espoir. Le patient expert apporte aux participants un sentiment d'espoir concernant la possibilité de maîtriser leur maladie et de s'en rétablir. Son implication, par le témoignage de son expérience antérieure, permet l'apport d'une « dispensation directe de soins » (Pomey et al., 2015).

La présence du patient expert ouvre la possibilité d'une relation d'interdépendance entre le savoir clinique, théorique et pédagogique du professionnel de santé et le savoir expérientiel – savoir constitué – du patient expert découlant de son parcours de rétablissement et structuré selon une approche pédagogique du fait de sa formation. La collaboration se situe au plan pédagogique dans la construction et la formation d'énoncés distincts et complémentaires, qui peuvent s'opposer ou tout au moins se révéler asymétriques (énoncés objectifs/subjectifs, généraux/particuliers) (Koubichkine et Schoendorff, 2016).

Acquérir une meilleure connaissance du trouble, et une consolidation de l'insight : modèles théoriques

Modèle vulnérabilité-stress

Le modèle vulnérabilité-stress (modèle biopsychosocial explicatif des troubles) explique la maladie bipolaire et les troubles apparentés comme la conséquence de la rencontre d'une vulnérabilité biologique (facteurs génétiques et neurobiologiques) et psychologique avec des facteurs environnementaux (figure 53.1). Le stress est une réponse automatique de l'organisme à un changement environnemental externe ou interne. La personne souffrant de trouble bipolaire serait particulièrement vulnérable aux événements stressants. Les prodromes apparaîtraient lors d'une perturbation aiguë ou répétée (*maintenue*) dans sa vie touchant la capacité d'adaptation de l'individu (seuil de tolérance au stress). La théorie du *kindling* – *embrasement* en français – décrite par Post fait des stress répétés le soubassement d'une fragilisation progressive. La répétition des stress entraîne des modifications biochimiques dans la neurotransmission cérébrale et une sensibilisation accrue aux stress suivants. Ainsi, chez les personnes souffrant de troubles bipolaires, les épisodes thymiques deviendraient de plus en plus autonomes (génie évolutif, facteurs propres à l'individu) au fil de leur répétition, ce qui traduirait une augmentation de la vulnérabilité au stress réduisant progressivement le rôle des facteurs déclenchants. Repérer et identifier au plus tôt les facteurs de stress personnels puis les mettre en lien avec la vulnérabilité personnelle, est l'un des objectifs de la psychoéducation (Koubichkine et Schoendorff, 2016).

Modèle de l'horloge biologique, rythmes circadiens

Ce modèle sous-tend la recherche d'une régularité du rythme de vie. Dans une thèse intitulée *Rythmes circadiens et trouble bipolaire* (2014), Marie Vernay a présenté comment les mécanismes fonctionnels des rythmes biologiques des êtres vivants sont organisés par des horloges biologiques génétiquement déterminées. Leurs manifestations rythmiques ont une période proche de vingt-quatre heures (on parle ainsi de rythmes circadiens, du latin *circa* : autour de, et *die* : jour). Elles régulent le rythme veille-sommeil, la sécrétion de mélatonine, la sécrétion de cortisol, etc. Ces horloges circadiennes sont entraînées par divers synchroniseurs (les *zeitgeber*, signaux permettant la synchronisation des rythmes biologiques). L'alternance lumière-obscurité est un puissant synchroniseur (facteur dit

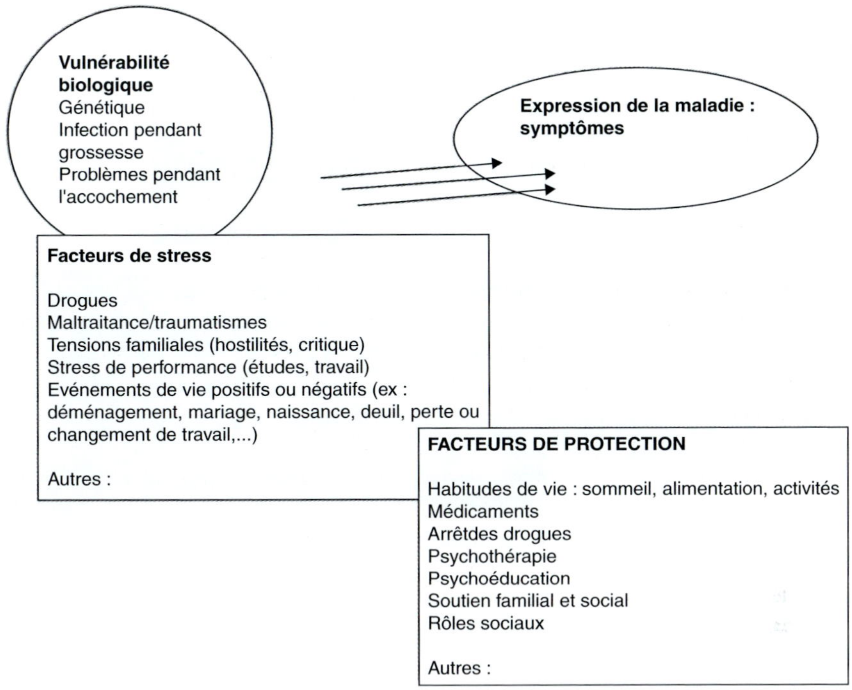

Figure 53.1 Exemple de schématisation du modèle biomédical vulnérabilité-stress.
Source : A. Koubichkine.

photique). Par exemple, l'exposition à la lumière d'un écran d'ordinateur pendant deux heures inhibe partiellement la sécrétion de mélatonine, active la vigilance, retarde l'horloge biologique et retarde l'endormissement. D'autres facteurs notamment sociaux et comportementaux (facteurs dits *non photiques*, les *zeitgeber* sociaux – relations interpersonnelles, demandes sociales ou toute forme d'activité) pourraient également avoir un effet indirect sur les rythmes biologiques. Les impératifs de la vie sociale auraient ainsi un effet synchroniseur, la déstabilisation des rythmes sociaux participant à l'apparition des rechutes thymiques. Les désynchroniseurs (les *zeitstörers*), ou perturbateurs des rythmes, sont de nature chimique, physique et psychosociale : vols transméridiens, travail posté, anesthésie générale et certains psychotropes. Leur impact perturbateur sur les rythmes biologiques est plus ou moins marqué selon la vulnérabilité propre de chaque personne. Dans le trouble bipolaire, les oscillateurs circadiens internes seraient plus instables et moins adaptables aux variations des synchronisateurs externes (Vernay, 2014). Une modification des synchroniseurs chez les personnes biologiquement vulnérables à la désynchronisation pourrait favoriser les troubles du sommeil, la dérégulation émotionnelle et les épisodes thymiques à travers un impact sur le rythme veille-sommeil. Selon la *social zeitgeber theory* (Ehlers et al., 1988), ce ne sont pas les événements de vie majeurs en eux-mêmes qui affectent le plus l'état thymique, mais plutôt les événements de vie (qu'ils soient majeurs ou mineurs) ayant *un retentissement sur l'organisation des rythmes sociaux* de la personne (figure 53.2).

Ainsi, l'association des deux modèles explicatifs et intégratifs des troubles ouvre des perspectives de soins dépassant la stricte dimension biomédicale. Ils permettent aux participants d'acquérir un rôle actif et de se dégager de la

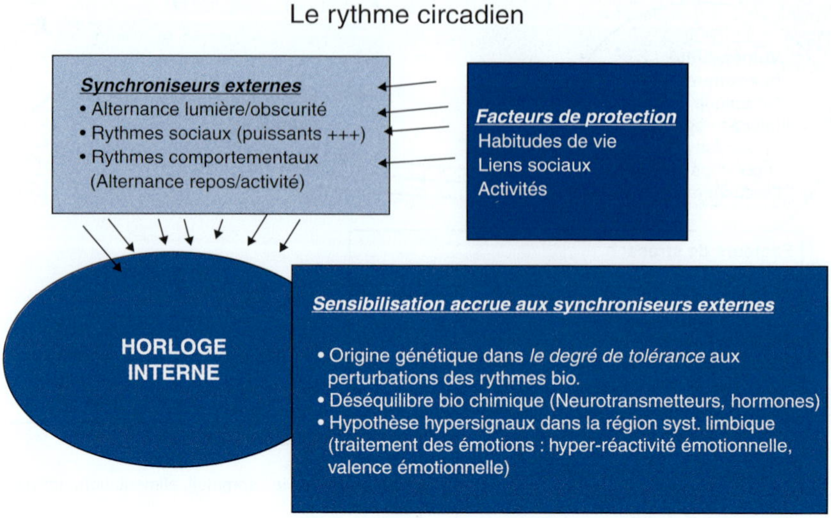

Figure 53.2 Exemple de schématisation du modèle des rythmes circadiens.
Source : A. Koubichkine.

relation verticale *savoirs et conseils médicaux - applications strictes*. En effet, leur compréhension favorise le contrôle de son existence, la réappropriation du pouvoir d'agir ainsi qu'une adaptation possible des attitudes et des comportements favorables à la prévention des rechutes et à l'amélioration de la qualité de vie. Le *prendre soin de soi* et l'aménagement des habitudes de vie accompagnent, soutiennent et renforcent les bénéfices du traitement médicamenteux. Cependant, un aménagement de ses habitudes suppose un changement d'attitudes et de comportements perçu comme émanant de sa décision propre. La dimension de la responsabilité, des décisions et choix personnels se retrouve ainsi réaffirmée.

Modèle du handicap

Le modèle du handicap proposé par l'OMS complète les informations apportées aux participants. Il permet en effet de pouvoir souligner l'importance du choix d'agir sur les symptômes du trouble et leurs conséquences directes (acceptation de la psychopharmacologie, véritable facteur de protection), mais également d'agir sur les conséquences secondaires (la restriction de la participation et ses répercussions psychosociales) : renforcement de la perception et de l'estime de soi, réactivation de ses valeurs de vie, des investissements dans des champs essentiels à son bien-être, réinvestissement des différents rôles dans la communauté (parentaux, filiales, sociales, affectifs) (figure 53.3).

Le terrain peut ainsi être balayé afin qu'un travail de réaménagement psychologique puisse s'y mouvoir.

Améliorer le contrôle des facteurs déclenchant des épisodes symptomatiques

Life chart

Un des outils pratiques privilégié en psychoéducation est la *life chart* ou histoire de la maladie (Gay et Colombani, 2013). Le participant trace sur une feuille une ligne du temps sur laquelle, au fur et à mesure des séances et en tâches à domiciles (TAD), il cherchera à consigner et à se remémorer pour chaque épisode aigu les dates, expressions symptomatiques associées, contextes et situations personnelles au cours

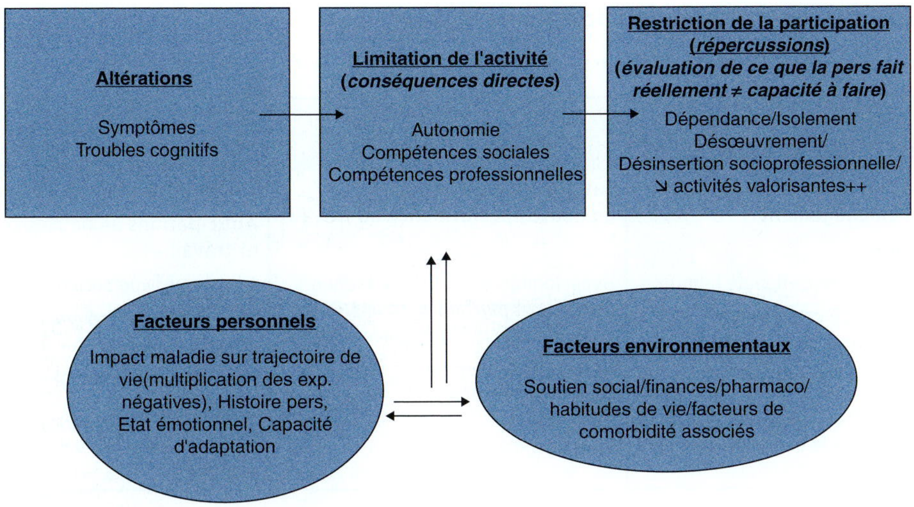

Figure 53.3 Le modèle du handicap par l'OMS.
Source : adapté de A. Prouteau, 2011.

desquels il y a eu décompensation, hospitalisation ou non, traitements et soins proposés à l'époque. Idéalement, il est pertinent que les participants interrogent leur entourage au sujet des éléments contextuels et des manifestations symptomatiques, souvent peu accessibles à la conscience lors d'épisodes aigus (Colom et Vieta, 2006). Les participants sont également invités à identifier au sein de leur réseau social les personnes sur lesquelles ils ont pu, et peuvent encore, s'appuyer dans les moments de fragilité. Ce travail personnel permet un premier repérage des facteurs environnementaux et internes, les signes d'alarmes individualisés, les stratégies de *coping* déjà mises en place (Tableau 53.2).

Repérage des facteurs de stress, repérage des manifestations de stress

Plusieurs séances consacrées à la question du stress restent tout à fait utiles sinon nécessaires. Être capable de gérer efficacement les situations stressantes, c'est-à-dire les situations à risque, peut minimiser le stress. En prenant l'exemple 1 (tableau 53.2), la participante a pu, en refaisant l'histoire des épisodes, repérer des situations ou facteurs de stress. De plus, des outils de type *identifier les tracas* quotidiens peuvent être proposés en TAD afin de proposer des auto-évaluations hebdomadaires (*voir* exemple 2, tableau 53.3). La normalisation de situations pouvant mener à un état de stress est fortement exploitée. Elle permet la dédramatisation de la notion de vulnérabilité, qui n'est ainsi plus perçue comme une fatalité, ainsi que des échanges sur les compétences que chacun a pu développer pour prévenir ou se sortir d'une situation bloquée. L'anticipation, la capacité à relativiser et la connaissance de ses limites sont valorisées.

L'intérêt est de pouvoir identifier l'existence ou l'apparition d'une somme de facteurs de stress permanente, maintenue et continue et d'identifier en parallèle les manifestations d'un état de stress (*voir* tableau 53.4). Certaines de ces manifestations pouvant tout à fait se percevoir comme des signes précurseurs, prodromiques et davantage lorsque cet état de stress s'installe de façon permanente et constante.

D'autres outils d'approche TCC tels que les schémas des cercles vicieux/vertueux peuvent être introduits également pour parfaire un travail d'auto-observation d'abord et de changement

Tableau 53.2 Exemple 1 : life chart de Madame L.

---✓-------------------✓----------------------✓------------✓-----------✓-----etc. ----------->

2009 1er épisode (24 ans)	2010	2011
Stage d'ingénieur dans une autre ville = déménagement = solitude ++ Insomnies sans sensation de fatigue Travaille la nuit à une invention révolutionnaire Me rend dans l'entreprise au matin Excitation, etc. Hospitalisation à la demande d'un tiers	**Fatigue et anticipations anxieuses/performance au travail** Hypersomnie, sensation de fatigue physique et psychique, difficultés de concentration, ralentissement général Désinvestissement relationnel, cognitions négatives TS et hospitalisation libre	**Emménagement avec compagnon** **Anticipations anxieuses/couple et travail ++** Insomnies hypersociables Multiplie les partenaires Idées de grandeur (multi-projet dans l'ingénierie) Arrêt traitement Hospitalisation à la demande d'un tiers

Source : A. Koubichkine.

Tableau 53.3 Exemple 2 : Madame L., exercice en TAD : Identifier les tracas quotidiens.

Tracas quotidiens	J'ai vécu ce tracas la semaine dernière
Pas assez d'argent pour les loisirs	x
Environnement de vie bondé	x
Transport en commun bondé	x
Longs trajets ou bouchons	
Se sentir pressée à la maison	x
Se sentir pressée au travail	x
Les situations bruyantes au domicile	x
Pas assez d'intimité à la maison	
Manque d'ordre ou de propreté à domicile	x
Tâches déplaisantes au domicile	
Tâches déplaisantes au travail	
Vivre dans un voisinage peu sécurisant	
Autre	Départ de mes parents en vacances
Nombre total de complications cette semaine	

Stress modéré : 1 ou 2 complications ; Stress élevé : 3–6 complications ; Stress très élevé : plus de 6 complications.
Source : d'après le site Web SocrateRehab, « La gestion du stress dans la psychose ».

comportemental ensuite. Ces derniers permettent de faire prendre conscience aux participants du pouvoir même des pensées et des cognitions en tant que possibles facteurs de stress en eux-mêmes (facteurs internes) (figure 53.4).

Techniques de gestion du stress

Il existe plusieurs techniques de gestion du stress. Nous avons privilégié une méthode de cohérence cardiaque et la *crise de calme*.

Tableau 53.4 Repérer ses manifestations d'un état de stress.

Le stress peut être ressenti physiquement	Le stress peut avoir des effets sur la pensée	Le stress peut avoir des effets sur nos émotions
Mon cœur bat plus rapidement	Mes idées vont plus vite dans ma tête	J'ai peur
Je n'arrive pas à m'endormir	Je ne sais plus quoi penser	Je me sens découragé
Je m'éveille souvent durant la nuit	J'ai des problèmes de mémoire	J'ai envie de me cacher, de m'isoler de tout le monde
Je me sens fatigué	Mes idées sont embrouillées	Je veux que ça s'arrête tout de suite
Je me sens faible	Je me sens pris au piège	Je n'arrive pas à me calmer
Je transpire plus que d'habitude	J'ai des doutes sur tout	J'ai envie de ne plus rien faire
Ma voix est tremblante	Je ne peux plus me concentrer	Je me fiche de mon apparence personnelle ou de mon hygiène
J'ai la nausée ou je vomis	J'essaye de tout oublier	J'ai envie de faire des folies
Je n'ai plus d'appétit	Je me sens très agitée et n'arrive pas à avoir les idées claires	Je suis en colère
Mes joues deviennent rouges	Je pense surtout à des mauvaises choses	J'aimerais disparaître
Je pâlis	Je ne peux plus comprendre ce qui se passe	Je ne me reconnais pas
Ma bouche est sèche	J'accroche sur un détail et ne comprends plus la situation globale	Je n'ai pas envie de parler avec les autres
Mes muscles sont tendus	Je ne peux me débarrasser d'une pensée	Je me sens coupable
Je dois aller souvent aux toilettes	Je n'arrive pas à organiser mes pensées	J'ai envie de blesser quelqu'un
J'ai des difficultés à cesser de bouger	Autre effet :	Je n'ai pas confiance en moi
J'ai besoin de marcher fréquemment		Je me sens mal
Je me sens engourdi		Je ne peux plus faire confiance en mes meilleurs amis
Je ressens des douleurs partout dans mon corps		Je sens que je perds le contrôle
Autre effet :		Je me sens responsable de situations que je n'ai pas provoquées
		J'ai envie de régler le problème en étant agressif contre quelqu'un ou quelque chose
		Autre :

Source : d'après le programme TCC Psychose, Tania Lecomte, Claude Leclerc, Til Wykes. 2001.

Elle permet l'autoévaluation d'une modification physiologique objectivement observable : il s'agit de mettre concrètement son fonctionnement cardiaque au calme par un apprentissage centré sur la respiration et la régulation du système nerveux autonome. Le ralentissement de la fréquence cardiaque est mis en évidence par la prise de pouls. Il est important de noter que nous entraînons le calme et non pas la relaxation profonde (qui inversement nécessite une perte de vigilance). En effet, le but est de pouvoir se mettre en crise de calme, le plus souvent possible durant l'action, rapidement, et, dans les situations où justement il s'agit de garder toute sa vigilance (résolution de problèmes : conflits, prises de décisions, etc.) (Cungi et Deglon, 2009) (encadré 53.1).

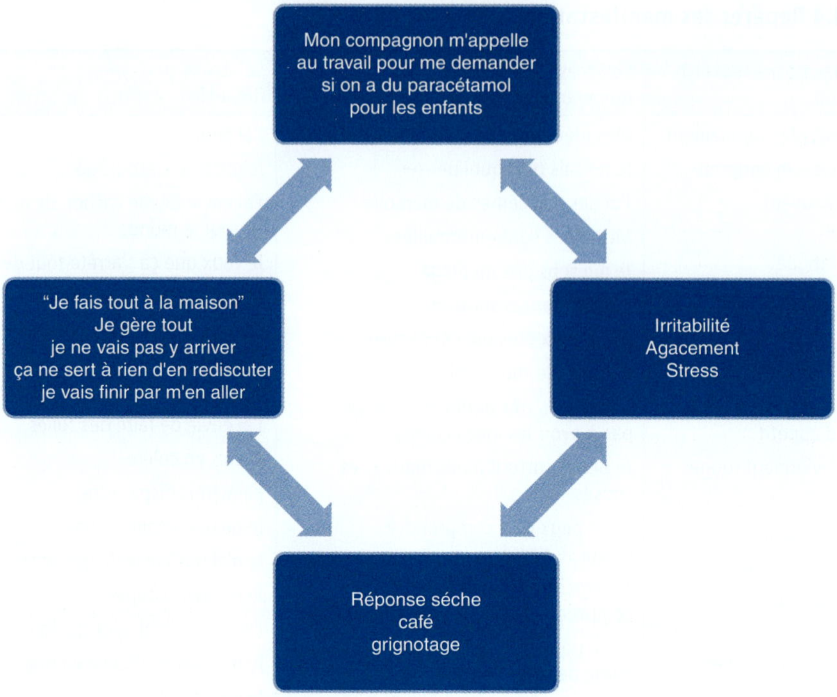

Figure 53.4 Exemple 3 : cercle vicieux de Madame L.
Source : A. Koubichkine.

ENCADRÉ 53.1

Cohérence cardiaque ou crise de calme

La manœuvre vagale

1. Prenez votre pouls, percevez bien le battement de votre cœur.
2. Relâchez l'air de vos poumons, calmement comme « un ballon qui se dégonfle ».
3. Inspirez un tout petit peu d'air, sans effort.
4. Gardez un tout petit moment cet air afin de bien favoriser les échanges gazeux au niveau des poumons.
5. Laissez l'air de vos poumons s'échapper sans forcer.
6. Percevez bien le net ralentissement de votre pouls. Percevez les sensations de ralentissement général au niveau de votre corps et particulièrement le calme dans votre poitrine.

Focalisation sur la respiration

▸ Centrer votre attention sur le médiastin (zone située entre les deux poumons au niveau du sternum), plus spécifiquement au niveau du cœur, assez haut dans la poitrine.
▸ Percevez l'air qui entre, l'air qui sort.
▸ Recherchez la respiration la plus agréable, confortable et la plus facile, profitez de cette sensation agréable.
(Possibilité de déplacer la focalisation de notre attention sur les sons de l'environnement, des sensations physiques puis revenir sur notre respiration.)

Source : d'après Cungi et Deglon, 2009.

Réduire le risque de rechute – développer des facteurs de protections internes et externes

Repérage des signes annonciateurs individualisés.

Un signe d'alerte valable se répète pour tous les épisodes (alternativement manie ou dépression). Il est facilement identifiable, non source de critiques ou de disputes avec les proches. Le travail s'axera sur les dimensions d'intensité, de fréquence et de contenu des signes d'alerte. Une réflexion groupale est par ailleurs nécessaire en parallèle pour construire les représentations, les perceptions et une définition de ce qu'est une humeur pathologique d'une humeur normale (Tableau 53.5).

Tableau 53.5 Humeur normale, humeur pathologique.

Humeur normale	Humeur pathologique
Humeur qui fluctue en fonction de nombreux paramètres Sans que l'on puisse parler d'un trouble. Liés à l'environnement et aux événements extérieurs Fluctuations de sentiments non persistantes, sur quelques heures ou jours et qui se stabilisent Pas de répercussions sociales, familiales ou professionnelles Se limite à un sentiment modéré (tristesse, morosité, contentement) Pas accompagnée par d'autres signes, ou bien, ils restent discrets, peu nombreux, transitoires Conservation de son libre arbitre, conscience de la réalité. Analyse de la situation. Fluidité cognitive. Projection dans le futur	Humeur intense, excessive, non transitoire, permanente, persiste dans le temps Retentissement sur la vie personnelle, familiale, professionnelle est manifeste Accompagnée d'autres signes, tous les *hyper* et les *hypo* : mémoire, concentration, sommeil, appétit, ralentissement, énergie, élan vital, dynamisme, intérêt, créativité… = **Symptômes**

Source : d'après Gay et Colombani, 2013.

Ainsi, tout du long du travail groupal, les participants sont invités à apprendre à autoévaluer leur humeur à l'aide d'un graphe de l'humeur (Tableau 53.6).

Tableau 53.6 Exemple 4 : graphe de l'humeur hebdomadaire de madame L.

Niveau d'intensité de l'humeur	L	M	M	J	V	S	D
+5 Maniaque (insomnies, symptômes psychotiques)							
+4 manie, erreur de jugement							
+3 hypomanie							
+2 super					***	***	
+1 joyeuse, haute		**	**	**			*
Normale	*						
-1 basse							
-2 triste							
-3 déprimée							
-4 immobilisée							
-4 dépressive, suicidaire							

** Se surveiller attentivement; *** Prendre des mesures.
Source : A. Koubichkine.

De plus, il semble important que les participants du groupe puissent co-construire, à partir de leur expérience, qu'un signe d'alerte d'intensité faible à modérer constitue un signe précurseur, ou avant-coureur d'un risque un peu plus élevé d'une éventuelle rechute, et, qu'un signe de modéré à sévère constitue un signe d'alarme, d'urgence, avec une probabilité très forte de récidive. Les réponses et stratégies ne seront en effet pas du même ordre dans les prises de décision (Tableau 53.7).

Tableau 53.7 **Exemple 5 : signes d'alerte de Madame L.**

Signes	////////////////////	Intensité	Réponses, stratégies
Hyperstimulation	**Alarmant**	**Sévère** : excitation psychique, impact relationnel, remarques des proches, idées créatives **avec humeur à + 4, + 5**	**Allô docteur ++. Accepter aide et conseils** (cf. utiliser plan de crise)
	Annonciateurs **Prodromiques**	**Modéré** : dort peu ou pas, pas de sensation de fatigue, sorties et relation sociale augmentées, accélération des idées, **avec humeur à + 2, + 3**	**Arrêt de travail ; calme, repos, tranquillité, réorganiser quotidien ; traitement**
		Faible : difficulté endormissement, diminution concentration, « esprit papillonne », **sur plusieurs jours avec humeur à + 1, + 2**	**Autosurveillance attentive (surveiller permanence et le niveau d'intensité de l'humeur) ; poser RTT devant un week-end, tranquillité, repos**

Source : d'après Favrod et Maire, 2012.

Le rôle du patient expert dans l'identification des signes précurseurs repose principalement sur sa propre expérience lui ayant permis d'identifier ses propres signaux et de la pertinence de stratégies comportementales de prévention. Le patient expert expose sa maladie comme un objet extérieur à lui - les symptômes d'un épisode ne définissent pas son identité. Son expérience est celle d'un cheminement complexe vers l'acceptation d'une maladie récurrente, nécessitant la mise en sens de ses manifestations. La dynamique groupale est favorisée par un mécanisme d'identification au fait que le patient expert est « passé aussi par des étapes » et « s'en est sorti » parce qu'il « a appris à apprendre » de son fonctionnement. À partir du travail d'explicitation de l'expérience intime du patient expert, d'introspection, le groupe développe son exploration propre.

En effet, bien que ce travail « d'autoperception interne des prémisses aspécifiques » (Ledoux et Cioltea, 2010) du signe prodromique reste certes propre au patient expert, il est néanmoins généralisable, voire constitutif d'un ensemble de stratégies adaptatives pertinentes, base d'un corpus d'énoncés pédagogiques. Corpus à partir duquel le groupe est invité à en enrichir le matériel, constitué de « petits trucs », de stratégies de *coping* et, s'il le juge pertinent, à l'expérimenter de son côté. Le témoignage du patient expert est crucial puisque les questions d'identité, de confiance, de connaissance et d'affirmation de soi y sont abordées. Les situations rapportées concernent le plus souvent les relations interpersonnelles. La présence du patient expert favorise le partage des représentations. L'impact des expériences traumatiques de perte de contrôle, la démesure des manifestations thymiques, les répercussions actuelles, les conséquences de la maladie sur la perception de soi et les relations interpersonnelles deviennent un objet de réflexion. Le questionnement autour de la culpabilité, de la honte, de l'anxiété et de l'incertitude traversent ces séances, interrogeant celui de la crainte de perdre la maîtrise de son existence. Entendre et observer que quelqu'un d'autre, le patient expert, a traversé un parcours thérapeutique et des épreuves similaires et qu'il se montre aujourd'hui confiant et déterminé pour atteindre ses propres buts favorise la reprise du contrôle de son existence. Lorsque le soignant permet aux participants d'identifier les situations à risque, le patient expert nourrit la discussion autour des étapes inhérentes au rétablissement et la lutte contre l'engluement dans l'identité de malade. Il s'appuie sur son cheminement personnel, l'identification de ses valeurs personnelles, ses orientations, ses choix de vie et les réaménagements qu'il a dû mettre en œuvre (Koubichkine et Schoendorff, 2016).

Plan de crise ou plan d'action

Le plan de crise personnalisé décrit des mesures prédéfinies à mettre en œuvre – ou à laisser mettre en œuvre par quelqu'un d'autre – en cas de rechute. En rédigeant un tel plan, le patient donne donc un *accord anticipé* pour ces interventions (encadré 53.2).

Un plan de crise personnalisé précise :

- au moins quatre signes précurseurs des épisodes propres à la personne (par exemple, une hypo- ou une hypersomnie, une augmentation ou une diminution des activités, une accélération de la pensée, un repli sur soi, une alimentation irrégulière et insuffisante…) ;
- les actions à entreprendre – déjà expérimentées ou potentiellement efficaces – pour y répondre (par exemple : repos, consultation médicale, arrêt de travail…), les personnes à qui faire appel (proches, soignants) et les traitements supplémentaires;
- la conduite à tenir si les manifestations symptomatiques ne cèdent pas et acquièrent un caractère d'urgence (se rendre aux urgences, prévenir la ou les personnes de confiance déjà désignées comme telles), ce qui suppose au préalable une discussion avec les proches et une demande d'aide anticipée.

Ce dernier point peut être à nouveau discuté lorsqu'une séance sur les répercussions familiales est prévue sur invitation des proches, préférablement en fin de programme. En effet, par expérience, ce travail de mise en place d'un plan d'action individuel bien qu'amorcer en groupe et en tâche à domicile semble davantage efficace et opérant s'il est complété, et affiné par la personne avec son entourage, le médecin et/ou psychiatre et équipe référents, au-delà de ce temps groupal.

ENCADRÉ 53.2

Exemple 6 : plan d'action de Madame L.

1. Contexte actuel générateur de stress : fatigue en lien avec travail, enfants, absence grands-parents partis pour deux mois en voyage. Nécessaire réorganisation pour les mercredis avec mon mari.

2. Manifestations (de deux à trois dans les quatre signes d'alerte significatifs) : insomnies/hypersensorialité, hyperstimulation (excitation psychique et accélération des idées avec augmentation des mails, coups de téléphone et invitations à sortir aux amis/ai rencontré un amant d'un soir).

3. Réponse à adopter immédiatement (stratégies personnelles ou avec mon entourage) :

▸ action sur mon environnement : arrêt de travail++/réduire toutes les stimulations : annuler les invitations et sorties prévues/ rechercher tranquillité et repos : qui s'occupe des enfants ? /besoin d'un TTT ?

▸ Actions sur moi : rééquilibrage du sommeil : introduire heures fixes, bannir activités stimulantes le soir (livre, radio plutôt que tablette, TV), ritualiser la préparation au sommeil (tisane, bain); besoin d'un TTT ?/Organisation d'un quotidien calme sur les sept jours à venir : équilibrage activités calmes (yoga, relaxation, lecture, musique audio/repos).

SI PRODROMES NE CÈDENT PAS = expressions symptomatiques

4. À qui demander de l'aide dans mon entourage (Nom prénom téléphone rôle)/comment souhaiteriez-vous que les soins et traitements soient organisés (fréquence des RDV, médication, recours aux urgences). RDV médical avec psychiatre référent : médication supplémentaire et/ou programmer une hospitalisation; si pas possible mari et/ou sœur pour consultation urgences.

5. En situation de crise, quels soins ou traitements souhaiteriez-vous éviter? Raison? Quelles sont les alternatives? La chambre d'isolement, la contention. Me parler, me rassurer, me trouver une chambre seule et surtout me sédater par un traitement, que je puisse dormir, reposer mon corps. La cyamémazine marche bien normalement, a marché la dernière hospitalisation, 3 x 100 mg en gouttes. En seconde intention, chambre d'isolement si tension extrême malgré tout.

6. Mesures concrètes à prendre en situation de crise pour préserver mon environnement (courriers, garde d'enfants, animaux, domicile, travail) : mari pour envoi arrêt de travail, sœur pour aide avec les enfants (les chercher à l'école et le mercredi,) etc.

Source : A. Koubichkine.

Partie VII

Prendre en charge les troubles neurocognitifs

Chapitre 54

RECOS (remédiation cognitive pour la schizophrénie ou un trouble associé)

Pascal Vianin

PLAN DU CHAPITRE

Introduction

La thérapie RECOS est destinée en priorité à des patients adultes présentant une pathologie psychiatrique invalidante. Elle a été développée initialement pour traiter les patients souffrant d'un trouble du spectre de la schizophrénie. Au cours de ces dernières années, le programme RECOS a été de plus en plus utilisé auprès de personnes souffrant d'autres pathologies psychiatriques. En outre, les demandes qui nous parviennent s'avèrent de plus en plus souvent associées aux perspectives de réinsertion professionnelle. Des bilans cognitifs et fonctionnels sont ainsi régulièrement réalisés auprès de personnes souffrant de troubles de l'humeur, de troubles anxieux ou de déficits de l'attention (TDAH) notamment. Nous avons constaté que le programme RECOS répondait la plupart du temps aux attentes des cliniciens qui nous adressent ces demandes et à celles des patients qui en bénéficient. L'approche métacognitive du programme s'avère le plus souvent pertinente pour améliorer les compétences fonctionnelles des participants. La dernière version du programme RECOS – que nous présentons dans ce chapitre – a été pensée en relation précisément avec cette ouverture à d'autres indications et aux perspectives de réinsertion professionnelle.

Les caractéristiques de la méthode RECOS

Améliorer le fonctionnement du participant

Nous considérons la remédiation cognitive comme un outil permettant à l'individu de mieux fonctionner au sein de la communauté et de favoriser son autonomie en mobilisant ses ressources cognitives. La restauration ou la normalisation des fonctions cognitives ne constituent pourtant pas l'objectif prioritaire de notre intervention. La thérapie RECOS a d'abord pour mission de découvrir quels sont les handicaps fonctionnels du patient et comment les traiter avec les outils proposés par la remédiation cognitive. Cette démarche fonctionnelle concerne tout aussi bien les phases d'évaluation et de remédiation cognitive que le choix des objectifs de traitement.

L'évaluation fonctionnelle

Comme nous l'avons évoqué à de nombreuses reprises, un bilan neurocognitif standardisé ne prédit que partiellement l'impact fonctionnel des troubles cognitifs dans la vie quotidienne. Les performances cognitives ne constituent pas, loin s'en faut, le seul facteur ayant un impact sur les variables fonctionnelles. La symptomatologie du participant, sa motivation, ses capacités d'auto-évaluation ou encore ses compétences sociales sont autant de variables qui influencent le fonctionnement de chacun et l'efficacité de la remédiation cognitive. D'autre part, les tests d'évaluation cognitive sont souvent peu écologiques et ne mesurent que partiellement les déficits constatés dans la vie quotidienne.

Les objectifs fonctionnels

Les objectifs fonctionnels sont une source de motivation pour les participants puisqu'ils visent des résultats concrets susceptibles d'améliorer leur qualité de vie. Proposer des exercices pour entraîner les difficultés exécutives ou attentionnelles sans tenir compte de leur impact fonctionnel ne présente dès lors qu'un intérêt limité. Définir des objectifs opérationnels, c'est permettre de sélectionner les exercices qui vont mobiliser les compétences souhaitées dans un contexte donné. Plutôt que d'améliorer la mémoire verbale en apprenant à se souvenir d'une liste de mots, il s'agira plutôt de mémoriser les consignes de son employeur afin de réaliser les tâches demandées ou de se rappeler des ingrédients d'un repas pour préparer un dîner pour ses proches.

La rééducation fonctionnelle

Différentes approches de remédiation cognitive ont été développées durant ces dernières années selon la place accordée aux techniques restauratrices ou compensatoires. La démarche restauratrice vise à normaliser le fonctionnement neurocognitif du participant, selon une démarche de bas en haut (bottom-up). Les résultats de l'intervention évaluent la normalisation du fonctionnement cérébral en mesurant l'activité de réseaux de neurones généralement impliqués pour résoudre une tâche donnée. À l'opposé de cette démarche, l'approche compensatoire vise principalement à adapter l'environnement du patient de manière à réduire son handicap et à pallier les déficits observés. La thérapie RECOS propose une troisième voie qui consiste à mobiliser et à entraîner les compétences cognitives sollicitées par tel objectif, tout en invitant le participant à solliciter des mesures compensatoires. Finalement, c'est le bénéfice fonctionnel de telle stratégie compensatoire ou restauratrice qui va décider de son utilisation.

Entraîner les compétences métacognitives

La métacognition concerne la connaissance qu'une personne a de son propre fonctionnement cognitif et de celui d'autrui, mais aussi des processus cognitifs en général. Les capacités métacognitives permettent aux participants de mobiliser leurs compétences cognitives à bon escient, d'identifier leurs faiblesses et d'aménager des stratégies pour qu'elles ne prêtent pas à conséquence. Trois sortes de compétences métacognitives sont ciblées par la thérapie RECOS.

Connaissances métacognitives

Les connaissances métacognitives concernent :

- les connaissances du participant sur le domaine de la cognition en général ;
- la définition, voire la localisation cérébrale, des fonctions cognitives évaluées et traitées par le programme RECOS ;
- la nature des troubles observés dans les différentes pathologies ;
- leur impact sur le plan du fonctionnement social et professionnel ;
- la connaissance de son propre profil cognitif.

Dans la thérapie RECOS, ces informations sont discutées lors de la séance de psychoéducation qui a lieu au début de la phase de remédiation, ainsi que lors de la séance de restitution des résultats. Le thérapeute RECOS prend soin, tout au long de la phase de remédiation, d'interroger le participant sur les compétences mobilisées lors de telle activité, sur les difficultés auxquelles il pourrait être confronté, ou encore sur les mesures compensatoires qu'il pourrait utiliser pour y faire face.

Connaissances procédurales

Les connaissances procédurales se rapportent aux connaissances mobilisées dans l'action. Ces connaissances sont généralement non conscientes et autonomes. Cela signifie que les participants mobilisent des compétences pour résoudre les tâches qui leur sont proposées, mais qu'ils n'y ont pas accès sur un mode volontaire. De manière à expliciter ces connaissances, le thérapeute prend soin d'interroger le vécu du patient durant la réalisation de la tâche (Vianin, 2017). Travailler sur les connaissances procédurales des participants nous paraît essentiel, et ce pour plusieurs raisons. Tout d'abord, les patients ont généralement connu une série d'échecs qui les ont confortés dans l'idée qu'ils n'avaient pas les compétences requises pour progresser sur le plan cognitif. La prise de conscience des connaissances procédurales agit très souvent comme un révélateur inattendu des ressources dont ils disposent. Ils sont alors amenés à réfléchir en termes d'efficacité des stratégies mobilisées et donc à se donner les moyens de les modifier pour répondre aux contraintes de la tâche. Un autre bénéfice majeur est qu'ils deviennent de plus en plus capables d'identifier leur manière de résoudre une tâche et acquièrent de ce fait de nouvelles compétences métacognitives qui s'avéreront utiles dans de nombreuses situations. Enfin, ces connaissances procédurales offrent au thérapeute les clés de compréhension de certains dysfonctionnements ou de biais cognitifs.

Connaissances conditionnelles

Les connaissances conditionnelles permettent d'identifier à quel moment et à quel endroit il conviendrait de solliciter ses compétences cognitives. Une fois qu'elles ont été explicitées et portées à la conscience du participant, les connaissances procédurales pourront être mobilisées à bon escient dans la vie réelle.

Les tâches à domicile prévues par le programme RECOS ont notamment pour fonction d'affiner progressivement ces connaissances conditionnelles. À la fin de la séance papier-crayon, le thérapeute proposera au participant d'utiliser les stratégies acquises durant les exercices dans des situations de sa vie quotidienne. L'enjeu consistera dès lors à savoir s'il sera capable d'identifier le contexte spatial et temporel dans lequel telle compétence pourra être mobilisée avec succès. La notion de transfert, qui fait l'objet d'un chapitre dans ce traité (*voir* chapitre 35), est ainsi directement associée aux connaissances conditionnelles.

Les processus métacognitifs que nous venons d'évoquer sont au cœur même des capacités fonctionnelles qu'il s'agit de restaurer durant la phase de remédiation.

Programme RECOS, version 2017

Comme mentionné en introduction, le programme RECOS a évolué récemment pour répondre aux demandes qui nous sont adressées pour la réinsertion professionnelle, d'une part, et pour mieux recouvrir les difficultés observées dans les différentes pathologies traitées actuellement, d'autre part.

Avant d'aborder le déroulement du programme, une brève explication des principaux changements survenus permettra au lecteur de prendre connaissance des apports de la nouvelle version.

Mémoire et compréhension verbales

Les compétences verbales sont parmi les plus sollicitées dans le cadre professionnel. Elles concernent non seulement les capacités mnésiques, qui permettent notamment à la personne de se souvenir des consignes de son employeur, mais également la possibilité de comprendre certains termes, ou certaines tournures de phrases. Pour cette raison, le bilan neurocognitif inclut désormais le test *Vocabulaire* dans lequel le participant doit donner la définition de mots de difficulté croissante. Le module d'entraînement comprend en outre un nouvel exercice de compréhension verbale (figure 54.1).

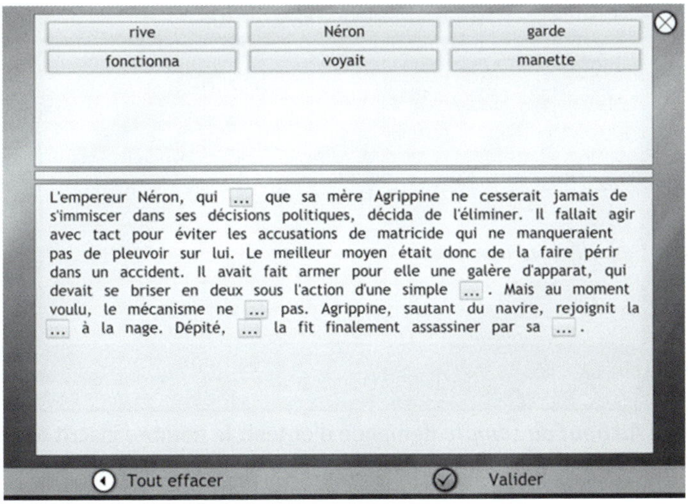

Figure 54.1 L'exercice *Que d'accrocs dans cette histoire* demande de compléter des bouts de phrases manquants.
Source : Happyneuron.

Raisonnement

Un module consacré au raisonnement, au sens large, fait son apparition dans cette nouvelle version du programme. Le test *Arithmétique* permet notamment de mesurer d'éventuelles lacunes sur le plan du raisonnement mathématique. De telles difficultés peuvent avoir un impact fonctionnel important en emploi et entraver le rendement de l'employé. Un nouvel exercice sollicite dans ce but le calcul mental (*voir* figure 54.2).

Attention

Alors qu'un module était spécifiquement dédié à l'attention sélective dans sa version précédente en raison de la fréquence de ce trouble chez les personnes psychotiques, le programme RECOS s'adresse désormais également à des personnes souffrant d'autres pathologies. Pour cette raison, la batterie d'évaluation de l'attention est plus complète et comprend des tests d'attention divisée, d'attention soutenue, de temps de réaction, etc. Un nouvel exercice permettant d'entraîner l'attention divisée complète le module d'entraînement (*voir* figure 54.3).

Déroulement du programme

Bilan initial (sept séances)

Séance 1 : entretien d'admission et éléments anamnestiques

Lors de la première séance, nous prenons soin de compléter les rubriques suivantes :

- nom de la personne et/ou institution qui adresse la demande;
- raison de la demande;
- plaintes spontanées;
- diagnostic;
- situation familiale;
- scolarité;
- situation professionnelle.

Il est recommandé de compléter les éléments anamnestiques fournis par le participant lors de cette première séance avec les données transmises par le clinicien ou par l'institution qui nous adresse la demande.

Séance 2 : évaluation clinique

La remédiation cognitive s'adresse à des personnes qui sont atteintes dans leur santé mentale. Le thérapeute doit dès lors bénéficier d'une bonne

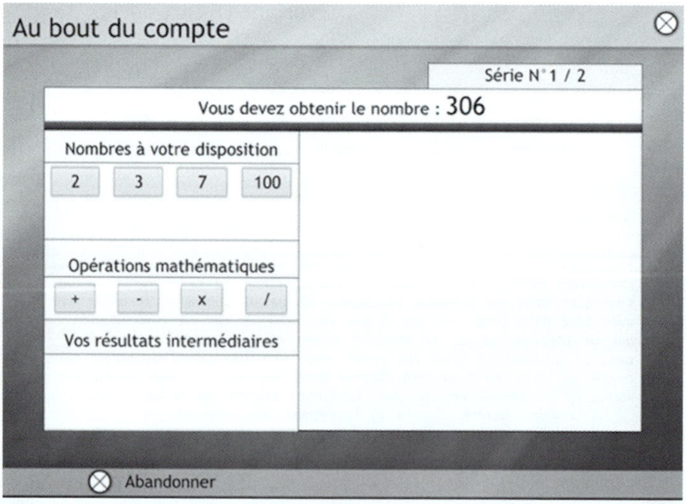

Figure 54.2 L'exercice ***Au bout du compte*** **demande d'obtenir le nombre inscrit au sommet de l'écran en se servant des nombres à disposition et en utilisant les quatre opérations mathématiques.**
Source : Happyneuron.

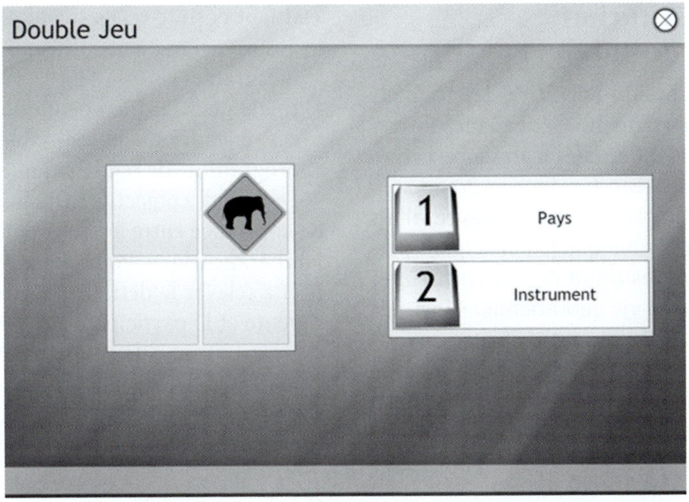

Figure 54.3 Dans l'exercice *Double jeu*, le participant est confronté à deux tâches simultanées. D'une part, il doit cliquer sur l'image qui apparaît sur la gauche de l'écran si elle correspond à celle mémorisée au début de l'exercice ; d'autre part, il doit en même temps écouter chaque mot énoncé par l'ordinateur et décider à quelle catégorie il appartient en cliquant sur le bouton correspondant situé à droite de l'écran.
Source : Happyneuron.

connaissance des pathologies auxquelles il est confronté. De manière à comprendre comment le fonctionnement cognitif est perturbé par la psychopathologie du participant, une estimation précise de ses symptômes au début de la thérapie s'avère nécessaire. Comme le programme RECOS ne s'adresse plus exclusivement aux personnes souffrant d'un trouble du spectre de la schizophrénie, il est nécessaire d'utiliser des échelles cliniques adaptées à la pathologie concernée. Une sélection de nombreuses échelles d'évaluation clinique validées en langue française pourra aider le praticien à faire son choix (Bouvard et Cottraux, 2010).

L'échelle des plaintes cognitives subjectives SSTICS (Stip et al., 2003) permet de compléter ce bilan en évaluant les difficultés identifiées par le participant sur le plan cognitif, avant même toute intervention de notre part.

Séances 3, 4, 5 : évaluation neurocognitive

Le programme RECOS considère que la phase d'évaluation neurocognitive est nécessaire pour appréhender les mécanismes cognitifs responsables des difficultés rencontrées sur le plan fonctionnel. Les tests sélectionnés et les scores retenus fournissent des indications précieuses sur la nature des déficits rencontrés (problème de récupération mnésique, trouble de l'inhibition, flexibilité cognitive réduite, etc.). L'ensemble de la batterie d'évaluation est constitué par des épreuves standardisées pour lesquelles nous disposons de normes bien établies.

En raison des changements survenus dans la version 2017 de la thérapie RECOS, de nouvelles épreuves ont été introduites dans ce qui constitue la nouvelle batterie d'évaluation neurocognitive (Vianin, 2017). Les tests que nous proposons bénéficient d'une bonne validité écologique et évaluent les fonctions cognitives fréquemment affectées dans le domaine des pathologies psychiatriques.

La passation des tests se déroule sur trois séances d'une heure environ. Elle est réalisée par le psychologue ou le neuropsychologue formé à de telles évaluations. Si la personne qui est en charge de la thérapie RECOS n'est pas celle qui réalise cette évaluation, il est important qu'elle lise attentivement les résultats obtenus lors de ce bilan et s'informe de l'interprétation donnée par l'évaluateur dans son rapport écrit.

Séance 6 : restitution des résultats du bilan cognitif

Au terme de l'évaluation cognitive, les résultats sont présentés au participant. Cette séance de restitution des résultats se déroule en présence du thérapeute et de l'évaluateur. Ce dernier prend soin d'indiquer la signification de chacun des résultats enregistrés. Il est possible que le participant perçoive des liens entre ces résultats et les difficultés qu'il rencontre dans sa vie quotidienne. Ainsi, des objectifs de traitement peuvent déjà être envisagés. L'évaluation des répercussions fonctionnelles sera l'occasion d'approfondir ces éléments avant de finaliser les objectifs de traitement.

Séance 7 : évaluation des répercussions fonctionnelles

Le programme RECOS a pour ambition d'améliorer la qualité de vie des participants. Les troubles mesurés lors de l'évaluation neurocognitive ne constituent pas en tant que tels des objectifs de traitement. Il s'agit plutôt de comprendre comment les difficultés mesurées lors de ce bilan altèrent le fonctionnement de chacun. Il est donc primordial, à ce stade, de s'interroger sur les répercussions fonctionnelles de ces troubles. Or le participant lui-même est le mieux placé pour identifier les problèmes qu'il rencontre au quotidien et pour définir l'objectif souhaité. Nous avons élaboré dans cette optique l'échelle d'évaluation des répercussions fonctionnelles (ERF) (Vianin et al., 2016) qui permet d'identifier les troubles fonctionnels et de prévoir des objectifs de traitement concrets et réalistes.

Séance 8 : choix des objectifs

Au terme de l'ERF, le thérapeute prend soin de noter tous les objectifs potentiels qui pourraient être visés durant la phase de remédiation. Il éliminera ceux qui ne lui paraissent pas réalisables.

La fixation d'objectifs fonctionnels constitue une caractéristique importante de la thérapie RECOS. Il est donc nécessaire d'y consacrer suffisamment de temps avant de débuter la phase d'entraînement. Trois conditions doivent être respectées lors du choix des objectifs :

- le thérapeute doit d'abord s'assurer qu'ils soient individualisés, autrement dit qu'ils soient choisis par le participant dans le but d'améliorer son quotidien ;
- il faut ensuite qu'ils soient opérationnels, c'est-à-dire qu'ils soient suffisamment spécifiques et mesurables ;
- finalement, le thérapeute doit veiller à ce que ces objectifs soient réalisables dans le délai du programme de remédiation cognitive.

Définir des objectifs revient à établir un contrat de confiance entre les deux partenaires d'un projet thérapeutique. Pour que le participant se sente prêt à relever le défi, il est important que le thérapeute et le participant considèrent les objectifs définis au terme de la phase d'évaluation comme l'élément déterminant du contenu des séances. Le thérapeute prendra donc soin de proposer des exercices en lien avec l'objectif final.

Séance 9 : signature du contrat de participation à la phase de remédiation

Au début de la neuvième séance, la liste des objectifs potentiels est transmise au participant afin qu'il détermine ceux qu'il souhaite réaliser en priorité. Nous l'invitons à coter de 1 à 10 l'importance qu'il accorde à chacun d'eux. Une fois qu'ils ont été définis avec le participant, les objectifs sont écrits en toutes lettres sur un contrat de participation au programme RECOS. En général, nous invitons les thérapeutes à noter trois objectifs de traitement, en les inscrivant par ordre d'importance. Il est possible de se limiter à deux, voire à un seul objectif, selon leur importance relative et la difficulté à les atteindre. Ce contrat a pour objectif non seulement de clarifier les conditions nécessaires à la bonne marche du programme de remédiation, mais également de garantir au patient un entraînement cognitif ciblé. Comme dans tout contrat, une double signature est nécessaire, le thérapeute s'engageant notamment à fournir toutes les informations souhaitées par le patient au sujet des troubles cognitifs et de leur remédiation. Les patients sont également informés des effets délétères du cannabis et de l'alcool sur les performances cognitives.

Phase de remédiation

La phase de remédiation se déroule sur quatorze semaines, à raison de trois séances hebdomadaires. Chaque séance dure une heure environ. Plus d'une quarantaine d'heures sont ainsi prévues pour la phase d'entraînement cognitif. Chaque semaine comprend une séance papier-crayon, une séance informatisée et une tâche à domicile.

Chaque module d'entraînement propose désormais six exercices papier-crayon et cinq exercices informatisés présentant respectivement trois et dix niveaux de difficulté croissante. Ces exercices ont été conçus par la société Scientific Brain Training (www.scientificbraintrainingpro.fr) avec qui nous avons collaboré pour les adapter au programme RECOS. Le thérapeute choisit avant chaque séance les exercices qui lui paraissent indiqués pour atteindre les objectifs individualisés.

Séance papier-crayon

Lors des séances papier-crayon, le thérapeute se trouve face au participant et l'exercice proposé mobilise toute leur attention. Face à une nouvelle tâche, le thérapeute invite le participant à identifier les différents paramètres du problème posé, puis à générer des stratégies de résolution de problèmes. Il s'agit avant tout de redonner au participant les moyens de développer ses propres stratégies pour faire face au problème posé et d'en proposer de nouvelles si le résultat escompté n'a pas été atteint. Le thérapeute veillera à ce que le participant génère le plus grand nombre de stratégies possibles afin de contrer sa tendance à n'en mobiliser qu'une seule et à manquer de flexibilité dans sa démarche. Le choix de la stratégie retenue dépendra finalement des résultats obtenus à la tâche considérée.

Lors de l'organisation d'une séance, le thérapeute privilégiera les exercices papier-crayon qui ont un lien avec les objectifs individualisés. Il fera preuve d'inventivité et de créativité, en proposant des tâches adaptées à la situation traitée. Si un participant a pour objectif de pouvoir prendre les transports publics de manière autonome, il lui demandera, par exemple, d'imprimer les horaires et le plan des lignes de bus. Ce matériel sera amené et travaillé durant les séances. Le thérapeute pourra ensuite proposer au participant de l'accompagner lors d'un trajet en bus et s'assurer ainsi que les compétences développées en séance s'avèrent efficaces dans le contexte de la vie quotidienne.

Séance informatisée

Chaque exercice informatisé est composé de dix niveaux de difficulté. Chaque patient effectue l'exercice en fonction du niveau atteint. Pour changer de niveau, il est nécessaire d'obtenir 100 % de réussite à l'exercice concerné. Cette contrainte fait écho à notre volonté de favoriser l'apprentissage sans erreur. Avant de passer au niveau supérieur, on s'assure ainsi que les compétences mobilisées jusque-là sont suffisamment efficaces avant d'être automatisées et transférées dans d'autres situations. Les dix niveaux de difficulté présentent également l'avantage de motiver le participant à franchir des étapes de plus en plus difficiles. Par ailleurs, les résultats sont enregistrés et un feedback automatisé permet de voir en permanence les progrès réalisés depuis le début du programme. Afin de mobiliser ses compétences métacognitives d'auto-évaluation, il est important que le thérapeute montre régulièrement ces résultats au participant et l'invite à les commenter avec lui.

Les tâches à domicile

Les tâches à domicile constituent une partie importante de la thérapie RECOS. Elles permettent de transférer et de généraliser les compétences développées avec le thérapeute durant la séance de remédiation dans le cadre des activités de la vie quotidienne.

Pour faciliter ce travail, un cahier des tâches à domicile est fourni à chaque participant lors de la première séance de remédiation. Ce cahier de trente-six pages appartient au participant et va lui permettre notamment de savoir à tout moment la tâche qu'il va devoir réaliser durant la semaine. Au terme de chaque séance papier-crayon, le participant et son thérapeute vont définir la tâche qui va devoir être réalisée avant la prochaine séance papier-crayon. Lors de la séance papier-crayon suivante, le thérapeute prend connaissance du moment où la tâche à domicile a été réalisée, des stratégies et techniques qui ont permis sa résolution, ainsi que des difficultés rencontrées par le participant pour la réaliser correctement. Plusieurs tâches à domicile visant à mobiliser et à entraîner les compétences métacognitives sont déjà inscrites dans le cahier et seront réalisées le moment venu.

Le thérapeute veille à ce que les tâches à domicile soient effectuées régulièrement. Le choix des exercices doit être dicté avant tout par la nature et le contenu des objectifs, tels qu'ils ont été définis au terme de la phase d'évaluation. Il est important que ces tâches à domicile fassent l'objet d'un contrat implicite entre le patient et son thérapeute. La non-réalisation de la tâche à domicile doit être considérée comme un échec, aussi bien par le participant que par le thérapeute. Dans ce cas, tous les deux chercheront à comprendre ce qui n'a pas fonctionné et se donneront les moyens nécessaires pour que cela ne se reproduise pas. Le thérapeute n'hésitera pas à réduire la difficulté de la tâche de manière importante s'il l'estime nécessaire. Le but visé par ces tâches est que le participant s'habitue à appliquer les compétences acquises en séance dans sa vie quotidienne, en l'absence du thérapeute.

Réévaluation neurocognitive, clinique et fonctionnelle

Au terme des modules d'entraînement, une évaluation neurocognitive similaire à celle réalisée initialement est effectuée dans le but de comparer les performances cognitives avant et après la phase de remédiation cognitive. Les mêmes mesures cliniques permettent également d'évaluer l'impact des progrès cognitifs sur les symptômes présents lors de l'évaluation initiale. Une réévaluation similaire, réalisée six mois après le terme du programme, permettra de s'assurer du maintien des performances observées après la phase de remédiation.

Nous encourageons toutefois les thérapeutes RECOS à n'accorder finalement qu'une importance relative à la réévaluation neurocognitive. Comme on l'a souligné tout au long de ce chapitre, la préoccupation première du thérapeute – et probablement celle du participant – est de mesurer l'atteinte des objectifs et l'impact du travail réalisé sur son degré d'autonomie et sa qualité de vie. La littérature scientifique considère le plus souvent les résultats du bilan neurocognitif final pour juger de l'efficacité d'une thérapie de remédiation cognitive. Se préoccuper du bilan fonctionnel final et de l'atteinte des objectifs individualisés paraît à notre sens bien plus légitime pour juger de l'efficacité d'une telle intervention.

Conclusion

Comme les personnes formées à cet outil thérapeutique l'attestent, le programme RECOS constitue davantage une méthode d'intervention neurocognitive qu'une boîte à outils constituée de tests neurocognitifs, d'échelles cliniques ou d'exercices informatisés.

Cette méthode s'articule autour de trois axes principaux. Les objectifs de remédiation sont d'abord individualisés et fonctionnels, centrés sur une meilleure qualité de vie. Pour cette raison, l'évaluation des répercussions fonctionnelles occupe une place centrale et permet de cibler notre intervention lors de la phase de remédiation. Les connaissances métacognitives constituent le deuxième axe de notre démarche. Elles concernent aussi bien les capacités d'auto-évaluation du participant et la prise de conscience de sa manière de traiter l'information que la possibilité de transférer dans la vie quotidienne les compétences acquises en séance. Finalement, nous considérons le patient psychiatrique comme le principal acteur du programme de remédiation cognitive. Durant la phase d'entraînement, il est en effet encouragé à analyser les résultats obtenus au regard des stratégies qu'il a lui-même déployées. En procédant ainsi, le patient parvient progressivement à répondre de manière autonome aux obstacles qu'il rencontre et à gagner du contrôle sur sa maladie.

Le programme RECOS s'adresse aujourd'hui à des personnes souffrant de différentes pathologies psychiatriques et s'articule avec les programmes de réinsertion professionnelle. Ces nouvelles perspectives s'inscrivent dans la tentative actuelle de coupler la remédiation cognitive avec d'autres outils favorisant le processus du rétablissement dans son ensemble.

Références

Bouvard, M., & Cottraux, J. (2010). *Protocoles et échelles d'évaluation en psychiatrie et en psychologie, 5e éd.* Issy-les-Moulineaux : Masson.

Stip, E., Caron, J., Renaud, S., Pampoulova, T., & Lecomte, Y. (2003). Exploring cognitive complaints in schizophrenia : The subjective scale to investigate cognition in schizophrenia. *Comprehensive Psychiatry, 44*(4), 331–340.

Vianin, P. (2017). Programme RECOS. In N. Franck (Ed.), *Remédiation cognitive* (2e éd pp. 105–125). Issy-les-Moulineaux : Elsevier Masson.

Vianin, P., Azzola, A., & Xavier, R. (2016). Évaluation et remédiation cognitive des troubles fonctionnels. In N. Franck (Ed.), *Outils de la réhabilitation en psychiatrie* (pp. 19–49). Issy-les-Moulineaux : Elsevier Masson.

CRT (cognitive remediation therapy)

Chapitre **55**

Isabelle Amado, Aurélia Todd, Charlotte Danset-Alexandre, Brigitte Malangin, Bérengère Rigaut

PLAN DU CHAPITRE

La *cognitive remediation therapy* ou CRT est un programme neurocognitif de remédiation conçu par A. Delahunty et R. Morice en 1993 en Australie. Reprise et développée par T. Wykes et C. Reeder à partir de 2002 en Grande-Bretagne (Delahunty et al., 2002), la CRT s'est depuis diffusée dans de nombreux pays anglo-saxons avant d'être traduite et publiée en français à la fin des années 2000 (Franck et al., 2009). Technique individuelle, elle a été créée initialement pour entraîner les fonctions attentionnelles, mnésiques et exécutives mettant en jeu les structures frontales.

La CRT est une méthode dite *papier-crayon* qui comprend trois modules d'exercices de complexité graduelle. Nombreuses sont les études qui montrent son efficacité dans la schizophrénie, notamment les fonctions cognitives telles la mémoire de travail et les performances exécutives (Wykes et al., 2007b) mais aussi sur l'estime de soi et la symptomatologie clinique ainsi que des améliorations fonctionnelles et sociales. Actuellement, la CRT est utilisée aussi bien en hospitalisation qu'en ambulatoire et elle s'inscrit le plus souvent dans un projet de réhabilitation psychosociale. La CRT est également employée dans d'autres pathologies psychiatriques comme l'anorexie mentale (Tchanturia et Loch, 2010) ou le trouble déficitaire de l'attention avec hyperactivité (Stevenson et al., 2002). Des adaptations existent chez l'adulte et l'enfant dans les troubles du spectre autistique et les troubles bipolaires.

Historique

La CRT, originellement FEP (*frontal/executive program*) (Delahunty et Morice, 1993b), conçue pour les patients présentant des dysfonctionnements exécutifs, comprend trois modules différenciés : *Flexibilité cognitive*, *Mémoire* (deux livrets) et *Planification* (deux livrets). Le module *Flexibilité cognitive* permet d'exercer non seulement les fonctions attentionnelles, mais aussi la flexibilité cognitive, c'est-à-dire la capacité à déplacer et à orienter le focus attentionnel entre plusieurs actions, images ou idées. Il entraîne aussi les compétences d'inhibition. Les modules *Mémoire* sont focalisés sur l'exercice de plusieurs formes de mémoire : verbale ou visuo-spatiale, à court terme ou à long terme, en incluant aussi et surtout la mémoire de travail. Les modules *Planification* sont centrés sur les stratégies d'organisation, de résolution de problèmes et d'autorégulation du comportement.

Modèles neuropsychologiques

La CRT reprend le modèle de mémoire de travail de Baddeley (1986) et celui du superviseur attentionnel de Norman et Shallice (1986).

Inspirée des modèles de neuropsychologie de la schizophrénie de Frith (1987) et de Frith et Done (1988), elle postule un déficit cognitif fondamental métareprésentationnel. Ainsi, le patient souffrant de schizophrénie serait incapable de se figurer ses propres représentations mentales ou une image correcte de la représentation du monde environnant. Ce déficit engendrerait une incapacité à générer, à contrôler ses propres actions et à inférer les représentations mentales des sujets autour de soi.

De manière globale, l'objectif de la CRT est d'atténuer les difficultés cognitives qui gênent le patient dans les activités de sa vie quotidienne : pour cela, la technique s'appuie sur les ressources cognitives disponibles et développe de nouvelles stratégies de traitement de l'information et de résolution de problèmes cognitifs. Elle permet de moduler la perception et la compréhension de l'information par l'intermédiaire de changements métacognitifs ou en renforçant la motivation. Le but ultime est que le patient transfère les compétences acquises au cours de la CRT dans son quotidien.

Études de validation

La première étude de Wykes (2000) a évalué trente-trois patients ayant une schizophrénie stabilisée associée à des plaintes cognitives et des performances faibles au WCST et a montré une amélioration après trois mois dans les épreuves de flexibilité cognitive et de mémorisation, au TMT (Reitan, 1992), dans les épreuves de fluence, de Stroop, de complétion de phrases de Hayling et sur l'empan visuel. Dans le domaine de la planification, de meilleures performances ont été rapportées pour le test des six éléments de la BADS. Un article traitant de la persistance des effets à six mois est venu compléter ces données sur le même groupe de sujets (Wykes et al., 2003), montrant une amélioration du comportement social et de la symptomatologie. Les symptômes qui ont été les plus modifiés étaient les troubles du cours de la pensée et l'hostilité. L'estime de soi, très améliorée en fin de programme ne se maintenait pas à six mois. Une étude de Wykes et al., (2009) a évalué les effets de la CRT selon l'âge des sujets. Le bénéfice chez les sujets les plus âgés est surtout mnésique, avec une amélioration significative après le programme mais moins substantielle chez les sujets jeunes. Les auteurs ont conclu à la nécessité de poursuivre les programmes plus de trois mois chez les sujets âgés pour renforcer le maintien des informations et des stratégies acquises. Une autre étude (Wykes et al., 2007a) ayant comparé les effets de la CRT chez des sujets jeunes souffrant de schizophrénie versus dix-neuf patients jeunes ayant un traitement usuel a montré une amélioration clinique et des fonctions exécutives (WCST) mais non pour le domaine social ou l'estime de soi. Puig et al., (2014) ont évalué les effets de la CRT chez des adolescents avec schizophrénie d'apparition précoce versus thérapie classique : ils obtiennent une taille d'effet modérée à large en mémoire de travail, mémoire verbale et fonctions exécutives, avec en parallèle une taille d'effet modérée sur l'échelle de Vineland, d'autonomie et d'adaptation fonctionnelle, mais plus large sur l'échelle de perception d'un fardeau (cette dernière étant remplie par l'entourage des patients). Toutes les améliorations, sauf fonctionnelle, persistent après trois mois.

Une étude de Penadés et al., (2010) a utilisé un modèle de régression linéaire entre les domaines cognitifs verbaux et exécutifs et le fonctionnement social. Les auteurs observent que bien que la mémoire verbale soit prédictive du fonctionnement social avant CRT, c'est par l'amélioration sur les fonctions exécutives que l'on observe une amélioration du fonctionnement dans la vie de tous les jours, la mémoire verbale jouant le rôle de médiateur. Ces études prouvent qu'il existe durant le déroulement de la CRT un transfert des bénéfices cognitifs à d'autres domaines cognitifs ou sociaux importants pour la vie quotidienne du sujet. C'est un résultat fondamental car difficilement démontré dans ce domaine. Wykes et al. (2002) ont effectué aussi une étude d'imagerie cérébrale fonctionnelle avec programme CRT versus contrôles durant une épreuve de mémoire de travail (n-back test). Les résultats avant CRT indiquent une hypoactivation frontale; Après CRT, on relève une augmentation d'activation notamment dans le gyrus frontal inférieur et le cortex visuel occipital, indiquant une amélioration des performances en mémoire pour la stratégie visuelle de restitution de l'information (Penadés et al., 2013) confirment ce résultat, montrant une activation augmentée au niveau du cortex préfrontal dorsolatéral, de la région cingulaire antérieure et du cortex frontopolaire et, en imagerie par tenseur de diffusion, sur la partie antérieure du corps calleux, ce qu'avaient déjà démontré Haut et al., (2010) avec le programme CRT. Pour Penadés et al. (2013), l'amélioration post-CRT pourrait être liée à un accroissement du transfert de l'information interhémisphérique (visible sur le corps calleux en tenseur de diffusion) entre les deux cortex préfrontaux bilatéraux.

Dans une méta-analyse regroupant quarante études avec plus de deux mille participants, Wykes et al., (2011) montrent que les prises en charge de remédiation cognitive apportent une amélioration importante dans l'ensemble des domaines cognitifs à l'exception de l'apprentissage visuel et de la mémoire. Par ailleurs, le choix de techniques privilégiant l'apprentissage massif et la répétition d'exercices a un effet plus évident quoique modeste sur la cognition, tandis que l'apprentissage de stratégies a un moindre effet cognitif et un effet plus évident sur le retentissement fonctionnel, par un meilleur transfert des compétences cognitives acquises sur des situations pratiques et concrètes de la vie quotidienne. Lorsque ces deux pratiques sont intégrées à un programme de réhabilitation, le bénéfice de ces techniques augmente. Par ailleurs, Wykes et al. (2011), à partir de résultats négatifs obtenus chez des sujets plus âgés (Dickinson et al., 2010), évoquent un moindre effet des techniques de remédiation dans cette population.

Indications

Schizophrénie

C'est la principale indication pour laquelle le programme a été développé.

Anorexie mentale

Tchanturia et al., (2008) ont développé à partir de la CRT une remédiation cognitive adaptée à l'anorexie mentale. Cette pathologie est associée à une atteinte de la flexibilité cognitive et à une tendance à se focaliser sur un détail, relevant d'une atteinte de la cohérence centrale (Tchanturia et Loch, 2010). Ces caractéristiques pourraient être un marqueur endophénotypique de cette pathologie (Robertsf et al., 2010). La thérapie brève est administrée en aiguë lors d'une hospitalisation, lorsque la patiente atteint un indice de masse corporelle suffisant, incluant dix sessions de quarante-cinq minutes qui mettent l'accent sur la flexibilité cognitive (Tchanturia et Loch, 2010). Le bilan neuropsychologique avant/après CRT est basé sur le TMT, le test du CAT/BAT (chat/chauve-souris) qui met en jeu la substitution de mots cat et bat à proximité phonémique dans différentes phrases à lire rapidement (Tchanturia et al., 2004), et sur le test de Brixton (Burgess et Shallice, 1997). Ces trois épreuves font appel aux capacités de flexibilité et de changement rapide de set cognitif. À partir d'une étude pilote sur une petite série de patientes, une étude sur un effectif de vingt-trois sujets a été ensuite entreprise. Une amélioration de leurs capacités de flexibilité a été démontrée sur le TMT et le CAT/BAT avec diminution des réponses persévératives. La figure de Rey (1960) (copie et reproduction de mémoire d'une figure géométrique complexe qui évalue la structuration perceptive) est améliorée, témoignant d'une augmentation de la cohérence centrale, qui perdure à six mois.

Récemment, Tchanturia et al., (2016) ont montré, en groupe sur quatre à six sessions hebdomadaires, en hospitalisation ou ambulatoire, plus de flexibilité et de capacité à prendre du recul face aux événements.

Trouble du spectre autistique

Miyajima et al. (2016) ont utilisé la CRT dans une étude randomisée versus contrôles chez quinze sujets avec troubles du spectre autistique. En post-programme une amélioration de la mémoire de travail, de la fluence verbale et de la résolution de problème, avec en parallèle une amélioration du fonctionnement en vie quotidienne et du fonctionnement social est observée. En sus, de meilleures relations interpersonnelles étaient constatées, résultant de l'accent mis sur la verbalisation dans la méthode CRT.

Adaptation du programme CRT chez l'enfant

Une équipe tunisienne a adapté depuis plusieurs années la méthode CRT pour l'enfant, à partir de l'âge de 6 ans. Tous les modules ont été modifiés et utilisés, les premières années en français, puis récemment traduits en langue arabe. Les exercices verbaux existent en non verbal, au moyen d'images, notamment pour les épreuves de catégorisation. Les séances sont entrecoupées de pauses pour maintenir une concentration optimale et les participants sont autorisés à colorier des figures en fin de séance.

Ainsi, Hajri et al. (2016) ont utilisé la CRT chez vingt-cinq enfants avec troubles du spectre autistique avec une séance hebdomadaire sur six mois. Dix-huit enfants ont suivi le programme jusqu'à son terme. Les auteurs observent après programme des différences significatives sur le QI, évalué par les matrices progressives de Raven, sur la mémoire de travail et la fluence verbale. Cliniquement, il existe une amélioration significative des symptômes autistiques évalués à la CARS, ainsi que sur le plan fonctionnel, sur une échelle remplie par parents et professeurs, pour les résultats scolaires et le comportement.

Dans le déficit de l'attention avec hyperactivité de l'enfant, Hamza et al. (*à paraître*) ont réduit l'importance de difficultés attentionnelles par la CRT chez quatorze enfants (moyenne d'âge : 11 ans). Ils observent avec l'attentional network test (test de réseaux attentionnels) une réduction du temps de réaction, des erreurs d'omission et de conflit, en faveur d'une amélioration du monitoring attentionnel, dépendant des fonctions exécutives.

Déroulement et modalités d'utilisation de la CRT

Bilans préalables

Ce programme de remédiation cognitive est précédé d'un bilan neuropsychologique approfondi (*voir* chapitre 48). Parallèlement est réalisée une évaluation fonctionnelle des répercussions des déficits cognitifs à l'aide de l'hétéro-questionnaire ETCQ (Évaluation des Troubles Cognitifs au Quotidien) qui évalue, de façon subjective, la gêne cognitive dans des situations de vie quotidienne à travers des questions du type : « Pourriez-vous suivre une conversation ou lire lorsqu'il y a du monde ou du bruit autour de vous ? » ou « Avez-vous de la difficulté à réaliser du calcul mental ou à retenir un numéro de téléphone afin de le composer ? ».

Ainsi, le croisement des résultats de ces deux types de bilans (neuropsychologique et fonctionnel) permet de fixer les objectifs du programme. Dès lors, les aspects cognitifs (mémoire, attention, fonctions exécutives), subjectifs (gêne et plainte) comme les aspects non cognitifs tels que la motivation ou encore les aspects comportementaux (impulsivité ou désorganisation) sont pris en compte.

Un deuxième bilan neuropsychologique est toujours proposé à la fin du programme afin d'évaluer les évolutions cognitives, et dans certains cas six mois plus tard pour observer le maintien des améliorations ou pour tester la durabilité des effets de la CRT.

Modules

La CRT, pour chacun des modules qui la compose, est fondée sur un entraînement cognitif et un apprentissage de stratégies. Chaque module comprend des exercices de complexité croissante avec des formes parallèles en support verbal, visuel ou spatial. L'ordre dans lequel sont administrés les modules est aussi graduel : d'abord sont proposés, pendant plusieurs séances consécutives, des exercices du module Flexibilité cognitive qui entraînent toute forme d'attention (soutenue, sélective, divisée). Puis vient l'entraînement de différentes formes de mémoire (à travers les modules Mémoire A et B) et enfin, l'accent est mis sur les stratégies d'organisation, de planification et de raisonnement dans les modules Planification A et B. La particularité de la CRT réside dans le fait que les acquis développés dans chacun des modules seront utilisés pour développer d'autres stratégies dans les modules suivants.

Outre ces manuels et les photocopies des exercices qui en sont tirés, le thérapeute peut utiliser tout matériel susceptible d'aider le participant : stylos de couleur, réglette, surligneurs, cubes de bois, formes géométriques, cartes et pièces de monnaie.

Stratégies cognitives

La CRT étant un programme flexible et modulable, elle s'adapte au niveau du patient. Ainsi, le thérapeute personnalise les exercices selon les points forts et les fragilités. Par exemple, si un patient est désorganisé ou éprouve des difficultés d'apprentissage et de mémorisation, le thérapeute aura recours à plusieurs stratégies : plier la feuille d'exercice en quatre pour segmenter l'information, subdiviser ou simplifier la tâche, utiliser les annotations écrites par le patient et l'inviter à se les remémorer lors des séances suivantes, se répéter l'information pour faciliter l'encodage ou encore regrouper et catégoriser. Pour un patient d'un niveau plus avancé, le thérapeute pourra complexifier certaines consignes. Dans les deux cas, la stratégie centrale de la CRT est le recours à la verbalisation qui permet d'aider la mentalisation des différentes stratégies. Pour cela, dès le début de la CRT, une procédure ne figurant pas dans la méthode originale mais rajoutée par l'équipe du C3RP et nommée procédure générale est découverte et apprise. Appliquée aux exercices, elle offre un schéma d'appui pour le participant, y compris pour le transfert de compétences, afin d'aider la réalisation de tâches de la vie quotidienne ménagères, administratives ou professionnelles.

Procédure générale

1. Je me concentre (description générale de l'exercice).
2. Quel est le problème ? (analyse de la consigne)
3. Quelles sont les étapes et stratégies à mettre en place ?
4. Résolution du problème.
5. Vérification et autoévaluation.

Séances

Cinq ou six exercices de cinq à dix minutes, tirés du module en cours, sont effectués à chaque séance d'une heure (la séance peut être raccourcie à vingt minutes si le patient est trop fatigable). Le nombre d'exercices est adaptable et varie selon le profil du participant. Outre des exercices attentionnels, de mémoire ou de planification (selon le module dans lequel on se trouve), un exercice de type Stroop qui met en jeu un processus d'inhibition, des tâches de tri de jetons, de pièces ou de cartes pour un travail de catégorisation ou de raisonnement déductif et des exercices moteurs sont intégrés aux séances. L'originalité du CRT réside dans le fait que certains exercices pourront être réalisés en *inversé* : ainsi, ce sera le participant qui guidera le thérapeute à réaliser l'exercice, ce qui lui demandera d'accroître ses capacités de flexibilité cognitive et de raisonnement. Enfin, une application concrète de ce qui a été travaillé dans l'exercice papier-crayon clôture chaque exercice afin de permettre un meilleur transfert des acquis dans la vie quotidienne ou dans les activités professionnelles (*voir* figure 55.1).

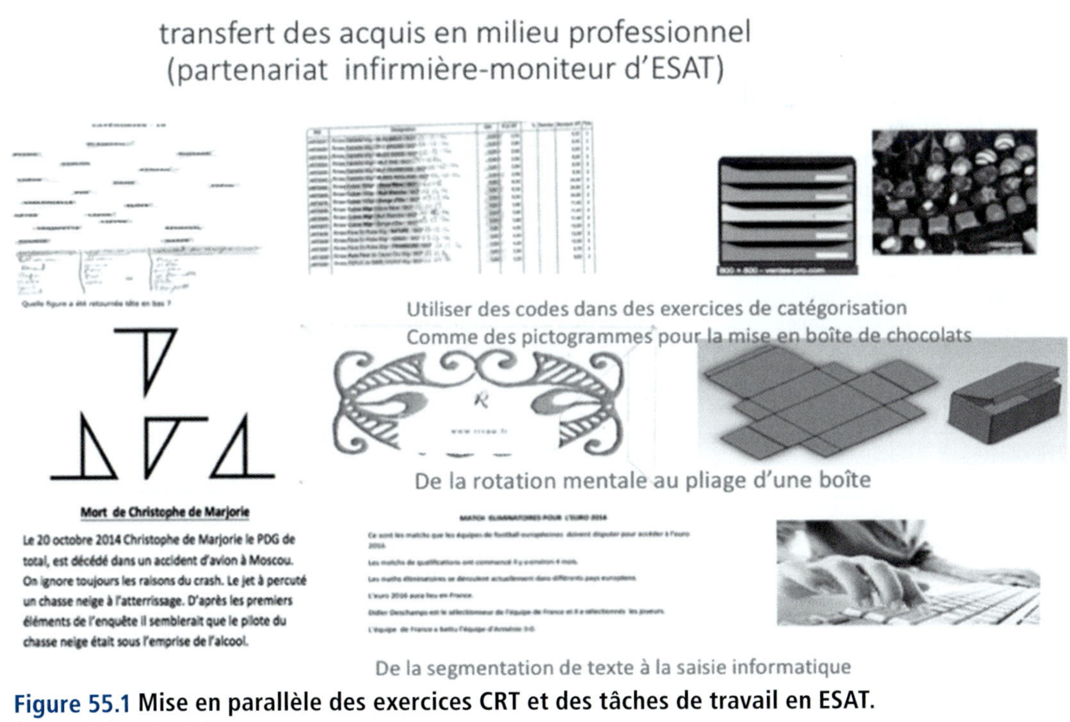

Figure 55.1 **Mise en parallèle des exercices CRT et des tâches de travail en ESAT.**
Source : I. Amado et al.

Calendrier

Le programme CRT dure environ quatorze semaines et comprend au total une quarantaine de séances individuelles, réparties en deux séances d'une heure par semaine en face à face thérapeute/patient et une séance dite *à domicile* par semaine réalisée par le patient seul. Le tableau 55.1 résume la répartition des modules.

Si le patient réussit rapidement les exercices de Flexibilité cognitive, on peut réduire le nombre de séances. À l'inverse, il peut être rallongé si le patient a besoin de plus d'entraînement.

Vignette clinique

Pierre est un patient de 33 ans souffrant de schizophrénie qui a suivi une prise en charge CRT au sein d'un hôpital de jour de réhabilitation psychosociale. Il a été adressé dans cette unité afin d'être accompagné dans une démarche de réinsertion sociale et professionnelle. L'indication du programme CRT découle des résultats du bilan neuropsychologique qu'il a passé quelque temps après son arrivée. Les résultats démontrent des difficultés significatives en mémoire verbale et visuo-spatiale, en raisonnement logique et d'attention sélective. Par ailleurs, sa vitesse de traitement apparaît très ralentie. Enfin, Pierre a du mal à inhiber les informations dominantes ou automatiques. Le programme CRT lui a été proposé car il permet d'entraîner une grande variété de compétences neurocognitives. L'évaluation fonctionnelle a par ailleurs enrichi le bilan neuropsychologique et a permis de traduire en situations concrètes des objectifs neuropsychologiques : arriver à mieux se souvenir du contenu d'un livre (en renforçant les capacités attentionnelles), changer la carte graphique de son ordinateur et réparer son vélo (développer l'initiative et la prise de décision), ou encore utiliser un agenda afin de mieux s'organiser.

Au cours des modules de la CRT, Pierre a su s'approprier la procédure générale en affinant peu à peu la description précise et concise des exercices qu'il réalisait. Il a par la suite pu utiliser cette procédure générale dans une tâche de son quotidien lorsqu'il s'est agi de se renseigner sur les magasins qui pourraient réparer les vélos dans son quartier. Un autre bénéfice de la prise en charge par CRT fut les exercices donnés à domicile. Il a ainsi pu les effectuer en famille, avec son père (notamment les exercices *Illusion visuelle* ou *Raisonnement symbolique*), gagnant ainsi une nouvelle considération de la part de ses parents. Pierre a aussi réussi, avec les entraînements, à être moins précipité et plus réfléchi dans les tâches, et par là même à diminuer les erreurs qu'il pouvait commettre. Peu à peu, il a aussi repris le goût au dessin (il avait entamé, peu de temps avant l'entrée dans la maladie, un cursus d'architecture) et a souhaité réinvestir ce support en lien avec les exercices de la CRT (*Copie de symboles* du module Mémoire A, *Configurations du module* Planification B…).

Globalement, cette prise en charge a permis à Pierre de mettre en place l'utilisation d'un agenda,

Tableau 55.1 Répartition des modules.

Modules	Nombre de séances en face à face (thérapeute/patient)	Nombre de séances à domicile (patient seul)	Nombre de séances total par modules	Numéros des séances	Nombre de semaines
Flexibilité Cognitive	5	3	8	séances 1 à 8	2,5
Mémoire A	5	3	8	séances 9 à 16	2,5
Mémoire B	5	3	8	séances 17 à 24	2,5
Planification A	7	3	10	séances 25 à 34	3,5
Planification B	5	3	8	séances 35 à 42	2,5
TOTAL	27	15	42		13,5

d'entreprendre des démarches administratives par téléphone, de remettre son vélo en état et de reprendre le sport. À l'issue de la CRT, Pierre a selon lui, gagné de l'aisance pour suivre une conversation et mieux retenir le contenu d'un livre. Il est apparu moins sensible aux bruits alentour, faisant preuve d'une meilleure concentration et de moins de distraction. Il a aussi pu faire preuve de capacités d'organisation et d'adaptation face à de nouvelles situations.

Conclusion

Le programme CRT est une technique globale qui permet d'améliorer les fonctions cognitives grâce à l'acquisition d'une méthodologie cognitive structurée et par l'utilisation de stratégies d'apprentissage et de moyens mnémotechniques. Ce programme global augmente l'estime et la confiance en soi en renforçant la motivation pour investir de nouveaux projets, activités ou loisirs (lecture, cinéma, bibliothèque, embauche/études, aide pour les examens). L'accent porté par la CRT sur la verbalisation des stratégies et les échanges entre thérapeute et participant conduit à développer un meilleur contact relationnel comme l'illustre ce témoignage : « Un cap, une prise de conscience : début avril, la communication avec les collègues de l'ESAT ou avec les proches ou les accueillis du groupe parole devient plus bilatérale. Et les mots sur mon cahier plus "poétiques" » (Léa, 43 ans).

Références

Baddeley, A. (1986). *Working Memory.* Oxford Science Publications.

Burgess, P. W., & Shallice, T. (1997). *The Hayling and Brixton Tests.* Bury St : Edmunds (UK), Thames Valley Test Company.

Delahunty, A., & Morice, R. (1993a). *A Training Programme for the Remediation of Cognitive Deficits in Schizophrenia.* Albury (NSW) : Department of Health.

Delahunty, A., & Morice, R. (1993b). *The Frontal/Executive Program* (2nd ed.). New South Wales Department of Health : Albury (NSW).

Delahunty, A., Reeder, C., & Wykes, T. (2002). *Revised Cognitive Remediation Therapy Manual.* Londres : Institute of Psychiatry.

Dickinson, D., Thula, W., Morris, S., et al. (2010). A randomized control trial of computer assisted cognitive remediation for schizophrenia. *American Journal of Psychiatry, 167,* 170–180.

Franck, N., Amado, I., Todd, A., & Kazès, M. (2009). *Traduction française des manuels de la Cognitive Remediation Therapy.* Paris : MF Diffusion.

Frith, C. D. (1987). The positive and negative symptoms of schizophrenia reflect impairments in perception and initiation of action. *Psychological Medicine, 17,* 631–648.

Frith, C. D., & Done, D. J. (1988). Towards a neuropsychology of schizophrenia. *British Journal of Psychiatry, 153,* 437–443.

Hajri, M., Abbes, Z., Ben, Yahia H., Ouanes, S., Halayem, S., Bouden, A., Amado, I. (2016). Effects of cognitive remediation therapy in children with autism spectrum disorder : study protocol. *International Journal of Science and Research, 5*(7), 012. 2007.

Hamza M., Abbes Z., Ben Yahya H., Fakhfakh R., Amado I., Bouden A. À paraître. « Attention and response inhibition improvement through the Cognitive Remediation Therapy program among ADHD children », *La Tunisie médicale.*

Haut, K. M., Lim, K. O., & MacDonald, A. (2010). Prefrontal cortical changes following cognitive training in patients with chronic schizophrenia : Effects of practice, generalization, and specificity. *Neuropsychopharmacology, 35*(9), 1850–1859.

Miyajima, M., Omiya, H., Yamashita, K., Miyata, T., Yambe, K., Matsui, M., Denda, K. (2016). The effects of cognitive remediation therapy using the frontal/executive program for autism spectrum disorder. *International Journal of Psychiatry in Medicine, 51,* 223–235.

Norman, D. A., & Shallice, T. (1986). Attention to action. Willed and automatic control of behavior. In *Technical Report, n° 99, Center for human information processing.*

Penadés, R., Catalan, R., Puig, O., et al. (2010). Executive function needs to be targeted to improve social functioning in cognitive remediation therapy in schizophrenia. *Psychiatry Research, 177,* 41–45.

Penadés, R., Pujol, N., Catalan, R., et al. (2013). Brain effects of cognitive remediation therapy in schizophrenia : A structural and functional neuroimaging study. *Biological Psychiatry, 73*(10), 1015–1023.

Puig, O., Penadés, R., Baeza, I., et al. (2014). Cognitive remediation therapy in adolescents with early-onset schizophrenia : A randomized controlled trial. *Journal of the American Academy of Child and Adolescent Psychiatry, 53*(8), 859–868.

Reitan, R. M. (1992). *Trail Making Test : Manual for Administration and Scoring.* South Tuscon (AZ) : Reitan Neuropsychology Laboratory.

Rey, A. (1960). *Test de la figure complexe de Rey.* ECPA.

Roberts, M., Tchanturia, K., & Treasure, J. L. (2010). Exploring the neurological signature of poor set shifting in anorexia and bulimia nervosa. *Journal of Psychiatric Research, 44*(14), 964–970.

Stevenson, C. S., Whitmont, S., Bornholt, L., et al. (2002). A cognitive remediation program for adults with attention deficit hyperactivity disorder. *Australian and New Zealand Journal of Psychiatry*, *36*(5), 610–616.

Tchanturia, K., Davies, H., Lopez, C., et al. (2008). Neuropsychological performance before and after cognitive remediation in anorexia nervosa : A pilot case-series. *Psychological Medicine*, *38*(9), 1371–1373.

Tchanturia, K., Larsson, E., & Brown, A. (2016). Benefits of group cognitive remediation therapy in anorexia nervosa : Case series. *Neuropsychiatrie*, *30*, 42–49.

Tchanturia, K., & Loch, J. (2010). Cognitive remediation therapy for eating disorders : Development, refinement and future directions. *Current Topics in Behavioral Neurosciences*, *6*, 269–287.

Tchanturia, K., Morris, R., Brecelj, M., et al. (2004). Set shifting in anorexia nervosa : An examination before and after weight gain, in full recovery and the relationship to childhood and adult OCDP traits. *Journal of Psychiatric Research*, *38*(5), 545–552.

Wykes, T. (2000). Cognitive rehabilitation and remediation in schizophrenia. In T. Sharma & P. Harvey (Eds.), *Cognition and Schizophrenia. Impairment, Importance and Treatment Strategies* (pp. 332–351). Oxford : Oxford University Press.

Wykes, T., Brammer, M., Mellers, J., Bray, P., Reeder, C., Williams, C., Corner, J. (2002). Effects on the brain of a psychological treatment : Cognitive remediation therapy : Functional magnetic resonance imaging in schizophrenia. *The British Journal of Psychiatry*, *181*, 144–152.

Wykes, T., Huddy, V., & Cellard, C. (2011). A meta-analysis of cognitive remediation for schizophrenia. Methodology and effect sizes. *American Journal of Psychiatry*, *168*(5), 472–485.

Wykes, T., Newton, E., Landau, S., et al. (2007a). CRT for young early onset patients with schizophrenia : An exploratory randomized controlled trial. *Schizophrenia Research*, *94*, 221–230.

Wykes, T., Reeder, R., & Landau, S. (2009). Does age matter ? Effects of cognitive rehabilitation across the age span. *Schizophrenia Research*, *113*, 252–258.

Wykes, T., Reeder, C., Landau, S., et al. (2007b). Cognitive remediation therapy in schizophrenia : Randomised controlled trial. *British Journal of Psychiatry*, *190*, 421–427.

Wykes, T., Reeder, C., Williams, C., et al. (2003). Are the effects of cognitive remediation therapy (CRT) durable ? Results from an exploratory trial in schizophrenia. *Schizophrenia Research*, *61*, 163–174.

CAT (cognitive adaptation training)

Chapitre 56

Stéphane Raffard

Plan du chapitre

Nous décrivons ici la prise en charge par l'intermédiaire du programme cognitive adaptation training (CAT, Velligan et al., 2000) d'un patient ayant reçu un diagnostic de schizophrénie dont l'objectif principal était un maintien au domicile. Nous développons dans cet article la procédure employée en référence au CAT dont la méthodologie a été éprouvée *via* des études contrôlées dans les pays anglo-saxons. Sa particularité est de ne pas viser une restauration des déficits cognitifs mais d'utiliser une approche compensatoire, centrée sur la vie quotidienne, afin de pallier ceux-ci. L'intérêt et les limites du programme CAT sont discutés.

Introduction

Il est actuellement bien admis que les troubles cognitifs font partie du profil clinique des individus ayant reçu le diagnostic de schizophrénie, et le développement de leur prise en charge a connu un intérêt croissant au cours de ces vingt dernières années. Les déficits cognitifs dans la schizophrénie, comme les autres manifestations de ce trouble mental, sont hétérogènes et s'avèrent un handicap majeur dans la réinsertion sociale et la qualité de vie des patients. Ces troubles cognitifs sont présents dès le premier épisode, ainsi que chez une partie des sujets à haut risque de développer ce trouble mental; 90 % des patients ont un déficit dans au moins une fonction cognitive et 75 % dans au moins deux fonctions. Même si entre 15 et 20 % des sujets affectés de schizophrénie ont un fonctionnement cognitif normal (sujets dits à *haut fonctionnement*), une perte du niveau intellectuel (QI) se révèle être quasi systématique. À un niveau descriptif, un patient peut présenter un déficit mnésique épisodique tout en ayant un fonctionnement de sa mémoire de travail préservé, ou présenter au sein de son fonctionnement exécutif des atteintes de certaines fonctions comme l'inhibition tout en ayant d'autres processus exécutifs (*i.e.* la flexibilité cognitive) préservés. Il en découle l'importance d'évaluer chaque patient au cas par cas par l'intermédiaire d'une évaluation neuropsychologique complète prenant en compte non seulement les variables cognitives, mais aussi des variables affectives, l'effort mis dans la tâche, mais aussi des facteurs plus généraux comme le sommeil ou la fatigue.

D'un point de vue plus écologique, l'impact de ces troubles cognitifs dans la vie quotidienne des patients schizophrènes connaît un intérêt croissant depuis quelques années. Pour certains auteurs, plus que la symptomatologie positive ou négative, le profil cognitif d'un patient influence son fonctionnement en vie quotidienne et ses capacités d'adaptation dans la vie sociale. Afin d'y remédier, différents programmes de revalidation cognitive ont été développés au cours de ces vingt dernières années. La revalidation cognitive est une intervention psychologique dont la cible est l'amélioration du fonctionnement neurocognitif d'un patient et qui s'origine dans les méthodes utilisées dans la réhabilitation des traumatisés crâniens. Il a fallu attendre les années 1990 pour que ces techniques soient appliquées aux patients atteints de schizophrénie et donnent lieu à des études contrôlées dont les résultats positifs ont permis leur développement. Actuellement, deux approches distinctes et complémentaires sont utilisées dans la revalidation cognitive des patients affectés de schizophrénie. **L'approche restauratrice** consiste à améliorer les performances des fonctions altérées à travers des exercices répétés dont la difficulté est augmentée graduellement. Les techniques qui en découlent visent, par l'intermédiaire d'un entraînement, à restaurer ou du moins à améliorer le fonctionnement d'un processus cognitif. En ce qui concerne l'efficacité des approches restauratrices, bien que certaines études aient montré que des fonctions comme l'attention et certaines fonctions exécutives puissent être améliorées par l'intermédiaire de ces méthodes, les résultats sont peu consistants. Une autre manière d'améliorer le fonctionnement cognitif consiste à privilégier des stratégies palliatives et de ne plus viser à restaurer les processus cognitifs atteints. Cette **approche compensatoire** consiste en la mobilisation de mécanismes cognitifs intacts ou d'aides environnementales externes pour suppléer les fonctions altérées.

Le CAT (cognitive adaptation training, Velligan et al., 2000) est le programme de revalidation cognitive d'approche compensatoire qui a été le plus étudié et qui a montré le plus d'efficacité dans la littérature scientifique anglo-saxonne, avec notamment plusieurs études randomisées permettant d'apporter des preuves scientifiques solides et répétées de son efficacité (Velligan et Bow-Thomas, 2000).

Présentation et principes généraux du CAT

Le CAT, développé par la psychologue américaine Dawn Velligan, est une intervention de type à la fois compensatoire et environnemental qui se déroule au domicile du patient et dont le but est de réduire l'impact des déficits cognitifs dans sa vie quotidienne. Le CAT comprend une évaluation neuropsychologique, une évaluation comportementale ainsi qu'une évaluation environnementale du lieu de vie du patient afin de déterminer, de la façon la plus fine possible, les stratégies compensatoires pouvant être mises en œuvre pour compenser les déficits cognitifs et favoriser une meilleure autonomie du patient.

Ces évaluations vont déterminer une orientation générale concernant le type d'intervention. Une fois qu'elles sont effectuées, il va s'agir de déterminer quels sont les buts prioritaires que le patient souhaite modifier (comme l'hygiène intérieure, personnelle, l'orientation temporo-spatiale, effectuer des courses, etc.). Ces objectifs sont ensuite priorisés en fonction de leur faisabilité.

Globalement, le CAT peut être considéré comme une approche systématisée de l'utilisation de stratégies compensatoires et d'aides externes (calendriers, listes à cocher, alarmes sonores, fiches d'utilisation d'appareils domestiques) en complément d'une réorganisation de l'environnement du patient visant à pallier ses déficits cognitifs.

Plusieurs principes généraux guident le CAT (figure 56.1). Premièrement, la cognition n'est pas la variable dépendante visée par l'intervention et il n'est pas attendu d'amélioration de celle-ci (Fredrick et al., 2015). Comme précisé précédemment, le CAT est une approche compensatoire qui vise à contourner les difficultés cognitives, non à les restaurer. L'intervention vise à diminuer les handicaps en vie quotidienne, sous-tendus par des difficultés cognitives, mais aussi par des problématiques de la sphère comportementale.

Deuxièmement, le CAT repose sur l'idée que l'environnement peut être réorganisé afin de contourner les déficits cognitifs dont souffrent les

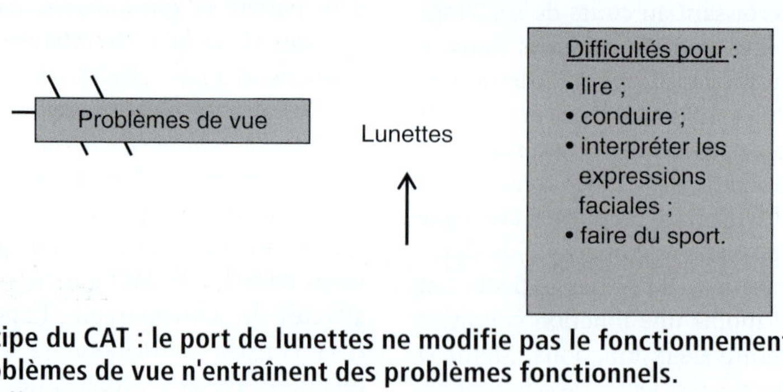

Figure 56.1 Principe du CAT : le port de lunettes ne modifie pas le fonctionnement visuel mais évite que les problèmes de vue n'entraînent des problèmes fonctionnels.
Source : Stéphane Raffard.

patients atteints de schizophrénie. Cette stratégie compensatoire, mise en place à partir d'une évaluation complète du patient (cognitive, fonctionnelle et environnementale), favorise l'autonomie en offrant au patient les meilleures conditions de fonctionnement au quotidien. Deux grands principes en guident la mise en place :

- éliminer les événements perturbateurs, c'est-à-dire à contrôler les sources d'interférences potentielles ;
- instaurer des conditions facilitantes.

Description du CAT

Le CAT est une intervention hebdomadaire d'environ trente minutes à une heure (à domicile ou en institution). Elle se déroule pendant six à neuf mois en moyenne suivant les objectifs mis en place avec le patient, la nature de son environnement, ainsi que les problématiques fonctionnelles du patient.

Sa mise en place nécessite de réaliser des évaluations cognitives, fonctionnelles et environnementales, structurées et individualisées.

Dans l'approche initiale de Velligan, une batterie de tests cognitifs visant la sphère exécutive et issue de la neuropsychologie clinique courante (comme le Wisconsin *card sorting test*, le *trail making test*, etc.) permet de classer les patients en deux grands groupes : ceux ayant un fonctionnement exécutif préservé et ceux ayant un fonctionnement exécutif fortement altéré. Les interventions diffèrent selon que le patient appartient à l'un ou l'autre de ces deux groupes (*voir* tableau 56.1).

C'est la classification des patients dans l'un ou l'autre de ces groupes qui détermine le choix des stratégies compensatoires, dans lesquelles les différences et les préférences individuelles doivent toujours être prises en compte. De même, le profil comportemental du patient ainsi que ses forces et faiblesses dans d'autres domaines cognitifs doivent toujours être envisagés au cas par cas.

Études d'efficacité

Plusieurs études randomisées contrôlées ont pu mettre en évidence l'efficacité du CAT d'un point de vue du fonctionnement en vie quotidienne (Velligan et al., 2000, 2002).

D'un point de vue clinique, plusieurs études en cas uniques ont été publiées (Quee et al., 2012 ; Velligan et al., 2000). Ces études sont d'une grande aide pour le clinicien voulant mettre en place ce type d'intervention. Elles ont pu mettre en évidence des résultats particulièrement efficaces, à la fois sur la symptomatologie des patients (notamment les symptômes négatifs), sur le nombre de rechutes et d'hospitalisations, sur la qualité de vie (Velligan et al., 2002), la prise du traitement (Velligan et al., 2008) et enfin sur le fonctionnement global. Une prise en charge par le CAT conjointe à un suivi par case management permet de faire perdurer les effets positifs dans le temps (Kidd et al., 2014), ce qui souligne l'importance pour certaines personnes d'un suivi au long cours afin de maintenir les acquis obtenus lors de l'intervention.

Cas clinique

A est un jeune patient de 29 ans ayant reçu un diagnostic de schizophrénie de type hébéphrénique. Il est sous curatelle et perçoit l'allocation pour adulte handicapé (AAH). Son dossier rend compte d'un retard scolaire et mental apparaissant dès l'âge de 7 ans.

Au niveau fonctionnel, il a été renvoyé de plusieurs ESAT pour retards, manque d'initiative, apragmatisme, incurie et comportements hétéro-agressifs. On note diverses hospitalisations pour « état psychotique aigu ». Avec l'aide de sa famille, il acquiert un appartement personnel qu'il loue. Il est alors suivi en hôpital de jour et souhaiterait réintégrer un ESAT. Il présente cependant des difficultés dans les activités de la vie quotidienne.

Tableau 56.1 Profils cognitivo-comportementaux des personnes avec schizophrénie.

	Profil apathique	Profil désinhibé	Profil mixte
Fonctionnement exécutif altéré	Apathique/altéré	Désinhibé/altéré	Mixte/altéré
Fonctionnement exécutif dans la norme	Apathique/dans la norme	Désinhibé/dans la norme	Mixte/dans la norme

Il a une apparence négligée et on observe une mauvaise hygiène corporelle. Il ne parvient pas à s'occuper de ses affaires et de son lieu de vie (appartement sale, tendance à perdre ses affaires, incapacité à gérer son budget, mauvaise hygiène alimentaire). Il a des difficultés à garder un emploi, même en milieu protégé : il arrive en retard au travail, reste assis à attendre lorsque sa tâche est terminée plutôt que d'en initier une autre.

Au niveau neuropsychologique, on note des faiblesses exécutives, notamment de *multitasking* et de flexibilité spontanée, des troubles attentionnels de l'axe intensité et flexibilité. Il présente des forces, notamment un profil mnésique dans les normes.

Nous lui proposons alors de le faire bénéficier du CAT et de venir l'accompagner à aménager son domicile. Ce premier contact a été initié par son infirmière référente qui participe en tant que co-thérapeute au programme CAT.

Les premières séances ont consisté en une visite à domicile par un neuropsychologue et son infirmière référente qui a été formée aux méthodes comportementales et aux liens pouvant exister entre fonctionnement cognitif et handicaps fonctionnels en vie quotidienne. Dans un premier temps, différents domaines du domicile du patient comme la sécurité, la propreté ou l'organisation ont été évalués en collaboration avec le patient.

Puis sur la base de l'observation clinique du patient, l'infirmière référente et la psychologue clinicienne superviseure du CAT ont rempli l'échelle d'évaluation du comportement lié aux fonctions frontales (EECFF). La personne qui remplit cette échelle doit connaître le niveau de compétences du patient dans les AVQ à son domicile, ou pour un patient hospitalisé dans l'unité de soins, ou à l'hôpital de jour. Sans possibilité d'observation *in vivo*, les intervenants peuvent se renseigner pour chaque item auprès d'un membre de la famille, de l'employeur ou d'un membre de l'équipe soignante qui observe régulièrement le patient.

M. A présentait ainsi un profil comportemental mixte, à la fois avec des troubles de l'organisation et une baisse des comportements dirigés vers un but à initiation spontanée, comportements qui varient principalement en fonction de l'environnement.

Enfin à partir des évaluations fonctionnelles, de l'entretien avec le patient, et de l'évaluation de l'environnement, il a été déterminé les domaines dans lesquels le patient est en difficulté et qu'il souhaiterait voir modifier.

Séance 1 à 3

La première séance a consisté à communiquer au patient les résultats de son évaluation et à lui expliquer en quoi le CAT pouvait l'aider.

Après avoir instauré une alliance thérapeutique fondée sur le partage d'informations, sur le pourquoi et le comment de l'intervention et la discussion portant sur l'élaboration de buts personnels pour le patient, nous avons défini avec M. A les objectifs communs de l'intervention. Ceux-ci ont d'abord visé l'hygiène et l'adaptation de son environnement.

Au niveau de l'observation directe (*voir* figures 56.2 et 56.3), il a été constaté que :

- le patient ne lave pas ses draps, ne les change pas ;
- le patient laisse traîner ses vêtements par terre ;
- le patient jette les détritus sur le sol ;
- les affaires du patient ne sont pas à leur place ;
- des produits dangereux sont mélangés à des produits alimentaires ;
- le patient mélange le linge propre et le linge sale.

Au niveau environnemental :

- aucune poubelle ;
- pas de panier à linge sale ;
- pas de place dans l'armoire à vêtements ;
- les sacs de linge propre sont entassés par terre, mélangés aux détritus et au linge sale ;
- globalement, il n'y a que peu de meubles ou d'étagères permettant un rangement adéquat.

Principes clés/techniques

Le manuel du CAT propose de :

- commencer par les points forts du patient ;
- utiliser les propres mots du patient pour parler de ses difficultés ;
- parler de tous les domaines explorés par l'évaluation ;
- expliquer en quoi les troubles cognitifs interfèrent avec les activités de tous les jours ;
- répondre à toute question que pourrait se poser le patient.

Séance 4

La quatrième séance a permis de mettre en place les premières adaptations environnementales.

Dans un premier temps, nous avons mis en place un panier à linge sale, à l'endroit exact où M. A. jetait habituellement son linge sur le sol.

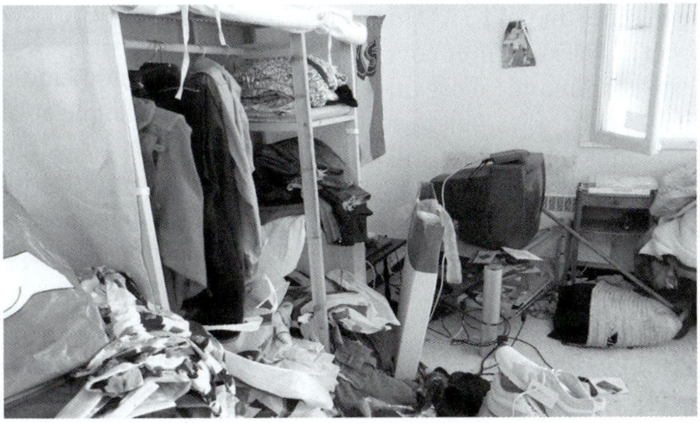

Figure 56.2 **Appartement de M. A. avant intervention CAT.**
Source : Stéphane Raffard.

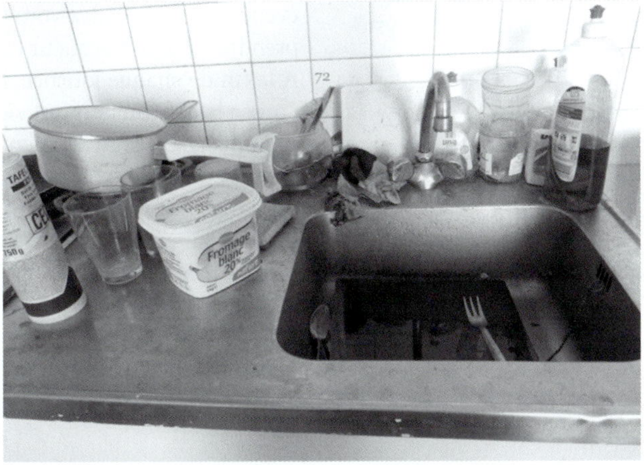

Figure 56.3 **Appartement de M. A. avant intervention CAT (évier cuisine).**
Source : Stéphane Raffard.

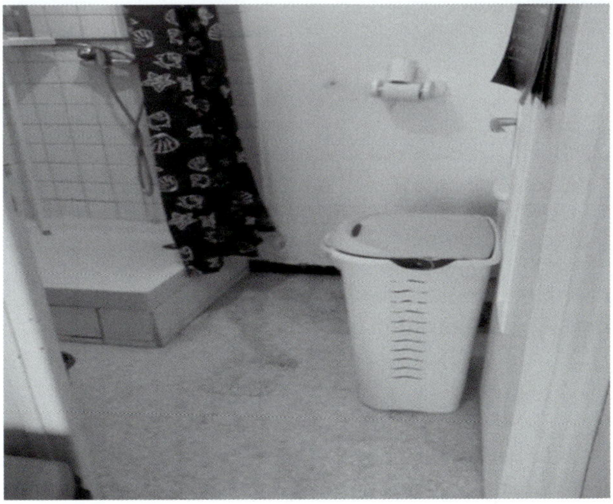

Figure 56.4 **Mise en place d'une aide environnementale (salle de bains).**
Source : Stéphane Raffard.

Comme le propose le manuel du CAT : « Dans le cadre d'un profil cognitif dysexécutif et comportemental mixte, il est recommandé d'organiser les affaires du patient : mettre les objets en évidence à l'endroit où ils sont censés être utilisés ou rangés (par ex. un crochet porte-manteau que le patient puisse voir dès qu'il franchit le seuil de son domicile, des paniers à linge disposés à l'endroit exact où le patient retire ses vêtements même si c'est au milieu de la chambre, des étiquettes indiquant l'emplacement de chaque objet). » (figure 56.4)

Une affiche pour initier le comportement a été posée sur le mur accolé au panier à linge sale. Nous avons ensuite fait simuler le comportement de rangement au patient. Chaque effort est systématiquement renforcé.

Principes clés et techniques

- Rappeler au patient ce qui a été dit à la séance 1.
- Montrer au patient les affaires que vous avez apportées.
- Demander au patient de vous aider à mettre en place les supports.
- Expliquer et montrer l'utilisation de chaque élément.

Séance 5 et suivantes

À partir de la cinquième séance et pour les suivantes, le psychologue et l'autre soignant référent doivent vérifier les stratégies compensatoires mises en place lors de la visite précédente. De plus, le psychologue doit identifier tout problème inhérent à l'utilisation des supports ou des stratégies et, le cas échéant, procéder à des modifications. Enfin, les intervenants se sont accordés avec le patient sur les nouveaux objectifs à fixer.

Comme pour presque toute intervention dans le CAT, un calendrier de grande largeur a été placé dans le lieu d'habitation du patient. On apprend alors au patient à marquer sur ce calendrier tous les événements ou rendez-vous (médecins, traitement à prendre…). Un marqueur est attaché au calendrier. À la fin de chaque journée, le patient doit faire une croix à la date du jour qui vient de se terminer.

Concernant le rangement, les objectifs ont été :

- rangement des vêtements propres et incitation à changer de vêtements ;
- achat par M. A. d'une armoire avec miroir central ;
- organisation de l'armoire par catégories de vêtements pour faciliter le rangement/l'habillage *via* des affichettes comprenant une association image + nom du vêtement (figure 56.5).

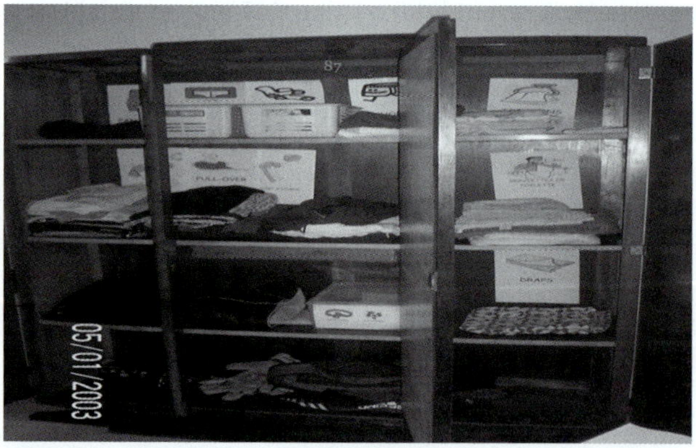

Figure 56.5 Intervention CAT : organisation de l'armoire.
Source : Stéphane Raffard.

Une affiche placée devant l'évier de cuisine a été installée pour inciter M. A. à faire la vaisselle à date fixe deux fois dans la semaine. Ce chiffre a été proposé par le patient. Il est préférable de commencer par de *petits* objectifs afin de favoriser la réussite et le sentiment d'efficacité personnelle perçu par le patient.

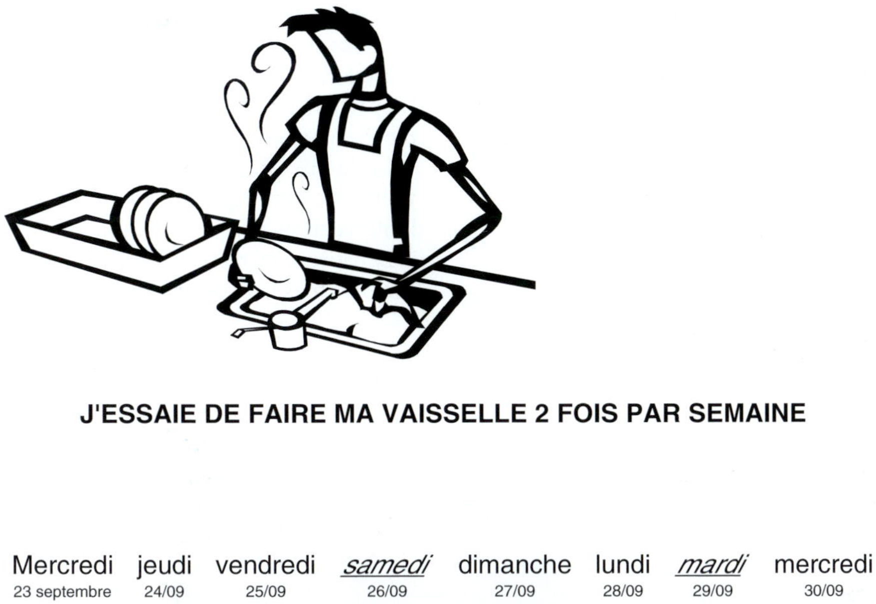

Figure 56.6 Intervention CAT : affiche visant à initier un comportement (ici, la vaisselle).
Source : Stéphane Raffard.

Une fois que le problème du rangement a été géré, la prise en charge s'est focalisée sur l'hygiène. Pour travailler sur l'hygiène personnelle, le thérapeute a donné à M. A. une liste quotidienne des tâches d'hygiène. La liste comprenait les éléments suivants : prendre une douche, se laver les cheveux, se brosser les dents, appliquer le déodorant, changer de vêtements et se brosser les cheveux. La liste de contrôle a été pendue dans sa salle de bains comme un repère visuel. Le thérapeute l'a formé pour cocher les tâches qu'il devait compléter sur une base quotidienne.

Dans les premières semaines, M. A. n'a réalisé qu'une partie des tâches d'hygiène. Il a continué à rarement prendre une douche ou changer ses vêtements. Il s'est brossé les cheveux plus souvent et a brossé ses dents un peu plus souvent.

Pour simplifier les instructions et augmenter les réussites, les listes de tâches ont été réduites à trois éléments : prendre une douche, se brosser les dents et porter des vêtements propres. Après environ un mois de succès (conformité : quatre jours ou plus par semaine), les listes de tâches ont été élargies pour inclure toutes les tâches d'hygiène (figures 56.6, 56.7, 56.8).

ENTRETIEN DU DOMICILE K.																
ETAT GENERAL																
10																
9				X												
8																
7																
6																
5																
4																
3																
2			X													
1	X	X														
0																
DATES	11-août	09-sept	16-sept	21-sept												

Figure 56.7 Auto-évaluation de l'état de l'appartement (objectifs : maintenir le but, augmenter le sentiment d'auto-efficacité personnel).
Source : Stéphane Raffard.

Principes clés et techniques

- Vérifier la validité des adaptations mises en place lors de la séance précédente.
- Rectifier si nécessaire.
- Procéder aux changements nécessaires.
- Montrer au patient les nouvelles affaires que vous avez apportées.
- Demander au patient de vous aider à mettre en place les supports.
- Expliquer et montrer l'utilisation de chaque élément.

À noter que lors des premières séances-interventions et devant l'état d'insalubrité du domicile, il a été décidé de nettoyer avec l'aide du patient l'appartement, et d'arranger les fils dénudés qui représentaient un facteur de danger important.

Le suivi s'est déroulé pendant un an, puis les visites se sont espacées au fur et à mesure de l'intervention.

Le patient a pu maintenir son autonomie au domicile et les buts fixés ont été atteints pour la majorité.

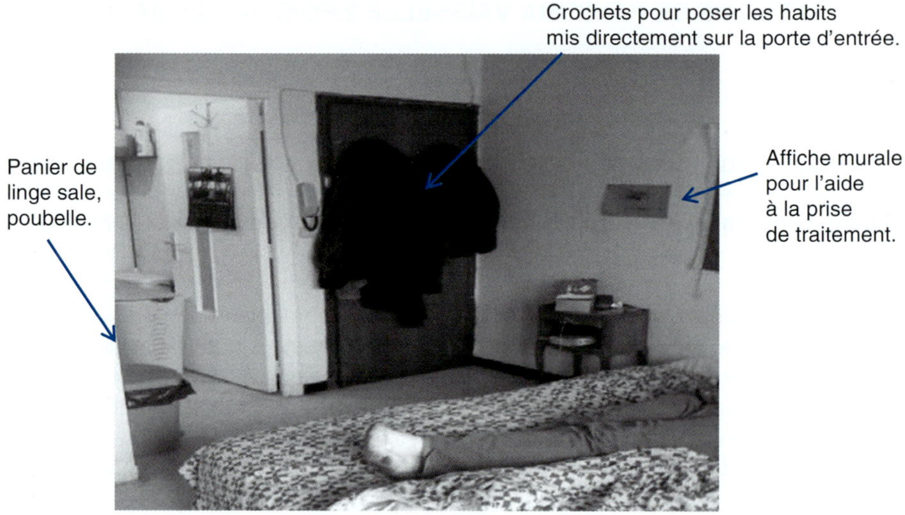

Figure 56.8 Diverses aides environnementales utilisées par le CAT.
Source : Stéphane Raffard.

Conseils pour mettre en place les stratégies adaptatives (comme préconisé par le manuel du CAT)

Que faire si l'adaptation mise en place ne fonctionne pas ?

1. Le patient est-il convaincu de l'importance du problème ciblé ?

S'il ne l'est pas, revenez avec lui sur les bénéfices pour sa vie s'il accomplissait cette tâche. Vous pouvez également passer en revue les conséquences dans le cas contraire. Voyez avec le patient si le problème ciblé lui semble vraiment important. Si ce problème ne fait pas partie de ses préoccupations, il peut être utile de passer à un domaine qui lui tient plus à cœur, afin de l'impliquer davantage dans la démarche PAC. Vous pourrez essayer de réintroduire ultérieurement les adaptations actuelles. Si le patient est motivé pour travailler sur un problème spécifique, lui et vous pourrez trouver une stratégie qui fonctionnera.

2. Le support environnemental est-il placé au bon endroit ?

Si le support que vous avez mis en place se trouve trop loin de l'endroit où l'activité a effectivement lieu, rapprochez-le.

3. Un support dans une autre modalité sensorielle ne serait-il pas plus efficace pour ce patient ?

Si le patient préfère des alarmes vocales aux affichettes et vice versa, essayez d'utiliser la modalité qui lui convient le mieux lorsque vous ciblez ses difficultés les plus importantes. De façon générale, il est possible d'utiliser à la fois les indices vocaux et les indices visuels.

4. N'y a-t-il pas des éléments distracteurs à proximité du support environnemental qui pourraient freiner l'utilisation de celui-ci ?

Dans ce cas, dégagez l'espace autour du support mis en place. Si cela n'est pas possible, déplacez le support environnemental à un autre endroit.

5. Le patient a-t-il l'équipement nécessaire pour accomplir l'action souhaitée ?

Si vous avez mis en place des affichettes qui incitent le patient à vérifier que sa chemise n'a pas de taches, assurez-vous d'abord que le patient a bien des chemises dépourvues de tâches. Vous devrez peut-être lui fournir des affaires ou l'équipement nécessaire à l'utilisation de l'adaptation environnementale.

Conclusion

Les recherches menées en psychiatrie au cours des trente dernières années ont radicalement modifié la vision des cliniciens sur le rôle des différents facteurs étiologiques impliqués dans la genèse des maladies mentales, notamment la schizophrénie. À l'opposition traditionnelle entre hypothèses psychopathologique et biologique de ces troubles a succédé une vision plurifactorielle impliquant l'interaction de facteurs génétiques et environnementaux au sens le plus large du terme.

De plus, les recherches actuelles démontrent également que des mécanismes psychopathologiques variés (dont font partie les troubles cognitifs) jouent un rôle non négligeable dans l'aggravation et/ou la pérennisation des symptômes psychiatriques une fois ces derniers installés.

Il est possible d'intervenir sur les déficits cognitifs dont souffrent les patients affectés de schizophrénie, et ce pour améliorer leur qualité de vie, diminuer leurs handicaps et leur permettre de rester les plus autonomes possible, le plus longtemps possible.

Le CAT, notamment par une approche écologique, ciblée sur des objectifs définis avec les patients et pouvant bénéficier à des patients avec d'importants déficits cognitifs, est un programme particulièrement adapté aux individus souffrant de schizophrénie. Son développement nous apparaît devoir être supporté et accompagné au sein des services de psychiatrie français afin de poursuivre la mutation des visites à domicile traditionnelles proposées en clinique courante.

Plusieurs limites du CAT dans sa version d'origine sont à noter.

En effet, même si le manuel propose un grand nombre de situations cliniques, les profils cognitivo-comportementaux proposés par le CAT s'avèrent extrêmement limités. De même, le CAT axe ses interventions principalement sur des déficits exécutifs. Or les troubles mnésiques peuvent rendre inefficace une grande partie des interventions, par exemple parce que les patients oublient d'utiliser les aides externes mises en place. De ce fait, il est recommandé de proposer une évaluation complète et approfondie du fonctionnement cognitif, émotionnel, comportemental et motivationnel du patient en lien avec son environnement de vie. D'autres techniques comme la récupération espacée (Erkès et al., 2009), le *goal management training* (Robertson, 1996) ou l'intention d'implémentation (Gollwitzer, 1999) peuvent être des techniques particulièrement utiles en complément d'un aménagement de l'environnement et de l'utilisation d'aides externes électroniques comme des alarmes, les e-mails ou les SMS par exemple.

Plus globalement, il s'agira de prendre en compte le patient dans son intégralité, et d'assumer une complexité clinique évidente pour chaque individu afin de permettre une prise en charge optimale des déficits et handicaps en vie quotidienne.

Points clés

- L'approche compensatoire ne vise pas à améliorer les déficits cognitifs mais à les contourner.
- Le CAT est une intervention dans le lieu de vie du patient.
- Le CAT est constitué de deux principes généraux : éliminer les événements perturbateurs, instaurer des conditions environnementales facilitantes.
- Le CAT est une intervention écologique pouvant être intégrée dans une approche utilisant des interventions neuropsychologiques restauratrices ou facilitatrices, mais aussi comportementales.

- Il est recommandé que le CAT intègre un psychologue spécialisé en neuropsychologie associé à une équipe pluridisciplinaire (ergothérapeute ou infirmier).

Les avantages du CAT

- Une intervention sur mesure.
- Une intervention écologique.
- Une méthode à l'efficacité prouvée.
- Une amélioration du fonctionnement global en vie quotidienne.

Remerciements

Merci à Alexandra Bayard, psychologue spécialisée en neuropsychologie, et à Catherine Vaillant, infirmière IDE, pour avoir réalisé la plus grande partie du travail clinique présenté ici.

Références

Erkès, J., Raffard, S., & Meulemans, T. (2009). Utilisation de la technique de récupération espacée dans la prise en charge des patients atteints de démence. Revue critique et applications cliniques. *Psychologie & Neuropsychiatrie du Vieillissement*, *7*, 275–286.

Fredrick, M. M., Mintz, J., Roberts, D. L., Maples, N. J., Sarkar, S., Li, X., Velligan, D. I. (2015). Is cognitive adaptation training (CAT) compensatory, restorative, or both? *Schizophrenia Research*, *166*, 290–296.

Gollwitzer, P. M. (1999). Implementation intentions : Strong effects of simple plans. *American Psychologist*, *54*, 493–503.

Kidd, S. A., Herman, Y., Barbic, S., Ganguli, R., George, T. P., Hassan, S., Velligan, D. (2014). Testing a modification of cognitive adaptation training : Streamlining the model for broader implementation. *Schizophrenia Research*, *156*, 46–50.

Quee, P. H., Schneider, H., van Slogteren, S., Wiersma, D., Bruggeman, R., & Velligan, D. I. (2012). Cognitive adaptation training provided to chronically hospitalized patients in the Netherlands : Two case reports. *Case Rep Psychiatry*, *2012*. 596162.

Robertson, I. H. (1996). *Goal Management Training : A Clinical Manual*. Cambridge : PsyConsult.

Velligan, D. I., & Bow-Thomas, C. C. (2000). Two case studies of cognitive adaptation training for outpatients with schizophrenia. *Psychiatric Services*, *51*(1), 25–29.

Velligan, D. I., Bow-Thomas, C. C., Huntzinger, C., Ritch, J., Ledbetter, N., Prihoda, T. J., Miller, A. L. (2000). Randomized controlled trial of the use of compensatory strategies to enhance adaptive functioning in outpatients with schizophrenia. *American Journal of Psychiatry*, *157*, 1317–1323.

Velligan, D. I., Diamond, P. M., Mintz, J., Maples, N., Li, X., Zeber, J., Miller, A. L. (2008). The use of individually tailored environmental supports to improve medication adherence and outcomes in schizophrenia. *Schizophrenia Bulletin*, *34*(3), 483–493.

Velligan, D. I., Prihoda, T. J., Ritch, J. L., Maples, N., Bow-Thomas, C. C., & Dassori, A. (2002). A randomized single-blind pilot study of compensatory strategies in schizophrenia outpatients. *Schizophrenia Bulletin*, *28*(2), 283–292.

Programme d'Elizabeth Twamley

CHAPITRE 57

Stéphane Raffard

PLAN DU CHAPITRE

Introduction

Il est classique en réhabilitation neuropsychologique de différencier les approches restauratrices, les approches compensatoires et les approches environnementales (Cope, 1995). D'une manière générale, les approches restauratrices visent à améliorer les habiletés cognitives afin de les restaurer dans leur état de fonctionnement antérieur à leur déclin. Les stratégies compensatoires sont basées sur le contournement des difficultés. L'approche compensatoire part du principe qu'il existe des façons différentes d'accomplir une même tâche. Autrement dit, elle propose différentes approches permettant d'atteindre le même but. Par exemple, une personne qui fait les courses et ne parvient pas à se rappeler les cinq articles qu'on lui a demandé d'acheter a probablement un déficit en mémoire épisodique ou en mémoire de travail. Si cette personne peut ranger ces cinq articles dans différentes catégories (produits laitiers, apéritifs et produits pour animaux) et que cela lui permet de se rappeler que la liste des courses comportait du lait, des yaourts, des chips, du coca et de la litière pour chat, il s'agit d'une stratégie mnémotechnique basée sur l'organisation permettant de compenser le trouble mnésique. Les stratégies adaptatives comme la réorganisation de l'environnement dans un but de réduction de la charge cognitive (*voir* chapitre 56) sont souvent considérées par les spécialistes de la réhabilitation neuropsychologique comme des stratégies compensatoires, même si les approches adaptatives opèrent des changements dans l'environnement plutôt que sur la personne. Si ces différentes approches ont toutes leurs partisans, les spécialistes de la réhabilitation neuropsychologique s'accordent à dire qu'un programme de réhabilitation cognitive efficace met fréquemment en œuvre ces trois approches, en fonction des handicaps et buts à atteindre de l'individu, de l'environnement et de l'évaluation neuropsychologique.

La remédiation cognitive, expression que l'on retrouve principalement dans la littérature psychiatrique, adopte principalement une approche restauratrice. Les techniques de remédiation proposent dans leur grande majorité des exercices spécifiques sous la forme de logiciels informatiques, de tâches papier-crayon et d'activités de groupe. Les techniques de remédiation cognitive ont ainsi pour objectif de stimuler de nouveaux apprentissages ou des réapprentissages de tâches cognitives et donc d'améliorer certains domaines déficitaires. Si les approches restauratrices ont montré leur efficacité pour améliorer certaines fonctions cognitives telles que mesurées par les tests cognitifs de clinique courante, il s'avère que leur impact sur le fonctionnement et la vie quotidienne des patients reste modeste. En effet, deux méta-analyses parues ces dix dernières années (McGurk et al., 2007; Wykes et al., 2011) ne montrent que des tailles d'effet faibles, qui deviennent modérées quand ce type de prise en charge cognitive est couplée à des prises en charge comportementales ciblant les habiletés sociales. Une des premières explications de ces résultats décevants est la nature des programmes, principalement d'approche restauratrice. Les techniques utilisées sont à la base d'entraînement de fonctions cognitives et ne ciblent que peu, ou pas du tout, les déficits en vie quotidienne.

L'approche restauratrice peut permettre l'amélioration du fonctionnement cérébral, mais l'effet dans le temps n'a été jusqu'ici que peu étudié. Aucune étude n'a montré que les troubles cognitifs de la schizophrénie pouvaient être éliminés, bien que certaines études aient montré une normalisation et même une performance supérieure dans les tâches entraînées (Fiszdon et al., 2005). Les approches environnementales, quant à elles, semblent avoir des effets importants (par exemple, Velligan et al., 2000), mais il est souvent nécessaire que soit mis en place un suivi à long terme par le thérapeute, bien que les modifications environnementales puissent être maintenues par des proches, ou des *case managers*.

Pour répondre à ces limites, Elizabeth Twamley s'est inspirée des approches compensatoires utilisées chez les individus avec lésions cérébrales acquises pour développer un programme groupal d'intervention écologique ciblant directement les difficultés rencontrées par les patients dans leur vie quotidienne (Twamley et al., 2011 ; Twamley et al., 2012). Nous décrivons dans le chapitre ci-après le programme et en discutons les limites.

Programme groupal d'approche compensatoire d'Elizabeth Twamley pour les personnes avec schizophrénie

Il s'agit d'une prise en charge groupale des troubles cognitifs, d'approche essentiellement compensatoire. Ce programme présente à notre avis plusieurs avantages :

- proposer un format de groupe particulièrement pertinent pour les patients jeunes. En effet, c'est une période de construction de l'identité, caractérisée par le besoin d'appartenance au groupe, dans laquelle l'opinion et le feedback des pairs priment sur ceux des parents (Lecomte et al., 2012) ;
- contrer l'isolement social des patients, souvent en retrait social depuis de nombreuses années ;
- permettre d'évoquer des expériences, des difficultés entre pairs, ce qui participe au processus de normalisation des symptômes, particulièrement important dans la schizophrénie.

Tableau 57.1 Programme des séances.

Séance 1	Introduction et agendas
Séances 2 à 5	Mémoire prospective, vigilance au cours des conversations, vigilance au cours des activités
Séances 6 à 9	Apprentissage verbal et mémoire
Séances 10 et 11	Flexibilité cognitive
Séance 12	Conclusion

Ce programme de groupe dure douze séances, d'environ deux heures chacune. Une technique compensatoire est expliquée et expérimentée lors de chaque séance, et individualisée pour faire correspondre chaque technique à des situations propres à chaque individu. Cela permet d'augmenter la motivation intrinsèque des participants (*voir* tableau 57.1 pour le contenu des différentes séances). Chaque participant a un cahier personnel (figure 57.1). Les thérapeutes du groupe ont une formation de base en réhabilitation neuropsychologique avec un clinicien psychologue expert dans ce domaine. Le groupe est ainsi animé par un psychologue et coanimé par un infirmier, afin de maximiser la généralisation des techniques. En effet, ces méthodes peuvent être indicées par le personnel infirmier lors des rencontres en hôpital de jour ou lors de visites au domicile par exemple.

Efficacité du programme d'Elizabeth Twamley

Plusieurs études ont été publiées sur l'efficacité de ce groupe (Twamley et al., 2011 ; Twamley et al., 2012), ce qui a motivé notre désir de le traduire et de le mettre en place dans le service universitaire de psychiatrie adulte de la Colombière du CHU de Montpellier. En effet, ces études montrent que les bénéfices de ce groupe se généralisent significativement à la vie quotidienne, au fonctionnement global et améliorent la qualité de vie, ainsi que les symptômes négatifs. Les données de ces deux études montrent que les techniques compensatoires bénéficient particulièrement aux patients ayant un fonctionnement cognitif bas lors de l'inclusion.

C'est un programme relativement peu coûteux en termes de matériel et de temps. Il s'agira évidemment de l'adapter en fonction des participants. De plus, il est proposé à chaque patient d'effectuer des exercices en vie quotidienne qui sont ensuite revus durant les séances suivantes. Ce travail en dehors des séances vise tout particulièrement à favoriser l'appropriation et la maîtrise par les participants des techniques enseignées et à ce qu'ils puissent obtenir un bénéfice observable de leur utilisation.

Nous mettons ainsi un accent tout particulier à définir de manière individuelle un à trois objectifs SMART (spécifiques, mesurables, atteignables, réalistes et temporellement définis) en début de prise en charge, afin de favoriser la motivation à s'engager dans un tel programme.

Limites

Le programme initial sur douze séances nous apparaît cependant un peu trop court, et ne permet pas de s'attarder assez sur certaines techniques apportées, comme la vigilance au cours de conversations, la résolution de problèmes. Il s'agira donc de l'adapter à chaque individu en fonction de ses objectifs personnels. Le clinicien veillera tout particulièrement à intégrer les techniques de ce programme en fonction de chaque profil neuropsychologique et en fonction des handicaps de chacun. À noter que les nouvelles technologies comme les smartphones, les agendas électroniques ou certaines applications internet constituent des aides externes qui gagneraient à être intégrées dans ce programme. D'un point de vue clinique, il s'agira évidemment de s'adapter au mieux à chaque patient et d'intégrer ces techniques compensatoires à une prise en charge globale visant le rétablissement de l'individu, rétablissement qui doit être considéré comme une règle et non comme l'exception.

Conclusion

Les approches compensatoires et environnementales dans la prise en charge des troubles cognitifs, bien que peu développées en clinique courante en France, apparaissent particulièrement intéressantes et complémentaires aux approches restauratrices et environnementales dans la prise en charge des troubles cognitifs. Centrées sur les difficultés en vie quotidienne, elles favorisent une généralisation et une application des techniques apprises par le patient au sein de son environnement proche. L'approche groupale de Twamley pourrait être particulièrement intéressante pour les patients en début d'évolution afin de favoriser un meilleur rétablissement et un meilleur fonctionnement. Évidemment, cette approche neuropsychologique compensatoire est à intégrer au sein d'une prise en charge personnalisée, fabriquée sur mesure pour chaque personne, couplée avec d'autres types de prises en charge du fait des facteurs influençant à la fois la cognition et l'évolution des troubles (dépression, symptomatologie positive, soutien social, reprise au travail).

Un projet de recherche médico-économique, dirigé par Delphine Capdevielle, est actuellement en cours au sein des centres experts schizophrénie de la fondation FondaMental (www.fondation-fondamental.org). L'objectif principal de ce projet est de réaliser une analyse coût-utilité du programme groupal d'approche compensatoire développé par Elizabeth Twamley, associé à la stratégie de prise en charge habituelle (traitement médicamenteux et hôpital de jour), en comparaison avec la stratégie de prise en charge habituelle seule chez des patients souffrant de schizophrénie. Les résultats de cette étude randomisée pourraient apporter des éléments de preuve supplémentaires permettant une implémentation de la réhabilitation neuropsychologique et de la remédiation cognitive dans le paysage psychiatrique français.

Exemple 1 : cahier participant

Séance 1 – mémoire prospective & agenda

Mémoire prospective = capacité à se souvenir des choses à faire dans le futur

Par exemple : me souvenir de mon rendez-vous chez le médecin mardi prochain, me souvenir de l'anniversaire de mon frère à la fin du mois…

Utilisation d'un agenda

- Pour voir ce qu'il s'est passé et ce qui est prévu.

Par exemple, si je m'inquiète de ne pas avoir assez de médicaments, je peux retrouver la date de mon prochain RDV médical.

- Pour garder des informations dont j'ai souvent besoin, telles que :
  - mon emploi du temps quotidien ;
  - les numéros de téléphone que j'utilise habituellement ;
  - les adresses ou les itinéraires de transports en commun que j'utilise fréquemment ;
  - une liste de mes médicaments avec leur posologie ;
  - une liste des *choses à faire* (par exemple : les questions à poser à mon médecin).
- Sachant que mon agenda contient toutes ces informations importantes, le mieux est de :
  - **le garder avec moi tout le temps** ;
  - **le consulter au moins une fois par jour** ;
  - **organiser mon emploi du temps une fois par semaine**.

Notes :

Exercices : principe de base : aider à l'organisation

A) En me basant sur le scénario suivant, j'écris les choses à faire (dans mon agenda, sur un jour passé)

AU COURS D'UNE MÊME JOURNÉE DANS LA SEMAINE (JOUR DE MON CHOIX) :

- à un moment de la journée, j'ai besoin d'appeler mon ami Pierre pour lui rappeler qu'il y a une fête ce samedi à 19 heures au centre de loisirs ;
- entre 9 heures et 10 heures, je dois apporter ma candidature d'emploi dans un magasin ;
- à 11 heures, j'ai un rendez-vous avec mon psychiatre, le Dr Martin, et je veux lui demander quels sont les effets secondaires du médicament qu'il me prescrit et quand je peux aller à une évaluation de conduite automobile. Je veux également lui dire que j'ai de forts maux de tête une fois par semaine environ et que mardi dernier, cela m'a même fait vomir ;
- avant de me rendre chez le psychiatre, je dois m'arrêter à la pharmacie pour acheter du dentifrice, du sirop contre la toux et récupérer mon traitement ;
- à 13 h 30, j'ai un groupe de mémoire ;
- à 16 heures, je dois rencontrer l'assistante sociale, Jeanne Dunne, pour parler de ma pension d'invalidité ;
- je veux dîner avec Pierre dans un nouveau restaurant, ***Chez Dominique***, au 35 rue de l'Aiguillerie (04 67 23 49 60), à 19 heures ;
- il faut que je fasse mes exercices pour le groupe d'Entraînement cognitif avant de me coucher.

B) Quels pense-bêtes noter avant cette journée ?

- Qu'aurai-je besoin de faire avant d'aller récupérer mon traitement à la pharmacie ? (Par exemple, vérifier sa disponibilité à la pharmacie.)
- Qu'aurai-je besoin de faire avant de me rendre à mon groupe de mémoire ? (Par exemple, m'assurer que mes exercices sont faits et rangés dans mon sac.)
- Qu'aurai-je besoin de faire avant mon rendez-vous avec Jeanne Dunne, l'assistante sociale ? (Par exemple, photocopier mes fiches de paie et autres informations financières nécessaires.)

Exemple 2 : cahier participant

Séance 9 – Organisation

J'organise mon espace

- Je prends le temps de REMARQUER où je place mes objets :
  - je verbalise : « Je mets mes lunettes sur ma table de nuit » ou « Je laisse les clés sur le crochet à côté de la porte » ;
  - en cas de perte d'objet : je reviens sur mes pas mentalement : je revois les différents endroits par lesquels je suis passé et où j'ai manipulé l'objet perdu, je recrée le contexte.
- Je mets chaque chose à sa place :
  - endroit automatique ;
  - un classement de type vertical (classeurs debout) est plus efficace qu'un classement de type horizontal (piles de documents) ;
  - je prévois un endroit bien en vue avec ce qui doit passer en priorité (les lettres urgentes, les papiers à remplir rapidement, les factures à payer).
- J'utilise des systèmes de rangement : paniers, tiroirs, boîtes, classeurs :
  - j'utilise des étiquettes pour mieux m'y retrouver ;
  - j'utilise des codes couleur (par exemple : des étiquettes rouges pour les priorités).
- Je mets l'objet en évidence :
  - lorsque je dois me rappeler de quelque chose, je le mets en face de moi (par exemple : une lettre à poster, les habits préparés pour le lendemain).
- J'évite des environnements trop chargés :
  - je dégage mon espace de travail (réduction des distracteurs) ;
  - je fais du rangement régulièrement.
- Je prends des repères dans l'espace :
  - Je consulte des plans, des cartes, j'organise des itinéraires à l'avance pour mieux m'orienter.

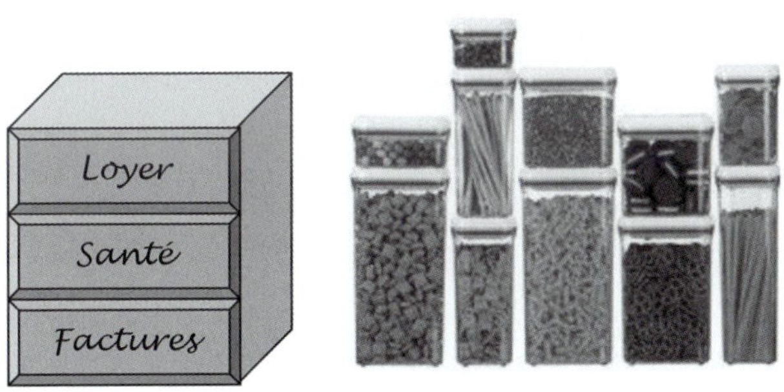

Figure 57.1 *Source : Stéphane Raffard.*

Remerciements

Je tiens à adresser mes plus sincères remerciements à l'ensemble des psychologues spécialisés en neuropsychologie des centres experts schizophrénie de la fondation FondaMental, et particulièrement à Anne-Marie Bertschy et au Dr. Hanan Yazbek qui ont supervisé la nouvelle maquette du groupe. Je remercie aussi très chaleureusement le Pr. Elizabeth Twamley pour nous avoir autorisés à traduire les manuels pour le thérapeute et le participant. Le lecteur peut se rendre directement sur le site www.cogsmart.com pour avoir de plus amples informations sur ses travaux relatifs à la réhabilitation neuropsychologique.

Références

Cope, D. N. (1995). The effectiveness of traumatic brain injury rehabilitation : A review. *Brain Injury*, *9*, 649–670.

Fiszdon, J. M., Cardenas, A. S., Bryson, G. J., & Bell, M. D. (2005). Predictors of remediation success on a trained memory task. *Journal of Nervous and Mental Disease*, *193*, 602–608.

Lecomte, T., Leclerc, C., & Wykes, T. (2012). Group CBT for early psychosis – are there still benefits one year later ? *International Journal of Group Psychotherapy*, *62*, 309–321.

McGurk, S. R., Twamley, E. W., Sitzer, D. I., et al. (2007). A meta-analysis of cognitive remediation in schizophrenia. *The American Journal of Psychiatry*, *164*, 1791–1802.

Twamley, E. W., Burton, C. Z., & Vella, L. (2011). Compensatory cognitive training for psychosis : Who benefits ? Who stays in treatment ? *Schizophrenia Bulletin*, *37*, 55–62.

Twamley, E. W., Vella, L., Burton, C. Z., Heaton, R. K., & Jeste, D. V. (2012). Compensatory cognitive training for psychosis : Effects in a randomized controlled trial. *The Journal of Clinical Psychiatry*, *73*(9), 1212–1219.

Velligan, D. I., Bow-Thomas, C. C., Huntzinger, C., Ritch, J., Ledbetter, N., Prihoda, T. J. Miller, A. L. (2000). Randomized controlled trial of the use of compensatory strategies to enhance adaptive functioning in outpatients with schizophrenia. *American Journal of Psychiatry*, *157*, 1317. 132.

Wykes, T., Huddy, V., & Cellard, C. (2011). A meta-analysis of cognitive remediation for schizophrenia. Methodology and effect sizes. *American Journal of Psychiatry*, *168*(5), 472–485.

CIRCuiTS (computerised Interactive Remediation of Cognition- a training for Schizophrenia)

CHAPITRE 58

Caroline Cellard, Clare Reeder, Élisabeth Thibaudeau, Til Wykes

PLAN DU CHAPITRE

Description du programme

Le programme de remédiation cognitive informatisé CIRCuiTS (Computerised Interactive Remediation of Cognition- a Training for Schizophrenia) a été développé à Londres (Royaume-Uni) par Clare Reeder et Til Wykes. Il a pour objectif d'améliorer le fonctionnement cognitif en misant sur le développement de la métacognition. Le thérapeute et le patient fixent des objectifs au début de la thérapie. Ces objectifs sont réévalués tout au long du traitement. Une séance de thérapie inclut la réalisation d'activités dans différents édifices du village virtuel de CIRCuiTS. Un clic sur l'école permet de réaliser des activités d'apprentissage et de mémorisation. Un clic sur le bureau permet de réaliser des activités de gestion d'horaire ou d'orientation professionnelle. Au départ, les tâches incluent des stimuli abstraits requérant l'utilisation de fonctions cognitives de bas niveau. Plus le programme avance, plus les tâches deviennent écologiques et requièrent l'utilisation de fonctions cognitives de haut niveau telles que les fonctions exécutives. Le thérapeute, qui agit comme un coach, enseigne au patient les meilleures stratégies cognitives pour réaliser chacune des activités. La thérapie s'échelonne sur une période de trois mois, à raison d'un minimum de trois séances par semaine. Les séances ont une durée d'environ une heure ou moins, car elles sont adaptées en fonction du niveau de fatigabilité du patient. À chaque séance, le patient a donc l'opportunité d'entraîner ses habiletés cognitives et de mettre en place des stratégies afin de résoudre les différentes mises en situation. Le thérapeute peut mettre sur pied un traitement personnalisé visant spécifiquement les forces et les faiblesses du patient. Ce programme de remédiation cognitive mise donc sur la pratique répétée et le développement de stratégies.

Les principes sous-jacents au programme CIRCuiTS sont les suivants :

- développer la métacognition (c'est-à-dire réfléchir à son propre fonctionnement cognitif). La métacognition inclut les connaissances métacognitives, soit les connaissances à propos de la cognition et la connaissance de ses propres forces et faiblesses. La métacognition inclut également la régulation métacognitive, soit la capacité à réguler ses propres processus cognitifs ;
- favoriser l'apprentissage sans erreur et l'étayage ;
- miser sur la pratique répétée afin de faciliter l'apprentissage et l'automatisation de nouvelles habiletés ;
- enseigner des stratégies que le patient utilisera afin d'améliorer ses habiletés cognitives ;
- miser sur le renforcement positif.

Liens avec l'évaluation et les autres prises en charge

Actuellement, le programme CIRCuiTS est seulement offert dans le cadre de la recherche clinique. Des études de validation sont nécessaires afin de

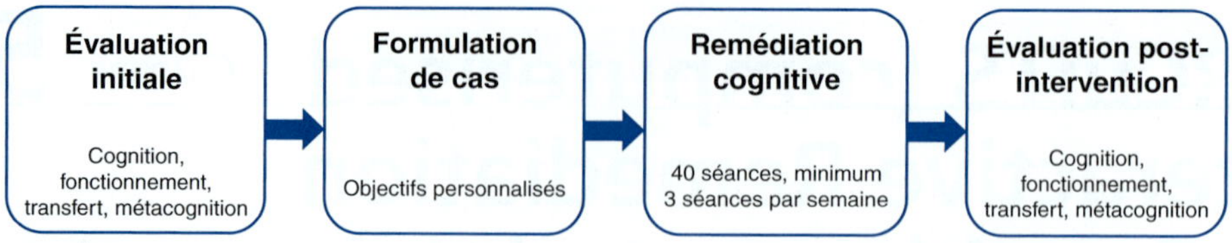

Figure 58.1 Étapes dans le processus d'intervention par remédiation cognitive.
Source : Caroline Cellard et collaborateurs.

déterminer l'efficacité de cette thérapie. L'objectif de ce chapitre est d'initier le clinicien à cette pratique novatrice, aux techniques utilisées et au processus optimal de mise en place du traitement. Le déroulement de la thérapie inclut diverses étapes qui seront détaillées (*voir* figure 58.1) : l'évaluation initiale, la formulation de cas, la remédiation cognitive et l'évaluation post-intervention.

Déroulement de la thérapie

L'évaluation initiale

Certains critères doivent guider la sélection des instruments à utiliser. Wykes et Reeder (2006) énumèrent certains aspects à prendre en considération lors de la sélection des outils d'évaluation. Premièrement, la fidélité devrait être considérée. D'abord la fidélité inter-juges réfère au degré de concordance entre les mesures de deux évaluateurs. Ensuite, la fidélité test-retest renvoie à la consistance entre l'administration répétée d'une même épreuve. Les outils utilisés doivent présenter une bonne fidélité test-retest, car l'administration répétée de tests peut amener un effet de pratique. L'utilisation de versions alternatives ou parallèles est suggérée. Deuxièmement, la validité des tests devrait être considérée dans le choix des outils. D'abord, la validité de construit réfère au degré selon lequel le test mesure le construit qu'il prétend mesurer. Ensuite, la validité écologique réfère au degré selon lequel les résultats peuvent être généralisés au monde réel. Troisièmement, les mesures utilisées devraient être suffisamment sensibles pour permettre de capter un changement cliniquement significatif. Quatrièmement, la disponibilité des normes est importante, car ces dernières permettent d'objectiver la présence d'un déficit neuropsychologique – habituellement observé à deux écarts-types sous la moyenne. Cinquièmement, la facilité d'administration et d'interprétation des tests par un personnel qualifié est importante à considérer lors de la mesure des bénéfices d'un traitement.

Quatre éléments pertinents doivent être considérés lors de l'évaluation initiale : la cognition, le fonctionnement, le transfert et la métacognition (Wykes et al., 2016; Wykes et Reeder, 2006). D'abord, la cognition doit être mesurée. Les personnes aux prises avec la schizophrénie présentent des difficultés dans tous les domaines cognitifs. Les domaines cognitifs les plus atteints sont la vitesse de traitement de l'information et la mémoire épisodique (Schaefer et al., 2013). Le programme CIRCuiTS comprend des activités ciblant plusieurs domaines cognitifs comme l'attention, la mémoire de travail, la mémoire épisodique et les fonctions exécutives. L'évaluation cognitive prétraitement devrait comprendre la mesure de ces différents domaines cognitifs. Ensuite, l'évaluation fonctionnelle est également importante. Celle-ci devrait comprendre l'évaluation des différents symptômes cliniques, le fonctionnement social, les activités de la vie quotidienne, l'estime de soi, l'insight, ainsi que les symptômes dépressifs et anxieux. De plus, le transfert peut être évalué en considérant plusieurs aspects comme la cognition, le fonctionnement, la métacognition et l'estime de soi. Enfin, la métacognition est centrale dans la thérapie et doit être évaluée. Les domaines devant être évalués pour estimer les connaissances métacognitives incluent la conscience de soi (*self awareness*) et les connaissances par rapport à la cognition. Les domaines devant être évalués pour estimer la régulation métacognitive incluent l'autocontrôle (*self monitoring*) et l'utilisation de stratégies.

La formulation de cas

La formulation de cas est effectuée suite à l'évaluation initiale et est continuellement mise à jour tout au long de la thérapie puisque de nouvelles informations deviennent accessibles (Wykes et al., 2016). La formulation de cas permet une intervention ciblée en considérant les forces et les difficultés du patient, autant sur le plan cognitif que psychologique. Plusieurs facteurs sont considérés dans la formulation et certains peuvent être cruciaux dans l'engagement des patients en thérapie (Wykes et al., 2016).

Vignette clinique : Ariane

Un exemple de formulation de cas clinique en remédiation cognitive est illustré dans le tableau 58.1. Cette compréhension multidimensionnelle permet de mieux intervenir auprès de la patiente en considérant ses motivations, ses intérêts et les stratégies qu'elle utilise déjà. Ariane est une jeune adulte aux prises avec la schizophrénie qui est inscrite à un cours de massothérapie.

Tableau 58.1 Formulation de cas clinique pour Ariane.

Formulation de remédiation cognitive axée sur la métacognition	
Nom : Ariane	Âge : 20 ans et 4 mois
Éducation : douze ans de scolarité	
Emplois présent et passé : commis dans un magasin à grande surface ; étudiante en massothérapie	
Intérêts présents et passés : massothérapie, Star Wars, tennis	
Fonctions cognitives	
Difficultés	**Forces**
1. Mémoire épisodique visuelle et verbale : difficultés sévères d'encodage et de récupération 2. Praxie de construction 3. Attention sélective et soutenue 4. Fonctions exécutives : inhibition, résolution de problèmes, planification/organisation 5. Vitesse de traitement	1. Fluidité catégorielle 2. Cognition sociale 3. Raisonnement logique 4. Analyse visuelle
Facteurs non cognitifs	
Émotionnel Comportemental Physiologique *Considérer les stratégies de coping*	
Difficultés	**Forces**
1. Irritabilité 2. Désinhibition et approche impulsive 3. Désintérêt	1. Estime de soi 2. Humour 3. Sociabilité
Métacognition	
Autocontrôle (self monitoring) (en lien avec la cognition et les facteurs influençant la cognition)	
Difficultés	**Forces**
1. Elle ne reconnaît pas ses difficultés cognitives et les explique plutôt par le fait qu'elle n'a jamais été bonne à l'école 2. Elle explique ses retards à l'école par de la paresse matinale et ne reconnaît pas l'impact des difficultés de planification dans ses retards 3.	1. Elle perçoit les impacts de ses difficultés dans sa vie quotidienne 2. 3.

(*Suite*)

Tableau 58.1 Suite.

Stratégies	
Aidantes	**Non aidantes**
1. Elle demande de l'aide 2. Elle est en mesure de rire et de dédramatiser ses difficultés 3. Elle utilise un calendrier	1. Elle valorise son approche impulsive face aux tâches 2. Elle a besoin de réassurance 3. Évitement
Connaissances et croyances métacognitives face à la cognition en général	
Aidantes	Non aidantes
1. Elle sait que l'anxiété peut avoir un impact important sur la performance scolaire 2. 3.	1. Elle ne reconnaît pas le rôle des atteintes cognitives dans ses difficultés quotidiennes 2. 3.
Connaissance et croyances métacognitives face à soi-même (en relation avec sa propre cognition et à des facteurs qui influencent la cognition, tel que le sentiment de compétence)	
Aidantes	Non aidantes
1. Elle réalise que son anxiété est plus importante lorsqu'elle a de la difficulté à faire une tâche 2. 3.	1. 2. 3.
Problèmes	***Objectifs CoG-SMART***
1. Difficulté à rester concentrée en classe **2. Difficulté à étudier pour ses examens** **3. Difficulté à planifier ses déplacements et ses séances d'étude**	**1. Développer des stratégies pour demeurer concentrée en classe** **2. Développer des stratégies d'étude pour son cours en massothérapie** **3. Améliorer ses habiletés de planification pour ses déplacements en autobus et pour ses périodes d'étude**

La formulation de cas pour la remédiation cognitive axée sur la métacognition, développée par Wykes, Crowther et Reeder (2016, p. 107-108), a été adaptée et traduite par Caroline Cellard et Élisabeth Thibaudeau.

La massothérapie est un intérêt important pour elle et elle souhaite réussir son cours. Toutefois, elle présente plusieurs difficultés cognitives qui ont un impact majeur sur sa capacité à compléter son cours. D'abord, elle a de la difficulté à demeurer concentrée en classe et est particulièrement distraite vers la fin de ses cours. De plus, il est difficile pour elle de se concentrer sur une tâche en particulier; elle est constamment distraite par ses collègues et par les sons dans les couloirs de l'école. Il est également très difficile pour elle d'apprendre le contenu de ses cours, ce qui lui a d'ailleurs occasionné des échecs dans certains cours. Ariane a également de la difficulté pour planifier et pour organiser ses activités quotidiennes, ce qui engendre des conséquences importantes. En effet, elle est souvent en retard en classe, car elle manque son autobus et a de la difficulté à planifier ses horaires d'études. De plus, elle présente un ralentissement important, ce qui nuit à sa capacité à suivre en classe et à étudier efficacement. En plus de ses difficultés cognitives, Ariane est très anxieuse, particulièrement face à la perspective d'échouer son cours. Au niveau métacognitif, Ariane présente des croyances problématiques par rapport à sa propre cognition. En effet, elle valorise son approche impulsive face aux tâches lors de l'évaluation initiale; elle travaille rapidement pour se débarrasser de la tâche. De plus, elle se montre très irritable lorsque la tâche est difficile. Bien qu'elle perçoive l'impact de ses difficultés dans son quotidien, elle les attribue au fait qu'elle n'a jamais été une bonne étudiante. De plus, elle mentionne que la raison expliquant ses retards à l'école est sa paresse du matin et ne reconnaît donc pas l'impact de ses difficultés de planification. Elle a toutefois une bonne connaissance de l'impact de son anxiété sur sa performance et admet être moins efficace lorsque son anxiété est plus importante. Ainsi, trois objectifs CoG-SMART ont été établis avec Ariane. Le premier est de développer des stratégies pour demeurer concentrée en classe. Le second est de développer des stratégies d'étude pour son cours de massothérapie. Finalement, le troisième objectif est d'améliorer ses habiletés de planification pour ses déplacements en autobus et pour ses périodes d'étude. Le thérapeute devra garder en tête les difficultés (exemples : irritabilité, désinhibition, évitement) et les forces (exemples : sens de l'humour, sociabilité) d'Ariane lors de ses interventions tout au long de la thérapie.

La remédiation cognitive

Déroulement général de la thérapie

Le programme CIRCuiTS comprend quarante sessions offertes par un thérapeute à raison d'un minimum de trois fois par semaine. Les sessions ont une durée d'environ une heure, mais la durée est adaptée en fonction du niveau de fatigabilité du patient.

Le but de la première rencontre consiste à expliquer à quoi réfère une thérapie par remédiation cognitive au patient. Le thérapeute peut ensuite faire un retour sur l'évaluation initiale. Il est alors possible de discuter des forces et des difficultés du patient. Le thérapeute et le patient peuvent discuter des objectifs que le patient aimerait atteindre dans le cadre de la thérapie par remédiation cognitive, ainsi que de la compréhension de son propre fonctionnement cognitif. Il est souhaitable de discuter avec les intervenants clés du patient afin de travailler de concert avec l'équipe clinique. Le thérapeute propose ensuite au patient de débuter une ou deux tâches du programme CIRCuiTS. Finalement, une prochaine séance est planifiée.

Au début de la thérapie, le thérapeute prend beaucoup de place. En conformité avec la technique d'étayage, le thérapeute offre plus d'aide et de structure en début de thérapie en guidant le patient tout au long de la tâche. Il verbalise ce qu'il fait et comment il procède pour réaliser les activités, pas à pas. Au début de la thérapie, le thérapeute lit les instructions, explique les vidéos de démonstration au patient et présente toutes les stratégies proposées. Le thérapeute suggère au patient les meilleures stratégies et lui explique comment les utiliser afin de réaliser les différentes activités du programme CIRCuiTS. Au fil des sessions, le thérapeute prend de moins en moins de place. Graduellement, le patient lit les instructions, regarde les vidéos de démonstration et choisit les meilleures stratégies de façon plus indépendante. De plus, le niveau de difficulté des tâches augmente et de nouvelles tâches sont introduites. Le patient essaie différentes stratégies pour résoudre des problèmes de plus en plus complexes. Vers la fin du traitement, le thérapeute et le patient discutent de la fin de la thérapie et des sentiments qui y sont associés. Un retour sur les objectifs est également réalisé tout au long de la thérapie et à la fin dans le but de déterminer s'ils ont été atteints. Le thérapeute et le patient élaborent un guide personnalisé. Ce guide rapporte entre autres les objectifs du patient et les stratégies utilisées par celui-ci tout au long de la thérapie. Un certificat de réussite symbolique peut être remis à la fin de la thérapie. Un suivi auprès de l'équipe traitante peut être pertinent afin de s'assurer que le patient continue d'appliquer les stratégies apprises avec CIRCuiTS.

Déroulement d'une séance

Description des tâches

CIRCuiTS est un village virtuel dans lequel les tâches sont réalisées dans chacun des édifices pertinents comme la station de train, l'école ou le restaurant. Une session comprend habituellement entre quatre et huit tâches qui ciblent différentes fonctions cognitives comme l'attention, la mémoire et les fonctions exécutives. Le programme CIRCuiTS comprend deux types de tâches, les tâches abstraites et les exercices. Les tâches abstraites visent à améliorer les processus cognitifs à l'aide de matériel abstrait. Par exemple, la tâche *Apprendre une liste de mots* à l'école permet d'apprendre à mémoriser des listes de mots à l'aide de stratégies. La tâche *Double tâche* permet de renforcer les processus attentionnels à l'usine. Les exercices sont des tâches dont la complexité est plus grande. Les exercices sont plus écologiques dans le sens où ils simulent davantage des activités de la vie quotidienne. Par exemple, la tâche *CV* permet d'identifier les emplois les plus pertinents pour une personne en fonction de son expérience.

Le programme débute habituellement avec des tâches abstraites. Les exercices sont introduits graduellement dans le programme. Le niveau de difficulté augmente au fil des sessions pour chacun des deux types de tâches. Il existe vingt-sept tâches ayant au minimum douze niveaux de difficulté. Les tâches sont répétées dans l'objectif de pratiquer différentes habiletés cognitives et pour améliorer la métacognition. À la fin de la thérapie, les séances sont principalement composées d'exercices. Tout au long de la thérapie, le thérapeute peut passer certaines tâches ou reprendre certaines tâches, ce qui permet de personnaliser les rencontres en fonction du niveau cognitif du patient. Au final, certains patients complèteront toutes les tâches du programme en quarante sessions, alors que d'autres pourront choisir de terminer la thérapie avant d'avoir terminé toutes les tâches du programme.

Le déroulement typique d'une séance de thérapie est le suivant : le patient et le thérapeute font un retour sur les devoirs de la dernière séance de thérapie. Des devoirs peuvent être réalisés à partir du programme CIRCuiTS. Le patient peut se connecter sur le site en ligne et réaliser des tâches préalablement déterminées par le thérapeute. Le thérapeute peut aussi faire un retour sur la facilité ou la difficulté avec laquelle le patient a mis en place des stratégies dans son quotidien.

Une tâche de CIRCuiTS est ensuite automatiquement proposée par le programme. Le thérapeute demande au patient de lire la consigne. Ensuite, le thérapeute encourage le patient à visionner la démonstration vidéo qui explique la tâche (*voir* figure 58.2). Lorsque la démonstration vidéo est terminée, le thérapeute s'assure de la compréhension du patient. Lorsque la tâche est réalisée pour la première fois, le thérapeute explique la consigne et la tâche à faire. Dans les niveaux suivants, le thérapeute demande au patient d'expliquer dans ses mots la tâche à réaliser. Plus la thérapie avance, plus le patient le fera de façon autonome.

Le patient doit ensuite évaluer la difficulté et la durée de la tâche (*voir* figure 58.3). Ces étapes permettent de développer la métacognition. Le thérapeute doit encourager le patient à verbaliser les raisons pour lesquelles il croit que la tâche sera difficile ou non. Le patient doit aussi expliquer pourquoi il estime qu'il pourra réaliser la tâche rapidement ou non.

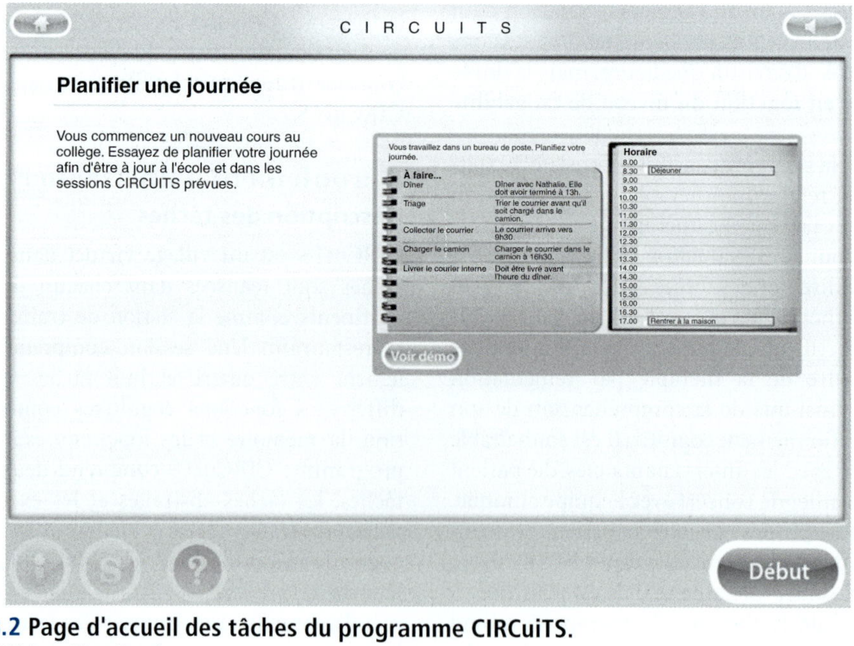

Figure 58.2 Page d'accueil des tâches du programme CIRCuiTS.
Source : Til Wykes, Clare Reeder.

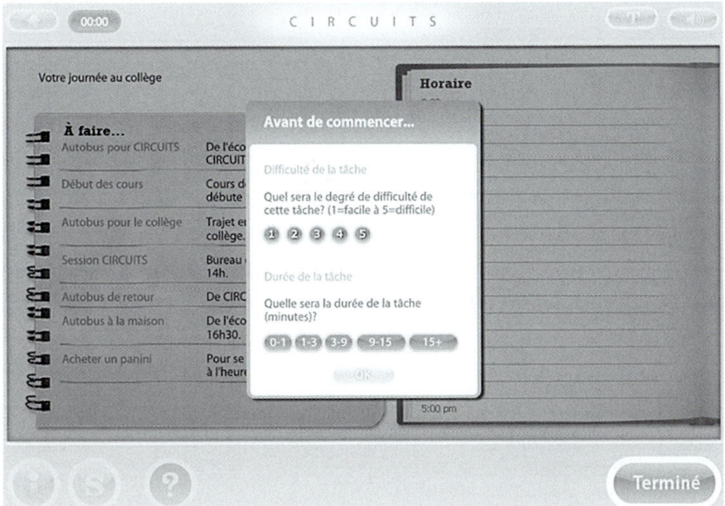

Figure 58.3 Estimation de la difficulté et de la durée de la tâche (métacognition) dans le programme CIRCuiTS.
Source : Til Wykes, Clare Reeder.

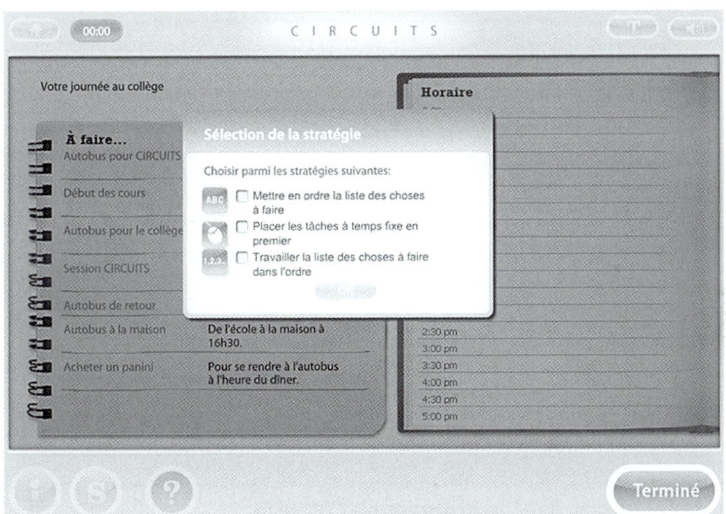

Figure 58.4 Stratégies proposées pour une tâche dans le programme CIRCuiTS.
Source : Til Wykes, Clare Reeder.

Le patient doit ensuite choisir une stratégie (*voir* figure 58.4). Le programme suggère une liste de stratégies pour chacune des tâches, mais le patient peut également utiliser une stratégie personnelle. Une démonstration vidéo est disponible pour chacune des stratégies afin d'illustrer comment elle peut être utilisée. Le patient peut donc visionner les vidéos et choisir une ou des stratégies. Il est souhaitable de sélectionner une seule stratégie au début et d'ajouter d'autres stratégies par la suite. Le thérapeute peut guider le patient dans le choix optimal des stratégies en se basant sur les préférences et les forces du patient.

Le patient effectue ensuite la tâche (*voir* figure 58.5) en utilisant les stratégies. Le thérapeute guide la réalisation de la tâche afin que le patient puisse vivre des succès et il utilise beaucoup de renforcement positif. Les tâches sont des

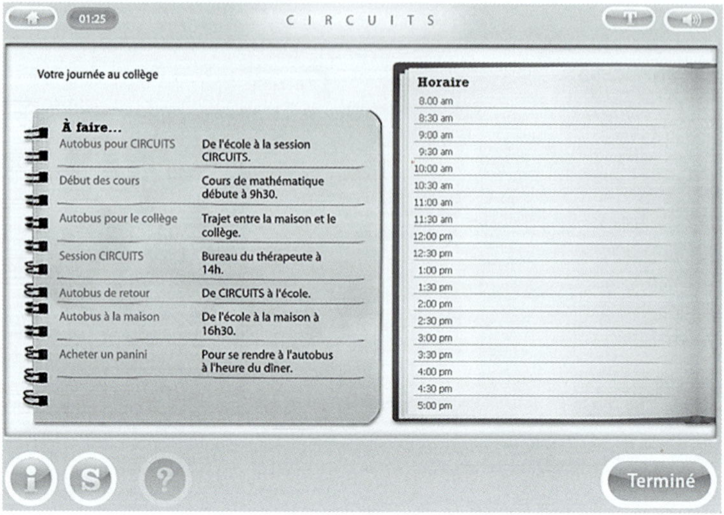

Figure 58.5 **Tâche *Planifier une journée* dans le programme CIRCuiTS.**
Source : Til Wykes, Clare Reeder.

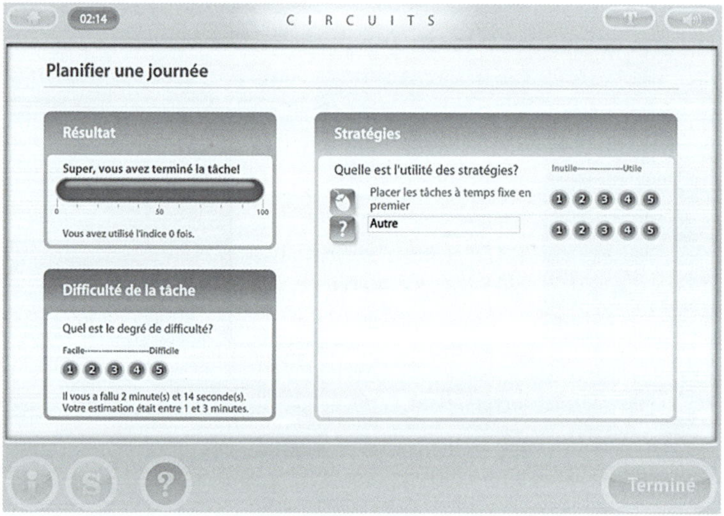

Figure 58.6 **Page des résultats dans le programme CIRCuiTS.**
Source : Til Wykes, Clare Reeder.

situations d'apprentissage permettant la mise en place de stratégies afin de résoudre des problèmes.

Après avoir réalisé la tâche, une rétroaction est offerte (*voir* figure 58.6). D'abord, un pointage sur 100 est disponible. Le thérapeute et le patient discutent du score, bien que l'accent soit mis sur le processus ayant permis de compléter la tâche et sur l'utilisation de bonnes stratégies, plutôt que sur l'obtention d'un score parfait en tant que tel. En effet, le score sur 100 n'est pas l'objectif premier à atteindre et cet aspect est bien expliqué au patient. L'objectif est surtout de développer une méthode de travail en utilisant des stratégies pour résoudre efficacement des problèmes. Une rétroaction est aussi disponible concernant la durée et la difficulté de la tâche. Le patient doit aussi coter l'utilité de la stratégie dans la réalisation de la tâche. Après avoir terminé la rétroaction sur la tâche, il est très important de faire un rapprochement avec un exemple de la vie quotidienne. Le patient peut alors réfléchir à l'utilisation des stratégies dans le quotidien. Après cette discussion, une nouvelle tâche peut être débutée. Pour clore la rencontre, il faut revenir sur les objectifs du patient. Le patient et le thérapeute peuvent également s'entendre sur la réalisation d'un devoir.

Tâches et techniques du thérapeute

Tel que mentionné, le programme offre une panoplie de stratégies afin de réaliser les différentes tâches proposées. De plus, le rôle du thérapeute consiste à faciliter la mise en place des stratégies et le déroulement des activités en appliquant différents principes de remédiation cognitive. Il utilise des techniques et propose des stratégies afin de faciliter l'apprentissage du patient et l'intégration de l'information au quotidien. Les stratégies de traitement de l'information sont les suivantes (Cellard et al., 2017) :

- **la verbalisation des indices en lien avec la tâche** permet une mentalisation des stratégies. Le thérapeute peut lire les consignes et dire ce qu'il voit afin de guider le patient;
- **la réduction de l'information** permet de réduire la surcharge cognitive. Le thérapeute peut masquer une partie de la tâche, puis augmenter graduellement la quantité d'informations à traiter;
- **la subdivision de la tâche en petites étapes** permet la réalisation pas à pas de l'exercice en décomposant la tâche en petites étapes. Le thérapeute peut guider le patient dans la réalisation de tâches complexes;
- **la simplification de la tâche** : permet de simplifier les instructions. Le thérapeute peut réduire la durée de la tâche en la terminant plus rapidement, encourager l'utilisation de stratégies et miser sur la subdivision de la tâche en petites étapes;
- **les invitations écrites** : annotations sur une feuille ou dans le calepin prévu à cet effet pour garder en tête les consignes;
- **le regroupement en blocs** permet de faciliter l'encodage de l'information. Le thérapeute propose l'utilisation de chunks afin que l'information soit plus facilement mémorisée;
- **la répétition** permet de faciliter l'encodage. Le thérapeute encourage le patient à répéter une information afin d'en faciliter la mémorisation;
- **les stratégies mnémoniques** permettent de faciliter l'apprentissage d'information à mémoriser. Le thérapeute peut proposer d'apprendre une liste de mots en utilisant la première lettre de chacun des mots;
- **la catégorisation** permet de faciliter la gestion de l'information. Le thérapeute peut regrouper les informations à apprendre en catégories;
- **l'organisation** permet de faciliter la gestion des informations et la mémorisation. Le thérapeute peut proposer différentes stratégies, notamment ordonner les informations à rappeler ou lier de nouvelles informations avec des informations précédemment acquises;
- **la planification** : avant de débuter la plupart des tâches, le thérapeute propose au patient de planifier les différentes étapes de la tâche afin de la réaliser le plus efficacement possible. Il pourrait par exemple proposer au patient d'effectuer un plan, de l'appliquer et de l'évaluer;
- **la pratique intensive** consiste à proposer une même tâche à plusieurs reprises tout au long de la thérapie, mais avec un niveau de difficulté qui augmente graduellement;
- **l'apprentissage sans erreur** : pour des listes de mots ou des textes. Cette stratégie consiste à donner la bonne réponse au patient lorsqu'il n'en est pas certain afin d'éviter l'apprentissage d'intrusions.

Tout au long de la thérapie, le patient et le thérapeute doivent faire preuve de créativité pour assurer le transfert des activités réalisées en thérapie dans le quotidien du patient. Il est également important de s'assurer que les objectifs sont toujours ceux du patient et non pas uniquement ceux que le thérapeute souhaiterait que le patient atteigne. Il peut aussi utiliser une compétition saine pour offrir des défis au patient. Par exemple, lorsqu'un patient a une grande facilité dans la réalisation d'une tâche, il peut lui proposer de réaliser la tâche plus rapidement sans que cela n'affecte l'efficacité. L'humour peut parfois être utilisé afin de créer une alliance thérapeutique. Le dévoilement de soi approprié peut parfois servir de cadre de référence pour le patient. Par exemple, le thérapeute peut avouer qu'il doit absolument avoir un agenda afin d'être efficace au travail, car sinon, il oublierait tout. Le thérapeute utilise judicieusement le renforcement positif et le *modeling* tout au long de la thérapie. Il agit comme un coach dans la remédiation cognitive et travaille donc en collaboration avec le patient.

Focus sur la métacognition

La métacognition est au cœur du programme CIRCuiTS. La régulation métacognitive inclut l'autocontrôle et l'utilisation de stratégies, alors que les connaissances métacognitives incluent les connaissances en lien avec la cognition et les croyances face à soi-même et son environnement. Un rôle clé du thérapeute consiste à aider le patient à améliorer sa métacognition. Par exemple, le thérapeute encourage le patient à réfléchir sur son propre fonctionnement cognitif, en soulignant ses forces et les aspects cognitifs à améliorer. Cette compréhension permet au patient de développer des stratégies personnalisées (Reeder et al., 2016). De plus, le programme est aussi construit de manière à favoriser le développement de la métacognition. Avant de débuter une tâche, le patient doit : 1) coter la difficulté anticipée de la tâche; 2) estimer la durée de la tâche; 3) identifier les stratégies qui seront pertinentes pour réaliser la tâche. Après la tâche, le patient doit réfléchir à sa performance : 1) en cotant la difficulté réelle de la tâche; 2) en comparant l'estimation initiale et la durée nécessaire pour réaliser la tâche; 3) en apportant un jugement sur la pertinence ou non de l'utilisation des stratégies pour réaliser la tâche. Le programme comprend aussi un *voyage métacognitif* tout au long de la thérapie qui questionne entre autres les buts, les stratégies utilisées et les accomplissements du patient (Reeder et al., 2016). Le patient établit des objectifs en identifiant ses forces et ses difficultés personnelles. Ces aspects sont souvent révisés tout au long de la thérapie, rendant ainsi le programme très interactif.

Vignette clinique : intervention personnalisée pour Ariane

Tel que discuté dans la formulation de cas présentée dans le tableau 58.1, Ariane souhaitait développer des stratégies pour demeurer concentrée en classe. Elle souhaitait également développer des stratégies d'étude pour son cours en massothérapie. Finalement, elle souhaitait améliorer ses habiletés de planification pour ses déplacements en autobus et pour ses périodes d'étude.

Au début de la thérapie, Ariane avait des croyances problématiques à propos de la cause de ses difficultés. En effet, elle n'était pas particulièrement motivée par rapport à la thérapie, puisqu'elle ne comprenait pas que ses difficultés étaient en grande partie expliquées par ses déficits cognitifs. Le thérapeute et Ariane ont effectué différentes tâches dans le programme CIRCuiTS en faisant des rapprochements avec les objectifs d'Ariane. Par exemple, les stratégies acquises durant une tâche d'apprentissage de listes de mots ont été transférées aux sessions d'étude d'Ariane. Un devoir a été particulièrement aidant pour le développement des connaissances métacognitives d'Ariane : appliquer une stratégie de catégorisation lors de l'apprentissage des différents muscles dans le cadre de son cours de massothérapie. À partir du moment où elle a acquis de meilleures connaissances métacognitives, Ariane était beaucoup plus motivée à compléter la thérapie, puisque cette dernière avait plus de sens pour elle. Les tâches abstraites ont également été pratiquées dans l'optique d'améliorer son fonctionnement attentionnel qui interfère avec sa capacité à rester attentive en classe. Les capacités de planification et d'organisation d'Ariane ont également été développées à l'aide de différentes tâches telles que *Planifier une journée* et *Planifier un voyage*. De plus, l'accent mis sur le processus permettant de compléter la tâche et l'utilisation de bonnes stratégies, plutôt que sur l'obtention d'un score parfait, a aidé Ariane à être moins impulsive face aux tâches. Elle a compris qu'il est souvent préférable de prendre un peu plus de temps pour bien planifier et utiliser des stratégies que de compléter rapidement une tâche en risquant fortement de faire plus d'erreurs. Finalement, la thérapie a été une bonne occasion pour Ariane de développer des stratégies pour limiter l'impact de son anxiété sur ses performances. Bref, la thérapie, par la pratique répétée d'exercices, offre la possibilité de développer et d'apprendre des stratégies de résolution de problèmes tout en prenant conscience de ses forces et difficultés au plan cognitif par le biais du développement de la métacognition.

L'évaluation post-traitement

À la fin de la thérapie, il est souhaitable de mesurer les effets du traitement. L'évaluation à long terme, à trois mois et un an après la thérapie, permet aussi de vérifier la durabilité des gains cognitifs et fonctionnels. Les versions alternatives des tests neuropsychologiques devraient être utilisées afin de diminuer la possibilité d'effet d'apprentissage aux tests.

Études de validation

Le programme de remédiation cognitive CIRCuiTS (Reeder et Wykes, 2010) considère les meilleures pratiques afin de promouvoir des gains cognitifs et fonctionnels (Reeder et al., 2016). Reeder et al. (2016) ont montré la faisabilité et l'acceptabilité du programme CIRCuiTS auprès des usagers en santé mentale aux prises avec la schizophrénie et auprès des thérapeutes. Les usagers en santé mentale qui ont reçu la thérapie ont perçu l'expérience comme étant positive, menant entre autres à la perception d'un sentiment d'amélioration au plan cognitif. Voici quelques témoignages d'usagers qui illustrent bien les changements cognitifs perçus et le transfert des principes de la remédiation cognitive dans la vie de tous les jours (Reeder et al., 2016) : « C'était très bien, très utile pour ma mémoire », « Hier, j'ai dû acheter quatre ou cinq choses pour ma mère, je les ai dites dans ma tête, encore et encore pour environ quinze secondes, je les ai répétées à voix haute et je m'en suis rappelé… ».

Une étude randomisée contrôlée a également été réalisée à Londres par l'équipe de Reeder (Reeder et al., 2017) auprès d'adultes aux prises avec la schizophrénie. Cette étude comprend un groupe avec traitement standard (n = 47) et un groupe ayant reçu la thérapie CIRCuiTS en plus d'un traitement standard (n = 46). Tous les participants avaient des déficits en mémoire de travail et/ou en flexibilité cognitive. La thérapie avec CIRCuiTS était offerte au moins trois fois par semaine (maximum de douze semaines), pour un total maximum de quarante séances. La faisabilité de CIRCuiTS est bonne, avec 15 % des participants n'ayant pas terminé le traitement. Les résultats suggèrent que comparé au groupe ayant reçu uniquement le traitement standard, le groupe ayant reçu la thérapie CIRCuiTS présente des améliorations en mémoire visuelle immédiate suite au traitement et lors de l'évaluation de suivi, ainsi qu'une tendance vers une amélioration pour les fonctions exécutives non verbales suite au traitement (Reeder et al., 2017). De plus, des améliorations fonctionnelles sont observées, avec plus de temps passé dans des activités structurées suite au traitement (Reeder et al., 2017). Le groupe ayant reçu la thérapie CIRCuiTS a également montré une diminution de la sévérité des symptômes positifs suite au traitement (Reeder et al., 2017).

Une autre étude a évalué l'effet de CIRCuiTS dans le cadre d'une étude randomisée contrôlée naturalistique (Drake et al., 2014). L'étude comprend des jeunes adultes présentant un premier épisode psychotique qui sont répartis de manière aléatoire dans un groupe de remédiation cognitive (CIRCuiTS) ou dans un groupe contrôle (dont le contact social est le même que dans le groupe CIRCuiTS). À la suite de l'un ou de l'autre des traitements, les participants reçoivent tous une thérapie cognitive comportementale. Les résultats suggèrent que la thérapie cognitive comportementale, lorsqu'elle est précédée par la remédiation cognitive, permet de réduire de moitié le nombre de séances nécessaires en thérapie cognitive et comportementale pour atteindre les mêmes progrès, comparativement à l'intervention contrôle.

Des études de cas multiples ont aussi été publiées. Ces études ont montré que des jeunes adultes aux prises avec la schizophrénie qui ont reçu la thérapie CIRCuiTS présentent entre autres des gains sur le plan de l'attention (Cellard et al., 2016), de la mémoire de travail (Cellard et al., 2016), de la théorie de l'esprit (Thibaudeau et al., 2017), de la mémoire épisodique (Cellard et al., 2016 ; Masson et al., 2015) et des fonctions exécutives (Cellard et al., 2016 ; Masson et al., 2015). Des améliorations sur le plan des symptômes et du fonctionnement ont également été observées (Cellard et al., 2016).

Le programme CIRCuiTS a été traduit dans plusieurs langues, dont le français, l'espagnol et le danois. Le programme CIRCuiTS présente plusieurs avantages qui pourraient faciliter son implantation dans les milieux cliniques considérant son acceptabilité et sa faisabilité. D'autres recherches évaluant l'efficacité de ce programme dans le cadre d'études randomisées contrôlées sont nécessaires. De nouvelles perspectives de recherche sont également envisagées, comme la réalisation d'études de groupe et la mesure des effets auprès de différentes clientèles.

Références

Cellard, C., Reeder, C., Paradis-Giroux, A. A., Roy, M. A., Gilbert, E., Ivers, H. Wykes, T. (2016). A feasibility study of a new computerized cognitive remediation for young adults with schizophrenia. *Neuropsychological Rehabilitation*, *26*(3), 321–344.

Cellard, C., Reeder, C., & Wykes, T. (2017). Introduction au programme CIRCuiTS. In N. Franck (Ed.), *La Remé diation cognitive.* (2e éd) (pp. 146–156). Elsevier-Masson.

Drake, R. J., Day, C. J., Picucci, R., Warburton, J., Larkin, W., Husain, N. Marshall, M. (2014). A naturalistic, randomized, controlled trial combining cognitive remediation with cognitive-behavioural therapy after first episode non-affective psychosis. *Psychological Medicine*, *44*(9), 1889–1899.

Masson, M., Wykes, T., Maziade, M., Reeder, C., Gariépy, M. A., Roy, M. A. Cellard, C. (2015). Top-down computerized cognitive remediation in schizophrenia : A case study of an individual with impairment in verbal fluency. *Case Reports in Psychiatry, 2015*, .

Reeder, C., Huddy, V., Cella, M., Taylor, R., Greenwood, K., Landau, S. Wykes, T. (2017). A new generation computerized metacognitive Cognitive Remediation programme for schizophrenia (CIRCuiTS) : A randomized controlled trial. *Psychological Medicine*, *47*(15), 2720–2730.

Reeder, C., Pile, V., Crawford, P., Cella, M., Rose, D., Wykes, T. Callard, F. (2016). The feasibility and acceptability to service users of CIRCuiTS, a computerized cognitive remediation therapy programme for schizophrenia. *Behavioural and Cognitive Psychotherapy*, *44*(3), 288–305.

Reeder, C., & Wykes, T. (2010). Cognitive Interaction Remediation of Cognition- a Training for Schizophrenia (CIRCuiTS). King's College London, UK.

Schaefer, J., Giangrande, E., Weinberger, D. R., & Dickinson, D. (2013). The global cognitive impairment in schizophrenia : Consistent over decades and around the world. *Schizophrenia Research*, *150*(1), 42–50.

Thibaudeau, É., Cellard, C., Reeder, C., Wykes, T., Ivers, H., Maziade, M. Achim, A. M. (2017). Improving theory of mind in schizophrenia by targeting cognition and metacognition with computerized cognitive remediation : A multiple case study. *Schizophrenia Research and Treatment.*

Wykes, T., & Reeder, C. (2006). *Cognitive Remediation Therapy for Schizophrenia : Theory and Practice.* Routledge.

Wykes, T., Crowther, A., & Reeder, C. (2016). « Metacognitive approach to cognitive remediation : Why we need to attend to it to produce functional outcomes. In A. Medalia & C. R. Bowie (Eds.), *Cognitive Remediation to Improve Functional Outcomes.* Oxford University Press. dir.

Chapitre 59

NEAR (neuropsychological educational approach to remediation)

Lindsay Brénugat-Herné, Alice Medalia, Isabelle Amado

Le programme NEAR (neuropsychological educational approach to remediation/approche neuropsychologique et éducative de la remédiation cognitive) a pour objectif de travailler sur les troubles neurocognitifs fréquemment altérés chez les personnes souffrant de troubles psychiatriques. NEAR (Medalia et al., 2009) se caractérise par une approche du patient qui s'appuie sur la prise de décision collective, la réhabilitation, avec un rôle du clinicien essentiel pour apprendre et améliorer les capacités cognitives des participants de manière autonome. Contrairement aux programmes à visée uniquement restauratrice, NEAR emploie une approche pédagogique et instructive favorisant à la fois motivation et apprentissage (Medalia et al., 2016; Saperstein et Medalia, 2015). NEAR se sert également d'exercices cognitifs informatisés, qui ne constituent qu'un des supports de la méthode. Le rôle du thérapeute ici est de venir en renfort si besoin, et d'agir comme *coach*. Il va surveiller la progression des apprentissages, s'assurer que les exercices sélectionnés respectent les principes pédagogiques de base reconnus pour favoriser l'apprentissage, avec des exercices ludiques et motivants (Choi et Medalia, 2010). C'est une méthode groupale, décomposée en plusieurs sessions en petit groupe, une à deux fois par semaine, de soixante à cent minutes, comprenant deux temps : 1) un temps individualisé où les patients vont travailler autour d'exercices cognitifs informatisés; 2) un temps en groupe où différents supports seront utilisés. Ce temps d'échange et de discussion est une caractéristique clé de cette méthode : le *bridging group* promeut la métacognition et fait le lien entre capacités cognitives entraînées durant les exercices informatisés et la manière dont on les emploie dans la vie de tous les jours.

Un des objectifs majeurs *in fine* du programme NEAR est de permettre aux patients d'acquérir un maximum d'autonomie pour apprendre et employer leurs capacités cognitives, ne plus avoir besoin par la suite de programme de remédiation, parvenir à accroître par eux-mêmes leurs capacités cognitives, réussir à les mettre en application dans leur quotidien et pouvoir poursuivre cette progression leur vie durant, dans tous les champs d'application, scolaire, professionnel et social. NEAR met l'accent sur huit principaux objectifs (*voir* encadré 59.1); certains sont des objectifs à court terme pouvant facilement s'acquérir au court d'une session, d'autres porteront sur des objectifs à plus long terme. Très interdépendants, ils vont nécessiter qu'on s'y focalise de manière simultanée au court de la prise en charge.

Encadré 59.1

Les objectifs principaux de la méthode NEAR

1. Améliorer les fonctions cognitives identifiées comme altérées et ayant un impact fonctionnel.
2. Apporter une expérience d'apprentissage positive à chaque participant.
3. Fournir des outils et des aptitudes afin de pouvoir être autonome dans les apprentissages.
4. Favoriser une vision positive de l'apprentissage.
5. Promouvoir une prise de conscience de son style d'apprentissage, mais aussi de ses ressources (points forts) et faiblesses dans ce domaine.
6. Favoriser un sentiment de compétence et de confiance en soi dans sa capacité à pouvoir acquérir des aptitudes.
7. Favoriser la prise de conscience de la manière dont le contexte socio-émotionnel peut affecter notre fonctionnement cognitif.
8. Promouvoir un fonctionnement cognitif optimal dans les différents domaines du quotidien.

Le programme pédagogique de NEAR se base sur plusieurs théories et stratégies d'aide. La neuropsychologie et les neurosciences cognitives ont grandement contribué à la compréhension des opérations cognitives et bases neurales qui sous-tendent la cognition. NEAR tient compte dans son application de la hiérarchie des fonctions cognitives, certaines étant considérées comme plus complexes que d'autres. Le profil cognitif du patient, notamment ses difficultés cognitives, va déterminer l'angle d'intervention. Les difficultés ayant des répercussions fonctionnelles dans son quotidien ou pouvant impacter sa stabilité clinique vont être considérées comme des cibles prioritaires de travail. Cette prise en compte hiérarchique des fonctions cognitives va également déterminer l'ordre dans lequel elles seront travaillées dans le cas où plusieurs seraient altérées : si un patient présente une atteinte sévère de ses capacités attentionnelles, il ne pourra se concentrer sur une tâche de mémoire (considérée comme plus complexe que les fonctions attentionnelles), il bénéficiera plus de travailler d'abord sur des exercices attentionnels. Les neurosciences fournissent également des arguments sur l'efficacité de l'utilisation de stratégies restauratrices, mais aussi de stratégies compensatoires et de manipulation de l'environnement. NEAR s'appuie sur les avancées dans les domaines physiologiques et la neuro-plasticité pour perfectionner et accroître l'efficacité des techniques pédagogiques utilisées.

Le programme s'appuie sur les théories pédagogiques et d'apprentissage ainsi que sur la psychologie du rétablissement pour guider les thérapeutes sur la manière dont les capacités vont être le mieux acquises, mais aussi sur l'impact de nombreux facteurs influant sur le rétablissement : valeur de l'effort, motivation, engagement, sentiment de compétence (Medalia et Saperstein, 2011). Ainsi, les techniques telles que l'apprentissage sans erreur, la formulation (Medalia et Choi, 2009), le renforcement positif, l'induction ou encore la démonstration par l'exemple sont issues des théories d'apprentissage. Par ailleurs, la partie *bridging group* des séances va favoriser la généralisation et le transfert des acquis : le lien entre les capacités cognitives travaillées et acquises au cours des séances, notamment des exercices informatisés, et leurs applications dans la vie quotidienne y est explicitement abordé. De manière générale, le thérapeute saisit toutes les opportunités pour fournir durant ce travail des exemples d'application des acquis dans le quotidien.

NEAR s'est grandement imprégné de la psychopédagogie, notamment pour le focus fait sur la manière d'apprendre, les conditions d'apprentissage optimales et les meilleures stratégies favorisant un enseignement efficace (Choi et al., 2012). L'approche des thérapeutes s'appuie sur le modèle de la motivation académique : MUSIC (Jones, 2009). Ce modèle définit des variables psychologiques spécifiques qui contribuent à la motivation pour apprendre. Ici, le modèle de la valeur de l'attente ainsi que les théories d'autodétermination de la motivation (Eccles et Wigfield, 2002 ; Ryan et Deci, 2000) sont inclus dans un même modèle avec cinq variables psychologiques essentielles : l'*empowerment*, le sentiment d'utilité, la réussite, l'intérêt et l'engagement. MUSIC est un acronyme qui se compose de la seconde lettre du mot *empowerment* et des premières lettres des quatre autres variables (*usefulness*, *success*, *interest*, *caring*). Ces cinq variables interagissent avec la motivation et la qualité d'acquisition d'aptitudes cognitives chez des personnes souffrant ou non de maladies psychiatriques (Medalia et al., 2016 ; Saperstein et Medalia, 2015).

La psychopédagogie nous renseigne sur les techniques spécifiques d'apprentissage favorisant la motivation et sur une attitude positive quant au fait d'apprendre, améliorant quantitativement l'apprentissage, l'intensité de l'engagement mis, et le sentiment de compétence (Choi et al., 2010 ; Choi et al., 2012). L'apathie, l'anhédonie et l'avolition constituant des symptômes fréquemment retrouvés dans les pathologies psychiatriques sévères, les problèmes de motivation venant fortement compromettre l'engagement des participants dans la prise en charge, il est important d'utiliser des techniques d'apprentissage pouvant accroître la motivation, notamment dans la schizophrénie (Medalia et Brekke, 2010).

La motivation et l'engagement dans une tâche sont possibles si les tâches sont contextualisées, personnalisées, et permettent au participant d'avoir un pouvoir d'action (Cordova et Lepper, 1996). La *contextualisation* de la tâche fait que plutôt que d'être présenté de manière abstraite, le matériel pédagogique sera contextualisé de manière à prouver son utilité pour le participant, en lien avec son application dans le quotidien. La *personnalisation* se fait dans l'adaptation d'une tâche d'apprentissage pour qu'elle coïncide avec les sujets et domaines intéressant le participant. Pour que celui-ci puisse avoir un *pouvoir d'action* sur l'apprentissage, il faut qu'il ait la possibilité de choisir durant l'activité pédagogique pour favoriser l'autodétermination, c'est-à-dire sa motivation à vouloir s'engager dans la tâche (Choi et al., 2010 ; Choi et al., 2012). D'autres techniques utilisées dans NEAR font appel à l'exposition multi-sensorielle et permettent d'utiliser activement les connaissances et compétences.

La psychologie du rétablissement a influencé NEAR en mettant l'accent sur une approche intégrative avec le participant, en jouant sur l'interaction complexe entre variables cognitives, physiques, interpersonnelles, émotionnelles et environnementales dans le processus de rétablissement. De ce fait, NEAR doit systématiquement constituer une des composantes d'un parcours de réhabilitation plus complet. Il se veut intégré dans le cadre d'un programme de réhabilitation offrant aux participants une prise en charge des aspects sociaux, éducatifs, professionnels, d'éducation thérapeutique ainsi que de gestion et d'acquisition d'autonomie, et ce quotidiennement, en fonction des besoins (Medalia et al., 2016). NEAR vient ici se focaliser sur les aspects cognitifs du fonctionnement, tout en tenant compte du contexte socio-émotionnel dans lequel s'inscrit l'effort cognitif. En associant NEAR avec l'entraînement d'autres aptitudes (par exemple, professionnelles ou éducatives), la possibilité que les compétences cognitives soient généralisées dans le quotidien des participants est amplifiée.

La psychologie du rétablissement promeut une intervention des thérapeutes en lien avec les objectifs de rétablissement des participants ; de ce fait, chaque programme NEAR débute avec deux questions : « Que souhaitez-vous accomplir d'ici les prochains mois ? » et « Pensez-vous qu'en améliorant vos capacités attentionnelles, mnésiques ou d'autres fonctions cognitives, cela vous aidera à y parvenir ? ». En adoptant cette approche centrée sur la personne et qui reconnaît que l'amélioration cognitive peut se faire de plusieurs manières différentes, NEAR est en soi une approche de réhabilitation centrée sur le rétablissement (Medalia et al., 2016).

La théorie de l'autodétermination (Ryan et Deci, 2000) est une approche de la personnalité et de la motivation qui vise la manière dont l'interaction entre les conditions socio-contextuelles et les besoins psychologiques innés va favoriser le développement constructif, le bien-être, le bonheur et un fonctionnement optimal. L'autodétermination se réfère aux facteurs déterminant les choix ou le développement du soi. Ce développement survient si les individus sont intimement motivés et autodéterminés, et si leurs besoins psychologiques de base sont respectés.

Au nombre de ceux-ci : le sentiment de compétence, d'autonomie et d'appartenance. Dans ce cas, les individus sont plus intimement motivés, ils apprennent mieux, améliorent leur niveau d'autonomie et ont un meilleur sentiment de bien-être (Ryan et Deci, 2000). NEAR améliore spécifiquement certaines fonctions cognitives et prend en compte le rôle essentiel de la motivation intrinsèque sur l'efficacité du processus d'apprentissage ; pour faire d'un sujet un bon *apprenti*, mais aussi pour accroître l'efficacité des exercices informatisés portant sur des fonctions cognitives spécifiques. La théorie de l'autodétermination guide ainsi la pratique et prône la motivation intrinsèque dans les apprentissages, favorisant des expériences relationnelles positives au travers des interactions avec le thérapeute et avec les autres membres du groupe, et fournissant des opportunités pour augmenter le sentiment de compétence, en valorisant les fonctionnements autonomes au cours de ces activités.

Carl Rogers, plus connu pour son développement de la thérapie centrée sur la personne, a promu l'enseignement et le travail en groupe. Se focalisant sur le relationnel entre l'enseignant et l'élève, il écrit : « La facilitation d'un apprentissage significatif repose sur un certain nombre de qualités d'attitude existant dans la relation personnelle entre l'animateur et l'apprenti » (Rogers et al., 1967). Il nomme l'enseignant « animateur », reflétant la conviction qu'un apprentissage multisensoriel est plus efficace qu'un enseignement plus directif.

NEAR s'appuie sur les directives que Rogers a développées au sujet de la manière dont les thérapeutes interviennent pour créer le lien avec les patients. Ceux-ci s'efforcent alors de ressentir et de transmettre l'authenticité, l'acceptation et l'empathie, « conditions essentielles » pour faciliter l'apprentissage (Rogers, 1951). Les thérapeutes prennent en compte les ressentis, style d'apprentissage et opinions des participants de manière bienveillante et non directive; ils ont confiance en la capacité des personnes à changer et à se développer. Ils tentent de comprendre les réactions des participants aux différents processus d'apprentissage sans juger, processus que Rogers nomme la *compréhension empathique*. Dans NEAR, le thérapeute utilise cette *compréhension empathique* pour orienter au mieux la pédagogie et améliorer le dialogue, développer la métacognition et promouvoir les spécificités d'apprentissage. Il va également favoriser un environnement facilitateur pour l'engagement et l'apprentissage en adoptant une attitude qui inspire à l'autre l'espoir, la curiosité et l'autonomie.

Une seconde édition du manuel du clinicien de la méthode NEAR a paru fin 2017[1]. Elle comprend des mises à jour cruciales pour aider les cliniciens à mettre en œuvre une pratique moderne, cliniquement informée et fondée sur des données probantes, des sessions de *bridging group* supplémentaires ainsi que des liens pour des programmes en ligne, des nouvelles recherches à l'appui concernant la remédiation cognitive, y compris l'impact sur le fonctionnement du cerveau, la cognition, le fonctionnement quotidien et l'utilisation de la méthode dans différents groupes diagnostiques. Enfin, cette seconde édition se veut plus facile d'utilisation pour les thérapeutes. Autres outils disponibles en anglais pour les thérapeutes, un site sur lequel on peut accéder gratuitement à des conférences sur la cognition[2].

Lors de l'adaptation de NEAR en français, nous avons conservé l'ensemble des stratégies et techniques initialement présentes dans sa version originale car cela convenait tout à fait à la population que nous rencontrons au quotidien dans nos services de réhabilitation. Nous avons cependant implémenté d'autres outils ayant prouvé leur efficacité auprès de personnes souffrant de pathologies psychiatriques, utilisés dans d'autres programmes de remédiation cognitive individuels tels que RECOS (Deppen et al., 2011) ou CRT (Wykes, 2000) et qui concordent avec les théories qui soustendent la méthode NEAR.

En effet, en plus des techniques déjà citées, nous utilisons également celle du pair-aidant; en permettant aux patients d'embrasser le rôle d'accompagnant durant les séances d'exercices informatisées ou les *bridging groups*, elle renforce le sentiment de compétence ainsi que celui d'avoir un contrôle sur la prise en charge. Le patient prend conscience qu'il est capable d'être ressource pour les autres, et l'autre renforce le sentiment d'entraide et de confiance dans son pair. Toujours dans la même veine, nous établissons lors de chaque session un temps d'échange, après l'entraînement cognitif, pour débriefer sur la séance d'exercices informatisés. Ainsi, les participants, devront à tour de rôle expliquer le contenu de leurs exercices, ce qui les fera travailler la métacognition et leur fournira l'opportunité de soutenir et aider l'autre en partageant leurs stratégies cognitives personnelles. Autre légère variation apportée dans NEAR : pour des raisons pratiques, toutes les sessions durent quatre-vingt-dix minutes.

Comme la plupart des programmes de remédiation cognitive, NEAR est précédé d'une évaluation pluridisciplinaire qui nous permet d'établir un profil cognitif spécifique afin de déterminer les axes prioritaires à travailler, mais aussi de mettre en évidence les ressources du participant qui seront à valoriser au cours des sessions, et qui sont déjà développées lors de l'entretien de restitution. Cet entretien est mené par les cliniciens ayant réalisé l'évaluation pluridisciplinaire, notamment l'évaluation neuropsychologique et l'évaluation fonctionnelle. Cette dernière va évaluer le degré de répercussion des difficultés cognitives dans le quotidien ainsi que les domaines concernés (professionnel, scolaire, social, etc.). Durant l'entretien de restitution, le participant prend connaissance de ses difficultés. Il lui est aussi explicitement énoncé ses ressources, et les stratégies cognitives qu'il maîtrise déjà et applique dans son quotidien pour l'aider à être le plus autonome et efficient possible. Enfin, c'est déjà au cours de cet entretien que sont abordés pour chacun leurs objectifs personnels visés, à court moyen et long termes, compte tenu de leur profil.

Le double intérêt de NEAR est qu'il permet à la fois une prise en charge groupale favorisant des échanges et une dynamique bénéfique au rétablissement. De surcroît, NEAR est construit de telle sorte qu'il conserve une approche individualisée et spécifique de la prise en charge, chaque participant ayant ses propres objectifs en lien avec son quotidien, son projet de réhabilitation et projet de vie.

---

1 A. Medalia, T. Herlands, A. Saperstein, N. Revheim, *Cognitive Remediation for Psychological Disorders*, 2nd ed., Oxford, Oxford University Press.

2 www.teachrecovery.com

Autre outil que l'on utilise également, la *procédure générale*, initialement issue des techniques de résolution de problèmes et qui avait déjà été implantée dans la méthode CRT enrichie (*voir* chapitre 55). Cette technique est suggérée dès les premières séances afin d'orienter les participants sur la manière dont on peut travailler sur les exercices informatisés, afin d'optimiser l'efficacité. Cela a également pour effet de fournir un cadre de travail et vient aussi accroître l'autonomie et le sentiment de compétence : durant le temps d'exercices informatisés, le participant peut s'affranchir du thérapeute pour travailler efficacement ; le thérapeute, qui dans cette partie de séance sera un coach, ne montrera au patient comment il faut faire que s'il voit que les consignes ne sont pas respectées ou si le participant en fait la demande.

Afin d'accroître la motivation et l'engagement dans une tâche et de favoriser le transfert et la généralisation au quotidien, les thérapeutes vont tenter, chaque fois que l'occasion se présentera, de faire prendre conscience aux participants du lien entre ce qu'ils font durant les sessions et leurs objectifs personnels. Ainsi, un même exercice pourra être proposé pour des objectifs différents. Pour favoriser le transfert et le travail métacognitif, on demandera à chaque participant de faire le lien entre la fonction cognitive travaillée dans l'exercice ou dans la stratégie qu'il aura employée, et comment cela pourrait être appliqué à ses propres objectifs (comme par exemple reprendre la lecture ou dans le cadre d'une recherche d'emploi).

Dans notre service de réhabilitation, le C3RP, nous tâchons de renforcer l'aspect intégratif de la méthode NEAR. Pour cela, nous essayons par exemple de nous mettre systématiquement en lien avec les équipes impliquées dans le projet de soin des patients (*voir* encadré 59.2) ; si cela

ENCADRÉ 59.2

Cas clinique n° 1

Charles est âgé de 34 ans. Il souffre d'une schizophrénie. Il se rend tous les jours à l'hôpital de jour où il participe à plusieurs activités ludiques telles que les échecs, mais aussi à des séances d'actu (actualités). Il est par ailleurs hébergé dans un foyer médicalisé. Il est très réservé et discret mais il est très apprécié par les soignants et les autres patients à l'hôpital de jour et au foyer. Sur le plan scolaire, Charles a obtenu un bac STT *actions commerciales* puis a réalisé une licence AES (administration économie sociale) dont il n'a pas validé la dernière année. Il a ensuite travaillé en tant que chauffeur de poids lourd. Lorsqu'il vient nous voir, Charles a comme objectif principal d'améliorer ses capacités cognitives afin de pouvoir entreprendre une formation en pâtisserie. Cependant il ne formule pas de plainte cognitive claire et montre des difficultés métacognitives. Lors de l'évaluation pluridisciplinaire, Charles montre dès l'entretien un gros manque de confiance en lui, mais il semble disposer d'une grande volonté et fait preuve de persévérance malgré les difficultés. Le profil cognitif met en évidence des difficultés attentionnelles et mnésiques importantes (mémoire de travail et mémoire épisodique) pouvant impacter son fonctionnement global, tant au niveau du raisonnement abstrait qu'au niveau exécutif, où l'on observe des difficultés de flexibilité mentale ainsi que d'inhibition. Il montre aussi un ralentissement idéo-moteur important. Charles possède par ailleurs des ressources cognitives, notamment en ce qui concerne les capacités de raisonnement verbal, de mémoire à court terme ainsi que de capacités de planification. Cependant, il apparaît que le manque de confiance en lui vient empêcher l'accès à ces ressources cognitives. Charles peut vite abandonner lorsqu'il a l'impression de n'être pas compétent dans la tâche. À l'issue de l'entretien de restitution, Charles apparaît très motivé pour travailler les fonctions cognitives mais reste très modeste quant à ses objectifs, à savoir parvenir à se remettre à la lecture ; nous l'encourageons à poursuivre son objectif initial : se préparer pour sa future formation. Durant le programme, nous avons pu voir une nette prise de confiance en soi chez Charles. Si au début du programme il n'osait pas se lancer dans ses exercices tout seul et attendait beaucoup l'approbation des thérapeutes, il a petit à petit su prendre des initiatives et gagner en autonomie, prenant le contrôle sur ses séances d'exercices informatisés. Le cadre groupal lui a été doublement bénéfique : il a pu lui permettre de se retrouver dans une situation où il pouvait être ressource pour les autres et ainsi reprendre confiance en lui, mais également de revoir ses objectifs à la hausse. En effet, s'étant retrouvé dans un groupe dont la majorité des participants avaient pour objectif de retrouver une activité professionnelle, il s'est focalisé de plus en plus sur cet objectif. Au regard de cette évolution, et suite à un travail pluridisciplinaire avec les équipes de l'hôpital de jour et du foyer, Charles a fini par décrocher un poste au sein d'un ESAT (établissement et service d'aide par le travail).

n'est pas possible, nous leur transmettons les éléments de l'évaluation pluridisciplinaire ainsi que la progression des patients au cours de la prise en charge en remédiation cognitive. Nous tentons également d'adapter les sessions de manière à tenir compte non seulement des souhaits du patient, mais aussi des éléments d'information que l'on aura pu obtenir des différents acteurs de sa prise en charge dans les différents domaines de sa vie (médical, professionnel, social, familial, etc.). Il en ressort ainsi une prise en charge très individualisée pour chaque patient, même au sein d'une prise en charge groupale.

NEAR a la plupart du temps été utilisé dans la pathologie schizophrénique, avec une focalisation sur les facteurs modulant l'engagement et la motivation, avec des résultats très positifs sur l'attention soutenue et la capacité à être prêt pour un emploi (Choi et Medalia, 2005), sur la mémoire différée, avec une différence importante de motivation entre patients répondeurs et patients non répondeurs à NEAR (Medalia et Richardson, 2005). Récemment, une étude de cohorte ayant bénéficié de différents programmes de remédiation cognitive dont NEAR a montré une meilleure efficience cognitive, une meilleure qualité de vie, une excellente tolérance et un très haut degré de satisfaction pour des personnes avec schizophrénie bénéficiant de programmes de remédiation avec des objectifs personnalisés. NEAR a été aussi utilisé en milieu carcéral (Saperstein et Medalia, 2015; Schwalbe et Medalia, 2007). NEAR a été utilisé avec succès chez des personnes ayant présenté un premier épisode psychotique, démontrant une efficacité en apprentissage immédiat, en mémoire et sur le fonctionnement social. Par ailleurs une étude est en cours pour évaluer l'efficacité du programme NEAR combiné avec le programme d'entraînement de la cognition sociale SCIT (Glenthøj et al., 2015).

Afin de favoriser une atmosphère bienveillante et de confiance au sein du groupe, les thérapeutes visent à diminuer au maximum toute hiérarchie thérapeute/patient. Cela pour favoriser un espace où les patients pourront être authentiques et se sentir compétents et confiants dans leurs capacités de rétablissement. Ainsi, les thérapeutes comme les patients participent activement aux échanges en faisant part de leurs expériences personnelles. Ils tiennent à valoriser la diversité afin de renforcer l'idée qu'il n'existe pas qu'une façon de faire et que le but n'est pas de faire adopter sa façon de faire ou son style d'apprentissage aux patients, mais qu'il y a plusieurs manières de résoudre un même problème ou d'accomplir une même tâche. En fonction de son style d'apprentissage, chacun aura « sa boîte à outils spécifique » et s'en servira à sa manière dans son quotidien. Comme évoqué plus haut, le thérapeute peut être qualifié d'animateur, dans le sens où il va guider et orienter les échanges et les séances, mais il doit toujours favoriser la prise de parole et les échanges entre les patients, faisant part de ses expériences pour mettre les autres en confiance ou pour redynamiser les discussions, toujours en évitant d'être trop directif.

Enfin, un autre bénéfice de l'aspect groupal de la méthode NEAR, est qu'elle permet de manière détournée et non spécifique d'avoir une première approche de travail sur les difficultés d'habilités et de cognition sociale. En effet, le fait d'être confronté à un environnement social va automatiquement provoquer des situations sociales auxquelles les patients devront faire face. Cela peut ainsi permettre l'émergence de la prise de conscience de ces difficultés et l'apport d'outils pour les gérer. Ainsi, la méthode NEAR peut aussi être suggérée à des patients comme une première approche et un moyen de prendre conscience de leurs difficultés d'interaction sociale, et ainsi faire office de tremplin vers une prise en charge dans un second temps, en remédiation de la cognition sociale (*voir* encadré 59.3).

ENCADRÉ 59.3

Cas clinique n° 2

Danielle est une jeune patiente âgée de 26 ans qui présente un syndrome d'Asperger. Elle vit avec son père et ses deux frères. Elle n'a pas d'activité professionnelle rémunérée. Elle a écrit un premier roman qu'elle souhaiterait publier. Lors de l'évaluation pluridisciplinaire, Danielle présente de très bonnes capacités de raisonnement ainsi que des fonctions attentionnelles et exécutives préservées. En revanche, elle présente un ralentissement idéo-moteur, des fluctuations des capacités de mémoire de travail ainsi qu'un affaiblissement de la mémoire épisodique qui s'observe lorsqu'il s'agit de se mobiliser autour d'informations qui ne l'intéressent pas. Son objectif principal est d'améliorer ses capacités cognitives afin de pouvoir se préparer pour un futur travail. Il apparaît également que les difficultés d'interaction sociale et de motivation de Danielle ont d'importantes répercussions fonctionnelles et peuvent compromettre ses projets de vie : ses difficultés pour se mobiliser lorsqu'elle n'est pas intéressée par le sujet et pour communiquer de manière efficace et adaptée avec autrui ont tendance à lui porter préjudice dans son quotidien et à créer des situations conflictuelles avec ses proches. Cependant, Danielle ne semble pas prête à entamer un travail sur ces difficultés, qu'elle minimise. Lors de l'entretien de restitution, il a été suggéré à Danielle comme objectif supplémentaire de se positionner dans le groupe comme personne motrice pour lancer les conversations et échanger avec les autres. Ainsi, tout au long du programme NEAR, Danielle s'est souvent retrouvée confrontée à des situations d'interaction sociale durant lesquelles les thérapeutes en profitaient pour l'aider à prendre conscience des moments où ces situations sociales pouvaient ne pas être adaptées. À l'issue du programme, il s'est avéré que Danielle tenait beaucoup plus compte des avis des autres participants et ne les interrompait plus lorsqu'ils prenaient la parole; lorsque c'était le cas, elle prenait alors toujours le temps de s'en excuser auprès du groupe, chose qu'elle ne faisait pas au début. Enfin, à l'issue de cette prise en charge, Danielle, ayant pris conscience de l'impact que pouvaient présenter ses difficultés de cognition sociale dans son quotidien, a accepté de participer par la suite à un programme de remédiation cognitive de la cognition sociale afin de travailler ces points précis.

Références

Choi, J., Fiszdon, J. M., & Medalia, A. (2010). Expectancy-value theory in persistence of learning effects in schizophrenia : Role of task value and perceived competency. *Schizophrenia Bulletin*, *36*(5), 957–965.

Choi, J., & Medalia, A. (2005). Factors associated with a positive response to cognitive remediation in a community psychiatric sample. *Psychiatric Services*, *56*(5), 602–604.

Choi, J., & Medalia, A. (2010). Intrinsic motivation and learning in a schizophrenia spectrum sample. *Schizophrenia Research*, *118*(1), 12–19.

Choi, J., Mogami, T., & Medalia, A. (2009). Intrinsic motivation inventory : An adapted measure for schizophrenia research. *Schizophrenia Bulletin*, *36*(5), 966–976.

Choi, K. H., Saperstein, A. M., & Medalia, A. (2012). The relationship of trait to state motivation : The role of self-competency beliefs. *Schizophrenia Research*, *139*(1), 73–77.

Cordova, D. I., & Lepper, M. R. (1996). Intrinsic motivation and the process of learning : Beneficial effects of contextualization, personalization, and choice. *Journal of Educational Psychology*, *88*(4), 715.

Deppen, P., Sarrasin, B. P., Dukes, R., Pellanda, V., & Vianin, P. (2011). Cognitive remediation program for individuals living with schizophrenia (Recos) : Preliminary results. *L'Encéphale*, *37*(4), 314–321.

Eccles, J. S., & Wigfield, A. (2002). Motivational beliefs, values, and goals. *Annual Review of Psychology*, *53*(1), 109–132.

Glenthøj, L. B., Fagerlund, B., Randers, L., Hjorthøj, C. R., Wenneberg, C., Krakauer, K. Nordentoft, M. (2015). The FOCUS trial : Cognitive remediation plus standard treatment versus standard treatment for patients at ultra-high risk for psychosis : study protocol for a randomised controlled trial. *Trials*, *16*(1), 25.

Jones, B. D. (2009). Motivating students to engage in learning : The MUSIC model of academic motivation. *International Journal of Teaching and Learning in Higher Education*, *21*(2), 272–285.

Medalia, A., & Brekke, J. (2010). In search of a theoretical structure for understanding motivation in schizophrenia. *Schizophrenia Bulletin*, *36*(5), 912–918.

Medalia, A., & Choi, J. (2009). Cognitive remediation in schizophrenia. *Neuropsychology Review*, *19*(3), 353.

Medalia, A., Revheim, N., & Herlands, T. (2009). *Cognitive remediation for psychological disorders : Therapist guide. Treatments That Work.*

Medalia, A., & Richardson, R. (2005). What predicts a good response to cognitive remediation interventions? *Schizophrenia Bulletin*, *31*(4), 942–953.

Medalia, A., & Saperstein, A. (2011). The role of motivation for treatment success. *Schizophrenia Bulletin*, *37*(suppl 2), S122–S128.

Medalia, A., Saperstein, A. M., Hansen, M. C., & Lee, S. (2016). Personalized treatment for cognitive dysfunction in individuals with schizophrenia spectrum disorders. *Neuropsychological Rehabilitation*, 1–12.

Rogers, C. R. (1951). *Client-Centered Therapy : Its Current Practice, Implications and Theory, Londres.* Constable.

Rogers, C. R., et al. (1967). *The Therapeutic Relationship and Its Impact : A Study of Psychotherapy with Schizophrenics.* Oxford : Wisconsin Press.

Ryan, R. M., & Deci, E. L. (2000). Self-determination theory and the facilitation of intrinsic motivation, social development, and well-being. *American Psychologist*, *55*(1), 68.

Saperstein, A. M., & Medalia, A. (2015). The role of motivation in cognitive remediation for people with schizophrenia. In *Behavioral Neuroscience of Motivation* (pp. 533–546) : Springer International Publishing.

Schwalbe, E., & Medalia, A. (2007). Cognitive dysfunction and competency restoration : Using cognitive remediation to help restore the unrestorable. *Journal of the American Academy of Psychiatry and the Law Online*, *35*(4), 518–525.

Wykes, T. (2000). Cognitive rehabilitation and remediation in schizophrenia. In T. Sharma & P. Harvey (Eds.), *Cognition and Schizophrenia. Impairment, Importance and Treatment Strategies* (pp. 332–351). Oxford : Oxford University Press.

Chapitre 60

Cognitus & Moi : prise en charge des troubles attentionnels et visuo-spatiaux chez l'enfant

Marie-Noëlle Babinet, Émilie Favre, Élodie Peyroux, Caroline Demily

PLAN DU CHAPITRE

Introduction

Cognitus & Moi est un outil de remédiation cognitive destiné aux enfants de 6 à 13 ans qui cible les fonctions visuo-spatiales et attentionnelles. Ce programme de seize semaines est construit autour du personnage Cognitus qui accompagne l'enfant lors de la réalisation d'activités papier-crayon, informatiques et d'activités à la maison. Dans cet environnement convivial qui favorise le renforcement positif et le transfert à la vie quotidienne, le thérapeute amène l'enfant à développer des stratégies afin d'améliorer son fonctionnement adaptatif. Après une présentation des principes théoriques qui structurent ce programme, ce chapitre détaille sa mise en œuvre pratique et discute son efficacité.

Structuration du programme Cognitus & Moi

Cognitus & Moi reprend les principes clés de programmes de remédiation cognitive déjà validés tout en veillant à leur adaptation à la population pédiatrique (Demily et al., 2016). Il se structure ainsi autour des quatre points clés qui suivent.

Intérêt de la prise en charge des troubles attentionnels et visuo-spatiaux chez l'enfant

Le programme Cognitus & Moi cible les troubles attentionnels et visuo-spatiaux des enfants, ceux-ci pouvant limiter significativement leur adaptation fonctionnelle. Il est en effet clairement établi que les troubles attentionnels contribuent à la genèse des comportements inattentifs, hyperactifs et impulsifs (Çak et al., 2017 ; Vangkilde et al., 2016). Les perturbations des fonctions visuo-spatiales recouvrent quant à elles une vaste palette de troubles, allant de la difficulté à traiter les caractéristiques visuelles élémentaires (couleurs, orientation…) à la difficulté à mettre en œuvre des processus complexes d'identification d'objets, de visages ou de scènes visuelles. Les compétences visuo-spatiales sont ainsi particulièrement requises dans les processus de cognition sociale tels que la reconnaissance des expressions faciales émotionnelles ou l'analyse de contextes sociaux (Thakkar et al., 2009). Les difficultés de cognition sociale sont elles-mêmes pourvoyeuses de troubles du comportement qui limitent l'insertion sociale (Crick et Dodge, 1994 ; van Nieuwenhuijzen et Vriens, 2012), voire peuvent favoriser l'émergence de symptômes psychotiques.

Les troubles attentionnels et visuo-spatiaux ont donc un impact négatif sur les compétences adaptatives et sociales. La remédiation cognitive ciblée sur ces fonctions apparaît dès lors comme un levier intéressant pour favoriser l'insertion psychosociale de l'enfant. Cognitus & Moi propose ainsi un programme de remédiation des sous-fonctions de poursuite oculaire, de repérage spatial, de visuo-construction, d'imagerie mentale et de mémoire visuo-spatiale (pour le domaine visuo-spatial), ainsi que des sous-fonctions d'attention visuelle et visuo-spatiale, d'attention auditive et de double tâche (pour le domaine attentionnel).

Un programme visant l'amélioration fonctionnelle

Le programme Cognitus & Moi vise l'amélioration du comportement de l'enfant dans sa vie quotidienne. Ainsi, les objectifs de la prise en charge sont exprimés au regard de l'environnement quotidien de l'enfant. De plus, la structure globale du programme s'attache à favoriser le transfert des compétences (*voir* chapitre 35). Chaque séance hebdomadaire comprend des activités papier-crayon et des activités informatisées qui sollicitent les mêmes fonctions cognitives afin d'encourager la réutilisation des stratégies efficaces dans différents contextes. Elle est complétée par une activité à la maison qui s'inscrit dans le quotidien de l'enfant, toujours dans le souci d'expérimenter et de renforcer le transfert de compétences.

Des principes de remédiation spécifiques

Le rôle actif du thérapeute est un élément déterminant du succès de la remédiation cognitive. Au cours du programme Cognitus & Moi, le thérapeute veille à mettre en œuvre les principes de remédiation suivants :

- **le renforcement positif** : il se définit par le fait que la conséquence positive d'un comportement permet d'augmenter la fréquence d'apparition du comportement en question (Luthans et Kreitner, 1975; Luthans et Stajkovic, 1999). Le renforcement positif permet de développer et de maintenir une dynamique de motivation, elle-même ayant un impact direct sur l'efficacité, le transfert et le maintien des bénéfices de la remédiation cognitive (Kennedy et Miller, 1976). Au cours du programme, le renforcement positif est favorisé par les encouragements du thérapeute et les félicitations formulées par le personnage Cognitus;
- **l'accompagnement métacognitif** : l'efficacité d'un programme de remédiation cognitive dépend notamment de la compréhension par l'enfant de son propre fonctionnement cognitif. Il s'agit d'un préalable à l'élaboration de stratégies de résolution de problème efficaces, permettant de réguler ou de contrôler le fonctionnement cognitif. Au début du programme, une démarche de psychoéducation permet d'expliquer à l'enfant et à ses parents ses points forts et ses points faibles, et de faire le lien avec leurs répercussions dans la vie quotidienne (Bussy et al., 2013). Ensuite, au cours des séances, le thérapeute explicite les différents processus cognitifs impliqués dans les activités proposées et précise les situations de la vie quotidienne qui sollicitent les mêmes processus (Galbiati et al., 2009). Il cherche également à soutenir l'utilisation de stratégies cognitives alternatives efficaces en amenant l'enfant à décrire sa démarche, en explicitant les stratégies implicitement mises en œuvre par l'enfant, et/ou en proposant l'utilisation de stratégies pertinentes lorsque cela est nécessaire;
- **la verbalisation** : cette technique s'appuie sur l'idée que l'élaboration d'une solution face à un problème et l'exécution de ladite solution reposent sur un langage interne (Fassoti et Spikman, 2004). Elle permet à terme à l'enfant d'internaliser les étapes de la stratégie, sans intervention du thérapeute. Il a été montré que la verbalisation peut être efficacement utilisée chez des enfants présentant des troubles cognitifs marqués (Rinaldi et al., 2002);
- **l'organisation temporelle** : les troubles attentionnels peuvent limiter la tolérance aux délais (Sonuga-Barke, 2002; Sonuga-Barke et al., 1992). L'utilisation de feedbacks réguliers et de renforcements immédiats ainsi que le fait de veiller à une organisation temporelle claire des séances permettent de favoriser l'adhésion de l'enfant aux activités proposées. La structuration temporelle peut passer par l'utilisation de systèmes de récompenses, de repères visuels tels que les *timers*, etc.

Un programme qui s'adapte aux spécificités cliniques de l'enfant

Si le programme Cognitus & Moi s'organise autour d'une structure globale et de stratégies fixes, il a également la particularité de s'adapter finement au profil individuel de l'enfant afin de favoriser sa motivation, et surtout d'assurer la pertinence de la prise en charge au regard de sa situation clinique. Ainsi, l'objectif de la remédiation est co-construit par le thérapeute, l'enfant et ses parents en prenant en compte le profil cognitif, les enjeux fonctionnels et l'environnement propre de l'enfant. De plus, le niveau de difficulté et la nature des activités proposées sont ajustés aux capacités et centres d'intérêt de l'enfant. Chaque sous-fonction attentionnelle et visuo-spatiale peut ainsi être travaillée *via* plusieurs activités informatisées qui comprennent chacune différents niveaux de complexité. Les activités papier-crayon sont quant à elles créées par le thérapeute qui utilise le matériel de son choix. Ces caractéristiques font que la mise en œuvre du programme Cognitus & Moi se révèle pertinente dans différents cadres nosologiques (troubles spécifiques des sphères attentionnelles et/ou visuo-spatiales, troubles multiples des apprentissages ou déficience intellectuelle légère à modérée) et que la co-occurrence d'autres symptômes cognitifs, sensoriels ou moteurs n'invalide pas son utilisation.

Déroulement du programme Cognitus & Moi

Les paragraphes qui suivent décrivent de manière chronologique les étapes clés du programme Cognitus & Moi.

Le bilan neuropsychologique préalable

L'utilisation du programme Cognitus & Moi fait suite à la réalisation récente (moins de six mois) d'un bilan cognitif, comportemental et fonctionnel qui met en évidence la présence de troubles attentionnels et/ou visuo-spatiaux ainsi que des répercussions significatives dans la vie quotidienne, chez un enfant âgé de 6 à 13 ans[3]. Toutefois, le bilan neuropsychologique n'est pas circonscrit à ces fonctions spécifiques mais doit s'attacher à décrire le profil de l'enfant dans sa globalité. Le tableau 60.1 propose un ensemble de tests qui peuvent être utilisés à cette fin. Les faiblesses et les points forts relatifs ainsi objectivés permettront de guider le thérapeute dans la sélection de stratégies à même de se révéler efficaces pour contourner les difficultés rencontrées par l'enfant.

La séance de psychoéducation

La séance de psychoéducation implique l'enfant, ses parents (ou un éducateur) et le thérapeute. Elle est basée sur une démarche d'éducation thérapeutique et constitue un élément clé de la construction de l'alliance thérapeutique. Le thérapeute veille à adapter ses explications pour être intelligible par l'enfant et ses parents. Les points suivants sont abordés :

- **explication à l'enfant et à ses parents des fonctions cognitives attentionnelles et visuo-spatiales et de l'impact de leur dysfonctionnement dans la vie quotidienne**. Une fiche récapitulative est remise aux parents, ainsi qu'une illustration imagée pour l'enfant. Un code couleur est utilisé pour matérialiser les activités qui font respectivement appel aux fonctions attentionnelles et visuo-spatiales. Il est repris dans l'interface informatique du programme;
- **définition des objectifs de la prise en charge** : il s'agit d'objectifs concrets et réalistes qui se réfèrent aux problèmes rencontrés par l'enfant dans son quotidien. Il peut s'agir, par exemple, de pouvoir réaliser le trajet entre l'école et la maison seul, de pouvoir suivre une histoire ou regarder un dessin animé jusqu'au bout, de réaliser des jeux en famille, de ne plus égarer son téléphone portable, etc.;
- **explication des modalités de la prise en charge** : il s'agit de séances hebdomadaires comprenant des activités papier-crayon et des activités informatisées. Elles sont complétées par une activité à la maison. Le thérapeute insiste sur l'objectif de transfert des compétences. Il remet à l'enfant le cahier Cognitus & Moi qui permet de faire le lien entre la séance et l'activité à la maison (*voir* figure 60.1);

[3] La limite d'âge supérieure est donnée à titre indicatif. Des études de cas suggèrent que le programme Cognitus & Moi peut être efficacement utilisé chez des adolescents et des jeunes adultes présentant une déficience intellectuelle modérée.

Tableau 60.1 Exemple de bilan neuropsychologique type.

Domaine	Outils
Estimation du quotient intellectuel	WPPSI-IV (Wechsler, 2014) ou WISC-V (Wechsler, 2016)
Problèmes de comportement	Hétéroquestionnaire ABC (Aman, Singh, 1986)
Compétences fonctionnelles et adaptatives	Échelle des comportements adaptatifs de Vineland II (Sparrow, Cicchetti, Balla, 2015)
Qualité de vie	KIDSCREEN-27 (Robitail et al., 2007)
Estime de soi	Sous-échelle « estime de soi » du questionnaire MDI-C (Berndt, Kaiser, 1999)
Connaissances lexicales	Échelle de vocabulaire en images Peabody (Dunn, Thériault-Whalen, Dunn, 1993)
Apprentissage et mémoire à long terme	Liste des mots CMS (Cohen, 2001)
	Localisation de points CMS (Cohen, 2001)
Praxies et fonctions visuo-spatiales	Précision visuo-motrice NEPSY-II (Korkman et al., 2012)
	Imitation de positions de mains NEPSY-II (Korkman et al., 2012)
	Flèches NEPSY-II (Korkman et al., 2012)
	Cubes NEPSY-II (Korkman et al., 2012)
	Orientation NEPSY-II (Korkman et al., 2012)
Fonctions attentionnelles	Recherche dans le ciel TEA-Ch (Manly, Robertson, Anderson, Mimmo-Smith, 2004)
	Alerte TAP 2.3 (Zimmermann, Fimm, 2012)
	Attention auditive NEPSY-II (Korkman et al., 2012)
	Attention divisée TAP 2.3 (Zimmermann, Fimm, 2012)
Fonctions exécutives	Go/NoGo TAP 2.3 (Zimmermann, Fimm, 2012)
	Réponses associées NEPSY-II (Korkman et al., 2012)
	Inhibition NEPSY-II (Korkman et al., 2012)
	Labyrinthe WISC-III (Wechsler, 1996)
Cognition sociale	Reconnaissance d'affects NEPSY-II (Korkman et al., 2012)
	Théorie de l'esprit NEPSY-II (Korkman et al., 2012)
	EQS (Baron-Cohen, Wheelwright, 2004)

- **définition des aspects pratiques** : horaires, modalités d'explication de l'activité à la maison aux parents…

Il peut être utile de recenser au cours de cette séance les habitudes de vie de la famille ainsi que les centres d'intérêt de l'enfant, afin d'adapter au mieux le contenu des activités proposées.

Les séances de remédiation

Les séances de remédiation ont lieu à un rythme hebdomadaire sur une période de seize semaines. Chaque séance dure une heure et se déroule selon un schéma type :

- **description du programme de la séance** (cinq minutes) ;
- **retour sur les activités à domicile établies lors de la séance précédente** (cinq minutes) ;
- **activités papier-crayon** (environ quinze minutes) : créées par le thérapeute en fonction des besoins et des intérêts particuliers de l'enfant, elles sollicitent les fonctions pour lesquelles l'enfant est en difficulté et visent le développement de stratégies cognitives alternatives.

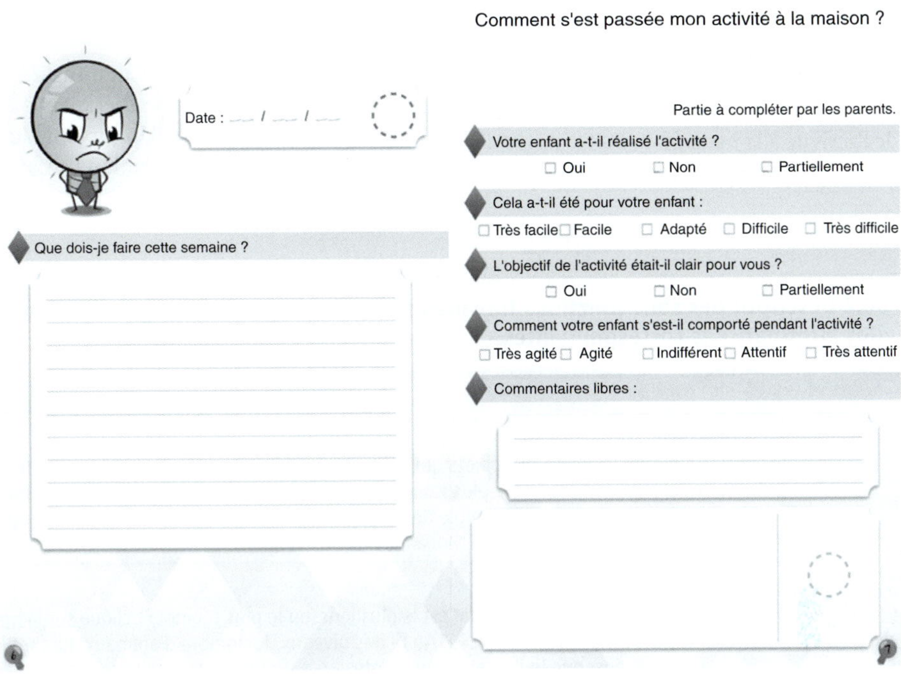

Figure 60.1 Cahier de tâches à domicile
Source : Happyneuron.

Pour y parvenir, le thérapeute a recours aux principes de remédiation décrits plus haut (*voir* « Les séances de remédiation ») ;

- **activités informatisées** (environ quinze minutes) : choisies par le thérapeute parmi un ensemble d'exercices accessibles en ligne *via* le site Happyneuron Pro (www.happyneuronpro.com), disponibles sur abonnement (*voir* tableau 60.2), elles ciblent les mêmes sous-fonctions que celles travaillées avec le format papier-crayon. Les activités informatisées constituent une première étape de transfert des compétences puisqu'elles permettent à l'enfant de réutiliser les stratégies déjà développées dans la séance. L'interface Cognitus & Moi a été mise au point dans un objectif de clarté et de convivialité. Le thérapeute peut choisir le niveau de difficulté adapté au profil de l'enfant. Au terme de chaque activité, un feedback est donné à l'enfant en fonction de ses résultats. Une réussite est matérialisée par l'obtention d'une étoile et les félicitations du personnage Cognitus. Deux réussites successives permettent au personnage Cognitus de gravir une marche sur un escalier matérialisant la progression de l'enfant. Au cours des activités informatisées, le thérapeute reste actif et continue à mettre en œuvre les principes de remédiation décrits plus haut (*voir* « Les séances de remédiation ») ;
- **activité fil rouge** (cinq minutes) : disponible dans le cahier *Cognitus & Moi*, cette activité consiste à reconnaître les expressions faciales émotionnelles produites par le personnage Cognitus. Le thérapeute incite l'enfant à focaliser son attention sur les traits faciaux pertinents (notamment le triangle allant des sourcils à la bouche) en vue de faciliter la discrimination des différentes émotions faciales ;
- **activité à domicile** (quinze minutes) : définie en collaboration avec les parents et l'enfant, cette activité s'inscrit dans la vie quotidienne de ce dernier et doit permettre la réutilisation des stratégies utilisées au cours de la séance. L'activité à domicile est communiquée aux parents en présentiel ou par téléphone et est notée dans le cahier Cognitus & Moi. Après sa réalisation, l'enfant et ses parents procèdent à une brève évaluation de l'activité qu'ils inscrivent dans le

cahier (*voir* figure 60.1). Des gommettes rouges et vertes collées chaque semaine dans le cahier *Cognitus & Moi* par l'enfant permettent de matérialiser la fin de la séance de remédiation et la fin de l'activité à la maison.

Fin du programme

Au terme du programme Cognitus & Moi, une synthèse est réalisée par le thérapeute auprès de l'enfant et de ses parents. Un diplôme ludique de remédiation cognitive est remis à l'enfant.

Tableau 60.2 Descriptif des sous-fonctions travaillées dans le programme Cognitus & Moi et des activités informatisées correspondantes.

Sous-fonctions visuo-spatiales	
Poursuite oculaire	**Que voit-on ?** L'enfant visualise des objets qui défilent plus ou moins vite devant les jumelles. L'enfant doit repérer le plus rapidement possible de quels objets il s'agit et doit les retrouver parmi un ensemble de propositions. Cet exercice se complique lorsque les objets proposés sont très similaires aux objets cibles.
	Lièvres et Tortues L'enfant repère quel animal est le plus lent (ou le plus rapide) et clique sur la bonne réponse à la question posée. Au fil des niveaux, le nombre d'animaux qui font la course ainsi que leur vitesse augmente.
	Retrouvez votre chemin L'enfant doit reproduire un itinéraire. Un chemin fait de cailloux doit être initialement mémorisé. L'enfant doit ensuite le resituer dans le même ordre ou dans l'ordre inverse. Pour les premiers niveaux, le chemin est matérialisé par un trait qui relie les cailloux allumés. Pour les niveaux plus élevés, cette aide disparaît. La difficulté augmente également avec le nombre de stimuli.
	Les colliers L'enfant repère quel coquillage, sur la partie droite de l'écran, contient le collier correspondant à la bonne séquence de perles. La difficulté réside dans le nombre de perle et de couleurs différentes.
	Figures enchevêtrées L'enfant doit reconnaître, parmi d'autres propositions, les éléments qui constituent la figure enchevêtrée. Lorsque le niveau de l'exercice augmente, la figure ainsi que les images qui la composent sont plus abstraites.
Repérage spatial	**Haute tension** L'enfant visualise trois types de stimuli (un cercle rouge, une croix noire et une lettre de centrage) qui apparaissent l'un après l'autre à différents endroits et de façon aléatoire sur l'écran. L'enfant doit déterminer le plus rapidement possible si le cercle rouge se trouve au-dessus ou en dessous de la croix noire. Plus le niveau est élevé, plus le temps d'apparition et la distance entre le stimulus diminuent tandis que le nombre de stimuli augmente.
	Le taxi L'enfant est devant un exercice de simulation de conduite et doit suivre les consignes orales données par le GPS en suivant la bonne direction. Lorsque le niveau se complique, le nombre d'étapes augmente et les indications données par le GPS sont plus élaborées.

Tableau 60.2 Suite.

Visuo-construction	**Super Juxt** L'enfant assemble par superposition et juxtaposition plusieurs formes pour reproduire un modèle donné. Lorsque le niveau augmente, les couleurs disparaissent au fil du temps de réponse.
	Puzzle L'enfant reproduit le modèle donné au départ en permutant les cases du puzzle. Lorsque le niveau augmente, le modèle devient de plus en plus abstrait.
	Le dessinateur L'enfant complète un dessin suivant un axe de symétrie horizontal, vertical ou oblique. Dans les niveaux plus élevés, le dessin proposé est en trois dimensions.
	La brodeuse L'enfant doit reproduire une lettre. Lorsque le niveau augmente, les items à recopier et les cases qu'il faudra mémoriser sont plus complexes.
Imagerie mentale	**Les cubes** L'enfant repère à quel cube correspond le modèle déplié. Lorsque le niveau augmente, des symboles sont présents sur les faces et le nombre de couleurs augmente.
	Les abeilles L'enfant repère le chemin emprunté par la trajectoire du vol d'une ou plusieurs abeilles. Lorsque le niveau augmente, la trajectoire à repérer devient de plus en plus complexe.
	Le billard Un visuel d'une partie de billard est présenté à l'enfant. Il doit ensuite repérer quel personnage a le point de vue présenté sur l'image. Lorsque le niveau augmente, la configuration du jeu est plus complexe.
	Tours de main L'enfant décide le plus rapidement possible si la main qui apparaît à l'écran est une main gauche ou une main droite. La difficulté de cet exercice augmente avec le nombre de mains présentées lors d'une session ainsi que le mode de présentation de chacune des mains : seule, en action ou en miroir.
	Attention ça tourne L'enfant détermine si des figures géométriques en trois dimensions présentées sous différents angles de rotation sont identiques ou différentes. Lorsque le niveau augmente, la complexité de la présentation des figures augmente.
Mémoire visuospatiale	**Rangements** L'enfant mémorise l'emplacement du rangement des vêtements, il doit ensuite répondre aux questions en indiquant la bonne localisation. Lorsque le niveau augmente, le nombre de vêtements et la séquence de rangement à retenir deviennent plus complexes.
	On se connaît L'enfant mémorise le visage ainsi que le prénom et le nom de chacune des personnes présentées sur des photographies qui apparaissent une par une. Il est ensuite demandé à l'enfant d'associer un ensemble nom/prénom à un visage (ou l'inverse). Lorsque le niveau augmente, le nombre de photographies s'amplifie et des distracteurs apparaissent.
	Un Américain à Paris L'enfant mémorise l'emplacement de monuments sur le plan d'une grande ville (Paris, Rome, Venise…) ainsi que l'ordre selon lequel ces monuments lui sont présentés. L'enfant restitue ensuite ce circuit. Lorsque le niveau augmente, le nombre de monuments s'accroît et les circuits se complexifient.

(*Suite*)

Tableau 60.2 Suite.

Sous-fonctions attentionnelles	
Attention visuelle et visuo-spatiale	**Cherchez** Plusieurs dessins identiques ont été placés sur une photographie. L'enfant doit observer l'image, repérer et cliquer sur ces dessins. La difficulté de cet exercice réside dans le nombre de dessins à repérer et dans l'indice de coloration plus ou moins prononcé de l'image de fond.
	Les différences L'enfant repère les différences entre deux images, textes ou successions qui sont proches. La tâche se complique en fonction de la richesse de l'image.
	Cherchez l'intrus Dans une grille de symboles tous identiques ou tous différents, l'enfant détecte un symbole intrus qui lui aura été présenté au préalable, le plus rapidement possible. La grille se complexifie en fonction du nombre de symboles et de perturbateurs. Dans les niveaux plus élevés, l'intrus n'est plus présenté en amont à l'enfant.
	Comparaison de caractères d'écriture L'enfant observe attentivement deux séries de caractères placées à proximité l'une de l'autre pour détecter les caractères qui diffèrent d'une série à l'autre. La difficulté progresse avec le nombre de caractères à comparer et leur degré de similitude.
	Images déplacées L'enfant est amené à observer deux séries d'images et à déterminer celles de la série de droite qui auront été substituées par comparaison à la série de gauche. Lorsque le niveau de la tâche augmente, les images sont plus nombreuses et déplacées.
	Gulf Stream L'enfant détermine le plus vite possible si le poisson qui traverse l'écran correspond au poisson-cible préalablement mémorisé. Lorsque le niveau de difficulté augmente, la vitesse de traversée du poisson augmente et la taille du masque de plongée diminue.
	Attrapez la coccinelle L'enfant repère en cliquant la coccinelle qui apparaît à un endroit anticipé ou aléatoire de l'écran (selon le niveau de difficulté). La difficulté de cet exercice réside dans la diminution de la taille de la coccinelle et dans l'augmentation du nombre de distracteurs.
Attention auditive	**Audition libre** Dans cet exercice, l'enfant entend de deux à quatre notes de musique l'une après l'autre, jouées par un instrument qu'il aura préalablement choisi avec son thérapeute. L'enfant doit porter son attention sur la hauteur, l'intensité et la durée de ces notes. Ensuite, il doit retrouver la note la plus haute ou la plus basse, la plus longue ou la plus courte, la plus faible ou la plus forte.
	Vous avez un message L'enfant écoute des messages vocaux plus ou moins longs. Les sujets de ces messages sont variés et véhiculent des informations différentes. L'enfant doit mémoriser ces informations et doit secondairement répondre à des questions à choix multiples portant sur celles-ci.
Double tâche	**Double jeu** L'enfant décide si le symbole qui apparaît dans une grille correspond à celui qui a été mémorisé. Cette tâche est ensuite suivie d'une simple tâche auditive lors de laquelle des mots sont entendus et doivent être triés par catégorie. Enfin, dans la troisième partie de l'exercice, l'enfant réalise les deux premières tâches simultanément. La difficulté augmente avec le nombre de catégories et le nombre de cases dans la grille.

Repères pratiques pour la mise en œuvre du programme Cognitus & Moi

Cette section contient des indications pratiques qui guideront le thérapeute dans la mise en œuvre du programme Cognitus & Moi.

Mettre au point une activité papier-crayon

La mise au point d'une activité papier-crayon nécessite au préalable une phase de conception et un temps de création du matériel. Lors de la phase de conception, le thérapeute imagine les modalités de l'activité à partir de la sous-fonction qu'il souhaite travailler. Par exemple, il peut demander à l'enfant de repérer un mot cible dans une histoire pour travailler l'attention auditive, ou encore lui demander d'adapter sa position spatiale pour attraper un ballon imaginaire et ainsi travailler l'imagerie mentale. Le thérapeute définit l'objectif ainsi que le type de mesures lui permettant de s'assurer que l'enfant réalise l'activité (comptabilisation des erreurs, des bonnes réponses, et/ou du temps de réponse). Il veille également à ce que le niveau de difficulté soit adapté à l'enfant, en prenant en compte son profil cognitif et les résultats obtenus au cours des séances antérieures. Il détermine de quelle manière la difficulté de l'exercice peut être modulée dans une visée de progression (variation du nombre de cibles, du nombre de distracteurs, de la durée de l'activité, du temps de présentation des stimuli, du nombre d'indices, etc.). Après avoir défini le principe de l'activité, il est utile de lister les compétences cognitives mises en œuvre pour la réaliser afin de vérifier la cohérence avec la sous-fonction identifiée au préalable, et au besoin d'adapter le contenu de l'activité. Au moment de la préparation concrète de l'activité, le matériel nécessaire est identifié et adapté aux centres d'intérêt de l'enfant. Le thérapeute établit également une consigne adaptée à l'enfant (en veillant à la longueur des phrases, à la nécessité de répéter, de passer par la démonstration, etc.). Enfin, il est intéressant de réfléchir en amont aux stratégies utilisables par l'enfant eu égard à son profil cognitif et les stratégies mises en place au cours des séances antérieures. Cela permet, le cas échéant, de préparer le matériel nécessaire (pions, cache, etc.) et de proposer à l'enfant l'utilisation de stratégies si celui-ci ne parvient pas à en initier de lui-même.

Sélectionner une activité informatisée

La sélection d'une activité informatisée implique pour le thérapeute de définir au préalable la sous-fonction qu'il souhaiter travailler, mais également les liens qu'entretiennent l'activité informatisée et les exercices papier-crayon précédemment proposés. Il s'interroge sur la complexité de l'activité au regard du niveau de l'enfant et réfléchit à une formulation adaptée de la consigne. Les explications fournies au début de chaque activité informatisée par le logiciel n'ont en effet pas vocation d'être livrées telles quelles à l'enfant. De même, il est utile de lister les stratégies de résolution que l'enfant pourra mettre en place.

Définir les activités à la maison

Proposer une activité à la maison nécessite au préalable de s'interroger sur les activités de la vie quotidienne qui mettent en œuvre la sous-fonction ciblée. Une fois l'activité définie, il convient de lister les compétences cognitives qu'elle sollicite afin de vérifier l'adéquation avec la sous-fonction ciblée. Le choix de l'activité doit être cohérent avec les compétences de l'enfant et s'inscrire impérativement dans le cadre de ses habitudes de vie. Par exemple, il peut s'agir de participer à une recette de cuisine (visuo-construction), de repérer les animaux dans leur environnement lors d'une visite au zoo (attention visuo-spatiale), de ranger la vaisselle en suivant les instructions d'un parent (repérage spatial), etc. Enfin, le thérapeute définit précisément la consigne qu'il formulera à l'enfant et à ses parents.

Construire une séance complète

La construction d'une séance de remédiation doit être compatible avec les objectifs concrets de la prise en charge. Il est important de s'assurer de la cohérence de la (ou des) sous-fonction(s) travaillée(s) dans les différentes activités (papier-crayon,

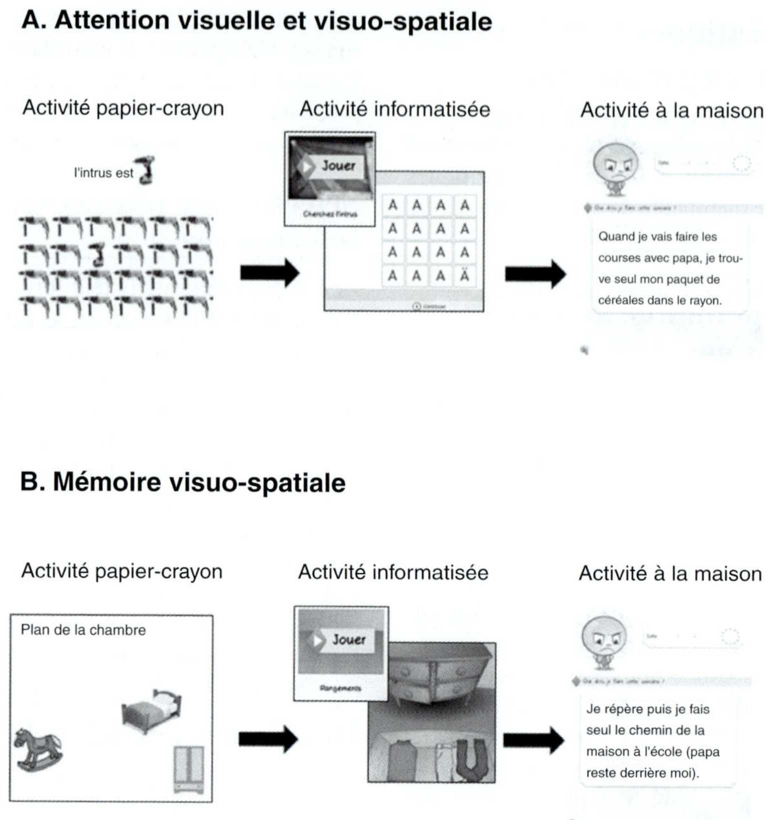

Figure 60.2 Exemples du contenu des séances.
A) Attention visuelle et visuo-spatiale : Martin, 9 ans, se passionne pour le bricolage. Au cours de cette séance, une activité de barrage lui est proposée, afin de travailler ses capacités d'attention visuo-spatiale. Le matériel utilisé est adapté en fonction de son centre d'intérêt. La complexité de l'activité est modulée par la variation du nombre de stimuli et le degré de similitude entre les stimuli et l'intrus. Martin n'est pas en mesure de verbaliser la stratégie qu'il utilise pour résoudre l'activité papier-crayon. Le thérapeute remarque que Martin ébauche un geste de l'index en zig-zag ; il le lui signale en réutilisant le même geste et en verbalisant « Tu fais des zig-zag ». La réutilisation de cette stratégie est recherchée pour l'activité informatisée et l'activité à la maison.
B) Mémoire visuo-spatiale : au cours de cette séance, le thérapeute demande à Chloé d'apprendre la disposition des meubles sur le plan de la chambre puis de la reproduire de mémoire. La complexité de l'activité est modulée par le nombre de meubles et la durée de présentation du plan. Lorsque le thérapeute lui demande comment elle va faire, elle dit : « Je prends comme une photo dans ma tête. » Un premier essai est réalisé et cette méthode apparaît inefficace. Le thérapeute indique alors à Chloé qu'elle a nommé les meubles lorsqu'elle cherchait à les replacer sur le plan. Lors de la phase de mémorisation suivante, Chloé nomme les différents meubles et pointe du doigt leur localisation. Cette stratégie se révèle efficace et sera reprise dans les autres activités de la séance. *Source : Happyneuron.*

informatisée, à la maison) et de s'assurer du transfert possible des stratégies qui permettent de les réaliser (*voir* figure 60.2). Il est également important de prévoir un nombre suffisant d'activités (en général, deux activités papier-crayon et deux activités informatisées sont réalisées au cours d'une séance) et de veiller à respecter l'organisation temporelle de la séance (*voir* « Les séances de remédiation »). Enfin, il est recommandé de noter les stratégies utilisées par l'enfant, les difficultés rencontrées, ainsi que les adaptations à prévoir pour les séances suivantes.

S'adapter au profil de l'enfant

Le type du matériel utilisé, les consignes et la mise en œuvre des principes de remédiation par le thérapeute sont adaptés au profil de l'enfant. Le tableau 60.3 recense un certain nombre d'adaptations possibles en fonction du type de difficulté de l'enfant.

Rythme de progression au cours de la prise en charge

Le contenu global du programme et le nombre de sous-fonctions travaillées dépendent du rythme de progression de l'enfant (par exemple, une amélioration significative ou une stagnation importante peuvent inciter à travailler une autre sous-fonction) et surtout de l'objectif de la prise en charge. En règle générale, une même sous-fonction est travaillée au cours de plusieurs séances. Le contenu global n'est pas défini d'emblée mais est adapté au fur et à mesure de la prise en charge, en fonction des résultats obtenus par l'enfant.

Conditions d'efficacité du programme Cognitus & Moi

Étude de validation et observations cliniques

Une étude de validation du programme Cognitus & Moi dans la déficience intellectuelle légère à modérée est en cours. Il s'agit d'un protocole randomisé contrôlé qui vise à déterminer

Tableau 60.3 Exemples d'adaptation de la prise en charge en fonction du profil de l'enfant.

Domaine concerné par les difficultés de l'enfant	Implications pour la prise en charge
Langage écrit	– lecture à voix haute par le thérapeute – supports imagés – réponses données oralement par l'enfant puis transcrites
Langage oral	– mots simples et phrases courtes – supports imagés – pictogrammes et/ou langage signé – démonstration
Analyse visuo-spatiale	– supports clairs et aérés – verbalisation – caches visuels – pointage pour orienter le regard
Mémoire	– répétition des consignes et des exercices – proposition d'une seule consigne à la fois – séquentiel visuel
Inhibition	– technique de respiration abdominale – cartes « stop & go » – répétition systématique des consignes par l'enfant
Initiative	– proposition d'idées par le thérapeute
Attention	– suppression de l'environnement des stimuli inutiles – système de cartes « récompenses » – installation correcte sur la chaise

l'intérêt du programme Cognitus & Moi par rapport à un entraînement de la motricité fine sur les troubles du comportement. Le maintien des effets à six mois est également étudié. Les premières inclusions réalisées confirment la faisabilité du programme Cognitus & Moi dans cette population clinique.

Par ailleurs, des études de cas réalisées chez des enfants présentant une déficience intellectuelle légère ou des troubles des apprentissages montrent l'existence d'une amélioration fonctionnelle ainsi que d'un effet positif spécifique sur les fonctions cognitives ciblées (*voir* encadrés 60.1 et 60.2).

Conditions et limites d'utilisation du programme

L'efficacité de l'utilisation du programme Cognitus & Moi est conditionnée par plusieurs points. D'abord, le rôle actif du thérapeute dans la création et la réalisation des séances requiert des connaissances solides en neuropsychologie et une formation aux méthodes de remédiation cognitive – à noter qu'une formation spécifique à la méthode Cognitus & Moi est proposée à Lyon, dans le cadre notamment du diplôme d'université Remédiation cognitive (Université Lyon 1).

Ensuite, l'implication des parents (ou d'un éducateur) est indispensable pour la réalisation des activités à la maison afin de favoriser le transfert des stratégies à la vie quotidienne.

Enfin, la situation propre de l'enfant doit répondre à certains critères. La présence d'une déficience intellectuelle modérée à sévère, tout comme l'instabilité marquée de sa situation clinique ou de son environnement (période de crise, comorbidité somatique, changement de lieu de vie, etc.) contre-indiquent ou incitent à reporter l'utilisation du programme.

ENCADRÉ 60.1

Cas clinique n° 1 – Victor

Victor, 10 ans, est suivi dans le cadre d'une déficience intellectuelle légère. Il présente en outre des troubles du comportement (agitation, hyperactivité, non-compliance). Le bilan neuropsychologique montre que Victor est particulièrement en difficulté au niveau des fonctions attentionnelles (alerte, attention sélective et divisée), de la mémoire à court terme et de travail, de la perception visuo-spatiale, de la coordination œil-main, et de l'abstraction verbale. Les points forts relatifs de Victor concernent les connaissances sociales et lexicales, le stockage des informations visuelles à long terme, le raisonnement catégoriel sur un support visuel. L'excellente motivation de Victor est également soulignée.

L'objectif de la prise en charge avec le programme Cognitus & Moi est double :

1) être plus concentré pour gagner en autonomie avant d'aller à l'école et lors des repas;
2) pouvoir suivre les lignes lorsqu'il lit (activité que Victor affectionne).

Étant donné le profil cognitif de Victor, deux dispositifs spécifiques sont utilisés : un *timer* lui permet de mieux repérer le déroulement de la séance et des cartes *récompenses* permettent de favoriser la concentration au cours de la séance. Au début de la séance, le thérapeute et l'enfant choisissent chacun trois cartes représentant des personnages que l'enfant affectionne. Si l'un ou l'autre se laisse déconcentrer par des stimuli externes ou par ses pensées, il perd une carte. L'objectif est d'en conserver le plus possible.

Victor est très enthousiaste lors des séances et propose volontiers des stratégies de résolution de problème, mais il a du mal à contrôler son bavardage. Au cours de la prise en charge, les dispositifs proposés permettent petit à petit d'améliorer la concentration de Victor. Victor expérimente différentes stratégies, et lorsqu'il est guidé par le thérapeute, il parvient à juger de leur efficacité, ce qui permet de sélectionner la plus efficiente. L'utilisation de schémas visuels se révèle souvent efficace.

La première séance porte sur la mise en œuvre de stratégies pour favoriser le déplacement du foyer attentionnel dans les activités sollicitant l'attention visuo-spatiale. L'importance des difficultés de Victor conduit à réorienter l'intérêt du thérapeute vers d'autres sous-fonctions : la poursuite oculaire et l'imagerie mentale (trajectoires spatiales) sont alors travaillées. Les stratégies développées par Victor permettent ensuite d'aborder des activités sollicitant l'attention sélective visuelle et auditive, puis la mémoire à court terme visuelle.

Les parents de Victor rapportent que les activités à la maison sont l'occasion de découvrir certaines compétences au niveau de l'autonomie de leur fils et d'interagir avec lui autour d'activités plaisantes plutôt que conflictuelles. Ils notent une amélioration de l'autonomie dans la vie quotidienne et une diminution des troubles du comportement.

ENCADRÉ 60.2

Cas clinique n° 2 – Léa

Léa, 9 ans, présente des difficultés d'apprentissage. Elle est décrite comme une jeune fille anxieuse, cherchant constamment la validation de l'adulte. Elle est autonome dans la vie quotidienne mais ses difficultés scolaires semblent altérer son estime de soi. Le bilan neuropsychologique objective l'existence d'importantes difficultés visuo-constructives alors que les traitements visuo-perceptifs semblent fonctionnels. Léa rencontre également des difficultés de mémoire de travail et de flexibilité mentale. Ses connaissances lexicales et sa fluence verbale sont pauvres. Ses capacités de mémorisation à long terme, de conceptualisation et d'attention sélective se situent par contre parfaitement dans la norme des enfants de son âge.

L'objectif de la prise en charge avec le programme Cognitus & Moi est l'amélioration de la confiance en soi dans le cadre scolaire. Il s'agit en particulier de rendre Léa plus à l'aise lorsqu'elle doit aborder un problème de géométrie.

Les activités proposées au cours de la prise en charge ciblent la mémoire à court terme visuelle, le repérage spatial, la visuo-construction et la planification visuo-spatiale.

Initialement, Léa ne parvient pas à expliquer comment elle résout les activités proposées : elle semble gênée à la fois par ses difficultés de langage et une difficulté à mettre en œuvre un travail métacognitif. Elle montre sa déception en cas d'échec, et se précipite pour chercher à nouveau à résoudre le problème. Suite aux sollicitations répétées du thérapeute, elle parvient petit à petit à identifier les stratégies qu'elle utilise, même si la verbalisation reste succincte eu égard à ses difficultés d'expression verbale. L'utilisation des stratégies a également tendance à devenir plus systématique et à se diversifier (dénomination et pointage des éléments visuels à mémoriser, répétition subvocale, décomposition de l'ensemble visuel pour le traiter de manière séquentielle avec une progression linéaire, raisonnement par élimination, vérification après exécution, etc.).

Des lignes de base spécifiques et aspécifiques sont proposées avant et après la prise en charge. Elles mettent en évidence une amélioration significative de la performance de Léa dans les épreuves visuo-constructives; elle obtient au terme de la prise en charge des résultats qui se situent dans la norme de sa classe d'âge. Une amélioration plus modeste de l'empan auditivo-verbal endroit est également observée (vraisemblablement en lien avec le développement des stratégies de répétition subvocale). Aucun effet n'est observé au niveau des fonctions qui n'ont pas été entraînées au cours de la prise en charge (empan auditivo-verbal envers et capacités d'attention sélective ou divisée). Il semble également que Léa aborde les problèmes proposés dans le cadre scolaire de manière plus confiante.

Conclusion

Le programme Cognitus & Moi s'appuie sur un ensemble de principes de remédiation cognitive pleinement validés pour offrir une méthode conviviale et modulable adaptée à la population pédiatrique. Les premières données recueillies soulignent la facilité de sa mise en œuvre et son intérêt clinique, y compris chez les enfants présentant des troubles cognitifs diffus. Les travaux de validation doivent néanmoins se poursuivre pour confirmer les potentialités de ce programme. En outre, les développements ultérieurs permettront d'enrichir la bibliothèque des activités informatisées et de proposer des déclinaisons du programme pour la prise en charge d'autres fonctions, notamment pour la remédiation de la cognition sociale.

Références

Bussy, G., Rigard, C., des Portes V. (2013). Impact d'un entraînement de la mémoire à court-terme verbale sur le langage d'enfants ayant une déficience intellectuelle. *Revue francophone de la déficience intellectuelle*, *24*, 141–151.

Çak, H. T., Çengel Kültür, S. E., Gökler, B., Öktem, F., & Taşkıran, C. (2017). The behavior rating inventory of executive function and continuous performance test in preschoolers with attention deficit hyperactivity disorder. *Psychiatry Investigation*, *14*(3), 260–270. https://doi.org/10.4306/pi.2017.14.3.260.

Crick, N. R., & Dodge, K. A. (1994). A review and reformulation of social information-processing mechanisms in children's social adjustment. *Psychological Bulletin*, *115*(1), 74–101. https://doi.org/10.1037/0033-2909.115.1.74.

Dekker, M. C., Koot, H. M., van der Ende, J., & Verhulst, F. C. (2002). Emotional and behavioral problems in children and adolescents with and without intellectual disability. *Journal of Child Psychology and Psychiatry, and Allied Disciplines*, *43*(8), 1087–1098.

Demily, C., Rigard, C., Peyroux, E., Chesnoy-Servanin, G., Morel, A., & Franck, N. (2016). "Cognitus & Moi" : A computer-based cognitive remediation program for children with intellectual disability. *Frontiers in Psychiatry*, *7*, 10. https://doi.org/10.3389/fpsyt.2016.00010.

Fassoti, J., & Spikman, J. (2004). Prise en charge des troubles exécutifs. In T. Meulemans, F. Colette, & M. Van der Linden (Eds.), *Neuropsychologie des fonctions exécutives*. Solal.

Galbiati, S., Recla, M., Pastore, V., Liscio, M., Bardoni, A., Castelli, E. Strazzer, S. (2009). Attention remediation following traumatic brain injury in childhood and adolescence. *Neuropsychology*, *23*(1), 40–49. https://doi.org/10.1037/a0013409.

Kennedy, B. A., & Miller, D. J. (1976). Persistent use of verbal rehearsal as a function of information about its value. *Child Development*, *47*(2), 566–569. https://doi.org/10.2307/1128824.

Luthans, F., & Kreitner, R. (1975). *Organizational Behavior Modification*. Glenview : Scott Foresman.

Luthans, F., & Stajkovic, A. D. (1999). Reinforce for performance : The need to go beyond pay and even rewards. *Academy of Management Perspectives*, *13*(2), 49–57. https://doi.org/10.5465/AME.1999.1899548.

van Nieuwenhuijzen, M., & Vriens, A. (2012). Social) cognitive skills and social information processing in children with mild to borderline intellectual disabilities. *Research in Developmental Disabilities*, *33*(2), 426–434. https://doi.org/10.1016/j.ridd.2011.09.025.

Rinaldi, D. O., Hessels, M. G. P., Büchel, F. P., Hessels-Schlatter, C., & Kipfer, N. M. (2002). External memory and verbalization in students with moderate mental retardation : Theory and training. *Journal of Cognitive Education and Psychology*, *2*(3), 184–227. https://doi.org/10.1891/194589502787383272.

Sonuga-Barke, E. J. S. (2002). Psychological heterogeneity in AD/HD--a dual pathway model of behaviour and cognition. *Behavioural Brain Research*, *130*(1-2), 29–36.

Sonuga-Barke, E. J., Taylor, E., Sembi, S., & Smith, J. (1992). Hyperactivity and delay aversion--I. The effect of delay on choice. *Journal of Child Psychology and Psychiatry, and Allied Disciplines*, *33*(2), 387–398.

Thakkar, K. N., Brugger, P., & Park, S. (2009). Exploring empathic space : Correlates of perspective transformation ability and biases in spatial attention. *PLOS ONE*, *4*(6), e5864. https://doi.org/10.1371/journal.pone.0005864.

Vangkilde, A., Jepsen, J. R. M., Schmock, H., Olesen, C., Arnarsdóttir, S., Baaré, W. F. C. Olsen, L. (2016). Associations between social cognition, skills, and function and subclinical negative and positive symptoms in 22q11.2 deletion syndrome. *Journal of Neurodevelopmental Disorders*, *8*, 42. https://doi.org/10.1186/s11689-016-9175-4.

Partie VIII

Prendre en charge les troubles de la cognition sociale

IPT (integrated psychological therapy)

Chapitre 61

Corinne Launay, François Petitjean, Valentino Pomini

PLAN DU CHAPITRE

Introduction

Le programme IPT (traitement psychologique intégré des schizophrénies, traduction de Integriertes Psychologisches Therapieprogramm bei schizophren Erkrankten en allemand; integrated psychological therapy for schizophrenic patients en anglais), est le premier programme de remédiation cognitive en groupe de l'histoire de la réhabilitation psychosociale. Conçu dans les années 1980 en Suisse par Hans-Dieter Brenner, Volker Roder et leur équipe dans le but d'améliorer les capacités d'insertion sociale des patients atteints de schizophrénie, il est aussi le premier traitement à proposer l'intégration de la remédiation cognitive et de l'entraînement aux habiletés sociales au sein d'un seul et unique programme.

Ce programme est né avec le courant de désinstitutionalisation des malades psychiatriques qui a (re)mis en lumière l'obstacle majeur à la réinsertion dans la communauté que constitue le dysfonctionnement social dont souffrent les patients atteints de schizophrénie, du fait notamment des symptômes résiduels qui persistent malgré un traitement antipsychotique bien conduit. À cette époque déjà, on formulait l'hypothèse que le dysfonctionnement social était la résultante de perturbations des fonctions cognitives (processus neurocognitifs et cognition sociale), ce qui par la suite a été largement confirmé (Green 2016). Sur la base des travaux de l'époque, Brenner a formulé un modèle de cercles vicieux se traduisant par une série d'influences négatives entre troubles neurocognitifs, altération des compétences sociales, réduction de la tolérance au stress, et de la capacité à y faire face (Brenner 1989). À partir de là, il a suggéré qu'un programme de traitement psychologique utile devait intervenir à ces différents niveaux, tant sur le plan cognitif que sur celui des déficits de compétences sociales et d'habiletés de résolution de problèmes, afin que les patients puissent plus facilement tolérer et gérer les stress qu'ils rencontrent dans leur vie quotidienne (Brenner et al., 1992).

L'IPT est de nos jours largement diffusé dans le monde : il en existe une douzaine de traductions (Roder et al., 2010, pour la version anglophone) et il en est aussi à sa sixième édition en allemand (Roder et al., 2006). Tout cela témoigne de l'intérêt que lui portent les cliniciens actifs dans la réhabilitation des patients souffrant de schizophrénie. En France, il a commencé à être utilisé dans les années 2000 grâce à sa traduction française (Pomini et al., 1998). Historiquement, il fait partie, avec les modules de psychoéducation de Robert Liberman (Liberman, 1992, 1995) des premières méthodes standardisées disponibles en français pour le traitement psychologique cognitivo-comportemental de la schizophrénie.

On trouve deux versions du programme IPT : la forme originale (et la plupart des traductions) comprend cinq modules; la version française (*voir* Figure 61.1) en ajoute un sixième centré sur la gestion des émotions et développé après coup par Bettina Hodel (Hodel et al., 2004). Les deux premiers modules (*Différenciation cognitive* et *Perception sociale*) font appel à des techniques de remédiation cognitive, le troisième (*Communication verbale*) apparaît comme un module de transition, et les deux ou trois derniers (*Compétences sociales*, *Gestion des émotions* et *Résolution de problèmes interpersonnels*) sont axés sur l'entraînement des compétences sociales. Chaque module cible un ou plusieurs objectifs auxquels correspondent des exercices d'entraînement.

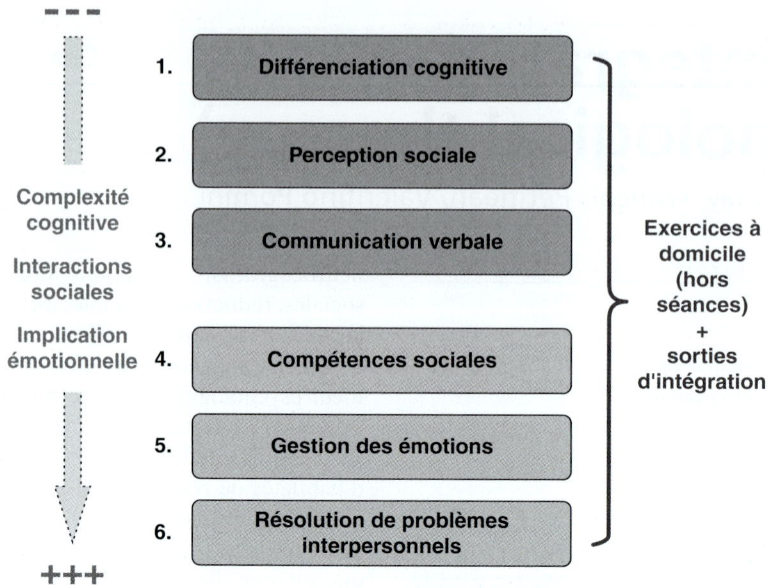

Figure 61.1 Les six modules du programme IPT (version francophone).
Source : Corinne Launay et collaborateurs.

Par ailleurs, dans le but de favoriser le transfert des acquis, Catherine Briand a enrichi le programme IPT par des exercices à domicile et des sorties d'intégration (Briand et al., 2005).

Indications

Le programme IPT a été conçu pour répondre aux déficits observés dans la schizophrénie. Il est donc indiqué pour des patients présentant une schizophrénie stabilisée, quelle que soit sa forme clinique. Néanmoins, les patients pour lesquels on privilégiera une indication à ce programme par rapport à d'autres méthodes présentent un tableau plutôt marqué par une symptomatologie négative, par des déficits neurocognitifs assez importants et par des lacunes évidentes au niveau des compétences sociales. Ce sont souvent des patients chroniques, assez isolés, en retrait, ralentis, craintifs par rapport aux interactions sociales (Pomini et al., 1998). De tels patients bénéficieront du suivi complet du programme, alors que des patients moins déficitaires pourraient bénéficier davantage de programmes plus ciblés et moins longs comme CRT, RECOS ou NEAR (*voir* les chapitres consacrés à ces méthodes dans le présent volume).

La durée du programme est aussi un élément à prendre en compte pour l'indication. Il faut compter environ 9 à 12 mois pour réaliser l'ensemble des modules. Cette durée sélectionne donc des patients qui ont déjà un parcours de quelques années de maladie et qui sont en capacité de s'engager dans une prise en charge régulière et au long cours. Pour les patients plus jeunes, qui sont dans des projets de réhabilitation à plus court terme ou pour lesquels on voudra cibler des compétences cognitives et sociales spécifiques, d'autres programmes ont aussi leur intérêt (par exemple ToMRemed pour les déficits en théorie de l'esprit, Gaïa pour la perception et la gestion des émotions, voire RC2S qui permet, à l'aide d'un avatar, d'expérimenter sur un logiciel des situations de relations interpersonnelles *voir* les chapitres consacrés à ces méthodes dans le présent volume).

L'engagement dans l'IPT étant une démarche assez conséquente, il apparaît essentiel que celle-ci s'inscrive dans un projet existentiel relativement clair, comme par exemple l'orientation vers une reprise professionnelle, une plus grande autonomie dans le lieu de vie ou la reprise d'activités sociales ou de loisir. De tels projets aident à donner sens au suivi du programme qui peut être alors présenté comme une étape à franchir ou une aide en vue d'atteindre les buts fixés. La restauration attendue, non seulement sur le plan cognitif mais aussi en matière d'estime de soi, est un levier fonctionnel et motivationnel important pour la poursuite des projets mais aussi pour l'adhésion et la participation aux séances de thérapie.

On peut tout à fait adresser un patient à l'IPT sans forcément disposer au préalable d'un bilan neurocognitif approfondi. Les observations cliniques sont souvent suffisantes pour repérer les déficits cognitifs et de compétences sociales. Néanmoins l'évaluation détaillée des capacités neurocognitives et de la cognition sociale reste d'une aide précieuse pour mieux cibler les déficits à travailler mais aussi les capacités préservées, sur lesquelles on pourra s'appuyer pour faire progresser le patient. Le profil obtenu aux tests neurocognitifs s'avère souvent utile pour optimiser le choix des exercices. Un bilan d'autonomie complétera avantageusement l'examen neurocognitif ou symptomatologique, car il aide à mettre en perspective d'un côté les difficultés observées qui font obstacle au projet de vie, et de l'autre les apports que l'on peut espérer de la participation au programme. Lors de l'indication et au début du suivi, cela concourt à accroître la motivation du patient pour la thérapie.

Comme le programme se présente sous la forme de cinq à six modules articulés mais néanmoins relativement indépendants les uns des autres, il reste toujours possible de limiter l'offre à certains d'entre eux. Les deux premiers modules peuvent ainsi être proposés de façon autonome à des patients très déficitaires qui pourront les fréquenter sur une durée plus longue que celle prévue lorsque l'on s'engage dans le programme complet. Les sous-programmes d'entraînement des compétences sociales, de résolution de problème et de gestion des émotions peuvent à leur tour être offerts, de façon séparée ou conjointe, à des patients en début de maladie et/ou présentant peu de déficits cognitifs.

Bien que la littérature soit limitée sur ce sujet, certains cliniciens considèrent qu'il est tout à fait possible d'envisager une utilisation de l'IPT dans d'autres catégories de diagnostics comme le syndrome d'Asperger ou les troubles bipolaires, voire pour des personnes atteintes d'un handicap mental léger, très parasitées par des déficits cognitifs et un manque de compétences sociales. Dans tous ces cas, des adaptations semblent nécessaires, mais elles sont relativement faciles à implémenter, en particulier au niveau du choix ou du contenu des exercices proposés.

Mise en œuvre du programme

La mise en place du programme IPT au sein d'un service de soins nécessite l'implication d'au moins deux soignants pour animer les séances et assurer la continuité de la thérapie tout le long de son déroulé. Classiquement, l'IPT est en effet dispensé par deux animateurs en deux séances d'une heure trente par semaine (dans le cas de groupes restreints, un animateur seul suffira). À ce rythme, il faut compter une année environ pour achever le programme dans sa totalité. Mais la durée finale, le nombre et la durée des séances dépendent du nombre et des caractéristiques des patients qui composent le groupe. Ici, la modularisation de l'IPT permet une souplesse tout à fait appréciable.

Il est recommandé que les animateurs du programme (infirmières, ergothérapeutes, psychologues, médecins) aient une bonne connaissance de la schizophrénie et des notions de base en thérapie cognitive et comportementale (TCC). Il est important qu'ils soient aussi formés au programme. La formation complète approfondie s'étend en général sur deux à quatre jours. Elle donne les connaissances nécessaires pour bien comprendre les fondements théoriques de la méthode ; elle fournit aussi des instructions et des conseils pour assurer une pratique adéquate des différents exercices, et pour maîtriser les techniques d'animation prévues. En France, il est possible de se former dans le cadre du diplôme d'université du Pr Nicolas Franck à Lyon (www.remediation-cognitive.org), ou dans le cadre de formations délivrées à Lyon ou à Paris, par exemple au centre hospitalier Sainte-Anne dans le cadre du C3RP[1].

Si on envisage de réaliser le programme dans sa totalité, on recommande de constituer un groupe de huit à douze patients au départ. Du fait de sa durée et des trajectoires existentielles individuelles, on observe fréquemment une diminution au fil du temps du nombre de participants. On veillera cependant à ne pas descendre en dessous

1 Centre ressource et référent Île-de-France en remédiation cognitive et réhabilitation psychosociale; http://c3rp.fr

de quatre patients, quitte à accepter l'inclusion de nouvelles personnes à certains moments clés, comme les changements de module. Il est conseillé dans la mesure du possible de constituer un groupe homogène, en particulier en termes de durée de la maladie et de difficultés neurocognitives. Néanmoins, quand cela n'est pas possible, on observe des coopérations entre patients qui peuvent également être intéressantes. Une information synthétique, comme celle présentée dans l'encadré 61.1, peut aider à mieux faire connaître le programme dans ses grandes lignes et à favoriser son insertion dans les services de santé mentale.

Le manuel est un support indispensable, il explique les exercices, donne les indications utiles pour l'animation (*voir* Encadré 61.2) et fournit les exemples nécessaires pour constituer le matériel qui sera utilisé dans les modules.

ENCADRÉ 61.1

L'IPT en quelques points

- ▶ Programme groupal en six modules intégrant des activités de remédiation cognitive et d'entraînement aux habiletés sociales : (1) *Différenciation cognitive*, (2) *Perception sociale*, (3) *Communication verbale*, (4) *Compétences sociales*, (5) *Gestion des* émotions, (6) *Résolution de problèmes interpersonnels*. Les modules peuvent être proposés séparément. Les groupes sont en principe fermés ou semi-ouverts (intégration possible de nouvelles personnes lors du démarrage d'un nouveau module).
- ▶ Rythme et durée : deux séances par semaine d'environ quatre-vingt-dix minutes (avec pause), sur neuf à douze mois (programme complet). La durée et le rythme peuvent être adaptés aux conditions de travail de l'institution et au groupe de patients.
- ▶ Indications au programme complet : patients atteints de schizophrénie, souffrant de déficits cognitifs, plutôt chroniques, en retrait et socialement isolés. Une indication spécifique à certains modules particuliers peut être envisagée.
- ▶ Constitution des groupes : huit à douze participants, veiller à une certaine homogénéité des participants en termes de déficits cognitifs et de compétences sociales.
- ▶ Équipe thérapeutique de base : au moins deux soignants capables d'assurer l'animation du programme, ayant une bonne connaissance de la psychose, des notions de base en TCC et ayant suivi une formation spécifique à l'IPT ; ne pas hésiter à proposer à des soignants moins expérimentés de coanimer le programme avec l'équipe de base.

ENCADRÉ 61.2

Conseils d'animation

- ▶ Assurer une bonne cohésion entre les animateurs du groupe, en répartissant clairement les rôles et fonctions adoptés par chacun durant la séance.
- ▶ Répéter souvent le but et les objectifs des exercices et du module, faire des liens avec la vie quotidienne, être prêt à faire de l'éducation thérapeutique et à expliquer le sens des exercices par rapport aux difficultés et aux symptômes des participants.
- ▶ Donner des consignes claires et concrètes, en vérifier la compréhension, répéter si nécessaire, faire du *modeling*, s'assurer que chaque participant soit régulièrement sollicité durant la séance.
- ▶ Renforcer positivement les patients lors de leurs contributions, éviter les critiques négatives directes au profit de suggestions d'amélioration, mais reprendre les manquements aux règles de fonctionnement du groupe.
- ▶ S'adapter aux déficits et compétences du patient, favoriser la solidarité et l'entraide, valoriser les forces de chacun, ajuster la difficulté de l'exercice si besoin.
- ▶ S'impliquer dans les activités, participer aux sorties d'intégration, rester disponible également en dehors des séances, notamment pour l'encadrement des activités et tâches à domicile.

Le matériel lui-même, composé essentiellement de cartes sur lesquelles figurent les items ou les consignes des exercices, n'est pas disponible sur le marché, mais il est très simple de le fabriquer : c'est d'ailleurs une activité qui peut être réalisée dans le cadre d'ateliers d'ergothérapie ou intégrée à l'animation du premier groupe de patients. Le matériel est souvent complété au fil des groupes en selon des besoins. La constitution d'une banque d'images pour les modules de perception sociale et de gestion des émotions peut être confiée à des patients encadrés dans ce projet, en veillant à respecter le cahier des charges souhaité (par exemple, réunir des photos d'interactions sociales avec charge émotionnelle faible, moyenne ou intense). La recherche et le téléchargement très aisés de photographies sur internet ou à travers des revues papier facilitent énormément le travail, mais il est en général recommandé d'employer des photographies proches de la vie courante des patients, ce qui peut rendre moins pertinente la sélection de photos depuis internet. Le centre québécois de référence à l'approche IPT donne accès à toute une littérature sur le programme ainsi qu'à des idées pour compléter le matériel proposé dans le manuel (www.iusmm.ca/cqraipt.html). Le site est réservé aux professionnels qui peuvent s'y inscrire une fois la formation de base à l'IPT complétée.

Aperçu général du programme

Le programme IPT est composé au total d'une vingtaine d'exercices différents, répartis sur les six modules et répétés à plusieurs reprises au sein d'un module. L'enchaînement des exercices respecte trois principes de progression : la difficulté, la charge émotionnelle et l'implication interpersonnelle (Figure 61.1). L'IPT a été conçu pour que les modules soient de plus en plus exigeants au fil du programme, mais aussi pour qu'au sein de chaque module, les exercices basés sur des stimuli ou des situations neutres soient maîtrisés avant que du matériel à valence émotionnelle, positive puis négative, soit introduit. La fréquence et la complexité des interactions entre les participants croissent également au fil du temps. Les thérapeutes veilleront à instaurer dès le départ un climat de bienveillance, de solidarité et de confiance propice aux échanges interpersonnels et au dévoilement de soi. Ce point devient essentiel lorsqu'on entame la deuxième partie du programme où les problématiques plus personnelles des participants sont abordées.

La toute première séance du programme IPT commence par un temps de présentation des participants et des thérapeutes. Les thérapeutes expliquent les objectifs du programme, le fonctionnement des séances, et clarifient les règles de vie du groupe qui doivent être respectées. Tous ces points, ainsi que la structure du programme avec ses différents modules, peuvent faire l'objet d'affiches ou de documents présents dans la salle de groupe et auxquels on peut se référer en cas de besoin.

Module 1 : différenciation cognitive

Le premier module est un module de remédiation neurocognitive classique. Il poursuit un triple objectif : (a) entraîner certaines fonctions cognitives simples ou complexes (attention, mémoire, fonctions exécutives, etc.) et maintenir un fonctionnement cognitif actif; (b) développer des stratégies compensatoires face aux troubles cognitifs pour en limiter l'impact négatif; (c) développer et stimuler une certaine flexibilité cognitive en mobilisant notamment la métacognition et la capacité de décentration. Il vise aussi à insérer le patient dans un cadre positif, soutenant, peu menaçant, qui permet une socialisation très progressive de chaque participant au sein du groupe. L'animation se veut précise, chaleureuse tout en restant très centrée sur l'exécution des tâches et exercices; elle promeut aussi la solidarité, l'entraide et le plaisir dans la réalisation et la correction des exercices.

Le module 1 réunit un ensemble d'exercices, divisé en trois sections.

La première section comprend un exercice de tri de cartes relativement simple qui entraîne l'attention et la mémoire à court terme, en particulier la mémoire de travail. Les participants doivent trier une série de cartes (*voir* Figure 61.2) selon un nombre croissant de critères. Les cartes sont constituées de figures géométriques de différentes couleurs à l'intérieur desquelles des nombres (pouvant être eux-mêmes de deux couleurs distinctes) sont inscrits, et en dessous desquelles apparaît ou non le nom d'un jour de semaine.

Chaque participant reçoit un tas de vingt à quarante cartes. À chaque tour de jeu, l'animateur indique à haute voix le type de cartes que chaque patient devra repérer dans son tas. L'exercice se termine par une correction mutuelle des cartes extraites et une recherche des éventuelles cartes oubliées dans les tas. Cette étape de la correction sert à réitérer l'exercice attentionnel et mnésique, puisque chaque participant doit à nouveau se remémorer les critères de sélection et les appliquer aux cartes de son voisin.

La deuxième section porte sur les concepts verbaux. Elle réunit six exercices différents dont le but est toujours le même : activer de façon organisée le réseau sémantique de la mémoire verbale. Dans le premier exercice, le groupe travaille à la mise au point de définitions de mots. Le thérapeute propose au début des mots concrets avant de s'attaquer à des notions plus abstraites. Dans les deux exercices suivants, les patients recherchent les synonymes et les antonymes de

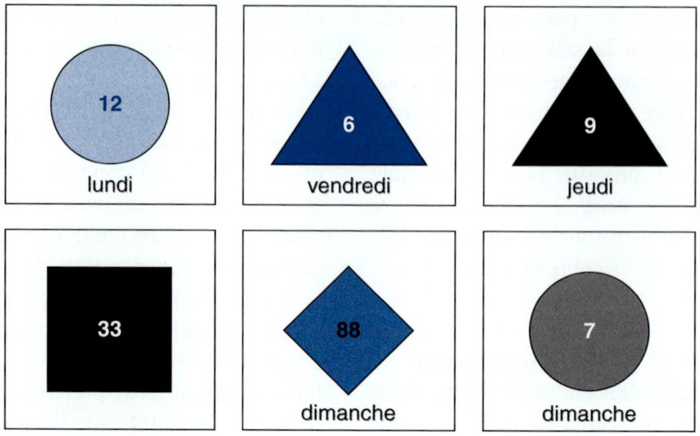

Figure 61.2 Quelques cartes utilisées pour l'exercice de différenciation cognitive du module 1.
Source : Corinne Launay et collaborateurs, d'après Pomini et al., 1998.

certains mots, puis composent des phrases avec ceux-ci. L'exercice intitulé *Hiérarchie de concepts* se déroule en trois phases : une première étape d'association sémantique type *brainstorming* autour d'un mot stimulus (par exemple : soulier, été, travail, etc.) où les mots trouvés sont consignés sur un tableau visible de tous ; ensuite, une phase de construction de catégories conceptuelles à partir des mots issus de l'étape précédente ; enfin, une phase de hiérarchisation des concepts trouvés. Au fur et à mesure du travail, les mots inscrits au tableau sont associés, regroupés. Ils sont ensuite organisés visuellement dans un diagramme qui met en lien les catégories trouvées. Les deux derniers exercices de cette section (*Cartes à mots* et *Mots à significations multiples*) proposent un travail de discrimination verbale. Dans le jeu des cartes à mots, les patients reçoivent à tour de rôle une carte sur laquelle on a écrit deux mots, l'un souligné, l'autre non. Le patient qui reçoit la carte propose un troisième mot qui doit aider le groupe à deviner lequel des deux mots initiaux est souligné. Dans l'exercice des mots à significations multiples, l'animateur énonce au groupe des mots dont le sens varie selon le contexte d'utilisation (par exemple : ampoule, clé, solde, port, cœur, etc.). Au cours de cet exercice, les participants doivent imaginer des phrases avec ces mots. Ces phrases aident le groupe à dresser la liste des diverses significations possibles d'un même mot et lui permettent de prendre conscience de l'importance de prendre en compte le contexte.

La dernière section du premier module se compose d'un seul exercice intitulé le *Jeu des trente questions*. On invite les participants à deviner au moyen de questions fermées un objet dans la salle sélectionné par l'un d'entre eux. Le patient qui a choisi l'objet répond aux questions de ses partenaires uniquement par oui ou par non. Cet exercice entraîne à la fois la mémoire de travail (se souvenir des questions et des réponses précédentes) et la planification mentale, puisque la réussite dépend de la mise au point d'une stratégie de questionnement efficace.

Ce premier module offre une entrée en matière intéressante, bien adaptée aux patients très anxieux ainsi qu'à ceux présentant des déficits cognitifs tels qu'ils ne pourraient pas participer à des séances d'affirmation de soi ou de résolution de problèmes. Ce module insiste beaucoup sur la remédiation cognitive de la mémoire sémantique verbale. Ce choix est dicté par l'objectif d'aider les patients à pouvoir soutenir des conversations en sachant employer un vocabulaire adéquat. En abordant toute une série de thèmes communs de la vie quotidienne par le biais de ces différents exercices, on active une série de liaisons sémantiques de base.

Module 2 : perception sociale

Ce module vise une amélioration de la cognition sociale. Il comprend plusieurs objectifs de type diagnostique (comme le repérage de problèmes perceptifs et l'observation des modes de pensée et de niveau d'organisation) et thérapeutique (amélioration de la perception des situations sociales). De plus, il comporte des objectifs thérapeutiques indirects tels que permettre le commencement d'interactions sociales entre les participants, favoriser l'expression et l'affirmation de soi dans le groupe et débuter le travail sur la communication.

Le module s'appuie sur un seul exercice qui entraîne une stratégie cognitive d'interprétation de la réalité (présentée ici sous forme de photographies) cherchant à corriger ou à compenser d'éventuels troubles de l'attention visuelle responsables de la surstimulation, de la distraction ou de la tendance à surinterpréter une situation à partir des détails de celle-ci. Le travail cognitif est effectué sur la base de photos représentant des scènes de la vie quotidienne et classées selon deux dimensions : la complexité de l'image, la charge émotionnelle véhiculée par la scène. Le principe de hiérarchie des exercices prévoit que les patients travaillent d'abord sur des images neutres sur le plan affectif, en allant des plus dépouillées aux plus complexes, pour passer ensuite à des images émotionnellement chargées, là aussi d'abord visuellement simples puis de plus en plus complexes.

L'exercice se subdivise en trois parties distinctes. Dans un premier temps, le groupe décrit les détails objectifs de l'image. On s'arrête sur les personnages dont on nomme les caractéristiques visibles (vêtements, sexe, posture, orientation des traits du visage) et sur leur environnement (décor général, objets présents dans la scène, etc.). Dans un deuxième temps, le groupe interprète la photographie en donnant sens aux éléments de l'image identifiés précédemment. Le thérapeute demande à chacun de légitimer son interprétation en la fondant sur les détails observables de l'image. L'exercice se termine par la recherche d'un titre pour l'image. Chacun invente pour soi un titre et le dévoile aux autres lors d'un tour de table. Le groupe cherche ensuite à s'accorder sur un titre commun, satisfaisant pour tout le monde et correspondant à l'image.

Par cet exercice, les participants apprennent progressivement à différencier l'interprétation (subjective) de l'observation (objective). Il ne s'agit toutefois pas de parvenir à une interprétation unique et unanime, mais plutôt de pouvoir bien délimiter ce qui est de l'ordre de la spéculation plus ou moins vraisemblable de ce qui relève des faits observables et peu sujets à discussion. La dernière étape stimule une activité de synthèse cognitive, car le titre retenu doit exprimer en peu de mots l'essentiel du message véhiculé par la photo, mais aussi un débat et des échanges interpersonnels, puisque c'est la première fois dans le programme qu'on sollicite très directement un dialogue ouvert et engagé entre participants.

Module 3 : communication verbale

À travers cinq types d'exercices, ce module vise principalement à développer des habiletés de communication au travers d'objectifs cognitifs et comportementaux qui vont de répéter des phrases et reformuler une pensée jusqu'à participer à une conversation libre en respectant les tours de parole et en s'affirmant dans le respect des règles sociales.

Les deux premiers exercices sollicitent surtout les fonctions attentionnelles, le décodage et le traitement sémantique de l'information. Ce sont des exercices de répétitions de phrases : répétitions littérales de phrases brèves pour le premier, puis de propos plus longs, impossibles à mémoriser mot pour mot, pour le second. L'écoute et la reformulation, compétences de base de toute conversation, constituent ici le noyau de l'entraînement, car ces compétences peuvent être sollicitées à tout moment pour relancer une conversation ou vérifier qu'on est bien ajusté au fil du discours.

Le troisième exercice (*Questions-réponses sur thème choisi*) débute par l'activité d'association sémantique déjà proposée au module 1 pour la hiérarchisation de concepts, utilisée ici pour fournir une liste de mots reliés à une thématique. Cette liste constitue le matériel à partir duquel les patients auront à composer des questions. Pour chaque mot de la liste, le groupe prépare en effet une série de questions pouvant être posées. Cet exercice permet une recherche commune et l'usage répété de pronoms interrogatifs (qui ? quoi ? où ? pourquoi ? etc.) ou de formules habituellement usitées dans ce contexte (« est-ce que ? », « y a-t-il ? », « pour quelle raison ? », etc.).

Le quatrième exercice, intitulé *Questions du groupe à un membre sur thème préparé*, est un prolongement du précédent. Chaque patient à tour de rôle se prépare individuellement à parler devant le groupe d'un thème qu'il a préparé en dehors des séances. Les thèmes peuvent être issus d'articles de journaux ou de revues, ou solliciter simplement les connaissances de la personne développées dans le cadre d'un hobby, d'une passion, etc. Le patient interrogé n'a pas à réaliser un exposé devant les autres, car ce sont en réalité les participants du groupe qui doivent, par les questions qu'ils adressent au patient, essayer d'épuiser le thème, de découvrir tout ce dont la personne souhaitait parler.

Le module se termine sur une activité de communication ou conversation libre. Le thérapeute démarre l'exercice en aidant le groupe à choisir un thème de conversation, puis laisse les patients deviser entre eux, en adoptant une position de retrait, n'intervenant qu'au besoin si le groupe est en difficulté. La conversation évolue ainsi d'elle-même jusqu'au point où se dégage chez tout le monde l'impression que le thème a été épuisé. Le thérapeute invite alors le groupe à une réflexion sur les processus de la conversation, en particulier sur la logique de celle-ci. La nature même de cette dernière activité montre bien comment le module est passé d'une phase axée sur la remédiation cognitive vers une phase plutôt ciblée sur un entraînement de compétences sociales (ici conversationnelles). Ce dernier exercice peut déboucher sur une sortie d'intégration autour d'un repas dont l'objectif est de bien utiliser les aptitudes conversationnelles acquises.

Module 4 : compétences sociales

Ce module a pour objectif de développer ou de réactiver un répertoire adéquat de compétences sociales dans des contextes réels de vie et d'améliorer la capacité à s'affirmer dans des situations sociales. L'entraînement des compétences sociales consiste à exercer en jeux de rôle des conduites interpersonnelles appropriées et efficaces, capacité en général déficitaire chez les patients ayant une schizophrénie. Toutes proportions gardées, la méthode ressemble à ce qu'un acteur fait pour la préparation d'une scène : il joue et rejoue la séquence, modifie les détails qui ne sont pas encore au point, jusqu'à maîtriser parfaitement son comportement. Au moment de la représentation, il sait exactement ce qu'il doit faire et exécute son rôle comme prévu. La méthode de travail demeure très proche de celle d'un acteur qui améliore son jeu par les répétitions sous le regard instructif du metteur en scène.

L'entraînement des compétences sociales dans l'IPT se structure autour de trois types de situations : (a) les situations dites à faible risque ; (b) les situations à risque plus élevé ; (c) les situations complexes.

Les situations à faible risque ont généralement une issue positive. Le comportement de l'interlocuteur demeure assez prévisible et plutôt favorable à l'égard de la personne. Remercier, complimenter ou féliciter quelqu'un, tout comme s'informer ou refuser constituent des exemples de ce premier groupe. Les situations à risque plus élevé se révèlent habituellement plus désagréables pour la personne (par exemple, faire ou essuyer une critique, rappeler ses droits à quelqu'un qui ne les respecte pas, s'affirmer devant une personne qui insiste, etc.). La réaction de l'interlocuteur est moins prévisible, parfois même négative, voire franchement hostile. Dans tous ces cas, la personne prend le risque de se confronter à un refus ou à des émotions négatives de la part d'autrui.

Les situations complexes ne font pas partie explicitement de l'une ou l'autre des catégories précédentes, car sous ce terme sont réunies des interactions à l'issue incertaine, difficile à anticiper (par exemple, se rendre compte au moment de payer l'addition qu'on a oublié son porte-monnaie ; avoir une conversation avec un ami malade hospitalisé ; participer à un entretien d'embauche). Elles ne versent donc pas forcément dans un scénario positif ou négatif mais impliquent surtout une certaine aptitude à improviser ou à gérer la nouveauté et l'incertitude : l'adaptation à la situation et l'ajustement à la réaction d'autrui priment ici sur le fait d'adopter un type de comportement plus ou moins générique ajusté à un certain type de situation.

Le travail autour des situations s'effectue toujours en deux temps : une phase de préparation cognitive et une phase de mise en pratique. La préparation cognitive consiste à décrire les éléments clés de la situation, à définir l'objectif à atteindre, à préparer un dialogue modèle qui pourra servir de soutien cognitif en cas de besoin lors des jeux de rôle, et enfin à choisir un titre qui puisse la synthétiser. À la fin de cette étape, et avant d'entamer les jeux de rôle à proprement parler, le thérapeute demande à chaque patient d'évaluer le degré de difficulté qu'il attribue à la situation.

La mise en pratique démarre par un jeu de rôle modèle effectué par le thérapeute et son cothérapeute. Une réflexion commune autour de cette démonstration permet à chacun d'expliciter ce qui lui a plu, ce qu'il pourrait reprendre à son compte et ce qui lui a moins convenu. Le modèle offert par les animateurs respecte en général assez strictement le dialogue préétabli dans la première partie. Ensuite, les participants effectuent à leur tour les jeux de rôle. Après chaque séquence jouée, le thérapeute renforce la participation et demande un *feedback* au patient protagoniste. Il convie aussi chacun à s'exprimer à propos des différentes composantes des conduites observées. Les commentaires recueillis débouchent sur une ou deux propositions de modification pour une prochaine scène. Les jeux de rôle sont en effet répétés en vue d'obtenir des améliorations qui augmentent l'aisance du patient dans la situation. En fin de séance, le groupe repart avec des tâches à domicile qui donnent l'occasion d'entraîner dans la vie quotidienne les compétences travaillées en séance.

L'entraînement d'une situation particulière demande entre deux et quatre séances selon la durée de celles-ci, la difficulté de la scène travaillée ainsi que le nombre et le niveau de compétences des participants. Il est toujours intéressant que l'entraînement soit repris d'une séance à l'autre, pour mesurer le maintien des acquis et solidifier l'apprentissage. Après avoir travaillé communément sur quelques exemples, les participants peuvent tout à fait, dans une même séance, s'intéresser à deux ou plusieurs situations différentes, ce qui permet de rendre l'animation plus dynamique et variée.

Le manuel réunit une série d'exemples à travailler avec cette méthode : il décrit pour chaque type de situation plusieurs scénarios qui constituent un matériel de base dont on peut s'inspirer ou que l'on reprendra tel quel (Pomini et al., 1998). On sélectionnera les situations en tenant compte des déficits et des projets de chaque membre du groupe, tout en gardant à l'esprit le principe de hiérarchisation qui structure la chronologie des scènes à jouer (niveau de risque et de complexité des situations) : à chaque étape du module, on écartera les situations trop faciles ou trop exigeantes pour proposer des séquences les plus ajustées possible aux compétences et besoins du groupe. L'organisation des contenus de ce module répond donc à un mélange entre l'entraînement commun de compétences utiles pour tous et le travail individualisé sur certaines habiletés. On pourra facilement ponctuer les séances par des exercices à domicile et conclure le module par une sortie d'intégration au cours de laquelle on effectuera une série de petites épreuves de compétences sociales, que les membres du groupe partageront à la fois en tant que participants et témoins (par exemple, dans un centre commercial, demander le remboursement d'un achat qui vient d'être effectué, demander de présenter une série d'articles puis renoncer à l'achat, etc.).

Module 5 : gestion des émotions

On sait que les patients souffrant de schizophrénie présentent des déficits dans l'identification et la gestion des émotions et qu'ils sont particulièrement vulnérables dans des situations à forte valence émotionnelle. Par ailleurs, leurs émotions peuvent constituer des obstacles à la généralisation des acquis. Elles viennent perturber et inhiber la personne dans le déploiement de ce qu'elle a pu apprendre en thérapie : les gains observés dans le groupe semblent disparaître lorsque le patient se retrouve seul dans sa réalité quotidienne. Pour réduire l'impact perturbateur des émotions et mieux armer les patients face à celles-ci, les auteurs de ce module ont imaginé un programme de psychoéducation et d'entraînement à la gestion émotionnelle (Hodel et al., 2004). Il vise à développer les capacités d'identification des émotions et à mettre en œuvre de meilleures stratégies de gestion des émotions.

Le programme aborde en priorité les émotions de base (joie, peur, colère, tristesse, dégoût), auxquelles s'ajoutent au gré des demandes d'autres sentiments plus nuancés, complexes ou mixtes (sympathie, plaisir, honte, mépris, jalousie, etc.). Il s'articule autour d'un travail en huit étapes, synthétisable en trois phases.

Dans la première phase, on cherche à réduire les déficits de reconnaissance des émotions. On part d'images représentant une personne vivant une émotion relativement simple à identifier (par exemple, une franche colère). L'analyse porte essentiellement sur les caractéristiques faciales de l'expression émotionnelle (froncement des sourcils, bouche tendue voire ouverte, etc.), mais aussi sur des éléments liés à la posture (corps tourné vers l'avant, proche de l'autre personne), ou encore à la gestuelle (geste de la main menaçant). Elle est doublée d'un travail sur l'évocation personnelle du vécu de cette émotion particulière. On invite les patients à exprimer leurs éventuelles difficultés à l'identifier chez soi ou chez autrui. Le thérapeute en profite pour donner des explications sur les connaissances actuelles dans ce domaine.

La deuxième phase concentre l'attention des participants sur la gestion de l'émotion évoquée précédemment. Chacun décrit sa façon habituelle de composer avec cette émotion (« Que faites-vous en général quand vous êtes en colère ? »). Le groupe réfléchit ensuite sur l'utilité de ces différentes méthodes : on note l'efficacité ainsi que les avantages et inconvénients immédiats et à long terme de chacune d'elles. L'évitement, le blocage, les réactions impulsives, les consommations (manger, boire), les méthodes sociales (parler à quelqu'un) ou comportementales (se relaxer, sortir, écouter de la musique, etc.) sont autant de moyens exposés puis analysés. Pour compléter la liste obtenue dans le tour de table, le thérapeute stimule encore la recherche d'autres méthodes probablement utiles. On termine cette partie de l'animation par une synthèse des techniques de gestion reconnues efficaces et intéressantes.

La troisième phase est plus difficile à réaliser car elle est d'ordre expérientiel : on cherche à susciter l'émotion chez les participants, puis on les encourage à employer les techniques de gestion appropriées. Ils peuvent ainsi faire l'expérience en séance de leur capacité à générer certaines émotions puis à les contrôler. Les jeux de rôle prévus à cet effet se complètent par des tâches hors séance visant à répéter *in vivo* ces expériences. Lorsque les patients ont parcouru les huit étapes et se sentent plus à l'aise avec une émotion donnée, on recommence tout le processus avec une nouvelle émotion, et ainsi de suite jusqu'à ce que l'on ait traité les émotions de base figurant au programme, voire d'autres qui intéressent plus particulièrement les participants.

Module 6 : résolution de problèmes interpersonnels

L'objectif de ce dernier module, et en soi de l'ensemble du programme IPT, est de permettre une meilleure adaptation et une meilleure gestion des problématiques concrètes de la vie quotidienne. Le module vise plus spécifiquement l'apprentissage d'une méthode générique de résolution de problèmes en six étapes (*voir* Encadré 61.3), classiquement employée en psychothérapie (D'Zurilla et Goldfried 1971). On y active les fonctions cognitives simples et complexes (dont le raisonnement et la planification), mais aussi des habiletés sociales et de gestion émotionnelle, en somme tout le répertoire de compétences qui est sollicité chez tout un chacun lors de la résolution d'un problème ou d'un conflit.

ENCADRÉ 61.3

Les six étapes de la méthode de résolution de problèmes

1. On identifie et on analyse le problème en termes de moyens-fins (objectifs et obstacles). Cette formule est essentielle pour une application correcte de la méthode ; le thérapeute la rappelle à toutes les occasions possibles.
2. Une fois la définition du problème précisée, on recherche par *brainstorming* un maximum de solutions possibles (toutes posées par écrit pour ne pas les oublier, ni les censurer).
3. On évalue les solutions pour parvenir à une sélection de trois ou quatre d'entre elles. L'évaluation porte non seulement sur leur efficacité ou leur faisabilité, mais aussi sur leurs avantages et leurs inconvénients.
4. On choisit sa propre solution ou combinaison de solutions. Cette sélection s'accompagne d'un effort de concrétisation à travers la transcription des idées en termes comportementaux (c'est-à-dire l'énoncé des actions et conduites à tenir pour parvenir à ses fins). C'est l'occasion d'identifier les compétences et les ressources externes nécessaires pour la mise en pratique de chaque solution retenue.
5. On met en pratique la solution retenue. Cela peut s'effectuer d'abord sous forme de jeu de rôle, avant d'être prescrit comme tâche à domicile.
6. On décrit le déroulement effectif de la solution choisie et on évalue son efficacité. La démarche est terminée lorsque le problème posé est résolu. Tant qu'il n'est pas réglé, on reprend l'analyse de la situation et on envisage de nouvelles solutions à tester.

De façon encore plus marquée que dans le module 4 d'entraînement des compétences sociales, on quitte une démarche très structurée, avec des exercices et du matériel préparés à l'avance, pour proposer un espace thérapeutique plus ouvert où les patients amèneront leurs difficultés personnelles. Les auteurs ont toutefois décrit un ensemble standard de situations à travailler pour introduire le module et servir de base d'apprentissage à la technique de résolution de problèmes utilisée dans ce cadre. Elles concernent surtout les activités domestiques (ménage, courses, hygiène personnelle, etc.) et l'habitat (recherche d'un logement, vie communautaire en foyer, déménagement, aménagement du lieu de vie, etc.). Idéalement, en dehors de quelques séances initialement dédiées à la démonstration de la démarche et à son application à des problèmes courants, simples et relativement neutres, les difficultés qu'amènent les patients dictent l'essentiel du contenu. Le thérapeute doit maîtriser la technique de résolution de problèmes et, en particulier, être à l'aise avec l'analyse moyens-fins.

Fin du programme

La fin du sixième module marque la fin du programme, laquelle s'accompagne de la dissolution d'un groupe qui, pendant une année, s'est rencontré pratiquement deux fois par semaine. Étant donné les efforts et le temps investi, les patients apprécient que l'aventure se termine sur une note conviviale, voire festive. En général, la remise d'un diplôme lors de la dernière séance permet de se quitter sur un acte symboliquement fort et nourrissant pour l'estime de soi, tout en signant la fin d'une activité.

Les auteurs canadiens ont suggéré la possibilité aussi d'accompagner cette fin par la mise en place de séances de relance programmées à quelques mois d'intervalle : les participants qui le souhaitent peuvent ainsi reprendre contact avec le groupe et partager une nouvelle séance d'IPT dont le contenu est fixé sur le moment ou peu de temps avant. Ces séances permettent notamment de poursuivre un travail de résolution de problèmes sur des situations apportées par les participants, mais peuvent aussi servir à rafraîchir certaines compétences cognitives, communicationnelles, émotionnelles ou autres. Elles ménagent aussi une fin moins abrupte.

La fin du programme peut aussi être l'occasion d'ouvrir d'autres perspectives dans lesquelles les thérapeutes IPT ne seront pas forcément présents (rencontres informelles de participants autour d'un café, participation à un groupe d'entraide, inscription commune de certains participants à une activité récréative ou autre dans le réseau social, etc.). Quand bien même on sait que le maintien des progrès s'appuie sur l'utilisation continue des compétences acquises dans la thérapie, l'IPT n'a pas vocation à perdurer au-delà de la conduite à terme des cinq ou six modules qui le composent. Évidemment, il est toujours possible de configurer un groupe ouvert pour les anciens participants de l'IPT dans lequel on reprendra, au gré d'un programme qu'on ajustera au fil du temps, les exercices pertinents et utiles pour les participants.

Évolution

En 2006 et en 2011, Roder a publié deux méta-analyses collectant les résultats portant sur plus de mille cinq cents patients réunis dans trente-cinq études conduites dans le monde (Roder et al., 2006 ; Roder et al., 2011). Ces méta-analyses ont conclu que l'IPT a des effets significatifs positifs sur la neurocognition et sur les compétences sociales, ceci indépendamment du cadre thérapeutique adopté, des résultats supérieurs à ceux d'un suivi psychiatrique usuel seul, ou à ceux observés après la participation à des groupes dit *placebo*. Cette efficacité se retrouve aussi bien lorsque les évaluations ont été conduites en fin de programme que huit mois après. On retrouve deux corrélations intéressantes : plus la durée du programme est longue, meilleure est son efficacité ; en revanche, son efficacité semble diminué au fur et à mesure que la durée de la maladie des participants s'allonge. Effectivement, avec une durée adaptable, le programme IPT, respecte le mieux le temps nécessaire pour obtenir des changements pour des personnes dont les mécanismes psychotiques se sont ancrés pendant plusieurs années. Les études de validation ont été conduites dans différents *settings*, différents lieux et différentes langues. Bien que la qualité des études résumées dans ces méta-analyses soit relativement hétérogène, les auteurs ont montré que l'efficacité du programme ne semblait pas affectée par ces paramètres. La seule validation de grande ampleur en français a été réalisée au Canada par

Catherine Briand qui a également trouvé des résultats positifs (Briand et al., 2005).

L'IPT présente les qualités de ses défauts. Son âge *canonique* pourrait le faire paraître obsolète et démodé; en même temps il lui assure une assise empirique que bien des programmes de remédiation cognitive plus récents peuvent lui envier. Par ailleurs, son indépendance vis-à-vis de l'outil informatique lui assure une pérennité et un bilan écologique remarquables : pas besoin d'ordinateurs, de salles d'informatique, de réseau internet, de spécialistes en programmation pour imaginer et proposer d'autres items ou exercices, pas besoin non plus de patients ou de thérapeutes versés dans la technologie. En même temps, il pourrait être vu comme figé dans le temps, peu ciblé sur les déficits spécifiques des personnes, scolaire (notamment dans ses premiers modules). C'est pourquoi, même si le programme est resté très fidèle à lui-même au fil des ans, ses concepteurs n'ont pas cessé de faire évoluer leur pratique de la réhabilitation psychosociale en développant, à côté de l'IPT, des programmes complémentaires. Non publiés en français, deux autres programmes ont ainsi vu le jour au cours des quinze dernières années : le programme WAF (Roder et al., 2008) et le programme INT (Roder et Müller, 2015; Roder et Müller, 2013).

Le programme WAF propose trois modules distincts qui prolongent les modules de résolution de problèmes et de compétences sociales de l'IPT en focalisant le travail de développement des compétences dans des domaines concrets comme le logement, le travail et les loisirs. WAF s'inspire largement d'IPT en gardant le principe de l'intégration des compétences cognitives et sociales. Il s'en distingue en focalisant cette fois les efforts sur un domaine de vie spécifique (plutôt qu'en proposant des exercices relativement généralistes), et en intégrant davantage d'interventions individuelles aux activités groupales.

Le programme de thérapie neurocognitive intégrée INT peut être considéré comme une modernisation des modules 1 et 2 de l'IPT. Il prend comme point de départ les domaines du fonctionnement cognitif défini dans le cadre du projet MATRICS *(measurement and treatment research to improve cognition in schizophrenia)*, dont on estime important qu'ils soient évalués chez le patient souffrant de schizophrénie et, le cas échéant qu'ils fassent l'objet d'une intervention thérapeutique (Kern et al., 2004).

Le programme INT se veut également intégratif dans la mesure où il vise une amélioration sur différents plans de la neurocognition et de la cognition sociale, en utilisant le groupe comme espace et levier thérapeutique, des plateformes d'entraînement informatisées, mais aussi des exercices *in vivo* ciblés sur la vie quotidienne du patient. Un principe clé de l'animation du programme consiste autant à mobiliser les capacités préservées des patients qu'à réduire leurs déficits, tout en veillant à connecter le plus systématiquement possible les tâches proposées aux objectifs visés, tant sur le plan des compétences que sur celui des effets attendus dans la vie quotidienne (Roder et al., 2011). INT se subdivise en quatre modules (A-D) qui se focalisent chacun sur un aspect particulier du fonctionnement cognitif : (A) Vitesse de traitement de l'information, attention, perception des émotions; (B) Mémoire verbale et apprentissage verbal, mémoire visuelle et apprentissage visuel, perception sociale, théorie de l'esprit; (C) Raisonnement, résolution de problèmes, schéma social; (D) Mémoire de travail, style d'attribution et régulation des émotions.

Conclusion

Il existe aujourd'hui une grande diversité de méthodes psychologiques d'intervention en réhabilitation psychosociale. Au sein de cette offre, l'IPT reste un des rares programmes intégratifs conçus comme un ensemble articulé de modules de remédiation cognitive et d'entraînement des compétences sociales, deux approches thérapeutiques aujourd'hui considérées comme empiriquement fondées pour le traitement des schizophrénies. À l'heure du bilan, après quasiment trente ans d'expérience, on peut considérer que le pari lancé au début des années 1980 par Hans-Dieter Brenner, à savoir développer une méthode de thérapie basée sur les connaissances empiriques et expérimentales du fonctionnement psychologique dans la schizophrénie, est tenu, sinon gagné. La multiplicité des traductions et des recherches évaluatives qui documentent l'intérêt et l'efficience du programme permettent de considérer qu'avec l'IPT, on dispose d'un outil thérapeutique digne d'intérêt, qui continue à trouver sa place dans un arsenal sans cesse enrichi de méthodes de traitement pour les patients souffrant de schizophrénie.

Cette place demeure d'autant plus acquise qu'il a été montré que l'efficacité de la remédiation cognitive est nettement plus importante sur le fonctionnement social lorsqu'elle est associée à d'autres techniques de réhabilitation (McGurk et al., 2007). Il est même presque curieux que l'IPT soit aujourd'hui encore un des seuls programmes à réunir une série de modules indépendants dans un ensemble structuré, ce d'autant plus que l'expérience et les études d'évaluation confirment qu'il s'agit là d'une formule non seulement validée sur le plan scientifique, mais aussi appréciée par les patients. Ainsi le développement de programmes plus spécialisés et plus approfondis n'a pas forcément réduit l'intérêt d'un programme comme l'IPT, car outre sa perspective intégrative, il demeure un outil nécessitant peu de matériel, aucune technologie particulière et d'une souplesse à toute épreuve lui permettant de s'adapter à de nombreux contextes de soins (services ambulatoires, centres de jour ou unités hospitalières) où il peut être introduit à moindres frais.

On ne saurait conclure sans recommander aux futurs utilisateurs du programme de suivre une formation adéquate et de continuer à actualiser leurs connaissances dans le domaine de la schizophrénie, de la remédiation cognitive et de la réhabilitation psychosociale. Ils pourront s'aider dans cette tâche en allant consulter par exemple le Centre québécois de référence à l'approche IPT (www.iusmm.ca/cqraipt.html). Ils pourront aussi se diriger vers d'autres centres de référence en remédiation cognitive et réhabilitation, comme la France en développe sur son territoire psychosociale (www.remediation-cognitive.org), pour voir comment des approches telles que l'IPT viennent enrichir les possibilités thérapeutiques applicables dans le traitement des schizophrénies.

Références

Brenner, H. D. (1989). The treatment of basic psychological dysfunctions from a systemic point of view. *The British Journal of Psychiatry. Supplement*, *5*, 74–83.

Brenner, H. D., Hodel, B., Genner, R., Roder, V., & Corrigan, P. W. (1992). Biological and cognitive vulnerability factors in schizophrenia : Implications for treatment. *The British Journal of Psychiatry. Supplement*, *18*, 154–163.

Briand, C., Bélanger, R., Hamel, V., Nicole, L., Stip, E., Reinharz, D. Lesage, A. (2005). Implantation multisite du programme Integrated Psychological Treatment (IPT) pour les personnes souffrant de schizophrénie. Élaboration d'une version renouvelée. *Santé Mentale au Québec*, *30*(1), 73–95.

D'Zurilla, T. J., & Goldfried, M. R. (1971). Problem solving and behavior modification. *Journal of Abnormal Psychology*, *78*(1), 107–126.

Franck, N. (Ed.), (2017). *Remédiation cognitive.* (2e éd). Issy-les-Moulineaux : Elsevier-Masson.

Green, M. F. (2016). Impact of cognitive and social cognitive impairment on functional outcomes in patients with schizophrenia. *Journal of Clinical Psychiatry*, *77*(Suppl 2), 8–11.

Hodel, B., Kern, R. S., & Brenner, H. D. (2004). Emotion management training (EMT) in persons with treatment-resistant schizophrenia : First results. *Schizophrenia Research*, *68*(1), 107–108.

Kern, R. S., Green, M. F., Nuechterlein, K. H., & Deng, B. H. (2004). NIMH-MATRICS survey on assessment of neurocognition in schizophrenia. *Schizophrenia Research*, *72*(1), 11–19.

Liberman, R. P. (1992). *Module éducation au traitement neuroleptique.* Socrate Éditions Promarex : Marchienne-au-Pont.

Liberman, R. P. (1995). *Module éducation au contrôle des symptômes.* Socrate Éditions Promarex : Marchienne-au-Pont.

McGurk, S. R., Twamley, E. W., Sitzer, D. I., McHugo, G. J., & Mueser, K. T. (2007). A meta-analysis of cognitive remediation in schizophrenia. *American Journal of Psychiatry*, *164*(12), 1791–1802.

Pomini, V., Neis, L., Brenner, H. D., Hodel, B., & Roder, V. (1998). *Thérapie psychologique des schizophrénies.* Mardaga : Hayen.

Roder, V., Brenner, H. D., & Kienzle, N. (2008). *Integriertes Psychologisches Therapieprogramm bei schizophren Erkrankten (6, überarbeitete Auflage.* Beltz : Weinheim.

Roder, V., & Müller, D. R. (Eds.), (2013). *INT - Integrierte neurokognitive Therapie bei schizophren Erkrankten.* Berlin : Springer.

Roder, V. & Müller, D. R. (Eds.), (2015). *INT- Integrated Neurocognitive Therapy for schizophrenia patients, Cham, Springer International Publishing.*

Roder, V., Müller, D. R., Brenner, H. D., & Spaulding, W. D. (2010). *Integrated psychological therapy (IPT) for the treatment of neurocognition, social cognition and social competency in schizophrenia patients.* Göttingen : Hogrefe.

Roder, V., Müller, D. R., & Franck, N. (2011). Programmes de traitement de la schizophrénie intégrant remédiation cognitive et entraînement des compétences sociales : IPT et INT. In *Encyclopédie médico-chirurgicale, « Psychiatrie ».* Paris : Elsevier. 37-090-A-40.

Roder, V., Müller, D. R., Mueser, K. T., & Brenner, H. D. (2006). Integrated psychological therapy (IPT) for schizophrenia : Is it effective? *Schizophrenia Bulletin*, *32*(Suppl 1), S81–S93.

Roder, V., Müller, D. R., & Schmidt, S. J. (2011). Effectiveness of integrated psychological therapy (IPT) for schizophrenia patients : A research update. *Schizophrenia Bulletin*, *37*(Suppl 2), S71–79.

SCIT (social cognition and interaction training)

Chapitre 62

Nicolas Franck, David L. Penn

PLAN DU CHAPITRE

Introduction

Le programme SCIT (*social cognition and interaction training* : entraînement de la cognition et des interactions sociales) a une cible très large. Il prend en effet en considération plusieurs processus de cognition sociale fréquemment altérés dans la schizophrénie et ce, indépendamment – au moins partiellement – les uns des autres et de la neurocognition (Penn et al., 2005). Cette altération a d'importantes conséquences sur la capacité des personnes à faire face aux exigences du quotidien et à faire aboutir leurs projets (Fett et al., 2011).

Les principales cibles du programme sont la perception des émotions, la ToM *(theory of mind)*, le style attributionnel, le saut aux conclusions, ainsi que le manque de flexibilité cognitive (Combs et al., 2007; Penn et al., 2007; Roberts et Penn, 2009). Le programme SCIT recourt à 18 à 24 séances groupales, dispensées à un rythme hebdomadaire, au cours desquelles des jeux et différents exercices impliquant des photos et des vidéos sont proposés aux participants.

Déroulement du programme

Le programme SCIT (Franck et Penn, 2014) comprend trois parties (*voir* Tableau 62.1) :

- une partie consacrée à la perception des émotions;
- une partie consacrée à l'interprétation de situations concrètes, ciblant les biais d'attribution et la ToM;
- une partie faisant la synthèse du programme et favorisant la généralisation des bénéfices, dans laquelle les participants sont conduits à recourir aux compétences acquises en séances dans leur quotidien, en particulier dans les situations d'interaction.

Tableau 62.1 Déroulement du programme SCIT.

Séances	Partie	Contenu
1 à 7	Introduction Comprendre une émotion	Présentation du programme SCIT, explicitation de la cognition sociale, établissement d'une dynamique de groupe, explication du rôle social des émotions, amélioration de la reconnaissance des émotions
8 à 15	Comprendre une situation	Comprendre le saut aux conclusions et les biais d'attribution, apprendre à supporter l'ambiguïté, distinguer les faits des impressions, recueillir des données pour mieux construire ses interprétations
16 à 20	Mise en pratique	Consolidation des compétences acquises et généralisation aux situations quotidiennes

Ce programme utilise la psychoéducation et des techniques issues des TCC telles que le questionnement socratique, la résolution de problèmes et la restructuration cognitive. Il est proposé à un groupe de cinq à dix participants animé par deux thérapeutes. Chacune des 20 séances dure 45 à 60 minutes. Jusqu'à quatre séances peuvent être rajoutées afin d'approfondir certains points. Des tâches à domicile sont proposées à la fin des séances. Au début des séances, un temps de reprise permet l'analyse du travail effectué et des éventuelles difficultés.

Le programme SCIT répond aux besoins des patients dont les symptômes positifs (type 1) ou négatifs (type 2) sont au premier plan (*voir* Tableau 62.2), au prix d'une adaptation du contenu des séances. Le type 1 répond mieux à une association de techniques cognitives et comportementales. Le type 2 est plus accessible aux interventions comportementales.

Première partie : comprendre une émotion

Introduction (séances 1 et 2)

Les deux premières séances présentent globalement le programme SCIT et son cadre de prise en charge. Au-delà de la psychoéducation consacrée à la cognition sociale, elles permettent l'instauration d'une dynamique de groupe. La présentation du concept de cognition sociale s'appuie sur les interactions entre émotions, représentations mentales et actions. Les biais d'attribution causale contribuent fortement aux troubles de la cognition sociale associés aux psychoses. Les idées de persécution peuvent en particulier être associées à une attribution systématique des événements négatifs à autrui. La mise en évidence des liens complexes et multiples entre émotions, pensées et actions permet d'assouplir les mécanismes d'attribution causale. Une vidéo de malentendu social est présentée. Les participants sont encouragés à partager des situations issues de leur propre expérience. Le triangle SCIT (*voir* Figure 62.1) est utilisé comme support pour montrer ce qu'est une attribution causale souple.

Émotions et situations sociales (séance 3)

La troisième séance approfondit la psychoéducation. L'accent est mis sur les liens de causalité entre les émotions et la manière d'agir dans une situation sociale. Les participants appréhendent les émotions en tant que facteurs susceptibles d'agir sur leur propre perception des situations auxquelles ils sont confrontés. Ils sont amenés à adopter une perspective métacognitive, en considérant la manière dont les émotions ont pu influencer leur propre comportement durant leur existence. La manière dont les expressions faciales servent de support pour comprendre les émotions d'autrui est également introduite. Le ressenti de l'autre est abordé grâce à la simulation de ce que son visage pourrait exprimer.

Définir les émotions (séance 4)

La quatrième séance concerne les émotions. Elle explicite leurs causes et leurs modalités d'expression. Les notions présentées sont inscrites au fur

Tableau 62.2 Sous-type de schizophrénie.

Expression symptomatique	Type 1	Type 2
Symptômes prévalents	**Positifs** : hallucinations, délire de persécution	**Négatifs** : barrages, difficultés d'abstraction
Fonctionnement neurocognitif	Relativement préservé	Altéré
Émotions/affects	Paranoïde, opposition	Émoussement des affects, alexithymie
Style interpersonnel	Bizarre, tangentiel, suspicieux	En retrait
Fonctionnement global	Relativement élevé	Relativement bas
Prise en charge appropriée	Cognitive et comportementale	Comportementale
Cause principale des anomalies de la cognition sociale	Distorsions cognitives	Déficit cognitif

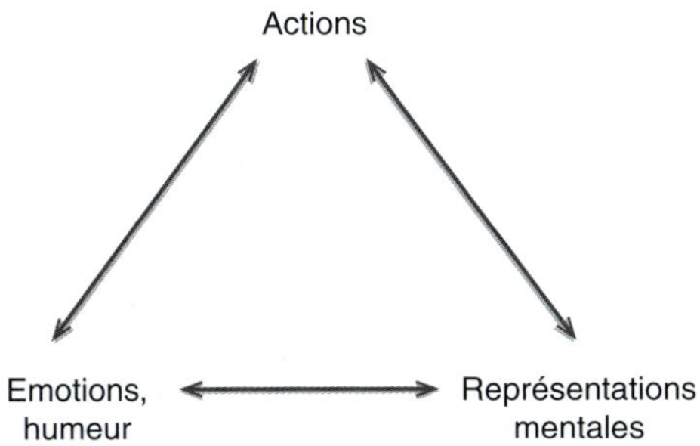

Figure 62.1 Triangle SCIT : des émotions et des représentations mentales aux actions.
Source : Nicolas Franck et David Penn.

et à mesure sur un *poster des émotions* qui restera affiché dans la salle où a lieu la prise en charge et tout au long de celle-ci.

Des difficultés lors des séances théoriques peuvent être dues à des altérations de la capacité de simulation des états mentaux d'autrui se traduisant par une incapacité à appréhender la signification des émotions. S'appuyer sur la perception des mimiques, plutôt que sur la simulation du ressenti d'autrui peut constituer une méthode de compensation cognitive, qu'il est utile de proposer à ces patients lors de la quatrième séance. *A contrario*, certains patients, qui n'ont pas été en difficulté au cours de ces séances théoriques, pourront l'être ultérieurement lorsqu'ils seront engagés dans des interactions interpersonnelles. La construction d'un savoir partagé concernant les émotions permet d'anticiper cet éventuel besoin.

Comprendre les émotions d'autrui (séance 5)

Un support photographique permet de mettre en application les acquis de la séance précédente en élargissant aux indices faciaux le concept d'émotion partagée. Les patients ayant des difficultés pour simuler les émotions sont aidés par les descriptions du *poster des émotions*, de telle sorte qu'ils apprennent à faire systématiquement le lien entre les caractéristiques d'une expression faciale et l'émotion à laquelle elles correspondent. Cette séance introduit, de plus, la notion de *feedback facial*, dans lequel il est demandé aux patients d'imiter les expressions faciales d'autrui, afin qu'ils puissent activer leur système de simulation et améliorer ainsi leur compréhension des émotions d'autrui.

Savoir repérer les changements d'émotion (séance 6)

Dans la sixième séance, les patients poursuivent les exercices de reconnaissance des émotions exprimées par le visage. Ils sont conduits à donner leur avis sur des visages neutres du point de vue émotionnel et à adapter leur interprétation lorsque ces visages deviennent progressivement fortement expressifs, à travers les effets d'un processus de *morphing*.

Cet exercice permet d'améliorer la flexibilité dans le domaine de la cognition sociale et de diminuer les réponses stéréotypées ou rigides. Les patients ayant des symptômes négatifs au premier plan ont tendance à persévérer, y compris dans ce domaine. Des réponses répétitives peuvent aussi être favorisées par des facteurs psychologiques, tels que le besoin de conclure observé chez les patients dont l'expressivité émotionnelle a été stimulée par le contexte social et la nature objectivante de l'exercice proposé.

Sentiment de persécution (séance 7)

L'identification de leurs propres ressentis par les patients est favorisée, ainsi que les fluctuations de ceux-ci. Ces ressentis comprennent le sentiment de persécution, qui peut avoir un fort impact sur la manière dont ils interprètent les situations et dont ils agissent.

Le principal objectif de cette séance est de permettre aux participants de concevoir qu'un sentiment de persécution fait partie des émotions qu'ils peuvent ressentir. Ce sentiment est situé à l'extrémité d'un continuum comprenant également la circonspection et la méfiance. Dédramatiser permet ainsi aux patients d'accepter plus aisément ce type de vécu et de mettre en œuvre des compétences métacognitives pour évaluer son impact sur leur existence. Le triangle SCIT facilite cette distanciation en mettant en évidence les liens entre émotions, pensées et comportement.

Deuxième partie : comprendre une situation

Saut aux conclusions (séance 8)

La huitième séance introduit le saut aux conclusions, qui a un rôle dans la genèse du délire et favorise nombre de difficultés dans le domaine des interactions sociales. Le groupe est conduit à adopter une vision consensuelle de ce biais (*voir* Tableau 62.3). À l'instar du sentiment de persécution, le saut aux conclusions est présenté comme une manifestation banale de la pensée humaine. Alors que le sentiment de persécution est situé à l'angle *Émotions* du triangle SCIT, le saut aux conclusions est rattaché à l'angle *Représentations mentales*. En d'autres termes, les problèmes relationnels peuvent aussi bien être favorisés par une manière de ressentir les choses générant un sentiment de persécution, que par une manière de penser reposant sur le saut aux conclusions.

À travers des vidéos, les patients sont conduits à développer des compétences leur permettant de prendre conscience de ce biais.

Éviter le saut aux conclusions : inventer d'autres interprétations (séances 9 et 10)

Face à l'ambiguïté, les personnes souffrant de troubles psychotiques ont fréquemment tendance à couper court à la recherche d'éléments permettant de faire la part des choses et à considérer comme acquises une supposition antérieure. Dans le but de remédier à cela, *Inventer d'autres interprétations* est proposé dans la séance 9 comme une stratégie pour éviter le saut aux conclusions et améliorer la ToM (ou la prise de perspective) des participants. Collectivement, le saut aux conclusions est distingué de la simple construction de suppositions (*voir* Tableau 62.4).

Tableau 62.3 Objectifs thérapeutiques et techniques pour la séance 8.

Objectifs	Techniques permettant d'y parvenir
Identifier le saut aux conclusions	Les questions suivantes peuvent être utilisées : – Que signifie sauter à la conclusion ? – Quelqu'un a-t-il à l'esprit l'exemple d'une personne ayant sauté à la conclusion ? – Pourquoi est-ce négatif de sauter aux conclusions ? Est-ce systématiquement négatif ? – Quelles peuvent être les conséquences négatives du saut aux conclusions ? Rappeler aux participants les vidéos des séances précédentes et les amener à déterminer quels personnages y sautent aux conclusions (en particulier dans la vignette 4) Discuter l'impact du saut aux conclusions sur les interactions sociales
Banaliser le saut aux conclusions	Fournir un exemple issu de sa propre expérience Fournir des exemples anodins Mettre l'accent sur le fait que tout le monde peut sauter aux conclusions de temps à autre Demander aux participants s'ils connaissent quelqu'un ayant sauté à une conclusion
Reconnaître le saut aux conclusions d'un personnage lors d'une vignette vidéo et apprécier ses conséquences	Pour chaque vidéo, discuter les questions suivantes : – Est-ce que l'un des personnages saute à la conclusion dans cette vidéo ? – Avaient-ils raison à propos de ce qu'ils pensaient ? – Est-ce qu'ils pensaient qu'ils avaient définitivement raison ? – Est-ce qu'ils ont sauté à une conclusion négative à propos de quelqu'un d'autre ou à une conclusion positive ? – Quel a été le résultat de leur saut aux conclusions ? Qu'est-ce que cela les a conduits à ressentir ? Qu'est-ce que cela a conduit les autres à ressentir ?
Apprendre que le saut aux conclusions est plus probable dans les situations peu claires ou ambiguës	Revoir les causes du saut aux conclusions de Grace dans la vignette 4 Utiliser la technique socratique pour aider les participants à comprendre que l'ambiguïté favorise les erreurs Discuter le rôle de l'ambiguïté dans votre propre expérience de saut aux conclusions ou celle des participants

Tableau 62.4 Suppositions *versus* saut aux conclusions.

Faire des suppositions	Sauter aux conclusions
Vous concevez que plusieurs choses distinctes peuvent être vraies	Vous êtes convaincu qu'une seule chose est vraie
Vous savez que vos suppositions peuvent être fausses, mais que vous pouvez tout aussi bien être dans le vrai	Vous êtes plein d'assurance quant au fait que vous avez raison
Vous prenez votre temps avant de trancher	Vous êtes rapide pour trancher
Vous vous exprimez comme si vous étiez incertain	Vous vous exprimez comme si vous étiez certain
Vous ne risquez rien si vous vous trompez	Vous risquez de générer des sentiments négatifs si vous vous trompez

Cette approche est une variante de la reformulation d'hypothèses, une technique fréquemment utilisée dans les thérapies comportementales et cognitives. Produire des hypothèses alternatives est avant tout utile pour réduire le degré de conviction du patient en certaines croyances ou conclusions inappropriées. Dans ces deux séances, il est proposé aux participants de mettre en œuvre un *brainstorming* se limitant à trois suppositions et se fondant sur une heuristique simple ayant recours à des personnages stéréotypés tels que Théo l'accusateur, Marie la coupable et le Max le relax. Cette procédure est moins coûteuse du point de vue cognitif. Elle évite l'écueil d'un *brainstorming* ouvert, inadapté à certaines personnes ayant des troubles de la cognition sociale dont la tendance à la surinterprétation peut se traduire par le renforcement de leurs croyances inappropriées.

Les biais d'attribution propres aux patients présentant un délire de persécution sont également pris en compte. Ainsi trois principaux styles attributionnels sont explicités aux participants à partir des personnages stéréotypés : attribution humaine-externe (Théo l'accusateur), attribution humaine-interne (Marie la coupable) et attribution situationnelle-externe (Max le relax). L'objectif est de faire partager à tout le groupe l'intérêt de pouvoir générer des hypothèses alternatives.

Les participants formulent des hypothèses alternatives à partir de scénarios fictifs négatifs. Ils évaluent avec une échelle en 10 points leur adhésion à ces hypothèses. Ce processus métacognitif peut induire une accentuation du sentiment de discordance ressenti par les patients lorsqu'ils sautent aux conclusions et les conduire à accepter d'autres hypothèses. Le score sur l'échelle en 10 points sera réactualisé au cours des séances suivantes, lorsque les participants devront critiquer les arguments qui sous-tendent leurs convictions.

Éviter le saut aux conclusions : ne pas confondre les faits avec les impressions (séances 11 à 13)

Les séances 11 à 13 permettent d'approfondir le travail qui a été effectué au cours des deux séances précédentes en proposant d'autres stratégies pour éviter le saut aux conclusions. Les personnes ayant des troubles psychotiques ont fréquemment un jugement altéré. Elles ne peuvent pas utiliser les informations qui devraient leur permettre de construire aisément une interprétation appropriée, même lorsqu'elles sont en leur possession. Ces séances conduisent les participants à freiner leurs tendances à attribuer une signification aux événements en leur imposant de prendre en compte certains paramètres. À l'instar des séances 9 et 10, la procédure utilisée est destinée à améliorer la capacité des participants à raisonner de manière appropriée, tout en augmentant leur prise de conscience de la nature inappropriée de certaines suppositions.

Durant ces séances, les patients continuent également à améliorer leur perception sociale et leur interprétation émotionnelle, à travers l'analyse fine de photographies et de vidéos mettant en scène des interactions sociales.

Éviter le saut aux conclusions : rechercher plus d'arguments (séances 14 et 15)

Au cours de ces deux séances un jeu type *20 questions* (dans lequel les joueurs doivent trouver un animal, un lieu ou un aliment en posant des questions auxquelles on répondra par oui ou non) est mis en œuvre. Il a été conçu pour solliciter les compétences métacognitives et la tolérance à l'ambiguïté dans des situations complexes en termes de cognition sociale. En participant à ce jeu collectif dans lequel des points peuvent être gagnés ou perdus (le joueur commence avec un capital de 10 points et gagne 1 point par question posée; après chaque réponse, il peut décider de parier un certain nombre de points sur la réponse qu'il estime être la bonne), les participants prennent le risque de se mettre en difficulté devant leurs pairs et donc d'être victimes d'erreurs dans le domaine de la cognition sociale. Ce jeu requiert de pouvoir tolérer l'ambiguïté et de s'adapter au contexte de chaque tour du jeu, ce qui implique des compétences métacognitives et l'évaluation de ses propres performances aux tours antérieurs. Les thérapeutes encouragent les participants sujets au saut aux conclusions à identifier cette tendance et à développer des stratégies pour améliorer leurs performances. Ils les aident également à développer un contrôle sur eux-mêmes pendant les tours ultérieurs de jeu.

Mise en pratique : utiliser les compétences acquises (séances 16 à 20)

Les dernières séances du programme permettent l'intégration des compétences et des stratégies acquises durant les séances antérieures, de telle sorte qu'elles puissent être utilisées dans le quotidien des participants.

Le fait que les difficultés interpersonnelles des participants et les émotions qu'elles impliquent soient discutées durant ces séances sollicite fortement les erreurs de cognition sociale. Ces séances fournissent ainsi l'opportunité d'aider les participants lorsqu'ils affrontent activement des difficultés de cognition sociale qui sous-tendent leurs difficultés relationnelles du quotidien.

Efficacité du programme SCIT

L'efficacité du programme SCIT a été principalement étudiée chez les personnes avec des troubles du spectre de la schizophrénie. Parmi les 11 études contrôlées concernant l'entraînement de la cognition sociale, six ont été consacrées au programme SCIT (Kurtz et al., 2016). Ces travaux ont montré une action significative du programme SCIT sur : la ToM (Combs et al., 2007; Penn et al., 2005; Voutilainen et al., 2016), la reconnaissance des émotions (Combs et al., 2007; Roberts et Penn, 2009; Voutilainen et al., 2016), le style attributionnel (Combs et al., 2007; Penn et al., 2005; Roberts et al., 2014) et la flexibilité cognitive (Combs et al., 2007). Dans certaines études, consacrées à des patients hospitalisés ou non, le programme SCIT a également entraîné une amélioration des rapports sociaux (Combs et al., 2007; Roberts et al., 2014; Roberts et Penn, 2009), une réduction des symptômes négatifs (Roberts et al., 2014), ainsi qu'une réduction de l'agressivité et des passages à l'acte (Combs et al., 2007). Chez des patients médicolégaux avec schizophrénie, une version modifiée du programme SCIT a amélioré la reconnaissance des émotions faciales et, selon les intéressés, facilité leurs objectifs sociaux (Taylor et al., 2016). L'étude randomisée contrôlée multicentrique qui vient d'être conduite en France par A. Koubichkine permettra de mieux cerner les bénéfices de SCIT sur les symptômes négatifs. Selon une revue systématique de littérature prenant en compte la qualité méthodologique des études et la nature des interventions (32 études prises en considération représentant au total 1440 participants), les résultats déjà publiés sont globalement en faveur d'une efficacité des programmes d'entraînement de la cognition sociale, dont SCIT, sur la reconnaissance des émotions faciales, la ToM et la perception sociale, alors que ses effets sur le style attributionnel et les liens entre l'amélioration de la cognition sociale et le pronostic fonctionnel restent encore à explorer (Grant et al., 2017).

L'intérêt du programme SCIT dans la bipolarité et dans le syndrome d'Asperger a aussi été étudié. Dans un essai clinique randomisé et contrôlé, le programme SCIT a amélioré significativement la perception des émotions, la ToM et la symptomatologie dépressive chez des personnes avec troubles bipolaires (Lahera et al., 2013). Une étude pilote a montré la capacité d'une version modifiée du programme SCIT (social cognition and interaction training for autism ou SCIT-A) à améliorer la théorie de l'esprit et, dans une moindre mesure, les compétences sociales, dans le syndrome d'Asperger (Turner-Brown et al., 2008).

Commentaire

Les tableaux, la figure et une partie de la description des séances sont issus d'un chapitre antérieur de Franck et Penn (2014).

Références

Combs, D. R., Adams, S. D., Penn, D. L., Roberts, D., Tiegreen, J., & Stem, P. (2007). Social Cognition and Interaction Training (SCIT) for inpatients with schizophrenia spectrum disorders : Preliminary findings. *Schizophr Res*, *91*, 112–116.

Fett, A. K., Viechtbauer, W., Dominguez, M., Penn, D. L., van Os, J., & Krabbendam, L. (2011). The relationship between neurocognition and social cognition with functional outcomes in schizophrenia : A meta-analysis. *Neurosci Biobehav Rev*, *35*, 573–588.

Franck, N., & Penn, D. (2014). Le programme SCIT. In N. Franck (Ed.), *Cognition sociale et schizophrénie* (pp. 109–122). Paris : Elsevier Masson.

Grant, N., Lawrence, M., Ptreti, A., Wykes, T., & Cella, M. (2017). Social cognition interventions for people with schizophrenia : A systematic review focusing on methodological quality and intervention modality. *Clinical Psychology Review*, *S6*, 55–64.

Kurtz, M. M., Gagen, E., Rocha, N. B. F., Machado, S., & Penn, D. L. (2016). Comprehensive treatments for social cognitive deficits in schizophrenia : a critical review and effect-size analysis of controlled studies. *Clinical Psychology Review*, *43*, 80–89.

Lahera, G., Benito, A., Montes, J. M., Fernández-Liria, A., Olbert, C. M., & Penn, D. L. (2013). Social cognition and interaction training (SCIT) for outpatients with bipolar disorder. *J Affect Disord*, *146*, 132–136.

Penn, D. L., Roberts, D. L., Combs, D., & Sterne, A. (2007). The development of the Social Cognition and Interaction Training program for schizophrenia spectrum disorders. *Psychiatric Services*, *58*, 449–451.

Penn, D. L., Roberts, D. L., Munt, E., Silverstein, E., Jones, N., & Sheitman, B. (2005). A pilot study of Social Cognition and Interaction Training (SCIT) for schizophrenia. *Schizophr Res*, *80*, 357–359.

Roberts, D. L., Combs, D. R., Willoughby, M., Mintz, J., Gibson, C., Rupp, B., & Penn, D. L. (2014). A randomized, controlled trial of Social Cognition and Interaction Training (SCIT) for outpatients with schizophrenia spectrum disorders. *Br J Clin Psychol*, *53*, 281–298.

Roberts, D. L., & Penn, D. L. (2009). Social Cognition and Interaction Training (SCIT) for outpatients with schizophrenia : A preliminary study. *Psychiatr Res*, *166*, 141–147.

Taylor, R., Cella, M., Csipke, E., Heriot-Maitland, C., Gibbs, C., & Wykes, T. (2016). Tackling social cognition in schizophrenia : A randomized feasibility trial. *Behav Cogn Psychother*, *44*, 306–317.

Turner-Brown, L. M., Perry, T. D., Dichter, G. S., Bodfish, J. W., & Penn, D. L. (2008). Brief report : Feasibility of social cognition and interaction training for adults with high functioning autism. *J Autism Dev Disord*, *38*, 1777–1784.

Voutilainen, G., Kouhia, T., Roberts, D. L., & Oksanen, J. (2016). Social Cognition and Interaction Training (SCIT) for adults with psychotic disorders : A feasibility study in Finland. *Behav Cogn Psychother*, *44*, 711–716.

ToMRemed (remédiation de la théorie de l'esprit)

Chapitre **63**

Nadine Bazin, Paul Roux, Christine Passerieux

PLAN DU CHAPITRE

ToMRemed (ToM pour *theory of mind* – théorie de l'esprit) est un outil thérapeutique structuré de remédiation cognitive qui a été développé par l'équipe de Versailles à partir de 2008. Il est destiné aux patients atteints de schizophrénie qui présentent des troubles de la cognition sociale. Cet outil a été conçu dans une perspective théorique et pratique globale. Sur le plan théorique, ToMRemed est fondé sur des travaux expérimentaux conduits par l'équipe de Versailles depuis 1995 et sur un modèle présenté dans le *Schizophrenia Bulletin* (Hardy-Baylé et al., 2003), qui postule que les personnes souffrant de schizophrénie présentent un déficit des processus intégratifs de traitement du contexte qui interviennent dès lors qu'il faut comprendre une information ambiguë et donc sélectionner un sens parmi plusieurs possibles. Sur le plan pratique ont été développés en même temps le programme de soins (ToMRemed) et un outil de mesure des troubles de la cognition sociale *en situation* (c'est-à-dire en contexte écologique), la LIS (Lecture Intentionnelle en Situation). La LIS est utilisée à la fois pour préciser l'indication des soins et pour en mesurer l'impact proximal. ToMRemed a bénéficié d'un excellent accueil en France où il est diffusé depuis 2010 et différents travaux conduits depuis sa diffusion ont apporté des données complémentaires de validation de son impact et de compréhension de son mode d'action (Bazin et al., 2017 ; Bazin et Passerieux, 2017).

Bases et principes de ToMRemed

La cognition sociale est un ensemble de capacités qui permet globalement de percevoir, d'interpréter et de comprendre les signaux sociaux. La théorie de l'esprit (ToM), qui est la capacité à se représenter les états mentaux d'autrui, en est un constituant majeur. Dans les situations d'interaction sociale, saisir le point de vue de l'autre ou ce qu'il sous-entend, les propos indirects et l'humour, et parvenir à *se mettre à la place de l'autre* et à le comprendre, permettent au final d'être dans une véritable communication.

Les troubles de la cognition sociale sont très fréquents dans la schizophrénie, voire quasi constants, à des degrés de gravité variables selon les patients. Même si elles sont majorées lors des décompensations, ces difficultés qui apparaissent avant les premiers symptômes psychotiques persistent en intercritique. Ainsi, elles représentent une part importante du handicap psychique avec un retentissement majeur dans la vie sociale, encore plus important que celui des déficits en cognition froide (Bertrand et al., 2007 ; Fett et al., 2011 ; Sprong et al., 2007). En particulier, la difficulté à se représenter le point de vue d'autrui va induire dans la relation une position autocentrée, rapidement négative et persécutive, source d'angoisse, d'isolement et de retrait social.

L'objectif de la remédiation de la cognition sociale est d'aider les patients à mieux comprendre les difficultés qu'ils rencontrent et à mettre en place des stratégies pour y remédier afin d'améliorer leur fonctionnement social global (Morin et Franck, 2017 ; Wykes, 2010). Les déficits en cognition sociale peuvent concerner différents types d'informations (émotions, intentions, croyances…) et peuvent être provoqués par différents dysfonctionnements cognitifs sous-jacents (déficits attentionnels, perceptifs, exécutifs, décisionnels, de production de la réponse…). Le modèle sur lequel travaille l'équipe de Versailles depuis 2003 postule que les difficultés des patients atteints de schizophrénie porteraient sur leurs aptitudes en ToM (raisonner avec des concepts mentaux pour comprendre autrui et échanger avec lui) mais aussi et surtout sur leurs aptitudes à relever, dans l'environnement, les indices permettant de sélectionner l'état mental pertinent. Ainsi, la stratégie retenue pour ToMRemed est de privilégier une approche très intégrative, dans laquelle des cibles multiples sont visées et de nombreuses compétences sont sollicitées : les stratégies perceptives ou d'exploration de l'environnement social (favorisant un remodelage attentionnel), l'intégration des indices sociaux au contexte qui permet de choisir leur signification parmi les nombreuses interprétations possibles, la mobilisation de stratégies de génération d'hypothèses ou de raisonnement (en particulier travail sur les biais de raisonnement comme le saut à la conclusion). Le principe général de ToMRemed est de mettre le patient en position de *détective social* dont la *mission* consiste à résoudre l'énigme de ce qui détermine une personne à agir de telle ou telle façon, ce qui implique à la fois de chercher les indices utiles et de trouver la meilleure stratégie pour répondre à la question. L'idée générale de ToMRemed est qu'en aidant les patients à identifier les indices pertinents d'une situation, ils parviendraient à attribuer correctement les intentions des acteurs de cette situation.

Par ailleurs, la métacognition et la motivation, deux dimensions ayant une influence majeure sur l'impact de la remédiation cognitive, ont été largement prises en considération pour ToMRemed. Ainsi, le choix a été fait d'une remédiation cognitive en groupe permettant, à toutes les étapes de la thérapie, de profiter de la dynamique de groupe pour :

- renforcer la motivation de chacun (aspect ludique, renforcement mutuel, aide à son prochain et partage de stratégies) ;
- favoriser la métacognition et la connaissance de ses propres difficultés qui s'avèrent communes à tous, qui peuvent être mises en commun, partagées avec les autres, sans s'isoler et se dévaloriser ;
- favoriser le transfert des compétences sur la vie quotidienne en soumettant ses propres expériences au regard et à l'analyse des autres, en profitant des expériences de vie rapportées par les autres avec un ressenti émotionnel atténué, une compétence améliorée, et pour une plus grande diversité des situations analysées.

Par ailleurs, ToMRemed est un outil très structuré, à utiliser sur une période de 3 mois à raison d'une séance de groupe par semaine avec une difficulté progressivement croissante, une séance de présentation en préliminaire et une séance de bilan en fin de programme, puis en complément, des séances de rappel à raison d'une séance tous les 2 mois sur minimum 1 an. ToMRemed s'appuie sur deux types de matériel : des extraits vidéo et des expériences de vie rapportées par les patients. Les extraits vidéo sont de brèves (1 à 3 minutes) séquences de films français, qui peuvent être parfaitement comprises indépendamment du film dans sa globalité et qui mettent en jeu deux ou trois personnes dont les interactions reposent sur leurs états mentaux implicites et sur lesquels va porter le travail. Les expériences de vie rapportées sont des situations de vie que les patients racontent au groupe, correspondant à une situation relationnelle dans lesquelles ils se sont « sentis en difficulté » et qu'ils vont soumettre à l'analyse du groupe. Ces deux outils sont très complémentaires : les extraits de films sont riches en éléments contextuels, en interactions, en expressions émotionnelles…, et en même temps ils limitent l'implication émotionnelle des patients et leur permettent d'avoir une position extérieure à ce qui se joue dans les scènes. Les expériences de vie rapportées sont beaucoup plus pauvres en détail et éléments de contexte mais l'implication émotionnelle est plus importante. Elles permettent le transfert des apprentissages dans la vie quotidienne. Les extraits vidéo permettent d'apprendre la stratégie, les expériences de vie rapportées permettent d'expérimenter cette stratégie sur soi-même dans la vie quotidienne.

ToMRemed ne peut être utilisé que par des professionnels soignants formés à la technique et connaissant bien la schizophrénie. Les objectifs soignants de ToMRemed sont de deux ordres, souvent successivement atteints. Le premier ordre est métacognitif : amener chaque patient à percevoir ses erreurs d'interprétation de l'intention communicative d'autrui, déconstruire ses interprétations erronées et idiosyncrasiques et introduire un doute. Le second ordre est plus purement cognitif : aider le patient à mettre en place des stratégies pour mieux comprendre les intentions d'autrui. Pour certains patients, le travail métacognitif est facile et se fait rapidement au cours des premiers ateliers et le travail cognitif se fait ensuite. Pour d'autres, l'ensemble de la session (les douze séances) est nécessaire au travail métacognitif et ce n'est qu'ensuite, grâce aux ateliers de rappel, que l'apprentissage de la stratégie est progressivement réalisé.

ToMRemed en pratique

Indications : évaluation des capacités en ToM avec la LIS

ToMRemed s'adresse aux personnes chez lesquelles un trouble schizophrénique ou schizoaffectif a induit des troubles de la cognition sociale. Ces patients doivent être en période de stabilité symptomatique, sous traitement antipsychotique et régulièrement suivis. Il est également nécessaire que ces personnes aient un certain degré de conscience de leurs difficultés de communication et qu'elles aient le désir de les réduire.

La LIS est l'outil principal d'évaluation du programme ToMRemed. Elle permet de mesurer les capacités du patient à comprendre les interactions sociales présentées sur de courtes séquences vidéo. Elle est d'abord utilisée pour poser l'indication (ou non) de participer au programme (le score seuil est de 14; au-delà, les capacités en cognition sociale sont considérées comme altérées et ToMRemed est indiqué). Elle est également utilisée à la fin du programme ToMRemed pour évaluer l'efficacité de la technique de soin (même si, bien sûr, ce qui est visé est l'amélioration globale du fonctionnement social). Une étude a montré que le score moyen à la LIS était de 10,8 – écart type (ET) = 2,9 – sur un échantillon de 15 témoins et de 20 (ET = 7,3) sur un échantillon de 20 patients atteints de schizophrénie (Bazin et al., 2009).

La tâche consiste à visionner six extraits de films et à répondre, pour chaque extrait, à une question sur l'intention d'un des protagonistes, en classant dans un tableau à quatre cases (très probable, probable, peu probable, très peu probable), les cinq réponses proposées, puis en précisant les arguments retrouvés dans l'extrait et utilisés pour faire ce classement (*voir* Encadré 63.1). La tâche dure environ une demi-heure et est en général très bien acceptée par les patients.

ENCADRÉ 63.1

Passation de la LIS : exemple

Extrait vidéo : un homme téléphone à sa femme en conduisant. Un policier l'arrête et commence à le verbaliser. Brutalement, l'homme prend un air très préoccupé et dit qu'il est très inquiet pour son fils, qu'il n'a plus de nouvelles…
La question posée concerne l'intention du conducteur : « Pourquoi le conducteur parle-t-il de son fils au policier ? »
Cinq réponses sont proposées :
1. « Parce qu'ils se connaissent et qu'il veut lui donner des nouvelles. »
2. « Pour l'attendrir pour que le policier ne le sanctionne pas. »
3. « Parce qu'il est tellement inquiet pour son fils qu'il en parle à tous les gens qu'il rencontre. »
4. « Parce qu'il est fier de son fils. »
5. « Parce qu'il n'a pas remarqué qu'il parle à un policier. »
Le sujet doit *remplir le tableau ci-dessous* en mettant chacune des réponses dans une case en fonction de degré de plausibilité, en inscrivant dans le tableau les numéros correspondant à chacune des réponses proposées. Par exemple, si la réponse 1 est jugée très probable, le chiffre 1 doit être inscrit dans la case *Très probable* du tableau, si la réponse 2 est jugée peu probable, le chiffre 2 va figurer dans la case *Peu probable*, etc. Certaines cases peuvent rester vides et il peut y avoir plusieurs chiffres dans une même case.

Très peu probable	Peu probable	Probable	Très probable
–	–	–	–

Le sujet doit ensuite, pour chaque réponse proposée, donner quelques arguments extraits de la séquence vidéo, permettant de justifier le choix de son classement.

Le score est calculé sur les six extraits de film : il est une mesure de la distance entre les réponses du patient et celles des sujets témoins.

Deux extraits de films sont présentés avant la phase de test proprement dite : le premier (pour lequel des questions d'observation sont posées) vise à engager le patient et à mobiliser son attention; le second permet d'expliquer la tâche à venir.

Déroulé des séances

Le programme ToMRemed comprend douze séances d'une durée moyenne de 2 heures. Les séances sont hebdomadaires, le programme se déroule donc sur 3 mois environ. Le nombre idéal de patients pour profiter au mieux de la dynamique de groupe est de six (entre cinq et sept). Les séances sont animées par deux thérapeutes préalablement formés à la technique.

Les extraits vidéo utilisés par ToMRemed nécessitent, d'un point de vue pratique, de disposer à la fois d'un système pour visionner les films (lecteur DVD ou ordinateur) et d'un matériel pour projeter simultanément les questions posées avec les différentes réponses proposées (visioprojecteur ou deuxième ordinateur).

Première et douzième séances

La première séance porte sur la présentation de l'atelier : les thérapeutes évaluent les attentes des patients, leur niveau de connaissance de leurs difficultés, puis présentent les objectifs de l'atelier et son déroulé. Éventuellement, dans le but de susciter l'intérêt direct des patients, une première expérience de vie rapportée peut être travaillée telle que nous allons le décrire plus tard. Les thérapeutes vont tenter d'induire déjà une dynamique de groupe.

La dernière séance est celle du bilan de la session : elle permet à chacun d'expliciter les retombées de ToMRemed sur sa vie quotidienne et la manière dont il utilise les stratégies acquises. C'est lors de cette dernière séance que les séances de rappel sont proposées au groupe.

Les dix autres séances

Chaque séance comporte deux temps qui correspondent à l'utilisation successive des deux supports : un premier temps de travail sur les expériences de vie rapportées et un second temps de travail sur les extraits vidéo.

Travail sur les expériences de vie rapportées par les patients

Les patients sont sollicités pour noter dans la semaine qui sépare deux séances les situations de conversation au cours desquelles ils se sont sentis en difficulté.

Lorsqu'un patient rapporte une situation interactive dans laquelle une question intentionnelle peut être posée, le thérapeute reformule la situation et pose explicitement cette question au patient.

> **Exemple d'expérience de vie rapportée**
>
> M. X nous raconte : « Hier, je suis monté dans le bus et deux filles se sont mises à rire en me regardant ». Le thérapeute pose la question : « D'après vous, quelle était l'intention des deux filles dans le bus quand elles vous ont regardé en riant ? » M. X répond : « Elles voulaient se moquer de moi, parce que je suis mal habillé. »

Le thérapeute note la situation et la réponse du patient comme première hypothèse, puis demande aux autres patients du groupe de formuler d'autres hypothèses. Chaque hypothèse est ensuite discutée par le groupe avec les arguments qu'apporte chaque patient et avec les éléments contextuels qu'apporte le patient concerné par la situation. L'objectif est que le patient concerné puisse mettre en doute son hypothèse voire qu'il accepte une autre hypothèse.

> **Exemple d'expérience de vie rapportée (suite)**
>
> Dans l'exemple de M. X, plusieurs hypothèses alternatives sont proposées par les patients dont « les deux filles ont ri parce qu'elles ont vu quelque chose de drôle dans la rue derrière lui » et « les deux filles voulaient le draguer ». Les éléments contextuels rapportés par le patient concerné par la situation ont été qu'effectivement, d'autres personnes dans le bus se sont déplacées à l'arrière du bus et que quelqu'un a dit : « Regardez derrière, dans la rue... »

Au total, le travail consiste à travailler en trois étapes :

- identifier une « intention cachée » dans la situation rapportée et identifier l'hypothèse faite par le patient qui a vécu la situation;

- aider le groupe à générer des hypothèses alternatives;
- puis travailler sur les éléments contextuels rapportés progressivement par le patient qui a vécu la situation à la demande des uns et des autres, pour finalement retenir l'hypothèse la plus probable, souvent différente de l'hypothèse initiale du patient qui a vécu la situation.

Ce travail encourage toujours largement la participation active de tous les participants et permet à chaque patient de se confronter à l'expérience des autres. De plus, ce partage d'expérience fait régulièrement émerger d'autres situations vécues qui seront à leur tour analysées et travaillées avec le groupe de la même façon.

Cette première tâche, qui ouvre chaque atelier, évolue au cours du temps et des dix séances : au début de la thérapie, les patients sont en difficulté pour rapporter des expériences vécues, puis progressivement, ils identifient dans leur quotidien les situations en lien avec ce qui est travaillé dans l'atelier et apportent de plus en plus d'expériences vécues qui sont elles-mêmes de plus en plus pertinentes et en lien avec les difficultés d'attribution d'intention à autrui. Progressivement, la « stratégie ToMRemed en trois étapes » (1. identifier une intention cachée, 2. rechercher des hypothèses alternatives, 3. choisir la meilleure hypothèse eu égard aux éléments du contexte retrouvés) est identifiée, énoncée, apprise et répétée pour être utilisée dans la vie courante dès que nécessaire.

Travail sur les extraits vidéo

Les différentes étapes du travail sont les suivantes :

1. présentation du film à l'ensemble du groupe. À tout moment de l'atelier et à la demande d'un des participants, le film peut être à nouveau regardé;
2. présentation et lecture orale de la première question et des cinq premières hypothèses correspondantes proposées :
   - **travail individuel** : chaque patient a à sa disposition un support pour écrire et un tableau vierge (même tableau que pour la LIS) à remplir pour chaque question proposée. Il lui est demandé de répondre à la question posée en remplissant le tableau puis de noter des arguments en faveur de son choix pour chacune des cinq hypothèses (comme lors de la passation de la LIS). Le temps accordé pour ce travail individuel est variable : l'ensemble du groupe attend que tous les intervenants aient fini de remplir le tableau et d'écrire ses arguments,
   - **travail collectif** : toutes les hypothèses sont revues les unes après les autres, chaque intervenant du groupe donnant sa réponse et ses arguments. Toutes ces réponses sont analysées par le groupe et le travail de restructuration cognitive décrit plus haut autour des expériences de vie rapportées est réalisé de façon assez superposable avec ces supports de films vidéo;
3. au cours d'une séance, une seconde (et parfois une troisième) question portant sur l'intention d'un autre des personnages de l'extrait est travaillée de la même manière;
4. enfin le scénario global de l'extrait est explicité par un ou plusieurs, voire tous les intervenants du groupe. L'objectif est d'arriver à un scénario communément admis par tous en soulignant les intentions de chacun des personnages et les éléments du contexte les plus pertinents. On peut pour cela poser d'autres questions que celles proposées, ce qui permet d'enrichir le travail.

Exemple

Pour l'extrait vidéo de l'homme téléphonant à sa femme en conduisant, présenté dans l'encadré 63.1, le scénario global est : « Un conducteur téléphone en conduisant. Un policier l'arrête, lui rappelle la loi et commence à le verbaliser. Le conducteur tente alors de l'attendrir (il prend un air très préoccupé, un ton plaintif) en lui parlant de son fils en situation difficile. L'intention du conducteur est d'éviter l'amende. »

À la demande des thérapeutes, le scénario global intentionnel de la séance précédente est rappelé par le groupe à chaque début de séance.

Séances de rappel

Avec l'utilisation de ToMRemed en routine par un nombre croissant d'équipes, est apparu l'intérêt de rajouter des séances supplémentaires après la fin du module. Ces séances supplémentaires (au rythme d'une tous les 2 mois) visent à renforcer les apprentissages mais surtout à accompagner les patients dans l'utilisation, dans leur vie quotidienne, des stratégies travaillées.

La séance de rappel consiste à travailler sur des expériences de vie rapportées par les patients, avec le même déroulement que celui utilisé pour les dix séances déjà effectuées, en rappelant la *stratégie ToMRemed en trois étapes* et la façon de l'utiliser. Chaque patient rapporte une situation et chaque situation est travaillée par le groupe. Au début de chaque séance est également fait un rappel des situations travaillées lors de la séance précédente.

Compétences travaillées

Au total, plusieurs compétences et stratégies sont travaillées en parallèle :

1. la recherche et la sélection des indices sociaux utiles : ce repérage est largement travaillé avec les extraits de film, riches en détail, émotions exprimées, attitudes, intonations, interactions. Les informations générales et connaissances du monde utiles sont également recherchées et les extraits sont revus aussi souvent que nécessaire pour le repérage de ces indices. Le même travail est réalisé avec les expériences de vie rapportées qui gagnent peu à peu en éléments contextuels;
2. les stratégies de raisonnement et la correction des biais et des conclusions hâtives (saut à la conclusion). L'objectif travaillé dans toutes les situations est d'automatiser une routine de recherche d'hypothèses alternatives à la première explication qui vient à l'esprit;
3. les capacités métacognitives : progressivement, chacun à leur rythme, les patients prennent conscience de leurs difficultés;
4. l'intégration de la logique intentionnelle : la dernière étape du travail sur chaque scène est de résumer en quelques phrases le point de vue de chacun dans l'interaction. De ce résumé émerge une représentation intégrée qui met l'intention communicative au cœur de l'échange : Qui fait quoi et avec quelle intention? Ce scénario résumé sera rappelé par le groupe lors de la séance suivante;
5. le renforcement des stratégies et leur utilisation dans la vie quotidienne : ceci permet la généralisation des acquis et l'utilisation le cas échéant de stratégies palliatives comme de demander à l'autre ce qu'il a voulu dire.

Le rôle des thérapeutes de ToMRemed est très important. Ils favorisent la bienveillance et l'entraide des participants qui partagent la même difficulté. Le matériel vidéo comprend des situations sociales qui ont été classées par ordre croissant de difficulté du premier au dixième extrait de film. Il est rare que tous les patients se trompent sur les mêmes films et, de la même façon, il y en a toujours un ou deux qui comprennent la situation travaillée mieux que les autres et qui font profiter le groupe de cette compréhension. Les situations sont variées. Selon les cas, elles concernent la vie professionnelle, la vie familiale, les relations de couple ou parent–enfant, etc., ce qui permet à tous les patients de se retrouver tour à tour plus ou moins performants et plus ou moins en difficulté. De la même manière, lors du travail sur les expériences de vie rapportées, les patients qui écoutent et ne sont pas concernés par la situation se montrent souvent très pertinents pour l'analyser. Les animateurs doivent veiller à ce que chaque patient soit encouragé à rapporter une situation et que les compétences de chacun aient tour à tour l'occasion d'être soulignées. Ces nombreuses interactions entre les patients et/ou les animateurs, en veillant à ce qu'aucun ne reste jamais en échec, permettent une dynamique de groupe essentielle au processus de changement. Ces interactions sont aussi une autre forme de sollicitation des capacités à se mettre à la place de l'autre : renforcer le mouvement naturel de solidarité permet de solliciter *in vivo* les capacités d'empathie de chacun.

Étude de l'impact de ToMRemed

Depuis fin 2010, l'équipe de Versailles organise des formations à ToMRemed. Celles-ci s'adressent à des binômes de soignants travaillant dans la même structure de soins et capables d'animer un groupe de patients atteints de schizophrénie. La formation dure 2 jours et permet aux équipes de mettre en place ToMRemed dans leur structure de soins. Le matériel et le manuel d'utilisation sont fournis lors de la formation. Entre 2010 et 2015, plus de 150 soignants ont ainsi été formés à ToMRemed soit environ 70 équipes de psychiatrie en France mais aussi en Suisse, à Monaco et en Belgique. Ces soignants sont pour moitié infirmiers (50 %), mais aussi psychologues (25 %), psychiatres (20 %)

et ergothérapeutes (5 %). Des formations continuent à être organisées à Versailles, d'autres ayant lieu à Lyon dans le cadre du diplôme universitaire de remédiation cognitive. Au total, deux à trois formations ont lieu chaque année.

Tous les ans, les équipes formées à ToMRemed sont invitées à se retrouver à Versailles pour une journée de retour d'expérience. L'objectif de cette journée, qui favorise une mise en lien des thérapeutes formés et pratiquant ToMRemed, est de partager les expériences, les difficultés rencontrées, les résultats observés et les propositions pratiques, permettant ainsi à la technique d'évoluer tout en maintenant une harmonisation des pratiques et des évaluations.

Une étude multicentrique en soins courants, concernant l'évaluation de l'impact de ToMRemed sur un total de 110 patients atteints de schizophrénie, a été réalisée avec onze centres de réhabilitation ou centres de jour (CDJ) dont les soignants ont été formés à la technique ToMRemed entre 2011 et 2014 et dont les pratiques du soin sont homogènes (Bazin et al., 2017 ; Bazin et Passerieux, 2017). Les 110 patients inclus dans cette étude –26 femmes et 84 hommes, moyenne d'âge 38,4 ans (ET = 9,6) –, étaient tous sous traitement antipsychotique, en phase de stabilité symptomatique. Tous ont suivi l'ensemble du programme ToMRemed.

L'acceptabilité de la thérapie a été très satisfaisante avec un faible taux d'absentéisme des patients (une seule absence en moyenne). Ont été exclus de cette étude les patients qui ont commencé la session ToMRemed mais n'ont pas pu la terminer, quelle que soit la raison (rechute avec ou sans hospitalisation, reprise d'une activité professionnelle, déménagement...). En pratique, ce type d'exclusion a concerné, selon les groupes et les centres, entre zéro et trois patients maximum par groupe, résultats conformes à tous les groupes de thérapie de remédiation cognitive.

L'impact de la thérapie est significatif sur :

- les capacités de cognition sociale mesurées par la LIS, avec un score prétraitement de 19,7 (ET = 4,6) et un score post-traitement de 17,4 (ET = 4,8), soit une amélioration d'une taille d'effet d de Cohen de 0,52 (t(109) = 5,4 ; p < 0,001) ;
- la symptomatologie psychiatrique (positive, négative et globale) mesurée par la *positive and negative syndrome scale* (PANSS) dans trois centres pour 38 patients :
  - le score des symptômes positifs prétraitement était de 15,6 (ET = 5,9) et le score post-traitement de 13,7 (ET = 5,3), soit une amélioration statistiquement significative (t(37) = 3, p < 0,01),
  - le score de symptômes négatifs prétraitement était de 20,3 (ET = 7,4) et le score post-traitement de 17,8 (ET = 5,6), soit une amélioration statistiquement significative (t(37) = 2,4, p < 0,05),
  - le score de psychopathologie générale prétraitement était de 38,8 (ET = 11,5) et le score post-traitement de 34,9 (ET = 8,1), soit une amélioration statistiquement significative (t(37) = 3, p < 0,01) ;
- le fonctionnement dans la vie quotidienne évalué par la *personal and social performance scale* (PSP) dans deux centres pour 21 patients, avec un score prétraitement de 53,1 (ET = 8,7) et un score post-traitement de 61,8 (ET = 10,7), soit une amélioration statistiquement significative (t(20) = – 5,8 ; p < 0,001).

Ces impacts ne sont pas corrélés au sexe, à l'âge, à la sévérité symptomatique ou au score initial à la LIS. Tous ces résultats confirment ceux retrouvés précédemment avec des effectifs plus faibles (Bazin et al., 2010 ; Passerieux et al., 2014).

Dans la population étudiée, tous les patients ont amélioré leur métacognition : ils ont pris conscience de leurs difficultés et se sont montrés capables de repérer leurs erreurs d'interprétation des intentions d'autrui. Par ailleurs, 73 % d'entre eux ont bénéficié d'une diminution significative de leur score LIS après thérapie. Plusieurs facteurs prédictifs d'efficacité de ToMRemed ont été étudiés (score initial à la LIS, score initial à la PANSS, âge avancé), mais aucun n'a été retenu. Ainsi, même les patients ayant un grave déficit dans la capacité à attribuer des intentions à autrui (score élevé à la LIS), les patients stabilisés mais encore très symptomatiques (score élevé à la PANSS), les sujets ayant une longue durée de maladie (âge avancé) peuvent potentiellement bénéficier de ToMRemed. Il faut cependant noter l'absence de groupe contrôle et de randomisation, limitant la portée des résultats de cette étude.

Conclusion

ToMRemed est une technique de remédiation cognitive maintenant largement utilisée en France en soins courants, dont l'objectif est d'aider les patients atteints de schizophrénie à améliorer leur capacité de traitement des états mentaux intentionnels. Elle a fait la preuve de sa bonne faisabilité et acceptabilité et une étude observationnelle suggère qu'elle pourrait être efficace tant sur le plan des performances cognitive en ToM (mesurées par la LIS) que sur le fonctionnement global (estimé par la PSP).

La diffusion plus large de ToMRemed (comme des autres techniques de remédiation cognitive disponibles) ainsi que l'amélioration de ces techniques et l'optimisation de leur utilisation sont des objectifs à poursuivre dans les années qui viennent pour les équipes qui travaillent sur ce sujet. En effet, ces outils favorisent la prise de conscience collective des difficultés cognitives liées à la schizophrénie (qui sont encore trop souvent méconnues tant du côté des patients et de leur famille que du côté des soignants) et participent à l'évolution dynamique actuelle des soins de la schizophrénie vers une prise en charge plus active et formalisée du handicap psychique.

Références

Bazin, N., Brunet-Gouet, E., Bourdet, C., Nayser, N., Falissard, B., Hardy-Baylé, M. C., & Passerieux, C. (2009). Quantitative assessment of attribution of intentions to others in schizophrenia using an ecological video-based task : A comparison with manic and depressed patients. *Psychiatry Research*, *167*(162), 28–35.

Bazin, N., Brunet-Gouet, E., & Passerieux, C. (2017). Caractéristiques cliniques et évolutives des patients atteints de schizophrénie pris en charge avec le module de remédiation cognitive ToMRemed. Étude multicentrique en soins courants portant sur 110 patients. *Journal de thérapie comportementale et cognitive*, *27*(1), 8–15.

Bazin, N., & Passerieux, C. (2017). Remédiation de la théorie de l'esprit. In N. Franck (Ed.), *Remédiation cognitive*. (2e éd.)(pp. 170–187). Paris : Elsevier, coll. « Pratiques en psychothérapies ».

Bazin, N., Passerieux, C., & Hardy-Baylé, M. C. (2010). ToMRemed : une technique de remédiation cognitive centrée sur la théorie de l'esprit pour les patients schizophrènes. *Journal de thérapie comportementale et cognitive*, *20*(1), 16–21.

Bertrand, M., Sutton, H., Achim, A. M., et al. (2007). Social cognitive impairments in first episode psychosis. *Schizophrenia Research*, *95*, 124–133.

Fett, A. K., Viechtbauer, W., Dominguez, M. D., Penn, D. L., van Os, J., & Krabbendam, L. (2011). The relationship between neurocognition and social cognition with functional outcomes in schizophrenia : A meta-analysis. *Neuroscience & Biobehavioral Reviews*, *35*(3), 573–588.

Hardy-Baylé, M. C., Sarfati, Y., & Passerieux, C. (2003). The cognitive basis of disorganisation symptomatology in schizophrenia and its clinical correlates : Toward a pathogenic approach to disorganisation. *Schizophrenia Bulletin*, *29*(3), 459–471.

Morin, L., & Franck, N. (2017). Rehabilitation interventions to promote recovery from schizophrenia : A systematic review. *Frontiers in Psychiatry*, *8*, 100.

Passerieux, C., Bazin, N., Roux, P., & Hardy Bayle, M. C. (2014). Le programme ToMRemed : remédiation des troubles de la Théorie de l'Esprit. In N. Franck (Ed.), *Cognition sociale et schizophrénie : outils d'évaluation et de remédiation* (pp. 123-144). Paris : Elsevier, coll. « Médecine et psychothérapie ».

Sprong, M., Schothorst, P., Vos, E., Hox, J., & Van Engeland, H. (2007). Theory of mind in schizophrenia : Meta-analysis. *Brit J Psychiatry*, *191*, 5–13.

Wykes, T. (2010). Cognitive remediation therapy needs funding. *Nature*, *468*(7321), 165–166.

Mind Reading et remédiation neurocognitive

CHAPITRE 64

Jean-Pierre Lindenmayer, Mila Kirstie C. Kulsa, Marie-Cécile Bralet

PLAN DU CHAPITRE

Introduction

Le logiciel Mind Reading (MR) est un programme de remédiation cognitive en individuel ciblant la cognition sociale. Ce chapitre présente ce programme et montre l'intérêt d'une prise en charge combinée – ou intégrative – de l'ensemble des déficits cognitifs observés chez les patients souffrant de schizophrénie. Il associe deux types de remédiation, visant les déficits neurocognitifs et en cognition sociale, afin d'obtenir une amélioration globale du fonctionnement cognitif.

Dans la première partie de ce chapitre nous décrivons ce programme, puis dans la seconde les données issues d'études menées par l'un d'entre nous, Jean-Pierre Lindenmayer, avec des patients souffrant d'une forme de schizophrénie sévère de longue évolution.

Description du programme Mind Reading

À travers ses travaux sur l'autisme, Simon Baron-Cohen a souligné la nécessité de pouvoir identifier les émotions primaires en utilisant les différentes modalités sensorielles (visuelles et auditives) pour acquérir une théorie de l'esprit fonctionnelle (Baron-Cohen, 1995). Après avoir utilisé des supports faits de bandes dessinées et d'historiettes ciblant les émotions primaires pour aider des enfants d'écoles primaires ayant des déficits en théorie de l'esprit (Howlin et al., 1998), Baron-Cohen et ses collaborateurs ont créé en 2006 un logiciel plus interactif et plus ludique, Mind Reading, *the interactive guide to emotions* (MRIGE)[2], se fondant sur quatre émotions primaires : joie, colère, peur, tristesse. MR offre la possibilité de travailler sur une palette très large d'émotions se déclinant dans différentes modalités indépendantes (visuelles, auditives et mises en situation) complétées par des définitions et le recours à des mots simples et validés. Ce type d'apprentissage permet de changer de contexte d'apprentissage et facilite la généralisation des bénéfices dans la vie quotidienne. Le patient peut naviguer à son rythme entre différentes applications, seul ou avec le soutien d'un aidant. Il peut suivre un programme standard avec le thérapeute. Ce logiciel est fondé sur des méthodes d'apprentissage sans erreur avec renforcement positif.

Ce programme vise l'amélioration de la reconnaissance des émotions et de la théorie de l'esprit chez des personnes ayant des troubles du spectre autistique, quel que soit leur âge (Baron-Cohen et al., 2004; Golan et al., 2006).

Le guide de l'animateur du logiciel Mind Reading (CD-ROM ou DVD, version 1.3; *voir* Figure 64.1) comprend deux notices : la première de psychoéducation est centrée sur les émotions et la théorie de l'esprit, la seconde concerne l'utilisation du programme.

MR est facile d'utilisation, le patient pouvant naviguer librement et de façon ludique sur plusieurs interfaces. L'ensemble des apprentissages

[2] Ce programme n'est pas traduit en français à ce jour.

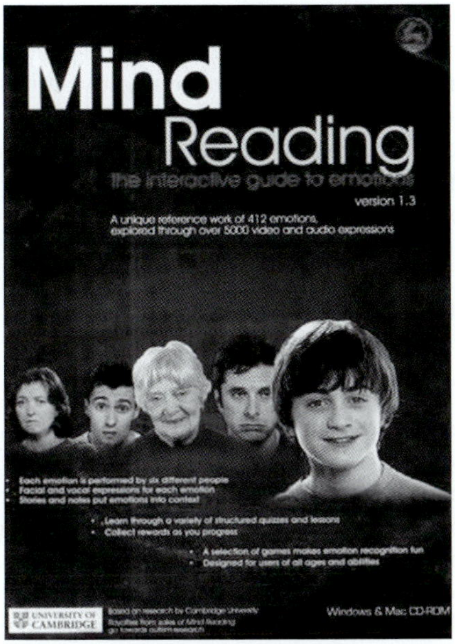

Figure 64.1 Présentation du logiciel.
Source : Mind Reading, Jessica Kingsley Publishers Limited.

et des résultats est enregistré pour chaque patient sur une application indépendante. Un site Web est disponible pour télécharger des informations et des nouvelles applications.

MR débute par une brève introduction, comme un générique de film, puis le patient est orienté vers une première interface où il s'enregistre, choisit son niveau (de 1 à 6), son *aidant* éventuel (voix audio d'un adulte, d'un enfant ou d'un personnage animé *emoto*, qui le guide et l'accompagne tout au long de la séance) et son système de récompense (collection de papillons, drapeaux, instruments de musique...). Le patient est ensuite dirigé vers le menu principal qui lui donne accès à trois sections : *la librairie des émotions, le centre d'apprentissage* et *la zone de jeux*. Il peut ainsi choisir soit de simplement regarder les définitions des émotions en les explorant selon leurs différentes modalités perceptives, soit de participer à des leçons plus structurées comprenant des exercices, soit de jouer à des jeux interactifs sur le thème des émotions.

Un fichier *bloc-notes* personnel est également mis à disposition du patient qui peut se créer un livret personnel à partir des définitions, des images et des leçons qui lui sont proposées. Un diplôme est remis à la fin du programme.

Description de la palette d'émotions

Des listes de mots, des séquences vidéo et des séquences audio donnent accès à 412 émotions exprimées par six acteurs avec leur visage ou leur voix, ou dans des historiettes. Les émotions sont présentées dans une seule modalité à la fois – faciale, vocale, ou dans le contenu des historiettes – indépendamment des autres. Les acteurs sont d'âges, de sexes et de groupes ethniques différents. Les émotions sont présentées dans des environnements colorés et imaginatifs. Au total, ce logiciel permet d'explorer plus de 7000 exemples d'émotions (2472 visages, 2472 voix et 2472 historiettes).

À chaque émotion ciblée correspondent des mots simples. Ces mots décrivent ce qu'une personne pourrait ressentir, comment son visage pourrait avoir l'air ou quelle intonation aurait sa voix. La liste des mots et le choix des émotions ont été validés par un groupe de dix personnes indépendantes dans la population générale : elles devaient pouvoir distinguer et identifier chacune de ces émotions et/ou concepts. Les émotions contenues dans tous les films et toutes les bandes audio ont été considérées comme valides lorsqu'au moins huit personnes sur dix avaient utilisé les mêmes mots pour les décrire.

Les 412 émotions sont regroupées en 24 groupes : par exemple, grincheux et furieux appartiennent au groupe colère. Un court extrait vidéo introduit la présentation de chacun des groupes en donnant des clés pour une analyse ultérieure. Par ailleurs, le logiciel est divisé en six niveaux selon les stades de développement et la complexité des émotions (niveau 1 : entre 4 et 7 ans ; niveau 2 : entre 8 et 10 ans ; niveau 3 : entre 11 et 13 ans ; niveau 4 : entre 4 et 16 ans ; niveau 5 : entre 17 et 18 ans ; niveau 6 : habitué/adulte).

Le déroulement et le nombre des séances sont établis avec l'équipe soignante en fonction des déficits observés et des objectifs de remédiation du patient. Chaque séance dure 1 heure. Les patients les plus jeunes apprennent les émotions de base et les adultes accèdent à des variantes plus complexes qui les conduisent à distinguer les subtilités de certaines émotions.

Description des trois sections

La librairie des émotions inclut 412 émotions regroupées en 24 groupes (exemples de groupes :

peur, colère, tristesse). Le nombre de groupes dépend du niveau choisi. Le patient clique sur le groupe qu'il souhaite travailler. Une vidéo d'introduction le présente à travers la prestation d'un acteur dans un contexte spécifique. Puis le patient choisit une des émotions appartenant au groupe, introduite à son tour par une vidéo. Le patient a ensuite accès à une définition de l'émotion, illustrée par des mots simples, fondée sur six images, six historiettes et six enregistrements audio. Une rubrique *Info* donne des informations sur l'impact de chaque émotion sur les autres, l'intensité de celle-ci et le contexte dans lequel elle est exprimée.

Le centre d'apprentissage comprend des cours théoriques et des exercices sous forme de quiz. Les cours théoriques approfondissent les connaissances sur les émotions. Ils sont divisés en quatre rubriques : *Beginners 20* qui concernant les émotions de base ; *Top 100* qui permet d'étudier les émotions les plus communes ; le *Groupe des émotions* qui considère les relations entre les émotions ; *Créer son propre cours* dans lequel le patient choisit les émotions qu'il souhaite étudier. Il y a également des quiz dans les quatre rubriques. Le patient peut y tester ses connaissances, voire créer ses propres tests de connaissance dans la quatrième rubrique. Le système de récompense qu'il a choisi en début de programme est utilisé dans chaque test/exercice. Exemple de quiz : associer des voix ensemble, des visages avec des vidéos, des sons avec des vidéos, des textes avec des vidéos. En s'exerçant, le patient fait des progrès au fur et à mesure des leçons et de ses réussites aux exercices.

La zone de jeux comprend cinq jeux éducatifs interactifs. Le patient clique sur le jeu qu'il souhaite : *Visages cachés* (un visage est recouvert par un quadrillage, le patient sélectionne l'un des carrés) permet d'améliorer l'association mot/visage/détail du visage ; *Visages dans l'espace* (le patient doit, en temps limité, associer des visages bougeant sur l'écran) permet d'améliorer l'association mot/visage, la rapidité d'exécution et la coordination œil–main : *Pairs d'émotions* (jeu de memory avec des pairs d'émotions) permet d'améliorer l'association d'émotions et leur mémorisation ; *Visages dans la vraie vie* (photographies de personnes au bureau, à l'école ou au supermarché, avec des bulles de texte, le patient devant associer bulles à situations) a pour but d'améliorer la théorie de l'esprit ; *Visages célèbres* (le patient doit apprécier le degré d'intensité négative à positive des émotions de l'acteur Daniel Radcliffe).

Nous proposons plusieurs extraits d'écrans : menu principal (*voir* Figure 64.2), librairie des émotions avec les groupes d'émotions (*voir* Figures 64.3 et 64.4), centre d'apprentissage avec un quiz et zone de jeux (visages cachés et visages célèbres ; *voir* Figure 64.5).

Fiches d'exercice

Onze fiches sont disponibles : associer des images montrant une même émotion ; associer l'émotion exprimée par un visage à un mot ; associer une phrase émotionnelle à une image émotionnelle ; illustrer une phrase émotionnelle ; décrire l'émotion sur une image ; associer les bons mots émotionnels au groupe d'émotions ; les émotions positives et négatives ; « je ressens…, quand… » ; « je ressens… » ; associer le vocabulaire émotionnel aux émotions adéquates ; associer le vocabulaire émotionnel aux définitions appropriées.

Exemples d'exercices que peut demander le thérapeute pendant et entre les séances (*voir* Tableau 64.1)

La plupart des patients avec schizophrénie ont une altération de la perception des émotions et de la théorie de l'esprit. Les déficits les plus sévères

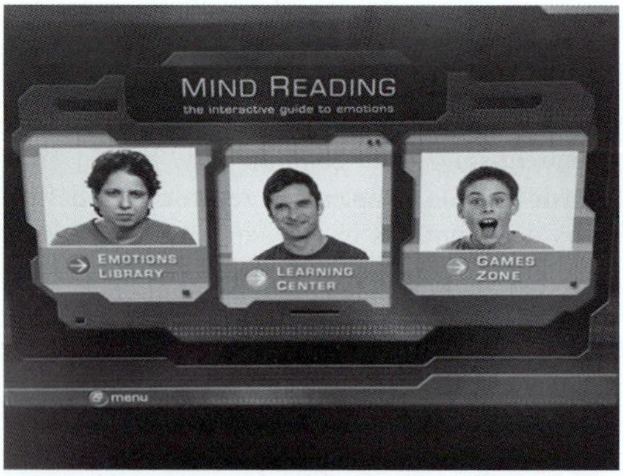

Figure 64.2 **Menu principal.**
Source : Mind Reading, Jessica Kingsley Publishers Limited.

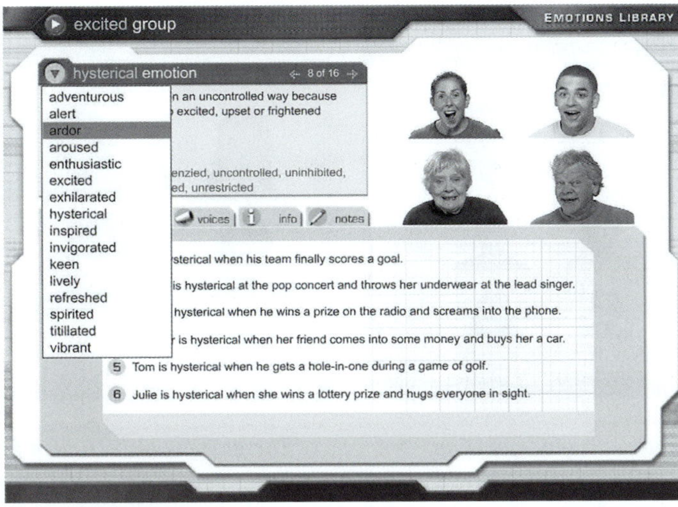

Figure 64.3 Librairie des émotions, 1.
Source : Mind Reading, Jessica Kingsley Publishers Limited.

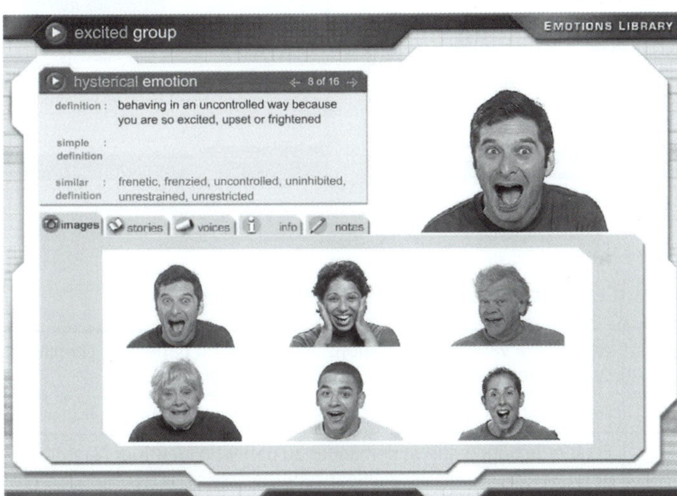

Figure 64.4 Librairie des émotions, 2.
Source : Mind Reading, Jessica Kingsley Publishers Limited.

touchent les patients de mauvais pronostic, c'est-à-dire ceux qui ont le plus de difficultés pour vivre dans la communauté et les séjours hospitaliers les plus longs. MR paraît être un programme opportun pour eux grâce à sa simplicité d'utilisation, à son adaptabilité et à son recours à des techniques d'apprentissage simples et ludiques.

Au centre de réhabilitation du Manhattan Psychiatric Center, nous avons choisi de recourir à ce logiciel du fait de sa souplesse d'utilisation et de la population accueillie (patients ayant une schizophrénie sévère avec des durées d'hospitalisation continue supérieures à 3 mois).

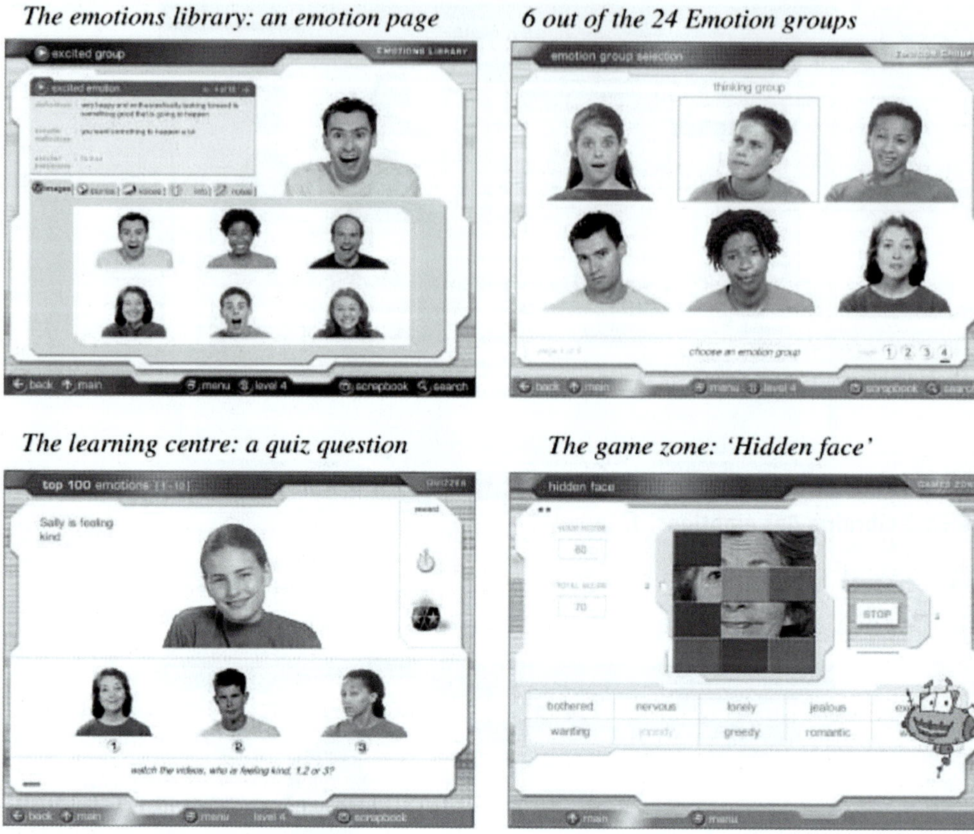

Figure 64.5 **Centre d'apprentissage.**
Source : Mind Reading, Jessica Kingsley Publishers Limited.

Tableau 64.1 **Exemples d'exercices pendant et entre les séances.**

Introduire le vocabulaire émotionnel	Nommer la variété des émotions : demander au patient de chercher les mots associés à ces émotions et explorer les différentes informations
Expressions faciales	Demander de regarder les six visages associés à l'émotion et discuter les indices faciaux
Expressions vocales	Écouter la bande-son et demander au patient d'identifier l'émotion et la comparer aux émotions exprimées vocalement sur les visages
Causes des émotions	Utiliser le bloc-notes pour recueillir une série de visages et de voix. Demander au patient de raconter une histoire entre les différentes personnes, en construisant un scénario au fur et à mesure (en passant d'une personne à une autre) Utiliser le jeu *Visages dans la vraie vie*, les petites historiettes ou les situations vidéo pour expliquer les raisons de telle ou telle émotion
Histoires et poésie	Identifier des histoires et des poèmes très chargés émotionnellement ; en s'appuyant sur MR explorer le contexte émotionnel de l'histoire : qu'est-ce qui arrive à ce personnage ? Qu'est-ce qui s'est passé pour qu'il ressente cela ? Quelle apparence aurait-il ?
Films et télévisions/ photographies de magazine	Après s'être familiarisé avec les émotions sur le logiciel, rechercher ces émotions dans des films ou des séries TV. Discuter comment cette émotion est exprimée dans le film : quel est le contexte ? Que ressentent les personnages et comment l'expriment-ils ? Choisir plusieurs émotions dans des magazines

Émotions exprimées au travers de la musique	Utiliser la musique qui accompagne les vidéos dans la *librairie des émotions* et dans la section groupes d'émotions du *centre d'apprentissage*, comme point de départ pour analyser les émotions ressenties à l'écoute de la musique. Le patient peut choisir sa musique préférée et en discuter
Mimer les émotions	Utiliser MR pour étudier comment sont exprimées les émotions. Demander au patient de mimer les émotions, d'examiner chaque partie de son visage ; créer des jeux de rôle

La partie suivante décrit l'intérêt de combiner la remédiation des fonctions neurocognitives à celle de la cognition sociale (avec MR).

Intérêt d'une approche combinée en remédiation cognitive

Liens entre neurocognition et cognition sociale

Parmi les facteurs ayant un impact sur le pronostic fonctionnel, et notamment sur le fonctionnement social, des patients avec schizophrénie, les altérations de la neurocognition, de la cognition sociale et les symptômes négatifs ont l'impact le plus marqué (Couture et al., 2011). Même si ces facteurs constituent des dimensions indépendantes, celles-ci sont corrélées entre elles (Couture et al., 2006 ; Harvey et Penn, 2010 ; Milev et al., 2005 ; Sergi et al., 2006). Outre leur impact direct sur le fonctionnement social, les troubles de la cognition sociale jouent également le rôle de médiateur entre les troubles neurocognitifs et le fonctionnement social (Couture et al., 2011 ; Meyer, 2009). Près de la moitié des symptômes négatifs et des difficultés relationnelles pourrait être expliquée par les troubles de la cognition sociale (Khan et al., 2014).

Ces résultats ont un impact direct sur le type de prise en charge, puisqu'il faut choisir entre une prise en charge ciblée de la neurocognition, en espérant une amélioration de l'ensemble des fonctions cognitives, et une combinaison ciblant à la fois la neurocognition et la cognition sociale. De plus, pour avoir un impact thérapeutique sur le fonctionnement global au quotidien, il faut associer d'autres outils de réhabilitation psychosociale (Wykes et al., 2011).

L'*integrated psychological therapy* (IPT) et la *cognitive enhancement therapy* (CET) associent la remédiation cognitive à un entraînement groupal des habiletés sociales (Hogarty et al., 2004 ; Roder et al., 2006). Par ailleurs, le programme combiné *neurocognitive enhancement therapy* (NET) entraîne une amélioration de la reconnaissance des émotions faciales malgré l'absence de prise en compte spécifique de la cognition sociale (Bell et al., 2001).

Bien que la remédiation neurocognitive puisse améliorer la cognition sociale, seule une faible proportion des études randomisées contrôlées ayant examiné ses bénéfices a évalué la cognition sociale. Une méta-analyse a rapporté une taille d'effet faible sur la cognition en général et moyenne sur la cognition sociale après un entraînement informatisé des fonctions neurocognitives (Grynszpan et al., 2011). C'est ce manque de données qui nous a conduits à étudier l'effet *boost* de l'association d'un programme de remédiation cognitive à un programme de remédiation de la cognition sociale.

Utilisation de Mind Reading pour augmenter l'efficacité de la remédiation neurocognitive

Une première étude randomisée, sur des patients hospitalisés ayant une schizophrénie ou un trouble schizoaffectif, a comparé l'impact d'un programme de remédiation neurocognitive informatisée seul (COGPACK®) avec l'impact du même programme COGPACK® associé à MR (Lindenmayer et al., 2012). Au Manhattan Psychiatric Center, la remédiation cognitive se déroule dans une pièce accueillant huit à dix participants, chacun ayant accès à son propre poste informatique. Supervisés par deux thérapeutes, ils suivent un canevas structuré pour chaque séance, établi en fonction du bilan cognitif initial.

Par exemple, dans une session MR se focalisant sur la reconnaissance d'émotions spécifiques, le patient peut faire les exercices *Top 100 – étoile 3 (émotions 21-30)* et dans la zone de jeux *Visages dans la vraie vie/Visages célèbres* pour s'exercer à reconnaître des émotions spécifiques et à percevoir ce que ressentent des personnes dans certaines situations sociales.

Cette étude a montré que les patients ayant bénéficié du programme MR se sont améliorés dans les domaines de la neurocognition, du fonctionnement interindividuel et de la cognition sociale. Leurs performances se sont améliorées à la *facial emotion identification task* (FEIT; Lucic et al., 2014), à la *facial emotion discrimination task* (FEDT) et à *la Mayer-Salovey-Caruso emotional intelligence test* (MSCEIT). Ce dernier test fait partie de la batterie standard d'évaluation cognitive MCCB (*MATRICS Consensus Cognitive Battery*; Kern et al., 2011 ; Nuechterlein et al., 2008; Mayer et al., 2002). La seule remédiation neurocognitive n'a montré qu'un faible impact sur l'identification et sur la discrimination des émotions faciales.

Une étude ultérieure a comparé la différence d'efficacité entre un programme de remédiation *cognitive top-down* (COGPACK®) et un programme *bottom-up* (BrainHQ de Posit Science) ciblant les systèmes perceptifs à travers la discrimination visuelle et auditive, ainsi que l'impact sur le fonctionnement social de l'association de MR à ces deux types d'intervention (Lindenmayer et al., 2017).

L'échantillon initial était constitué de 131 patients hospitalisés ou en ambulatoire, cliniquement stables et répondant aux critères de schizophrénie ou de troubles schizoaffectifs selon le DSM-IV-TR. Les critères d'inclusion étaient : âge de 18 à 65 ans; durée de maladie d'au moins 5 ans; acuité visuelle et auditive suffisante; absence de modification du traitement antipsychotique durant les 4 dernières semaines; bonne santé physique; consentement éclairé écrit; score au MMSE *(mini-mental state examination)* supérieure à 24. Les critères d'exclusion étaient : incapacité à lire ou parler l'anglais; maladie documentée du système nerveux central; déficience intellectuelle; instabilité significative cardiovasculaire, rénale, hépatique, gastro-intestinale, pulmonaire ou hématologique; virus de l'immunodéficience humaine positif (VIH +). Les groupes de patients ne différaient pas en termes d'âge, de sexe, de durées d'hospitalisation, de diagnostic, d'origine ethnique, de nombre de séances réalisées, et de posologie d'antipsychotiques. Seul leur niveau scolaire différait. Les patients ont été évalués avant et après leur prise en charge avec :

- la *positive and negative syndrome scale* (PANSS);
- la *MATRICS consensus cognitive battery* (MCCB) : vitesse de traitement, attention, mémoire de travail, mémoire verbale, mémoire visuelle, raisonnement, résolution de problèmes et cognition sociale;
- la *dynamic social cognition battery* (DSBC) : perception faciale et auditive des émotions (traitement des informations faciales verbales et non verbales et discrimination entre émotions primaires); théorie de l'esprit (reconnaissance des émotions, fausses croyances et théorie de l'esprit de second ordre); style d'attribution (détermination des intentions et émotions d'autrui) (Khan et al., 2014; Opler et al., 2013);
- la *personal and social performance scale* (PSP) mesurant le fonctionnement social et personnel dans quatre domaines : activités sociales quotidiennes; relations sociales et interpersonnelles; hygiène et soins personnels; comportements inadaptés et agressifs (Morosini et al., 2000; Patrick et al., 2009).

Les patients ont été randomisés en quatre groupes : COGPACK®; COGPACK® + MR; Posit Science; Posit Science + MR. Les 36 séances de remédiation cognitive ont été dispensées en 12 semaines. Les patients des groupes avec MR ont bénéficié de deux séances hebdomadaires de 1 heure de COGPACK® ou de Posit Science et d'une séance de MR. Les patients des autres groupes ont bénéficié des mêmes séances de COGPACK® ou de Posit Science que ceux des groupes avec MR, ainsi que de 1 heure hebdomadaire d'entretien clinique. Tous ont bénéficié en plus de 1 heure par semaine d'un *bridging group*, destiné à faire des liens entre les stratégies acquises en séance et leur vie quotidienne.

Aucune différence significative entre les groupes COGPACK® et Posit Science n'a été mise en évidence, hormis en mémoire visuelle (meilleur résultat avec COGPACK®, qui sollicite davantage les fonctions visuelles). En revanche, les patients ayant bénéficié de l'ajout de MR ont eu des bénéfices neurocognitifs significativement plus importants que les autres (score neurocognitif global, mémoire visuelle, mémoire de travail, raisonnement et résolution de problèmes). Les résultats de cette étude confirment ceux de 2012. On observe ainsi un gain neurocognitif lorsque la remédiation de la cognition sociale est associée à la remédiation neurocognitive.

À l'issue de la prise en charge, les scores de la DSBC et de la FEIT des patients des groupes MR étaient significativement plus élevés que ceux des autres groupes n'ayant pas bénéficié de MR. Ces résultats sont d'autant plus remarquables que les patients inclus dans cette étude avaient des déficits cognitifs sévères, en dessous du seuil du score global à la MATRICS *(measurement and treatment research to improve cognition in schizophrenia)* habituellement utilisé. Ces résultats montrent qu'une remédiation cognitive intégrative, associant de la remédiation neurocognitive et de la remédiation de la cognition sociale, peut être utilisée chez des patients ayant une forme sévère de schizophrénie et un mauvais fonctionnement social. Ce type de prise en charge, sollicitant davantage de processus cognitifs que la seule remédiation neurocognitive et comprenant des exercices en milieu écologique, permet une amélioration globale du fonctionnement social.

Conclusion

MR est un programme de remédiation de la cognition sociale ludique et interactif, simple d'utilisation, s'appuyant sur une gamme d'émotions et de supports pédagogiques très riche. Initialement développé pour les personnes du spectre de l'autisme, il est facilement adapté à la schizophrénie et paraît notamment approprié aux patients de mauvais pronostic dont la cognition sociale est fortement altérée.

Les résultats de nos études (Lindenmayer et al., 2012, 2017) sont en faveur de l'association du programme MR à un programme de remédiation neurocognitive chez ces patients. Cette combinaison permet une amélioration significative à la fois de la neurocognition et de la cognition sociale. Cette approche thérapeutique innovante permet également une amélioration de leur fonctionnement social et de leur qualité de vie.

Remerciements

Les auteurs remercient Nicolas Franck de les avoir aidés à mettre en forme ce chapitre.

Références

Baron-Cohen, S. (1995). *MindBlindness : an essay on autism and theory of mind.* Cambridge, MA : MIT Press.

Baron-Cohen, S., Golan, O., Wheelwright, S., & Hill, J. J. (2004). *Mind reading : the interactive guide to emotions.* London, UK : Jessica Kingsley Limited.

Bell, M., Bryson, G., Greig, T., Corcoran, C., & Wexler, B. E. (2001). Neurocognitive enhancement therapy with work therapy : effects on neuropsychological test performance. *Archives of General Psychiatry, 58*(8), 763–768.

Couture, S. M., Granholm, E. L., & Fish, S. C. (2011). A path model investigation of neurocognition, theory of mind, social competence, negative symptoms and real-world functioning in schizophrenia. *Schizophr Res, 125*(2-3), 152–160.

Couture, S. M., Penn, D. L., & Roberts, D. L. (2006). The functional significant of social cognition in schizophrenia : a review. *Schizophrenia Bulletin, 32*(Suppl.1), S44–S63.

Golan, O., & Baron-Cohen, S. (2006). Systemazing empathy : teaching adults with Asperger Syndrome or high-functioning autism to recognize complexe motions using interactive media. *Development and Psychopathology, 18*, 591–617.

Grynszpan, O., Perbal, S., & Pelissolo, A. (2011). Efficacy and specificity of computer-assisted cognitive remediation in schizophrenia : a meta-analytical study. *Psychological Medicine, 41*(1), 163–173.

Harvey, P. D., & Penn, D. (2010). Social cognition : the key factor predicting social outcome in people with schizophrenia ? *Psychiatry, 7*, 41–44.

Hogarty, G. E., Flesher, S., Ulrich, R., et al. (2004). Cognitive enhancement therapy for schizophrenia : effects of a 2-year randomized trial on cognition and behavior. *Archives of General Psychiatry, 61*(9), 866–876.

Howlin, P., Baron-Cohen, S., & Hadwin, J. (1998). *Teaching children with autism to MindRead : a practical guide for teachers and parents.* Wiley.

Kern, R. S., Gold, J. M., Dickinson, D., et al. (2011). The MCCB impairment profile for schizophrenia outpatients : results from the MATRICS psychometric and standardization study. *Schizophrenia Research, 126*(1-3), 124–131.

Khan, Rhodes A., Lindemayer, J., Gao, L., & Opler, M. (2014). EPA-0506 – Social cognition and it correlates to functional outcomes in schizophrenia. *European Psychiatry, 29*(Suppl. 1), 1.

Lindenmayer, J. P., Fregenti, S., Kang, G., Ozog, V., Ljuri, I., et al. (2017). The relationship of cognitive improvement after cognitive remediation with social functioning in patients with schizophrenia and severe cognitive deficits. *Schizophrenia Research, 185*, 154–160.

Lindenmayer, J. P., McGurk, S. R., Khan, A., Kaushik, S., Thanju, A., et al. (2012). Improving social cognition in schizophrenia : a pilot intervention combining computerized social cognition training with cognitive remediation. *Schizophrenia Bulletin, 39*(3), 507–517.

Lucic, L., Khan, A., Rothman, B., Gao, L., Peterson, T., & Opler, M. (2014). EPA-0121 – How to measure social cognition in schizophrenia ? A comparison of measurements. *European Psychiatry, 29*(Suppl. 1), 1.

Mayer, J. D., Salovey, P., & Caruso, D. (2002). *MSCEIT User's Manual*. Toronto, ON : Multi-Health Systems.

Milev, P., Ho, B. C., Arndt, S., & Andreasen, N. C. (2005). Predictive values of neurocognition and negative symptoms on functional outcome in schizophrenia : a longitudinal first-episode study with 7-year follow-up. *American Journal of Psychiatry, 162*(3), 495–506.

Morosini, P. L., Magliano, L., Brambilla, L., Ugolini, S., & Pioli, R. (2000). Development, reliability and acceptability of a new version of the DSM-IV Social and Occupational Functioning Assessment Scale (SOFAS) to assess routine social functioning. *Acta Psychiatrica Scandinavica, 101*(4), 323–329.

Nuechterlein, K. H., Green, M. F., Kern, R. S., et al. (2008). The MATRICS consensus cognitive battery, part 1 : test selection, reliability, and validity. *The American Journal of Psychiatry, 165*(2), 203–213.

Opler, M., Khan, A., Rothman, B., Lucic, L., Yavorsky, C., & White, J. (2013). The dynamic social cognition scale (DSCB) : a novel scale for assessing domains of social cognition in patients with schizophrenia. *Biological Psychiatry, 73*(9), 271S.

Patrick, D. L., Burns, T., Morosini, P., Rothman, M., Gagnon, D. D., et al. (2009). Reliability, validity, and ability to detect change of the clinician-rated personal and social peformance scale in patients with acute symptoms of schizophrenia. *Current Medical Research and Opinion, 25*(2), 325–338.

Roder, V., Mueller, D. R., Mueser, K. T., & Brenner, H. D. (2006). Integrated psychological therapy (IPT) for schizophrenia : is it effective ? *Schizophrenia Bulletin, 32*(Suppl. 1), S81–S93.

Sergi, M. J., Rassovsky, Y., Nuechterlein, K. H., & Green, M. F. (2006). Social perception as a mediator of the influence of early visual processing on functional status in schizophrenia. *American Journal of Psychiatry, 163*(3), 448–454.

Wykes, T., Huddy, V., Cellard, C., McGurk, S. R., & Czobor, P. (2011). A meta-analysis of cognitive remediation for schizophrenia : methodology and effect sizes. *The American Journal of Psychiatry, 168*(5), 472–485.

Gaïa : entraînement de la reconnaissance des émotions faciales

CHAPITRE 65

Baptiste Gaudelus

PLAN DU CHAPITRE

Introduction

La cognition sociale regroupe l'ensemble des opérations mentales qui sous-tendent les interactions sociales (Brothers, 1990; Van Hooren et al., 2008). Ses cinq principales composantes sont décrites comme régulièrement altérés dans la schizophrénie (Fett et al., 2011; Green et al., 2008; Penn et al., 1997, 2008; Van Hooren et al., 2008) : la théorie de l'esprit (capacité à se représenter les états mentaux d'autrui comme différents des siens et à lui attribuer des intentions), le traitement des émotions (capacité à produire et percevoir correctement des informations émotionnelles), le style attributionnel (manière dont chacun ressent et s'explique les causes des événements positifs et négatifs qui surviennent dans sa vie), la perception sociale (identification et prise en compte des règles et rôles sociaux pour comprendre une scène sociale) et les connaissances sociales (conscience des règles et des buts qui caractérisent et guident les interactions sociales, permettant une adaptation du comportement en fonction de ces règles, souvent implicites).

La cognition sociale fait partie, avec la vitesse de traitement, la mémoire verbale, le traitement de l'information visuospatiale, la mémoire de travail et les fonctions exécutives des six domaines cognitifs régulièrement altérés chez les personnes présentant une schizophrénie (Nuechterlein et al., 2008). Une grande hétérogénéité des performances est observée d'un individu à l'autre dans les composantes neurocognitives comme dans le champ de la cognition sociale.

Les troubles de la cognition sociale ont été très étudiés dans la schizophrénie, du fait de leur fréquence et de leur impact majeur (Fett et al., 2011; Kurtz et al., 2016; Penn et al., 2008). Ils sont également présents dans d'autres pathologies psychiatriques telles que les troubles de l'humeur (Harvey et al., 2010), les troubles de personnalités (Bazanis et al., 2002; Vianin, 2013), l'alcoolo-dépendance (Marinkovic et al., 2009; Maurage et al., 2011; Pitel et al., 2007). Les troubles de la cognition sociale constituent aussi une composante majeure des troubles du spectre autistique (Happé et al., 2006).

Dans la perspective d'une amélioration fonctionnelle et du rétablissement des personnes, différentes interventions de remédiation des troubles de la cognition sociale ont été développées (Peyroux et al., 2013). Les programmes proposés peuvent être classés selon trois groupes : les interventions dites *larges*, ciblant à la fois les processus neurocognitifs, la cognition sociale et les compétences sociales; les interventions *globales*, ciblant l'ensemble des processus de la cognition sociale; les interventions *ciblées* orientées spécifiquement sur l'un des processus de la cognition sociale, comme le programme Gaïa, ciblé sur le traitement des émotions faciales (Gaudelus, 2014; Gaudelus et Franck, 2017).

Différentes revues de la littérature ou méta-analyses récentes ont montré l'efficacité de la remédiation cognitive sur l'amélioration des processus de cognition sociale (Fiszdon et Reddy, 2012; Kurtz et al., 2016), cependant les bénéfices de la remédiation cognitive sur les performances cognitives ne se traduisent pas directement en termes fonctionnels, mais résultent d'un processus de transfert et de généralisation (Green et al., 2004).

Le traitement des informations émotionnelles comprend non seulement la perception et l'interprétation des émotions d'autrui (Köhler et al., 2010), mais également la compréhension de son propre vécu émotionnel et l'expression de ses propres émotions (Demily et al., 2011 ; Weiss et al., 2009). Ce déficit constitue un facteur de trait de la maladie, il est présent dès la phase prodromique (Wölwer et al., 1996), mais semble exacerbé durant les phases aiguës et s'aggraver avec la chronicité (Köhler et al., 2010).

Les recherches sur les troubles du traitement des émotions faciales ont permis d'identifier différents processus pouvant être à l'origine du déficit associé à la schizophrénie :

- en premier lieu, différents auteurs ont montré que ce déficit était corrélé à un déficit attentionnel (Addington et Addington 1998 ; Combs et Gouvier, 2004 ; Köhler et al., 2000) ;
- d'autres études ont montré une réduction de l'exploration visuelle des visages, avec une diminution des zones du visage observées et une augmentation du temps de fixation pour chaque point observé (Loughland et al., 2002 ; Streit et al., 1997) ;
- le déficit de reconnaissance des émotions faciales étant fréquemment corrélé à d'autres difficultés de traitement des informations émotionnelles, en particulier la production d'émotions faciales (Demily et al., 2011 ; Mandal et al., 1998) et le traitement de la prosodie émotionnelle (Hoekert et al., 2007), certains auteurs ont évoqué l'hypothèse d'un déficit d'un module cognitif de traitement de l'information émotionnelle dans son ensemble ;
- une dernière piste importante implique un déficit de traitement de l'ensemble des informations faciales, y compris non émotionnelles. Deux voies de traitement de ces informations, fonctionnant parallèlement ont été identifiées : une voie holistique pour laquelle le visage et son expression émotionnelle sont observés comme un objet indissociable, et une voie componentielle qui comporte une analyse trait par trait des composantes du visage, impliquant les processus de traitement des informations configurales des visages (Baudouin et al., 2009).

Le déficit de reconnaissance des émotions peut être associé à des déficits dans chacun de ces processus (Baudouin et Franck, 2006 ; Chambon et al., 2006 ; Maurer et al., 2002).

Le programme Gaïa propose une remédiation cognitive individuelle, ciblant le processus de reconnaissance des émotions faciales. Les stratégies et exercices utilisés durant la thérapie tiennent compte de ces quatre grandes hypothèses quant à l'origine du déficit de traitement de l'information faciale (Gaudelus, 2014 ; Gaudelus et Franck, 2017). Il se déroule à un rythme de trois séances par semaine (deux séances participant-thérapeute et une séance de transfert où le participant travaille seul dans son environnement) pendant 10 semaines. Ce rythme soutenu permet l'automatisation des stratégies entraînées durant les séances et favorise leur utilisation en situations réelles, dans la perspective d'un bénéfice fonctionnel et concret dans la vie quotidienne des participants.

Une première étude de validation de l'efficacité du programme Gaïa sur l'amélioration des capacités de reconnaissance des émotions faciales a été menée auprès de 40 personnes présentant une schizophrénie (Gaudelus et al., 2016). Les résultats sont encourageants et montrent une amélioration significative des performances de reconnaissance des émotions faciales en post-thérapie, ainsi qu'une amélioration significative de la symptomatologie positive et négative de la schizophrénie et de l'autonomie sociale, ce qui semble en faveur de la généralisation des bénéfices de la remédiation cognitive à la vie quotidienne. En revanche, le maintien des bénéfices à long terme, l'impact de la thérapie sur la qualité de vie et le processus de rétablissement n'ont pu être évalués. D'autres études devront s'attacher à mesurer les effets du programme Gaïa sur ces dimensions, ainsi que l'efficacité du programme auprès de populations présentant un déficit de reconnaissance des émotions faciales associé à d'autres pathologies.

Indications

Le programme Gaïa a été initialement conçu pour des personnes ayant une schizophrénie ou un trouble apparenté, présentant un déficit de reconnaissance des émotions faciales. Il a toutefois pu être utilisé aussi auprès d'autres populations, notamment auprès de personnes présentant des troubles du spectre autistique sans déficience intellectuelle, moyennant quelques aménagements. Quelle que soit la pathologie du participant, la conduite de la thérapie demande une régularité de présence, un investissement et une qualité d'alliance thérapeutique, qui implique une période de stabilité clinique.

L'objectif premier du programme Gaïa étant de proposer une remédiation cognitive qui apporte un bénéfice fonctionnel au participant, il est important d'associer, en amont de la prise en charge, une évaluation multidisciplinaire : clinique, fonctionnelle et neuropsychologique. En effet, une part majeure de la variance du handicap associé aux troubles psychiatriques reste liée aux *facteurs personnels* (Figure 65.1 ; Fett et al., 2011 ; Organisation Mondiale de la Santé, 2001 ; Prouteau et Merceron, 2014). Ces facteurs subjectifs expliqueraient en partie le fait que les patients ne bénéficient pas tous également de la remédiation cognitive. Les difficultés de motivation (Choi et Medalia, 2010 ; Nakagami et al., 2008), les troubles métacognitifs (Lysaker et al., 2005 ; Moritz et Woodward, 2007) ou encore les troubles de l'insight (Erickson et al., 2011) constituent donc des facteurs d'une importance capitale qu'il convient d'évaluer en amont de la thérapie.

Cette évaluation initiale doit contenir des composantes éducatives – sur la nature des difficultés et les ressources de la personne – et motivationnelles – le participant ayant des attentes concrètes en termes d'amélioration de ses capacités relationnelles –, et être couplée avec un retour explicite des résultats. Elle constitue aussi la première étape dans la construction de l'alliance thérapeutique. Ce bilan qualitatif gagne à être complété par une évaluation précise et quantitative de données subjectives, en particulier de l'insight, de l'estime de soi, du fonctionnement social et de la qualité de vie (voir les chapitres 44 à 46).

Au cours de ce bilan, la persistance de difficultés relationnelles à distance d'un épisode de crise, la présence de plaintes subjectives liées aux interactions sociales, la présence de difficultés relationnelles avant même le déclenchement de la maladie doivent orienter les cliniciens vers l'indication d'un bilan de cognition sociale.

L'évaluation initiale doit aussi comporter un bilan des fonctions neurocognitives (voir le chapitre 48), pour affiner la compréhension du

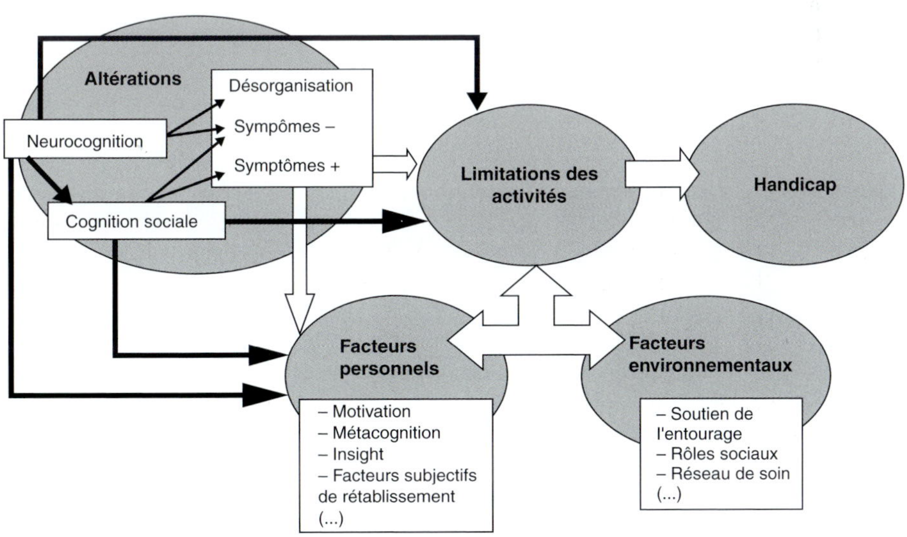

Figure 65.1 Rôle des déficits cognitifs dans la constitution du handicap psychique.
Source : Baptiste Gaudelus.

trouble de reconnaissance des émotions faciales repéré chez le participant. Cette évaluation doit cibler les processus attentionnels et visuospatiaux, directement sollicités pour traiter l'information faciale, mais aussi les processus mnésiques et les capacités d'apprentissage, afin de permettre au thérapeute d'adapter au mieux les stratégies proposées durant la prise en charge aux difficultés et aux ressources de la personne. Dans le cas où des troubles neurocognitifs seraient d'une intensité majeure, la possibilité de proposer d'abord une prise en charge de remédiation ciblant la neurocognition doit être discutée.

À l'issue du bilan, l'orientation vers le programme Gaïa dépend de l'identification d'un déficit de reconnaissance des émotions faciales et de sa prégnance en regard des difficultés et des projets de la personne (Figure 65.2).

Avant de démarrer une thérapie, il reste important d'évaluer précisément l'activité symptomatique, positive, négative et anxieuse, ainsi que le niveau d'autonomie sociale et de qualité de vie de la personne si cela n'a pas été fait. Ces éléments permettront notamment de mesurer et de communiquer à la personne les bénéfices généraux qu'il a retirés de la prise en charge à l'issue de celle-ci.

Déroulement d'une prise en charge et stratégies thérapeutiques mises en œuvre

Le déroulement du programme Gaïa comprend cinq grandes étapes (Figure 65.3) : l'évaluation initiale, dont il a été question dans la partie précédente ; la définition des objectifs concrets ; la remédiation cognitive proprement dite ; la réévaluation ; le suivi.

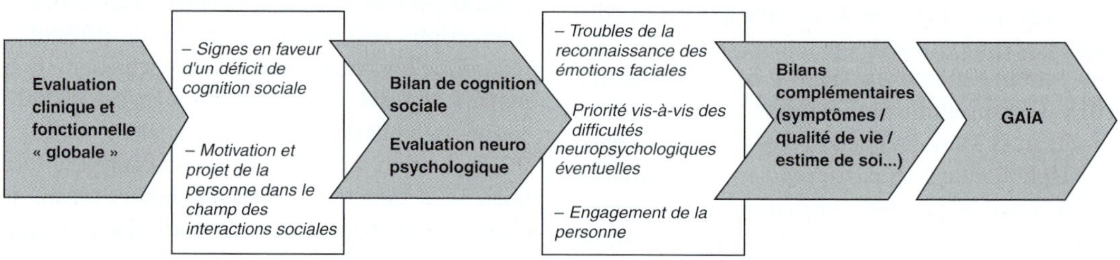

Figure 65.2 Processus d'indication du programme Gaïa.
Source : Baptiste Gaudelus.

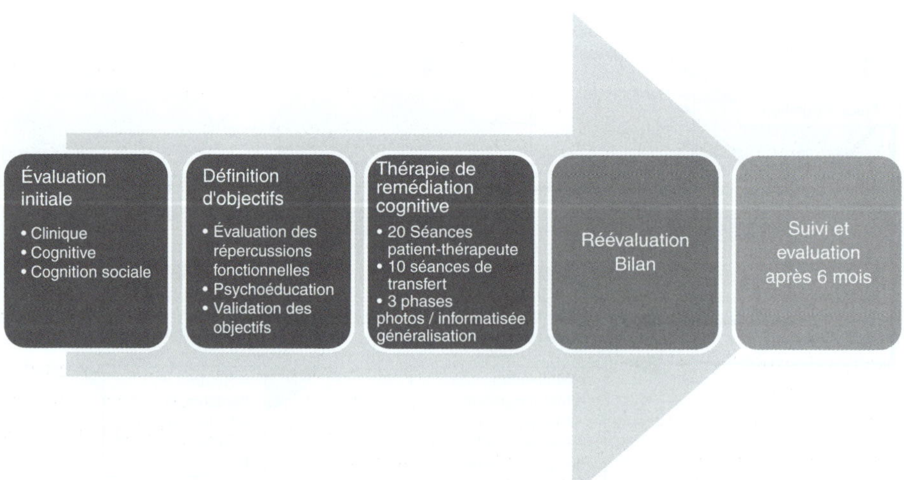

Figure 65.3 Étapes du programme Gaïa.
Source : Baptiste Gaudelus, d'après Pascal Vianin.

Définition des objectifs

Cette étape constitue l'entrée effective dans le programme Gaïa, la phase précédente pouvant aboutir à l'orientation vers une autre intervention. Il est possible, selon l'organisation des services de soins, que cette étape constitue la première rencontre entre le thérapeute Gaïa et le participant.

Comme pour toute prise en charge, la première étape d'une thérapie de remédiation cognitive consiste à établir une alliance thérapeutique avec le participant. Cette alliance est d'autant plus nécessaire que la thérapie Gaïa implique la participation active de la personne à des séances dont le rythme est soutenu (trois séances hebdomadaires sur une durée de 10 semaines) et comprenant des exercices à réaliser en dehors de la présence du thérapeute.

La mise en place de cette alliance passe par l'établissement d'un rapport de collaboration entre le participant et le thérapeute, inscrivant que le but de la thérapie est que la personne atteigne ses objectifs. Dans ce rapport de collaboration, chacun est situé sur un pied d'égalité en termes d'expertise : le thérapeute possède un savoir théorique et des compétences techniques spécifiques pour aider la personne à améliorer ses capacités de reconnaissance des émotions faciales; le participant est expert de son vécu, des effets de la maladie sur sa perception de soi du monde et des autres, mais aussi de ses attentes et de ses objectifs.

Pour favoriser cette alliance, il est primordial de co-définir des objectifs concrets pour la thérapie afin d'aider le participant à percevoir l'intérêt de la remédiation cognitive pour résoudre ses difficultés personnelles. Il s'agit là de rechercher les actes de la vie quotidienne pour lesquels l'individu est gêné par les altérations de ses capacités de reconnaissance des émotions faciales. Ces répercussions fonctionnelles doivent être recherchées en particulier dans les interactions avec autrui, dans les comportements d'évitements sociaux actifs, ou dans les impressions/interprétations que le participant peut élaborer sur les comportements des autres à son égard.

Cette recherche doit être associée à un travail de psychoéducation ciblée sur le rôle des fonctions de cognition sociale pour améliorer la conscience du participant des liens entre déficits cognitifs et handicap fonctionnel (*voir* Figure 65.1).

Pour faciliter le travail du thérapeute lors de cette première étape de la prise en charge, deux outils sont proposés :

- **le livret d'information sur les troubles de la cognition sociale** (Gaudelus, 2014) qui délivre une définition des différents processus de la cognition sociale. Sa lecture est proposée comme première tâche à domicile, la bonne compréhension des informations est rediscutée lors de la séance suivante et associée à un rappel des informations fournies par le bilan de cognition sociale sur les ressources et les difficultés cognitives que présentent la personne;
- **l'évaluation des répercussions fonctionnelles des troubles de la cognition sociale ou ERF-CS** (Peyroux et Franck, 2014) : cette évaluation permet d'évaluer et de quantifier les répercussions fonctionnelles, mais aussi d'aider le participant et le thérapeute à définir ensemble des objectifs concrets pour la thérapie Gaïa. Elle favorise aussi la prise de conscience de l'impact des troubles de la cognition sociale sur la vie quotidienne du participant, ce qui participe à l'amélioration de ses compétences métacognitives.

L'ERF-CS (Figure 65.4) est composée de 14 items classés par processus de cognition sociale (traitement des émotions, théorie de l'esprit, style attributionnel, perception et connaissances sociales). Chaque item est constitué d'une question fermée, qui permet d'évaluer si la situation est évocatrice pour le participant. Lorsque c'est le cas, le thérapeute utilise le questionnement socratique pour amener le participant à préciser les circonstances et les personnes avec qui la difficulté survient, afin de personnaliser le plus possible l'évaluation. Le participant cote ensuite la fréquence de survenue et la pénibilité des situations décrites sur deux échelles de Likert allant de 1 à 5.

Cet entretien semi-dirigé permet ainsi de relever des situations potentiellement fréquentes et pénibles, dont la résolution peut constituer des objectifs concrets à atteindre à l'issue de la prise en charge. Par ailleurs, l'ERF-CS donne un score de répercussions fonctionnelles allant de 0 à 154 qu'il sera aisé de comparer avec ceux obtenus à l'issue et à distance de la thérapie de remédiation cognitive.

Les résultats d'une étude pilote qualitative sur la perception de l'ERF-CS par les participants et les thérapeutes sont en faveur d'un effet positif sur la

2. Avez-vous de la difficulté à savoir si les personnes qui vous sourient sont sincères ?				
Si oui, merci d'en discuter avec votre thérapeute autour d'exemples concrets, afin de rechercher dans quelles circonstances précises ces malentendus surviennent:				
A quelle fréquence diriez-vous que ces situations surviennent?				
Exceptionnellement 1	Rarement 2	De temps en temps 3	Assez souvent 4	Presque tous les jours 5
Quelle gêne ces situations génèrent-elle dans votre vie quotidienne?				
Très peu pénible 1	Peu pénible 2	Pénible 3	Très pénible 4	Extrêmement pénible 5
Commentaires :				

Figure 65.4 Item 2 de l'ERF-CS.
Source : Baptiste Gaudelus et Élodie Peyroux.

définition d'objectifs concrets, la motivation des participants à s'engager dans une démarche de remédiation cognitive et l'alliance thérapeutique (Gaudelus et al., 2018).

À l'issue de ces séances préparatoires, deux à trois objectifs concrets, réalistes et mesurables (voir Encadré 65.1), à atteindre à l'issue de la thérapie Gaïa ou de la phase de suivi post-thérapie, sont formalisés et contractualisés entre le participant et le thérapeute.

Ces objectifs de traitement permettront à chacun de ne pas perdre de vue les enjeux de l'utilisation et de la généralisation des stratégies dans la vie quotidienne, et d'orienter les exercices proposés pour les séances de transfert. Pour le participant, la poursuite d'objectifs qu'il a lui-même déterminés jouera un rôle motivationnel important pour s'investir dans les séances, notamment pour la réalisation des exercices de transfert proposés.

ENCADRÉ 65.1

Mise en forme des objectifs

À titre d'exemple, si un participant a pour objectif de départ **l'amélioration de ses relations avec les autres**, le thérapeute l'amènera, par le questionnement socratique, à expliciter la nature de ses difficultés relationnelles, jusqu'à pouvoir formuler un objectif mesurable soit en termes qualitatifs (en proposant une mesure de la confiance dans la relation, ou un classement de ses différentes relations sociales sur un continuum allant des simples connaissances aux amis intimes par exemple), soit en termes quantitatifs (en quantifiant la fréquence des interactions, la satisfaction ressentie dans les relations, etc.).

Phase d'exercices sur photographies

L'objectif principal de cette phase de la thérapie Gaïa est d'identifier les caractéristiques physiques des expressions faciales de la joie, de la colère, de la tristesse, et dans un second temps de la neutralité. Ces premières séances constituent un travail d'apprentissage et de préparation aux exercices sur des situations plus *écologiques* et dynamiques qui viendront ensuite. Il est donc primordial d'y consacrer tout le temps nécessaire pour que le participant parvienne à différencier ces émotions.

Exercices de classement de photographies

Ces exercices amènent le participant à découvrir par lui-même des critères objectifs pour différencier les émotions de joie, de colère et de tristesse. Les interventions du thérapeute consistent à expliquer les consignes, à aider le participant à verbaliser ses propres stratégies à l'aide du questionnement socratique, et à renforcer positivement le patient chaque fois qu'il utilise la démarche souhaitée.

Les premiers exercices sont réalisés avec des photographies proposant les émotions à une intensité très marquée; au fur et à mesure que le participant progresse, l'intensité des émotions exprimées est diminuée (*voir* Encadré 65.2). Ces exercices consistent à demander au participant de classer plusieurs photographies de chacune des trois émotions en quatre groupes, dont trois correspondent à la joie, la colère et la tristesse, et le quatrième aux photographies pour lesquels le participant aurait un doute. En cas d'erreur de classement, le thérapeute verbalise immédiatement et place la photographie dans ce quatrième groupe.

Les critères efficaces pour différencier chacune des émotions sont repris en fin d'exercice afin d'être réutilisés dans l'exercice suivant.

ENCADRÉ 65.2

Stratégies thérapeutiques

Entretien d'explicitation (Vermersch, 1994)

Durant l'exercice, le thérapeute demande au participant de verbaliser les critères qui l'amènent à placer telle photo dans tel groupe, s'appuyant ainsi sur la technique de l'introspection actuelle. En fin d'exercice, le thérapeute invite le participant à reprendre l'ensemble des critères auxquels il a été sensible pour reconnaître chacune des émotions (introspection rétrospective). Ces techniques, déjà utilisées en remédiation cognitive dans le programme RECOS (Vianin, 2013), favorisent l'identification par le participant de ses propres stratégies, ce qui constituera ensuite un facteur favorisant le transfert et la généralisation aux situations écologiques.

Renforcement positif

Les lois comportementales établies par Skinner (1938) ont montré que le maintien à long terme d'un comportement est augmenté s'il apporte des bénéfices directs. La pratique active du renforcement positif consiste donc à encourager au maximum le développement et l'utilisation de nouveaux comportements, en relevant et en valorisant chaque progrès réalisé par le participant. L'amélioration des performances au cours de la prise en charge mais aussi l'utilisation de nouvelles stratégies sont ainsi régulièrement soulignées.

Apprentissage sans erreur

Dans ce mode d'apprentissage, la progression des exercices est organisée de façon à identifier les stratégies efficaces mises en place par le participant, qui seront seules à être répétées et entraînées. Les exercices sont donc de difficultés très progressives. Le participant est invité à ne classer les émotions que s'il est suffisamment sûr de lui et à utiliser le quatrième groupe dans le cas contraire, évitant ainsi d'encoder des critères de reconnaissance qui ne seraient pas pertinents.

Exercice des *smileys*

Ce second exercice vient compléter systématiquement les exercices de classement de photos et permet de cibler les zones du visage riches en informations (soit les sourcils et les yeux, les pourtours du nez et la bouche) et d'augmenter la précision des critères repérés comme caractéristiques des émotions entraînées.

Il consiste à reprendre l'ensemble des photographies précédemment classées et représentant la même émotion, et à demander au participant de repérer les éléments communs aux différentes photographies et caractéristiques de la joie, de la colère ou de la tristesse. Pendant que le participant relève ces critères, le thérapeute dessine sur un visage de type *smiley* les indications données par le patient, l'obligeant ainsi à les formuler de façon objective *(dessinable)*. Cet exercice permet en outre d'entraîner les deux voies de traitement de l'information faciale, la voie holistique et la voie componentielle. Il est aussi repris «de mémoire» en introduction des séances suivantes pour évaluer le maintien des acquis des séances précédentes.

L'exercice de classement de photos et celui des *smileys* sont répétés sur plusieurs séances consécutives, en proposant des photographies d'intensité de plus en plus modérée, jusqu'à ce que le patient trouve des critères de différenciation suffisamment précis pour être efficace avec de faibles intensités d'expression. Lorsque des critères efficaces ont été identifiés et mémorisés par le participant, la neutralité est introduite dans les exercices et abordée selon la même méthodologie.

Il est important d'amener le participant à percevoir qu'il existe une marge d'erreur, malgré des critères prenant en compte l'ensemble des informations faciales sur des visages présentant des expressions émotionnelles de faible intensité. En effet, le seuil d'intensité à partir duquel la population générale reconnaît les émotions de façon certaine serait autour de 40 % (Gaudelus et al., 2015), cela permet aussi d'introduire le fait que le visage n'est pas le seul élément dont il faut tenir compte pour reconnaître et comprendre les émotions d'autrui. Les principaux critères des expressions faciales de la joie, de la colère et de la tristesse sont fondés sur les travaux réalisés par Ekman and Friesen (1976), mais lors de la prise en charge, leur formulation est adaptée à la thérapie Gaïa (Figure 65.5).

Exercice de détection rapide des émotions

Lorsque le participant devient performant pour distinguer ces émotions à des intensités modérées à faibles, et que les critères objectifs sur lesquels il s'appuie sont parfaitement mémorisés, les photographies lui sont présentées une par une selon la consigne suivante : « Énoncez l'émotion représentée le plus rapidement possible, mais en prenant le temps d'être sûr de votre réponse. »

Ceci permet d'entraîner une reconnaissance rapide des émotions, fondée essentiellement sur le traitement holistique des informations faciales, et de n'avoir recours au traitement componentiel (traitement *point par point*) qu'en seconde intention, préparant ainsi le travail qui sera réalisé sur des visages *dynamiques*. Cet exercice favorise aussi le travail métacognitif, en identifiant les émotions les mieux reconnues et celles qui posent plus problème.

Exercice de perception des émotions

Cet exercice est proposé pour clore la phase d'exercices sur photographies. Il est destiné à favoriser la perception des sensations associées à chaque émotion et le développement d'un vocabulaire émotionnel tenant compte de l'intensité d'expression.

Un ensemble de photographies d'une émotion, correspondant à un continuum d'intensité, est proposé au participant, qui doit les classer de la plus faible à la plus forte intensité. Le participant doit ensuite nommer les différentes intensités émotionnelles avec son propre vocabulaire. Les sensations physiques correspondantes, les pensées, les comportements sont enfin explorés en amenant le participant à se replonger dans des situations qu'il a lui-même vécues.

Séances de transfert

Durant la phase d'exercices sur photographies, comme durant toute la thérapie de remédiation cognitive Gaïa, une séance de transfert hebdomadaire est organisée. Le but de ces séances est de favoriser le transfert et la généralisation des stratégies entraînées en séance. Il est important que ces exercices soient adaptés aux besoins du participant et à la réalité des possibilités existantes dans son environnement. La place qui leur est accordée doit être importante, au moins 30 minutes sont consacrées aux exercices de transfert chaque semaine entre le retour sur les exercices précédents et la définition des exercices pour la semaine suivante.

Durant la phase d'exercices sur photographies, les exercices de transfert ont comme objectifs globaux d'inciter le participant à être attentif aux expressions faciales des émotions dans son environnement (magazines, télévision, entourage…), de s'entraîner à mimer les émotions faciales, d'identifier ses propres émotions, d'identifier des situations qui posent problème et de préparer l'atteinte des objectifs futurs (par exemple, en prenant des renseignements quant aux démarches à effectuer si l'objectif est une inscription dans un loisir).

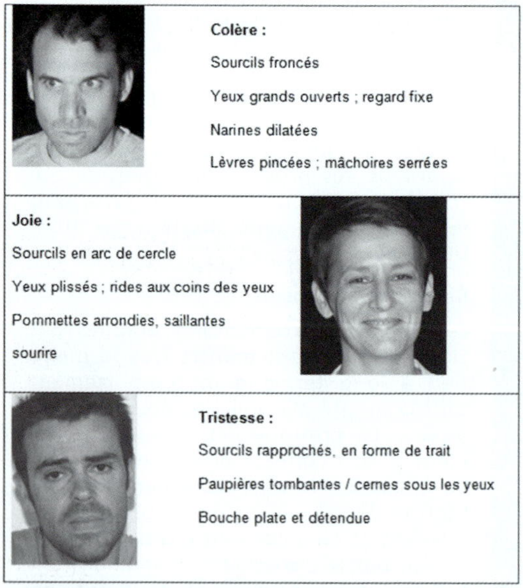

Figure 65.5 Caractéristiques des expressions faciales de joie, de colère et de tristesse.
Source : Association francophone de remédiation cognitive.

Phase d'exercices informatisés

Les exercices informatisés se déroulent dans trois environnements, souvent proches de la vie des participants ou de leurs aspirations : une pharmacie, un environnement familial et un environnement professionnel. Le participant est mis dans la situation d'un personnage virtuel, Gaïa, qui interagit avec d'autres personnes. Ces interactions sont présentées sous forme de séquences vidéo, cadrées sur le visage des personnages, et sont suivies de trois à quatre questions. Cinq niveaux de difficulté croissante sont proposés (Figure 65.6).

Question 1 : reconnaissance de l'émotion faciale

Une première question interroge les émotions faciales exprimées par le personnage de la vidéo. Dans les premiers niveaux de difficulté, les émotions sont de forte intensité, le discours et le ton de la voix sont cohérents avec l'expression faciale. En cas de doute, le participant est invité à utiliser des réponses « joker » permettent de comparer la séquence vidéo avec des photos représentant la joie, la colère et la tristesse, puis d'écouter trois bandes sonores de la prosodie associée à ces émotions. Ceci permet à la fois de respecter un apprentissage sans erreur et d'entraîner les capacités d'autoévaluation du participant.

Dans les niveaux supérieurs, l'intensité des émotions diminue, le ton et le discours ne sont plus nécessairement syntones avec les expressions faciales.

En termes de stratégies, le thérapeute invite le participant à ralentir volontairement son processus de décision par l'introspection rétrospective (*voir* Encadré 65.2) pour permettre la prise de conscience des stratégies utilisées.

Le balayage visuel du visage est entraîné en ciblant les moments où chaque zone du visage est susceptible de donner le plus d'informations (yeux et sourcils pendant que la personne parle ; bouche pendant les pauses verbales).

La prise en compte des éléments verbaux et prosodiques est renforcée lorsque le participant les utilise pour confirmer son évaluation des expressions faciales. En revanche, le thérapeute veille à ce que le patient ne s'appuie pas seulement sur ces éléments pour répondre à la question posée.

Une question supplémentaire, ajoutée au niveau de difficulté 4, concerne la cohérence entre les émotions exprimées dans le discours, le ton de la voix et l'expression faciale. Cette question vient compléter la question sur la reconnaissance de l'émotion faciale et permet de travailler deux axes importants : d'une part, entraîner le traitement de l'information faciale, indépendamment des autres sources d'information ; d'autre part, déterminer des critères qui permettent de différencier la prosodie des émotions de joie, de colère et de tristesse.

En termes fonctionnels, la présence d'incohérences entre les différents vecteurs d'expression

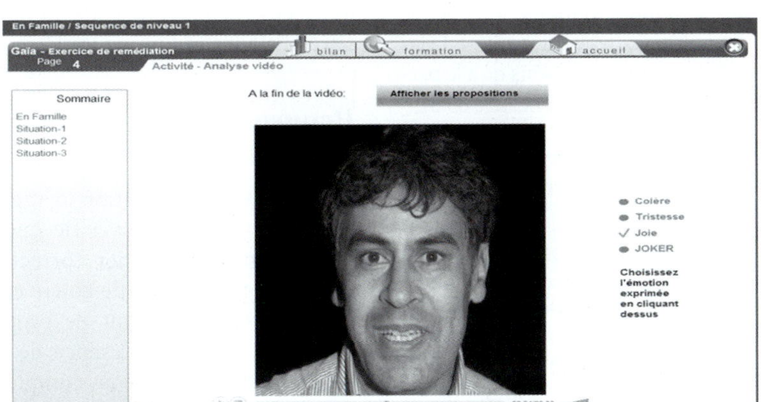

Figure 65.6 Séquence familiale niveau 1 du programme Gaïa.
Source : Association francophone de remédiation cognitive.

émotionnelle traduit souvent une intention de masquer ses émotions (ce qui peut être parfaitement adapté selon les situations). La détection d'incohérences entre les différents modes d'expression émotionnels constitue donc une première étape pour l'analyse des intentions d'autrui et pour mieux adapter son comportement aux réactions de son interlocuteur.

Question 2 : adaptation des émotions exprimées au contexte de la situation

L'intérêt de cette question réside dans l'entraînement à la prise en compte des informations contextuelles et de la perception sociale. Cette question doit donc faire l'objet d'une recherche approfondie des éléments qui orientent la réponse du participant. L'évaluation de l'adaptation de la réponse dans un contexte particulier restant en partie subjective, l'élément important n'est pas tant la réponse donnée que le travail de recherche et d'analyse des éléments amenant cette réponse.

Pour chaque situation, le participant peut évaluer si les émotions exprimées sont adaptées, exagérées (l'émotion exprimée paraît *logique* dans la situation, mais son intensité est trop forte) ou inadaptée. Lorsque la réponse s'oriente vers l'exagération ou l'inadaptation, la situation est retravaillée en jeu de rôle, dans la recherche d'une réponse adaptée. Ceci permet d'entraîner la prise en compte de l'intensité des émotions exprimées, et l'expression des émotions faciales, verbale et prosodique du participant au travers des jeux de rôle.

Cet exercice permet aussi d'approcher la notion de théorie de l'esprit et d'intentionnalité. En effet, le thérapeute peut travailler avec le participant sur l'élaboration d'hypothèses quant aux raisons qu'a le personnage d'agir comme il le fait (*voir* Encadré 65.3).

ENCADRÉ 65.3

Exercer l'attribution d'intentions

En pratique, le thérapeute s'adapte à la progression du participant. Tant que celui-ci n'est pas à l'aise avec la notion d'adaptation des émotions exprimées dans le contexte proposé, il ne l'interrogera pas sur l'intentionnalité du personnage.

Le thérapeute a recours au questionnement socratique pour chercher les arguments objectifs à partir desquels le participant détermine ses hypothèses sur l'intention du personnage, afin de l'amener à prendre en compte un maximum d'éléments (émotions exprimées et éléments contextuels).

Cet exercice doit aussi permettre au participant de considérer ses inférences quant à l'intention d'autrui comme de simples hypothèses, plus ou moins probables; il est donc important d'élaborer collaborativement plusieurs hypothèses quant à l'intention possible du personnage, avant d'évaluer celles qui paraissent les plus probables.

Question 3 : émotions que Gaïa pourrait ressentir dans cette situation

L'intérêt de cette question est avant tout d'entraîner le participant à prendre conscience de ses propres mouvements émotionnels, puis de l'amener progressivement à percevoir que différentes personnes peuvent ressentir différentes émotions dans une même situation. Cette variabilité interindividuelle est prise en compte par la possibilité de proposer autant de réponses que souhaité au sein d'une liste de dix propositions (le feedback étant donné selon les réponses les plus fréquentes dans une population contrôle).

Le thérapeute amène le participant à prendre en compte l'ensemble des éléments traités précédemment avant de déterminer ses réponses (c'est-à-dire l'émotion faciale, le contexte et éventuellement l'intention probable du personnage). Après que le participant a répondu, un ou plusieurs jeux de rôle sont réalisés, proposant de jouer des réponses de Gaïa au personnage, selon ses émotions prédominantes.

Progression des niveaux de difficulté

Pour respecter la notion d'apprentissage sans erreur, le thérapeute vérifie que le participant est parvenu à identifier correctement chacune des émotions de joie, de colère et de tristesse au niveau précédent avant de proposer le niveau supérieur. Selon la présence de difficultés persistantes dans la prise en compte du contexte et l'identification des réponses émotionnelles de Gaïa, il pourra toutefois choisir de ralentir cette progression.

Dans les quatre premiers niveaux de difficulté, les réponses aux différentes questions sont analysées séparément, la séquence vidéo étant présentée à nouveau au participant entre chaque question (et revue autant de fois que nécessaire avant de répondre). Au niveau 5, de façon à se rapprocher des conditions écologiques, la situation est présentée une seule fois avant que le participant ne réponde à l'ensemble des questions. Le temps d'analyse et de jeux de rôle est proposé ensuite.

Les exercices informatisés occupent environ 50 % du temps des séances avec le thérapeute, le reste du temps étant consacré à l'élaboration ou au retour des séances de transfert, mais aussi à l'espace relationnel permettant d'ajuster les exercices proposés selon le vécu du participant. En pratique, ces temps permettent de revenir sur des situations réelles *a postériori*, en réévaluant les différents éléments en présence (expressions émotionnelles faciales, verbales et paraverbales, contexte…) et en générant différentes hypothèses, pour faciliter l'implication du participant dans les interactions sociales.

Séances de transfert

Les exercices à domicile sont à construire avec le participant et en fonction de ses objectifs personnels. L'introduction d'exercices de reconnaissance des émotions exprimées en situation réelle est néanmoins systématique à ce stade de la thérapie, souvent après avoir hiérarchisé les différentes situations possibles de la moins anxiogène à la plus anxiogène pour permettre au participant de développer un sentiment d'efficacité personnelle.

Le travail de transfert est orienté de plus en plus directement vers les objectifs personnalisés, via des actions de préparation réalisées en séance ou entre les séances. Il peut s'agir d'entraînements aux compétences sociales pour entrer en relation avec d'autres personnes, d'actions visant à augmenter le nombre de situations d'interaction sociale ou d'exercices d'application en conditions écologiques des stratégies vue en séance.

Phase de généralisation

Le programme de remédiation cognitive Gaïa entraîne de façon intensive la reconnaissance de la joie, de la colère et de la tristesse , émotions qui paraissent cruciales dans les rapports sociaux. Néanmoins, cet apprentissage doit être généralisé aux autres émotions de base et à quelques émotions complexes. Dans le déroulement de la thérapie, ces exercices débutent lorsque le participant démarre les exercices informatisés de niveau 5. Le temps consacré à cette phase peut donc varier de façon importante d'une personne à l'autre, néanmoins, l'importance de cette phase en termes de bénéfices fonctionnels implique qu'au moins cinq séances avec le thérapeute lui soient consacrées, soit environ 3 semaines des 10 semaines du programme.

Exercices sur photographies

Les exercices de classement de photos sont repris en proposant des images présentant les autres émotions universelles, soit le dégoût, la peur et le mépris (Ekman et Friesen, 1976; Ekman et Heider, 1988; Izard, 1971). Le patient est à nouveau invité à rechercher des critères spécifiques, mais aussi à remarquer les émotions qu'il risque particulièrement de confondre. Comme dans la première phase d'exercices sur photographies, ces exercices sont complétés par l'exercice des *smileys* et de perception des émotions.

Des émotions complexes (honte, surprise, frustration…), sélectionnées en fonction du participant peuvent aussi être explorées; il est alors proposé au sujet d'en définir les expressions faciales en termes de combinaison d'émotions de base. La variabilité interindividuelle augmente de façon importante pour les émotions complexes, leur attribution doit donc être formulée en termes d'hypothèse et s'appuyer aussi sur les éléments contextuels.

Exercices informatisés de niveau 5

Le travail de généralisation peut débuter dès que le participant arrive aux exercices informatisés de niveau 5 ou démarrer au plus tard à la quinzième des 20 séances participant-thérapeute. Quel que soit le niveau de difficulté des exercices informatisés auquel le participant est parvenu, le thérapeute propose des exercices de niveau 5 pour la phase de généralisation. En effet, il est important à ce stade de proposer des situations dans des conditions proches de la réalité, afin que le participant puisse évaluer ses points forts et ses limites, et élaborer des stratégies de réponse qui en tiennent compte.

Jeux de rôle et autres exercices

Le retour sur les exercices à domicile et le travail en séance s'appuient beaucoup sur les jeux de rôle, proposés au plus près des préoccupations concrètes du participant et s'inspirant le plus possible des situations réelles que celui-ci rapporte. L'objectif est d'entraîner les capacités de traitement des émotions et de traitement du contexte pour que le participant puisse adapter au mieux ses réponses comportementales.

Les exercices à domicile sont orientés pleinement vers l'atteinte des objectifs du participant.

Suivi post-remédiation cognitive

Les premières séances de suivi sont consacrées à l'évaluation puis à la restitution des résultats du bilan post-prise en charge. Cette évaluation porte avant tout sur l'atteinte des objectifs, les mesures fonctionnelles et cliniques. Un bilan complet de cognition sociale ne sera proposé qu'à distance de la thérapie, afin d'évaluer les capacités qui se sont maintenues et/ou généralisées dans le temps. Il est toutefois possible de reproposer le test de reconnaissance des émotions faciales utilisé pour l'indication du programme, afin d'objectiver les progrès réalisés dans ce domaine pour renforcer les efforts fournis par le participant.

Les rendez-vous de suivi (30 minutes tous les 15 jours) ont pour objectif d'entretenir la motivation du participant à utiliser les stratégies développées au cours de la thérapie, de maintenir ou de faire croître les bénéfices fonctionnels. Lorsque les objectifs fixés en début de prise en charge sont atteints, de nouveaux objectifs sont fixés, sinon l'accompagnement se poursuit vers leur réalisation complète. Aucun exercice de remédiation cognitive n'est proposé durant ces séances, le rôle du thérapeute se limite à interroger le patient sur l'utilisation des techniques entraînées au cours de la thérapie, à le renforcer positivement dans les démarches qu'il accomplit, et à l'aider dans l'élaboration et la réalisation de ses projets, en lien avec la prise en charge de remédiation cognitive.

La durée du suivi est d'environ 6 mois, après lesquels un bilan complet est proposé pour évaluer et objectiver la présence et le maintien de bénéfices neuropsychologiques, cliniques et fonctionnels à distance de la prise en charge. Ceci permettra aussi d'évaluer avec le participant l'éventuel besoin de compléter la prise en charge avec d'autres interventions dans une démarche orientée vers le rétablissement.

Conclusion

Le programme de remédiation cognitive Gaïa cible spécifiquement les processus de traitement des émotions faciales. Cependant, son but n'est pas seulement d'améliorer les performances du participant dans ce domaine, il a aussi pour objectif de lui permettre de développer et d'utiliser de nouvelles compétences sur lesquels il pourra s'appuyer dans la réalisation du projet de vie qu'il a lui-même déterminé.

Dans cette perspective, les enjeux intersubjectifs trouvent une place centrale dans la relation thérapeutique, en parallèle des exercices formalisés qui constituent le *programme de remédiation cognitive*. Le rôle du thérapeute consiste donc à proposer un entraînement efficace pour améliorer les compétences de traitement des émotions faciales du participant, mais aussi à créer les conditions favorables et à accompagner la dynamique du rétablissement. Cette dernière est entendue comme « un processus profondément personnel et singulier : c'est une transformation (...), une façon de vivre une vie satisfaisante, pleine d'espoir malgré une maladie nous limitant. Le développement d'un nouveau sens et de nouveaux buts à la vie au-delà de la catastrophe qu'est la maladie mentale » (Anthony, 1993).

La littérature souligne différents processus communs aux personnes ayant fait l'expérience du rétablissement (Andresen et al., 2003; Davidson, 2003; Martin et Franck, 2013), dont le thérapeute Gaïa doit chercher à favoriser l'émergence.

Ainsi, il peut permettre la redéfinition positive de soi : le positionnement de malade implique souvent une certaine confusion entre les limites imposées par la maladie et le reste de l'identité de la personne. La remédiation cognitive, accompagnée du travail spécifique de transfert des compétences en situation écologique, doit permettre de modifier ces limites par de nouvelles activités possibles, mais aussi en favorisant le sentiment de compétences pour acquérir des compétences.

Le thérapeute Gaïa cherche également à favoriser le sentiment d'autodétermination *(empowerment)* du participant au sein de chaque séance en lui donnant l'opportunité de faire des choix concernant le contenu de la thérapie et de déterminer ses propres objectifs et ses propres stratégies. Le travail de transfert doit aussi être orienté vers la possibilité de redécouvrir et de se réengager dans des rôles sociaux, en termes d'actions concrètes, mais aussi en termes de sentiment de contribution à la communauté.

Enfin, le sentiment d'espoir, souvent décrit comme la composante la plus importante, est le catalyseur du rétablissement (Andresen et al., 2003; Favrod et al., 2012). L'espoir permet à la personne de se projeter dans un avenir où elle incarne des rôles qu'elle se refusait du fait de la maladie. L'espoir que le thérapeute Gaïa place dans les capacités du participant, son optimisme réaliste quant à l'atteinte possible des objectifs fixés, mais aussi l'expérience de l'accompagnement dans leur réalisation peuvent permettre d'activer et d'entretenir ce sentiment chez le participant.

Remerciements

L'auteur tient à remercier le Dr Elie Péneau pour son aide concernant la conclusion de ce travail.

Références

Addington, J., & Addington, D. (1998). Facial affect recognition and information processing in schizophrenia and bipolar disorder. *Schizophrenia Research, 32*(3), 171–181.

Andresen, R., Oades, L., & Caputi, P. (2003). The experience of recovery from schizophrenia : towards an empirically validated stage model. *Australian & New Zealand Journal of Psychiatry, 37*(5), 586–594.

Anthony, W. A. (1993). Recovery from mental illness : the guiding vision of the mental health service system in the 1990s. *Psychosocial Rehabilitation Journal, 16*(4), 11–23.

Baudouin, J. Y., Chambon, V., & Tiberghien, G. (2009). Expert en visages? Pourquoi sommes-nous tous des experts en reconnaissance des visages. *L'Évolution Psychiatrique, 74*(1), 3–25.

Baudouin, J. Y., & Franck, N. (2006). La reconnaissance de l'expression faciale émotionnelle par le patient schizophrène. In C. Besche (Ed.), *Psychopathologies, émotions et neurosciences* (pp. 87–126). Paris : Belin.

Bazanis, E., Rogers, R. D., Dowson, J. H., Taylor, P., Meux, C., et al. (2002). Neurocognitive deficits in decision-making and planning of patients with DSM-III-R borderline personality disorder. *Psychological Medicine, 32*(8), 1395–1405.

Brothers, L. (1990). The social brain : a project for integrating primate behaviour and neuropsychology in a new domain. *Concepts Neurosci, 1*, 27–51.

Chambon, V., Baudouin, J. Y., & Franck, N. (2006). The role of configural information in facial emotion recognition in schizophrenia. *Neuropsychologia, 44*(12), 2437–2444.

Choi, J., & Medalia, A. (2010). Intrinsic motivation and learning in a schizophrenia spectrum sample. *Schizophrenia Research, 118*(1), 12–19.

Combs, D. R., & Gouvier, W. D. (2004). The Role of attention in affect perception : an examination of mirsky's four factor model of attention in chronic schizophrenia. *Schizophrenia Bulletin, 30*(4), 727–738.

Davidson, L. (2003). *Living outside mental illness : qualitative studies of recovery in schizophrenia*. NYU Press.

Demily, C., Weiss, T., Desmurget, M., Franck, N., & Baudouin, J. Y. (2011). Recognition of self-generated facial emotions is impaired in schizophrenia. *The Journal of Neuropsychiatry and Clinical Neurosciences, 23*(2), 189–193.

Ekman, P., & Friesen, W. V. (1976). *Pictures of facial affect*. Palo Alto, CA : Consulting Psychologists Press.

Ekman, P., & Heider, K. G. (1988). The universality of a contempt expression : a replication. *Motivation and Emotion, 12*(3), 303–308.

Erickson, M., Jaafari, N., & Lysaker, P. (2011). Insight and negative symptoms as predictors of functioning in a work setting in patients with schizophrenia. *Psychiatry Research, 189*(2), 161–165.

Favrod, J., Rexhaj, S., & Bonsack, C. (2012). Le processus du rétablissement. *Santé Mentale, 166*, 32–37.

Fett, A. K. J., Viechtbauer, W., Dominguez, M. G., Penn, D. L., van Os, J., & Krabbendam, L. (2011). The relationship between neurocognition and social cognition with functional outcomes in schizophrenia : a meta-analysis. *Neuroscience & Biobehavioral Reviews, 35*(3), 573–588.

Fiszdon, J. M., & Reddy, L. F. (2012). Review of social cognitive treatments for psychosis. *Clinical Psychology Review, 32*(8), 724–740.

Gaudelus, B. (2014). Le programme Gaïa : thérapie individuelle des troubles de la reconnaissance des émotions faciales. In N. Franck (Ed.), *Cognition sociale et schizophrénie – outils d'évaluation et de remédiation*. Issy-les-Moulineaux : Elsevier Masson.

Gaudelus, B., & Franck, N. (2017). Troubles du traitement des informations faciales. Le programme GAÏA. In N. Franck (Ed.), *La remédiation cognitive, 2e éd.* Elsevier Masson : Issy-les-Moulineaux.

Gaudelus, B., Peyroux, E., Colson, S., & Franck, N. (2018). L'évaluation des répercussions fonctionnelles des altérations de la cognition sociale favorise-t-elle l'engagement dans les soins des personnes ayant des troubles psychiques? *Annales Médico-Psychologiques, 176*(1), 94–99.

Gaudelus, B., Virgile, J., Geliot, S., & Franck, N. (2016). Improving facial emotion recognition in schizophrenia : a controlled study comparing specific and attentional focused cognitive remediation. *Frontiers in Psychiatry, 7*.

Gaudelus, B., Virgile, J., Peyroux, E., Leleu, A., Baudouin, J. Y., & Franck, N. (2015). Mesure du déficit de reconnaissance des émotions faciales dans la schizophrénie. Étude préliminaire du test de reconnaissance des émotions faciales (TREF). *L'Encéphale*, *41*(3), 251–259.

Green, M. F., Kern, R. S., & Heaton, R. K. (2004). Longitudinal studies of cognition and functional outcome in schizophrenia : implications for MATRICS. *Schizophrenia Research*, *72*(1), 41–51.

Green, M., Penn, D., Bentall, R., Carpenter, W., Gaebel, W., Gur, R., et al. (2008). Social cognition in schizophrenia : an NIMH workshop on definitions, assessment, and research opportunities. *Schizophr Bull*, *34*, 1211–1220.

Happé, F., Ronald, A., & Plomin, R. (2006). Time to give up on a single explanation for autism. *Nature Neuroscience*, *9*(10). nn1770.

Harvey, P. D., Wingo, A. P., Burdick, K. E., & Baldessarini, R. J. (2010). Cognition and disability in bipolar disorder : lessons from schizophrenia research. *Bipolar Disorders*, *12*(4), 364–375.

Hoekert, M., Kahn, R. S., Pijnenborg, M., & Aleman, A. (2007). Impaired recognition and expression of emotional prosody in schizophrenia : review and meta-analysis. *Schizophrenia Research*, *96*(1), 135–145.

Izard, C. E. (1971). *The face of emotion*. New York : Appleton-Century-Crofts.

Köhler, C. G., Bilker, W., Hagendoorn, M., Gur, R. E., & Gur, R. C. (2000). Emotion recognition deficit in schizophrenia : association with symptomatology and cognition. *Biological Psychiatry*, *48*(2), 127–136.

Köhler, C. G., Walker, J. B., Martin, E. A., Healey, K. M., & Moberg, P. J. (2010). Facial emotion perception in schizophrenia : a meta-analytic review. *Schizophrenia Bulletin*, *36*(5), 1009–1019.

Kurtz, M. M., Gagen, E., Rocha, N. B. F., Machado, S., & Penn, D. L. (2016). Comprehensive treatments for social cognitive deficits in schizophrenia : a critical review and effect-size analysis of controlled studies. *Clinical Psychology Review*, *43*(Supplement C), 80–89.

Loughland, C. M., Williams, L. M., & Gordon, E. (2002). Visual scanpaths to positive and negative facial emotions in an outpatient schizophrenia sample. *Schizophrenia Research*, *55*(1), 159–170.

Lysaker, P. H., Carcione, A., Dimaggio, G., Johannesen, J. K., Nicolò, G., et al. (2005). Metacognition amidst narratives of self and illness in schizophrenia : associations with neurocognition, symptoms, insight and quality of life. *Acta Psychiatrica Scandinavica*, *112*(1), 64–71.

Mandal, M. K., Pandey, R., & Prasad, A. B. (1998). Facial expressions of emotions and schizophrenia : a review. *Schizophrenia Bulletin*, *24*(3), 399–412.

Marinkovic, K., Oscar-Berman, M., Urban, T., O'Reilly, C. E., Howard, J. A., Sawyer, K., & Harris, G. J. (2009). Alcoholism and dampened temporal limbic activation to emotional faces. *Alcohol Clin Exp Res*, *33*, 1880–1892.

Martin, B., & Franck, N. (2013). Facteurs subjectifs et rétablissement dans la schizophrénie. *L'Évolution Psychiatrique*, *78*(1), 21–40.

Maurage, P., Grynberg, D., Noël, X., Joassin, F., Philippot, P., et al. (2011). Dissociation between affective and cognitive empathy in alcoholism : A specific deficit for the emotional dimension. *Alcoholism Clinical and Experimental Research*, *35*(9), 1662–1668.

Maurer, D., Grand, R. L., & Mondloch, C. J. (2002). The many faces of configural processing. *Trends in Cognitive Sciences*, *6*(6), 255–260.

Moritz, S., & Woodward, T. S. (2007). Metacognitive training in schizophrenia : from basic research to knowledge translation and intervention. *Current Opinion in Psychiatry*, *20*(6), 619.

Nakagami, E., Xie, B., Hoe, M., & Brekke, J. S. (2008). Intrinsic motivation, neurocognition and psychosocial functioning in schizophrenia : testing mediator and moderator effects. *Schizophrenia Research*, *105*(1), 95–104.

Nuechterlein, K. H., Green, M. F., Kern, R. S., Baade, L. E., Barch, D. M., et al. (2008). The MATRICS Consensus Cognitive Battery, part 1 : test selection, reliability, and validity. *The American Journal of Psychiatry*, *165*(2), 203–213.

Organisation Mondiale de la Santé. (2001). *Classification internationale du fonctionnement, du handicap et de la santé*. OMS : Genève.

Penn, D. L., Corrigan, P. W., Bentall, R. P., Racenstein, J. M., & Newman, L. (1997). Social cognition in schizophrenia. *Psychological Bulletin*, *121*(1), 114–132.

Penn D.L., Sanna L.J., Roberts D.L. « Social cognition in schizophrenia: overview », *Schizophrenia Bulletin*, 34 (3), 408-411.

Peyroux, E., & Franck, N. (2014). Le programme RC2S : « Prise en charge globale des troubles de la cognition sociale pour les personnes souffrant de schizophrénie ou de troubles apparentés ». In N. Franck (Ed.), *Cognition sociale et schizophrénie – outils d'évaluation et de remédiation*. Issy-les-Moulineaux : Elsevier Masson.

Peyroux, E., Gaudelus, B., & Franck, N. (2013). Remédiation cognitive des troubles de la cognition sociale dans la schizophrénie. *L'Évolution Psychiatrique*, *78*(1), 71–95.

Pitel, A. L., Beaunieux, H., Witkowski, T., Vabret, F., Guillery-Girard, B., Quinette, P., Eustache, F. (2007). Genuine episodic memory deficits and executive dysfunctions in alcoholic subjects early in abstinence. *Alcohol Clin Exp Res*, *31*, 1169–1178.

Prouteau, A., & Merceron, K. (2014). Cognition sociale et handicap psychique. In N. Franck (Ed.), *Cognition sociale et schizophrénie – outils d'évaluation et de remédiation*. Issy-les-Moulineaux : Elsevier Masson.

Skinner, B. F. (1938). *The behavior of organisms : an experimental analysis*. Cambridge, Massachussets : BF Skinner Foundation.

Streit, M., Wölwer, W., & Gaebel, W. (1997). Facial-affect recognition and visual scanning behaviour in the course of schizophrenia. *Schizophrenia Research*, *24*(3), 311–317.

Van Hooren, S., Versmissen, D., Janssen, I., Myin-Germeys, I., et al. (2008). Social cognition and neurocognition as independent domains in psychosis. *Schizophrenia Research, 103*(1), 257–265.

Vermersch, P. (1994). *L'entretien d'explicitation en formation continue et initiale*. Paris : ESF.

Vianin, P. (2013). *La remédiation cognitive dans la schizophrénie*. Mardaga : Bruxelles.

Weiss, T., Baudouin, J. Y., & Demily, C. (2009). Production d'émotions faciales dans la schizophrénie. *L'Évolution Psychiatrique, 74*(1), 137–144.

Wölwer, W., Streit, M., Gaebel, W., & Polzer, U. (1996). Facial affect recognition in the course of schizophrenia. *European Archives of Psychiatry and Clinical Neuroscience, 246*(3), 165–170.

Wykes, T., Huddy, V., Cellard, C., McGurk, S. R., & Czobor, P. (2011). A meta-analysis of cognitive remediation for schizophrenia : methodology and effect sizes. *American Journal of Psychiatry, 168*(5), 472–485.

RC2S+ (remédiation de la cognition sociale dans la schizophrénie)

Chapitre 66

Élodie Peyroux, Nicolas Franck

PLAN DU CHAPITRE

Introduction

Actuellement, un nombre croissant d'outils sont utilisés afin def remédier aux troubles de la cognition sociale des personnes atteintes de schizophrénie. Globalement, les méta-analyses ayant évalué l'impact des programmes existants rapportent des résultats encourageants, tant en termes d'intérêt et de motivation pour les patients, qu'en termes de résultats obtenus sur les fonctions cognitives altérées (Kurtz et Richardson, 2012; Tan et al., 2016).

Une revue systématique réalisée en 2016 sur ce sujet, regroupant 16 études contrôlées ciblant les sept principaux outils de remédiation utilisés dans le champ de la schizophrénie, a mis en évidence des résultats très prometteurs (Kurtz et al., 2016). En effet, les programmes de remédiation des troubles de la cognition sociale évalués semblent avoir un impact important (effets larges) sur les mesures ciblant la reconnaissance des émotions faciales (taille d'effet : 0,84), la perception sociale (1,29) et la théorie de l'esprit (0,70). Ils ont aussi un impact modéré à faible sur les différents aspects du style attributionnel (entre 0,30 et 0,52). Par ailleurs, les outils de remédiation de la cognition sociale ont un impact modeste mais néanmoins significatif sur certaines manifestations de la schizophrénie – sur la symptomatologie générale (0,40) et sur les symptômes négatifs notamment (0,32) –, alors qu'elles ne sont pas la cible directe de ces prises en charge. Enfin d'autres études ont mis en exergue l'effet positif de ces thérapies sur des mesures reflétant des compétences sociales générales, en lien avec le fonctionnement dans la vie quotidienne.

D'autres études ont été consacrées à l'impact de ces outils sur le fonctionnement cérébral. Une revue systématique a notamment mis en évidence une large gamme de changements structurels et fonctionnels dans de nombreuses régions impliquées dans le cerveau social, dont les aires perceptives visuelles primaires, le système limbique et les régions préfrontales (Campos et al., 2016).

Ces prises en charge sont donc d'un grand intérêt pour améliorer les compétences des personnes ayant une schizophrénie dans les domaines social et relationnel. Plusieurs outils ont été développés ces dernières années en langue française, dont RC2S+.

Description de l'outil RC2S+

RC2S+ a été développé dans le cadre d'une collaboration entre le centre hospitalier Le Vinatier et l'entreprise SBT. Débuté en 2010, le travail d'élaboration a mené à la construction d'un premier outil, RC2S (Peyroux et Franck, 2014, 2016). Cette version du programme a ensuite été enrichie pour aboutir à celle qui est présentée dans ce traité.

Le programme RC2S+ se déroule sur 12 semaines à raison de trois séances de 1 heure par semaine, dont deux séances en présentiel avec le thérapeute et une séance individuelle dans l'environnement naturel. La prise en charge suit trois étapes (Figure 66.1) : d'abord une phase de préparation sur deux séances (semaine 1), puis une phase de remédiation sur 20 séances (semaines 2 à 11) où alternent les séances papier/crayon et les séances informatisées, et une phase finale sur deux séances

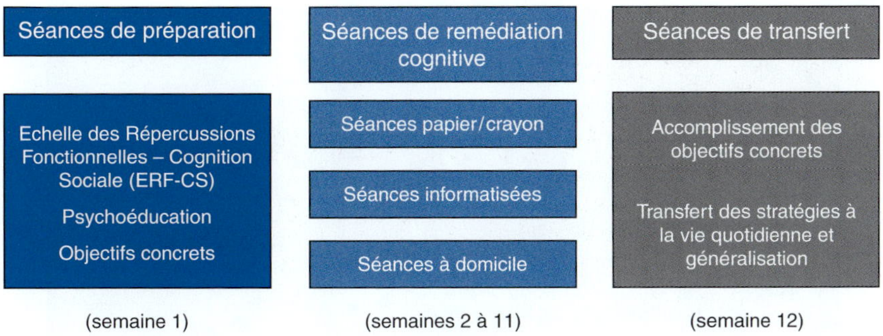

Figure 66.1 Organisation générale de la prise en charge.
Source : Élodie Peyroux et Nicolas Franck.

(semaine 12) permettant de favoriser le transfert des compétences.

RC2S+ est un outil de remédiation cognitive entrant dans le champ des interventions *globales*, c'est-à-dire tenant compte de l'ensemble des composantes de la cognition sociale. La prise en charge est individuelle et surtout modulable, ce qui permet au thérapeute d'adapter les activités aux difficultés spécifiques du participant. Par ailleurs, afin de favoriser le transfert des compétences à la vie quotidienne, l'outil utilise des techniques de simulation, permettant de créer des tâches informatisées écologiques et motivantes pour les participants.

Séances de préparation

Les deux séances de préparation de la prise en charge ont pour objectifs de :

- revenir sur le bilan neuropsychologique réalisé en amont de la prise en charge, et notamment sur les processus de cognition sociale qui ont été évalués. Le thérapeute et le patient analysent ensemble les évaluations et leurs conclusions afin de mettre en avant les difficultés relevées, et donc les domaines à travailler, ainsi que les points forts sur lesquels s'appuyer ;
- investiguer les répercussions fonctionnelles des déficits de cognition sociale mis en évidence par le biais de l'échelle ERF-CS. Cet outil est composé de 14 questions portant sur des difficultés du quotidien reposant sur une ou plusieurs composantes de la cognition sociale. Pour chacun des items pour lesquels une réponse positive est donnée par le patient, le thérapeute lui propose, par le biais de la méthode d'analyse fonctionnelle issue des techniques de thérapies cognitives et comportementales, de rechercher des exemples concrets de ces difficultés dans la vie quotidienne et de coter la fréquence et la pénibilité de ces situations. Cette étape a pour objectifs d'instaurer un rapport collaboratif entre le patient et son thérapeute, de développer ainsi l'alliance thérapeutique et de commencer à déterminer des objectifs personnels et concrets pour la thérapie ;
- proposer des explications claires concernant certains aspects théoriques de la cognition sociale. À cet effet, un document de psychoéducation, explicitant ce que l'on nomme *cognition sociale*, et présentant également de manière simplifiée et accessible les différents domaines pouvant être impactés dans le champ des troubles psychotiques ainsi que leurs répercussions potentielles, est distribué au participant. Celui-ci a pour tâche de lire le document entre les deux séances de préparation. Il sera ensuite repris par le thérapeute qui mettra en lien les concepts théoriques développés avec d'une part les résultats du bilan du patient et d'autre part les répercussions fonctionnelles de ces troubles. Cette discussion permet également une évaluation qualitative du niveau d'insight du participant quant à ses difficultés ;
- définir grâce à l'ensemble de ces mises en perspective des objectifs concrets de prise en charge. Au nombre maximum de deux ou trois, ces objectifs doivent être précis et mesurables afin que le participant puisse avoir, au fur et à mesure des séances de remédiation, une perception directe des bénéfices concrets que lui apporte cette prise en charge. Cette étape finale, qui permet d'individualiser la prise en charge, est fondamentale puisqu'elle favorise la

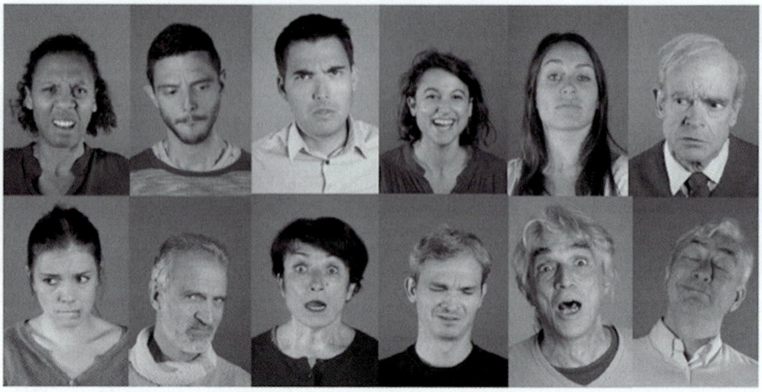

Figure 66.2 Exemples de photos permettant de travailler autour des émotions faciales.
Source : RC2S+, Élodie Peyroux et Nicolas Franck.

motivation et l'implication du patient dans la thérapie.

Lors de ces séances, un *cahier des tâches à domicile* est fourni au participant. Il permet de noter les tâches à domiciles à effectuer chaque semaine, les stratégies développées lors des séances et il peut parfois être utilisé comme support pour effectuer certains exercices. Dans les premières pages de ce cahier figure le document de psychoéducation sur les troubles de la cognition sociale évoqué plus haut. Certaines tâches à domicile, intégrées dans le cahier (tâches à domicile n° 7 et n° 14), permettent de faire le bilan à mi-parcours et le bilan final de la prise en charge à l'aide de questions ouvertes. L'ensemble de ces étapes préliminaires permet d'instaurer un contrat collaboratif entre les deux acteurs de la prise en charge. Validé à la fois par le patient et par le thérapeute, celui-ci clarifie les engagements de chacune des parties dans la thérapie et permet d'évaluer régulièrement la progression du patient en direction de ses objectifs et le maintien de son implication – ainsi que celle du thérapeute – tout au long de la prise en charge.

Séances de remédiation

Séances papier/crayon

Au nombre de dix, une par semaine, même si ce nombre peut être adapté en fonction des besoins, ces séances ont pour objectif d'aider le participant à développer des stratégies efficaces pour reconnaître les émotions d'autrui, analyser un contexte, comprendre les états mentaux d'autrui et interpréter des situations sociales de difficulté croissante, ces objectifs étant fonction des troubles mis en évidence et des besoins spécifiques de la personne.

Afin de faciliter le travail du thérapeute, qui a pour tâche dans ces séances de construire des exercices sur mesure, un ensemble d'outils spécifiques[3] est mis à sa disposition, permettant de travailler différents aspects de la cognition sociale :

- des photos de visages d'hommes et de femmes de différentes classes d'âge exprimant (Figure 66.2) :
  - des émotions de base (joie, colère, tristesse, peur, surprise, dégoût et mépris) à trois niveaux d'intensité (faible, moyen, fort),
  - des émotions complexes (culpabilité, déception, ennui, fierté, honte, inquiétude, séduction) à deux niveaux d'intensité (faible/fort) ;
- des photos de postures d'hommes et de femmes de différentes classes d'âge exprimant les émotions de base et les mêmes émotions complexes à deux niveaux d'intensité (faible/fort) (Figure 66.3) ;
- des photos de contextes présentant une variété importante de situations sociales et d'interactions entre deux ou plusieurs personnages (Figure 66.4) ;
- une trentaine de vidéos mettant en scène des événements ambigus et des situations sociales de complexité croissante.

[3] Les photos et vidéos qui composent la partie papier/crayon de la prise en charge RC2S+ ont été développées en collaboration avec la compagnie de théâtre Thespis à Lyon, que les auteurs remercient très chaleureusement.

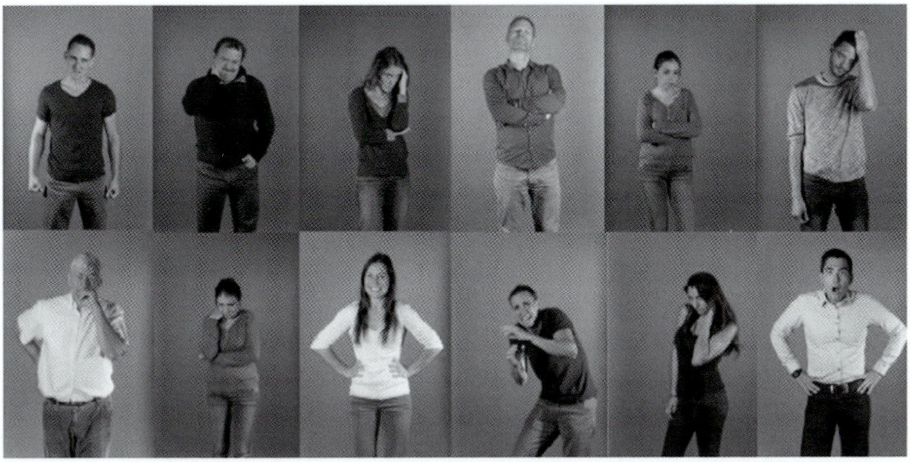

Figure 66.3 Exemples de photos permettant de travailler autour des émotions posturales et gestuelles.
Source : RC2S+, Élodie Peyroux et Nicolas Franck.

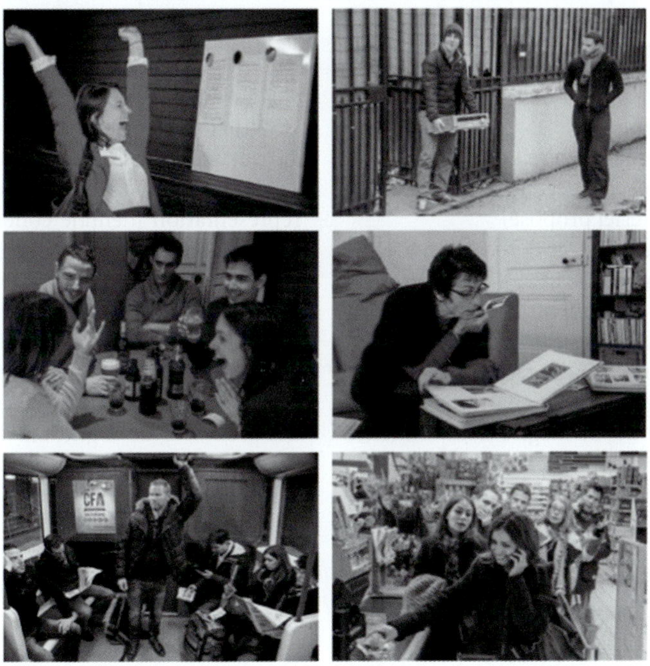

Figure 66.4 Exemples de photos présentant des contextes sociaux variés.
Source : RC2S+, Élodie Peyroux et Nicolas Franck.

La tâche pour le thérapeute est de construire des exercices permettant au patient de travailler les processus de cognition sociale dans lesquels il est en difficulté en s'appuyant sur ses ressources. Il doit donc, à la fois, bien connaître les grands modèles du fonctionnement cognitif et comprendre les interactions entre les processus de cognition sociale et les différentes sous-dimensions à travailler (Figure 66.5).

Par ailleurs, le thérapeute doit toujours garder en tête les grands principes de la remédiation cognitive (Barlati et al., 2013; Wykes et Reeder, 2005), notamment :

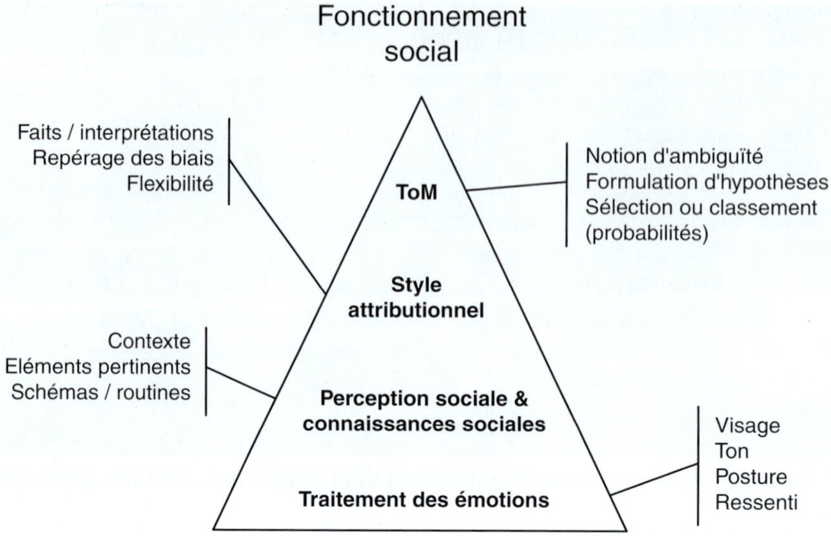

Figure 66.5 Domaines pouvant être travaillés dans le cadre d'une prise en charge RC2S+.
Source : Élodie Peyroux et Nicolas Franck.

- l'apprentissage sans erreur (afin d'éviter l'encodage implicite d'erreurs) ;
- la confrontation progressive à la difficulté (permettant de minimiser les erreurs en régulant la complexité du matériel proposé) ;
- la répétition (qui encourage la rétention et l'application des compétences) ;
- les stratégies de traitement de l'information incluant la verbalisation, la réduction de l'information, la simplification des tâches par étapes.

Enfin, dans le champ de la cognition sociale, le thérapeute utilise des stratégies additionnelles dérivées de l'entraînement aux habiletés sociales : les jeux de rôle et les expositions aux situations sociales.

Séances informatisées

Chaque semaine, en parallèle des séances papier/crayon permettant de développer des stratégies ciblant des déficits spécifiques, une séance informatisée plus intégrative est proposée. Dans cette séance, l'objectif est d'aider un personnage, nommé Tom, qui est confronté à une situation d'interaction sociale plus ou moins complexe et conflictuelle. Le matériel utilisé est composé de dix situations de simulation mettant en jeu Tom face à un autre protagoniste et ce, dans différents contextes (amical, familial ou professionnel notamment).

Dans un premier temps, un texte introduisant la situation d'interaction sociale est proposé au participant. L'objectif est de décomposer la scène en microstructure afin de construire une représentation mentale cohérente de la situation à laquelle Tom, le personnage que va incarner le patient, est confronté. Le patient doit se fonder sur les éléments contextuels et tenir compte des relations existantes entre Tom et l'autre personnage.

À la suite de cette première étape, le thérapeute propose au participant un travail plus ciblé autour des processus de cognition sociale, mais toujours sur la base du texte présenté. Il peut ainsi potentiellement travailler sur les intentions des personnages, leurs émotions ou les issues possibles à la situation.

La scène de simulation est proposée après ces étapes préliminaires. Lors de cette étape, le participant incarne le personnage Tom et le guide dans ses interactions en choisissant son comportement parmi plusieurs propositions. La scène suit un arbre de décision prédéfini mais néanmoins flexible, où les choix du patient influencent la suite de son parcours et de ses interactions. La durée de chaque scène est comprise entre 10 et 20 minutes.

Afin d'entraîner les capacités d'attribution d'intentions, d'états mentaux et l'analyse du comportement gestuel, des expressions faciales et de la prosodie, le participant sélectionne des orientations de comportement, sans que le discours de Tom soit explicité avant la séquence. Par ailleurs, lors de certaines séquences, le comportement de Tom peut ne pas parfaitement correspondre à l'attente du patient, qui doit alors s'adapter au potentiel retournement de situation et ajuster son comportement aux nouveaux enjeux de l'interaction.

Lors de cette étape, le thérapeute demande au patient de verbaliser les stratégies qu'il emploie pour résoudre la situation, au fur et à mesure de son déroulement. Il tente ainsi d'automatiser les stratégies développées lors des séances papier/crayon. La scène est ensuite retravaillée autant de fois que nécessaire afin d'analyser les comportements de Tom, en fonction des différents choix de comportement proposés par le participant. La scène peut ainsi être arrêtée aux moments adéquats afin d'analyser les différentes composantes de l'interaction : les éléments contextuels, le ton de la voix, les gestes, les attitudes corporelles et les expressions faciales *a minima*. L'accent est mis sur les intentions plus ou moins implicites des personnages qui interagissent avec Tom.

Le thérapeute peut également proposer au patient de rejouer la scène afin de générer des états mentaux spécifiques chez le personnage qui interagit avec Tom (comme de la colère, de la gêne ou de la jalousie), de reconnaître les indices qui permettent en temps réel de détecter ces états mentaux et de prédire les possibles comportements ou intentions que le personnage peut avoir en fonction de son état d'esprit.

Séances à domicile

Chaque semaine, le plus souvent à l'issue de la séance papier/crayon, est proposée une séance à domicile destinée à favoriser le transfert des acquis à la vie quotidienne et la généralisation des compétences. Les tâches à domicile sont définies par le patient en collaboration avec son thérapeute afin de favoriser les aspects motivationnels.

Elles tiennent compte du niveau de performance du patient – les exercices sont de difficulté progressive afin de lui permettre d'expérimenter des réussites successives – et des objectifs concrets définis au début de la prise en charge.

Les tâches sont adaptées aux besoins du patient et elles réutilisent les stratégies développées lors des séances papier/crayon. Par exemple au début de la thérapie, le thérapeute peut proposer au patient de travailler sur la détection des émotions sur des photos, puis à la télévision en mettant en place et en verbalisant la stratégie de recherche d'indices développée lors des séances papier/crayon. Quand il est à l'aise, le patient peut travailler ces mêmes processus au sein du cercle familial ou amical, puis avec des inconnus, en adaptant les stratégies déjà acquises à la complexité des situations réelles.

Les exercices à domicile sont indispensables pour favoriser le transfert dans la vie quotidienne des stratégies développées lors des séances avec le thérapeute et ainsi améliorer leur automatisation. Ceci concorde avec les résultats obtenus dans le domaine des théories de l'apprentissage. En effet, il semble que le transfert soit favorisé lorsque la remédiation cognitive est mise en œuvre dans un contexte large de réhabilitation psychosociale et qu'elle est renforcée par des exercices proposés en vie quotidienne (Medalia et Saperstein, 2013).

La séance à domicile est reprise avec le thérapeute la semaine suivante, en début de séance papier/crayon. Les difficultés éventuellement rencontrées sont analysées et travaillées par l'intermédiaire de jeux de rôle ou de stratégies d'adaptation. L'objectif du thérapeute est de faire prendre conscience au patient des liens entre les stratégies employées lors des séances de remédiation et celles utilisées dans les situations précises de la vie quotidienne afin de souligner l'impact et les bénéfices apportés par ces changements.

Séances de transfert

Deux séances sont proposées en fin de prise en charge (semaine 12) afin de travailler spécifiquement sur le transfert. Lors de ces rencontres, le patient et son thérapeute font le point sur le travail effectué depuis le début de la thérapie, résument les stratégies mises en place, leur intérêt et les difficultés rencontrées. Ils analysent également la réalisation des objectifs concrets fixés lors des séances de préparation.

Ces deux séances permettent également de travailler sur d'autres situations sociales que celles définies dans le programme RC2S+. Le patient a ainsi pour tâche de rapporter des situations de la vie quotidienne où il s'est senti en difficulté. Les stratégies mises en place pendant la thérapie sont alors testées, par l'intermédiaire de jeux de rôle avec le thérapeute et d'exercices dans la cité, et adaptées en fonction des difficultés rencontrées.

Enfin, afin de favoriser le renforcement des stratégies et leur automatisation, de nouveaux objectifs concrets à plus long terme sont déterminés avec le patient. Pendant cette période, le participant peut être revu plus épisodiquement afin d'évaluer l'avancée en direction de ces nouveaux objectifs et de favoriser le maintien des stratégies (*voir* Encadré 66.1).

ENCADRÉ 66.1

Cas de Lisa

Lisa est une jeune femme de 36 ans adressée au centre référent en réhabilitation de Lyon par son centre médico-psychologique pour une évaluation et une prise en charge de réhabilitation. Elle est la deuxième enfant d'une fratrie de quatre, dont les parents sont aujourd'hui séparés. Elle vit chez sa mère où elle est peu autonome.

Sur le plan psychique, Lisa est suivie en psychiatrie depuis l'âge de 16 ans pour une schizophrénie. Elle a vécu de nombreuses rechutes et hospitalisations, liées le plus souvent à des arrêts de traitement.

Au niveau scolaire et professionnel, Lisa a obtenu un BEP puis un bac professionnel. Elle n'a plus d'activité professionnelle depuis 2 ans, après avoir travaillé de façon irrégulière dans la vente. Elle touche l'allocation pour adulte handicapé (AAH) et bénéficie d'une reconnaissance de la qualité de travailleur handicapé (RQTH) en milieu ordinaire.

Lors de son admission, Lisa paraît soignée et coquette. Son visage est peu expressif, mais le contact est bon, son discours posé, cohérent et adapté. Il semble persister un vécu paranoïde à bas bruit, Lisa racontant qu'elle se sent parfois observée dans les lieux publics, le regard des autres étant parfois vécu comme intrusif. Par ailleurs, elle ressent par moments des impressions douloureuses qui s'apparentent à des hallucinations cénesthésiques. On ne note aucune manifestation de désorganisation.

Lisa présente des plaintes cognitives, et notamment une importante fatigabilité, des difficultés à tenir des objectifs et à s'organiser pour les atteindre, ainsi que des difficultés relationnelles, dont un vécu d'intrusion et des interprétations inappropriées des intentions d'autrui, qui l'ont amenée à un isolement progressif.

Le bilan neuropsychologique proposé à Lisa met en évidence les points forts et les difficultés suivantes :

- des ressources attentionnelles fragiles (– 2 DS*) et un ralentissement de la vitesse de traitement (– 2,5 DS);
- des compétences mnésiques limitées (– 1,65 DS) et des capacités d'apprentissage fragiles (– 2 DS);
- des capacités exécutives préservées (mémoire de travail : – 1 DS; flexibilité cognitive : – 1,3 DS), hormis ce qui concerne la planification (– 1,65 DS);
- des difficultés de reconnaissance des émotions faciales (– 2 DS), mais une bonne compréhension des contextes sociaux et de leurs règles;
- des compétences fragiles en termes de théorie de l'esprit (– 1,5 DS) pouvant l'amener à attribuer à autrui des intentions qu'il n'a pas, et une mauvaise compréhension de l'implicite;
- une tendance à un vécu d'hostilité (– 2,5 DS) pouvant mener à de la méfiance et à une inadaptation dans les interactions sociales.

Par ailleurs, l'entretien sur le quotidien réalisé par un infirmier permet de mettre en évidence que Lisa présente une bonne reconnaissance de ses difficultés et qu'elle se sent isolée. Ce bilan permet également de préciser ses objectifs prioritaires : acquérir un logement indépendant et travailler en milieu ordinaire en tant que vendeuse.

À l'issue de ces évaluations, Lisa et les différents intervenants construisent ensemble un projet de réhabilitation, ciblant dans un premier temps ses compétences sociales. Une prise en charge de remédiation à l'aide de l'outil RC2S+ est alors proposée.

Séances de préparation

Lors de la passation de l'ERF-CS, les réponses positives données par Lisa portent majoritairement sur les items abordant les processus émotionnels, la théorie de l'esprit et le style attributionnel, ce qui va dans le sens des observations du bilan neuropsychologique. Par ailleurs, le travail de psychoéducation proposé met en évidence une bonne compréhension des concepts de cognition sociale et une bonne appropriation des éléments pointés lors du bilan.

Ces séances permettent également de définir précisément les objectifs de la prise en charge. Ceux-ci sont proposés par Lisa et ils sont en adéquation avec les éléments repérés dans les évaluations. Ils sont les suivants : *(1)* être plus à l'aise avec les gens; pouvoir parler plus facilement, *(2)* être plus à l'aise dans les lieux publics; *(3)* pouvoir prendre les transports en commun.

Séances de remédiation

Les séances de remédiation suivent un plan de prise en charge individualisée, élaboré par le thérapeute, en fonction de l'évaluation initiale et des objectifs de Lisa. Les premières séances sont axées sur les processus émotionnels, avec notamment un travail sur la reconnaissance des émotions faciales, permettant à Lisa d'acquérir des stratégies d'analyse pour catégoriser les émotions d'abord de joie, de colère et de tristesse. Ensuite sont ciblées des émotions pouvant être fréquemment confondues, d'abord la surprise et la peur, puis le dégoût et le mépris. Enfin, les composantes posturales associées à ces émotions ainsi que leur expression sont abordées.

Lors de ces séances, les photos du set « visage – émotions de base » sont utilisées. Les exercices proposés sont de difficulté croissante afin de respecter le principe d'apprentissage sans erreur. Lors du premier exercice, Lisa a pour tâche de classer les photos sélectionnées, toutes d'intensité forte, en trois catégories en fonction de l'émotion exprimée – joie, colère ou tristesse – en verbalisant ses stratégies de classement à voix haute. Lors de cette tâche, la stratégie de Lisa est de décrire les visages exprimant la même émotion et de noter leurs caractéristiques communes afin d'utiliser ces indices quand les émotions sont plus difficilement identifiables. Les stratégies d'identification de Lisa sont regroupées sur un document écrit consultable au moindre doute. Afin d'identifier certaines caractéristiques, Lisa mime certaines émotions et se touche le visage. Les photos difficiles à classer sont reprises plus longuement, décrites détail par détail (sourcils, yeux, bouche, posture de la tête). Le même exercice est réalisé avec des émotions d'intensité inférieure au cours de la même séance.

Lors des séances suivantes, les mêmes stratégies sont utilisées pour travailler sur les autres émotions ciblées, en fonction du principe de sur-apprentissage. Les stratégies efficaces sont ainsi répétées d'une séance à l'autre. Les émotions sont appréhendées par binômes d'émotions proches pour favoriser leur distinction (surprise et peur; mépris et dégoût). Les exercices sont réalisés avec des photos d'abord de forte intensité puis progressivement de faible intensité.

Ce travail autour des processus émotionnels est mené sur cinq séances papier/crayon, associées à cinq séances informatisées pendant lesquelles l'accent est mis sur les émotions exprimées par Tom et le personnage avec lequel il interagit.

Par ailleurs, des tâches à domicile de difficulté croissante sont proposées chaque semaine : rapporter des photos ou des images de magazines sur lesquelles les personnages expriment la joie, la colère, et la tristesse; faire des photos d'elle-même exprimant différentes émotions; repérer et différencier ces émotions à la télévision; rapporter des photos où elle est en difficulté pour reconnaître les émotions des protagonistes.

Ces exercices sont ensuite repris avec le thérapeute afin de repérer les difficultés ou, au contraire, de mettre en évidence les stratégies efficaces.

À la suite de ces séances, le travail est axé sur les capacités de théorie de l'esprit en lien avec les biais d'attribution. Ici, la stratégie est inspirée de l'outil de remédiation SCIT (*social cognition and interaction training*; voir chapitre 62). Les premières séances consistent à définir avec Lisa les différents biais d'attribution (externes, internes et situationnels) et à analyser l'impact de chacun sur les pensées, les émotions et les comportements. En parallèle de ce travail théorique réalisé lors de la séance papier/crayon, la tâche à domicile de Lisa est d'analyser des situations de la vie quotidienne et de repérer son style d'attribution en lien avec l'aspect positif ou négatif des événements. Lors des séances suivantes, différents supports, photo ou vidéo, présentant des situations sociales, d'abord peu ambiguës puis plus complexes, sont utilisés. La tâche de Lisa est d'analyser le style attributionnel des personnages présentés puis de réfléchir aux pensées, aux émotions et aux types de comportements qu'aurait pu avoir une personne présentant des biais d'attribution différents. Ces exercices permettent à Lisa de prendre conscience des erreurs possibles dans les attributions causales et de simuler d'autres perspectives concernant un événement. Les tâches à domicile proposées consistent à utiliser ces stratégies dans la vie quotidienne, dans des situations de plus en plus exposantes.

►

▶

Séances de transfert

Afin de favoriser le transfert et la généralisation des stratégies à des situations de la vie quotidienne, quatre séances sont consacrées à des activités dans la cité.

Lors de ces séances, nous ciblons la prise des transports en commun, objectif concret défini par Lisa en début de prise en charge. En utilisant l'ensemble des stratégies développées lors des séances de remédiation ajoutées à d'autres astuces fonctionnelles, Lisa parvient à mettre de côté son vécu d'hostilité de la part d'autrui dans les transports.

Ainsi, afin d'éviter une exposition trop intense au regard des autres, Lisa a tendance à s'installer à l'avant du tramway pour être tournée vers le conducteur. Par la suite, elle parvient par moments à tourner la tête pour observer les gens autour d'elle et essayer de reconnaître leurs émotions faciales, leurs états mentaux, leurs intentions. Lors de cet exercice, Lisa remarque que la plupart des gens ont une attitude plutôt neutre et cette prise de conscience a un retentissement favorable sur son anxiété. Ces exercices ont également favorisé sa motivation, puisque dès les jours suivants, Lisa a pu reprendre le tramway, avec des proches cette fois, afin d'aller faire des achats.

Bilan de la prise en charge

Après les 24 séances de remédiation, nous reprenons avec Lisa ses objectifs fonctionnels afin d'analyser les bénéfices de la prise en charge :

- objectif 1 : être plus à l'aise avec les gens, pouvoir parler plus facilement. Lisa a récemment repris contact avec un de ses frères et avec son père, avec lesquels elle était en conflit auparavant;
- objectif 2 : être plus à l'aise dans les lieux publics. Lisa a pu aller faire des courses dans un supermarché, sans difficulté particulière;
- objectif 3 : prendre les transports en commun. À la suite des séances de transfert, Lisa a pu prendre le bus pour aller faire des courses seule, elle est également venue à des rendez-vous en transport en commun.

Par ailleurs, un bilan objectif effectué à l'issue de la prise en charge pointe des bénéfices au niveau des processus de cognition sociale et de la symptomatologie.

Ces améliorations se sont maintenues à moyen terme (évaluation à 3 mois) et Lisa est aujourd'hui en lien avec un chargé d'insertion afin de construire un projet professionnel. Elle a par ailleurs intégré un foyer où elle réside en colocation.

* Les déviations standard (DS) correspondent à l'écart entre le score obtenu par la personne à un test et le score moyen de sa population de référence. On considère qu'un résultat diffère significativement de la population de référence quand le DS est $\leq -1{,}65$ ou $\geq 1{,}65$.

Conclusion : intérêts de l'outil et perspectives

L'impact de RC2S+ a été évalué grâce à des études de cas uniques (Peyroux et Franck, 2016). Globalement, les résultats ont mis en évidence une efficacité de ce programme. Les patients qui en ont bénéficié ont en effet amélioré leurs performances dans les domaines de la cognition sociale individuellement ciblées. Par ailleurs, cette amélioration est spécifique de la prise en charge RC2S+, et non pas en lien avec une amélioration plus générale des compétences cognitives.

Une généralisation des effets de la prise en charge a également été mise en évidence dans les études de cas uniques qui ont été menées. En effet, les bénéfices acquis par les participants à l'issue de la thérapie semblent se généraliser sur des processus proches de ceux qui ont été entraînés sans qu'ils aient été spécifiquement ciblés pendant la prise en charge.

Enfin, en ce qui concerne le transfert, tous les patients ayant bénéficié du programme notent une amélioration de leur fonctionnement social au quotidien, alors que ces bénéfices n'ont pas transparu dans les échelles cliniques et fonctionnelles. Cependant, les mesures effectuées à plus long terme relativisent cette observation. En effet, il semble que les bénéfices mesurés sur les processus de cognition sociale à la fin de la prise en charge se maintiennent dans le temps (mesures à 8 mois) et soient suivis d'une amélioration à la fois fonctionnelle et clinique. Ainsi, les patients qui ont participé à RC2S+ ont significativement progressé en ce qui concerne le fonctionnement social, même si cette amélioration est légèrement décalée dans le temps. Ils se sont également améliorés cliniquement (diminution de la symptomatologie générale notamment).

Ces résultats prometteurs ont amené les auteurs à proposer une étude de validation contrôlée et randomisée, actuellement en cours[4].

Ces données préliminaires sont également cohérentes par rapport à la littérature concernant les outils de remédiation de la cognition sociale, rapidement abordée au début de ce chapitre. En effet, les résultats des études de cas uniques mettent en évidence une nette amélioration des processus de cognition sociale de base, tels que la reconnaissance des émotions faciales et la perception sociale, mais également des processus plus complexes, notamment la théorie de l'esprit et le style attributionnel. L'outil semble donc dans la droite ligne des résultats de la littérature (Kurtz et al., 2016; Tan et al., sous presse). Au-delà de la validation spécifique de l'outil RC2S+, il reste aujourd'hui à définir dans quelle mesure les bénéfices obtenus dans le champ de la remédiation des troubles de la cognition sociale se maintiennent à plus long terme (Choi et al., 2009; Kurtz et Richardson, 2012), et à comprendre les caractéristiques actives des différentes prises en charge. En effet, les outils existants sont multiples et se basent sur des principes qui varient en termes de contenu - jeux de rôle, *modeling*, exercices pratiques ou apports théoriques -, de durée - de 2 mois et demi à plus de 1 an de prise en charge -, de taille du groupe - en individuel ou entre 3 et 12 participants -, et de domaines de la cognition sociale travaillés - entre les thérapies ciblant un processus et celles qui en ciblent plusieurs. Afin de proposer une remédiation de la cognition sociale pertinente aux personnes ayant des troubles psychiatriques et des difficultés dans le champ du fonctionnement social, il est en effet important de disposer d'évaluations et de modalités de prise en charge cohérente et efficaces, ainsi que de définir précisément les caractéristiques à l'origine des améliorations observées. »

[4] Les auteurs tiennent à remercier l'ensemble des équipes impliquées dans la validation de l'outil RC2S+, ainsi que leurs patients. Merci aux médecins, psychologues, infirmiers et thérapeutes du CRPS à Valence (Dr Bakri), de l'HDJ La Chevalerie à Tours (Dr Graux), du C3RP (Dr Amado) et de l'USPS (Dr Launay) à Paris, de CRISALID à Clermont de l'Oise (Dr Bralet), du CIPP à Dijon (Dr Martin), de l'EPS Barthélémy Durant à Étampes (Dr Caire-Dieu), du CDJ Saint-Gervais à Rouen (Dr Hervochon) et du SUR-CL3R à Lyon (Pr Franck).

Références

Barlati, S., Desde, G., De Peri, L., Ariu, C., & Vita, A. (2013). Cognitive remediation in schizophrenia : current status and future perspectives. *Schizophrenia Research and Treatment*. 2013, 156084.

Campos, C., Santos, S., Gagen, E., Machado, S., Rocha, S., et al. (2016). Neuroplastic changes following social cognition training in schizophrenia : a systematic review. *Neuropsychology Review, 26*, 310–328.

Choi, J. H., Kim, J. H., Lee, J., & Green, M. F. (2009). Social cognition training for individuals with schizophrenia : a review of targeted interventions. *Clinical Psychopharmacology & Neurosciences, 7*, 29–38.

Kurtz, M. M., Gagen, E., Rocha, N. B. F., Machado, S., & Penn, D. L. (2016). Comprehensive treatments for social cognitive deficits in schizophrenia : a critical review and effect-size analysis of controlled studies. *Clinical Psychology Review, 43*, 80–89.

Kurtz, M. M., & Richardson, C. L. (2012). Social cognitive training for schizophrenia : a meta-analytic investigation of controlled research. *Schizophrenia Bulletin, 38*(5), 1092–1104.

Medalia, A., & Saperstein, A. M. (2013). Does cognitive remediation for schizophrenia improve functional outcomes? *Current Opinion in Psychiatry, 26*, 151–157.

Peyroux, E., & Franck, N. (2014). RC2S : a cognitive remediation program to improve social cognition in schizophrenia and related disorders. *Frontiers in Human Neurosciences, 8*, 1–11.

Peyroux, E., & Franck, N. (2016). Improving social cognition in people with schizophrenia with RC2S : two single-case studies. *Frontiers in Psychiatry, 7*(66).

Tan B.L., Lee S.A., Lee J. 2016. « Social cognitive interventions for people with schizophrenia: a systematic review », *Asian Journal of Psychiatry*. pii : S1876-2018(15)30049-6.

Wykes, T., & Reeder, C. (2005). *Cognitive remediation therapy for schizophrenia*. London : Routledge.

Partie IX

Prendre en charge les symptômes

Chapitre 67

Thérapie cognitive et comportementale pour la psychose

Tania Lecomte, Amal Abdel-Baki

PLAN DU CHAPITRE

Introduction

Ce chapitre vise à décrire la thérapie cognitive et comportementale (TCC) pour la psychose, son fonctionnement, sa philosophie, son utilité clinique et aussi brièvement les résultats empiriques découlant de multiples études. Une section du chapitre explique de manière plus détaillée comment proposer la TCC pour la psychose en format de groupe.

Historique

Les interventions psychologiques dans le traitement de la psychose, que ce soit de type schizophrénique ou liée à un trouble de l'humeur, ont longtemps été mises au rancart, en partie à la suite des propos de Karl Jaspers de 1913 soutenant que les psychoses sont des maladies du cerveau, traitables seulement par la médication (Bentall, 2003). Quoique la psychanalyse se soit répandue dans de nombreux établissements psychiatriques depuis les années 1960, elle eut très peu de succès auprès des personnes atteintes de psychose et sa forme traditionnelle est d'ailleurs déconseillée pour cette clientèle (Malmberg et Fenton, 2001). Ce n'est que depuis peu, avec l'adaptation de la TCC pour la psychose, qu'une intervention psychologique concerne les croyances et les perceptions des personnes souffrant de psychose afin de les aider à atteindre leurs buts et à faciliter leur rétablissement. Les guides cliniques de plusieurs pays, notamment le guide NICE (National Institute for Health and Care Excellence) du Royaume-Uni, le PORT (Patient Outcome Research Team) aux États-Unis ou encore le guide de la Société canadienne de psychiatrie ou SCP (Lecomte et al., 2017 ; Norman et al., 2017) recommandent de proposer la TCC pour les personnes (adultes et adolescentes) qui le désirent ou qui présentent une détresse liée à leurs symptômes psychotiques.

Qu'est-ce que la thérapie cognitive et comportementale pour la psychose ?

Théories cognitives

Avant de décrire le fonctionnement de l'intervention, il est important de connaître les prémisses ayant soutenu son développement. Alors que la communauté médicale généralement s'entendait pour dire que les symptômes psychotiques, tels que les hallucinations auditives et les pensées délirantes, n'étaient compréhensibles qu'à un niveau biomédical, les chercheurs cliniciens formés à la thérapie cognitive et comportementale défendaient l'hypothèse que ces mêmes symptômes pouvaient être expliqués par des processus psychologiques et pouvaient donc être modifiés dans le cadre d'une psychothérapie. Par exemple, ils ont montré empiriquement que les voix entendues par certaines personnes souffrant de psychose étaient liées à une attribution erronée de leur discours interne à une source externe. Ce type d'erreur d'attribution serait influencé par les croyances de la personne, en particulier en ce qui a trait à l'omniscience ou l'omnipotence des voix. D'ailleurs, il a été démontré que d'amener la personne à douter du pouvoir réel de ses hallucinations auditives entraînait une diminution de l'intensité des voix, de leur fréquence, ainsi que de la détresse associée.

De même pour les pensées délirantes, les recherches ont démontré que, contrairement à la croyance qui veut qu'elles soient fixes et imperméables aux arguments et à la logique, elles varient dans le temps et peuvent être immuables une journée et variables une autre. D'ailleurs, plusieurs thèmes délirants portent sur des sujets existentiels, suggérant des biais au niveau du raisonnement social ainsi qu'une forme de protection de l'estime de soi. Plusieurs études ont d'ailleurs démontré la présence de divers biais cognitifs (*voir* Tableau 67.1), tels que l'inférence arbitraire, la tendance à sauter à des conclusions hâtives, à sur-attribuer les événements négatifs comme étant extérieurs à soi, ou à seulement remarquer des indices qui appuient la croyance. Quoique plus fréquents chez ceux-ci, les biais ne sont pas propres aux individus souffrant de psychose et peuvent être modifiés dans un contexte thérapeutique. Contrairement au modèle médical qui décrit un processus de pensée illogique chez les personnes atteintes de psychose, les tenants de l'approche TCC croient que celles-ci sont fondamentalement rationnelles et, dans le cadre d'une relation thérapeutique fondée sur une bonne alliance, elles sont aptes à considérer les évidences soutenant ou non leurs croyances et expériences inhabituelles ainsi qu'à considérer des alternatives à leurs croyances.

Tableau 67.1. Principaux biais cognitifs dans la psychose

Biais cognitif	Signification
Inférence arbitraire (sauter aux conclusions)	La personne ne prend pas le temps de recueillir suffisamment d'informations avant d'être certaine de sa conclusion (déduction)
Attribution	La responsabilité (la cause) des événements négatifs est attribuée aux autres (attribution externe, stable et global) : « C'est la faute des autres »
Surgénéralisation	Le plus petit indice vient confirmer la croyance, par exemple un regard en coin vient confirmer une conspiration
Abstraction sélective (et biais attentionnel)	Seule l'information qui appuie sa perception est retenue, l'individu porte attention de façon sélective à des faits (par exemple, ne remarquer que des regards menaçants ou des gens qui rient… de lui) et de minimiser l'information contraire à la croyance

Application clinique

La TCC permet de modifier les pensées et les croyances non adaptées à la réalité en sensibilisant les individus au lien qui existe entre les perceptions, les croyances et les réponses tant émotives que comportementales qui y sont associées. La TCC apprend aussi à l'individu à questionner les preuves qui soutiennent apparemment ses croyances (qu'elles soient psychotiques ou non). De plus, la TCC permet au patient d'évaluer lui-même ses pensées et de s'auto-observer, et elle lui enseigne comment développer des stratégies adaptatives (*coping*) ou optimiser celles déjà utilisées spontanément, afin de mieux composer avec les symptômes perturbateurs tels que les hallucinations qu'il entend.

Il est important de souligner le changement de paradigme que propose l'approche TCC dans le traitement de la psychose. Alors qu'antérieurement (et malheureusement encore dans plusieurs endroits) le clinicien était considéré comme l'expert, porteur du savoir, et qu'il décidait du traitement requis par la personne atteinte de psychose qui était prise en charge, la TCC propose une tout autre approche. En fait, la personne est considérée comme experte de sa propre expérience et elle décide elle-même ce qu'elle considère comme central dans son plan de traitement. Le thérapeute en TCC a alors un rôle de facilitateur, œuvrant en collaboration avec le patient dans le contexte d'une alliance thérapeutique. Son rôle vise en premier lieu à comprendre les croyances de la personne, et non à les modifier à tout prix. Il importe peu que les croyances ou la détresse soient fondées dans la réalité ou non, le thérapeute travaille en collaboration avec la personne afin de diminuer sa détresse et à l'aider à se sentir plus en contrôle de sa vie. Quoique les techniques de TCC ainsi que les exercices soient des outils importants de cette approche, ils sont accessoires par rapport à la qualité de la relation thérapeutique et pourraient même être néfastes sans une solide alliance thérapeutique. Il est important de s'intéresser au contenu délirant des croyances de la personne, ou encore au message véhiculé par les voix, sans toutefois offrir d'interprétation ni faire collusion avec l'idée délirante de la personne. Pendant longtemps, les intervenants en santé mentale ont reçu cet enseignement : écouter un délire, c'est l'encourager, le renforcer. Aujourd'hui, la TCC soutient qu'au contraire, écouter une personne ne peut qu'être thérapeutique – il faut toutefois savoir *rester sur la clôture*, c'est-à-dire être empathique au discours et aux émotions, sans toutefois adhérer à la perception de la personne (ni nier que ce qu'elle vit puisse être réel). En effet, le thérapeute TCC n'a pas à se positionner sur ce qui est vrai ou non, il accompagne la personne à résoudre les énigmes auxquelles elle fait face.

Il existe actuellement deux courants de TCC pour la psychose : la première est la thérapie fondée sur la formulation individuelle; la seconde est celle qui suit un manuel d'intervention structuré.

Thérapie cognitive et comportementale pour la psychose fondée sur une formulation individuelle

La TCC fondée sur une formulation individuelle suit un format tel que celui qui est présenté sur la Figure 67.1. Dans un premier temps, le but est de bâtir une alliance thérapeutique en laissant la

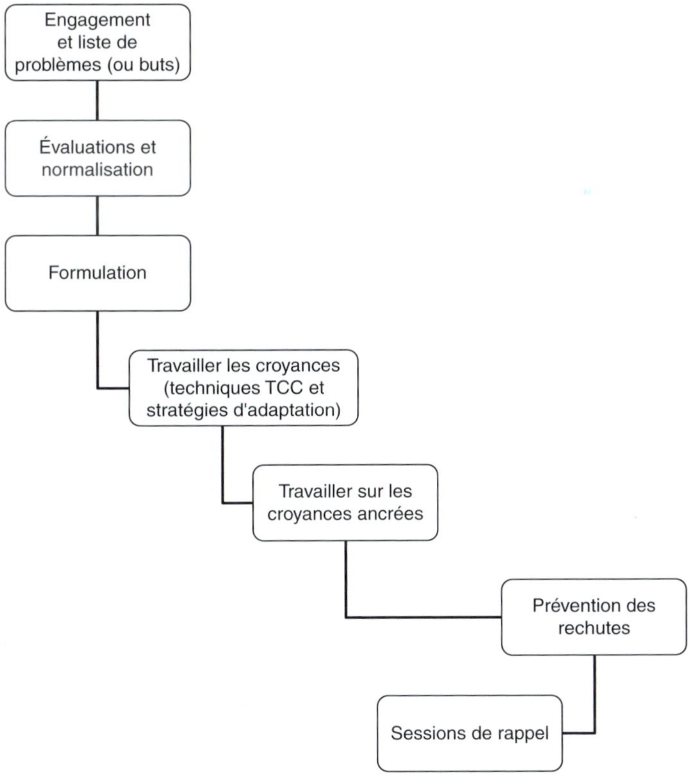

Figure 67.1 Étapes de la thérapie cognitive et comportementale (TCC) avec formulation.
Source : Tania Lecomte et Amal Abdel-Baki.

personne parler librement de ses difficultés, afin de créer une liste de problèmes pouvant être ciblés par l'intervention. Par la suite, des outils tels que des questionnaires standardisés et des échelles de mesure, portant sur ses symptômes ainsi que sur d'autres aspects de son fonctionnement, peuvent être utilisés et les scores sont discutés pendant les sessions. Parallèlement, le thérapeute tente de normaliser les expériences inhabituelles, dont les hallucinations, soit par le biais de la psychoéducation, soit en offrant des exemples de situations particulières (par exemple, suite à un deuil) ou d'autres personnes, voire le thérapeute lui-même (dévoilement ciblé/*self-disclosure*), qui ont pu avoir des expériences similaires. À ce stade de la thérapie, le thérapeute a recueilli suffisamment d'informations pour permettre la formulation de la problématique de la personne. La formulation est typiquement présentée par une figure comprenant des éléments liés aux prédispositions de la personne (vulnérabilité), les facteurs déclenchants (stresseurs), ses croyances, les réactions émotives ou comportementales, les symptômes, ainsi que les éléments de maintien des croyances. Cette formulation est expliquée à la personne en intégrant les concepts de base de la TCC, soit que les pensées ou croyances liées à un événement entraînent des émotions et des comportements qui peuvent à leur tour modifier la situation et ainsi maintenir les croyances. La formulation devient alors le moteur de la thérapie en ciblant des buts concrets sur lesquels la personne et le thérapeute s'entendent pour avancer ensemble sur la base d'une compréhension commune des problèmes sur laquelle sont fondés les objectifs à travailler et les façons d'y arriver. L'étape suivante consiste à utiliser différentes stratégies afin de semer le doute quant aux croyances délirantes qui suscitent de la détresse, ou encore de trouver des stratégies d'adaptation permettant de gérer le stress ou les symptômes dérangeants. Parmi les stratégies suggérées, qu'elles soient comportementales, cognitives ou même biologiques (par exemple, sortir marcher, lire un livre, trouver des alternatives à ses pensées, augmenter la médication), la personne détermine celles qui lui sied le mieux et qu'elle risque davantage d'utiliser au quotidien. Seulement lorsque les buts nommés dans la formulation sont rencontrés, il devient possible de pousser un peu plus loin et de travailler sur les croyances ancrées ou sous-jacentes (*core beliefs* aussi appelés schémas cognitifs). Des traumatismes infantiles, fréquemment associés à l'expérience des personnes souffrant de psychose, ainsi que d'autres événements vécus par l'individu peuvent générer des croyances ancrées du type « je ne vaux rien » ou « je ne peux pas faire confiance aux autres, le monde est dangereux », croyances qui seront abordées dans la thérapie (par exemple, travail sur les attributions, l'estime de soi, les biais cognitifs, les schémas à propos de soi ou des autres). La prochaine étape implique la mise sur pied d'un plan de prévention des rechutes, incluant les nouvelles stratégies d'adaptation apprises. Les sessions subséquentes sont proposées à des échéances de plus en plus espacées afin d'assurer un suivi dans la durée et un maintien des acquis. Il va de soi que le thérapeute propose à la personne, tout au long de la thérapie, des devoirs ou exercices à effectuer entre les rencontres. Une telle thérapie dure en moyenne 9 mois (jusqu'à 2 ans avec les sessions de rappel) à raison d'une rencontre par semaine, mais la réalité montre que la plupart des personnes ne vont pas jusqu'au stade des croyances ancrées, préférant cesser la thérapie une fois leur détresse diminuée et leurs buts partiellement rencontrés.

Thérapie cognitive et comportementale pour la psychose avec un manuel structuré

Le second courant, soit l'utilisation d'un manuel structuré, s'est développé dans le cadre d'études visant à vérifier l'impact de la TCC et devant ainsi s'assurer le plus possible d'une certaine homogénéité dans l'intervention offerte. L'intervention suit essentiellement les mêmes principes et les mêmes étapes que la TCC fondée sur la formulation sauf qu'un nombre prédéterminé de sessions est alloué pour chaque étape et que la partie *croyances ancrées* est rarement abordée. En contrepartie, plus de temps est alloué pour la prévention des rechutes. L'intervention elle-même est aussi plus brève, quoique certains manuels visent aussi 9 mois de thérapie. Certains manuels offrent des exercices prépréparés ainsi que des figures toutes dessinées où la personne n'a qu'à ajouter des informations personnelles. D'autres, comme notre équipe, proposent un cahier pour la personne qu'elle utilise tout au long de la thérapie en y inscrivant ses réponses[1].

Les tenants de l'approche par formulation reprochent aux manuels leur manque de flexibilité aux différents besoins individuels. L'approche par manuel a toutefois certains avantages indéniables. D'une part, elle est plus facile à maîtriser, ce qui implique une formation moins longue pour les thérapeutes. À ce jour, la formation spécifique à la TCC pour la psychose fondée sur une formulation individuelle est d'une durée moyenne de 2 ans, alors qu'une formation à l'approche par manuel peut être de quelques semaines, voire moins pour des cliniciens ayant une expérience auprès de la patientèle. D'autre part, l'approche par manuel, surtout lorsque la personne a accès à un cahier ou au manuel lui-même, peut être très sécurisante et favoriser l'alliance avec le thérapeute. La méfiance, fréquemment rencontrée auprès des patients avec troubles psychotiques, se voit diminuée par un manuel d'intervention qui annonce le contenu des sessions à l'avance et qui n'amènera donc pas de surprises désagréables ou menaçantes. De surcroît, l'approche par manuel se prête bien à la TCC de groupe pour la psychose, un format qui gagne en popularité depuis quelques années.

Thérapie cognitive et comportementale de groupe pour la psychose

Comme pour d'autres interventions de groupe, un grand nombre d'éléments thérapeutiques essentiels décrits par Irvin Yalom (Yalom et Leszcz, 2005) doivent être présents dans les groupes utilisant la TCC. Par exemple, la normalisation (ou l'universalité) est l'une des étapes importantes de la TCC, c'est-à-dire aider les personnes à se sentir moins aliénées en normalisant leur expérience et les amener à se rendre compte que d'autres personnes ont eu des expériences similaires. La normalisation est encore plus facile à accomplir dans un contexte de groupe. De même, la socialisation est centrale au format de groupe. En effet, le format de groupe aide à surmonter l'isolement social, l'une des conséquences les plus répandues de la psychose. L'isolement social, qu'il soit lié à l'anxiété sociale, à la paranoïa, à des difficultés au niveau de la cognition sociale, à des symptômes négatifs ou à la stigmatisation liée à la maladie mentale, a des conséquences graves sur l'intégration de l'individu dans la société. Le groupe TCC offre la possibilité d'interagir avec les autres dans un environnement sécuritaire et sans jugement, et donc de pratiquer des habiletés sociales et même de créer des amitiés. Dans un contexte de TCC, les participants du groupe s'entraident en suggérant des alternatives aux croyances des autres membres ou en essayant les stratégies d'adaptation des uns et des autres, ce que l'on appelle aussi l'apprentissage interpersonnel.

Chez les personnes atteintes de psychose, la cohésion de groupe peut prendre jusqu'à six séances pour se construire et se traduit par des sentiments d'appartenance, de sympathie et d'empathie les uns envers les autres, ainsi que par l'apprentissage interpersonnel et le soutien social. Une étude récente de notre équipe a constaté que la cohésion du groupe prédit fortement l'amélioration des symptômes et de l'estime de soi dans le groupe TCC. Il semblerait qu'une forte cohésion offre le filet de sécurité nécessaire pour oser essayer de nouveaux comportements ou de modifier ses perceptions (Lecomte et al., 2015).

Le groupe TCC est limité dans le temps et vise donc à offrir rapidement aux participants un environnement sécuritaire grâce à un manuel que les participants reçoivent à la première session. Ainsi, les participants savent non seulement à quoi s'attendre, ils se sentent en sécurité, et ils peuvent aussi parcourir les thèmes des sessions à venir et écrire leurs notes et pensées personnelles à chaque session, ce qui contribue également à améliorer la mémorisation. Dans une précédente étude, l'utilisation d'un manuel a été, en fait, mentionnée par la plupart des participants comme l'un des aspects préférés de l'intervention, à l'instar de l'apprentissage interpersonnel des autres membres du groupe (Spidel et al., 2006).

Le groupe TCC est axé sur les tâches en ce sens que les sessions ont des objectifs spécifiques qui sont tra-

1 Voir site Internet http://lespoir.ca

duits en thèmes de discussion concrets et en tâches actives durant les sessions. Bien que recommandés entre les sessions, les exercices pratiques à la maison ne sont pas les seuls moments de pratique pendant la thérapie de groupe TCC. En fait, chaque session est conçue pour que les participants travaillent sur leurs problèmes, saisissent de nouveaux concepts et découvrent de nouvelles stratégies d'adaptation par différents moyens (par exemple, travailler individuellement, deux par deux, tout le monde ensemble). Les sessions sont conçues pour suivre le modèle de session unique, ce qui signifie que chaque session est complète en soi et permet de saisir un concept ou de couvrir un thème. Le groupe TCC utilise également une approche axée sur les objectifs, les participants du groupe étant considérés avant tout comme des personnes avec un grand potentiel, et plusieurs forces et qualités. Cela contribue à favoriser la confiance en soi nécessaire pour croire qu'ils peuvent réaliser des choses dans leur vie, et que leur maladie ne décide pas qui ils sont ou ce qu'ils peuvent faire. Cela se reflète également dans le fait que dans le groupe TCC, les termes médicaux ne sont pas utilisés et que les noms de symptômes ou les diagnostics ne sont pas considérés comme importants. En évitant les diagnostics et le vocabulaire psychiatriques, le groupe TCC offre la possibilité aux participants d'utiliser leurs propres termes pour décrire leurs expériences. Les modèles utilisés sont, par exemple, le modèle vulnérabilité–stress–compétence (Anthony et Liberman, 1986) qui met l'accent sur les facteurs de protection et la capacité de la personne à prendre le contrôle de sa propre santé mentale. En fait, le groupe TCC prône une approche positive. D'ailleurs, l'un des éléments essentiels et thérapeutiques du groupe TCC est d'avoir une expérience agréable. Bien que les expériences et les thèmes évoqués soient parfois difficiles, ils sont abordés avec soin afin de faire en sorte que les participants quittent chaque session en se sentant bien, ou mieux que lorsqu'ils sont arrivés. De plus, la période de socialisation prévue à la fin de chaque session permet la tenue de conversations amicales, et l'expérience de la session de groupe se termine toujours positivement.

Structure du groupe de thérapie cognitive et comportementale

Notre équipe a soigneusement développé et validé les 24 séances proposées dans notre manuel de groupe TCC (Lecomte, 2016), afin de mettre l'accent sur les forces et l'estime de soi ainsi que sur les symptômes et les difficultés de la personne, et d'introduire des thèmes de façon progressive afin de favoriser l'apprentissage et le partage. Le manuel a été développé il y a 17 ans et a depuis été validé et démontré empiriquement comme étant efficace grâce à un grand essai randomisé ; il est actuellement utilisé auprès de personnes souffrant de psychose dans plus de 15 pays. La plupart des activités du manuel impliquent une introduction du thème à discuter, suivie par une série de questions ouvertes, les participants y répondant par écrit dans leur manuel avant de partager leurs réponses avec le groupe (chaque réponse est personnelle et les participants sont informés qu'il n'y a pas de bonnes ou mauvaises réponses). Chaque activité se termine par une récapitulation de ce qui a été discuté et de ce que les gens souhaitent retenir de la session. Ceci est suivi par une période de socialisation où une collation légère est offerte et les gens sont invités à rester et discuter. Le manuel se compose de 24 activités, divisées en quatre parties :

- le stress : comment il influence ma vie ;
- vérifier les hypothèses et rechercher des alternatives ;
- les drogues, l'alcool et mes états d'âme ;
- *coping* et compétence.

La première phase du traitement implique des discussions sur des thèmes non menaçants afin de développer une alliance thérapeutique sans laquelle aucun traitement n'est possible. Dans le groupe, la première session a pour but de simplement se présenter et de demander d'où viennent les participants, ce qu'ils aiment faire et ce qu'ils réussissent bien (les thérapeutes participent activement et partagent leurs réponses). La deuxième session introduit le concept de stress (un phénomène non menaçant et universel) et les participants sont invités à évaluer leurs réactions émotionnelles, physiques et comportementales au stress. La troisième séance porte sur les événements, les personnes, les lieux et les situations susceptibles de déclencher une réaction de stress, et les participants doivent déterminer les facteurs de stress auxquels ils sont particulièrement sensibles. À la quatrième session, les patients sont invités à décrire leur première hospitalisation ou leur première rencontre avec un psychiatre et à expliquer ce qu'ils croient être arrivé. À la cinquième session, le modèle vulnérabilité–stress–compétence, axé sur les facteurs de protection, est introduit et personnalisé. Ceci est considéré comme faisant partie de la formulation de la TCC par laquelle les participants acceptent de considérer un nouveau modèle pour expliquer leurs difficultés. En écrivant leurs vulnérabilités spécifiques, leurs facteurs de stress et leurs conséquences émotionnelles et comportementales de l'interaction entre les facteurs de stress et la vulnérabilité, les participants personnalisent leur propre modèle. Les participants découvrent qu'ils peuvent travailler activement à construire des facteurs de protection plus nombreux et de meilleure qualité, et contrôler les sources de stress dans leur vie ou apprendre à les gérer, alors qu'ils ne peuvent pas facilement avoir une influence sur leurs facteurs de vulnérabilité. Un grand nombre des facteurs de protection sont traités dans le manuel TCC, et les participants sont informés qu'ils travailleront sur ceux-ci lors des sessions suivantes.

Le modèle théorique de la TCC est expliqué et travaillé à différents moments. En comprenant comment les perceptions des événements, et non les événements eux-mêmes, influencent les comportements et les émotions, les participants apprennent à voir leurs propres croyances sous un nouveau jour et deviennent capables de modifier leurs réactions face à des situations stressantes. Divers exercices sont employés afin de mieux comprendre ce modèle. Ainsi, on peut utiliser un extrait de film, des exemples générant de multiples explications pour un événement donné et, éventuellement, des exemples de leur propre vie. Une description détaillée des 24 sessions couvertes dans le manuel et la manière de conduire le groupe est disponible ailleurs (Lecomte, 2016).

Le groupe TCC ne se concentre pas uniquement sur les symptômes psychotiques. En fait, les participants peuvent choisir de travailler sur n'importe quelle pensée pénible, qui peut être de nature interpersonnelle (par exemple, « je me sens seule ») ou liée à la dépression, à l'anxiété ou à la colère. Le manuel se concentre sur la façon de gérer différentes émotions tout en aidant les participants à reconnaître leurs valeurs, leurs forces et leurs qualités. Compte tenu de la prévalence élevée de ces problèmes, la toxicomanie ainsi que les idées suicidaires sont également ciblées au cours de la thérapie de groupe. La dernière section du manuel se concentre davantage sur les stratégies d'adaptation et la réalisation d'objectifs.

Le manuel permet de garder un bon rythme et d'éviter certaines erreurs. Des cliniciens empressés et brièvement formés pourraient être tentés d'aller trop rapidement et d'essayer de modifier les croyances dysfonctionnelles liées aux symptômes psychotiques dès le début sans vraiment prendre le temps de construire l'alliance et la cohésion ou de vraiment comprendre les enjeux. En obtenant un rythme optimal, par exemple un seul thème par session, avec des questions ouvertes spécifiques suggérées pour engager les participants, les thérapeutes voient les effets de l'apprentissage progressif sans aborder les problèmes difficiles trop rapidement. Certains thèmes, tels que les croyances suscitant beaucoup de détresse, les pensées suicidaires et la toxicomanie, peuvent être difficiles à aborder et pourraient dissuader les participants de poursuivre la thérapie s'ils estiment que les séances sont émotionnellement trop difficiles. De nombreuses séances se concentrent sur l'estime de soi pour leur effet exaltant, mais aussi et surtout parce que l'amélioration de l'estime de soi est essentielle pour les personnes souffrant de psychose. Une de nos études a d'ailleurs démontré une interaction en boucle entre l'amélioration des symptômes et l'estime de soi (Lecomte et al., 2017). Dans le groupe TCC, l'estime de soi est abordée de diverses manières : en se fixant des objectifs personnels hebdomadaires, en déterminant ses qualités et ses valeurs positives, en modifiant ses attributions pour devenir plus optimiste dans la vie, et en découvrant sa capacité à faire face à diverses pensées, hallucinations ou facteurs de stress.

Beaucoup a été écrit sur les techniques des TCC – comment les utiliser, quelle est leur efficacité, etc. – avec comme conséquence négative que de nombreux cliniciens pourraient les voir comme des ingrédients qui peuvent être utilisés au hasard, ou à tout moment donné de la thérapie. Une intervention manualisée peut en fait aider le clinicien moins averti à utiliser les techniques appropriées à des moments appropriés. Par exemple, la normalisation est introduite plus tôt, alors que la recherche d'alternatives ou la vérification des faits interviennent plus tard, et que l'étude des stratégies d'adaptation et le développement d'un plan soutenant le bien-être (prévention des rechutes) sont discutés vers la fin de la thérapie.

Compétences thérapeutiques nécessaires pour mener le groupe de thérapie cognitive et comportementale

Les thérapeutes moins avertis pourraient penser que la TCC est plus axée sur les techniques et la psychoéducation que sur les processus interpersonnels. Comme avec toutes les thérapies de groupe, les thérapeutes de groupe TCC doivent observer et traiter en permanence trois niveaux :

- le niveau du groupe : garder à l'esprit le thème traité par le groupe au cours de la séance, s'assurer que le groupe dans son ensemble se porte bien (personne n'est laissé de côté, bon climat) ;
- le niveau interpersonnel : créer des parallèles entre les participants, encourager les interactions et les relations interpersonnelles d'entraide, reconnaître et adresser les conflits ;
- le niveau intrapersonnel : aider chaque personne à travailler sur ses problèmes personnels, s'assurer que le groupe et les thèmes répondent aux besoins de chaque personne.

Même en suivant un manuel, diverses interactions sont en jeu dans un groupe et les thérapeutes de groupe doivent rester vigilants afin de traiter les problèmes qui pourraient survenir. Le groupe et ses participants pourraient se sentir frustrés de quitter le groupe si un seul des trois niveaux était abordé durant toute la session. Les thérapeutes de groupe TCC compétents garderont ces trois niveaux à l'esprit et essaieront de s'assurer qu'ils ont tous été abordés, même brièvement, au cours de chaque session.

Comme pour la plupart des thérapies, les thérapeutes de groupe doivent dégager de la chaleur, de la compréhension et de l'empathie. Il peut sembler difficile de faire preuve de souplesse lors de l'utilisation d'un manuel structuré avec des thèmes prédéfinis. La flexibilité peut signifier trouver des façons de faire des liens entre une question urgente que quelqu'un apporte au groupe et le thème prévu pour la session. Un thérapeute doit également être habile dans l'utilisation des compétences ou des techniques de TCC. Cela implique de maîtriser l'habileté, par exemple en utilisant de façon appropriée les questions socratiques et en amenant ainsi soigneusement le participant à réaliser qu'il manque des éléments de preuve à l'appui de sa croyance erronée. Être habile implique également de pouvoir utiliser différentes compétences en fonction de la situation ou du besoin actuel du participant. Les thérapeutes doivent aussi gérer le temps de manière efficace, soit en s'assurant de donner suffisamment de temps pour compléter les activités prévues, et en réfléchissant au moment propice d'une intervention. Les thérapeutes doivent aussi faire preuve de flexibilité et d'ouverture. Les thérapeutes créatifs utilisent la contribution des membres du groupe et peuvent proposer de nouvelles idées ou activités lorsque les choses ne se déroulent pas comme prévu. Les thérapeutes de groupe TCC ne dirigent pas les séances seuls, ils engagent habilement les participants à collaborer les uns avec les autres et ils s'entraident de différentes façons pendant les séances de groupe. Ainsi, les participants ne passent pas les sessions à parler aux thérapeutes mais interagissent entre eux, ainsi qu'avec les thérapeutes. Les thérapeutes deviennent des modèles de collaboration efficace en travaillant bien ensemble, en co-thérapie et en partageant des explications et des activités, tout en guidant les participants dans leurs interactions.

Formation et applications cliniques

Notre équipe a développé un programme de formation actif, bref et intensif destiné à former des thérapeutes susceptibles de mettre en œuvre un groupe TCC pour la psychose. Cette formation a donné des résultats positifs en termes d'application réelle des compétences acquises. La formation a été élaborée avec deux objectifs en tête : proposer une formation suffisamment brève pour que la plupart des travailleurs en santé mentale puissent y assister (c'est-à-dire 2 jours) et offrir un canevas qui ressemble beaucoup au processus de groupe. Pour que l'atelier bref soit efficace, un apprentissage à plusieurs niveaux est ciblé, et plus d'une méthode d'enseignement est utilisée, y compris les jeux de rôle. Trois niveaux de connaissances sont ciblés afin de promouvoir un changement réel :

- savoir (c'est-à-dire l'information conceptuelle relative au groupe TCC) ;

- savoir-faire (apprendre à appliquer des compétences spécifiques au groupe TCC) ;
- savoir-être (adopter les valeurs et la philosophie de l'approche).

Études sur la thérapie cognitive et comportementale pour la psychose

La TCC pour la psychose s'est surtout développée au cours des 20 dernières années et a maintenant démontré son efficacité pour diminuer les symptômes psychotiques et la détresse et ce, dans plus d'une vingtaine de méta-analyses et une quarantaine d'essais contrôlés randomisés (Gould et al., 2001 ; Hofmann et al., 2012 ; Turner et al., 2014 ; Wykes et al., 2008 ; Zimmermann et al., 2005). La plupart des méta-analyses appuient l'utilisation de la TCC pour améliorer les symptômes, diminuer la détresse et améliorer d'autres indices de bien-être tels que le fonctionnement social, l'estime de soi et la qualité de vie avec des tailles d'effet souvent plus grandes au suivi qu'immédiatement après le traitement, ce qui suggère des gains durables. Une étude récente auprès de personnes avec un trouble psychotique refusant toute médication a montré des améliorations des symptômes psychotiques de près de 60 % suite à une TCC, ce qui correspond au taux moyen obtenu avec la médication (Morrison et al., 2014). Seul un petit nombre d'études incluses dans les méta-analyses ont utilisé un format de groupe TCC. Nos propres études en TCC de groupe pour la psychose précoce ont non seulement démontré des améliorations sur les symptômes, mais ont également montré des améliorations significatives sur l'estime de soi, les stratégies d'adaptation, ainsi que sur le soutien social au-delà des bénéfices obtenus dans un groupe de comparaison portant sur la gestion comportementale des symptômes (Lecomte et al., 2008 ; Lecomte et al., 2012). Nous avons aussi démontré que les familles des jeunes avec un trouble psychotique pouvaient aussi bénéficier de la TCC de groupe adaptée à leurs besoins (Leclerc et Lecomte, 2012).

Conclusion

Les interventions psychologiques auprès des personnes ayant des troubles psychotiques connaissent un tournant majeur depuis quelques années. L'approche médicale ayant laissé de nombreuses personnes insatisfaites, le mouvement du rétablissement a pris forme et décrit le processus par lequel une personne redonne un sens à sa vie et se reconstruit suite à un diagnostic de trouble mental grave. La TCC pour la psychose fait partie des quelques interventions s'intégrant bien au mouvement du rétablissement, car la personne est centrale à son traitement, et son vécu – qu'il soit psychotique ou non – est entendu. La TCC pour la psychose permet d'offrir des outils et un soutien psychologique afin d'accompagner la personne dans son rétablissement. Certes, tous n'en bénéficient pas de la même manière. Toutefois, une plus grande attention aux besoins psychologiques de cette patientèle peut seulement être bénéfique et permettra le développement de nouvelles et meilleures thérapies selon les besoins spécifiques des personnes souffrant d'un trouble psychotique.

Références

Anthony, W. A., & Liberman, R. P. (1986). The practice of psychiatric rehabilitation : historical, conceptual, and research base. *Schizophrenia Bulletin*, *12*, 542–559.

Bentall, R. P. (2003). *Madness Explained*. London : Penguin Books.

Gould, R. A., Mueser, K. T., Bolton, E., Mays, V., & Goff, D. (2001). Cognitive therapy for psychosis in schizophrenia : an effect size analysis. *Schizophrenia Research*, *48*, 335–342.

Hofmann, S. G., Asnaani, A., Vonk, I. J. J., Sawyer, A. T., & Fang, A. (2012). The Efficacy of Cognitive Behavioral Therapy : A Review of Meta-analyses. *Cog Therap Res*, *36*(5), 427–440.

Leclerc, C., & Lecomte, T. (2012). TCC pour premiers épisodes de psychose : pourquoi la thérapie de groupe obtient les meilleurs résultats ? *Journal de Thérapie Comportementale et Cognitive*, *22*, 104–110.

Lecomte, T. (2016). *Group CBT for psychosis*. New York : Oxford University Press.

Lecomte, T., Garcia-Ortega, I., Jackson, K., Jackson, K., Mian, I., & Norman, R. (2017). CPA treatment guidelines on psychosocial treatment of schizophrenia in children and youth. *Canadian Journal of Psychiatry*, *62*(6), 648–655.

Lecomte, T., Leclerc, C., Corbière, M., Wykes, T., Wallace, C. J., & Spidel, A. (2008). Group cognitive behavior therapy or social skills training for individuals with a recent onset of psychosis ? Results of a randomized controlled trial. *J Nerv Ment Dis*, *196*(12), 866–875. https://doi.org/10.1097/NMD.0b013e31818ee231.

Lecomte, T., Leclerc, C., & Wykes, T. (2012). Group CBT for early psychosis - are there still benefits one year later ? *International Journal of Group Psychotherapy*, *62*, 309–322.

Lecomte, T., Leclerc, C., & Wykes, T. (2017). Symptom fluctuations, self-esteem, and cohesion during group cognitive behaviour therapy for early psychosis. *Psychol Psychother*, https://doi.org/10.1111/papt.12139.

Lecomte, T., Leclerc, C., Wykes, T., Nicole, L., & Abdel, Baki A. (2015). Understanding process in group cognitive behavior therapy for psychosis. *PAPTRAP*, *88*(2), 163–177. https://doi.org/10.1111/papt.12039.

Malmberg, L., & Fenton, M. (2001). Individual psychodynamic psychotherapy and psychoanalysis for schizophrenia and severe mental illness. *Cochrane Database System Review*, *3*. CD001360.

Morrison, A. P., Turkington, D., Pyle, M., Spencer, H., Brabban, A., et al. (2014). Cognitive therapy for people with schizophrenia spectrum disorders not taking antipsychotic drugs : a single-blind randomised controlled trial. *Lancet*, *383*, 1395–1403. https://doi.org/10.1016/S0140-6736(13)62246-1.

Norman, R., Lecomte, T., Addington, D., & Anderson, E. (2017). CPA Treatment guidelines on psychosocial treatment of schizophrenia in adults. *Canadian Journal of Psychiatry*, *62*, 617–623.

Spidel, A., Lecomte, T., & Leclerc, C. (2006). Community implementation successes and challenges of a cognitive-behavior therapy group for individuals with a first episode of psychosis. *Journal of Contemporary Psychotherapy*, *36*, 51–58.

Turner, D. T., van der Gaag, M., Karyotaki, E., & Cuijpers, P. (2014). Psychological interventions for psychosis : a meta-analysis of comparative outcome studies. *Am J Psychiat*, *171*(5), 523–538. https://doi.org/10.1176/appi.ajp.2013.13081159.

Wykes, T., Steel, C., Everitt, B., & Tarrier, N. (2008). Cognitive behavior therapy for schizophrenia : effect sizes, clinical models, and methodological rigor. *Schizophrenia Bulletin*, *34*, 523–537.

Yalom, I. D., & Leszcz, M. (2005). *The theory and practice of group psychotherapy* (5th ed). Basic Books : New York.

Zimmermann, G., Favrod, J., Trieu, V. H., & Pomini, V. (2005). The effect of cognitive behavioral treatment on the positive symptoms of schizophrenia spectrum disorders : a meta-analysis. *Schizophrenia Research*, *77*, 1–9.

Michael's game : le jeu des hypothèses

CHAPITRE 68

Yasser Khazaal, Jérôme Favrod

PLAN DU CHAPITRE

Introduction

Le jeu *Michael's Game*, conçu par les auteurs de ce chapitre, entraîne spécifiquement un aspect de l'approche cognitive des symptômes psychotiques (Beck et Rector, 2000 ; Chadwick et Lowe, 1994 ; Morrison et al., 2004) : le raisonnement par hypothèses.

Renforcer cette compétence chez des personnes confrontées à des symptômes psychotiques pourrait réduire les sauts aux conclusions *(jumping to conclusions)* (Ross et al., 2011 ; So et al., 2014) ou plus probablement en réduire les effets, en facilitant l'ouverture à d'autres explications des phénomènes vécus (Beck et Rector, 2000 ; Chadwick et Lowe, 1994).

Le raisonnement par hypothèses peut être d'autant plus important à entraîner que la plupart des patients avec des troubles psychotiques n'ont pas d'explications alternatives spontanées à leurs idées délirantes (Freeman et al., 2004). En s'appropriant cette approche (Morrison et al., 2004), on peut supposer qu'ils pourraient en tirer des bénéfices quant à l'intensité de leurs symptômes psychotiques, le vécu de ces symptômes ou la manière d'y faire face (Carter et al., 2008 ; Chadwick et Lowe, 1994 ; Grant et al., 2012 ; Khazaal et al., 2005 ; Lecomte et al., 2008 ; Rector et Beck, 2001).

Malgré l'intérêt potentiel des psychothérapies cognitives, des psychoses et de l'entraînement au raisonnement par hypothèses, leur dissémination en milieu clinique est si faible que peu de patients en bénéficient (Kingdon et Kirschen, 2006 ; Morrison et al., 2004 ; Tarrier, 2014).

Le jeu *Michael's Game* vise à faciliter l'introduction de ces approches auprès des cliniciens et des personnes directement confrontées aux troubles psychotiques. Il pourrait faciliter l'appropriation de l'approche cognitive utilisée par le jeu en permettant un entraînement progressif et guidé. En outre, une approche décentrée et ludique pourrait être plus engageante et plus acceptable pour les patients.

Pour faciliter l'acceptabilité du jeu, considérant qu'une partie des patients n'est pas d'accord avec le diagnostic médical qui leur est communiqué, le jeu fait le choix de ne pas aborder les questions sous l'angle d'une maladie donnée et ne fait donc pas mention d'un trouble mental.

Le raisonnement par hypothèses étant une compétence universelle, il n'est pas nécessaire d'inclure l'entraînement à cette compétence dans le cadre direct d'une psychoéducation sur un trouble psychiatrique particulier. Un patient pourrait s'approprier ce modèle de raisonnement par hypothèses et l'utiliser pour faire face à ses symptômes, sans avoir pour cela besoin d'être en accord avec un diagnostic médical donné.

Le jeu *Michael's game*

Michael's game est disponible en français, anglais, allemand, espagnol, italien et portugais. Une traduction en arabe est en cours. Le jeu comporte 80 cartes (Khazaal et Favrod, 2016). Chacune va entraîner le même processus de raisonnement par hypothèses au travers de situations variées. Habituellement, le *Michael's Game* est animé en groupe d'environ quatre à huit joueurs.

Il est usuellement proposé en dehors des phases aiguës trop sévères pour des patients pas trop sévèrement désorganisés. Plus simplement dit, l'état clinique des joueurs devrait être compatible avec le fait de participer à un groupe d'environ 1 heure à 1 heure 30 (avec une pause). Les animateurs sont des soignants formés à l'animation du jeu. Il n'est pas indispensable d'être formé en psychothérapie cognitive. Il est cependant recommandé d'être familiarisé avec la clinique des patients présentant des symptômes psychotiques. La formation à l'animation de *Michael's Game* dure 2 heures. Elle commence par une introduction aux concepts sur lesquels se fonde le jeu. Ensuite, les participants s'entraînent à son animation, ce qui permet de discuter directement les éventuelles difficultés.

Le jeu met en scène (Khazaal et Favrod, 2016) des situations vécues par Michael et ses ami(e)s. Chaque carte rapporte une situation qui pourrait être interprétée de différentes manières. Les joueurs aident le personnage central (Michael) à revisiter les situations qu'il rencontre en répondant aux questions associées à chaque carte.

Ces questions portent sur les principaux points suivants :

- situation : avant toute interprétation, quelle est la situation objective décrite dans la carte ?
- hypothèse de Michael : quelle est l'hypothèse de Michael ?
- autres hypothèses : quelles autres hypothèses pourrait-on proposer à Michael face à la situation décrite ?
- conséquences émotionnelles et comportementales de chaque hypothèse : quelles sont les conséquences émotionnelles et comportementales potentiellement associées à chacune des hypothèses ?
- arguments pour ou contre chaque hypothèse : quels arguments pourrait-on rechercher en faveur ou contre une hypothèse donnée ?
- probabilités de chaque hypothèse : quelles probabilités de vraisemblance chacun ou certains des participants attribueraient aux différentes hypothèses ?
- mode de vérification de l'hypothèse : il s'agit de concevoir une manière de tester une hypothèse donnée ;
- comment Michael est arrivé à cette hypothèse : pourquoi Michael a pensé à cette hypothèse plutôt qu'à une autre ? Ou quelles hypothèses peut-on faire sur le fait que ce soit cette première hypothèse qui soit venue à l'esprit de Michael plutôt qu'une autre ?

Les animateurs sont invités à suivre les objectifs indiqués pour chacune des cartes. La situation et l'hypothèse de Michael sont systématiquement abordées. La distinction entre une situation et son interprétation est la première étape du raisonnement. Si celle-ci est acquise, elle peut aussi permettre de considérer qu'une interprétation est une hypothèse. L'introduction de ce concept facilite ensuite l'ensemble du raisonnement par hypothèses et l'assouplissement des croyances.

Les autres questions sont utilisées, quant à elles, différemment d'une carte à l'autre, permettant une gradation des difficultés et une diversification ludique.

Principes d'animation du jeu

Pour que l'animation du jeu puisse entraîner le raisonnement par hypothèses, il est important de respecter certaines règles, en particulier les suivantes (Khazaal et Favrod, 2016) :

1. le jeu est le jeu des hypothèses et non pas le jeu de la bonne hypothèse. Il ne s'agit donc pas de trouver la bonne hypothèse mais de générer différentes hypothèses ;
2. toutes les hypothèses sont acceptables puisqu'elles sont formulées comme étant des hypothèses. Il y a toutefois une condition nécessaire et suffisante : l'hypothèse doit pouvoir expliquer la situation amenée par la carte. Un lien d'association avec au moins une logique interne doit pouvoir être décrit pour toute hypothèse ;
3. le jeu ne cherche pas à faire émerger de consensus entre les joueurs. Il montre plutôt la diversité des hypothèses générées face à une même situation ;
4. le « jeu » ne se joue pas en « je ». Autrement dit, on ne parle pas de soi dans le jeu mais des situations amenées par les cartes, de Michael et de ses amis. C'est important afin de préserver le pouvoir de décentration amené par le jeu ;
5. le jeu est un jeu collaboratif. Les animateurs invitent directement chacun des joueurs à participer en répondant à une question, mais c'est ensemble que les joueurs construisent la réponse. Le plaisir du jeu est dans la collaboration et la diversité des contributions.

Le jeu a deux axes de progression :

- un axe lié aux objectifs des cartes (les différents types de questions sont amenées progressivement durant le jeu) ;
- un axe lié aux situations décrites : non psychotique et non émotionnelle (cartes 1 à 11), émotionnelles et non psychotiques (cartes 12 à 32), puis psychotiques (cartes 33 à 79).

Validation du jeu

Dans un premier temps, deux études ouvertes, multicentriques et non contrôlées ont été menées pour tester les effets d'un entraînement avec le *Michael's Game*. Des services cliniques de Suisse, de France et de Belgique ont participé à ces essais. Au total, 162 patients avec des troubles psychotiques ont été recrutés. Les participants ont été évalués avant et après participation au *Michael's Game* avec le *Peter's delusion inventory* (PDI-21) (Peters et al., 1999). Cette échelle évalue les degrés de préoccupation, de conviction et d'anxiété associés à des croyances proposées par le PDI-21. Après participation au groupe, des diminutions des scores de préoccupation et de conviction ont été observées avec cette mesure.

Par ailleurs, au terme des sessions de jeu, une amélioration significative de l'*insight* cognitif mesuré par la *Beck cognitive insight scale* (Beck et al., 2004; Favrod et al., 2008) a été décrite (Khazaal et al., 2011). Des tailles d'effet modérées ou proches ont été rapportées (Khazaal et al., 2011).

Une étude de cas a également été publiée, illustrant une utilisation du jeu en individuel avec un patient souffrant d'un trouble délirant persistant (Khazaal et Favrod, 2012).

Ces résultats préliminaires encourageants, nous ont menés à réaliser une étude randomisée contrôlée et multicentrique (Khazaal et al., 2015). Cette étude menée en Suisse, en France, à Monaco et en Italie a inclus 172 patients adultes avec des troubles psychotiques (plus de 80 % d'entre eux avec un diagnostic de schizophrénie) et symptômes psychotiques persistants. Il a été attribué aux patients de manière aléatoire soit le traitement usuel (TU), soit le *Michael's Game* en plus du TU. Les participants ont été évalués en aveugle avant traitement (T1), après les séances de *Michael's Game* (environ 12 séances à raison d'une par semaine durant 3 mois : T2) et 6 mois plus tard (T3).

À T2 ($p = 0,005$) et T3 ($p = 0,002$), un avantage en faveur du groupe *Michael's Game* était observé sur le degré de conviction associé aux idées délirantes mesuré avec le PDI-21.

À T3, le groupe *Michael's Game* s'était également plus amélioré que le groupe contrôle sur les sous-échelles anxiété ($p = 0,002$) et préoccupation ($p = 0,001$) du PDI-21.

De plus, à T3, lors d'un entretien structuré (Appelbaum et al., 1999), les personnes attribuées au groupe *Michael's Game* rapportaient plus souvent que les personnes du groupe contrôle avoir trouvé quelque chose en contradiction avec leur croyance délirante centrale ($p = 0,001$). Ce dernier résultat suggère que dans les 6 mois qui suivent la participation au jeu, l'amélioration se poursuit et s'étend à la croyance délirante centrale du patient, plus à même d'identifier spontanément des arguments remettant en question cette croyance.

Des analyses en cours devraient préciser d'éventuels processus de changement. Un des mécanismes supposés serait celui d'une amélioration de la flexibilité cognitive. Ceci est supposé par une étude préliminaire (Khazaal et al., 2011) suggérant que les meilleurs répondeurs sont les patients à la fois préoccupés par leurs symptômes et ayant un bas niveau de *self-reflectiveness*, c'est-à-dire avec plus de difficultés à considérer des alternatives au départ du jeu. Le jeu pourrait, en entraînant le raisonnement par hypothèses, contribuer à réduire cette difficulté chez une partie des patients.

Dans les différentes études portant sur le *Michael's Game*, le taux d'abandon parmi les joueurs est faible, inférieur à 20 %, indiquant une bonne acceptabilité de l'outil (Khazaal et al., 2006, 2011, 2015).

Discussion et conclusion

Michael's Game se fonde sur des éléments de la psychothérapie cognitive des troubles psychotiques

(Turkington et al., 2006). Il les adapte dans une forme d'entraînement ludique. En mettant en scène des personnages fictifs, il permet une décentration et amène un peu de surprise. En sollicitant le raisonnement, l'imagination, l'humour et la coopération, la structure du *Michael's Game*, les animateurs et les patients renforcent le caractère ludique de l'outil et facilitent probablement les changements. Comme l'indiquent les faibles taux d'abandon dans les différentes études conduites, il semble bien accepté par les patients. Par le jeu, le *Michael's Game* semble dans une certaine mesure favoriser à la fois l'engagement et le changement.

Cette observation concorde avec celles d'autres études évaluant des approches ludiques des troubles mentaux et des addictions (Cheek et al., 2014; Fleming et al., 2012, 2016; Girard et al., 2009; Khazaal et al., 2013; Shepherd et al., 2015). Ces perspectives sont prometteuses en psychiatrie. En permettant de créer leurs propres environnements et entraînements, les jeux contournent les limites et contraintes du réel. De futures études pourraient impliquer d'autres groupes de recherche, évaluer les impacts à plus long terme, analyser la complémentarité avec d'autres formes de remédiation cognitive et préciser les mécanismes de changement.

Références

Appelbaum, P. S., Robbins, P. C., & Roth, L. H. (1999). Dimensional approach to delusions : comparison across types and diagnoses. *The American journal of psychiatry*, *156*(12), 1938–1943.

Beck, A. T., Baruch, E., Balter, J. M., Steer, R. A., & Warman, D. M. (2004). A new instrument for measuring insight : the Beck Cognitive Insight Scale. *Schizophrenia Research*, *68*(2–3), 319–329.

Beck, A. T., & Rector, N. A. (2000). Cognitive therapy of schizophrenia : a new therapy for the new millennium. *American Journal of Psychotherapy*, *54*(3), 291–300.

Carter, C. S., Barch, D. M., Buchanan, R. W., Bullmore, E., Krystal, J. H., et al. (2008). Identifying cognitive mechanisms targeted for treatment development in schizophrenia : an overview of the first meeting of the cognitive neuroscience treatment research to improve cognition in schizophrenia initiative. *Biological Psychiatry*, *64*(1), 4–10.

Chadwick, P. D., & Lowe, C. F. (1994). A cognitive approach to measuring and modifying delusions. *Behaviour Research and Therapy*, *32*(3), 355–367.

Cheek, C., Bridgman, H., Fleming, T., Cummings, E., Ellis, L., et al. (2014). Views of young people in rural Australia on SPARX, a fantasy world developed for New Zealand youth with depression. *JMIR Serious Games*, *2*(1). e3.

Favrod, J., Zimmermann, G., Raffard, S., Pomini, V., & Khazaal, Y. (2008). The Beck cognitive insight scale in outpatients with psychotic disorders : further evidence from a French-speaking sample. *Canadian Journal of Psychiatry*, *53*(11), 783–787.

Fleming, T. M., de Beurs, D., Khazaal, Y., Gaggioli, A., Riva, G., et al. (2016). Maximizing the impact of e-therapy and serious gaming : time for a paradigm shift. *Frontiers in Psychiatry*, *7*, 65.

Fleming, T., Dixon, R., Frampton, C., & Merry, S. (2012). A pragmatic randomized controlled trial of computerized CBT (SPARX) for symptoms of depression among adolescents excluded from mainstream education. *Behavioural and Cognitive Psychotherapy*, *40*(5), 529–541.

Freeman, D., Garety, P. A., Fowler, D., Kuipers, E., Bebbington, P. E., & Dunn, G. (2004). Why do people with delusions fail to choose more realistic explanations for their experiences? An empirical investigation. *Journal of Consulting and Clinical Psychology*, *72*(4), 671–680.

Girard, B., Turcotte, V., Bouchard, S., & Girard, B. (2009). Crushing virtual cigarettes reduces tobacco addiction and treatment discontinuation. *Cyberpsychology & Behavior*, *12*(5), 477–483.

Grant, P. M., Huh, G. A., Perivoliotis, D., Stolar, N. M., & Beck, A. T. (2012). Randomized trial to evaluate the efficacy of cognitive therapy for low-functioning patients with schizophrenia. *Archives of General Psychiatry*, *69*(2), 121–127.

Khazaal, Y., Chatton, A., Dieben, K., Huguelet, P., Boucherie, M., et al. (2015). Reducing delusional conviction through a cognitive-based group training game : a multicentre randomized controlled trial. *Frontiers in Psychiatry*, *6*, 66.

Khazaal, Y., Chatton, A., Prezzemolo, R., Zebouni, F., Edel, Y., et al. (2013). Impact of a board-game approach on current smokers : a randomized controlled trial. *Substance Abuse Treatment, Prevention, and Policy*, *8*, 3.

Khazaal, Y., & Favrod, J. (2012). Michael's Game" : une approche ludique des troubles psychotiques. *Journal de Thérapie Comportementale et Cognitive*, *22*(3), 125–129.

Khazaal, Y., & Favrod, J. (2016). Michael's Game" : entraîner le raisonnement par hypothèses en jouant. In N. Franck (Ed.), *Outils de la réhabilitation en psychiatrie* (pp. 119–126). Issy-les-Moulineaux : Elsevier Masson.

Khazaal, Y., Favrod, J., Azoulay, S., Finot, S. C., Bernabotto, M., et al. (2011). Michael's Game" a card game for the treatment of psychotic symptoms. *Patient Education and Counseling*, *83*(2), 210–216.

Khazaal, Y., Favrod, J., Libbrecht, J., Finot, S. C., Azoulay, S., et al. (2006). A card game for the treatment of delusional ideas : a naturalistic pilot trial. *BMC Psychiatry*, 6, 48.

Khazaal, Y., Zimmermann, G., & Zullino, D. F. (2005). Depersonalization--current data. Canadian journal of psychiatry. *Revue Canadienne de Psychiatrie*, *50*(2), 101–107.

Kingdon, D. G., & Kirschen, H. (2006). Who does not get cognitive-behavioral therapy for schizophrenia when therapy is readily available ? *Psychiatric Services*, *57*(12), 1792–1794.

Lecomte, T., Leclerc, C., Corbière, M., Wykes, T., Wallace, C. J., & Spidel, A. (2008). Group cognitive behavior therapy or social skills training for individuals with a recent onset of psychosis ? Results of a randomized controlled trial. *The Journal of Nervous and Mental Disease*, *196*(12), 866–875.

Morrison, A. P., Renton, J. C., Williams, S., Dunn, H., Knight, A., et al. (2004). Delivering cognitive therapy to people with psychosis in a community mental health setting : an effectiveness study. *Acta Psychiatrica Scandinavica*, *110*(1), 36–44.

Peters, E. R., Joseph, S. A., & Garety, P. A. (1999). Measurement of delusional ideation in the normal population : introducing the PDI (Peters et al. Delusions Inventory). *Schizophrenia Bulletin*, *25*(3), 553–576.

Rector, N. A., & Beck, A. T. (2001). Cognitive behavioral therapy for schizophrenia : an empirical review. *The Journal of Nervous and Mental Disease*, *189*(5), 278–287.

Ross, K., Freeman, D., Dunn, G., & Garety, P. (2011). A randomized experimental investigation of reasoning training for people with delusions. *Schizophrenia Bulletin*, *37*(2), 324–333.

Shepherd, M., Fleming, T., Lucassen, M., Stasiak, K., Lambie, I., & Merry, S. N. (2015). The design and relevance of a computerized gamified depression therapy program for indigenous maori adolescents. *JMIR Serious Games*, *3*(1). e1.

So, S. H., Peters, E. R., Swendsen, J., Garety, P. A., & Kapur, S. (2014). Changes in delusions in the early phase of antipsychotic treatment - an experience sampling study. *Psychiatry Research*, *215*(3), 568–573.

Tarrier, N. (2014). CBT for psychosis : effectiveness, diversity, dissemination, politics, the future and technology. *World Psychiatry*, *13*(3), 256–257.

Turkington, D., Kingdon, D., & Weiden, P. J. (2006). Cognitive behavior therapy for schizophrenia. *The American Journal of Psychiatry*, *163*(3), 365–373.

Restaurer la motivation

CHAPITRE **69**

Laurent Lecardeur, Sophie Meunier-Cussac

PLAN DU CHAPITRE

Introduction

Le syndrome amotivationnel fait partie des symptômes négatifs de la schizophrénie, avec l'émoussement affectif, le retrait social, l'alogie et l'anhédonie. Les résultats d'analyses factorielles sur les échelles symptomatiques mettent en évidence, au sein des symptômes négatifs, une séparation entre un cluster émoussement des affects/pauvreté du langage et un cluster avolition/anhédonie (Kimhy et al., 2006). Cette distinction au sein de symptômes négatifs se retrouve dans le DSM-5 (Diagnosis and Statistical Manual of Mental Disorders, 5th edition) avec une dimension de restriction des affects et une dimension asocialité/avolition.

Le syndrome amotivationnel se caractérise par une diminution de l'énergie, de l'allant, de l'intérêt et de la persistance pour réaliser des activités dirigées vers un but et plus ou moins routinières ou habituelles : prendre soin de soi, faire les courses, aller à l'école ou au travail, rencontrer des proches, s'adonner à des activités de loisirs, etc. Il ne serait pas dû à une difficulté à ressentir le plaisir puisque les patients ne décrivent pas de diminution du plaisir consommé, ce plaisir que l'on ressent immédiatement pendant la réalisation de l'activité (Gard et al., 2007). Par contre, il semblerait qu'ils soient en difficulté à projeter le plaisir qu'ils seraient enclins à connaître dans une activité future et qu'ils aient en conséquence des difficultés pour trouver la motivation à planifier et à s'engager dans ces activités.

La complexité de la symptomatologie de la schizophrénie, de même que les nombreuses comorbidités qui y sont associées, requiert une analyse fine des symptômes afin de déterminer leur caractère primaire, c'est-à-dire lié au cœur de la pathologie, ou secondaire, en tant que conséquence du processus pathologique (Messinger et al., 2011). Carpenter et al., (1988) ont isolé le syndrome déficitaire, caractérisant des patients présentant des symptômes négatifs primaires et persistants et dont le fonctionnement prémorbide et le devenir fonctionnel sont plus faibles, les troubles cognitifs plus sévères, les taux de rémission et de rétablissement plus bas (Beck et al., 2013). Ils sont également moins répondeurs aux traitements antipsychotiques. *A contrario*, le syndrome amotivationnel est considéré comme secondaire s'il est consécutif aux symptômes positifs, aux troubles cognitifs, à une phobie sociale, à une mésestime de soi, à un trouble de l'usage d'une substance, à une addiction comportementale, à une dépression. Les symptômes négatifs peuvent être également en lien avec la personnalité prémorbide de l'individu. Ainsi, certaines études ont montré que plus de 85 % des patients souffrant de schizophrénie présentaient des antécédents de troubles de personnalité schizoïde, schizotypique ou opposante.

Techniques psychothérapeutiques

Psychoéducation

La psychoéducation consiste à délivrer des informations utiles concernant la personne, ce qu'elle vit, ainsi que le trouble, la pathologie ou les symptômes qu'elle présente. Concernant les symptômes négatifs, la description de l'altération fonctionnelle du réseau dorsostriatal, en mettant l'accent sur la perturbation des systèmes dopaminergiques de la récompense, permet de rendre compte de l'existence de difficultés à envisager la récompense subséquente à une action. L'utilisation du modèle vulnérabilité–stress (Zubin et Spring, 1977) rend compte de l'impact de stresseurs, tels que la demande excessive de performance, sur l'expression de la vulnérabilité biologique sous forme de perte de motivation ou de la vulnérabilité psychologique dans la réactivation de cognitions dysfonctionnelles. La psychoéducation vise également à amener le patient à établir une distinction claire entre ses symptômes et sa personnalité et à restaurer son identité en plaçant la maladie à sa juste place. Elle lutte ainsi contre le processus d'autostigmatisation que pourraient subir les patients. Un travail de psychoéducation, tel que celui qui est fourni par le programme ProFamille, doit également être apporté aux proches des patients. En créant une atmosphère apaisée grâce à des techniques de communication adaptées, les familles peuvent trouver les mots afin de susciter la motivation du patient.

En résumé, la psychoéducation vise à donner une grille de lecture commune des symptômes et à les intégrer dans un modèle de prévention de leur survenue et de reprise de pouvoir du patient. Elle offre également un regard normalisant sur les symptômes et la maladie, puisqu'elle renvoie leur apparition à un organe que nous possédons tous et à des événements–stresseurs que chacun peut vivre. La psychoéducation est d'autant plus puissante dans sa normalisation qu'elle est délivrée en groupe, les patients partageant leurs expériences et les stratégies d'adaptation personnelles qu'ils possèdent. La psychoéducation est associée à une diminution des symptômes négatifs (Elis et al., 2013).

Thérapies cognitives et comportementales

Les thérapies cognitives et comportementales (TCC) visent la résolution des problèmes actuels de l'individu par la modification des pensées, des comportements dysfonctionnels et des modes de gestion des émotions liés au trouble. Elles se fondent sur une conceptualisation du cas individuel du patient et la création ou le maintien d'une alliance de travail collaborative entre le patient et le thérapeute. Une récente méta-analyse (Elis et al., 2013) a recensé 22 essais contrôlés randomisés qui testent l'efficacité des TCC sur les symptômes schizophréniques, dont les symptômes négatifs. Globalement et malgré certaines faiblesses méthodologiques, ces études suggèrent un effet bénéfique des TCC (délivrées en individuel ou sous forme de groupe) sur les symptômes négatifs.

Thérapies cognitives

Dans le cadre d'une thérapie cognitive, l'objectif n'est pas de s'opposer aux croyances ou de tenter de démontrer au patient par argumentation que ses croyances sont fausses ou inadaptées. On cherche plutôt à *semer du doute*, le patient apportant lui-même des arguments qui viennent remettre en cause ses pensées. Le thérapeute tente dans ce cas d'amener le patient à remettre en cause ses croyances dysfonctionnelles, par exemple en confrontant celles-ci à des faits concrets grâce au questionnement socratique. Le thérapeute ne convainc pas, il tente d'assouplir les croyances et, par conséquent, de réduire les barrières cognitives qui peuvent empêcher le patient de s'adonner à une tâche.

Staring et al., (2013) ont proposé un module de thérapie cognitive visant principalement les symptômes négatifs. La phase initiale de traitement consiste en une psychoéducation sur les troubles cognitifs et les attitudes dysfonctionnelles. Ensuite une liste d'activités et une liste des potentiels obstacles sont inventoriées. Les croyances dysfonctionnelles (« je ne pourrai plus jamais ressentir du plaisir » ; « je ne pourrai plus jamais mémoriser et me concentrer, donc je ne pourrai pas reprendre mes études ») et les évitements consécutifs font l'objet d'une restructuration cognitive et de jeux de rôle. En cas d'échec, afin de préserver le sentiment d'auto-efficacité personnelle, les thérapeutes rejettent sur eux la faute en stigmatisant le manque de préparation du patient. Ce programme dans sa phase de test engendre une diminution de l'ensemble des symptômes négatifs, ainsi que des croyances dysfonctionnelles. La réduction de ces croyances semble pouvoir être considérée comme un médiateur partiel de la diminution des symptômes négatifs.

Thérapies comportementales

L'entraînement aux habiletés sociales (EHS) regroupe un ensemble de techniques comportementales qui visent à améliorer les habiletés individuelles de fonctionnement en situations d'interactions sociales et de relations interpersonnelles. Cette amélioration passe par l'acquisition de compétences sociales comme les techniques interactionnelles et l'assertivité. L'EHS est efficace face aux symptômes négatifs et ses effets sont durables (jusqu'à 6 mois), alors que cette technique n'a pas été développée pour lutter spécifiquement contre ces symptômes (Elis et al., 2013). Une récente méta-analyse de la littérature (Turner et al., 2014) démontre de plus que l'EHS serait plus efficace que toutes les autres psychothérapies (TCC globale, psychoéducation, remédiation cognitive, thérapie de soutien) testées jusqu'à maintenant chez les personnes souffrant de schizophrénie. Cependant, les études, dans leur majorité, ne reportent pas les sous-scores de symptômes négatifs, ce qui empêche de tirer des conclusions définitives sur l'effet direct de ces thérapies sur le syndrome amotivationnel.

Techniques d'augmentation de la motivation

Entretien motivationnel

L'entretien motivationnel est une méthode de communication directive, centrée sur la personne, et visant au changement de comportement par l'exploration et la résolution de l'ambivalence. Dans une étude randomisée contrôlée (Methapatara et Srisurapanont, 2011), l'entretien motivationnel associé à l'utilisation d'un podomètre a montré son efficacité sur la diminution du poids chez des patients souffrant de schizophrénie en surpoids (indice de masse corporelle ou IMC > 25) par rapport à une prise en charge traditionnelle.

Combiner l'entretien motivationnel et les TCC pourrait potentialiser les effets des deux techniques pour lutter contre les déficits de motivation des patients souffrant de schizophrénie (Lecardeur, 2011). Dans ce programme, après avoir travaillé les cognitions dysfonctionnelles, les patients sont invités à développer à l'extérieur leur hédonisme en s'adonnant à des activités hiérarchisées et potentiellement génératrices de plaisir (pour une description plus précise de ce type d'exercice, voir Favrod et al., 2010). En parallèle, le thérapeute utilise l'entretien cognitif afin de développer l'*insight* de l'expérience de plaisir chez le patient par l'identification des émotions, des sensations physiques et des pensées associées au plaisir. Compte tenu des déficits mnésiques des patients souffrant de schizophrénie, cette phase permet l'encodage d'un souvenir riche de l'expérience qui sera d'autant plus facile à récupérer dans les phases ultérieures de la thérapie. L'entretien motivationnel intervient dans une phase ultérieure durant laquelle le patient doit lister les expériences passées pendant lesquelles il a ressenti du plaisir et comparer celles-ci à des activités quotidiennes. Plus les activités auront été satisfaisantes et plus l'individu sera motivé pour les refaire. À travers la stimulation des circuits de récompense induite par les activités générant du plaisir, le patient désirera et éprouvera le besoin de renouveler ces activités dirigées vers un but. Il est alors placé dans un cercle vertueux d'activités qui pourra diminuer le retrait, la passivité et l'inactivité.

Renforcement des motivations intrinsèque et extrinsèque

Certains auteurs ont cherché à relire les déficits de motivation à travers la théorie de l'autodétermination et à proposer en conséquence des prises en charge orientées vers les divers types de motivation décrites dans ce modèle.

Théorie de l'autodétermination

D'après la théorie de l'autodétermination (Ryan et Deci, 2000), la motivation intrinsèque est considérée comme le plus haut niveau de motivation autodéterminée que peut atteindre un individu. Elle implique que l'individu pratique une activité parce qu'il en retire du plaisir et une certaine satisfaction. La motivation extrinsèque survient lorsque l'individu tente d'obtenir quelque chose en échange de la pratique de l'activité. L'activité n'est pas pratiquée pour le plaisir qu'elle apporte, mais pour des raisons souvent totalement externes à l'individu. Enfin, l'amotivation se définit comme étant l'absence de motivation autodéterminée chez l'individu. Celle-ci est causée par l'incapacité de l'individu à percevoir un lien ou une relation entre ses comportements et les résultats qu'il obtient par la suite. Ce concept est proche de celui d'avolition dans la schizophrénie, avec des objectifs sans motivation, uniquement guidés par l'ennui.

Motivation intrinsèque

D'après les résultats de Nakagami et al., (2010), on constate que le niveau de motivation intrinsèque est variable dans le temps chez les personnes souffrant de schizophrénie et qu'il est positivement corrélé au niveau de fonctionnement psychosocial. Par ailleurs, les performances cognitives des patients souffrant de schizophrénie sont positivement corrélées à leur niveau de motivation intrinsèque.

Motivation extrinsèque

La technique de l'économie de jetons a été largement utilisée dès les années 1950, notamment aux États-Unis. Elle repose sur les principes skinneriens du conditionnement opérant : la loi de l'effet (le comportement sera renforcé ou inhibé selon les conséquences qu'il entraîne) et la loi d'association par contiguïté (un événement neutre contigu à un événement positif deviendra lui-même positif). Elle s'est illustrée auprès de patients institutionnalisés à qui l'on distribuait des jetons en tant que renforçateurs de certains comportements attendus (comportements adaptés, soins de soi, compétences dans le travail). Les patients pouvaient ensuite échanger ces jetons contre des récompenses (sous forme de biens ou d'avantages). Cette technique semble engendrer chez les patients une augmentation des comportements adaptés. Cependant, les études souffrent d'un nombre de faiblesses méthodologiques et la transposition et le maintien des bénéfices dans des contextes moins expérimentaux (hors institutions) demeurent inconnus (Dixon et al., 2010).

Remédiation cognitive

La remédiation cognitive consiste à utiliser des techniques d'entraînement de fonctions cognitives altérées. Dans le cadre de la schizophrénie, l'ensemble des fonctions cognitives est altéré et ce, avant même le premier épisode psychotique (Lecardeur et al., 2013). Les effets de la remédiation cognitive sur le syndrome amotivationnel n'ont pas été testés directement. Par contre, l'association de remédiation à des techniques d'entraînement aux habiletés sociales ou bien un programme multimodal combinant remédiation de la flexibilité mentale et amélioration des stratégies de résolution de problèmes réduisent les symptômes négatifs dans leur globalité (Eack et al., 2009). Cependant, de nouveau, on ne peut malheureusement pas déterminer si une des deux techniques ou leur association produit ces bénéfices. D'un point de vue théorique, on peut malgré tout espérer des bénéfices de la remédiation lorsqu'elle vise des fonctions cognitives relativement aspécifiques comme la flexibilité ou l'inhibition. L'efficience de ces processus est en effet indispensable pour envisager la modification des schémas et cognitions dysfonctionnelles associées au syndrome amotivationnel en thérapie cognitive. De même, les processus mnésiques à court et long termes, dans leurs composantes d'encodage, de stockage et de récupération, seront requis dans le cadre de stratégies thérapeutiques comportementales comme l'EHS.

Autres techniques

D'autres techniques psychothérapeutiques (thérapie d'acceptation et d'engagement, thérapie de pleine conscience, thérapie métacognitive…) ont été utilisées dans trop peu d'essais pour que l'on puisse juger de leur efficacité. Par ailleurs, les thérapies fondées sur l'activité physique ont été testées plus récemment mais il apparaît difficile de tirer des conclusions définitives sur leur efficacité contre les symptômes négatifs du fait de la variété de techniques et de protocoles (yoga, danse aérobique, tai-chi…) utilisés. Nous renvoyons le lecteur à la revue de la littérature de Lutgens al. (2017) pour de plus amples détails.

Discussion et perspectives

Les stratégies thérapeutiques disponibles et efficaces, en particulier les médications antipsychotiques, pour lutter contre les symptômes positifs chez les personnes souffrant de schizophrénie n'ont pas leur équivalent pour diminuer les symptômes négatifs. Elles-mêmes n'agissent que modérément sur ces symptômes, voire elles les aggraveraient (Kirkpatrick et Fischer, 2006). Les symptômes négatifs, notamment les déficits de motivation, sont pourtant responsables d'une partie importante du handicap des patients, que ce soit aussi bien dans les sphères professionnelles et éducationnelles, fonctionnelles, que relationnelles.

Ils favorisent également la stigmatisation sociétale de ces personnes, leur inactivité, leur manque d'allant et d'intérêt étant bien souvent mal interprétés par le grand public.

Les études qui ont testé l'efficacité de techniques psychothérapeutiques sur le syndrome amotivationnel restent encore peu nombreuses. On observe pour un certain nombre d'entre elles l'existence de biais méthodologiques qui affaiblissent la portée de leurs résultats. Malgré tout, la méta-analyse la plus exhaustive réalisée pour élaborer les dernières recommandations du NICE (National Institute for Health and Care Excellence, 2014) montre sans ambiguïté que les TCC sont les thérapies actuellement disponibles les plus efficaces pour lutter contre les symptômes de la schizophrénie. Les résultats des interventions précoces sur les symptômes négatifs, auprès de patients présentant un premier épisode psychotique par exemple, sont particulièrement encourageants (Lutgens et al., 2017). Les résultats concernant les autres prises en charge psychothérapeutiques restent trop peu nombreux pour que des conclusions définitives puissent être tirées.

Références

Beck, A. T., Grant, P. M., Huh, G. A., Perivoliotis, D., & Chang, N. A. (2013). Dysfunctional attitudes and expectancies in deficit syndrome schizophrenia. *Schizophr Bull, 39*, 43–51.

Carpenter, W. T., Jr., Heinrichs, D. W., & Wagman, A. M. (1988). Deficit and nondeficit forms of schizophrenia : the concept. *Am J Psychiatry, 145*, 578–583.

Dixon, L. B., Dickerson, F., Bellack, A. S., Bennett, M., Dickinson, D., et al. (2010). The 2009 schizophrenia PORT psychosocial treatment recommendations and summary statements. *Schizophr Bull, 36*, 48–70.

Eack, S. M., Greenwald, D. P., Hogarty, S. S., Cooley, S. J., DiBarry, A. L., et al. (2009). Cognitive enhancement therapy for early-course schizophrenia : effects of a two-year randomized controlled trial. *Psychiatr Serv, 60*, 1468–1476.

Elis, O., Caponigro, J. M., & Kring, A. M. (2013). Psychosocial treatments for negative symptoms in schizophrenia : current practices and future directions. *Clin Psychol Rev, 33*, 914–928.

Favrod, J., Giuliani, F., Ernst, F., & Bonsack, C. (2010). Anticipatory pleasure skills training : a new intervention to reduce anhedonia in schizophrenia. *Perspect Psychiatr Care, 46*, 171–181.

Gard, D. E., Kring, A. M., Gard, M. G., Horan, W. P., & Green, M. F. (2007). Anhedonia in schizophrenia : distinctions between anticipatory and consummatory pleasure. *Schizophr Res, 93*, 253–260.

Kimhy, D., Yale, S., Goetz, R. R., McFarr, L. M., & Malaspina, D. (2006). The factorial structure of the schedule for the deficit syndrome in schizophrenia. *Schizophr Bull, 32*, 274–278.

Kirkpatrick, B., & Fischer, B. (2006). Subdomains within the negative symptoms of schizophrenia : commentary. *Schizophrenia Bulletin, 32*, 246–249.

Lecardeur, L. (2011). *Stimulating reward circuitries to diminish negative symptoms of schizophrenia. Arch Gen Psychiatry Online.*

Lecardeur, L., Meunier-Cussac, S., & Dollfus, S. (2013). Cognitive deficits in first episode psychosis patients and people at risk for psychosis : from diagnosis to treatment. *Encephale, 39*(Suppl 1), S64–S71.

Lutgens, D., Gariepy, G., & Malla, A. (2017). Psychological and psychosocial interventions for negative symptoms in psychosis : systematic review and meta-analysis. *Br J Psychiatry, 210*, 324–332.

Messinger, J. W., Tremeau, F., Antonius, D., Mendelsohn, E., Prudent, V., et al. (2011). Avolition and expressive deficits capture negative symptom phenomenology : implications for DSM-5 and schizophrenia research. *Clin Psychol Rev, 31*, 161–168.

Methapatara, W., & Srisurapanont, M. (2011). Pedometer walking plus motivational interviewing program for Thai schizophrenic patients with obesity or overweight : a 12-week, randomized, controlled trial. *Psychiatry Clin Neurosci, 65*, 374–380.

Nakagami, E., Hoe, M., & Brekke, J. S. (2010). The prospective relationships among intrinsic motivation, neurocognition, and psychosocial functioning in schizophrenia. *Schizophrenia Bulletin, 36*, 935–948.

National Institute for Health and Care Excellence. (2014). *Psychosis and schizophrenia in adults : treatment and management, NICE clinical guideline CG178 National Institute for Health and Care Excellence.* London.

Ryan, R. M., & Deci, E. L. (2000). Intrinsic and extrinsic motivations : classic definitions and new directions. *Contemp Educ Psychol, 25*, 54–67.

Staring, A. B., Ter Huurne, M. A., & Van Der, G. M. (2013). Cognitive Behavioral Therapy for negative symptoms (CBT-n) in psychotic disorders : a pilot study. *J Behav Ther Exp Psychiatry, 44*, 300–306.

Turner, D. T., Van Der, G. M., Karyotaki, E., & Cuijpers, P. (2014). Psychological interventions for psychosis : a meta-analysis of comparative outcome studies. *Am J Psychiatry, 171*, 523–538.

Zubin, J., & Spring, B. (1977). Vulnerability--a new view of schizophrenia. *J Abnorm Psychol, 86*, 103–126.

Chapitre 70

Améliorer le plaisir et la motivation dans la schizophrénie

Jérôme Favrod, Alexandra Nguyen, Laurent Frobert, Alban Ismailaj, Joanie Pellet

PLAN DU CHAPITRE

Introduction

Les symptômes négatifs de la schizophrénie sont caractérisés par une réduction marquée des comportements dirigés vers des buts impliquant le langage et les actions motrices. Un ou plusieurs symptômes négatifs comme la pauvreté du discours, l'émoussement affectif, l'apathie ou l'anhédonie sont présents chez 60 % des patients ambulatoires (Bobes et al., 2010). Les symptômes négatifs persistants peuvent être présents chez 30 % des patients avec une schizophrénie (Kirkpatrick et al., 2006). Plusieurs questions concernant la définition et les frontières des symptômes négatifs doivent encore être élucidées comme la distinction entre les symptômes négatifs primaires et secondaires, la relation avec les déficits cognitifs et les liens avec les anormalités du système de récompense dopaminergique. Les symptômes négatifs peuvent être primaires ou secondaires : les premiers sont les caractéristiques centrales, intrinsèques de la schizophrénie, alors que les seconds sont transitoires. Ils sont imputables à la dépression, aux effets secondaires du traitement neuroleptique (akinésie), au retrait social ou à l'isolement social consécutif aux symptômes psychotiques persistants ou au stigma de la schizophrénie. Les symptômes négatifs primaires et secondaires peuvent être similaires dans leur expression clinique en dépit de leurs étiologies différentes. Généralement, les symptômes négatifs secondaires diminuent avec la résolution des facteurs responsables. Les symptômes négatifs sont significativement associés avec les déficits cognitifs mais cette association reste toutefois modeste (Dominguez Mde et al., 2009). Une sous-activation du système dopaminergique au niveau ventrostriatal est associée aux symptômes négatifs dans des tâches d'anticipation de récompense ce qui limiterait les effets motivants des récompenses (Radua et al., 2015). Les efforts des patients seraient ainsi moins bien renforcés et conduiraient ainsi au manque d'initiative.

Les symptômes négatifs sont associés à une réduction du fonctionnement psychosocial (Lysaker et Davis, 2004), une fréquence et une durée augmentées des séjours hospitaliers et des réadmissions (Patel et al., 2015). Ils interfèrent donc avec la possibilité de se rétablir. Certains traitements psychosociaux ont montré des bénéfices comme l'entraînement des habiletés sociales, la remédiation cognitive, les approches familiales et les thérapies cognitives et comportementales. Les effets les plus robustes sont apportés par l'entraînement des habiletés sociales (Turner et al., 2014). Le traitement neuroleptique améliore les symptômes négatifs mais cela semble limité aux symptômes négatifs secondaires chez les patients en phase aiguë consécutivement à l'amélioration des symptômes psychotiques (Aleman et al., 2017). Une étude avec des sujets volontaires sains indique qu'une simple dose de rispéridone ou d'halopéridol favorise l'apparition de symptômes négatifs (Artaloytia et al., 2006). En tous les cas, une étude récente montre que les neuroleptiques n'ont pas d'effet sur les déficits de la motivation avec des personnes atteintes de schizophrénie, que ce soit dans le sens d'une amélioration ou d'une péjoration (Fervaha et al., 2015).

La littérature récente a distingué les symptômes négatifs associés à une diminution de la capacité d'éprouver (apathie, anhédonie) de ceux qui sont associés à une diminution de la capacité d'exprimer (émoussement affectif, alogie). La distinction entre ces deux syndromes, réduction de l'expérience et réduction de l'expression, permet probablement une approche plus ciblée. Le présent chapitre va se centrer sur la diminution de la capacité d'éprouver.

Plaisir et motivation

Dans la schizophrénie, l'anhédonie et l'apathie sont considérées comme des symptômes étroitement corrélés. Il existe certainement un lien étroit entre le plaisir et le fait d'avoir des comportements dirigés vers un but, le plaisir étant un système de récompense, qui renforce positivement un comportement et en augmente donc sa fréquence. Toutefois, le plaisir n'est pas suffisant pour expliquer la motivation. Cette corrélation peut être liée au fait que les instruments d'évaluation de l'anhédonie et de l'apathie comprennent des items qui mesurent des construits similaires tels que la fréquence d'activités, des expériences émotionnelles et physiques subjectives et le niveau d'intérêt (Lee et al., 2015). Il serait utile de mieux distinguer les aspects de la motivation et du plaisir.

L'apathie peut être définie comme la réduction de la motivation à initier ou à persister dans un comportement dirigé vers un but, et l'anhédonie comme la réduction d'éprouver du plaisir. Ces dernières années, la recherche a distingué le plaisir anticipé du plaisir sur le moment (Favrod et al., 2016). Le plaisir anticipé est lié à la motivation et les comportements dirigés vers un but, alors que le plaisir sur le moment est associé à la notion de satisfaction et de satiété. Dans la schizophrénie, les études montrent que les patients n'ont pas d'altération directe du plaisir lorsqu'ils participent à une activité plaisante si celui-ci est mesuré sur le moment. Toutefois, la fréquence des événements positifs dans la vie des patients est moins élevée que dans la population générale. Les patients décrivent en effet un niveau de plaisir plus faible quand ils se réfèrent à une situation agréable qui n'est pas actuelle, comme le fait de se projeter dans une expérience hypothétique. Cette dernière observation explique le fait que les patients aient des scores élevés aux échelles d'anhédonie qui mesurent le plaisir sur le moment. Les patients peuvent également avoir des difficultés pour savourer et pour maintenir l'expression comportementale du plaisir quand ils vivent un moment plaisant. Ces difficultés pourraient interférer avec la mémorisation de ces situations agréables.

La motivation, quant à elle, permet à un individu de maintenir la valeur gratifiante d'une action dans un avenir incertain. Elle a été définie comme pouvant être intrinsèque, comme la recherche du sentiment de satisfaction et de satiété, ou extrinsèque quand elle cherche à atteindre une récompense externe tangible. La motivation peut répondre au désir d'obtenir une récompense ou d'éviter une punition ou une conséquence négative. Le manque de motivation, ou l'apathie, peut résulter de nombreux facteurs, tels que le manque de compétence pour réaliser une activité, le fait de ne pas croire qu'une action puisse conduire à l'issue souhaitée ou la difficulté d'anticiper les conséquences positives d'une action. Des interventions ont déjà été développées pour répondre à certains aspects décrits ci-dessus :

- l'entraînement des habiletés sociales répond au manque de compétences pour réaliser une activité en apprenant aux patients à diriger une conversation, à établir et maintenir des relations sociales (Turner et al., 2014) ;
- des interventions sont en développement pour réduire spécifiquement les croyances défaitistes liées aux attentes négatives sur les chances de réussite d'une action (Staring et al., 2013) ;
- il existe également des interventions qui combinent l'entraînement des habiletés sociales et des interventions sur les croyances défaitistes (Granholm et al., 2013 ; Velligan et al., 2015).

Le développement d'interventions centrées sur le lien entre le plaisir anticipé et la motivation offre une nouvelle voie qui doit être investiguée.

Développement du programme Émotions positives pour la schizophrénie (PEPS)

La distinction entre le plaisir anticipé et le plaisir sur le moment dans la schizophrénie a ouvert la possibilité de développer une intervention pour réduire l'anhédonie et l'apathie (Favrod et al., 2009). Elle a permis de mieux conceptualiser la problématique et de se distancer des interventions tautologiques conduites jusque-là. En effet, en constatant l'apathie des patients et en attribuant l'anhédonie à une réduction du plaisir, les soignants tendaient à encourager l'engagement dans des activités agréables pour tenter d'améliorer les symptômes. Cette stratégie ne conduisait pas à une amélioration et à une généralisation des comportements entraînés. En envisageant l'anhédonie comme un déficit du plaisir anticipé, nous avons conduit une première étude pilote (Favrod et al., 2010) qui a révélé que l'entraînement au plaisir anticipé conduisait à une réduction de l'anhédonie et à une augmentation de l'activité. Les résultats de cette étude ont conduit au développement du programme Émotions positives pour la schizophrénie ou PEPS (Favrod et al., 2014; Nguyen et al., 2016), qui a été testé dans une seconde étude pilote (Favrod et al., 2015). Les résultats de cette étude indiquent que le programme permet une réduction de l'anhédonie et de l'apathie. Une étude randomisée contrôlée est en cours.

PEPS est un programme groupal qui cherche à réduire l'anhédonie et l'apathie en augmentant le contrôle cognitif des émotions positives. Il s'agit d'un programme en huit séances de 1 heure, administrées à l'aide d'un matériel multimédia (visuel et sonore) présenté sous forme de diapositives PowerPoint projetées sur un écran. Deux héros, Jill et Jack, accompagnent le programme. Ils ont été dessinés par Sébastien Perroud, dit PET. L'encadré 70.1 présente l'ordre des séances. Les groupes sont composés de cinq à dix participants. Chaque séance commence par un accueil et un exercice de relaxation ou de méditation. Dès la deuxième séance, les animateurs passent en revue la tâche à domicile qui a été prescrite à la fin de la séance précédente. La séance se poursuit avec la remise en question d'une croyance défaitiste, puis l'apprentissage d'une compétence pour améliorer l'anticipation, le maintien, l'augmentation ou la réactualisation d'émotions positives. La séance se termine par la prescription d'une tâche à accomplir pour la séance suivante. Les compétences enseignées sont : savourer l'expérience agréable, exprimer les émotions de manière comportementale, capitaliser les moments positifs et anticiper les moments agréables. Les exercices de révision sont animés par les participants lors de la dernière séance. Le programme est téléchargeable gratuitement sur la page http://www.seretablir.net/outils-interventions/peps/

ENCADRÉ 70.1

Les huit séances de PEPS

Séance 1 : modifier les croyances défaitistes
Séance 2 : savourer les moments agréables (I)
Séance 3 : accentuer l'expression comportementale des émotions
Séance 4 : capitaliser et partager les moments agréables avec les autres
Séance 5 : savourer les moments agréables (II)
Séance 6 : anticiper les moments agréables (I)
Séance 7 : anticiper les moments agréables (II)
Séance 8 : révision de l'ensemble des compétences

PEPS a la particularité d'avoir été conçu dans le cadre d'une collaboration entre cliniciens et pédagogues (Nguyen et al., 2016). Le concept pédagogique du programme est fondé sur le modèle de l'apprentissage expérientiel (Kolb et Kolb, 2009). Ce modèle affirme que nous utilisons différentes stratégies pour apprendre et que nous avons des stratégies préférentielles. Les quatre grandes stratégies d'apprentissage décrites dans le modèle comprennent :

- l'*expérience concrète* qui consiste à éprouver consciemment une expérience spontanée ou à réaliser une tâche concrète;
- l'*observation réfléchie* qui consiste à réfléchir à propos d'une expérience et à expliciter la manière dont la tâche a été réalisée;
- la *conceptualisation abstraite* qui consiste à interpréter les événements en établissant des liens théoriques apportés par les animateurs ou par les apprenants eux-mêmes;
- l'*expérimentation active* qui consiste à anticiper une nouvelle expérimentation de la tâche à la

lumière des savoirs acquis dans la phase précédente et à la réaliser.

Les animateurs prennent part aux séances comme les participants en accomplissant les exercices, en partageant leur vécu et en effectuant les tâches prescrites. Ils ont suivi une formation d'une journée à l'animation de PEPS (ForPEPS), qui vise à rendre conscients les stratégies d'apprentissage propres à chacun et à identifier les stratégies d'apprentissage préférentielles des participants afin de les prendre en compte dans l'enseignement des habilités. En effet, l'ensemble des compétences est enseigné en recourant à chacune des stratégies d'apprentissage décrites ci-dessus. Un logo en haut à gauche de chaque diapositive précise la stratégie d'apprentissage mobilisée dans la séquence.

Exemples d'exercices du programme Émotions positives pour la schizophrénie

Réduire les pensées défaitistes

Réduire les pensées défaitistes est actuellement jugé comme un ingrédient nécessaire dans les interventions qui visent à réduire les symptômes négatifs. Les pensées défaitistes peuvent résulter des nombreux échecs que les patients ont rencontrés dans leur vie à cause des incapacités fonctionnelles consécutives aux symptômes de la maladie. Ces échecs conduiraient les patients à conclure qu'il est inutile de faire des efforts puisque ceux-ci ne sont pas récompensés par une réussite. Chaque séance de PEPS contient donc un exercice pour apprendre à développer des alternatives aux pensées défaitistes. Par exemple, suite à un exercice de relaxation, notre héroïne, Jill peut illustrer une pensée défaitiste en se disant qu'elle n'a pas réussi à se relaxer et qu'elle est nulle. Cette conclusion négative peut la conduire à ne pas poursuivre ses tentatives de se relaxer dans le futur. La tâche du groupe sera de l'aider à développer une croyance alternative. Les animateurs guident d'abord les participants à imaginer des attributions plus équilibrées sur les raisons qui ont pu conduire Jill à ne pas réussir à se relaxer : ils considèrent ce qui peut être lié à Jill elle-même, ce qui peut être lié aux autres et ce qui peut être lié à la situation ; les animateurs aident ensuite les participants à trouver des conclusions alternatives à la croyance de Jill qui se dit « Je suis nulle ». Des exemples de réponse sont proposés : « Ce n'est pas parce que je n'y arrive pas du premier coup que je suis nulle » ; « Peut-être qu'en m'entraînant, j'y parviendrai » ; « Certaines zones de mon corps se sont détendues » ; « L'exercice ne me convient pas ; un autre peut-être ? » Finalement, les animateurs aident les participants à analyser la manière dont cette nouvelle conclusion peut augmenter des attentes positives sur la réussite de l'activité lors d'une prochaine tentative.

Savourer l'expérience agréable

Savourer l'expérience agréable consiste à devenir conscient du plaisir ou des émotions positives que l'on est en train d'éprouver. La difficulté à savourer l'expérience est associée aux symptômes négatifs dans la schizophrénie. Fumer une cigarette en quelques aspirations rapides, boire un café d'un coup ou manger un repas avidement sans prendre le temps de le déguster sont des exemples extrêmes de cette difficulté. Apprendre à savourer est utile pour augmenter et intégrer le plaisir. Les exercices du programme qui entraînent cette compétence invitent les participants à regarder la photographie d'un paysage agréable, à écouter une musique plaisante et à se souvenir d'un moment agréable récent, puis à prendre conscience du plaisir ressenti. Le partage d'expériences des animateurs permet, surtout en début de programme, de montrer qu'il est possible d'éprouver du plaisir et de le savourer dans les détails du quotidien, tels que le sourire d'un passant sur le trajet pour venir à la séance, les couleurs du ciel au moment du lever du soleil, le goût de la confiture au petit déjeuner, l'odeur du café, le plaisir de s'étirer dans son lit avant de se lever, les sensations agréables durant l'exercice de relaxation, etc. Les animateurs doivent être attentifs à partager des expériences accessibles aux participants et possibles à répliquer dans leur vie quotidienne. Il est important que les animateurs décrivent leurs expériences et leurs sensations pour aider les participants à être attentifs aux petits plaisirs de la vie et à acquérir un vocabulaire pour les décrire.

Les exercices avec une photographie sont initiés de la façon suivante : « Veuillez regarder cette

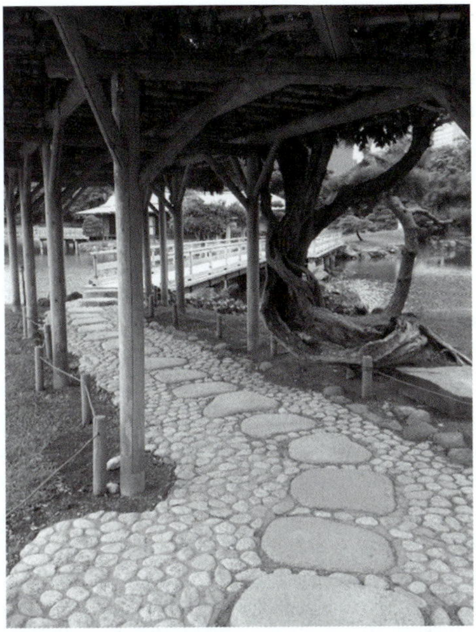

Figure 70.1 Photographie à observer et à apprécier.
Source : Jérôme Favrod et collaborateurs.

image, notez mentalement les éléments que vous appréciez et observez comment vous les savourez. » (Figure 70.1)

Après chaque exercice, les participants et les animateurs sont invités à raconter leurs observations. Avec cette image, les participants peuvent décrire le plaisir de se promener dans le jardin, le désir d'explorer la forêt après le pont, la sensation de paix et de calme, les odeurs potentielles de la forêt ou de l'herbe, le contraste entre la nature et les buildings; ils peuvent apprécier le travail d'aménagement des pierres au sol et du passage couvert, admirer le tronc de la glycine, se réjouir de marcher sur le pont et de regarder l'eau, etc. Les animateurs demandent aux participants de décrire les sensations produites pour les aider à en prendre conscience. Ils peuvent également aider les participants en partageant leurs propres expériences.

Exprimer les émotions comportementalement

Exagérer le plaisir par des comportements permet d'en augmenter la sensation. L'expression comportementale est largement utilisée par les supporters d'équipe de sport ou fans de musique rock qui laissent exploser leur joie quand leur vedette s'approche des buts adverses ou débute un solo de guitare. Dans la schizophrénie, l'expression comportementale est souvent diminuée. De ce fait, le recours à l'exagération comportementale est une stratégie qui n'est pas négligeable pour augmenter les sensations agréables. À nouveau, les animateurs jouent un rôle important de modèle pour accompagner les participants à exprimer les émotions positives telles que la joie, le sentiment de réussite, la satisfaction, le plaisir de savourer une expérience positive, les expressions de réjouissance et d'anticipation positive, etc. Ils doivent soutenir les participants dans l'apprentissage de l'expression comportementale et réduire les sentiments de gêne qui peuvent les accompagner au début. Il est utile que les animateurs emploient des expressions et des gestes quand ils partagent leurs expériences de savourer ou anticiper le plaisir : par exemple, se frotter le ventre quand ils décrivent un aliment qu'ils ont savouré, gonfler le torse et lever les yeux au ciel quand ils racontent une sensation agréable, piétiner quand ils décrivent la réjouissance d'aller au concert de leur musicien préféré, etc.

Un des exercices prescrits de PEPS est d'imiter les expressions faciales ou les gestes de comédiens exprimant une émotion positive, projetés sur l'écran durant une dizaine de secondes, puis, pour chacun, de décrire ses expériences propres. Il est important de laisser aux participants le temps d'observer les sensations corporelles qui accompagnent cette expérience et de les raconter pour qu'ils puissent en prendre conscience (Figures 70.2 et 70.3).

Partager les moments positifs

Partager les moments positifs consiste à communiquer et à célébrer les événements positifs avec les autres. Cette stratégie est associée à une amélioration de l'affect, au-delà de l'impact de l'événement positif lui-même. Cela permet de revivre une seconde fois l'expérience vécue et d'augmenter ainsi les chances de la mémoriser. L'exercice de base de cette séance consiste à raconter un événement positif à un autre participant et à observer l'effet produit tant sur la personne qui raconte

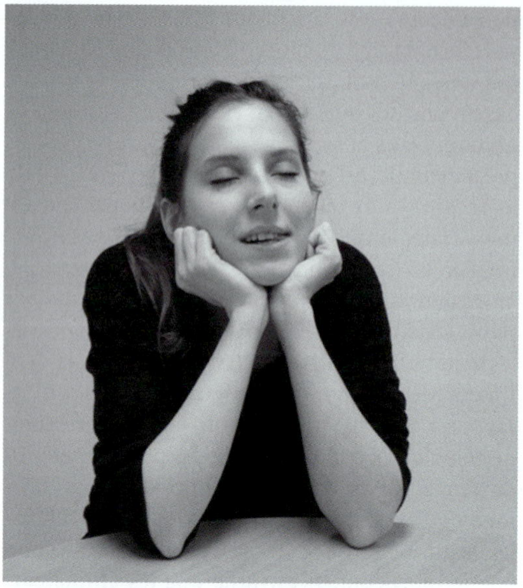

Figure 70.2 Expression faciale et corporelle des émotions positives (Charlotte Aeschbacher, comédienne).
Source : Jérôme Favrod et collaborateurs.

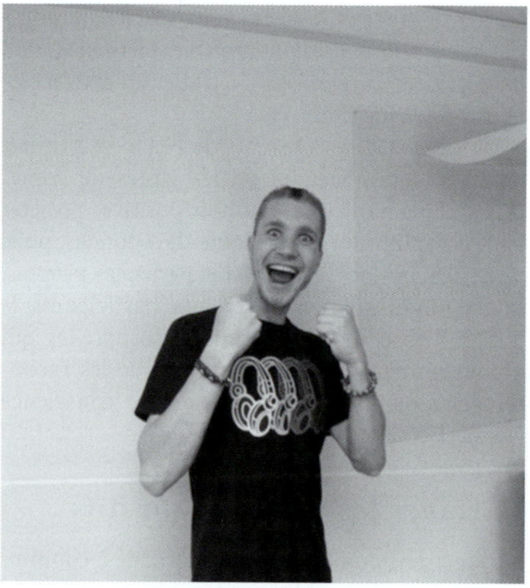

Figure 70.3 Expression faciale et corporelle des émotions positives (Yael Horowitz, comédien).
Source : Jérôme Favrod et collaborateurs.

que sur son auditeur. À nouveau, les animateurs doivent être attentifs à raconter des expériences accessibles dans la vie quotidienne de tout un chacun, comme le plaisir éprouvé lors d'une rencontre avec un ami, l'écoute d'un morceau de musique passé à la radio, une promenade dans un parc, etc. On peut également former les participants à faire raconter aux personnes qu'ils rencontrent leurs moments positifs – par exemple, « Cela avait l'air agréable, raconte-moi davantage » – et d'écouter attentivement ce que raconte la personne.

Anticiper les émotions positives

Les exercices qui précèdent sont utiles pour rendre accessibles des activités agréables de la vie quotidienne, augmenter le plaisir à les vivre et les mémoriser. L'anticipation du plaisir est un élément clé du programme PEPS, car il s'agit d'une compétence particulièrement déficitaire dans la schizophrénie. Afin que l'anticipation du plaisir puisse servir de moteur à la motivation, il est important que le rapport entre la récompense espérée (le plaisir anticipé) et le coût de l'effort pour atteindre cette récompense soit équitable. Beaucoup de personnes souhaitent commencer une activité sportive ou changer leurs habitudes mais n'y parviennent pas à cause de l'effort requis pour réaliser le projet. Anticiper les moments agréables réside dans la capacité à imaginer la nature des sensations agréables produites par un événement positif futur. Lors de cette séance, les participants font tout d'abord une brève liste : des activités agréables passées qu'ils aimeraient reprendre ; des activités actuelles qu'ils aimeraient augmenter ; des activités nouvelles qu'ils aimeraient entreprendre.

Il s'agit ensuite de noter les activités de 0 à 10 en fonction du plaisir produit et de l'effort à fournir : par exemple, 0 = pas de plaisir, pas d'effort nécessaire ; 10 = extrêmement envie d'accomplir l'activité, effort extrême pour accomplir la tâche. Les participants déduisent ensuite pour chaque activité le score d'effort du score de plaisir (*voir* Tableau 70.1).

Les participants sont tous invités à présenter leur liste et à la discuter avec le groupe. Ils sont ensuite conduits à choisir, pour commencer, l'activité qui a le meilleur score de plaisir–effort. Ils s'imaginent ensuite en train d'accomplir cette activité et d'éprouver avec leurs cinq sens les sensations agréables qui l'accompagnent. Après chaque exercice, les participants partagent leurs expériences vécues. À nouveau les animateurs tiennent un rôle de modèle important et sont attentifs à ce que les participants choisissent des activités accessibles et

Tableau 70.1 Liste d'activités procurant du plaisir de Christine.

Activités	Plaisir	Effort	Plaisir–effort
Jouer du piano régulièrement	8	6	2
Jouer un duo avec Sophie au violoncelle	7	5	2
Aller à un récital de musique classique	6	4	2
Écouter des CD de pianistes	4	1	3

réalisables. Les animateurs peuvent par exemple utiliser leurs propres difficultés à réaliser cette tâche en expliquant les raisons de leur échec. Ils peuvent aussi expliquer que certaines résolutions prises étaient trop optimistes; ils ont donc choisi des activités moins ambitieuses et moins coûteuses en termes d'efforts pour se motiver, en anticipant davantage les bénéfices attendus.

S'exercer dans les interséances

Durant toute la durée du programme, des exercices pratiques sont prescrits à la fin de chaque séance afin de favoriser l'expérimentation et la pratique. Les participants reçoivent un cahier d'exercices qui recense les informations utiles pour se remémorer la séance et les exercices à faire en intersession. Les exercices proposés prolongent ceux pratiqués durant les séances. Les animateurs encouragent les initiatives des participants; si l'un d'eux amène par exemple une photo d'un lieu ou un morceau de musique qu'il apprécie, les animateurs veillent à valoriser cette démarche en proposant au participant de le présenter durant la séance. En début de chaque séance, les exercices prescrits à la séance précédente sont revus et discutés. Les animateurs font les mêmes exercices que les participants pour servir de modèle.

Conclusion

PEPS est actuellement testé dans une étude randomisée contrôlée. L'intervention a été conçue comme un programme groupal bref en huit séances. Une étude pilote montre que le programme est accompagné d'une réduction de l'anhédonie et de l'apathie (Favrod et al., 2015). Une version individuelle est en cours de développement pour des patients avec une anhédonie sévère. Cette version prendra en compte les résultats récents de la recherche fondamentale au niveau du plaisir et de la motivation dans la schizophrénie, et sera plus exigeante en termes de formation des professionnels.

Références

Aleman, A., Lincoln, T. M., Bruggeman, R., Melle, I., Arends, J., et al. (2017). Treatment of negative symptoms : Where do we stand, and where do we go? *Schizophr Res*, *186*, 55–62.

Artaloytia, J. F., Arango, C., Lahti, A., Sanz, J., Pascual, A., et al. (2006). Negative signs and symptoms secondary to antipsychotics : a double-blind, randomized trial of a single dose of placebo, haloperidol, and risperidone in healthy volunteers. *Am J Psychiatry*, *163*, 488–493.

Bobes, J., Arango, C., Garcia-Garcia, M., Rejas, J., & Group C.S.C. (2010). Prevalence of negative symptoms in outpatients with schizophrenia spectrum disorders treated with antipsychotics in routine clinical practice : findings from the CLAMORS study. *J Clin Psychiatry*, *71*, 280–286.

Dominguez Mde, G., Viechtbauer, W., Simons, C. J., Van Os, J., & Krabbendam, L. (2009). Are psychotic psychopathology and neurocognition orthogonal? A systematic review of their associations. *Psychol Bull*, *135*, 157–171.

Favrod, J., Ernst, F., Giuliani, F., & Bonsack, C. (2009). Validation of the Temporal Experience of Pleasure Scale (TEPS) in a French-speaking environment. *Encephale*, *35*, 241–248.

Favrod, J., Giuliani, F., Ernst, F., & Bonsack, C. (2010). Anticipatory pleasure skills training : a new intervention to reduce anhedonia in schizophrenia. *Perspect Psychiatr Care*, *46*, 171–181.

Favrod, J., Nguyen, A., Fankhauser, C., Frobert, L., McCluskey, I., & Rexhaj, S. (2016). Programme Émotions positives pour la schizophrénie (PEPS. In N. Franck (Ed.), *Outils de la réhabilitation en psychiatrie* (pp. 127–142). Issy-les-Moulineaux : Elsevier Masson.

Favrod, J., Nguyen, A., Fankhauser, C., Ismailaj, A., Hasler, J. D., et al. (2015). Positive Emotions Program for Schizophrenia (PEPS) : a pilot intervention to reduce anhedonia and apathy. *BMC Psychiatry, 15*, 231.

Favrod, J., Rexhaj, S., Nguyen, A., Cungi, C., & Bonsack, C. (2014). Projecting oneself into the future, an intervention for improving pleasure in patients with anhedonia. In M. S. Ritsner (Ed.), *Anhedonia : a comprehensive handbook. Vol. I : conceptual issues and neurobiological advances* (pp. 95–104). Dordrecht : Springer Science/Business Media Dordrecht.

Fervaha, G., Takeuchi, H., Lee, J., Foussias, G., Fletcher, P. J., et al. (2015). Antipsychotics and amotivation. *Neuropsychopharmacology, 40*, 1539–1548.

Granholm, E., Holden, J., Link, P. C., Mcquaid, J. R., & Jeste, D. V. (2013). Randomized controlled trial of cognitive behavioral social skills training for older consumers with schizophrenia : defeatist performance attitudes and functional outcome. *Am J Geriatr Psychiatry, 21*, 251–262.

Kirkpatrick, B., Fenton, W. S., Carpenter, W. T., Jr., & Marder, S. R. (2006). The NIMH-MATRICS consensus statement on negative symptoms. *Schizophr Bull, 32*, 214–219.

Kolb, A. Y., & Kolb, D. A. (2009). The learning way : metacognitive aspects of experiential learning. *Simulation & Gaming, 40*, 297–327.

Lee, J. S., Jung, S., Park, I. H., & Kim, J. J. (2015). Neural Basis of anhedonia and amotivation in patients with schizophrenia : the role of reward system. *Curr Neuropharmacol, 13*, 750–759.

Lysaker, P. H., & Davis, L. W. (2004). Social function in schizophrenia and schizoaffective disorder : associations with personality, symptoms and neurocognition. *Health Qual Life Outcomes, 2*, 15.

Nguyen, A., Frobert, L., McCluskey, I., Golay, P., Bonsack, C., & Favrod, J. (2016). Development of the positive emotions program for schizophrenia : an intervention to improve pleasure and motivation in schizophrenia. *Front Psychiatry, 7*, 13.

Patel, R., Jayatilleke, N., Broadbent, M., Chang, C. K., Foskett, N., et al. (2015). Negative symptoms in schizophrenia : a study in a large clinical sample of patients using a novel automated method. *BMJ Open, 5*. e007619.

Radua, J., Schmidt, A., Borgwardt, S., Heinz, A., Schlagenhauf, F., et al. (2015). Ventral striatal activation during reward processing in psychosis : a neurofunctional meta-analysis. *JAMA Psychiatry, 72*, 1243–1251.

Staring, A. B., Ter Huurne, M. A., & Van Der Gaag, M. (2013). Cognitive Behavioral Therapy for negative symptoms (CBT-n) in psychotic disorders : a pilot study. *J Behav Ther Exp Psychiatry, 44*, 300–306.

Turner, D. T., Van Der Gaag, M., Karyotaki, E., & Cuijpers, P. (2014). Psychological interventions for psychosis : a meta-analysis of comparative outcome studies. *Am J Psychiatry, 171*, 523–538.

Velligan, D. I., Roberts, D., Mintz, J., Maples, N., Li, X., et al. (2015). A randomized pilot study of MOtiVation and Enhancement (MOVE) Training for negative symptoms in schizophrenia. *Schizophr Res, 165*, 175–180.

Partie X

Favoriser l'insertion professionnelle

Chapitre 71

Insertion professionnelle des personnes avec un handicap psychique

Bernard Pachoud, Marc Corbière

PLAN DU CHAPITRE

L'emploi des personnes avec un handicap psychique, un objectif prioritaire des pratiques de réhabilitation

Dans la plupart des pays occidentaux, l'insertion professionnelle des personnes en situation de handicap psychique (ou présentant des troubles psychiques persistants tels que qu'une schizophrénie) est devenue une préoccupation de premier plan, et même un objectif prioritaire, pour un ensemble de raisons.

L'amélioration des traitements pharmacologiques et de la qualité du suivi médical, avec un souci de restauration fonctionnelle, permet mieux qu'auparavant d'envisager une reprise d'activité. Le raccourcissement des durées d'hospitalisation, qui s'intègre dans la tendance générale à la désinstitutionalisation, conduit à ramener les personnes dans leur environnement social, ce qui rend souhaitable la reprise d'une activité, si possible à caractère professionnel. L'emploi représente d'ailleurs un facteur majeur de l'intégration ou de l'inclusion sociale que l'on cherche à promouvoir pour ces personnes. L'importance désormais reconnue de l'insertion professionnelle s'est traduite par un développement considérable des recherches dans ce domaine, qui montrent que cette réinsertion est possible dans un grand nombre de cas, voire dans la majorité des cas si ces personnes bénéficient d'un soutien approprié dans leur démarche d'insertion (*voir* plus loin). Il s'avère également que la majorité de ces personnes souhaitent exercer un emploi, si cette possibilité leur est ouverte sans que cela précarise leur situation sociale et économique. Enfin et plus généralement, l'exercice d'un emploi est reconnu comme un facteur majeur du rétablissement.

Pour toutes ces raisons, l'emploi est désormais considéré comme un des objectifs importants de la réhabilitation, ce qui signifie, relativement à l'approche médicale traditionnelle visant la rémission clinique, un déplacement des priorités. En effet, si l'objectif des pratiques de réhabilitation n'est pas seulement la stabilisation des troubles, l'insertion professionnelle devient un enjeu important en tant que composante essentielle de l'inclusion sociale et du rétablissement.

Ce changement de regard sur l'importance d'une intégration professionnelle des personnes ayant un handicap psychique mérite d'être justifié, car il requiert un changement des pratiques. Dans l'approche traditionnelle, centrée sur l'objectif de rémission ou de stabilisation clinique et de prévention des rechutes, la reprise d'une activité professionnelle est envisagée comme une possibilité, certes souhaitable, volontiers considérée comme le complément idéal de la stabilisation, mais elle reste envisagée comme facultative et avec circonspection, par souci de protection des personnes. Le retour à l'emploi est notamment considéré sous l'angle de la prise de risque qu'il implique, à commencer par celui de l'échec à retrouver un emploi, puis de l'échec à s'y maintenir, risque également lié au stress au travail, aux difficultés d'intégration au collectif de travail…, d'où l'hésitation – et parfois la réserve – à soutenir un projet de retour à l'emploi, et la tendance à privilégier l'orientation vers un travail en milieu protégé. Dans cette approche, le souci de protéger tend à prévaloir. Il en va autrement si l'objectif n'est plus seulement d'éviter une rechute et de préserver la stabilisation clinique, mais le réengagement dans une vie active et sociale et la reconstruction d'un projet de vie : l'activité professionnelle apparaît alors comme un moyen privilégié de ce processus. Elle n'est plus simplement un complément facultatif de la stabilisation clinique, et cette dernière n'est plus le but, mais un moyen au service de l'objectif plus global de rétablissement, c'est-à-dire le réengagement dans une vie active et sociale.

Arguments pour promouvoir l'insertion professionnelle

Que l'intégration dans l'emploi soit un facteur privilégié du rétablissement personnel et social constitue déjà une raison suffisante pour soutenir la démarche d'insertion, mais il s'y ajoute d'autres arguments, qu'il importe de considérer pour changer notre regard sur la possibilité et l'importance d'une intégration professionnelle.

L'accès à l'emploi est possible

Un des résultats majeurs de la recherche que nous allons présenter (*voir* plus loin) est que la majorité des personnes avec des troubles mentaux sévères, et donc un handicap psychique, peuvent accéder à l'emploi en milieu ordinaire, si elles le souhaitent et quand elles bénéficient d'un accompagnement individualisé vers et dans l'emploi (Bond et al., 2008) (*voir* plus loin).

Ces progrès dans les pratiques de soutien à l'inclusion sociale suscitent de nouvelles attentes et un nouveau regard sur le devenir possible de ces personnes. Leur souhait de retrouver un emploi ne peut plus être qualifié de projet irréaliste, et requiert une réponse adaptée, d'autant qu'il fait partie des droits des personnes handicapées.

L'accès à l'emploi est souhaité

Nombre d'études convergent pour souligner que la grande majorité des personnes vivant avec des troubles mentaux sévères souhaiteraient exercer un travail (Drake et Bond, 2011 ; Mueser et McGurk, 2014) en dépit de leur doute de pouvoir accéder à l'emploi ; celles qui ne formulent pas ce souhait craignent, le plus souvent, d'être finalement pénalisées par la perte des ressources garanties par leur statut de personne handicapée. Toutes les raisons invoquées précédemment contribuent à soutenir ce souhait d'accéder à l'emploi, et il a été montré avec ce public que les personnes qui exercent un emploi en milieu ordinaire ont une meilleure qualité de vie et une meilleure satisfaction de leur situation que les personnes qui ont des activités autres, non rémunérées (Eklund et al., 2004). Ce vœu de travailler des personnes avec un handicap psychique tend à être sous-estimé ou méconnu, quand il n'est pas qualifié de rêverie illusoire.

Droit au travail des personnes en situation de handicap

Le droit au travail est stipulé dans l'article 23 de la Déclaration universelle des droits de l'homme[1]. Concernant les personnes en situation de handicap, confrontées à des taux très élevés de chômage dans le cas du handicap psychique, ces droits sont réaffirmés par la Convention des Nations unies relative aux droits des personnes handicapées[2] qui repose, notamment, sur les principes de la non-discrimination (deuxième principe), et de la participation et de l'intégration pleines et effectives à la société (troisième principe). L'enjeu de l'insertion professionnelle de ces personnes n'est autre que de satisfaire ces droits et ces principes.

C'est d'ailleurs bien avec ce souci qu'ont été mises à jour les dispositions législatives concernant les personnes handicapées, notamment en France par la loi du 11 février 2005 pour l'égalité des droits et des chances, la participation et la citoyenneté des personnes handicapées.

1 *Déclaration universelle des droits de l'homme*, Nations unies (1948) https://www.un.org/fr/documents/udhr/

2 *Convention relative aux droits des personnes handicapées*, Nations unies (2006) http://www.un.org/french/disabilities/default.asp?id=1413

Il est dans l'esprit de la loi de 2005, comme dans celui de la Convention des Nations unies susmentionnée, de privilégier un accompagnement en milieu ordinaire de travail, plutôt que de se contenter du milieu protégé. Ce droit est rappelé dès le premier paragraphe du rapport Le Houérou (2014)[3], mais le constat est aussitôt affirmé que « ce droit à un emploi en milieu ordinaire est loin d'être effectif ».

L'emploi comme facteur privilégié du processus de rétablissement

Il est consensuellement reconnu que l'exercice d'une activité professionnelle est un des facteurs contribuant le plus efficacement au rétablissement des personnes ayant un handicap psychique. Il reste bien sûr possible de se rétablir sans exercer d'activité professionnelle, ce qui suppose l'engagement dans d'autres types d'activité et d'accomplissement de soi, mais avoir un emploi reste un des moyens les plus sûrs – notamment par l'inclusion et la reconnaissance sociale qu'il permet – de progresser dans le rétablissement. Occuper un emploi compte d'ailleurs parmi les critères objectifs du rétablissement (Silverstein et Bellack, 2008), mais il en constitue surtout un des moyens privilégiés pour un ensemble de raisons que nous allons détailler.

Dans les représentations sociales les plus courantes, le fait de *reprendre le travail*, ou de *retrouver un emploi* après une maladie grave, est tout simplement le signe de la restauration d'un état de santé suffisant, donc d'un rétablissement au sens de la reprise de ses activités et responsabilités, après l'interruption imposée par la maladie. Cela est sans doute encore plus vrai dans le cas de maladies désocialisantes telles que les troubles mentaux. Dans ces situations, l'accès ou le retour à l'emploi sont souvent vécus comme un marqueur de normalisation sociale, et même plus largement de *normalité* au sens d'un *retour à la normale* après la maladie, et de restauration du sentiment d'appartenance au groupe social, lié notamment au fait de *faire comme tout le monde*.

Une série d'études qualitatives a permis de préciser la diversité et l'importance des bénéfices liés à l'exercice d'une activité professionnelle, autres que les revenus, en interrogeant des personnes avec un handicap psychique et occupant un emploi (Provencher et al., 2002). Ces bénéfices, qui contribuent au processus de rétablissement, apparaissent interdépendants et difficiles à hiérarchiser. Pour en faire une présentation structurée, nous reprendrons les résultats de la métasynthèse de Walsh et Tickle (2013), portant sur six recherches qualitatives identifiées comme les plus pertinentes sur ce thème. Avec une méthodologie méta-ethnographique, ils dégagent de ces études quatre métathèmes, comportant chacun deux ou trois sous-thèmes spécifiant ces bénéfices du travail, qui – comme nous l'avons dit – sont aussi des facteurs de rétablissement :

1. la restauration d'un *sentiment d'efficacité personnelle* contribue à renforcer l'estime de soi ainsi qu'un sentiment d'accomplissement de soi. Cela est associé à deux types de circonstances (correspondant à deux sous-thèmes) :
   - **1a.** le fait de *relever les défis du monde du travail*, contribuant à la restauration de la confiance en soi, de l'estime de soi et d'un sentiment de compétence,
   - **1b.** l'*expérience d'un développement personnel* favorisée par le travail, en particulier par les compétences sociales mobilisées, les nouveaux intérêts suscités par le travail, et l'accroissement des capacités d'autogestion ou de contrôle de ses troubles. Il est couramment observable que des personnes vivant avec des symptômes psychiatriques persistants rapportent que leur activité de travail, par la focalisation attentionnelle ou la concentration sur la tâche en cours, les aide à contrôler et à mettre à distance les symptômes perturbants tels que les voix.

   Tout cela contribue au sentiment de retrouver un contrôle sur sa vie, de parvenir à un accomplissement de soi, grâce à la restauration du pouvoir d'agir *(empowerment)*, qui est l'indice même d'une expérience de rétablissement ;

2. la restauration ou reconstruction d'une *identité positive* par le travail est également liée à l'estime de soi et au sentiment d'efficacité. Cette dimension de l'identité est précisée par deux sous-thèmes :
   - **2a.** le sentiment d'un *retour à la normale*, en satisfaisant par le travail les attentes sociales, en réduisant sa situation de dépendance

[3] En ligne : http://annielehouerou.bzh/wp-content/uploads/2014/11/ALH-RAPPORT-DEFINITIF-3.11.14.pdf

à l'égard d'autrui et en restaurant un sentiment de sa propre valeur et de sa fiabilité,

2b. le passage d'une *identité de malade* à celle de professionnel compétent, permettant de se dégager des préjugés stigmatisants associés à la maladie, contribue au processus de redéfinition de soi au cœur du parcours de rétablissement;

3. la restauration d'un *sentiment d'appartenance* est liée au thème de l'identité, mais envisagé cette fois sous l'angle social plutôt que personnel. L'activité professionnelle, en offrant l'opportunité d'une reconnaissance sociale, notamment par les pairs, soutient l'estime de soi et contribue aussi au sentiment d'appartenance à un collectif et au-delà au sentiment d'inclusion sociale. Deux sous-thèmes précisent cette dimension :

3a. *faire partie d'un monde plus large*, c'est-à-dire d'un monde qui n'est plus seulement celui des soins, notamment grâce au sentiment d'intégration dans le monde du travail, et au-delà dans la société, grâce également au sentiment d'utilité sociale de son activité, d'apporter sa contribution à la société, d'où un sentiment d'appartenance ainsi *légitimé*,

3b. le *développement de relations*, à partir du lieu travail, mais aussi au-delà, en rappelant que ces relations peuvent fournir un étayage, tant pour le travail que pour la vie quotidienne. L'isolement est un risque qui menace ces personnes et que le travail permet d'éviter;

4. les *facteurs structurants directement liés à l'activité de travail* (appelés aussi facteurs instrumentaux) ont un impact sur la qualité de vie et sur la perception de la valeur de l'intégration en emploi. Trois sous-thèmes précisent cette dimension :

4a. la *structuration de la vie de personne* : comme le font remarquer Waghorn, Lloyd, et Tsang (2008) « avoir une raison de se lever le matin et quelque chose à faire de sensé durant la journée est essentiel au sentiment de bien-être ». L'emploi fournit une occupation quotidienne, précieuse pour des personnes vulnérables, et une structuration temporelle des journées, qui est de plus conforme aux rythmes sociaux dominants,

4b. les *opportunités financières offertes par l'emploi*, susceptibles d'accroître l'autonomie et les choix, notamment en matière de loisirs,

4c. la *nature même de l'emploi* conduit à souligner l'importance d'éviter une sous-qualification des emplois proposés au regard des compétences de la personne.

Les personnes ayant un handicap psychique sont tout à fait sensibles à ces bénéfices apportés par l'emploi. Ils sous-tendent en partie leur motivation intrinsèque, parfois plus que les revenus attendus de leur activité professionnelle. Ce point est d'autant plus important lorsque l'emploi est peu qualifié et que l'écart est faible entre les revenus garantis par la pension et les aides sociales et ceux, généralement non cumulables, assurés par le travail, comme c'est souvent le cas dans l'insertion professionnelle de ce public.

Facteurs de l'accès et du maintien en emploi : l'importance du mode d'accompagnement vers et dans l'emploi

L'importance désormais accordée à la réinsertion professionnelle des personnes vivant avec un handicap psychique est attestée par le fait qu'elle est devenue une thématique de recherche majeure, ce dont témoigne un nombre considérable de publications sur ce thème depuis une vingtaine d'années, dans les revues internationales de référence en psychiatrie et en médecine, ainsi que dans une série de revues spécialisées sur ce thème. L'amélioration des possibilités d'insertion professionnelle, rendue possible par ces travaux, renforce encore la pertinence de ces recherches et justifie leur développement actuel. Si les pratiques d'aide à la réinsertion professionnelle de ce public, notamment par l'intégration en milieu de travail protégé, existent de longue date, ce qui est relativement nouveau en revanche, en particulier dans notre pays où ces données ont été jusque-là peu prises en compte, est le fait que ces pratiques sociales et médico-sociales font désormais l'objet de recherches empiriques rigoureuses, dont les résultats suggèrent une évolution, et parfois une transformation des pratiques.

Ces recherches portent pour l'essentiel sur les facteurs du retour et du maintien en emploi des personnes ayant un handicap psychique. Ces facteurs sont nombreux et on peut schématiquement distinguer :

- les facteurs internes ou personnels (les limites et difficultés des personnes, mais aussi leurs ressources) ;
- les facteurs externes ou environnementaux, également nommés les facteurs psychosociaux, notamment l'existence ou non d'un soutien apporté par l'entourage, le soutien par des professionnels de l'accompagnement vers et dans l'emploi, certaines interventions psycho-sociales telles que la remédiation cognitive, et enfin les aménagements de poste en entreprise (que nos collègues québécois appellent les *accommodements raisonnables*) pour favoriser l'intégration et surtout le maintien en emploi (Laflamme, 2017).

Facteurs de l'insertion professionnelle inhérents à la personne

Ces facteurs personnels susceptibles d'influer sur les capacités de travail sont nombreux, et nous nous limiterons à évoquer ceux qui ont été démontrés, par la recherche, comme ayant un rôle prédictif de l'insertion professionnelle.

Parmi les variables sociodémographiques, et relatives à l'expérience professionnelle antérieure, celles qui s'avèrent prédictives de l'insertion sont : le jeune âge de la personne, un bon niveau de qualification et une expérience récente dans le monde du travail (Corbière et al., 2011 ; Marwaha et Johnson, 2004).

Parmi les variables cliniques et cognitives, celles qui ont un impact sur l'insertion professionnelle sont : la symptomatologie résiduelle et la comorbidité addictive, les troubles cognitifs et en particulier les troubles de la cognition sociale.

Enfin, des variables plus directement liées à l'emploi ont aussi une incidence sur la capacité d'insertion (Corbière et al., 2011) : la motivation à trouver un emploi (Villotti et al., 2015), l'estime de soi comme travailleur, la perception des obstacles à l'emploi et le sentiment d'efficacité à les surmonter (Corbière et al., 2017), la mise en œuvre de stratégies de recherche d'emploi (Corbière et al., 2011, 2017).

L'impact de chacune de ces variables est cependant à relativiser, en tenant compte du contexte et en particulier des modalités de soutien et d'accompagnement dans l'emploi. Il a été montré que pour les personnes qui bénéficient d'un soutien de qualité de type emploi accompagné, la seule variable qui conserve une valeur prédictive de l'insertion est le recours à des stratégies de recherches d'emploi (Corbière et al., 2017). Autrement dit, les facteurs internes, personnels, pouvant constituer des freins à l'insertion s'avèrent pouvoir être compensés par des facteurs externes, en particulier un accompagnement de qualité, thème auquel nous allons consacrer le reste de ce chapitre.

Facteurs psychosociaux (ou externes) de l'insertion professionnelle

Un des résultats majeurs de la recherche est d'avoir montré l'importance, pour l'insertion professionnelle de ce public, des facteurs externes ou environnementaux, et parmi eux du mode et de la qualité de l'accompagnement vers l'emploi, thème sur lequel se focalise la majorité des travaux de recherche dans ce domaine. Dans l'étude précédemment mentionnée (Corbière et al., 2017) portant sur les meilleurs prédicteurs de l'accès à l'emploi, le rôle des accompagnants vers l'emploi s'avère central : l'alliance de travail qu'ils établissent avec l'usager, ainsi que leur aptitude à transmettre des stratégies de recherche d'emploi, et enfin leur capacité à établir une relation de confiance avec l'employeur sont parmi les meilleurs prédicteurs de l'insertion (en complément des facteurs internes : le jeune âge du candidat et la durée brève d'interruption d'activité).

Cette focalisation sur l'accompagnement et les compétences des professionnels de l'accompagnement plutôt que sur les capacités et limites des personnes accompagnées est contre-intuitive pour les tenants de la tradition médicale, qui tendent à considérer que la capacité de la personne à occuper un emploi dépend d'abord de ses propres capacités et de ses limites fonctionnelles.

Les travaux de recherche sur l'accompagnement et le soutien à l'insertion professionnelle portent donc sur les thématiques suivantes :

- les *aspects organisationnels de l'accompagnement vers l'emploi* : ils conditionnent fortement cette pratique et doivent être par conséquent spécifiés au départ. Les nombreuses études centrées sur l'efficacité de ces pratiques portent sur cette dimension, en comparant les taux d'insertion professionnelle obtenus par les différentes modalités de soutien et l'accompagnement à l'emploi;

- les *compétences des accompagnants pour favoriser l'accès à l'emploi* : elles constituent au sein de ces programmes de soutien à l'emploi un second facteur majeur de performance, et font aujourd'hui l'objet de recherches permettant de mieux spécifier ce métier, et d'orienter la formation et le recrutement de ces professionnels;
- les *compétences des accompagnants pour favoriser le maintien en emploi* : elles doivent être distinguées de celles requises pour l'accès à l'emploi. Les compétences et les tâches à accomplir pour favoriser le caractère durable d'une insertion sont différentes de celles mises en œuvre pour permettre l'accès à l'emploi, même si ce sont souvent les mêmes professionnels qui accomplissent, successivement, ces deux fonctions;
- les *soutiens humains et les accommodements de travail* (aménagements de poste) en entreprise : ils s'avèrent également jouer un rôle important pour le maintien en emploi, et méritent à ce titre d'être également étudiés (Corbière et al., 2014).

Conformément à la littérature de recherche contemporaine, et pour les raisons évoquées au début de ce chapitre, nous ne traitons ici que de l'accompagnement vers l'emploi en milieu ordinaire, qu'il apparaît souhaitable de privilégier autant que possible. Cela n'interdit pas bien sûr de continuer à réaliser des insertions au travail en milieu protégé (en ESAT) pour des personnes qui en éprouveraient le besoin (De Pierrefeu et Charbonneau, 2014).

Une méthode spécifique d'accompagnement vers et dans l'emploi : l'emploi accompagné

Un grand nombre d'études se sont focalisées sur la comparaison des méthodes et pratiques d'accompagnement vers l'emploi, faisant apparaître qu'il s'agit là d'un facteur essentiel de la réinsertion au travail de ce public. Un type de pratique dite d'*emploi accompagné* ou de *soutien à l'emploi (supported employment)* s'est imposé comme le plus efficace : toutes les études comparatives (randomisées contrôlées) lui reconnaissent un taux d'insertion en milieu ordinaire de travail au moins deux fois supérieur à celui obtenu par les pratiques traditionnelles d'aide à la réinsertion pour ces personnes (Drake et Bond, 2014). D'ailleurs, les auteurs de la récente *Cochrane Review* sur les programmes de réinsertion au travail précisent que les programmes de soutien à l'emploi, tout en considérant leur devis d'analyse (court ou long terme), ont un taux de réussite de 2,3 à 3,5 fois plus élevé que d'autres programmes, tels les programmes préparatoires à l'emploi (Suijkerbuijk et al., 2017).

Cette pratique, dont la désignation anglaise est *supported employment*, est qualifiée en France d'*emploi accompagné*, ou parfois aussi de *job coaching*, alors que la traduction conventionnellement retenue au Québec est celle de *programmes de soutien à l'emploi*.

En France, cette pratique suscite un intérêt depuis quelques années, mais a tardé à se développer (comparativement aux autres pays européens) faute de financements dédiés à cette approche. Cette situation vient de changer avec la reconnaissance de cette pratique par les pouvoirs publics et la volonté de la promouvoir, exprimés dans l'article 52 de la loi n° 2016-1088 du 8 août 2016 relative au travail, à la modernisation du dialogue social et à la sécurisation des parcours professionnels (dite loi travail). Le décret d'application concernant cet article de la loi, paru en décembre 2016, prévoit le financement de dispositifs d'emploi accompagné, financement octroyé par les agences régionales de santé (ARS); les premiers appels à projets régionaux ont eu lieu à l'automne 2017. Cependant, plusieurs structures médicosociales avaient, depuis quelques années déjà, mis en œuvre cette pratique à titre d'expérimentation et grâce à des financements temporaires. Les premières évaluations de ces pratiques nouvelles sont prometteuses, avec des performances en termes d'accès à l'emploi et de maintien en emploi comparables aux performances observées au plan international (plus de 50 % d'accès à l'emploi au bout d'un an; Marec et al., 2017).

Caractérisation des programmes d'emploi accompagné *(supported employment)*

Cette pratique a été initialement conçue à la fin des années 1970 aux États-Unis pour des personnes ayant une déficience intellectuelle, à partir du constat que le travail en milieu protégé entretenait une forme de ségrégation et donc d'exclusion sociale. Pour favoriser l'insertion professionnelle de ce public, et de cette façon son inclusion sociale, un modèle audacieux d'intégration directe en milieu ordinaire de travail a été testé, reposant sur un accompagnement individualisé et pérenne après l'entrée en emploi. L'efficacité dont a fait preuve cette pratique a conduit à son développement pour d'autres types de handicap, notamment pour le handicap psychique.

Ces *programmes d'emploi accompagné* s'opposent par divers aspects aux pratiques traditionnelles de réinsertion, telles que les activités préparatoires à l'emploi. Alors que ces dernières reposent sur la progressivité et le réentraînement préalables à l'insertion en milieu ordinaire de travail, selon le principe *train and place* (entraîner ou former puis réinsérer), l'approche alternative repose sur le renversement de ce principe, qui devient *place and train* : insérer d'abord, puis former et soutenir dans le cadre de l'activité de travail. Il s'agit donc d'insérer au plus vite les personnes en milieu ordinaire de travail, sans étapes préparatoires qui tendent à différer indéfiniment la réinsertion professionnelle réelle, mais d'assurer ensuite, sur le long terme, un réel soutien dans l'activité de travail. Il est souhaitable que ce soutien puisse être réalisé sur le lieu même de travail, ce qui suppose que l'employeur et le collectif de travail soient informés, au moins dans une certaine mesure, de la situation de handicap et des mesures de soutien mises en place. Un même intervenant, qualifié de conseiller en emploi spécialisé (ou de *job coach*) assume les différentes tâches que sont l'aide à la recherche et celle à l'obtention d'un emploi, et ensuite au maintien de son activité de travail dans les meilleures conditions. Nous verrons que cette personnalisation de l'accompagnement, qui permet la continuité de la prise en charge, sa souplesse et sa réactivité en fonction des besoins de la personne, et la construction d'une alliance de travail sont parmi les facteurs d'efficacité de cette pratique.

Pour le handicap psychique, le modèle *individual placement and support* (IPS), conçu pour ce public au début des années 1990 par Bob Drake et Deborah Becker avec un souci de conformité aux principes du modèle *place and train*, s'est imposé comme modèle de référence, car il s'avère un des plus efficaces (Drake et Bond, 2014; Latimer, 2008; Suijkerbuijk et al., 2017). Il existe cependant des variantes dans la façon de mettre en œuvre le modèle *place and train*, comme l'a constaté par exemple l'un d'entre nous (Marc Corbière) dans une étude comparative de l'implémentation de cette pratique par 23 structures différentes réparties dans les provinces du Canada sur 52 sites (Corbière et al., 2010).

Individual placement and support (IPS) : modèle de référence des programmes d'emploi accompagné pour personnes avec handicap psychique

Une méta-analyse portant sur le programme IPS d'intégration dans l'emploi avec accompagnement individualisé établit un taux d'insertion moyen en milieu ordinaire d'environ 60 % sur une période de suivi de 18 mois en moyenne, alors qu'il n'est que de 23 % avec les autres méthodes d'accompagnement (Bond et al., 2008).

Le modèle IPS constitue le programme d'emploi accompagné conçu pour les personnes ayant des troubles mentaux le plus standardisé, le plus étudié, et considéré comme le plus efficace. Il a été conçu en 1993 par Becker et Drake, et est défini par huit principes qui doivent guider sa mise en œuvre (Becker et Drake, 2003; Mueser et McGurk, 2014) :

1. le principe d'*exclusion zéro* signifie que le seul critère d'admission dans le programme est la volonté de la personne, ayant des troubles mentaux, d'exercer un emploi en milieu ordinaire. Il n'y a en principe pas d'autre critère de sélection, et notamment pas de critère clinique, ce qui illustre le degré d'exigence éthique de cette approche, vouée à promouvoir l'inclusion sociale. Cela ne signifie pas que tous les candidats ont les mêmes chances de réussir leur intégration au travail, mais tous ont le droit d'essayer;

2. l'objectif est l'emploi en milieu ordinaire de travail ;
3. la recherche d'emploi débute rapidement, dès les premiers mois d'admission dans le programme ;
4. le conseiller en emploi spécialisé doit être en relation étroite avec l'équipe soignante. N'étant pas lui-même un clinicien, il importe qu'il soit bien coordonné avec les soignants ;
5. les préférences du demandeur d'emploi, quant au type d'activité de travail, sont prises en compte ;
6. un travail d'ajustement du poste *(job development)* doit être fait, en fonction des capacités du demandeur d'emploi, mais aussi en lien avec l'employeur pour optimiser l'adéquation entre le poste offert et les capacités de la personne. Un travail de démarchage des employeurs et d'instauration avec eux d'une relation de confiance, de la part du conseiller en emploi, est donc important ;
7. le soutien dans l'emploi est continu et pérenne (sans limite dans la durée). Cette continuité et la réactivité du soutien sont parmi les facteurs d'efficacité de cette pratique ; quant à la pérennité du suivi, elle est un facteur de réassurance tant pour le travailleur que pour l'employeur ;
8. des conseils et un soutien sont apportés aux personnes en matière de prestations sociales. L'obtention d'un emploi ordinaire implique en général l'interruption de la pension et constitue donc une prise de risque pour la personne. Elle doit en mesurer la portée et pouvoir bénéficier d'une aide pour retrouver ces avantages sociaux si l'intégration professionnelle devait finalement échouer.

Facteurs d'efficacité des programmes d'emploi accompagné

Au sein même des programmes de *soutien à l'emploi*, le taux d'insertion en milieu ordinaire, s'il atteint en moyenne 60 % (dans la méta-analyse la plus couramment citée : Bond et al., 2008), varie en réalité considérablement (de 27 à 78 %) selon les contextes et modes de mise en œuvre de ce type de pratique.

Un débat et des recherches spécifiques ont été engagés pour repérer quels sont les facteurs de ces variations d'efficacité (Corbière et al., 2017).

Une première hypothèse est le degré de fidélité aux huit principes du modèle de référence, le modèle IPS. Toutefois d'autres variables conditionnent les résultats de cette pratique. Dans la mesure où elle repose fondamentalement sur un seul conseiller en emploi spécialisé ou un petit nombre d'entre eux, il est clair que leurs compétences et la qualité de leurs interventions déterminent la performance de cette pratique. Cette qualité d'accompagnement est également conditionnée par la nature de l'organisation du service d'emploi accompagné, qui doit laisser aux conseillers en emploi l'autonomie et la souplesse nécessaires à leur mission et les soutenir dans leur pratique.

Fidélité aux principes du modèle IPS

L'évaluation des pratiques d'emploi accompagné repose notamment sur la mesure de leur fidélité aux principes du modèle IPS. Il est cependant établi que parmi ces principes, certains sont plus prédictifs du taux d'accès à l'emploi. Selon la revue de littérature de Bond (2004), les principes les plus liés au taux d'insertion sont les trois premiers (*exclusion zéro*, recherche d'un emploi ordinaire, débutée le plus rapidement possible) ainsi que le travail sur l'adéquation du poste aux capacités de la personne *(job development)*. Les autres principes ont également un effet positif sur le taux d'insertion, mais moins bien établi. D'autres recherches se sont attachées à identifier d'autres facteurs ayant une influence sur le taux d'insertion, tels que l'implication de l'employeur dans le processus d'intégration au travail (Evans et Bond, 2004).

Compétences des conseillers en emploi spécialisés

Plusieurs études montrent que ces variations de résultats dépendent essentiellement de la qualité de l'accompagnement, et plus spécifiquement de certaines compétences (attitudes, comportements et connaissances) des conseillers en emploi spécialisés (Drake et Bond, 2011), d'où l'essor des recherches portant justement sur les compétences de ces professionnels (Corbière et al., 2014, 2017). Nous présentons plus loin les résultats de ces recherches sur les compétences des conseillers en emploi.

Différences d'organisation entre l'emploi accompagné et les pratiques traditionnelles d'évaluation et de préparation/réadaptation au travail

On peut s'attendre à ce que la différence d'efficacité entre les programmes d'emploi accompagné et les pratiques traditionnelles soit liée à ce qui fondamentalement distingue ces pratiques. La différence certainement plus profonde entre ces deux modèles réside dans l'organisation de l'accompagnement. Le modèle traditionnel de la réadaptation progressive au travail implique l'intervention d'une pluralité d'intervenants, exerçant des fonctions d'expert pour une série de tâches d'évaluation puis de réadaptation (cliniciens, neuropsychologues, chargés de bilan et d'orientation professionnelle, praticiens du réentraînement au travail). Cette division du travail implique une organisation hiérarchique pour assurer la coordination de ces intervenants et superviser l'organisation complexe de ces prestations spécialisées. Il convient en effet de définir des protocoles d'évaluation puis de réentraînement, de mettre en place des modules de formation ou de remédiation, puis de constituer et de coordonner les groupes susceptibles de bénéficier de ces formations. La difficulté est d'assurer dans ces conditions une continuité du suivi et du soutien, et des parcours de préparation/réadaptation à l'emploi réellement adaptés aux besoins spécifiques de chaque personne.

À l'opposé, dans le modèle alternatif des programmes d'emploi accompagné, l'accompagnement repose sur un intervenant central, le conseiller en emploi spécialisé, qui intervient depuis la demande initiale d'aide à la réinsertion, jusqu'à la situation d'emploi durant laquelle il poursuit son soutien, de façon en principe pérenne (c'est un des principes du modèle IPS), en jouant un rôle de coordination dans le réseau de soutien à la personne (comprenant l'équipe de soins et les autres intervenants sociaux, tels que ceux qui sont en charge du logement). Ce que cet intervenant, issu du monde du travail plutôt que de celui des soins, perd en expertise (en matière d'évaluation clinique ou cognitive), il le gagne dans la continuité du suivi, la proximité de la relation d'aide, la possibilité d'élaborer une alliance de travail (avec le travailleur handicapé mais aussi avec l'entreprise), et surtout dans l'autonomie et le pouvoir d'initiative dont il jouit pour ajuster ses interventions en fonction des besoins propres aux différentes étapes du parcours et à la singularité des personnes et de leurs problématiques. Le conseiller en emploi spécialisé est affranchi des contraintes de coordination d'autres intervenants de l'insertion/réadaptation, c'est lui qui en réalité joue un rôle pivot de coordinateur entre le travailleur accompagné, l'entreprise qui l'embauche, l'équipe soignante et les intervenants sociaux (Loisel et Corbière, 2011).

Cette profonde différence d'organisation, qui traduit une profonde différence de conception et de politique de l'accompagnement, est étroitement liée à la notion d'*empowerment*. Par cette notion, on insiste sur la priorité de restaurer le pouvoir de décider et d'agir de ceux que l'on souhaite aider. Nombre d'auteurs ont fait observer que cet *empowerment* des bénéficiaires suppose que ceux qui les accompagnent jouissent eux-mêmes de cette liberté d'initiative, de cette latitude d'action, de ce pouvoir de *faire confiance* et de prendre des risques (mesurés), ce qui est indispensable pour promouvoir l'autonomie des personnes accompagnées (De Pierrefeu et Charbonneau, 2014). Autrement dit, l'*empowerment* des accompagnants apparaît comme une des conditions de l'*empowerment* des personnes accompagnées (dans notre cas vers l'emploi).

Promouvoir l'*empowerment* implique donc un changement des rapports de pouvoir non seulement dans la relation d'accompagnement, mais aussi dans le mode de gouvernance des structures qui mettent en place cet accompagnement : avec un management participatif, des hiérarchies courtes, la participation de bénéficiaires ou d'anciens bénéficiaires aux instances de décision de ces structures. À l'inverse, l'intervention d'experts a pour inconvénient de maintenir une relation asymétrique d'assistance, avec le risque de renforcer une posture passive des bénéficiaires. Enfin les structures hiérarchisées, avec de fortes contraintes organisationnelles, ne peuvent que planifier de façon *top-down* des modes d'accompagnement, et finalement aussi les parcours des bénéficiaires, avec des protocoles qui par principe entrent en contradiction avec les exigences d'autonomie, d'initiative, d'inventivité, bref d'*empowerment* des accompagnants comme des accompagnés. Ces exigences recoupent d'ailleurs les qualités des professionnels identifiées par la recherche comme les vecteurs de leur efficacité (Corbière et al., 2014; Drake et Bond, 2014; Loisel et Corbière, 2011).

Compétences des conseillers en emploi

Comme nous l'avons déjà indiqué, il a été montré que les variations de taux d'insertion, entre différents programmes d'emploi accompagné, dépendaient d'une part de la façon dont était mis en œuvre l'emploi accompagné (notamment, de son degré de fidélité au modèle IPS), et d'autre part de la qualité de l'accompagnement dépendant directement des compétences des conseillers en emploi spécialisés. Il en résulte un essor des recherches portant justement sur les compétences de ces professionnels (Corbière et al., 2014, 2017).

Fonctions du conseiller en emploi spécialisé

En premier lieu, les chercheurs se sont attachés à spécifier le rôle du conseiller en emploi (Rinaldi et al., 2008), qui peut être en partie inféré des principes du modèle *place and train* :

1. travailler étroitement avec son client pour planifier son intégration au travail en considérant ses préférences et intérêts personnels;
2. coordonner, avec les autres membres de l'équipe professionnelle et clinique, les objectifs de carrière du client;
3. interagir avec les différents acteurs clés du processus de réintégration au travail (par ex. les employeurs, les gestionnaires de cas, l'entourage familial);
4. fournir des conseils au client sur les avantages de l'accès à l'emploi;
5. travailler la plupart du temps dans la communauté, en rencontrant des employeurs potentiels, plutôt qu'en restant à son bureau;
6. apporter un soutien aux personnes ayant obtenu un emploi pour les aider à le conserver;
7. recommander à l'employeur ou au supérieur immédiat, lorsque c'est nécessaire, des accommodements de travail réalistes et faisables.

Plusieurs auteurs ont insisté sur le rôle de coordinateur du conseiller en emploi pour articuler les interventions des différents protagonistes de la réinsertion, au sein de l'entreprise d'une part et de l'accompagnement social et sanitaire d'autre part (Loisel et Corbière, 2011 ; Mueser et McGurk, 2014).

Compétences des conseillers en emploi spécialisés et leur évaluation

Une liste de compétences des conseillers en emploi a été établie (Rinaldi et al., 2008) :

1. compétences en marketing et connaissances pour optimiser l'adéquation entre les capacités des personnes et les emplois proposés *(job development)*;
2. capacité à établir une relation positive avec les employeurs;
3. connaissances psychiatriques;
4. capacité à découvrir les intérêts, forces, habiletés et compétences des personnes pour les mettre en rapport avec des emplois existants;
5. aptitude à maintenir un soutien à long terme.

Ces compétences sont nombreuses et hétérogènes. À défaut de pouvoir les énumérer toutes, nous indiquerons comment elles peuvent être étudiées et évaluées, et nous insisterons sur celles qui apparaissent le plus directement liées à une insertion durable.

Pour spécifier et évaluer ces compétences et savoir-faire, Corbière et al. (2014) ont construit une échelle d'évaluation portant non seulement sur les connaissances des conseillers en emploi, comme c'était le cas des échelles antérieures, mais aussi sur leurs attitudes et leurs comportements effectifs : cette échelle s'appelle BAKES *pour Behaviors, Attitudes and Knowledge of Employment Specialists*[4].

Nous évoquerons rapidement la méthode employée pour élaborer cette échelle, les catégories conceptuelles retenues pour ordonner ces compétences, et à partir desquelles ont été dégagées statistiquement (par analyse factorielle) des

[4] Il est possible de se procurer cette échelle en se rendant sur le site www.santementaletravail.ca ou en contactant directement l'auteur à l'adresse suivante : corbiere.marc@uqam.ca

sous-échelles, qui apparaissent correspondre à des aspects de ce métier; enfin nous indiquerons les types de compétences permettant le plus significativement soit d'accéder à l'emploi, soit de s'y maintenir.

L'échelle a été élaborée à partir d'une revue de la littérature sur l'insertion professionnelle des personnes avec un handicap psychique, et sur des thèmes proches tels que la stigmatisation, le sentiment d'efficacité et le rétablissement. Elle est également fondée sur un travail d'enquête auprès des professionnels experts de la relation d'aide et de l'accompagnement vers et dans l'emploi, qui ont complété et validé cette liste de compétences (méthode Delphi) (Corbière et al., 2014).

Pour l'évaluation, ces compétences sont formulées sous forme d'énoncés décrivant une attitude ou un comportement concrets ainsi que les connaissances relatives à ce métier. La consigne donnée au conseiller en emploi est d'évaluer pour chaque énoncé (attitude, comportement ou connaissance) à quel point il adopte cette attitude ou ce comportement, sur une échelle de Likert en 7 points (de 1 = jamais à 7 = toujours), ou pour les connaissances, d'évaluer s'il en dispose sur une échelle de Likert en 7 points (de 1 = pas du tout à 7 = tout à fait).

Dans sa dernière version, l'échelle comporte 90 items désignant des compétences, regroupées selon cinq grandes catégories conceptuelles (Corbière et al., 2014) :

1. enseigner des aptitudes et stratégies d'anticipation pour obtenir et conserver un emploi;
2. enseigner les aptitudes sociales et le contrôle de soi;
3. établir des relations avec toutes les parties prenantes, au sein de l'entreprise et avec l'équipe soignante;
4. informer les clients des effets de la stigmatisation et développer une approche centrée sur la personne;
5. connaître les services, le monde du travail et les politiques sociales en faveur des personnes ayant un handicap.

Une analyse factorielle a été réalisée sur chacune de ces dimensions pour distinguer d'éventuelles sous-dimensions (ou sous-catégories), ce qui a permis d'obtenir finalement douze sous-échelles. Celles-ci donnent une idée précise de la variété des tâches à accomplir dans le cadre des programmes d'emploi accompagné et qui importent pour favoriser l'insertion. Les douze sous-échelles sont :

1. proximité avec le client *(outreach)* et aménagements pour faciliter le travail – douze items, parmi lesquels : assister aux entretiens d'embauche de vos clients lorsque c'est possible; passer le maximum de temps à échanger avec vos clients et les employeurs plutôt qu'au bureau;
2. stratégies de recherche d'emploi – six items, parmi lesquels : apprendre aux clients comment se mettre en valeur; comment préparer les entretiens d'embauche par des jeux de rôle;
3. identification des intérêts professionnels du client – six items, parmi lesquels : aider le client à identifier ses préférences et intérêts professionnels; aider le client à identifier la formation et l'expérience requises pour envisager un nouveau métier;
4. comportements sociaux et style de vie sain – six items, parmi lesquels : aider le client à trouver un équilibre entre le travail et les autres activités (loisirs, famille…); indiquer des habitudes de vie saines susceptibles d'aider à obtenir et à conserver un emploi;
5. connaissance de la culture du lieu de travail et adaptation à ce milieu – six items, parmi lesquels : suggérer à votre client les façons appropriées de se comporter pour l'aider à conserver son emploi; relativiser avec le client les situations de crise sur le lieu de travail;
6. relations avec l'employeur et le supérieur immédiat (10 items) – dix items, parmi lesquels : informer l'employeur des aménagements de travail qui pourraient faciliter le maintien en emploi; établir une relation de collaboration étroite avec les employeurs sur le marché du travail pour aider à obtenir un emploi;
7. relations avec les professionnels de santé – dix items, parmi lesquels : travailler en collaboration avec d'autres professionnels de santé qui sont impliqués dans le processus de rétablissement du client; informer d'autres professionnels de l'équipe soignante au sujet des avantages qu'un emploi peut offrir à votre client dans son processus de rétablissement;
8. gestion du stigmate et de l'autostigmatisation : – sept items, parmi lesquels : échanger avec votre client sur les conséquences de l'autostigmatisation; aider les clients à gérer les préjugés

concernant la maladie mentale auxquels ils peuvent être confrontés;

9. approche centrée sur le client – huit items, parmi lesquels : maintenir une attitude positive à l'égard du client concernant son employabilité; écouter attentivement votre client et le soutenir tout au long de son processus d'insertion au travail;
10. connaissances cliniques et des services de retour à l'emploi – onze items, parmi lesquels : connaître l'impact sur les clients d'étiquettes telles que *incurable*, *chronique*; savoir comment les effets secondaires des traitements se manifestent;
11. connaissance du lieu de travail – cinq items, parmi lesquels : connaître le marché du travail local pour pouvoir mettre en rapport les aptitudes et intérêts de vos clients avec des emplois disponibles; connaître la culture d'entreprise de plusieurs lieux de travail;
12. connaissance des lois et des politiques sociales concernant les personnes handicapées – trois items, parmi lesquels : connaître les programmes de compensation du handicap disponibles; avoir une bonne compréhension des lois relatives aux aménagements de travail.

Certaines compétences sont plus directement liées aux taux d'accès à l'emploi et d'autres favorisent le maintien dans l'emploi (Corbière et al., 2017; Drake et Bond, 2011) :

- pour favoriser l'accès à l'emploi, il est importante pour le conseiller de savoir établir et entretenir un lien de confiance et de collaboration avec les acteurs de l'entreprise (l'employeur, le supérieur immédiat), ou encore de savoir négocier pour optimiser l'adéquation entre l'emploi proposé et les compétences de son candidat pour ce poste *(job development)* (Corbière et al., 2017);
- pour favoriser le maintien en emploi, la compétence cruciale de la part du conseiller est d'établir une relation de qualité avec le supérieur immédiat du travailleur pour permettre éventuellement des aménagements de travail. La continuité et la réactivité du suivi sont également des facteurs qui contribuent au maintien en emploi, de même qu'une bonne connaissance, par le conseiller, de la culture de l'entreprise pour aider le travailleur à s'y adapter (Corbière et al., 2014).

Une revue de la littérature récente, portant sur les facteurs contribuant au maintien dans l'emploi (Williams, Fossey, Corbière, Paluch et Harvey, 2016) indique que ces facteurs peuvent être rapportés à trois thèmes principaux :

1. le vécu du travailleur concernant son activité professionnelle, qui dépend de l'intérêt suscité par le travail, mais aussi du sentiment de compétence dans les tâches professionnelles, et enfin des conditions de travail, et en particulier de la possibilité d'y introduire des aménagements;
2. les soutiens humains disponibles sur le lieu de travail, en particulier provenant du supérieur immédiat;
3. la capacité d'articuler travail, rétablissement et bien-être, qui dépend notamment des représentations concernant le travail : le travail est-il envisagé comme un facteur de rétablissement, c'est-à-dire d'accomplissement de soi?

Enfin, nombre de travaux insistent sur le fait que les performances du conseiller en emploi dépendent de son engagement dans cette pratique et dans l'esprit de l'*emploi accompagné* (c'est-à-dire du modèle *place and train*), de son adhésion au modèle, et en particulier à sa prémisse de base, à savoir qu'une telle intégration dans le monde du travail est possible (Mueser et McGurk, 2014).

Ce nouveau métier de *conseiller en emploi spécialisé* (ou *job coach*) illustre remarquablement à notre sens l'évolution de *philosophie* ou d'orientation du secteur médico-social requise par ces approches contemporaines. Il s'agit de passer d'une culture de la protection et de l'assistance, dans laquelle les professionnels restent fortement influencés par une culture soignante, avec le souci de protéger (en évitant les prises de risque et les prises en charge) à une culture de l'autonomisation et de l'inclusion sociale, dans laquelle les professionnels accompagnent les personnes dans la société ordinaire (et notamment dans le milieu de travail ordinaire), dans laquelle ils doivent être eux-mêmes parfaitement intégrés (en l'occurrence, le travail du conseiller en emploi a lieu dans l'entreprise pour l'essentiel, plutôt que dans des structures médico-sociales). Or ces pratiques ne peuvent être efficaces sans savoir assumer des prises de risque mesurées *(positive risk taking)* qui conditionnent les progrès de la personne.

Leçons à tirer de ces données : un changement de regard

Contrairement à la croyance encore dominante qui tend à inférer de la situation actuelle de faible emploi des personnes ayant un handicap psychique que seule une minorité de ces personnes peuvent accéder à un emploi ordinaire, il s'avère au contraire que la majorité (60 %) de ces personnes peut accéder au monde du travail en moins de 18 mois (dans la plupart des cas en moins d'un semestre) (Bond et al., 2008), à condition de bénéficier d'un accompagnement approprié vers et dans l'emploi. Ces données devraient suffire à nous faire reconsidérer nos pratiques de soutien à la réinsertion, et nos croyances souvent pessimistes sur les chances de succès de l'intégration au travail de ce public, d'autant que ces croyances sont de celles qui ont des effets autoréalisateurs et constituent donc un frein majeur de l'accès à l'emploi pour ce public (Mueser et McGurk, 2014).

Autre résultat notable de ces travaux : ce ne sont pas, comme on le suppose traditionnellement, les propriétés des personnes en situation de handicap (leurs limitations, éventuellement leurs ressources) qui s'avèrent les plus déterminantes pour le succès de la réinsertion professionnelle, même si bien sûr elles ont un impact, mais le mode d'accompagnement et la politique mise en œuvre pour l'inclusion dans le monde du travail de ces personnes (Corbière et al., 2011).

Dans le cadre de cette pratique nouvelle spécifiée dans les programmes d'emploi accompagné, il apparaît rapidement que l'objectif ne se limite pas à l'obtention d'un emploi (ce qui n'est pas le plus difficile, si on en fait une priorité et si on se concentre sur ce but), mais que l'enjeu principal est de permettre le maintien en emploi, notamment par un soutien apporté sur le lieu même du travail, notamment par la négociation avec l'employeur d'aménagements temporaires des conditions de travail lorsque c'est nécessaire. C'est donc au sein de l'entreprise que l'activité des conseillers en emploi doit se développer et être étudiée, comme cela commence à être le cas (Corbière et al., 2014) ; elle ne doit pas rester essentiellement focalisée comme jusqu'à présent sur le soutien préparatoire à l'accès à l'emploi.

Ce qui caractérise le plus spécifiquement les pratiques de réinsertion démontrées efficaces, de type *programmes d'emploi accompagné*, c'est qu'elles reposent sur l'*empowerment* de l'accompagnant, qui s'engage dans une relation d'aide et de promotion de l'autonomie des personnes qu'il accompagne dans leur démarche d'insertion professionnelle et de rétablissement. Cette relative autonomie (liberté d'action) des conseillers en emploi, qui conditionne le succès de leur pratique, suppose que les structures médico-sociales porteuses de ces projets adhèrent à cette conception de l'accompagnement que le modèle IPS illustre de façon exemplaire.

Il est notable que ce changement d'orientation des pratiques médico-sociales correspond exactement aux préconisations pour promouvoir des pratiques axées sur le rétablissement : le facteur essentiel est un soutien personnalisé, assuré par une personne qui s'engage, ce qui implique un changement de style d'accompagnement, et finalement de la *culture* qui oriente ces pratiques (Farkas, 2007).

L'évolution des pratiques d'accompagnement vers et dans l'emploi, inspirée par le développement du modèle *place and train*, apparaît donc comme une illustration – et éventuellement comme un modèle – d'une évolution plus large des pratiques de réhabilitation et d'accompagnement, dès lors qu'elles visent à prioriser le rétablissement et l'inclusion sociale des personnes vivant avec un handicap psychique.

Références

Becker, D. R., & Drake, R. E. (2003). *A working life for people with severe mental illness*. New York : Oxford University Press.

Bond, G. R., Drake, R. E., & Becker, D. R. (2008). An update on randomized controlled trials of evidence-based supported employment. *Psychiatric Rehabilitation Journal*, *31*, 280–290.

Corbière, M., Brouwers, E., Lanctôt, N., & van Weeghel, J. (2014). Employment specialist competencies for supported employment programs. *Journal of Occupational Rehabilitation*, *24*(3), 484–497.

Corbière, M., Lecomte, T., Reinharz, D., Kirsh, B., Goering, P., et al. (2017). Predictors of acquisition of competitive employment for people enrolled in supported employment programs. *Journal of Nervous and Mental Disease*, *205*(4), 275–282.

Corbière, M., Zaniboni, S., Lecomte, T., Bond, G., Gilles, P. Y., et al. (2011). Job acquisition for people with severe mental illness enrolled in supported employment programs : a theoretically grounded empirical study. *Journal of Occupational Rehabilitation*, *21*, 342–354.

Corbière, M., Lanctôt, N., Lecomte, T., Latimer, E., Goering, P., Kirsh, B. Kamagiannis, T. (2010). A Pan-Canadian evaluation of supported employment programs dedicated to people with severe mental disorders. *Community Mental Health Journal, 46*, 44–55.

Corbière, M., Villotti, P., Lecomte, T., Bond, G., Lesage, A., Goldner, E. (2014). Work accomodations and natural supports for maintaining employement. Psychiatrie Rehabilitation Journal, 37(2), 90–98.

De Pierrefeu, I., & Charbonneau, C. (2014). Deux structures d'insertion professionnelle de format hybride pour personnes avec un trouble mental : les ESAT de transition de Messidor (France) et Accès-Cible SMT (Québec). *L'Encéphale, 40*, S66–S74.

Drake, R. E., & Bond, G. R. (2011). IPS Supported Employment : A 20-Year Update. *American Journal of Psychiatric Rehabilitation, 14*(3), 155–164.

Drake, R. E., & Bond, G. R. (2014). Introduction to the Special Issue on Individual Placement and Support. *Psychiatric Rehabilitation Journal, 37*(2), 76–78.

Eklund, M., Hansson, L., & Ahlqvist, C. (2004). The importance or work as compared to other forms of dialy occupations for wellbeing and functionning among persons with long-term mental illness. *Community Mental Health Journal, 40*(5), 465–477.

Evans, J. D., Bond, G. R., Meyer, P. S., Kim, H. W., Lysaker, P. H., et al. (2004). Cognitive and clinical predictors of success in vocational rehabilitation in schizophrenia. *Schizophr Res, 70*, 331–342.

Farkas, M. (2007). The vision of recovery today : what it is and what it means for services. *World Psychiatry, 6*(2), 68.

Laflamme, A. M. (2017). Troubles mentaux et accommodement raisonnable au travail : les potentialités du droit québécois. *Santé mentale au Québec, 42*(2), 39–56.

Latimer, E. (2008). *Le soutien à l'emploi de type « placement et soutien individuels » pour les personnes atteintes de troubles mentaux graves : sa pertinence pour le Québec. Monographie*, Agence d'évaluation des technologies et des modes d'intervention en santé.

Loisel, P., & Corbière, M. (2011). Compétences requises chez l'intervenant qui facilite le retour ou la réinsertion au travail de personnes à risque d'une incapacité prolongée. In M. Corbière & M. J. Durand (Eds.), *Du trouble mental à l'incapacité au travail : une perspective transdisciplinaire qui vise à mieux saisir cette problématique et à offrir des pistes d'intervention* (pp. 281–306). Québec : Presses de l'Université du Québec (PUQ).

Marec, M. G., Pachoud, B., & Corbière, M. (2017). *Étude évaluative de trois dispositifs expérimentaux d'emploi accompagné de l'association Messidor en région Auvergne-Rhône-Alpes. in Rapport de synthèse* téléchargeable le site Internet d'emploi accompagné de Messidor http://www.jobcoaching-ara.fr/.

Marwaha, S., & Johnson, S. (2004). Schizophrenia and employment–A review. *Soc Psychiatry Psychiatr Epidemiol, 39*, 337–349.

Mueser, K. T., & McGurk, S. R. (2014). Supported employment for persons with serious mental illness : Current status and future directions. *L'Encéphale, 40*, S45–S56.

Provencher, H. L., Gregg, R., Mead, S., & Mueser, K. T. (2002). The role of work in the recovery of persons with psychiatric disabilities. *Psychiatric Rehabilitation Journal, 26*(2), 132.

Rinaldi, M., Perkins, R., Glynn, E., Montibeller, T., Clenaghan, M., & Rutherford, J. (2008). Individual Placement and Support : from research to practice. *Advances Psychiatr Treat, 13*, 50–60.

Silverstein, S. M., & Bellack, A. S. (2008). A scientific agenda for the concept of recovery as it applies to schizophrenia. *Clin Psychol Rev, 28*(7), 1108–1124.

Suijkerbuijk, Y. B., Schaafsma, F. G., van Mechelen, J., Ojajärvi, A., Corbière, M., & Anema, J. R. (2017). *Interventions for obtaining and maintaining employment in adults with severe mental illness, a network meta-analysis (review). Cochrane Database Syst Rev, 9*, CD011867

Villotti, P., Corbière, M., Zaniboni, S., Lecomte, T., & Fraccaroli, F. (2015). Evaluating the motivation to obtain and sustain employment in people with psychiatric disabilities. *Psicologia sociale, 10*(1), 57–70.

Waghorn, G., Lloyd, C., & Tsang, H. W. (2008). *Vocational rehabilitation for people with psychiatric and psychological disorders.* In *International Encyclopedia of Rehabilitation.* (p. 9).

Walsh, F. P., & Tickle, A. C. (2013). Working towards recovery : the role of employment in recovery from serious mental health problems : a qualitative metasynthesis. *International Journal of Psychosocial Rehabilitation, 17*(2), 35–49.

Williams, A., Fossey, E., Corbière, M., Paluch, T., & Harvey, C. (2016). Work participation for people with severe mental illnesses : an integrative review of factors impacting job tenure. *Australian occupational Therapy Journal, 63*, 65–85.

CHAPITRE 72

Représentations du travail et réinsertion professionnelle

Julien Dubreucq, Eliane Fernandez, Thierry Lucas, Franck Gabayet, Alice Bogey, Katia Revil, Céline Roussel

PLAN DU CHAPITRE

La représentation que chacun a du travail et de sa fonction est très personnelle : certains y voient essentiellement un moyen permettant d'être indépendant financièrement, alors que pour d'autres il s'agit d'une manière d'apporter sa contribution à la société, d'acquérir un statut social ou encore de structurer sa journée. Obtenir un emploi a souvent un sens très particulier pour les personnes avec troubles psychiques qui y voient une étape clé dans leur parcours vers le rétablissement (Saunders et Nedelec, 2014).

Malgré un désir préservé d'accéder à un emploi (présent dans 60 à 90 % des cas; Grove, 1999) l'accès à un emploi compétitif ne concerne en France qu'une minorité de personnes avec schizophrénie (11,5 % contre 62,2 % en population générale; Marwaha et al., 2007). Il est également limité chez les personnes avec troubles bipolaires (40–60 % des cas) qui présenteraient par ailleurs plus d'absentéisme au travail et des parcours professionnels moins continus. L'obtention d'un emploi compétitif est pourtant associée à de nombreux effets positifs : diminution de certains symptômes (Bond et Kukla, 2011), amélioration du fonctionnement cognitif, amélioration de l'estime de soi et de la qualité de vie, mais aussi contribution au processus de redéfinition de soi qu'implique le rétablissement. L'accès à l'emploi en tant que participation à la vie de la cité contribue également largement à l'inclusion sociale et au rétablissement des personnes avec schizophrénie. À l'inverse, l'absence d'activité professionnelle est associée à : une perte d'estime de soi, une diminution de la qualité de vie, un risque suicidaire augmenté et un recours fréquent, précoce et souvent permanent à des prestations sociales de compensation du handicap, qui contribuent de façon importante au fardeau lié à la maladie.

Ce chapitre aborde dans un premier temps l'emploi accompagné selon la méthode *individual placement and support* (IPS; Bond et Kukla, 2011) et les déterminants de l'accès à l'emploi. Il décrit ensuite plus en détail le programme intégré d'emploi accompagné (IPS-intégré ou IPS-I) développé au centre référent de réhabilitation psychosociale et de remédiation cognitive (C3R) de Grenoble pour faciliter l'obtention d'un emploi en milieu ordinaire et le maintien en emploi.

Emploi accompagné et déterminants de l'accès à l'emploi

Le développement de l'emploi accompagné est relativement récent en France (financement souvent expérimental via la Fondation de France) où l'insertion professionnelle – lorsqu'elle est envisagée – se fait encore majoritairement en milieu protégé. Or l'emploi accompagné constitue la pratique de référence pour l'accompagnement vers le retour à l'emploi. La méthode IPS est la plus utilisée et la mieux décrite (voir le chapitre 71) : inscription relevant du choix du participant; recherche rapide d'un emploi compétitif; collaboration avec l'équipe de soins et les employeurs; intérêt pour les préférences du participant; soutien continu; informations sur les conséquences financières de la réinsertion. Il s'agit d'un accompagnement individuel d'intensité variable (intensive au départ, avec au minimum un rendez-vous/semaine, dégressive ensuite) réalisé par un conseiller en emploi spécialisé ou *job coach*.

L'emploi accompagné IPS a fait l'objet de nombreuses publications (13 revues de la littérature et 19 essais randomisés contrôlés) et figure dans des recommandations internationales de bonne pratiques. Une méta-analyse de la revue *Cochrane* montre, comparativement aux méthodes classiques d'accompagnement vers l'emploi, un taux plus élevé d'accès à l'emploi compétitif (multiplication par 3,24 fois; intervalle de confiance ou IC 95 % : 2,17–4,82), un nombre supérieur d'heures travaillées (70,6 h supplémentaires; IC 95 % : 43,2–94,0), une plus longue durée dans l'emploi (9,9 semaines supplémentaires; IC 95 % : 5,4–14,4) et un délai plus court d'accès au premier emploi (161,6 jours de moins; IC 95 % : 225,7–97,5) avec l'approche IPS chez ces personnes. L'emploi accompagné a montré une efficacité durable dans le temps (33 % des participants étudiés ayant travaillé plus de 5 ans) avec un temps moyen en emploi de 32 mois au cours d'une période de suivi de 10 ans. Il serait par ailleurs particulièrement efficace chez les personnes ayant au départ un niveau symptomatologique plus élevé et un moins bon fonctionnement cognitif et psychosocial. Il est aussi associé à un moindre taux de ré-hospitalisations en psychiatrie ainsi qu'à une moindre consommation de soins et services et à une diminution du coût moyen par personne suivie (166 à 350 $ de moins que dans le bras contrôle). L'emploi accompagné IPS a par ailleurs fait la preuve d'un rapport coût–efficacité (+ 30 £ pour 1 % supplémentaire de personnes ayant travaillé au moins une journée en milieu ordinaire; + 28 £ par personne pour une journée supplémentaire travaillée en milieu ordinaire) et coût–bénéfices favorable (+ 17,005 £ en faveur du modèle IPS) comparativement aux pratiques habituelles de retour à l'emploi. Si l'emploi accompagné est très efficace sur l'accès à l'emploi (58,9 % contre 23,2 % chez les patients contrôles), il a cependant plusieurs limites : inefficacité chez 40,1 % des personnes accompagnées, durée limitée de maintien dans l'emploi (temps maximal de maintien dans l'emploi à 22 semaines et moyenne de 9,96 mois dans une étude ultérieure; Bond et Kukla, 2011) et nombre de *steady workers* (personnes ayant au moins travaillé 50 % du temps pendant la période de suivi) aux alentours de 40 % à 2 ans (Bond et Kukla, 2011).

En dehors de la fidélité au modèle IPS, plusieurs facteurs peuvent expliquer ces variations et influencer l'accès ou le maintien dans l'emploi. Ils sont présentés dans le modèle intégré de réintégration au travail élaboré par Marc Corbière (Figure 72.1)

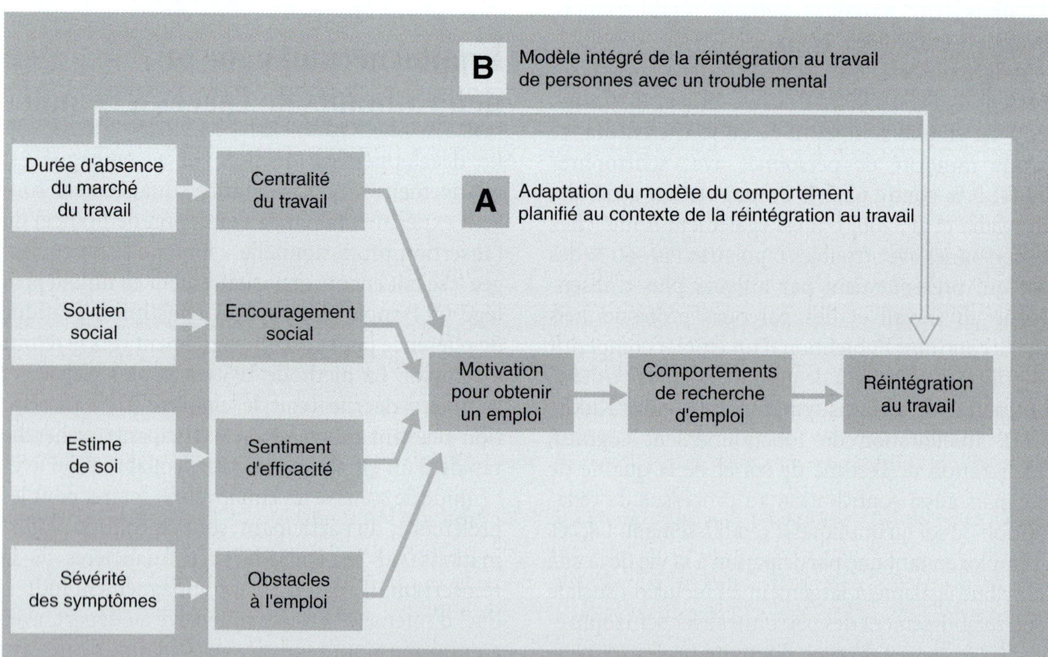

Figure 72.1 Modèle intégré de la réintégration au travail de personnes ayant un trouble mental.
Source : Corbière M. (2011). Cadre théorique de la réintégration au travail de personnes avec un trouble mental grave, in Corbière M., Durand M.J. (dir.) Du trouble mental à l'incapacité au travail, *Québec, Press de l'Université du Québec.*

Certains de ces facteurs sont non modifiables, comme l'âge de début des troubles, le niveau d'adaptation prémorbide, les antécédents professionnels et la durée d'absence sur le marché du travail. D'autres sont liés à l'environnement : soutien ou non apporté au projet professionnel par l'entourage (familial, social et professionnel), préjugés sur les troubles psychiatriques et réactions de discrimination lors du recrutement ou de l'intégration en entreprise, risque de perte des avantages indirects liés aux prestations sociales de compensation du handicap en cas de retour à l'emploi (Fossey et Harvey, 2010). La représentation qu'ont les professionnels de santé mentale des possibilités de réinsertion professionnelle des usagers ayant des troubles psychiatriques est généralement plutôt négative, ceux-ci privilégiant plutôt une approche visant à protéger la personne des risques de décompensation potentielle des troubles en cas de retour à l'emploi. Les conseillers en emploi partagent souvent cette représentation plutôt négative (Rinaldi et Perkins, 2007), ce qui les conduit fréquemment à minimiser les possibilités de retour à l'emploi ordinaire (orientation préférentielle vers le milieu protégé par exemple). Ces représentations influencent largement la qualité de l'insertion professionnelle, une insertion réussie étant souvent le résultat d'un accompagnement personnalisé, rapproché et orienté vers la reprise du pouvoir d'agir et le rétablissement (Bond et Kukla, 2011). L'intensité de la symptomatologie psychiatrique (notamment des symptômes positifs) influence finalement assez peu la qualité de l'insertion professionnelle, contrairement aux troubles cognitifs (McGurk et al., 2009) ou au niveau d'habiletés sociales qui affectent les comportements de recherche d'emploi (actif avec démarchage d'entreprises ou passif), l'obtention d'un emploi et le maintien durable en emploi.

Ces trois derniers paramètres sont influencés par la motivation à trouver un emploi. Cette dernière est souvent déficitaire chez les personnes avec troubles psychiatriques sévères. Elle est influencée par les caractéristiques suivantes (*voir* Figure 72.1 ; Corbière et al., 2011) : l'attitude de la personne vis-à-vis du travail (ou centralité du travail dans la vie), pression liée à la norme sociale, sentiment d'efficacité dans la recherche d'emploi ; perception des obstacles liés à la réinsertion professionnelle. Une forte motivation à trouver un emploi est ainsi retrouvée lorsque les conditions suivantes sont réunies : la personne se sent efficace dans la recherche d'emploi ; elle perçoit peu d'obstacles à sa réinsertion et ceux-ci lui semblent surmontables ; elle accorde une valeur importante au travail par rapport aux autres domaines de la vie ; elle est soutenue par son entourage familial, social et professionnel dans sa recherche d'emploi (Zaniboni et al., 2011). Le sentiment d'efficacité personnelle – ou la valeur que l'on s'attribue à soi-même et le degré de confiance dans ses aptitudes et possibilités – dans la recherche d'emploi est donc un facteur clé pour prédire la motivation à trouver un emploi. Il peut être altéré en cas d'absence prolongée sur le marché du travail ou si les attentes des conseillers en emploi vis-à-vis des personnes accompagnées sont trop importantes ou au contraire trop faibles (Rinaldi et Perkins, 2007). Il est également diminué si la personne perçoit beaucoup d'obstacles à sa réinsertion et que ceux-ci lui paraissent insurmontables, ce qui est souvent associé à moins d'utilisation de stratégies actives de recherche d'emploi et à un retour au travail plus difficile. Il s'agit donc d'une cible clé pour renforcer la motivation à trouver un emploi et favoriser la survenue de comportements actifs de recherche d'emploi considérés, avec une expérience professionnelle antérieure, comme l'un des meilleurs prédicteurs d'une insertion professionnelle réussie.

L'autostigmatisation (ou internalisation et application à soi des stéréotypes négatifs concernant les troubles psychiatriques), fréquente chez les personnes avec troubles psychiatriques sévères (41,7 % des 1227 personnes avec schizophrénie et 21,7 % des 1182 personnes avec troubles bipolaires de l'étude GAMIAN ; Brohan et al., 2010), altère également le sentiment d'efficacité personnelle (Sibitz et al., 2011), les comportements de recherche d'emploi et la qualité de l'insertion professionnelle. Les personnes avec troubles psychiatriques sévères anticipent en effet souvent d'être discriminées dans les situations de recherche d'emploi (64 % des 729 participants de l'étude INDIGO), parfois même en l'absence d'expérience antérieure de discrimination, ce qui les conduit souvent à éviter ce type de situation.

La valeur accordée au travail influence aussi les comportements de recherche d'emploi. Cela implique toutefois de pouvoir s'appuyer sur une représentation opérationnelle et intégrative de soi en tant que travailleur : quelle perception a la personne du travail et que représente-t-il pour elle ? Sur quelles ressources peut-elle s'appuyer pour surmonter les limitations liées à la pathologie ? Quel impact a eu la pathologie sur ses expériences passées et quels sont ses projets pour l'avenir ? Les capacités métacognitives ou les habiletés permettant à une personne de reconnaître ses propres états mentaux (pensées, émotions, désirs, souhaits, rêves…), de les différencier de ceux d'autrui et d'utiliser ces informations pour réfléchir, décider et résoudre des problèmes ou des conflits interpersonnels (Lysaker et al., 2013), sont fréquemment altérées chez les personnes avec troubles psychiatriques sévères. Celles-ci ont alors davantage de difficultés à former une représentation intégrée de soi, évolutive selon les différents contextes de vie, à évaluer leur performance en situation de travail (Luedtke et al., 2012), à adapter leurs stratégies de recherche d'emploi et donc finalement à se réinsérer professionnellement (Lysaker et al., 2013).

L'accès et le maintien dans l'emploi sont donc influencés par les variables suivantes : profil de chercheur d'emploi et motivation à trouver un emploi ; présence de troubles cognitifs, de biais cognitifs relatifs à l'estime de soi ou à l'autostigmatisation ; difficultés dans l'interaction sociale (Lysaker et al., 2013). Ces facteurs peuvent être ciblés spécifiquement en réhabilitation psychosociale pour favoriser le retour à l'emploi (Corbière et al., 2011).

Interventions psychosociales pour favoriser le retour à l'emploi

L'efficacité du programme IPS sur l'accès et le maintien dans l'emploi peut être améliorée par la remédiation cognitive et par la participation à des interventions groupales fondées sur les thérapies cognitives et comportementales (TCC) ou les entraînements aux habiletés sociales (EHS). L'accès à l'emploi compétitif est ainsi amélioré par la réalisation d'une intervention psychosociale complémentaire (76,1 % contre 52,1 % pour l'emploi accompagné IPS seul dans une revue récente de la littérature). Le taux de maintien dans l'emploi est également plus élevé (1,3 contre 1 pour IPS seul) en cas d'association avec une intervention psychosociale complémentaire, tout comme la durée de maintien dans le premier emploi (331,6 jours contre 288,5 pour IPS seul).

Différents programmes ont été développés pour faciliter le retour à l'emploi :

- remédiation cognitive : *thinking skills for work* de Susan McGurk ;
- EHS en milieu professionnel : *workplace fundamentals* de Charles Wallace ;
- interventions fondées sur les TCC : *Indiana vocational intervention program* ou IVIP (Davis et al., 2005) ; TCC orientée travail (Rose et al., 2012) ; TCC-soutien à l'emploi ou TCC-SE (Lecomte et al., 2014) ; Perception du travail de Julien Dubreucq.

Ces deux dernières interventions ciblent plus particulièrement – en plus de la réduction des biais cognitifs pouvant entraver la réinsertion professionnelle et du développement de stratégies adaptatives – les représentations que les personnes ont du travail et le renforcement de la motivation à trouver un emploi. Elles ont par ailleurs pour particularité de pouvoir être réalisées simultanément à l'emploi accompagné IPS. L'IVIP, développé en 2005 par l'équipe de Paul Lysaker, associe sur une durée de 6 mois deux séances hebdomadaires de 1 h fondées sur les TCC (une en groupe et une individuelle) à un programme de réinsertion professionnelle destiné aux vétérans de l'armée américaine présentant une schizophrénie. Il a pour objectifs la réduction des biais cognitifs pouvant entraver la réinsertion professionnelle, le développement de stratégies de *coping* efficaces (affirmation de soi, résolution de problèmes, gestion des émotions) et une perception plus réaliste chez chaque participant de ses ressources et des limitations liées à la pathologie. Ce programme a démontré son efficacité sur l'amélioration du fonctionnement professionnel des participants, la satisfaction au travail et l'estime de soi (De Jong et al., 2014), mais il reste toutefois compliqué à mettre en place compte tenu de sa durée. TCC-SE est une intervention brève (deux séances hebdomadaires de 1 heure pendant 1 mois), développée en 2014 par Tania Lecomte, Marc Corbière et Paul Lysaker et couplée à un programme d'emploi accompagné IPS. Elle cible les capacités à gérer son stress au travail, les biais cognitifs relatifs à l'insertion professionnelle, la perception plus réaliste de ses aptitudes et limitations, et l'acquisition de stratégies adaptatives efficaces. Une efficacité préliminaire a été retrouvée sur le nombre de patients ayant accédé à un emploi et sur le nombre d'heures travaillées, une étude randomisée est en cours (Lecomte et al., 2014).

Programme IPS intégré

Le programme IPS intégré (IPS-I) comprend simultanément l'emploi accompagné IPS et les interventions groupales Perception du travail (huit interventions de 2 h chacune) et entraînement aux habiletés sociales Travail (EHS travail, quinze interventions de 2 h chacune). Il s'inscrit dans les prestations proposées par l'équipe d'emploi accompagné (équipe de soutien à la scolarité et à l'insertion en milieu ordinaire de travail ou ESSORT) du centre référent de réhabilitation psychosociale et de remédiation cognitive (C3R) du centre hospitalier Alpes-Isère. Il est testé au C3R sous sa forme actuelle depuis juin 2016, avec des résultats préliminaires intéressants sur l'accès et le maintien dans l'emploi.

Perception du travail

Perception du travail est une intervention fondée sur l'éducation thérapeutique et les TCC, développée au C3R en 2011 devant le constat que beaucoup d'usagers rencontraient des difficultés plus importantes dans leurs démarches de réinsertion professionnelle que ne l'auraient laissé présager leur motivation initiale et leur niveau de fonctionnement objectif. Cette intervention est réalisée de façon simultanée à l'emploi accompagné IPS. Elle a comme objectifs de : renforcer la motivation à trouver un emploi ; renforcer l'estime de soi en tant que travailleur; permettre une perception plus réaliste des obstacles à l'insertion professionnelle; diminuer l'autostigmatisation. Perception du travail aborde sous l'angle de l'autodétermination les représentations que les personnes accompagnées ont du travail, de sa fonction, d'elles-mêmes en tant que travailleur, de leurs expériences professionnelles passées et de l'impact actuel de la maladie sur leur fonctionnement professionnel. Un récit d'expériences professionnelles (*worker role interview* de Brent Braveman) pré-groupe permet de déterminer le niveau métacognitif de chaque participant (*metacognitive assessment scale*; Semerari, 2003) et d'adapter en fonction les séances groupales et individuelles pour qu'elles répondent aux mieux aux besoins exprimés par chacun. Perception du travail comporte sept séances groupales (*voir* Tableau 72.1) et une séance individuelle fondée sur la technique d'intervention métacognitive développée par Paul Lysaker *(metacognitive reflection and insight therapy)* et nécessitant la présence de deux animateurs (ergothérapeute et éducateur technique au C3R).

Tableau 72.1 Déroulé du programme Perception du travail.

Entretiens individuels pré-groupe : 1. recueil du récit d'expérience professionnelle du participant 2. validation du récit et recueil des attentes et des objectifs		
n° séance	**Thème de la séance**	**Objectifs de la séance**
1	Représentations du travail	Se questionner sur ses représentations du travail sur la base d'un *brainstorming* et de vidéos témoignages de travailleurs *ordinaires* et de travailleurs porteurs soit d'un trouble psychotique soit d'un TSA
2	Représentations de la pathologie et du handicap	Se questionner sur les stéréotypes associés à la pathologie et aux possibilités d'insertion professionnelle pour les personnes ayant des troubles psychiques grâce à des témoignages de travailleurs *ordinaires* et de travailleurs porteurs soit d'un trouble psychotique soit d'un TSA
3	Intervention métacognitive individuelle à partir du récit formulé au BEP	Prendre du recul sur son parcours professionnel pour envisager de façon plus réaliste les obstacles potentiels au retour à l'emploi, les stratégies utilisées pour y faire face par le passé et celles mobilisables pour les surmonter à l'avenir
		Sélectionner les éléments de son parcours professionnel que l'on souhaite partager avec les autres participants lors de la séance de mise en commun
4	Partage d'expérience professionnelle	Partager ses expériences scolaires et/ou professionnelles sous forme de lecture orale Échanger autour du vécu de son trouble (difficultés communes, différences) et de son impact sur ses expériences (quelles stratégies ? quelles ressources ?)

(*Suite*)

Tableau 72.1 Suite.

nº séance	Thème de la séance	Objectifs de la séance
5	Impact fonctionnel des troubles au travail	*Pour le groupe* Troubles psychotiques : Savoir reconnaître les difficultés liées aux symptômes de la maladie pouvant impacter sur le travail Savoir identifier des stratégies pouvant être mises en place, personnelles ou environnementales *Pour le groupe* TSA : Savoir reconnaître son mode de pensée et pouvoir le confronter à celui des personnes dites *neurotypiques* Savoir évaluer quelles conséquences fonctionnelles chaque mode de pensée peut avoir au travail Se questionner sur des adaptations à la communication pouvant être mises en place au travail
	Autostigmatisation et biais cognitifs relatifs au travail	Identifier et discuter les biais cognitifs relatifs à l'insertion professionnelle ou au maintien dans l'emploi
6	Aspect relationnel au travail	Aborder les difficultés relationnelles possibles au travail en lien avec son trouble/ses particularités Échanger autour de situations personnelles vécues et des solutions possibles Être sensibilisé à certaines techniques (résolution de problèmes, affirmation de soi, stratégies de *coping*, jeux de rôle)
7	Ressources du milieu	Échanger autour de dispositifs, structures, personnes, pouvant aider à la réalisation de projets professionnels (évaluation, orientation, stage, reconversion, milieu ordinaire, milieu protégé…) ; être au clair sur ce qu'ils font et comment y avoir accès Pouvoir se reconnaître et se positionner sur certaines ressources en particulier
8	Positionnement et synthèse	Être capable d'identifier les freins et les ressources personnelles déployables pour réaliser son projet de travail ; en fonction de ces freins et ressources, être capable de pondérer dans une balance décisionnelle individuelle Pouvoir émettre son point de vue personnel sur le module et les différentes séances
Entretien individuel post-groupe : évaluation de l'atteinte des objectifs de départ		

BEP : bilan éducatif partagé ; TSA : trouble du spectre de l'autisme.

Séances 1 et 2. Les deux premières séances proposent un travail d'échange et de réflexion autour des représentations du travail et du handicap par le biais d'un *brainstorming* s'appuyant sur des vidéos de travailleurs répondant à des questions précises préparées par l'équipe.

Concernant le *groupe des participants avec un trouble psychotique*, quatre travailleurs interviewés sont représentatifs de la population générale. Une personne interviewée travaille dans un établissement et service d'aide par le travail (ESAT).

Concernant le *groupe des participants avec un TSA*, deux travailleurs sont représentatifs de la population générale, six autres ont reçu un diagnostic de TSA sans déficience et travaillent en milieu ordinaire. Les vidéos ont été construites dans l'idée de représenter un éventail assez large de profils autistiques et de professions, augmentant ainsi la possibilité que chaque participant puisse se retrouver au moins dans un témoignage.

Les participants réfléchissent en amont à leurs propres représentations *(brainstorming)*, puis croisent leur perception à celles d'autres personnes partageant ou non leurs difficultés et particularités.

Ces deux séances permettent donc de confronter les visions de chacun et de faire naître un échange au sein du groupe pour créer une dynamique collaborative.

Séance 3. Elle est dédiée à l'intervention métacognitive individuelle, se fondant sur la méthode *metacognitive reflection and insight therapy* (MERIT) développée par Lysaker et al. (2013).

L'objectif de cette intervention est de diminuer l'autostigmatisation et de renforcer le sentiment d'efficacité personnelle et la motivation à retrouver un emploi des participants en abordant de façon métacognitive certaines situations ayant pu constituer des obstacles à l'insertion professionnelle.

L'animateur facilite ainsi, à partir du récit formulé lors du bilan éducatif partagé initial, la prise de recul du participant sur ces situations afin qu'elles soient perçues de façon plus réaliste, c'est-à-dire en prenant davantage conscience du rôle joué par les biais cognitifs liés à l'autostigmatisation, des stratégies adaptatives ayant pu être mobilisées par le passé pour faire face à ces difficultés et de celles qui pourraient être utilisées à l'avenir pour les surmonter.

Au cours de la deuxième partie de la séance, le participant réfléchit à ce qu'il souhaite transmettre de son témoignage aux autres membres du groupe sur son parcours professionnel, les difficultés occasionnées par la pathologie et les ressources ayant permis d'y faire face.

Séance 4. Elle fait suite à la restitution du récit recueilli lors de l'entretien individuel de la troisième séance. Sous forme de tour de table, chaque personne partage ses expériences scolaires et/ou professionnelles à l'oral. Un temps d'échange fait suite.

Concernant les *personnes ayant un trouble psychotique*, nous remarquons que les échanges se concentrent surtout sur l'impact que la maladie a pu avoir sur leur parcours, souvent jalonné d'échecs parfois répétitifs et marquants, mais également sur le constat que malgré cela, elles ont pu mettre en place des stratégies pour rebondir.

Concernant les *personnes ayant un TSA*, cette séance permet aux participants de constater qu'ils ne sont pas seuls à avoir vécu, souvent depuis l'enfance, les mêmes difficultés, mais aussi d'échanger sur leur vécu du diagnostic (souvent posé à un âge avancé) et les stratégies d'adaptation mises en place tout au long de leur vie.

Ainsi, cette séance permet à la personne de remettre de la cohérence dans son parcours et de pouvoir mettre en avant ses ressources.

Séance 5. Elle intègre la présence d'un médecin pour le *groupe des participants ayant un trouble psychotique*. Sous forme de *brainstorming*, elle permet dans un premier temps de faire émerger les difficultés liées à certains aspects de la maladie (symptômes positifs et négatifs, troubles cognitifs, biais cognitifs en lien avec l'autostigmatisation…) et leurs conséquences sur l'activité professionnelle (par exemple, des troubles de l'attention pouvant amener la personne à faire des erreurs à répétition et à perdre son emploi). Dans un second temps, la réflexion prend forme autour des stratégies à mettre en place pour surmonter les difficultés rencontrées et remettre en question ces biais cognitifs afin de garder une dynamique positive et encourageante (par exemple, de la remédiation cognitive).

Concernant le *groupe des personnes ayant un TSA*, la co-animation se fait avec un psychologue–neuropsychologue spécialisé dans l'autisme. Toujours sous forme de *brainstorming*, la réflexion s'amorce autour de deux modes de pensée présents dans l'ensemble de la population (à savoir la *pensée visuelle ou globale* et la *pensée verbale ou séquentielle*). Les participants s'interrogent sur leur propre mode de pensée et sur ce que chaque mode peut entraîner comme conséquences au travail (par exemple, la personne ayant un TSA et une pensée globale va faire preuve d'une logique associative pouvant l'amener à dépasser les délais pour rendre un travail, la faisant paraître aux yeux de son employeur comme quelqu'un de peu sérieux et impliqué). Les biais cognitifs sont également identifiés et discutés. La seconde partie cible les adaptations pouvant être mises en place au niveau de la communication dans l'idée de pouvoir réduire au maximum l'impact des troubles au travail (par exemple, pouvoir informer sur son mode de pensée).

Séance 6. Elle aborde les habiletés sociales dans un contexte professionnel : comment réagir face aux critiques d'un patron devant des retards répétés ou des délais non tenus ? Comment faire une demande de congés ? Comment dire non à un collègue qui nous sollicite sans cesse ? Les animateurs partent de situations problématiques vécues par les participants afin d'échanger en groupe sur les solutions possibles.

L'accent est mis sur l'affirmation de soi et la gestion du stress grâce à la sensibilisation à certaines techniques inspirées des TCC. Cette séance comprend également quelques jeux de rôle. Elle est souvent appréciée des participants puisqu'elle vient mettre en pratique des aspects théoriques développés dans les séances précédentes.

Séance 7. Elle intègre un travailleur social dans l'animation et s'articule autour d'informations sur les ressources du milieu permettant de mener à bien un projet professionnel.

Sous forme de métaplan, les participants sont amenés à partager leurs connaissances sur différents dispositifs, structures et/ou personnes (en termes d'évaluation, d'orientation, de reconversion, de soutien à l'emploi, d'aménagement, de milieu ordinaire et protégé…). Le but est de pouvoir clarifier les missions et l'accessibilité de chaque ressource en partageant sur ses expériences.

Les échanges se font ensuite plus en profondeur sur certaines réflexions : par exemple, « Dois-je parler de mon statut de travailleur handicapé au travail, de mon diagnostic, de mes difficultés ? »

Dans un dernier temps, les participants sont amenés à se positionner au niveau de certaines ressources, en particulier en notant celles qui pourraient correspondre à la réalisation de leur projet professionnel.

Séance 8. C'est une séance de positionnement et de synthèse.

La première partie est dédiée à une réflexion sur les freins et les ressources personnelles des participants. Chaque personne est amenée à noter le nombre de freins et le nombre de ressources personnelles qu'ils repèrent chez eux. L'animateur favorise le partage d'expériences et fait évoquer pour chaque élément ses avantages et ses inconvénients.

Puis les participants sont amenés à pondérer dans une balance décisionnelle individuelle leur choix et leur degré de certitude quant à leur projet professionnel.

La seconde partie de la séance permet de faire un débriefing sur le module : *qu'en ont pensé les participants ? Comment ont-ils vécu les séances ?* L'objectif est de pouvoir recueillir des critiques constructives afin d'ajuster les séances au plus près des besoins des personnes et, ainsi, d'apporter des améliorations aux sessions suivantes.

Après la fin du groupe, l'animateur rencontre une dernière fois en individuel chaque participant. Ensemble, ils reviennent sur les objectifs fixés au début du groupe. Ils en évaluent l'atteinte et font le point sur ce qu'il reste encore à améliorer.

Ce programme existe dans deux versions : une pour les personnes avec troubles psychotiques ou troubles bipolaires ; une pour celles avec TSA. Il est en cours d'adaptation pour les personnes avec troubles de personnalité *borderline* et pour celles avec troubles addictifs. Il a été évalué dans un premier groupe de personnes avec schizophrénie ou trouble schizoaffectif pour évaluer sa faisabilité et son acceptabilité par les participants. Nos hypothèses de recherche sont que la participation au groupe Perception du travail permettrait une perception plus réaliste des obstacles à l'insertion professionnelle, de renforcer le sentiment d'efficacité pour les surmonter, de renforcer la motivation à trouver un emploi et l'estime de soi en tant que travailleur. Lors de cette première analyse, le programme a montré en post-évaluation une efficacité significative sur la réduction de l'importance perçue des obstacles à l'insertion professionnelle ($p = 0{,}021$) et une tendance à l'amélioration de la motivation à trouver un emploi et l'estime de soi en tant que travailleur. Le taux de participation était par ailleurs de 94,3 % et la satisfaction exprimée par les usagers élevée.

Entraînement aux habiletés sociales en milieu professionnel

Le programme IPS intégré pratiqué au C3R de Grenoble comprend également la participation aux entraînements aux habiletés sociales en milieu professionnel (EHS Travail). Il s'agit d'une intervention brève (quinze séances de 2 h chacune) développée au C3R de Grenoble en 2016. Elle a pour objectifs de renforcer l'utilisation de stratégies adaptatives pour : faire face aux difficultés posées par le retour à l'emploi (dépôt de candidatures, entretiens d'embauches, divulgation ou non de la pathologie, communication avec les collègues…) ; renforcer la motivation à trouver un emploi ; améliorer l'estime de soi en tant que travailleur ; diminuer l'autostigmatisation ; améliorer le fonctionnement social et la qualité de vie en milieu professionnel.

Elle comporte 15 séances groupales (*voir* Tableau 72.2) animées par deux animateurs qui portent sur les thématiques suivantes : décrocher un entretien d'embauche (séances 1 et 2), se préparer à l'entretien d'embauche (séances 3 à 5), après l'entretien d'embauche (séance 6), communiquer avec les autres sur le lieu de travail (séances 7 et 8), dévoiler ou non son handicap sur son lieu de travail (séance 9), formuler une demande (séance 10), exprimer un désaccord (séance 11), savoir ménager vie personnelle et professionnelle (séances 12 et 13), savoir réagir en cas d'imprévus (séance 14) et savoir réagir en cas de rechute (séance 15).

Tableau 72.2 Déroulé du programme EHS Travail.

n° séance	Thème	Contenu
1	Décrocher un entretien d'embauche I	Être capable de : – faire ressortir ses points forts dans un CV – téléphoner pour démarcher une entreprise – laisser un message – solliciter les personnes ressources appropriées
2	Décrocher un entretien d'embauche II	Être capable de : – identifier les biais cognitifs en cas d'absence de réponse et envisager des hypothèses alternatives – relancer l'entreprise par mail ou téléphone
3	Se préparer à l'entretien d'embauche I	Être capable de : – identifier les facteurs de stress afin de trouver des stratégies en amont pour ne pas perdre ses moyens le jour J (repérer les lieux, entretien d'embauche téléphonique…) – préparer l'entretien d'embauche avec les personnes ressources appropriées
4	Se préparer à l'entretien d'embauche II	Être capable de : – faire valoir les droits liés à la RQTH et solliciter les personnes ressources (médecin du travail, référent handicap, *job coach*…) – identifier les avantages et les inconvénients de parler de son handicap à telle ou telle personne – savoir dévoiler le juste nécessaire en fonction de la personne à qui on s'adresse
5	Se préparer à l'entretien d'embauche III	Être capable de : – repérer ses atouts et ses faiblesses pour cet emploi – valoriser ses compétences – expliquer son parcours professionnel sans en avoir honte – refuser de répondre à une question embarrassante
6	Après l'entretien d'embauche	Être capable de : – identifier les biais cognitifs consécutifs à un refus et de faire des hypothèses alternatives – solliciter l'entreprise/la(les) personne(s) pour comprendre les causes du refus
7	Communiquer avec les autres sur le lieu de travail I	Être capable de : – aller vers les autres (se présenter, initier une conversation…) – différencier règles explicites et implicites
8	Communiquer avec les autres sur le lieu de travail II	Être capable de : – adapter son langage en fonction de son interlocuteur – identifier les attitudes appropriées selon le niveau d'intimité avec l'autre (humour, proximité physique…)
9	Dévoiler ou pas son handicap sur son lieu de travail	Être capable de : – savoir dévoiler le juste nécessaire en fonction de la personne à qui on s'adresse – expliquer ses limites même si elles sont invisibles et demander des aménagements de poste/horaires – solliciter les personnes ressources (médecin du travail, référent handicap, *job coach*…)

(*Suite*)

Tableau 72.2 Suite.

n° séance	Thème	Contenu
10	Formuler une demande	Être capable de : – se sentir légitime à faire une demande (identifier ses besoins) – formuler sa demande en utilisant le niveau de langage approprié à son interlocuteur – faire une demande par téléphone – solliciter les bonnes personnes ressources pour connaître et/ou faire valoir ses droits
11	Exprimer un désaccord/ un avis différent	Être capable de : – se sentir légitime à défendre son point de vue/être en désaccord, en s'affranchissant des biais cognitifs – affirmer son point de vue et dire non – solliciter une personne ressource
12	Savoir ménager vie personnelle et vie professionnelle I	Être capable de : – résister à la pression professionnelle – organiser son temps de sommeil – organiser son temps de trajet
13	Savoir ménager vie personnelle et vie professionnelle II	Être capable de : – solliciter un aménagement d'horaire – déplacer un rendez-vous (médical ou professionnel) – tenir un agenda
14	Savoir réagir en cas d'imprévus	Être capable de : – prévenir d'une absence, d'un retard en cas d'imprévus (grève, maladie, causes familiales) – présenter ses excuses
15	Savoir réagir en cas de rechute	Être capable de : – se sentir légitime à solliciter les personnes ressources appropriées dans l'entreprise – leur expliquer que l'on va moins bien – solliciter son médecin si on reconnaît les signes avant-coureurs de rechute

RQTH : reconnaissance de la qualité de travailleur handicapé.

Le programme EHS Travail a été évalué dans un premier groupe de personnes avec schizophrénie ou trouble schizoaffectif pour déterminer sa faisabilité et son acceptabilité par les participants. Nos hypothèses de recherche sont que la participation au programme EHS Travail permettrait d'améliorer la capacité de résolution de problèmes sociaux, le fonctionnement social, d'avoir une perception plus réaliste des obstacles à l'insertion professionnelle, de diminuer l'autostigmatisation et de renforcer la motivation à trouver un emploi et l'estime de soi en tant que travailleur. Le taux de participation était de 97 % et la satisfaction des participants élevée.

Conclusion

L'accès ou le maintien dans l'emploi sont influencés par de nombreux facteurs. Certains sont non modifiables, comme l'expérience professionnelle antérieure ou encore la durée d'absence sur le marché du travail. D'autres peuvent être ciblés spécifiquement en réhabilitation psychosociale pour faciliter le retour à l'emploi : c'est le cas par exemple des troubles cognitifs, des troubles métacognitifs, de l'autostigmatisation et du niveau d'habiletés sociales. Agir sur les représentations que chacun se fait du travail (et de lui-même en tant que travailleur) est une cible thérapeutique intéressante pour renforcer la motivation à trouver un emploi (Saunders et Nedelec, 2014; Shaw et al., 2002) car comme le disait déjà L. Shaw en 2002 : « réfléchir sur le sens du travail les a aidés à comprendre combien il était important pour eux de retrouver un emploi ». De manière générale, l'efficacité de l'emploi accompagné peut être potentialisée par la réalisation simultanée de différentes interventions : remédiation cognitive, éducation thérapeutique, TCC, EHS. Une étude multicentrique randomisée contrôlée est par ailleurs prévue dans les prochaines années pour évaluer l'efficience (c'est-à-dire le rapport coût-efficacité) de l'association de l'emploi accompagné à deux interventions psychosociales au sein d'un dispositif intégré.

Références

Bond, G. R., & Kukla, M. (2011). Is job tenure brief in individual placement and support (ips) employment programs ? *Psychiatric Services, 62*(8), 950–953.

Brohan, E., Elgie, R., Sartorius, N., Thornicroft, G., GAMIAN-Europe Study Group 1. (2010). Self-stigma, empowerment and perceived discrimination among people with schizophrenia in 14 European countries : The GAMIAN-Europe study. *Schizophrenia Research, 122*(1-3), 232–238.

Commission des communautés européennes. (2001). *Réaliser un espace européen de l'éducation et de formation tout au long de la vie* Bruxelles http://ec.europa.eu/transparency/regdoc/rep/1/2001/FR/1-2001-678-FR-F1-1.Pdf.

Colbert, S. M., Peters, E. R., & Garety, P. A. (2010). Delusions and belief flexibility in psychosis. *Psychology and Psychotherapy, 83*(Pt1), 45–57.

Corbière, M., Zaniboni, S., Lecomte, T., Bond, G., Gilles, P. Y., et al. (2011). Job acquisition for people with severe mental illness enrolled in supported employment programs : a theoretically grounded empirical study. *Journal of Occupational Rehabilitation, 21*, 342–354.

Davis, L. W., Eicher, A. C., & Lysaker, P. H. (2011). Metacognition as a predictor of therapeutic alliance over 26 weeks of psychotherapy in schizophrenia. *Schizophrenia Research, 129*, 85–90.

Davis, W. S., Lysaker, P. H., Lancaster, R. S., Bryson, G. J., & Bell, M. D. (2005). The Indianapolis Vocational Intervention Program : a cognitive behavioral approach to addressing rehabilitation issues in schizophrenia. *Journal of Rehabilitation Research and Development, 42*, 35–46.

De Jong, S., Renard, S. B., van Donkersgoed, R. J. M., van der Gaag, M., Lysaker, P. H., et al. (2014). The influence of adjunctive treatment and metacognitive deficits in schizophrenia on the experience of work. *Schizophrenia Research, 157*(1-3), 107–111.

Fossey, E. M., & Harvey, C. A. (2010). Finding and sustaining employment : a qualitative meta-synthesis of mental health consumer views. *Canadian Journal of Occupational Therapy, 77*(5), 303–314.

Garber, J. (1980). In *Human helplessness theory and applications.* (pp. 188–189). New York : Academic Press. 11 (2).

Hamm, J. A., Hasson-Ohayon, I., Kukla, M., & Jysaker, P. H. (2013). Individual psychotherapy for schizophrenia : trends and developments in the wake of the recovery movement. *Psychology Research and Behavior Management, 6*, 45–54.

Haute Autorité de santé. (2007). *Éducation thÉrapeutique du patient : dÉfinition, finalitÉs et organisation Recommandations,* en ligne https : //www.has-sante.fr/portail/upload/docs/application/pdf/etp_-_definition_finalites_-_recommandations_juin_2007.pdf.

Kleinginna, P., & Kleinginna, A. (1981). A categorized list of motivation definitions, with a suggestion for a consensual definition. *Motivation and Emotion, 5*(3), 263–291.

Krupa, T., Kirsh, B., Cockburn, L., & Gewurtz, R. (2009). Understanding the stigma of mental ilness in employment. *Work, 33*(4), 413–425.

Lecomte, T., Corbière, M., & Lysaker, P. H. (2014). Une intervention cognitive comportementale de groupe pour les personnes suivies dans le cadre d'un programme de soutien en emploi (TCC-SE). *L'Encéphale, 40*, S81–S90.

Lincoln, T. M., Mehl, S., Exner, C., Lindenmeyer, J., & Rief, W. (2010). Attributional style and persecutory delusions. Evidence for an event independent and state specific external-personal attribution bias for social situations. *Cognitive Therapy and Research, 34*, 297–302.

Luedtke, B. L., Renard, S., Dimaggio, G., Buck, K. D., & Lysaker, P. H. (2012). Metacognitive functioning and social cognition as predictors of accuracy of self-appraisals of vocational function in schizophrenia. *Schizophrenia Research, 137*, 260–261.

Lysaker, P. H., Vohs, J., Ballard, R., Fogley, R., Salvatore, R., Salvatore, G., et al. (2013). Metacognition, self-reflection and recovery in schizophrenia : review of the littérature. *Future Neurology, 8*, 103–115.

Marwaha, S., Johnson, S., Bebbington, P., Stafford, M., Toumi, M., et al. (2007). Rates and correlates of employment in people with schizophrenia in the UK, France and Germany. *British Journal of Psychiatry, 191*, 30–37.

Mueser, K. T., Clark, R. E., Haines, M., Drake, R. E., McHugo, G. J., Bond, G. R., et al. (2004). The Hartford study of supported employment for persons with severe mental illness. *Journal of Consulting and Clinical Psychology, 72*, 479–490.

Organisation mondiale de la santé. (2003). *Compétences personnelles et interpersonnelles, cognitives et physiques qui permettent aux personnes de maîtriser et de diriger leur existence, et d'acquÉrir la capacitÉ à vivre dans leur environnement et à modifier celui-ci.* Geneva : WHO.

Rinaldi, M., & Perkins, R. (2007). Implementing evidence-based supported employment. *Psychiatric Bulletin, 31*, 244–249.

Rose, V. K., Perz, J., & Harris, E. (2012). Vocationally oriented cognitive behavioural training for the very long-term unemployed. *Occupational Medicine, 62*, 298–300.

Saunders, S. L., & Nedelec, B. (2014). What work means to people with work disability : a scoping review. *Journal of Occupational Rehabilitation, 24*, 100–110.

Shaw, L., Segal, R., Polatajko, H., & Harburn, K. (2002). Understanding return to work behaviours : promoting the importance of individual perceptions in the study of return to work. *Disability and Rehabilitation, 24*(4), 185–195.

Sibitz, I., Amering, M., Unger, A., Seyringer, M. E., Bachmann, A., et al. (2011). The impact of the social network, stigma and empowerment on the quality of life in patients with schizophrenia. *European Psychiatry, 26*, 28–33.

Villotti, P., Corbière, M., Zaniboni, S., Lecomte, T., & Fraccaroli, F. (2015). Evaluating the motivation to obtain and sustain employment in people with psychiatric disabilities. *Psichologia sociale, 1*, 67–70.

Wallace, C. J., & Tauber, R. (2004). Supplementing supported employment with workplace skills training. *Psychiatric Services, 55*, 513–515.

Yanos, P. T., West, M. L., Gonzales, L., Smith, S. M., Lysaker, P. H., et al. (2012). Change in internalized stigma and social functioning among persons diagnosed with severe mental illness. *Psychiatry Research, 200*(2-3), 1032–1034.

Zaniboni, S., Fraccaroli, F., Villotti, P., & Corbière, M. (2011). Working plans of people with mental disorders employed in italian social enterprises. *Psychiatric Rehabilitation Journal, 35*(1), 55–58.

Processus cognitifs et insertion professionnelle

Chapitre **73**

Aurélie Dubrulle, Nicolas Franck

PLAN DU CHAPITRE

Se maintenir en emploi, retrouver un travail ou réussir ses études – pour les plus jeunes – sont des demandes fréquentes des personnes avec troubles psychiques sévères (TPS). Les altérations cognitives figurent au premier plan parmi les facteurs faisant obstacle à la réussite de ces projets. En réduire l'impact nécessite le recours à des mesures de remédiation cognitive, plus efficaces lorsqu'elles sont adaptées au contexte professionnel car plus concrètement pertinentes.

Bénéfices d'une activité professionnelle

L'activité professionnelle, pour les personnes avec TPS, est bénéfique à de nombreux égards. Financièrement, elle apporte de l'autonomie à ces personnes et réduit le coût social de la maladie (OCDE, 2012). Socialement, le travail est un facteur de restauration des échanges sociaux, hors du champ médical. Il confère une identité sociale plus valorisante que celle de malade (« je suis standardiste » plutôt que « je suis schizophrène »). Il permet l'acquisition d'un sentiment d'utilité, d'inclusion dans la vie sociale, de contribution à l'activité collective et une reconnaissance des compétences (Pachoud et al., 2015).

Sur le plan personnel, travailler est facteur de restauration de l'estime de soi, source de responsabilisation et de satisfaction personnelle. Cela permet une remobilisation cognitive et motivationnelle, une restauration de la confiance dans ses capacités de travail. Le travail est source de structuration du temps et des journées. Il contribue au sentiment de retrouver un contrôle sur sa vie *(empowerment)*.

Ainsi, la reprise d'une activité professionnelle est centrale dans les projets des personnes avec TPS. Elle constitue un facteur de rétablissement et est considérée comme un critère de rémission de la maladie (McGurk et al., 2009 ; Provencher, Gregg, Mead et Mueser, 2002), en particulier par les usagers eux-mêmes (*voir* chapitre 1). Cependant, l'accès au monde du travail est limité malgré ces bénéfices fondamentaux.

Obstacles à l'emploi dans les troubles psychiques sévères

Malheureusement, en dépit de ces effets bénéfiques, peu de personnes atteintes de troubles psychiques sévères accèdent actuellement à l'emploi (Marwaha et al., 2007 ; Mueser, McGurk, 2014 ; OCDE, 2012). Il est toutefois difficile de savoir précisément combien de personnes avec TPS sont insérées professionnellement dans notre pays. De nombreux chiffres illustrent la situation professionnelle des personnes avec handicap *tout-venant*, c'est-à-dire physique, mental et psychique. Seules 35 % d'entre elles (qui ont bénéficié d'une reconnaissance administrative de leur handicap) sont en emploi, contre 64 % pour l'ensemble de la population. Leur taux de chômage est deux fois plus important (20 %) que la moyenne nationale (10 %) (DARES, 2017).

Seule la littérature internationale fournit des données concernant spécifiquement l'emploi des personnes avec des TPS. Dans les pays de l'OCDE, on constate qu'elles ont six à sept fois plus de risque d'être au chômage que les individus sans problème de santé psychique et qu'elles occupent des emplois de qualité inférieure (peu qualifiants et à temps partiel). Le taux moyen d'emploi en Europe varie de 17,2 à 21,5 % selon les études. Il est de 21 % (mais seulement 13,5 % à temps plein pour un emploi ou des études) pour les personnes avec schizophrénie (Marwaha et al., 2007; Üçok et al., 2012).

En France, seules 11,5 % des personnes avec handicap psychique seraient en emploi, 7,6 % d'entre elles subvenant entièrement à leurs besoins par le travail (sans aide financière ou subvention; Marwaha et al., 2007). Concernant le taux d'emploi des personnes porteuses du diagnostic de schizophrénie, il s'élève à seulement 14 % dans notre pays sur un échantillon de 288 personnes issues de services de santé (Bebbington et al., 2005).

Le fonctionnement cognitif, l'un des multiples facteurs causaux

Bien que les mauvaises conditions d'insertion ou de maintien en emploi des personnes avec handicap psychique puissent en partie s'expliquer par des facteurs sociaux, démographiques, environnementaux et encore personnels, le cœur de cette problématique se trouve parmi les mauvaises conditions inhérentes à la maladie elle-même. Concernant la schizophrénie, certains aspects spécifiques de la maladie affectent particulièrement le travail :

- les symptômes négatifs, davantage que les symptômes positifs;
- les comorbidités (pathologies somatiques, addictions…);
- les effets secondaires des traitements;
- les dysfonctionnements cognitifs, objet de ce chapitre, fréquemment associés à cette maladie et qui impactent davantage l'insertion professionnelle que les symptômes positifs et négatifs (McGurk et al., 2009).

Les troubles cognitifs peuvent compromettre le bon déroulement des projets professionnels des personnes qui en sont touchées. Ils sont présents tout au long de la maladie, dès la phase prodromique et se maintiennent pendant les périodes de rémission des symptômes cliniques. Ils peuvent concerner :

- la sphère neurocognitive (chez 70 à 80 % des personnes avec schizophrénie);
- la cognition sociale (dont la théorie de l'esprit);
- la métacognition (représentation et contrôle de son propre fonctionnement cognitif).

Les troubles neurocognitifs diffèrent d'un patient à l'autre. Après un premier épisode de schizophrénie, ils touchent préférentiellement les fonctions exécutives, la mémoire de travail, l'attention, la vitesse de traitement de l'information, la mémoire, l'apprentissage visuel et verbal, le langage et les fonctions visuospatiales (Mesholam-Gately et al, 2009).

Interdépendance entre fonctionnement cognitif et emploi

Malheureusement, l'absence ou la perte de travail, qui peuvent être consécutives à la maladie, ont été elles-mêmes identifiées comme étant un prédicteur significatif d'un mauvais fonctionnement cognitif. Il semble en effet que des compétences cognitives peu sollicitées, comme lors d'une inactivité professionnelle prolongée, finissent par être plus difficilement mobilisables (Bergh et al., 2016).

Parallèlement, les personnes avec schizophrénie ayant un plus faible niveau de fonctionnement cognitif ont tendance à avoir de moins bonnes performances au travail et à occuper des postes de moindre complexité (Lystad et al., 2016; Saavedra et al., 2015). Elles sont ainsi plus exposées à la perte d'emploi. L'interdépendance entre situation professionnelle et dysfonctionnement cognitif crée un véritable cercle vicieux, contribuant à aggraver les difficultés professionnelles des personnes avec TPS.

La nature et la sévérité des troubles cognitifs observés chez les TPS sont hétérogènes, mais leurs répercussions sur la vie professionnelle sont bien démontrées.

Facteurs cognitifs prédisant ou contribuant à la réussite des projets professionnels

Plusieurs études mettant en avant des liens entre troubles cognitifs et incapacité à décrocher un emploi et à s'y maintenir montrent que les capacités cognitives prédisent la réussite professionnelle. Outre la motivation, diverses compétences cognitives contribuent au pronostic professionnel des personnes avec schizophrénie (Choi et al., 2013). De manière générale, l'impact sur la vie professionnelle dépend de la nature de l'atteinte neurocognitive.

Impact des troubles cognitifs sur l'obtention ou la reprise d'un emploi

Le niveau de fonctionnement neurocognitif (mémoire de travail; attention et traitement perceptif précoce; mémoire verbale et vitesse de traitement) prédit la reprise d'un emploi ou des études (Nuechterlein et al., 2011). Le fonctionnement exécutif est un déterminant de la réussite professionnelle, particulièrement en début de schizophrénie (Chang et al., 2014; Rinaldi et al., 2010). Notamment, la planification, le raisonnement et les capacités de résolution de problèmes sont associés à la capacité à occuper un emploi concurrentiel (Lexén et al., 2016), c'est-à-dire comparable ou appartenant au milieu ordinaire (avec au moins le salaire minimum légal, dans une structure non exclusivement destinée aux personnes ayant des troubles psychiques). L'intégrité de ces fonctions cognitives est associée à un plus grand nombre d'heures travaillées par semaine et à un meilleur revenu. En outre, une atteinte de la mémoire verbale est prédictive de difficultés de réinsertion par son impact sur l'acquisition ou l'enrichissement des compétences (sociales, professionnelles, autonomie) au cours du temps (Green, 2000).

Impact des troubles cognitifs sur le maintien ou l'efficacité en emploi

Les capacités de planification sont aussi en lien avec l'adaptation au travail (Wykes et al., 2012). La vitesse de traitement est fréquemment identifiée comme prédictive de la stabilité de l'emploi et du salaire. C'est le cas également de la cognition sociale, domaine fonctionnel complexe (Lexén et al., 2016; Reddy et al., 2014). Les troubles des fonctions exécutives (dont ceux de la mémoire de travail) impactent indirectement le travail, en réduisant la qualité des échanges sociaux (Bowie et al., 2010). Par ailleurs, les troubles de l'attention et de la mémoire de travail nuisent à la capacité à exercer efficacement une activité professionnelle (Bowie et al., 2010).

Alors que l'altération des fonctions neurocognitives impacte davantage l'insertion professionnelle que le maintien en emploi, c'est l'inverse pour les troubles de la cognition sociale.

Fonctionnement cognitif et habiletés professionnelles

Les dysfonctionnements cognitifs dégradent certaines aptitudes nécessaires en milieu professionnel. Il est fréquent que les travailleurs avec handicap psychique souffrant de troubles cognitifs ne puissent plus réaliser les mêmes tâches professionnelles qu'auparavant ou y parviennent au prix d'une qualité réduite ou d'une fatigue consécutive. Ils mettent fréquemment plus de temps à comprendre les consignes ou à les exécuter.

Les troubles neurocognitifs peuvent retentir de manière variée sur le travail. Ces répercussions fonctionnelles sont trop souvent imputées à une baisse de motivation ou d'investissement professionnel, telles que :

- des difficultés à respecter des horaires malgré la volonté de le faire;
- des difficultés à intégrer ou à exécuter de nouvelles consignes;
- des difficultés à établir et/ou à respecter les étapes de travail nécessaire à la réalisation d'une tâche;
- une tendance à abandonner les tâches avant la fin ou à ne pas vérifier son travail;
- une tendance à se précipiter et à produire consécutivement des erreurs;
- des difficultés à changer de procédures lors de modifications;
- une intégration plus difficile dans l'équipe.

Si les fonctions neuropsychologiques sollicitées lors d'activités propres à un poste de travail sont déficitaires, l'impact fonctionnel risque alors d'être très handicapant sur le plan professionnel, avec un impact potentiel sur le maintien en emploi.

Exemple

Une secrétaire ayant des troubles de la planification et de l'attention divisée sera en difficulté pour mettre les appels en attente afin de répondre à d'autres demandes, ou bien pour gérer les plannings communs de ses différents référents. Ainsi elle pourra faire attendre ses interlocuteurs trop longtemps en ligne, voire les oublier, ou bien encore elle sera incapable de planifier une réunion à partir de plusieurs emplois du temps, ne pouvant gérer trop de contraintes simultanément.

Afin de favoriser l'emploi, il faut prendre en compte les dysfonctionnements cognitifs en anticipant, remédiant ou compensant leurs répercussions professionnelles.

Approches adaptatives et compensatoires

En entreprise, l'apprentissage de stratégies de compensation et l'utilisation de supports environnementaux permettent de limiter l'impact des troubles cognitifs sur l'accès et le maintien dans l'emploi. Peu d'études ont été consacrées aux approches compensatoires ou palliatives dans le cadre de la réhabilitation professionnelle chez les personnes psychotiques.

Réduire l'impact d'altérations fonctionnelles sur la capacité à occuper un poste de travail peut nécessiter des adaptations en amont de l'intégration ou après l'apparition du handicap. Elles consistent généralement à :

- bien définir la fonction occupée en clarifiant les différentes tâches et en les découpant en étapes à suivre chronologiquement (prise en compte des troubles exécutifs) ;
- agir sur l'environnement, par exemple en éloignant la personne des mouvements de circulation ou d'une atmosphère sonore trop intense (prise en compte des troubles du contrôle attentionnel) ;
- utiliser des supports de rappel de tâches ou de procédures, sous forme de fiches mémo ou fiches techniques (prise en compte des lacunes mnésiques) ;
- ajuster les rythmes de travail en répartissant de manière adaptée les jours travaillés dans la semaine ou encore les horaires de travail (prise en compte des troubles attentionnels et de la fatigabilité) ;
- apporter une aide humaine pour donner et répéter les consignes, vérifier le travail et transmettre les informations (prise en compte des difficultés d'initiation ou de compréhension).

Intérêt des approches compensatoires et palliatives dans le monde professionnel

Permettre, grâce à des aides externes, d'accueillir sur un poste donné une personne ayant des TPS associés à des troubles cognitifs identifiés, dans un environnement favorable, en réduisant au maximum l'expression de son handicap et en mettant en valeur ses capacités.

Ce type d'approche est davantage préconisé pour les personnes déjà en poste ou ayant un niveau de fonctionnement global très altéré avec peu de perspectives de progression. Elles sont insuffisantes pour celles qui ont des capacités de réapprentissage, avec lesquelles il vaut mieux tenter de corriger de manière pérenne les troubles cognitifs.

Remédiation cognitive

Plutôt que de réduire l'impact des déficits cognitifs sur le fonctionnement professionnel des patients par des méthodes palliatives, la remédiation cognitive ouvre des perspectives de progression et d'amélioration de l'autonomie. Elle vise directement la diminution des déficits cognitifs à travers l'acquisition de nouvelles stratégies cognitives. Cet objectif est atteint grâce à un entraînement des fonctions altérées et au développement de compétences alternatives impliquant les processus cognitifs préservés.

Cette pratique est efficace contre les répercussions des troubles neurocognitifs sur l'emploi (insertion, maintien ou performances au travail). Son efficacité est déterminée par ses conditions d'application :

- elle a plus d'impact sur les répercussions professionnelles des troubles cognitifs lorsqu'elle implique l'acquisition de stratégies cognitives pertinentes dans les situations auxquelles les personnes sont effectivement confrontées ;
- elle est plus efficace en association avec d'autres outils de la réhabilitation, notamment les programmes de soutien à l'emploi (SE) délivrés par les professionnels de l'insertion.

La méthode choisie doit rechercher un impact fonctionnel. L'objet de la remédiation cognitive, dans le cadre d'un projet de réhabilitation, est l'amélioration du fonctionnement de la personne dans sa vie *réelle* et, en particulier ici, dans sa vie professionnelle. Il est essentiel de définir clairement, avec elle, les objectifs professionnels concrets de la remédiation. Ils sont notamment établis à partir :

- de la plainte subjective, c'est-à-dire ce que la personne a identifié comme gênant son travail (par exemple, une lenteur, des oublis, une désorganisation ou un sentiment d'être dispersé) ;
- des données objectives du profil neurocognitif (par exemple, une altération de la vitesse de traitement cognitif, un déficit en mémoire verbale, un trouble de la planification exécutive ou un trouble du contrôle attentionnel) ;
- du projet professionnel, incluant le type de poste visé et les tâches impliquées ou bien, le cas échéant, les observations effectuées sur son poste actuel (par exemple, la ponctualité, la capacité à retenir et à appliquer des consignes, la capacité à élaborer et à ordonner les étapes de son travail ou la capacité à travailler en open space).

Pour atteindre des objectifs concrets tels que ceux indiqués dans l'encadré 73.1, un *simple entraînement cognitif* des fonctions altérées (de type stimulation cognitive) visant la neuroplasticité est insuffisant pour améliorer les résultats professionnels.

ENCADRÉ 73.1

Exemples d'objectifs globaux

▶ Rendre son travail avec moins de retard.
▶ Retenir les consignes de son supérieur sans le faire répéter.
▶ Parvenir à répartir l'ensemble de ses tâches professionnelles dans son planning, de manière logique et en respectant une chronologie optimale.
▶ Devenir apte à travailler dans un environnement bruyant et agité malgré une forte sensibilité à l'interférence.

Chez les personnes avec schizophrénie, une meilleure généralisation des acquis, à la fois dans les domaines neurocognitifs non entraînés et dans le domaine fonctionnel (atteintes d'objectifs dans la vie courante), est obtenue lorsque la remédiation cognitive vise les processus cognitifs de haut niveau, plutôt qu'un surentraînement des processus de bas niveau visant la neuroplasticité (Reddy et al., 2014). L'impact des fonctions exécutives sur le fonctionnement professionnel (insertion et maintien) est en faveur du recours à une remédiation fondé sur le développement de stratégies. Un entraînement cognitif standardisé purement assisté par ordinateur n'est en effet pas suffisant pour permettre la généralisation des bénéfices obtenus à d'autres aptitudes utilisées dans la vie de tous les jours : au mieux la personne améliorera ses performances aux mesures neuropsychologiques, mais elle n'en tirera que peu d'avantages dans sa vie professionnelle. Autrement dit, les seules améliorations de performances cognitives, par exemple dans le domaine de la mémoire et de la flexibilité, ne sont pas suffisantes pour prédire l'amélioration de l'adaptation au travail (Wykes et al., 2012). Lors des séances thérapeutiques, il est donc indispensable de favoriser l'apprentissage de stratégies cognitives qui seront rapidement utilisées sur le terrain professionnel.

Le transfert et la généralisation dans la vie courante des compétences acquises en séances de remédiation cognitive requièrent :

- la répétition suffisante et nécessaire d'exercices informatisés, ou papier-crayon, traitant les fonctions visées, avec une gradation de la difficulté ;
- la poursuite de l'entraînement en conditions écologiques, dans le contexte professionnel.

Dans le cadre de l'insertion professionnelle ou du maintien en emploi, la remédiation cognitive doit cibler les domaines cognitifs spécifiquement impliqués dans les tâches professionnelles visées (Contreras et al., 2012). Après avoir identifié les stratégies cognitives efficaces dans ces domaines, celles-ci sont entraînées en séances avec le thérapeute. Par la suite, elles sont appliquées et entraînées avec des tâches comparables sur le lieu de travail (*voir* Encadré 73.2).

Un travail conjoint des thérapeutes et des accompagnants professionnels sur le lieu de

ENCADRÉ 73.2

Cas clinique : Valentin

▶ Situation : Valentin, rétabli d'une schizophrénie, souhaite travailler dans une entreprise de valorisation de déchets de chantier. Il vise un poste d'opérateur chargé de détecter et de capter certains types de déchet sur une chaîne de tri manuel. Il souhaite bénéficier d'une remédiation cognitive, car il a des difficultés d'attention sélective favorisant les oublis et les erreurs de sélection.

▶ Objectif concret : limiter au maximum, voire faire disparaître, les oublis et les erreurs de tri pour pouvoir se maintenir sur ce poste.

▶ Objectif intermédiaire visé en séances : parvenir à discriminer des formes entre elles le plus vite possible.

▶ Fonction neurocognitive visée/entraînée : l'attention sélective, en modalité visuelle.

▶ Application concrète :

– en séances (exemple) : repérer des symboles apparaissant sur un écran d'ordinateur ou sur une feuille de papier, parmi une multitude d'autres symboles. La difficulté est augmentée d'une séance à l'autre en faisant varier la similarité des symboles distracteurs avec la cible et/ou les exigences de rapidité. Le but consiste en l'apprentissage de stratégies adaptées de recherche visuelle (« repérage visuel »), telles que le balayage visuel global ou analytique, haut/bas, droite/gauche, carré par carré...) ;

– dans la vraie vie : choisir des tâches écologiques faisant appel à la discrimination visuelle et s'entraîner au repérage en appliquant les stratégies apprises en séances. Par exemple, repérer différents types de marchandises dans un grand rayonnage, ou encore les personnes ayant un vêtement noir parmi les passants dans le métro... ;

– dans la vie professionnelle : s'entraîner sur la chaîne manuelle à repérer d'abord un seul type de déchet parmi d'autres... On respecte la progressivité nécessaire à l'acquisition solide des compétences en choisissant d'abord des cibles facilement discriminables (ex. : les plus grosses ou celles dont les couleurs contrastent avec les autres) puis en augmentant le nombre de déchets visés ou la cadence de travail. La collaboration entre thérapeute et professionnel de l'emploi ouvre des perspectives d'application de cette méthode thérapeutique et donc de progression. Il peut être décidé de faciliter la remédiation en répartissant différemment, provisoirement ou pas, les tâches entre opérateurs sur la chaîne de tri. L'un peut être désigné pour récupérer le bois, l'autre le plâtre, et ainsi de suite.

travail permet d'ajuster les possibilités de progression sur le terrain et de favoriser largement l'insertion, notamment en milieu ordinaire (Franck, 2014). La remédiation cognitive est centrale tant pour faciliter la remobilisation cognitive après une période creuse que pour entraîner des compétences spécifiques dans le cadre de l'accompagnement vers l'emploi ou du maintien sur un poste.

Si de nombreuses équipes s'emploient à poursuivre la démonstration de l'efficacité de la remédiation cognitive chez les personnes ayant des TPS, les études ne sont pas harmonisées en termes d'outils thérapeutiques ni de mesures d'efficacité. Ces dernières sont fréquemment quantitatives (nombre d'heures travaillées et niveau de salaire), trop peu d'entre elles ayant recours aux outils qualitatifs (Dubrulle et Franck, 2016). Malgré cela, la remédiation cognitive a montré une nette efficacité lorsqu'elle est proposée en association avec des programmes de SE, car ces conditions de mise en œuvre facilitent le transfert et la généralisation des compétences acquises sur le terrain du travail (Suijkerbuijk et al., 2017).

Il est donc très pertinent d'associer la remédiation cognitive aux programmes de soutien à l'emploi. Une méta-analyse récente (Suijkerbuijk et al., 2017) a montré que les démarches de SE associées à d'autres approches sont les interventions les plus efficaces pour permettre aux personnes avec TPS d'obtenir un emploi et de s'y maintenir.

Pour viser le large spectre de compétences nécessaires au travail, les tentatives d'approche dite *intégrative* sont de plus en plus courantes auprès des personnes avec TPS ayant un projet d'insertion professionnelle (Lecomte et al., 2014). Associer les interventions psychosociales telles que la remédiation cognitive aux démarches des professionnels de l'insertion et du soutien à l'emploi permet de cibler plusieurs types de compétences à la fois, de manière concrète et optimisée.

L'*individual placement and support* (IPS) est l'approche standardisée de soutien à l'emploi la plus répandue. Elle a montré son efficacité chez les personnes avec TPS (Mueser et McGurk, 2014). Elle prône la recherche d'un emploi à courte échéance, sans réentraînement professionnel, avec priorité au milieu ordinaire, soutien non limité dans le temps et articulation entre professionnels de santé mentale, chargés d'insertion et employeurs. Le taux moyen d'insertion des personnes ayant bénéficié de ce programme peut quasiment tripler par rapport aux approches classiques selon les études. Mais il persiste un taux important (environ 40 %) de personnes pour lesquelles ce programme ne permet pas d'accéder à un nouvel emploi ou de s'y maintenir à long terme (Bond et al., 2008).

En présence de troubles neurocognitifs associés, combiner la remédiation cognitive ou d'autres mesures thérapeutiques axées sur le travail à ce type de programme de soutien à l'emploi améliore significativement le taux d'insertion et le maintien en emploi par rapport au seul recours au SE (Suijkerbuijk et al., 2017). Cette association permet la réduction du nombre de semaines avant l'insertion professionnelle, l'amélioration du taux d'emploi (comprenant des emplois non dédiés au handicap), l'augmentation du nombre de jours ou d'heures travaillés par an (sur un même emploi ou sur des emplois cumulés), ainsi que l'augmentation du salaire total annuel. Associée aux programmes de SE, la remédiation cognitive favorise l'insertion en emploi, alors que l'entraînement des compétences sociales favorise davantage le maintien dans l'emploi lorsqu'il existe des difficultés interpersonnelles (Bell et al., 2008; Boycott et al., 2012). Par ailleurs, les bénéfices sont encore plus importants si une autre intervention est ajoutée à cette base remédiation cognitive + SE, afin de cibler une difficulté spécifiquement invalidante pour le travail les compétences sociales ou la théorie de l'esprit (Au et al., 2015; Christensen et al., 2015; Tsang et al., 2016).

En pratique, le déploiement en France de telles mesures nécessite que les entreprises, le sanitaire et le médico-social puissent travailler de concert. Il est en effet important que les spécialistes de la remédiation cognitive (neuropsychologues et thérapeutes) puissent rencontrer les professionnels impliqués quotidiennement sur le lieu de travail des personnes avec TPS engagées dans une démarche de réinsertion. De telles interactions permettent, d'une part, le choix d'exercices pertinents par rapport à des objectifs concrets et, d'autre part, la mise en œuvre sur le lieu de travail des stratégies acquises en séances. La réussite de ces approches composites est conditionnée par le type de programme de SE utilisé, la nature de la remédiation, le niveau d'expérience des professionnels impliqués, ainsi que la durée de suivi et son niveau d'individualisation. Il faut tenir compte de l'identification d'objectifs concrets et des résultats attendus dans le milieu professionnel pour choisir un programme de remédiation cognitive et l'adapter aux besoins propres du poste de travail.

Conclusion

Un renforcement des démarches de soutien à l'emploi par la remédiation cognitive doit être préférentiellement proposé aux personnes :

- ayant une plainte cognitive en rapport avec des troubles avérés provoquant des répercussions fonctionnelles;
- ne parvenant pas à obtenir un emploi malgré leur investissement dans des programmes de réinsertion professionnelle;
- engagées dans une thérapie axée sur le travail *(work therapy)* ou bénéficiant d'un programme de SE de type IPS – éventuellement renforcé par un entraînement des compétences sociales si le fonctionnement dans la communauté est altéré.
- ayant un niveau d'instruction suffisamment élevé pour s'approprier les techniques de remédiation cognitive.

Dans ces conditions d'utilisation, la remédiation cognitive a montré son efficacité. Dans l'avenir, les indications seront probablement élargies en fonction de l'évolution des connaissances. De futures études pourraient mieux tenir compte de la diversité des approches de remédiation et des populations, des niveaux d'expertise des thérapeutes, des durées de suivi *(follow-up)* et du contexte socio-économique. Il sera également nécessaire de considérer de la plainte cognitive et les répercussions fonctionnelles des troubles cognitifs. À cette fin, le recours à des échelles d'observation des aptitudes au travail, telles que celle sur l'impact des déficits cognitifs en emploi (ICDE; Vianin, 2016) ou le le *work behavior inventory*

(WBI; Bryson et al., 1997), apportera des informations concrètes sur l'impact des troubles cognitifs sur l'activité professionnelle et rendra plus spécifique l'intervention de remédiation cognitive.

Références

Au, D. W. H., Tsang, H. W. H., So, W. W. Y., Bell, M. D., Cheung, V., et al. (2015). Effects of integrated supported employment plus cognitive remediation training for people with schizophrenia and schizoaffective disorders. *Schizophrenia Research*, *166*(1–3), 297–303.

Bebbington, P., Angermeyer, M., Azorin, J. M., et al. (2005). The European Schizophrenia Cohort (EuroSC) : a naturalistic prognostic and economic study. *Social Psychiatry and Psychiatric Epidemiology*, *40*, 707–717.

Bell, M. D., Zito, W., Greig, T., & Wexler, B. E. (2008). Neurocognitive enhancement therapy with vocational services : work outcomes at two-years follow-up. *Schizophrenia Research*, *105*, 18–29.

Bergh, S., Hjorthøj, C., Sørensen, H. J., Fagerlund, B., Austin, S., et al. (2016). Predictors and longitudinal course of cognitive functioning in schizophrenia spectrum disorders, 10 years after baseline : The OPUS study. *Schizophrenia Research*, *175*(1–3), 57–63.

Bond, G. R., Drake, R. E., & Becker, D. R. (2008). An update on randomized controlled trials of evidence-based supported employment. *Psychiatric Rehabilitation Journal*, *31*, 280–290.

Bowie, C. R., Depp, C., McGrath, J. A., Wolyniec, P., Mausbach, B. T., Thornquist, M. H., Luke, J., Patterson, T. L., Harvey, P. D., & Pulver, A.E. (2010). Prediction of real-world functional disability in chronic mental disorders : a comparison of schizophrenia and bipolar disorder. *Am J Psychiatry*, 167, 1116–1124.

Boycott, N., Schneider, J., & McMurran, M. (2012). Additional interventions to enhance the effectiveness of Individual Placement and Support : a rapid evidence assessment. *Rehabilitation Research and Practice*, *2012*. 382420.

Bryson, G., Bell, M. D., Lysaker, P., & Zito, W. (1997). The work behaviour inventory : a scale for the assessment of work behavior for people with severe mental illness. *Psychiatric Rehabilitation Journal*, *20*, 47–55.

Chang, W. C., Man Tang, J. Y., Ming Hui, C. L., Wa Chan, S. K., Ming Lee, E. H., & Hai Chen, E. Y. (2014). Clinical and cognitive predictors of vocational outcome in first-episode schizophrenia : a prospective 3 year follow-up study. *Psychiatry Research*, *220*, 834–839.

Choi, K. H., Fiszdon, J. M., & Bell, M. D. (2013). Beyond cognition : a longitudinal investigation of the role of motivation during a vocational rehabilitation program. *Journal of Nervous and Mental Disease*, *201*, 173–178. 2013.

Christensen, T. N., Nielsen, I. G., Stenager, E., Morthorst, B. R., Lindschou, J., et al. (2015). Individual Placement and Support supplemented with cognitive remediation and work-related social skills training in Denmark : study protocol for a randomized controlled trial. *Trials*, *16*, 280.

Contreras, N., Rossell, S. L., Castle, D. J., Fossey, E., Morgan, D., et al. (2012). Enhancing work-focused supports for people with severe mental illnesses in australia. *Rehabil Res Pract*, *2012*. 863203.

DARES. (2017). Travailleurs handicapés : quel accès à l'emploi en 2015 ? (Enquête Emploi, Insee). In *Analyses*. mai 2017, n° 032.

Dubrulle, A., & Franck, N. (2016). Cognitive remediation and work outcomes in schizophrenia. *Medical Research Archives*, *4*, 1–21.

Franck, N. (2014). Remédiation cognitive et insertion professionnelle dans la schizophrénie. *L'Encéphale*, *40*, S75–S80.

Lecomte, T., Corbière, M., Simard, S., & Leclerc, C. (2014). Merging evidence-based psychosocial interventions in schizophrenia. *Behavioral Science*, *4*(4), 437–447.

Lexén, A., Hofgren, C., Stenmark, R., & Bejerholm, U. (2016). Cognitive functioning and employment among people with schizophrenia in vocational rehabilitation. *Work*, *54*(3), 735–744.

Lystad, J. U., Falkum, E., Haaland, V.Ø., Bull, H., Evensen, S., Bell, M. D., Ueland, T. (2016). Neurocognition and occupational functioning in schizophrenia spectrum disorders : The MATRICS Consensus Cognitive Battery (MCCB) and workplace assessments. *Schizophrenia Research*, *170*(1), 143–149.

Marwaha, S., Johnson, S., Bebbington, P., Stafford, M., Angermeyer, M. C., et al. (2007). Rates and correlates of employment in people with schizophrenia in the UK, France and Germany. *British Journal of Psychiatry*, *191*, 30–37.

McGurk, S. R., Mueser, K. T., DeRosa, T. J., & Wolfe, R. (2009). Work, recovery, and comorbidity in schizophrenia : a randomized controlled trial of cognitive remediation. *Schizophrenia Bulletin*, *35*, 319–335.

Mesholam-Gately, R., Giuliano, A. J., Faraone, S. V., Goff, K. P., & Seidman, L. J. (2009). Neurocognition in first-episode schizophrenia : a meta-analytic review. *Neuropsychology*, *23*(3), 315–336.

Mueser, K. T., McGurk, S. R. (2014). Supported employment for persons with serious mental illness : Current status and future directions, *L'Encéphale*, *40*, S45–S56.

Nuechterlein, K. H., Subotnik, K. L., Green, M. F., Ventura, J., Asarnow, R. F., et al. (2011). Neurocognitive predictors of work outcome in recent-onset schizophrenia. *Schizophrenia Bulletin*, *37*, S33–S40.

OCDE. (2012). *"Executive Summary", in Sick on the Job? Myths and realities about mental health and work*. Paris : OECD Publishing.

Pachoud, B., et al. (2015). Comment améliorer les pratiques et interventions de soutien à l'insertion professionnelle des patients schizophrènes en France ? *L'Encéphale*, *41*(6), 507–514.

Provencher, H. P., Gregg, R., Mead, S., & Mueser, K. T. (2002). The role of work in recovery of persons with psychiatric disabilities. *Psychiatric Rehabilitation Journal, 26*, 132–144.

Reddy, L. F., Horan, W. P., Jahshan, C., & Green, M. F. (2014). Cognitive remediation for schizophrenia : a review of recent findings. *Current Treatment Options in Psychiatry, 1*, 121–133.

Rinaldi, M., Killackey, E., Smith, J., Shepherd, G., Singh, S. P., & Craig, T. (2010). First episode psychosis and employment : a review. *International Review of Psychiatry, 22*, 148–162.

Saavedra, J., López, M., González, S., Arias, S., & Crawford, P. (2016). Cognitive and social functioning correlates of employment among people with severe mental illness. *Community Mental Health Journal, 52*(7), 851–858.

Suijkerbuijk, Y. B., Schaafsma, F. G., van Mechelen, J. C., Ojajärvi, A., Corbière, M., & Anema, J. R. (2017). Helping adults with severe mental illness get a job and to keep it, a network meta-analysis. *Cochrane Database of Systematic Reviews, 9*. CD011867.

Tsang,H.W.,Bell,M.D.,Cheung,V.,Tam,K.L.,&Yeung,W.S. (2016). Integrated supported employment plus cognitive remediation training for people with schizophrenia. *Hong Kong Medical Journal, 22*(Suppl 2), S15–18.

Üçok, A., Brohan, E., Rose, D., Sartorius, N., Leese, M., et al., & INDIGO Study Group. (2012). Anticipated discrimination among people with schizophrenia. *Acta Psychiatrica Scandinavica, 125*, 77–83.

Vianin, P. (2016). Évaluation et remediation cognitive des troubles fonctionnels. In N. Franck (Ed.), *Outils de la réhabilitation psychosociale* (pp. 19–49). Issy-les-Moulineaux : Elsevier Masson. N.

Wykes, T., Reeder, C., Huddy, V., Taylor, R., Wood, H., et al. (2012). Developing models of how cognitive improvements change functioning : mediation, moderation and moderated mediation. *Schizophrenia Research, 138*, 88–93.

Jeu Compétence et insertion professionnelle

CHAPITRE 74

Jérôme Favrod, Armando Brana, Katya Gremaud, Joanie Pellet, Alexandra Nguyen

PLAN DU CHAPITRE

Les habiletés sociales

Les habiletés sociales désignent l'ensemble des capacités cognitives et comportementales qui nous permettent de communiquer nos émotions et nos besoins de façon compétente et d'atteindre nos objectifs interpersonnels. Une modélisation des habiletés sociales a été conceptualisée sous la forme d'un processus séquentiel comprenant trois étapes : la réception des paramètres de la situation, le traitement des informations permettant de sélectionner une réponse à la situation et la production d'une réponse comportementale (Favrod, 1993). Lorsqu'une personne est impliquée dans une situation sociale, elle doit tout d'abord être attentive et appréhender correctement les indices environnementaux qui lui permettront de comprendre la situation qui se joue. La personne doit par exemple identifier les personnes appropriées avec qui interagir, reconnaître les émotions d'autrui ou écouter correctement les propos de l'autre. Elle mobilise alors des capacités dites *habiletés réceptives*. Une fois qu'elle a traité ces informations, la personne choisit une réponse comportementale effective dans le cadre de la situation. Elle peut imaginer une série de réponses potentiellement efficaces, évaluer les avantages relatifs de chaque option en termes de conséquences potentielles et choisir la meilleure réponse. Ces capacités sont appelées *habiletés décisionnelles*. Finalement, la personne émet la réponse choisie en utilisant des comportements directement observables dans l'interaction. Ils comprennent le contenu verbal et non verbal et les éléments paralinguistiques tels que le contact visuel, la posture, les gestes, l'orientation du corps, les expressions faciales, le ton, le volume et le rythme de la voix. C'est ce qu'on appelle les *habiletés émettrices*. Le modèle séquentiel prédit qu'un déficit en amont du processus aura un impact sur le déroulement des étapes subséquentes. Par exemple, lorsqu'une personne est inattentive dans une conversation, elle ne pourra pas intégrer certains paramètres importants de la situation, ce qui affectera ses décisions et ses réponses comportementales.

Entraînement des habiletés sociales

L'entraînement des habiletés sociales est une intervention structurée qui vise à enseigner et promouvoir le maintien et la généralisation des habiletés interpersonnelles. Les techniques utilisées traditionnellement comprennent l'établissement d'objectifs, le jeu de rôle, la présentation de modèles, les conseils, le *feedback* oral et vidéo, une méthode de résolution de problèmes, et la prescription de tâches à accomplir entre les séances. Bien que l'entraînement puisse être proposé individuellement, il est préférable de l'administrer dans le cadre de groupes afin de multiplier les sources d'apprentissage.

Les résultats de nombreuses études indiquent que les personnes atteintes de troubles psychiatriques sévères peuvent apprendre de nouvelles habiletés et ainsi améliorer leur fonctionnement dans la communauté (Kurtz et Mueser, 2008; Pfammatter et al., 2006). L'entraînement des habiletés sociales améliore le fonctionnement social et la qualité des relations sans forcément réduire les symptômes, les rechutes et les réhospitalisations. Ce constat n'est pourtant pas surprenant, le fonctionnement social est relativement indépendant de la symptomatologie aiguë et des rechutes. D'autres recherches ont également montré que la généralisation des habiletés sociales est meilleure lorsque l'entraînement est intégré dans la vie quotidienne des patients (Glynn et al., 2002). Certains résultats ont aussi mis en évidence que les déficits cognitifs, particulièrement ceux de la mémoire, ralentissent l'acquisition des habiletés sociales (Mueser et Bellack, 2007). Les interventions qui combinent l'entraînement des habiletés sociales et une intervention psychoéducative avec les familles présentent les meilleurs résultats sur le syndrome déficitaire, tant pour les patients souffrant d'un premier épisode (Petersen et al., 2005; Thorup et al., 2005) que pour ceux ayant déjà vécu plusieurs années de maladie (Granholm et al., 2005; Valencia et al., 2010; Valencia et al., 2007).

Les progrès dans la recherche sur l'entraînement des habiletés sociales ont conduit au développement et à l'évolution des interventions. Les efforts pour améliorer la généralisation de l'entraînement ont montré que les interventions qui ciblent la pratique des habiletés mobilisées par les patients dans les situations de la vie quotidienne (Glynn et al., 2002) et qui impliquent le réseau naturel de soutien pour les aider (Tauber et al., 2000) augmentent les bénéfices thérapeutiques. Les interventions qui incluent la remédiation cognitive pour réduire les difficultés d'apprentissage améliorent également les résultats (Galderisi et al., 2010; Hogarty et al., 2004; Roder et al., 2006; Silverstein et al., 2005). De nouveaux programmes d'entraînement, aux résultats prometteurs, ont aussi été développés et cherchent à contourner les altérations de la mémoire par un entraînement sans erreur (Kern et al., 2005). Parmi les différentes interventions psychologiques pour la psychose, l'entraînement des habiletés sociales est la plus efficace pour améliorer les symptômes négatifs (Turner et al., 2014).

Plus récemment, la cognition sociale est venue compléter le modèle séquentiel des habiletés sociales, notamment au niveau des habiletés réceptives. La cognition sociale désigne principalement la reconnaissance des expressions faciales, la perception sociale (langage corporel et intonation de la voix), la capacité de comprendre que les autres personnes peuvent avoir des états mentaux différents du sien (théorie de l'esprit) et la capacité d'attribuer de façon nuancée les causes des événements. Les déficits de la théorie de l'esprit sont fréquents dans la schizophrénie et ont probablement un impact important dans le fonctionnement interpersonnel en complexifiant le traitement de l'information et en affectant la lecture et la compréhension des situations sociales (Phillips et al., 2000). Ces déficits sont donc un levier d'action particulièrement intéressant pour compléter l'entraînement des habiletés sociales et chercher à améliorer le fonctionnement interpersonnel dans la schizophrénie. La cognition sociale devrait donc être d'avantage incluse dans l'entraînement des habiletés sociales, comme l'a fait par exemple l'équipe de David Penn en développant un programme d'entraînement des habiletés sociales intégrant l'entraînement à la cognition sociale et l'interaction (Combs et al., 2007; Roberts et Penn, 2009). Ce modèle d'intervention regroupant ces deux types d'entraînements semble prometteur mais nécessite encore des études contrôlées pour être validé dans le domaine des troubles du spectre de la schizophrénie.

Le jeu Compétence

Le fait de pouvoir établir et maintenir des relations interpersonnelles est une dimension importante de la qualité de vie et un critère important de rétablissement psychologique (Liberman et Kopelowicz, 2005). L'entraînement des habiletés sociales est actuellement l'intervention la plus efficace pour aider les patients à développer des relations plus gratifiantes et significatives et pour promouvoir leur intégration dans la communauté. Toutefois, bien que ces effets positifs soient bien documentés, les patients n'ont pas facilement accès à ce type d'intervention et de nombreux cliniciens n'y sont pas formés. L'accessibilité à cette intervention devrait donc être considérée comme un droit plutôt qu'un luxe (Mueser et Bellack, 2007).

Par conséquent, il est nécessaire de sensibiliser les professionnels de la santé et du social à l'importance de l'entraînement aux habiletés sociales pour leurs patients. Les conférences et les publications sont un moyen de diffuser les nouvelles connaissances issues de la recherche, mais leur assimilation risque de rester à un stade théorique. Initier la mise en pratique de nouvelles techniques de soins est une étape décisive qui reste souvent difficile à franchir. Compétence est un jeu de société conçu pour familiariser les professionnels à l'entraînement des habiletés sociales, tout en réduisant la crainte de la nouveauté. Jouer à Compétence requiert un minimum de quatre joueurs dont un professionnel et ne nécessite aucun matériel particulier à part une table, des chaises et de quoi écrire. Aucune formation préalable n'est nécessaire pour l'animer.

La première version du jeu Compétence a été éditée en 1992 (Favrod et al., 1995) mais est épuisée depuis 2000. Suite à de nombreuses demandes, nous avons décidé de le rééditer dans une version augmentée avec l'équipe de la Fondation HorizonSud. De nouvelles cartes ont été ajoutées, portant notamment sur la cognition sociale. Les aspects socioprofessionnels ont également été renforcés pour répondre aux attentes plus élevées des patients, des professionnels et de la communauté en lien avec le développement récent du modèle du rétablissement. Les études pilotes conduites avec Compétence indiquent que le jeu a un impact positif sur la cognition sociale, l'autonomie professionnelle et les compétences socioprofessionnelles (Brana et al., 2014; Gremaud et al., 2013). Il est important de souligner que l'intervention est facile à conduire et à implanter dans un atelier protégé, comme une formation continue pour les employés. L'intervention a l'avantage d'être hautement appréciée par les participants.

But du jeu

Compétence peut se jouer dans un laps de temps défini par les joueurs, le gagnant étant la personne ou l'équipe qui a accumulé le plus de points dans le temps imparti. Sans limite de temps, le gagnant est le joueur ou l'équipe qui atteint en premier le score défini au début de la partie (par exemple, 20 points). Les points peuvent être considérés comme un prétexte et servent surtout à entraîner le jugement dans l'évaluation de la performance. Compétence peut tout aussi bien se jouer sans compter les points durant un temps limité.

Matériel

- Les cartes *Conseils* et *Évaluations* servant de plan de jeu.
- Les cartes *Questions*, *Situations* et *Problèmes*.
- La liste de réponses aux cartes *Questions*.
- Un dé à trois couleurs.
- Un crayon et du papier.

Nombre de joueurs

Le jeu requiert un minimum de quatre joueurs ou de trois équipes de deux joueurs. Le professionnel prend le rôle de meneur du jeu mais il est important qu'il joue également, afin de servir de modèle aux participants. Si le jeu se joue en équipe, le professionnel fait équipe avec le joueur le plus mal à l'aise ou le plus maladroit socialement.

Tirage des cartes

Le joueur tire une carte de la couleur sur laquelle le dé est tombé : rouge = *Situations*, vert = *Questions*, bleu = *Problèmes*.

Cartes *Questions*

Le joueur qui tire une carte *Question* doit la lire à haute voix et répondre à la question posée. L'animateur se réfère à la liste des réponses pour donner la solution à haute voix. Le groupe est alors invité à débattre sur l'adéquation de la réponse du joueur par rapport à la réponse proposée. L'animateur attribue ensuite le nombre de points correspondant aux scores indiqués dans la liste des réponses. Les réponses sont données à titre indicatif, il est évident que les réponses des joueurs s'approchant de celles-ci seront considérées comme correctes. Si le patient ne comprend pas la question, l'animateur peut demander aux autres joueurs de l'expliquer, sans pour autant donner la réponse.

Le savoir sur les habiletés sociales est implicite, puisque celles-ci s'apprennent par observation et imitation. Les cartes *Questions* servent de support pour transmettre les connaissances sur les habiletés sociales. Les nouvelles cartes ajoutées dans la version rééditée abordent davantage les problèmes d'attribution et de la théorie de l'esprit.

Cartes *Situations*

Le joueur qui tire une carte *Situation* la lit à haute voix et la joue avec la personne indiquée sur la carte (par exemple, son voisin de gauche) ou un joueur de son choix si la carte ne donne pas d'instruction. Si le joueur refuse de jouer la situation, il n'obtient pas de point. S'il accepte, il reçoit automatiquement 1 point, même si sa performance est pauvre, et 2 points si sa performance est compétente, autrement dit si elle permet d'atteindre le but de façon socialement admise. Le partenaire doit répondre de façon optimale sans introduire d'autre obstacle que celui éventuellement décrit sur la carte. Le jeu de rôle est court et comporte au maximum deux interactions.

Cartes *Problèmes*

Le joueur lit d'abord pour lui-même le problème décrit sur la carte et dispose d'un délai de quelques secondes pour réfléchir à la solution. Ensuite, il lit le problème à haute voix et donne sa réponse. Par équipe, tous les joueurs commentent la solution proposée et délibèrent sur le score à accorder.

Évaluation de la performance

Les réponses et les performances des joueurs peuvent être évaluées de différentes manières : soit l'animateur du jeu invite les autres joueurs à commenter la performance du joueur actif, soit il aide ce dernier à s'autoévaluer en fonction des critères énoncés sur le plateau de jeu ou sur la liste des réponses. La première méthode améliore la participation des autres joueurs, alors que la seconde entraîne l'autoévaluation mais risque d'aboutir à l'ennui des autres joueurs.

Évaluation de la carte *Question*

Un des participants lit la réponse sur la liste et le groupe délibère sur le score à accorder par rapport à la réponse donnée par le joueur actif. Si le joueur a ajouté des éléments nouveaux, ils sont pris en compte dans la mesure où ils paraissent appropriés et peuvent améliorer le score, le maximum restant 2 points.

Évaluation du jeu de rôle (carte *Situation*)

L'animateur pose la question suivante à chaque participant : « Qu'avez-vous apprécié dans la performance de [joueur actif] ? » Il sollicite des *feedback* spécifiques; si un participant répond par exemple que « c'était bien », l'animateur lui demandera : « Qu'est-ce qui était particulièrement bien ? » ou « À quel comportement avez-vous vu que c'était bien ? » Des *feedback* spécifiques peuvent être par exemple : « Jean, tu avais un bon contact visuel; le volume de ta voix était approprié; ta posture montrait que tu étais intéressé par ce que l'autre te disait; j'ai beaucoup aimé la façon dont tu t'es tenu. » Après ces *feedback*, chaque joueur attribue un score à la performance du joueur principal. Si ce dernier n'obtient pas une majorité de 2, il peut demander à une personne du groupe de prendre sa place et de rejouer la situation. Après avoir observé cette démonstration, il reprend sa place et rejoue à son tour la situation pour améliorer sa première performance et obtient automatiquement un score de 2 pour l'effort consenti.

Évaluation de la carte *Problème*

L'animateur conduit le groupe à évaluer la réponse du joueur en utilisant les critères inscrits sur le plateau de jeu. Il pose les questions suivantes : « Quel est votre but dans cette situation donnée ? », « Est-ce que la solution permet d'atteindre ce but ? », « Est-ce que cette solution peut conduire à des conséquences négatives ? si oui, lesquelles ? » Chaque joueur attribue un score à la performance du joueur principal et le groupe délibère sur le meilleur score. Si le joueur n'obtient pas une majorité de 2 points, il peut demander à une personne du groupe de jouer sa réponse.

Évaluation par le joueur

L'animateur utilise les mêmes questions pour aider le participant à s'autoévaluer, tout en le corrigeant lorsqu'il est trop sévère avec lui-même. Idéalement, les jeux de rôle pourraient être filmés afin que le joueur puisse se voir de l'extérieur pour s'autoévaluer.

Style d'animation

Le professionnel adopte un style d'animation de jeu qui favorise l'apprentissage. Il donne explicitement le droit aux participants d'être malhabiles, hésitants ou mal à l'aise. Il peut rassurer les joueurs en disant : « Lorsqu'on commence une nouvelle activité, c'est normal de se sentir maladroit. Rappelez-vous la première fois que vous êtes monté sur un vélo [ou autre exemple approprié d'apprentissage pour les participants] ! Est-ce que vous étiez à l'aise ? Si vous ne vous étiez pas donné le droit d'être maladroit, vous n'auriez jamais pu apprendre à faire du vélo [ou autre apprentissage]. » Le professionnel encourage aussi les participants à s'engager dans les jeux de rôle, à répondre aux questions et à réfléchir aux situations ou aux problèmes. Il valorise le fait de participer, même si la performance est maladroite, et félicite les joueurs pour leurs réponses correctes. L'animateur évite donc les critiques et empêche les remarques négatives des participants entre eux. Il implique aussi les joueurs dans l'évaluation des performances en utilisant les critères définis sur le plan de jeu. Pour les cartes « Problème », l'animateur peut réfléchir à voix haute pour illustrer le processus de résolution de problèmes.

En résumé, les animateurs :

- demandent aux participants de répondre avec leurs propres mots ;
- donnent le temps de répondre après avoir posé une question ;
- clarifient les erreurs au niveau des réponses : par exemple, « C'est une question fermée, la carte demandait de transformer la question fermée en question ouverte » ;
- félicitent les comportements et les réponses attendues ;
- soutiennent les petits progrès au lieu d'attendre de grands changements ;
- restent centrés sur les objectifs spécifiques de chaque carte ;
- évitent que les participants ne se critiquent les uns les autres ;
- demandent la confidentialité si les participants amènent des informations personnelles dans le groupe ;
- évitent les critiques ou transforment les critiques en but à atteindre : par exemple, « Cela vous donnerait davantage d'assurance de parler plus fort » ;
- recherchent avec les participants dans le dictionnaire les mots qu'ils ne comprendraient pas.

Des exemples de cartes sont présentés dans les tableaux 74.1 et 74.2.

Tableau 74.1 Cartes questions centrées sur la cognition sociale.

Questions	Proposition de réponses
Qu'est-ce qu'une attribution ?	C'est inférer ou imaginer des causes pour des événements : par exemple, en prenant sur soi ou en rendant les autres responsables de la situation
Vous entrez dans une pièce et tout le monde arrête de parler. Énoncez trois causes possibles de cet événement, puis distinguez les causes que vous attribuez à vous-même, aux autres et à la situation	Attributions personnelles : je ne mérite pas d'être intégré, j'aurais pu frapper à la porte, je les ai dérangés Attributions à autrui : ils parlaient de moi, ils parlaient de quelque chose de personnel Attributions à la situation : les gens cessent souvent de parler quand une personne extérieure entre dans une pièce. Ils venaient de se faire reprendre par leur chef
Quels sont les avantages et les inconvénients de s'attribuer la responsabilité des événements positifs ?	Avantage : cela augmente la confiance en soi ; inconvénient : se vanter peut paraître prétentieux
Jacques a réussi ses examens, il se dit que c'est parce que les examinateurs ont été gentils. Quel est le risque de cette attribution ?	Il minimise son propre rôle dans sa réussite, n'augmente pas sa confiance en lui-même

Pierre a invité Jeanne à venir manger chez lui. Il a acheté de la glace à la pistache. Quand il lui annonce qu'au dessert, il y a de la glace, Jeanne répond qu'elle adore la glace, sauf celle à la pistache. Est-ce que Jeanne a commis une gaffe ? Si oui, pourquoi ?	Oui, Jeanne a commis une gaffe, ne sachant pas que Pierre a justement acheté de la glace à la pistache
Pierre propose à Jacques d'inviter par surprise Jeanne au restaurant le lendemain pour son anniversaire. Plus tard, Jacques croise Jeanne. En la quittant, il lui dit qu'il se réjouit de la voir le lendemain. Jeanne, surprise, lui demande pourquoi. Est-ce que Jacques a commis un impair et pourquoi ?	Oui, Jacques a commis un impair, ayant oublié qu'il s'agissait d'une surprise
Jeanne sort du supermarché avec deux gros sacs. Elle croise Pierre, un bon copain, et lui dit : « Ces sacs sont vraiment lourds. » Que dit-elle, en fait ?	Sans doute voudrait-elle que Pierre l'aide à porter ses sacs

Tableau 74.2 Exemples de cartes *situations* et *problèmes*.

Carte	Critères d'évaluation proposés
Situation : Vous vous trouvez à une soirée et quelqu'un cherchant à faire votre connaissance vous demande quel est votre travail. Vous n'avez pas envie de lui dire que vous êtes actuellement sans travail. Poursuivez la conversation	0. Pas de performance, la personne ne veut pas participer au jeu de rôle 1. Place pour l'amélioration 2. Compétent, permet d'atteindre le but de façon socialement admise
Situation : Quelqu'un que vous fréquentez depuis un mois, et pour qui vous éprouvez des sentiments d'affection, vous exprime des sentiments identiques : répondez-lui !	0. Pas de performance, la personne ne veut pas participer au jeu de rôle 1. Place pour l'amélioration 2. Compétent, permet d'atteindre le but de façon socialement admise
Situation : Vous n'avez pas entendu votre réveil sonner. Téléphonez à votre chef au travail pour vous excuser de votre retard	0. Pas de performance, la personne ne veut pas participer au jeu de rôle 1. Place pour l'amélioration 2. Compétent, permet d'atteindre le but de façon socialement admise
Situation : Votre patron vous reproche d'être trop lent; acceptez la critique et lui demandez de développer. Votre voisin de gauche jouera le rôle du patron	0. Pas de performance, la personne ne veut pas participer au jeu de rôle 1. Place pour l'amélioration 2. Compétent, permet d'atteindre le but de façon socialement admise
Problème : Votre médecin veut changer votre traitement, alors qu'il vient de dire que tout allait bien. Que faites-vous ?	0. Ne permet pas l'atteinte du but ou conduit à des conséquences négatives 1. Permet d'atteindre le but, mais possibilité d'amélioration 2. Permet très probablement l'atteinte du but sans conséquences négatives
Problème : Après avoir signé votre fiche de paie, vous vous apercevez que votre patron a oublié de vous compter quinze heures de travail. Que faites-vous ?	0. Ne permet pas l'atteinte du but ou conduit à des conséquences négatives 1. Permet d'atteindre le but, mais possibilité d'amélioration 2. Permet très probablement l'atteinte du but sans conséquences négatives

(*Suite*)

Tableau 74.2 **Suite.**

Carte	Critères d'évaluation proposés
Problème : Vos médicaments vous rendent somnolent au travail et votre patron menace de vous renvoyer. Que faites-vous ?	0. Ne permet pas l'atteinte du but ou conduit à des conséquences négatives 1. Permet d'atteindre le but, mais possibilité d'amélioration 2. Permet très probablement l'atteinte du but sans conséquences négatives

Conclusion

Compétence a pour but de familiariser de manière simple et ludique les professionnels à l'entraînement des habiletés sociales. Le jeu a l'avantage d'être flexible et les règles peuvent être facilement adaptées en fonction des participants. Dans un atelier protégé, il permet d'entraîner les habiletés socioprofessionnelles nécessaires à l'employabilité. L'emploi est un lieu de socialisation important et beaucoup d'amitiés et de couples se forment dans le cadre des relations professionnelles. Ce point n'est pas négligeable pour les personnes atteintes de schizophrénie qui n'ont pas forcément d'autre lieu de socialisation.

Références

Brana, A., Francey, C., Nguyen, A., Gremaud, K., Hayoz, C., & Favrod, J. (2014). Effets du jeu Compétence sur les habiletés socioprofessionnelles : résultats préliminaires. In N. Franck (Ed.), *Cognition sociale et schizophrénie*. Issy-les-Moulineaux : Elsevier Masson.

Combs, D. R., Adams, S. D., Penn, D. L., Roberts, D., Tiegreen, J., & Stem, P. (2007). Social Cognition and Interaction Training (SCIT) for inpatients with schizophrenia spectrum disorders : preliminary findings. *Schizophrenia Research, 91*, 112–116.

Favrod, J. (1993). Habiletés sociales : Québécisme désuet ou concept moderne? *Journal de Thérapie Comportementale et Cognitive*, 66–67.

Favrod, J., Aillon, N., & Bardiot, G. (1995). "Compétence" : Un cheval de Troie dans les soins. *Cahiers Psychiatriques Genevois*, 47–54.

Galderisi, S., Piegari, G., Mucci, A., Acerra, A., Luciano, L., et al. (2010). Social skills and neurocognitive individualized training in schizophrenia : comparison with structured leisure activities. *European Archives of Psychiatry and Clinical Neuroscience, 260*, 305–315.

Glynn, S. M., Marder, S. R., Liberman, R. P., Blair, K., Wirshing, W. C., et al. (2002). Supplementing clinic-based skills training with manual-based community support sessions : effects on social adjustment of patients with schizophrenia. *The American Journal of Psychiatry, 159*, 829–837.

Granholm, E., Mcquaid, J. R., Mcclure, F. S., Auslander, L. A., Perivoliotis, D., et al. (2005). A randomized, controlled trial of cognitive behavioral social skills training for middle-aged and older outpatients with chronic schizophrenia. *The American Journal of Psychiatry, 162*, 520–529.

Gremaud, K., Millán, D., Brana, A., Nguyen, A., & Favrod, J. (2013). Développer les habiletés sociales par le jeu. *Santé mentale, 183*, 26–30.

Hogarty, G. E., Flesher, S., Ulrich, R., Carter, M., Greenwald, D., et al. (2004). Cognitive enhancement therapy for schizophrenia : effects of a 2-year randomized trial on cognition and behavior. *Archives of General Psychiatry, 61*, 866–876.

Kern, R. S., Green, M. F., Mitchell, S., Kopelowicz, A., Mintz, J., & Liberman, R. P. (2005). Extensions of errorless learning for social problem-solving deficits in schizophrenia. *The American Journal of Psychiatry, 162*, 513–519.

Kurtz, M. M., & Mueser, K. T. (2008). A meta-analysis of controlled research on social skills training for schizophrenia. *Journal of Consulting and Clinical Psychology, 76*, 491–504.

Liberman, R. P., & Kopelowicz, A. (2005). Recovery from schizophrenia : a concept in search of research. *Psychiatric Services, 56*, 735–742.

Mueser, K. T., & Bellack, A. S. (2007). Social skills training : Alive and well? *Journal of Mental Health, 16*, 549–552.

Petersen, L., Jeppesen, P., Thorup, A., Abel, M. B., Ohlenschlaeger, J., et al. (2005). A randomised multicentre trial of integrated versus standard treatment for patients with a first episode of psychotic illness. *BMJ, 331*, 602.

Pfammatter, M., Junghan, U. M., & Brenner, H. D. (2006). Efficacy of psychological therapy in schizophrenia : conclusions from meta-analyses. *Schizophrenia Bulletin, 32*(Suppl 1), S64–80.

Phillips, M. L., Senior, C., & David, A. S. (2000). Perception of threat in schizophrenics with persecutory delusions : an investigation using visual scan paths. *Psychological Medicine, 30*, 157–167.

Roberts, D. L., & Penn, D. L. (2009). Social cognition and interaction training (SCIT) for outpatients with schizophrenia : a preliminary study. *Psychiatry Research, 166*, 141–147.

Roder, V., Mueller, D. R., Mueser, K. T., & Brenner, H. D. (2006). Integrated psychological therapy (IPT) for schizophrenia : is it effective ? *Schizophrenia Bulletin, 32*(Suppl 1), S81–93.

Silverstein, S. M., Hatashita-Wong, M., Solak, B. A., Uhlhaas, P., Landa, Y., et al. (2005). Effectiveness of a two-phase cognitive rehabilitation intervention for severely impaired schizophrenia patients. *Psychological Medicine, 35*, 829–837.

Tauber, R., Wallace, C. J., & Lecomte, T. (2000). Enlisting indigenous community supporters in skills training programs for persons with severe mental illness. *Psychiatric Services, 51*, 1428–1432.

Thorup, A., Petersen, L., Jeppesen, P., Ohlenschlaeger, J., Christensen, T., et al. (2005). Integrated treatment ameliorates negative symptoms in first episode psychosis--results from the Danish OPUS trial. *Schizophrenia Research, 79*, 95–105.

Turner, D. T., Van Der Gaag, M., Karyotaki, E., & Cuijpers, P. (2014). Psychological interventions for psychosis : a meta-analysis of comparative outcome studies. *The American Journal of Psychiatry, 171*, 523–538.

Valencia, M., Rascon, M. L., Juarez, F., Escamilla, R., Saracco, R., & Liberman, R. P. (2010). Application in Mexico of psychosocial rehabilitation with schizophrenia patients. *Psychiatry, 73*, 248–263.

Valencia, M., Rascon, M. L., Juarez, F., & Murow, E. (2007). A psychosocial skills training approach in Mexican out-patients with schizophrenia. *Psychological Medicine, 37*, 1393–1402.

Les ESAT de transition : un accompagnement original pour accéder au milieu ordinaire par un emploi en milieu protégé

Chapitre 75

Inès de Pierrefeu, Bernard Pachoud

PLAN DU CHAPITRE

Les ESAT de transition constituent une formule originale en France d'accompagnement vers et dans l'emploi des personnes souffrant de troubles psychiques. Cette approche, développée depuis 40 ans par l'association Messidor, en Rhône-Alpes puis en Auvergne-Rhône-Alpes, s'illustre par ses bons résultats en termes d'insertion en milieu ordinaire. Une des originalités de ce modèle, s'avérant être également un des ressorts de son efficacité, consiste dans le double accompagnement proposé aux travailleurs lors de ce parcours de transition. En parallèle de l'encadrement quotidien par le responsable d'unité de production, qui transmet à ses travailleurs des savoir-être et savoir-faire professionnels, et contribue à la restauration de leur estime de soi et d'un sentiment d'efficacité personnelle, le travailleur est aussi accompagné par un conseiller d'insertion, qui le soutient dans l'élaboration et la réalisation de son projet d'insertion en milieu ordinaire (première partie). Au sein des différentes pratiques d'aide à l'insertion professionnelle existant pour ce public sur la scène internationale, ces ESAT de transition apparaissent comme une formule hybride entre une structure de travail en milieu protégé, une entreprise à économie sociale et un programme d'emploi accompagné. Le rôle de conseiller d'insertion dans l'ESAT de transition s'avère très similaire à celui du conseiller en emploi (ou *job coach*) des programmes d'emploi accompagné (deuxième partie). Cette pratique des ESAT de transition, à l'image des dispositifs d'emploi accompagné (aussi appelés au Québec programmes de soutien à l'emploi) dont la réputation tient à l'efficacité démontrée par de nombreuses études scientifiques, est par ailleurs soucieuse de l'autodétermination des personnes suivies et de développer leur pouvoir d'agir, c'est-à-dire soucieuse de faire avec et non à la place de ces personnes, ce qui peut favoriser un processus de rétablissement, quel que soit le projet de vie choisi à l'issue du parcours (troisième partie).

Présentation des ESAT de l'association Messidor : la transition par l'activité professionnelle

Le principe des ESAT de transition est de proposer un accompagnement individualisé en situation de travail en milieu protégé, afin de favoriser et soutenir le retour à l'emploi en milieu ordinaire, ou éventuellement vers un autre projet de rétablissement social, en dehors d'une activité professionnelle. Le modèle des ESAT de transition a été initialement conçu et développé par l'association Messidor, implantée dans la région Auvergne-Rhône-Alpes depuis 40 ans, et spécialisée dans la réinsertion professionnelle des personnes en situation de handicap psychique. L'ensemble de ces structures, réparties en 17 établissements, permet aujourd'hui l'accompagnement d'environ 869 personnes par an, encadrées par 232 professionnels[5]. Depuis plusieurs années l'association a le souci de promouvoir ce modèle d'accompagnement au-delà de la région Auvergne-Rhône-Alpes, il est aujourd'hui repris par d'autres structures en France, fédérées dans le cadre du Réseau transition, en Picardie (Passage Pro/La Nouvelle Forge), Île-de-France (Iris Messidor), Saône-et-Loire (PEEP 71) et, plus récemment, en Charentes-Maritimes (Lien Messidor 17).

Historique des ESAT de transition de l'association Messidor : l'intuition fondatrice de Vincent Verry

L'association Messsidor a été fondée par Vincent Verry en 1975, car il avait le conviction que « toute personne souffrant de difficultés psychiques et sociales conserve un potentiel toujours vivant, qui demande à être entendu, mais qui demande également à être exercé » (Verry, 1995) et la volonté de promouvoir l'insertion professionnelle de ces personnes, pour « les aider à passer d'une situation d'assistance à une autonomie de vie grâce à un travail rémunéré ». Concrètement, sa démarche a été de proposer du travail à des petits groupes de personnes sortant d'établissements psychiatriques, encadrés par des artisans du milieu ordinaire, des experts d'un métier, n'ayant pas de lien avec le monde des soins psychiatriques, ni de connaissance de la maladie mentale. Progressivement, cette mise en situation de vrai travail, au sein d'une petite équipe, est devenue un moyen de préparer ces personnes à regagner le monde du travail ordinaire. C'est ainsi qu'est né le concept de *transition par le travail*. Dans une démarche d'inclusion sociale des personnes souffrant de troubles mentaux, restées souvent longtemps enfermées dans « l'archipel asilaire » (Verry, 1995), la conviction de Vincent Verry était que, malgré leurs troubles mentaux et leur désocialisation, ces personnes pouvaient retrouver la capacité de produire un *travail normal*, ordinaire, et pas seulement une activité occupationnelle ou de médiation, ainsi que le *travail thérapeutique* était généralement conçu à cette époque (Torrente, 2004), cette mise en situation de travail ordinaire contribuant en outre à les faire aller mieux. Cette intuition du fondateur sur les effets bénéfiques pour ces personnes d'un *vrai travail* a été validée par de nombreuses recherches depuis (Boardman, 2003 ; Waghorn et al., 2008), de même que sa conviction du « potentiel toujours vivant » des personnes qui résonne avec le paradigme actuel du rétablissement (Amering et Schmolke, 2009).

Les ESAT de transition aujourd'hui : un réseau important et diversifié

Aujourd'hui, l'association Messidor regroupe 17 établissements de travail protégé en Auvergne-Rhône-Alpes, des établissements et services d'aide par le travail (ESAT) et des entreprises adaptées (EA), qui ont accueilli en 2016 environ 870 personnes en situation de handicap psychique, encadrées par 232 professionnels. Messidor permet à ces personnes reconnues travailleurs handicapés par la commission des droits et de l'autonomie des personnes handicapées (CDAPH) de reprendre une activité professionnelle grâce à un parcours individualisé incluant une activité salariée dans différents secteurs ainsi que des formations (14 646 heures de formation dispensées en 2016). L'association Messidor structure ses activités en fonction de deux objectifs interdépendants :

- un objectif social : proposer un travail aux personnes psychiquement fragiles et les aider à construire un projet de vie, afin de quitter à terme Messidor pour trouver une place dans le milieu ordinaire de travail ou s'épanouir avec un projet personnel ;
- un objectif économique : satisfaire ses clients par des prestations de qualité, en leur permettant, quand il s'agit d'entreprises soumises à

[5] Données de l'année 2016. L'ensemble des données et descriptions du modèle Messidor mentionnés dans ce chapitre sont disponibles sur le site Internet de l'association : www.messidor.asso.fr

l'obligation d'emploi de travailleurs handicapés, de remplir, au moins en partie et indirectement, cette obligation (par l'obtention d'unités bénéficiaires).

L'objectif social ne peut exister sans l'atteinte des objectifs économiques, et réciproquement, puisque les établissements sont pour partie autofinancés : 53 % du budget de Messidor est couvert par l'activité économique et seulement 47 % par des subventions diverses (agence régionale de santé ou ARS, direction régionale des entreprises, de la concurrence, de la consommation, du travail et de l'emploi ou DIRECCTE, région Auvergne-Rhône-Alpes).

Messidor privilégie des activités de service, qui favorisent le contact des travailleurs avec le public et requièrent un niveau d'exigence proche de celui du milieu ordinaire, véhiculant ainsi une image valorisante. Ces activités réalisées en *unités de production*, mettent en évidence la finalité et l'utilité du travail. Elles sont, dans la mesure du possible, évolutives et diversifiées, permettent une souplesse dans l'organisation, notamment dans les temps de travail, et un apprentissage assez rapide. En majorité, les prestations sont réalisées directement chez le client, c'est-à-dire dans des conditions de travail proches de celles du milieu ordinaire et avec des attentes en termes de productivité et de délai. Les activités proposées sont réparties dans une centaine d'unités de production autour de Lyon, en Isère, dans la Drôme, la Loire, en Haute-Savoie, et, plus récemment, en Charentes-Maritimes, dans divers secteurs :

- espaces verts : entretien régulier ou travaux ponctuels, maçonnerie paysagère ;
- restauration : traditionnelle, collective, traiteur ;
- hygiène et propreté : entretien d'immeubles ou de bureaux, chantiers ponctuels ;
- chaîne graphique, PAO : création graphique, impression numérique, façonnage, routage ;
- prestation d'équipes : équipes de prestation en milieu industriel ou logistique.

Un parcours de transition balisé pour expérimenter et se transformer

La notion de transition s'incarne dans un parcours balisé, individualisé pour chaque travailleur, avec trois étapes à parcourir (Figure 75.1) :

1. *remise au travail* : la personne se confronte aux contraintes de la vie professionnelle, avec notamment la possibilité pour certains de passer quelques mois *en unité de réentraînement* avant de démarrer des prestations en production ;
2. *construction du projet professionnel* : l'expérience au jour le jour en activité permet de faire émerger un projet, une envie, puis de vérifier et consolider ce qui fonctionne ou non, d'affiner la faisabilité du projet (en fonction des réalités du secteur et du marché de l'emploi dans le bassin local notamment). De nombreux stages et des *mises à disposition*, en autonomie chez les clients, permettent de faire des essais et de prendre de l'assurance (ou de se rassurer), tant pour le travailleur que pour le futur employeur ;

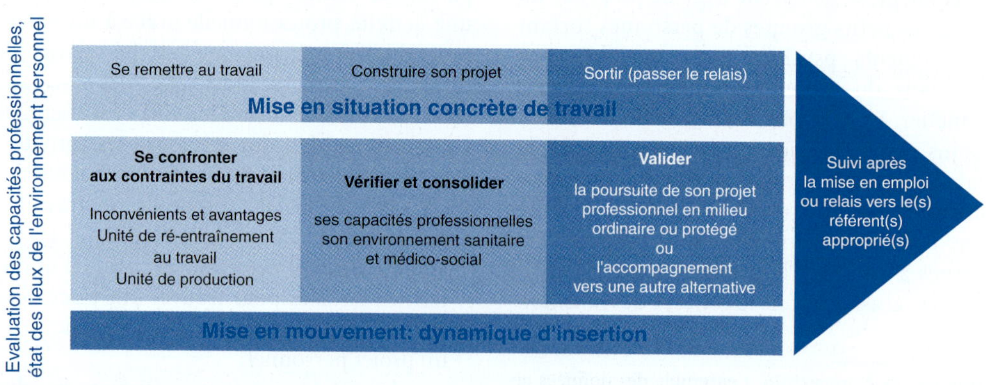

Figure 75.1 Schéma du balisage du parcours d'un travailleur en ESAT de transition.
Source : Messidor

3. sortie vers l'extérieur avec un *soutien à la concrétisation du projet*, et un *suivi post-sortie* (dans le cas d'une insertion en milieu ordinaire), c'est-à-dire un accompagnement du travailleur dans ses démarches de recherche d'emploi (candidatures, entretiens de recrutement, aménagement du poste, etc.) et dans ses premiers temps en poste (intégration avec les collègues et le n + 1, gestion des difficultés éventuelles, etc.).

Chacune de ces étapes est rendue possible par une mise en situation de travail concrète sur le terrain : le travail effectif en unité de production devient un lieu d'expérimentation pour le travailleur de ses capacités, potentiels et limites, lui permettant ainsi de tester, valider, confirmer ou infirmer ses envies et projets, dans un principe de réalité, et non plus seulement en fonction de ses représentations, parfois éloignées de la réalité au départ, ou déformées par de mauvaises expériences antérieures. Le temps de la transition, temps d'expérimentation, devient un temps de transformation de la personne et rend ainsi possible et plus solide l'insertion en milieu ordinaire à terme.

Un double accompagnement qui restaure estime de soi, sentiment d'efficacité personnelle et incite à l'émancipation

Une autre spécificité de l'accompagnement dans ces ESAT de transition consiste dans le double encadrement du travailleur : au quotidien dans l'activité professionnelle, par un responsable d'unité de production, et de façon périodique, par un conseiller d'insertion, afin de le soutenir dans l'élaboration et la mise en œuvre de son projet de sortie.

Le *responsable d'unité de production* (RUP) est un professionnel issu du milieu ordinaire, un expert d'un métier précis, sans connaissance sur la maladie mentale ou la psychologie; il incarne une identité professionnelle avant tout, à laquelle les travailleurs peuvent s'identifier, ce qui les aide d'ailleurs à se départir de l'identité de malade. Il encadre une équipe de travailleurs, sa fonction initiale est proche de celle des moniteurs d'atelier d'ESAT, mais à la différence de ces moniteurs, il ne supervise que cinq à sept travailleurs contre dix à vingt pour un moniteur en ESAT traditionnel. Ce taux d'encadrement élevé permet un accompagnement individualisé et sur mesure au quotidien. La mission du RUP est double :

- une *mission économique* : le RUP doit atteindre des objectifs de chiffre d'affaire et assurer la viabilité économique de son équipe en recherchant, réalisant et facturant des prestations à des clients; il gère son unité de production comme un chef de petite PME avec une totale autonomie;
- une *mission sociale*, d'accompagnement : le RUP organise le fonctionnement de son équipe de sorte que chaque travailleur puisse progresser en fonction de ses capacités et potentiels, de son projet individuel, jusqu'à son éventuelle sortie en milieu ordinaire. Pour favoriser la transition vers le milieu ordinaire, il recherche notamment, avec l'aide du conseiller d'insertion, des opportunités de stages et de mises à disposition chez des clients, en vue de favoriser des embauches.

En confrontant le travailleur à des situations exigeantes et difficiles, et en le soutenant face à ces différents défis, le RUP permet au travailleur d'expérimenter des réussites, et ainsi de développer une estime de soi et un sentiment d'efficacité personnelle pour surmonter les obstacles, facteurs identifiés comme déterminants par la recherche pour favoriser l'insertion professionnelle (Bandura, 1977; Pachoud et Corbière, 2014). Par un mouvement identificatoire entre ce référent professionnel et la personne accompagnée, par un *effet de miroir*, une nouvelle identité peut émerger, celle d'un travailleur valable, ainsi que l'espoir d'un avenir professionnel possible en milieu ordinaire (De Pierrefeu et al., 2017b). Un changement de regard sur soi, une redéfinition de soi (Anthony, 1993; Koenig, 2016) et l'espoir d'une évolution favorable de son devenir (Deegan, 1988) ont été identifiés comme des facteurs clés d'un processus de rétablissement d'une personne vivant avec des troubles psychiques; il apparaît ainsi que l'accompagnement du RUP *par et vers* l'emploi contribue à une amélioration de l'état des personnes accompagnées, au-delà de la question du travail.

Le conseiller d'insertion (CI) intervient comme accompagnateur de la démarche de transition, il est le garant d'une sortie à terme (c'est-à-dire du fait que le travailleur ne restera pas indéfiniment en ESAT, ou que le RUP ne le retiendra pas dans son unité). Il intervient en appui du RUP, avec un rôle de tiers régulant la relationnelle duelle entre le RUP et le travailleur, cette triangulation favorisant une certaine subjectivation de la personne accompagnée, en l'obligeant à se positionner, à s'autodéterminer entre ces deux accompagnants, et non totalement pour ou contre l'un des deux (De Pierrefeu et al., 2017b). Concrètement, le conseiller d'insertion s'assure de l'élaboration du projet individuel du travailleur et veille à sa mise en œuvre, notamment dans la phase de sortie; il aide dans les démarches de recherche d'emploi et de candidatures, puis dans la définition des aménagements de poste avec les employeurs. Par ailleurs, il joue le rôle d'interface et de coordinateur entre le monde de l'ESAT et l'extérieur : il est l'interlocuteur des autres accompagnants de la personne en situation de handicap, dans les champs sanitaire et médico-social (psychologue, médecin, assistant social, famille, etc.), ainsi que des représentants des entreprises sollicitées pour des stages ou des emplois (responsables des ressources humaines, encadrants, etc.). Ce rôle de pivot, de coordinateur entre ces différents intervenants, dont les objectifs sont parfois contradictoires ou en tension, exige une multiplication des alliances de travail de la part du CI, afin d'orienter ces divers soutiens dans la même direction, celle du projet du travailleur (De Pierrefeu et al., 2017b). Nous reviendrons dans la deuxième partie du chapitre sur ce rôle du conseiller d'insertion en ESAT de transition et notamment en quoi celui-ci est similaire à celui du conseiller en emploi (ou *job coach*) dans un programme d'emploi accompagné.

Performance des ESAT de transition : un taux d'insertion en milieu ordinaire supérieur aux ESAT traditionnels et, au-delà, une contribution au rétablissement des personnes

Pourquoi ce souci de l'insertion en milieu ordinaire pour les personnes en situation de handicap psychique? Il est consensuellement admis dans la littérature internationale que l'insertion en milieu ordinaire est l'objectif à privilégier pour les personnes avec un handicap psychique, d'autant qu'elle semble possible dans la majorité des cas si l'accompagnement est approprié (Bond et al., 2008; Drake et al., 2012; Pachoud et Corbière, 2014). Une série d'études spécifient les avantages d'une insertion professionnelle en milieu ordinaire (plutôt qu'en milieu protégé), en termes de qualité de vie (Eklund, Hansson et Ahlqvist, 2004), de restauration de l'estime de soi (Drake et al., 2012) et de facteur de rétablissement (Boardman, 2003).

Le taux de transition du milieu protégé vers le milieu ordinaire, bien que nous ne disposions pas en France de données publiées, est connu comme faible; il l'est aussi à l'étranger (Pachoud et Corbière, 2014). La majorité des ESAT, y compris ceux qui sont dédiés au handicap psychique, restent influencés par une conception traditionnelle des politiques sociales plus orientées vers la protection que vers l'inclusion sociale des personnes considérées comme vulnérables. On fait souvent remarquer aussi que les moniteurs d'ESAT sont parfois réticents à *faire sortir* les bons travailleurs des ateliers car ce sont eux qui assurent généralement la production et le chiffre d'affaires de l'établissement. Enfin, il faut aussi reconnaître que la différence de revenu entre l'ESAT et un emploi peu qualifié en milieu ordinaire n'est guère incitative et les personnes handicapées hésitent à prendre le risque de tenter un emploi en milieu ordinaire qu'elles ne sont pas sûres de pouvoir conserver.

En dépit de ces facteurs non incitatifs et parce que le projet est d'emblée l'accès au milieu ordinaire de travail, les ESAT de transition atteignent un taux d'insertion en milieu ordinaire supérieur à 10 % des effectifs annuels, et supérieur à 30 % des effectifs sortants, soit un score nettement supérieur à celui des ESAT traditionnels, qui ne font pas de la réinsertion en milieu ordinaire un objectif central (Pachoud et Corbière, 2014).

Au-delà de cet indicateur d'insertion en milieu ordinaire, certes supérieur aux autres établissements pour personnes en situation de handicap psychique, on peut faire remarquer que l'objectif de ces *parcours de transition* est, *in fine*, sans doute davantage le rétablissement des personnes et que l'accès à l'emploi en milieu ordinaire n'en est qu'un des moyens. Même si la totalité des personnes accompagnées ne parviennent pas à ces insertions en milieu ordinaire, le fait que ces ESAT promeuvent cette finalité, c'est-à-dire une transition vers un ailleurs et la construction d'un projet de vie individualisé, est une démarche valorisante car elle démontre que l'institution croit dans le potentiel des personnes. On peut poser l'hypothèse que cette démarche et ce parcours de transition tendent à restaurer un certain pouvoir d'agir de la personne, qui prend en charge elle-même son *destin professionnel*, et contribue également à un changement de regard de la personne sur elle-même puisqu'elle se considère progressivement comme un professionnel d'un métier et plus seulement comme un malade sans avenir.

Ces ESAT de transition apparaissent ainsi comme une pratique plutôt originale en France, tant par leur concept et leur fonctionnement que par leurs résultats. Comment cette approche se situe-t-elle au regard des pratiques internationales d'aide à l'insertion professionnelle pour les personnes souffrant de troubles mentaux graves ?

Caractérisation des ESAT de transition par rapport aux pratiques internationales d'aide à l'insertion professionnelle : un modèle hybride

Le terme de *transition* renvoie à de multiples sens et références, en particulier dans le champ de la psychopathologie; le psychologue clinicien en particulier ne peut évoquer le concept de *transition* sans y associer la théorisation du pédiatre psychanalyste Donald Woods Winnicott sur l'espace *transitionnel*, où les *objets transitionnels* sont nécessaires à l'enfant dans son développement pour quitter l'espace maternel et explorer progressivement un environnement extérieur, en toute sécurité (Winnicott, 1951). Cette notion de transition est régulièrement convoquée pour concevoir des dispositifs d'accompagnement ou de soins pour les personnes souffrant de troubles mentaux graves, où l'idée de transition semble appropriée quand il s'agit d'amener progressivement les personnes d'un point à un autre. La visée d'insertion professionnelle en fait partie, il faut passer de l'inactivité à l'activité, et plusieurs dispositifs d'aide à l'insertion professionnelle se définissent en proposant un temps de transition, comme ces ESAT Messidor. Néanmoins on peut noter que dans le champ de ces pratiques, sur le plan international, ce sont les dispositifs qui prennent le parti, au contraire, d'un passage plus radical de l'inactivité à l'activité professionnelle, sans prendre un temps de préparation transitoire, qui ont aujourd'hui démontré leur performance et sont pour cette raison reconnus.

Pratiques d'accompagnement vers l'emploi, étudiées au plan international, pour les personnes souffrant de troubles mentaux sévères

De multiples formes et modèles de dispositifs d'accompagnement à l'insertion professionnelle pour les personnes souffrant de troubles psychiques graves existent dans le monde, et varient en fonction des contextes culturels et législatifs des pays. Pour donner une vision claire des modèles existants, on peut distinguer quatre principaux types de structures d'insertion (Corbière et al., 2011), différentes notamment par le degré de priorité qu'elles accordent à l'accès au milieu ordinaire de travail :

- les ESAT ou le milieu de travail protégé;
- les entreprises à économie sociale;
- les emplois de transition;
- les programmes de soutien à l'emploi ou d'emploi accompagné.

Les ESAT ou le milieu de travail protégé, dont relèvent en France les ESAT, concernent des établissements subventionnés proposant une activité de travail rémunérée à des personnes qui, toutes, ont un handicap supposé faire obstacle à leur insertion en milieu ordinaire de travail, et leur offrant des conditions de travail tolérantes, avec une exigence de productivité variable selon les établissements et les capacités de la personne, et parfois très faible. Cette formule est considérée dans un nombre croissant de pays comme conduisant à une forme de ségrégation et en ce sens de discrimination des personnes handicapées, car ne permettant qu'une inclusion sociale limitée (ces personnes handicapées restent entre elles) et ne développant pas leur autonomie. En outre, il est partout observé que le passage du milieu protégé au milieu ordinaire, même s'il est possible, en théorie, et parfois encouragé, se produit finalement rarement, et que cette approche, du point de vue de l'accès en milieu ordinaire, a de piètres performances (Oldman et al., 2005). Pour cette raison, de nombreux pays cherchent à développer d'autres dispositifs de réinsertion, voire à redéployer leurs ressources au profit de pratiques plus inclusives.

Les entreprises à économie sociale, développées au départ en Italie et désormais présentes dans plusieurs pays, notamment au Canada (Villotti et al., 2014; Zaniboni et al., 2011), ne présentent pas comme le milieu protégé le risque d'induire une forme de ségrégation des personnes handicapées, car les conditions de travail y sont plus proches de celles du milieu ordinaire, et les groupes de salariés sont généralement *mixtes*, c'est-à-dire composés de personnes en situation de handicap ou de précarité sociale, et aussi de simples salariés *ordinaires*. Les personnes travaillant dans les entreprises à économie sociale peuvent à terme transférer les compétences développées dans ces établissements vers des entreprises du milieu ordinaires lorsqu'elles se sentent prêtes et le désirent, et pour celles qui font le choix de rester dans ces entreprises, elles déclarent s'y sentir valorisées et reconnues, notamment via l'acquisition d'une véritable identité socioprofessionnelle (Villotti et al., 2014).

Ces deux dispositifs, ESAT et entreprises à économie sociale, correspondent au modèle traditionnel d'accompagnement des personnes souffrant de troubles mentaux graves, selon le principe *train and place* (entraîner ou former puis réinsérer) qui repose sur la progressivité et le réentraînement préalable à l'insertion en milieu ordinaire de travail (quand l'insertion est recherchée, ce qui n'est souvent pas le cas dans la majorité des ateliers protégés).

À l'inverse, les pays anglo-saxons ont développé une approche alternative qui revendique et opère le renversement de ce principe, qui devient *place and train* : insérer d'abord, puis former et soutenir dans le cadre de l'activité de travail. Il s'agit donc d'insérer au plus vite les personnes en milieu ordinaire de travail, sans étapes préparatoires qui tendent à différer indéfiniment le retour à l'emploi réel, mais d'assurer ensuite, sur le long terme, un soutien dans l'activité de travail. C'est le cas des dispositifs d'emplois de transition et surtout des programmes de soutien à l'emploi.

Les emplois de transition *(transitional employment)* sont des emplois temporaires en milieu ordinaire de travail, généralement réservés par les employeurs à des personnes en situation de précarité ou souffrant de troubles mentaux. Dans une logique de type *place and train*, la personne obtient cet emploi et y travaille sans préparation préalable, en bénéficiant du soutien d'un professionnel, généralement rattaché à un *clubhouse* (Bouvet, Battin et Le Roy Hatala, 2014). L'objectif de cet emploi est qu'il soit temporaire (entre 6 à 9 mois maximum dans le poste) afin que plusieurs membres du *clubhouse* puissent en bénéficier à tour de rôle, offrant ainsi une forme de réentraînement mais dans les conditions de travail du milieu ordinaire et avec l'image sociale valorisante que cela représente. On retrouve dans cette approche le processus de *transition vers et par le travail*, tel qu'il est revendiqué dans le modèle des ESAT de transition de Messidor, mais avec les emplois de transition, il s'agit d'un travail en milieu ordinaire directement et avec un soutien en emploi plutôt qu'une préparation en milieu protégé. Par ailleurs, ce temps de transition se fait en lien avec une structure bien différente d'un ESAT ou d'un programme de soutien à l'emploi, puisque le modèle *clubhouse* propose un soutien qui n'est pas centré uniquement sur l'insertion professionnelle, et qui privilégie une approche plutôt communautaire, au sens fort de ce terme puisque la structure est en partie autogérée par ses membres (Bouvet et al., 2014).

Les programmes d'emploi accompagné (ou de soutien à l'emploi) *(supported employment programs)*, parfois qualifiés également de *job coaching*, s'attachent à mettre en œuvre le principe *place and train*, et proposent par conséquent d'accompagner individuellement une personne souffrant de troubles mentaux à rechercher, à obtenir puis à garder un emploi en milieu ordinaire de travail, sans phase préparatoire particulière mais avec ce soutien personnalisé, continu, adaptable aux besoins, et sans limite dans la durée. Une même personne, qualifiée de *job coach* ou conseiller en emploi spécialisé, assume les différentes tâches de ce processus – aide à la recherche et à l'obtention d'un emploi, soutien à la prise de poste, etc. – au début puis tout au long de l'activité de travail (Corbière et al., 2011 ; Rinaldi et Perkins, 2007).

Cette approche de soutien à l'emploi suscite un intérêt croissant au point qu'elle est aujourd'hui recommandée dans de nombreux pays comme la pratique de référence; plusieurs pays ont converti leurs anciens dispositifs en les faisant évoluer vers ce type de modèle (Oldman et al., 2005). Ce succès s'explique par l'efficacité supérieure de ces formules, démontrée par les recherches, ce qui en fait une pratique fondée sur les données probantes. Bond et al. (2008) démontrent que la grande majorité des études comparatives randomisées contrôlées lui reconnaissent un taux d'insertion en milieu ordinaire de travail au moins deux fois supérieur à celui obtenu par les pratiques traditionnelles d'aide à la réinsertion. Elle s'incarne en particulier dans le modèle *individual placement and support* (IPS) qui est un programme d'insertion dans l'emploi et de soutien individualisé, spécifiquement mis en œuvre pour les personnes en situation de handicap psychique. Plusieurs méta-analyses relèvent pour la méthode IPS un taux d'insertion en milieu ordinaire d'environ 60 % à l'issue d'un suivi de 18 mois en moyenne, alors qu'il n'est que de 24 % avec les autres méthodes d'accompagnement vers l'emploi (Bond et al., 2008). Des résultats semblables ont été obtenus dans une étude réalisée dans six pays européens, soit dans des contextes différents de ceux d'Amérique du Nord (Burns et al., 2007). Quelques initiatives d'emploi accompagné ont débuté en France mais à petite échelle, faute de financements dédiés à cette pratique jusqu'à récemment (Pachoud et Corbière, 2014). Cette situation est en train de changer, le modèle de l'emploi accompagné venant d'être officiellement reconnu et recommandé par les pouvoirs publics dans l'article 52 de la loi n° 2016-1088 du 8 août 2016, dite Loi travail, avec un décret d'application paru en décembre 2016 annonçant un début de financement de cette pratique. Les appels à projets ont été publiés en septembre et octobre 2017 par les agences régionales de santé, en charge de répartir ces financements.

L'association Messidor fait partie des précurseurs dans l'expérimentation de cette pratique en France, avec le développement d'un dispositif d'emploi accompagné en Haute-Savoie depuis 2012, puis dans quatre autres départements. Ces dispositifs d'emploi accompagné sont clairement distincts du modèle d'ESAT de transition et permettent d'élargir l'offre de services pour les personnes avec un handicap psychique en quête de travail. Une première étude évaluative de cette pratique d'emploi accompagné constate un niveau de performance comparable à celui des études internationales (plus de 50 % d'accès à l'emploi après 12 mois d'accompagnement; Marec et al., 2017).

Les ESAT de transition, un modèle hybride entre milieu protégé, entreprise à économie sociale et programme d'emploi accompagné

Il est frappant de constater que le modèle des ESAT de transition, conçu dans les années 1970 par Vincent Verry n'est pas sans faire écho, par beaucoup d'aspects, aux modèles qui viennent d'être évoqués de soutien à l'insertion, faisant actuellement référence au plan international, ce qui atteste du caractère visionnaire, ou pour le moins *en avance*, des intuitions du fondateur de Messidor en matière de soutien à l'inclusion sociale.

Si l'on cherche à situer les ESAT de transition parmi les différents modèles d'intégration au travail aujourd'hui étudiés, ils s'apparentent moins au modèle de l'emploi protégé traditionnel qu'à un modèle hybride entre le travail en milieu protégé, une entreprise à économie sociale et un programme d'emploi accompagné (De Pierrefeu et Charbonneau, 2014). Il est vrai que la période de travail au sein de l'ESAT de transition correspond bien à un temps de préparation avant l'insertion, contrairement au modèle de l'emploi accompagné, mais cet *entraînement* a lieu dans un contexte professionnel proche du milieu ordinaire, avec des exigences économiques importantes; en ce sens, il s'apparente davantage au type d'activité réalisé dans les entreprises à économie sociale (Zaniboni et al., 2011). En outre, par l'incitation et le soutien apporté à l'insertion en milieu ordinaire de travail, cet *usage* du milieu protégé se différencie de ce que font les ESAT traditionnels, et se rapproche du modèle de l'emploi accompagné dont l'objectif est l'obtention et le maintien en emploi dans le milieu ordinaire. Comme dans les programmes d'emploi accompagné, les équipes des ESAT de transition axent leur travail sur l'idée que la réinsertion en milieu ordinaire de travail est possible pour les personnes en situation de handicap psychique, et qu'elle est souhaitable pour qu'ils retrouvent un sentiment de pleine intégration dans la vie sociale et professionnelle. Cette conviction et cette détermination dans le soutien s'avèrent des facteurs déterminants dans l'efficacité de l'accompagnement (Corbière et al., 2014; De Pierrefeu et al., 2017b; Drake et al., 2012). Cette similitude entre les ESAT de transition et les programmes d'emploi accompagné se confirme par ailleurs dans les rôles, tâches et multiples compétences du conseiller en emploi (ou *job coach*) qui s'avèrent similaires à celles du conseiller d'insertion en ESAT de transition (De Pierrefeu et al., 2017a).

Le conseiller d'insertion en ESAT de transition, un profil professionnel similaire à celui des conseillers en emploi *(job coachs)* des programmes d'emploi accompagné

Une étude récente, qualitative et quantitative, comparant les conseillers d'insertion des ESAT de transition de Messidor à des conseillers en emploi *(job coach)* des programmes d'emploi accompagné au Canada, a permis d'identifier la proximité et les quelques différences entre ces deux professionnels (De Pierrefeu et al., 2017a). Tout comme le conseiller en emploi, il apparaît que le rôle du conseiller d'insertion est d'accompagner les personnes à trouver puis à conserver leur emploi en milieu ordinaire. La visée est la même, en revanche la temporalité pour atteindre cet objectif est différente, puisque le conseiller en emploi d'un programme d'emploi accompagné cherche l'obtention d'un emploi le plus rapidement possible, dès le départ, alors que le conseiller d'insertion de Messidor, suivant la logique de la transition, cherche plutôt à accorder à la personne la durée – imprévisible *a priori* – qui lui sera spécifiquement nécessaire et envisage cette échéance, en moyenne plutôt après 12 à 36 mois, une fois que le travailleur s'est remis au travail au sein de son unité de production et élabore son projet. Les tâches pour exercer ce rôle sont en grande partie communes aux deux professionnels : par exemple, apporter un soutien continu à son client, construire avec lui un projet d'insertion à partir de ses besoins et préférences, planifier une stratégie de recherche d'emploi, associer et informer les acteurs du sanitaire et du médico-social (psychiatre, assistant social, etc.), rencontrer et collaborer avec les entreprises du bassin d'emploi local en vue d'obtenir des emplois ou des stages, puis s'assurer des aménagements de poste spécifiques et adaptés aux besoins du client afin d'assurer le maintien en emploi (Corbière et al., 2014; De Pierrefeu et al., 2017a). Un travail de recherche que nous avons mené a permis de recenser 110 compétences nécessaires à l'exercice de la fonction de conseiller d'insertion, là où Corbière et al. (2014) ont recensé un nombre proche de 90 compétences pour les conseillers en emploi spécialisés de différents programmes de soutien à l'emploi (De Pierrefeu et al., 2017b) avec, dans les deux cas, deux tiers de ces compétences relevant de comportements et attitudes (par exemple, être empathique, savoir reformuler, savoir prendre de la distance dans la relation) et un tiers de connaissances (par exemple, connaître des outils informatiques, avoir des connaissances sur la vie économique locale). L'étude quantitative, comparant les scores des deux groupes de professionnels à l'aide d'une échelle d'évaluation de leurs compétences (échelle BAKES, Corbière et al., 2014), a fait apparaître que les deux groupes n'ont pas d'écart significatif dans la mise en œuvre des trois catégories de compétences identifiées comme déterminantes pour favoriser l'objectif principal d'insertion professionnelle : *1)* adopter une approche soutenante et centrée sur le client, *2)* entretenir des liens de collaboration avec les employeurs et les gestionnaires, *3)* fournir du soutien et de l'aide aux clients pour bien cerner leurs intérêts professionnels et comprendre le marché du travail (Corbière et al., 2014; De Pierrefeu et al., 2017a).

Cette similitude dans les compétences est un résultat intéressant car les compétences des encadrants apparaissent dans la littérature comme un déterminant majeur de l'intégration au milieu ordinaire de travail (Drake et al., 2012). Les bonnes performances globales du modèle IPS résultent du moyennage de résultats en réalité hétérogènes selon les contextes. Plusieurs facteurs sont envisagés pour rendre compte de cette variation du score; certains chercheurs ont évalué que selon le conseiller en emploi, le taux de succès de réinsertion professionnelle variait de 25 à 75 % (Drake et al., 2012). Ce résultat de recherche démontre que les compétences des accompagnants sont des facteurs clés pour expliquer la performance d'insertion : dans la mesure où le conseiller d'insertion en ESAT de transition a de nombreuses compétences similaires à celles d'un conseiller en emploi de programme d'emploi accompagné, on peut supposer que cette fonction de conseiller d'insertion contribue à la performance des ESAT de transition en termes d'insertion en milieu ordinaire.

Un dernier rapprochement peut aussi être fait entre l'accompagnement que proposent les ESAT de transition, et celui des pratiques anglo-saxonnes d'emploi accompagné concernant les principes éthiques qui sous-tendent ces types d'accompagnement et leur impact sur le processus de rétablissement des personnes.

Les ESAT de transition, une exigence éthique pour une pratique orientée vers le rétablissement et l'*empowerment* des personnes

La foi dans le rétablissement possible des personnes

Plusieurs des principes, qui depuis le début orientent la pratique de Messidor, s'avèrent identiques ou très proches de certains de ceux qui, aujourd'hui, sous-tendent les programmes d'emploi accompagné (Baptiste, 2011 ; Brun et al., 2011 ; Verry, 1995) : la visée de l'inclusion sociale des personnes, un accompagnement individualisé et *sur mesure*, le souci de promouvoir l'autodétermination des personnes accompagnées. Ces principes s'avèrent en fait également ceux qui permettent de promouvoir le rétablissement, dans lequel Messidor reconnaît une reformulation et un prolongement des intuitions de son fondateur. Son projet était en effet de permettre aux personnes de se défaire de leur identité de malade, voire de *malade mental*, grâce au travail, et de mobiliser leur potentiel, une idée qui est également au cœur du paradigme du rétablissement. Il s'agit d'abord de restaurer l'espoir, en donnant l'occasion d'expérimenter qu'il est possible de reconquérir une autonomie, de reconstruire une vie active et sociale selon ses propres choix, et cela à partir d'un potentiel *toujours vivant*, de ressources ou de forces personnelles préservées, en dépit des troubles de santé mentale. Cela implique de s'inscrire dans une dimension autre que celle de la maladie et des soins pour se focaliser sur ce parcours de reconstruction. Tout comme dans les programmes d'emploi accompagné, les équipes de Messidor axent leur travail sur l'idée que la réinsertion en milieu ordinaire est possible pour la majorité des personnes en situation de handicap psychique (Bond et al., 2008), et même souhaitable pour qu'ils retrouvent un sentiment d'appartenance sociale et de citoyenneté.

Un regard porté sur la personne comme actrice de son devenir et non comme malade

Au-delà de l'objectif partagé d'inclusion sociale, les ESAT de transition de Messidor présentent d'autres points communs avec les pratiques de référence mentionnées, notamment dans la façon de considérer la personne accompagnée, avec un regard qui n'est pas de soignant, mais plutôt de soutien sur la voie de l'autonomie. Vincent Verry affirmait : « Je réagis avec vigueur quand j'entends employer dans un lieu d'activité, le terme malade mental ou même handicapé, car les personnes qui viennent à Messidor sont d'abord des travailleurs. Je ne donne pas suite à la demande de chefs d'équipes d'acquérir quelques connaissances en psychiatrie. Le mélange des genres me semble dangereux. Si la personne a besoin de soins, elle va trouver son psychiatre ou le psychologue, en dehors du temps et du lieu de travail. » (Verry, 1995.) Cette vision du fondateur reste un principe de fonctionnement des ESAT de transition ; dans ces lieux d'activité professionnelle, la maladie mentale n'a pas sa place, n'est pas le sujet (il n'y ni psychologue ni psychiatre dans les établissements), forçant sans doute ainsi les personnes accompagnées à se dépolariser de leurs symptômes ou de leur identité de patient habituellement mis en avant. L'enjeu est d'aider les personnes à se départir de l'autostigmatisation, c'est-à-dire l'intériorisation de prétendues incapacités liées à leur maladie. Cela requiert bien sûr que les accompagnants veillent eux aussi à ne pas véhiculer, par leurs propos, comportements ou même seulement leurs attitudes, de telles croyances stigmatisantes, tellement répandues qu'on peut facilement ne pas en avoir conscience. Dans les ESAT de transition, la personne est envisagée non comme un *assisté*, ou un *malade* à insérer professionnellement, mais comme adulte responsable et capable, comme travailleur, sujet et acteur de sa propre vie, qu'il faut certes guider mais pour qu'il se réapproprie le pouvoir de décider et d'agir, qu'il s'autodétermine. Les accompagnants, responsables d'unité de production et conseillers d'insertion, n'ont pas un pouvoir sur les personnes accompagnées, ils sont leurs formateurs, leurs conseillers, ils favorisent la transformation et l'émergence de quelque chose chez la personne, peut-être l'émergence de davantage de libre arbitre. Même si ces accompagnants proposent et conseillent, il est clair pour eux que le pouvoir de décider et d'agir relève de la liberté du travailleur. On retrouve ici le respect des principes du rétablissement, principes énoncés par les usagers eux-mêmes comme nécessaires de suivre pour se rétablir et retrouver une place dans la société.

Des principes éthiques et une nécessité d'apporter du « soutien au soutien »

Des principes éthiques guident ces pratiques (De Pierrefeu et Pachoud, 2014), avec une vision non plus asymétrique de l'accompagnement telle qu'elle tend à prévaloir dans le monde sanitaire – un soignant compétent face à un soigné démuni, voire en détresse, ou un accompagnant fort face à un accompagné faible – afin de promouvoir une relation plus symétrique, attentive aux rapports de pouvoir pour éviter un rapport de domination, et favoriser au contraire le pouvoir d'agir des accompagnés, ce que les Anglo-Saxons désignent par *empowerment*. Cette vision-là du travailleur a été identifiée dans plusieurs travaux comme un des déterminants d'efficacité des pratiques de réinsertion professionnelle (Corbière et al., 2014; Drake et al., 2012) ce qui peut peut-être expliquer les scores d'insertion à l'issue des parcours dans les ESAT de transition.

Si ce souci éthique sous-tend bien la philosophie de cette institution, de façon concrète, l'ambition de cet accompagnement devient de *faire avec* la personne, et non de *faire à sa place*; il est important de souligner que dans la pratique de terrain, la mise en application de ces principes n'est pas toujours aisée. Notre étude sur les accompagnants de Messidor a permis de repérer que certaines situations d'accompagnement, marquées par le souci de promouvoir le rétablissement en respectant notamment les principes d'*autodétermination* et de *responsabilité*, confrontent les professionnels à des difficultés, assimilables à des dilemmes éthiques (*voir* Encadré 75.1), lorsque ces principes entrent en tension avec celui de protéger ces personnes vulnérables. Le processus de rétablissement, dont fait partie l'insertion professionnelle, ne peut aller sans certaines prises de risque qu'il faut savoir mesurer et assumer.

ENCADRÉ 75.1

Exemples de dilemmes éthiques

Quelle attitude adopter à l'égard d'un travailleur dont le projet d'insertion semble prématuré ou irréaliste ?

Un responsable d'unité de production en logistique accueille un nouveau travailleur, Patrick, qui, avant ses hospitalisations en psychiatrie, travaillait justement en logistique. Ce dernier annonce d'emblée son projet de retrouver un emploi en milieu ordinaire, dans son secteur d'activité antérieur, la logistique. Après quelques semaines et différentes missions au sein de l'ESAT, le RUP rapporte que Patrick peine à « tenir le rythme » et risque par conséquent d'être en difficulté pour satisfaire aux exigences de productivité du milieu ordinaire. Le RUP est alors confronté au dilemme suivant : doit-il prendre le risque de « casser le rêve » du travailleur, en le mettant dès à présent en garde à l'égard du risque d'échec auquel l'expose son projet, que l'on peut juger prématuré ? Ou bien doit-il, en vertu du principe d'autodétermination, laisser le travailleur tenter, comme il le souhaite, un retour au travail en milieu ordinaire ? C'est cette seconde option que le RUP choisit, en proposant un stage de logistique en entreprise. Malheureusement, Patrick se trouve rapidement en échec dans ce stage, ce qui entraîne une rechute dépressive et une nouvelle hospitalisation. Le moniteur se reproche alors d'avoir insuffisamment « prévenu » cette rechute, ou su protéger Patrick ; il a choisi de ne pas « casser son rêve » et de le soutenir. L'équilibre entre le respect de l'autonomie et le devoir de protéger est difficile à trouver.

Quelle attitude adopter à l'égard d'un travailleur qui annonce son intention d'abandonner ?

Aïcha travaille à l'ESAT dans le secteur hygiène et propreté ; elle est efficace et appréciée. Son RUP est confiant dans sa capacité à s'intégrer dans un emploi en milieu ordinaire assez rapidement, il la valorise et l'encourage en ce sens. Aïcha, en revanche, doute d'elle-même, se dévalorise, est anxieuse et évoque de façon récurrente auprès de ses collègues son intention d'abandonner, affirmant « ne pas se sentir au niveau ». Elle remet finalement une lettre de démission à son RUP. Celui-ci, d'abord surpris, refuse la démission, et déclare avec véhémence qu'il est hors de question qu'elle quitte l'ESAT : « Tu travailles très bien, je sais que tu peux te réinsérer. Si toi tu n'y crois pas, moi j'y crois. » Aïcha part en claquant la porte. Elle revient travailler à l'ESAT dès le lendemain, sans reparler de démission.

Il est clair que ce type de réaction transgresse le principe de respect de l'autodétermination puisque le moniteur a « refusé » la démission. Mais la suite de l'histoire donne à réfléchir. Le RUP trouve rapidement une place en milieu ordinaire pour Aïcha, dans un premier temps en CDD puis en CDI. Aïcha s'épanouit dans cet emploi. Dans ce cas, le principe d'autodétermination, interprété comme l'expression d'une angoisse, n'a pas été respecté, pour privilégier un projet de rétablissement à travers une intégration professionnelle qui en l'occurrence s'est avérée possible.

Dans chacun des cas, les professionnels sont confrontés à la difficulté de promouvoir l'autonomie et la responsabilité tout en assurant dans le même temps une protection ; ils doivent également *ne pas décider pour autrui* et *ne pas exposer au danger*, tout en tenant compte de la variabilité dans le temps des capacités de la personne, liée à l'instabilité du handicap psychique.

Ainsi, le *rétablissement* et ses principes directeurs rencontrent sur le terrain des limites dans leur application qui peuvent constituer de vraies difficultés pour des accompagnants, désemparés et isolés face à ces cas de conscience. Leur fournir un espace de délibération autour de ces situations apparaît souhaitable. Il est nécessaire d'accompagner les accompagnants, ce qui ne signifie pas seulement valoriser leur travail, mais leur apporter les conditions cohérentes pour qu'ils puissent faire vivre, avec discernement, les principes du rétablissement. Cela implique notamment qu'ils soient eux-mêmes traités dans le respect de ces principes : autodétermination, responsabilité, *empowerment*. Par conséquent, au plan organisationnel, et plus largement au plan de la politique associative et de la politique d'établissement, il importe que ce choix d'une pratique orientée vers le rétablissement soit assumé : cela suppose de veiller à réunir les conditions pour que puisse être mise en œuvre cette pratique délicate de soutien au parcours de rétablissement. Ces conditions, on le voit, reposent en grande partie sur les attitudes et les compétences des accompagnants, qui doivent donc être soutenus dans ce mode d'accompagnement.

Références

Amering, M., & Schmolke, M. (2009). *Recovery in mental health : reshaping scientific and clinical responsibilities*. vol. 7 John Wiley et Sons.

Anthony, W. A. (1993). Recovery from mental illness : the guiding vision of the mental health service system in the 1990s. *Psychosocial Rehabilitation Journal*, *16*, 11–23.

Bandura, A. (1977). Self-efficacy : toward a unifying theory of behavioral change. *Psychological Review*, *84*, 191–215.

Baptiste, R. (2011). *Développer l'éthique en travail social*. Lyon : Chronique sociale.

Boardman, J. (2003). Work, employment and psychiatric disability. *Advances in Psychiatric Treatment*, *9*, 327–334.

Bond, G. R., Drake, R. E., & Becker, D. R. (2008). An update on randomized controlled trials of evidence-based supported employment. *Psychiatric Rehabilitation Journal*, *31*(4), 280–290.

Bouvet, C., Battin, C., & Le Roy Hatala, C. (2014). Le modèle Clubhouse pour les personnes souffrant de troubles psychiques : revue de littérature et expérience francaise. *L'Encéphale*, *41*(6), 477–486.

Brun, T., Emerard, M., Collombier, J. M., Mourier, C., Grange, S., & Escudero, A. (2011). *Une voie de rétablissement pour les personnes en situation de handicap psychique*. In *L'expérience de Messidor, éditions Interface*. (pp. 247).

Burns, T., et al. (2007). The effectiveness of supported employment for people with severe mental illness : a randomised controlled trial. *Lancet*, *370*, 1146–1152.

Corbière, M., Brouwers, E., Lanctôt, N., & Weeghel, J. (2014). Employment specialist competencies needed to help people with severe mental disorders enrolled in supported employment programs. *Journal of Occupational Rehabilitation*, *24*(3), 484–497.

Corbière, M., Zaniboni, S., Lecomte, T., Bond, G., Gilles, P. Y., et al. (2011). Job acquisition for people with severe mental illness enrolled in supported employment programs : a theoretically grounded empirical study. *Journal of Occupational Rehabilitation*, *21*(3), 342–354.

De Pierrefeu, I., & Charbonneau, C. (2014). Deux exemples de structures d'insertion professionnelle de format hybride pour personnes avec un trouble mental en France et au Québec. *L'Encéphale*, *40*, S66–S74.

De Pierrefeu, I., Corbière, M., & Pachoud, B. (2017a). Vocational counselors in France : Comparison to competencies of employment specialists working in Canadian IPS Programs. *Community Mental Health Journal*, 1–7.

De Pierrefeu, I., Corbière, M., & Pachoud, B. (2017b). Les accompagnants à l'insertion professionnelle en milieu ordinaire pour les personnes en situation de handicap psychique au sein des ESAT de transition Messidor. *Revue. Santé Mentale au Québec*, *42*, 155–171.

De Pierrefeu, I., & Pachoud, B. (2014). L'accompagnement vers et dans l'emploi comme voie de rétablissement pour les personnes en situation de handicap psychique. Les ESAT de transition de l'association Messidor. *L'Information Psychiatrique*, *90*(3), 183–190.

Deegan, P. E. (1988). Recovery : the lived experience of rehabilitation. *Psychosocial Rehabilitation Journal*, *11*(4), 11.

Drake, R. E., Bond, G. R., & Becker, D. R. (2012). *Individual placement and support : an evidence-based approach to supported employment*. New York : Oxford University Press.

Eklund, M., Hansson, L., & Ahlqvist, C. (2004). The importance or work as compared to other forms of dialy occupations for wellbeing and functionning among persons with long-term mental illness. *Community Mental Health Journal*, *40*(5), 465–477.

Koenig, M. (2016). *Le rétablissement dans la schizophrénie : un parcours de reconnaissance*. Paris : PUF.

Marec, M. G., Corbière, M., & Pachoud, B. (2017). *Étude évaluative de trois dispositifs expérimentaux d'emploi accompagné de l'Association Messidor en région Auvergne-Rhône-Alpes*. Rapport de synthèse, en ligne https : //www.messidor.asso.fr/fverte/Rpt%20EA%20MESSIDOR%20%2026-09-17%20%20%20.pdf.

Oldman, J., Thomson, L., Calsaferri, K., Luke, A., & Bond, G. R. (2005). A case report of the conversion of sheltered employment to evidence-based supported employment in Canada. *Psychiatric Services*, *56*(11), 1436–1440.

Pachoud, B., & Corbière, M. (2014). Pratiques et interventions de soutien à l'insertion professionnelle des personnes présentant des troubles mentaux graves : résultats et pistes de recherche. *L'Encéphale*, *40*, 533–544.

Rinaldi, M., & Perkins, R. (2007). Implementing evidence-based supported employment. *The Psychiatrist*, *31*(7), 244–249.

Torrente, J. (2004). *Le psychiatre et le travailleur, cheminement de la psychopathologie du travail d'hier à demain*. Paris : Doin.

Verry, V. (1995). *L'archipel asilaire, éditions des Deux Continents*.

Villotti, P., Zaniboni, S., & Fraccaroli, F. (2014). Les entreprises à économie sociale en Italie. *L'Encéphale*, *40*, S57–S65.

Waghorn, G., Lloyd, C., & Tsang, H. W. (2008). Vocational rehabilitation for people with psychiatric and psychological disorders. In *International Encyclopedia of Rehabilitation*.

Winnicott, D. W. (1951). Objets transitionnels et phénomènes transitionnels. In D. W. Winnicott (Ed.), *De la pédiatrie à la psychanalyse* (pp. 109–125). Paris : Payot.

Zaniboni, S., Fraccaroli, F., Villotti, P., & Corbière, M. (2011). Working plans of people with mental disorders employed in Italian Social Enterprises. *Psychiatric Rehabilitation Journal*, *35*, 55–58.

Partie XI

Entraide entre pairs

Chapitre 76

Le programme des médiateurs de santé-pairs en France : historique, bilan actuel et perspectives

Jean-Luc Roelandt, Bérénice Staedel, Massimo Marsili, Philippe Maugiron et Guillaume François

PLAN DU CHAPITRE

Premier du genre en France, le programme pilote *médiateurs de santé-pairs* (MSP) visait à former et embaucher dans des services de psychiatrie publique 30 personnes ayant (eu) des troubles psychiques, rétablies ou en voie de rétablissement. Une formation de 1 an alternant théorie et pratique (8 semaines de cours et 36 semaines de stage dans un service de psychiatrie) menait à l'obtention d'un diplôme universitaire de médiateur de santé-pair (université Paris 8), à la suite duquel les MSP poursuivaient leur travail dans les équipes de soins, tout en bénéficiant de modules de formation continue et de réunions régulières d'échanges de pratiques entre pairs.

Opérationnel depuis 2012, ce programme a été mis en œuvre par le centre collaborateur de l'Organisation mondiale de la santé (CCOMS), en partenariat avec la fédération nationale des associations d'usagers en psychiatrie (FNAPSY) et l'université Paris 8. Il a reçu l'appui de la Caisse nationale de solidarité pour l'autonomie (CNSA) des personnes en situation de handicap et des trois agences régionales de santé (ARS) des régions Nord-Pas-de-Calais, Île-de-France et Provence-Alpes-Côte-d'Azur où il a été expérimenté, des secteurs de psychiatrie volontaires dans ces trois régions, et de la Fondation de France. Le programme a été conçu comme une recherche-action et fait l'objet de deux évaluations externes simultanées : l'une qualitative, menée par le Centre lillois d'études et de recherches sociologiques et économiques (Clersé, université Lille 1–CNRS, Lille), a donné lieu à la production de trois rapports dont les principaux résultats sont présentés dans cet article ; la seconde évaluation, quantitative, menée par l'unité de recherche clinique en économie de la santé (URC-Eco) d'Île-de-France AP-HP Paris), dont les résultats étaient attendus pour 2018. Nous exposons dans ce chapitre les principales étapes de la mise en œuvre du programme, le bilan et les perspectives d'avenir à ce jour.

Introduction

Le Centre collaborateur de l'organisation mondiale de la santé (CCOMS/établissement public de santé mentale (EPSM) Lille Métropole) participe par ses termes de référence au plan global d'action pour la santé mentale 2013–2020 de l'Organisation mondiale de la santé (OMS). Il a pour valeurs :

- la pleine participation des citoyens et des usagers au développement de la qualité des services de santé mentale ;

- la lutte contre la stigmatisation et l'exclusion sociale des personnes ayant des troubles psychiques;
- la promotion de la santé mentale et des services de psychiatrie intégrés dans la cité (psychiatrie communautaire)[1].

L'expérimentation du programme des médiateurs de santé-pairs en France s'inscrit pleinement dans deux des quatre axes de recherche autour desquels est articulé le programme du CCOMS pour 2014–2018 :

- le développement de la promotion des services de santé mentale intégrés dans la cité (services de santé mentale communautaire);
- le développement du pouvoir d'agir des usagers et des aidants par le soutien, l'autonomisation et la boîte à outils de la qualité et des droits en santé mentale.

La pair-aidance dans les pays anglo-saxons et en France

La pair-aidance en santé mentale s'est développée aux États-Unis dans les années 1980 lorsqu'un important réseau d'entraide mutuelle s'est organisé en marge des systèmes de soins.

Ce réseau, autogéré par d'anciens usagers de la psychiatrie, réclamait la mise en place d'un système plus proche des besoins des usagers. La philosophie de ce réseau était de favoriser une réappropriation citoyenne par les usagers de leur destinée et une entraide mutuelle (Pelletier et al., 2009), ceci pour sortir de la dépendance, de l'invalidité et de la chronicité associées au statut de patient. En 1989, l'association nationale des directeurs de programmes d'État pour la santé mentale (National Association of State Mental Health Program Directors) accepta de financer le premier programme d'embauche d'usagers en tant que travailleurs *pairs-aidants (peer support workers)*. C'est dans ce contexte que fut mise en place la première expérience pilote d'embauche de pair-aidants dans les services de santé mentale aux États-Unis. L'intérêt de cette nouvelle approche fut rapidement plébiscité par les usagers bénéficiaires (Mead et al., 2001; Ochocka et al., 2006).

Depuis lors, les initiatives d'intégration de pairs-aidants dans le système de soins se sont multipliées aux États-Unis et se sont répandues dans d'autres pays, notamment en Écosse et au Québec : Champlain District Mental Health Implementation Task Force, 2002; New Freedom Commission on Mental Health, 2003; Ontario Program Standards for ACT Teams, 2004 (Ochocka et al., 2006); Scottish Governement, 2009; Scottish Recovery Network, 2009 (O'Hagan et al., 2010; Provencher et al., 2012).

Les résultats issus de ces différents programmes attestent de la plus-value des pratiques issues de ce mouvement (Davidson et al., 1999; Davidson et al., 2006; Nelson et al., 2008). Les évaluations de l'action des pairs-aidants en santé mentale dans le contexte de ces programmes montrent que l'intégration de ces derniers dans les services de santé mentale a des effets positifs pour :

- les usagers des services : amélioration de l'accès aux soins et de l'observance du traitement, transmission aux usagers de l'espoir du rétablissement à tous les stades de la maladie, développement de l'*empowerment* des usagers, amélioration de leur fonctionnement social, de l'estime de soi, etc.;
- les équipes de soins : diversification et amélioration de la prise en charge, amélioration de l'alliance thérapeutique, évolution favorable des représentations liées aux personnes souffrant de troubles psychiques, etc.;
- les pair-aidants eux-mêmes : amélioration de la qualité de vie, reprise d'une activité professionnelle, évolution favorable du parcours du rétablissement.

Cependant, l'ensemble de ces études observent également certaines difficultés :

- les degrés d'intégration des médiateurs sont variables et dépendent pour beaucoup de la préparation des équipes à leur arrivée. Une insertion positive implique que l'équipe ait développé une culture professionnelle du rétablissement;
- l'accès à l'emploi au terme des périodes de formation est inégal, et de nombreux médiateurs formés n'ont pas pu exercer après celle-ci leur métier de pair-aidant;

1 L'expérience du secteur de la banlieue est de Lille en est un exemple concret.

- l'absence de statut clair et précis du pair est fréquente et constitue un frein à une véritable création d'un métier.

En France, il faut attendre la fin des années 1990 pour voir les pouvoirs publics reconnaître l'intérêt des patients-experts et le bien-fondé de leur présence au sein des structures de soins et d'accompagnement en ce qui concerne certaines pathologies somatiques chroniques (virus de l'immunodéficience humaine ou VIH/Sida, hépatites, diabète). Leur participation au sein de systèmes de soins tend à se déployer au cours des années 2000. Des usagers sont alors rémunérés pour l'usage de leur savoir d'expérience, dans le secteur de la réduction des risques liés aux usages de drogues où les usagers ont davantage été recrutés en tant que pairs-aidants pour établir un lien plus proche avec les usagers distants des structures de soins, fort de leurs vécus, expérience et connaissance *de l'intérieur* des mondes sociaux déviants et des pratiques qui y ont cours. Les (ex-)usagers deviennent ainsi une ressource privilégiée et une pièce maîtresse pour établir un lien plus proche avec les usagers *hors d'atteinte*.

C'est dans le domaine de la lutte contre la toxicomanie, avec le développement du mouvement de réduction des risques (RDR) liés aux usages de drogue au début des années 1990[2], que l'on voit naître la pair-aidance. Les associations exclusivement gérées par et pour des patients se développent alors et deviennent des acteurs majeurs de la pair-aidance, fréquemment consultés par l'État pour la mise en place des politiques publiques les concernant.

Dans le domaine de la santé mentale, l'approche du soutien par les pairs était peu développée en France. Dans la droite ligne des recommandations européennes concernant la formation des citoyens européens tout au long de leur vie – y compris ceux qui souffrent de pathologies chroniques – ont été mis en place en France des projets de recherche innovants tels que *Emilia* (développé de 2005 à 2010; Greacen et Jouet, 2010) et *Un chez soi d'abord* (développé de 2010 à 2014; Girard et al., 2010). Ces projets ont en commun la valorisation du savoir expérientiel et la formation des usagers des services de santé. Le programme de recherche national *Un chez soi d'abord* s'adresse à des personnes en situation de grande précarité, sans domicile fixe, vivant dans la rue et présentant des troubles psychiques sévères. Il vise à leur permettre d'accéder à un logement d'abord et de bénéficier d'un suivi par des équipes médico-sociales incluant des MSP, plus propices à leur insertion sociale. Pour ce faire, il recourt à des usagers des services de santé mentale travaillant en tant qu'intervenants auprès de personnes à la rue atteintes de troubles psychiques sévères (Girard et al., 2010).

Contexte de l'expérimentation française

Le CCOMS a entamé en 2006 une première étape de consultation, promotion et sensibilisation autour des questions de pair-aidance en santé mentale, afin de dresser un état des lieux des réussites et échecs des expériences étrangères et françaises, puis d'élaborer un premier cadre de référence :

1. la pair-aidance doit concerner la santé dans sa globalité et ne pas se réduire à la seule dimension de la santé mentale;
2. le programme ne doit intégrer que des pairs : le savoir expérientiel donne une connotation particulière à la médiation et c'est bien cette spécificité qu'il était souhaitable d'explorer;
3. l'insertion de médiateurs de santé-pairs dans des services de santé mentale doit avoir pour but explicite d'améliorer le recours aux soins et la qualité de la prise en charge des patients.

Médiateurs de santé-pairs

Une formation de médiateurs de santé existe depuis 2006 dans le domaine de la santé somatique (université Paris 8). Le CCOMS et l'université

[2] La RDR a, avant tout, été mise en place pour réduire les risques de contamination par le VIH des usagers pratiquant l'injection de substances psychoactives par voie intraveineuse. Elle a constitué un tournant dans la politique française de lutte contre la toxicomanie qu'elle a contribué à infléchir, impliquant un changement de paradigme : sortir des logiques de contrôle et de médicalisation jusqu'alors prédominantes, afin de se rapprocher des usagers actifs précarisés et éloignés des dispositifs sanitaires et sociaux.

ont choisi de faire évoluer cette formation en l'orientant spécifiquement vers la santé mentale : la nouvelle formation s'adresse à des usagers et/ou ex-usagers des services de santé mentale (pairs). L'expression *médiateur de santé-pair* a ainsi été créée dans ce cadre. Les médiateurs utilisent leur savoir expérientiel dans leur activité professionnelle, à travers quatre thématiques essentielles :

- l'accès à la prévention et aux soins ou encore l'alliance thérapeutique avec le rôle d'interface entre les équipes soignantes et les personnes en difficulté;
- l'accompagnement et le soutien à l'insertion sociale en lien avec les diverses associations locales de lutte contre l'isolement social;
- le soutien relationnel, dans le but de soutenir le processus de rétablissement des usagers;
- l'information sur les thérapeutiques en constituant des relais entre les usagers et les équipes concernant les questionnements sur leur traitement.

Mise en place de l'expérimentation

Après accord entre les différents partenaires, l'expérimentation a été conçue comme une recherche-action, avec ce double objectif : transformer une réalité et produire des connaissances concernant ces transformations.

L'expérimentation a été financée par la CNSA (caisse nationale de solidarité pour l'autonomie), et par les agences régionales de santé des Hauts-de-France, d'Île-de-France et de Provence-Alpes-Côte-d'Azur.

Les recherches ont été financées par l'Institut de recherche en santé publique (IREPS), la CNSA, la Fondation de France et la direction générale de la santé.

Déroulement du programme

Deux chargés de mission ont été embauchés, des comités de pilotages nationaux et régionaux ont été constitués et très régulièrement réunis, des réunions de supervision ont été mises en œuvre pour les médiateurs dans les trois différentes régions.

Le choix des établissements ainsi que les recrutements des médiateurs ont été organisés et menés par le CCOMS, les ARS, l'université Paris 8 et la FNAPSY.

Vingt-neuf médiateurs ont été embauchés dans douze hôpitaux.

Un accord des représentants institutionnels et des chefs de secteurs a été recherché pour l'accueil des MSP dans l'établissement, mais la définition précise des missions des MSP et des modalités de leur encadrement et accompagnement s'est construite au fur et à mesure en collaboration avec les sites eux-mêmes.

Une première fiche de fonction cherchant à définir une nouvelle profession du *care* et d'accompagnement a été publiée en 2012. Le médiateur y est décrit comme jouant un rôle à l'interface entre le *cure* (soigner) et le *care* (prendre soin) : « Les médiateurs de santé-pairs sont des personnes en capacité de travailler qui ont eu une expérience en tant qu'usager des services de santé mentale, ils sont professionnels de la médiation, facilitateur de santé pour les usagers et services sanitaires et sociaux. »

En partant du postulat que la présence de troubles psychiatriques stabilisés n'empêche pas l'exercice professionnel, la sélection des futurs MSP a porté essentiellement sur le recul qu'avaient les candidats par rapport à leurs expériences de l'utilisation des services, sur leurs capacités à expliciter leurs parcours de rétablissement et à s'y référer comme base pour une expérience professionnalisante future *(insight)*.

Puis les dossiers de demandes de validation des acquis personnels et professionnels (VAPP) des candidats éligibles ont été constitués selon les critères habituels de l'université Paris 8 et transmis aux établissements des candidats présélectionnés. Le recrutement des candidats a été assuré par les établissements eux-mêmes et a suivi la même procédure que celle classiquement privilégiée en France (entretien d'embauche avec le chef de pôle et les équipes, puis si accord, entretien avec la direction des ressources humaines et visite auprès de la médecine du travail évaluant l'aptitude à l'emploi, et embauche définitive par le directeur de l'établissement).

La sélection des MSP ne s'est pas opérée en fonction de la spécificité de leurs troubles psychiatriques ou de leurs diagnostics. La capacité à se référer à leur parcours de rétablissement et la motivation ont été des éléments centraux en plus de la prise de recul et de la distanciation, du regard critique, des compétences relationnelles et communicationnelles, et de l'intérêt pour la relation à l'autre. Cent seize candidatures ont été reçues et 29 MSP ont été recrutés au 16 janvier 2012, date du début de la formation.

Philosophie de la formation

L'université Paris 8 proposait déjà un diplôme intitulé *Information, Médiation, Accompagnement en Santé*. Du fait des niveaux d'études très disparates des futurs médiateurs, il a été proposé une formation de type diplôme universitaire, dont l'admission pouvait se faire par validation des acquis professionnels et personnels (VAPP). Le diplôme a été co-construit avec le CCOMS, la FNAPSY et l'université Paris 8. Le cursus a été conçu comme une formation–action participative, caractérisée par un apprentissage impliquant une forte participation des usagers-experts invités à expliquer leurs troubles psychiques et leurs parcours de rétablissement. Leurs interventions étaient couplées à celles de professionnels de la psychiatrie de secteur œuvrant dans les hôpitaux concernés dans les domaines d'action de la psychiatrie et de la santé mentale. Deux cent quarante heures de formation théorique ont été proposées en alternance avec les stages au sein des établissements de santé. Les enseignements étaient organisés en six modules regroupés sur 8 semaines. Ils abordaient :

- l'organisation du système sanitaire, social et médico-social;
- les troubles psychiques et leurs traitements;
- les pathologies somatiques par rapport au travail de médiation;
- le droit, l'éthique et la communication sociale;
- les connaissances et les échanges autour des expériences françaises et étrangères novatrices en matière de santé mentale.

Le dernier module a été élaboré entièrement avec les MSP.

La formation reposait sur la notion d'andragogie, qui implique que le formateur ne soit qu'un facilitateur, un accompagnateur et un créateur d'environnement de formation permettant à l'apprenant de se former par lui-même, en favorisant un questionnement permanent sur ses propres actions et expériences.

Différentes techniques ont été utilisées en s'appuyant sur la participation active des médiateurs, telles que les bilans personnels (bilan de compétences), les échanges interactifs, les mises en situation, les retours d'expériences réguliers, les temps d'écoute individuelle, les exercices de communication et les jeux de rôle pour simuler les enjeux de communication au sein d'une d'équipe de soins en santé mentale.

La formation a été poursuivie en alternance : une semaine de formation puis quatre semaines de stages dans les établissements. Les MSP débutaient leurs stages dans des services de soins en santé mentale présentant des caractéristiques extrêmement différentes. De ce fait, les connaissances acquises sur le terrain ont été dès le départ extrêmement variées, diverses, reflétant en cela la grande diversité des pratiques dans les secteurs de psychiatrie en France.

Modalités concrètes du suivi

À leur arrivée dans le programme, les futurs médiateurs étaient porteurs d'un vécu singulier, tant au niveau des troubles psychiques que des parcours de rétablissement, ce qui constituait en soi une richesse et un important corpus de connaissances à structurer et organiser : les médiateurs seraient eux-mêmes les premiers vecteurs de formation de leurs collègues. La grande variété des niveaux d'étude et l'hétérogénéité des parcours professionnels des futurs MSP étaient constatées. Certains avaient des expériences associatives quasi-professionnelles dans le champ de la santé mentale ou sur d'autres thématiques de santé. Le CCOMS via les chargés de mission rattachés à la mise en œuvre du programme, a cherché à établir et maintenir un contact régulier avec l'ensemble des MSP et des équipes tout au long de l'expérimentation. Des visites périodiques des différents sites ont débuté dès le premier trimestre 2012. Le CCOMS est ainsi resté en lien constant aussi bien avec les MSP qu'avec les équipes, par téléphone ou sur place afin de prévenir, réduire ou résoudre les problèmes émergeant : les chargés de mission se déplaçaient sur site entre les visites prévues dès que cela semblait nécessaire. Ce suivi a dû être beaucoup plus systématique et relativement soutenu dès les premiers retours de la recherche qualitative indiquant la nécessité d'intensifier ce suivi. En décembre 2017, il continuait encore, soit bien au-delà de la période de l'expérimentation.

Mise en situation professionnelle des médiateurs diplômés

Les récits des médiateurs dessinent les contours d'une profession qui s'inscrit dans une dynamique impliquant une forte capacité d'adaptabilité et de souplesse. Certains ont commencé à exercer leur activité, qui était elle-même entièrement à construire, dans un contexte de relative hostilité au sein de leurs services.

Les pratiques professionnelles que les médiateurs ont pu développer dépendent étroitement de la configuration, de l'organisation et des orientations des services qui les ont accueillis : animation de groupes thématiques, entretiens individuels au sein d'hôpitaux de jour, de centre médico-psychologique ou CATTP, visites à domiciles, accompagnements en ville vers des structures associatives ou bien pour des démarches, mais aussi accompagnement vers la sortie de la précarité.

Une expérimentation mise à l'épreuve dans un univers en crise

De nombreux aléas ont émaillé le programme, les réticences sont venues de partout : de la FNAPSY qui ne pensait pas possible d'intégrer les médiateurs directement dans des équipes de psychiatrie (Finkelstein, 2010), des syndicats qui voyaient négativement une nouvelle profession se mettre en place qui aurait comme fondement le savoir expérientiel, des équipes de recherche peu habituées aux dépôts de protocoles des comités de protection des personnes, et enfin du champ sanitaire et social. Cependant des individualités convaincues de cette avancée épistémologique ont défendu le projet malgré tout.

L'intégration dans les équipes s'est faite progressivement et les médiateurs ont acquis une compétence dans l'aide aux usagers qui leur est reconnue comme spécifique. Cette intégration se fait dans des interstices, dans bien des cas les médiateurs ont dû créer eux-mêmes leur fonction. Ce processus a été soutenu par les multiples réunions et regroupements organisés par le programme et l'intervention des équipes de recherche. Cela a eu des effets favorables sur l'intégration des MSP. Des prises de position unanime des services pour l'expérimentation ont aussi aidé. Un changement de regard réciproque pouvait dès lors avoir lieu. Des comités de pilotage ont été aussi d'une aide importante pour la professionnalisation des médiateurs et pour l'évaluation du programme. Les appels réguliers aux équipes ont porté. Petit à petit, les fonctions de médiations se développent dans les secteurs de psychiatrie. Le savoir expérientiel devient une réalité palpable et reconnue comme utile.

Recherche

Evaluation du dispositif

L'équipe qualitative du Clersé (université Lille 1–CNRS, Lille) a mené :

- une évaluation de faisabilité qui constituait en quelque sorte un préalable par rapport aux objectifs du CCOMS : était-il possible d'insérer en tant que professionnels des anciens malades dans des équipes de psychiatrie publique ?
- une évaluation de l'effet du dispositif sur le rétablissement des MSP eux-mêmes ;
- une évaluation de ses effets sur les équipes en termes de modification des représentations de la maladie et du soin ;
- une description des pratiques des MSP et des rencontres MSP/patients.

La recherche qualitative a montré que le programme MSP :

- amène au sein des services des débats productifs sur la maladie et le soin ;
- fait avancer le développement des approches psychosociales ;
- démontre le rôle de l'accès à l'emploi dans le rétablissement en santé mentale.

Les conclusions de la recherche ont souligné qu'il faudrait retravailler les contenus de formation et le niveau de diplôme, le recrutement des

MSP et celui des équipes de recherche, faire en sorte qu'il y ait une appropriation de l'identité professionnelle par les différents acteurs du programme et les intégrer à la future formation. Elle préconisait également d'étendre l'expérimentation plutôt que de généraliser immédiatement le programme dans toute la France (Demailly et al., 2014; Demailly et al., 2013; Demailly et al., 2014).

Recherche sur le savoir expérientiel

Une recherche interne au programme concernant le savoir expérientiel a aussi été mise en place par le CCOMS. Cette recherche *clinique* spécifique organisée au sein même du programme, sous forme de temps de réflexions théoriques proposées aux médiateurs par le professeur Jean Naudin à Marseille, Patrice Desmons, psychanalyste et philosophe à Lille, et Serge Kannas, psychiatre à Paris. Des séances de travail trimestrielles ont été organisées sur les trois sites avec les médiateurs et les chargés de mission du programme. Il s'agissait de groupes de réflexion destinés à favoriser une co-production de connaissances reposant sur un croisement entre soins thérapeutiques et soins pratiques à partir d'exemples concrets. Ces travaux, toujours en cours début 2018, prennent la forme de réunions régulières à Lille menant à l'écriture de textes sur le savoir expérientiel par les MSP eux-mêmes. Il s'agit de cerner plus précisément ce qui fait la spécificité de la pair-aidance dans le programme des médiateurs, car si la partie médiation peut être partagée par d'autres professionnels du champ de la santé mentale, celle du savoir expérientiel reste spécifique. Plusieurs enseignements ont émergé. Tout d'abord, il s'agit d'un savoir pratique *(know how)* spécifique et complémentaire à celui des professionnels de santé. De plus, il est fondé sur le *bilinguisme*, soit la capacité à utiliser la langue des usagers et celle des professionnels sur une distance différente. Il implique une approche non neutre de l'accompagnement et du parcours de soins, tant dans la distance et le relationnel que physique. Enfin, il nécessite la connaissance du chemin du rétablissement et de ses chausse-trappes, et l'identification réciproque entre usagers et pairs professionnels. Ces caractéristiques ont été développées dans le rapport d'expérimentation et ont donné lieu à une publication ultérieure dans le livre de référence de l'expérimentation (Roelandt et Staedel, 2016).

Formation continue

Il a été proposé aussi aux médiateurs des modules courts de formation continue : introduction à l'entretien motivationnel, présentation de techniques d'animation de groupes, etc. Une formation spécifique en éducation thérapeutique du patient (ETP) a également été mise en œuvre. L'ETP s'articule en effet autour de la qualité de vie du patient avec sa maladie, et insiste sur l'importance de l'*empowerment* dans toutes ses dimensions : le sentiment de compétence personnelle, de prise de conscience et de motivation à l'action, les relations avec son propre environnement. L'existence même du médiateur de santé-pair constitue une preuve manifeste de la possibilité du rétablissement pour les patients ayant un problème de santé mentale. Organisée en 2014 par le CCOMS pour les médiateurs, cette formation validante de 6 jours en éducation thérapeutique du patient a permis l'acquisition d'outils concrets : techniques d'entretien, animation de groupes, formalisation des données.

Bilan du programme 2012–2017

Sur vingt-neuf médiateurs ayant débuté la formation, quatorze sont encore en poste près de 6 ans plus tard.

Neuf médiateurs ont quitté le programme dans des configurations apaisées pour reprendre des études ou une autre activité. Ils avaient obtenu un diplôme universitaire et l'expérience était positive. Trois médiateurs ont quitté le programme au cours des premiers mois d'activité, dans un contexte de reprise de leur maladie pour deux d'entre eux, du fait d'un contexte institutionnel difficile à l'époque (service peu accueillant suite aux positions syndicales et confrontations aux patients eux-mêmes). Un quatrième a vu ses troubles reprendre après 18 mois de programme. Au total, douze médiateurs ont arrêté le programme pendant la formation, le plus souvent dans les premiers mois.

Aujourd'hui, les ARS continuent de financer les médiateurs en poste par le biais d'une subvention versée aux hôpitaux. L'expérimentation a permis de situer les médiateurs en complémentarité avec les autres, à la frontière entre le soin et l'insertion, entre les professionnels de santé et sociaux, et les usagers des services. Huit contrats à durée indéterminée ont été signés entre les directions des hôpitaux et les médiateurs. Le retour à l'emploi est possible et les médiateurs de santé-pairs ont, pour la majorité, moins d'arrêts maladie que la moyenne des personnels en service. Par contre, pour ceux qui sont malades, l'arrêt est beaucoup plus long, pour cause essentiellement somatique.

La mise en place du programme a contribué à impulser une réflexion en interne, dans les services de psychiatrie, sur les questions d'autonomie, d'*empowerment* et de rétablissement des patients, réflexion favorable à des changements de conception et de pratiques relatives aux possibilités d'*aller mieux* en santé mentale. Cette recherche–action remet en question différents types de frontières, celles qui se situent entre le normal et le pathologique, le professionnel et le profane, le savoir expérientiel et le savoir biopsychosocial. Elle bouscule en effet les représentations sociales et mentales de tout un chacun, et suscite des interrogations sur le soin, la guérison, le rétablissement, la professionnalisation de relation d'aide.

De cette expérience, plusieurs enseignements peuvent être tirés et des recommandations formulées, à différents niveaux. D'abord, pour les établissements de soins recevant des médiateurs, la sensibilisation des équipes doit être suffisante dans le temps et en intensité. Les services d'accueil doivent être engagés vers une conception du soin où le rétablissement et la réhabilitation deviennent centraux, pour intégrer des usagers dans leur fonctionnement. Une formation est à dispenser aux équipes sur la médiation en santé et le parcours de rétablissement.

Le recrutement de médiateurs de santé-pairs devrait devenir une pratique courante dans les EPSM, la fiche de poste devrait être accessible à tous, avec information et débat avec les instances médicales et du personnel des hôpitaux. Les conditions d'accès aux dossiers (informatisés ou non) des patients doivent être précisées durant la formation et après. Une présélection des candidats devra évaluer le recul par rapport à la maladie et la possibilité de prendre appui sur son parcours de rétablissement, mais également la propension à travailler en équipe et à s'inscrire dans une relation d'aide et de soutien. Le médiateur doit intégrer le fait qu'il n'est pas en dehors de l'équipe, il n'est pas non plus présent en tant que défenseur des droits des usagers : il est l'un des membres de l'équipe pluridisciplinaire.

La formation devra intégrer en plus des modules du programme expérimental (sur les addictions, les institutions hospitalières et leur fonctionnement, etc.), des outils concrets d'animation de groupes et une supervision pour les entretiens professionnels. Une supervision des pratiques devra être envisagée au long cours : les MSP déjà formés devront participer et animer la future formation conjointement aux autres professionnels. Un diplôme universitaire professionnalisant devra être élaboré. C'est la condition de la pérennisation. La validation des acquis issus de l'expérience professionnelle devra être toujours favorisée. Une grille de salaire adéquate devra également être mise en œuvre. Enfin, il est important que le suivi des médiateurs de santé-pairs soit suffisamment étayant, en intégrant en particulier une présence régulière sur site, des possibilités de présence physique et téléphonique, la mise en place de jumelage et d'échanges.

C'est un processus au long cours, qui implique des mobilisations dans les années à venir. Des revendications, notamment portées par les MSP eux-mêmes, supposent qu'ils se constituent comme un groupe professionnel cherchant à faire valoir, reconnaître et défendre ses intérêts (*voir* Encadré 76.1).

L'ensemble du chemin parcouru dans le contexte de la première expérimentation a conduit le CCOMS à lancer en 2018 une seconde étape du processus de recherche–action : en effet, l'évolution des mentalités sur la question de la pair-aidance en santé mentale est importante depuis 3 ans dans les milieux professionnels de santé et de santé mentale, les notions d'*empowerment* et de rétablissement ayant progressé dans de nombreux établissements.

Un nouveau programme de formation est ainsi mis en œuvre avec l'université Paris 13 (Bobigny), sept ARS et trente hôpitaux et établissements médico-sociaux. Cette seconde formation reprend les préconisations de la recherche qualitative, les

ENCADRÉ 76.1

Présentation de l'Association francophone des médiateurs de santé-pairs (AFMSP)

L'Association francophone des médiateurs de santé-pairs (AFMSP), créée en janvier 2016 à l'initiative de deux médiateurs, est présidée depuis par Philippe Maugiron. À ce jour, tous les MSP en fonction en sont membres.

L'AFMSP participe au développement et à l'insertion des MSP en tant que nouveaux acteurs professionnels, en informant et formant leurs équipes avec des temps de rencontre.

Elle a défini quatre axes principaux :

- promouvoir le savoir expérientiel et développer un réseau de professionnels ;
- lutter contre la stigmatisation et défendre les droits des usagers ;
- participer aux débats sur le rétablissement en santé mentale ;
- contribuer à la création d'un réseau francophone de pairs aidants professionnels avec les pairs belges (En Route), suisses (Re-pairs) et québécois (AQRP).

Certains points favorisant le développement de ce nouveau métier ont été identifiés. La première étape est de se fédérer en un groupe social de professionnels. C'est un des buts de l'AFMSP. Les MSP sont régulièrement sollicités lors de colloques et de congrès. C'est en communiquant, en devenant visible et identifié qu'ils seront acceptés et qu'ils pourront faire valoir leurs spécificités. L'objectif commun est d'être reconnu comme un groupe constitué de professionnels. La deuxième étape est de soutenir un nouveau format de formation : une licence, avec un accès possible par une VAP, afin que le plus grand nombre de candidats puissent y avoir accès. La formation à l'œuvre en 2018 et 2019 est une licence en sciences sociales et sanitaires option MSP, dispensée à Bobigny, par l'université Paris 13. Ce nouveau statut universitaire contribue à renforcer la crédibilité et la légitimité de ce métier. Il permet aux MSP d'avoir accès à un statut institutionnel, qui favorisera leur reconnaissance. S'appuyer sur ce nouveau statut ouvrira la voie à la reconnaissance officielle du savoir expérientiel, mais aussi à la participation à des travaux de recherche. Cela devrait avoir un impact sur la nature des recherches et permettre de démontrer l'intérêt d'inclure un MSP dans les équipes de soins sanitaires, médico-sociales ou des associations. Enfin, une démarche de création d'un réseau du rétablissement français en santé mentale est à l'œuvre, en coconstruction avec différents intervenants professionnels et associatifs.

acquis de la première expérimentation et de son suivi rapproché par l'équipe du CCOMS.

L'idée de développer cette fois une licence plutôt qu'un diplôme universitaire se fonde sur la volonté d'augmenter l'inclusion sociale des participants qui suivront cette formation et la reconnaissance de leur formation par les secteurs sanitaire, médico-social et social. La collaboration avec l'université Paris 13 pour le projet de licence parcours autonome prend tout son sens étant donné le savoir-faire de l'unité de formation et de recherche (UFR) Santé Médecine Biologie Humaine (SMBH) – qui va accueillir la licence – en termes de projets de formation innovants. L'UFR a développé une culture de la formation des patients pour leur permettre de devenir eux-mêmes formateurs, par exemple dans des cursus d'internat en médecine générale ou dans la formation continue des professionnels de soins en oncologie. Cette licence entend faciliter la montée en compétences des médiateurs en santé et partant de là, leur montée en professionnalité dans le contexte où ils intègrent un milieu (de soins) où le parcours diplômant est valorisé. Il existe déjà, dans le cadre de l'éducation thérapeutique, des masters destinés aux patients auxquels ils accèdent via une validation des acquis d'expérience (VAE) mais la proposition d'une licence vient combler un besoin : il s'agit d'une première étape pour faire entrer le parcours universitaire des patients dans le droit commun. De plus, avec une licence et le référentiel de compétences y afférant, s'ouvre la perspective de faire reconnaître le métier *médiateur de santé-pair*. Ce faisant, l'université acte la nécessité de nouveaux métiers en santé. La licence choisie pour accueillir les futurs médiateurs de santé-pairs est la licence sciences sanitaires et sociales (SSS). Ce choix réside dans la complémentarité des thèmes abordés dans cette licence avec ceux du cursus *médiateur de santé-pair*. Cette intégration au sein d'une licence existante peut être l'occasion d'un enrichissement à la fois pour les étudiants et pour les enseignants de la licence SSS et pour les médiateurs en formation. Les enseignements à l'université Paris 13 ont débuté en janvier 2018 et se termineront en juin

2019. Un coordonnateur pédagogique, issu de la première formation de médiateurs de santé-pairs, a été recruté à mi-temps par l'université Paris 13. Il est chargé d'accompagner les participants aussi bien sur le plan administratif que sur le plan pédagogique. Sa connaissance du rôle de médiateur ainsi que la formation qu'il a lui-même suivi, garantit un soutien pertinent des participants dans le cadre de leur autoformation.

Les entretiens de recrutement pour les 34 postes de médiateurs de santé-pairs financés ont eu lieu sur la période octobre–novembre 2017 : les nouveaux MSP ont pris leurs postes en décembre 2017 soit dans des hôpitaux, soit dans des structures médico-sociales (service d'accompagnement médico-social pour adultes handicapés ou SAMSAH) et ils ont débuté leur formation le 8 janvier 2018.

C'est à ces conditions que cette expérience a des chances de s'inscrire de manière durable dans le paysage français de la santé mentale et, par là, de constituer l'une des modalités (ou voies) possibles de l'atténuation de la différence entre *eux*, les patients, et *nous*, les soignants. Ce programme va dans le sens de la lutte contre la stigmatisation, du changement de regard sur la maladie et de la prise en compte du parcours de rétablissement, voire de la guérison (Deutsch, 2015; Le Cardinal et Roelandt, 2008). En cela il est porteur d'espoir, celui d'une meilleure inclusion sociale et citoyenne des personnes confrontées à des problèmes de santé mentale.

Références

Davidson, L., Chinman, M., Kloos, B., Weingarten, R., Stayner, D., & Tebes, J. K. (1999). Peer support among individuals with severe mental illness : a review of the evidence. *Clinical Psychology : Science and Practice*, *6*, 165–187.

Davidson, L., Chinman, M., Sells, D., & Rowe, M. (2006). Peer Support Among Adults With Serious Mental Illness : A Report From the Field. *Schizophrenia Bulletin*, *32*(3), 443–445.

Demailly, L., Bélart, C., Déchamp Le Roux, C., Dembinski, O., Farnarier, C., et al. (2014). *Le dispositif des médiateurs de santé-pairs en santé mentale : une innovation controversée, Rapport final de la recherche évaluative qualitative sur le programme expérimental 2012–2014, Lille, Convention de recherche CLERSE USTL Lille 1/CCOMS EPSM* (p. 128). Lille : Métropole, multig. 76 p, plus annexes.

Demailly, L., Dembinski, O., Cassan, D., Déchamp Le Roux, C., Soulé, J., & Bélart, C. (2013). *Le programme expérimental des médiateurs de santé-pairs en santé mentale, Recherche qualitative, Rapport intermédiaire n° 1 (avec la participation de N. Garnoussi et C. Farnarier)* (p. 112). Lille : Convention de recherche CLERSE USTL Lille 1/CCOMS, multig.

Demailly, L., Dembinski, O., Farnarier, C., Garnoussi, N., & Déchamp Le Roux, C. (2014). *Activités des médiateurs de santé-pairs dans les services psychiatriques et perception de cette activité par les équipes, Rapport intermédiaire no 2* (p. 170). Lille : Convention de recherche CLERSE USTL lille 1/CCOMS, multig.

Deutsch, C. (2015). L'empowerment en santé mentale. In *Sciences et Actions sociales*. n° 1, en ligne www.sas-revue.org/index.php/13-article-d-accueil/15-l-empowerment-en-sante-mentale.

Finkelstein, C. (2010). Le programme des médiateurs de santé-pairs développé par le Centre Collaborateur de l'OMS. La position de la FNAPSY. *Pluriels, n° 85/86*.

Girard, V., Perrot, S., Musso, S., Handlhuber, H., Lefebvre, C., & Payan, N. (2010). Quelques éléments sur le recrutement et la professionnalisation des travailleurs pairs/médiateurs en santé mentale sur le site pilote du programme Housing First (Marseille). *Pluriels, n° 85/86*.

Greacen, T., & Jouet, E. (2010). Exemples de participation effective de patients rétablis, Le programme Emilia. *Pluriels, n° 85/86*.

Le Cardinal, P., & Roelandt, J. L. (2008). Le Pair-Aidant, l'Espoir du Rétablissement. *Santé Mentale, n° 133*, 69–73.

Mead, S., Hilton, D., & Curtis, L. (2001). Peer support : a theoretical perspective. *Psychiatric Rehabilitation Journal*, *25*(2), 134–141.

Nelson, G., Janzen, R., Trainor, J., & Ochocka, J. (2008). Putting values into action : public policy and the future of mental health consumer-run organizations. *American Journal of Community Psychology*, *42*, 192–201.

Ochocka, J., Nelson, G., Janzen, R., & Trainor, J. (2006). A longitudinal study of mental health consumer/survivor initiatives : Part 3 – A qualitative study of impacts of participation on new members. *Journal of Community Psychology*, *34*(3), 273–283.

O'Hagan, M., Cyr, C., McKee, H., & Priest, R. (2010). *Making the Case for Peer Support, Mental Health Commission of Canada*.

Pelletier, J. F., Davidson, L., & Roelandt, J. L. (2009). Citizenship and recovery for everyone : a global model of public mental health. *International Journal of Mental Health Promotion*, *11*(4), 45–53.

Provencher, H., Gagné, C., & Legris, L. (2012). L'intégration de pairs aidants dans des équipes de suivi et de soutien dans la communauté : points de vue de divers acteurs. In *Rapport final de recherche, université de Laval*.

Roelandt, J. L., & Staedel, B. (2016). *L'expérimentation des médiateurs de santé-pairs : une révolution intranquille*. Doin : Montrouge.

L'importance croissante des associations

Chapitre 77

Emmanuelle Bourlier, Rémy Klein, Emmanuelle Jouet

PLAN DU CHAPITRE

En France, la démocratie sanitaire s'est institutionnalisée depuis les années 1990 à travers des mobilisations citoyennes, puis autour de la constitution d'un corpus de lois défendant les droits des usagers du système sanitaire et médico-social. Le champ de la psychiatrie et de la santé mentale, loin d'être en reste dans ces évolutions sociétales, croît en dynamisme depuis la création des premières associations aux récentes pratiques initiées au creux des mouvements de rétablissement, d'*empowerment*, d'inclusion sociale et de psychiatrie citoyenne.

La réalité des collectifs participatifs et regroupements des personnes concernées par la maladie mentale est multiple et traversée par des régimes d'engagement divers. Des collectifs d'autosupport aux associations d'usagers ayant l'agrément du ministère en passant par les groupes d'entraide mutuelle (GEM), les usages diffèrent, faisant advenir des valeurs, missions et principes d'action spécifiques à chacune de ces formes. Même si les membres des unes ne parlent pas ou peu aux membres des autres, voire s'opposent, notamment dans le rapport au système de soins et ses acteurs, le milieu associatif regorge d'initiatives toujours plus nombreuses. Cependant, il ne suffit pas de vouloir *faire ensemble* pour y arriver, et surtout pour parvenir à se sentir bien dans une action commune et partagée. Après un état des lieux rapide du paysage associatif, il sera présenté à travers un dialogue avec l'association Toutes Voiles Dehors[3] comment entrer dans un processus de coopération et de collaboration entre soi et avec les partenaires extérieurs, à partir des savoirs individuels et collectifs.

[3] Site Internet http://toutesvoilesdehors31.free.fr/

Participation des usagers en santé mentale n'est pas synonyme de représentativité

Dans le cadre de la participation des usagers en psychiatrie et santé mentale, l'horizon s'avère plus vaste que la seule représentation des usagers au sein de la démocratie sanitaire. Nous reprenons ici en introduction les travaux d'Aurélien Troisœufs et de Benoît Eyraud qui ont en 2015 publié un travail utile de clarification à cet égard. Ils identifient quatre formes de participations des usagers.

Premièrement, il existe les groupes d'autosupport, dont « la forme relève d'une organisation centrée sur le partage des expériences des troubles et des soins. L'objectif est d'abord d'apprendre à mieux vivre avec sa maladie, les membres de ces groupes pouvant ce faisant revendiquer le terme de malade. Dans le champ de la psychiatrie, dans les années 1980, des associations d'usagers s'organisent autour de l'entraide. Caractérisées par leur population mixte, en rassemblant des professionnels, des familles et des "usagers", ces associations se structurent principalement autour d'activités socioculturelles et de soutien. Inspirées par les modèles associatifs de lutte contre le Sida et contre la myopathie, plusieurs associations se sont organisées, autour d'un diagnostic médical (dépression, bipolarité, schizophrénie), dans l'optique de développer un partenariat avec le monde médico-scientifique. Les actions sont généralement centrées sur l'amélioration du soin, des prises en charge et des façons de vivre la maladie/le traitement dans la vie quotidienne » (Troisœufs et Eyraud, 2015). Pour A. Troisœufs et B. Eyraud, généralement ancrées dans un *modèle médical*, ces associations jouent un rôle d'interlocuteur, de conseiller, entre les participants mais aussi avec les professionnels travaillant sur ce domaine. Ce type d'association représente aujourd'hui une part importante du paysage associatif français. Organisées autour de l'échange d'expériences entre usagers ou du partenariat avec d'autres acteurs de la psychiatrie, ces associations sont généralement mixtes et plus ou moins développées en fonction des choix et des conditions d'organisations.

Deuxièmement, sont identifiés les groupes de contestation dont ils citent un exemple significatif : « emblématique de ce modèle, le Groupe information asile (GIA) a été créé au début des années 1970 contre "l'usage répressif et normatif de la psychiatrie". Contemporain des "luttes" conduites simultanément par d'autres associations d'usagers dans le champ du somatique et du handicap en France et dans d'autres pays européens, le GIA se caractérise par une position contestataire envers l'institution psychiatrique et la volonté progressive de faire des personnes directement concernées, qualifiées parfois de "psychiatrisés en lutte" les principaux gestionnaires et décisionnaires de l'association. Dès la fin des années 1970, le GIA s'est impliqué dans des contentieux juridiques afin de contester des décisions d'hospitalisation contrainte. Progressivement, une véritable stratégie du contentieux s'est mise en place à partir d'un savoir juridique constitué aussi bien par l'expérience des psychiatrisés que des professionnels activistes du droit. (…) L'association se donne comme objectif de défendre les droits de l'homme en psychiatrie et propose, à travers cette association, un lieu de sortie de l'institution » (Troisœufs et Eyraud, 2015). Selon les auteurs, « le GIA est à la fois pluralisé avec la constitution de groupes autonomes locaux et du cercle de réflexion et de proposition d'actions sur la psychiatrie (CRPA), mais avec aussi la constitution d'un autre courant de défense des droits avec la création d'Advocacy France dans les années 1990, qui propose des interventions de type "porte-voix » ou "porte-parole" afin de faire entendre et de rendre crédible la parole de celles et ceux qui se sentent disqualifié(e)s du fait de se reconnaître ou d'être reconnu(e)s "usagers de la psychiatrie" » (Troisœufs et Eyraud, 2015).

Troisièmement, sont caractérisés les groupes de représentation/lobbying institutionnel par lesquels « la dynamique de développement de collectifs à la fin des années 1980 et début des années 1990 a également conduit les usagers de la psychiatrie à investir l'action publique, non pas tant sous l'angle de la contestation que du partenariat et de la négociation, s'inscrivant ce faisant dans une certaine tradition française des associations dites "gestionnaires". La création de la "Fédération nationale des associations d'usagers en psychiatrie " (FNAPSY), en 1992 avec le soutien de professionnels, d'associations gestionnaires déjà en place et par l'État du fait des recommandations européennes, est emblématique de ce modèle. Depuis sa création, la FNAPSY se donne pour objectif de représenter la parole des usagers de la psychiatrie dans les instances de décisions politiques et travailler dans le sens d'accorder davantage de place aux usagers dans les domaines qui les concernent. Ces associations ont ainsi pu être incitées à investir les représentations institutionnelles qui ont été mises en place avec les lois de 2002, dites de "démocratie sanitaire". Si la FNAPSY ne participe pas directement au développement de nouvelles associations de type "politique", son rôle de représentant national entraîne parfois des contestations locales qui favorisent des initiatives politiques de la part d'associations et également la création de nouvelles fédérations » (Troisœufs et Eyraud, 2015).

Enfin, viennent les groupes d'affirmation d'une différence qui ont « pour objectif de promouvoir la diversité des expériences et de faire mieux reconnaître des styles de vie singuliers. À l'étranger et plus récemment en France, des individus s'organisent autour d'une redéfinition de leur identité par rapport à leur expérience de l'institution psychiatrique. Ce mouvement, qui peut être qualifié d'opposition/contestation, ne repose pas sur des objectifs politiques mais sur une volonté de faire reconnaître des alternatives au traitement de la maladie. Elles promeuvent la reconnaissance d'une différence plutôt que le modèle médical. Cette opposition s'exprime donc par une volonté de faire reconnaître que les expériences partagées par les membres de ces associations ne relèvent pas de la psychiatrie. Cette approche est peu développée et rendue visible en France » (Troisœufs et Eyraud, 2015). Les auteurs concluent sur ce type en citant un exemple, celui du réseau international des entendeurs de voix, *Hearing Voices Network*, « qui tend à s'étendre en France. Ce mouvement travaille à la modification des représentations sociales des expériences généralement appelées "hallucinations auditives". Les membres de ces associations essaient d'expliquer qu'il s'agit d'un phénomène subjectif qui fait partie des différentes manières d'entendre des voix. Un de leur objectif est de montrer qu'il ne s'agit pas d'une pathologie, mais d'un phénomène subjectif "normal" » (Troisœufs et Eyraud, 2015).

La participation des usagers en santé mentale s'alimente ainsi des nombreuses racines culturelles et historiques qui ont constitué l'accompagnement et la représentation des usagers depuis l'après-guerre. Les fondations proviennent tout aussi bien des principes de la psychothérapie institutionnelle, de l'antipsychiatrie, des groupes d'autosupport et d'entraide, des mouvements des ex-usagers et des survivants de la psychiatrie, ainsi que de la démocratie sanitaire et du partenariat en santé.

Spécificités des associations de patients en psychiatrie

Parmi ces différentes formes, se trouvent les associations de patients, qui sous ce vocable désignent des associations ayant une activité dans le domaine de la qualité de la santé et de la prise en charge des malades et qui justifient des modalités demandées par la loi n° 2002-303 du 4 mars 2002 relative aux droits des malades et à la qualité du système de santé, pour représenter les usagers dans les instances hospitalières ou de santé publique.

Sans reprendre ici l'ensemble des éléments de cette loi, nous pouvons en citer d'une part, les conditions demandées à une association d'usagers pour pouvoir s'engager dans ce cadre et d'autre part, ce qui en fait les spécificités en psychiatrie et santé mentale.

De fait, les objectifs de la loi du 4 mars 2002 visent l'amélioration de la démocratie sanitaire, de la qualité et de la sécurité des soins. À l'intérieur de ce périmètre, un pan concerne la représentation des usagers dans les établissements de santé, qui peuvent dès lors siéger réglementairement au sein de certaines instances représentatives des établissements de santé, comme la commission des usagers (CDU), le conseil de surveillance et la commission d'activité libérale, mais aussi dans d'autres commissions chargées d'assurer la qualité et la sécurité des soins dans des domaines spécifiques (CLIN : infections nosocomiales; CLUD : douleur; CLAN : alimentation nutrition; commission d'éthique, etc.). L'activité des associations au travers des représentants des usagers (RU) au sein des CDU est d'examiner, avec les professionnels soignants et l'administration des établissements, les lettres de plainte et d'appréciation envoyées par les patients. Par un travail de concertation, la CDU statue sur la marche à suivre pour répondre aux besoins exprimés par les usagers dans leurs écrits et fait des propositions d'amélioration. Dans ce cadre, les RU défendent les droits des usagers et s'assurent de la suite donnée aux dossiers. Un partenariat plus avancé peut se mettre en place avec les services ou des professionnels de santé engagés, via des actions de formation, de communication, des colloques, des manifestations publiques. Pour pouvoir être considérée comme agréée par le ministère tant au niveau national, que régional, une association doit être agréée par la Commission nationale d'agrément des associations de santé selon les critères suivants :

- l'activité effective et publique de l'association en vue de la défense des droits des personnes malades et des usagers du système de santé;
- les actions de formation et d'information qu'elle conduit;
- la transparence de sa gestion, sa représentativité et son indépendance.

Pour qu'un bénévole d'une association de santé agréée soit éligible au statut de représentant des usagers d'un établissement de santé, son nom doit être proposé à l'agence régionale de santé (ARS) par l'association. En effet c'est l'ARS qui reçoit les besoins des établissements de santé en cas de poste vacant dans les instances où les RU doivent siéger.

La loi a évolué depuis janvier 2016, permettant aux usagers d'être président des commissions des usagers et facilitant un rapport de réciprocité entre les différents représentants des usagers d'un établissement ou d'un territoire de santé.

En psychiatrie et santé mentale, deux autres lois sont venues renforcer les possibilités d'action des usagers. D'une part, dans les structures médico-sociales, la thématique de l'expression et de la participation des usagers a reçu un nouvel élan avec la loi n° 2002-2 rénovant l'action sociale et médicosociale, texte qui a cherché à renforcer la place et les droits des usagers et de leurs associations dans la vie des structures en question. La participation y est entendue comme le droit à participer à la conception, voire à la mise en œuvre du projet d'accueil et d'accompagnement qui concerne le résident (art. L. 311-3) et au fonctionnement du service via les conseils de la vie sociale (CVS) ou autres formes de participation (art. L. 311-6). D'autre part, la loi n° 2005-102 du 11 février 2005 pour l'égalité des droits et des chances, la participation et la citoyenneté des personnes handicapées vise à renforcer les droits et la citoyenneté des personnes handicapées, notamment en créant des espaces ouverts et citoyens, comme les groupes d'entraide mutuelle.

Par ailleurs, depuis la loi de 2002, d'autres textes de loi ont introduit la participation de représentants des usagers dans de nombreuses instances. Dans le champ de la psychiatrie, ils peuvent siéger au comité départemental des hospitalisations psychiatriques (CDHP) et de façon plus générale à la caisse nationale et aux caisses primaires d'assurance maladie (CPAM), à la conférence de territoire et à la conférence nationale de santé, dans les ARS, à la conférence régionale de la santé et de l'autonomie (CRSA), à l'office national d'indemnisation des accidents médicaux (ONIAM) et dans les commissions de conciliation et d'indemnisation (CCI), dans les comités de protection des personnes (CPP), à la Haute Autorité de santé (HAS), à l'agence de la biomédecine, etc.

Ceci permet d'estimer à plus de 16000 le nombre de représentants des usagers devant agir au sein des diverses instances de santé.

Obstacles actuels

La représentation des usagers dans les établissements publics de santé mentale achoppe à l'heure actuelle sur les mêmes écueils que celle des champs d'autres pathologies ou handicaps (manque de formation de l'ensemble des acteurs, manque d'intérêt, représentation vue comme une contrainte plutôt qu'un soutien, peur de la judiciarisation, simulacre de participation… ; Compagnon et Ghadi, 2014). On peut considérer que les conditions de mises en œuvre sont en soi inégalitaires et peu propices à la réciprocité des échanges. Ainsi, le rapport entre une dizaine de professionnels *versus* un à deux représentants des usagers lors des CDU est asymétrique et peu égalitaire ; le langage technique utilisé par les professionnels représente un frein à l'échange et la compréhension mutuelle ; le lieu, l'hôpital, où se déroulent les CDU, est symboliquement celui des soignants, et non une place d'expression neutre.

De plus, on peut ajouter quelques éléments spécifiques au champ de la santé mentale et de la psychiatrie. Les RU membres des CDU des établissements de santé mentale sont majoritairement issus des associations des familles et non pas des personnes concernées directement par les troubles psychiques. Le secteur souffre du manque de RU, laissant des établissements sans vraiment de personnes assumant ces mandats, par manque de formation des associations et des professionnels de la psychiatrie aux enjeux et pratiques de la démocratie sanitaire.

Enfin, le manque de formation aux partenariats entre professionnels et personnes concernées survient dans un contexte de méconnaissance des soignants perçus bien souvent dans un rapport de contrainte et d'obligations.

Une autre difficulté est la prégnance des représentations sociales des personnes vivant avec un trouble psychique et usagères des services psychiatriques, elles sont encore vues comme portant des traces mémorielles des stigmates attribuées au *fou* que sont la *dangerosité*, l'*incapacité* et l'*inaptitude* (Roelandt et al., 2010). Ainsi, les personnes qui participent sont contraintes par les représentations sociales négatives au sujet de la maladie mentale, qui obligent à faire valoir une sur-compétence comme pour « prouver » qu'elles sont capables de remplir ces fonctions. Bien souvent, l'énergie nécessaire à déployer pour faire face à ces dimensions engendre épuisement et manque de confiance en soi, en ses capacités, voire renoncement.

De fait, les acteurs de la représentation des usagers en psychiatrie et santé mentale sont confrontés à des situations paradoxales : comment défendre ses droits dans un système qui peut vous les enlever quasiment intégralement ? Quels sont les niveaux d'allégeance au système ? Quels écarts aux normes de la représentation sont possibles ? Quels types de partenariats sont souhaitables ?

Quelles médiations de personnes vivant avec un handicap psychique et/ou de professionnels permettraient de développer des coopérations ?

Comment contourner ces obstacles ?

Comme nous l'avons vu, des réponses ont été données par des collectifs qui préfèrent se situer à l'extérieur du système de santé pour mieux défendre leurs droits, ou par bien d'autres mouvements actuels qui choisissent la diversité des profils des participants – regroupant usagers, professionnels, avocats, médecins, chercheurs – et un partenariat dans la lutte ou dans la constitution de lieux de formation et d'émancipation.

L'expérience originale de l'association *Toutes voiles dehors* à Toulouse permet de voir comment il est possible de surmonter ces différents obstacles et paradoxes et à quelles conditions à travers la complémentarité des vécus et des savoirs de chacun des acteurs (*voir* Encadré 77.1).

ENCADRÉ 77.1

Une expérience originale à Toulouse, l'Association *Toutes voiles dehors*

Une aventure humaine…

Toutes voiles dehors est une association autonome d'usagers de la psychiatrie, créée en 2011 à Toulouse, dont la particularité est d'avoir été fondée par un groupe d'usagers avec le parrainage d'un médecin psychiatre hospitalier. Cette complémentarité entre expérience et savoir théorique nous semble avoir été cruciale, nous avons donc choisi une présentation à deux voix, celle de la présidente fondatrice, Emmanuelle Bourlier, et celle du parrain, le Dr Rémy Klein.

Motivations initiales

Emmanuelle Bourlier : Ce qui m'a motivée avant tout était de transmettre le regard d'*empowerment* posé sur moi par mon soignant de l'époque, ce grand espoir communicatif dont je me suis saisie. Je voulais aussi transmettre cette invitation très riche à réfléchir ensemble et à confronter les points de vue. J'étais persuadée qu'il était possible de construire un projet humain avec des usagers de la psychiatrie si nous respections nos rythmes respectifs de croissance.

Rémy Klein : Ma volonté initiale était d'améliorer les pratiques soignantes par la participation plus importante des usagers dans le processus de soins et de réhabilitation. Jeune psychiatre dans une unité d'admission, la prise de conscience des enjeux de pouvoir en psychiatrie m'a ainsi conduit à vouloir mettre les potentialités des usagers plus au-devant de la scène. La finalité était tant éthique (lutte contre la stigmatisation et les dérives potentielles des systèmes de soins) que pragmatique (renforcement de l'alliance de travail et enrichissement réciproque permettant une accélération du processus de réhabilitation). Par la suite, l'organisation en association a été rendue possible grâce à une bonne dose de pugnacité et surtout de confiance réciproque. Le but était bien sûr de diffuser cette modalité de travail mais aussi de l'enrichir par les expériences multiples des membres de l'association : Comment intégrer les expériences des familles, des soignants, des patients pour le bénéfice de tous ?

Valeurs communes

Rémy Klein : Nous nous sommes dès le début accordés sur des valeurs pivots, inspirées des courants de la psychologie humaniste et existentialiste (A. Maslow, G. Allport, R. May et surtout C. Rogers), mais aussi de la psychologie positive, telles que : une attention accrue sur le potentiel de développement plus que sur le handicap, sans toutefois nier celui-ci ; la confiance dans l'autre, dans ses intentions et ses potentialités (le regard positif inconditionnel de C. Rogers) ; la recherche d'une intégration compréhensive des différences, à l'intérieur et à l'extérieur de l'association (famille, soignants, public), afin de garder une position résolument constructive ; la croyance forte dans l'intelligence du collectif ; la focalisation sur les usagers malgré toutes les déviations plus ou moins conscientes tendant à la reproduction d'un modèle soignant.

En parallèle et de façon complémentaire, la structuration du mouvement a été l'un de nos principes clés par : la stabilité des efforts et des valeurs dans le temps, via l'organisation de temps d'échanges et de réflexion réguliers ; l'intégration des différences mais simultanément une stabilité basée sur les principes fondateurs quitte à réorienter les usagers n'y adhérant pas.

▶

Emmanuelle Bourlier : Nous sommes aussi partis du postulat que toute vie a la même valeur intrinsèque et qu'en aucun cas une personne ne devait en dominer une autre et prendre pouvoir sur elle. Au contraire, notre but est de reprendre le pouvoir sur nos propres vies et de découvrir nos limites et nos potentiels en s'entraidant.

Les débuts

Emmanuelle Bourlier : Nous avons commencé par nous réunir dans un café une fois par mois pendant un an avec Rémy Klein et des amis usagers de la psychiatrie rencontrés dans un GEM. L'un de mes objectifs était de prouver aux usagers que nous pouvions échanger librement avec un soignant. Ce n'était pas gagné d'avance, nous étions tous psychotiques et nous avions connu plusieurs hospitalisations. Il en résultait une certaine crainte des soignants. Le plus important et le plus délicat était donc de solliciter l'avis et la perception de personnes n'étant pas habituées à les partager. Le regard de Rémy Klein, extérieur et ouvert, a été essentiel dans l'élaboration du cadre. Mes connaissances étant essentiellement expérientielles, je ressentais un grand besoin de soutien et de supervision. La confiance qu'il m'a accordée au-delà de mes hauts et de mes bas a été ma plus grande force. Son engagement et les conférences faites ensemble nous ont par ailleurs permis d'être mieux acceptés dans le système de soins.

Rémy Klein : L'influence de l'association s'est accrue avec le temps. Celle-ci est progressivement devenue une interlocutrice repérée par les institutions (telles que les centres hospitaliers) et des structures sociales (telles que le conseil local de santé mentale) et universitaires. Nous supposons que ceci est dû à l'énergie déployée par le bureau, mais aussi à la volonté d'être dans une position différenciée mais résolument constructive. Les présentations de l'association se sont souvent faites en binôme afin de représenter au mieux notre fonctionnement. Par ailleurs, toutes les activités, les réunions, les rencontres ont été organisées par les usagers de façon indépendante, ce qui a possiblement permis de démultiplier le message d'*empowerment* porté par l'association.

Missions

Rémy Klein : Deux fonctions me semblent prédominantes au sein de l'association, celle de soutien et celle de représentation.

La fonction de soutien, vue de ma position d'interface, me semble présenter plusieurs caractéristiques. C'est un soutien de l'usager global, c'est-à-dire avec ses forces et ses difficultés. C'est aussi un soutien à la fois respectueux des rythmes propres et à la fois favorisant les expériences nouvelles, donc favorisant la prise de risque. Il peut parfois s'agir d'un *empowerment* patent, lors des ateliers de partage de compétences, des activités culturelles communes ou des temps d'échange collectifs. Mais de façon plus subtile, cette mise en action se retrouve au cœur du statut des usagers. Utilisation régulière du vote, projets participatifs, financement des activités par leurs ressources propres, les usagers sont explicitement et implicitement positionnés comme des individus pleinement responsables. Il s'agit de mettre l'accent sur la dignité de la personne en soulignant à la fois ses droits et ses devoirs, les choses à recevoir et à apporter.

Seconde fonction, la représentation des usagers. L'association s'appuie, tel que cela a pu être modélisé par C. Rogers dans les groupes de rencontre (1973), sur le fait qu'une écoute compréhensive préalable permet une plus grande audibilité du message porté par les usagers. Sur la base d'un échange « gagnant/gagnant » des groupes de rencontre usagers/familles/soignants ont ainsi été mis en place avec une satisfaction globale élevée. De façon plus institutionnelle, rappelons que *Toutes voiles dehors* représente maintenant les usagers dans de nombreuses instances : ARS, commission départementale des soins psychiatriques (CDSP), hôpitaux, cliniques…

Emmanuelle Bourlier : Deux objectifs distincts mais complémentaires se sont effectivement rapidement dégagés.

D'une part, entre usagers, nous cherchons à briser la solitude qui accompagne si souvent la maladie psychique de façon très douloureuse. Je pense que si nous souffrons de stigmatisation, nous souffrons tout autant d'autostigmatisation qui, parce que nous nous sentons différents, nous fait fuir la compagnie de ceux que nous considérons d'une « normalité » accablante. Le but entre nous est de voir ensemble ce qui nous unit dans la maladie et plus largement avec l'humanité dans son ensemble. En nous considérant mutuellement comme des personnes responsables, en mettant nos potentiels en commun et en parlant sans complexes de nos faiblesses et de nos symptômes nous cherchons à nous tirer vers le haut. Des liens se tissent, des amitiés se nouent, nous prenons de l'assurance et osons affronter « l'extérieur ».

D'autre part, nous cherchons à faire entendre notre voix dans le système de soins. Les réunions sont souvent longues et fastidieuses et j'invite les professionnels à nous réserver un bon accueil en sollicitant nos points de vue sans paternalisme. L'institution est souvent d'une lourdeur écrasante et il n'est pas toujours simple, mais c'est notre objectif, de rester force de proposition plutôt que de se contenter d'être force d'opposition.

L'accent qui a été mis sur notre réflexion commune dès les prémices de l'association se décline maintenant en deux types de rencontres particulièrement riches. Premièrement, nous nous réunissons avec des internes en psychiatrie (six internes, six usagers) pour échanger les points de vue et réfléchir ensemble autour d'un thème. Je note chez les internes un intérêt certain pour le vécu de l'usager et j'espère que l'institution et la routine n'auront pas raison de leur enthousiasme et de leur souplesse. De la même façon, nous proposons des *trialogues*, rencontres soignants–proches–usagers que le soin ou les rapports familiaux ne lient pas. Ces rencontres permettent une parole vraiment libre et la découverte du monde de l'autre. La régulation est tournante ce qui permet une horizontalité très appréciée par toutes les parties.

Fonctionnement

Rémy Klein : mon rôle principal a consisté à participer aux réunions du bureau restreint (le « conseil de régulation ») une fois par mois et à y jouer le rôle d'avis extérieur lorsque cela était possible et demandé. J'ai ainsi essayé de donner, sur sollicitation, mon point de vue sur les réflexions ou les projets du bureau, mais aussi sur les difficultés interpersonnelles rencontrées au sein de l'association. Dans ce cadre, j'ai parfois apporté des informations nosographiques ou thérapeutiques lorsque cela me semblait nécessaire, mais me suis surtout appuyé sur les concepts de relation d'aide (C. Rogers, 1942), et sur des modalités pratiques de communication (affirmation de soi, communication non violente). La rythmicité de ces échanges et ma place extérieure à l'association ont, je pense, favorisé les processus de décentration et de transfert de compétences techniques. Réciproquement, j'ai aussi été le témoin de nombreux récits d'expériences de soins qui ont sensiblement enrichi mon expérience de soignant. À souligner dans ce dispositif, car elle n'est pas anodine, ma fonction me positionnant en soignant direct.

À la fin de chaque session, un tour de table des membres du conseil était effectué pour que chacun autoévalue son état psychique actuel, ceci afin de déterminer si sa capacité d'écoute et d'encadrement était compatible avec ses missions du mois à venir. Cette autoévaluation était suivie d'un avis venant des tiers, et j'étais supposé avoir le dernier mot, pouvant ainsi avec l'aide des autres membres mettre en pause les missions de chacun.

Emmanuelle Bourlier : Après des ajustements déduits de nos réflexions sur nos expériences au cours des conseils de régulation, nous avons mis en place le cadre de notre accueil et de nos rencontres.

Les membres du bureau reçoivent individuellement chaque personne et se présentent chacun avec son parcours psychiatrique et de rétablissement. Puis le nouveau parle de son propre parcours et nous présentons l'association. Ce partage sans tabou nous met dès le départ tous au même niveau et nous permet d'instaurer puis de maintenir, là aussi, des liens horizontaux.

En dehors de notre parrain, nous n'avons pas de professionnel ni de bénévole dans les activités ni pour l'organisation. Nous y tenons, c'est la garantie pour nous d'échanges entièrement libres, même si cela implique que nous ayons moins d'activités et un fonctionnement plus tranquille. Les activités (exposés, cinéma, restaurants, balades, pique-niques, spectacles…) sont proposées et financées par les adhérents eux-mêmes. Elles sont donc moins nombreuses mais apportent à l'organisateur et aux participants une grande satisfaction. Nous proposons cependant une journée conviviale hebdomadaire et un groupe de parole dit d'émulation où tous les thèmes qui nous préoccupent sont abordés. Les échanges sont très libres mais se font dans un cadre que nous avons défini ensemble et qui assure le bon déroulement des échanges.

Une charte à laquelle nous tenons fermement nous unit et reste la garante du groupe : non-violence physique et verbale, respect de l'autre et de la différence, non-jugement et, plus étonnant et déduit là encore de notre expérience, pas de conseil mais invitation à partager son expérience comme simple exemple. Cela nous permet de garantir qu'aucun « maître à penser » ne s'élève au milieu de nous.

Notre enthousiasme a été très favorablement accueilli par la mairie qui nous accorde une petite subvention et en sus nous héberge à la communauté municipale de santé où nous cohabitons avec d'autres associations. Cette situation au cœur de la ville nous permet d'aller souvent boire un verre ensemble, ce qui peut être le commencement pour nous de nous redéfinir comme citoyen après souvent une longue période d'exclusion et de honte.

Nous présentons régulièrement l'association aux structures de soins, aux éducateurs, aux assistants sociaux, et donnons des conférences interactives destinées aux soignants, aux proches, aux usagers et au grand public.

Les espoirs

Emmanuelle Bourlier : Réfléchir ensemble me semble la grande force de *Toutes voiles dehors*. Cette synergie nous porte, nous ouvre sur l'extérieur et nous permet de garder espoir à la fois en nous et aux soins dont nous reconnaissons la nécessité. J'aimerais que d'autres soignants, en s'appuyant peut-être sur leur vocation initiale, se lancent dans l'aventure. Et j'espère que les usagers sortiront de l'ombre pour partager en toute liberté leur richesse particulière…

Rémy Klein : Je reste saisi après cette aventure par le développement collectif réalisé en si peu de temps. Nous avons souvent échangé lors des conseils de régulation sur les possibilités de croissance supplémentaire, notamment en favorisant l'émergence d'« associations sœurs ». Mais la réflexion sur cette croissance a aussi porté sur l'amélioration de l'efficience de l'association, notamment par la diffusion plus large des messages clés. Mes espoirs iraient plutôt dans ce sens, en souhaitant de larges espaces d'échanges entre les parties concernées par les soins en santé mentale, afin d'ouvrir les représentations de chacun. Je pense que cette dynamique passe avant tout par la rencontre « de personne à personne ». Pourquoi ne pas penser à des rencontres entre usagers, familles et soignants dans les services de soins, dans un cadre apaisé qui reste à définir, comme un nouveau type de démarche qualité ? Il s'agirait ainsi de favoriser des échanges où tous pourraient (potentiellement) s'enrichir des expériences de chacun et réaliser aussi combien elles se rejoignent *in fine*.

Références

Compagnon, C., & Ghadi, V. (2014). *Pour l'An II de la démocratie sanitaire. Rapport à la Ministre des affaires sociales et de la santé* en ligne. www.ladocumentationfrancaise.fr/var/storage/rapports-publics/144000107.pdf

Loi no 2002a-2 du 2 janvier 2002 rénovant l'action sociale et médico-sociale, en ligne : www.legifrance.gouv.fr/affichTexte.do?cidTexte=JORFTEXT000000215460&categorieLien=id

Loi no 2002b-303 du 4 mars 2002a relative aux droits des malades et à la qualité du système de santé, en ligne : www.legifrance.gouv.fr/affichTexte.do?cidTexte=JORFTEXT000000227015

Loi no 2005-102 du 11 février 2005 pour l'égalité des droits et des chances, la participation et la citoyenneté des personnes handicapées, en ligne : www.legifrance.gouv.fr/affichTexte.do?cidTexte=JORFTEXT000000809647

Roelandt, J. L., et al. (2010). Perceptions sociales du "fou", du "malade mental", et du "dépressif" en population générale en France. In J. Y. Giordana (Ed.), *La stigmatisation en psychiatrie et en santé mentale* (pp. 47–64). Issy-les-Moulineaux : Masson.

Troisœufs, A., & Eyraud, B. (2015). Psychiatrisés en lutte, usagers, Gemeurs, : une cartographie des différentes formes de participation. *Rhizome, 58*, 3–4.

Partie XII

Soutenir et impliquer les familles

Place des familles dans la démarche de réhabilitation

Chapitre 78

Cécile Rochet, Adeline Frankhauser

PLAN DU CHAPITRE

Historique des liens entre familles et psychiatrie

Une politique économique et sociale en faveur d'une réduction du nombre de lits d'hospitalisation entraîne une mutation de la psychiatrie française, avec des séjours se raccourcissant et des patients atteints de troubles psychiques passant beaucoup plus de temps à l'extérieur des hôpitaux et donc auprès de leurs familles : « 60 à 70 % des personnes souffrant d'un premier épisode psychotique vivent ou sont en contact étroit avec leurs familles » (Addington et Addington, 2001).

Avec l'avènement du paradigme du rétablissement, le rôle de l'institution et des soignants ne se substitue plus à l'environnement familial et social, rendant aux familles une fonction à part entière dans l'accompagnement de leur proche. Celles-ci ont d'ailleurs fortement participé au mouvement dit d'*empowerment*; aujourd'hui les associations de familles, comme l'Union nationale de familles et amis de personnes malades et/ou handicapées psychiques (UNAFAM), jouent un rôle non négligeable en termes décisionnels dans le champ des politiques de santé sur le plan psychiatrique.

La place tenue par les familles dans les soins prodigués aux patients souffrant de troubles psychiatriques a beaucoup évolué. Depuis les premiers aliénistes, tels Philippe Pinel prônant la nécessité de séparer les *aliénés* de leur environnement familial défini comme « pernicieux » ou « néfaste », la référence en matière d'approche familiale consistait essentiellement à pratiquer la *parentectomie*, afin d'aider le patient atteint de troubles psychiatriques à se rétablir. Les clivages patient/famille ont été longtemps le mot d'ordre des équipes de soignants appuyés par des courants théoriques validant leurs pratiques.

Selon les écrits de Davtian et Collombet (2014), quatre grandes étapes marquent les représentations de la famille en psychiatrie de l'après-guerre à nos jours :

- la famille à exclure, 1950–1960 : familles non incluses dans les soins;
- la famille à soigner, 1960–1970 : début des *thérapies de la famille*;
- la famille à soutenir, 1970–1990, consécutif au mouvement d'antipsychiatrie des pays anglo-saxons : début des *thérapies avec la famille*;
- la famille à former, 1990 à nos jours : mouvement d'*éducation des familles*.

Carpentier (2001) note également qu'« historiquement, la famille est d'abord considérée comme la cause des problèmes de santé mentale avant de devenir, dans un contexte de désinstitutionalisation de la psychiatrie, une solution pour maintenir la personne dans son milieu. La famille passe [ainsi] d'un modèle pathologique, pathogénique et dysfonctionnel à un modèle de compétence (en fait, une compétence estimée potentielle) tandis que son rôle passe de client [patient] à collaborateur ».

Dans ce contexte, l'accent est mis sur la compétence des familles (Ausloos, 1995); il est introduit également la notion de *famille ressource*.

On peut se demander ce que provoque le passage d'une place de « coupable du développement de la maladie » à une place de « compétent pour le soin » : « décriées autrefois comme responsables et ainsi complètement exclues des soins, placées aujourd'hui dans une position de responsables, d'*aidants aux usagers*, de co-thérapeutes, il s'agit pourtant des mêmes familles de patients, avec leurs résistances, leurs difficultés face à une maladie qu'ils sont en difficulté pour comprendre et accepter» (Davtian et Scelles, 2013). Le risque ici est de méconnaître des troubles du fonctionnement familial (ou d'attribuer ceux-ci à l'unique présence du patient) et ainsi de priver les familles de la reconnaissance d'une souffrance qu'elles présenteraient pour elle-même et, le cas échéant, d'une proposition thérapeutique.

De nombreuses recherches s'intéressent aujourd'hui aux conséquences familiales de l'accompagnement d'un proche atteint de maladie psychique. L'expression très évocatrice de *fardeau familial* (Kuipers et Bebbington, 1985) caractérise la difficulté et la souffrance des familles face à la maladie d'un proche. Il s'agit d'une expression utilisée en médecine somatique (maladie d'Alzheimer). Ce terme signifie également l'ensemble des conséquences d'ordre physique et psychique présentes chez les proches de patient atteint de handicap psychique, que sont le stress, la colère, les symptômes dépressifs, les conflits familiaux, la fatigue, mais également les problèmes d'ordre matériel, financier et social (Dore et Romans, 2001; Luscombe et al., 1998; Stimmel, 2004). Certaines études révèlent un taux de détresse deux fois plus élevé chez ces proches que dans la population générale (Stengad et Salokangas, 1997). De plus, la pathologie psychique induit souvent un isolement des familles, en lien avec un vécu de honte, de culpabilité, souvent peu exprimable ou partageable, en lien avec un fréquent vécu de stigmatisation (Davtian et Scelles, 2013).

L'accompagnement familial est aujourd'hui globalement reconnu comme nécessaire et bénéfique dans le traitement des troubles psychiques en France. Dans les recommandations, il est stipulé qu'il faut «offrir au patient et à sa famille une information la plus complète et la plus objective possible afin de développer autour du patient un véritable partenariat thérapeutique» (Agence nationale d'accréditation et d'évaluation de la santé, 1994). Y sont décrits l'intérêt d'approches diversifiées sur le plan théorique et l'intérêt d'une étude du fonctionnement familial pour mieux cerner les indications. Les groupes de soutien pour les familles sont également mentionnés.

Bantman (2013), dans son article «La famille partenaire de la réhabilitation psychosociale. Actualité du travail avec la famille» défend lui aussi les bénéfices d'un accompagnement de la famille dans le cadre d'un parcours de soins en réhabilitation psychosociale. Malgré cela, l'approche familiale reste en pratique en France «mal répartie sur le territoire, peu homogène, et insuffisante» (Bantman, 2013).

Sur le plan des recommandations internationales, on retrouve également l'indication d'un travail réalisé de façon quasi-systématique avec les familles dans le champ de la psychiatrie (*voir* Tableau 78.1).

Dans certains pays comme le Canada, depuis la fin des années 1970, la place des aidants familiaux est largement reconnue et fait partie intégrante du parcours de soins en réhabilitation des patients atteints de troubles psychiques. Aujourd'hui, le système de santé français pourrait s'inspirer de ces modèles de soins et particulièrement du modèle canadien.

Dans la littérature scientifique anglo-saxonne, on retrouve des études allant dans le sens d'une efficacité prouvée des dispositifs d'intervention

Tableau 78.1 Recommandations internationales concernant les aidants.

NICE, Grande-Bretagne, 2015	PORT, États-Unis, 2015	Directives pancanadiennes, 2013
– Valoriser l'expérience des proches – Préconisation des accompagnements familiaux – Réduction du fardeau familial – Informations des familles sur la maladie psychique	– Interventions auprès des familles d'au moins 6 à 9 mois – Formation des familles – Psychoéducation – Gestion de crises, support émotionnel – Développement des compétences familiales – Travail sur les relations familiales	– Évaluation, information, engagement des *proches aidants* – Offre de services aux familles, thérapie familiale, psychoéducation, répit

NICE : National Institute for health and clinical excellence; PORT : schizophrenia patient outcome research team.

familiale quels qu'ils soient. Une méta-analyse a été faite par l'équipe de Pitschel-Walz et concernait 25 interventions réalisées auprès des familles de personnes atteintes de troubles psychiques (Pitschel-Walz et al., 2001). Le critère principal recherché dans cette étude était la baisse significative des symptômes et du taux de rechute des patients dans la première année suivant leur dernière hospitalisation.

Les résultats montrent que le taux de rechute baisse de 20 % lorsque les proches aidants sont inclus dans le parcours de soins. Ce taux est d'autant plus significatif si le suivi s'étale sur plus de 3 mois.

Les résultats d'un parcours de soins couplé patient/proche en complément d'un traitement médical sont significativement supérieurs que dans un parcours de soins fondé sur un traitement uniquement du proche.

La méta-analyse pointe que les programmes psychoéducatifs sont axés essentiellement sur les troubles schizophréniques.

Dans la littérature scientifique française, il existe relativement peu d'études à ce sujet, ce qui est regrettable. Il paraît important de soutenir la recherche dans ce domaine afin de mieux cerner les besoins des familles, ainsi que l'efficacité des dispositifs proposés et leur évaluation dont nous évoquerons les modalités dans ce chapitre.

L'un des enjeux pour la prise en charge des familles en réhabilitation nous apparaît être une collaboration entre les acteurs du soin psychiatrique et les familles pour arriver à une articulation entre le soin profane, donné par l'entourage familial, et le soin médical, dispensé par les professionnels. Davtian et Collombet (2014) précisent la difficulté d'une prise en charge cloisonnée entraînant l'isolement des patients. Le tissage relationnel entre les professionnels et l'entourage familial faciliterait « une approche globale de la personne, afin d'éviter le morcellement de la pensée présent dans la plupart des manifestations des troubles psychiques » (Davtian et Collombet, 2014). Ce remodelage entraîne nécessairement des questionnements sur la fonction de chacun, sans que les uns se substituent aux autres, que ce soit au niveau des soignants, des patients ou de la famille. Les frontières sont souvent très fines et obligent chacune des parties à se repositionner, et parfois requestionner leur modèle de soins.

Enfin, le suivi familial œuvre parfois tel un levier thérapeutique sur le parcours de soins du proche atteint de troubles psychiques.

En effet, comment envisager de se rétablir, lorsque les discours autour de ce rétablissement sont contradictoires ? Il est fréquent de rencontrer dans notre pratique professionnelle des patients aux prises avec de véritables conflits de loyauté vis-à-vis de leurs familles, dans un projet de réhabilitation et de réinsertion professionnelle, au point de le mettre en échec.

Nous allons développer quelques repères théoriques utiles à la compréhension des liens entre interactions familiales et pathologie psychique et qui sous-tendent les interventions proposées, avant d'envisager l'évaluation familiale et de proposer un panel de prises en charge pertinentes pour les familles dans une optique de réhabilitation.

Quelques repères théoriques et état actuel des connaissances

Déterminant du fonctionnement familial et schizophrénie

Les recherches autour de l'influence des interactions familiales sur le déclenchement et l'évolution des troubles psychiques individuels (notamment les troubles schizophréniques) ont considérablement évolué ces dernières années.

Une meilleure connaissance du fonctionnement familial permet à la fois de :

- proposer des interventions thérapeutiques familiales visant à favoriser le rétablissement du patient ;
- proposer des interventions visant à améliorer la communication dans la famille, la santé psychique des proches et donc *in fine* diminuer le « fardeau ressenti » par les proches.

L'existence d'un lien entre fonctionnement familial et pathologie schizophrénique est supposée depuis des décennies, s'appuyant dans les années 1950 sur des études uniquement d'observation qui ont conduit à pointer des liens dit « fusionnels primaires et réputés dysfonctionnels » comme étiologie de certains troubles psychiques. Ces conceptions ont contribué au mouvement de culpabilisation et d'exclusion des familles dont nous avons parlé plus haut.

L'avènement des thérapies systémiques avec notamment l'école de Palo Alto a attiré l'attention sur la communication et a pointé des paradoxes communicationnels présents dans certaines familles, pouvant avoir une influence sur certains symptômes des patients. Les premiers systémiciens ont beaucoup travaillé sur la manière de communiquer et de transmettre l'information dans les familles. Le concept de *double bind* décrit dans les années 1950 par Bateson, Haley et Weakland a été proposé à l'époque comme étiologie possible de la schizophrénie (Bateson et al., 1956). Le *double bind* est une interaction relationnelle entre deux personnes, comprenant deux injonctions paradoxales, ainsi qu'une troisième condition qui empêche le sujet de sortir de cette situation; cela conduit à des impasses relationnelles et surtout à l'incapacité pour le sujet concerné d'agir. Cette théorie a ensuite été largement reprise et a été sortie d'un modèle causaliste unilatéral. La théorie systémique insiste sur l'importance de traiter tout le système familial si l'on veut provoquer un changement. On sort donc d'un modèle causal culpabilisant pour les familles pour passer à un modèle systémique à savoir d'influence réciproque (ou de causalité à double sens).

L'avènement des neurosciences et la tendance actuelle à considérer la schizophrénie selon un modèle biologique ont amené un nouveau modèle de représentation : la théorie de la vulnérabilité, communément acceptée comme modèle étiopathogénique de la schizophrénie aujourd'hui, stipule que la maladie est en partie déterminée par un terrain génétique prédisposant sur lequel viendraient se greffer des facteurs environnementaux en capacité de moduler le déclenchement et l'évolution de la pathologie. Le contexte émotionnel et communicationnel familial pourrait faire partie de ces facteurs environnementaux. Il existe quelques facteurs familiaux, identifiés à ce jour, pouvant avoir une incidence sur l'expression symptomatique de la pathologie schizophrénique :

- l'émotionnalité exprimée représente un climat émotionnel familial caractérisé par une surprotection, une implication affective importante et un certain nombre de commentaires négatifs ou disqualifiants à l'égard du proche malade. C'est un paramètre qui, dans de nombreuses études, a été mis en lien avec une augmentation du taux de rechutes de la pathologie schizophrénique (Vaughn et Leff, 1976). À noter, bien sûr, que la présence des symptômes schizophréniques chez un proche a elle-même tendance à provoquer une organisation familiale de ce type;
- les communications divergentes représentent l'incapacité pour les membres d'une même famille à pouvoir communiquer ensemble de manière claire, à pouvoir exprimer des points de vue différents, s'écouter mutuellement, se comprendre et à pouvoir s'ajuster sur une position commune. Dans les familles avec un fort taux de communications divergentes, les individus ont des difficultés à parvenir à un consensus commun autour d'une problématique; ils manifestent une tendance aux interruptions du discours mutuel et sont également en difficulté pour communiquer de manière non verbale. Un fort taux de communications divergentes au sein de la famille a été mis en lien avec le développement éventuel d'une pathologie schizophrénique chez un membre de la famille;
- l'*affective style* (qui ressemble à l'émotionnalité exprimée, avec en plus la variable *intrusivité*) est un paramètre qui a été mis en lien avec l'apparition possible d'une pathologie schizophrénique – en combinaison avec les communications déviantes. Ce paramètre pourrait marquer un climat ayant un impact sur le déclenchement d'une pathologie schizophrénique (Coen et Stip, 1997);
- enfin, de nombreuses études montrent un lien entre une possibilité d'alliance thérapeutique avec la famille et un meilleur rétablissement de la personne présentant un trouble schizophrénique.

Modélisation

La figure 78.1 résume l'état actuel des connaissances en termes d'influences réciproques entre certains paramètres du fonctionnement familial et l'évolution de la pathologie schizophrénique.

L'état actuel de la recherche nous permet donc d'admettre aujourd'hui que :

- les différents paramètres du fonctionnement familial ont une influence sur le rétablissement du patient, de manière plus ou moins directe et plus ou moins prédictive (Frankhauser et Martin, 2016);

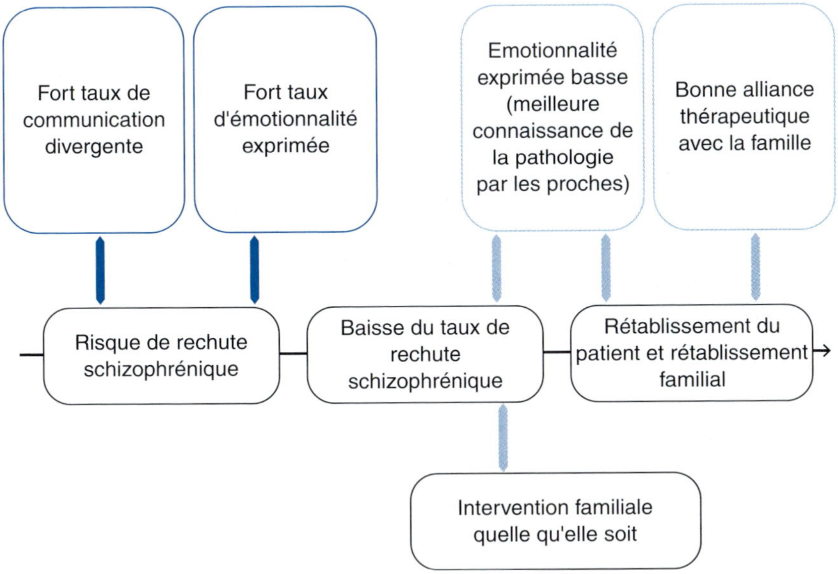

Figure 78.1 Paramètres familiaux et évolution de la pathologie schizophrénique.
Source : Cécile Rochet et Adeline Frankhauser.

- le fonctionnement familial est complexe, il présente des caractéristiques propres et il est souvent compétent pour résoudre les problèmes qui lui sont posés, il convient donc de comprendre son fonctionnement avant de chercher à le modifier (approche systémique) ;
- il convient de procéder par étapes : une première étape d'évaluation du fonctionnement familial permettra de mieux cerner la demande des familles, leurs difficultés et leurs ressources, afin de proposer par la suite une intervention thérapeutique adaptée.

Évaluation familiale

Les premières évaluations du fonctionnement familial ont été utilisées dans le contexte du développement des thérapies familiales, soit dans les années 1930–1940. L'objectif pour les thérapeutes étaient de pouvoir cibler le fonctionnement familial, afin d'ajuster leur accompagnement thérapeutique.

Peu d'articles dans la littérature française sont consacrés à l'évaluation du système familial. Favez (2011) recense dans son ouvrage un nombre important d'outils d'évaluation familiale (plus de 1000), principalement dans les pays anglo-saxons. Un autre article « Évaluation du fonctionnement familial : état des connaissances » rédigé par Pauzé et Petitpas (2013) évoque les différents modèles théoriques et les grilles d'évaluation du fonctionnement familial.

Ainsi, ces auteurs décrivent plusieurs critères d'évaluation de la cellule familiale, tirés de différents modèles théoriques répertoriés. Dans un premier temps, près de 95 dimensions susceptibles de contribuer à l'évaluation du fonctionnement familial sont décrites ; au vu de ce nombre important, les auteurs ont ensuite réorganisé ces dimensions en sous-groupes, passant successivement de seize dimensions, elles-mêmes catégorisées et regroupées, à finalement sept catégories (*voir* Figure 78.2).

On constate la difficulté à évaluer un système familial, du fait de la diversité de dimensions citées dans l'article de Pauzé et Petitpas (2013). On peut envisager que l'évaluation familiale pourrait se fonder en partie sur ce que l'on semblerait, socialement, attendre d'une famille : soit de pouvoir répondre de façon adaptée aux différentes tâches qui lui incombent tout en gardant des références liées à l'environnement social, culturel, mais également aux valeurs familiales (appartenance). Ainsi l'organisation de ce système familial

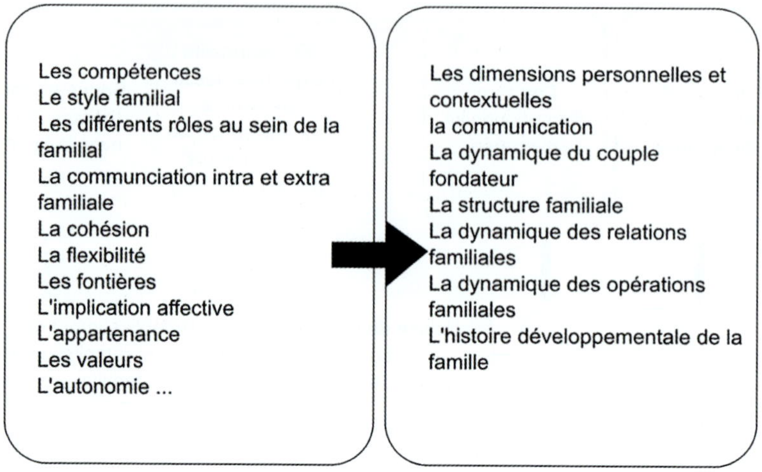

Figure 78.2 Évaluation du fonctionnement familial.
Source : Cécile Rochet et Adeline Frankhauser.

serait à même de se modifier et de s'adapter face aux différents événements de vie rencontrés.

Ces réponses vont façonner le tissu des relations intrafamiliales, avec un fonctionnement oscillant entre tension et flexibilité, dans l'objectif d'atteindre une forme d'équilibre propre à chaque système familial. L'évaluation des *frontières* au sein du système familial a ainsi fait l'objet d'études (Olson, 1986) décrivant plusieurs types de fonctionnement familial en fonction des types de frontières les caractérisant grâce à la passation d'une échelle d'évaluation (*family adaptability and cohesion evaluation scale III* ou FACES III). La pertinence de ce travail est de pouvoir investiguer la flexibilité ou la rigidité au sein d'une famille et l'impact que cela produit lorsque ce système familial est confronté à des événements de vie. La famille est souvent définie comme une entité sociale mouvante en perpétuel remaniement, ceci afin de mieux comprendre encore le fonctionnement de la famille. Ainsi, la *famille nucléaire* ou *famille traditionnelle*, concept post-industriel, est la référence sociale de base de la cellule familiale, du fait qu'elle est encore largement répandue. Elle est composée de deux parents vivant sous le même toit dont les taches sont clairement définies, un père de famille assurant le confort matériel de la cellule familiale et une mère veillant au bon fonctionnement de la maison. Cette organisation familiale majoritairement présente socialement, a connu, connaît et connaîtra probablement de nombreuses et légitimes modifications d'organisation, du fait de l'évolution du fonctionnement de notre société, laissant une place croissante aux familles monoparentales, homoparentales, et au retour des familles recomposées déjà présentes dans les siècles précédents (veuvages précoces).

Ainsi l'ensemble des facteurs décrits précédemment, que ce soient les critères d'évaluation familiale ou les différentes formes de composition familiale énoncés ci-dessus, nous démontre la complexité d'évaluer le système familial du fait de la diversité des individualités, tout en tenant compte que la famille est avant tout un système supra-individuel.

Les différents types d'approche évaluative de la famille

Solange Cook-Darzens et Pauzé (2014) indique que « la controverse concernant l'utilité des mesures standardisées dans la clinique familiale a longtemps été vive et le reste encore, notamment lorsqu'il s'agit de comparer les mérites des observations cliniques par rapport aux autoévaluations familiales ».

La différenciation entre les approches d'observation clinique et les mesures standardisées (auto-observation) a permis la réalisation d'étude de recherches décrivant successivement les biais attribués à chacune d'entre elles.

Ainsi dans l'observation clinique, certains auteurs ont pu définir des risques liés à la rencontre interpersonnelle entraînant, chez chacun des parties, la possibilité d'émettre des jugements réciproques associés à la situation de la rencontre. Le *jugement* du praticien peut être en lien avec son vécu personnel, sa formation et sa personnalité. Cette difficulté à prendre une distance critique pour le thérapeute peut entraîner des biais. Cependant ces ressentis sont également des outils thérapeutiques reconnus dans certaines approches théoriques (contre-transfert en psychodynamique ou résonance en systémie).

L'évaluation standardisée comporte des biais. L'un d'entre eux concerne la perte de richesse de la personne en termes de singularité lorsqu'elle est évaluée par un instrument validé sur une population. Certains écrits ont aussi évoqué la possibilité que la passation d'outils de mesure standardisés puisse favoriser une impression de stigmatisation de la situation.

Comment se positionner dans l'approche de l'évaluation familiale ?

D'après Favez (2011), l'observation clinique offre une pertinence non négligeable, elle « procure des informations uniques : elle permet d'avoir accès à des comportements dont les personnes n'ont pas conscience ou dont elles ont une perception biaisée, ainsi que d'étudier l'enchaînement et la dynamique des relations interpersonnelles ». L'observation clinique apporterait des éléments essentiels sur le fonctionnement familial dans sa globalité.

Les autoquestionnaires permettent de mesurer d'autres éléments pertinents par le biais d'items mesurant le fonctionnement familial et la façon dont il est perçu par chacune des individualités qui composent le système familial. Ce type d'évaluation offrirait également la possibilité à chaque membre de la famille de s'autoriser à exprimer certaines choses qu'il ne dirait pas en présence du reste de la famille. L'autoquestionnaire contribue à apporter à l'évaluation familiale des éléments complémentaires sur le plan individuel, au sein du système familial.

Favez (2011) précise « qu'une bonne évaluation consiste donc en un aller-retour entre la situation singulière de la famille, dans toute sa complexité et l'utilisation de données normées ». La complémentarité de ces deux outils semble favoriser l'approche thérapeutique familiale et son évaluation en tant qu'entité supra-individuelle.

Dans le cadre de l'évaluation du système familial au sein d'un parcours de réhabilitation en psychiatrie, nous avons sélectionné parmi les nombreux outils existants ceux qui semblent pertinents pour orienter les familles vers les dispositifs énumérés précédemment.

L'émotionnalité exprimée est un concept qui mesure la tendance à exprimer des émotions négatives excessives et à manifester un rejet de la part de certains membres d'une famille envers un autre, de nombreuses études montrant l'existence d'un lien entre taux de rechute schizophrénique et émotionnalité exprimée familiale (*voir* plus haut). Le concept comprend plusieurs dimensions à savoir l'hostilité, les commentaires négatifs et la surimplication émotionnelle. Il s'agit d'un marqueur du climat émotionnel familial global. Cette variable est particulièrement accessible aux approches type psychoéducation familiale et thérapie cognitive et comportementale ou TCC (apprentissage d'une meilleure gestion des émotions et du stress). Il existe deux méthodes d'évaluation de l'émotionnalité exprimée familiale :

- la *Camberwell family interview* (CFI) est une échelle d'hétéro-évaluation fondée sur un entretien familial semi-structuré qui peut être filmé (Vaughn et Leff, 1976). Les paramètres mesurés comprennent le nombre de commentaires négatifs, le degré d'hostilité et le degré d'implication émotionnelle ;
- le *five minute speech sample* (FMSS) (Magaña et al., 1986) est un entretien spontané beaucoup plus court que la CFI. Il est demandé aux personnes de la famille de parler spontanément de leur proche malade pendant cinq minutes. La tonalité émotionnelle générale (positive ou négative), la surimplication, le nombre de critiques et la tendance à la surprotection sont évalués. Une importance particulière est attachée aux premiers mots prononcés et à la première impression (positive ou négative) de l'évaluateur ;
- la *systemic clinical outcome and routine evaluation* . Ces deux échelles permettent de compléter l'évaluation familiale (SCORE) (Stratton et al., 2013) est une grille d'autoévaluation composée de 15 items dans sa version finale, permettant d'appréhender la vision de chacun des membres composant une famille sur son fonctionnement ;

- la mini-Zarit (Zarit et al., 1980) est une échelle d'autoévaluation de la souffrance des aidants naturels initialement créée dans le champ de la gériatrie, et dans le contexte de la maladie d'Alzheimer; elle est composée de cinq questions. Cet outil est utilisé afin d'évaluer la notion de *fardeau familial*, évoqué précédemment.

Ces différents instruments sont proposés afin de réaliser une évaluation assez large et de guider ainsi les indications thérapeutiques des familles suivies dans un parcours de soins de leur proche atteint de troubles psychiques. Ils peuvent être complétés par une échelle d'évaluation du concept de rétablissement familial, concept que nous décrivons plus loin.

L'évaluation familiale reste cependant peu pratiquée en France, *a contrario* des pays anglo-saxons qui ont pour habitude de travailler avec les familles de façon systématique, notamment dans le champ du handicap, facilitant ainsi la reconnaissance et l'intérêt de ces accompagnements, que ce soit pour la personne porteuse de handicap ou la famille qui l'accompagne.

Le concept de rétablissement familial pourrait expliquer le décalage retrouvé au sein d'une même famille face à la maladie psychique, comme évoqué précédemment. L'utilisation de ce concept pourrait être pertinente pour l'orientation des familles vers les différents dispositifs proposés au sein des services de psychiatrie.

Concept de rétablissement familial

Le concept de rétablissement utilisé dans le champ de la réhabilitation auprès des personnes atteintes de troubles psychiques est-il applicable aux différents membres composant la famille de cette même personne? Et dans quel objectif?

En se fondant sur l'évolution de la fonction et du statut des familles dans le champ de la psychiatrie et sur notre expérience professionnelle au sein d'un service extra-hospitalier spécialisé en réhabilitation psychosociale, nous avons fait l'hypothèse que le cheminement des familles face à la maladie de leur proche suivait globalement les différents stades de rétablissement décrits par Retta Andresen en Australie ainsi que d'autres auteurs (Andresen et al., 2003; Koenig, 2016).

Le concept de rétablissement, applicable aux usagers en réhabilitation psycho-sociale, est défini comme «un processus profondément personnel et unique de changement de ses attitudes, valeurs, sentiments, objectifs, compétences et/ou rôles. C'est une façon de vivre de manière épanouie, avec l'espoir d'apporter sa contribution à la société, même s'il reste d'éventuelles contraintes liées à sa maladie. Se rétablir signifie donner un sens nouveau à sa vie, un nouvel objectif, au fur et à mesure que l'on apprend à dépasser les effets catastrophiques de la maladie mentale» (Anthony, 1993). C'est un processus, impliquant la succession de différentes phases. Les travaux d'Andresen et al. (2003) ont décrit cinq stades successifs (*voir* Tableau 78.2).

Dans son ouvrage *Le rétablissement dans la schizophrénie*, publié en 2016, Marie Koenig propose un cheminement en trois étapes (*voir* Tableau 78.3).

Tableau 78.2 Stades du rétablissement personnel selon Andresen.

Stades (Andresen)	Description
Moratoire	Un temps de retrait caractérisé par un profond sentiment de perte et de désespoir, souvent caractérisé par le déni
Conscience	La réalisation que tout n'est pas perdu et qu'une vie enrichissante est possible, le sentiment personnel de pouvoir agir
Préparation	Un travail actif pour établir une identité positive, des objectifs significatifs, et reprendre sa vie en main
Reconstruction	Un bilan des forces et des faiblesses concernant le rétablissement et le début des efforts d'acquisition des compétences pour y arriver
Croissance	Le fait de mener une vie significative marquée par l'autogestion de sa maladie, la résilience et une image de soi positive

Tableau 78.3 Étapes du rétablissement personnel selon Koenig.

Étapes (Koenig)	Description
Conscience du trouble et rupture de continuité de soi	Étape caractérisée par le rejet de la maladie, avec pour seul repère identitaire acceptable le fonctionnement prémorbide. Diminution du sentiment de soi
Lutte contre le trouble et réappropriation du soi	Étape caractérisée par un mouvement de lutte entre une réappropriation identitaire et les manifestations liées à la pathologie, « passer du sentiment de diminution du soi à celui de diminution du trouble »
Acceptation du trouble et transformation identitaire	Étape caractérisée par un ajustement à de nouveaux repères induits par la maladie psychique. Abandon du sentiment de lutte précédemment décrit, introduction de la notion d'espoir

Tableau 78.4 Stades du rétablissement familial, inspirés d'Andresen.

Stades	Description
Moratoire	Un temps de retrait caractérisé par un profond sentiment de colère et d'impuissance caractérisé par le déni
Conscience	La réalisation que tout n'est pas perdu, qu'une vie enrichissante est possible pour son proche et que l'on peut peut-être y contribuer
Préparation	Un travail plus actif pour établir une identité positive de son proche, de ses objectifs, et l'aider à reprendre sa vie en main
Reconstruction	Reconnaissance des compétences de son proche pour y arriver, reprise de confiance favorisant son accès à l'autonomie
Croissance	Le fait d'accepter que son proche autogère sa maladie. Résilience familiale avec une image de son proche positive

Selon ces travaux, le cheminement personnel au sein d'un parcours de rétablissement est généralement non linéaire.

En psychiatrie, les pratiques sont passées de la recherche d'une réduction des manifestations de la maladie psychique (symptômes et déficits) à un accompagnement de la personne dans sa globalité. Cette notion de globalité peut être appliquée à l'environnement familial dans une optique de recherche d'un rétablissement familial. Comme nous l'avons évoqué précédemment, il est difficile de dissocier la personne malade de son environnement familial. À partir de ce constat, le bouleversement engendré par l'arrivée de la maladie psychique n'a pas un impact exclusif sur la personne concernée et sur son devenir, il touche également son environnement familial et social. En effet, le système familial doit s'ajuster face à cet événement de vie qui remanie le fonctionnement familial dans son entièreté. Certaines études montrent que les familles passent par les mêmes processus d'adaptation à la maladie que les patients : déni, colère, ambivalence et anxiété (Zanouy et al., 2013). Ce remaniement se fait souvent dans la douleur fragilisant tous les membres de la famille, mais surtout la personne atteinte de troubles psychiques, particulièrement vulnérable. L'environnement familial se doit donc d'être accompagné dans son cheminement avec la maladie, comme cela est déjà le cas pour les patients.

Le concept de rétablissement familial serait une aide non négligeable, permettant aux soignants de mieux comprendre le cheminement des familles face à la maladie psychique de leurs proches. En reprenant les stades définis par l'équipe d'Andresen et par Koenig, il est possible de décrire les étapes franchies par les familles (*voir* Tableaux 78.4 et 78.5).

Le concept de rétablissement familial (famille = système supra-individuel) pourrait ainsi être étendu à chacun des différents membres composant la famille, mais pris en compte dans la globalité du système familial. Le fonctionnement

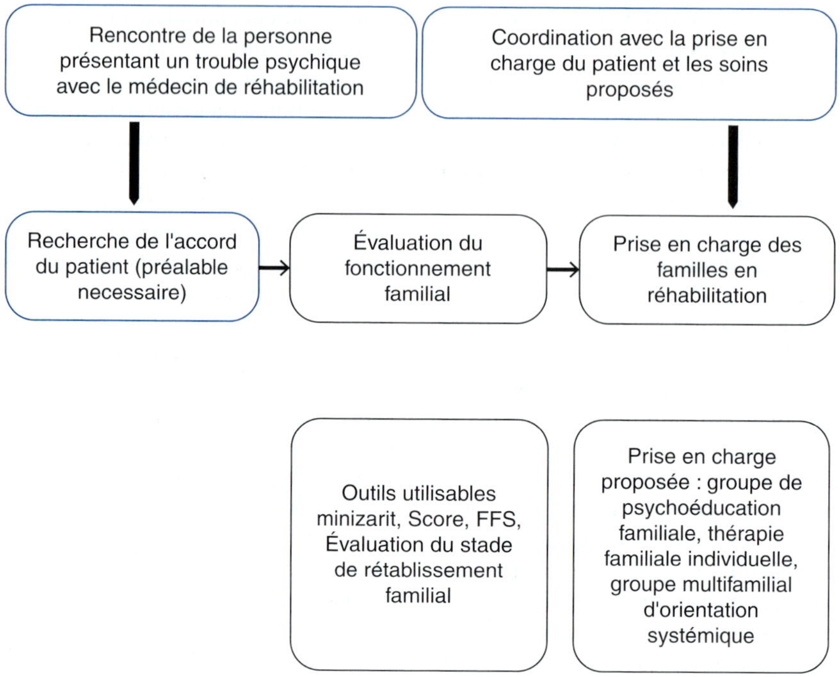

Figure 78.3 Organisation possible de la prise en charge familiale dans une structure de réhabilitation psychosociale.
Source : Cécile Rochet et Adeline Frankhauser.

ENCADRÉ 78.1

Cas clinique

Cette situation clinique illustre la pratique de l'accompagnement des familles au sein du centre référent de réhabilitation de Lyon.

M. est âgé de 25 ans, il vient consulter au centre référent de réhabilitation de Lyon dans un objectif de réinsertion sociale et professionnelle. Il est adressé par son psychiatre référent, depuis le centre médico-psychologique de secteur. Son parcours en psychiatrie est marqué par deux hospitalisations consécutives à des épisodes psychotiques aigus ayant nécessité des hospitalisations sous contrainte. Le diagnostic quoique non définitif semble s'orienter vers celui d'une schizophrénie.

Avec l'accord de M., nous rencontrons sa famille, afin de lui présenter le dispositif d'accompagnement des familles, en précisant qu'un suivi est proposé et non imposé et que nous souhaiterions qu'ils puissent en parler avec M. à l'issue de l'entretien.

Au vu des éléments recueillis (évaluation et observation cliniques) lors de cette première rencontre, nous évoquons une orientation vers le module AVEC, groupe de psychoéducation destiné aux familles. Nous en informons la famille en fin d'entretien, leur laissant le soin de nous recontacter. Peu après, la famille nous appelle, acceptant cette proposition, en accord avec M.

Notre orientation vers le module AVEC est motivée par le fait qu'au cours de la première rencontre effectuée avec la famille, nous observons rapidement une difficulté de compréhension de la part des parents, notamment vis-à-vis du comportement et des réactions de leur fils sur des points précis comme les conséquences des symptômes négatifs. Cette incompréhension peut être la conséquence d'un manque d'information sur la maladie de leur fils, entraînant inévitablement des difficultés de communication intrafamiliale et un taux d'émotions exprimées assez élevé. Nous constatons, lors de notre rencontre, que cet aspect se traduit par des phrases parfois dévalorisantes vis-à-vis de leur fils : « *De toutes les façons, tu ne fais aucun effort* », « *Tu ne t'en sortiras jamais* ». La notion d'espoir est alors annulée, laissant place à un tableau dépressif familial. La souffrance parentale est suffisamment importante pour nous alerter sur les modes de relation intrafamiliale. La fratrie est également représentée par une des sœurs de M., fille aînée âgée de 32 ans. Celle-ci évoque des difficultés familiales, qu'elle attribue à la maladie de son frère et à son comportement que ses parents semblent cautionner. Elle nous explique également qu'un autre frère (fratrie de cinq) dit que *«la solution serait tout simplement de foutre M. dehors... pour le mettre face à ses responsabilités»*. L'ensemble de la fratrie montre des signes d'inquiétude vis-à-vis de leurs parents et de leur capacité à pouvoir supporter et accompagner leur frère, et une grande incompréhension vis-à-vis du fonctionnement de leur frère. Notre ressenti vis-à-vis de ce fonctionnement familial, appuyé par les scores obtenus dans les évaluations psychométriques, favorise une orientation vers un dispositif pouvant à la fois répondre aux attentes de cette famille – *«comment aider au mieux notre proche?»* – et à celles de M., qui verbalise le fait que sa famille ne comprend rien, nous renvoyant en tant que thérapeute un sentiment de solitude au sein de la cellule familiale et de non-appartenance.

Les échelles d'évaluation utilisées lors de cet entretien sont :

- la mini-Zaritt avec un résultat assez élevé notamment chez la mère de M.;
- la FFSS, révélant un fort taux d'émotions exprimées chez le père de M.;
- la SCORE, permettant de mieux appréhender le fonctionnement familial.

La participation au module AVEC a pour objectif de favoriser la compréhension, par son environnement familial, du fonctionnement du proche atteint de troubles psychiques et des manifestations de sa maladie. Cette approche a la particularité de faciliter cette compréhension à partir du vécu des participants, pour ensuite mieux appréhender celui de leur proche.

En tant que thérapeutes, nous observons que la famille (parents et une sœur) de M. accepte progressivement le fait que leur proche a une maladie psychique, fait qu'ils ont tendance à occulter (déni). Cette non-acceptation place parfois M. dans l'impossibilité de satisfaire les attentes de ses proches, provoquant ainsi des frustrations de toutes parts (lui-même et sa famille). Cette acceptation redonne également à M. une place au sein de la cellule familiale, quittant son statut de responsable de la plupart des maux familiaux.

Pour illustrer cette évolution, nous prenons l'exemple d'une séance consacrée au stress, durant laquelle nous travaillons sur l'approche que les familles ont du stress, demandant à chacun des participants d'évoquer ce que sont, pour eux, des événements stressants. Le but de cette rencontre est d'identifier ce qui est stressant pour chacun d'entre eux personnellement, et comment ils réagissent face à ces situations et quelles stratégies ils peuvent mettre en place pour affronter leurs difficultés. En fin de séance, nous évoquons la possibilité que leur proche ait un vécu de stress différent du leur, mais surtout qu'il y soit très sensible et que ses stratégies pour y faire face ne sont pas toujours opérantes. Ce stress va avoir une incidence sur les manifestations de sa maladie, provoquant parfois une majoration de ses symptômes.

En ce qui concerne la famille de M., ils peuvent au cours de cette rencontre prendre conscience des différents événements stressants auxquels ils sont confrontés, sans en avoir forcément conscience. Ils verbalisent, comme le reste du groupe, autour de leurs propres difficultés à reconnaître les événements stressants et les stratégies qu'ils mettent en place. En fin de séance, le père de M. peut dire combien il n'imaginait pas que ce stress était aussi présent dans sa vie, qu'il avait tendance à occulter et minimiser ses propres difficultés, demandant aux autres membres de la famille de fonctionner un peu comme lui... La mère de M. explique qu'elle ne s'autorise pas toujours à «s'arrêter» sur ses problèmes, quant à la sœur de M., elle dit être consciente que sa famille est stressée mais que c'est difficile d'en parler. Les huit séances du module AVEC permettent progressivement à la famille de M. d'«apprivoiser» la maladie psychique grâce à une meilleure compréhension des différents symptômes liés aux troubles psychiques, et également de réintroduire une notion d'espoir, quant au devenir de M.

Lors de l'entretien post-participation au module AVEC, effectué par un des thérapeutes, la famille de M. exprime sa satisfaction quant à sa participation, précisant que ce groupe lui a permis de mieux comprendre leur fonctionnement mais aussi celui de leur proche, que la communication intrafamiliale est plus facile, qu'ils prennent le temps d'écouter M. et d'être moins dans le jugement.

Les scores des différentes échelles d'évaluation, réalisées en entretien post-participation au groupe AVEC, révèlent des améliorations surtout dans le champ des émotions exprimées et du «fardeau familial», en revanche l'échelle d'évaluation sur le fonctionnement familial (la SCORE) ne montre pas d'amélioration significative, si ce n'est peut-être dans une approche plus commune autour des ressources familiales.

Cette participation de la famille est venue en complément d'un parcours de soins en réhabilitation de M.
De son côté et durant ce suivi, un projet de réinsertion sociale et professionnel est réalisé, conjointement avec les différents professionnels du service et M., en fonction de ses ressources et de ses difficultés liées aux manifestations de sa maladie. Pour mettre en place ce projet, M. suit plusieurs ateliers de soins.
À partir de ces autres prises en charge, M. peut être soutenu par l'équipe mais également par sa famille, qui mieux informée et suivie, valide le projet de leur proche.
En effet, nous rencontrons assez souvent des patients mettant en échec un objectif de réinsertion social et professionnel, dont ils sont à l'origine, mais restant non validé par leur famille. Ces constats sont souvent la résultante du fait que les familles restent dans le désir que leur proche « redevienne comme avant ». Cette thématique est centrale dans le module AVEC, notamment dans la séance autour du concept de rétablissement. Le travail réalisé auprès des familles leur permet d'avoir un rôle plus actif dans l'accompagnement de leur proche malade, ce qui leur confère une fonction de levier thérapeutique dans le parcours de soins de ce dernier.

données de la littérature sont en faveur de son efficacité sur les rechutes des patients désignés et sur certains paramètres du fonctionnement familial (Gelin et al., 2017).

Conclusion

Il est essentiel d'inclure les familles au sein des parcours de réhabilitation en psychiatrie. Elles ont longtemps été exclues des soins et stigmatisées du fait du recours à certains modèles théoriques. Aujourd'hui, les recommandations officielles en matière de santé préconisent un accompagnement systématique des familles même si, en pratique, cela reste encore peu courant en France.

Sur un plan théorique, il a été montré que les interactions familiales peuvent avoir une influence sur le rétablissement du patient, mais également sur la présence ou l'absence de rechutes de sa pathologie. Les dimensions en jeu sont l'expression émotionnelle, la communication et l'alliance thérapeutique avec la famille. L'un des enjeux pour la prise en charge des familles dans une optique de réhabilitation est de pouvoir rassembler deux postulats : prendre en compte les capacités des familles et leurs compétences (Ausloos, 1995), en leur donnant une place active et en les formant (approche psychoéducative), mais aussi reconnaître leur vulnérabilité et leur souffrance (thérapies familiales et groupes de parole). Cela suppose de commencer par la co-construction d'une alliance avec les familles afin de pouvoir leur proposer un panel d'interventions thérapeutiques qui ne peut être que diversifié, adapté aux résultats de l'évaluation familiale, au stade de rétablissement familial et à la demande exprimée en termes de souffrance, de communication, de volonté, de compréhension et de participation aux soins de leur proche.

Références

Addington, J., & Addington, D. (2001). Impact of an early psychosis program on substance use. *Psychiatric Rehabilitation Journal, 25*(1), 60–67.

Agence nationale d'accréditation et d'évaluation de la santé. (1994). *Stratégies thérapeutiques à long terme dans les psychoses schizophréniques.* 1–440.

Andresen, R., Oades, L., & Caputi, P. (2003). The experience of recovery from schizophrenia : towards an empirically validated stage model. *The Australian and New Zealand Journal of Psychiatry, 37*(5), 586–594.

Anthony, W. A. (1993). Recovery from mental illness : the guiding vision of the mental health service system in the 1990s. *Psychosoc Rehabil J, 16*, 11–23.

Ausloos, G. (1995). La compétence des familles. *Temps, chaos, processus, Érès.*

Bantman, P. (2005). La famille comme "partenaire thérapeutique". In P. Chemla, G. Dana, & A. Deniau (Eds.), *Quand la psychanalyse oriente la psychiatrie.* L'Harmattan.

Bantman, P. (2013). La famille partenaire de la réhabilitation psychosociale. Actualité du travail avec la famille. *L'information Psychiatrique, 89*(5), 379–383.

Bateson, G., Jackson, D. D., Haley, J., & Weakland, J. (1956). Toward a theory of schizophrenia. *Behavioral Science, 1*(4), 251–264.

Carpentier, N. (2001). Le long voyage des familles : la relation entre la psychiatrie et la famille au cours du XXe siècle. *Sciences Sociales et Santé, 19*(1), 79–106.

Chambon, O., & Marie-Cardine, M. (1993). Émotionnalité exprimée familiale et schizophrénie : approche comportementale et interactions familiales. *Thérapie Familiale, 4.*

Coen, Ausloos G., & Stip, E. (1997). « Interactions familiales et schizophrénie. *Partie 1 : Le chaos des théories, Information Psychiatrique, 73*(3), 254–264.

Cook-Darzens, S., & Pauzé, R. (2014). Utilité des mesures standardisées dans la recherche et la clinique familiales : les échelles d'autoévaluation familiale. *Thérapie Familiale, 35*(4), 409–428.

Davtian, H., & Collombet, E. (2014). Aidant familial en psychiatrie, une place "naturelle" ? *Empan, 94*, 47–52.

Davtian, H., & Scelles, R. (2013). La famille de patient schizophrène serait-elle devenue une ressource inépuisable ? *L'Information Psychiatrique, 89*(1), 73–82.

Dore, G., & Romans, S. E. (2001). Impact of bipolar affective disorder on family and partners. *Journal of Affective Disorders, 67*(1–3), 147–158.

Favez, N. (2011). *L'examen clinique de la famille : modèles et instruments d'évaluation*. Mardaga.

Frankhauser, A., & Martin, B. (2016). *Thérapies multifamiliales et schizophrénie : comment complexifier les représentations, Université Claude-Bernard Lyon 1*. France : Lyon.

Gelin, Z., Cook-Darzens, S., & Hendrick, S. (2017). The evidence base for multiple family therapy in psychiatric disorders : a review (part 1). *Journal of Family Therapy*,

Koenig, M. (2016). *Le rétablissement dans la schizophrénie*. Paris : PUF.

Kuipers, L., & Bebbington, P. (1985). Relatives as a resource in the management of functional illness. *The British Journal of Psychiatry, 147*, 465–470.

Lecomte, Leclerc. (2012). *Manuel de réadaptation psychiatrique, deuxième édition*. Montréal : Presses de l'Université du Québec.

Luscombe, G., Brodaty, H., & Freeth, S. (1998). Younger people with dementia : diagnostic issues, effects on carers and use of services. *International Journal of Geriatric Psychiatry, 13*(5), 323–330.

Magaña, A. B., Goldstein, J. M., Karno, M., Miklowitz, D. J., Jenkins, J., & Falloon, I. R. (1986). A brief method for assessing expressed emotion in relatives of psychiatric patients. *Psychiatry Research, 17*(3), 203–212.

Olson, D. H. (1986). Circumplex Model VII : validation studies and FACES III. *Family Process, 25*(3), 337–351.

Pauzé, R., & Petitpas, J. (2013). Evaluation du fonctionnement familial : état des connaissances, a model of family functioning. State of knowledge. *Thérapie Familiale, 34*(1), 11–37.

Pitschel-Walz, G., Leucht, S., Bäuml, J., Kissling, W., & Engel, R. R. (2001). The effect of family interventions on relapse and rehospitalization in schizophrenia--a meta-analysis. *Schizophrenia Bulletin, 27*(1), 73–92.

Stengad, E., & Salokangas, R. K. R. (1997). Well-being of the caregivers of the mentally ill. *Nordic Journal of Psychiatry, 51*(3), 159–164.

Stimmel, G. L. (2004). The Economic Burden of Bipolar Disorder. *Psychiatric Services, 55*(2), 117–118.

Stratton, P., Lask, J., Bland, J., Nowotny, E., Evans, C., Singh, R., et al. (2013). Validation of the SCORE-15 Index of Family Functioning and Change in detecting therapeutic improvement early in therapy. *Journal of Family Therapy, 36*.

Vaughn, C., & Leff, J. (1976). The measurement of expressed emotion in the families of psychiatric patients. *The British Journal of Social and Clinical Psychology, 15*(2), 157–165.

Zanouy, L., M'Bailara, K., & Minois, I. (2013). Penser un groupe multifamilial en psychiatrie adulte. *Le Journal des Psychologues, 313*, 37–41.

Zarit, S. H., Reever, K. E., & Bach-Peterson, J. (1980). Relatives of the Impaired Elderly : Correlates of Feelings of Burden. *The Gerontologist, 20*(6), 649–655.

Psychoéducation des familles

Chapitre 79

Yann Hodé, Dominique Willard

PLAN DU CHAPITRE

Pourquoi intervenir auprès des familles ?

Les familles, que l'on appelle aussi aidants naturels, principalement les parents dans le cas de la schizophrénie, sont très souvent impliquées dans la vie du malade. Une étude que nous avons réalisée sur toutes les unités de psychiatrie du Haut-Rhin (Hurth-Clément, 2012) montre que plus de 80 % des patients hospitalisés pour schizophrénie présentent des perturbations cognitives significatives nécessitant qu'on prenne des décisions à leur place (hospitalisation sous contrainte ou mesure de protection), ce qui signifie qu'ils nécessitent qu'un tiers veille sur eux. Dans la pratique, cette nécessité conduit 52 % des parents à continuer d'héberger chez eux le malade (sur plus de 1800 pères ou mères de patients venant participer à un programme psychoéducatif ProFamille dans la francophonie). Ces résultats concordent avec l'enquête *Caring for Carers* (C4C) de l'*European Federation of associations of families of people with mental illness* (EUFAMI) portant sur plus de 1000 aidants familiaux en Europe, rapportant que 40 % de ceux-ci vivent avec le malade. Plusieurs autres études montrent qu'entre un tiers et deux tiers des malades adultes ayant une pathologie mentale sévère vivent avec leurs parents.

Même lorsque le malade ne vit pas chez ses parents, il a des liens fréquents avec eux, 95 % des plus de 1800 parents ayant participé au programme ProFamille rapportant avoir des contacts au moins tous les 15 jours avec le malade.

L'environnement familial est donc un soutien primordial pour de nombreux malades et c'est une donnée incontournable de toute prise en charge. La prise en compte de la famille n'est cependant pas si courante en psychiatrie, très centrée sur le malade lui-même, comme le montrent l'organisation des soins et les systèmes de facturation actuels. De plus, il existe fréquemment une méfiance importante des équipes soignantes envers les familles. Cette méfiance est liée à plusieurs facteurs :

- craintes liées au risque de violation du secret médical ;
- craintes liées à une mise en danger de l'alliance thérapeutique avec le malade, d'autant que celui-ci a fréquemment des relations conflictuelles avec sa famille ;
- persistance de théories obsolètes sur le facteur causal des relations familiales dans la pathologie du malade ;
- manque d'habiletés des soignants à repérer les attentes et à apporter une aide effective, d'autant que les familles ont fréquemment un haut niveau d'émotions exprimées ;
- défaut de représentation adéquate des réalités du fonctionnement familial, par familiarité insuffisante avec les familles, et distorsion du jugement des soignants quant aux compétences des familles.

Christine Vaughn et Julian Leff ont montré à la fin des années 1970 que l'attitude des proches peut affecter l'évolution des individus déjà malades et ils ont montré notamment qu'un haut niveau d'émotions exprimées est un facteur important de rechute (Vaughn et Leff, 1976). Ainsi, le taux de rechute des malades était :

- de 50 % dans les 9 mois après une hospitalisation dans les familles à fort niveau d'émotions exprimées ;
- de 13 % dans les 9 mois après une hospitalisation dans les familles à faible niveau d'émotions exprimées.

Cela a conduit à imaginer des interventions pouvant réduire ce niveau d'émotions exprimées. L'idée qu'une intervention appropriée auprès des familles pouvait être utile au malade a amené en 1980 Carol Anderson et Gerard Hogarty à publier un article pionnier sur une approche qui différait des thérapies familiales traditionnelles et qu'ils ont appelé psychoéducation. Ils ont démonté que lorsque le patient bénéficie d'un traitement antipsychotique approprié, l'ajout d'une intervention psychoéducative de la famille réduit d'un facteur deux le taux de rechute.

Mais l'intérêt des médecins pour les aidants familiaux est aussi venu d'autres observations montrant que dans différentes pathologies, les aidants étaient fortement impactés dans leur santé. Dès lors, s'occuper des aidants familiaux n'est pas seulement un enjeu par rapport au malade, mais un enjeu pour la santé de l'aidant lui-même. Pour évaluer l'impact sur la santé des aidants, nous avons utilisé un auto-questionnaire, *la center for epidemiologic studies depression scale* (CESd), qui quantifie la fréquence des symptômes dépressifs durant les 7 derniers jours. Des scores élevés, c'est-à-dire supérieurs à 16 à la CESd, sont prédictifs :

- de traumatismes physiques (Hayes et al., 2009) ;
- d'une mortalité plus précoce (Wulsin et al., 2005) ;
- d'un déclin cognitif (Raji et al., 2007).

Ce questionnaire est aussi une mesure du niveau d'émotions exprimées : un score élevé chez des parents d'enfant asthmatique prédit une élévation au cours du temps de la réponse inflammatoire chez l'enfant, suggérant que cette échelle est un bon indicateur du niveau d'émotions exprimées (Wolf et al., 2008).

Sur plus de 2000 participants au programme ProFamille dans la francophonie, 52 % présentent avant de débuter ce programme un score à la CESd supérieur à 16. Parmi ces derniers, la moitié décrivent un état de santé bon ou très bon, alors que c'est 80 % des participants avec une CESd inférieure ou égale à 16 qui déclarent un état de santé bon à très bon.

Alors que dans la population générale, on retrouve un score à la CESd supérieur à 16 chez environ 15 à 20 % de la population, dans des familles ayant leur enfant souffrant de mucoviscidose, ce score se retrouve chez 37 % des aidants familiaux (Quittner et al., 2014). Les scores rencontrés chez les aidants familiaux de malades souffrant de schizophrénie sont donc nettement plus élevés, ce que corroborent d'autres études sur le fardeau des aidants dans la schizophrénie et dans les maladies somatiques (Magliano et al., 2005). Le nombre de familles impliquées du fait de la prévalence de la schizophrénie et le taux important de ces familles ayant un score élevé à la CESd montrent qu'on est face à double problème de santé publique. Ainsi, beaucoup de familles ont non seulement un risque majoré de morbidité somatique et de mortalité, mais elles ont aussi un niveau de détresse psychologique contribuant fortement au haut niveau d'émotions exprimées, et donc présentent un facteur de risque de rechute pour les malades.

Il y a donc un intérêt particulier sur le plan de la santé publique à développer des interventions visant à améliorer l'humeur des familles, réduire le niveau des émotions exprimées et accroître les habiletés à mieux soutenir les malades.

Comment intervenir

Il existe plusieurs modèles d'intervention. Il y a des modèles purement informatifs (quelques réunions destinées à expliquer sommairement la maladie), des interventions visant à agir sur les émotions (groupes de parole), à développer l'*empowerment* (groupes d'entraide, groupes structurés visant à motiver au changement), voire des groupes de thérapie (thérapie familiale reposant sur l'hypothèse d'un dysfonctionnement de la communication dans la famille). Enfin, il existe des groupes psychoéducatifs qui visent à la fois à : donner des informations, agir sur les émotions, développer l'*empowerment*, améliorer les habiletés de communication. En effet, pour avoir un effet observable, l'information donnée n'est pas suffisante. Elle doit être accompagnée par des exercices d'entraînement (techniques pour mieux faire face), une guidance et un soutien émotionnel (Greenberg et al., 1995).

L'approche psychoéducative est une approche intégrative qui n'a cependant pas de prétention thérapeutique, c'est-à-dire qu'elle ne suppose pas qu'il y a une pathologie au niveau des participants. Elle prend en compte que beaucoup de participants ont une humeur basse, et cherche à agir éventuellement sur cette humeur, mais sans fort dévoilement de soi. Elle cherche surtout à fournir aux participants des outils pour mieux s'adapter. Une enquête d'une association de familles de malades aux États-Unis, la *National Alliance on mental illness* (NAMI), montre que des aidants familiaux eux-mêmes professionnels de la santé mentale préfèrent de loin pour eux-mêmes l'approche psychoéducative à des approches plus thérapeutiques.

Le modèle théorique sous-jacent aux interventions familiales psychoéducatives est qu'il existe fréquemment des réactions cognitives, émotionnelles et comportementales des proches du malade qui sont insuffisamment adaptées. Cette inadaptation fréquente est liée à deux facteurs :

- le manque de familiarité avec le trouble. Les compétences relationnelles se développent tout au long de la vie par essais-erreurs dans l'interaction avec les autres. La schizophrénie entraînant des troubles difficiles à comprendre et rarement rencontrés, les chances d'acquérir des compétences pour interagir efficacement avec les malades sont réduites;
- le niveau fréquemment élevé de stress et de dépression des familles des malades qui réduit les capacités d'adaptation (inhibition, réduction de la flexibilité cognitive, altération des fonctions exécutives).

Cette inadaptation est auto-entretenue, les réactions négatives du malade renforçant l'atteinte de l'humeur des familles, qui elles-mêmes maintiennent des réactions moins appropriées.

Pour modifier cette situation, il faut une triple intervention, à la fois sur les composantes cognitives, émotionnelles et comportementales afin d'entraîner de nouvelles modalités adaptatives.

Ces composantes cibles interagissent les unes sur les autres, les cognitions influençant les émotions et les comportements, les émotions et les comportements ayant aussi des influences réciproques et des influences sur les cognitions. La figure 79.1 précise ces trois cibles. Pour maintenir l'acquis, une composante développement des ressources est également proposée dans les programmes psychoéducatifs.

Les conditions d'une intervention efficace demandent donc d'agir sur ces trois composantes et comme les apprentissages de nouveaux savoir-faire nécessitent une certaine durée, les programmes d'interventions doivent avoir une durée suffisante.

Les interventions visant à des modifications purement cognitives sont peu efficaces. Une littérature extrêmement abondante montre en effet que les changements comportementaux sont beaucoup plus facilement obtenus par des interventions comportementales. C'est pour cela que de nombreux programmes d'éducation thérapeutique centrés principalement sur l'apport de connaissances et le changement des représentations ont souvent un effet limité. Des réunions d'information sur la maladie, les symptômes, les traitements, les dispositifs de soins, les aides sociales ont de ce point de vue un effet limité sur l'évolution du malade.

Le contenu, la forme et la durée des programmes psychoéducatifs sont trois conditions indispensables pour atteindre une efficacité sur l'évolution favorable du malade. Les interventions trop courtes, ne permettant pas un apprentissage suffisant, ont peu d'effet. Il a pu être montré par exemple que les programmes de moins de dix séances ont peu d'intérêt avec une absence d'effet significatif sur l'allégement du fardeau familial. Les programmes psychoéducatifs nécessitent au moins 3 mois de durée pour produire un effet minimal. La durée optimale pour observer un effet chez le malade, en termes de retour au travail et d'évolution, serait de 2 à 3 ans (Cuijpers, 1999) :

- 3 mois : durée minimale pour voir un effet;
- 9 mois : durée minimale pour un effet clinique rapporté dans la littérature;
- 12 mois : durée minimale recommandée;
- 2 à 3 ans : durée optimale pour un effet sur le retour au travail et l'évolution du malade.

Les effets sur le changement et l'acquisition de nouveaux apprentissages nécessitent du temps. La psychoéducation n'amène pas des *recettes miracles* rapides mais renforce la capacité à agir des familles. Cette contrainte n'est pas sans poser des problèmes, elle nécessite : d'une part, l'engagement sur des durées suffisamment longues des familles dont une majorité est épuisée et sceptique sur la possibilité d'une amélioration nette; d'autre

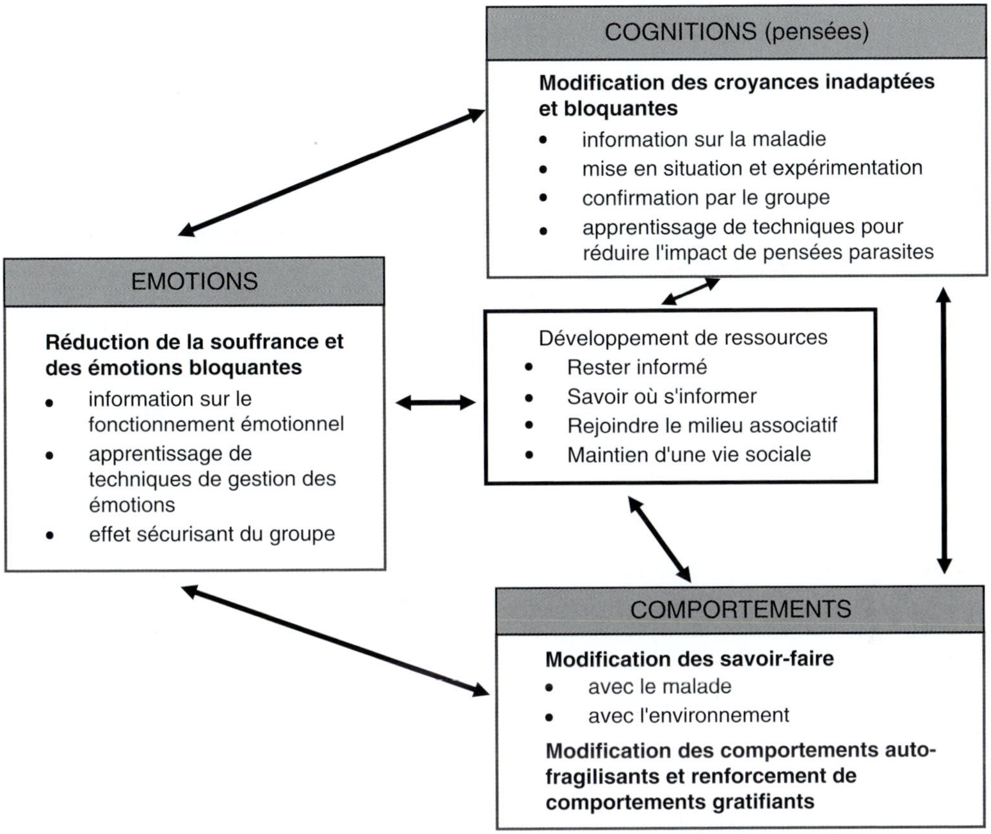

Figure 79.1 Cibles de l'intervention familiale.
Source : Yann Hodé et Dominique Willard.

part, des moyens plus importants et donc plus difficiles à mettre en œuvre au niveau de l'offre de soins.

Quels types d'interventions psychoéducatives ?

Plusieurs modèles existent :

- Les modèles monofamiliaux, l'intervention étant ciblée sur une famille ;
- Les modèles multifamiliaux avec les malades présents ;
- Les modèles multifamiliaux où le malade n'est pas présent.

Les modèles monofamiliaux sont difficiles à mettre en œuvre, ils nécessitent de réunir toute une famille ce qui dans la pratique est peu aisé. Les modèles où le malade est présent sont difficiles à mettre en œuvre car dans de nombreuses situations, en raison du défaut d'*insight*, le malade ne perçoit pas ses troubles, et il ne perçoit pas l'intérêt de rencontres avec sa famille. Par ailleurs, les conflits familiaux fréquents demandent une compétence très élevée des animateurs pour éviter des abandons. Le modèle le plus développé dans le monde francophone est le programme ProFamille, programme qui dans sa version V3 réunit plusieurs familles sans les malades pour un premier module de quatorze séances de 4 heures et un second module de huit séances. C'est le seul programme qui bénéficie actuellement d'une évaluation continue sur des paramètres importants de santé publique comme l'amélioration du malade et l'amélioration de l'humeur et de l'état de santé des participants.

Sur 1747 participants évalués avant de débuter le programme et après la quatorzième séance, 60 % disent que leur état s'est nettement amélioré et 43 % disent que l'état du malade s'est nettement amélioré. Cinq pour cent rapportent une aggravation de leur état, et 7 % une aggravation de l'état du malade. Parmi les participants ayant une CESd au-dessus de seize, 50 % normalisent leur score à l'issue du premier module. Sur sept groupes consécutifs ayant participé au programme ProFamille en Alsace, le nombre de jours d'hospitalisation des malades a été réduit d'un facteur trois, 1 an après la fin du premier module par rapport à 1 an avant de débuter le programme, et le nombre de jours d'arrêt de travail des familles a été réduit d'un facteur quatre. L'humeur des familles mesuré par la CESd et le fonctionnement du malade mesuré avec la *life skills profile 20* (LSP-20) ont été aussi significativement améliorés 1 an après la fin du module 1, avec une taille de l'effet de l'ordre de 0,7 pour l'amélioration du fonctionnement social des malades, soit un effet tout à fait honorable par rapport à d'autres types d'interventions ciblant spécifiquement le malade.

Pourquoi les programmes psychoéducatifs ne sont pas plus développés ?

Alors que l'efficacité de la psychoéducation des familles dans le cas de la schizophrénie est une des approches les mieux validées dans le domaine des interventions non médicamenteuses, et qu'elle fait partie des recommandations des bonnes pratiques cliniques de nombreuses sociétés savantes, l'offre reste limitée.

Les motifs de coûts sont des prétextes puisque des études socio-économiques montrent que ces programmes coûtent moins cher qu'ils ne rapportent en raison de la baisse consécutive de la demande de soins.

La diffusion de ces programmes nécessite d'une part une offre, d'autre part une demande. Actuellement, il existe des difficultés de part et d'autre de cette équation.

L'offre suppose une équipe formée intervenant sur un territoire suffisamment large, de façon à avoir un recrutement et une pratique suffisants. Dans des régions ayant une bonne accessibilité, une équipe pour un bassin d'un million d'habitants semble être un critère raisonnable. Des professionnels animant sur une telle région sont souvent isolés au sein de leur institution et peuvent avoir du mal à survivre si l'institution ne soutient pas avec détermination ces professionnels. L'organisation actuelle de l'offre de soins, centrée vers le malade, ne permet pas facilement de créer une offre qui ne concerne pas directement le malade, et le financement de cette offre n'est pas toujours facile à trouver.

La demande potentielle est importante (chaque année, une personne sur 10 000 est hospitalisée pour la première fois pour schizophrénie), mais la demande réelle est dans de nombreux endroits assez faible. En effet, pour participer à un groupe psychoéducatif sur la schizophrénie, il faut au moins que le diagnostic de schizophrénie ait été transmis à la famille, et d'autre part il faut informer la famille de l'intérêt de participer à un tel groupe. L'expérience montre, qu'en étant convaincant, les familles de six patients sur dix participent au programme. Les familles se plaignent aujourd'hui d'être très peu informées. Dans l'enquête C4C d'EUFAMI, 40 % des aidants familiaux disent qu'ils ne sont pas satisfaits des aides médicales qu'ils ont eues. Dans une autre étude que nous avons réalisée, sur plus de 2 000 participants interrogés avant de débuter le programme psychoéducatif ProFamille, 53 % disent qu'ils n'ont pas eu de réponse à leur demande d'aide auprès des médecins, 47 % disent qu'ils ne sont pas satisfaits de la communication avec le médecin qui suit leur proche, et 39 % disent qu'ils ne sont pas satisfaits de la communication avec les personnels de santé mentale qui suivent leur proche. Cela signifie que la majorité des familles est insatisfaite de l'offre de soins actuelle en psychiatrie. Un système de santé ne peut pas fonctionner durablement en ne donnant pas une réponse satisfaisante à plus de la moitié des personnes qu'elle doit prendre en charge. Ce qui est intéressant c'est qu'à l'issue du programme, tous les participants initialement insatisfaits de l'aide ont rapporté une satisfaction très élevée et estimée très importante l'utilité du programme. Ces chiffres montrent clairement que les psychiatres n'informent pas les familles. Une étude réalisée un jour donné auprès de toutes les unités de psychiatrie du Haut-Rhin a montré que seulement 5 % des familles des patients hospitalisés avaient été orientées vers le programme ProFamille, existant pourtant depuis plus d'une décennie et bénéficiant d'une large information répétée annuellement dans tous les établissements. Ce qui est intéressant dans cette étude, c'est que pour un tiers des patients, les soignants ne savaient pas si le père ou la mère du patient étaient encore en vie. Cela signifie qu'en pratique, les familles n'intéressent pas les soignants, elles ne sont pas dans leur champ de vision.

Quelles solutions ?

La faible orientation vers les programmes psychoéducatifs est liée à un manque de motivation à informer les familles. Ce manque de motivation peut avoir des raisons cognitives : un défaut de perception du niveau d'efficacité de cette psychoéducation, considéré par certains au mieux comme un adjuvant à la prise en charge médicamenteuse et psycho-socio-thérapie du malade, au pire comme un effet de mode sans intérêt. Le fait qu'il est abondamment prouvé dans plusieurs études randomisées contrôlées et dans des méta-analyses que l'amplitude de l'effet en termes de prévention des rechutes est du même ordre de grandeur que celui du traitement antipsychotique ne semble pas être intégré. Par exemple, le taux de rechute à 1 an peut aller de 6 à 12 % pour une psychoéducation familiale, contre 41 à 53 % pour des prises en charge plus classiques; le même phénomène est observé pour le taux de rechute à 2 ans : 17 à 40 % dans le premier cas contre 66 à 83 % dans le second (Mangliano et al., 2000). Une enquête menée auprès de différentes institutions psychiatriques de Suisse romande (Ragusi, 2015) montre que les responsables de ces institutions, bien qu'ayant majoritairement un avis favorable pour le programme psychoéducatif ProFamille, très développé en Suisse, ne sont pas capables de donner un ordre de grandeur de l'efficacité en termes de prévention des rechutes et lorsque le taux leur est donné, un tiers juge ce chiffre excessif. Par ailleurs 80 % des réserves posées par rapport à ce type de programme émanent de responsables d'institutions n'offrant pas ce programme ou n'ayant qu'une faible connaissance de celui-ci. Tant que les décideurs institutionnels garderont une connaissance approximative et plutôt sous-estimée des effets de la psychoéducation des familles, les politiques institutionnelles resteront timorées pour un changement de pratiques.

La difficulté à garantir que la mise en œuvre d'une approche comportementale reste fidèle, à la différence de ce qu'on peut garantir avec un traitement médicamenteux (la molécule reste toujours la même), est peut-être une des raisons de la méfiance des cliniciens par rapport à la reproductibilité des effets obtenus. Pour corriger cela, le programme ProFamille impose aux équipes labélisées une évaluation continue pour tous les groupes des processus (durée et contenu respectés) et des résultats (faible absentéisme, amélioration du fonctionnement du patient, réduction du taux de réhospitalisation, amélioration de l'humeur et de la santé des aidants familiaux) pour garantir le minimum de déviation.

Pour créer un changement comportemental des équipes soignantes et les amener à mieux informer les familles, il serait aussi nécessaire de tracer cette information et d'associer cette trace à des revenus financiers. En effet, avoir informé des familles signifie qu'on a une offre de soins conforme pour des patients souffrant de schizophrénie. Ne pas le faire devrait être pénalisé financièrement, puisque cela contribue à rendre les prises en charge moins efficaces et plus coûteuses pour la société. La mobilisation des associations de familles est importante pour qu'elles poussent les soins à plus d'efficacité.

Références

Anderson, C. M., Hogarty, G. E., & Reiss, D. J. (1980). Family treatment of adult schizophrenic patients : a psycho-educational approach. *Schizophrenia Bulletin*, *6*(3), 490–505.

Cuijpers, P. (1999). The effect of family intervention on relatives burden : a metaanalysis. *Journal of Mental Health*, *8*, 275–285.

Greenberg, J. S., Greenley, J. R., & Kim, H. W. (1995). The provision of mental health services to families of persons with serious mental illness. *Research in Community and Mental Health*, *8*, 181–204.

Hayes, J., Chapman, P., Young, L. J., & Rittman, M. (2009). The prevalence of injury for stroke caregivers and associated risk factors. *Topics in Stroke Rehabilitation*, *16*(4), 300–307.

Hurth-Clément, C. (2012). *Pratiques d'informations des patients et de leur famille par rapport au diagnostic de schizophrénie : comment assurer le développement et la pérennisation d'un programme psychoéducatif destiné aux familles? [mémoire de master en sciences du management].* Mulhouse : université de Haute-Alsace.

Magliano, L., Fiorillo, A., De Rosa, C., Malangone, C., & Maj, M. (2005). Family burden in long term diseases : A comparative study in Schizophrenia vs. Physical disorders. *Journal of Social Sciences and Medicine, 61*, 313–322.

Mangliano, L., Fadden, G., Economou, M., Held, T., Xavier, M., et al. (2000). Family burden and coping strategies in schizophrenia : a one year follow up data from the BIOMED 1 study. *Journal of Social Psychiatry and Psychiatry Epidemiology, 35*, 109–115.

Quittner, A. L., Goldbeck, L., Abbott, J., et al. (2014). Prevalence of depression and anxiety in patients with cystic fibrosis and parent caregivers : results of the international depression epidemiological study across nine countries. *Thorax, 69*(12), 1090–1097.

Ragusi, S. (2015). *Schizophrénie : analyse des pratiques de direction des institutions psychiatriques de Suisse romande par rapport aux approches psychoéducatives familiales? [mémoire de master advanced studies].* Haute École de travail social de Genève.

Raji, M. A., Reyes-Ortiz, C. A., Kuo, Y. F., Markides, K. S., & Ottenbacher, K. J. (2007). Depressive symptoms and cognitive change in older Mexican Americans. *Journal of Geriatric Psychiatry and Neurology, 20*, 145–152.

Vaughn, C., & Leff, J. P. (1976). The influence of family and social factors on the course of psychiatric illness : a comparison of schizophrenic and depressed neurotic patients. *British Journal of Psychiatry, 129*, 125–137.

Wolf, J. M., Miller, G. E., & Chen, E. (2008). Parent psychological states predict changes in inflammatory markers in children with asthma and healthy children. *Brain, Behavior, and Immunity, 22*, 433–441.

Wulsin, L. R., Evans, J. C., Vasan, R. S., Murabito, J. M., Kelly-Hayes, M., & Benjamin, E. J. (2005). Depressive symptoms, coronary heart disease, and overall mortality in the Framingham Heart Study. *Psychosomatic Medicine, 67*(5), 697–702.

Chapitre 80

ETAPE : un programme éducatif pour réduire la souffrance des entourages et en faire des acteurs du soin addictologique

Lucie Pennel, Jennifer Regnier, Pablo Lama-Lama, Mathilde Maillebuau, Caroline Salas-Toquero, Maurice Dematteis

PLAN DU CHAPITRE

Introduction

Si l'émergence des conduites addictives nécessite la rencontre d'un individu (vulnérabilité génétique, psychologique, psychiatrique) avec un produit (pouvoir addictogène, accessibilité) dans un environnement particulier (famille, amis, profession, société...), ce dernier constitue le facteur de risque le plus influant d'initiation, de maintien et de rechute de ces conduites (Kreek et al., 2005). Avant de devenir une addiction, le simple usage d'un produit ou d'un comportement à risque addictif relève de stratégies d'adaptation à certains facteurs de vulnérabilité interne (confiance en soi, impulsivité, anxiété...), ainsi qu'aux contraintes environnementales (ruptures, violence, isolement, précarité...), ces dernières sollicitant de façon variable mais continue l'individu qui doit y faire face.

L'aspect relationnel qui relève des compétences psychosociales apparaît majeur dans la dynamique addictive. D'après Alexander (2010), les addictions se développeraient dans les sociétés fragmentées, constituant une tentative d'adaptation à cette dislocation sociale.

Certaines difficultés psychologiques et adaptatives apparaissant dans les suites de ruptures ou problématiques relationnelles (séparation précoce mère–enfant, rupture familiale, isolement, changement de place hiérarchique dans un groupe, etc.) entraînent des modifications neurobiologiques qui constituent une vulnérabilité addictive (Dematteis et Pennel, 2016; Morgan et al., 2002).

En clinique, l'influence de la famille serait déterminante sur les comportements d'alcoolisation (Dufour et Nadeau, 1998). Le manque de soutien, le faible attachement entre les membres, la communication restreinte, les conflits fréquents constituent des facteurs prédictifs de prise de substances psychoactives chez l'adolescent. Et réciproquement, ces conduites entraînent chez les proches, incompréhension, épuisement, souffrance, impuissance, ruptures... Il s'agit donc d'une relation bidirectionnelle où les interactions entre l'usager et la cellule familiale, amicale, voire plus largement sociale, se dégradent réciproquement, créant et entretenant un véritable cercle vicieux.

Parallèlement à cette souffrance relationnelle, les proches des sujets addicts sont significativement plus à risque de souffrir de pathologies psychiatriques, somatiques et d'une qualité de vie altérée

(Orford et al., 2013). Il y aurait plus de 100 millions d'entourages familiaux affectés par une problématique addictive dans le monde entier (Orford et al., 2013). Rien que pour les entourages de sujets présentant une addiction aux drogues illicites, le coût sociétal a été estimé à 25 000 dollars par an et par entourage adulte, soit 4,8 milliards de dollars par an aux États-Unis (Copello et al., 2010). Si on y inclut les autres pratiques addictives, notamment l'alcool, l'impact économique serait bien plus considérable. Après le tabac, l'alcool est le produit le plus consommé en France (5 millions d'usagers quotidiens), loin devant les produits illicites (OFDT, 2017), et constitue le produit entraînant le plus de dommages sur l'entourage (Nutt et al., 2010).

Si l'environnement apparaît comme un des facteurs d'aggravation de la problématique addictive, il est souvent à l'origine des premiers contacts avec le système de soins, que ce soit à l'occasion d'un problème de santé, de travail, de justice ou simplement lorsque l'inquiétude ou l'épuisement des proches va amener à poser une première limite à la poursuite des addictions. En raison des obstacles émotionnels et cognitifs des sujets addicts limitant leur capacité à demander de l'aide (Vabret et al., 2016; *voir* chapitre 43), ce sont souvent les entourages démunis qui s'adressent en premier aux systèmes de soins. Or jusqu'à récemment, ces entourages étaient plutôt mis à l'écart des parcours de soins et décrits de façon relativement stigmatisante voire même identifiés comme responsables des troubles addictifs de leurs proches (Orford et al., 2013). Ils ont très peu fait l'objet d'attention de la part des professionnels, ces derniers opposant souvent le problème de confidentialité et le manque de temps pour recevoir les proches en pratique clinique courante. Cette réticence est aussi liée à un manque de connaissance sur la dynamique systémique et sur l'importance des problématiques relationnelles impliquées dans les conduites addictives, qui constituent pourtant des leviers thérapeutiques majeurs. L'absence de programmes structurés, évalués et validés en France destinés aux proches ainsi que le nombre limité d'études démontrant l'efficience de l'implication des entourages dans le parcours de soins des sujets souffrant d'addiction contribuent à limiter l'implication des proches par les professionnels dans le parcours de soins des usagers.

La volonté est désormais de revaloriser le potentiel des familles dans le soin des patients vulnérables ou déficitaires. Les entourages doivent devenir des alliés de leur proche atteint de pathologie addictive, c'est-à-dire des partenaires compétents. Leur relation avec le patient demeure le pivot du soin (Morin, 2012).

Malgré le faible nombre de projets dédiés aux entourages, certains programmes se sont progressivement développés dans le monde et poursuivent principalement trois objectifs (Orford et al., 2013) :

- accompagner le proche addict dans son parcours de soins et dans la restructuration du réseau social;
- motiver le proche addict à se faire soigner;
- inciter l'entourage du proche addict à participer à des programmes dédiés à leurs besoins propres et à leur santé où l'on retrouve les groupes tels que Al-Anon, Families Anonymous et GamAnon.

Cependant la majorité de ces programmes contribue essentiellement à apporter une information et/ou à soutenir l'accompagnement du proche addict, mais n'a pas l'objectif de permettre l'acquisition de compétences spécifiques visant l'autonomie, le pouvoir d'action et de changement de l'entourage proche à travers des objectifs opérationnels (Dufour et Nadeau, 1998). L'émergence de ces nouveaux objectifs d'intervention coïncide avec les dernières recommandations établies en 2007 par la Haute Autorité de santé (HAS) pour l'éducation thérapeutique du patient (ETP), la finalité de l'ETP étant de permettre aux patients et à leur entourage d'améliorer leur état de santé et leur qualité de vie. L'ETP permet le développement de compétences d'autosoins et d'adaptation aidant les patients à comprendre la maladie et son traitement, ainsi qu'à collaborer entre eux et à leur permettre d'assumer leurs responsabilités dans leur propre parcours de soins.

Objectifs du programme

Le programme « éducation thérapeutique addiction patient entourage » ou ETAPE) a été créé à l'intention des entourages (familles, amis, professionnels…) des sujets addicts, que ces derniers soient en soins ou pas, et poursuit des objectifs fonctionnels et pragmatiques à trois niveaux :

1. **au niveau de l'entourage familial et amical, de manière directe :**
   - réduire la souffrance et l'impuissance des entourages,
   - améliorer leur état de santé,
   - augmenter leur compétence à aider l'usager à changer de comportement et à se faire soigner,
   - acquérir des stratégies pour restaurer une communication apaisée,
   - améliorer leur qualité de vie ;
2. **au niveau du proche usager ou addict, de manière indirecte, via l'action sur l'entourage :**
   - améliorer sa qualité de vie à travers le soutien qu'il perçoit de la part de son entourage,
   - améliorer son état de santé à travers l'amélioration de son observance thérapeutique, la diminution de l'intensité des conduites addictives et la diminution du nombre de rechutes,
   - augmenter ou renforcer son niveau d'autodétermination dans la motivation à agir sur ses conduites addictives ;
3. **au niveau des professionnels :**
   - renforcer les liens entre l'entourage et les professionnels de santé,
   - renforcer les liens entre les acteurs du réseau d'addictologie et la médecine générale,
   - favoriser une posture professionnelle commune.

La finalité du programme est de renforcer les liens entre l'entourage et l'usager pour créer un environnement favorable au changement de comportement de ce dernier.

Méthode

Entourages inclus dans le programme

Le programme ETAPE s'applique aux entourages majeurs, quels qu'ils soient (parents, enfants, fratrie, amis, professionnels de terrain...) et cible indirectement les usagers, que ces derniers soient engagés ou non dans une démarche de soins.

Aucun critère n'est retenu concernant l'usager : mono- ou poly-addiction avec ou sans produit, toutes modalités d'usage, en soins ou pas, tout niveau de précarité et d'isolement social... Les entourages peuvent être adressés par des professionnels, des associations ou s'inscrire directement par voie de connaissances.

Dispositif d'intervention

L'équipe du programme ETAPE est constituée d'un médecin psychiatre addictologue (0,1 équivalent temps plein), un psychologue clinicien (0,3 équivalent temps plein) et une éducatrice thérapeutique coordinatrice du programme, formatrice à l'ETP, l'entretien motivationnel (EM) et à la discipline positive (0,5 équivalent temps plein). Tous sont formés à l'ETP et l'EM. Le psychologue clinicien est également formé aux thérapies cognitivo-comportementales.

Approches de relation et de communication des bilans et ateliers

La structuration des interventions et le choix des méthodes sur la relation et la communication les plus adaptées aux objectifs se sont principalement appuyés sur la relation d'aide, la théorie de l'autodétermination et le modèle transthéorique de changement des étapes de changement de comportement :

- la relation d'aide et l'alliance thérapeutique définies par Carl Rogers favorisent l'appréciation et l'usage fonctionnel des ressources latentes internes, le développement des possibilités d'expression de l'individu et stimulent sa croissance, son développement et sa maturité, l'ensemble contribuant à une amélioration du fonctionnement global et de la capacité à affronter la vie (Rogers, 1968) ;
- selon la théorie de l'autodétermination (Deci et Ryan, 2002), un contexte social permettant l'expression des besoins fondamentaux de l'individu favorise une forme de motivation autodéterminée et le bien-être de l'individu. Une posture professionnelle soutenant ces besoins fondamentaux, comme le besoin d'autonomie du patient, peut contribuer ainsi à renforcer son sentiment de compétence et favoriser son état de santé et sa qualité de vie (Williams et al., 1998) ;
- selon le modèle transthéorique de changement (Prochaska et DiClemente, 1988), les sujets qui présentent des conduites addictives passent par plusieurs stades de changement où la relation

à l'objet d'addiction (produit ou comportement addictif) se modifie au fur et à mesure de l'évolution de la pathologie addictive et des soins (précontemplation, contemplation, préparation, action, maintien, rechute). Ces stades évolutifs donnent des indications sur le fonctionnement cognitivo-émotionnel des patients, leur positionnement vis-à-vis de la conduite addictive, leur possibilité à pouvoir modifier leur comportement, ce qui permet d'adapter les stratégies d'intervention des proches et des professionnels, et de graduer le niveau d'exigence attendu en fonction de ces différents stades. Ce modèle permet d'appréhender la pathologie addictive selon un continuum évolutif où la rechute ne constitue plus un échec mais une étape dans le processus de soins.

D'autres approches sont utilisées

- L'approche de communication de Faber et Mazlish (1980) s'appuie sur une attitude éducative qui articule compassion et fixation des limites.
- La méthode de communication gagnant-gagnant de T. Gordon (1970), inspirée des travaux d'Abraham Maslow sur la satisfaction des besoins, conjugue la relation de reconnaissance, la recherche de compréhension de l'autre et l'affirmation de soi pour une résolution des conflits sans perdant.
- La discipline positive (Nelsen et Lott, 2010), inspirée des travaux d'Alfred Adler sur l'élaboration de méthodes pratiques, favorise l'apprentissage de l'autodiscipline, la responsabilité, la coopération et la résolution de problèmes chez les enfants, et s'oppose à l'autorité et au laxisme. Ces travaux insistent sur l'importance des sentiments d'appartenance et d'importance comme étant des besoins essentiels de l'être humain : en tant qu'êtres sociaux, nous avons besoin d'appartenir à un groupe et de contribuer à son bon fonctionnement.
- L'entretien motivationnel ou EM (Miller et Rollnick, 2006) est né en réaction aux styles d'intervention privilégiant l'affrontement direct et aux difficultés rencontrées lors des problèmes d'inobservance thérapeutique. Il accorde une place centrale aux attitudes adoptées par l'intervenant, et cible notamment le réflexe correcteur qui augmente la résistance aux changements. L'esprit de l'EM réside principalement dans la nature de la relation entre l'aidant et l'aidé. L'objectif est d'aider les personnes à résoudre leur ambivalence et à augmenter leur motivation interne pour engager le changement. Au-delà d'une technique, l'EM modifie radicalement le style relationnel entre les deux partenaires, les auteurs considérant que la motivation au changement est malléable et que la relation d'aide est une source importante d'influence de celle-ci.

Structuration du programme

Le programme suit les recommandations de la HAS de 2007 concernant l'ETP. Après une évaluation initiale des besoins lors d'un bilan éducatif partagé (BEP) initial, chaque entourage suit un parcours personnalisé de neuf ateliers s'étalant en moyenne sur 6 mois et ponctué de BEP de suivi (*voir* Tableau 80.1). Les groupes sont constitués de quatre à huit personnes. Les entourages ont en moyenne un atelier par semaine en soirée ou en journée en fonction des contraintes (professionnelles, familiales, géographiques…) des entourages.

Déroulement du programme

Trois entretiens individuels de BEP sont menés par le psychologue ou l'éducatrice. Le BEP initial dure 1 h 30 et est réalisé par un professionnel qui devient le référent de l'entourage. Il permet de faire l'état des lieux, d'identifier les difficultés, les ressources et les priorités de l'entourage, et de réaliser la passation des questionnaires nécessaires à l'évaluation de l'impact. À l'issue de ce temps, le référent peut soit :

- valider avec l'entourage sa participation au programme, établir des objectifs de compétences, organiser le parcours éducatif (transmission d'une fiche personnalisée – *voir* Tableau 80.1 – et signature du formulaire de consentement) ;
- réorienter l'entourage vers d'autres ressources si le programme ne répond pas aux besoins.

Des BEP de suivi peuvent être réalisés à la demande de l'entourage. Le BEP de fin de parcours, d'une durée de 1 h 30, permet d'évaluer l'acquisition des compétences et d'identifier des ressources extérieures afin de poursuivre les objectifs, formuler si besoin des objectifs

Tableau 80.1 Fiche de parcours personnalisé*.

Déroulement des interventions		
Entretien individuel		Bilan éducatif partagé initial
Module 1 : les addictions et leur prise en charge	Atelier n° 1	« L'addiction : une pathologie ? »
	Atelier n° 2	« L'addiction : quelle prise en charge ? »
Entretien individuel		Bilan éducatif partagé de suivi (à la demande)
Module 2 : pourquoi et comment change-t-on ?	Atelier n° 1	« Préparer le terrain »
	Atelier n° 2	« Un blocage dans la communication : pourquoi ? »
	Atelier n° 3	« De la résistance à l'ambivalence »
	Atelier n° 4	« Comment débloquer la communication ? »
	Atelier n° 5	« ... et la rechute ? »
	Atelier n° 6	« Comment soutenir la motivation au changement ? »
	Atelier n° 7	« Mise en pratique globale »
Entretien individuel		Bilan éducatif partagé final

* La fiche de parcours personnalisé est transmise aux entourages au début du programme et constitue une feuille de route des différents entretiens individuels de bilans éducatifs partagés initiaux, de suivi et finaux ainsi que des ateliers collectifs avec leurs intitulés.

supplémentaires, en identifiant des ressources nécessaires, et compléter les questionnaires pour évaluer l'impact.

Entre le BEP initial et le BEP final, neuf ateliers collectifs sont proposés et répartis en deux modules (*voir* Tableau 80.1).

Le module 1, « Les addictions et leur prise en charge », est animé par le psychiatre addictologue et constitué de deux ateliers de 3 h.

L'atelier 1 « L'Addiction : une pathologie ? » permet d'aborder de façon fonctionnelle et pragmatique certaines caractéristiques de la pathologie addictive, en particulier la question de sa chronicité, le problème de la rechute abordé non plus comme un échec mais une étape incontournable, l'influence de la triple interaction (individu, produit, environnement), les déterminants neurobiologiques expliquant la perte du contrôle comportemental et émotionnel (poursuite de l'addiction malgré les conséquences, agressivité, symptômes dépressifs et anxieux), le phénomène de saillance (le fait que l'addiction soit centrale dans la vie du patient), les biais attentionnels, les transferts d'addiction, et l'influence du stress et du sommeil sur la pathologie. Cette information sur la maladie vise à limiter le jugement et la culpabilisation des usagers par leurs proches.

L'atelier 2 « L'Addiction : quelle prise en charge ? » a pour objectif de sensibiliser l'entourage aux différentes stratégies de soins accessibles aux patients dans leur environnement et de faire de l'entourage un acteur du parcours de soins. Les changements récents de paradigme thérapeutique sont abordés, notamment les stratégies de réduction des risques et des dommages où les objectifs d'abstinence doivent laisser place à des objectifs de qualité de vie, ces derniers étant fixés par le patient et non plus par les professionnels. La compréhension des motivations de consommation, les comportements de santé de substitution et la question du projet de vie sont des objectifs prioritaires à transmettre aux entourages. Les bénéfices engendrés par ces stratégies de réhabilitation psychosociale et de rétablissement sont présentés de façon claire et documentée.

Le Module 2, « Pourquoi et comment change-t-on ? », est co-animé par le psychologue et l'éducatrice et constitué de sept ateliers de 3 h 30.

L'atelier 1 « Préparer le terrain » vise à engager le groupe, échanger sur les attentes des participants, et permet la présentation des différentes méthodes et théories utilisées.

L'atelier 2 « Un blocage dans la communication : pourquoi ? » a pour objectif d'aider les entourages à identifier l'origine d'un blocage dans la communication. Des exercices pratiques permettent de repérer les impasses relationnelles, le réflexe correcteur et la résistance abordés dans l'approche de l'EM.

L'atelier 3 «De la résistance à l'ambivalence» doit permettre aux entourages d'identifier les causes possibles d'un *statu quo*. Des exercices inspirés de l'EM amènent à différencier la résistance (conséquence du réflexe correcteur) et l'ambivalence (phénomène inconfortable mais incontournable du processus de changement). La compréhension des processus de changement permet aux entourages de se déculpabiliser vis-à-vis de leur réflexe correcteur (notion d'auto-empathie) et d'apprendre à le maîtriser.

L'atelier 4 «Comment débloquer la communication?» propose des exercices pratiques sur la notion d'empathie et sur les outils de l'écoute active. La perception et l'identification des émotions dans la relation constituent une étape majeure pour les entourages en souffrance qui ne se posent plus la question de leur inconfort émotionnel, de leurs besoins et encore moins de leur propre qualité de vie.

L'atelier 5 «...et la rechute?» doit amener à partir d'exercices pratiques à valoriser l'usager afin de renforcer son sentiment de compétence notamment en cas de rechute.

L'atelier 6 «Comment soutenir la motivation au changement?» est constitué d'exercices pratiques permettant d'apprendre à poser des limites tout en maintenant une attitude bienveillante et en soutenant la motivation au changement.

L'atelier 7 «Mise en pratique globale» est proposé 1 mois après l'atelier 6 pour permettre aux entourages de pratiquer les outils qu'ils jugent pertinents dans leur contexte. Après avoir fait le point sur l'évolution de leur relation d'aide, les animateurs proposent soit de retravailler certains outils, soit d'aborder des outils supplémentaires, soit de discuter de leurs objectifs pour la suite sous forme d'un EM de groupe.

Évaluation du programme

Des entourages et patients très investis dans le soin addictologique ont été conviés à suivre le programme et à participer à son évaluation, ce qui a permis de le faire évoluer au plus près des besoins des entourages et usagers.

Évaluation de l'activité globale et du processus

L'évaluation annuelle de l'activité globale et du processus selon les guides ETP de la HAS a permis de déterminer le nombre total d'entourages du programme, les perdus de vue et les réorientations, les motifs de ces réorientations, les caractéristiques sociodémographiques des entourages, la durée moyenne du programme, la satisfaction (ensemble du parcours, accessibilité, contenu des ateliers), ainsi que différents indicateurs d'activité de l'équipe (organisation, coordination, charge de travail).

Évaluation de l'impact

Cette évaluation a permis de mesurer à différents temps l'efficacité du programme sur les entourages.

L'évaluation de l'impact sur l'entourage a été réalisée en fin de programme, et à 6 et 12 mois après la fin du programme à l'aide de questionnaires courts mesurant la qualité de vie (échelle de Marks adaptée; Cottraux et Blackburn, 1995), la souffrance psychologique de façon générale (*center for epidemiologic studies depression-scale*; Fuhrer et Rouillon, 1989), puis en ciblant plus précisément l'intensité de l'anxiété et de la dépression (*hospital anxiety depression scale*; Razavi et al., 1989), et le sentiment de compétence perçu à soutenir l'usager (adaptée de l'échelle *perceived competence scales*, Williams et al., 1998).

L'évaluation de l'impact sur l'usager (qualité de vie, état de santé, niveau d'autodétermination) n'a pas pu être réalisée en raison des difficultés relationnelles trop anciennes et sévères des entourages avec leur proche, ces blocages relationnels ne permettant pas de transmettre les outils d'évaluation à l'usager. De même, en raison des moyens humains limités de l'équipe du programme, l'évaluation de l'impact sur les professionnels, en termes de liens entre l'entourage avec leur proche et l'équipe soignante de l'usager, les acteurs du réseau d'addictologie et la médecine générale, n'a pas pu être réalisée à ce jour.

Analyse statistique

Les données sont décrites en termes d'effectifs et de pourcentages pour les paramètres catégoriels et de moyennes, et d'écarts types pour les données quantitatives continues. Les comparaisons ont été effectuées sur les effectifs des entourages ayant terminé le programme et réalisé l'ensemble des évaluations de fin de programme (bilan éducatif partagé final ou BEPf), puis sur les effectifs des entourages ayant rendu les évaluations à 6 mois puis à 12 mois de la fin du programme. Les scores des différents questionnaires ont été comparés avant (bilan éducatif partagé initial ou BEPi) et en fin de programme (BEPf), au BEPi et à 6 mois, puis au BEPi et à 12 mois de la fin du programme. Les données ont été analysées par des tests paramétriques ou non paramétriques selon la normalité et l'homogénéité des variances (test de Student ou test non paramétrique de Wilcoxon). Afin d'identifier des facteurs explicatifs des sorties de programme, les caractéristiques des entourages perdus de vue ont été comparées aux entourages ayant terminé le programme (test du khi-deux ou test exact de Fisher en cas d'effectif inférieur à cinq pour les variables catégorielles, ou test non paramétrique de Mann-Whitney pour les variables continues). Les analyses ont été réalisées à l'aide du logiciel statistique SPSS version 20, avec $p < 0,05$ comme seuil de signification statistique.

Résultats

Une progression exponentielle des inclusions

Le programme a débuté en novembre 2014 avec quatre entourages inscrits, puis 31 en fin d'année 2015 pour arriver à 114 entourages inscrits en juin 2017. Au total 53 d'entre eux ont terminé le programme ainsi que les évaluations et 15 ont été perdus de vue. Ces entourages sont venus principalement par eux-mêmes (15 % par le bouche à oreille, 5 % suite à des recherches sur Internet), 30 % étaient adressés par notre service d'addictologie (dont 17 % par la consultation hospitalière et 13 % par son centre de soins, d'accompagnement et de prévention en addictologie ou CSAPA), 15 % étaient orientés par des associations de familles (Union nationale de familles et amis de personnes malades et/ou handicapées psychiques ou UNAFAM), 11 % par le service d'hospitalisation complète d'addictologie du centre hospitalier spécialisé de psychiatrie (centre hospitalier Alpes-Isère) et 6 % par l'équipe de liaison d'addictologie de notre CHU. Suite au travail de réseau de l'équipe (rencontres, échanges d'expérience sur les soins destinés aux proches et coordination locale des différents dispositifs entre eux), 10 % sont venus des deux autres CSAPA associatifs et d'associations néphalistes.

Caractéristiques des entourages

Parmi les 53 entourages ayant terminé le programme et les évaluations, la moyenne d'âge était de 60 ans et 75 % étaient des femmes (*voir* Tableau 80.2). Plus d'un tiers habitait à distance de la métropole grenobloise et plus d'un sur deux était en activité (professionnelle ou universitaire),

Tableau 80.2 Caractéristiques des entourages ayant réalisé l'ensemble du programme*.

Caractéristiques sociodémographiques des entourages		
Nombre d'entourages		53
Âge, moyenne (écart type)		60 (10)
Sexe : femmes, nombre (%)		40 (75,5 %)
Domiciliation en métropole, nombre (%)		33 (62,3 %)
Activité, nombre (%)	En activité professionnelle	27 (50,9 %)
	Étudiant	4 (7,5 %)
	Retraité	21 (39,6 %)
Type d'entourage, nombre (%)	Conjoint	16 (30,2 %)
	Parent	35 (66 %)
	Enfant	2 (3,8 %)
Conduite addictive prédominante selon l'entourage		
Alcool		11 (20,8 %)
Cannabis		10 (18,9 %)
Cocaïne		3 (5,7 %)
Jeux pathologiques		4 (7,5 %)
Poly-addiction		25 (47,2 %)

* Au total, 53 entourages ont réalisé l'ensemble du programme et complété les évaluations. Les caractéristiques sociodémographiques, leur lien avec leur proche souffrant d'addiction et les conduites addictives les plus problématiques identifiées par ces entourages sont présentées.

66 % étaient des parents, 30 % des conjoints et 4 % des enfants d'usagers. Un sur cinq estimait que le problème principal était l'alcool et 47 % évoquaient de multiples conduites addictives chez leur proche. À l'entrée dans le programme, ces entourages présentaient par rapport aux valeurs seuils des scores anormaux d'anxiété (supérieur à 10 sur 21), de souffrance (supérieur au score seuil de 16), et de qualité de vie (Figure 80.1). Les entourages évalués à distance du programme (6 et 12 mois) présentaient des caractéristiques comparables.

Évolution des indicateurs cliniques

Lors des évaluations du BEPf à l'issue du programme d'une durée moyenne de 6 mois, les entourages ont présenté une amélioration significative des scores de dépression (amélioration de 47 %), du sentiment de compétence (41 %), de souffrance (36,5 %), d'anxiété (35,5 %) et de qualité de vie (32 %) (*voir* Figure 80.1). L'amélioration est restée significative à 6 et 12 mois après la fin du programme, excepté pour le sentiment de compétence.

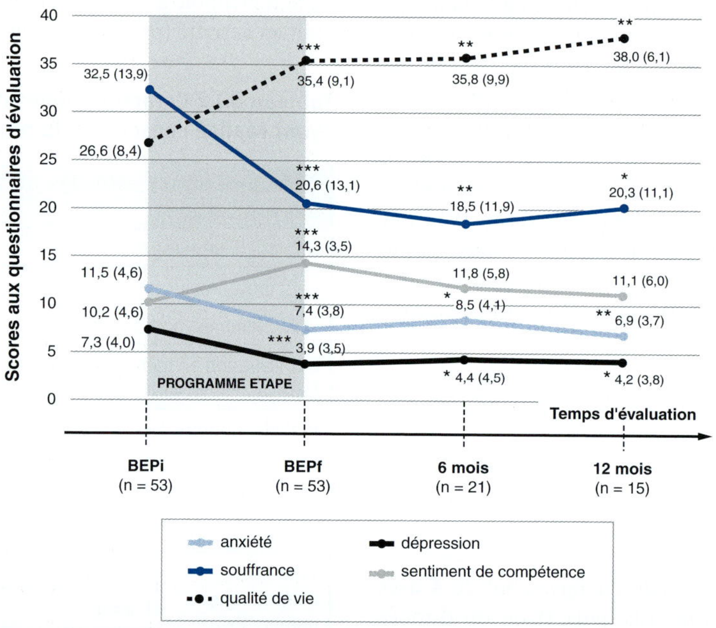

Figure 80.1 Évolution des indicateurs cliniques des entourages de sujets addicts avant (BEPi) et après (BEPf) le programme ETAPE, puis à 6 et 12 mois après la fin du programme.
BEPi : bilan éducatif partagé initial ; BEPf : bilan éducatif partagé final.
Les moyennes des scores aux questionnaires (écarts types entre parenthèses) sont indiquées aux différents temps d'évaluation : aux BEPi et BEPf, c'est-à-dire avant et en fin de programme, puis à 6 et 12 mois après la fin du programme. Le nombre d'entourages (n) est de 53 aux BEPi et BEPf, puis de 21 à 6 mois et de 15 à 12 mois. Les analyses statistiques ont été réalisées à chaque temps d'évaluation (BEPf, 6 et 12 mois *versus* BEPi avec un nombre apparié d'entourages). La comparaison des scores montre une amélioration significative des indicateurs jusqu'à 12 mois après la fin du programme, sauf pour le sentiment de compétence. * p<0, 05 ; ** p<0, 01 ; *** p<0, 001
Échelles d'évaluation utilisées :
- anxiété et dépression : *hospital anxiety depression scale* (**HAD**), score maximum = 21, seuil > 10 ;
- souffrance psychologique : *center for epidemiologic studies depression scale* (CESd), score maximum = 78, seuil > 16 ;
- qualité de vie : échelle de Marks adaptée avec score inversé (minimum = 0 (totalement altéré), maximum = 48 (aucune altération)).
- sentiment de compétence à soutenir l'usager : *perceived competence scale* (PCS), scores minimum = 0 et maximum = 24.

Source : Maurice Dematteis et collaborateurs.

Les notes de satisfaction ont toutes été supérieures ou égales à 4,5/5 que ce soit à propos de l'ensemble du parcours personnalisé (déroulement global, prise en compte des besoins, fréquence, durée et nombre des BEP, thèmes proposés en atelier de groupe), de l'accessibilité du programme (horaires et durée des ateliers) ou du contenu de chaque atelier collectif du parcours personnalisé (modules 1 et 2). À noter une satisfaction maximale (5/5) concernant la prise en compte des besoins : la principale évolution du programme a été d'augmenter les ateliers d'entraînement à la relation et à la communication, comme demandé par les entourages dans les évaluations.

Perdus de vue et réorientations

Neuf entourages ont été réorientés : huit sont venus pour une simple demande d'information concernant les lieux de soins pouvant recevoir leur proche et un entourage a été amené directement aux urgences psychiatriques pour crise suicidaire lors du BEPi.

Au total, 15 entourages ont été perdus de vue et sont restés injoignables. Il s'agissait d'entourages qui étaient venus au BEPi, mais sans venir au premier atelier collectif (n = 13). Une fois le premier atelier collectif réalisé, deux entourages ne sont pas revenus. Ces entourages « perdus de vue » se distinguaient des autres entourages par le fait qu'ils étaient plus jeunes (45,9 ± 18,6 ans *versus* 58,3 ± 11, p = 0,025) et plus fréquemment des enfants d'usagers (30,8 % *versus* 4,2 %, p = 0,008). Aucune différence n'a été mise en évidence concernant le type d'addiction de leur proche, le fait d'habiter ou non à proximité, d'avoir ou pas une activité professionnelle ou étudiante, et aucune différence n'a été retrouvée sur le plan psychopathologique (anxiété, humeur, souffrance) ou de la qualité de vie.

Discussion

Le programme ETAPE a été créé dans l'objectif de permettre aux entourages de devenir des partenaires informés et compétents du parcours de soins de leurs proches souffrant d'addiction, de renforcer leurs liens avec l'usager et les professionnels afin de favoriser un changement de comportement, et améliorer réciproquement leur qualité de vie. L'évaluation du programme a montré qu'en seulement neuf ateliers collectifs étalés sur 6 mois, l'impact a été significatif et durable en termes d'amélioration de la souffrance psychologique et surtout de la qualité de vie. Des spécificités doivent être développées pour répondre plus précisément aux besoins des enfants d'usagers qui sont proportionnellement plus nombreux parmi les perdus de vue.

Les évaluations systématiques, régulières et continues, impliquant des patients et des entourages investis, ont permis de faire évoluer et d'adapter en permanence le programme, au plus proche des besoins des entourages. L'amélioration rapide et durable des indicateurs de souffrance et de qualité de vie, le niveau de satisfaction générale du programme, mais surtout la demande spécifique pour obtenir des ateliers plus nombreux sur les compétences en relation et communication suggèrent que le programme répond à des besoins spécifiques. En effet, il va bien au-delà d'une simple information ou d'un soutien, mais répond à une réelle attente d'acquisition de connaissances théoriques précises sur la pathologie addictive, associées à des compétences psychosociales, afin de devenir des partenaires compétents et actifs dans le parcours de soins de leurs proches souffrant d'addiction. Cette acquisition de compétences par les proches aurait une réelle influence sur le parcours addictologique des usagers, notamment pour impulser et/ou accélérer l'engagement dans une démarche de soins (Roozen et al., 2010). Ce point souligne l'importance des problématiques relationnelles dans les addictions, notamment en termes de cognition sociale et d'attachement (Flores, 2001). Le programme confirme l'importance des approches systémiques et écologiques en addictologie, avec l'implication indispensable des entourages dans le parcours de soins des patients addicts (Galanter et al., 2004).

Une des originalités du programme est aussi d'aborder les addictions indépendamment des produits impliqués et d'appréhender la problématique de façon fonctionnelle, l'addiction étant présentée comme une stratégie d'adaptation et d'autorégulation (Dematteis et Pennel, 2016). Un même produit peut donc avoir différentes fonctions selon les usagers, d'où la nécessité de privilégier des stratégies thérapeutiques personnalisées et adaptées à l'environnement dans lequel le sujet évolue.

Les informations et les compétences acquises constituent le point de départ d'un changement radical de la qualité de vie des entourages, en sachant qu'à la suite du programme, la majorité considérait leur propre santé et leur bien-être comme une réelle priorité pour pouvoir aider au mieux leur proche en difficulté. Ces changements de mode de vie peuvent expliquer l'évolution bénéfique à long terme des indicateurs, indépendamment de l'évolution de la pathologie et de leur relation avec l'usager. Au-delà des compétences addictologiques acquises lors du programme, le module 2, avec notamment l'atelier 4, initie des changements majeurs qui s'articulent principalement autour de la reconnexion avec ses émotions, le respect de ses besoins et le réinvestissement de ses propres objectifs de vie. Malgré l'absence d'évaluation de l'impact sur l'usager, ces réorganisations de mode de vie et donc de qualité de vie des accompagnants sont susceptibles d'apporter un bénéfice sur les pathologies chroniques des proches (Hodé, 2011).

L'amélioration transitoire du sentiment de compétence soulève plusieurs hypothèses : *1)* elle amène à considérer l'intérêt de séances de rappel et de réentraînement périodique. *2)* Le sentiment de compétence à soutenir l'usager peut être influencé par l'évolution de la pathologie de l'usager. Notamment si ce dernier n'est pas engagé dans une démarche de soins, son absence d'évolution clinique est susceptible d'influencer négativement le sentiment de compétence de l'entourage concerné. *3)* Cette évolution du sentiment de compétence apparaît cependant paradoxale, en décalage avec les autres indicateurs. Ainsi, elle pourrait être liée à des phénomènes d'habituation, favorisés par la méthode d'évaluation par autoquestionnaire, et/ou une augmentation des exigences vis-à-vis du programme.

L'absence d'évaluation de l'impact du programme sur l'usager constitue aussi une limite majeure de ce travail. Cependant, il était intéressant de noter les changements rapportés par les entourages lors des ateliers collectifs. Lors des ateliers 2 et 3 (module 2), les entourages apprennent à identifier leur réflexe correcteur, à l'atténuer et/ou à adopter une attitude d'écoute active, ce qui entraîne des changements immédiats dans la relation avec l'usager (interactions centrées sur la qualité de vie et non plus sur le produit, changement de mode relationnel, restauration d'une communication plus apaisée, etc.). Des évaluations devront être réalisées directement auprès des usagers et/ou patients afin de déterminer les changements observés ainsi que les leviers thérapeutiques et motivationnels identifiés par ces derniers dès l'entrée des entourages dans le programme.

Enfin, si les indicateurs utilisés montrent un changement radical sur le plan psychopathologique et de la qualité de vie dès la fin du programme, ce travail souffre de l'absence de comparaison avec un groupe contrôle. En effet, le manque d'étude comparative avec différentes modalités d'accompagnement des entourages, ainsi que l'absence d'évaluation standardisée de ces modes d'accompagnement amènent nécessairement à émettre certaines réserves sur ces programmes dont l'efficacité reste controversée (Fernandez-Hermida, 2012).

Cependant, malgré ses limites, le programme ETAPE a le mérite d'amorcer une réelle prise en compte de la souffrance et des besoins des entourages, de mettre en évidence les forces d'action et de partenariat des familles et amis, et l'importance de l'acquisition de compétences sur le plan de la relation et de la communication parmi les stratégies thérapeutiques des addictions.

Références

Alexander, B. K. (2010). The dislocation theory of addiction. In B. K. Alexander (Ed.), *The globalization of addiction : a study in poverty of the spirit.* (éd. pp. 57–72) : Oxford University Press.

Copello, A., Templeton, L., & Powell, J. (2010). The impact of addiction on the family : estimates of prevalence and costs. *Drugs : Education, Prevention & Policy, 17*(Suppl.1), 63–74.

Cottraux, J., & Blackburn, I. M. (1995). *Thérapies cognitives des troubles de la personnalité.* Paris : Masson.

Deci, E. L., & Ryan, R. M. (2002). *Handbook on Self-Determination Research.* New York : The University of Rochester Press.

Dematteis, M., & Pennel, L. (2016). Théories neurobiologiques de l'addiction. In M. Reynaud, L. Karila, H. J. Aubin, & A. Benyamina (Eds.), *Traité d'addictologie.* (2e éd. pp. 56–71). Paris : Lavoisier.

Dufour, H., & Nadeau, L. (1998). L'efficacité des programmes de prévention de la toxicomanie axés sur les familles. *Revue Santé Mentale au Québec, 23*(2), 224–245.

Faber A., Mazlish E. (1980). *How to talk so kids will listen and listen so kids will talk*, New York, Avon Books.

Fernandez-Hermida, J. R., Calafat, A., Becona, E., Tsertsvadze, A., & Foxcroft, D. R. (2012). Assessment of generalizability, applicability and predictability (GAP) for evaluating external validity in studies of universal family-based prevention of alcohol misuse in young people : systematic methodological review of randomized controlled trials. *Addiction, 107*(9), 1570.

Flores, P. J. (2001). Addiction as an attachment disorder : implications for group therapy. *International Journal of Group Psychotherapy, 51*, 63–81.

Fuhrer, R., & Rouillon, F. (1989). La version française de l'échelle CES-D (Center for Epidemiologic Studies-Depression Scale) : description et traduction de l'échelle d'autoévaluation. *Psychiatrie et Psychobiologie, 4*, 163–166.

Galanter, M., Dermatis, H., Glickman, L., Maslansky, R., Sellers, M. B., et al. (2004). Network therapy : (Decreased secondary opioid use during buprenorphine maintenance. *Journal of Substance Abuse Treatment, 26*, 313–318.

Gordon, T. (1970). *Parent effectiveness training : the tested new way to raise responsible children*. New York : P.H. Wyden.

Hodé, Y. (2011). Prise en charge des familles de patients schizophrènes. *Annales Médico-Psychologiques, 169*(3), 196. 2011.

Kreek, M. J., Nielsen, D. A., Butelman, E. R., & LaForge, K. S. (2005). Genetic influences on impulsivity, risk taking, stress responsivity and vulnerability to drug abuse and addiction. *Nature Neuroscience, 8*(11), 1450–1457.

Miller, W. R., & Rollnick, S. (2006). *L'entretien motivationnel : aider la personne à engager le changement*. Paris : InterEdition.

Morgan, D., Grant, K. A., Gage, H. D., Mach, R. H., Kaplan, J. R., et al. (2002). Social dominance in monkeys : dopamine D2 receptors and cocaine self-administration. *Nature Neuroscience*, 5(2), 169–174.

Morin, M. H. (2012). D'agent causal… à famille compétente : un regard sur la transformation du rôle des membres de familles dans les pratiques en santé mentale. *Le Partenaire, 20*(4), 4–10.

Nelsen, J., & Lott, L. (2010). *Positive discipline for teenagers, revised 2nd Edition : Empowering your teens and yourself through kind and firm parenting*. Harmony, 2010.

Nutt, D. J., King, L. A., & Phillips, L. D. (2010). Drug harms in the UK : a multicriteria decision analysis. *Lancet, 376*(9752), 1558–1565.

OFDT. (2017). *Drogues, chiffres clés* (7e éd). En ligne https : //www.ofdt.fr/BDD/publications/docs/DCC2017.pdf.

Orford, J., Velleman, R., Natera, G., Templeton, L., & Copello, A. (2013). Addiction in the family is a major but neglected contributor to the global burden of adult ill-health. *Social Science & Medicine, 78*(77).

Prochaska, J. O., & DiClemente, C. C. (1988). Toward a comprehensive model of change. In W. Miller & N. Heaster (Eds.), *Treating addictive behavior* (pp. 3–28). New York : Plenum Press.

Razavi, D., Delvaux, N., Farvacques, C., & Robaye, E. (1989). Validation de la version française du HADS dans une population de patients cancéreux hospitalisés. *Revue de Psychologie Appliquée, 39*(4), 295–307.

Rogers, C. (1968). *Le développement de la personne*. Paris : Dunod.

Roozen, H. G., De Waart, R., & Van Der Kroft, P. (2010). Community reinforcement and family training : an effective option to engage treatment-resistant substance-abusing individuals in treatment. *Addiction, 105*, 1729–1738.

Vabret, F., Paille, F., & Dematteis, M. (2016). Neuropsychologie et neuro-imagerie des troubles chroniques de l'usage de l'alcool. In M. Reynaud, A. Benyamina, & H. J. Aubin (Eds.), *Traité d'addictologie* (pp. 458–463). Paris : Lavoisier.

Williams, G. C., Freedman, Z. R., & Deci, E. L. (1998). Supporting autonomy to motivate glucose control in patients with diabetes. *Diabetes Care, 21*, 1644–1651.

Place des associations de familles

Chapitre 81

Béatrice Borrel

PLAN DU CHAPITRE

Désinstitutionalisation : évolution de la place des familles, et de leurs associations

Depuis sa création, en 1963, l'Union nationale de familles et amis de personnes malades et/ou handicapées psychiques (UNAFAM) concentre son action au profit des familles des personnes vivant avec des troubles psychiques sévères, essentiellement des personnes atteintes de schizophrénie, de troubles bipolaires, de dépressions sévères, de psychoses graves et de troubles obsessionnels compulsifs.

Trois ans après la création de l'UNAFAM, la parution de la circulaire sur l'organisation de la psychiatrie de secteur, sous l'impulsion de psychiatres réformateurs, proposait de réintégrer dans la cité les personnes malades psychiques, jusque-là condamnées à l'enfermement asilaire, souvent à vie. En même temps, se constituait un corpus de valeurs, au sein duquel l'espérance jouait un rôle moteur : espérance d'un monde plus accueillant pour les personnes malades psychiques, espérance dans les progrès de la science psychiatrique, espérance de la possibilité d'infléchir les politiques de santé…

Mais dans la réalité, la prise en charge dans la cité a tourné à la prise en charge familiale. « De fait la famille aujourd'hui est davantage pensée comme une ressource que comme une entrave à la guérison » disent Hélène Davtian et Régine Scelles (Davtian et Scelles, 2013). Selon cette dernière, la manière dont la famille est considérée a évolué en trois étapes :

- la famille rend malade l'un de ses membres ;
- c'est le groupe dans son ensemble qui est malade ;
- la famille est à la fois le problème et la solution au problème.

En psychiatrie, le recours à l'aidant familial s'est imposé à bas bruit : les professionnels, devant les contraintes imposées à leurs institutions, ont eu recours aux aidants familiaux par nécessité et parfois sans aucune conviction. De ce fait, les familles se sont retrouvées en première ligne : c'est sur elles que reposait et que repose le plus souvent l'accueil des personnes malades, en particulier à la sortie de l'hôpital psychiatrique, mais aussi dans la durée, à leur domicile (Ausloos, 1995).

Le premier défi de l'UNAFAM a donc consisté à développer et à diffuser un savoir-faire, voire un savoir-être, pour aider et soutenir les familles, confrontées à un rôle auquel elles n'étaient pas préparées. Hier, comme aujourd'hui, l'UNAFAM se définit par un double positionnement, soutien aux aidants, familles et défense de leurs intérêts et celui des malades.

Les missions sociales de l'UNAFAM qui se sont construites avec l'histoire de la psychiatrie française, au fil des lois et circonstances sont :

- soutien des familles par l'écoute, l'accueil et l'information ;
- soutien des familles par la formation et l'entraide ;
- déstigmatisation et défense des intérêts communs ;
- recherche et innovation dans les pratiques de soins et d'accompagnement.

Soutien des familles par l'écoute, l'accueil et l'information

Au sein des délégations départementales, les bénévoles (majoritairement des personnes concernées par la maladie d'une personne de leur entourage et formées) se relaient auprès des familles afin de les aider à sortir de l'isolement et à faire face à la maladie. Ceux-ci, au-delà de l'écoute, partagent leur expérience dans une perspective d'entraide et d'empathie. Au fil de l'accompagnement, il peut être proposé à l'adhérent de participer à des groupes de parole animés par des psychologues.

Au plan national, a été créé en 1997 le service *écoute-famille*, une plate-forme téléphonique constituée de psychologues cliniciens. Anonyme et gratuit, ce service est souvent un premier point de contact important entre l'UNAFAM et les personnes qui doivent faire face à la maladie psychique d'un proche.

Cet accompagnement par des pairs agit en complémentarité avec l'action des professionnels : psychologues, assistants sociaux, juristes, psychiatres.

Les personnes concernées par la maladie psychique d'une personne de leur entourage peuvent être accompagnées dans leurs démarches administratives et juridiques par le service social ou le service juridique. Enfin, les personnes qui ont besoin d'être guidées dans le long processus de soins de leur proche malade, peuvent bénéficier de l'expertise d'un psychiatre qui tient une permanence au siège.

Soutien des familles par la formation et l'entraide

Plus récemment (en 2000) s'est mis en place un soutien par la formation des familles car, dès l'annonce du diagnostic, l'entourage proche de la personne malade se pose de nombreuses questions tant sur la maladie que sur le parcours de soins. L'UNAFAM propose des modules de formation à l'entourage des personnes vivant avec des troubles psychiques partout en France, pour les aider à appréhender la maladie et à connaître les dispositifs de prise en charge. Pour les soutenir dans la relation avec la personne malade, l'UNAFAM propose également des ateliers d'entraide « Prospect ». L'objectif de ces ateliers est d'amener les familles à prendre conscience de leur savoir profane, acquis par expérience et des retentissements sur l'ensemble de la famille.

Pour mener à bien ses missions, l'UNAFAM qui s'appuie très majoritairement sur des bénévoles, bénéficie d'un dispositif de formation interne. Ces formations s'adressent aux personnes ayant fait face à la maladie et au handicap psychiques de leur proche et souhaitant s'investir au sein de l'UNAFAM pour venir en aide à leur tour à des familles concernées.

Ces *services* se sont développés autant par carence des pouvoirs publics, que par celle du corps médical. La famille n'est pas informée quand la maladie *éclate*, ses alertes et appels ne sont pas entendus. La famille est rarement accompagnée. Une mère a ainsi pu nous dire que « les troubles de son proche malade l'agressent, la culpabilisent, l'isolent » ajoutant que « parfois nous vivons dans l'obsession jusqu'à l'épuisement. Nous subissons les répercussions sur notre santé, de la maladie de notre proche ».

Situation actuelle : place et demandes des familles

Enquête auprès des adhérents de l'Unafam

L'enquête Médiaprism-Unafam de septembre 2016 a concerné 2807 répondants. Elle portait sur les thèmes suivants :

- préparation à la sortie du proche malade :
  - question : quand avez-vous été prévenu(e) de la date de la sortie de l'hôpital ou de la clinique ?
  - réponse : *voir* Figure 81.1
- rencontre du service social (21 % des familles l'ont rencontré) :
  - question : lors de cette rencontre vous avez fait le point sur…
  - réponse : *voir* Figure 81.2
- prise en charge lors des différentes hospitalisations ou en suivi ambulatoire (CMP, psychiatre libéral…) :
  - question : a-t-on proposé à votre proche des soins autres que des médicaments ?
  - réponse : oui : 47 %, non : 53 %
  - question : quels types de soins, autres que des médicaments, a-t-on proposé le cas échéant ?
  - réponse : *voir* Figure 81.3

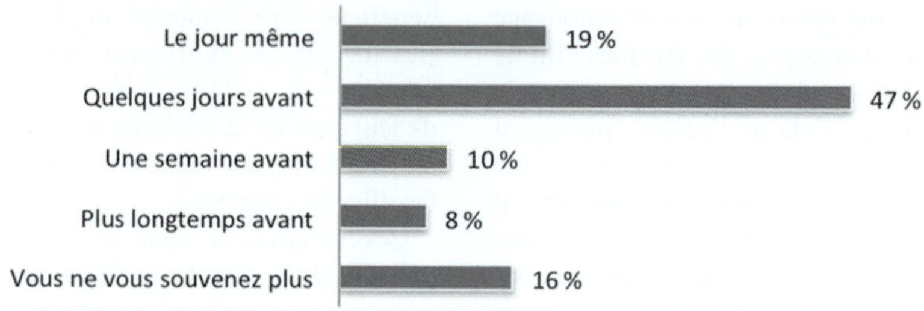

Figure 81.1 Enquête auprès des adhérents de l'UNAFAM : quand avez-vous été prévenu(e) de la date de la sortie de l'hôpital ou de la clinique ?
Source : UNAFAM, B. Borrel.

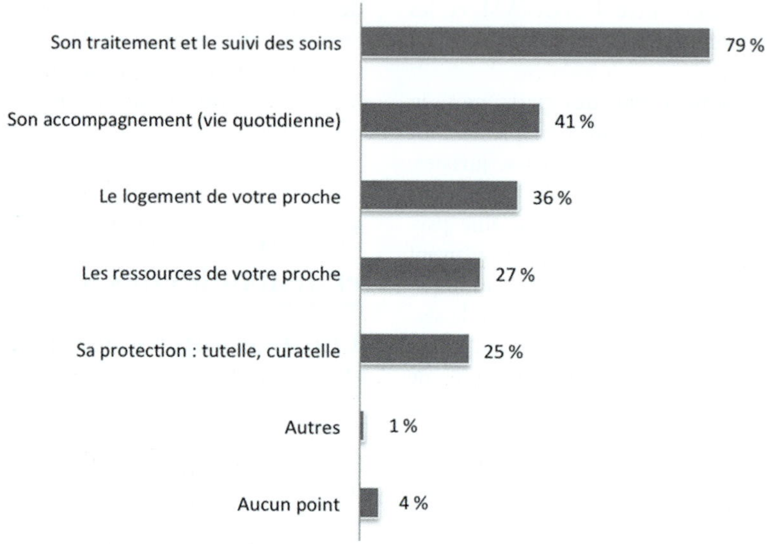

Figure 81.2 Enquête auprès des adhérents de l'UNAFAM : lors de cette rencontre vous avez fait le point sur….
Source : UNAFAM, B. Borrel.

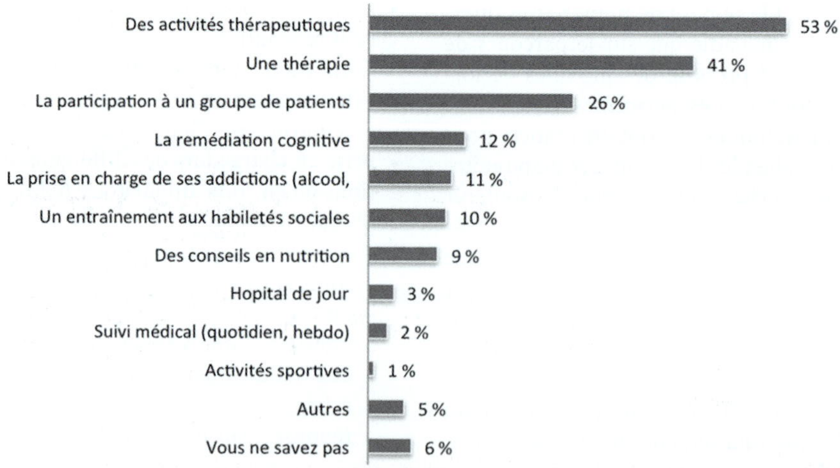

Figure 81.3 Enquête auprès des adhérents de l'UNAFAM : a-t'on proposé à votre proche des soins autres que des médicaments ?
Source : UNAFAM, B. Borrel.

- informations lors d'une première hospitalisation d'un patient, auprès de leur famille :
  - question : de quel type d'information avez-vous bénéficié ?
  - réponse : *voir* Figure 81.4
  - question : savez-vous quelle est la fonction d'une CRUQPC et de la CDPS ?
  - réponse : *voir* Figure 81.5

Cette enquête nous renseigne sur des points précis :

- la sortie d'hospitalisation n'est pas anticipée ;
- le suivi du malade s'arrête trop souvent aux médicaments ;
- les familles ne sont pas ou peu informées sur les soutiens possibles et voies de recours.

Recueils de bonnes pratiques de l'observatoire de l'UNAFAM

Ces recueils de bonnes pratiques concernent notamment les soins. Ils permettent le constat suivant : les familles de malades psychiques constatent que leurs proches vivent souvent dans un grand isolement, ils n'ont pas d'activités, de relations sociales, et l'image qu'ils ont d'eux-mêmes est dévalorisée. La plupart d'entre eux ont de grandes difficultés à se projeter. Si les traitements, et en particulier les neuroleptiques, ont permis des améliorations quant aux manifestations des symptômes, la maladie et les effets secondaires de ceux-ci se conjuguent pour provoquer des difficultés de concentration, de mémoire, de planification…, tout ceci ayant pour conséquence la difficulté à agir et aller vers les autres.

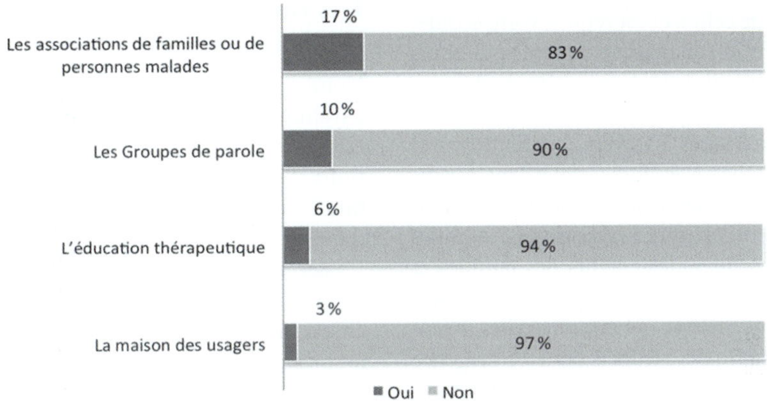

Figure 81.4 Enquête auprès des adhérents de l'UNAFAM : de quel type de d'information avez-vous bénéficié ?
Source : UNAFAM, B. Borrel.

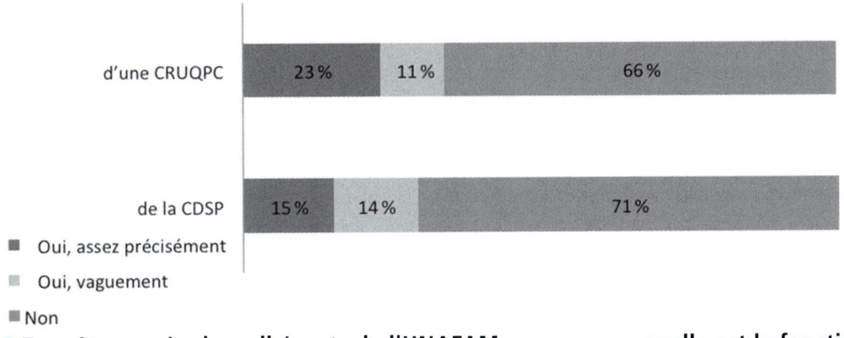

Figure 81.5 Enquête auprès des adhérents de l'UNAFAM : savez-vous quelle est la fonction d'une CRUQPC et de la CDPS ?
CDSP : commission départementale des soins psychiatriques ; CRUQPC : commission des relations avec les usagers et de la qualité de la prise en charge. *Source : UNAFAM , B. Borrel.*

Or, un certain nombre de travaux démontrent qu'un accompagnement social précoce, des soins de proximité et des dispositifs de réhabilitation et de remédiation cognitive permettent d'améliorer la qualité de vie des personnes vivant avec des troubles psychiques sévères et de limiter voire de diminuer le handicap psychique. Pour favoriser l'insertion des malades, l'organisation des soins doit intégrer les thérapeutiques innovantes, dans toutes les étapes du parcours de ceux-ci. Mais nous constatons à l'UNAFAM que nombre de psychiatres ne croient pas, aujourd'hui, suffisamment à ces approches.

Relation avec les professionnels de santé mentale

Actuellement, tout colloque de santé mentale inclut une participation des associations de familles. L'avis de celles-ci est requis, voire écouté, pour toute évolution en matière de santé publique, ceci dans le cadre dit de la démocratie sanitaire.

Les associations de familles sont *présentées* comme des partenaires à travers différentes commissions hospitalières et territoriales, mais sans naïveté, elles savent aussi qu'elles sont un certain nombre de fois l'*alibi* voire l'*otage* de ces commissions, étant les seuls représentants des familles et usagers au milieu de dizaines de soignants et professionnels de la psychiatrie. Néanmoins, elles savent qu'elles peuvent être des renforts pour l'émergence de pratiques et démarches qu'elles soutiennent.

Par ailleurs en tant qu'association de familles, reviennent vers elles les mêmes plaintes et revendications des familles depuis des dizaines d'années : difficultés des équipes de soins à établir une alliance thérapeutique avec la famille ; positions de méfiance, d'indifférence, peur de l'intrusion dans la relation avec le malade, voire quelquefois attitude de rejet ou culpabilisante de la famille de la part de ces équipes. Or la famille a besoin d'informations, de soutien, d'être reconnue dans son rôle. En effet, les familles accompagnent sur le long terme et bien au-delà de la crise. Même lorsqu'il y a un suivi de soins régulier et un accompagnement social (situations souhaitées, mais rares), elles sont souvent celles qui accompagnent les transitions (retour vers le logement autonome, retour vers l'emploi, soutien aux activités, retour vers le sanitaire quand nécessaire…).

Nouvelles orientations de l'UNAFAM

Elles complètent les actions engagées jusqu'alors. Le premier projet associatif de l'UNAFAM (2017–2022) a été approuvé en 2017. Dans celui-ci l'association décline ses valeurs et ses orientations stratégiques, qui s'appuient sur le triptyque droits–savoirs–moyens :

- droit des personnes malades et handicapées de bénéficier de l'arsenal législatif et droit à un autre regard posé sur elles et leur entourage ;
- diffusion des savoirs scientifiques, mais aussi des savoirs expérientiels des proches aidants et des personnes malades et handicapées ;
- moyens pour la mise en œuvre des réponses adaptées et évolutives sur tout le territoire, et moyens pour que l'UNAFAM puisse mener à bien ses missions.

Reconnaissance des savoirs issus de l'expérience

Nombre de familles concernées par la maladie psychique d'un proche ignorent qu'elles peuvent être accompagnées et soutenues par des associations. Leur errance, leur « parcours du combattant » est constaté tous les jours par les bénévoles dans les accueils de l'UNAFAM.

Face à l'isolement, à la souffrance des familles et des personnes confrontées à la maladie psychique, l'UNAFAM promeut le souci de l'autre et le soutien entre pairs.

Le partage des expériences au sein de l'UNAFAM a fait prendre conscience que vivre auprès d'une personne malade et handicapée permet d'acquérir une connaissance de l'expression de la maladie par l'observation du vécu de la personne. L'UNAFAM capitalise ses expériences au travers des familles accompagnées en portant ses acquis dans de nombreuses instances sanitaires, sociales et médico-sociales. De la même façon, une personne malade découvre peu à peu les caractéristiques de son vécu.

L'UNAFAM défend la reconnaissance du rôle de l'entourage familial dans l'accompagnement d'une personne vivant avec des troubles psychiques. Elle considère que le partenariat entre entourage familial, soignés, soignants, acteurs sociaux et médicosociaux, acteurs de la cité, dans le respect de leurs rôles respectifs, est indispensable dans l'accompagnement des parcours de vie des personnes.

La reconnaissance de l'importance d'un savoir issu de l'expérience est assez récente.

Il est important que l'UNAFAM amplifie son action auprès des familles pour qu'elles puissent en prendre conscience, mais également auprès des professionnels pour qu'ils l'intègrent mieux dans leurs pratiques.

L'association entend agir auprès des professionnels de santé pour qu'ils deviennent des prescripteurs de l'UNAFAM. Elle veut obtenir l'orientation systématique de l'entourage des personnes vivant avec des troubles psychiques vers les associations de familles.

Des réponses adaptées et évolutives sur l'ensemble du territoire

Les situations vécues dans le pays (régions, départements, territoires…) montrent une grande disparité tant dans les domaines sanitaires, sociaux, que médico-sociaux. Il y a nécessité de faire des états des lieux précis et de sensibiliser les pouvoirs publics (élus, conseils départementaux) en matière d'accès aux soins et d'accès aux accompagnements sociaux et médico-sociaux.

En matière d'accompagnement social et médico-social, force est de constater une carence généralisée. Les ruptures de parcours pour les personnes vivant avec des troubles psychiques ont des incidences graves sur leur santé mais aussi sur leur insertion sociale, incidences qui nécessairement ont un impact sur l'entourage. L'UNAFAM peut contribuer à la collaboration et à la coordination entre les acteurs du territoire, et à promouvoir et accompagner des projets de création de structures et services.

En ce qui concerne les soins, l'existence de secteurs de psychiatrie permet une réponse territoriale mais celle-ci reste très hétérogène tant dans l'accès que dans la qualité des soins. En particulier, les innovations thérapeutiques dont les soins de réhabilitation, nécessaires à toutes les étapes du parcours de la personne malade, sont insuffisantes et réparties de façon très inégales sur le territoire. De plus l'ensemble de l'organisation des soins ne les a pas intégrées.

L'UNAFAM, association présente sur tous les territoires et dans toutes les instances de représentation, est témoin de ces disparités. Elle est en mesure d'identifier les bonnes pratiques et les manquements et de les faire connaître aux professionnels et pouvoirs publics. À partir de cette expérience, l'UNAFAM veut poursuivre et amplifier ses interventions pour promouvoir une action nationale forte, catalyser les initiatives locales, essaimer les bonnes pratiques et dénoncer les carences et dysfonctionnements.

Les autres orientations stratégiques portées par l'association sont :

- un autre regard sur les personnes touchées par la maladie et le handicap psychique, avec comme priorité d'améliorer la compréhension de la maladie et du handicap psychiques par des actions de sensibilisation et de formation ;
- la mise en œuvre effective des droits des personnes vivant avec des troubles psychiques, avec comme priorité d'obtenir leur effectivité (veille, lisibilité, partenariats, communication revendicative, action en justice) ;
- la connaissance scientifique des maladies et handicaps psychiques, par la coopération avec des associations de neuropsychiatrie et de sciences sociales ;
- la pérennisation et l'optimisation des ressources humaines et financières de l'association, la priorité étant de renforcer l'attractivité de l'UNAFAM.

Conclusion

L'UNAFAM d'aujourd'hui est un acteur qui par son implication sur l'ensemble du territoire dans toutes les instances de représentation, peut relever les *bonnes pratiques* de soin et d'accompagnement (l'UNAFAM n'est pas dans une posture d'évaluation des pratiques, elle ne les juge pas mais apprécie leur pertinence dans le parcours de soins et de vie, au regard des besoins des personnes malades, de leur famille et entourage). L'UNAFAM croit à la nécessité de changer le regard sur les personnes souffrant de troubles psychiques sévères, et dans leur rétablissement possible.

Les familles de l'UNAFAM veulent prendre toute leur part dans :

- la diffusion de ces démarches de soins de réhabilitation, et leur promotion auprès de décideurs politiques et institutionnels ;

- le soutien et la formation des familles par les pairs aidants familiaux, ceci sans exclusivité (toutes actions d'éducation thérapeutique, soutiens individualisés sont complémentaires dans ce long parcours des familles) ;
- la reconnaissance d'un savoir à partir de l'expérience des familles (et des malades). L'UNAFAM affirme que la complémentarité des savoirs des pairs, des familles et des professionnels est nécessaire à la qualité du prendre soin tout au long du parcours de vie.

Nous voulons que les personnes vivant avec des troubles psychiques accèdent à une citoyenneté pleine et entière et que le rôle essentiel de leur entourage soir reconnu et soutenu.

Références

Ausloos, G. (1995). *La compétence des familles : temps, chaos, processus*. Toulouse : Érès.

Davtian, H., & Scelles, R. (2013). La famille de patient schizophrène serait-elle devenue une ressource inépuisable ? *L'Information Psychiatrique*, *89*(1).

Partie XIII

Déstigmatiser

Stigmatisation et déstigmatisation

CHAPITRE 82

Jean-Yves Giordana, Aude Caria, Sophie Arfeuillère,
Céline Loubières, Fabienne Blain, Floriane Todoroff

PLAN DU CHAPITRE

Introduction

Une des principales problématiques auxquelles sont confrontés les professionnels œuvrant dans le champ de la santé mentale concerne l'attitude de la société vis-à-vis des malades psychiques. De fait, la stigmatisation représente une difficulté majeure dans la vie des personnes ayant des troubles psychiques au point que l'Organisation mondiale de la santé (OMS) qualifie ce phénomène « d'obstacle le plus important à surmonter dans la communauté ». L'enjeu de la lutte contre la stigmatisation, parce qu'elle participe aux attitudes d'exclusion, de ségrégation et de limitation à la participation à la vie sociale est présenté par l'OMS comme « le fondement de la psychiatrie moderne ».

Ce chapitre propose un état des lieux de la littérature sur la stigmatisation dans le domaine de la santé mentale, suivi de pistes d'actions pour lutter contre la stigmatisation. Enfin, il s'attache plus spécifiquement au traitement médiatique de la schizophrénie, emblématique de l'image véhiculée dans la société autour des maladies mentales.

Nous présenterons des études sur la stigmatisation, celles d'abord qui se sont intéressées aux représentations sociales et qui ont montré l'ampleur des opinions négatives partagées par la société vis-à-vis des malades mentaux. Nous détaillerons ensuite des études plus récentes, qui elles se consacrent davantage à la question de l'autostigmatisation. Celle-ci constitue également, à côté de la lutte contre la stigmatisation dans la société, un aspect prioritaire à travailler.

Ensuite, nous montrerons que la représentation sociale de la folie est aussi le fruit d'un héritage historique et culturel profondément ancré, et de ce fait, difficile à déconstruire. En éclairant notre réflexion avec des apports des sciences sociales, nous décrypterons plus spécifiquement le processus de résistance au changement, et développerons des recommandations pour lutter contre la stigmatisation. Nous présenterons plus spécifiquement la question de l'*empowerment* des usagers, pilier de la lutte contre l'autostigmatisation.

Enfin, nous illustrerons ce chapitre en réalisant un focus sur le traitement médiatique de la schizophrénie. Les médias, en véhiculant une image très largement négative et erronée de cette maladie contribuent directement à la stigmatisation.

La stigmatisation en psychiatrie

Etat des lieux de la littérature

Les travaux et recherches qui s'intéressent à la question de la stigmatisation dans le domaine de la santé mentale se sont particulièrement développés à partir des années 1950. Star, avec une étude d'opinion en population américaine, Cumming, avec une enquête menée dans une petite ville du Canada ou encore Nunally avec un travail similaire dans l'Illinois ont mis en évidence les attitudes de la population vis-à-vis des malades mentaux et les conséquences de ces attitudes (Cumming et Cumming, 1957 ; Nunally, 1961 ; Star, 2005). Il apparaît, par exemple, que les malades psychiques rencontraient plus de difficultés que d'anciens détenus dans leur effort de réinsertion. Ces recherches montrent la forte méconnaissance du grand public des différents troubles mentaux et révèlent des opinions très péjoratives sur ce type de malades (incurables, violents, dangereux).

Cockerham, vingt ans plus tard, reprenant une méthodologie semblable, montre que si les connaissances des maladies psychiques s'améliorent dans le temps, les préjugés négatifs conservent la même force et contribuent à entraver les possibilités de rétablissement des malades (Cockerham, 1989).

De ces différentes études, ressort, avec insistance, le lien étroit entre stigmatisation et représentations sociales. Les représentations sociales sont des idées reçues, transmises de génération en génération et que chacun a pu s'approprier, qui sont partagées par tout un groupe social et qui servent de compréhension, de grilles explicatives pour chaque situation avec une valeur prédictive. Ces représentations sociales vont déterminer les attitudes et comportements des membres du groupe.

Ainsi c'est tout naturellement que dans un premier temps, les études portant sur la stigmatisation se sont penchées sur la question des représentations sociales véhiculées dans le grand public. Par exemple, l'enquête « Santé Mentale en population générale : Images et Réalités » menée dans de nombreux sites par le Centre collaborateur de l'organisation mondiale de la santé, dans son volet socio-anthropologique, a exploré les représentations du *fou*, du *malade mental*, du *dépressif* et celles des modes d'aides et de soins (Roelandt et al., 2010). Crisp, a également réalisé une étude visant à connaître les opinions du grand public au sujet de différents types de troubles psychiques en pondérant les stigmates qui étaient évoqués (Crisp et al., 2000). La Fondation FondaMental a elle aussi conduit une enquête pour apprécier le niveau d'acceptation de la maladie dans la société. Elle met en évidence une tolérance décroissante depuis les troubles autistiques et les troubles bipolaires jusqu'à la schizophrénie (Fondation FondaMental, 2014).

Cependant, ces études, qui rendent essentiellement compte à travers des situations hypothétiques des attitudes que les personnes interrogées penseraient avoir face à un malade psychique, ont montré d'importantes limites. Dans ce sens, l'étude INDIGO *(internationnal study of discrimination and stigma outcome)* a ouvert une nouvelle voie de recherche en s'intéressant au point de vue des personnes potentiellement victimes de stigmatisation (patients ayant une schizophrénie) et non plus aux représentations des autres membres de la société. Elle a mis en évidence l'extrême fréquence des situations de discrimination vécues (expérimentées) par ces patients. Elle a également eu l'immense mérite de révéler que de nombreux malades étaient en mesure d'adopter des conduites d'évitement pour se préserver du rejet dont ils pensaient pouvoir être victime (Thornicroft et al., 2009).

Ces conduites d'évitement (stigmatisation anticipée) ont inauguré une série de recherches à propos de l'autostigmatisation.

Ainsi, l'Association mondiale de psychiatrie distingue deux types de stigmatisation : la stigmatisation publique et l'autostigmatisation. La stigmatisation publique est alimentée par des stéréotypes centrés sur des croyances négatives au sujet d'un groupe de personnes. Ces stéréotypes péjoratifs sont de nature à générer des réactions émotionnelles de l'ordre de la crainte et de la peur et sont à l'origine de comportements d'exclusion et de ségrégation. L'autostigmatisation, pour sa part, repose sur des croyances négatives sur soi-même, suscitant une faible estime de soi, ce qui amène la personne à se limiter dans des activités importantes pour elle. Park a identifié de nombreuses *attitudes dysfonctionnelles* en lien avec la stigmatisation internalisée : l'isolement social, les attitudes de retrait et l'inhibition, la difficulté pour obtenir un logement, un emploi, la tendance à l'autodénigrement, le vécu de honte, de culpabilité, l'attente permanente d'être mis à l'écart et rejeté, la perte d'espoir de guérison (Park et al., 2013).

Comment mesurer la stigmatisation et l'autostigmatisation ?

Différentes échelles ont été construites et validées pour identifier et caractériser la stigmatisation et la discrimination. Pour l'étude INDIGO, Thornicroft et al., (2016) ont élaboré une échelle de discrimination : la *discrimination and stigma scale* (DISC). Cette échelle comporte 36 items : 32 questions ont pour objet la mise en évidence d'une discrimination expérimentée, vécue – « Avez-vous déjà été traité différemment des autres, dans telle ou telle situation, à cause du diagnostic de votre maladie psychique ? » – et quatre questions mesurent à quels points les personnes limitent leur propre engagement dans des aspects importants de leur vie.

En 2007, King et al. ont développé la *stigma scale*, une échelle composée de 28 items, construits sur la base d'entretiens avec des usagers des services de psychiatrie (échelle de type Likert allant de 0 *tout à fait d'accord* à 4 *pas du tout d'accord*). Elle se décompose en trois sous-échelles : la première (treize items) concerne la discrimination et se réfère principalement aux réactions négatives auxquelles les patients ont pu être confrontés en raison de leur trouble mental; la deuxième (dix items) évalue la *divulgation* et la réticence des personnes à évoquer ouvertement leurs difficultés psychiques en raison de leurs craintes d'être discriminées; la troisième (cinq items) explore les aspects potentiellement positifs de la maladie sur la vie du patient (King et al., 2007). Cette échelle a ensuite été traduite en français et validée par S. Morandi et l'équipe de Lausanne en Suisse (Morandi et al., 2013). Elle a par ailleurs proposé une version abrégée à neuf items qui conserve la structure de l'échelle originale, renforce les qualités psychométriques de l'instrument et bien entendu réduit le temps de passation. Nous citerons encore l'échelle *perceived devaluation and discrimination scale*(PPD).

La recherche d'instruments permettant de mesurer l'autostigmatisation repose sur l'hypothèse que la stigmatisation internalisée est associée à des cognitions mal adaptées et des attentes d'échec. Elles sont en lien avec des attitudes dysfonctionnelles. À ce jour les échelles d'évaluation de l'autostigmatisation sont peu nombreuses. Il existe quelques échelles d'estime de soi en version française validées. Parmi celles-ci l'échelle d'estime de soi de Rosenberg : échelle de type Likert de dix items cotés en 5 points allant de *j'approuve fortement* à *je désapprouve fortement.*

L'échelle *internalized stigma of mental illness* (ISMI) développée par Ritsher (université de Standford, 2003) et traduite en français et validée par Robillard est une échelle de type Likert à 29 items. Elle compte cinq sous-échelles de mesure : le niveau d'aliénation; les stéréotypes d'infériorité; la discrimination perçue; le retrait social et le repli sur soi; la résistance à la stigmatisation (Ritsher et Phelan, 2004).

L'échelle *identity management strategies* (IMS) évalue les stratégies d'adaptation *(coping)* face à différentes situations de stigmatisation (Ilic et al., 2012). Elle comporte 30 items, répartis en dix chapitres avec trois questions pour chaque thème (réponse de type Likert cotées de 1 à 5).

L'échelle *barriers to access to care evaluation scale* (BACE), la plus récente des échelles validées, date d'avril 2012 (Clement et al., 2012). Sa traduction en français et sa validation sont en cours. La BACE permet d'évaluer spécifiquement les différents facteurs qui sont susceptibles de gêner ou de retarder l'accès aux soins. Cette échelle permet de mesurer les obstacles structurels, comportementaux, liés à la stigmatisation qui empêchent l'accès aux traitements pour un problème de santé mentale. Elle comprend 30 items avec quatre possibilités de type Likert. Douze items constituent une sous-échelle spécifique appelée *treatment stigma* qui mesure précisément la barrière d'accès initial aux soins responsable d'un retard dans le diagnostic et la prise en charge. Cette échelle montre une bonne validité de structure, de contenu et une cohérence interne satisfaisante (les items sont du type : « l'une de ces raisons vous a-t-elle jamais empêché, retardé ou découragé pour obtenir de l'aide de la part d'un professionnel de santé pour un problème de santé mentale ? », réponse : pas du tout – un peu – moyennement – beaucoup).

Tous ces outils sont de nature à favoriser le partage de connaissance et la mesure de la sévérité de la stigmatisation vécue et anticipée. L'utilisation en pratique courante de ces instruments de mesure pourrait encourager les cliniciens à intégrer la réduction de la stigmatisation parmi leurs objectifs de prise en charge thérapeutique.

La stigmatisation en santé mentale : un héritage culturel à déconstruire

« Un temps viendra où malgré tous les malheurs, nous serons légers, joyeux et véridiques. »
Albert camus à Maria Casares

Ces trente dernières années, l'organisation des soins psychiatriques a beaucoup évolué, puisque nous sommes passés de soins essentiellement à l'hôpital psychiatrique à des soins majoritairement ambulatoires, dans la cité. En outre, une multitude de services participent à l'accompagnement global du parcours de vie des personnes vivant avec des troubles psychiques (soins, logement, travail, insertion sociale). Cette évolution a fait émerger la question de l'intégration citoyenne des patients et des patientes et de la lutte contre leur stigmatisation et leur discrimination.

Au début des années 1990, on n'annonçait pas leurs diagnostics aux personnes soignées en psychiatrie. Les mots *schizophrénie* et *psychose maniaco-dépressive* étaient tabous. On avait peur des conséquences de leur énonciation, parce qu'on avait peur des maladies elles-mêmes et des malades aussi parfois. Et, comme dans d'autres domaines de la médecine, le savoir n'était pas facilement partagé entre soignants et soignés. L'information médicale était jalousement gardée dans des dossiers clos, auxquels les personnes malades ne pouvaient pas accéder directement. La stigmatisation régnait partout dans la société, mais on ne parlait pas encore de lutter contre elle.

Agir contre la stigmatisation des personnes vivant avec des troubles psychiques ne se résume pas à un vœu pieux pour une société plus inclusive, c'est un enjeu de santé publique avéré. En effet, la stigmatisation retarde l'accès aux soins adaptés (Schnyder et al., 2017), impacte l'estime de soi, réduit l'accès au logement, à l'emploi, aux loisirs et obère relations intimes, amicales et parentalité (enquête INDIGO). En bref, toutes les personnes qui ont affaire à la psychiatrie risquent d'intérioriser l'ensemble de ces préjugés négatifs et de s'enfermer dans le cercle vicieux de l'autostigmatisation que nous avons pu décrire précédemment (Giordana, 2010). Il convient donc d'agir à la fois contre ce phénomène intériorisé, mais aussi auprès de la société civile dans son ensemble.

Si la connaissance sur les troubles psychiques a évolué, leur stigmatisation est toujours forte. Pourtant les personnes vivant avec des problèmes de santé mentale témoignent de plus en plus de leur vécu, défendent leurs droits de citoyens et de citoyennes, questionnent les savoirs scientifiques et interpellent les médias. Pourtant, la connaissance sur les effets des campagnes de lutte contre la stigmatisation a augmenté et les recommandations internationales dans ce domaine se sont multipliées ces dernières années (Caria et al., 2013). Mais force est de constater que les interventions pour agir contre la stigmatisation ont un impact faible et peu durable dans le temps (Thornicroft et al., 2016). Ceci doit nous interroger sur les obstacles aux changements des représentations et des comportements.

Après avoir décrit brièvement l'héritage culturel et historique des représentations de la folie, nous proposerons une analyse des mécanismes de résistances aux changements et rappellerons les principales recommandations d'actions contre la stigmatisation.

La folie : un noyau historique

Ino, frappée de folie par Héra, précipite son fils dans un chaudron d'eau bouillante ; Oreste devient fou après avoir tué sa mère Clytemnestre ; Héracles, dans une crise de folie, tue femme et enfants. Depuis très longtemps, la folie, la violence, le danger et le crime sont intimement liés dans l'imaginaire collectif des êtres humains (Quetel, 2010). On peut considérer ce nœud originel comme le noyau central de la représentation sociale de la folie, qui a peu évolué au fil du temps. En effet, l'enquête « Santé mentale en population générale : images et réalités » montre que l'évolution des soins et les progrès de la médecine n'ont pas transformé cette représentation. Selon Jean-Luc Roelandt, « quel que soit le pays, le noyau dur des représentations associant folie et danger est enraciné dans l'imaginaire collectif et le “malade mental” porte les attributs d'un “fou” médicalisé » (Roelandt et al., 2010).

Ces croyances se trouvent aussi perpétuellement renforcées et confirmées par le traitement médiatique des questions de santé mentale (Gratien, 2012) et la représentation de la folie au cinéma (Cervello et al., 2017). En effet, les représentations de la psychiatrie dans les médias mobilisent essentiellement deux émotions à fort potentiel commercial : la peur et la compassion. Elles sont incarnées par les deux grandes figures du *fou* : d'une part le malade mental/bourreau, le meurtrier, le criminel à l'acte insensé, qui génère la peur; d'autre part le patient/victime d'un trouble mental, d'un manque de soins ou de traitement, d'un *burn-out*, qui suscite la compassion. La fin de ce chapitre et le chapitre suivant détaillent plus spécifiquement cette question du traitement médiatique.

Dans les deux cas de figure, on peut estimer que ce type de traitement médiatique renforce la représentation centrale et périphérique de la folie et du fou, en reliant folie et crime, ou en décrivant les problèmes de santé mentale comme une tragédie assaillant une personne passive et sans défense. Au final, l'impact sur les personnes concernées directement et indirectement est terrible en termes de stigmatisation et d'autostigmatisation, comme l'ont montrées les différentes études présentées précédemment.

Pour s'attaquer à ces représentations collectives, la psychologie sociale nous propose un modèle de compréhension sur lequel appuyer l'action. Ainsi, Abric (2005) a développé la théorie de l'effet tampon, qui venant en contradiction avec les croyances, peut petit à petit faire évoluer les éléments de la représentation (Figure 82.1). Par ailleurs, l'articulation avec les théories du changement peut aider à la construction de stratégies d'action.

Résistance aux changements et stratégies d'action contre la stigmatisation

Les stratégies qui visent à changer les représentations sociales négatives de la population générale sont complexes, longues et difficiles à évaluer (Gronholm et al., 2017). Néanmoins, quelques repères éclairés par les apports théoriques des sciences sociales nous permettent de comprendre le processus qui mène au changement et donc de déployer des leviers pertinents.

Les trois fonctions des représentations

Les représentations sociales que l'on cherche à modifier sont construites par notre éducation, notre environnement social et culturel, et sont liées à nos valeurs (Abric, 2005). Nous ne sommes pas prêts à les remettre en question. C'est bien cette résistance aux changements qu'il importe de comprendre pour agir.

Nos représentations sociales ont d'abord une *fonction cognitive*. En effet, il serait trop coûteux de décoder tous les événements nouveaux qui nous entourent dans leur réalité complexe. Ces raccourcis, parfois erronés, nous permettent de constituer notre bibliothèque de pensées et de nous sentir moins déstabilisés face à l'inconnu.

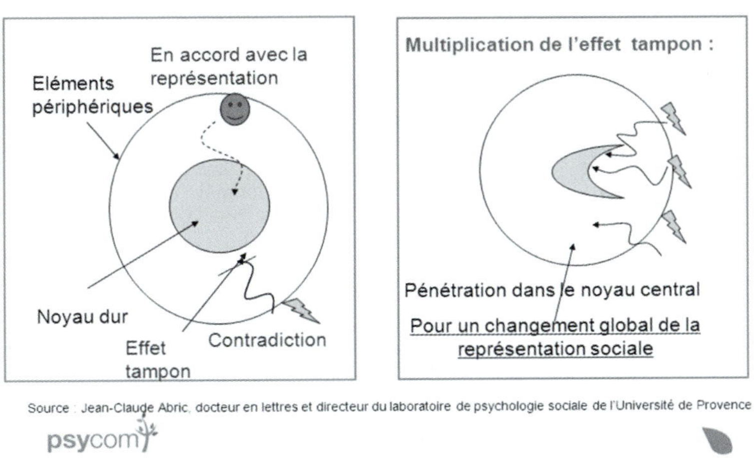

Figure 82.1 Dynamique de la représentation sociale.
Source : Psycom, A. Caria.

Leur *fonction sociale* nous renseigne sur le rôle dynamique de ces représentations qui sont, le plus souvent, socialement partagées. Elles permettent de se reconnaître appartenir à un groupe avec lequel « je » partage ces représentations. La remise en question de ces pensées met donc l'individu en danger dans sa relation aux autres. S'opposer peut exclure et donc engage. Enfin, elles ont une *fonction identitaire (« Cogito ergo sum »)*, qui permet à l'individu d'indiquer qui il est par ses croyances, convictions, valeurs. Remettre en question ces croyances équivaut à remettre en question l'individu en tant que tel. Ainsi, au-delà de la résistance qui s'opère, les changements proposés peuvent donner lieu à des réactions affectives, de rejet, de colère ou de peur, car nos représentations s'articulent avec nos émotions.

Les risques du changement

Changer comporte donc des risques que chaque individu va devoir soupeser au regard de ses bénéfices et de ses pertes. C'est aussi pourquoi ce processus de changement est long. Enfin, tous ces mécanismes sont souvent inconscients et automatiques. La première étape consiste donc à aider la conscientisation de ces phénomènes. C'est pourquoi être acteur ou actrice de changement nécessite une approche pédagogique fine, bienveillante et rassurante, afin d'aider l'individu à modifier ses perceptions en sécurité.

Les trois étapes du changement

Pour que s'opère un changement de comportement durable, trois étapes doivent être passées : *comprendre, réfléchir et intégrer* un nouveau comportement (Valente et al., 1998). L'ordre de ces étapes n'est pas le même pour chaque personne. Ces étapes (Figure 82.2) sont d'autant plus aisées que le *sentiment d'auto-efficacité* de la personne est important (Bandura, 1977).

Ce sentiment regroupe un ensemble de sentiments forts qui consolident l'estime de soi – confiance en soi, en les autres, sécurité affective, émotionnelle – et suffisamment solides pour oser changer. Cela regroupe aussi des qualités plus *froides* d'aisance intellectuelle, de développement d'esprit critique, d'accès à la connaissance permettant d'injecter davantage de nuances, de croisement de regards. Aider un groupe à développer ce sentiment d'auto-efficacité représente une stratégie intéressante à déployer.

Pour impulser ces différentes étapes, il convient aussi de transmettre du savoir pour aider à comprendre, d'éclairer la réflexion en permettant aux individus de se questionner, de construire un raisonnement pour, enfin, adopter une nouvelle posture, qui convienne à l'identité de chacun.

Le modèle HBM *(health belief model)* de l'Institut national de la santé (1950) et le modèle PMM *(protection motivation model)* (Rogers, 1975) identifient plusieurs niveaux d'évaluation analysés par l'individu (*voir* Figure 82.3). Chacun

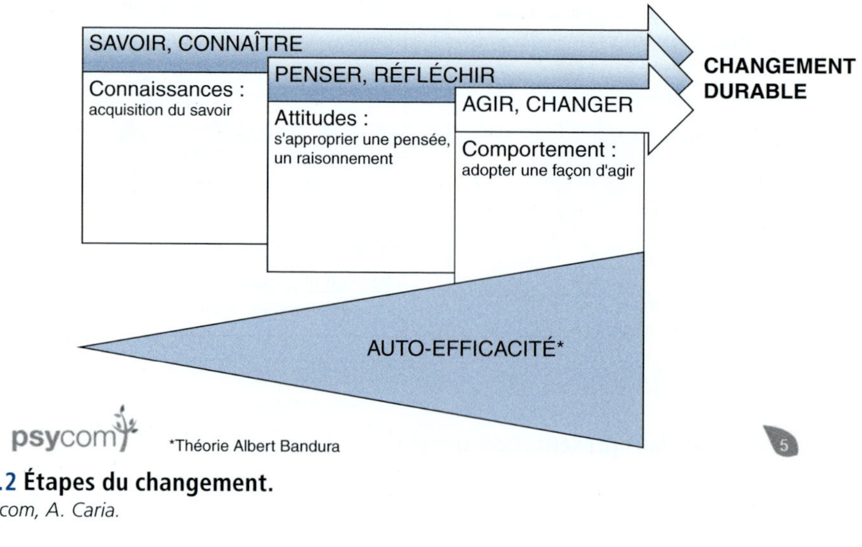

Figure 82.2 Étapes du changement.
Source : Psycom, A. Caria.

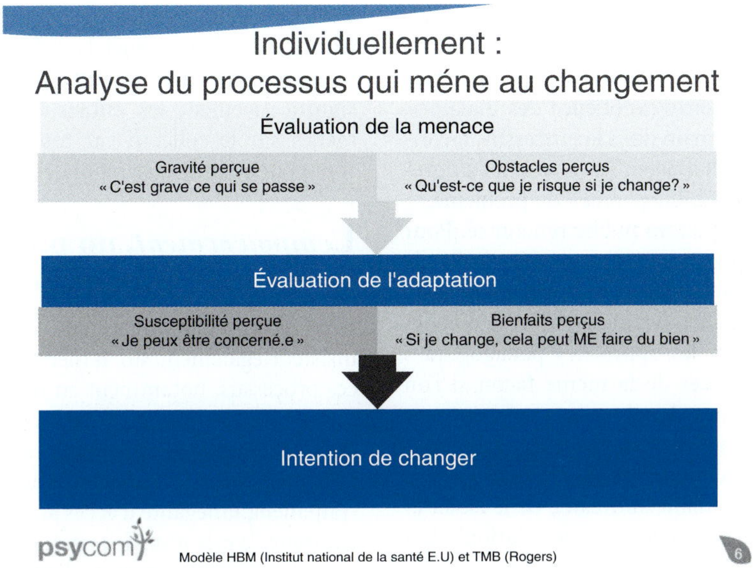

Figure 82.3 Processus de changement.
Source : Psycom, A. Caria.

va devoir peser les bénéfices et les risques qu'il encourt à changer. Il va évaluer la menace que cela représente, d'abord d'un point de vue général, extérieur et altruiste, en constatant que la stigmatisation observée est *grave* pour notre société (*sentiment de gravité perçue)*. Puis, vient le mouvement plus introspectif et personnel, qui consiste à mesurer les risques que l'on encourt soi-même en modifiant son comportement *(étape « des obstacles perçus »)*. Ce scanner de nos pensées, risques et constats réalisé, il est alors possible de penser l'*évaluation de l'adaptation*, c'est-à-dire le passage de la *gravité perçue* à la *susceptibilité perçue*, qui consiste à intégrer l'idée que « je peux être concerné(e) ». Il ne s'agit plus seulement d'opérer un changement pour faire évoluer plus positivement la société, mais aussi pour me protéger si un jour, je devais moi aussi être concerné(e). À cela s'additionne un dernier mouvement, *celui des bienfaits perçus*, qui amène l'individu à se convaincre que ce changement peut apporter plus de bénéfices que de risques. Il s'agit de reconnaître le fait qu'adopter un comportement plus inclusif « ME fait du bien » et contrebalance positivement les risques que j'ai identifiés. Ce n'est qu'une fois ce processus complet accompli que l'individu peut s'inscrire dans une intention durable de changer.

Le long chemin vers le changement

Alors, comment s'y prend-on concrètement? Les expériences menées ces dernières années sur les actions et programmes de lutte contre la stigmatisation permettent de s'appuyer sur quelques recommandations (Caria et al., 2013) en regard du décryptage psycho-logico-social développé en amont.

Informer est un levier d'action nécessaire mais insuffisant. L'information favorise la conscientisation des processus de stigmatisation et permet de révéler la « gravité perçue » aux individus. Elle contribue à lutter contre les mythes qui viennent nourrir les représentations sociales.

Il est fortement recommandé de travailler en partenariat avec tous les médias pour que cette information puisse se démocratiser. Il convient donc d'adapter le niveau d'information au plus grand nombre, et d'être attentif à la pédagogie employée.

Impliquer les personnes directement concernées par un problème de santé mental mais aussi, l'ensemble des personnes à qui s'adressent les actions. Le processus de changement est introspectif et personnel; il nécessite des allers-retours dans sa conscience. Il est donc essentiel d'adopter des stratégies qui favorisent ces mouvements intérieurs.

Pour cela, il faut pouvoir pénétrer l'intellect, mais aussi la part émotionnelle, affective de l'individu. Favoriser la rencontre et l'échange avec une personne qui a un savoir d'expérience des maladies, c'est injecter de l'humain dans le processus, favoriser l'identification et amener les personnes à développer « une susceptibilité perçue » du problème.

Adapter et s'adapter au public rencontré. Pour permettre aux personnes d'avoir une prise de conscience, de développer un raisonnement et de comprendre les enjeux, il faut démarrer là où elles en sont. Pour cela, les approches pédagogiques ne seront pas pensées de la même façon si l'on s'adresse à des jeunes, des élus, des professionnels de santé, des travailleurs sociaux, des accompagnants. Il est donc recommandé de connaître le public à qui l'on souhaite s'adresser, de le cibler et d'agir spécifiquement selon ces populations. Les actions seront donc nécessairement locales, circonstanciées et le plus possible, sur mesure.

Multiplier les effets tampons sur les éléments périphériques des représentations sociales (Abric, 2005), Par exemple, pour lutter contre l'idée que les troubles psychiques n'évoluent pas ou que toutes les personnes ayant reçu certains diagnostics psychiatriques ne peuvent pas vivre une vie satisfaisante, l'on peut montrer des exemples de parcours de rétablissement, ou parler des études de cohortes au long cours qui prouvent les évolutions positives que de nombreuses personnes connaissent (Koenig, 2016; Koenig et al., 2011). Un autre exemple d'effet tampon est celui du témoignage de personnes qui ont travaillé toute leur vie malgré la persistance de troubles, afin de contrebalancer l'idée qu'il est impossible de maintenir une activité productive dès lors que des troubles psychiatriques s'installent.

Il peut aussi être pertinent d'amener les personnes à réfléchir au poids des mots, à la façon de parler de ces difficultés, car le phénomène d'étiquetage inhérent aux phénomènes de stigmatisation se nourrit de la banalisation des traitements péjoratifs ou incapacitants qui fleurissent notre vocabulaire. Il n'est jamais inutile d'alerter sur ce que ces microagressions quotidiennes ont comme incidence (Pierce et al., 1977).

Toutes ces recommandations participent à l'amélioration du regard porté par la société. Mais comme indiqué plus haut, une autre forme de stigmatisation doit être combattue en parallèle de ces actions, celle que les personnes s'infligent à elles-mêmes, l'autostigmatisation qui consiste à intégrer dans son identité les préjugés. La souffrance et l'isolement social qu'elle génère sont particulièrement préoccupants. De plus, elle freine significativement les efforts qui pourront être menés sur le collectif car tous ces mécanismes sont systémiques et se répondent.

L'*empowerment*, un pilier de la lutte contre l'autostigmatisation

Les recommandations de bonnes pratiques insistent également sur la nécessité d'agir contre ces processus, notamment en réaffirmant la posture citoyenne des personnes concernées. Il s'agit de lutter contre les conséquences de la stigmatisation, c'est-à-dire les discriminations. L'inégalité de traitement, l'inégalité d'accès aux services de droit commun, la privation de certaines libertés tout ceci participe à construire une identité de « citoyen de seconde zone » qui se légitime, se banalise et entretient certaines représentations sociales négatives. Ainsi, toutes les actions qui viseraient à améliorer le respect des droits des personnes, à dénoncer les abus discriminatoires, sont à promouvoir.

Mais plus que cela, il est indispensable que les personnes concernées par cette discrimination incarnent et défendent leur posture citoyenne. On parle ici de tout ce qui peut favoriser l'*empowerment* de l'usager-citoyen, c'est-à-dire le « niveau de choix, de décision, d'influence et de contrôle que les usagers des services de santé mentale peuvent exercer sur les événements de leur vie. (...) La clé de l'*empowerment* se trouve dans la transformation des rapports de force et les relations de pouvoir entre les individus, les groupes, les services et les gouvernements » (Wallerstein, 2006). Chaque personne au niveau individuel et chaque association d'usagers et de proches au niveau collectif peuvent avoir un rôle de levier essentiel dans cette modification des rapports de domination, qui peut se mettre à l'œuvre à plusieurs niveaux (Caria et al., 2015) :

- le développement d'une offre de soins psychiatriques fondée sur les concepts de rétablissement et de réhabilitation ;
- la délivrance des soins psychiatriques essentiellement dans la communauté ;
- le développement de pratiques psychiatriques respectueuses des droits humains ;
- l'intégration du point de vue des usagers à tous les niveaux ;

- la réforme des formations initiales et continues des professionnels de la santé mentale ;
- un recours systématique à la plainte en cas de maltraitance ou de discrimination.

L'émergence des questions de santé mentale dans le débat public peut aussi favoriser cette évolution. Ces dernières années ont vu émerger de nouveaux discours : des témoignages directs et des revendications explicites contre la stigmatisation, en réaction à l'actualité. Pensons aux mobilisations sur les réseaux sociaux, suite à telle ou telle émission de télévision, ou à la une sensationnaliste de certains journaux, ou à l'utilisation de diagnostics psychiatriques dans un sens métaphorique et souvent péjoratif (PromesseS et OBSOCO, 2016). Pensons à l'émergence du terme de *psychophobie*, pour désigner la stigmatisation et la discrimination systémiques touchant les personnes vivant avec des troubles psychiques. C'est tout à fait nouveau d'oser parler publiquement de ses troubles psychiques, d'avoir le courage de défendre ses droits et de dénoncer ouvertement la stigmatisation.

Cette parole, auparavant tabou, impossible à dire et à entendre, s'émancipe désormais (*voir* Encadré 82.1). Grâce à la chambre d'échos d'Internet et des réseaux sociaux, cette parole individuelle devient une force collective. Tout cela peut participer, comme dans d'autres domaines, à une prise de conscience individuelle et sociétale, sur les stéréotypes et les discriminations.

ENCADRÉ 82.1

Accompagnement à la prise de parole publique proposé par le Psycom

Depuis 4 ans, le Psycom anime un réseau d'une vingtaine de personnes concernées directement par un trouble psychique ou accompagnant un proche ayant un trouble psychique, et souhaitant partager publiquement leur vécu de la maladie, leur parcours de soins d'accompagnement ou de rétablissement. Ces personnes sont sollicitées pour participer aux actions du Psycom ou, plus largement, dans le cadre d'interventions publiques (colloque, actions de sensibilisation, cours, médias...). Ces quatre années de recul nous permettent d'identifier les modalités d'intervention favorisant l'expression de ces expériences, mais également une méthode d'accompagnement à cette prise de parole publique.

Qui sont les personnes qui participent à ce réseau ?

Chaque personne a intégré le réseau après l'avoir contacté et présenté une envie de partager publiquement son histoire avec la maladie psychique. Nombre d'entre elles expriment le souhait de « transmettre une expérience qui pourrait aider d'autres personnes vivant des situations similaires », ou l'idée que « tout cela n'ait pas été vécu pour rien » et que cela puisse « aider d'autres personnes à avancer plus vite ».

Au-delà de l'objectif d'entraide, toutes les personnes ont à cœur de montrer ces problématiques sous un autre angle : celui du rétablissement et du chemin parcouru. L'envie de mieux faire connaître le vécu de ces troubles pour changer les regards portés sur eux et les personnes qui en souffrent est une motivation commune à l'ensemble des personnes qui font vivre ce réseau.

Chaque personne qui émet le souhait de témoigner publiquement est donc accueillie et c'est ensemble que sont définies les modalités selon lesquelles une parole publique sera la plus favorable pour la personne.

Il ne s'agit en aucun cas de proposer des prises de parole standardisées, mais bien de définir avec la personne ce qu'elle souhaite dire ou non de son histoire, dans quelles conditions (anonymat, à l'oral ou à l'écrit, filmé ou en direct), dans quel contexte (cours, formation, action de sensibilisation) et face à quel type de public (grand public, étudiants, professionnels, médias). Tous ces points sont abordés lors d'une première rencontre, au cours de laquelle la personne fait le récit de son histoire en lien avec la maladie. Ce temps est particulièrement important car au-delà des modalités d'intervention, il permet de faire connaissance et d'identifier les sujets qui lui tiennent particulièrement à cœur (emploi, famille, implication associative), et qui pourront constituer le point de départ de futurs témoignages. C'est en fonction des éléments recueillis lors de cette première rencontre que sont envisagées des prises de parole adaptées aux souhaits et envies de chaque personne.

Quels sont les différents modes d'expression ?

Nous avons identifié trois modes d'expression publique pour lesquels les membres du réseau sont sollicités. La première, la plus fréquente, repose sur le témoignage en tant qu'outil de sensibilisation. La deuxième concerne le recueil d'un savoir expérientiel dont la finesse vient nourrir la production de contenus d'information ou des projets de recherche. La troisième

▶

concerne la diffusion d'une parole collective portée en tant que représentant dans le cadre d'instances plus formelles (assemblée générale, comité de pilotage). Nous décrivons ici les expériences développées pour les deux premiers modes d'expression.

Le témoignage

Le témoignage tel qu'il est travaillé avec les membres du réseau repose sur des objectifs précis de sensibilisation et d'information. Ils sont préparés en amont, construits avec les personnes pour adapter le propos aux personnes auxquelles ils s'adressent et au contexte. Si la base reste la même, la personne peut mettre l'accent sur tel ou tel élément de son histoire, ou sur tel ou tel thème pour toucher au mieux le public qu'elle a en face d'elle. Dans ce contexte précis du témoignage, l'accompagnement doit être mesuré car, s'il permet de préciser le cadre d'intervention et les objectifs, il ne s'agit pas de faire dire aux personnes ce qui nous semble être le plus pertinent. L'accompagnement consiste à soutenir la personne dans l'élaboration de son contenu pour que celui-ci soit entendu et intégré par l'ensemble de l'auditoire.

Pour qu'un témoignage ait un impact positif pour la personne, mais aussi sur les représentations du public, il est nécessaire de le préparer, de le structurer. Ce travail de préparation permet de trouver le juste dosage entre le récit du parcours, des souffrances, des ressources, et le message que la personne souhaite transmettre (l'importance de travailler pour certaines, la nécessité d'oser s'exprimer face aux professionnels pour d'autres). Ainsi préparé, le témoignage apporte de nombreux bénéfices. En permettant une rencontre entre les personnes concernées par ces troubles et le « grand public » qui peut se projeter, s'identifier, il contribue ainsi à agir contre les idées reçues largement répandues sur ces problématiques.

Au-delà, les personnes qui témoignent dans le cadre du réseau insistent souvent sur les bénéfices que cela leur procure. Le fait que leur expérience, leur savoir soient entendus, reconnus est (selon leur mot) « valorisant », « gratifiant » et « contribue au fait de garder l'équilibre ».

Le partage d'un savoir expérientiel

Ce second mode d'expression convient notamment aux personnes qui ne souhaitent pas être seules face à un public, mais qui ont toutefois l'envie de partager leur expérience. Plusieurs méthodes issues des sciences sociales (*focus group*, enquêtes qualitatives) peuvent aider à recueillir cette parole pour l'intégrer dans des supports d'information ou dans des outils de sensibilisation. C'est ce qui a été expérimenté au Psycom pour plusieurs supports. Des *focus groups* réunissant des personnes concernées par différents troubles psychiques ont ainsi été réalisés pour recueillir leurs expériences et avis sur des sujets tels que les droits ou les médicaments. Les contenus recueillis ont largement contribué à l'élaboration de l'outil *Histoires de droits* ou de brochures sur les médicaments psychotropes.

Concernant l'accompagnement, une fois encore, il doit être adapté en fonction des personnes. Certaines peuvent accepter de participer à ce type d'enquête, sans pour autant accepter de voir leurs propos lus publiquement.

Conclusion

Les quatre années d'animation de ce réseau nous confortent dans l'idée que pour agir sur la stigmatisation dont sont victimes les personnes concernées par un trouble psychique, il est essentiel de faire entendre le plus possible leur parole et, plus largement, de transmettre les savoirs expérientiels acquis par ces personnes tout au long de leur vécu de la maladie. Plus ces expériences et ces savoirs seront entendus, valorisés, plus juste seront les regards portés sur ces troubles et les personnes qui en souffrent.

Un long chemin

L'ambitieux travail de lutte contre la stigmatisation des personnes confrontées à des problèmes de santé mentale s'annonce difficile, complexe et à renouveler en permanence, parce qu'il consiste à détricoter des mailles bien serrées, dont on ne voit plus très bien où elles ont débuté, parce qu'il nécessite à la fois de bousculer les certitudes et schémas de pensée individuels et d'engager un collectif, sur plusieurs fronts à la fois, et enfin, parce qu'il doit rendre visible ce que n'osons pas voir. La peur de la folie et du fou qui est en nous. C'est aussi un travail qui défend des valeurs profondément humanistes et qui réaffirme l'universalité de la folie, part inhérente à notre condition d'homme et de femme.

Traitement médiatique de la schizophrénie

Nous avons vu précédemment que les représentations des maladies mentales, ancrées historiquement et socialement, étaient renforcées et entretenues par le traitement médiatique de la folie.

À ce titre, de nombreuses études internationales suggèrent que la façon de parler de la schizophrénie dans les médias influence non seulement la stigmatisation des malades mais aussi la possibilité d'une prise de conscience collective qui permettrait de mieux intégrer socialement la maladie, les malades et leurs proches. Dans l'ensemble des pays dans lesquels de telles recherches ont été conduites, la connotation des articles de presse évoquant la schizophrénie est en effet très majoritairement négative.

Une récente étude ayant analysé plus de 11 000 articles en lien avec la santé mentale dans les journaux canadiens rapporte ainsi que le danger, la violence et la criminalité étaient des thèmes directs dans 40 % de ces articles. Moins d'un article sur cinq discutait de traitement de la maladie mentale, de rétablissement, ou citait les paroles d'une personne touchée par un problème de santé mentale (Whitley et Berry, 2013). Plusieurs études soulignent le fait que cette connotation négative est souvent aussi véhiculée par une utilisation métaphorique du terme schizophrénie. C'est ce que montre une étude italienne où sur 1087 articles étudiés, environ 75 % utilisaient les termes *schizophrénie* ou *schizophrène* dans un sens métaphorique, c'est-à-dire pour désigner par analogie un comportement contradictoire ou trompeur, suscitant en cela l'inquiétude ou le rejet (Magliano et al., 2011).

La plupart des études relatives au traitement médiatique de la schizophrénie dans d'autres pays se rejoignent sur les mêmes conclusions : une association fréquente de la schizophrénie aux notions de violence et de dangerosité; une hétérogénéité des usages et un détournement fréquent du terme vers des stéréotypes négatifs et incorrects; enfin, une carence de l'information efficace pour les personnes concernées.

Afin de vérifier si ces conclusions valaient également pour la France l'association PromesseS, membre du Collectif Schizophrénies, a mandaté l'Observatoire de la société et de la consommation (OBSOCO) pour conduire une étude pionnière sur la représentation de la schizophrénie dans les médias français. Un corpus de 1,3 million d'articles issus d'un échantillon représentatif de la presse écrite de 2011 à 2015 (quotidiens *Le Monde*, *Libération*, *Le Figaro*, *La Croix*, *Le Parisien* et magazines hebdomadaires *L'Express*, *Le Point*, *Paris Match* dont le caractère représentatif par l'analyse complémentaire de *L'Obs*, de *Sud-Ouest*, du *Progrès de Lyon* et de *La Voix du Nord*) a été analysé en utilisant les outils de la linguistique (logiciel de statistique textuelle Alceste©) et de la sociologie. Présentée au 14e Congrès de l'*Encéphale*, le 20 janvier 2016, cette étude a obtenu le prix de la communication scientifique.

> **Association PromesseS**
>
> PromesseS – ProFamille et malades, éduquer, soutenir, surmonter ensemble les schizophrénies – a été créée en décembre 2014 par des parents de jeunes atteints de schizophrénie ayant suivi le programme de psychoéducation ProFamille. Elle agit en faveur de la déstigmatisation de cette pathologie et pour promouvoir en France toutes les solutions thérapeutiques visant à l'insertion et à l'amélioration de la qualité de vie des personnes malades, en particulier le développement de la psychoéducation et du programme ProFamille.

Résultats bruts de l'analyse lexicographique

Nombre et répartition globale des occurrences

- Terme *schizophrénie* ou apparenté utilisé dans 2038 articles (sur 1,3 million traité).
- L'usage du terme dans son sens médical ne représente que 44 % des articles. Dans le reste des articles, il s'agit d'une utilisation métaphorique dans le sens de *ambivalence*, *contradiction*, *double discours*, etc.

Analyse des occurrences du terme schizophrénie lorsqu'il évoque la pathologie

- 890 articles mentionnent la schizophrénie dans son sens médical.
- L'analyse de statistique textuelle fait ressortir quatre classes de discours :
  - 11 % de discours *judiciaire* (proximité de mots tels que *juge*, *irresponsable*, *pénal*, *procès*, *prison*) ;
  - 56 % de discours *culturel* (proximité de mots tels que *film*, *livre*, *cinéma*, *personnage*, *histoire*) ;
  - 13 % de discours *scientifique* (proximité de mots tels que *cerveau*, *neurone*, *chercheur*, *gène*, *étude*) ;
  - 20 % de discours *médico-social* (proximité de mots tels que *patient*, *soin*, *santé*, *hôpital*, *malade*).
- Le traitement spécifique de la presse régionale montre un rapport différent avec quatre classes de discours :
  - 25 % de discours *judiciaire* (proximité de mots tels que *juge*, *irresponsable*, *pénal*) ;
  - 33 % de discours *policier* (proximité de mots tels que police, forcené, arme) ;
  - 14 % de discours *scientifique* ;
  - 28 % de discours *culturel*.
- Grand hermétisme des classes de discours entre elles, c'est-à-dire que le discours culturel, le discours judiciaire et le discours scientifique ne présentent aucun vocabulaire commun en dehors du mot schizophrénie.

Analyse des résultats

Une pathologie ignorée et mal traitée dans la presse

Sur un corpus de huit titres de presse importants pendant une période de plus de 4 ans, seulement 890 articles font référence à la schizophrénie en tant que pathologie. Et parmi ces articles, seule une infime minorité est vraiment dédiée à la maladie (1 %), alors que celle-ci touche plus de 600 000 personnes en France. Que ce soit dans le discours scientifique ou *médico-social*, la schizophrénie n'est pas le sujet principal de l'article. Elle n'est mentionnée que rapidement, souvent comme un *et cætera* derrière une autre pathologie, par exemple l'autisme ou la dépression.

Le discours scientifique est singulièrement peu présent, et se focalise sur la recherche et les causes de la maladie (génétique, consommation de cannabis), plutôt que sur la réalité vécue par les patients et les possibilités de prise en charge.

Particularité française, c'est le discours *culturel* qui est dominant : c'est-à-dire que le terme dans son acception médicale est majoritairement utilisé par des non-spécialistes, à l'occasion d'articles sur un film, un livre, une pièce de théâtre ou autre œuvre culturelle où la schizophrénie est évoquée ou mentionnée.

Globalement, la tonalité du discours sur la maladie est fortement négative, avec des associations fréquentes à la *souffrance*, au *malheur*, à des positions marginales, et qui ne permettent pas de diffuser un discours porteur d'espoir et de solutions pour les personnes concernées.

Une association importante de la schizophrénie à la violence et à la dangerosité

La presse française relaie globalement le cliché selon lequel le malade atteint de schizophrénie serait intrinsèquement dangereux, ce qui est en ligne avec les conclusions de la littérature internationale. Cela est particulièrement manifeste dans la presse régionale, où 58 % des articles associent schizophrénie et violence, soit dans un contexte judiciaire de procès d'un meurtrier (question de sa responsabilité pénale), soit dans un contexte de fait divers (interpellation d'un individu violent). Mais c'est également le cas dans la presse nationale et d'approfondissement où ce lien avec la violence est de fait le seul message cohérent qui émerge. Ce lien dominant est particulièrement stigmatisant pour les malades, d'autant plus, que la charge émotionnelle des articles vient frapper durablement les esprits des lecteurs. Particulièrement emblématique, par exemple, un article mentionnant « un schizophrène ayant tué de 44 coups de couteau et sans raison un petit garçon… ». L'étude interroge : « Comment le lecteur pourrait-il ne pas être marqué par des phrases comme celle-là ? »

La propension à fournir des détails morbides, la recherche de la production de sensations chez le lecteur, tout concourt dans les articles à caractère judiciaire à construire l'image « du monstre » autour de la figure « du schizophrène ».

On ne trouve dans la presse que très peu de contre-discours pour s'opposer à cette association à la violence. La parole médicale, seule à même de donner une image plus juste de la pathologie, est faiblement présente. Dans le contexte judiciaire, les interventions des experts lors d'affaires très médiatisées se contredisent sans cesse et leurs propos entretiennent un grand flou sur la maladie avec l'emploi quasi systématique du conditionnel (le prévenu « serait » schizophrène). Le discours scientifique, en s'articulant essentiellement autour des termes *cannabis* et *gène*, contribue insidieusement à forger l'idée d'individus « déviants » et tend donc paradoxalement à favoriser la stigmatisation.

Un usage métaphorique dominant

L'usage métaphorique du terme *schizophrénie* est majoritaire dans les articles de la presse française (56 %), confirmant la distorsion soulignée dans les études internationales. Il trouve un terrain de prédilection dans le contexte politique, pour désigner l'ambivalence, la contradiction ou le double discours d'une personnalité ou d'un État. Mais couramment, cet usage métaphorique dérive au-delà pour exprimer la manœuvre ou la tromperie. Ce glissement de sens vient ainsi renforcer la tonalité négative de l'image de la schizophrénie en introduisant l'idée d'une apparence qui masquerait en fait un projet tactique. Elle laisse entendre qu'il y aurait dans la schizophrénie une possibilité de contrôle et d'action délibérée.

Ce constat a poussé les auteurs de l'étude à formaliser une hypothèse d'interprétation plus large. Celle-ci postule que l'archétype derrière l'hétérogénéité des usages du terme *schizophrénie* est l'image du manipulateur. C'est cette représentation sous-jacente qui permet de qualifier d'un même mot à la fois le président d'un État (homme politique habile et tactique), un tueur (manipulateur pervers) ou encore un artiste (sorte d'illusionniste pour le plaisir du public). L'iconographie très régulièrement associée à la schizophrénie est d'ailleurs celle du masque. Cette image dominante interdit toute compréhension et empathie à l'égard des malades et contribue ainsi fortement à leur diabolisation.

Les pistes d'actions

En réalité, l'image de la schizophrénie dans les médias reflète le traitement global fait à la maladie dans la société : sur-stigmatisation, domination des idées fausses et des stéréotypes culturels sur les réalités médicales, posture défensive, abord médical et social très incomplet. Face à ces conclusions, l'étude a esquissé des pistes d'actions pour inverser les mécanismes de la stigmatisation. Elle dresse ainsi un certain nombre de propositions à destination des médias pour un meilleur traitement du sujet, mais appelle aussi les professionnels de santé, les malades et leurs familles à une plus grande prise de parole autour de ces thématiques, pour faire entendre leur voix, et faire émerger un contre-discours sur la pathologie.

Un meilleur traitement de la schizophrénie par les médias

Les médias ont un rôle essentiel à jouer afin de rendre la schizophrénie visible en tant que maladie, et non en tant que métaphore, ils doivent notamment :

- mieux valoriser le sujet avec un angle médical accru, un volet pédagogique et un ton porteur d'espoir ;
- abandonner l'usage métaphorique du terme ;
- s'engager à chasser les idées reçues sur la schizophrénie, en questionnant systématiquement le lien schizophrénie–violence ;
- adopter un ton plus positif, en mettant en exergue des expériences innovantes, des témoignages positifs ;
- s'adresser aux jeunes, premiers concernés par la schizophrénie à travers des articles consacrés dans les rubriques *éducation*.

Une prise de parole accrue pour les professionnels de santé, les malades et leurs familles

Non seulement le discours autour de la schizophrénie est principalement porté aujourd'hui par des chroniqueurs, judiciaires et culturels qui ne disposent que de peu de connaissances sur la maladie, mais le discours scientifique tel qu'il ressort de l'analyse est totalement désincarné ou donne une impression de cacophonie des experts à chaque nouvelle affaire judiciaire.

Cependant, le discours médiatique est aussi le résultat d'une prise de parole insuffisante des patients et de leurs familles : par leur silence, leur attitude consistant à se cacher, ils alimentent eux aussi en creux cette représentation inquiétante de la schizophrénie.

Il s'agit donc d'une responsabilité collective.

Face à cette situation, il est indispensable que s'élève un discours référent et unifié entre tous les acteurs de la pathologie et de faire entendre la parole des professionnels de santé, des malades et de leurs familles pour témoigner de la réalité de la schizophrénie.

Malgré les tabous actuels, il s'agit pour les patients et leurs familles de témoigner davantage dans les médias. Comme nous l'avons mentionné dans les pistes d'actions pour lutter contre la stigmatisation, les actions « fondées sur le contact », qui permettent de mettre un visage sur les troubles psychiques sont les plus efficaces.

Les professionnels ont également un rôle essentiel à jouer pour faire émerger une véritable information médicale sur la schizophrénie, qui doit se substituer aux rares touches impressionnistes du discours actuel. Comme nous l'avons vu précédemment, leur faible présence dans les médias ne permet pas de contrebalancer le discours sécuritaire ancré. À ce titre, la position ambivalente des professionnels de santé a été soulignée : « Le professionnel de santé à tendance à s'insurger du traitement médiatique de tel ou tel événement concernant le champ de la psychiatrie, voire à se sentir victime des opinions exprimées, mais continue à se murer dans un silence total au titre du secret professionnel. (…) C'est ainsi que ceux qui condamnent le traitement *subjectif* des informations impliquant des malades psychiques contribuent largement à ce procédé qui les contrarie, en séquestrant l'information. » (Giordana et Cattan, 2010).

L'étude souligne que le corps médical doit davantage s'impliquer pour décrire l'authenticité de la maladie, avec pédagogie, et sans focaliser le discours sur les causes génétiques ou neuronales. Il apparaît plus efficace d'orienter le discours sur l'efficacité de la prise en charge et des traitements afin de montrer que la pathologie est maîtrisée par le corps médical : « il est possible de créer une image beaucoup plus rassurante de la schizophrénie en sortant de cette spirale du masque qui alimente les fantasmes collectifs » (Giordana et Cattan, 2010).

Une voie radicale pourrait être de changer le nom de la pathologie. Au Japon, à la demande des familles, l'Association des psychiatres japonais a adopté en 2002 une nouvelle dénomination pour la schizophrénie : l'ancien mot signifiant *esprit divisé* a été remplacé par *trouble de l'intégration*. Mais si les résultats semblent positifs sur l'autostigmatisation des patients, une importante étude menée en 2016 sur les effets de ce changement de nom dans la presse a montré que la nouvelle dénomination demeure significativement associée à la notion de danger, même si celle-ci s'est atténuée par rapport à l'ancienne (Aoki et al., 2016).

Cette constatation ouvre sur le rôle que la réhabilitation psychosociale peut jouer dans la lutte contre la stigmatisation de la schizophrénie. En effet, en axant son discours et son action sur la possibilité pour les personnes atteintes de schizophrénie de se rétablir, et de vivre pleinement au sein de la société, la réhabilitation normalise l'image de la maladie, qui devient alors une maladie chronique parmi d'autres, et contribue à rendre progressivement dépassé et incongru le mythe du *schizophrène* dangereux pour la société. Les professionnels ont dès lors toute leur place pour mieux promouvoir la notion de rétablissement, et montrer au grand public les réalités de la maladie ainsi que les possibilités de prise en charge.

Remerciements

Les auteurs remercient Juliette Poiroux et Nicolas Franck pour l'aide apportée à la mise en forme de ce chapitre.

Références

Abric, J. C. (2005). *Méthodes d'étude des représentations sociales*. Toulouse : Érès.

Aoki, A., Aoki, Y., Goulden, R., Kasai, K., Thornicroft, G., & Henderson, C. (2016). Change in newspaper coverage of schizophrenia in Japan over 20-year period. *Schizophrenia Research, 175*(1–3), 193–197.

Bandura, A. (1977). Self-efficacity : toward a unifying theory of behavioral change. *Psychological Review, 84*(2), 191–215.

Caria, A., Arfeuillère, S., Loubières, C., et al. (2015). Passer de l'asile à la Cité, de l'aliéné au citoyen : un défi collectif. *Pratiques en Santé Mentale, 1*, 22–31.

Caria, A., Vasseur Bacle, S., Arfeuillère, S., & Loubières, C. (2013). *Lutter contre la stigmatisation dans le champ de la santé mentale : quelques recommandations, Revue ADSP, dossier « Psychiatrie : mutations et perspectives* (pp. 40–41).

Cervello, S., Arfeuillère, S., & Caria, A. (2017). Schizophrénie au cinéma : représentations et actions de déstigmatisation. Résultats d'une enquête nationale auprès des internes en psychiatrie et des psychiatres français. *L'Information Psychiatrique, 93*, 507–516.

Clement, S., Brohan, E., Jeffery, D., Henderson, C., Hatch, S. L., & Thornicroft, G. (2012). Development and psychometric properties the Barriers to Access to Care Evaluation scale (BACE) related to people with mental ill health. *BMC Psychiatry, 12*, 36.

Cockerham, W. C. (1989). *Sociology of mental disorder.* Englewood Cliffs : N.J, Prentice Hall.

Crisp, A. H., Gelder, M. G., Rix, S., Meltzer, H. I., & Rowlands, O. J. (2000). Stigmatisation of people with mental illnesses. *The British Journal of Psychiatry, 177*, 4–7.

Cumming, E., & Cumming, J. (1957). *Closed ranks : an experiment in mental health education.* Harvard University Press.

Fondation fondaMental, Klesia. (2014). In *Perception et représentation des maladies mentales.* (pp. 46) : Ipsos.

Giordana, J. Y. (2010). *La stigmatisation en psychiatrie et en santé mentale.* Issy-les-Moulineaux : Masson.

Giordana, J. Y., & Cattan, N. (2010). Le rôle des médias. dir In J. Y. Giordana & N. Cattan (Eds.), *La stigmatisation en psychiatrie et en santé mentale* (p. 26). Issy-les-Moulineaux : Elsevier Masson.

Gratien, V. (2012). *La folie : d'une "pathologie sociale" à une pathologie médiatique [mémoire de Master 2].* CELSA-Université Paris-Sorbonne.

Gronholm, P., Henderson, C., Deb, T., & Thornicroft, G. (2017). Interventions to reduce discrimination and stigma : the state of the art. *Social Psychiatry and Psychiatric Epidemiology, 52*(3), 249–258.

Ilic, M., Reinecke, J., Bohner, G., Röttgers, H. O., Beblo, T., et al. (2012). Protecting self-esteem from stigma : a test of different strategies for coping with the stigma of mental illness. *The International Journal of Social Psychiatry, 58*(3), 246–257.

King, M., Dinos, S., Shaw, J., Watson, R., Stevens, S., et al. (2007). The Stigma Scale : development of a standardised measure of the stigma of mental illness. *The British Journal of Psychiatry, 190*, 248–254.

Koenig, M. (2016). *Le rétablissement dans la schizophrénie.* Paris : PUF.

Koenig, M., Castillo, M. C., & Blanchet, A. (2011). Rémission, rétablissement et schizophrénie : vers une conception intégrative des formes de l'évolution positive de la schizophrénie. *Bulletin de Psychologie, 514*, 339–346.

Magliano, L., Read, J., & Marassi, R. (2011). Metaphoric and non-metaphoric use of the term "schizophrenia" in Italian newspapers. *Social Psychiatry and Psychiatric Epidemiology, 46*(10), 1019–1025.

Morandi, S., Gibellini Manetti, S., Zimmermann, G., Favrod, J., Chanachev, A., et al. (2013). Mesurer la stigmatisation perçue chez les personnes souffrant de troubles psychiques : traduction française, validation et adaptation de la Stigma Scale. *L'Encéphale, 39*(6), 408–415.

Park, S. G., Bennett, M. E., Couture, S. M., & Blanchard, J. J. (2013). Internalized stigma in schizophrenia : relations with dysfunctional attitudes, symptoms, and quality of life. *Psychiatry Research, 205*(1–2), 43–47.

Pierce, C. M., Carew, J. V., Pierce-Gonzalez, D., & Wills, D. (1977). An experiment in racism : TV commercials. *Education and Urban Society, 10*, 61–87.

PromesseS, OBSOCO. (2015). *L'image de la schizophrénie à travers son traitement médiatique. Analyse lexicographique et sémantique d'un corpus de presse écrite entre 2011 et 2015.*

Quetel, C. (2010). *Images de la folie.* Paris : Gallimard.

Ritsher, J. B., & Phelan, J. C. (2004). Internalized stigma predicts erosion of morale among psychiatric outpatients. *Psychiatry Research, 129*(3), 257–265.

Roelandt, J. L., Caria, A., Defromont, L., Vandeborre, A., & Daumerie, N. (2010). Représentations sociales du "fou", du "malade mental" et du "dépressif" en population générale en France. *L'Encéphale, 36*(3, Supplement 1), 7–13.

Rogers, R. W. (1975). Modèle de la théorie de la motivation de protection (TMP). *Journal of Psychology.*

Schnyder, N., Panczak, R., Groth, N., et al. (2017). Association between mental health-related stigma and active help-seeking : systematic review and meta-analysis. *The British Journal of Psychiatry, 210*(4), 261–268.

Thornicroft, G., Brohan, E., Rose, D., Sartorius, N., Leese, M., INDIGO Study Group. (2009). Global pattern of experienced and anticipated discrimination against people with schizophrenia : a cross-sectional survey. *Lancet, 373*(9661), 408–415.

Thornicroft, G., Mehta, N., Clement, S., et al. (2016). Evidence for effective interventions to reduce mental-health-related stigma and discrimination. *Lancet, 387.*

Valente, T., Paredes, P., & Poppe, P. (1998). Matching the message to the process. *Human Communication Research, 24*(3), 366–385.

Wallerstein, N. (2006). *Quelles sont les preuves de l'efficacité de l'empowerment dans l'amélioration de la santé ? Health Evidence Report, OMS.*

Whitley, R., & Berry, S. (2013). Trends in newspaper coverage of mental illness in Canada : 2005–2010. *Canadian Journal of Psychiatry, 58*(2), 107–112.

Représentations des troubles psychiques sévères au cinéma

Chapitre 83

Sophie Cervello

PLAN DU CHAPITRE

Introduction

La stigmatisation résulte d'une méconnaissance et de préjugés concernant un groupe social aux caractéristiques différentes de la « norme » majoritaire. Elle est à l'origine de comportements de discrimination et d'une exclusion importante. Être stigmatisé en tant qu'individu souffrant de troubles psychiques peut constituer un obstacle majeur au processus de rétablissement. La stigmatisation peut aggraver l'isolement des personnes, entraver l'insertion professionnelle ou l'accès au logement. On observe également des phénomènes d'autostigmatisation impactant directement l'estime de soi, le sentiment d'autodétermination et le pouvoir d'agir (Sartorius et Schulze, 2005). Une littérature abondante a décrit les phénomènes de stigmatisation à l'égard des personnes souffrant de troubles psychiques. Ces études ont surtout enquêté sur les représentations, les attitudes et les comportements des personnes à propos des troubles mentaux, mais peu d'études ont évalué l'efficacité d'interventions et de programmes ayant pour but de lutter contre la stigmatisation (Thornicroft et al. 2007). L'association mondiale de psychiatrie (World Psychiatric Association ou WPA) a développé en 2005 un vaste programme de lutte contre la stigmatisation dans la schizophrénie intitulé « Open the doors » auquel plus de 20 pays ont participé. L'ambition de la WPA était d'engager plusieurs équipes de manière durable dans le domaine de la lutte contre la stigmatisation, et non uniquement de promouvoir des campagnes d'information isolées (Sartorius et Schulze, 2005).

Nous nous intéressons dans ce chapitre plus spécifiquement aux représentations contemporaines des troubles psychiques sévères. Ces représentations partagées collectivement et parfois éloignées de la réalité clinique ou sociale sont à l'origine de préjugés, à l'œuvre dans la stigmatisation. Notre propos est illustré par l'étude des représentations des troubles psychiques sévères au cinéma. En effet, le cinéma est un média à la fois contemporain, populaire, transculturel et transgénérationnel. Les productions télévisées et cinématographiques sont aujourd'hui largement accessibles et décrivent le monde de différentes façons. D'une dimension journalistique et documentaire qui se veut fidèle à une réalité observée, à une dimension artistique qui permet de la transformer, les films offrent ainsi un large éventail de descriptions des états mentaux. Ils traduisent nos représentations internes et contribuent à la construction de celles-ci. Ils mobilisent notre mémoire visuelle et émotionnelle, pouvant être à l'origine de souvenirs fortement ancrés qui influencent notre appréciation du monde. Les scènes au sujet des troubles psychiques méritent d'être identifiées et commentées afin de mieux appréhender les préjugés rencontrés en population générale et de développer des actions efficaces de lutte contre la stigmatisation. Nous verrons aussi que le contenu cinématographique peut être utilisé pour développer la connaissance des troubles psychiques. Le film est avant tout un récit en images d'une expérience vécue ou imaginée. Il peut parfois contribuer à une meilleure compréhension et à une plus grande bienveillance envers les personnes souffrant de troubles psychiques lorsqu'il mobilise des processus d'identification. En matière de lutte contre la stigmatisation, il a été montré que les actions fondées sur la rencontre avec les personnes stigmatisées étaient plus efficaces que les actions éducatives (Corrigan et al., 2012). Si la rencontre effective avec les personnes concernées reste fondamentale pour favoriser l'inclusion sociale, le cinéma pourrait-il être un autre moyen de diffuser le témoignage des personnes et ainsi de diminuer leur stigmatisation ?

Psychiatrie, cinéma et stéréotypes

Archétypes de la schizophrénie à l'écran

La schizophrénie est une pathologie psychiatrique fréquemment évoquée au cinéma, qui en véhicule une image réductrice, majoritairement perçue par les professionnels comme négative et éloignée de la réalité clinique (Cervello et al., 2017). Nous détaillerons ici les stéréotypes les plus couramment diffusés à l'écran concernant la schizophrénie.

Une analyse récente de 41 films sortis entre 1990 et 2010 mettant en scène un personnage atteint de schizophrénie a mis en évidence une prédominance de la représentation des symptômes positifs, avec hallucinations acousticoverbales complexes ou visuelles (Owen, 2012). Dans un quart des films analysés, un événement de vie traumatique était associé de manière très significative et univoque à l'étiologie de la maladie. Une majorité de ces personnages de fiction avait des comportements auto- ou hétéro-agressifs et un quart avait commis une tentative de suicide. Il s'agissait dans plus de 70 % des cas de personnages masculins. Ainsi, l'association entre violence et schizophrénie est fréquemment retrouvée au cinéma. Or nous savons que les personnes ayant une schizophrénie ou un autre trouble psychotique sont plus fréquemment victimes de violence qu'elles n'en sont les auteurs. Une méta-analyse de 2009 (Fazel et al., 2009) a souligné que le risque relatif de comportements violents chez les personnes souffrant de schizophrénie était en grande partie lié à la présence de comorbidités addictives. Dans les productions télévisuelles et cinématographiques, l'accent est rarement mis sur les comorbidités addictives pour expliquer la violence d'un personnage supposé ou décrit comme schizophrène. En caractérisant les individus violents comme « psychotiques », sous-entendu « différents », ces films stigmatisants créent une distance entre le personnage et le spectateur. Le film conserve ainsi son caractère divertissant, en ne confrontant pas le spectateur à une identification dérangeante. Plusieurs personnages archétypaux ont ainsi marqué la mémoire des cinéphiles mais aussi entretenu cette confusion ancienne entre violence et maladie mentale, également renforcée par la médiatisation souvent excessive des faits divers violents attribués à des malades mentaux. Le sympathique Jerry de *The Voices* (2015) devient ainsi un dangereux criminel lorsqu'il ne prend plus ses médicaments et se montre incapable de discerner la réalité de ses expériences hallucinatoires. Ce film est également caractéristique de la représentation des hallucinations au cinéma. Loin des descriptions cliniques, le cinéma privilégie largement la mise en scène d'hallucinations visuelles ou verbales complexes, et il n'est pas rare comme dans *The Voices* d'assister à de véritables dialogues avec des interlocuteurs hallucinés incarnés à l'écran. La possibilité de jouer sur les hallucinations et les changements de personnalité constitue pour les réalisateurs l'intérêt majeur des troubles psychotiques, au risque d'une déformation de la réalité clinique.

Une enquête auprès d'internes en psychiatrie et de jeunes psychiatres (Cervello et al., 2017) a mis en évidence l'impression chez les professionnels d'une confusion fréquente au cinéma de la schizophrénie avec le trouble dissociatif de l'identité. Ce trouble sujet à controverses est défini par le Diagnosis and Statistical Manual of Mental Disorders, 5th edition ou DSM-5 (American Psychiatric Association) comme « la présence de deux ou plusieurs identités ou “états de personnalité” distincts qui prennent tour à tour le contrôle du comportement du sujet, s'accompagnant d'une incapacité à évoquer des souvenirs personnels ». Sa définition même en fait un état pathologique idéal pour la construction dramatique, permettant des effets de suspens et de retournements de situation (Byrne, 2001). Les films tissant leur intrigue autour du trouble dissociatif de l'identité (ou trouble de personnalités multiples dans la 10e version de la classification internationale des maladies, CIM-10) renforcent généralement la représentation populaire de la schizophrénie en tant que dédoublement de personnalité, qui nous provient de son étymologie même (*skhízô* : fendre ; *phrên* : l'âme). Il est également frappant de constater dans les médias que toute notion de dédoublement, d'ambivalence ou d'ambiguïté est facilement qualifiée de « schizophrène ». On peut citer plusieurs succès cinématographiques publics et critiques qui propagent cette confusion, tels que *Birdman* (2014), *Shutter Island* (2010), *Black Swan* (2011), *Donnie Darko* (2001), *Fight club* (1999), *Fou d'Irène* (2000), *Shining* (1980), ou le célèbre et fondateur *Psychose* (1960) d'Alfred Hitchcock. Malgré la controverse, il est admis par certains auteurs que le trouble dissociatif de l'identité est un diagnostic complexe et non exceptionnel (Dorahy et al., 2014). Sa prévalence atteindrait jusqu'à 1 % de la population dans certaines études (Dorahy et al., 2014). Il est cependant classé de manière consensuelle parmi les troubles dissociatifs de type conversion, notamment dans la CIM-10, et non dans la catégorie des troubles délirants comme pourrait le laisser penser le cinéma. Si schizophrénie et trouble dissociatif de l'identité sont fréquemment confondus à l'écran, le récent *Split* (2017) du réalisateur M. Night Shyamalan nous présentait ce trouble dans ses caractéristiques propres et en le désignant comme tel, mais ce film mettait encore une fois largement l'accent sur la dangerosité des malades mentaux.

On retrouve parfois au cinéma une association entre des capacités exceptionnelles, créatives ou intellectuelles, et la schizophrénie. Cette proximité donne une image moins négative que les amalgames précédemment décrits, mais expose au risque d'une déformation de la réalité et d'une idéalisation de la maladie mentale. Le risque est de ne plus voir la maladie comme une épreuve de la vie, mais comme une condition facilitatrice ou indissociable de l'artiste ou du génie au destin exceptionnel. Ceci a pu être reproché à des films comme *Un homme d'exception* (2001), biopic sur le mathématicien John Nash, ou encore *Shine* (1996), qui s'inspire de la vie du pianiste d'exception David Helfgott. Des auteurs comme Anderson en 2003 ont critiqué ces films qui supposeraient aussi que les personnes malades ne peuvent réussir qu'en accomplissant de grands destins ou en ayant des talents exceptionnels.

La caricature des institutions et des thérapeutiques

Le cinéma a aujourd'hui une Histoire de plus d'un siècle, et a donc été contemporain des transformations de l'institution psychiatrique. Plusieurs films dont certains avec un réel engagement se sont attachés à représenter, voire à dénoncer, certaines pratiques, avec plus ou moins de justesse. *Vol au-dessus d'un nid de coucou* (1975) en est l'exemple le plus mémorable. Le film à double lecture est à la fois une métaphore politique du régime tchécoslovaque dans les années 1970, et une dénonciation des institutions psychiatriques totalitaires. Mais l'impact de ce film a probablement été non négligeable sur les représentations profanes des institutions psychiatriques. Cette influence a été mesurée dans une étude de Domino en 1983 par des autoquestionnaires abordant les attitudes à l'égard de la maladie mentale chez des étudiants, avant et après visionnage du film. Des impacts négatifs significatifs de ce film ont ainsi été montrés. Salué par la critique, *Vol au-dessus d'un nid de coucou* représente bien la dissociation possible entre la qualité cinématographique reconnue d'un film et son impact en matière de stigmatisation. Il peut aussi être considéré comme un document historique témoignant de l'émergence du mouvement antipsychiatrique. Des pratiques d'enfermement, de domination abusive ou encore l'insalubrité des établissements sont fréquemment observés dans les films se déroulant tout ou partie dans une institution psychiatrique. Il y règne en général un chaos incompréhensible, dans des scènes agitées. L'hôpital psychiatrique est souvent un univers carcéral dont il faut s'échapper, où l'on peut être enfermé « par erreur » (*Rois et reine*, 2004) ou « par abus », comme Randall McMurphy (*Vol audessus d'un nid de coucou*, 1975). D'autres scènes sont prototypiques de ce type de représentations de l'institution, par exemple dans *Shock Corridor* (1963), *L'armée des 12 singes* (1995) ou *Mommy* (2014). Le stéréotype de l'enfermement est poussé à son paroxysme dans *Shutter Island* (2010), dont l'action se déroule dans un hôpital carcéral sur une île isolée loin de toute civilisation, à laquelle on ne peut accéder que par bateau.

La caméra entre parfois dans l'institution par la voie du documentaire. Ce type de réalisation a généralement vocation à montrer une partie de la réalité, mais il ne faut pas oublier que le documentaire a toujours un point de vue, celui du réalisateur. Ainsi plusieurs films documentaires ont décrit les hôpitaux psychiatriques. En dénonçant les pratiques les plus contestables en lien avec la psychiatrie, ces documentaires ont vocation à questionner le spectateur, voire à initier le changement, endossant alors une responsabilité citoyenne et politique. Et si de nombreux documentaires montrent les évolutions positives des institutions et des pratiques de soins, ceux dénonçant les traitements abusifs sont les plus médiatisés, pouvant créer un amalgame entre des pratiques marginales justement dénoncées et inacceptables et le reste du soin. Ainsi, Titicut Follies (1967) montrait les conditions de vie précaires et la maltraitance subie par les patients de l'unité carcérale psychiatrique de l'hôpital de Bridgewater, et avait même été censuré à sa sortie aux États-Unis. Plus récemment, *À la folie* (2015) nous a montré l'enfermement dans un hôpital psychiatrique du sud-ouest de la Chine. En 2017, Raymond Depardon donne la parole dans *12 jours* aux personnes dont les troubles nécessitent une hospitalisation sans consentement, en filmant la rencontre singulière avec le juge des libertés et de la détention. Au-delà des questions éthiques posées par la participation au documentaire de personnes au consentement jugé non recevable, on peut craindre qu'un documentaire à nouveau focalisé sur les problématiques d'enfermement ne restreigne l'éclairage médiatique sur la question psychiatrique.

Les soins prodigués en psychiatrie sont aussi régulièrement caricaturés au cinéma. L'exemple de l'électroconvulsivothérapie (ECT) est le plus souvent cité. Emblématique de la psychiatrie, les conditions de sa réalisation ont largement évolué depuis des décennies, mais le cinéma semble toujours figé dans une représentation choquante pour le spectateur, avec la répétition de séances d'ECT s'apparentant à des scènes de torture. Entre 1948 et 2000, 22 films américains font référence à l'ECT selon l'étude réalisée par McDonald et Walter (2001). D'après ces auteurs, la représentation de l'ECT au cinéma était au départ celle d'une méthode brutale ayant des fins thérapeutiques utiles, elle est par la suite devenue de plus en plus négative, l'assimilant à un traitement cruel et abusif sans réel bénéfice. Un travail publié en 2016 identifie 52 films contenant une scène d'ECT (Sienaert, 2016). Dans 29,8 % de ces films, l'ECT est préconisée pour obtenir le contrôle d'un comportement ou utilisée comme instrument de torture. Dans 57 % des scènes, l'ECT est réalisée sans le consentement de la personne, et dans 72 % des cas sans anesthésie. Dans une autre étude (Matthews et al., 2016), seules trois scènes d'ECT, sur les 39 scènes visionnées par les auteurs, tiennent comptent des bonnes pratiques et comptent les étapes essentielles à son bon déroulement. Walter et collaborateurs, (2002) ont mis en évidence que montrer des scènes d'ECT extraites de films à des étudiants en médecine avait un impact négatif sur leurs connaissances et sur leurs attitudes en matière d'ECT. Un tiers des étudiants était devenus moins favorable à ce traitement après avoir vu ces extraits.

La transmission d'un vécu expérientiel, au service de la compréhension des troubles psychiques

Nous avons vu que les représentations cinématographiques des troubles psychiques sévères sont généralement réductrices, voire fausses, et stigmatisantes. Néanmoins le cinéma est aussi un moyen de raconter une expérience et de transmettre des vécus internes et des témoignages pouvant nous permettre de mieux aborder et de mieux comprendre ces maladies.

L'autisme : focus sur une maladie inégalement traitée au cinéma

L'autisme a souvent été traité au cinéma dans sa forme Asperger, laissant de côté les formes d'autisme avec absence de langage, troubles majeurs du comportement et/ou déficit intellectuel associé. Il s'avère également que ce sont généralement les personnes avec un syndrome d'Asperger qui sont le plus souvent à l'origine de témoignages et de récits d'expérience en lien avec cette maladie (Temple Grandin, Josef Schovanec...). L'intérêt privilégié pour cette forme particulière d'autisme ne va pas sans une certaine fascination entretenue par le cinéma pour les capacités intellectuelles parfois exceptionnelles que peuvent développer ces personnes. Dans *Rain Man* (1988), Dustin Hoffman interprétait un personnage avec autisme Asperger, surdoué pour les jeux de cartes. Ce film populaire a largement contribué à la diffusion de l'idée fausse que les personnes avec autisme Asperger étaient nécessairement savantes. Du film d'animation (*Mary et Max*, 2009) au documentaire (*Le cerveau d'Hugo*, 2012), de nombreux films se sont intéressés au syndrome d'Asperger. En 2017, une société de production américaine en a même fait le sujet d'une nouvelle série télévisée, *Atypical*, qui explore l'adolescence de Sam avec nuances et sensibilité. Les productions consacrées à d'autres formes d'autisme appartiennent plutôt au registre du documentaire. Certaines ont pu connaître une médiatisation importante, compte tenu des enjeux autour de cette maladie et du dynamisme des associations dans ce domaine. Ces documentaires retracent parfois un véritable parcours de vie impacté par la maladie, comme dans le film de Sandrine Bonnaire, *Elle s'appelle Sabine* (2008), sur sa sœur souffrant d'autisme.

Approcher l'expérience délirante et la réalité des troubles psychotiques

Concernant les troubles psychotiques, des représentations réalistes ou positives émergent au cinéma et méritent d'être repérées. Elles sont généralement présentes dans des films plus confidentiels et ne concernent que quelques scènes qui permettent de mieux comprendre ces troubles complexes et pourraient être montrées à visée pédagogique. Le film *Clean, Shaven* (1993) est régulièrement cité par les professionnels comme une juste représentation de l'expérience psychotique. Il dépeint le portrait d'un homme, Peter, souffrant de schizophrénie à la recherche de sa fille disparue. Une histoire d'enlèvement d'enfants dans la petite ville où évolue Peter concentre les soupçons sur lui. Ce film fait éprouver au spectateur toutes les angoisses de persécution et de morcellement du personnage. Le réalisateur varie habilement le son, l'image et les points de vue pour retranscrire avec justesse les expériences hallucinatoires du personnage. Les scènes de délire mobilisant l'empathie et les sens du spectateur, tout en le confrontant à l'étrangeté pourraient favoriser les processus d'identification à un personnage plutôt perçu comme souffrant que « différent ». Allié à une certaine précision clinique, ce type de film offre des représentations utiles et non stigmatisantes. Le film *Pi* (1999) offre également des séquences pertinentes d'expériences hallucinatoires, se focalisant sur les distorsions sensorielles acoustiques et figurant des hallucinations cénesthésiques. Les hallucinations de Riggan Thomson dans *Birdman* sont également intéressantes pour comprendre le processus de construction délirante et la dévalorisation de soi parfois perçue dans le délire via les hallucinations auditives. Cette œuvre mérite alors d'être commentée pour ses aspects réalistes, bien qu'elle mobilise plusieurs clichés sur la schizophrénie et tende vers une dimension fantastique comme ceci est parfois observé dans les films qui abordent la folie.

Addictions

Le cinéma s'est également beaucoup intéressé au champ des addictions, contribuant à la propagation de nombreux mythes les concernant. *Le rêve d'un fumeur d'opium* (1908) de Georges Méliès est une des toutes premières représentations de l'usage de drogues au cinéma. Cape (2003) a identifié quatre grands stéréotypes à propos des addictions : le héros tragique (*Traffic*, 2001), le consommateur diabolisé (*Blue Velvet*, 1986), l'esprit libre rebelle (*Las Vegas Parano*, 1998) et l'utilisateur « comique » (*Saving Grace*, 2000). Au contraire, le cinéma peut s'intéresser au contexte social, culturel et aux histoires individuelles associées à la dépendance aux drogues et à l'alcool. Il apporte alors une complexité supplémentaire au sujet, qui interpelle le spectateur et est utile au clinicien. De plus, c'est une manière indirecte d'observer des scènes de consommation de produits, lesquelles sont généralement cachées des regards et fantasmées. Il s'agit d'un moyen supplémentaire de développer sa connaissance des toxicomanies, bien que les scènes de consommation et les contextes ne soient pas toujours réalistes. Sujet d'actualité, les addictions comportementales sont au cœur de certains films, qui en développent les enjeux sociaux au-delà des aspects cliniques. On peut ainsi citer *Shame* (2011) sur le thème de l'addiction sexuelle, ou encore *To the Bone* (2017) à propos de l'anorexie mentale.

La transformation artistique de l'expérience

Nous avons vu que le cinéma, majoritairement vecteur de représentations stigmatisantes à propos des troubles psychiques, pouvait aussi être pertinent sur la question, voire illustrer et compléter des connaissances cliniques. Mais son rôle premier n'est pas d'être éducatif et fidèle à la réalité. Ses fonctions artistiques et de divertissement nécessitent parfois une transformation du réel qui n'influence pas toujours négativement la perception de la maladie mentale. Il en est ainsi de la vision métaphorique de la mélancolie dans le film apocalyptique *Melancholia* (2011) de Lars von Trier. Sur une thématique de fin du monde et sans aborder explicitement le thème de la dépression autrement que par son titre, le film parvient à faire réellement « ressentir » cet état au spectateur. Dans *Birdman*, la mise en images des hallucinations du personnage est essentielle à la qualité artistique du film. La profusion de scènes hallucinées complexes faisant apparaître super-héros et explosions appartenant eux-mêmes à la réalité du cinéma nous permet d'appréhender le film comme une fiction et le personnage comme sorti de l'imagination du réalisateur, ce qui tendrait à limiter la confusion avec une maladie psychiatrique réelle. Lauber et al., en 2003, ont ainsi montré que le taux d'exposition aux fictions était moins important que le réalisme perçu, c'est-à-dire le degré de réalisme accordé à ce que l'on voit à l'écran, dans le développement et le renforcement des attitudes négatives.

Cinemeducation

Que ce soit pour déconstruire les stéréotypes ou pour illustrer les enseignements, plusieurs études ont montré le potentiel des ressources cinématographiques comme outils éducatifs pour les étudiants en psychiatrie (Akram et al., 2009). La *cinemeducation* correspond à l'utilisation de films dans l'enseignement médical. Plusieurs programmes fondés sur l'analyse de films ont été évalués, mais les auteurs restent divisés sur la question, du fait notamment de la prédominance au cinéma de représentations négatives des personnes malades, des professionnels de santé mentale et des traitements. Ces auteurs insistent également sur l'importance première de l'expérience clinique réelle auprès du patient. Bhugra en 2003 défend l'utilisation d'extraits de films pour améliorer l'enseignement, en illustrant l'expérience de la maladie et des symptômes, du traitement, du vécu de stigmatisation. Un programme de *cinemeducation* évalué en 2015 montrait une amélioration des représentations des étudiants concernant la psychiatrie, et une diminution des attitudes stigmatisantes (Zeppegno et al., 2015). Comme le grand public, les étudiants sont eux-mêmes exposés aux représentations négatives diffusées par le cinéma. Il est primordial d'apprendre à ces futurs professionnels à les identifier. Ils pourront ainsi questionner leurs propres représentations. Nous savons que la stigmatisation des personnes ayant des troubles psychiques s'exerce aussi dans les milieux soignants.

Lutter contre la stigmatisation avec le cinéma

Déconstruire les clichés avec le public : le ciné-débat

Les séances « ciné-débat » autour de films abordant la santé mentale sont de bonnes occasions de lutter contre la stigmatisation, en invitant un public venu se divertir à la réflexion et la discussion sur les messages transmis par les films. Ces séances peuvent être animées par des professionnels ou des usagers, avec dans ce dernier cas une rencontre directe avec les personnes concernées, action de déstigmatisation la plus efficace (Corrigan et al., 2012). Ces séances sont d'autant plus profitables qu'elles ne sont pas confinées aux milieux universitaires ou hospitaliers et se déroulent dans un cinéma, au cœur de la cité. C'est le cas lors des Semaines d'Information sur la Santé Mentale (SISM), dont le collectif édite chaque année un guide des ciné-débats en lien avec le thème annuel. Au-delà des salles de cinéma, un film particulièrement polémique peut susciter un débat public comme ce fut le cas aux États-Unis lors de la sortie de *Fou d'Irène* (2000) : ce film véhiculant nombre de clichés sur la schizophrénie souleva l'indignation des professionnels et des associations.

Le documentaire : rencontrer des personnes concernées

Plusieurs documentaires permettent de mieux connaître les pathologies ou les dispositifs de soins. Au même titre que des récits autobiographiques, le documentaire peut être le lieu du témoignage et de la transmission d'un savoir expérientiel. Il est alors en lui-même un outil de déstigmatisation, lorsqu'il valorise la parole des usagers sous le regard d'un réalisateur bienveillant. Dans *Walk away Renée !* (2012), Jonathan Caouette filme avec sincérité, par petites séquences, les détails du quotidien en compagnie de sa mère Renée, souffrant d'un trouble bipolaire. Stephen Fry, célèbre comédien anglais souffrant d'un trouble bipolaire, a utilisé sa notoriété pour proposer à la BBC un documentaire sur cette maladie, dans lequel il interroge d'autres célébrités concernées et raconte sa propre expérience (*The secret life of manic depressive*, 2006). Swen De Pauw, pour sa première réalisation, s'immisce dans l'intimité du cabinet du psychiatre dans *Le divan du monde* (2015). Les portraits des consultants y sont touchants et respectueux. Dans son documentaire intitulé *Ce qu'il reste de la folie* (2015), Joris Lachaise nous montre l'hôpital psychiatrique de Thiaroye (Sénégal) et filme sans jugement négatif les pratiques et les personnes hospitalisées.

Être spectateur, être acteur : un enjeu thérapeutique et de citoyenneté

On pourrait enfin s'interroger sur l'utilisation du média « film » à des fins thérapeutiques. Le concept de *cinematherapy* a ainsi été développé par G. Solomon (1995) comme le fait d'utiliser les films produits pour le grand écran ou la télévision dans un objectif thérapeutique. Plusieurs programmes ont ainsi été développés et évalués. Ils prennent la forme de : l'accès à une salle de cinéma installée dans l'hôpital comme moment de répit pour les personnes hospitalisées et leurs familles ; la création de films avec les personnes ayant des troubles psychiatriques, comme au Chicago Institute for the Moving Image ; la psychothérapie médiatisée par le film. La discussion d'extraits mettant en scène des difficultés personnelles ou familiales peut mettre en jeu les capacités réflexives des individus, en thérapies de groupe le plus souvent. Des scènes de la vie sociale peuvent constituer un support pour la remédiation des fonctions de cognition sociale, comme la théorie de l'esprit dans le programme TomRemed. La *cinematherapy* peut permettre de développer la narrativité, la confiance en soi et l'estime de soi lorsqu'il s'agit pour les personnes de produire un film. Enfin, retrouver la capacité de se rendre au cinéma et pouvoir se divertir est aussi un moyen pour les personnes d'accéder à la vie communautaire, et les sorties cinéma sont des activités souvent développées dans les groupes d'entraide mutuelle, les associations, les centres d'activité thérapeutique à temps partiel…

Conclusion

Le cinéma et la santé mentale entretiennent des liens étroits. On peut aborder la question sous différents angles : stigmatisation et représentations négatives, témoignage rendu aux histoires individuelles, utilisation du cinéma comme un outil d'enseignement, déstigmatisation ou encore média thérapeutique. Les utilisations potentiellement bénéfiques du cinéma dans le champ de la santé mentale ne doivent pas occulter son rôle majeur dans la stigmatisation encore forte des personnes souffrant de troubles psychiques. Plus largement, le traitement médiatique des troubles psychiques a plutôt tendance à être défavorable aux personnes concernées.

Commentaire

Les avis émis à propos des films cités n'engagent que l'auteure du chapitre. D'autres films tout aussi illustratifs du propos auraient pu être choisis.

Références

Akram, A., O'Brien, A., O'Neill, A., & Latham, R. (2009). Crossing the line--learning psychiatry at the movies. *International Review of Psychiatry*, *21*(3), 267–268.

Anderson, M. (2003). "One flew over the psychiatric unit" : mental illness and the media. *Journal of Psychiatric and Mental Health Nursing*, *10*(3), 297–306.

Bhugra, D. (2003). Teaching psychiatry through cinema », *The. Psychiatric Bulletin*, *27*(11), 429–430.

Byrne, P. (2001). The butler(s) DID it – dissociative identity disorder in cinema. *Medical Humanities*, *27*(1), 26–29.

Cape, G. S. (2003). Addiction, stigma and movies. *Acta Psychiatrica Scandinavica*, *107*(3), 163–169.

Cervello, S., Arfeuillère, S., & Caria, A. (2017). Schizophrénie au cinéma : représentations et actions de déstigmatisation. *L'Information Psychiatrique*, *93*(6), 507–516.

Corrigan, P. W., Morris, S. B., Michaels, P. J., Rafacz, J. D., & Rüsch, N. (2012). Challenging the public stigma of mental illness : a meta-analysis of outcome studies. *Psychiatric Services*, *63*(10), 963–973.

Domino, G. (1983). Impact of the film, "One Flew over the Cuckoo's Nest", on attitudes towards mental illness. *Psychological Reports*, *53*(1), 179–182.

Dorahy, M. J., Brand, B. L., Sar, V., Krüger, C., Stavropoulos, P., et al. (2014). Dissociative identity disorder : an empirical overview. *The Australian and New Zealand Journal of Psychiatry*, *48*(5), 402–417.

Fazel, S., Gulati, G., Linsell, L., Geddes, J. R., & Grann, M. (2009). Schizophrenia and violence : systematic review and meta-analysis. *PLoS Medicine*, *6*(8). e1000120.

Lauber, C., Nordt, C., Falcato, L., & Rössler, W. (2003). Do people recognise mental illness ? *European Archives of Psychiatry and Clinical Neuroscience*. *253*(5), 248–251.

Matthews, A. M., Rosenquist, P. B., & McCall, W. V. (2016). Representations of ECT in english-language film and television in the New Millennium. *The Journal of ECT*, *32*(3), 187–191.

McDonald, A., & Walter, G. (2001). The portrayal of ECT in American movies. *The Journal of ECT*, *17*(4), 264–274.

Owen, P. R. (2012). Portrayals of schizophrenia by entertainment media : a content analysis of contemporary movies. *Psychiatric Services*, *63*(7), 655–659.

Sartorius, N., & Schulze, H. (2005). *Reducing the stigma of mental illness : a report from a global association*. Cambridge University Press.

Sienaert, P. (2016). Based on a true story ? The portrayal of ECT in international movies and television programs. *Brain Stimulation*, *9*(6), 882–891.

Solomon, G. (1995). *The motion picture prescription : watch this movie and call me in the morning*. Aslan Pub Publishers.

Thornicroft, G., Rose, D., Kassam, A., & Sartorius, N. (2007). Stigma : ignorance, prejudice or discrimination ? *The British Journal of Psychiatry*, *190*, 192–193.

Walter, G., McDonald, A., Rey, J. M., & Rosen, A. (2002). Medical student knowledge and attitudes regarding ECT prior to and after viewing ECT scenes from movies. *The Journal of ECT*, *18*(1), 43–46.

Zeppegno, P., Gramaglia, C., Feggi, A., Lombardi, A., & Torre, E. (2015). The effectiveness of a new approach using movies in the training of medical students. *Perspectives on Medical Education*, *4*(5), 261–263.

Réduire l'autostigmatisation et les symptômes négatifs par la remédiation cognitive

Chapitre **84**

Julien Dubreucq, Franck Gabayet, Thierry Lucas,
Fanny Mélis, Mégane Faraldo

PLAN DU CHAPITRE

Introduction

Le concept de rétablissement transforme en profondeur depuis plusieurs années la façon dont les professionnels de santé mentale perçoivent les troubles psychiques et leurs perspectives d'évolution. Les représentations que le corps social a de ces troubles restent cependant très négatives : imprévisibilité, incurabilité, inaptitude à exercer des responsabilités ou un emploi, violence et dangerosité supposées sont autant de préjugés largement partagés par le corps social et relayés dans les médias à chaque nouveau fait divers. Selon l'étude INDIGO (Thornicroft et al., 2009), la discrimination rencontrée par les personnes avec schizophrénie est très fréquente et concerne tous les aspects de la vie quotidienne : les relations sociales (47 % des participants), familiales (43 %), sentimentales (27 %) et l'accès ou le maintien dans l'emploi (29 %).

Chaque personne y réagit toutefois de façon très personnelle, plusieurs réponses étant possibles face à la stigmatisation : *1)* le secret (*passing as normal*), *2)* le retrait social, *3)* la lutte contre la stigmatisation avec des réactions allant de l'apport d'informations infirmant les stéréotypes à la distanciation d'avec ceux-ci (*cela ne me décrit pas*; Thoits, 2011) et à la confrontation directe aux préjugés négatifs. Les deux premières stratégies sont cependant associées à un niveau plus élevé d'autostigmatisation, alors que la dernière est plutôt associée pour d'autres auteurs à la reprise du pouvoir d'agir et aux capacités de résistance à la stigmatisation (Thoits, 2011). L'autostigmatisation (ou internalisation et application à soi des stéréotypes négatifs concernant les troubles psychiques) est caractérisée par une altération profonde de l'image de soi, l'identité-maladie devenant prédominante au détriment de l'identité préexistante de la personne. Elle concerne environ 36 à 42 % des personnes avec schizophrénie et est associée à de nombreux effets négatifs : moindre observance thérapeutique; niveau symptomatologique plus élevé (Livingston et Boyd, 2010); diminution du sentiment d'efficacité personnelle, de l'estime de soi et du pouvoir d'agir (Corrigan et al., 2009; Livingston et Boyd, 2010); perte d'espoir; diminution de la qualité de vie et risque dépressif accru (Staring et al., 2009); déficit du fonctionnement social (Livingston et Boyd, 2010) et professionnel (Yanos et al., 2010).

La résistance à la stigmatisation est définie comme la capacité d'un individu à s'opposer aux stéréotypes négatifs liés à la maladie mentale présents dans la société, soit en s'en différenciant (*self-restoring strategies*; Thoits, 2011), soit en les confrontant directement ou indirectement (*chal-*

Traité de réhabilitation psychosociale

lenging strategies; Thoits, 2011). Elle est associée à un niveau plus faible d'autostigmatisation, à une moindre intensité de la symptomatologie négative, à la reprise du pouvoir d'agir et à une meilleure estime de soi (Nabors et al., 2014).

La réponse à la stigmatisation est multifactorielle. Elle est particulièrement influencée par la présence de symptômes négatifs (Campellone et al., 2014), de troubles neurocognitifs et de la cognition sociale (Gaebel et al., 2006), par le sentiment d'efficacité personnelle, par le pouvoir d'agir (Corrigan et al., 2009) et par la qualité du soutien social (Thoits, 2011).

Déterminants de la réponse à la stigmatisation

Certaines caractéristiques personnelles sont associées à la manière dont les personnes réagissent à la stigmatisation : ainsi, P. Thoits a pointé le rôle potentiel joué par les expériences passées de la personne, soit de lutte contre une autre forme de discrimination, soit contre la discrimination d'un proche présentant une maladie mentale ou physique, avec des effets positifs ou négatifs selon les personnes (Thoits, 2011). La durée des troubles (Thoits, 2011), leur sévérité (Gaebel et al., 2006), ou encore le nombre d'hospitalisations sous contrainte (Rüsch et al., 2013) peuvent affecter négativement la réponse à la stigmatisation. La présence de symptômes positifs résiduels peut favoriser l'autostigmatisation, probablement en raison de certains comportements pouvant être perçus comme socialement inappropriés ou étranges et par un risque accru de déclencher une réaction de discrimination en situation sociale (Nabors et al., 2014). Elle n'est cependant pas liée aux capacités de résistance à la stigmatisation, ce qui n'est pas le cas de la symptomatologie négative (Nabors et al., 2014).

Rôle des symptômes négatifs

Les symptômes négatifs résiduels contribuent selon certains auteurs à l'autostigmatisation (Nabors et al., 2014) en augmentant le risque d'être perçu comme étrange en situation sociale, d'être identifié comme présentant une schizophrénie et donc celui de devoir faire face à une réaction de discrimination. Dans leur dimension motivation/plaisir, les symptômes négatifs limitent aussi la motivation à s'engager dans des activités sociales (Strauss et al., 2013) et affectent négativement les capacités de résistance à la stigmatisation (Campellone et al., 2014; Corrigan et al., 2009).

Rôle des troubles cognitifs

Les troubles cognitifs contribuent également à limiter les capacités de résistance à la stigmatisation, en réduisant les possibilités de recourir à des stratégies adaptatives efficaces, pour résoudre les difficultés posées par les situations sociales de la vie quotidienne (Thoits, 2011). Cela semble particulièrement vrai pour les troubles de la cognition sociale qui sont davantage corrélés aux capacités à réagir en situation sociale et au fonctionnement social (Michaels et al., 2014). Les troubles de la cognition sociale sont par ailleurs associés à un risque plus élevé d'être confronté à des réactions de rejet par le corps social, souvent anticipées de manière négative (Thornicroft et al., 2009) par les personnes avec schizophrénie qui ont alors davantage tendance à recourir à des conduites d'évitement pour faire face à ces situations. Cela peut contribuer à la survenue d'un isolement social progressif et à l'autostigmatisation. L'absence de troubles de la cognition sociale semble à l'inverse être un facteur protecteur contre la survenue d'une dépression (Lysaker et al., 2013), classiquement retrouvée lorsqu'un bon *insight* est associé à une forte autostigmatisation (Staring et al., 2009).

Rôle des capacités métacognitives

Résister à la stigmatisation nécessite par ailleurs d'en être conscient, d'en discerner les effets sur soi, de parvenir à se différencier de l'*identité-maladie* et de pouvoir identifier et utiliser des stratégies efficaces pour la surmonter. Tout cela implique la mise en œuvre de processus métacognitifs efficients, ceux-ci étant décrits par Paul Lysaker comme l'ensemble des habiletés permettant à une personne de reconnaître ses propres états mentaux (pensées, émotions, désirs, souhaits, rêves…), de les différencier de ceux d'autrui et d'utiliser ces informations pour réfléchir, décider et résoudre des problèmes ou des conflits interpersonnels (Lysaker et al., 2013).

Les personnes présentant une schizophrénie ont souvent des déficits métacognitifs pouvant se traduire par des difficultés à *1)* identifier leurs pensées et émotions propres, *2)* différencier celles-ci de celles d'autrui, *3)* envisager des événements sous plusieurs perspectives et *4)* utiliser cette compréhension pour résoudre les problèmes posés par la vie quotidienne. Ces déficits sont associés au manque d'*insight*, à la présence de troubles cognitifs et au fonctionnement social et professionnel (Lysaker et al., 2011). Ils contribueraient également à l'apparition, au maintien ou à l'aggravation de la symptomatologie négative (Lysaker et al., 2015). Un fonctionnement métacognitif préservé serait au contraire associé à : une meilleure résistance à la stigmatisation (Nabors et al., 2014) ; une meilleure capacité à faire face aux interactions sociales et à lutter contre la stigmatisation (Lysaker et al., 2011, 2013) ; une moindre anxiété sociale ; un sentiment d'efficacité personnelle et une motivation intrinsèque plus élevés (Lysaker, 2011).

Rôle du sentiment d'efficacité personnelle

Le sentiment d'efficacité personnelle (ou la valeur que l'on s'attribue à soi-même et au degré de confiance dans ses aptitudes et possibilités à surmonter la stigmatisation) apparaît aussi déterminant dans la réaction face à la stigmatisation (Corrigan et al., 2009 ; Livingston et Boyd, 2010). Selon P. Corrigan, l'autostigmatisation influencerait négativement la motivation à atteindre un objectif de vie par la diminution du sentiment d'efficacité personnelle, de l'estime de soi et du pouvoir d'agir (*why try effect* assez similaire à l'effet d'impuissance apprise : Figure 84.1 ; Corrigan et al., 2009 ; Garber et Seligman, 1980).

Le sentiment d'efficacité personnelle peut être influencé négativement par la présence de croyances défaitistes (modèle cognitif de la symptomatologie négative ; Grant et Beck, 2009) relatives à l'autostigmatisation ou à l'estime de soi. Celles-ci sont fréquentes chez les personnes avec schizophrénie qui ont tendance à tirer de façon excessive des conclusions négatives après la survenue d'un échec et à les généraliser à l'ensemble des situations de leur vie quotidienne. Elles peuvent contribuer à une anticipation anxieuse des situations sociales et à la survenue de conduites d'évitement contribuant à l'autostigmatisation (Grant et Beck, 2009).

Le sentiment d'efficacité personnelle et le pouvoir d'agir sont au contraire préservés chez les personnes ayant une résistance élevée à la stigmatisation et sont associés à une motivation plus importante à atteindre des objectifs de vie (Corrigan et al., 2009). La reprise du pouvoir d'agir – démarche qui consiste à octroyer aux individus le pouvoir de prendre des initiatives responsables en vue d'orienter leur vie et celle de leur communauté – est associée à un meilleur bien-être, à des capacités plus efficientes à faire face à la stigmatisation (Campellone

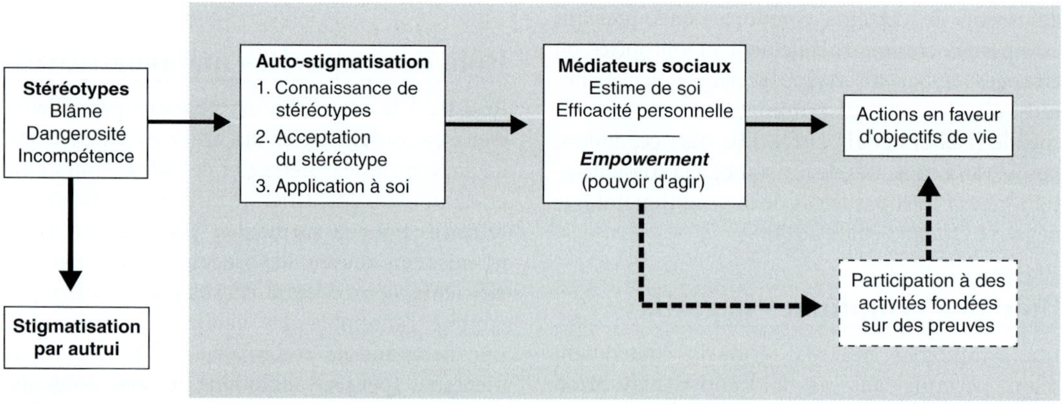

Figure 84.1 Why try effect.
Source : Franck N. (2017). La remédiation cognitive, *2e éd., Issy-les-Moulineaux, Elsevier Masson. D'après Corrigan P.W., Larson J.E., Rüsch N. (2009). « Self-stigma and the "why try" effect : impact on life goals and evidence-based practices »,* World Psychiatry, *8, 75–81.*

et al., 2014; Nabors et al., 2014) et à une motivation plus importante à atteindre des objectifs de vie. Elle est donc une cible thérapeutique de choix pour les programmes de réduction de l'autostigmatisation.

Programmes de lutte contre l'autostigmatisation

Il existe plusieurs programmes de réduction de l'autostigmatisation. La plupart reposent sur l'association de séances de psychoéducation à des techniques de restructuration cognitive (Yanos et al., 2014). Certains sont plus centrés sur le partage d'expériences ou sur une approche métacognitive de l'enrichissement du récit de soi (Yanos et al., 2011), tandis que d'autres sont plus dirigés vers la préparation à la divulgation de sa pathologie à son environnement direct ou indirect (Corrigan et al., 2009). Ces programmes sont efficaces – au moins partiellement – sur l'autostigmatisation, la réduction de l'intensité des symptômes dépressifs, le pouvoir d'agir et l'estime de soi (Yanos, 2014). Il n'existe pas à ce jour d'intervention visant à renforcer les capacités des personnes avec schizophrénie à faire face à la stigmatisation qu'elles peuvent rencontrer au quotidien, en agissant sur la réduction des biais cognitifs liés à l'autostigmatisation, les capacités de cognition sociale et la symptomatologie négative.

RemedRugby, un programme de remédiation « écologique » des troubles de la cognition sociale dans la schizophrénie

Développement et objectifs du programme

Au cours des dernières années, l'équipe du centre référent de réhabilitation psychosociale et de remédiation cognitive (C3R) du centre hospitalier Alpes-Isère (CHAI) a régulièrement fait le constat de l'impact négatif que peut avoir l'autostigmatisation sur les personnes présentant une schizophrénie : celles-ci ont en effet davantage tendance à nouer des liens amicaux avec des personnes présentant également des troubles psychiques qu'avec des personnes issues de la population générale, souvent par crainte de la stigmatisation.

L'autostigmatisation pourrait également influencer la reprise ou non d'une activité physique chez les personnes avec schizophrénie : en effet, bien que la plupart d'entre elles indiquent souhaiter être plus actives physiquement et croire dans les bénéfices potentiels de la pratique régulière d'une activité physique, l'inactivité physique est beaucoup plus fréquente dans cette population (Vacampfort et al., 2015) avec les conséquences négatives que l'on connaît. L'altération du sentiment d'efficacité personnelle, l'isolement social et la présence de symptômes négatifs – en particulier avolition, apathie ou encore anhédonie (Vacampfort et al., 2015) – ont été identifiées comme des freins potentiels à la reprise d'une activité physique. En suivant les principes de la théorie de l'autodétermination, il serait donc possible d'après ces auteurs de renforcer le sentiment d'efficacité personnelle et la motivation des participants à reprendre une activité physique si quatre conditions sont réunies : *1)* l'activité proposée permet d'éprouver du plaisir et d'expérimenter des succès; *2)* elle permet d'observer d'autres personnes réalisant la même activité; *3)* la participation est soutenue par l'environnement direct ou indirect (participants et encadrants); *4)* il y a une réduction concomitante des causes pouvant rendre l'activité anxiogène (Vacampfort et al., 2015).

Le renforcement de certains processus de la cognition sociale (perception sociale, théorie de l'esprit, empathie, style attributionnel) simultanément à la pratique d'une activité sportive pourrait donc permettre de renforcer les capacités des participants à décrypter les situations sociales rencontrées et à y faire face de façon affirmée, tout en se montrant plus empathiques avec les autres. Cela pourrait donc contribuer au renforcement du sentiment d'efficacité personnelle des participants dans l'activité, à réduire les anticipations anxieuses relatives aux situations sociales rencontrées au cours de celle-ci et donc à favoriser la motivation des personnes à s'engager dans une activité à laquelle elles prennent davantage de plaisir.

L'originalité de notre programme réside donc dans l'association de séances groupales utilisant des techniques de réhabilitation psychosociale (entraînement aux habiletés sociales, remédiation cognitive) à une opportunité immédiate de mise en pratique des apprentissages dans le contexte *écologique* apporté par une activité sportive (*touch rugby* ou rugby à cinq), ce qui permet de renforcer les acquis et d'en favoriser la généralisation aux différentes activités de la vie quotidienne. Sport mixte, plus accessible car régi par des règles moins complexes que le rugby classique et sans plaquages ni mêlées, et peu onéreux, le *touch rugby* permet un engagement et une prise de plaisir rapide dans l'activité, ce qui renforce la motivation à participer aux séances. Il s'agit d'un sport collectif, facilitant la création de liens sociaux entre les participants et porteur de certaines valeurs sociales (le respect des autres et de soi, les règles de vie en communauté, les capacités à gérer la frustration liée à l'échec, le stress et les conflits interpersonnels). Cela permet d'envisager concrètement, au cours des séances de remédiation, certaines situations sociales susceptibles d'être rencontrées au cours de l'activité, ce qui facilite une contextualisation immédiate des apprentissages et leur généralisation. Les premières séances permettent un décryptage de certaines situations sociales (par exemple, réaction lorsqu'une autre personne triche ou face à une remarque dénigrante) et d'envisager avec les participants les stratégies possibles pour y faire face avec leurs conséquences négatives ou positives (par exemple, conséquences sur autrui d'un comportement agressif). L'empathie est favorisée lors des jeux de rôle et dans les contacts avec les autres sur le terrain.

Notons que, au cours du programme, des médias locaux sont invités à venir lors des rencontres interétablissements. Ceci donne aux participants qui le souhaitent l'opportunité concrète de les interpeller ainsi que le grand public sur les idées reçues relatives aux troubles psychiques.

Cela permet également au cours de certaines séances d'aborder avec les participants la façon d'interagir avec les médias dans un objectif de lutte contre la stigmatisation et d'envisager les différentes stratégies permettant de faire face à cette situation au travers de jeux de rôle interviewer/interviewé. Pour les participants ne souhaitant pas être interviewés, nous les informons que les techniques travaillées peuvent être aussi utiles dans leur vie quotidienne (proches, voisins, commerçants, collègues de travail) et participer à la déstigmatisation. Cette approche est donc aussi à visée de généralisation des acquis.

Notre programme de réduction de l'autostigmatisation est intégratif, avec une action à la fois sur les troubles de la cognition sociale, les symptômes négatifs, le sentiment d'efficacité personnelle et la reprise du pouvoir d'agir. Fondé sur le modèle de Patrick Corrigan (*voir* Figure 84.1 ; Corrigan et al., 2009), il vise à renforcer les capacités des personnes avec schizophrénie à faire face à la stigmatisation, en agissant sur certains mécanismes de la cognition sociale (théorie de l'esprit, empathie affective, motivation). Nos hypothèses sont que l'amélioration de certains processus de la cognition sociale dans un contexte *écologique* varié (participation à des rencontres interétablissements, jeux de rôle intégrés à la pratique du *touch rugby*, blog interéquipes…) favorise :

- un meilleur décryptage des situations sociales et des intentions d'autrui permettant de mieux identifier les comportements sociaux associés à l'autostigmatisation (comportements passifs et agressifs) ou au contraire ceux liés à la résistance à la stigmatisation (comportements affirmés) ;
- un renforcement des capacités à faire face à la stigmatisation par l'apprentissage de stratégies adaptatives efficaces (Davis et Brekke, 2013) et de l'empathie cognitive et affective avec l'entraînement aux habiletés sociales (Kurtz et al., 2015) ;
- une réduction de l'anticipation anxieuse d'être perçu négativement ou discriminé dans l'interaction sociale, rendant celle-ci plus plaisante pour les participants (Thornicroft et al., 2009) et favorisant l'engagement dans l'activité (Grant et Beck, 2009) ;
- une amélioration du pouvoir d'agir et du sentiment d'efficacité personnelle en situation sociale contribuant à la réduction de l'importance de la symptomatologie négative et à l'amélioration du fonctionnement social (Campellone et al., 2014 ; Corrigan et al., 2009 ; Grant et Beck, 2009) ;
- une réduction de l'autostigmatisation et une amélioration de l'image de soi (Vancampfort et al., 2015 ; Yanos et al., 2014 ; Yanos et al., 2010) ;

- une réduction des biais d'attribution en lien avec les troubles de la cognition sociale, pouvant contribuer à la réduction de l'intensité de la symptomatologie positive de la schizophrénie.

Déroulement des séances et thématiques abordées

Le programme RemedRugby comporte quatorze séances groupales de 2 h et trois rencontres inter-etablissements réalisées avec les équipes des centres partenaires[1].

La durée et la fréquence des séances ont été déterminées afin de tenir compte des troubles cognitifs potentiels des participants (notamment des troubles attentionnels). Les séances théoriques et pratiques ont été réalisées dans des infrastructures sportives situées à l'extérieur de l'hôpital (pour Grenoble au sein du club de rugby de la ville de Saint-Egrève), en partenariat avec les acteurs présents sur les différents territoires (services sports des municipalités, clubs sportifs et comité des Alpes de la Fédération française de rugby). Cette démarche de partenariat nous a semblé nécessaire afin d'inscrire notre action dans un contexte au plus près de ce que pourrait vivre une personne lambda dans sa vie quotidienne : structures sportives d'une ville et non celles de l'hôpital; échanges sociaux possibles avec des personnes sans handicap psychique (responsables du siège, passants tout-venant…). Ce contexte nous a semblé important aussi pour favoriser la reprise du pouvoir d'agir des participants : « Je peux me rendre ailleurs qu'à l'hôpital pour pratiquer mes soins », « Il me sera peut-être possible après le programme d'envisager de m'inscrire dans un club (ou autres activités) parce que j'ai déjà une première représentation de ce que cela peut être, et ça me rassure sur mes capacités ».

Cinq sessions ont été réalisées depuis la création du programme en 2013 par certains d'entre nous (Franck Gabayet, psychologue neuropsychologue; Thierry Lucas, éducateur technique; Julien Dubreucq, psychiatre). Les deux premières sessions entre avril et décembre 2013 ont fait l'objet d'une analyse pilote du programme, dont les résultats encourageants[2] ont conduit à la réalisation d'une étude multicentrique contrôlée toujours en cours.

Afin de faciliter l'animation du programme un *guide de l'animateur* et des présentations PowerPoint très détaillés ont été créés pour chaque séance, permettant par exemple de réaliser les techniques d'entraînement aux habiletés sociales confortablement ou d'avoir un programme détaillé pour l'organisation des rencontres interétablissements. De même, un *cahier du participant* a été conçu pour que les participants puissent se référer aux concepts théoriques évoqués avant et après les séances, prendre des notes, réaliser des tâches à domiciles (généralisations des acquis), et avoir un support à consulter s'ils le souhaitent après le programme. Au début de chaque séance, nous proposons un temps de rappel libre, puis indicé si nécessaire, des thèmes abordés lors de la séance précédente afin de favoriser les apprentissages. Le tableau 84.1 propose un exemple de déroulé du programme RemedRugby.

La reprise du pouvoir d'agir pour faire face à la stigmatisation, fil conducteur de notre intervention, est abordée différemment selon les séances.

La séance 1 a pour but de renforcer la motivation des participants à s'engager dans le programme en les impliquant activement dans l'objectif de lutte contre la stigmatisation.

Lors d'un brainstorming, les animateurs et les participants réfléchissent ensemble sur la définition de la stigmatisation, sur ses multiples conséquences négatives et les moyens mobilisables pour la surmonter.

Les séances 2 et 3 ont pour objectifs de renforcer les capacités des participants à décoder les contextes sociaux et les intentions d'autrui, et à mobiliser des stratégies efficaces pour réagir avec empathie dans certaines situations potentiellement conflictuelles pouvant être rencontrées au cours de l'activité.

Pour cela, une réflexion est menée au cours de la deuxième séance sur le sens des conventions et

[1] CH Le Vinatier à Lyon, Dr Mages; CHS Le Valmont à Valence, Dr Bakri, Dr Vaquette, Dr Bacconier; CHU de Saint-Étienne, Dr Pommier; CHU de Clermont-Ferrand, Dr Chéreau-Boudet; CH Sainte-Marie à Clermont-Ferrand, Dr Legrand, Dr Lauxerois; CHS de la Savoie, Dr Pagès, Dr Cambier; foyer Le Chardon Bleu à Albertville, Dr Pagès; foyer ALPHI à Monestier-de-Clermont.

[2] Voir chapitre « Déstigmatiser avec la remédiation cognitive » *in* Franck N. (2016). *Outils de la réhabilitation psychosociale*, Issy-les-Moulineaux, Elsevier Masson.

Tableau 84.1 Déroulé du programme RemedRugby : exemple pour un centre organisant la dernière rencontre interétablissements.

n° séance	Thème de la séance	Objectifs de la séance
1	Accueil/présentation du programme	– Tour de table, présentation du programme et de ses objectifs – Réflexion en groupe sur les concepts de stigmatisation/lutte contre la stigmatisation
2	Lutter contre la stigmatisation par un comportement affirmé sur le terrain (I)	– Brainstorming sur les conventions sociales, l'empathie et leur application dans le *touch rugby* et les différents contextes de la vie quotidienne – Travail sur la perception sociale, la théorie de l'esprit et l'empathie au travers d'une première situation conflictuelle (situation de « triche » mise en scène par les animateurs pendant un match de *touch rugby*) – Apprentissage de la technique de résolution de problèmes sociaux
3	Lutter contre la stigmatisation par un comportement affirmé sur le terrain (II)	– Travail sur la perception sociale, la théorie de l'esprit et l'empathie au travers d'une seconde situation conflictuelle (« remarque dénigrante ») mise en scène par les animateurs pendant un match de *touch rugby* – Apprentissage de la méthode JEEPP pour faire une demande
4	Séance pratique	Entraînement pratique au *touch rugby* (avec renforcement si nécessaire des apprentissages des séances précédentes)
5	Communiquer avec les autres par email (I)	– Introduction du blog interétablissements et présentation de ses objectifs – Consultation du blog pour le programme de la première rencontre interétablissements
	Savoir estimer un temps de trajet (I)	– Apprentissage de la technique de résolution de problèmes nouveaux pour estimer le temps de trajet jusqu'à la ville où se situe la première rencontre – Entraînement pratique au *touch rugby* (avec renforcements si nécessaire des apprentissages des séances précédentes)
6	Première rencontre interétablissements	
7	Communiquer avec les autres par email (II)	– Débriefing de la première rencontre et sélection des thématiques à aborder dans la rédaction d'un message aux autres établissements sur le blog – Rédaction d'un message en individuel puis mise en commun (théorie de l'esprit, empathie)
8	Communiquer avec les autres par email (III)	– Lecture des commentaires des autres équipes sur le blog et décryptage de leurs intentions et ressentis – Rédaction d'une réponse postée sur le blog – Entraînement pratique au *touch rugby* (avec renforcement si nécessaire des apprentissages des séances précédentes)
9	Séance pratique	Entraînement pratique au *touch rugby* (avec renforcement si nécessaire des apprentissages des séances précédentes)
10	– Communiquer avec les autres par mail (IV)	– Lecture des commentaires des autres équipes sur le blog et décryptage de leurs intentions et ressentis – Rédaction d'une réponse postée sur le blog
	– Savoir estimer un temps de trajet (II)	– Utilisation de la technique de résolution de problèmes nouveaux pour estimer le temps de trajet jusqu'à la ville où se situe la deuxième rencontre – Entraînement pratique au *touch rugby* (avec renforcement si nécessaire des apprentissages des séances précédentes)
11	Deuxième rencontre interétablissements	

12	– Communiquer avec les autres par mail (V) – Communiquer avec les médias (I)	– Débriefing de la deuxième rencontre – Rédaction d'un message aux autres établissements sur le blog – Brainstorming sur la communication avec les médias et les moyens d'agir avec eux pour lutter contre la stigmatisation
13	Communiquer avec les médias (II)	– Utilisation de la technique de résolution de problèmes sociaux pour préparer la situation d'interview par la presse – Introduction de la méthode du refus – Jeux de rôle interviewer–interviewé à partir des solutions retenues (sur le stade pour se rapprocher de la situation réelle)
14	Planification de la rencontre interétablissements	– Utilisation de la technique de résolution de problèmes nouveaux : identification des étapes nécessaires à l'organisation de la journée, planification et rédaction d'un programme consultable par les équipes sur le blog – Répartition des tâches à réaliser entre les participants
15	Communiquer avec les médias (III)	Utilisation de la technique de résolution de problèmes sociaux dans le but de se servir de l'interview pour modifier les préjugés associés aux troubles psychiques (sur le stade pour se rapprocher de la situation réelle) et introduction de la méthode DESC pour formuler une critique constructive
16	Troisième rencontre interétablissements en présence des médias et élus locaux	
17	Communiquer avec les autres par mail (VI)	– Lecture des commentaires des autres équipes sur le blog et décryptage de leurs intentions et ressentis – Rédaction d'une réponse postée sur le blog
	Débriefing général	Débriefing sur la rencontre et sur l'ensemble du programme, et recueil du ressenti des participants (évaluation qualitative)

DESC : décrire émotion suggérer conséquences positives ; JEEPP : je émotion empathie précision persistance.

règles sociales, sur leur application pratique dans le touch rugby et les différents contextes de la vie quotidienne, et sur le concept d'empathie.

Pour renforcer les capacités des participants à décrypter les contextes sociaux, les intentions d'autrui et à réagir en situation de stress, nous avons choisi de réaliser des jeux de rôle en situation *écologique* intégrés dans des phases de jeu.

Les animateurs préviennent les participants d'être attentifs à la survenue d'un événement étrange au cours de la prochaine phase de jeu puis jouent la situation conflictuelle (situation de *triche* non reconnue par l'arbitre dans la deuxième séance, remarque dénigrante d'un coéquipier suite à une erreur de jeu dans la troisième séance) de façon à obtenir la réaction la plus spontanée possible. La situation est ensuite analysée avec les participants qui réfléchissent aux différentes stratégies utilisables, à leurs conséquences positives ou négatives sur soi et sur autrui (arbitre, coéquipiers, adversaires), et déterminent ensuite lesquelles sont compatibles avec l'objectif de lutte contre la stigmatisation. La stratégie adaptative fait alors l'objet d'un jeu de rôle permettant d'illustrer des techniques d'entraînement aux habiletés sociales (résolution de problèmes sociaux, formulation d'une demande de façon affirmée).

En fin de séance, les participants sont systématiquement invités à réfléchir aux applications possibles de ces apprentissages dans d'autres contextes de leur vie quotidienne (ex. : relation avec les voisins, les collègues de travail…).

La séance 4 est ensuite consacrée, dans le cadre d'un entraînement au *touch rugby*, à la mise en pratique des apprentissages réalisés lors des séances précédentes. Les animateurs observent alors les interactions entre les participants pendant les différentes phases de jeu, revoient avec eux le cas échéant d'éventuelles situations problématiques et renforcent positivement par exemple des situations de bienveillance (empathie) envers autrui.

La séance 5 a pour objectif de présenter le blog sécurisé et de planifier le trajet pour se rendre dans la ville organisant la première rencontre interétablissements.

Le blog sécurisé servant de support aux échanges par email entre les établissements est alors présenté aux participants. Ces derniers consultent le programme de la première rencontre proposée par la ville organisatrice et vont ensuite estimer la durée du trajet et fixer l'horaire de départ et le lieu de rendez-vous. Nous avons choisi d'impliquer activement les participants dans la définition de l'horaire de rendez-vous afin de maximiser la reprise du pouvoir d'agir et de limiter les risques de retard ou d'absence. La seconde partie de la séance est quant à elle consacrée à la pratique du *touch rugby*.

Lors des rencontres interétablissements **(séances 6, 11 et 16)**, les participants ont l'opportunité de mettre en pratique les apprentissages réalisés au cours des séances précédentes. Les animateurs observent quant à eux les interactions entre les différents participants, et interviennent si nécessaire pour réévoquer les notions des apprentissages des séances précédentes.

Les séances 7, 8 et 10 sont en partie consacrées au travail sur la rédaction de commentaires sur le blog sécurisé. Ce travail *a priori* anodin prend toute son importance dans la remédiation de la cognition sociale quand nous savons les difficultés que peuvent avoir déjà des personnes sans handicap psychique à interpréter les intentions d'autrui dans les mails ou juger ses propres intentions dans ses correspondances, comme peuvent le montrer Kruger et al., (2005) dans plusieurs expérimentations.

Un débriefing de chaque rencontre interétablissements **(séances 7, 12 et 17)** est réalisé avec les participants qui sont invités à décrire la journée, les éléments qu'ils ont particulièrement appréciés, les points qui resteraient à améliorer et leurs éventuelles suggestions, remarques ou demandes. Chaque participant sélectionne ensuite les thèmes qu'il souhaiterait aborder dans un message adressé aux autres équipes et rédige un texte allant de la formule de politesse initiale à celle clôturant le mail.

Les textes sont ensuite mis en commun, l'interprétation possible des phrases proposées par chacun et la façon de formuler les phrases en fonction de son interlocuteur et de ses objectifs étant discutées entre les participants jusqu'à arriver à un consensus et à l'envoi du message final.

Dans une optique de remédiation, le rôle des animateurs est d'intervenir de façon réflexive pour faciliter la prise de recul sur la situation chez les participants. Ces interventions ont pour objectif d'aider les participants à prendre conscience que leurs premières interprétations ne sont pas nécessairement toujours exactes (travail métacognitif sur les biais de pensée, notamment par exemple la personnalisation ou le saut aux conclusions).

Ces interventions ne doivent pas être directives, mais au contraire faciliter l'identification et la mise en place par les patients de stratégies pour formaliser leurs mails ou lettres.

Exemples d'interventions

Travail sur la réponse à une demande ou à une critique :

- « Quelle était l'intention de la personne quand elle a écrit ça ? »
- « À qui s'adresse-t-elle ? »

Travail sur la rédaction d'un commentaire :

- « À qui vous adressez-vous ? »
- « Que voulez-vous dire exactement ? »
- « Que peut ressentir la personne qui va lire ce message ? »

L'utilisation de l'humour par les participants peut constituer dans ce cadre un bon support de travail sur l'attribution d'intentions à autrui.

Pour la formule de politesse initiale, un participant proposait par exemple l'expression, « Chers amis », jugée par certains trop familière, un autre « Chers collègues », jugée par d'autres trop formelle tandis qu'un troisième participant proposait « Salut, les toucheurs », ce qui a finalement été interprété comme potentiellement dénigrant par un quatrième participant.

L'intervention de l'animateur a permis dans cette situation d'envisager avec les participants la différence possible du ressenti de chacun par rapport à la phrase formulée et de leur faire prendre du recul sur l'intention de la personne ayant formulé la plaisanterie (plaisanterie *versus* intention hostile).

Le travail sur le blog est ensuite poursuivi tout au long du programme, le groupe s'autogérant de plus en plus au fur et à mesure des séances.

Les séances 12, 13 et 14 sont consacrées à la communication avec les médias et le grand public. Un brainstorming permet de réfléchir avec les participants sur la façon dont leur pathologie est perçue dans les médias et sur le message qu'ils souhaiteraient faire passer à ceux-ci et au grand public lors des interviews organisées le jour de la dernière rencontre interétablissements. Les bénéfices et les risques potentiels d'une prise de parole dans les médias et les différentes stratégies possibles pour faire face à cette situation (approche de type résolution de problèmes sociaux) sont alors envisagés avec les participants. Ceux-ci déterminent ensuite quelles stratégies leur paraissent convenir le mieux à l'objectif de lutte contre la stigmatisation. La stratégie affirmée est par la suite jouée par les animateurs et les participants dans des jeux de rôle interviewer/interviewé, un débriefing étant réalisé après chaque prestation par les animateurs. Il est proposé par ailleurs aux participants qui le souhaitent de réaliser des enregistrements vidéo du jeu de rôle, afin de renforcer le caractère écologique de la situation et de leur permettre soit de se rassurer sur leurs capacités à interagir avec les médias sans se stigmatiser, soit au contraire de modifier certaines stratégies inappropriées. Bien que l'ensemble des participants participe aux séances d'entraînement à la communication avec les médias, celle-ci se fait bien sûr sur la base du volontariat, et les participants sont invités au cours de la résolution de problèmes sociaux à s'organiser pour préparer au mieux cette situation.

La séance 14 est quant à elle consacrée à l'organisation et la planification de la dernière rencontre interétablissements, dite *journée de gala*, qui permet notamment de travailler sur les fonctions exécutives, fréquemment déficitaires dans la schizophrénie et impliquées dans le fonctionnement social (Lysaker et al., 2011). Afin de maximiser la reprise du pouvoir d'agir des participants, ceux-ci sont invités lors de cette séance à organiser et planifier eux-mêmes la journée de tournoi en utilisant des stratégies de résolution de problèmes. Cela les conduit notamment à citer les différentes tâches à réaliser, à les découper en objectifs secondaires hiérarchisés, à identifier les éléments nécessaires à leur réalisation et à planifier chaque étape de la journée pour arriver à la réalisation d'un programme précis, qui sera par ailleurs diffusé dans ses grandes lignes sur le blog à destination des autres établissements. En outre, les participants sont invités à se répartir les tâches en binômes, à évaluer la durée nécessaire pour préparer le site avant l'arrivée des autres équipes et à mettre eux-mêmes en pratique l'organisation travaillée en séance le jour de la rencontre, avec le moins d'interventions possibles de la part des animateurs.

La séance 17 permet de réaliser une dernière communication sur le blog sécurisé portant sur la rencontre interétablissements, un débriefing général du programme, et de recueillir le ressenti des participants par rapport à RemedRugby.

Ce programme fait actuellement l'objet d'une étude multicentrique avec plusieurs établissements de la région Auvergne-Rhône-Alpes dont nous espérons pouvoir présenter prochainement les résultats.

Remerciements

Nous souhaiterions remercier l'ensemble des personnes investies dans notre programme et qui en permettent sa réalisation depuis 2013 : à Grenoble : Dr Benjamin Gouache, Dr Sylvain Leignier, Marie-Emmanuelle Coudert, Elodie Huss, Devi Grimm, Aida Sova, Vannina Tomasini, Alice Bogey, Marion Bugaud, Jérôme Motschwiller, Anais Vacher et l'ensemble du C3R; à Valence : Dr Motassem Bakri, Dr Didier Vaquette, Dr Mickael Bacconnier, Sophie Morel, Anne-Laure Cuisinier, Agnès Leone, Anthony Ponsoda; à Lyon : Dr Nicolas Mages, Dr Romain Rey, Aurélie Véhier, Yoann Souchet, Guillaume Saucourt; à Chambéry : Dr Emmanuelle Pagès, Dr Gentiane Cambier, Jérôme Gachet, Orane Pichon, Amandine Duchampt; à La Roche-sur-Foron : Dr Céline Roussel, Maryse Declercq, Jérémy Callot, Pierre Dossus Parsy, Kathleen Schultz, Titaoua Challe; à Clermont-Ferrand : Dr Isabelle Chéreau, Dr Guillaume Legrand, Dr Jessica Lauxerois, Sylvie Pires, Gaétan Martin, Vincent Deneuvy, Olivier Blanc, Benjamin Arnaud; à Saint-Étienne : Dr Romain Pommier, Florian Carmona, Philippe Lamy, Sophie Cervello; à Monestier-de-Clermont : Julien Iltis, Bruno Dujardin.

Références

Campellone, T. R., Caponigro, J. M., & Kring, A. M. (2014). The power to resist : The relationship between power, stigma, and negative symptoms in schizophrenia. *Psychiatry Res*, *215*(2), 280–285.

Corrigan, P. W., Larson, J. E., & Rüsch, N. (2009). Self-stigma and the "why try" effect : impact on life goals and evidence-based practices. *World Psychiatry*, *8*, 75–81.

Davis, L., & Brekke, J. (2013). Social support and functional outcome in severe mental illness : the mediating role of proactive coping. *Psychiatry Research*, *215*, 39–45.

Gaebel, W., Zäske, H., & Baumann, A. E. (2006). The relationship between mental illness severity and stigma. *Acta Psychiatr Scand*, *113*(Suppl. 429), 41–45.

Garber, J., & Seligman, M. E. P. (1980). *Human Helplessness Theory and Applications*. New York Academic Press.

Grant, P. M., & Beck, A. T. (2009). Defeatist Beliefs as a Mediator of Cognitive Impairment, Negative Symptoms, and Functioning in Schizophrenia. *Schizophrenia Bulletin, 35*(4), 798–806.

Kruger, J., Epley, N., Parker, J., & Ng, Z. W. (2005). Egocentrism over e-mail : can we communicate as well as we think? *Journal of Personality and Social Psychology, 89*(6), 925–936.

Kurtz, M. M., Mueser, K. T., Thime, W. R., Corbera, S., & Wexler, B. E. (2015). Social skills training and computer-assisted cognitive remediation in schizophrenia. *Schizophrenia Research, 162*, 35–41.

Livingston, J. D., & Boyd, J. E. (2010). Correlates and consequences of internalized stigma for people living with mental illness : a systematic review and meta-analysis. *Social Science Medicine, 71*, 2150–2161.

Lysaker, P. H., Kukla, M., Dubreucq, J., Gumley, A., Dimaggio, G., et al. (2015). Metacognitive deficits predict future levels of negative symptoms in schizophrenia controlling for neurocognition, affect recognition, and self-expectation of goal attainment. *Schizophrenia Research, 168*(1-2), 267–272.

Lysaker, P. H., McCormick, B. P., Snethen, G., Buck, K. D., Dimaggio, G., et al. (2011). Metacognition and social function in schizophrenia : associations of mastery with functional skills competence. *Schizophrenia Research, 131*, 214–218.

Lysaker, P. H., Vohs, J., Hasson-Ohayon, I., Kukla, M., Dimaggio, G., et al. (2013). Depression and insight in schizophrenia : comparisons of levels of deficits in social cognition and metacognition and internalized stigma across three profiles. *Schizophrenia Research, 148*, 18–23.

Michaels, T. M., Horan, W. P., Ginger, E. J., Martinovich, Z., Smith, M. J., et al. (2014). Cognitive empathy contributes to poor social functioning in schizophrenia : Evidence from a new self-report measure of cognitive and affective empathy. *Psychiatry Research, 220*, 803–810.

Nabors, L. M., Yanos, P. T., Roe, D., Hasson-Ohayon, I., Lysaker, P. H., et al. (2014). Stereotype endorsement, metacognitive capacity, and self-esteem as predictors of stigma resistance in persons with schizophrenia. *Comprehensive Psychiatry, 55*, 792–798.

Rüsch, N., Müller, M., Lay, B., Corrigan, P. W., Rössler, W., et al. (2013). Emotional reactions to involuntary psychiatric hospitalization and stigma-related stress among people with mental illness. *Eur Arch Psychiatry Clin Neurosci, 264*, 35–43.

Staring, A. B. P., Van der Gaag, M., Van den Berge, M., Duivenvoorden, H. J., & Mulder, C. L. (2009). Stigma moderates the associations of insight with depressed mood, low self-esteem, and low quality of life in patients with schizophrenia spectrum disorders. *Schizophrenia Research, 115*, 363–369.

Strauss, G. P., Horan, W. P., Kirkpatrick, B., Fischer, B. A., Keller, W., Miski, P., et al. (2013). Desconstructing negative symptoms of schizophrenia : avolition-apathy and diminished expression clusters predict clinical presentation and functional outcome. *Journal of Psychiatry Research, 47*, 783–790.

Thoits, P. A. (2011). Mechanisms linking social ties and support to physical and mental health. *J Health Soc Behav, 52*(2), 145–161.

Thornicroft, G., Brohan, E., Rose, D., Sartorius, N., & Leese, M. (2009). Global pattern of experienced and anticipated discrimination against people with schizophrenia : a cross-sectional survey. *Lancet, 373*, 408–415.

Vancampfort, D., De Hert, M., Stubbs, B., Ward, P. B., Probst, M., et al. (2015). Negative symptoms are associated with lower autonomous motivation towards physical activity in people with schizophrenia. *Comprehensive Psychiatry, 56*, 128–132.

Yanos, P. T., Lucksted, A., Drapalski, A. L., Roe, D., & Lysaker, P. (2014). Interventions Targeting mental health self-stigma : a review and comparison. *Psychiatric Rehabilitation Journal, 38*(2), 171–178.

Yanos, P. T., Lysaker, P. H., & Roe, D. (2010). Internalized stigma as a barrier to improvement in vocational functioning among people with schizophrenia spectrum disorders. *Psychiatry Research, 178*(1), 211–213.

Yanos, P. T., Roe, D., & Lysaker, P. H. (2010). The impact of illness identity on recovery from severe mental illness. *Am J Psychiatr Rehabil, 13*(2), 73–93.

Yanos, P. T., Roe, D., & Lysaker, P. H. (2011). Narrative enhancement and cognitive therapy : a new group-based treatment for internalized stigma among persons with severe mental illness. *Int J Group Psychother, 61*(4), 577–595.

Conclusion
Quel avenir ?

Denis Leguay

PLAN DU CHAPITRE

Introduction

La réhabilitation psychosociale est un mouvement global qui se fonde sur une philosophie des soins (le *care* et le *cure*), des concepts (le rétablissement et le pouvoir d'agir), des objectifs précis (le bien-être et l'inclusion), des principes d'accompagnement, des méthodes d'intervention, des programmes de soins, des outils validés et des coordinations d'action.

Ces soins de réhabilitation ont prouvé leur efficacité, et il n'est plus acceptable qu'ils ne soient disponibles que sur certains territoires. Ne pas en disposer peut conduire à une perte de chances pour le rétablissement.

L'état actuel du système de soins psychiatriques en France laisse apparaître dans ce domaine d'importantes carences dans l'équipement des territoires, en dépit de progrès récents et indiscutables. Les nouvelles dispositions législatives, dont la loi de modernisation de notre système de santé (article 69)[1], introduisent une démarche originale de « diagnostic partagé » des ressources et des « insuffisances » en matière d'offre de soins spécifiques, et insistent sur la nécessité de pouvoir mettre en œuvre des actions de réadaptation et de réinsertion sociale, et de se préoccuper des conditions de vie des personnes, notamment dans le domaine du logement.

C'est clairement la porte ouverte à une recomposition de l'offre de soins qui tiendra compte de la diversité des modalités nécessaires d'intervention, que l'on se situe dans le champ sanitaire des stratégies thérapeutiques, ou dans les champs social et médico-social de l'aide et de l'accompagnement[2].

Mais quand on a dit cela, on n'a pas encore abordé la question concrète de l'implémentation des dispositifs et des pratiques se référant à la réhabilitation psychosociale dans le tissu de l'offre existante.

Deux questions sont à envisager :

- celle de l'adéquation des dispositifs existants aux fonctions attendues ;
- celle de leur généralisation à l'ensemble du territoire national, dans le cadre d'un aménagement lisible et cohérent.

Dispositifs portant aujourd'hui la réhabilitation psychosociale

Aujourd'hui, les structures en charge de délivrer des soins de réhabilitation psychosociale ont des statuts disparates.

Il peut s'agir, dans le cadre de la psychiatrie publique d'équipes dédiées, rattachées à un ou plusieurs secteurs, proposant, de façon plus ou moins explicite, des programmes d'éducation thérapeutique, de remédiation cognitive, d'actions de mise en situations, d'entraînement aux habiletés sociales, et capables d'effectuer des bilans fonctionnels et/ou neurocognitifs. Ces dispositifs sont sollicités par les équipes de secteur, voire les personnes elles-mêmes, pour des interventions qui n'intègrent pas nécessairement un suivi de parcours sur le moyen terme. Leur implication se cantonne au champ sanitaire, et à une échelle géographique ne dépassant généralement pas le territoire desservi par l'hôpital auxquels ils sont rattachés. Le mouvement de réhabilitation s'imposant de plus en plus dans les pratiques de prise en charge, ces dispositifs se développent actuel-

[1] Loi n° 2016-41 du 26 janvier 2016 de modernisation de notre système de santé.

[2] Voir *Stratégie quinquennale pour l'évolution de l'offre médico-sociale – Volet handicap psychique*, rapport du ministère des Affaires Sociales et de la Santé, 2016, en ligne : http://solidarites-sante.gouv.fr/IMG/pdf/strategie_quinquennale_de_l_evolution_de_l_offre_medico-sociale_volet_handicap_psychique.pdf

lement avec dynamisme, même s'ils sont dépendants de la philosophie des soins des responsables médicaux des services ou pôles concernés.

Il peut également s'agir de structures plus spécialisées, de type *expert*, *référent* ou *ressources* dont l'aire de recours est plus large et peut s'étendre à un département, voire une région. Ces dispositifs sont moins subordonnés aux logiques hospitalières si leur financement fait l'objet de crédits autonomes ou fléchés, mais ils sont difficiles à mettre en place du fait d'un manque de consensus sur l'organisation à retenir en région.

Schématiquement, les centres *experts* proposent une démarche diagnostique, des préconisations thérapeutiques, effectuent des bilans, et alimentent des bases de données pour la recherche fondamentale, clinique et thérapeutique. Les centres *référents* sont spécialistes de la mise en œuvre de certaines techniques particulières, d'évaluation et de programmes de soins pour certaines populations. Et la mission des centres *ressources* est de mettre à disposition des prestations d'information, de formation, d'appui technique, et un suivi des processus de changement. Le développement de ces trois types de centres se fait aujourd'hui de façon spontanée, en se fondant davantage sur les volontés, les compétences, les opportunités locales que sur une planification cherchant à couvrir un territoire. Dès lors leur présence, leur activité, leur impact sur les parcours des personnes sont pour le moment très inégaux.

Le troisième type de structures impliquées dans les actions et les soins de réhabilitation est représenté par les réseaux territorialisés associant, sous des modalités vernaculaires, des interventions relevant des actions de soins de santé et des actions d'accompagnement relevant du champ médico-social ou social. Ces réseaux sont d'autant plus pertinents qu'il est désormais prouvé que cette approche duelle est à la fois plus profitable pour l'efficience des soins de santé et plus économe pour les actions d'accompagnement. Bien soigner permet de diminuer le besoin d'accompagnement, et bien accompagner permet de sécuriser le parcours et d'augmenter l'efficience des soins. À l'inverse, par exemple, proposer la participation à un programme de soins de réhabilitation sans que soit assuré un accompagnement social structuré et fiable dans la durée amoindrira l'impact thérapeutique de cette participation. On voit là que la priorité dans l'aménagement territorial de ces dispositifs devra se porter sur l'articulation de ces deux approches, ou, pour le dire autrement, dans la mise à disposition généralisée pour qui le nécessite du *suivi socio-sanitaire* préconisé par exemple par le rapport du Centre de preuves en psychiatrie et santé mentale[3].

L'avenir de cette organisation dépendra donc du rôle qu'il sera donné aux dispositifs de jouer quand il aura été réfléchi dans le cadre d'une politique nationale, qui reviendra à statuer sur le « panier de soins » souhaitable.

Le bon scénario

Selon quelle logique devrait-on agencer, par rapport au système existant, les divers dispositifs intervenant dans les parcours de réhabilitation ?

Le premier principe devrait être de veiller à une couverture territoriale complète, en fonction de la valence de chacun d'entre eux, entre compétence régionale, territoriale, intersectorielle. Mais, encore une fois, il ne suffit pas d'en poser la règle si les contraintes économiques, réglementaires, ou simplement pratiques ne le permettent pas. Comment assurer la couverture complète et homogène de l'ensemble du territoire national, et comment orienter la répartition des missions et des moyens pour que l'ensemble des besoins soit couvert ? On ne peut répondre à cette question qu'en arguant d'une politique de santé et d'une stratégie nationale qui statuent sur le recours à l'hospitalisation, les moyens qui doivent lui être réservés, les moyens qui devraient être affectés à l'ambulatoire en général, et au suivi socio-sanitaire étroit à mettre en œuvre. Cette stratégie nationale devrait également statuer sur le besoin d'avis expert, tant sous l'angle du diagnostic que du bilan fonctionnel, des besoins en matière de programmes de réhabilitation, des besoins en termes de moyens en personnel, professionnels de santé mentale, *case managers*, travailleurs sociaux, etc. Le curseur n'est certes pas facile à placer, puisqu'il faut, pour amorcer le processus, et avant d'évaluer, trancher *a priori*, mais, au moins, essayons !

[3] Voir *Données de preuves en vue d'améliorer le parcours de soins et de vie des personnes présentant un handicap psychique sous-tendu par un trouble schizophrénique*, rapport sous la dir. de M.-C. Hardy-Baylé, septembre 2015, en ligne : http://cdppsm.fr/PDF/RAPPORT.pdf

Le bon scénario serait que cette approche par les besoins soit effectuée, qu'elle débouche sur une cartographie et des décisions d'attribution relevant d'un *plan de rattrapage* ou *plan psychique*, tel qu'il est demandé par les associations représentatives des usagers directs et de leurs familles.

Comme nous l'évoquions en introduction, ce devrait être la fonction des *diagnostics partagés* effectués dans le cadre de l'élaboration des projets territoriaux de santé mentale (PTSM), en application de l'article 69 de la loi de modernisation de notre système de santé (LMSS)[4]. Mais nul doute que si cette démarche collective devait être appliquée avec rigueur et exhaustivité, à l'instar d'autres stratégies thérapeutiques en médecine *fondée sur les preuves*, les moyens nécessaires pour assurer ces actions de soins et de prises en charge seraient sans commune mesure avec ceux que la collectivité est aujourd'hui en mesure de leur consacrer. En tout état de cause, ils impliqueraient une restructuration drastique du système de santé psychiatrique, induisant une inflexion majeure – certes souhaitable mais difficile à conduire – des pratiques de soins, aujourd'hui encore profondément ancrées dans l'idée d'une priorité à accorder aux problématiques hospitalières vécues comme incontournables.

Il n'est toutefois pas interdit d'en rêver, puisqu'elles représentent l'avenir. Mais il sera important de rester réalistes, pour garantir à ces évolutions un maximum de chances d'aboutir. En tout état de cause, il faudra adopter une démarche aussi progressive que ferme. Une direction franche doit être indiquée, mais le temps doit être laissé aux équipes et aux institutions pour y parvenir.

Sur la nature des dispositifs eux-mêmes, il peut être aujourd'hui considéré que l'éventail des missions remplies par les trois types décrits plus haut correspond aux besoins existants :

- besoins de programmes de réhabilitation disponibles à proximité de la population desservie et servant de support à des suivis sur la durée, tels que peuvent les assurer les secteurs. Ces programmes peuvent n'être qu'un échantillon des programmes disponibles, mais ils induiront une appropriation par les équipes, et crédibiliseront la démarche auprès des personnes;
- besoins d'offre disponible et compétente pour des programmes thérapeutiques plus spécifiques, tels que la remédiation cognitive, l'entraînement aux habiletés sociales, et pour des évaluations du fonctionnement;
- besoins d'expertise ponctuelle et approfondie pour le diagnostic, le bilan et les préconisations thérapeutiques;
- besoins de structures ressources pour l'information, la formation, la veille scientifique, l'appui technique, la recherche, l'aide à l'évolution des pratiques;
- besoins de suivi des personnes dans la durée, sur des objectifs de santé comme d'inclusion sociale (logement, emploi, citoyenneté...), dans l'articulation des actions de soins et de l'accompagnement social, en s'appuyant sur la modélisation de parcours et une mise en réseau territoriale des équipes sanitaires, médico-sociales et sociales. Cette dernière dynamique ne pourra s'instaurer que si, au-delà des liens interpersonnels entre les professionnels de terrain, une formalisation des liens interinstitutionnels émerge. Constatons qu'aujourd'hui la perspective peut en apparaître lointaine, la réglementation permettant encore à chaque instance de se retrancher derrière ses limites de compétences (et, éternel alibi, les difficultés budgétaires), et aucune situation individuelle n'étant en elle-même, et dans l'état actuel de la législation, prescriptrice d'interventions.

Le mauvais scénario

Il faut donc, aussi, envisager un mauvais scénario. Non pour endosser la figure de Cassandre, mais pour identifier lucidement les difficultés, et s'armer pour les contourner.

Quelles difficultés risquent de retarder le développement indispensable de l'offre de soins et d'accompagnement pour aider les personnes dans leur parcours de rétablissement? Avis aux lecteurs ! Cette partie risque d'être démoralisante !

La première des difficultés est l'état actuel de la psychiatrie française, entre catastrophe démographique et contraintes budgétaires. De nombreux territoires sont aujourd'hui désertés par les professionnels, légitimement soucieux de conditions de

[4] Décret n° 2017-1200 du 27 juillet 2017 relatif au projet territorial de santé mentale.

travail et de vie familiale acceptables. Qu'ont fait les responsables politiques, depuis trente ans, pour prévenir cette situation ? Il est certes inutile de se désoler bruyamment, la situation est ce qu'elle est aujourd'hui et il faut y remédier, mais on sait que cela prendra du temps. Il est clair que cet état de fait pèsera sur le développement du recours aux stratégies de réhabilitation dans les pratiques, la priorité revenant inévitablement au traditionnel travail clinique d'accueil et de soins, en hospitalisation ou en centre médico-psychologique, ne laissant, sauf en de rares endroits privilégiés, que de maigres moyens à tout ce qui apparaîtra, à tort ou à raison, comme une *psychiatrie 2.0* hors de notre portée. Même si tout le monde voit aujourd'hui que l'avenir est représenté par cette orientation, même si chacun aspire à la modernité, au progrès, à une médecine de précision, orientée par des bilans approfondis, disposant de compétences ajustées à l'état de la science, il est à craindre que, submergés par les tâches urgentes de la quotidienneté, les responsables médicaux ne leur donnent pas la priorité, et que les manageurs de santé ne saisissent pas son caractère crucial. Beaucoup de ces derniers méconnaissent encore ses fondamentaux, ne perçoivent pas son intérêt en termes de santé publique et de progrès pour la qualité de vie des personnes, et sont tentés de réattribuer leurs moyens au gré des urgences gestionnaires.

La deuxième difficulté, qui pourra prendre prétexte de la première, est le changement de posture que le mouvement de réhabilitation implique, spécialement pour les médecins. La place centrale donnée au rétablissement suppose un effacement de la guidance médicale, un respect du projet de la personne, un partage de la parole qui peut heurter un corps professionnel formé à intervenir, à décider, à statuer. La formation des médecins *doit* être ancrée dans la culture de l'observation, de la rigueur de raisonnement, de l'esprit de décision, de l'indépendance de jugement, pour remplir au mieux son rôle social. Mais cette posture, à laquelle sont attachés les praticiens, et qui a valeur identitaire, et est peut-être un élément central de leur *vocation*, entre inévitablement en tension avec la vision plus distanciée que porte le mouvement de réhabilitation, laissant à la personne l'espace pour déployer sa résilience, élargir son pouvoir d'agir, et atteindre ses objectifs de vie propres.

La troisième difficulté, sans doute plus aisément maîtrisable, concerne le statut donné à la réhabilitation psychosociale dans la psychiatrie académique. Il n'est pas outrancier de dire que cette dernière a longtemps ignoré la première, négligeant le corpus de connaissances validées qu'elle constituait patiemment, consacrant toute son attention aux recherches plus fondamentales, psychopharmacologiques, neurobiologiques, psychodynamiques, génétiques, dont il était attendu des progrès plus radicaux dans l'objectif de la guérison. Or si l'on peut encore attendre des recherches dans le domaine de la génétique des progrès *in fine* décisifs, la recherche psychopharmacologique semble marquer le pas, ayant permis, il est vrai, aux prises en charge, de restaurer, par le relatif silence symptomatique, l'humanité de l'échange entre le médecin et son patient. Il y a un point où, maintenant, la réhabilitation prend le relais de l'ajustement médicamenteux. Les stratégies de réhabilitation psychosociale, l'accompagnement, le parcours de soins et de vie sont les outils précieux qui permettront désormais d'avancer dans les pratiques. Ils doivent être réintégrés dans la psychiatrie académique et être enseignés au même titre que la clinique classique, la psychopharmacologie, la psychodynamique dont on perçoit maintenant qu'elle ne peut représenter l'espoir d'une meilleure vie pour les personnes présentant des troubles psychiatriques sévères et persistants. Le corps des enseignants de psychiatrie porte heureusement chaque jour davantage intérêt à cette dimension, mais il ne faut pas mésestimer le fait que cette révolution culturelle vient marquer pour eux les limites d'approches plus fondamentales qu'il leur est sans doute, à l'instar de la culture médicale évoquée plus haut, difficile de délaisser.

Lequel, du bon ou du mauvais scénario, l'emportera ? Il est sans doute difficile de le dire aujourd'hui, mais l'incertitude de l'issue commande certainement aux acteurs de se mobiliser pour construire le progrès de la psychiatrie en France. C'est avec les concepts, les outils, les pratiques de la réhabilitation que la psychiatrie française franchira enfin le saut qualitatif qui permettra à ses acteurs d'échapper au stérile face-à-face entre les postulats déçus de guérison et les pratiques sécuritaires. En rendant leur dignité aux personnes, en leur proposant les chemins du rétablissement, en accompagnant leur inclusion sociale et en leur rendant, au-delà de leurs difficultés, leur citoyenneté, les démarches de réhabilitation constitueront le socle de la psychiatrie de demain.

Index

B

C

G

J

K

L

M

N

S

T

W

Y

Z

Elsevier Masson SAS
65, rue Camille-Desmoulins,
92442 Issy-les-Moulineaux Cedex

Dépôt légal : juin 2018

Achevé d'imprimer par Dimograf en Pologne